简 介

钱礼教授（1915—2012）是我国著名的外科学家。1915年出生于江苏省江阴县，1935年考入上海医学院（现复旦大学上海医学院），1941年毕业。毕业后历任重庆、贵阳和南京中央医院外科住院医师、住院总医师和主治医师，杭州市民医院外科主任，浙江大学医学院外科副教授、外科总论教研室主任兼浙江大学医学院附属第二医院外科主任。1958年奉调创办温州医学院，历任温州医学院外科副教授、教授，外科教研组主任兼温州医学院附属第一医院外科主任，温州医学院院长。在任院长期间（1979—1984），温州医学院参加全国高等医学教育本科统考连续两届名列前茅。1984年回浙江医科大学任教，担任中华医学会浙江分会副会长兼外科主任委员，顾问组长，浙江省高级卫技职称评审委员会主任和浙江省医疗事故鉴定委员会主任。1990年获国家教委颁发的“从事高校科技工作40年荣誉证书”，1991年起获国务院特殊津贴。第六、七届全国人大代表，九三学社第七、八届中央委员，九三学社中央参议员和浙江省委顾问。

钱礼教授在从事外科临床、教学工作的60余年间，曾先后编著《腹部外科学》（第1版、第2版）《乳腺疾病》《甲状腺疾病》《现代普通外科》《外科病症的诊断思路与处理程序》（第1版、第2版）和《肿瘤的理论和实践》八部专著。

钱礼教授治学严谨、勤于思考、勇于实践、善于总结、锲而不舍、持之以恒，有较高的学术造诣，深得同辈的好评和后学的敬仰。他为人诚信，襟怀坦荡，虽历经沧桑，仍精神矍铄。虽已耄耋之年，仍然努力工作，亲自担任《钱礼腹部外科学》第1版的主审。

钱礼教授于2012年8月9日在杭州仙逝，享年97岁，钱教授从医执教一生，培养和造就了一代又一代的普外科医师与教师，为外科临床和医学教育事业鞠躬尽瘁，作出了巨大的贡献。

钱礼 腹部外科学

主编　张启瑜　　　名誉主编　郑树森

QIANLI ABDOMINAL SURGERY

第2版

编　　委（以姓氏笔画为序）

王春友　华中科技大学同济医学院附属协和医院
尹　路　上海交通大学医学院附属瑞金医院
叶再元　浙江省人民医院
张　啸　杭州市第一人民医院
张启瑜　温州医科大学附属第一医院
陈肖鸣　温州医科大学附属第一医院
林　锋　中山大学附属第六医院
周蒙滔　温州医科大学附属第一医院
季加孚　北京大学肿瘤医院
郑民华　上海交通大学医学院附属瑞金医院
郑树森　浙江大学附属第一医院
唐健雄　复旦大学附属华东医院
彭承宏　上海交通大学医学院附属瑞金医院
樊　嘉　复旦大学附属中山医院
戴朝六　中国医科大学附属盛京医院

编写秘书　朱椰凡　温州医科大学附属第一医院

人民卫生出版社

图书在版编目（CIP）数据

钱礼腹部外科学 / 张启瑜主编 . —2 版 . —北京：人民卫生出版社，2017

ISBN 978-7-117-24747-4

Ⅰ. ①钱…　Ⅱ. ①张…　Ⅲ. ①腹腔疾病 – 外科学　Ⅳ. ①R656

中国版本图书馆 CIP 数据核字（2017）第 158042 号

钱礼腹部外科学

第 2 版

主　　编：张启瑜
出版发行：人民卫生出版社（中继线 010-59780011）
地　　址：北京市朝阳区潘家园南里 19 号
邮　　编：100021
E - mail：pmph @ pmph.com
购书热线：010-59787592　010-59787584　010-65264830
印　　刷：人卫印务（北京）有限公司
经　　销：新华书店
开　　本：889 × 1194　1/16　印张：50　插页：6
字　　数：1920 千字
版　　次：2006 年 1 月第 1 版　2017 年 9 月第 2 版
　　　　　2020 年 2 月第 2 版第 3 次印刷（总第 15 次印刷）
标准书号：ISBN 978-7-117-24747-4/R · 24748
定　　价：148.00 元

主编简介

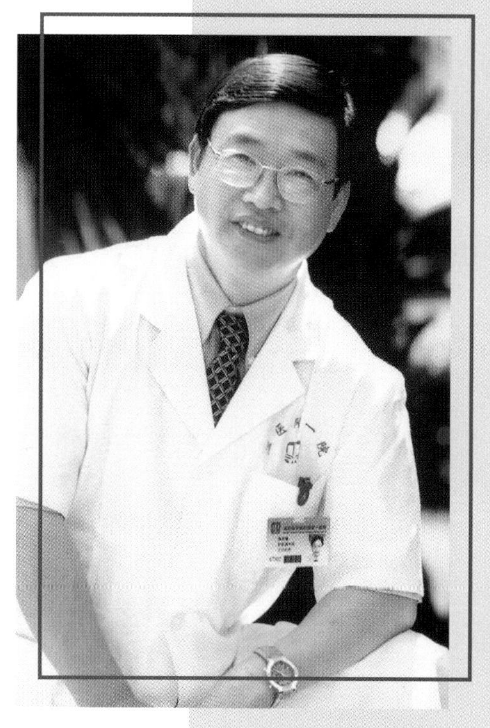

张启瑜，汉族，1952年6月出生，浙江省景宁县人，教授，主任医师，博士生导师，曾任温州医科大学附属第一医院院长，现任温州医科大学附属第一医院腹部外科中心主任。

1975年毕业于温州医学院医学系；1979—1982年，于温州医学院攻读研究生，师从钱礼教授，主攻肝胆胰疾病的研究。20世纪70、80年代协助钱礼教授开展胆道疾病的研究，尤其在胆石成因、胆肠内引流术式选择方面做了大量的工作，提出内引流术式的技术关键在于吻合口通畅，即所谓的“逆流不要紧，只要吻合口通就行”的论点。20世纪80年代后期，创立“黏膜下不止血的消化道一层吻合法”和“闭合式的肠道侧侧吻合术”应用于全胃肠道重建，目前已被多家单位采用作为消化道重建的常规缝合技术。20世纪90年代初期，与国内同步开展高位胆管癌切除术、腹腔镜手术的临床研究，90年代中后期开始了区域动脉灌注治疗重症胰腺炎进行系统化研究，总结出规范化治疗方案，应用于临床取得了很好的疗效，2016年以第三作者身份获得了中华医学一等奖。1999年到美国匹兹堡大学移植中心进修临床肝移植，2000年回国后成功开展临床肝移植研究，至今共完成50余例临床肝移植、肝肾联合移植、胰肾联合移植。2000年，开始门脉高压症的基础与临床研究，在国内外医学杂志上发表了多篇论文，创立的“选择性减、断、分流术”，应用于临床治疗门脉高压症，取得良好疗效。并在省内数家医院推广应用，得到同道的认可与推崇。

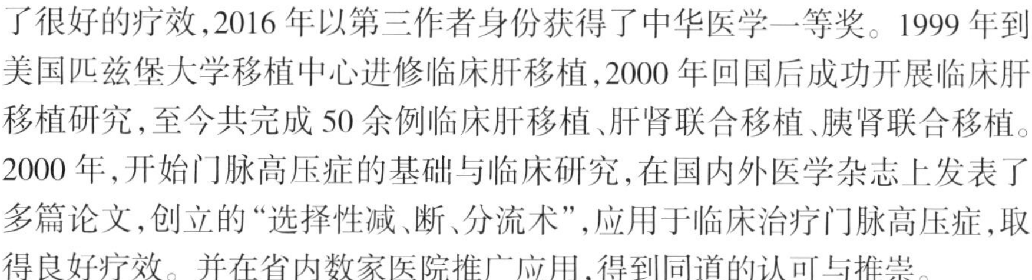

从医从教40年来，共发表SCI论文80余篇，主持多项国家级、省部级课题，获省部级科技奖5项。2006年主编《钱礼腹部外科学》由人民卫生出版社出版；2011年主编《腹部外科症状诊断与鉴别诊断学》由人民卫生出版社出版。连续担任全国高等学校教材《外科学》第7版、第8版的编委。曾担任《中华肝胆外科杂志》、《中国实用外科杂志》、《中华现代医院管理杂志》、《肝胆胰外科杂志》、《温州医学院学报》、《浙江临床医学杂志》、《浙江创伤外科》等杂志的编委、常务编委、副主编；同时担任中国医师协会胆道外科医师委员会常委，浙江省医师协会外科医师分会副会长，浙江省中西医结合外科副主任委员，浙江省外科医师学会常委，浙江省抗癌协会副理事长、肝胆胰学组副主任委员，中国抗癌协会胰腺癌专业委员会委员，国际肝胆胰协会会员，中华医学会温州市普外科学会主任委员。

2003年，被卫生部评为“全国卫生系统抗击SARS先进工作者”；2004年荣获“全国首届百姓放心示范医院优秀管理者”、“浙江省劳动模范”等荣誉称号；2005年，被温州市人民政府评为“温州市突出贡献的科技人才”，并荣获“全国先进工作者”的荣誉称号，享受国务院特殊津贴。

缅怀先师　铭记教诲

——纪念钱老师诞辰103周年

钱老师离开我们已快五个年头了。

"学无止境，对病例须多思考，合理分析后定论，应能避免误诊；医乃仁术，视患者如亲朋，权衡得失，当可避免误治。"这是2006年1月，钱老师92岁高龄的时候在杭州家里提笔给我写下的谆谆教诲，以此勉励学生，并嘱"谨以此联阐明行医之道，以此自励，更用以教育后辈。"至今，每当我诊治患者时，老师在他书桌上给我写下这副"对联"的情景都会浮现在眼前，他的教诲总是不断地在我的耳边响起，并时时自责自问，自己有否做到老师所说的那样对待所治的每一位患者。

我就读于温州医学院（现改名温州医科大学）是在20世纪70年代初，1975年毕业后分配在温州医科大学附属第一医院外科，1979年考上钱礼教授的研究生，跟从先师从事肝胆外科的临床研究。毕业后重回温州医科大学附属第一医院外科，从事外科临床、教学和科研工作至今。所以，从本科学习入门到青年时代的培养过程，我完全是得益于钱老师的严格教育；从医执教40多年，也都不同程度地受到老师的影响与教导。在我中年时期，老师还不时地给予鼓励和要求、什么算成名和怎样可成家的教诲。早在我本科生时，外科学总论与肿瘤概论便是钱老师授课的，当时他来上课的情景至今仍印刻在我的脑子里——他头发梳理得非常光亮，衣着整洁的中山装，穿着棕色擦得锃亮的皮鞋，习惯性地背着双手从教室侧门口走进来，那风度翩翩、举止优雅的形象给学生们留下了为人师表的深刻印象；讲课时深入浅出、循循善诱、生动形象的表述技巧，则让学生终身不忘。为加深学生对学习内容的记忆，记得讲到海绵状血管瘤的临床特征时，因没有挂图，他当场解开自己的领扣作屏气状，将其自己所患的颈前深部海绵状血管瘤膨胀起来展现给学生看；讲到胃小弯溃疡时，举自己患胃小弯溃疡提前手术治疗获得良好预后，而另一位教授则因延误手术导致溃疡癌变致死的沉痛教训。他上课时的生动情景和善于活跃课堂气氛、调动学生学习主动性和积极性的教学方法，深受师生的欢迎与好评，而钱老师本人更是每一位学生崇拜的偶像。每位经他教过的学生在回忆起学生时代的学习生活时，无不提及对钱老师音容笑貌的深刻印象。

我给医学院的学生第一次上课，是在1975年学校毕业后分配到医院工作的第二年。当时，自己的外科基础与理论都还没有打好，更谈不上教学经验，要给学生上大课可不是一件容易的事。接受上课的任务后，马上到图书馆找参考书、备课、写讲稿。然后，请钱老师修改讲稿并进行授课指导。那时老师已是60多岁了，但总是不厌其烦对我的讲稿认真地进行修改，甚至不放过一个个标点符号。特别是对授课时间的掌控、课时的分配，如何对一般内容与重点内容区分对待讲解，都作出了详细的指导；对授课过程中如何书写板书，如何吸引学生的听课注意力也给予了细心的指点。我上课时钱老师还专门从家里步行几里路到学校听我讲课，课后对课堂效果进行了认真的分析并给我鼓励。老师指导的虽是一节课，但他的鼓励与肯定却给了我这一生职业生涯的信心与勇气，也一直是我40多年行医执教可贵的动力与鞭策。

在临床工作中，老师来科室作教学查房和病例讨论的点点滴滴也令我终身不忘。当时，一旦知道次日主任查房是钱老师，每位医生都会做好充分的准备，谁也不敢怠慢。因为，他来查房那天，从学生到科主任不管是哪一级的医生都必须到，从病历书写到专业的基础再到临床实践与进展都是他查房关注的内容。提问时一般都是先从管床的学生开始，逐级向上直问到主任医师或行政科主任。查房中提的问题有时是很难从一般的教科书中找到答案的，如问“急性胆囊炎时，墨菲征（Murphy征）在什么情况下阴性？腹部体格检查少了什么检查是不完全的？你会做疝修复手术吗？能保证不复发吗？用什么修补缝线或材料最为合适？等等。他所提出的类似问题不断地启发着学生和青年的医生去思考与查找答案。他主持的临床病例讨论会和他参加的外科学术会，气氛异常活跃，讨论时以身作则，解剖自我、挑战权威。他曾不止一次地在各种大小会上举失败的病例，毫不留情地将他年轻时因为对一例慢性胰腺炎的患者做了胰十二指肠切除预后不良的沉痛教训，作为反面教材告诫后辈。探讨学术上的问题时不唯上、不崇洋、不留情；对待医道从不虚假，对待医术认真细致。在诊治患者的过程中，极力强调要以严谨的治学态度、科学的逻辑辩证思维方式，充分理解与应用“同病可有异症，异病可以同症”的临床病象来分析与鉴别每一个病症，当可对患者作出一个合乎实际病变的临床诊断，提出行之有效的治疗方案。反对外科医师“刀匠”风、跟风随意。主张在针对患者实施手术时，都需认真地思考和深入探讨手术方式的设计是否为最佳考虑，在他一篇“论胆道再次手术评价”的文章中强调“人工不如天工之妙”的道理，认为任何手术方式、不管你如何巧妙地设计都不如原有的解剖与生理功能。经常讲到“切除一个脾脏极为容易，但要再移一个就难了”，强调不要草率地做手术，甚至为了手术而手术。他对胆道疾病研究造诣极深，极力强调不要随意去破坏胆道括约肌的完整功能，以保留原有的解剖生理通道是最佳的选择。如今内镜下十二指肠乳头括约肌切开术（EST）的适应证是否有点过宽？是否值得临床进一步探讨？想当年他所营造的外科学术风气异常浓厚，也正是有了他这种严格要求自己的优良品德和严谨的治学态度作样板，培养和造就了一代代年轻的医生。

老师对学科建设与科研也极为重视，我们外科胆道研究室（当时只有10平方米的实验室，仅能完成一些简单胆石的化学分析）是在20世纪70年代初、在钱老师任外科主任的时候建立起来的。由于他的高瞻远瞩，经过这么多年的不断努力，终于从建立初期的基础实验室，成为医院里有相当规模和设备配置的浙江省重点学科的肝胆胰外科实验室，承担着温州医科大学外科研究生教学、科研等重大任务。钱老师注重科研目标定位、瞄准学科前沿，强调专业细化深入、主攻方向专一，并与时俱进地不断调整专科设置，适应学科发展，培养和造就专业人才。我院的肿瘤外科（专治甲状腺、乳腺和直肠肿瘤）就是那时由他主张成立的，为浙南闽北地区的肿瘤患者作出了重大贡献。我国恢复研究生培养后的第二年，我院以他作为导师招收了首批外科研究生。在这一基础上，经过多年来的不懈努力，目前普外科已成为温州医科大学和浙江省的重中之重学科，具有外科硕士点与博士点。学科队伍后继有人，有博士生导师资格数人，硕士生导师数十人，已培养出十多名博士研究生和上百名硕士研究生。临床科研工作成绩斐然，本学科对肝胆胰疾病，特别是对肝硬化门静脉高压症和急性胰腺炎的外科临床与基础的研究已进入了很深的层次，2017年学科获得了一项有关急性胰腺炎临床、基础研究的中华医学奖一等奖。

钱老师行医执教一丝不苟，其治学严谨、标准极高是我们的楷模。我曾在他写《腹部外科学》(第2版)时，做过他的书写秘书，帮助誊写一些稿子。记得当时大约是20世纪70年代末，有一期《国外医学》杂志外科分册，他在阅读时发现其中有一篇介绍Warren手术方法的文献综述，仅仅一个页面就“Warren”一个人名竟有5处印刷排版错误。他在写书时对一个句子，乃至每一个字，都必须认真地推敲，仔细核对，不放过每一个细节和标点。要求做到文句通顺易懂、措辞优美达意、逻辑科学合理。对研究生科研能力的培养，从课题设计、研究计划、科研方法、资料收集、统计分析和讨论，都分别给予详细的指导。对学生的研究课题和论文，特别强调立题要有充分的依据，讨论中主题要突出，阐述的观点一定要鲜明。对论文书写要求做到规范，对文字修辞、语句的推敲，到每一个标点符号都必须一一认真修改。确保每一个科研课题、每一篇经过他亲自修改的论文，都给后人留下一些有益的经验及教训。

在我与老师多年相处的时间里，对我人生的影响除了教我如何做事做学问之外，还有是教我如何做一个正直的、有善心的、光明磊落的人。他自己就是这样一个人，正如裘法祖院士给他的评价“一身正气、两袖清风、三餐温饱、四大皆空”一样。钱老师真的是做到了。他出生在教书人家，家境清贫，记得老师告诉我，他小时候很调皮，其父对他要求非常之严格，而母亲则极为慈祥，并有溺爱的“小名”在身，但因深受家庭良好和严格的教育，从小谨记家训，深得“不为良相，愿为良医”之古训的影响。从1935年考入上海医学院(现在的复旦大学医学院)于1941年毕业，他秉承了母校“尊重科学，尊重病人”的校训，先后到重庆、贵阳和南京中央医院(现南京军区南京总医院的前身)工作，从事临床医疗工作，在抗战时期做过战地医生。1947年来到杭州，受聘于杭州市民医院(现杭州市第一医院)，后转入浙江医学院从医执教。1958年听从组织的安排，已是43岁的他作为首批“温医人”来到温州创办温州医学院。他只身来到温州，也正是在创业时的温州医学院，写下了《腹部外科学》，教育着我们一代一代的外科医生。在他所经历的行医执教道路上，在严父的教育下，能耐得住一身清贫，不辞劳苦，淡泊名利，教学育人，孜孜不倦。他亲自编写过38万字的《外科学总论》讲义，1973年出版了130万字的《腹部外科学》(第1版)，1980年再版修订，至他92岁高龄时，作为主审将原来的《腹部外科学》(第3版)改名为《钱礼腹部外科学》。他为了医学教育事业奉献了毕生的精力与心血，先后出版了六部外科专著，两次《腹部外科学》的再版与一次的改版，这在世界上都是为数不多的，或者是绝无仅有的。

老师是一位正气感很强的知识分子，1979—1984年任温州医学院一任院长，1983、1984两届学生全国毕业考分别名列全国第二名、第三名。在担任第六、七届全国人大代表期间，敢于在人民大会堂选举时直接合理地进言全国人大常委会委员长要增补科、教、文、卫委员，以体现国家对文、教、卫的重视。这是何等的大胆与无私！事后说“当时我所考虑的只是国家的利益，别的并未多想。”我想这本《钱礼腹部外科学》的出版与再版，也是他当年想的“只要对人民健康有益，对我国的医学教育事业有贡献，对抢救病人有利，对培养与造就我国的医学事业接班人有用，并不考虑个人的得失”吧！

这就是值得我们永久尊敬的老师，一代名师，一代宗师！

张启瑜

于温州医科大学附属第一医院

2017 年 6 月 9 日

第2版序

由张启瑜教授任主编，联同全国知名高等医学院校多位专家共同撰写的《钱礼腹部外科学》（第2版）行将结稿，付印出版。作者嘱我执笔作序，拜读全书目录和部分章节，觉得内容全面，富有时代新意，遂欣然应允。

钱礼教授是我国老一辈最有影响的外科学家之一，70余年来对我国外科学的发展做出了巨大的贡献。钱礼老先生编写的《腹部外科学》是我国医学界，尤其是外科医学发展的一个里程碑，是我国腹部外科领域出版较早的专著之一，也是我国无数外科医生的启蒙教材。钱老凭借从医执教50多年的经验，对腹部外科领域有关临床问题进行了详尽和全面的讨论分析，对腹部外科各种疾病的基础理论、临床特征和治疗技术作了系统而全面的阐述。钱老不单以其广博的知识、深入其境的实践经历，更以其勇于创新的科学精神、善于从医学迷阵中找到出路的科学分析方法和锲而不舍的工作作风，影响着一代又一代的青年普通外科医生的成长，深得同辈的好评和青年学子的敬仰。

2006年，正值钱礼老先生90余岁高龄之际，由钱礼教授担任主审，其学生张启瑜教授任主编的《钱礼腹部外科学》由人民卫生出版社出版发行。读完此书使人容易联想到一位优秀的外科医师的成长过程，充满着艰辛、拼搏、努力和奉献，唯有以解除患者的疾病痛苦为天职，唯有在尊重医学科学和客观规律基础上的知难而进；唯有以勇于探索、勤于实践、敢于创新的求是钻研精神；才能成为一名出色的外科医生。同时，就我对张启瑜教授长期以来的了解，深深感觉他是一位理论与实践全面发展的外科大家，广大读者也一定能从本书中得出这一体会。张启瑜教授对外科事业和手术工作有着执著的追求，但并不计较个人名利的得失；对科研研究和教书育人精益求精，但对同道、学生十分宽容友善；我亦深信这些优秀品质也是一名外科医生成功的重要基础和必备要素。

医学是快速发展、日新月异的学科。进入21世纪，随着信息技术和生物工程技术的迅速发展，外科学从观念到实践上亦起着巨大的变化。21世纪将是微创外科和移植外科的世纪，当今医学的新发展，新动向，要求我们随时更新我们的医学知识；一方面我们要跟上医学发展的潮流，另一方面对外科医生的素质的要求和实践经验的提高并没有改变，因为医学永远是创新和实践的结合体。

该书在保留原著风格的基础上，增补了一些现代腹部外科学新的较前沿的东西。该书的出版对提高我国普通外科水平，尤其对我国青年外科医师的培养以及外科新技术的推广做出了巨大贡献，在国内产生了巨大反响，受到专家学者的一致好评。

我衷心祝贺《钱礼腹部外科学》（第2版）出版。该书既包括了腹部外科的临床诊疗基础以及最新进展，又有各位专家长期从事临床的工作经验。该书对广大普外科医生学习和临床工作而言，无疑是一本很有价值的读物。我热忱地向广大外科一线医师，尤其是从事腹部外科的中青年医师和研究生推荐此书，读之大有裨益。

2016年9月24日

第 2 版前言

我国著名外科学家钱礼教授编著并在 1973 年首版的《腹部外科学》,一直以来得到广大读者的喜爱,曾于 1980 年第 2 版修订。至 2006 年 3 月,得到钱礼教授的许可、时任温州医科大学瞿佳校长的推崇,征得人民卫生出版社的批准, 改版为《钱礼腹部外科学》,由人民卫生出版社出版发行。新版《钱礼腹部外科学》以钱礼教授的《腹部外科学》原著为基础,秉承原书风格,结合第 2 版以来腹部外科领域新进展和新技术编写而成。该书出版后,成为广大普外科医生,尤其是年轻的住院医师、主治医师、研究生的必读之书,对指导腹部外科临床具有极为重要的实际价值与意义。实为提高我国普通外科基础理论水平和开拓临床诊治思路,尤其对我国青年外科医师的培养以及外科新技术的推广做出了巨大贡献,在国内产生了巨大反响,受到专家学者的一致好评。该书于 2007 年 10 月,获得了浙江省高校科技成果一等奖。

随着生物医学和信息科学技术的不断发展与创新,现代影像学技术和数字外科平台的广泛应用于医学临床,诸如腹腔镜和机器人技术、腹部外科学理念和技术体系不断更新。本书的部分内容需要不断更新和补充,而读者要求出版《钱礼腹部外科学》第 2 版的呼声也越来越高,人民卫生出版社的有关领导非常关心本书的再版事宜,多次来电催促。故此,我们再次邀请了《钱礼腹部外科学》第 1 版的编委以及国内外科学界有关知名专家,对第 1 版《钱礼腹部外科学》进行了修订再版。

本书再版的编写原则仍是遵循第 1 版所定的钱教授原著的“书写风格不变,章节排序不变,其内容除增添新理论和技术之外也基本不变”的三大不变的原则。唯有腹腔镜技术的发展和机器人的应用渐为临床所广泛接受,但因本书注重于腹部外科理论与处理原则,对手术技术方法,特别是腹腔镜、机器人手术和腹部脏器移植术的介绍,则因各单元编写者的水平不一,故将其内容提出另列章节,分别由国内相应学科的顶级专家统一编写。故全书在第 1 版的基础上,将各章节中的移植部分汇总整理增加为第 12 章腹部脏器移植,附编中增加一章为机器人技术在腹部外科的应用。由于大部分编写者对祖国的中医药学在腹部外科中的应用没有经验,此次修订时删除了书中有关中药治疗部分。

全书的编写得到了国内外科学界有关知名专家的积极参与,在此深表谢意！对许多读者对该书的一如既往支持和提出的宝贵意见表示衷心的感谢;再次感谢温州医科大学、温州医科大学附属第一医院的鼎力支持,特别感谢人民卫生出版社的指导和鼓励!

谨以此书献给享年 97 岁高龄仙逝的钱礼教授,永远缅怀恩师对腹部外科所作出的杰出贡献!

由于时间紧迫,加之编者水平有限,错误在所难免,恳请读者批评指正。

张启瑜

于温州医科大学附属第一医院

2016 年 9 月 28 日

第 1 版序 1

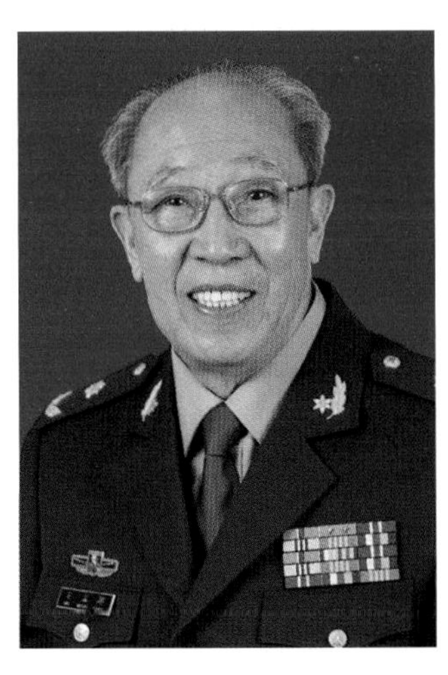

我国肝脏外科的开拓者和主要创始人之一　吴孟超院士

钱礼教授编著的《腹部外科学》是我国腹部外科领域出版较早的专著之一,《腹部外科学》第 1 版于 1973 年由上海科学技术出版社出版。1984 年,《腹部外科学》第 2 版再次面世。该书是钱礼教授以其独特的诊断思路和学术思想,结合自身从医执教的宝贵经验,对腹部外科疾病的基础理论、临床特征和诊疗技术作了详尽而全面的描述;对腹部外科领域的临床问题进行了客观和科学的分析;对临床上有争议的问题提出其独特的见解,反映了当时腹部外科领域的最新进展。出版以后深受读者的喜爱,尤其是其中临床诊治原则和经验教训部分仍然对当今外科具有特别重要的指导意义。为满足当今学科发展的需要,温州医学院张启瑜教授组织国内腹部外科相关领域的专家,继承钱礼教授的宝贵知识,结合亲身经验,查阅了大量的国内外相关资料,以《腹部外科学》为基础,编写了《钱礼腹部外科学》。

全书在原著 11 章的基础上,增加钱老独特的腹部外科疾病的诊断思路与处理程序和腔镜、内镜技术在腹部外科的应用,以及有关临床疑难病症处理方略,共 12 章和附编 3 章。全书基础理论和临床实践密切结合,传统经验和现代研究密切结合,内容丰富,图文并茂,既包括了腹部外科的最新进展,又有各位专家长期从事临床的工作经验。对广大普外科医生学习和临床工作而言,无疑是一本很有价值的读物。

我热烈祝贺《钱礼腹部外科学》出版,并热忱地推荐给广大外科一线医师,尤其是从事腹部外科的中青年医生。

吴孟超

2005年12月

第 1 版序 2

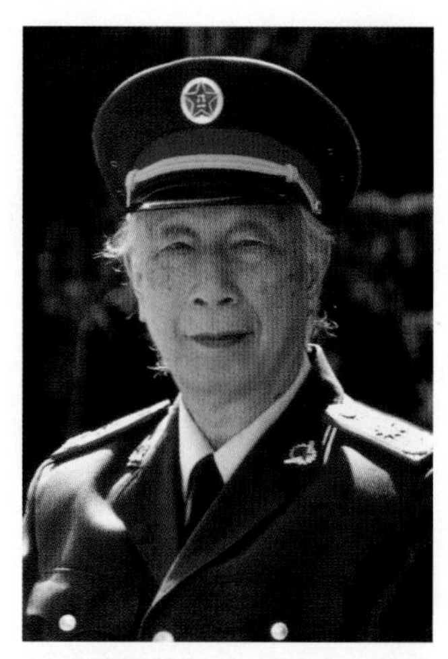

我国著名胆道外科专家、肝胆外科奠基人之一　黄志强院士

钱礼教授是我国老一辈最有影响的外科学家之一,60 余年来对我国外科学的发展做出了巨大的贡献,深得同辈的好评和青年学子的敬仰。30 多年前,上海科学技术出版社出版了钱老的专著《腹部外科学》,该书以其丰富的内容,深入客观的论述,更以其结合钱老本人在外科临床上的丰富经验和独到的科学思维,对于一些临床医疗现象和手术方法等提出客观的评价,深深得到广大的外科学界同仁的称赞,并影响着一代又一代的青年普通外科医生的成长。钱老不单以其广博的知识、深入其境的实践经历,更以其勇于创新的科学精神、善于从医学迷阵中找到出路的科学分析方法和锲而不舍的工作作风,教育着年青外科医生;钱老更以其不懈的努力,坚持以提高我国普通外科学水平为己任,为我国的外科学的发展创造了不朽的财富。我衷心祝愿钱老身体健康并以钱老对学术的精益求精的精神来勉励自己。

钱礼教授的《腹部外科学》第 2 版出版虽然已历 20 余年,但仍然是临床外科学中不可多得的巨著。时间的推移,科学在发展,外科学从观念到实践上亦起着巨大的变化。据认为 21 世纪将是一个"神奇"的世纪。新技术的发展可能造成某些方面的革命性改变。然而,外科学作为临床医学的一部分,任何技术上的进步都不能代替病人和医生间的关系。21 世纪可能是微创外科和移植外科的世纪,但对外科医生的素质的要求并没有改变。当前,直至将来,似乎都不可能改变外科学经验性科学的格局,经验是宝贵的,真正的经验的产生常需经过时间的验证,由经验引申出来的理论亦是循证医学的一部分,并且随着认识水平的提高,经验亦到达一个更为重要的位置。

我衷心祝贺《钱礼腹部外科学》的诞生,这亦是我国外科学界的一件大喜事。《钱礼腹部外科学》一书是由我国当前活跃在临床第一线的著名外科学专家所编著,他们有坚实的现代医学理论基础,又有丰富的临床实践经验,更以秉承着原书的风格,体现着钱老的治学精神而编写。我相信新书一定能和原书一样,会深深得到广大读者的欢迎。《钱礼腹部外科学》的出版,将必定为提高、发展我国普通外科水平而做出贡献。

黄志强

2005 年 11 月于北京

目　录

第一章 腹 壁

01

第一节 腹壁解剖

腹壁对腹内脏器有包裹和保护作用，对需要增加腹内压后方能完成的各种生理活动，如大小便、分娩，各种病理现象如呕吐、咳嗽等，腹壁的完整性也具有重要意义。腹内的各种疾患，无论是脏器的炎症、损伤、肿瘤或肠管的梗阻，也都需要对腹壁或通过腹壁进行详细的望、触、叩、听等检查后，方能获得正确的诊断。在进行任何腹部手术时，又必须进行腹壁的切开并最后缝合，且要求在术后有完善的愈合。因此，腹壁的解剖知识，包括各层组织的结构和血管神经的分布情况，各个脏器在腹内的位置及其与腹壁的关系，均有重要的临床意义。

严格地说，围绕整个腹腔和其中脏器的组织都可称为腹壁。它可分为前、顶、后、底四个面，顶是横膈，底为盆腔。本章所述，仅以前侧腹壁为主。

1. 境界和标志（图 1-1） 前侧腹壁的境界，上为两侧的肋缘和胸骨剑突，下为髂嵴、腹股沟韧带、耻骨嵴和耻骨联合；两侧是一条理想的线，自肋缘至髂嵴为止。

前腹壁有几个重要的标志：腹白线位于腹部正中，自胸骨剑突至耻骨联合止，而脐正在该线的中点。腹直肌在腹白线的两旁，其外缘往往形成一条凹陷，称为半月线，汇向耻骨联合。耻骨结节在阴茎的悬韧带上方约 3cm 处，距中线约 2.5cm。

整个前侧腹壁可以用两条横线和两条垂直线分为九个区。上水平横线连接两侧肋弓的最下缘，约第 10 肋缘的水平。下水平横线连接两侧髂嵴的最上缘。两侧的垂直线分别为左、右锁骨中线与腹股沟韧带的中点相交垂直。这样，在中部区域自上而下可分为上腹部、脐部和下腹部三区；两侧部分可分为左、右季肋部，左、右腰部，和左、右腹股沟部。这些部位的命名，有助于对腹内病变部位的描述。有时前腹壁也可以用通过脐的横、直两线，分为左、右上腹部和左、右下腹部四个区域；这个分区法在描述临床症状和体征时也常被应用，且似更为实用。

2. 腹壁结构（图 1-2） 腹壁组织共分为七层：①皮肤；②皮下组织及浅筋膜；③深筋膜；④肌层；⑤横筋膜；⑥腹膜前脂肪；⑦腹膜。

最外层的皮肤除在脐部有紧密的黏着外，一般仅松弛地附着在下层组织上。皮肤上的纹理有一定的方向，即所谓 Langer 线（图 1-3），在临床上有一定的意义。如沿 Langer 线做切口，则形成的瘢痕最为纤细。

皮下组织亦称浅筋膜，由脂肪和疏松结缔组织构成。

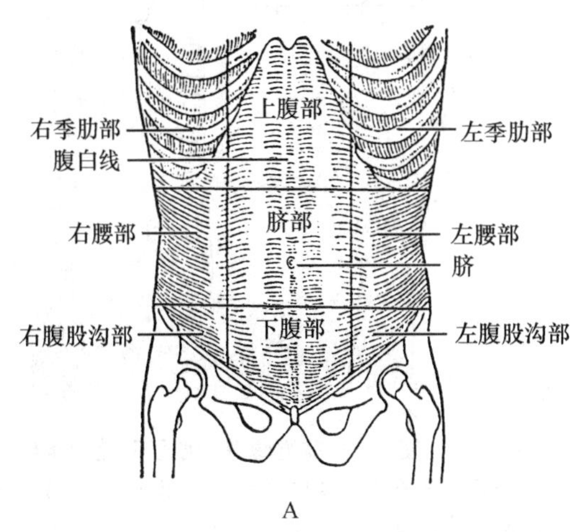

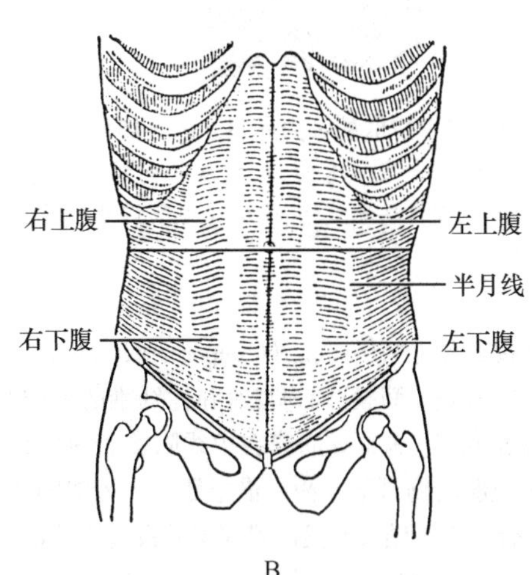

图 1-1 前侧腹壁的标志和分区范围

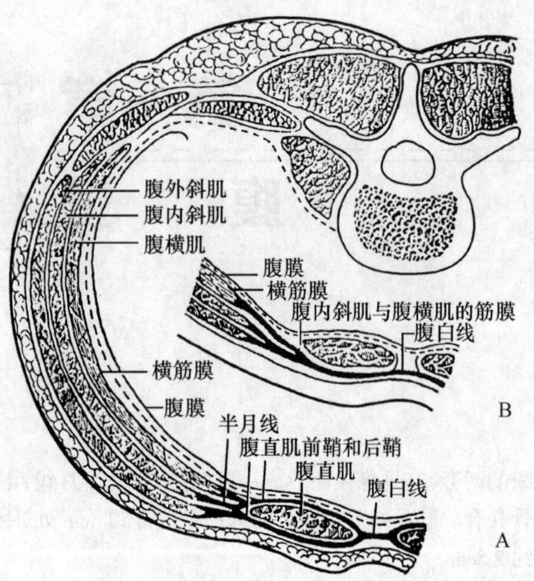

图 1-2 腹壁组织的横断面，示腹壁各层组织和腹直肌鞘的构成

A. 在腹直肌的上 3/4 部分，腹内斜肌腱膜之前层与腹外斜肌的腱膜合成腹直肌前鞘，腹内斜肌腱膜的后层则与腹横肌的腱膜合成腹直肌的后鞘；B. 在腹直肌的下 1/4 部分，三块扁平肌的腱膜均汇至腹直肌的前方，故腹直肌在该处以下部分仅有前鞘而无后鞘

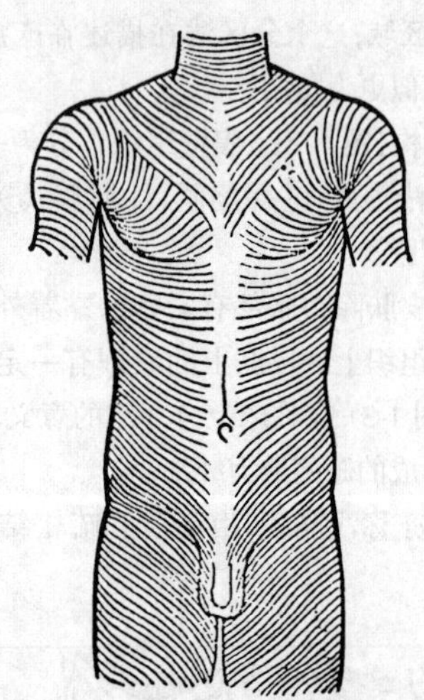

图 1-3 皮肤的张力线（Langer 线）

皮内的结缔组织有一定的走向，构成皮肤的纹理。皮肤切口在可能时应与此张力线平行，则切口不致过于哆开，而形成的瘢痕亦较纤细

浅筋膜在下腹部分为两层：浅层（Camper 筋膜）即在皮下脂肪中，其深层（Scarpa 筋膜）则为富有弹性纤维的膜样组织而与肌层密切黏着。Scarpa 筋膜在中线附着于腹白线，其两侧向下于腹股沟韧带下方约一横指处止于大腿阔筋膜。但在耻骨联合和耻骨结节间浅筋膜深层并没有附着而继续向下掩盖精索、阴茎和阴囊，且与会阴部的Colles筋膜相连；因此，当尿道球部破裂而有尿外渗时，尿渗沿此筋膜下就有广泛扩散至腹壁皮下组织的危险，但并不能越过腹白线至对侧腹壁，也不能下达于股部，此点在外科上具有重要意义（图 1-4）。

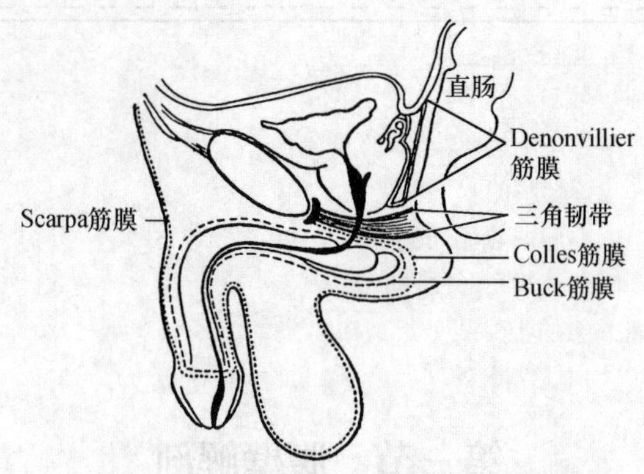

图 1-4 前下腹壁、会阴部和盆腔的矢状切面模式图

示下腹部浅筋膜的深层（Scarpa 筋膜）与会阴部的 Colles 筋膜相连。在尿道破裂而有尿外溢时，一旦侵及该筋膜下，感染即易沿此筋膜向腹壁广泛扩散

腹壁的深筋膜则有时并不发达。

腹壁的肌肉，在深筋膜的下面，位于中线两侧者是左、右腹直肌和棱锥肌。在腹直肌外侧的肌肉共有三层：腹外斜肌、腹内斜肌和腹横肌；各层肌肉的纤维方向不一，以一定的角度相互交叉，使腹壁具有最大的强度（图 1-5）。因此，在行腹壁切开和缝合时，必须熟悉这些肌纤维的方向及其相互的关系逐层缝合，才可获得最佳的愈合。

腹直肌起于胸骨剑突及第 5~7 肋软骨外面，沿腹白线下行，止于耻骨上缘。腹直肌的脐上半段有 3~4 条腱划，腱划与肌鞘的前壁有密切的融合，腱划内常有血管通过，因此，在分离腹直肌的纤维时，在腱划处应注意止血。

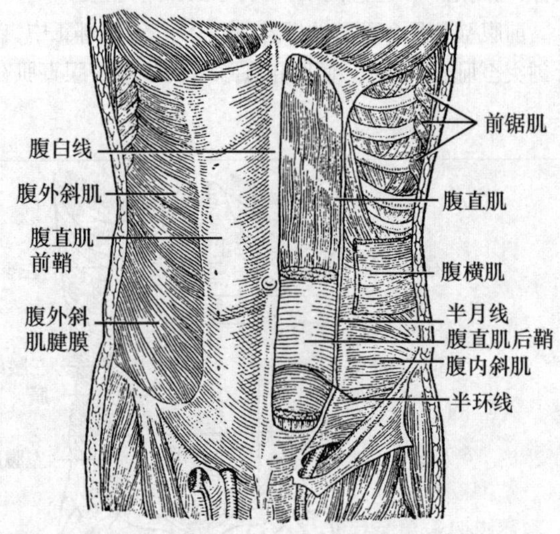

图 1-5 前侧腹壁的肌层和筋膜组织

右侧示腹外斜肌、腹内斜肌和腹横肌不同的肌纤维方向。左侧腹直肌之前鞘和腹外斜肌已经切去，示腹直肌后鞘在脐与耻骨联合之中点水平形成之半环线

棱锥肌位于腹直肌耻骨端的前方，起自脐下腹白线的下1/3处，分两侧向下外方行走，止于耻骨。由于棱锥肌的纤维略向外斜，因此，在作下腹部的正中切口时，其切口之下端常不可能位于绝对的中线，而总是偏于一侧，经过腹直肌的纤维进入腹腔。

腹外斜肌自5~12肋骨的外面，向下向内斜行，其尾端形成一片广阔的肌膜，下缘则向后卷成一条腹股沟韧带；精索即自该腱膜的皮下环中穿出。

腹内斜肌自髂嵴的前缘2/3、腹股沟韧带的外1/3和腰背筋膜等处起，其纤维向上、向内、向前作扇形的分布，至腹直肌外缘的半月线处形成二片腱膜，其前层与腹外斜肌的腱膜合成腹直肌的前鞘，后层则与腹横肌的腱膜合成腹直肌上3/4的后鞘。

腹横肌是位置最深也是最重要的肌肉。它起于7~12肋的后面、腰背筋膜、髂嵴的前2/3和腹股沟韧带的外1/3等处，以水平方向向腹壁的中线行走，在腹直肌的上3/4部分参与形成腹直肌的后鞘。但在脐与耻骨之中点以下，相当腹直肌的下1/4部分，三块扁平肌的腱膜均汇至腹直肌的前方。因此，腹直肌在该处以下部分仅有前鞘而无后鞘。后鞘的最下缘在此处形成一条纤维较厚的弧形线，称为半环线(图1-5)。

横筋膜是在腹膜外围绕整个体腔的一层筋膜，在不同部位有不同的名称。在前腹壁称横筋膜，在横膈部称横膈筋膜，其余如腰背筋膜、髂筋膜、盆腔筋膜等均为同一组织。横筋膜纤维作环形排列，常与身体的长轴相垂直。此层筋膜较为坚韧，近代外科的观点认为它在防止腹壁外疝的发生上较其他任何单一组织更为重要。

在横筋膜以下为一层厚度不同的纤维脂肪组织。前腹壁的腹膜前脂肪，一般在上腹部较薄，下腹部较厚。后腹壁的腹膜后脂肪，除围裹腹膜外，并包围着一切腹膜后的器官，如肠系膜、肾上腺、肾、输尿管、胰、十二指肠、升降结肠、腹主动脉、下腔静脉、输精管、储精囊、前列腺、膀胱和直肠等。腹膜外纤维脂肪组织除含有脂肪、滑肌及弹性纤维外，还有较多的淋巴结、淋巴管和神经纤维，这是一切腹膜后、肠系膜和骶骨前肿瘤的发源地。

腹壁的最内层为腹膜，其壁层围衬着前腹壁，而脏层则披覆在整个胃肠道的外表、肝脾的大部以及盆腔器官。感染、外伤、内脏的破裂出血等，都能使腹膜腔遭受污染而引起炎症。

3. 血管和神经 前腹壁的血液供应来自最下六支肋间动脉，四或五支腰动脉，腹壁上、下动脉和旋髂深、浅动脉。神经的分布主要是最下六支胸神经、髂腹下神经和髂腹股沟神经(图1-6)。

肋间动脉和腰动脉，伴同相应的胸神经以及髂腹下神经和髂腹股沟神经，都在腹内斜肌与腹横肌之间向内、向下斜行，至腹直肌外缘处，从不同水平穿入腹直肌鞘，与腹壁上、下动脉相吻合。

腹壁上动脉是胸廓内动脉的末支，在胸骨肋骨角处穿过腹直肌后鞘而入前腹壁内。腹壁下动脉是髂外动脉的一

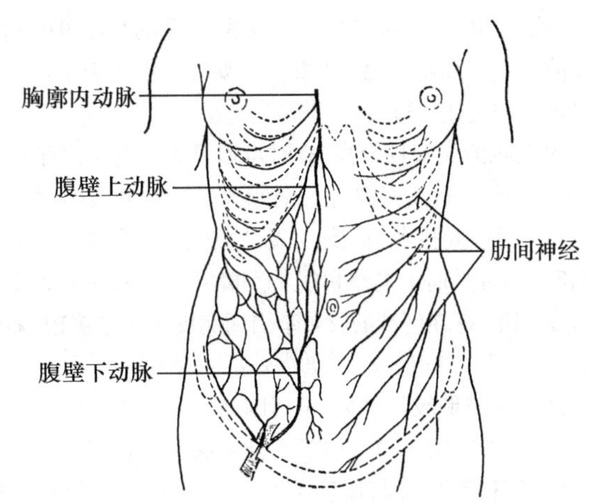

图1-6 前腹壁的血管和神经

支，在腹股沟韧带的上缘处分出，沿腹内环的内缘在腹膜外组织中向上、向内行走，至半环线下缘处即穿过横筋膜而入腹直肌鞘内，与腹壁上动脉相吻合。

旋髂深动脉也是从髂外动脉分出，且与腹壁下动脉分支约在同一水平；但它向外、向上斜行至髂嵴的前上棘处，即径直向上分布。在作阑尾切口(Mc Burney)时如过分向外侧延伸，就有可能伤及该血管。

由上可知，腹直肌纤维是同主要血管(腹壁上、下动脉)相平行的，而肋间动脉和神经是同肌纤维相垂直的。因此，沿腹直肌中线纵行切开腹壁时，我们是保存了一部分血运，也破坏了一部分血运，而几支肋间神经的末梢也将被损伤。切口愈长，损伤的神经支愈多；切口距中线愈远，将有更多的肌纤维神经被割断，所造成的损害也愈大。腹直肌的腱鞘是横行的，任何纵形切口将切断所有的腱鞘纤维。如作腹部横切口，对腹直肌而言是牺牲了一支(上或下)腹壁动脉，但肋间动脉和神经均得保存，腱鞘的纤维受损也最少。至于腹直肌外侧的腹壁，更只有横切口才能保持肌肉和神经的完整性。这些解剖特点在选择腹部切口时是一个重要的依据。

腹壁静脉，在脐以下为腹壁浅静脉，旋髂静脉和外阴静脉，都经大隐静脉孔注入股静脉至下腔静脉；脐以上则经胸廓内静脉，肋间静脉和胸长静脉注入上腔静脉。两者之间通过胸腹壁静脉互相吻合，并在脐部通过副脐静脉(Sappey)经肝圆韧带而与门静脉间接相通。因此，无论上腔静脉或下腔静脉有阻塞时，上腹壁或下腹壁的静脉血仍可通过这些交通静脉回流入心。当有肝硬化或门静脉阻塞时，门静脉血流可经副脐静脉回流入体循环，这时在脐周围和腹壁上，可见有静脉曲张现象。

(张启瑜)

第二节 腹壁疾患

一、先天性缺损和畸形

腹壁肌肉的先天性不发育，可以影响到腹壁的正常功

能，以致大小便和咳嗽等都发生困难，严重的甚至可引起致命性的呼吸道和泌尿道并发症。必要时可借助于手术修补或机械性的支托带矫治。

腹直肌的先天性分离，有时可以见到。这是由于胚胎时期两侧的胚胎侧板愈合不全所致。正常的腹白线宽约0.2~2cm，但患此症者腹白线可宽达数厘米。当腹直肌紧张收缩时，即可见脐上的腹白线特别隆起。此病一般无需手术治疗，用涂有绊创膏的胶布牵引两侧皮肤使它接近，就可逐渐愈合。

脐部的畸形较为多见，包括因脐部正中线未闭合而形成的脐疝(参阅第六节“脐疝”)，卵黄肠管发育不全所形成的卵黄肠管瘘，以及脐尿管闭锁不全所致的脐尿管瘘(图1-7)。

卵黄肠管是早期胚胎中连接卵黄囊和胎儿消化道(中肠)之间的通道，在胚胎后期应自行退化闭锁。如婴儿出生后近脐的一段卵黄肠管尚未完全闭锁，甚至与末端回肠相通，则在脐带脱落后于脐窝处可见有黏膜外翻，并有黏液或粪便流出，称为卵黄肠管窦或瘘(图1-7，B_1)。如卵黄肠管的两端闭锁而中段不闭锁，则可在腹腔内形成卵黄肠管囊肿(图1-7，B_2)。如仅有靠近回肠的一端不闭锁，则形成肠管的憩室(Meckel憩室)(图1-7，B_3)。有时此残存的卵黄肠管形成一条纤维索带、连接在肠袢与脐之间，可引起肠梗阻(参阅第五章第二节)。

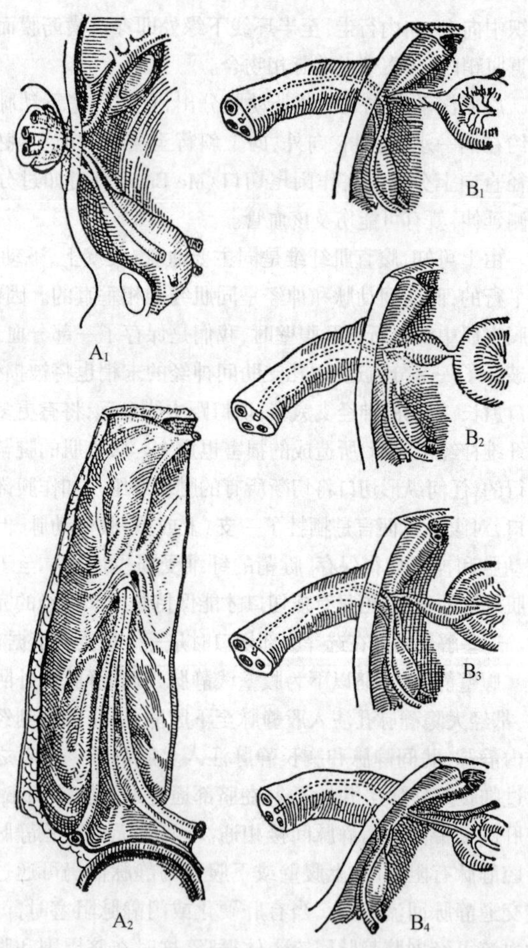

图1-7 脐部的发育和卵黄肠管、脐尿管的各种发育畸形

A_1. 胚胎期的脐及其有关结构。脐静脉经脐上行入肝，二支脐动脉则自盆腔沿前腹壁上行入脐。脐带内尚有脐尿管，是连接尿囊和膀胱的通路；A_2. 成年期的脐及前腹壁内侧面。脐静脉已萎缩成肝圆韧带。两支脐动脉和脐尿管则萎缩成下腹壁内面的三个皱褶；B_1. 连接在卵黄囊与胎儿中肠之间的卵黄肠管闭合不全，形成卵黄肠管瘘；B_2. 卵黄肠管中段未闭，形成卵黄肠管囊肿；B_3. 卵黄肠管近肠部分未闭，形成Meckel憩室；B_4. 脐尿管未闭，形成脐尿管瘘、窦或囊肿

脐尿管是胚胎时期尿囊的一部分，在胚胎后期也应闭锁成为膀胱韧带。若出生时闭锁不全，则可形成脐尿管窦或瘘(图1-7，B_4)及脐尿管囊肿等病变。不完全的脐尿管窦也能分泌黏液，在临床上与卵黄肠管窦鉴别较困难；脐尿管囊肿和卵黄肠管囊肿也不易鉴别。

无论是肠卵黄管或脐尿管的窦或瘘，都可能并发瘘管周围的炎症。各种姑息疗法如腐蚀、烧灼等大都无效。根治方法在于先设法控制脐周围感染，然后将整个窦道或瘘管予以切除；通至肠道或膀胱的瘘孔，则须修补缝合。

二、腹壁损伤

无论直接或间接的暴力，均能造成腹壁的损伤。

间接暴力如咳嗽、呕吐、举重、推拉等动作，由于肌肉的突然收缩，均可能引起肌肉的撕伤或断裂。有时患者的肌肉原有某种病变，则虽轻微的肌肉紧张，也能引起肌肉的断裂。

直接损伤有锐器造成的开放性损伤和钝力撞击所致的闭合性损伤两种。两者都可能同时造成腹内脏器的损伤。腹壁的开放性损伤特别是穿刺伤，伴有内脏损伤的可能性极大，应该进行彻底的扩创或开腹探查。较剧烈的钝性损伤，有时虽然腹壁并无严重损害，但也可能引起严重的内脏损伤。因此，在处理每一个腹壁损伤患者时，首先应该通过详细的检查和仔细的观察，排除腹内脏器损伤的可能性。本节所述，仅以单纯的腹壁损伤为主。

常见的腹壁损伤为皮肤的擦伤、挫伤和裂伤等。有时严重的挫伤因影响皮肤血运，可以造成大面积的皮肤或皮下脂肪的坏死。筋膜损伤可导致腹壁疝的发生。偶尔伤及横膈时可形成膈疝。

(一) 前腹壁损伤

有特殊重要性的是因钝力引起的前腹壁肌肉断裂，伴有大小不一的腹壁内血肿。

这种病变虽然多发生在男性的青壮年，是因钝性外伤或肌肉的突然强烈收缩引起，但也可发生在年纪较大的妇女，而并无明显的外伤史。大概这种患者原先已有某种先驱病变，例如老年性的肌肉或血管退行性变，妊娠或分娩引起的肌肉过度伸张，伤寒、肺炎等急性传染病造成的肌肉病变等；因此，即使轻微的间接暴力如咳嗽、欠伸，也可能引起肌肉和血管的破裂。白血病或其他有出血倾向性体质也可能是一种诱因。

最易断裂的是腹直肌，最常出血的是深部的腹壁血管。病初起时大都有剧烈疼痛，以后变为一种持续性钝痛。由于外溢的血液在肌鞘内浸润，整个腹直肌可以有明显强直，并有显著压痛。肌肉断裂处的缺损，由于充满了血液，又因肌肉紧张、疼痛而不容许作详细的触诊，故一般不能触知，有时反而可摸到隆起的肿块。如出血严重者，血液在半环线以下可以透过横筋膜，在下腹部的腹膜前疏松组织中广泛浸润；甚至透过腹膜，引起剧烈的腹膜刺激现象，伴有恶心、呕吐等症状。患者的体温一般是正常或稍高，血象可以显示贫血和白细胞增多。整个临床表现很像一种严重的急腹症，但除非流血过多，衰竭休克的现象一般并不严重。

确切的鉴别诊断常感困难，因为它很像一种急腹症。但经过仔细检查往往可以发现：①腹肌紧张和疼痛仅限于一侧的腹直肌，且半月线外侧腹壁也柔软而无压痛；②如有肿块出现，该肿块是固定而不能移动，而且多局限在一侧的腹直肌鞘内，不超过中线，也不超过腹直肌的外缘，除非血肿已浸透至半环线以下；③试图收缩腹直肌时，疼痛剧增；④在腹直肌收缩的情况下，肿块仍可扪及，甚至可能更为清楚；有时则反可扪出肌肉间有断裂和缺损；⑤脐部或耻骨上可能出现皮下淤斑。此外，完整的病史，特别是起病情况和演变过程，以及腹壁的B超检查等，也有助于确定诊断。

若诊断已能肯定，出血现象又已停止，则可采用保守疗法。患者宜卧床休息，早期用冰袋冷敷或加压绷带以减少出血，晚期可用热敷以加速血肿之吸收。如果血肿吸收非常缓慢，可以用穿刺抽吸法排空。

若诊断不能肯定，疑有急腹症的可能时，或诊断虽已确定，但有继续出血现象时，应立即手术治疗：切开腹壁，暴露血肿并清除血块，并将出血点结扎。断裂的肌肉可适当缝合。

血肿已有化脓现象时，应切开引流。

(二) 后腹壁损伤

常引起腹膜后血肿。除腹膜后脏器（肾、胰等）破裂出血外，大都是由肠系膜根部血管或后腹壁静脉丛破裂所致。其临床症状与腹内脏器损伤的表现很难鉴别，大都需行剖腹探查才能获得正确诊断。

三、腹壁感染

急性感染如疖、痈等在腹壁上实属常见。脓毒血症引起的腹壁转移性脓肿偶尔也可发生。婴儿脐带脱落时如发生感染，常可引起脐炎、脐周围丹毒或蜂窝织炎等病变。

由于手术时腹壁被肠道内容物污染，有时可引起腹壁的广泛蜂窝织炎甚至坏死。这种情况大多是由金黄色葡萄球菌和溶血性链球菌的混合感染所致。严重感染时其感染范围可迅速扩大，皮肤初时潮红，继而变紫黑，最后坏死；同时出现严重的全身中毒症状，甚至可以衰竭死亡。目前由于无菌术的严格遵行，以及抗菌素的普遍应用，本病已少见。

肠腔内的慢性炎症有时也可以累及腹壁，引起特殊性的慢性炎症。如肠变形虫、放线菌和结核等，均可引起腹壁的皮肤潜行性溃疡和慢性浸润硬结，或者形成腹壁的窦道或瘘管。

腹膜后感染，大都形成急性脓肿，但也可能是慢性的。最常被累及的部位是髂部和腰部，但也可以弥散在腹膜后的纤维脂肪组织中。其感染来源大多是由附近器官直接侵入，或者是从区域病变或远处病灶经淋巴管或血运转移侵入。外伤形成的血肿，有时也可继发感染而形成脓肿。腹膜后的空腔脏器如十二指肠或升、降结肠一旦外伤破裂，更可以引起广泛的腹膜后蜂窝织炎。

肾脏的脓性病变如肾痈、肾盂积脓等是引起肾周围脓肿的主要病因。腹膜后阑尾炎、结肠憩室炎可以引起腰部脓肿。下肢和臀部感染引起的髂淋巴结炎，常是髂窝脓肿的先驱病变。腰椎结核引起的寒性脓肿，脓液多汇集于腹股沟部。

患者常感有寒战、发热和腰部或髂部的疼痛；局部压痛、肌肉紧张、弥漫肿胀或边界不清的肿块是常见的体征。贫血、腹胀等中毒现象也可出现。

治疗上，应用抗菌素以控制感染，若已证实有较大脓肿应及时穿刺抽吸脓液或立即切开引流，可使患者较快地恢复健康。

四、腹壁肿瘤

1. 良性肿瘤 腹壁的良性肿瘤以硬纤维瘤较为常见，而且较为重要。其余较少见的为脂肪瘤、血管瘤、上皮瘤及乳头瘤、纤维瘤、神经纤维瘤和皮样囊肿等。

硬纤维瘤：多发生在腹直肌或腹外斜肌的肌鞘或腱膜中。本病多见于经产妇，且以脐下为主，故一般认为与妊娠或分娩时的肌肉紧张或鞘膜损伤有关。本病是由分化成熟的纤维组织构成，无包膜，可向周围的肌肉组织浸润，并有恶变为纤维肉瘤的可能，但从不发生转移。

临床上，硬纤维瘤呈卵圆形，生长缓慢，坚硬无痛。它多位于腹壁的深层，在腹肌紧张时即丧失其移动性，但其轮廓格外明显，可与腹内的肿瘤相鉴别。

手术切除是唯一能获得根治的治疗。但不彻底的切除易致复发，且有促使恶变的倾向；故切除必须广泛，应包括附近的肌膜、肌肉和部分腹膜。不能切除的肿瘤，可试用放射治疗，然而一般只能获得暂时的姑息疗效，难以根治。

2. 恶性肿瘤 腹壁的恶性肿瘤多是继发的，但也有少数是原发的。原发的恶性肿瘤以肉瘤为主，而继发的多是转移性癌。

(1) 纤维肉瘤：起源于腹壁的深层组织，故临床发现时往往已有一定的大小。这种肿瘤很少侵犯附近的淋巴结，但可能发生血运转移。大多数的纤维肉瘤对放射线不敏感，故治疗应以腹壁的大块切除为主，往往需连同其下层的腹膜一起广泛切除，才能防止复发。

(2) 黑色素瘤：常见于脐部，但也可发生在腹壁的其他部位，一般多由于皮肤的痣受到长期摩擦刺激而引起。此瘤早期就能引起广泛血运转移,故预后极差。最好的疗法是预先把经常受到刺激的痣切除,这样可以防止其发展成为黑色素瘤。

(3) 继发性癌:是比较多见的。它主要见于脐部,是由沿着淋巴管和淋巴间隙蔓延的腹内癌瘤(胃、结肠等)转移而来,也可能是腹内癌瘤已有腹膜移植的一种表现。腹内癌瘤在手术切除时,如有癌细胞脱落在腹壁创口中,也可以发生移植性的腹壁转移,这是应该防止的。

(4) 原发性皮肤癌:在腹壁上比较少见,偶然在腹壁瘢痕,腹壁瘘管,或放射性皮炎等癌前期病变的基础上可以发生,主要是上皮癌或基底细胞癌。这种肿瘤因能侵入腹腔,故预后亦差。治疗也以早期处理各种癌前病变为主。

01

五、腹膜后肿瘤

腹膜后的任何肿块,由于位置在体腔深处,后有坚实的背肌,而前为可以伸张的腹膜,故除非肿块已达较大的程度,或者已诱发特殊的症状,一般早期诊断实属不易。肿块可能是赘生性的真性肿瘤,但也可能是炎症性的浸润硬结,或者仅是血液或淋巴液的积集。以真性肿瘤而言,它或许是源自实质性的腹膜后脏器如肾上腺、肾、胰;也可能源自间质组织如纤维脂肪组织和其中的淋巴结、淋巴管、腹主动脉、交感神经节及腰骶神经等。至于肿块的病理类型却是非常之复杂,其中良性的主要是纤维瘤、神经纤维瘤、畸胎瘤、脂肪瘤和平滑肌瘤;恶性的主要是恶性淋巴瘤、脂肪肉瘤和平滑肌肉瘤。根据《中国实用外科杂志》1991 年 6 月报道 327 例后腹膜肿瘤,其绝大部分来自中胚层(148 例)和神经组织(107 例),其他有泌尿生殖嵴肿瘤(18 例)和胚胎残余瘤(33 例)及畸胎瘤(31 例)等。临床上只有根据病史发展的情况和局部体检的结果,结合一些特殊的物理检查如腹部 B 超、CT 和 MRI,或者是胃肠道、泌尿道和血管之造影术,一般都能确定该肿块的基本性质。必要时也可通过穿刺活检或手术探查,以获得最后的病理诊断。

下列各点有助于确定诊断:

1. 患者年龄 婴儿或孩童时期的肿瘤,大多属胚胎性的,恶性者亦较多见。

2. 肿瘤的生长速度 生长快的肿瘤,可使患者感到腹部气胀不适,甚至可有呕吐和便秘等症状,这是恶性肿瘤的临床表现。

3. 肿瘤的位置和移动性 能活动的可能是良性肿瘤,而固定不动的多为恶性肿瘤。

4. 全身情况 患者有消瘦、贫血、发热或恶病质者是恶性肿瘤的晚期现象。

5. 特殊症状 胸、腰、骶神经有压迫时就会引起腰部的剧烈疼痛,或一侧或两侧下肢的放射痛。累及腹膜后淋巴管或血管者可发生一侧或两侧下肢的静脉曲张和水肿。体表温度有改变的表示同侧的交感神经节有病变。肾脏或输尿管的移位(借助于肾盂摄影)以及尿频、无尿或血尿等现象,表示肿瘤与泌尿系有密切的关系。

6. 特殊检查 如胃肠道造影视消化道有无移位现象,泌尿道造影视肾脏、输尿管和膀胱等有无变形或移位,后腹膜充气造影(骶骨前注氧法)可有助于确定肿瘤的位置和大小,而 B 超、CT 和 MRI 等特殊检查方法更能确定肿瘤的部位和大小及其毗邻关系。

7. 其他 视身体其他部位有无原发性或继发性的肿瘤存在,例如疑为霍奇金病或淋巴肉瘤者,应作胸部 X 线透视或 CT、MRI 等,以检查纵隔内有无肿瘤。如有生殖器官的原发性癌(精原细胞癌),则腹膜后的肿块很可能是腹膜后淋巴结的转移。

根据以上所述,在多数的情况下,对腹膜后的肿瘤可以作出比较正确的诊断。必要时可做穿刺活检或予以手术探查。

腹膜后肿瘤的诊断和处理程序 腹部肿块患者入院后,首先应是详细地了解病史和全面的体格检查,以确定其肿块是否为腹膜后。然后,根据其可能来自部位或器官,选择特殊的物理检查方法如 B 超、CT、MRI 或胃肠、泌尿和血管造影作相应的再检查,确定其部位和性质。一般就此即可明确诊断而进行有关治疗。必要时,可在 B 超引导下行肿块的穿刺活检,获取病理诊断后确定治疗方案当属更为明智。

在治疗上,多数良性瘤可以通过手术切除而获得痊愈。但有少数肿瘤虽然在病理上是属良性瘤的范围,然而其临床表现却是恶性的,即所谓的交界性肿瘤。它虽生长缓慢,但切除后易于复发,且有浸润周围组织的现象(如黏液瘤)。对于此种肿瘤,切除时范围应较广泛,需包括一定范围的周围组织。也有少数肿瘤是属高度恶性,仅手术难以获得根治,须结合其他辅助治疗。一般说来,腹膜后的肿瘤凡能手术切除者应尽可能做根治性切除。若是恶性肿瘤而未能彻底切除者,则可于术中作好标志,手术后辅以放射治疗;肿瘤范围极为广泛或周边浸润固定,非手术所能切除者可选择作局部肿瘤的射频消融或冷冻治疗,并应于手术时作活检,以便术后确定其性质后予以适当的放射治疗或化学治疗。

(张启瑜)

第三节 腹壁切口

通过一个手术切口进入腹腔,一般可经由下列几个不同的途径:①经前腹壁:这是大多数腹部手术的进路;②经腰部:泌尿系统和腹膜后的手术,大都经由此路,如腰交感神经切除等;③经横膈:有些上腹部的手术如巨脾的切除、胃贲门癌的切除以及肝右叶切除等,经横膈的胸腹联合切口能提供良好的暴露;④经阴道:可以经阴道进行妇科手术如子宫切除、盆腔脓肿的引流等。绝大部分的腹腔手术是经前腹壁切口进行的。本节所述亦将以前腹壁切口为主。

一、切口的要求

任何腹部手术切口的选择,除要考虑到手术野显露清楚便于手术操作之外，还要求能有良好的愈合。不适当的切口位置，不正确的操作方法，以致在切开时损伤了腹壁肌肉的运动神经，或过多地损害了组织活力，手术时未能妥善保护创口，缝合时未能选用适当材料，均可使创口发生血肿、感染或崩裂，或者形成脆弱的瘢痕，致日后发生切口疝，或者形成过多的瘢痕疙瘩，给患者造成长久的痛苦。其中切口的位置是否适当，切开与缝合等操作方法是否正确，在很大程度上关系到整个手术的成败。虽然，腔镜手术之所谓的钥匙孔样外科，其切口很小，似乎创伤极轻，但其切口位置选择得当与否与手术的成功与否也有很大的关系。因此，任何初学者仍然需要在熟悉腹内脏器的解剖和各种腹腔病变表现之同时，根据剖腹探查术的经验，当能选择既方便手术操作又对组织损伤最小的切口。

由于病变器官在腹内位置的不同，病变的性质和手术的方式也不一样，因此腹壁切口的位置和长短也必须因人而异。

理想的手术切口应符合下列要求：

1. 易接近性 切口必须能提供一个良好的手术野，既便于暴露有关的脏器，又方便手术的操作。因此，切口通常应尽量选择在靠近病变的部位，且必须有足够的长度，使能容纳手的操作和放进必要的器械。一般而论，切口宁可稍大而勿太小，通常腹部探查的切口长度约在12~15cm之间。当然，良好的手术野暴露，不仅决定于切口的正确选择；手术时正确地安置患者的体位，适当地使用撑开器和纱布垫，以及良好的照明和适度的麻醉，都对手术野的良好暴露起到重要作用。

2. 可延伸性 所做切口的位置应考虑便于手术范围有扩大的可能，能向其他方向延长，而又不致损害腹壁的强度。

3. 安全性 切口应不使腹壁组织有过大损伤，特别是神经和血管的损伤。切开和缝合的步骤应不过于复杂，缝合后腹壁应具有足够的强度。

事实上，没有一个切口是能完全符合上述要求而完美无缺的。格子形的肌肉分开切口对腹壁的损害最小，但它的暴露极有限。其他的切口暴露虽较好，但不免损伤一些肌纤维、血管或神经；故切口的选择应该根据具体的要求来决定。

二、切口的种类

目前腹部手术常用的前腹壁切口有下列几种：

1. 纵向切口 这种切口比较常用。无论在上腹部或下腹部，切口可以是正中、旁正中或是经腹直肌的，也有时是旁腹直肌的(图1-8)。

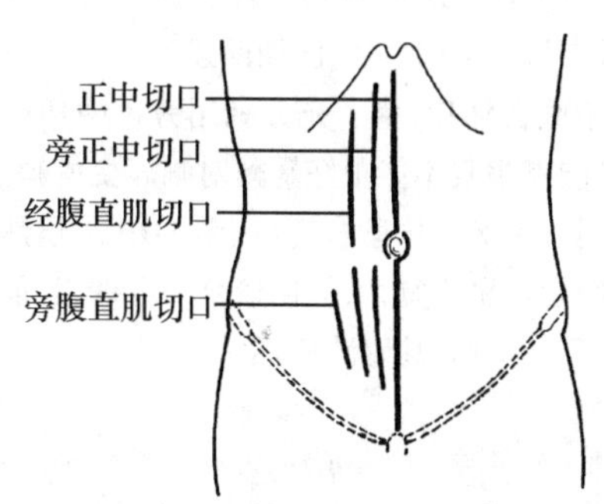

图1-8 腹壁的纵向切口

根据病变的不同部位，切口可在脐的左侧或右侧

正中切口：是最古老的一种切口。通过腹白线进腹，它在上腹部是自剑突至脐，在下腹部是自脐至耻骨，有时也可以做经过脐部的正中切口，即一半在脐上一半在脐下而向左绕过脐。这个切口的优点：①进入腹腔快，缝合也快；②暴露良好，通过这个切口可以检查半个腹腔，当病变的位置不能肯定时，这个切口最为合宜，约80%的病例都能通过这个切口进行处理。其缺点：①切口在腹白线上，该处血运较差，故愈合后的瘢痕较弱；②切口垂直切断了腹外侧肌的腱膜，由于腹外侧肌的收缩，形成的瘢痕易被牵张而发生腹壁切口疝，特别在下腹部可能性更大。

旁正中切口：切口约在正中线旁2~3cm，在切开皮肤和腹直肌前鞘后，将腹直肌的几个腱划与内侧的前鞘分开，并把它牵向外侧，然后再在腹白线旁1~2cm纵向切开腹直肌后鞘、横筋膜和腹膜入腹(图1-9)。这种切口除腹直肌前、后鞘的腱膜纤维被切断外，对肌肉和神经并无损伤；缝合后腹直肌正介于前、后鞘的切开线之间，既具保护作用，又能耐受腹内压力，因此愈合最为良好。但一侧的旁正中切口不能很好地暴露对侧的病变，是其缺点。

上腹部的旁正中切口，在右侧多用于胃、十二指肠、胆囊和胆道以及胰腺等手术，在左侧则多用于胃癌、高位的胃溃疡及脾切除等手术，一般均能应用满意。下腹部的旁正中切口，主要用于盲肠、盆腔器官及结肠下段的手术，它是

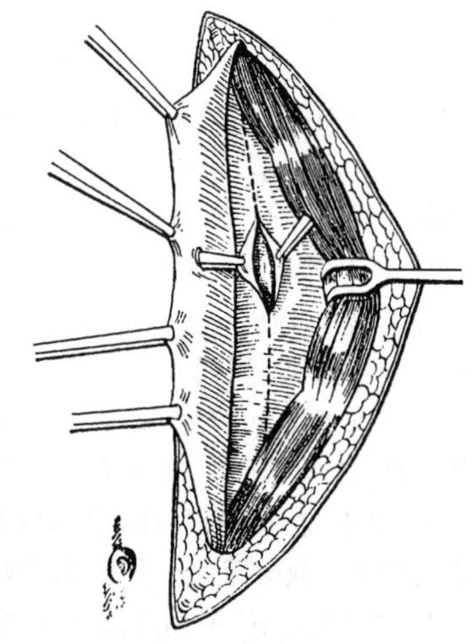

图1-9 旁正中切口(左侧)

腹直肌前鞘在距正中线旁2cm处切开，将腹直肌自其内侧面的肌鞘分离，并向外侧牵开以后，后鞘和腹膜即可在与前鞘同一矢状面上切开

下腹部切口中应用最多的一种，而且较下腹部的正中切口为佳，因后者易发生切口疝，已如前述。

旁正中联合切口：为了充分利用旁正中切口愈合良好的优点，又能克服其不能很好暴露对侧病变的缺点，钱礼教授曾提倡用一种旁正中联合切口（图 1-10）。虽然操作较单纯的旁正中切口稍为复杂，但比较合乎生理，且能增加手术视野，便于手术操作，甚感满意。

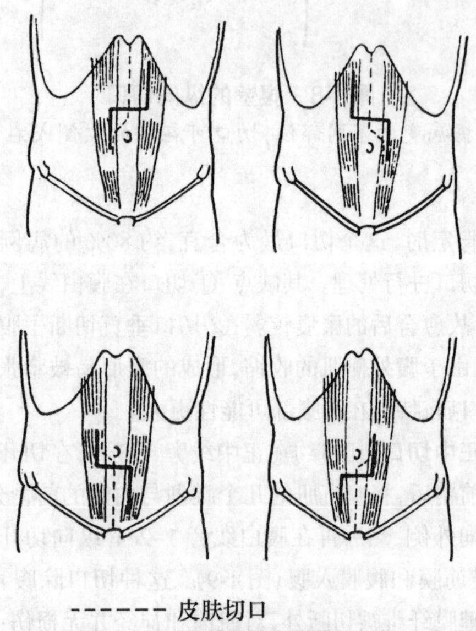

------ 皮肤切口
—— 腹直肌鞘和腹膜的切口

图 1-10 旁正中联合切口

皮肤切口在正中线上，近脐的一端需过脐约 3~5cm，且与其下层的较短的一个腹直肌切口方向一致。将皮肤略向左、右分离后，即可分别在左、右两个腹直肌上作上、下两个旁正中切口，然后把两个切口的邻接端用一横切口连接起来，即构成一个旁正中联合切口　缝合时先将腹直肌后鞘上的横切线予以间断缝合，使形成两个较短的旁正中切口，再将两侧的纵形切口分别连续缝合。皮肤切口在不同的矢状面上，愈合极为良好

皮肤切口是在正中线上，它靠近脐的一端需过脐约 3~5cm，其方向是与它下层的较短的一个腹直肌切口相一致的。将皮肤略向左、右分离后，即可分别在左及右两个腹直肌上作上、下两个旁正中切口，然后把两个切口接近的两端用一个横切口连接起来，即成一个旁正中联合切口。缝合时先把横切口上的后鞘和腹膜间断缝合，整个切口又变为两个旁正中切口，再分别缝合后鞘和前鞘，最后缝合皮肤。

上腹部的联合切口多用于肝、胃的手术，如胃切除及左半肝切除等，一般以用“左上右下”的联合切口为宜。下腹部的联合切口适用于一般的探查性手术，若主要病变可能在右下腹者，可用“左上右下”的切口；病变在左下腹者可用“右上左下”的切口。因病变在右下腹的机会较多，故一般以“左上右下”联合切口为宜。

经腹直肌切口：在皮肤和腹直肌前鞘纵行切开后，将腹直肌的内 1/3 或中部予以纵形分开，然后再将后鞘和腹横筋膜、腹膜在同一矢状面上予以切开（图 1-11）。这种切口一般能提供良好暴露，因此用得相当普遍。但它的缺点是：①切口不但垂直切断了肌鞘的纤维，而且腹直肌也在同一矢状面被分开，因此在创口未愈合前不耐腹压；②通常的切口长度，将至少损伤三根肋间神经，因此切口内侧的腹直肌将有一定程度的瘫痪，以后有形成腹壁疝的危险。

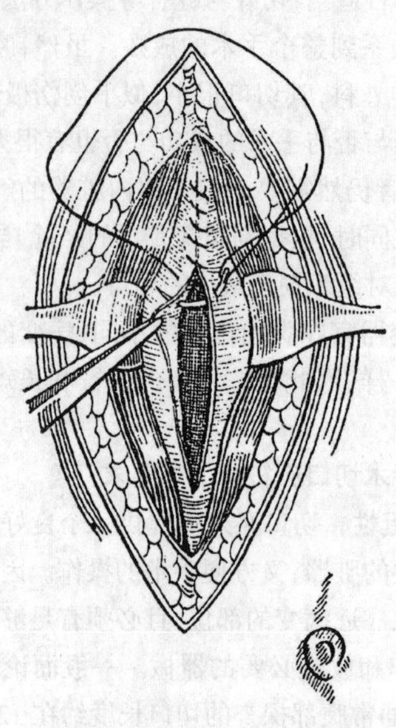

图 1-11 经腹直肌切口的切开和缝合（右上腹）

右上腹直肌切口起于肋缘，止于脐平或稍下，多用于胆囊和胆道的手术。左侧的切口则偶尔用于胃造口或结肠脾曲部的手术。右下腹的经腹直肌切口则可用于盲肠和阑尾切除等手术。

旁腹直肌切口：切口位于腹直肌的外缘，即沿半月线上。在切开皮肤和浅、深筋膜后，将腹直肌前鞘沿它的外缘切开，把腹直肌牵向内侧，然后再将后鞘和腹膜切开。这种切口在右上腹起自肋缘，止于脐部，偶尔用于胆道手术，但一般不足取。相似的切口在右下腹自脐平开始，沿腹直肌外缘的内侧约 1cm 处下行，长约 10cm，有时仍用以施行阑尾切除术（图 1-12）。但这种切口有很多缺点：①较长的切口，将不可避免地伤及较多的肋间神经，因此一侧的腹直肌甚至部分腹横肌将会瘫痪萎缩，有形成切口疝的危险；②腹壁血管在分离腹直肌并把它牵向内侧时，在切口或缝合腹膜时，均有可能遭受损伤，以致创口内需放置引流管，或发生血栓形成导致危险的肺栓塞可能；③其暴露也不如右下腹旁正中切口良好。因此，此种切口临床应用价值不大，应当停止应用。

2. 横切口和斜切口　大多数的纵向切口既然是非生理的，故近年来腹部外科家有更多地采用横切口的趋势。事实上，横切口比许多纵切口用得更早，Billroth 在 1881 年做第一个胃部分切除时就曾采用了横切口，并认为有很好的暴露。

横切口一般较直切口有下列**优点**：①切口不伤神经，肌

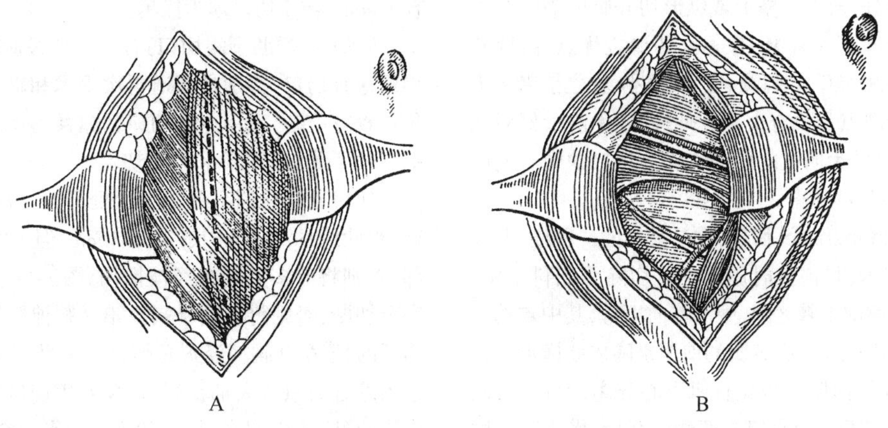

图 1-12 旁腹直肌切口(右下腹)

A. 在距腹直肌外侧缘内侧约 1cm 处切开腹直肌前鞘;B. 将腹直肌向内侧牵开,即可暴露后鞘及腹膜并予切开。肋间神经和腹壁血管可见自腱鞘之外侧进入鞘内,切开后鞘时应尽可能把它们向创口上下牵开,以免受伤

膜也不切断,而切断的肌肉愈合仅多形成一个肌划,一般不影响其功能,故手术后发生创口崩裂或切口疝等并发症的机会较少;②横切口在缝合时肠曲不会突出创口引起麻烦,创口边缘易于接近,肌鞘的纤维在缝合时不易撕裂,故缝合较易;③因创口张力较小,患者不怕咳嗽,故术后肺部并发症也较少;④皮肤瘢痕较为纤细。

但横切口也有它的**缺点**:①横切口的操作较为费时,若紧急手术时,对上腹部病变的暴露不如直切口充分,对下腹部的病变也难于探查,即使想延长切口也感困难;②病变的位置不能肯定时,横切口因不能提供良好的暴露和探查而较少应用;对于术前已明确部位的上腹部病变,进行择期手术时选用横切口较好。

常用的横切口和斜切口有下列几种(图 1-13)。

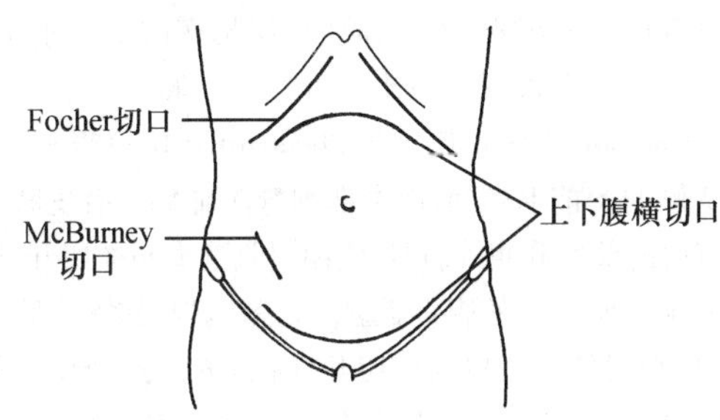

图 1-13 常用的几种横切口和斜切口

上腹部的横切口:这种切口一般位于脐上约三指的水平处,横贯上腹,两端伸过腹直肌的外缘,或者连接在两侧肋弓之间。皮肤、皮下组织、腹直肌前鞘、腹直肌、腹直肌后鞘和腹膜均在同一水平切开(图 1-14,A)。在切断腹直肌前可先将肌纤维缝固在肌鞘上,既可免得腹直肌收缩而致缝合困难,又可预防切断时出血过多。腹膜后的圆韧带也应同时钳夹、切断并两端予以结扎。如有必要,皮肤和腹直肌鞘之间可予以分离并向上牵开,然后将切口上缘的腹白线剪开至剑突处,这可以大大增加暴露(图 1-14,B)。这种切口对一切上腹部手术极为有利,如全胃切除、十二指肠和胆道手术及胰腺手术等,均可提供良好的暴露。

右下腹的横切口:以麦氏点之外 1/3 开始,横行向内切开皮肤和斜形切开腹外斜肌腱膜大约 6~7cm,其深层的肌

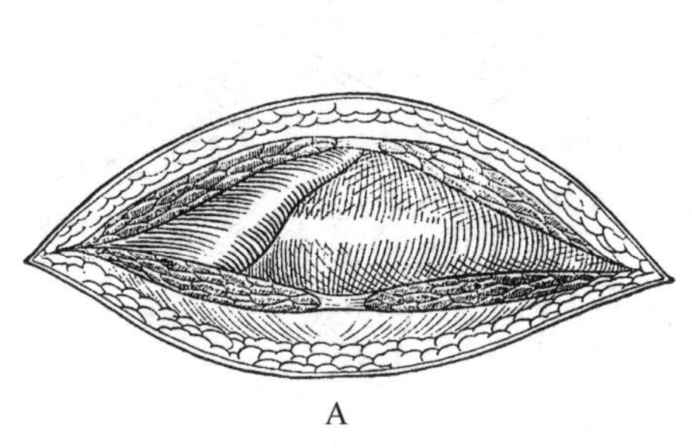

B

图 1-14 上腹部的横切口

A. 示皮肤、腹直肌前后鞘和腹直肌,以及腹膜均在同一水平切开之状。如病灶偏在一侧,切口也可因之而偏向一侧;B. 示皮肤与腹直肌前鞘分离以后,将切口上缘的腹白线剪开到剑突处,可以显著增加手术野的暴露

肉沿其纤维方向分开，最后横形或纵形切开腹横筋膜和腹膜入腹。该切口除了具有 Mc Burney 切口之优点外，因其皮肤是沿 Langer 线切开，切口愈合后瘢痕小，比之前者更为美观。其最大的缺点是没有太多延伸性，故术前最好对病变有准确定位，以最为明显的压痛点作为切口的中心向两边切开，当能有更好的显露。

下腹部的 Pfannenstiel 切口：这是最早的一种横切口，原先用于剖宫产术，目前有时用于子宫切除等妇科手术。皮肤切口在两侧髂前上棘之间，中部略向下弯，其中点约在耻骨上 5cm 处（图 1-15）。腹直肌的前鞘也随皮肤横形切开（图 1-15，A），切开的前鞘需与腹直肌小心分离，上达脐部，下达耻骨上方。将两个腹直肌向两侧牵开后，横筋膜及腹膜即可在脐与耻骨间予以正中切开（图 1-15，B）。术前应嘱患者排尿，以免术时损伤膀胱。

Pfannenstiel 切口几乎是沿着皮肤的纹理切开的，它形成的瘢痕极为纤细，且大部分可以隐匿在阴毛之中。但这种切口暴露并不很好，操作也较为复杂，故现在用得不多。

盆腔的 Cherney 切口：需要广泛暴露的盆腔手术，如膀胱全切除或盆腔器官剜出术等，通过 Cherney 切口最为理想。Cherney 的皮肤切口与 Pfannenstiel 切口很相似，也位于两侧的髂前上棘间，而中部则弯向耻骨。沿皮肤切口将腹直肌的前鞘和腹外斜肌、腹内斜肌腱膜同样切开，即可暴露出附于耻骨上的腹直肌腱。切断肌腱，暴露腹膜和膀胱，于是腹膜即可予以横形切开（图 1-16）。这个切口暴露好，缝合后又能获得良好的愈合，是一个有价值的切口，实较 Pfannenstiel 切口远为优越。

Kocher 季肋下斜切口：有些外科医师在做胆道手术时喜用这种切口，特别是胆道再次手术和患者比较肥胖而肋角也较宽广者，采用这种切口暴露甚为良好。左侧的切口则有时可做全胃切除和脾脏切除。

切口通常自剑突下 3~5cm 处开始，沿肋缘向外向下斜行，距肋缘约 2~3cm，长约 12~15cm，但不宜过于伸展至腰部，否则将有多数胸神经被损伤（图 1-17）。腹直肌则必须完全切断，否则将影响暴露。第 8 胸神经是不可避免要被切断的，但第 9 胸神经则必须设法保留，避免损伤。切口经适当缝合后愈合大都良好，极少发生切口疝。需要引流时引流管置于创口的外侧，一般也不致影响愈合。

Mc Burney 肌肉分离（格子式）切口：Mc Burney 于 1894 年首先提倡用此切口行阑尾切除术。在连接髂前上棘和脐的虚线上，于其外 1/3 与中 1/3 的交点处（通常距髂前上棘 2.5cm），作一与虚线相垂直的切口，切口的 1/3 在虚线上方，2/3 在虚线的下方，共长约 5~8cm，此即麦氏切口。其深层的腱膜和肌肉，随着它们的纤维方向分别切开而不加割断，亦不伤及血管和神经，腹膜也可沿腹横筋膜的方向予以横形切开（图 1-18）。这样，这个切口仅引起最小限度的组织损伤，比较合乎生理，因此愈合后可以有最大的强度。

上述是典型的麦氏切口，适用于单纯的阑尾切除术。但有时可考虑作如下的修正：

（1）切口的高低和长短，可根据阑尾的部位和腹壁的厚度而定。一般应该把切口做在压痛最显著的点上，腹壁愈

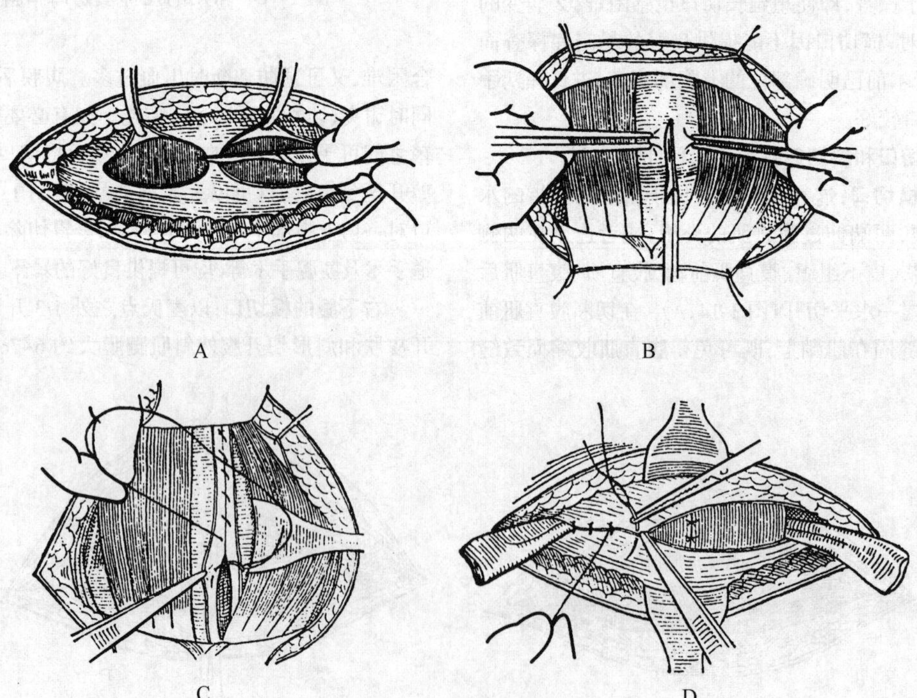

图 1-15 Pfannenstiel 切口

A. 皮肤切口如图 1-13 所示，两侧的腹直肌前鞘也同皮肤一样横形切开；B. 将切开的腹直肌前鞘分别向上下游离，腹直肌向两侧牵开后，即可将腹膜正中切开；C、D. 示腹壁缝合之状。注意腹膜缝合后两侧之腹直肌也需适当缝合，使两个腹直肌合而为一，然后再缝合前鞘

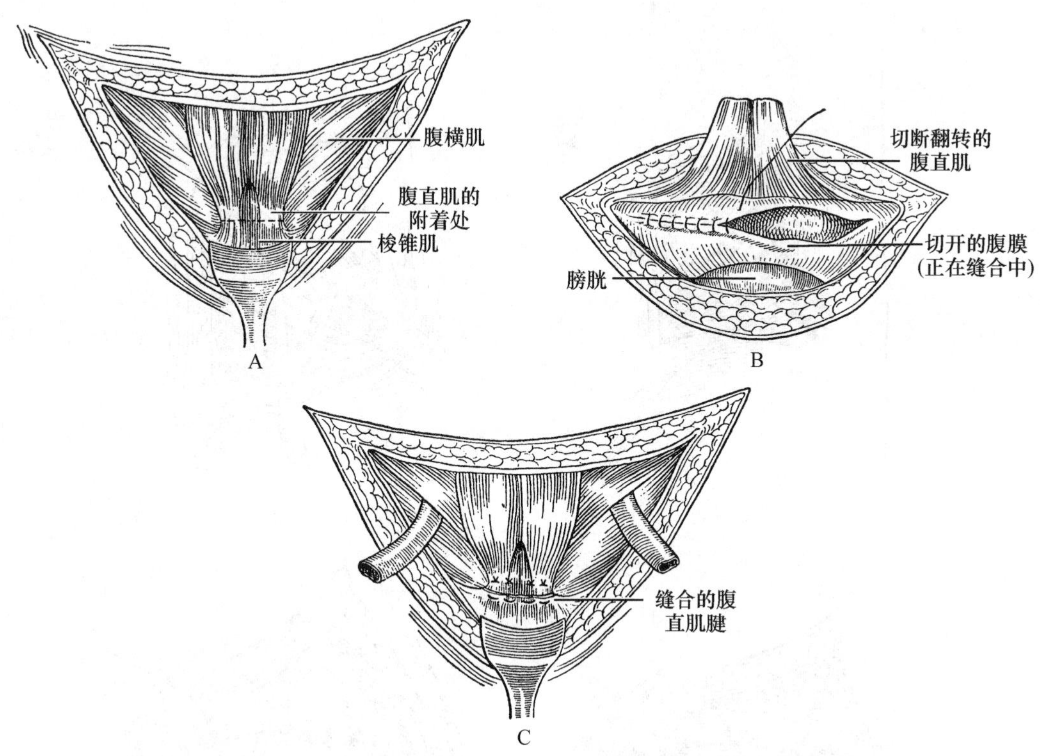

图 1-16 Cherney 切口

A. 皮肤和腹直肌前鞘的切开与 Pfannenstiel 切口相似;B. 示附丽于耻骨上的腹直肌腱和梭锥肌切断之状,然后腹外斜肌和腹内斜肌的腱膜连同腹膜即可在适当的平面予以横形切开;C. 示切口缝合之状

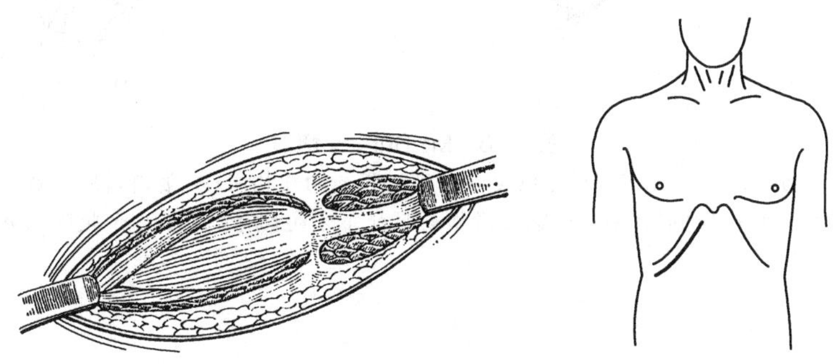

图 1-17 Kocher 肋下切口

示腹直肌和腹内、外斜肌等被切断的情况。注意第 8 胸神经几不可避免被切断。但切口不宜过于延长至腰部,以免第 9 胸神经亦被损伤。否则将影响创口愈合之强度

厚,切口也应略长。

(2) 如手术中发现有其他情况或因暴露不佳而需加大切口时,则可将切口延长:即将腹内斜肌和腹横肌的切口延长至腹直肌的外缘,把前鞘切开,分离腹直肌并把它向内牵开,最后再切开后鞘和腹膜,即可使切口显著加大(图 1-19)。这样加大后的切口,一般能容许做盲肠及末端回肠的手术,甚至子宫和附件的病变也不难处理。

3. 复合切口 除了上述直线的纵、横和斜切口外,外科家还曾经提倡用过或正在提倡用着许多复合的切口。目的是为了增加暴露,以适合多种手术的需要。它们有的颇具优点,因此,预料其应用将日趋普遍;也有的因无特殊优点,会渐趋淘汰。

T 形或 L 形切口:各种 T 形或 L 形切口应用日益普遍。有关胃、胆道、胰腺、脾脏和结肠以及肝移植等的手术,均可通过各种适当变形的 T 形或 L 形切口获得理想的暴露(图 1-20)。

胸腹联合切口:巨脾症、食管下端和胃贲门部癌以及肝叶的切除术等,目前很多通过胸腹联合切口来获得充分暴露。这种切口由于需进入胸腔并切开横膈,故必须要有良好的麻醉配合,才能安全施行(图 1-21)。

三、切口的选择

手术时究竟应采用何种切口最为恰当,有多种因素需要考虑。如原发和可能并发的病变部位,诊断的正确性和

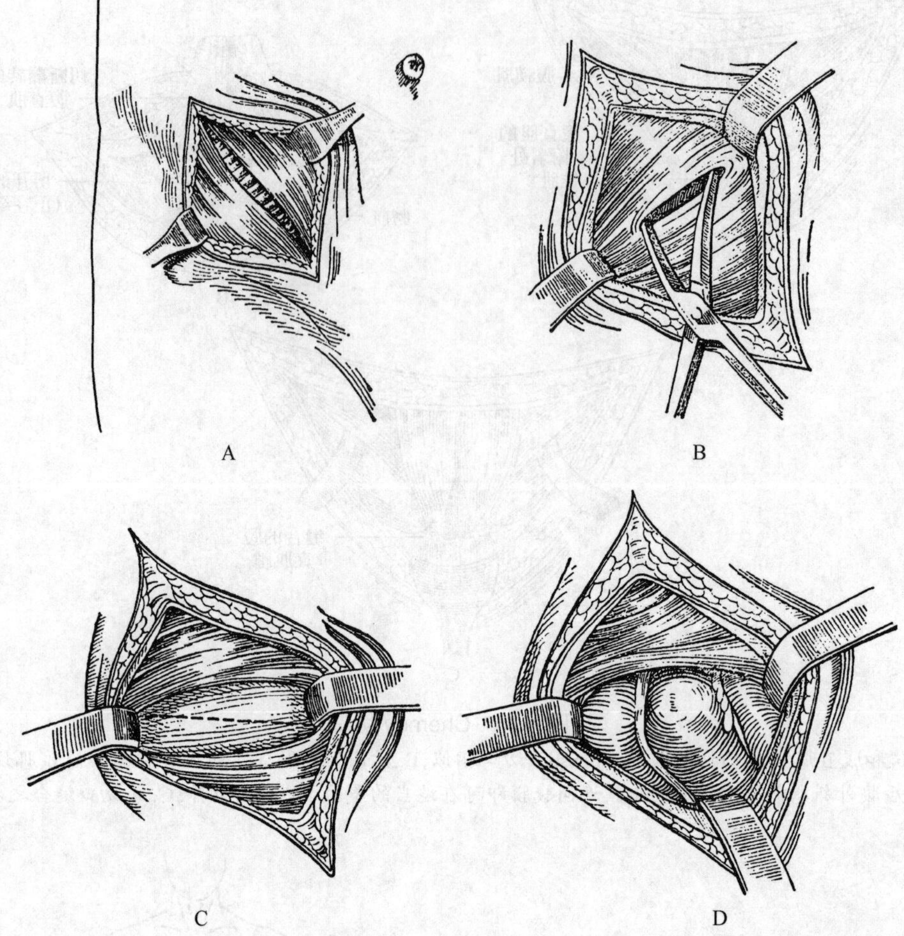

图 1-18 Mc Burney 切口

A. 示皮肤切口的位置、方向和长短；腹外斜肌腱膜之切开相同；B. 腹内斜肌和腹横肌沿其纤维方向予以分开的情况；C. 示腹膜沿横筋膜纤维方向切开之状；D. 示腹膜切开后暴露盲肠的情况

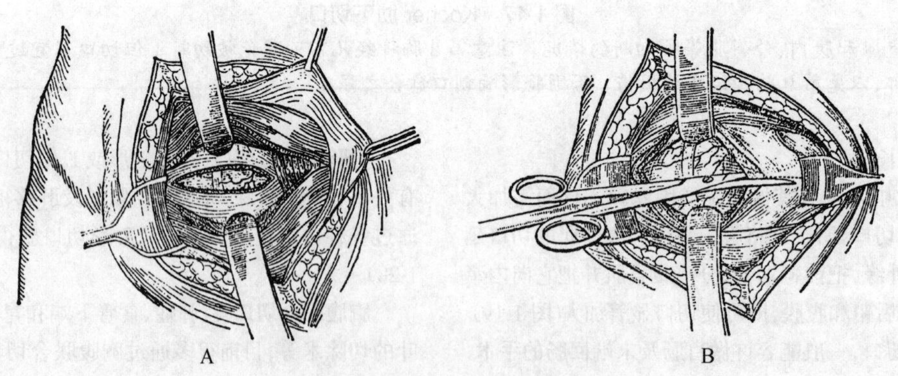

图 1-19 Mc Burney 切口的扩大方法

A. 示腹内斜肌和腹横肌的切口延长至腹直肌前鞘的情况；B. 前鞘横向切开后将腹直肌向内侧牵开，再切开后鞘和腹膜，切口即可加大

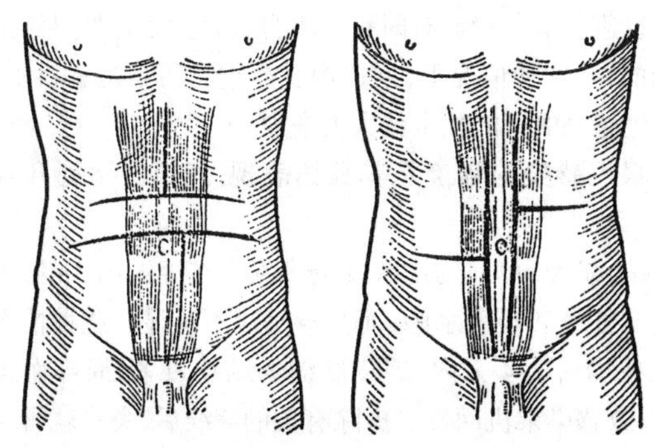

图 1-20 腹壁的各种 T 形切口

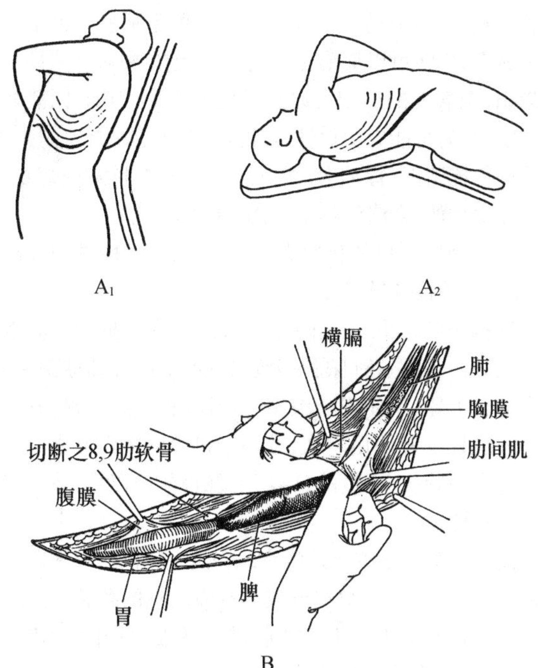

图 1-21 胸腹联合切口

A_1. 左侧胸腹联合切口,常用以切除巨脾、食管下端和贲门部、胃底部癌;A_2. 右侧胸腹联合切口,常用于右半肝切除和门腔静脉吻合等;B. 示左侧胸腹联合切口时所见各层组织,第 8、9 肋软骨已切断,膈肌正在切开,胸腹膜腔已经贯通

拟施手术的种类、大小和难易,病情的缓急,是否需要紧急处理,患者的体态,腹壁的厚薄,过去是否动过手术,手术区是否有瘢痕或其他畸形,腹内有无严重的粘连等,都可能影响到切口的选择。

按照手术的性质,所用的切口大概可作如下的选择:

胃和十二指肠:单纯的溃疡切除可用上腹部的正中切口或左旁正中切口。胃癌或溃疡的切除范围需较广者,可用"左上右下"旁正中联合切口、上腹部的横切口或 T 形切口。贲门或胃底部癌需全胃切除时,可用旁正中联合切口、T 形切口或胸腹联合切口。患者较瘦而肋角较狭的,以用纵向切口为佳,肥胖而肋角宽广者用横切口较好。

肝脏:左外侧叶或左半肝的切除,可选择正中切口或右旁正中切口进行。右半肝的切除一般需作扩大的右侧肋缘下切口,必要时可作胸腹联合切口。

胆道:右旁正中切口或经腹直肌切口暴露很好。再次手术时可用 Kocher 肋下斜切口或横切口,不宜用旁腹直肌切口。

胰腺:单纯的手术用右旁正中或右经腹直肌切口可获得良好的暴露。需广泛切除者,可用横切口或 T 形切口。

脾脏:脾破裂需紧急处理者,用左腹直肌切口即可。巨脾的切除多用左侧 L 形切口或切口的外侧端应向第 9 或第 10 肋间延伸至后腋线。估计脾周围粘连较多的巨脾切除,应该选择胸腹联合切口。

阑尾:单纯的阑尾炎常规用麦氏切口,必要时可将切口延长。若病变确定者可作右下腹小横切口行阑尾切除;但病变性质不能肯定或估计操作困难者,宁愿选择右经腹直肌切口。

结肠:结肠的广泛切除,可用各种 T 形切口。直肠癌的腹会阴切除术,一般通过左下腹旁正中切口或经腹直肌切口进行。

盆腔器官:一般说来,下腹部的旁正中切口比正中切口好。Pfannenstiel 横切口偶尔也可应用。但盆腔中的广泛切除手术,如膀胱全切除或盆腔内脏剜出术,则以 Cherney 切口为佳。

探查手术:上腹部的疾患,最好选择上腹部的正中切口或右旁正中切口。下腹部则常用右下腹的旁正中切口或下腹部的旁正中联合切口。病变位置未能确定的急腹症,可作右旁正中切口,一半在脐上,一半在脐下,共长约 15cm;待开腹决定病变位置后,可再向上或向下延长约 5~10cm,即能获得满意的暴露。

四、切口并发症

创口是否能获得良好的愈合,是与机体的全身情况及组织的局部条件有密切关系。如患者在术前有代谢紊乱如贫血、血浆蛋白过低、维生素缺乏(特别是维生素 C)、失水、恶病质等情况,则创口的愈合将受到很大影响,必须在术前尽可能予以纠正。创口局部情况即组织的活力如何,也在很大程度上会影响其愈合。因此,外科医师在切开和缝合切口时,必须:①注意选择切口的位置和方式,避免过多地损伤主要神经和血管;②操作必须轻柔,防止过度的牵拉,以保护组织的活力;③注意保护创口勿受污染;④选用适合的电刀、电凝强度,彻底止血,防止血肿形成;⑤仔细按层次缝合,松紧适度,既不太松致伤口内形成死腔,也勿太紧而影响创口的血运。要是忽视了上述原则,手术切口就可能发生一系列的并发症。

切口的并发症有近期的和远期的两类。远期的并发症如瘢痕疙瘩和切口疝,前者不但会产生感觉异常,有时也可以造成功能上的障碍;后者则不仅能引起一定的症状,有时且可发生严重的危险(疝内容物的嵌顿和绞窄)。近期的并发症如创口的感染和崩裂,则不仅会影响创口的愈合,而且有时会危及患者的生命。

本节所述将以切口近期并发症为主，主要有下列几种：

1. 血肿 手术时如止血不彻底，或缝合不妥当，在创口深处形成死腔，即可以在创口内形成血肿，或有血浆积滞。小的血肿可能被吸收而不遗后患，大的血肿则吸收困难，不但机械地分开了创缘的组织，影响愈合，且增加了继发感染的可能性，可造成更大的损害。据作者的观察，清洁切口发生血肿者约有1%~3%，与清洁切口的感染率大致相等。

症状：患者于术后一般都可能有1~2天微热(38℃左右)，局部创口也常有轻度的灼热痛和压痛，但在1~2天后多能逐渐恢复正常。若创口内有血肿，其"反应热"往往持续较久，常于术后4~5天仍有低热，创口局部的压痛也比较显著。小的血肿不易被发觉，但仔细检查时常可发现在切口下有一个压痛的肿块，有硬结浸润的感觉；表浅的血肿甚至可以出现波动感，有时在皮肤上可以看到有不同程度的淤血斑。

治疗：较小的血肿常能自行吸收，无需积极处理；较大的血肿，特别是软化有波动感的，可以用粗针头和针筒抽吸，或者把它上面的皮肤用血管钳拨开少许，使积血溢出后再插入一条小橡皮片引流。

如创口内有严重的出血现象，即有皮肤淤血斑和明显的波动感者，或血肿内的血液已经凝固不能抽出者，最好重新打开创口，清除凝血块和积血，并将可以看到的出血点予以结扎。打开后的创口可以再行缝合，但血肿所造成的死腔应放置引流物，待血性渗出停止以后方可取出。为了避免创口继发感染，应该使用抗菌素。

2. 感染 绝大多数的腹壁切口都有程度不同的污染，但发生感染的病例则不多，平均约在1%~3%之间。据近年来有关文献报道，腹部手术切口的感染率大约在0~25%之间，其中清洁切口感染率为0~1%左右，而污染和感染切口分别为10%和25%。应该指出，感染有轻重程度之不同，从皮肤潮红水肿至组织化脓坏死，都是感染的表现，不应该仅以化脓作为感染的唯一标志。

感染发生的原因，除了与患者全身的抵抗力和组织局部的活力有关以外；还与腹部手术的特殊性如手术涉及胆道和肠道，尤其是结、直肠或消化道在术时多已穿孔和腹膜炎有关；此外，也与肥胖、电刀、或缝合和移入性材料、手术操作粗暴、止血不彻底以及术后长期应用激素、化疗等因素不无关系。当然，病原菌的种类、侵入细菌的多少和毒性的大小也对切口是否会发生感染具有重要意义。前已述及，切口的污染是不易绝对避免的。虽然手术时与创口相接触的器械、敷料和缝线等可以通过煮沸或高压蒸气等灭菌法，达到完全无菌的地步；医务人员的手通过水洗消毒和戴无菌手套，也可以达到完全无菌，但手术室的空气和患者手术野的皮肤却不易使之完全无菌，因此，创口就难免会遭受少量的细菌污染。在一般情况下，由于污染的细菌不多，只要患者有相当的抵抗力，局部组织有完好的生活力，那么感染是可以避免的。然而有时手术本身就是为某种外科感染而施行的，在这种情况下，创口遭受严重的污染是意料中事，其发生感染的可能性也就大大增加。

根据感染的程度及其具体表现，切口有下列几种并发症：

(1) 发炎：单纯的皮肤发炎多发生在缝线的周围，表现为皮肤红晕和轻度水肿，而全身反应不明显。这种情况多发生在术后3~4天内，因皮肤缝线结扎过紧，局部血运不良，以致感染乘机而发。拆除有关的缝线后，炎症就可迅速消退。若这时创口尚未完全愈合，可以用明火燎过的粘膏布粘贴拉拢两边的创缘，以维持创缘的吻合。

炎症也可以累及整个皮肤和皮下组织，皮肤有显著红肿和压痛，全身有持续的发热和明显的不适感。由于皮肤水肿显著，缝线可以深陷在皮内；有时创口中可有浆性液体的渗出，至病变的后期可以形成皮下脓肿。其病原菌多为链球菌，有时可能为溶血性链球菌。对于这种蜂窝织炎，除必须进行抗菌素（青霉素）注射外，应立即拆除皮肤缝线，并给予适度热敷(高渗湿热)，一般多能迅速痊愈。

(2) 化脓：创口的化脓有多种形式，不但脓肿的深浅不同，而且病因也各异。

针脚脓肿是最表浅的，往往在缝线尚未拆除以前就已在针孔处出现。这种脓肿多数由皮肤上的葡萄球菌引起，是因缝合太紧、组织发生绞窄，缝针太粗及组织损伤过多，或一枚缝针反复使用多次、致污染机会增多而形成的。在拆除了有关缝线、少量的(1~2滴)脓液排出以后，情况就可以迅速好转。

皮下脓肿多是继上述蜂窝织炎后发生的。在蜂窝织炎后期，可以在皮下组织中形成具有波动感的脓肿。此时如将已经愈合的皮肤拨开一部分，排出脓液，并用小橡皮条引流脓腔，伤口多能迅速愈合。如创口经排脓后不能迅速愈合，反而日久形成窦道，则多因创口深处有异物存在之故，这在多数情况下是由于当初手术时用了丝线或棉线等非吸收性缝线的结果，需要通过适当的扩创术取出线结，创口才能愈合。

深部脓肿多因切口深处有血肿遭受继发感染而形成，其病原菌大多为大肠埃希菌，是肠道手术时污染创口的结果。其脓液常呈棕色，有粪臭，有时并带有油滴。切开引流并辅以适当的抗菌素治疗，实属必要。

(3) 坏疽：腹壁坏疽性感染，多因机体抵抗力异常薄弱，细菌的毒力十分强烈所致。微嗜气的非溶血性链球菌和金黄色葡萄球菌混合感染时，两种细菌可以发生协同作用，使彼此的毒力大增。通常链球菌为感染的先驱，使皮肤潮红范围迅速向四周扩散，而葡萄球菌则为之后继，引起已经发炎的组织迅速坏死；结果可致手术切口周围的皮肤，甚至腹壁的其他组织，发生进行性的广泛坏疽，患者也可因中毒和衰竭而死亡。偶尔，创口遭受产气荚膜杆菌的感染时也可发生广泛坏死。腹壁的坏疽性感染后果严重，治疗棘手，但幸而本病目前并不多见。

腹壁坏疽一旦不幸发生以后，一般多主张将感染的腹壁彻底切开，并将坏死的甚至周围潮红的组织广泛切除，然后在敞开的创口内应用双氧水、过锰酸钾溶液或二氧化锌等强氧化剂，以抑制细菌的繁殖。然后需应用大剂量敏感的抗菌素，但如疗效不佳，仍须考虑再作创口的切开并病变组织的彻底清除。

3. 崩裂　腹部手术切口崩裂是一种严重的并发症。往往一个本来很顺利的手术，因创口的崩裂而加重病情，甚至危及生命；幸而免于死亡的患者，以后也常会发生粘连性肠梗阻或切口疝等后遗并发症。据统计，国内外腹壁切口的崩裂率为 0~3%。国内有报道为 0.5%~1%(47/7150)，但其病死率则高达 9%~44%，平均约在 15%~18% 左右。

病因：造成腹壁切口崩裂的因素是很复杂的，主要有下列几方面：

(1) 组织愈合的能力：组织本身的愈合能力不佳，创口自然容易崩裂。影响切口愈合能力的因素，属于患者本身的有两个方面：

1) 患者的一般情况：年老体弱，过于肥胖或消瘦，或有慢性病如肾炎、糖尿病、黄疸、贫血或脱水的患者，组织的再生力很弱，切口的愈合力较差。特别是营养不良而致血浆蛋白降低及维生素 C 缺乏的患者，组织愈合能力更差，腹壁切口崩裂的机会尤多。这些都应该在术前给予适当的补充，必要时需要多次输注白蛋白、血浆及血浆代用品或输全血，使血清蛋白和血红素等恢复至正常水平后方可进行手术。

2) 原发疾患的影响：原发疾患的性质与切口崩裂当有密切的关系。如长期疾患并有消瘦、贫血、衰弱或恶病质者、急性或慢性病并有长期发热或中毒症状者，均能使组织的愈合力受到很大影响。因此，癌瘤患者、胆道或胆囊的炎症、腹内的化脓性疾病、胰腺炎或腹水症患者，均有较高的切口崩裂率，其中腹内肿瘤手术后切口崩裂的机会最多，据 Colp 的病例统计为 28%，而 Starr 和 Nason 的报道竟高达 40%。急性胰腺炎患者其渗出液中含有消化酶，腹水患者不但肝功能有缺陷，而且腹水的外溢也直接影响到创口愈合，这些因素与切口崩裂有很大的关系。

(2) 手术的影响：通常表现有以下几点：

1) 切口选择：虽然切口的崩裂与切口的类型和部位关系不大，但通常切口崩裂多见于纵向切口，而横切口和斜切口很少发生。肌肉交叉切开的切口（如 Mc Burney 切口）崩裂更属鲜见。正中切口比旁正中切口崩裂的机会较多，上腹部的切口较下腹部切口似更易崩裂。

2) 手术操作：手术操作是否恰当和麻醉效果是否满意对腹壁切口能否愈合良好，是否会发生切口感染和崩裂有很大的影响。严格遵守无菌技术、避免创口污染，操作尽量轻柔、免使组织受伤，多注意彻底止血、防止发生血肿，小心逐层缝合、避免形成死腔，是预防切口崩裂的重要措施。在缝合腹膜和腹直肌后鞘时，应注意缝合必须紧密，并防止大网膜嵌入腹膜的缝隙中，否则腹内脏器可能由此逐渐分劈缝线而造成腹壁的崩裂。同样，在创面止血时应防止组织被大块结扎，组织缝合时应避免缝得太紧，皮肤缝合时也应注意勿打结过紧而致边缘内翻；否则都会影响到创口的良好愈合，造成切口崩裂。

3) 缝线和引流：过去多喜用铬肠线缝合除皮肤以外的腹壁各层组织，但最近应用丝线或尼龙线来缝合整个腹壁者已日渐增多。目前统计，用肠线缝合切口发生崩裂的机会较多，其部分原因虽可能由于凡用肠线缝合的病例其污染的程度原本较大，但过多地应用肠线也可能增加了感染和崩裂的机会。现在一般的意见认为：凡有明显感染或严重污染的切口应用肠线缝合，而丝线对清洁的创口可能是较佳的缝合材料。对腹膜与腹直肌后鞘通常采用可吸收缝线作连续缝合，其余各层组织用丝线间断缝合。

切口中曾放置引流物者其崩裂机会也是较多的，这不仅因引流物本身有减弱创口愈合的作用，而且需要引流的病例大多数腹内有明显感染，一般健康也多不佳，其创口愈合不良而易致崩裂自属意料中事。因此，凡需要放置引流物的病例，一般不宜把引流物从原切口中引出，而应从另一个腹壁小切口中引出体外，这样可以减少原切口崩裂的机会。

(3) 术后腹内压增高：也是手术后切口崩裂的重要病因之一。凡手术后患者有腹胀、呕吐、呃逆、咳嗽、喷嚏、大小便困难、插入胃管时挣扎等，均能引起新鲜切口崩裂。若患者本因营养不良或创口感染而致组织愈合不佳者，一旦有腹内压增高现象，创口的崩裂自然更易发生。

病理：腹壁切口崩裂可以是完全性的，也可以是不完全性的。

不完全性崩裂仅腹壁组织的一层或数层有裂开，但仍有一部分组织(皮肤或腹膜)保持完整。在大多数的情况下，裂开的是腹膜，而皮肤保持完整的机会较多；此时腹内脏器(肠曲或网膜)可部分脱出在腹壁组织间，因有皮肤掩覆而不易被发觉。

完全性崩裂是腹壁各层组织的完全裂开。结果自然有内脏（大多数是肠曲）自裂口中脱出体外，脱出的早期可无特殊症状，一旦引起切口和腹膜的继发感染，则病情可很快恶化。患者常出现不同程度的休克。

症状：切口崩裂多发生在术后的 8~10 天，即在皮肤拆线后 1~2 天；但也有在手术后 2~3 天就有崩裂现象，或迟至术后半个月左右才发生者。

切口崩裂有急性和慢性两种：

急性崩裂几乎不伴有先驱症状，或者仅有轻度腹胀而突然发生。在皮肤拆线后 1~2 天，发现敷料或整个腹带有淡红色的血性浆液渗出。在检查创口时，若是不完全性崩裂，则皮肤看来仍然愈合得较好，但在皮下可以看到有圆形的肿块隆起，有时并有肠蠕动可见。如将皮肤拨开时，即见筋膜和腹膜等均已裂开，肠曲已突出腹膜外，嵌在裂开的腹壁深层组织间。如为完全性崩裂，则大网膜和肠曲可以脱出在切口外。切口崩裂时患者常有清楚的感觉，往往在某种能引起腹内压增高的突然动作中，自觉创口忽然有崩裂现象，随即发现肠曲已脱出腹外。这种突然的完全性崩裂不但使创口和腹膜有被感染的危险，而且患者往往出现不同程度的休克，因而增加了严重性。

慢性崩裂多发生在切口有脓性感染的病例。腹壁脓肿切开引流后，常有坏死的筋膜或肌肉纤维脱落，并有深层组织的分离。但此时由于大网膜和肠曲已与切口的深部发生粘连，故一般不会有内脏的完全脱出。

治疗：最好的治疗莫过于预防其发生。了解腹壁切口崩裂的原因，就可以知道预防的方法。术前应注意纠正营养的缺乏，补充足量的维生素 C；术中应仔细操作，免使组织活力受损；术后应注意护理，防止腹壁过度紧张。如估计切口崩裂的机会较多时，则在腹膜缝合后可在腹膜外每隔 2~3cm 作一针减张缝合，此减张缝线可迟至术后 2 星期方可拆除，对于防止切口崩裂有一定帮助(图 1-22)。

已经发现有切口崩裂时，首先应该安慰患者，消除其恐惧心理，并告诫患者避免咳嗽、抬头等动作，必要时可给镇静剂以防躁动加重病情。对完全崩裂有肠曲脱出腹壁外的，紧急处理可用消毒碗盖在脱出的肠曲或大网膜上；或将大块的消毒敷料，用温热生理盐水浸湿后盖在脱出的肠曲上，并用多头腹带加以包扎。这样可以避免脱出的肠曲遭受过多污染或在送手术室过程中继续脱出。切忌将脱出的肠曲未经适当处理就企图还纳回腹腔，因为这不但会增加腹腔污染的机会，而且在没有适当麻醉下试图还纳也不易成功，结果往往因患者疼痛挣扎而反致有更多的肠曲脱出体外。

经过上述紧急处理后，即可根据切口崩裂的具体情况作进一步处理。对不完全性崩裂，如估计崩裂仅为范围不大的腹膜，没有肠曲脱出腹腔而被嵌在腹壁中的危险时，可以采用姑息疗法，把切口两侧的腹壁组织向中线牵引，使切口侧方张力减少，并用宽胶布拉拢后再用腹带包扎固定，大都可以获得满意的效果。

较大的不完全崩裂，肠曲已脱出至腹壁中不能还纳者，应该进行手术治疗，在麻醉下还纳肠曲，并重新缝合崩裂的切口。患者送入手术室后，可给予硫喷妥钠静脉麻醉或乙醚吸入全麻(局部麻醉并不理想)，手术野准备如常规。拨开皮肤后，往往可见肠曲脱出在皮下组织中或被嵌在腹直肌内。将切口边缘提起多即可还纳肠曲，并按腹壁组织的情况设法缝合。若腹壁组织尚属正常，并不十分水肿脆弱者，仍可将各层组织重新分层缝合，但需另用银丝或尼龙线等穿透腹膜外的腹壁全层组织，作减张缝合以加强创缘的吻合。注意减张缝线不需要穿透腹膜，其针脚距切口边缘各约 2.5cm，彼此间的距离约为 2~3cm(图 1-22)。这样缝合以后，多数创口可以重新获得满意的愈合，但减张缝线需两个星期左右方可拆除，同时在术后应注意补充维生素 C 和血浆蛋白，并给予适当的抗菌素预防感染。若腹壁组织甚为脆弱而不能分层缝合者，则可用丝线、尼龙线或银丝等每隔 2~3cm 作滑车式的全层缝合(图 1-23)，另外再以丝线作皮肤的间断缝合，这种滑车式缝线也需维持至两个星期以上方可拆除，才能有可靠的愈合。

完全性崩裂创口如无明显的感染，患者情况又属良好的，也可按上述方法重新缝合，但在缝合前应该用温热的生理盐水把脱出的肠曲或大网膜彻底冲洗干净，然后方能把它纳回腹腔。范围不大的崩裂，可以单纯把崩裂的部分予以缝合，但如崩裂的范围已超过切口长度一半以上的，宁愿把老的缝线完全拆除，将整个切口重新缝合较为妥善。

如一个完全性崩裂患者，其创口已有明显的感染、无一期愈合的可能者，或全身情况甚为恶劣，不耐重新缝合时，

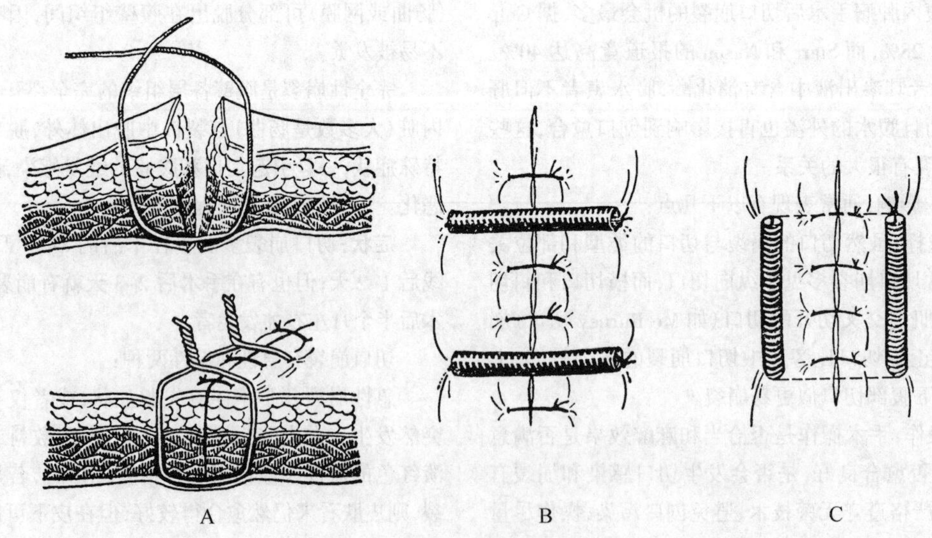

图 1-22 腹壁减张缝合

A. 用银丝或不锈钢丝作减张缝线；缝线通常不应穿过腹膜，只缝合腹膜外各层组织；B、C. 用丝线、尼龙线，或蚕肠线作减张缝合；结扎缝线时应套一个细的硬橡皮管，略长于皮肤两侧针脚间的距离，则皮肤不致被切压坏死。这种减张缝合可以用单纯间断的，也可以取间断褥式缝合的形式，以便于创口的换药

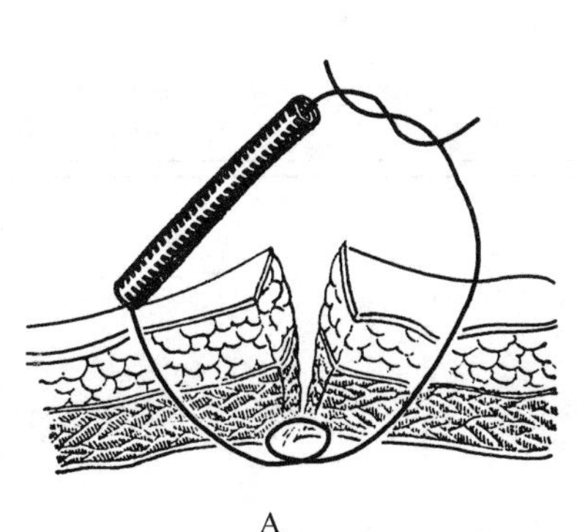

A

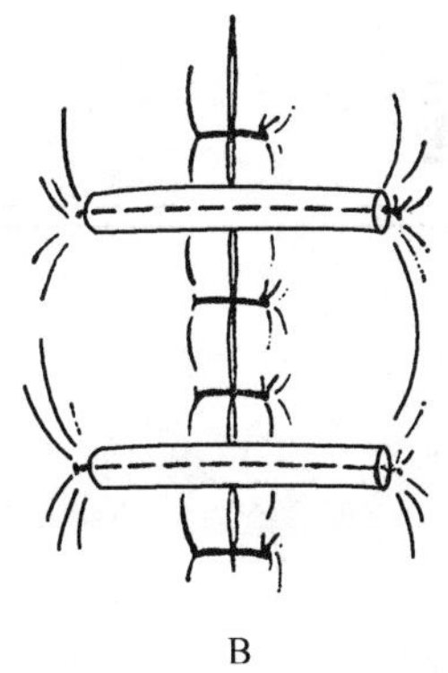

B

图 1-23 腹壁全层滑车式缝合

A. 示滑车式缝合的方式，外圈缝线距创缘约 2cm，内圈缝线距创缘约 1cm；B. 示滑车式缝线结扎以后，其间再用间断缝线缝合皮肤和皮下组织。有时，滑车缝线也可不穿过腹膜，腹膜另予以单独缝合或不缝合

则可行另一种姑息疗法，即在静脉麻醉下将脱出的肠曲用盐水洗净后纳回腹腔，把大网膜覆盖在肠曲之上，并用一条长凡士林纱布或青霉素油膏纱布轻轻塞在创口和大网膜之间，然后再尽量用粘膏把创缘绊拢。上述的油膏纱布可以在粘膏下面自创口的下端引出，有引流腹腔和腹壁的作用。这个油膏纱布和外面的粘膏可以隔几日调换一次，直至肉芽组织出现以后，再考虑用二期缝合法缝合创口；或者让它以肉芽的方式愈合。极小的完全性崩裂，有时也可以用这种姑息的绊创法治疗。

（张启瑜）

第二章

疝

02

第一节 总论

【定义】 凡腹内脏器经由一个先天存在或后天形成的薄弱点、缺损或孔隙,自其正常的解剖部位脱出或进入另一部位者,均可称之为疝。本章所述将专限于腹腔盆腔器官,自某一异常的裂口或薄弱区域中脱出于体外的情况,亦即指各种腹壁外疝而言,如切口疝或腹股沟疝等均属于此类。各种内疝和横膈疝,其内容物并未脱出至体腔外,将不在本章讨论的范围内。

有许多情况虽然也有内脏的脱出,但并不能称为疝,如子宫或直肠的脱垂以及内脏经由腹壁伤口中脱出等,因为这些脱出的脏器并无皮肤或腹膜的掩覆。有时自腹壁的异常裂隙中突出者仅为腹膜外肥厚的脂肪组织,既非腹内脏器,亦无腹膜的脱出,也不能称为真正的疝。

【组成】 一个疝通常是由疝囊和它的内容物,以及掩覆在囊壁外的表层组织所组成。

疝囊是由腹壁的部分壁腹膜构成。在解剖上可以分为几部:囊口,是疝囊和腹腔相通的口道;囊颈,是囊口和囊体相连接的狭窄部分;囊体,是囊颈远端部分,多膨大成圆球形;其末端即称囊底(图 2-1)。通常疝囊是完整无缺的,但大部分的切口疝都没有疝囊,只在囊口的部位有些脱出的壁腹膜,其余即是由菲薄的瘢痕组织形成的假囊。许多横膈疝也没有疝囊。有时由壁腹膜构成的真正疝囊只有半面,而其余半面却由覆盖在脱出脏器上的脏腹膜组成,此为滑动性疝的特征(参阅“腹股沟滑动性疝”)。

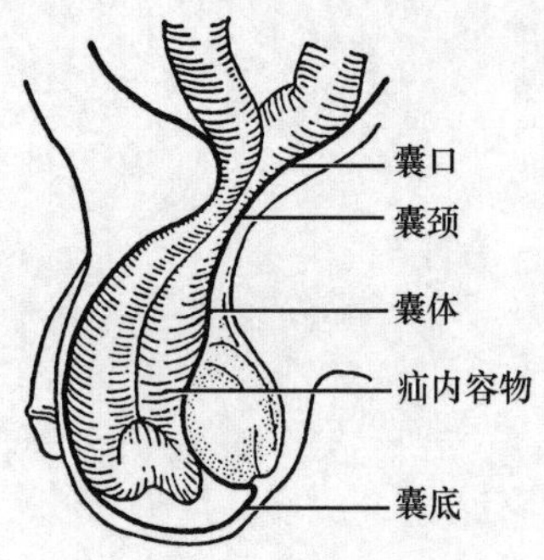

图 2-1 腹壁外疝的组成

示腹壁外疝是由疝囊和其内容物组成;疝囊则又可分囊壁、囊颈、囊体和囊底等部分

疝的内容物在理论上可以是腹腔内的任何一种脏器,而愈有移动性的脏器则愈易进入疝囊中。故囊内容物最多见者为大网膜和肠系膜较长的小肠,其他如乙状结肠、盲肠、阑尾、升降结肠、膀胱、卵巢、输卵管等偶尔也可能成为疝的内容物;但肝脏和胰腺因固定较好,很少有进入疝囊的可能。

孩童时的大网膜因发育不全而很短小,通常不易见于疝囊中。其肠系膜也较短,故囊内的小肠往往也仅有一小段。随着年龄的增大,大网膜与肠系膜都逐渐增长,疝囊内就常可发现大网膜和多段的小肠。

至于疝囊外面的表层组织,由于疝所在的部位不同而结构也各异,一般即是被突出的腹壁的各层组织;但切口疝的表层组织,有时仅为一层薄薄的皮肤而别无其他。

【分类】 根据不同的情况可把疝分为下列几种类型:

1. 根据发生部位 有腹股沟疝、股疝、脐疝和腹壁切口疝等。这些疝在临床上的识别大多数是一目了然的,但也有时候不易鉴别,如股疝与腹股沟疝,特别是在早期有时不易辨认。

各个部位疝的发生率,虽然各医院的统计稍有出入,但显然以腹股沟疝最为多见。据 Rutkow(1998)报道全美 109.5 万例腹外疝修补术,其中腹股沟疝约占 66.7%,股疝 2.4%,脐疝 15.2%,切口疝 8.9%,其他 6.8%。国内腹股沟疝约占总数的 80%~90%,股疝约 3%~5%,脐疝和切口疝约为 2%~3%,其中切口疝有逐渐增多之势,大概与外科手术数的增多有关。

2. 根据发病原因 有先天性和后天性两类。许多病例的病因是很显然的,如婴儿的脐疝是先天性的,而切口疝是后天性的。但有时也不易肯定其原因,如成年后才发现的腹股沟斜疝,虽然是后天才发现,但其疝囊可能是在胎儿期睾丸下降时,附带形成的腹膜鞘状突未能及时完全闭锁的先天性产物,究竟是先天性疝或是后天性疝,即难断言。

3. 根据临床表现 不同部位的疝当然会有不同的临床表现,这些将在疝的各论中加以叙述。但一般而言,根据疝是否有并发症，可以把各种疝区分为下列三种主要的类型：

(1) 单纯性或可复性疝：临床上大多数的疝是属此种。患者多无自觉症状，仅在疝的发生部位可能有下坠、胀痛的感觉，特别在疝初发时较为明显。

体征方面在患处可见一个圆形或椭圆形的突出物，在直立、咳嗽或用力挣扎等能引起腹内压增高的情况下，可见突出更加明显并稍有增大。更重要的特征是肿物的可复性，即在平卧位或用手法可将疝的内容物完全回纳入腹腔内，但在站立或用力增加腹压时肿物又重复出现。回纳的难易视疝囊口的大小而定，囊口愈大者会回纳愈易。

(2) 难复性或嵌顿性疝：若疝的内容物已不能回纳入腹腔时，即称为难复性疝。难复的原因，大多数是由于疝的内容物已与疝囊发生粘连；或者进入疝囊的内容物过多，而囊颈和囊口较为狭窄，故一时不易回纳。有时脱出至疝囊内的组织，如大网膜可因多量的脂肪沉积而变得很肥大，肠壁也可因长时期的不完全复位而增厚，均可逐渐造成疝内容物的不可回复性。另有少数病程较长的疝，其不能进入疝囊的内容物因其下坠的力量可将疝囊颈上方的腹膜逐渐推向疝囊，特别是盆壁与后腹膜的腹膜结合较为松弛，更易被拉入疝内，以至可使盲肠(包括阑尾)、乙状结肠或膀胱随之下移进入疝内构成疝囊壁的一部分，即为滑动性疝。滑动疝属难复性，难复性疝一般多发生在长期的疝患者。

难复性疝本身并无特殊的症状。若疝的内容物为大网膜，患者仅感有钝性滞痛，局部肿块变得不可回复，而且可稍有压痛。若疝的内容物为肠袢，则极易进一步造成肠的嵌顿和梗阻，此即为嵌顿疝。嵌顿的地点大多数在囊口，该处往往形成一个狭窄的环，紧束在一段或数段肠曲的周围，引起肠腔完全或不完全的梗阻。梗阻后一般先是静脉回流受阻，导致肠壁淤血水肿，并可有浆液渗出积蓄在疝囊内。于是肠管受压加重，致使回纳更难，此时，因肠系膜动脉搏动正常，若其嵌顿能及时解除，肠管都可恢复正常。亦有时肠腔是因肠曲被粘连带所困束或发生扭转而致有梗死，此时患者除在疝发生部位有不可回复的肿块和局部疼痛等嵌顿症状外，尚有不同程度的阵发性腹绞痛、恶心、呕吐等肠梗阻现象，但腹壁一般并不紧张，患者的体温、脉搏也多属正常，血象也无甚改变。

(3) 绞窄性疝：若嵌顿性疝未能及时解除，疝内容物的血运因受囊口部过度压迫而发生动脉闭塞，囊内容物将因血供严重障碍而迅速坏死，此为绞窄性疝。整个病理过程似为一种恶性循环，因初受压迫时仅有疝内容物的静脉回流受阻，而动脉血仍可流入，其结果造成了组织的水肿；然而水肿的组织更易受到囊口的困束，使困束愈来愈紧，结果必致动脉血流也遭阻断，遂使嵌顿的组织发生坏死。因此，嵌顿就已有血运障碍存在，而绞窄则必有肠壁因血供严重受阻而坏死。若坏死的组织是肠壁，其结果最为严重，因肠内容物将从坏死的肠壁处外溢，引起致命的腹膜炎。患绞窄性疝者，除有局部嵌顿现象外，疝囊一般有显著的疼痛和压痛，并常有剧烈的腹绞痛、轻度发热和白细胞增高以及严重者可出现休克等现象。

须注意的是，绞窄性的疝未必有肠梗阻现象。若疝内容物不是肠曲，当然不会发生肠梗阻；即使受累的是肠曲，若仅肠壁的一部分被绞窄，虽肠壁已坏死，肠腔亦可不发生阻塞，此种疝称为 Richter 疝(图 2-2)。Richter 疝有其特殊的危险性，一则因为它不发生肠梗阻的现象，故多不能获得早期诊断，而常致肠壁坏死穿孔；二则肠壁坏死后其内容物几乎完全流入腹腔内，多往往发生弥漫性的腹膜炎。Waydl 逆行绞窄疝系两个肠曲同时从疝囊口脱出，故易于发生绞窄；而且绞窄的部分多发生在腹腔内的中段肠曲(即 W 型的中间突出部)，故一旦发生坏死后引起的腹膜炎也更为严重(图 2-3)。另外，偶尔有小肠憩室(Meckel 憩室)进入疝内引起嵌顿，则称为 Littre 疝。以上三种嵌顿绞窄性疝即使在切开疝囊检查时，也相对不易被发现，临床上需要特别注意。

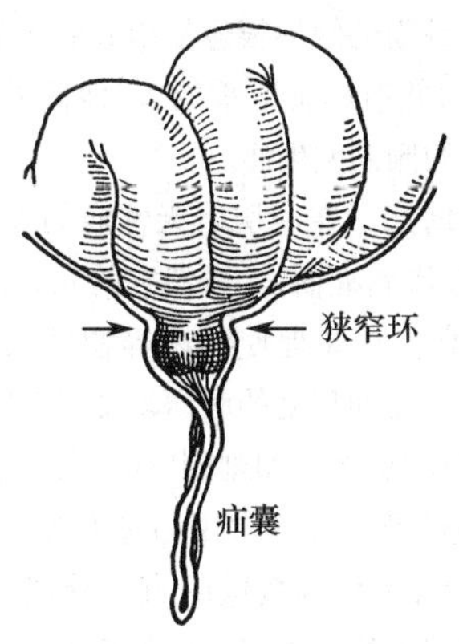

图 2-2 Richter 部分绞窄疝

虽肠壁的一部分已绞窄坏死，但仍可能无肠道梗阻症状

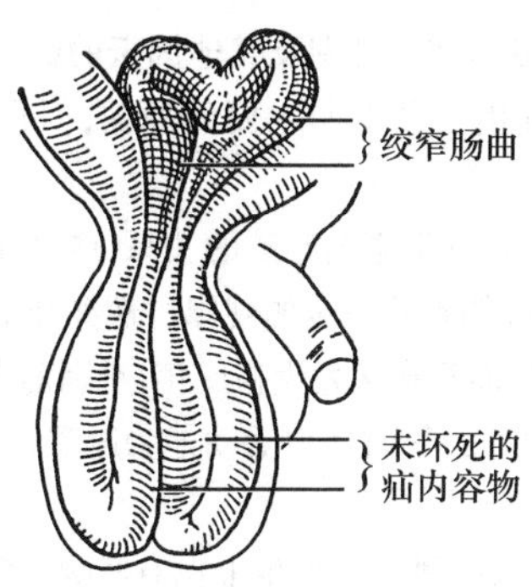

图 2-3 Waydl 逆行绞窄疝

两个肠曲同时从囊口脱出，绞窄的部分最多发生在中段肠曲

【病因】 疝因其病因不同而被分为先天性和后天性的两大类。所谓先天性的疝，都因先天发育上的缺陷所致。疝囊和疝内容物可能在出生时均已存在；也可能在出生时仅有疝囊的存在，而疝内容物是出生后因其他因素的影响而后进入疝囊，但疝囊却必须是在出生时即已形成。后天

性疝的疝囊都是在出生后才形成的，它完全是由于后天的因素，通过一个腹壁缺损而逐渐形成。总的说来，形成疝的原因，可以概括为下列几种：

1. 先天的缺陷或畸形 因先天发育上的缺陷引起疝的发生，有时是很明显的：如脐膨出的脐疝、先天性横膈缺损的膈疝。虽然腹股沟斜疝大多数在出生后不久即出现，但多数学者认为也是由于发育上的缺陷，有先天性的疝囊存在之故；即在胚胎时期睾丸下降到阴囊中时所带下的腹膜突（鞘状突），没有完全闭合消失，在与腹膜连接处留有袋形突出，便成为后天性疝囊的开端。这种患者的腹内环亦多较正常为大，显然也是一种先天性的畸形。据统计，在各种先天性疝患者中约有 25% 的病例，其家庭中有疝的"遗传史"，这说明了先天性因素在疝发生上有一定的关系。

2. 后天的腹壁薄弱或缺损 腹壁局部薄弱是指各种引起组织胶原代谢及成分改变所致的腹壁薄弱，如不良的腹壁手术、特别是经过长期引流的切口，外伤性的腹壁损伤，老年性的腹壁肌肉的退化松弛，都可以造成腹壁上的弱点；特别是腹壁腱膜的缺损很容易引起疝的发生，如腹股沟直疝。瘦弱无力并有内脏下垂的人，他们的结缔组织较为薄弱，也有更大的倾向发生疝。

3. 腹内压增加 在一切后天性疝的发病机制中有重要意义。就腹股沟斜疝而言，虽然它的疝囊是先天存在的，但腹内压的增高往往是促使疝内容物进入疝囊的重要动力。一般而言，突发而反复的腹压增加，较之逐渐增大而持续的腹压增高影响更大。如剧烈咳嗽，负举重物，婴孩过度啼哭，老年习惯性便秘而经常用力过度等。而腹部突然受击或从高处坠下，不仅因腹壁的直接受损，而实际为腹压的突然增高，在很多情况下可以引发疝的发生。此外，腹内压的慢性增高，如妊娠、肥胖、多量腹水、腹内巨大肿瘤等患者，虽然因腹壁逐渐伸弛，通常不致有严重的影响，但有时也会引发疝形成。

4. 遗传、年龄、性别及其他因素的影响 这些因素虽然在疝的发生上并非是主要的原因，但也有一定的临床意义。

各种疝的发生率与年龄的关系，或者年龄与某一种特殊疝的关系，都有着一定的规律。例如腹股沟斜疝大多数发生在幼年，而直疝多发生在成年，是因前者为先天性而后者是后天性。成年时体力活动最为剧烈，无疑是直疝之所以多发的原因。

性别在某一种疝的发生上也有影响。例如腹股沟斜疝发生在男性的较女性多出十倍，是与睾丸的下降有关。股疝发生在女性的较男性约多三倍，则是因女性的骨盆较为倾斜，而且因生育而致腹内压时有增加之故。成年人脐疝女性较男性多 2~3 倍，大概系因女子有妊娠所致。腹股沟直疝在女子甚少发生，虽原因不明，但可能与女性腹股沟后壁的腱膜较为坚厚有关。

肥胖有时也是疝发生的一个诱因，特别在老年患者关系更为密切。肥胖不但能造成腹内压的增高，间接地促成疝的发生，而且肥胖的人发生切口疝的可能性也较大。

【症状】 疝的症状是因它的部位、内容物的性质及是否有并发症而不同。不同部位的疝自有不同的体征，这将在疝的各论中详细叙述，此节仅讨论疝的一般症状。

疝的自觉症状是变化多端的。它主要根据疝内容物被压迫的程度和内容物的性质而异。即使是相当巨大的疝，只要其内容物是能还复的，往往可以不发生特别的自觉症状。相反地，一个不大的疝如其内容物受到压迫或束窄，就可以出现剧烈的疼痛、呕吐等症状。一般的疝痛包括两种成分：一种是躯体性的局部痛，另一种是内脏性的放射痛。局部疼痛多直接与壁腹膜及其附近组织所受到的刺激有关。通常压迫或炎症是引起刺激的主要因素。所以，凡疝的嵌顿愈明显，疝囊愈被牵伸而张紧，或者因疝内容物的坏死而有腹膜炎时，疼痛也将愈加显著。至于对疝内容物（大多数是大网膜或小肠）的压迫以及随后发生的血运障碍，多反射到该内脏的传入神经节，即上肠系膜或腹神经丛，因此患者多感上腹部疼痛。局部疼痛的性质是易明的，但如患者表现的主要是内脏反射痛，则有时可使诊断难以肯定。

疝内容物的性质也有关系。如嵌顿的是大网膜，可能仅有局部不适；但如大网膜遭到牵引时，也可以有上腹部疼痛，误诊为溃疡病或胆囊炎等。有时一个不大的股疝，可以有部分膀胱壁在疝囊内被嵌顿，此时即可出现尿频、尿急、尿末痛或血尿等一系列泌尿系症状。患膈疝者因扩张的胃进入胸腔，压迫了肺可引起气促，刺激了横膈神经可以感到颈根部疼痛，或者呼吸时发生胸膜痛。至于疝内容物如为肠袢而又有嵌顿时，多将发生肠梗阻现象，自不待赘述。

局部体征主要是一个肿块，该肿块在单纯性疝应具有回纳性和复发性，在嵌顿时必伴有疼痛。疝的回纳性在患者平卧、肌肉松弛时最易显示，必要时借助一定的手法，即可使疝内容物回纳腹腔而使肿块消失。回纳的手法，有时患者较医师可能更为熟练，因患者对他自己的疝已有长时期的体验，熟知疝回纳时的方向和步骤，而且他自己回纳时肌肉可以完全松弛，故能更易成功。已经回纳的疝，在患者直立咳嗽屏气以增加腹内压后，又可以重新出现，也是另一个典型的症状。

在详细检查疝的肿块时，可以发现该肿块可能有不同的硬度，叩诊和听诊也可以有不同发现，这当然根据疝内容物的性质而不同。大网膜疝扪诊时感觉柔韧，叩诊时呈实音，听诊时无动静。肠曲充气时一般很软，也可以因嵌顿而显得很紧张坚硬；叩诊时可以因充气而呈空音，或者因充满了肠液而呈浊音；听诊时如能听到肠鸣音，当然可以确诊肠疝。有时在疝回纳时可以清楚地听到肠的咕噜音，并摸到疝囊的口，即腹壁缺损之所在，这对确定诊断也有重大意义。有时在肿块上能感到有咳嗽冲动，表示该肿块的内容物是与腹腔相通，对疝的诊断也有帮助。

各个部位疝的鉴别诊断，将在有关的各论中加以讨论。

【治疗】 本节讨论疝的治疗原则，疝的具体手术方法另作阐述。

02

疝的治疗虽然因其部位不同而在具体疗法上有所差别，但总的治疗原则基本上是一致的，即单纯性疝应该选择有利的时机进行手术治疗，偶尔也可以行姑息疗法，但在有嵌顿、绞窄等并发症时，则应迅速进行手术治疗。

（一）单纯性或可复性疝

疝的诊断一经确定，原则上均应进行修补方能获得痊愈；一切非手术疗法都是不彻底的姑息性疗法，但在手术治疗不甚相宜或有禁忌时，可以试用姑息疗法。

1. 姑息疗法 包括下列几种：

（1）期待治疗：期待治疗实质上即是不予治疗，这在大多数的病例当然不会获得任何效果。但一岁以内的婴儿如有一个细小的脐疝时，手术既暂不相宜，则可以在不使腹内压增高、防止发生嵌顿的前提下（防止婴儿的啼哭和咳嗽等）多予以观察，约有半数的病例可以逐渐自行痊愈。

（2）压迫疗法：对于有些不宜进行手术治疗或者患者不同意进行手术的病例，可以采用姑息性的压迫疗法，即使疝内容物回纳入腹腔后，在疝囊口部加以某种压迫，以防止疝内容物再度进入囊内。常用的压迫法有两种：

1）贴膏法：对于一岁以内婴孩的小脐疝，或者成年的腹壁小切口疝，可以用长条膏布紧贴在疝囊口的水平，使腹壁的侧方张力减小，并使疝环缩小，疝囊也可因长期的萎陷而闭锁。有时在粘贴膏布前可在疝囊口部加垫一块小纱布或包有纱布的小金属板，使疝囊口两侧的皮肤向内皱褶，保证封闭囊口，则贴膏可能更加有效。所用的膏布大概1~2星期应该更换一次，但粘贴的时间应维持至半年以上（图2-4，参阅第六节“婴儿脐疝”）。

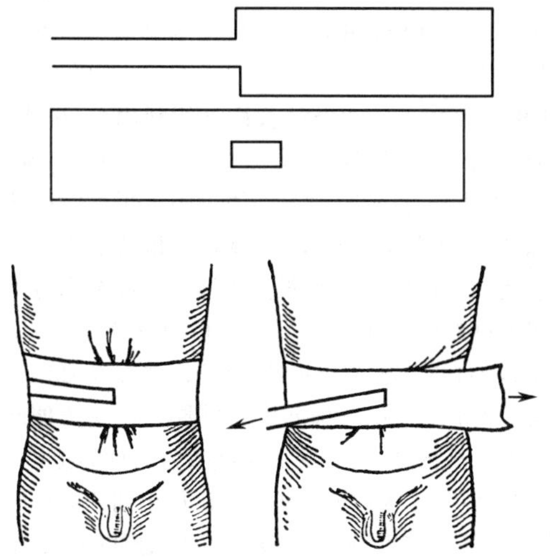

图 2-4 婴儿脐疝的贴膏疗法

此法可以视作上述期待疗法的补充措施，约半数的小脐疝（囊口直径小于1cm）可用此法治愈。未能在半年内收效的病例，即使继续应用也大概不会再有疗效，应即停用此法。1岁以上的患者用此法的疗效甚可疑，3岁以上者更难以收效，均应考虑改行手术治疗。在贴膏期内，应随时注意皮肤的清洁和干燥，防止发生皮肤炎，更应注意防止嵌顿或绞窄。如有前者发生时可能被迫放弃贴膏，而有嵌顿的情况时更应及时进行手术治疗。

2）疝带法：不宜使用手术疗法，而又不能用简单的贴膏法有效地压迫疝口的，如婴儿的腹股沟疝或成年的腹股沟疝，因年老体弱或伴有其他严重疾病不能接受手术者，可以应用棉线束带或绷带，抑或应用特制的机械设置如皮制或金属制的疝带（图2-5），以压住疝囊口、防止疝内容物再进入囊内。

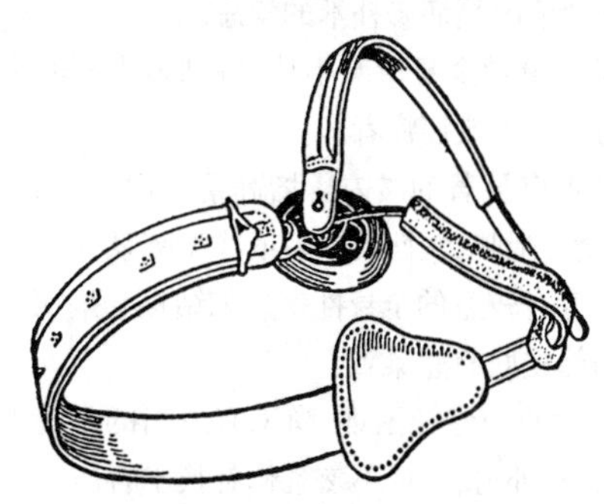

图 2-5 常用的一种金属和牛皮合制的疝带

决定应用疝带的病例首先应注意有无禁忌证。如有嵌顿或绞窄可能者是绝对禁忌的。腹股沟部有并发的病理情况，如精索水肿、睾丸未降等，也不应施用疝带。巨大的疝特别是囊口很大的，应用疝带大多无效。

疝带必须按照患者的体态予以个别的设计和制造，必须保证它的大小形态完全合适，而且对囊口的压迫是密合无间。带疝带的患者应该经常佩带，除非是在平卧或洗浴时方可暂时除下，否则一旦疝内容物重新进入疝囊时，它发生嵌顿的机会将较不用疝带者为多。佩疝带时应在平卧位置，或者保证在疝内容物已完全回纳以后。若佩疝带者一旦发现疝部有肿块出现而不能回复，或患处感到疼痛，应立即去医院治疗。疝带不能有效地托住疝内容物使其不进入疝囊者，必须另制疝带或根本放弃用疝带治疗。

应用疝带基本上是一种姑息疗法，一般不能获得真正的痊愈。少数病例如六个月以内的婴儿患小型腹股沟斜疝者，用疝带后可能获得痊愈，但有时在暂时痊愈后隔一定时间仍可再度复发，故疝带只适用于不宜手术的患者。应该强调指出，宜用手术治疗的患者仍以施行手术为佳，因为应用疝带初时虽觉满意，似可暂时免去手术的痛苦，但随着患者年龄增大而引起的身体肥胖和肌肉弛缓萎缩，有可能终于使疝愈来愈大，以致不能再用疝带来控制；另外嵌顿及绞窄等并发症又随时可能发生，或许将被迫在更加不利的情况下进行手术——患者年龄很大不耐手术，组织退化不易修补，因长期佩用疝带而组织发生粘连，解剖不清，手术困难；不如早期手术为佳（参阅“腹股沟斜疝”节）。

2. 手术治疗 是唯一的根治疗法。由于近年来外科技术的进步，特别是对术前准备和术后处理方面有了很大的改进，即使一岁以下的婴儿或七十岁以上的老人也能安全施行手术，故疝的手术疗法逐渐得到推广应用，将有越来越多的患者因接受手术治疗而获得痊愈。

手术适应证:一般说来,一切可复性疝只要没有明显的禁忌证,都适应手术治疗。疝伴有胀痛不适或不能回复等症状者,特别是年轻力壮的患者,应当尽早择期手术。有嵌顿或绞窄的并发症者,更应立刻进行紧急手术。一、二岁以下的婴儿可复性疝,可以略缓手术日期,以期自愈;但事实上这种期待失望者居多,故也可考虑早期手术。

手术禁忌证:除非有嵌顿、肠梗阻或绞窄等严重并发症,否则下列情况是疝修补术的禁忌:

(1) 老年患者全身情况不佳,特别是患有心血管病、肾脏病、前列腺肥大或癌症者。

(2) 患者有显著的腹内压增高情况而尚未获得适当治疗者,如腹水、肥胖、慢性肠梗阻或哮喘咳嗽等。

(3) 患者有较急的全身性疾病如结核和痢疾等。

(4) 局部皮肤有感染者。

(5) 巨大的疝修补困难,尚未有适当的术前准备,不能获得适当的修补材料,或不熟悉修补技术者。

腹股沟疝的手术基本步骤包括:

1. 根据不同疝选择切口,找到疝囊,将疝内容物回纳入腹腔。

2. 分离疝囊,特别斜疝和股疝的疝囊颈部务必要求高位结扎;直疝者则可视疝囊大小作相应的切除缝闭。

3. 根据不同疝作相应的疝修补,使疝囊不至再行脱出。

疝修补术的基本手术原则:腹股沟疝修补术始创于Bassini(1887)和Halsted(1889),至今100多年,其方法经不断的改进多达数十种。目前常用的方法有Bassini法、Halsted法、Furguson法、McVay法、Shouldice法、无张力疝修补法和腹腔镜疝修补术。但仍无一种疝修补术是能完全避免疝的术后复发。综合各家报道,除个别疝中心报道术后疝复发率仅为1%之外,一般报道其复发率为5%~10%。美国报道大约为10%,复发疝术后再复发率则高达10%~30%。国内尚无确切的报道资料。据作者经验,首次疝修补术后复发率大约在5%~10%,而再次疝修补术后复发率则高达15%~25%。迄今,疝修补术的基本原则仍与Bassini和Halsted两人所创的没有太大的区别。

各种不同的疝手术,在高位结扎并切除疝囊这一点上原则相似,操作亦无不同。但在如何修复腹股沟管和加强腹壁的弱点上,各外科家则有不同看法,因而所用的方法也不一样。此外,因腹股沟管原为精索所穿过的地方,在重建腹股沟管时如何处理精索,亦为各种手术的差别所在。各种不同手术方法的要点如下:

Bassini(1887)——高位结扎疝囊,游离精索,将联合肌腱与腹股沟韧带在精索后缝合加强腹股沟管后壁,使精索置于在腹内斜肌之上,腹外斜肌腱膜之下。此法多应用于青壮年斜疝的修补。

Halsted(1889)——高位结扎疝囊,在Bassini法的基础上,再将腹外斜肌腱膜在精索后对缘或重叠缝合,使精索移植在皮下,以加强腹股沟管的后壁。此法多适用于老年人腹壁薄弱明显的巨大疝或复发疝的修补。

Andrews(1895)——将腹外斜肌腱膜切开后的内侧片连同腹内斜肌和联合肌腱一并与腹股沟韧带相缝合,精索即移植在腹外斜肌腱膜的内侧片上,然后再将腹外斜肌腱膜的外侧片盖在精索上面,并缝固在内侧片上;亦即使精索置于腹外斜肌腱膜内、外两片之间。

Ferguson(1899)——疝囊高位结扎,精索不作游离,在精索前将联合肌腱与腹股沟韧带相缝合,以加强腹股沟管的前壁,严格来说,该方法不是真正意义上的疝修补。术后疝复发率高,仅适用于一些青少年斜疝的修补。

Ferguson和Andrews将其手术法加以合并,即精索不予移位,但腹外斜肌腱膜则予以重叠缝合。此法与Halsted的第二法相似,但Halsted的文献报道较晚(1903),故此法似宜称Ferguson-Andrews法。

McVay和Anson(1942)——主张将联合肌腱与耻骨梳韧带(Cooper韧带)相缝合以加强腹壁,特别针对腹股沟的内侧部的弱点,认为效果更加良好。此法多用于股疝、直疝和复发疝的修补。

Shouldice(1953)强调腹横筋膜切开后,重叠多层缝合修补加强腹股沟管后壁。并在修复腹横筋膜基础上,在精索后把腹内斜肌和腹横肌的腱膜部分分别与腹股沟韧带上下缘缝合,以达到无张力和纯组织性解剖学上的愈合。在众多的疝修补术中,Shouldice法是较为常用的手术方式,该方法采用32号或34号不锈钢丝线作连续缝合修补,报道首次术后复发率不到1%。主要适用于直疝,较大的斜疝及大部分的复发疝。多次复发疝往往因腹横筋膜破损严重,单作Shouldice法修补惟因张力过大,而采用人工网片修补则更为明智。

Usher和Wallace(1958)首次介绍利用Marlex网片修补腹股沟疝,认为其异物反应比Nylon、Orlon和Dacron要轻,很少发生局部感染。此后,不少临床报道应用各种网片如聚丙烯网片(Polypropylene Mesh)和网塞作疝修补或成形取得良好的疗效。无张力腹股沟疝修补术与传统疝修补术原则相同,同样也强调内环口和腹股沟管后壁的修补。Gilbert(1987)和Rutkow(1993)根据腹股沟疝内环口大小和腹股沟管后壁的腹横筋膜的强弱状态,为方便网片无张力修补术式的选择,将腹股沟疝分为七种类型(图2-6)。Ⅰ、Ⅱ、Ⅲ型(大多为斜疝),其内环口从小到大的程度不一样,Ⅰ型内环口较小,Ⅲ型则较大能通二指以上,Ⅱ型介于二者之间。Ⅳ~Ⅴ型为直疝,内环正常而腹股沟管的后壁呈梭状憩室样的缺陷。Ⅵ型为直疝和斜疝同时并存如马裤疝(pantaloon),Ⅶ型则为股疝。修补方法是:Ⅰ型仅将聚丙烯网片放在腹横筋膜前,不作任何缝合固定。Ⅱ型则需用聚丙烯网片卷成一个圆柱状楔子插入内环,利用其伞部展开并堵塞内环。同时并再在腹横筋膜前放置网片加强后壁。这种无缝合修复损伤少,不损坏肌腱弓和所谓的内环的解剖及功能性"快门"样功用,其疗效肯定。Ⅲ型则需要切开

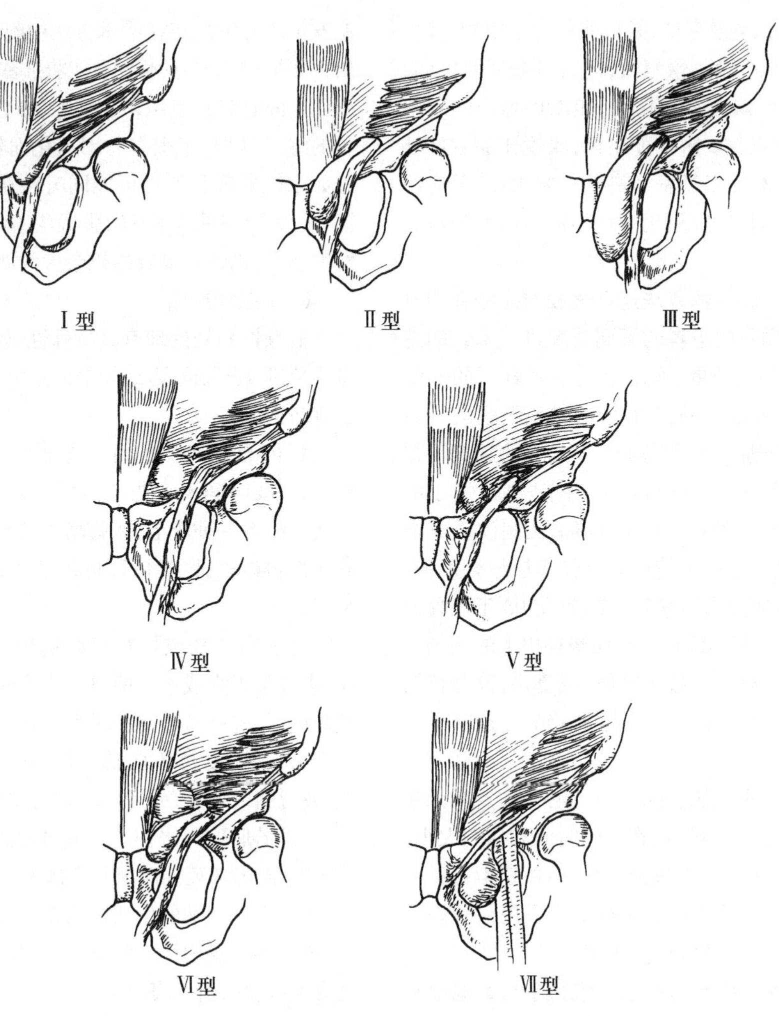

图 2-6 Gilbert-Rutkow 疝分型

腹横筋膜，将网片放置在腹横筋膜与腹膜之间，并将腹横筋膜和腹横肌联合腱一并缝到腹股沟韧带上，同时重建内环，放回精索后缝合腹外斜肌腱膜。Ⅳ型修补与Ⅲ型一样。Ⅴ型~Ⅶ型则要求充分游离疝囊并将其内翻折入，然后再将网塞从缺损处填入，让其伞部扩张后保持原位，略作固定后，再在其前面放置一张网片后缝合联合肌腱到腹股沟韧带上即可。Gilbert（1992）应用上述方法对 482 例腹股沟疝进行修补，除 1 例由于没有使用网片而复发，其余全部成功。Robbins 和 Rutkow（1993）报道在 Gilbert 的基础上采用网 - 塞修补术（mesh-plug-hernioplasty）治疗了 1700 例原发或复发疝者，复发率只有 0.1%。他们提出要对网塞作相应的固定，并强调一定要在腹股沟管后壁放网片加强后壁。也有学者认为补片大小要超过缺损区 2~3cm，同时应将补片与周围组织作无张力的缝合，确保补片放置在缺损区没有移动或折叠卷曲，以免影响修补效果。如 Lichtenstein 提出的无张力网片修补成形术是在作疝囊内翻折叠后，将大如 6cm × 8cm 大小的网片放置在缺损区，将网片沿底边缝到耻骨结节、陷窝韧带上，并沿腹股沟韧带缝到内环口。然后再将上缘与联合腱深面缝合，内侧缝到腹直肌鞘上进行固定，网的外上缘剪开，并将其剪开的两条尾部交叉包绕从内环口穿出至精索上，并将其固定在腹股沟韧带上。此法可用于各种类型的疝或复发疝的处理。Lichtenstein（1993）报道 3000 例无张力疝修补术，术后并发症极少，除早期 4 例有复发外，其余随访 5 年无复发。目前有关无张力疝修补术报道术后疝复发率一般大约为 0.2%~1%。国内近年来也有不少这方面的临床报道，但其远期效果仍有待进一步观察。

腹腔镜下疝修补术是近年来发展起来的一种疝修补法。最早于 1977 年 Ger 介绍过在腹腔镜下将一种金属钳夹送入腹腔钳闭疝内环口。其方法经不断的探索后有很大的改进，直至 1991 年，Arregui 首次在腹腔镜下将尼龙网片缝盖在内环口上，取得了经腹腔镜疝修补的成功。目前，腹腔镜疝修补术有：①单纯疝环缝合法：采用钉或缝线作内环闭合术（simple closure）；②经腹膜前法（transabdominal preperitoneal approach，TAP）：进腹腔后打开腹膜植入补片钉合固定；③完全经腹膜外法（total extraperitoneal approach，TEP）：不进入腹腔直接将补片在腹膜前与 Cooper 韧带、耻骨韧带、联合腱和腹直肌外缘钉合；④经腹腔内法（intraperitoneal onlay mesh technique IPOM）：内环口成形术；填塞补贴法（plug and patch）、腹腔内贴补法（intraperitoneal onlay mesh，IPOM）等，其中以 TAPA 和 TEPA 之手术更为合理，操作简便，术后疝复发率低，是目前最为常用的方法。腹腔镜疝修补术具有痛苦轻，恢复快，同时可处理两侧疝，避免或减少神经损伤、睾丸炎、附睾炎和创口感染的发生率。其缺点则因手术操作要求专业培训，难度比通常修补术高，而且有报道其术后疝复发率高达 7%~25%（平均约 10%），故该技术的临床推广应用仍有待不断地研究和探索（具体方法另章细述）。

综上所述，选择何种手术方法进行腹股沟疝修补则应因人而异，具体应根据不同患者的不同情况进行术式的选择，其中 Ferguson 法加强前壁，实质上达不到真正的疝修补，仅可用于儿童斜疝；Bassini 法虽然是加强腹股沟管后壁，但腹横筋膜未作处理，而且其修补后在有张力情况下很难达到解剖性的愈合，复发率较高；McVay 法则可用于股疝、直疝和巨大的或复发的疝；而 Shouldice 法则注重腹横筋膜的修复之同时又对腹股沟管的后壁作多层缝合加强，可用于所有成年人腹股沟疝的修补。20 世纪 90 年代兴起的无张力疝修补和腹腔镜疝修补术是疝修补史上的一场革新，因其具有创伤小，疼痛轻，操作简便，恢复快，符合解剖生理和并发症少，有取代传统疝修补术的趋势。这些手术将分别再作较详细的叙述。

其他注意事项：在进行疝修补前，首先必须注意有无禁忌证。其次应根据患者的年龄、疝存在的时间和疝的大小，估计组织的强度，是否有粘连萎缩或退化，以决定拟行手术的方法（多数病例可以在手术过程中再决定采用何种修补法），同时应决定选用何种麻醉和缝合材料。

一般而言，健康的青壮年患者可以用针刺麻醉，局部麻醉或腰椎麻醉亦可应用。婴儿或幼童以用全身麻醉较好。老年人有心脏病或高血压者，肝肾功能不良者，以用针麻或局麻最为安全。

至于缝合材料，则与组织愈合的时间有关系。一般而言，组织愈合大多需要一年，在最初的半年内，伤口仍需很大的拉力以保证创口不致裂开。即使是 6 个月后也仅保存最大加强力度的 80%。因此，任何拉紧组织时间不超过 6 个月的缝线材料均不适用于疝修补，任何肠线和一些新型人造吸收缝线在 14 天内即丧失其力度的 50%，6 周内几乎完全崩解，所有这些缝线都不适用于疝修补术。生化材料如丝、棉、麻线在 6 周内将损失其 40% 的力度，3 个月后则开始崩解。同时，因其组织反应强烈，并可因异物反应易致创口发生感染，目前已弃之不用。甚至有如现代化纤、尼龙之类的缝线也有因异物反应易发生创口感染，导致疝修补术的失败。大量的临床观察发现，不吸收人造单纤维尼龙缝线因其具有结实牢固、光滑柔韧及亲和惰性而很少有组织反应，即使在感染的创口中也极少引发异物反应。因此，这种单纤人造不吸收缝线最为适用于疝修补术。临床应用最为常见的有 00 号、0 号和 1 号 polymide 和 polypropylene 线。

手术修补是斜疝的理想疗法。如若修补的方法选用得当，操作的技术正确无误，常可得到满意的疗效。手术时可能发生的并发症将在手术方法中附带阐明。手术后疝复发的主要原因当与手术时未能将疝囊作高位结扎、缝合的组织面上尚有脂肪组织未能清除、缝合处张力过大、使用可吸收的缝线，以及组织本身因退化而软弱等因素有关。手术时如未能发现和处理可能同时存在的直疝，对患者说来也算“复发”（参阅“并发的腹股沟直疝和斜疝”）。创口一旦发生感染，也将使复发的机会大为增加。

（二）嵌顿性疝

嵌顿性疝的处理有其特殊性，如不立即予以松懈回纳，将难免进展至肠梗阻或绞窄的危险地步。通常应用的回纳法有两种：

1. 手法回纳　如可复性疝突然变得不能回纳而发生疼痛，只要时间不太久（2~3 小时以内），有时可用手法促使回纳。患者平卧床上，床脚略予抬高，髋关节稍稍屈曲使腹股沟部得以松弛，然后即可用手法将疝内容物逐渐回纳入腹内。

徒手回纳法虽可在某些病例，如嵌顿不久、肯定无坏死，患者又不宜或不可能进行手术时方可应用，但从根本上说来这不是一个好方法，因为它有许多缺点和危险：

(1) 手法复位不成功，因为疝内容物已与疝囊发生粘连，或者疝口过紧，或者疝内容物过大，均可使回纳失败。

(2) 若肠壁因嵌顿过久或过紧而已有坏死，肠曲虽然回纳入腹腔，但坏死的肠壁将穿破而引起腹膜炎。

(3) 有时回纳的手法稍为粗暴，反可将肠壁压破。

(4) 如疝囊内已有污染的渗出液，盲目的手法回纳将使之流入腹腔内引起腹膜炎。

(5) 可能发生“整块复位”现象（reductionen-masse），即表面上所见到的回纳是内容物和疝囊一并回纳的，实际上在囊口部所存在的嵌顿并未真正解除（图 2-7）。

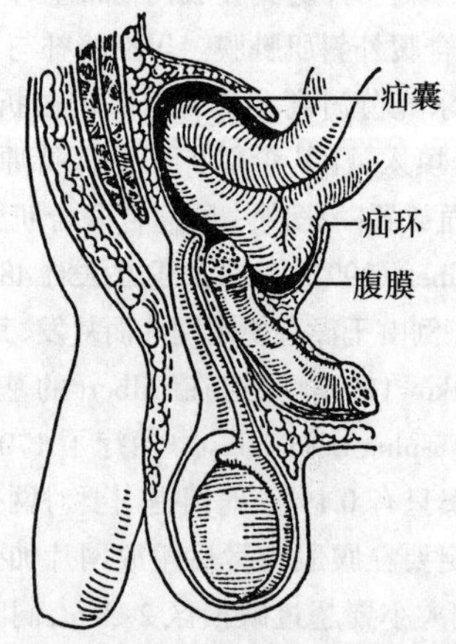

图 2-7　嵌顿疝手法还纳时可能发生的“整块复位”现象。还纳时疝囊也被推回腹内，实际上嵌顿并未解除

(6) 有时并可将疝囊及其内容物推入腹壁的夹层中，也未能真正解除嵌顿（图 2-8）。

因此，任何一个嵌顿疝经过手法还复后，均应密切观察肠梗阻现象是否已经解除，有无腹膜炎，如有可疑，应即施

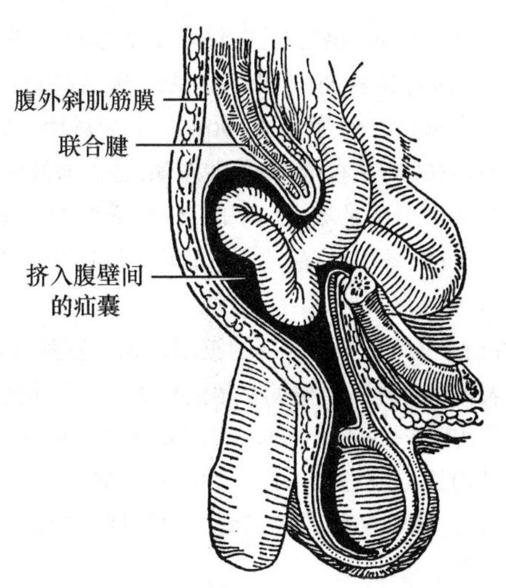

图 2-8 嵌顿疝还纳时可能发生的另一种情况——形成腹壁间疝,嵌顿也未能解除

行开腹探查。

2. 手术治疗 这是最根本而可靠的疗法。任何嵌顿疝有条件的均应在诊断确定后尽快施行手术,有肠梗阻现象者更无例外。手术前可以容许一个短时间的术前准备,如胃肠减压及补充液体等。手术的程序包括:

(1) 切开疝囊,探查疝内容物有无坏死(有坏死者应作相应处理)。

(2) 切断囊口的狭窄环,以解除肠系膜血管的绞窄和肠袢的嵌顿或梗阻。如为腹股沟斜疝,则通常发生嵌顿的部位多在内环而甚少在外环,而内环切开的位置一般应在前方,这样可不致伤及其内侧的腹壁下动脉。

(3) 将疝内容物回纳入腹腔后,将囊口予以高位缝闭。

(4) 最后斟酌患者的全身情况及局部变化,考虑是否进行某种疝修补术。如患者情况稳定,局部组织并无感染,即可切除部分或全部疝囊,并即进行疝修补;否则可以单纯缝合伤口,待患者情况好转,局部感染消除后再行修补术。

检查疝内容物时,最应注意的是被囊口的环直接束窄的部分肠壁,通常可以发现肠管上有一个明显的环状切痕。对 Waydl 疝应特别注意检查腹腔内逆向嵌顿的肠管有无血运障碍或坏死。一般可用热盐水纱布将受伤的肠曲包敷 5~10 分钟,然后看它是否能恢复正常的颜色,以判断肠管的生机。可疑有坏死的环状压迫带可以把它套入远端的正常肠管内,并将套入部与鞘部的浆膜作间断的致密缝合。

(三) 绞窄性疝

绞窄性疝应立即进行手术治疗。诊断一经确定,几乎没有任何情况可以视作绝对禁忌、而为延缓手术的理由。手术时切开疝囊如有血性渗液者,即为绞窄之确证。手术的程序与嵌顿疝相同,惟应尽早切开囊口的狭窄环以解除绞窄,然后再详细检查受累的组织是否已经坏死。正如前述,对 Waydl 疝充分检查逆行嵌顿的肠管是否有坏死极为重要。否则将因在腹内的坏死肠段未做切除,以致术后发生腹膜炎。此外,注意在切开囊口后应小心防止脱出的肠曲突然回缩入腹腔内,以免污染腹腔。在检查肠曲的绞窄情况时,应将检查范围适当地扩大至腹腔内的邻接肠曲;此因被绞窄的肠曲可能发生血管栓塞,而栓塞一经发生,则不仅限于囊内直接受绞窄的部分,且有可能延及腹腔内的附近肠曲,引起类似的病变。

正确判断已解除的受伤肠曲是否尚具有生活力极为重要,因为这将影响到以后的手术步骤和患者的安危。一般绞窄解除后,假如:①肠曲淤血立即减轻,肠曲的颜色可由青紫色恢复至正常的蔷薇红色;②肠曲的表面仍具有光泽;③肠壁被器械轻轻钳夹后能发生蠕动;④肠壁仍具有某种硬度,与健康的肠曲相似;⑤分布至肠袢的肠系膜血管仍可见有搏动,则认为该肠管仍具有良好活力,可以将它回纳入腹腔。反之,①如肠壁颜色并无改观,青紫如故,甚或发黑;②表面幽暗无光;③对器械之钳夹无反应;④肠壁软而弛缓,失去坚韧的弹性感;⑤肠系膜血管也无搏动者,则可视为坏死之征兆,应将该肠段切除,然后再行肠吻合术或造瘘术。若一时判断为难,可用热盐水纱布将绞窄的肠段包敷 5~10 分钟;如肠段仍具有生命力,一般可以见到显著的改观。若是否已经坏死难作结论,则患者情况良好者宁可予以切除,较为妥当。

手术的其余步骤将视具体情况而定:患者情况良好、局部又无显著水肿或感染者,可以进行疝囊的高位结扎和疝修补术;患者情况不稳但局部无严重感染者可以先作囊口结扎,缝合创口,但暂不进行疝修补术;如情况既不佳而腹腔又有感染者,则疝囊也不必结扎,即可通过囊口加以引流。

病情极其严重的患者,不容许作肠切除、吻合术者,可单纯作疝囊切开,将肠管固定在囊颈部以防止它回缩,然后即在腹股沟区作肠造瘘,以解除梗阻,待全身情况好转后再作进一步处理。

【预后】 腹壁外疝的治疗效果可从手术后的复发率和死亡率两个方面来衡量。一般说来,单纯疝应该要求修补后病变不复发,而嵌顿疝则首先要求患者能存活。影响这两方面的因素是很多的,除了患者的年龄和身体强弱等一般条件外,疝的类型和大小,手术方法和修补技术是否正确,都与手术后的复发率有关,而死亡率则与疝是否已有嵌顿和肠袢是否已经坏死的关系更为密切。通常单纯疝的修补术应无死亡率,仅极少数老年患者偶尔可在手术后死于肺部并发症和心血管意外;但如腹外疝已经发生嵌顿或绞窄,特别伴有肠袢坏死须做手术切除者,其死亡率即可大为增加。

据各家的统计和作者的经验,大概可以得出以下几点初步印象:

1. 就单纯疝修补后的复发率而言,一般以腹股沟斜疝的复发率最低,通常约为 3%~5%,但巨大的斜疝和直疝的复发率可达 10% 以上。股疝的复发率最高,平均约为 10%~20%;

2. 就嵌顿或绞窄性疝手术后的死亡率而言,虽然腹股沟斜疝和股疝发生绞窄的机会远较切口疝和脐疝为多，但一般以脐疝的绞窄最为危险，切口疝次之，因后两者的诊断一般较难，因而手术常失之过晚，其死亡率往往2~3倍于嵌顿的腹股沟疝和股疝；肠袢已经坏死须要做切除者，其死亡率较不需要作肠袢切除的也高3倍左右。

3. 已经有绞窄但尚未有肠坏死的股疝，较尚未有肠坏死的腹股沟疝死亡率高；而已有肠坏死的股疝则反，较已有肠坏死的腹股沟疝的死亡率为低；这可能是因腹股沟疝伴有肠坏死者其受累的肠袢一般较长，且股疝绞窄的诊断往往较晚之故。

（唐健雄）

第二节　腹股沟斜疝

腹股沟疝可分直疝和斜疝两种。它们虽然都位于腹股沟部，但有着不同的病因和解剖，在治疗方法上也有所不同。其实股疝也可以视为腹股沟疝的一种，因为股疝的疝囊虽是位于大腿的卵圆窝部，但是疝囊自腹腔突出的弱点也在腹股沟部，它对于腹股沟部后壁的影响是和腹股沟疝密切相关。本书将腹股沟直疝分别论述，本节专论斜疝。

【定义】 腹股沟斜疝是腹内脏器通过腹股沟管的内环，沿着腹股沟管斜行而自其外环（皮下环）脱出的疝。

【发病率】 确切发病率不详，在西方国家成年人腹股沟疝发病率大约为10%~15%。据一般统计，男性疝的95%与女性疝的45%是腹股沟疝，其中斜疝尤为普遍。据美国（1996）全年手术证实腹股沟疝75.6万，其中腹股沟斜疝和直疝73.0万，占96.56%；股疝2.6万，占3.44%。国内资料表明，斜疝约占各种疝的80%，占腹股沟疝的90%。斜疝见于男性者远较女性为多（约90%以上为男性），而且右侧较左侧为多（60%在右侧，25%在左侧，15%为两侧）。主要发病期是一岁以下的婴儿，约17.5%的男婴与9.16%的女婴患有此病，而婴儿、幼童及青年的腹股沟疝几乎全部都是斜疝。

【解剖】 有关腹股沟部的解剖知识，是理解腹股沟疝的临床表现以及进行正确的手术治疗所必不可少的。

腹股沟管并不是真正的一个管状结构。它只是位于腹股沟韧带内侧上方的腹壁组织中的一个斜行裂隙，是由于男性的睾丸、精索和腹膜突或女性的圆韧带和腹膜突在胚胎期穿过腹壁的结果。

腹股沟管起自内环（腹环），向下向内向前斜行，止于外环（皮下环），在男性长约4~5cm，位于腹股沟韧带上约2~3cm处，与韧带相平行。因为这个管是斜的，它的上端或深端是位于其下端或浅端的外侧，故最能抵消腹壁所形成的弱点，耐受最大的腹内压力。例如咳嗽时腹内压将脏器压在内环部位时，它是压在腹股沟管的后壁上，结果将使腹股沟管的后壁与前壁相接触，封闭了沟管；同时，由于腹横筋膜和腹横肌的收缩可把凹间韧带牵向上外方，在腹内斜肌深面关闭了腹环（内环），这样，最大可能地防止了疝的形成（图2-9）。

腹股沟管呈螺旋阶梯状的结构，前壁是由皮肤浅筋膜及腹外斜肌腱膜组成，但其外侧1/3也有腹内斜肌的纤维帮助构成。后壁为腹横筋膜，但其内1/3有腹内斜肌与腹

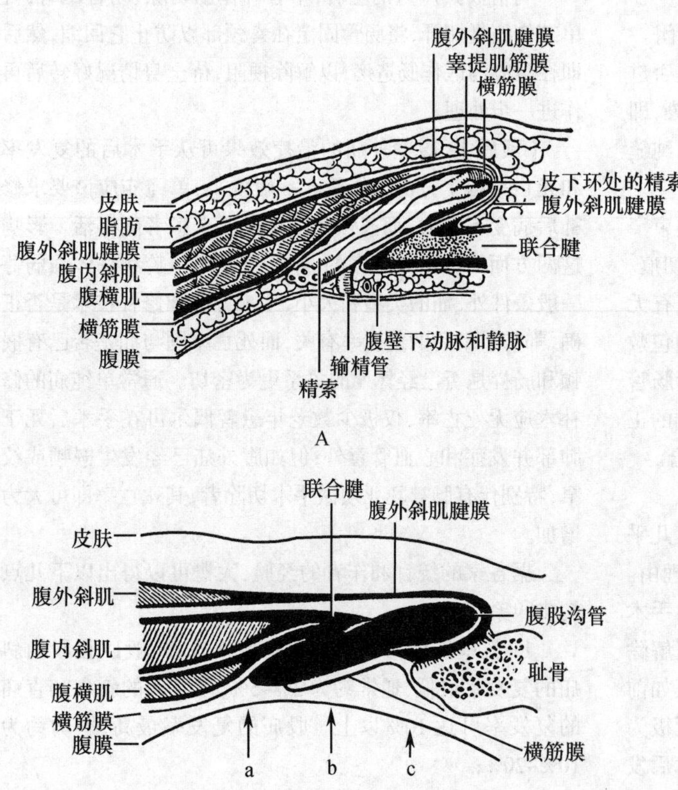

图2-9　腹股沟管的正常倾斜度及管壁的自然抵抗力

A. 腹股沟管的矢状切面：示腹股沟管的后壁的各层组织和腹股沟管的正常倾斜度；B. 当腹腔内压力增高时，此管就可以被压迫而自行闭塞，最大限度地防止了疝的发生；a. 如压力加于腹股沟管腹环处，它是由腹内斜肌和坚强的腹外斜肌腱膜来承担；b. 在管道中部，前有腹外斜肌腱膜保护，后有横筋膜和一部分联合肌腱来保护；c. 在皮下环处，则有坚强的联合肌腱和腹股沟韧带保护着

横肌组成的联合肌腱的参与，后者是在腹横筋膜之前，腹股沟韧带返折部之后。至于沟的顶是由联合肌腱内侧部分的弧形纤维构成，而底则为腹股沟韧带的凹面及陷窝韧带（图2-10）。

内环是腹横筋膜上的一个椭圆形孔，为腹股沟管的内口，位于髂前上棘与耻骨嵴之中点，约在腹股沟韧带上1.3cm处。环之外上缘为腹内斜肌和腹横肌之弧形纤维，其下内缘为腹壁下动脉，而下方即为腹股沟韧带。腹股沟的外口称外环（皮下环），它是腹外斜肌腱膜上的一个三角形裂隙，位于耻骨嵴的上侧方。腹外斜肌的腱膜在此处分为两股：上脚（裂隙上缘）的纤维附着于耻骨联合之棘上，下脚（裂隙下缘）附着于耻骨嵴上。通常外环仅能容纳一小指尖，精索即是由此孔穿出至阴囊；患疝的人其外环可大至2cm以上，但较大的外环并不一定为疝的确证。

精索自内环穿出穿透腹横筋膜时，腹横筋膜被伸张而披覆在精索上，构成精索最内层的包膜，称为精索内层筋膜或漏斗形筋膜。然后又遇到腹内斜肌并从它获得第二层包膜，是即提睾肌及其筋膜。至穿出腹外斜肌腱膜时又获得第三层即最外层的包膜，称为精索外层筋膜或柱间筋膜。故精索在腹内斜肌后的部分仅有一层筋膜，其中段在腹股

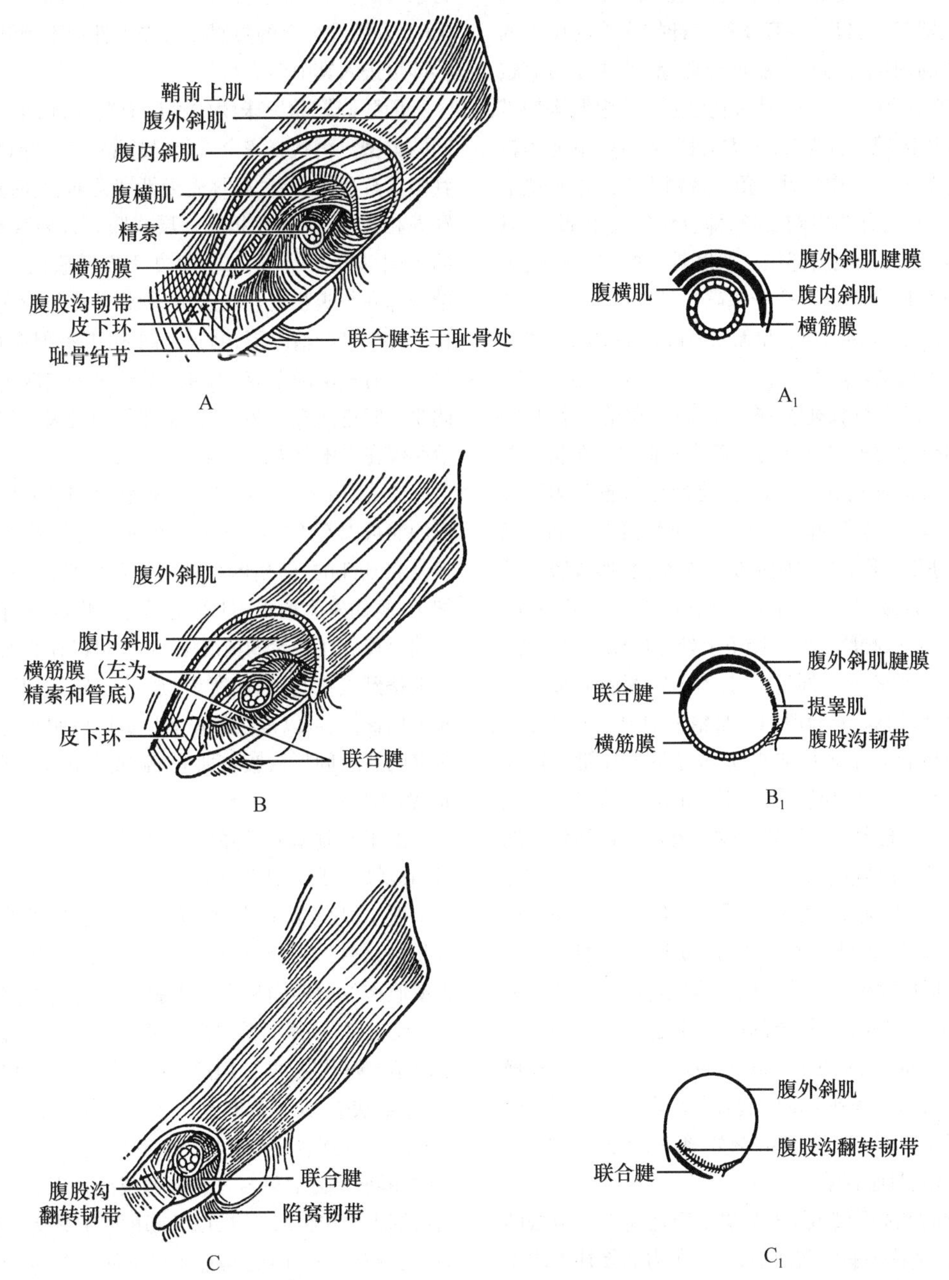

图2-10 腹股沟管道螺旋阶梯状结构

A.通过腹环处的断面，该处前壁是由横筋膜、内斜肌和外斜肌三层组织构成；B.腹股沟管中段的断面，注意精索的外前侧为腹外斜肌，内后侧为腹内斜肌和腹横肌的联合肌腱，后侧为横筋膜；C.皮下环处的断面，精索是在腹股沟韧带、联合肌腱和陷窝韧带的前面，其前壁则为腹外斜肌腱膜

沟管内者有两层筋膜，出外环后即有三层筋膜。整个精索是在腹膜鞘状突的外侧方。

女性的腹股沟管中因仅有圆韧带穿过，故远较男性为小。圆韧带自子宫角经内环穿出时，也和精索一样是绕过了腹壁下动脉，在腹股沟管中也同样获得腹横筋膜的包裹；但当它自外环穿出后，即散为扇状的结缔组织附着在耻骨的前面。在胚胎时期，也有腹膜的鞘状突伴同圆韧带进入腹股沟，称为 Nüek 管；后者如出生后尚未闭锁，也能成先天性的斜疝。

肌耻骨孔（myopectineal orifice，即 MPO）是由法国 Henri Fruchaud（1894—1960）提出的解剖概念，是人体下腹部两侧没有肌肉组织覆盖，仅以一层腹横筋膜抵抗腹腔内压力的区域。该区域的内侧界为腹直肌的外侧缘，外侧界为髂腰肌，上侧界为腹横肌腱弓，下侧界为耻骨上支。腹股沟韧带和髂耻束又将该区域一分为二，上方为精索上区，下方为精索下区。又将精索下区称为股三角。将精索上区以腹壁下血管为界一分为二，称为内侧三角，即直疝的突出部位，以及外侧三角，即斜疝的突出部位。肌耻骨孔的解剖理论为当今的全面修复概念奠定了理论基础。经典的 Coopers 韧带修补手术（McVay 修补手术）和无张力修补手术的一些术式就是基于这个理论。

02

腹外斜肌、腹外斜肌腱膜：腹外斜肌在髂前上棘和脐的连线向下移行为腹外斜肌腱膜。腹外斜肌腱膜在髂前上棘与耻骨结节之间向后、向上返折并增厚形成腹股沟韧带（inguinal ligament）。韧带的内侧向后、向下转折形成陷窝韧带，在腹股沟韧带与耻骨梳之间形成一个交角，形成股环的内侧缘。再向外延续附着于耻骨疏，为耻骨疏韧带（Cooper's ligament）。腹外斜肌腱膜在耻骨结节上外方形成一个裂隙，即腹股沟外环，男性有精索通过，女性有子宫圆韧带通过。

腹内斜肌、腹横肌：在腹股沟区自精索的前上方呈弓状向下与腹横肌融合止于耻骨结节，形成了联合肌腱。以往一直认为，联合肌腱是一层坚实的肌腱组织，但众多的解剖学家和外科医生现已经基本否定了这一看法。认为仅有约 10% 的人存在这一腱膜结构。

腹横筋膜：是腹横肌深面的一层重要结构。在联合肌腱下方、腹壁下血管外侧形成一个圆形裂隙构成内环，并由此处包绕精索形成精索内筋膜。内环内侧增厚形成凹间韧带，并与腹内斜肌和腹横肌构成的联合肌腱融合，共同形成了腹横肌腱弓（transverses abdominal aponeurotic arch），腹横肌腱弓在腹股沟疝的修补手术中起着非常重要的作用。腹横筋膜至腹股沟韧带向后的游离缘处增厚形成髂耻束，并包绕股血管，形成股血管鞘。

腹膜外脂肪和腹膜壁层：该两层结构之间有一疏松的结缔组织间隙，被称为腹膜前间隙，在无张力疝修补手术中该间隙被用于放置腹膜前修补材料。

【病因】 目前大多数学者认为所有的斜疝都是先天性的，即它的基本原因是睾丸下降时所引下的腹膜鞘状突未能完全闭合，在腹股沟中遗下一先天性的腹膜袋之故。虽然有些斜疝的发生或发现是在出生多年以后，但一般均认为这是由于先天的腹膜袋较小，原先未能容纳腹内脏器进入之故；一旦有腹内压增高的情况发生，如剧烈咳嗽或负重过度等，此腹膜袋即可被逐渐伸张扩大，至能容许内脏进入时，临床上即有疝的出现。

睾丸和附睾均发源于原肾。在胚胎的第二月时始因睾丸引带（gubernaculum testis）的作用自肾周围下降。至胚胎第七个月时睾丸逐渐下降至腹股沟之际，腹膜也伸出一个鞘状突伴同睾丸下降；但在出生前睾丸降至阴囊后，该鞘状突应即逐渐闭锁消失，仅余包裹睾丸的部分始终存在，即为睾丸的固有鞘膜（图 2-11）。若此男性的鞘状管或女性的 Nück 管因发育上的障碍而有先天性的不闭锁现象，腹内脏器即可进入其中形成斜疝。

因腹膜鞘状突未闭的程度有差别，所形成的疝也有不同的类型。鞘状突完全未闭、囊颈又大，因而腹内脏器进入其中后直达阴囊者，是称先天性睾丸疝；此时囊内容物是与睾丸相接触，其间仅相隔一层浆膜。大多数患者其鞘状突的远端部分已经闭锁，与睾丸固有鞘膜已不复相通，仅其精索部尚与腹膜腔直接连接，则将形成所谓先天性精索疝。在一种少见的情况下，鞘膜突尚未闭锁，但在腹股沟管内环处可以有一层膜形成；当腹内脏器进入腹股沟管时，将连同此膜一起进入腹膜鞘突内，是即称为先天性包囊性疝，此种情况仅在手术时方能证实（图 2-12）。

总之，由于先天性的腹膜鞘状突闭锁的情况不同，所形成的疝可以有不同的形式。闭锁愈不全，疝的发生愈早，且多是完全性的，即疝内容物出外环后直达阴囊。腹膜突愈细小，则疝发生愈迟，且多是不完全性的，仅在靠近内环的一端出现。在后者的情况下，疝囊可以在腹股沟管内，也可以被挤到腹壁间，形成所谓“腹壁间疝”。根据疝囊在腹壁间的位置，它可以是在腹膜前形成腹壁腹膜前疝，也可以在腹壁的肌层间形成腹壁肌间疝，或者在皮下形成腹壁皮下疝（图 2-13）。

由于右侧睾丸下降较晚，其引下的腹膜鞘状突闭锁较迟，故斜疝是以右侧为多见。

偶尔，腹股沟斜疝也可能是后天获得性的，即胚胎期的腹膜鞘状突已完全闭锁，但另一部分壁腹膜可因腹股沟区腹壁肌肉的薄弱而从腹环中脱出成为疝囊，形成斜疝。有此种情况者，手术时除发现疝囊以外，还可发现精索中尚有已闭锁的鞘状突残迹，但此情况实属罕见（图 2-12D）。

【症状】 大多数患者几乎没有自觉症状。偶尔在疝初发时可以感到腹股沟部有钝性疼痛，在站立、负重或过度用力时加剧，平卧后好转。有嵌顿或绞窄现象时，将出现明显的局部压痛和腹部疼痛，以及肠梗阻的其他症状。

当疝已进入腹股沟管或更下的部位时，该处将出现一个肿块，该肿块多呈梨形而有可复性，直立或用劲时出现，平卧后回缩消失。

根据疝内容物下降的程度，斜疝可以分为两类：疝囊底仅在腹股沟管中者为不完全疝，疝囊底已穿出外环，甚至已

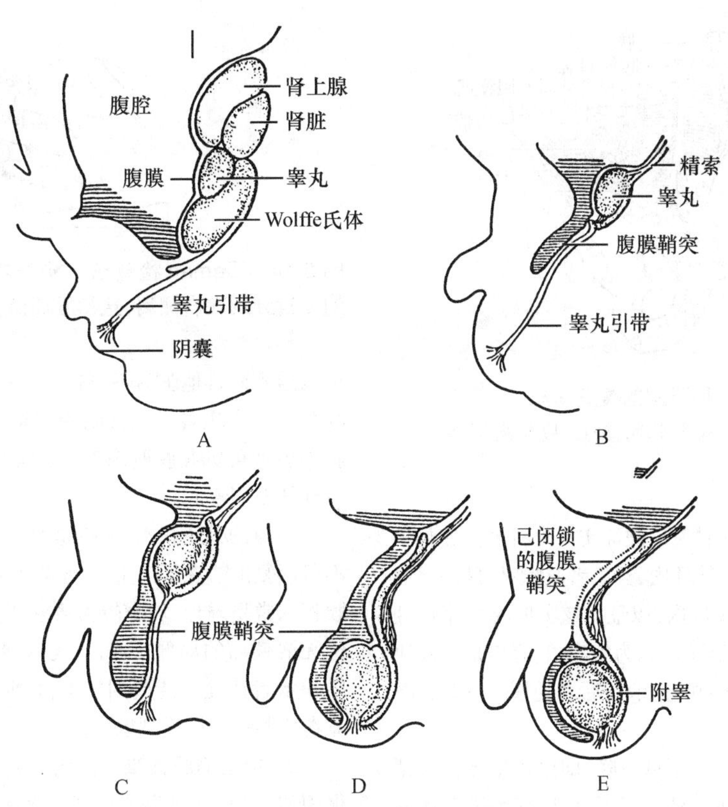

图 2-11 睾丸的下降和鞘膜的形成

A. 睾丸的起源处在 Wolffe 体上之原肾;B. 在胚胎 3 个月时睾丸已因睾丸引带的作用移至髂窝内,7 个月时已接近腹环,同时已有腹膜鞘状突的形成;C、D. 睾丸已降入阴囊;E. 阴囊部的鞘突已闭锁消失

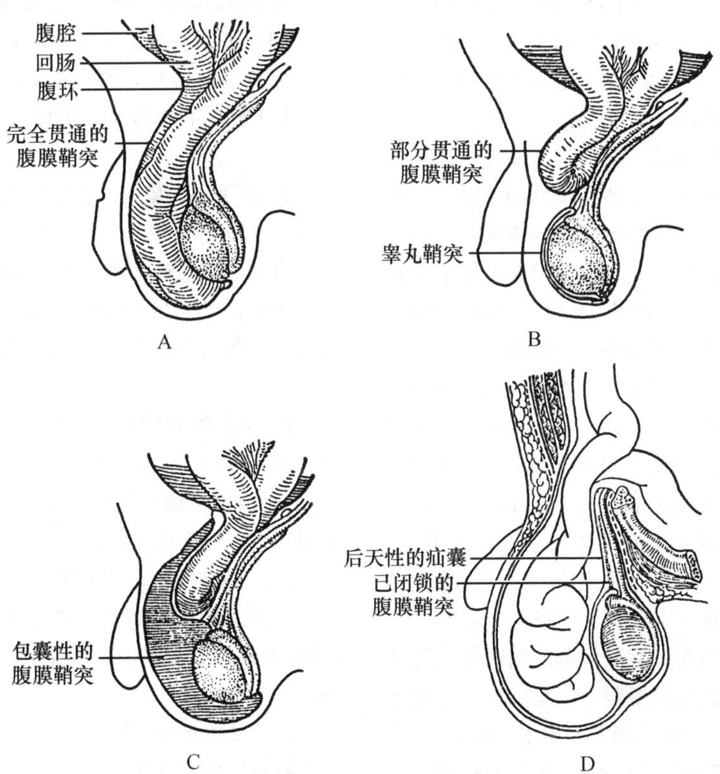

图 2-12 各种不同的先天性斜疝和一种后天性斜疝

A. 先天性睾丸疝;B. 先天性精索疝;C. 先天性包囊性疝;D. 后天性斜疝

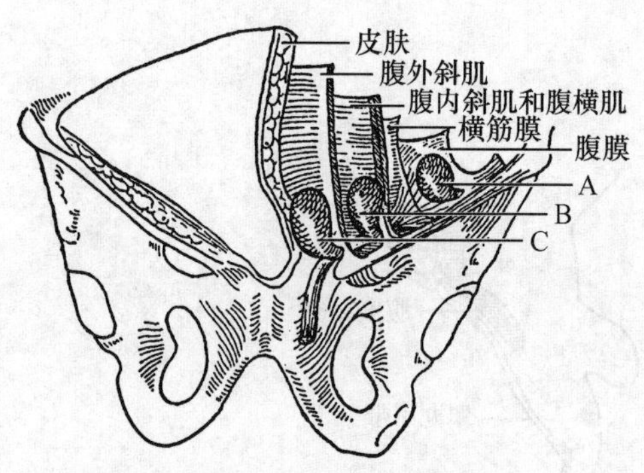

图 2-13 各种不同的腹壁间疝

A. 腹壁腹膜前疝；B. 腹壁肌间疝；C. 腹壁皮下疝

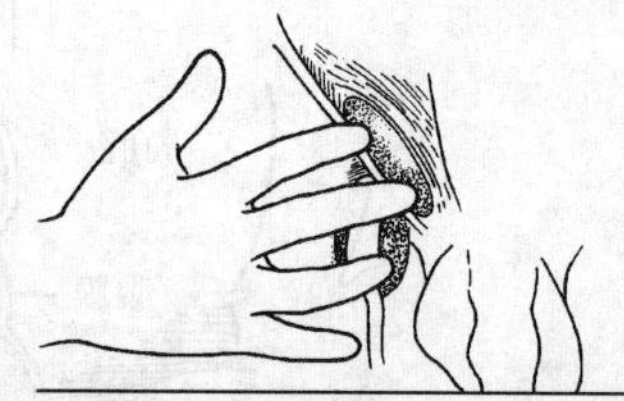

图 2-14 Zieman 检查法示检查者的示、中和环指所检查的位置分别在右侧斜、直和股疝口上

入阴囊者为完全疝。

不完全疝在患者直立时最易被证实。外科医生如将手指尖自阴囊沿着精索摸入外环内，当患者咳嗽时可以见到，但也应该将手指伸入外环口内，以证实咳嗽时有扩张性冲动的感觉。同时可以摸耻骨嵴，如为斜疝，它应该是在疝块的下方和外侧；这可与股疝相鉴别，在后者的情况下耻骨嵴是在疝块的上方和内侧。

小的疝块有时在检查时不见下降，即使让患者长久站立或咳嗽时也属徒然。在这种情况下，可以仔细摸两侧的精索，在有疝的一面常可摸到增厚的疝囊——开放的鞘状突，作为有疝存在的间接证据。

【诊断与鉴别诊断】 诊断斜疝的最后依据在于证实腹股沟管内有疝囊存在，且囊口是在腹壁下动脉的外侧脱出；这一般只有经过手术方能确证。临床诊断对典型的斜疝并不困难，只要根据腹股沟部出现的肿块情况，有可复性，有咳嗽冲动，外环有扩大，一般就可以作出正确的诊断。但有时也需仔细与下列情况相鉴别：

1. 腹股沟部的其他种类疝 腹股沟滑动疝、直疝，有时甚至是股疝，往往与斜疝难以鉴别。具体的鉴别法将在疝的有关各论中加以讨论。同时应注意是否有两种疝同时存在，例如直疝与斜疝同时存在，其疝囊跨在腹壁下动脉上，向内侧脱出为直疝，向外侧脱出为斜疝，合称马鞍疝。无论在临床上或手术时均应注意检查，方能识别。

Zieman 检查法 此法对同时作出腹股沟疝的诊断与鉴别诊断具有一定的临床意义。其方法是：检查者站在患者疝的一侧，以与患疝侧同向的手张开五指平放在患者的腹股沟区，使示指放在相当于内环的位置上，中指在直疝三角，示指则放在腹股沟韧带下方大腿内侧（图 2-14）。此时，令患者咳嗽，即可在相应部位的指尖上有一种冲击感和膨胀感出现，以此对斜、直和股疝同时作出诊断。

2. 睾丸或精索鞘膜积水 腹股沟部的鞘膜积水与斜疝甚为相似。特别是交通性的鞘膜积水，也能因压迫而缩小，在直立时逐渐增大，与疝的鉴别尤为困难。事实上，这种病变也是由于先天的鞘膜突未闭所致，不过疝的囊口较大，有脏器进入，而交通性鞘膜积水的囊口较小，不容许脏器进入而仅有积水而已。鉴别诊断可用透光试验，因积水可以透光而其他脏器不能透光。此外，在患者直立时，交通性鞘膜积水患者可见其阴囊部是自下而上地徐徐增大，而斜疝患者可见在腹股沟管上方突然有块物膨出，再逐渐向下延伸至阴囊底。

一般的鞘膜积水，无论是睾丸或是精索鞘膜积水，都是不可回复的。在形态上，完全性斜疝呈梨形或丝瓜形；而鞘膜积水常呈球形，轮廓较为清楚，既具紧张感，又有波动感，但无嵌顿疝的局部压痛，也无咳嗽冲动的感觉。患睾丸鞘膜积水者往往不能摸到睾丸，相反地，即使是完全性疝，也能在疝肿的顶端摸到睾丸。

3. 精索静脉曲张 巨大的精索静脉曲张可以和斜疝很相似，但它一般都在左侧。检查精索时不能觉察出增厚的疝囊，相反地常有蚯蚓样的感觉。它没有典型的咳嗽冲动，但由于咳嗽时静脉压的增高，也可以有轻微的冲动感觉。挤压曲张静脉时虽然也可以使它缩小，但不像疝回纳时的突然回缩。曲张的静脉不透光。

4. 腹股沟部肿大的淋巴结、脂肪瘤或其他肿瘤 与斜疝特别是嵌顿疝的鉴别有时非常困难，单凭体征有时几乎不可能鉴别。然而上述的各种肿块都是由小到大，逐渐生长，且自始就不能移动或还复，也没有腹内脏器被嵌顿的症状。

5. 未下降的睾丸 在腹股沟中可以摸着像一个疝块，并且它也是多见于儿童，故有时可以引起混淆。但一侧睾丸未降者，在同侧阴囊中便没有睾丸，因此一般不致引起鉴别困难。然而另一方面也需注意，凡睾丸未降者几乎常有未闭的鞘膜突存在，为斜疝的前驱，两者均需要外科手术治疗。

6. 腰肌的寒性脓肿 脊椎结核或骶髂关节结核所形成的寒性脓肿，可以流注到腹股沟部。由于它也具有咳嗽冲动，平卧或压迫后也似乎具有回纳性，并且不透光，所以有时很像一个疝而引起误诊。然而，寒性脓肿具有波动感，它的位置多在腹股沟的外侧偏髂窝处，手指伸到外环口内并不能摸到像疝样的明显肿块，仔细检查脊椎与骶髂关节（包括 X 线摄片），多能发现骨关节的病变，最后不难作出鉴别。

在诊断困难时，B 型超声、CT、MRI 等影像学检查对明确诊断有特殊的意义。

【并发症】 不可回复、嵌顿、肠梗阻与绞窄，都是腹股沟疝的并发症。

儿童时期的腹股沟斜疝，有6%~19%将发生嵌顿，其中30%以嵌顿为疝的最早症状，在发生嵌顿前甚至不知道有疝的存在。年龄愈小，发生嵌顿的机会愈多，六个月以下的婴儿最易嵌顿，2岁以上即较少见，而6岁以上更属罕见。但儿童斜疝发生绞窄者甚少，Thorndike和Ferguson报道104例患嵌顿疝的儿童，仅有4例发生绞窄。

绞窄为疝最严重的并发症，据估计约2%~4%的腹股沟斜疝将发生绞窄。因斜疝是以男性为多，故绞窄性斜疝男比女多达5~6倍；然而女性的斜疝其实较男性更易绞窄。绞窄性疝几乎不论患者的情况如何均需手术治疗，否则因绞窄发生肠梗阻、肠坏死，其死亡率很高，尤其是老年患者更应高度重视。

【治疗】 斜疝的疗法有两种：佩用疝带（机械疗法）和手术修补。手术修补是理想的疗法，而疝带只有在手术有禁忌，患者不愿手术，或者手术暂时不能施行时方可应用。

1. 机械疗法 此法是用大小形态合适的疝带压在疝囊的入口处，使疝内容物留在腹腔内，防止它再脱出至疝囊内。

(1) 指征：下列情况可用疝带治疗：①6个月以内的婴儿患斜疝，有可能自行痊愈，用疝带可以促使愈合；②儿童患斜疝者虽已无"自愈"之希望，但因其他原因不能即时手术者，可用疝带暂时维持其现状；③成年的可复性疝因全身情况不佳（结核、心脏病或其他）不宜手术，或有其他难治之症及年老而生命不久者，可暂用疝带作为一种姑息疗法。

(2) 禁忌证：下列情况是用疝带的禁忌：①不可回复、嵌顿、肠梗阻和绞窄性疝是绝对禁忌；②巨大的疝或囊口甚大者，非疝带所能助益；③并发有精索鞘膜或Nüuck管积水，或睾丸下降不全者，不宜用疝带治疗；④2岁以上的孩童不宜用疝带，因纱制疝带多无效，橡皮、皮革或金属制的疝带又对孩童刺激过大，且有伤于精索。

(3) 用法：婴孩宜用纱制疝带，因为它用法简便，对腹股沟能提供平均而坚定的压力，有效地防止肠曲进入疝囊，且经用适当的扑粉后可以不伤皮肤。它的具体用法是如图2-15所示。这种疝带必须日夜绷带，惟每天婴儿洗澡时疝带应该调换，皮肤应该扑粉。疝带佩用的时间至少需1年以上方能获得痊愈，但如应用6个月后疝仍然脱出者大概痊愈无望。

成人患者宜用具有弹性的疝带。疝带必须依照患者的体态和疝囊口的大小定制，必须佩带后使疝垫恰好压在腹股沟的内环口上，并使腹股沟管恰好闭合。

佩戴疝带时患者必须平卧，使疝内容物完全回复，然后方可戴上疝带。用疝带的患者不应该不佩疝带就直立行走，因为它一旦重新脱出有更多机会发生嵌顿。只有在患者平躺或睡眠时方可取下疝带。

疝带如已不能有效地托住疝内容物防止脱出，就应考虑改用手术疗法。如一旦发生疼痛或不能还复的情况，更应立即就医，防止发生嵌顿或绞窄。

(4) 疗效：6个月以下的婴儿用这种机械方法治疗，据Coley的报道有50%的病例可获痊愈。其他报道成功的比率低得多，且所谓痊愈的病例事实上以后再发的比例也较

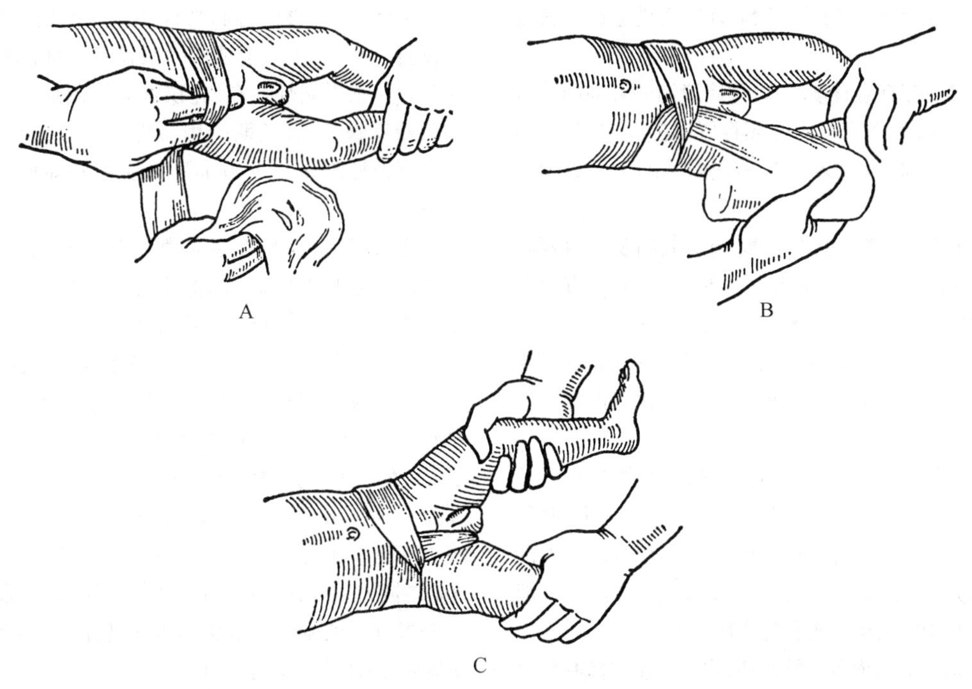

图2-15 婴儿斜疝使用纱制疝带的方法

A. 斜疝先予复位后用手指按住内环处不使脱出。弹性疝带挽成圈后就放在内环处；B. 弹性疝带已穿过圈子形成一个结，正压在内环处；C. 疝带的头则压在腹股沟上，向后绕过臀部，紧系在后背部正中位置

高。6个月以上的婴儿斜疝，用疝带治愈的机会更少。

成年人患斜疝者，佩用疝带仅能得到姑息性的暂时控制。据伦敦疝带协会的报道，96 886例应用疝带的患者，仅有4.53%获得自愈。

较为消瘦而疝又不大的患者，用疝带可以获得多年满意的控制。但到年老肥胖、肌肉萎缩时，疝将逐渐增大至疝带无法控制的地步，嵌顿和绞窄等各种并发症也可能出现，将迫使在更不利的情况下施行手术，故不如在患者年轻体健时早行手术为佳。

应用疝带常对精索造成受压的情况，结果形成鞘膜积水、精索神经炎、或偶尔可以发生睾丸萎缩现象。长期佩用疝带也会引起疝囊与周围组织的粘连，致腹壁各层组织的正常解剖模糊不清或萎缩退化，使以后修补手术更加困难。故除非有明显的禁忌，任何腹股沟疝均以手术疗法为佳。

2. 手术治疗

(1) 适应证：绝大部分腹股沟疝均需采取手术治疗，唯有手术才能达到根本治愈腹股沟疝。腹股沟疝如不及时治疗，会呈进行性发展，薄弱组织和缺损会逐步加剧，突出的疝块就会增大。疝的早期对日常活动和健康多无大碍，但发展到一定程度则可影响到患者的日常生活，而当疝发生嵌顿或绞窄时，就会威胁患者的生命。因此除一些特殊情况外，腹股沟疝一般均应尽早施行手术治疗。成人腹股沟疝不可自愈，手术更是目前唯一的治愈方法。关于疝手术方式，应根据患者的具体情况及术者所掌握的技能加以选择。

虽然对可复性疝来说，手术并不是绝对必要的，但却是应该尽早施行的，除非有明显的禁忌证或其他原因。其理由如下：

1) 疝如继续存在且逐渐增大，则腹股沟的解剖结构将日益趋向荏弱，腹股沟管及内外环将更加扩大，有关的肌肉、腱膜和韧带更加萎缩退化，这将使修补的手术更加复杂，并不易收效。

2) 时间愈久，疝囊将愈加增厚，与囊周围及囊内容物之间将有更多的粘连。这不但使手术更加困难，且有更多的机会发生严重的并发症如嵌顿与绞窄，直接增加了患者的危险性和死亡率。一般的疝无绞窄者手术死亡率远不到1%，但有绞窄者则随着绞窄时间的增长，死亡率也将逐渐增高。

3) 儿童患斜疝者，既无自愈的可能，反而影响到孩子的心理与正常的活动，是无益而有害的。至于手术愈拖延，不但使操作困难，手术的并发症将更多，而且修补后复发的机会也较多，是因组织发生粘连并有萎缩退化之故。一般估计，疝存在5~10年，即可能发生这种变化。

总之，一切有症状而可还复的疝，均应尽速选择有利时机进行手术治疗。有肠梗阻或绞窄等并发情况者，不论患者的年龄与一般状况如何，更应立即进行手术。

然而，有下列情况者可以暂缓手术：

1) 6个月以下的婴儿患疝者可以暂缓手术，希望疝能自愈。但如疝很大，不能用纱制疝带控制者，仍应早行手术治疗。现在许多外科专家赞成一待婴儿开始断乳，即可尽早进行手术而不再试用保守疗法。

2) 妇女妊娠在6个月以上者，由于增大的子宫常将肠袢推向上腹部，故疝发生的机会较少，可以待至分娩后健康恢复，再行手术治疗。但如疝有症状或不可还复时，不论有无梗阻或绞窄应立即进行修补。这种修补手术通常不影响妊娠，也不引起流产。

反之，早期妊娠的妇女来诊时，只要估计手术后有足够的时间能使创口痊愈，不至于受腹压日渐增高的影响，则应及时手术。因为6个月以前的妊娠，其渐增的腹内压有使疝日渐扩大并增加绞窄的危险。

(2) 禁忌证：除非患者发生肠梗阻或绞窄，必须立即进行手术，否则下列的情况是进行疝修补术的禁忌：①估计患者因有严重的病患而享年不久者，如晚期肿瘤或心肌梗死，或过于年老的患者，无手术价值；②患者有腹内压增高现象不能缓解，估计会影响疝修补的痊复者，如腹水、腹胀、剧烈咳嗽等，这些情况容易引起创口的愈合不良而造成手术的失败，必须等到这些情况纠正后方可进行手术；③局部皮肤（疝切口处）有刺激或感染现象者，应该等到这些炎症消除以后方可手术；④有急性病或严重外伤者，应等到病已痊愈或伤已痊复的时候方可施行；⑤有严重的消瘦、失水或贫血，或有新陈代谢障碍如糖尿病者，也应等到这些情况获得纠正以后方可手术；⑥过于肥胖的患者，最好等到稍为消瘦的时候再手术。过于巨大的疝，也应先有一个时期的准备，使疝内容物能够逐渐纳回腹腔后方可手术。

此外，有严重的心肺功能不全，无法耐受手术者；巨大腹股沟疝，手术后会造成呼吸循环功能障碍者；手术区域有急性感染病灶存在，建议病灶控制后手术，或手术时不用补片修补；有长期应用糖皮质激素史；有糖尿病，但空腹血糖控制在大于8mmol/L；免疫功能低下，手术时不用补片修补。

【预后】 术后疝复发是衡量手术疗效的主要指标，当然现在也越来越重视手术部位的自觉症状（包括术后的慢性疼痛）和男性性功能及生殖方面的问题。

1. 就疝复发而言，手术操作是复发的主要原因

(1) 在斜疝，未能高位结扎并切除疝囊，内环缝闭得不够紧贴，联合肌腱与腹股沟韧带在耻骨嵴上未能紧密缝合，是失败的主因，约占复发因素中的75%（Zawacki）。在直疝，未能将Hesselbach三角区的腹横筋膜很好地缝紧，未能将联合肌腱紧缝到耻骨嵴上，以加强腹股沟管后壁的弱点是直疝的复发主因，因为直疝的复发大多在腹直肌外缘处。

(2) 联合肌腱与腹股沟韧带的缝合过紧，缝线处发生切压坏死，因此缝合反而不固。

(3) 缝合组织（联合肌腱与腹股沟韧带）表面的脂肪组织未能除净，故两种组织间的愈合不佳。

(4) 误用羊肠线等可吸收性缝线，结果也较差。

(5) 手术时未能注意止血及严格的无菌操作，致伤口因发生血肿或感染而愈合不良。

(6) 手术时伤及髂腹下神经，致腹股沟的肌肉趋于萎缩软弱。

(7) 手术时未能发现疝有滑动性的情况，或者未能作适当的处理(参阅“腹股沟滑动性疝”)。

(8) 选择合理的修补方法及合适的修补材料。

2. 患者体质的缺陷

(1) 患者的腱膜、肌肉发育不良，或已有退化。

(2) 患者过于肥胖，修补处脂肪过多，使手术操作较为困难，且组织可因脂肪的渗透而缝合不固，愈合不佳。

3. 术后处理的不当

(1) 修补后起床活动过早(现在有逐渐提早起床的趋势，似无大碍)，特别是重力劳动过早是属不宜。

(2) 术后有咳嗽、呕吐、腹胀、便秘等腹压增高的情况，易致缝线松脱。

(3) 术后滥用疝带压迫，反致肌肉萎缩，缝线松脱。

对复发性疝，最好是安排尽早重行手术，否则复发的时间愈长，组织的破坏将愈严重，重行手术修补将愈困难，而效果也将愈差。避开前次手术创伤所造成的解剖不清和手术难度增加是优先考虑的因素。术者的经验是复发疝治疗选择需要考虑的又一因素。

【几种腹股沟斜疝手术方法】

1. Bassini 疝修补法 Bassini 手术是目前疝修补法中应用最普遍的一种。对青壮年的斜疝患者，凡腹壁的组织不十分萎缩退化者，最为理想。

手术一般在局部麻醉下施行。有时也可用区域麻醉，除沿皮肤切口作局部浸润外，主要应在腹外斜肌腱膜下的各肌层间作区域阻滞，以阻断髂腹下神经和髂腹股沟神经(图 2-16)。成年患者也可用脊麻或硬膜外阻滞。

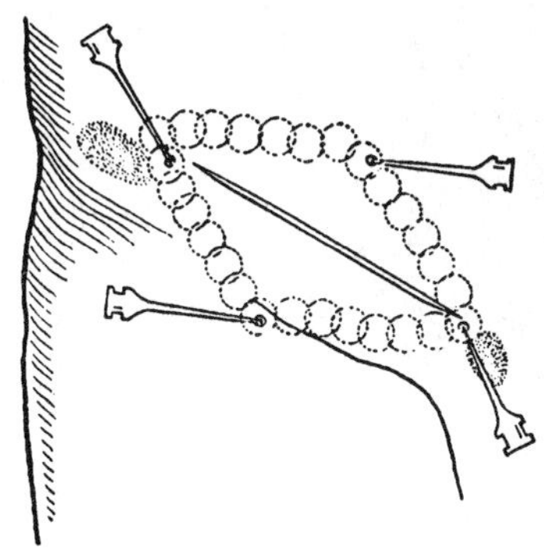

图 2-16 腹股沟斜疝修补术的区域麻醉法

先在髂前上棘内侧作一麻醉障壁，直达腹外斜肌腱膜下，以阻断髂腹下神经和髂腹股沟神经；继在内、外环之间作一梭形之皮肤浸润圈，必要时再沿切口作皮肤浸润，即可得到完全的麻醉

手术步骤(图 2-17)

(1) 在腹股沟韧带上约 2cm 处沿韧带做皮肤切口，长约 8~10cm；切口起自腹股沟韧带中点之外侧 2.5cm 处，止于耻骨嵴，深达腹外斜肌腱膜。在切口的内侧部分，有腹壁浅血管和外阴部血管分布在皮肤的浅筋膜层中，切开时应注意止血，最好能先予钳夹，然后切断。

(2) 顺着腹外斜肌腱膜的纤维将腱膜予以切开，自外环口至内环处止。切口也需在腹股沟韧带上约 2cm 处，其外环的切开处应靠近上脚，使腹外斜肌腱膜的外侧片不致太狭。切开此层腱膜时应注意：勿伤及它下面的髂腹下神经和髂腹股沟神经；最好在切开前先使腱膜与其下层的组织适当分离，然后切开时方能安全。腱膜已经切开以后，其内外两片均应使与下层组织适当游离，内侧片游离后应能完全暴露腹内斜肌及联合肌腱；外侧片应游离至能暴露腹股沟韧带的深部斜面部分。

(3) 将提睾肌纵向切开少许，略加钝性分离，即可暴露出稍带膜样光泽的疝囊，位于精索的前内侧。小心切开疝囊，并将囊内容物回纳至腹腔。此时将手指自内环伸入腹腔，应可摸得腹壁下动脉是在它内侧的腹壁内，同时并应检查有无直疝或股疝的存在——是否有疝囊自 Hesselbach 三角或股环中脱出。

(4) 将一指伸入疝囊中作引导，即可将整个囊颈自其附着的精索与周围组织中钝性分离出，直到内环部分。注意精索是在疝囊的后外侧，而输精管则几乎是粘在囊的外壁上，在钝性剥离疝囊时应注意勿使受伤。疝囊的体积如过于巨大者，不必强行使之与睾丸完全剥离，以免伤及睾丸；可以即在囊颈部切断疝囊，但注意其远切端应充分止血，否则易引起阴囊血肿。

(5) 尽量分离已切断的疝囊近端至内环处，并在该处作囊口的高位结扎，缝闭内环。疝囊的高位结扎一般是用荷包缝合，但作者惯于用二道交叉的贯穿结扎，然后再分别相互结扎，深感此法操作较简便而可靠，似较荷包缝合为优越(图 2-17，E2)。无论如何，结扎疝囊应尽量在高位，即在缝合时应尽量将囊颈拉出，使它在结扎后回缩时不再留有任何腹膜的袋形突出。注意穿引缝线时勿伤及腹内脏器(肠、膀胱)及腹壁下动脉，在结扎时应防止脏器脱出而被扎在线结内。以后即可将结扎处远端的囊壁予以剪去，并让已经结扎的囊口回缩至内环的平面处。至此，疝修补的第一个原则——高位结扎疝囊即告完成；但作者常将此囊颈的残端固定在腹横肌和腹内斜肌上，似可进一步防止疝囊的再度脱出。

(6) 将整个精索(输精管和血管)自内环至耻骨嵴完全游离出，并用一软橡皮片将它牵开后，先作内环口缩小修复重建内环，即在精索穿出腹横筋膜之内后下方，将腹横筋膜作 1~3 针间断缝合以缩小内环口，并使缩小后内环口能通一小指尖以防精索束困受压。然后在精索后开始缝合腹内斜肌、联合肌腱与腹股沟韧带。第一针应在腹股沟管的最外侧端开始，即恰好在精索从内环穿出处之内缘；第二针则在精索的外缘，两者都是将腹内斜肌和腹横肌缝到腹股沟韧带的斜面部分。两针间的距离应该适当，要求在缝线结紧以后，内环既被有效封闭，而精索又不致受绞窄。相似的

02

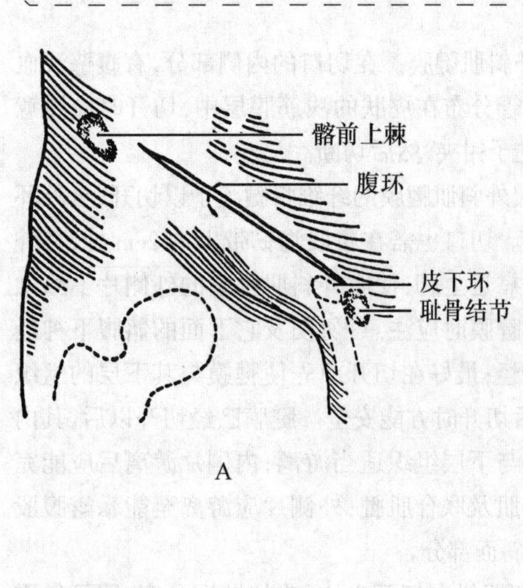

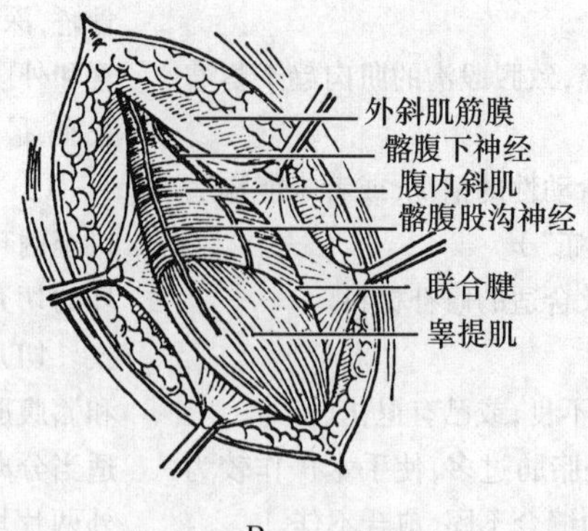

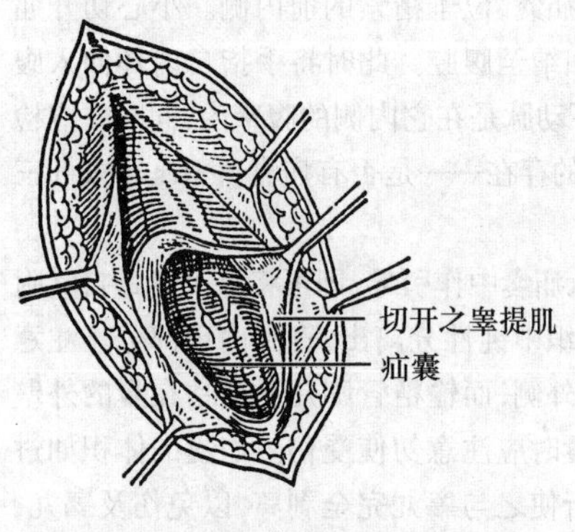

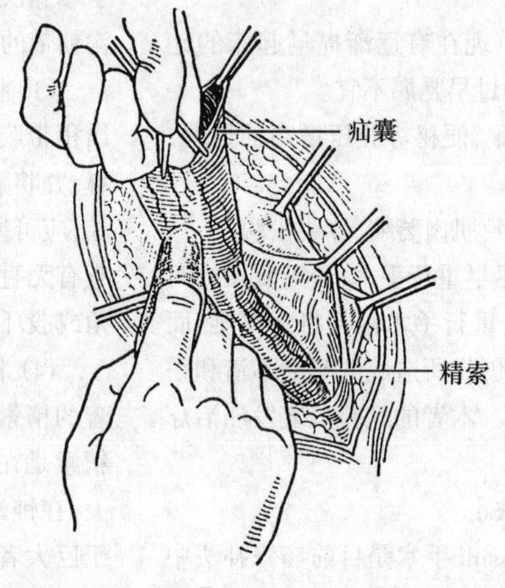
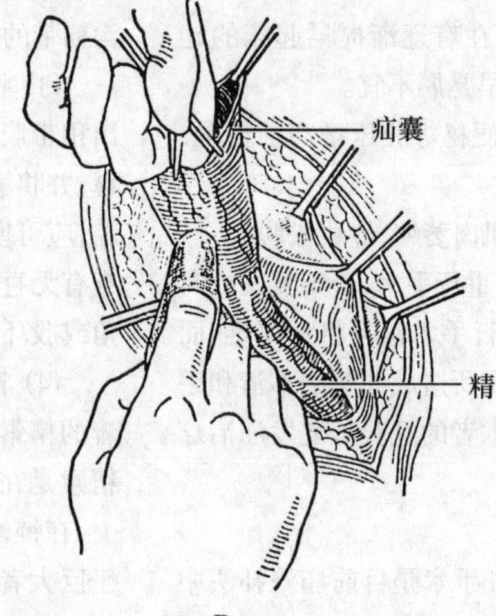

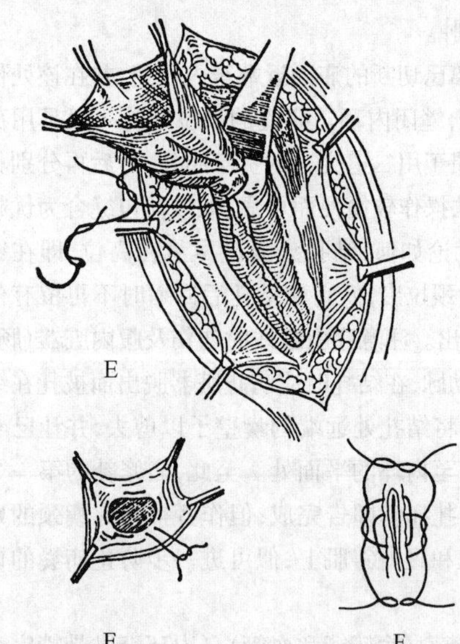

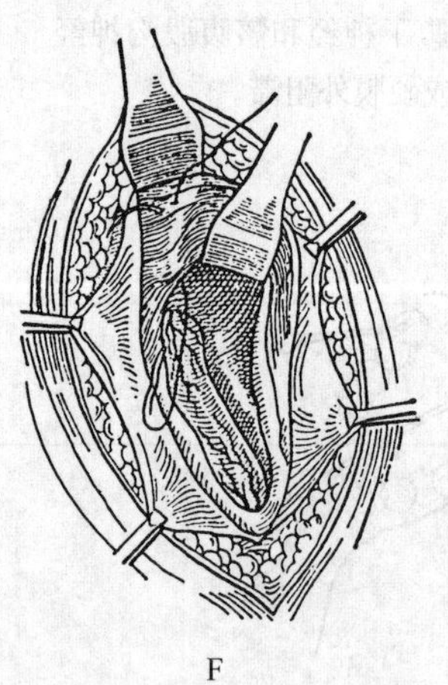

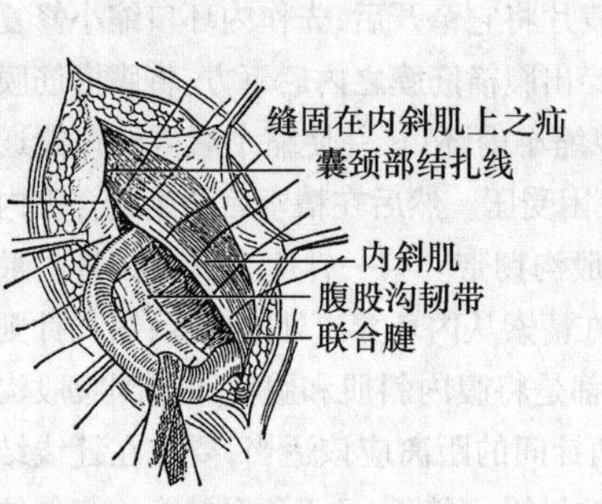

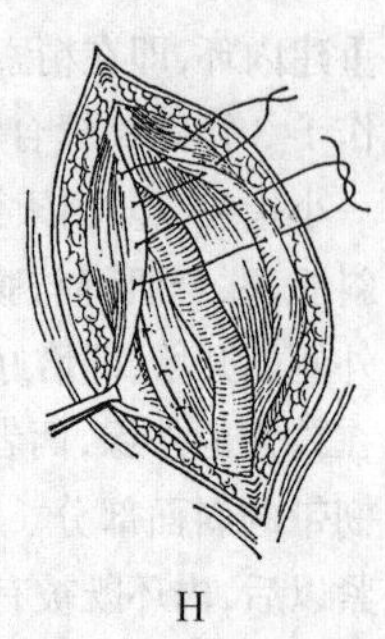

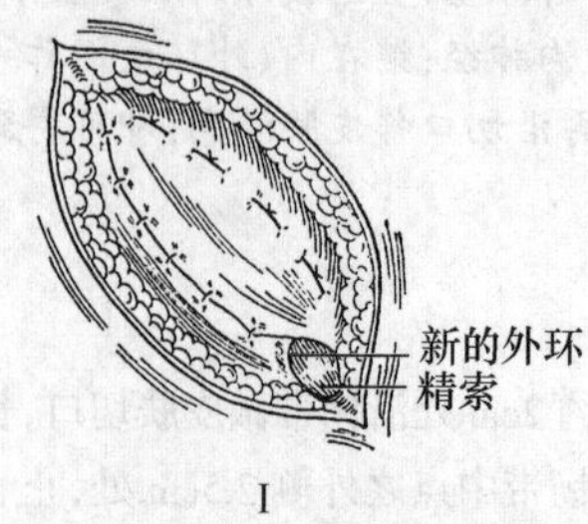

图 2-17　腹股沟疝的手术步骤(Bassini 法)

A. 皮肤切口的部位;B. 沿腹外斜肌腱膜的纤维切开筋膜后,即可见髂腹下神经和髂腹股沟神经;C. 分开睾提肌纤维,即可见疝囊是在精索的前上方;D. 切开疝囊,还纳疝内容物;继用左手示指伸入疝囊内作为依托,右手示指裹着纱布将疝囊用精索剥离至内环处;E. 高位结扎疝囊。附图 E_1 表示用荷包缝线结扎疝囊之法,附图 E_2 为作者惯用之大型疝囊口的缝贯结扎法;F. 多余的疝囊切除后,将囊颈的结扎线进一步缝固在腹内斜肌上,以防止腹膜再有脱出;G. 将精索提起,然后把联合肌腱与腹股沟韧带相互缝合。注意精索自内环引出处,其内、外侧均需有缝线适当缝合,可使内环不致过大;H. 精索已移植到腹内斜肌联合肌腱与腹股沟韧带之缝线上,随即可将外斜肌腱膜之内、外片相互重叠缝合,一般外侧片缝在内侧片之后而内侧片则盖在外侧片之前;I. 示腹外斜肌筋膜已缝合,皮下环已重建之状缝线把腹内斜肌和腹横肌在精索的下面与腹股沟韧带的斜面部分完全缝合起，自内环直至耻骨嵴上；这样，原来的腹股沟管便被完全闭合，而使精索移植到了腹内斜肌的上面，新形成的腹股沟管后壁得到了加强。缝合时应注意在内环部分勿伤及腹壁下血管，在腹股沟韧带深处勿伤及股动静脉。穿过腹股沟韧带的每一缝线，应该咬住不同的纤维束，这样可以避免腹股沟韧带在同一个层面被劈开而影响了缝合的强度。缝合时，可以先将各条缝线依次缝好，然后再自上而下地分别结扎，这样可以便于操作。

(7) 将内外两片腹外斜肌腱膜在精索的上面予以缝合。注意在创口的下端部位勿缝得太紧，避免精索在这新造成的外环中发生绞窄。Bassini 原来是仅将腹外斜肌腱膜单纯缝合，但后来的外科医师多把两片腱膜相互重叠缝合在精索之上，只要注意精索在腱膜下不受过度的压迫。如此，精索被移位于腹内斜肌与腹外斜肌之间，但内环和外环都仍在它们的正常位置，而腹股沟管也保持了它的倾斜方向。

(8) 最后将皮下组织和皮肤分层用细线缝合，整个修补手术即告完毕。

Bassini 法是腹股沟疝修补术中应用得最广泛的也是最基本的一种，一般说来能够获得良好的疗效。但也有不少外科家认为这个方法不尽合于生理，有许多缺点：

1) 利用肌肉(腹内斜肌和联合肌腱)与筋膜(腹股沟韧带)相互缝合，不适合生理功能，不能获得良好愈合。

2) 肌肉的血液供应将因缝合后被牵引而受到障碍，最终可以导致萎缩，使腹股沟部腹壁愈加软弱。

3) 精索被移位后致弯曲，不合生理情况；如在内环或外环处被过分紧束，易于造成睾丸萎缩。

4) 联合肌腱在腹股沟的内侧部分，并不是附着在腹股沟韧带而是附着在耻骨肌筋膜上。将联合肌腱缝在腹股沟韧带上，既不合生理情况，也不足以有效地加强腹股沟的内侧部分，疝仍有复发的可能。

但据作者的观察，除最后一点理由确乎值得考虑，因此主张在腹股沟的内侧部分应将联合肌腱缝在耻骨肌韧带上外(参阅“腹股沟直疝的 McVay 手术”)，其余各点均可以通过操作时的适当注意使之完全避免。其应注意点为：

1) 在缝合腹内斜肌、联合肌腱与腹股沟韧带时，应注意将肌肉上和韧带上的脂肪组织完全清除，使缝合后在两种组织间不夹有脂肪组织，也不使下层的组织夹在缝线之间，这样愈合后是可以有足够强度的。

2) 缝合时应避免张力过大，勿使肌肉发生切压坏死，以致影响愈合。

3) 缝合内、外环时也切忌过紧，以免压迫或绞窄精索。通常在缝合后打结时应使内、外环能容许伸入一小指尖，或者在结扎时在环内插入一把血管钳的头，这样，内、外环当不致被缝得过紧。此点在缝合外环时尤须注意。

4) 在缝合联合肌腱与腹股沟韧带(或耻骨肌韧带)时，假如张力过紧，则可切开腹直肌的前鞘腱膜以减少张力(图 2-28)，缝合即可不感困难。总之，Bassini 手术仍不失为修补斜疝的一个较好的方法。不少其他的手术都是由这个方法变化而来，仅只精索的移植位置有所不同。

Halsted 第一法除将腹内斜肌、联合肌腱与腹股沟韧带缝合以外，还将腹外斜肌的两片腱膜先予缝合，而把精索移位于腹外斜肌之上，皮下组织之下。这样，外环的位置就被移到内环的同一平面，腹股沟原来的倾斜方向也随之消失；其内侧靠近耻骨的部位则得到了完全而坚强的缝合。

Andrews 法除将腹内斜肌和联合肌腱同腹股沟韧带缝合外，腹外斜肌的内侧片也同腹股沟韧带相缝合，然后将精索移植在这腹外斜肌的内侧片上，最后再将腹外斜肌的外侧片盖在精索上，并与其内侧片缝固(图 2-18)。这样，精索被移到了两片腹外斜肌腱膜之间，而腹股沟管也可缝合得更加坚固。

因此，对于疝囊较大或腹壁组织较退化的年老患者，用 Halsted 第一法或 Andrews 法修补可能获得较好的结果。

2. Ferguson 疝修补法　本法与 Bassini 或 Halsted 第一法的区别，在于精索不予移位，仍在腹横筋膜的原来位置上。对于儿童或妇女的斜疝，其腹壁组织近乎正常者，此法甚为相宜。

手术步骤

(1)～(5) 与 Bassini 法完全相同。

(6) 精索不予移植，仍使卧在腹横筋膜上的原来位置。女性的圆韧带则可连同疝囊一并切除。将腹内斜肌、联合肌腱与腹股沟韧带之斜面部在精索前面相缝合(图 2-19)。注意最后一针缝线靠近耻骨嵴者勿将精索束迫过紧。

(7) 缝合内外两片腹外斜肌的腱膜，可以单纯，也可以重叠。

(8) 缝合皮下组织和皮肤如常规。

用本法修补后精索是在原来的位置，外环也仍在原来的地方。有人以为既然精索仍在创口的内下侧部分穿出，该处仍为一个弱点，有可能引起疝的复发。但事实上一个不大的斜疝，腹壁无多大缺损，用本法颇有成效，无需将精索再作任何移位。外科家甚至认为对婴儿的先天性斜疝，可单纯将疝囊切除并作高位结扎，不必作任何腹股沟的修补术，同样可以获得良好的效果(Gross，1953)。作者也同意这种看法，但强调手术很重要的一步是疝囊高位切除后务必要检查内环是否过大，若过大一定要作内环重建，缩小内环对防止疝复发具有重要意义。在腹壁肌肉没有明显的薄弱和缺损的情况下，是否游离移位精索并非重要。

3. Shouldice 修补法　Shouldice(1945) 提出利用腹横筋膜加强腹股沟后壁，具有修补符合解剖，缝合后张力分布均匀，较之 McVay 法更为简便和易于操作、术后疝复发率低等优点，是当今外科临床应用更为广泛的一种疝修补术。主要适用于直疝、较大的斜疝和大多复发疝。

手术的主要原则：

(1) 修复腹横筋膜的缺损或破损，以加强腹股沟管的后壁，这是手术的关键。

(2) 腹内斜肌和腹横肌腱膜分别与腹股沟韧带上下缘

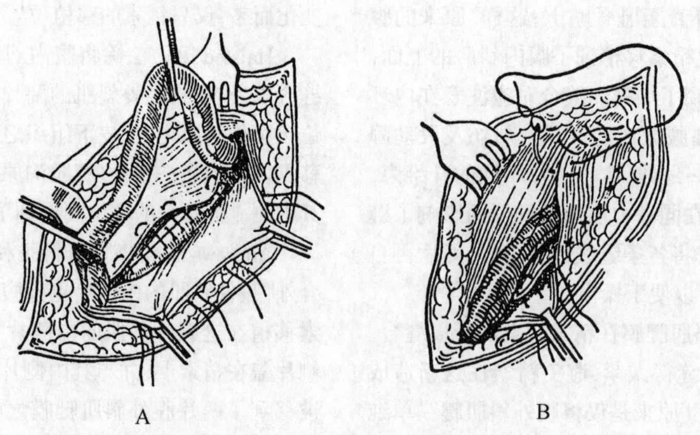

图 2-18　Andrews 疝修补法（左侧）

A. 除内斜肌腱、联合肌腱与腹股沟韧带缝合外，外斜肌的内侧片也同腹股沟韧带缝合；B. 精索移植在外斜肌的内侧片上，再将外侧片盖在精索上并与内侧片相缝合；如此精索是移植在两片外斜肌腱膜之间

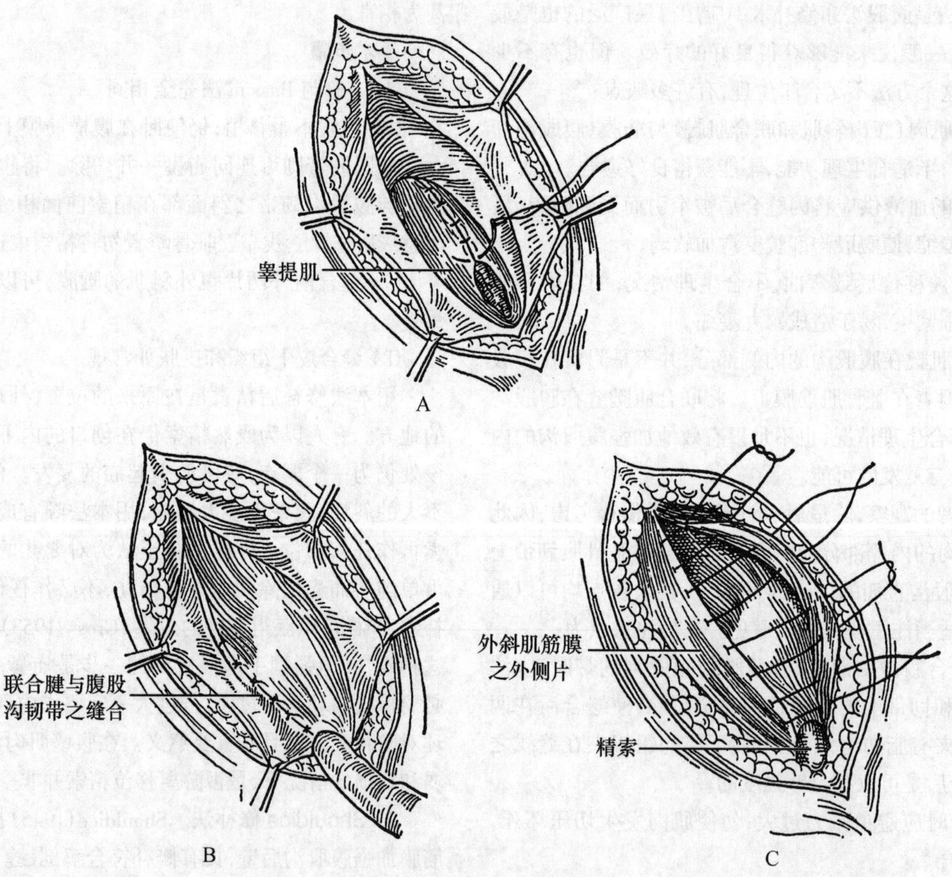

图 2-19　Ferguson 疝修补法

A. 精索仍在原来位置，先缝合提睾肌；B. 内斜肌、联合肌腱与腹股沟韧带在精索前缝合，最后一针靠近耻骨嵴的缝合构成新的外环。图中手指正伸入此新的外环，以试验其大小是否适当；C. 腹外斜肌筋膜的重叠缝合

缝合,愈合好。

(3) 各层缝合要求双重折叠加固,以确保缝合后的腹股沟管后壁的强度能防止疝的复发。

(4) 叠瓦式缝合之两排缝线针距必须不在同一平面上,要求高低参差不齐,以避免收紧缝线打结之后引起筋膜与韧带张力过高或撕裂。

(5) 选取修补的缝线材料尽量符合生物学要求,首选聚丙烯单丝线,其次可用尼龙单丝和涤纶线。

手术的主要步骤:

(1) 切开皮肤及其疝囊高位结扎如同其他疝修补术(图2-20)。

(2) 游离精索并彻底切除周围或深部的脂肪组织,斜疝者可切除整条提睾肌,避免精索过于粗大,以便内环重建能缩小至最小限度,防止疝的复发。

(3) 切除提睾肌时应注意勿伤及输精管和精索内血管,精索外血管可根据需要予以切除并无大碍。

(4) 从耻骨结节开始切开腹横筋膜,向上直到腹壁下动脉分支处,可切除部分薄弱和破损的腹横筋膜,将打开的腹横筋膜提起,以钝性或用小纱布条将腹膜前脂肪或膀胱从其深面向后上方推开,避免重建腹横筋膜时受损(图2-20A-B)。

(5) 重叠缝合腹横筋膜重建内环口:先从耻骨结节开始向内环方向,将腹横筋膜的下叶切缘以连续缝合缝到上叶的深面白线水平,抵达内环口的内侧时应将提睾肌残端一并缝入,以此覆盖疝囊残端和缩小内环口,重建内环口以能通小指尖为准,以便于精索通过,无血运影响而不致有疝出。然后,用同一条线改变方向从内环口返回耻骨结节,将腹横筋膜上叶的游离缘与下叶基部的增厚部分(髂耻束)作连续缝合,使腹横筋膜上下叶重叠缝合直到耻骨结节外侧。利用同一条线将其骨膜下腹股沟镰作一圈缝合收紧,再与起始缝线头打结,完成腹横筋膜第一、二层的折叠式缝合修复(图2-20C、D)。

(6) 精索后联合肌腱与腹股沟韧带缝合加强后壁:即在精索后,由内环向耻骨结节方向将联合肌腱深面的腹横肌腱膜部分与腹股沟韧带作连续缝合,至耻骨结节后转回内环,再将联合肌腱前缘或腹内斜肌腱膜部分连续缝合在腹股沟韧带上缘0.5cm处的腹外斜肌腱膜上,至内环口旁,与始缝线头打结。

(7) 精索前重叠缝合腹外斜肌腱膜加强前壁(图2-20E、F):即在精索前从耻骨结节至内环方向,先将腹外斜肌腱膜下叶缘缝到上叶深面,抵达内环口后回头,从内环向耻骨结节再将腹外斜肌腱膜上叶切缘缝在腹股沟韧带的浅面上,到外环口时务必贯穿缝住提睾肌远侧残端,以防睾丸下坠并缩小外环口。至此完成第三、四层折叠缝合。如腹外斜肌腱膜不松弛,也可仅作精索前的连续对合缝合不需重叠。

(8) 最后缝合皮下组织及皮肤。

4. 无张力疝修补成形术(tension-free hernioplasty) 腹股沟疝修补术虽经不断改进,复发率已大为降低,但由于修补术多因张力过大,术后局部不适和有关组织损伤或生殖方面的影响逐渐引起人们的关注。同时,疝区组织结构的严重损伤,腹股沟管后壁的严重缺损,尤其是复发疝,常规的疝修补术尚无法获得很好的效果。因此,无张力疝修补术越来越受到重视,原则上说,无张力疝修补术可应用于各类腹股沟疝,常用的手术方法有李金斯坦修补术;网塞修补术(mesh-plug-repair)、Adrahamson 法和 Stoppa 巨大网片腹膜囊加强术等。这些方法的主要共同特点是利用具有

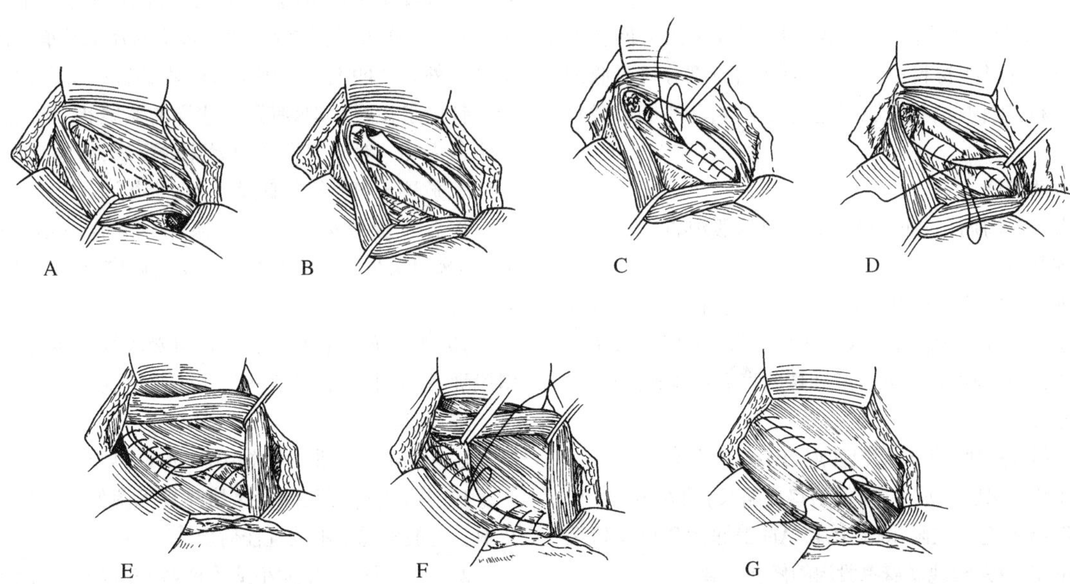

图2-20 Shouldice 疝修补术

A. 切开腹横筋膜;B. 游离腹横筋膜上下缘切除腹膜外脂肪;C. Shouldice 第一层缝合;D. 第二层缝合;E. 第三层;F. 第四层;G. 精索前缝合腹外斜肌腱膜重建外环

强大抗力、抗折裂、生物适应性好、耐酸碱和不易藏菌的多孔网眼的聚丙烯人造物网片(如 marlex)或网塞,缝置在腹壁缺损处或圈成圆锥状塞入疝内口,在无张力的前提下,作适当的缝固,确保疝区有足够的撑托,使结缔组织透过网眼生长形成瘢痕组织,以达到一定的强度加强腹股沟后壁的效果。

(1) 李金斯坦(Lichtenstein)网片无张力疝修补术:李金斯坦(Irving Lichtenstein)等于 1974 开始应用 marlex 补片(人工合成的聚丙烯网片)对 3000 例腹股沟疝进行连续外科手术治疗,随访5年复发率仅 1%。并于 1986年在 *Int Surg*(《国际外科学杂志》)作了报道,首次提出了无张力疝修补术(tension-free hernioplasty)概念,创立了以其名字命名的手术方法。该手术的要点:应用人工合成网片缝合于腹股沟管的后壁,从而修复缺损或薄弱的腹横筋膜,并替代了传统的组织对组织的有张力缝合,达到治愈疝的目的。

Lichtenstein 无张力疝修补术经过了近 30 年的发展与改进,目前是治疗成人腹股沟疝最被认可的术式,也是全世界应用最多的。在《欧洲成人腹股沟疝治疗指南》和《中国成人腹股沟疝治疗指南(2012 版)》中均是首推的疝治疗方法。另外,李金斯坦医生还首次提出了以下观点:①腹股沟疝修补术可以作为门诊手术安全地进行;②这种手术必须由有专门经验的外科医生进行而不能把它归为小手术;③这种手术在医疗经济学上可综合减低费用;④可应用局部浸润麻醉,以避免全麻或连续硬外麻醉所引起的并发症。⑤术后不适感轻、持续时间短,患者术后 2 小时即可回家,不需限制活动,可以较快恢复正常生活和工作(一般 3 周)。

手术原理和材料选择

以人工合成网片缝合固定于腹股沟管后壁的缺损区域,对腹股沟疝采用加强后壁的方法,替代传统的张力缝合。

目前选择的材料有:聚丙烯材料(建议采用大网孔的轻量型网片);聚酯材料;自固定(即免缝合)部分可吸收的聚丙烯材料;生物材料(人脱细胞真皮材料;猪小肠黏膜材料等)。

手术适应证

成人腹股沟疝(斜疝、直疝)、复发性腹股沟疝。

手术要点

1) 麻醉:局部浸润麻醉是推荐选择的麻醉方式(尤其是在门诊的手术,患者可在术后 2 小时回家);也可采用椎管内麻醉,包括连续硬膜外麻醉和蛛网膜下腔麻醉;或全身麻醉等方法。

2) 手术野皮肤消毒:同巴西尼(Bassini)手术。

3) 切口:同巴西尼手术,但切口要略长,约 6~8cm。该手术的创始人之一的阿米德(P. K. Amid)医生建议切口至少要 8cm,以便完整地暴露腹股沟的修补区域。

4) 同巴西尼手术,按层切开皮肤,皮下组织至腹外斜肌腱膜,显露外环,自外环处沿腱膜纤维走向切开腹外斜肌腱膜直至内环上方,或超过内环上方 2cm。切开时需注意观察辨认腱膜深面的髂腹下神经和髂腹股沟神经,并加以保护防止损伤。

5) 游离腹外斜肌下间隙,即第一间隙。提起已切开的腹外斜肌腱膜做钝性分离,向外下至腹股沟韧带,要完全暴露腹股沟韧带;向内上游离到腹内斜肌、腹横肌构成的联合肌腱,直至腹直肌的外侧缘。这样就完全打开了腹股沟管,并建立了放置补片的空间,阿米德医生建议该空间的范围应是(5~8)cm × (12~15)cm。

6) 游离精索,要强调一定要将精索从耻骨平台上游离,保证能暴露出耻骨平台处有 1~2cm 的范围空间。切开提睾肌,若发现精索内有脂肪瘤样组织可以切除。

7) 寻找和分离疝囊,对斜疝患者,当提起精索可以发现上面与精索并行的疝囊。若疝囊不大,可将其高位游离(游离至腹膜前脂肪层)翻入到腹膜腔内,内翻缝合,不作结扎。李金斯坦医生认为:疝囊的结扎后产生的局部压力和缺血变化,是术后疼痛的重要原因。对疝囊较大进入阴囊者,可在腹股沟管内将其横断,近端高位游离后内翻缝合,翻入腹膜腔,远端疝囊彻底止血后留在原位。

8) 当游离出精索后,未见与其紧密相连疝囊者,多为直疝,少数可能为股疝。在精索的内侧可发现直疝疝囊,若直疝疝囊较大,在疝囊回纳后要用可吸收线进行内翻缝合。同时要检查有无并存的斜疝、股疝存在。

9) 加强腹壁,取一修补材料,约 10cm × 15cm,根据实际应用大小进行裁剪,补片的内侧端剪成与腹股沟管内侧角一致的圆弧形,放置于已游离好的第一间隙内,超过耻骨结节 1~2cm。以单股不可吸收缝线缝合固定在耻骨结节上的腹直肌前鞘。将补片平整地放置于第一间隙内,把补片的下缘与腹股沟韧带连续缝合至内环的上缘。内侧间断缝合 3~4 针,止于内环上方 2cm。在补片的后端沿长轴方向剪开一裂口,内侧片稍宽约占 2/3,外侧片稍窄占 1/3。将精索放置于已剪开的两尾片之间,再将两片交叉重叠,内侧片重叠于外侧片的上方。用不可吸收的缝线将内、外尾片缝合一针固定在腹股沟韧带上,这样的燕尾状交叉就形成了一个新内环。对尾部多余的尾片进行修整,向上超过内环 3~5cm,放置于腹外斜肌腱膜下,无需缝合。

放置于腹股沟管后壁的补片在缝合时不应存在张力,阿米德医生要求"补片缝合固定后应有一个帐篷样的隆起"。

10) 精索放在补片上方。以可吸收缝线连续缝合腹外斜肌腱膜,重建外环,缝合皮下组织至皮肤。

注意事项

Lichtenstein 无张力修补手术的几个要点:

1) 手术操作过程除要严格注意无菌外,还要仔细彻底止血。一般情况下不放置任何引流。

2) 补片可视缺损大小适当剪裁,补片缝合后不能存在张力,也不要出现皱褶。

3) 缝合补片下缘(与髂耻束或腹股沟韧带时)要宽而浅,切记不能过深以免损伤下内方的股血管。

4) 合理使用抗生素,预防用药要在术前 30~45 分钟静脉推注,这样在切开皮肤时血液和组织液中能达到有效的药物浓度。

5) 由于植入补片为异物,有时有切口血清肿出现,如果发现,可用无菌注射器,反复抽吸,不做引流。

(2) 网塞疝成形术(mesh-plug-hernioplasty):自从 20 世纪 50 年代 Usher 首先提出并报道应用网片作疝修补之后,Lichtenstein(1968)开始应用网塞(将网片圈成烟卷状)塞入疝环口作疝修补,并于 1974 报道获得成功。20 世纪 80 年代,Arthur Gilbert 又将网塞做成圆锥状或伞状,利用其富有弹性并带有凹槽的边缘,扩张伞张开以撑住在前腹壁上,防止其滑脱,以利于疝的修复愈合。Rutkow(1989)又在 Gilbert 的基础上,将网塞修补用于 Gilbert Ⅲ型疝。1993 年,Robbins 和 Rutkow 报道 1563 例网塞成形术,疝复发率为 0.1%。同时,有作者在网塞放置后于精索后再放网片,略作周边固定以加强后壁,这样使疝修补更为牢固。

手术要点(图 2-21)

1) 皮肤和腹外斜肌腱膜切开及寻找疝囊如其他疝手术。

2) 打开或不打开疝囊,回纳疝内容物后,高位分离疝囊,不作疝囊高位结扎,疝囊未打开者将疝囊内翻,然后从内环口塞入伞状的网塞,填充堵塞疝内环口,并利用其弹性使伞状物打开套住撑在内环上(图 2-21A、B、C)。

3) 沿内环口周边将网塞作一周的缝合固定,以免脱出。

4) 在精索后铺放一张相应大小的网片,外向端剪开,平铺在内环口精索的两旁,可略作周边固定,以防卷折成团(图 2-21D)。

5) 精索前对合缝闭腹外斜肌腱膜,重建外环。

6) 逐层缝合皮下组织和皮肤。

Robbins(1998)收集 6000 多例疝修补资料,其中网片(塞)疝修补术 3268 例,88%(2861)为原发疝首次疝修补,12%(407)是复发疝;首次疝修补后复发 19 例(约 1%),复发疝再发 14 例(3%)。该方法具有操作简便、局部损伤小和复发率低等优点,主要适用于所有的腹股沟疝、复发疝、马鞍疝和复杂性疝的修补。

(3) Abrahamson 尼龙织网修补法(图 2-22):据 1982 年有关资料报道,复发疝中约有 6% 发生在术后六个月内,39% 在术后一年,而有 24% 则在十多年之后。自从发明了坚韧、光滑和具有良好弹性的单纤尼龙以来,1987 年有人报道和描述了尼龙网织腹股沟疝修补术,效果令人满意。因为该网在术后一年内,由于结缔组织和瘢痕组织长入,形成

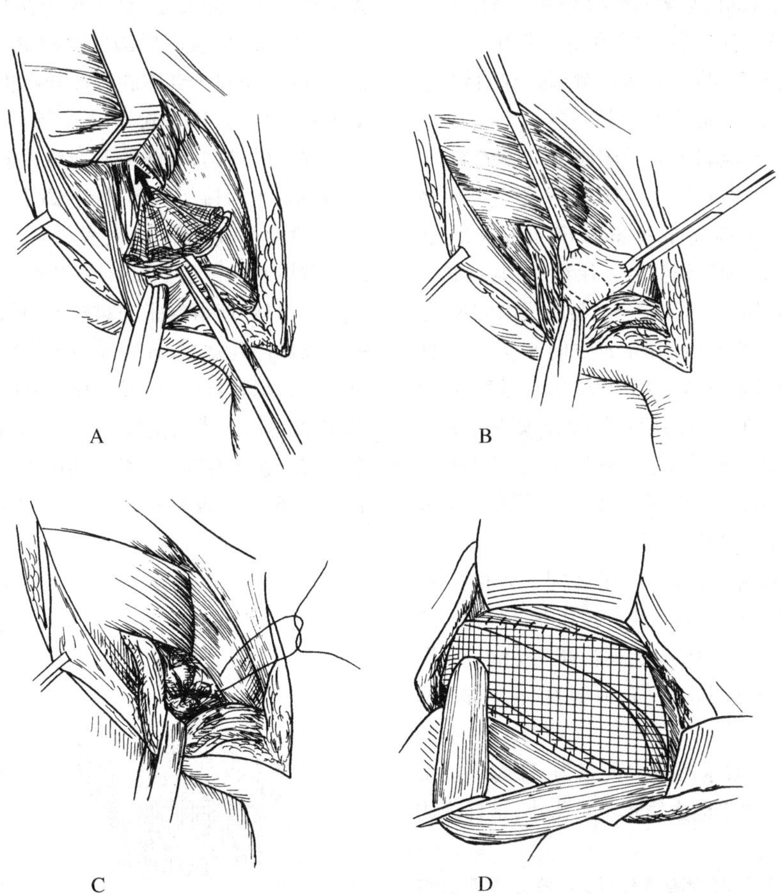

图 2-21 Lichtenstein 疝网塞成形术

A. 网塞填入内环口;B. 疝囊提起备作荷包缝合内翻;C. 直疝囊内翻并塞入网塞固定;D. 精索后置入网片,其外侧端剪开交叉在精索两旁并略作周边固定

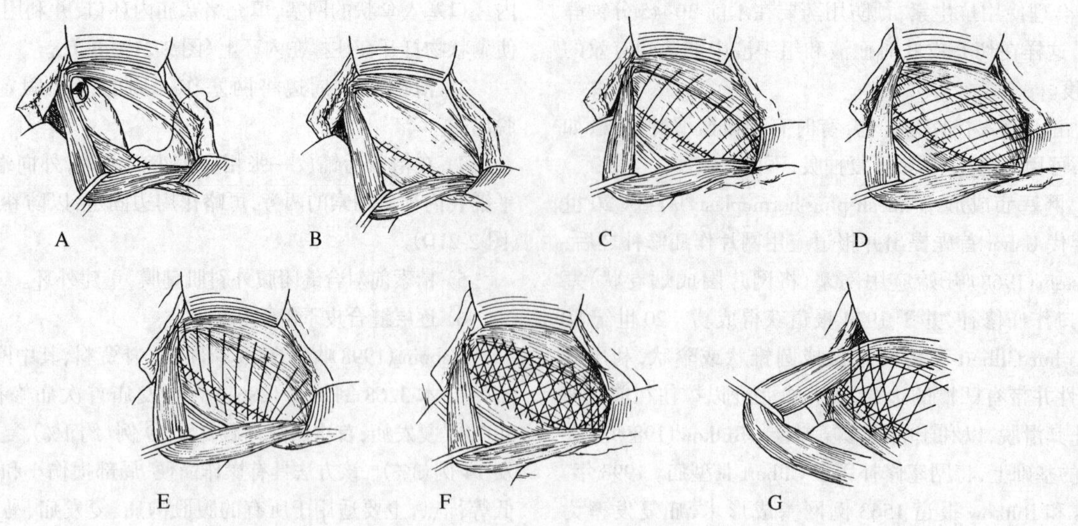

图 2-22 Abrahamson 尼龙网织修补法

A、B. 联合腱与腹股沟韧带缝合重建内环；C、D、E. 分别为第 1~3 组尼龙缝线走向；F. 全部网织完成；G. 内环之上下后方的加固缝织图示

了足够的力度可对疝区有相当的撑托作用，从而可防止术后早期疝复发。

手术要点

1）切口、疝解剖及其疝内物的回纳如常规疝修补术。

2）腹横筋膜不打开，若有裂口可稍作缝合修补。

3）在无张力的前提下，将腹直肌内侧、联合肌腱与腹股沟韧带及髂耻束作连续靠拢缝合加强后壁。

4）然后作网织修补，其目的是关闭腹横筋膜的裂口，拉紧内环口，加强腹股沟管的后壁。其具体方法分三层，各层缝合采用 0 号单股尼龙缝线（polyamide 6），长达 1.5m 折回成 75cm 双股回环作连续缝织。第一层缝合，其缝织方向是将腹横肌、腹内斜肌的下部和联合腱与腹股沟韧带、耻骨结节旁纤维和腹直肌侧方组织作垂直方向连续缝合（图 2-22C），缝线略为收紧以刚能拉紧而无张力为度。第二层缝合，从内上向外下缝织（图 2-22D）；第三层缝合，则是从外上向内下方向缝合。内侧缝合要将陷凹韧带缝上，外侧则应跨过内环口处，但注意精索不受损伤和受压，这样使三排缝线相互交叉成网织状（图 2-22E）。

5）网织缝合时各排缝线务必不要缝在同一平面上，应相互错开。在缝腹横肌、腹内斜肌、联合腱和腹直肌鞘时缝距应深而宽；腹股沟韧带侧因有三层缝线，第三层缝合时因缝距过密无空间，则可缝在部分腹外斜肌腱膜上，增加织网面积（图 2-22F）。

6）各缝线不能拉得太紧而有太大张力，针脚不能太密，缝线不能太细，网织眼不能太宽也不可太小，这样织成的网才会有很好的抗力。

7）精索前缝合腹外斜肌腱膜重建外环，缝合皮下组织和皮肤。

Abrahamson 报道用上述方法修补 1000 例原发或复发疝，随访最长 15 年，有跟踪随访的 300 例，疝复发率为 0.33%~0.8%。

（4）Stoppa 巨大人造物腹膜囊加强术（giant prosthetic reinforcement of the visceral sac，GPRVS）：1968 年 Stoppa 首先采用并于次年报道，认为该方法特别适用于复杂性疝、多次复发疝，以及腹股沟区瘢痕形成解剖不清，老年人两侧疝、巨大疝和年老体胖以及肝硬化患者。无论下腹壁的缺损状况如何，该术式均可适应，主要是利用一张巨大的编织的聚丙烯网（或涤纶和线带），通过下腹部正中切口或 Pfannenstiel 切口，常规切断和高位结扎疝囊，并在保护精索、腹股沟管和腹股沟神经免受解剖损伤的前提下，于腹膜前放置网片向下直达疝出处以下，两边延伸至侧腹壁（图 2-23）。这样，使得这张围裙样的网从一侧腹壁到另一侧腹壁以及延伸到盆腔，日后周边的结缔组织与腹膜融合形成瘢痕样组织愈合后，在很大程度上增强了下腹壁的抗压能力，以此可防止术后复发。Stoppa 报道 2000 例有上述手术指征的患者作 GPRVS，术后随访 1~12 年，疝复发中原发性疝为 0.56%，复发性疝为 1.1%。1998 年 Stoppa 又统计了

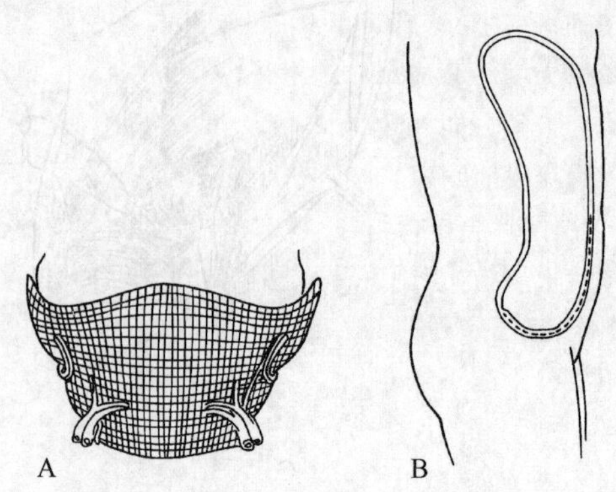

图 2-23 Stoppa 巨大人造物腹膜囊加强术

A. 图示下腹壁所用的巨大人造物；B. 图示下腹壁从脐部到盆腔所有的裂隙均被网片所覆盖

Mathonnet 等作者所作的 GPRVS 一共有 4095 例，疝复发率 0~4.0%，平均约 1.71%。

(5) PHS(普理灵疝修补系统)双层聚丙烯装置或 UHS(超普疝修补系统)的无张力疝修补手术：双层补片无张力疝修补手术是指采用 PHS(普理灵疝修补系统)双层聚丙烯装置或 UHS(超普疝修补系统)的无张力疝修补手术。PHS 双层聚丙烯装置是由 A.I.Gilbert 从 1984 年后借鉴 Lichtenstein 的无张力疝成形修补术，在"伞形网塞"行内环无张力疝修补术的基础上，不断改进而产生的腹股沟疝的腹膜前间隙内无张力疝修补技术。UHS(超普疝修补系统)是在 PHS(普理灵疝修补系统)的基础上，采用了部分可吸收的材料及轻量型补片，使手术后患者更舒适。

手术要点

1) 常规消毒铺巾，取经内、外环间平行于腹股沟韧带之斜切口或取在腹股沟区的横切口，切口长 4~6cm。

2) 切开皮肤、皮下和腹外斜肌腱膜，分离腹外斜肌腱膜的外侧和内侧，分离出足够大的第一间隙，由此建立第一个重要的修补间隙。解剖耻骨结节至外上 1/3 的腹股沟韧带，然后沿腹股沟韧带向下解剖出精索和提睾肌部分，切除内侧的提睾肌筋膜。这样就彻底地游离出精索并分离出足够大的第一间隙来放置该装置的上片。

3) 如果是斜疝，将斜疝的疝囊自精索内锐性的分离解剖出来，并从腹横筋膜的纤维包绕中分离出疝囊颈，疝囊颈的位置的解剖一定要足够的高，但是要注意避免损伤内环处保护的悬吊机制和内环外侧的组织。如果是直疝，在 Hesselbach 三角区内找到疝囊，于疝囊的基底部环型切开腹横筋膜。然后，均顺疝囊颈在术者手指引导下剪开(或切开)腹横筋膜一周，游离疝囊至腹膜外脂肪，轻轻提住疝囊，用一块湿纱布沿疝囊壁轻轻下推，遇条索状组织不要轻易剪断，要辨明结构后再予以处理。

4) 以疝环为中心，以粗网孔的纱布分离腹膜和腹横筋膜间隙，建立一个以疝环为中心直径 10cm 的腹膜前间隙，只要 16cm×16cm 的纱布可以完全填入腹膜外间隙，就可以让下层的补片展平。

5) 把 PHS(prolene hernia system, Ethicon®)网片的上层延长轴折三折，然后对折，用中弯钳夹住，把网片的下层以卵圆钳为中心叠成伞状，PHS 网片的上层延长轴方向和腹股沟韧带的方向一致，中弯钳朝脐的方向经疝环放置至分离好的腹膜前间隙。放入 PHS 装置，向下放入一定的深度后，下层网片会自行张开，然后通过疝环把卵圆钳及其夹住的网片上层拉出，用手指通过疝环插入补片连接部凹陷处向下推，把已展开的下层网片进一步展平在腹膜前间隙，要求下层补片的下缘要超过耻骨支；内缘要超过腹直肌的外侧缘；外上缘要超过内环，完全覆盖耻骨肌孔处。连接体置于疝环内，疝环口过大时(超过 3cm)，应先把其缝合将其缩小，以防下层网片在腹压增高时经其外突。

6) 把拉出的上层网片放置在腹外斜肌腱膜下间隙内，将其展平，根据腹股沟管后壁的实际的大小，适当裁剪上层补片，为了让补片与腹股沟管后壁的结合更紧密。但是，上缘要超过腹横肌的弓状下缘，下缘要超过耻骨结节面 2cm，把上层网片剪一豁口将精索套入，缝合豁口。将上层网片的两边分别固定在耻骨结节、腹股沟韧带、腹横肌腱弓。

7) 将精索复位，连续缝合切开的外斜肌腱膜。间断缝合皮下组织和皮肤。手术过程中所有缝合均使用合成缝线。

应用双层修补装置的无张力疝修补术是一种包含了 Stoppa 的理念的技术，但是因为增加了连接部，因此比 Stoppa 的技术定位更准确，因此下层补片的大小比 Stoppa 的方法要小得多，组织的创伤和手术的技术难度比 Stoppa 的方法要小。该技术是通过疝环(前路)将修补的材料送达腹膜前间隙，可以达到腹腔镜技术从后路达到腹膜前间隙一样的效果，但是要更加方便。如果单从腹壁的缺损的层面看，双层修补装置更像是夹着腹股沟管后壁的"三明治"。因此，该装置的上下两层补片的大小一定要超过正常的腹壁组织一定的范围，这样才能保证该装置的稳定。所以，根据疝环的大小不同要选用不同型号的材料。用双层修补装置的无张力疝修补术是下层补片放在腹膜前间隙内，加固耻骨肌孔(Fruchaud 孔)，与 Lichtenstein 无张力疝修补术和疝环充填式无张力疝修补术相比，更适于股疝的修补。患侧曾有过下腹部手术史特别是腹股沟区手术史患者慎用。采用腹膜前修补复发的腹股沟疝患者不适用。

5. 腹腔镜腹股沟疝修补手术 最早将腹腔镜技术应用于腹股沟疝治疗的是纽约温思罗普医学院外科医生 Ger R，他于 1982 年报道了 12 例腹腔镜下腹股沟疝内环口关闭术，该方法相当于疝囊高位结扎，因未对疝缺损区域进行修补，仅适用于小儿腹股沟斜疝的治疗。随着腔镜技术的发展和"无张力修补"概念的引入，在 20 世纪 90 年代初期，陆续报道了数种成人的腹腔镜腹股沟疝修补术式(laparoscopic inguinal hernia repair, LIHR)，经过 20 多年的技术演变和改进，目前临床应用的主要由三种术式：经腹腹膜前修补术(transabdominal preperitoneal, TAPP)；全腹膜外修补术(totally extreperitoneal, TEP)及和 IPOM：腹腔内修补术(intraperitoneal onlay mesh)。

循证医学已证明了 LIHR 是安全有效的手术方式，其复发率、并发症率、住院天数与开放式无张力修补术相同，但具有术后疼痛轻、恢复非限制性活动时间短的优势。LIHR 的主要目的并不是为了微创，而是要利用腹腔镜器械、通过后入路、在直视下操作、进行腹膜前修补手术，手术指征与开放式腹膜前修补术大致相同，适用于腹横筋膜薄弱的患者。欧美国家，LIHR 的比例在 8.9%~25% 之间，我国尚无具体数据，可根据术者的经验和患者的情况选择相对应的术式，复发疝和双侧疝可优先考虑 LIHR。

手术要点

(1) TAPP：TAPP 由加拿大医生 Dion 于 1992 年首先报道，特点是先进入腹腔，打开腹膜后将疝囊回纳，在腹膜前间隙植入补片，覆盖肌耻骨孔，最后再关闭腹膜。具体操作步骤如下：

1）麻醉和体位：建议全身麻醉，也有硬膜外麻醉或腰麻的报道。患者头低脚高10°~15°平卧位，术者位于患侧的对侧进行操作，助手位于患侧或头侧持镜。监视器置于手术台下方正中。

2）套管的穿刺：脐孔穿刺，建立CO_2气腹至15mmHg。常规置入三个套管：脐孔置10~12mm套管放置30°腹腔镜头，两侧腹直肌外侧平脐或脐下水平分别置入5mm套管作为操作孔。

3）腹膜的切开：在疝缺损上缘横行切开腹膜，游离上、下缘的腹膜瓣，进入腹膜前间隙，所有的操作均在腹横筋膜后方进行，不切开腹横筋膜。

4）疝囊的分离：斜疝疝囊位于腹壁下动脉的外侧，由内环口进入腹股沟管，其后方有输精管和精索血管，将疝囊自内环口水平与其后方的精索血管和输精管分离约6cm左右，这种“超高位”游离回纳疝囊的方法称为“精索的腹壁化”，目的是保证足够大的补片能够平铺在精索成分上而不会蜷曲。疝囊较大时可横断，远端旷置，近端再与精索分离。

直疝疝囊位于腹壁下动脉内侧的直疝三角内，疝囊都能完全回纳，无需横断。直疝缺损处的腹横筋膜明显增厚，称为“假性疝囊”，不要误认为疝囊而强行分离。疝囊回纳后，可看到耻骨疏韧带和髂耻束。髂耻束是腔镜视野下特有的解剖结构，是覆盖在腹股沟韧带上的腹横筋膜，其走向和腹股沟韧带完全相同，髂耻束将腹壁下动脉内侧的缺损分隔成上方的直疝和下方的股疝。

股疝疝囊位于髂耻束的下方，处理原则与直疝相同。股疝容易嵌顿，可松解直疝和股疝之间的髂耻束，将嵌顿的组织回纳。

5）腹膜前间隙的解剖结构：在分离腹膜前间隙时要注意辨认以下几个重要结构，不能损伤，以免引起严重并发症甚至死亡。

a. 危险三角：1991年由Spaw提出，又称Doom三角，位于输精管和精索血管围成的三角形间隙内，里面有髂外动静脉通过。

b. 死亡冠：在腹壁下动脉和闭孔动脉之间有一支动脉吻合支，有时这支吻合支比较粗大，称为异常的闭孔动脉支，一旦损伤，会引起相当麻烦的出血，曾经有死亡的报道，故称死亡冠（corona mortis）。因其从髂静脉内侧、耻骨梳韧带的后面环状跨过，又称死亡环（circle of death）。

c. 耻骨后静脉丛：位于耻骨膀胱间隙的深面，耻骨后静脉丛向会阴方向汇集成阴茎背侧静脉丛，是一些横行粗壮密集的静脉血管支。在分离耻骨膀胱间隙时不能过于深入，如果越过了耻骨支的纵轴面，就有可能损伤耻骨后静脉丛。一旦损伤，止血非常困难。

d. 疼痛三角：位于精索血管的外侧和髂耻束的下方，在这个区域内有腰丛神经的分支，包括股外侧皮神经、生殖股神经的生殖支和股支以及股神经穿过。其中股外侧皮神经和生殖股神经股支位置最为表浅，容易损伤。

6）腹膜前间隙的分离范围：腹膜前间隙的分离范围大致为：内侧至耻骨联合并越过中线，外侧至髂腰肌和髂前上棘，上方至联合肌腱上2~3cm，内下方至耻骨梳韧带下方约2cm，外下方至精索腹壁化。此范围的分离是要保证能植入足够大的补片。

7）补片的置入：选择聚丙烯或聚酯补片，平铺在腹膜前间隙，覆盖整个肌耻骨孔并与周围的肌性和骨性组织有一定的重叠。建议使用10cm×15cm的补片。补片是否需要固定取决于疝的类型和分型，固定可采用缝合、疝钉、医用胶等方法，如果采用缝合或疝钉，只有四个结构可以用来固定补片：联合肌腱、腹直肌、陷窝韧带和耻骨梳韧带。严禁在危险三角、死亡冠、疼痛三角等区域内缝合或钉合补片。

8）腹膜的关闭：可用连续缝合等方法关闭腹膜。术后仔细探查腹膜关闭是否紧密、横断的疝囊是否关闭，以免补片外露与肠管接触发生粘连性肠梗阻。

（2）TEP：TEP于1993年由美国医生McKernan JB首次报道，其特点是不进入腹腔，直接进入腹膜前间隙，将疝囊回纳后植入补片，覆盖肌耻骨孔。TEP保持了腹膜的完整性，技术上更合理，在欧洲《成人腹股沟疝诊疗指南》中被推荐为LIHR的首选术式。但TEP操作空间较小，如何正确地进入腹膜前间隙是手术成功的关键，具体操作步骤如下：

1）第一套管的置入：第一套管需采用开放式方法，于脐孔下约1.0cm处行小切口，显露腹直肌前鞘。切开白线，将腹直肌向两侧牵开，将10~12mm套管置入在腹直肌背侧与腹直肌后鞘之间的间隙，放置30°腹腔镜头。建立CO_2气腹至12~15mmHg。

2）腹膜前间隙的进入：沿着腹直肌后鞘往下，即进入了腹膜前间隙。可采用球囊分离器分离扩大腹膜前间隙，但费用较贵。也可用手指分离法或镜推法分离扩大腹膜前间隙。镜推法是目前最常用的方法：用腹腔镜镜头在腹横筋膜和腹膜之间轻轻推开网状疏松的纤维组织，分离出一定的空间。

3）第二和第三套管的置入：腹膜前间隙经初步分离后，就可以置入第二和第三套管，该两个套管的穿刺部位有多种方法，可直接穿刺在中线位置，也可穿刺在两侧腹直肌外侧脐下水平。在中线穿刺最为方便，不易穿破腹膜，是目前最常用的方法。

4）耻骨膀胱间隙的分离：TEP中，腹膜前间隙一旦建立成功，耻骨膀胱间隙（Retzius间隙）自然就形成了，只需作简单的分离就可以显露耻骨联合和耻骨梳韧带。在这一过程中应完成直疝和股疝的探查和处理，操作与TAPP相同。

5）髂窝间隙的分离：髂窝间隙位于腹壁下血管与髂前上棘之间，是Brogos间隙向外侧的延续。耻骨膀胱间隙和髂窝间隙充分分离后，可以很清晰地显露斜疝疝囊，处理与TAPP相同。

6）补片的置入：与TAPP相同。

7) CO_2 气体的释放：用器械将补片的下缘压住，在直视下将 CO_2 气体缓缓放出，这样可保证补片被腹膜覆盖而不会发生卷曲。

(3) IPOM：IPOM 手术方法更简单，在腹腔内疝环缺失处直接置入防粘连补片。滑疝不能采用该方法。

（唐健雄）

第三节 腹股沟直疝

【定义】 腹内脏器自腹股沟管内侧部分的腹壁弱点（Hesselbach 三角区）直接脱出形成的疝，称为腹股沟直疝。它因为是从腹壁下动脉的内侧脱出的，故也有“内疝”之名；但这个名词易与腹腔内的疝相混淆，故此处的疝以称“直疝”为妥。

【解剖】 在腹股沟部前腹壁的深面，恰当腹股沟管的内侧凹处，有一个三角形的区域为腹壁抗力荏弱之处，称为 Hesselbach 三角。该三角区的外界为腹壁下动脉，内侧为腹直肌鞘的外缘，而下界即为腹股沟韧带。直疝即由此三角区突出，偶尔可以从联合肌腱的下缘进入腹股沟管的内侧部（图 2-24），甚至可再经外环突出至皮下。

直疝的疝囊口通常即为整个三角区，因为甚为宽大，所以极少发生嵌顿。囊壁是由腹膜、腹膜前脂肪、腹横筋膜、提睾肌与柱间筋膜（假如疝已出外环）、浅筋膜以及皮肤组成。

【病因】 当腹横筋膜和腹内斜肌发生退行性变而转弱，同时腹内压有经常或突然的增高时，腹内脏器即可自 Hesselbach 三角区脱出，形成直疝。

不少学者认为直疝是纯后天性的。例如按照 Watson 的意见，因为直疝的疝囊是后天形成的，所以直疝应视为一种后天性疝。但据作者的看法，在直疝的病因中，除后天因素以外，一般也有先天的因素参与其形成。后天的因素是显而易见的，例如负举重物、剧烈咳嗽等，腹内压的突然增加，常为引起直疝的直接原因，较缓慢持续的腹压增加更为重要。有时，腹股沟部的直接外伤也偶尔会诱发腹股沟直疝。

先天性因素虽没有后天因素显著，但事实上可能同样或者更为重要。理论上，直疝患者虽然多为从事体力劳动者，但绝大多数的体力劳动者或运动员却并不发生直疝。妇女虽多妊娠也绝少发生直疝。这显然是因为坚强的腹壁组织能抵抗增加的腹内压之故。所以，应该认为在直疝的发病因素中，除后天的腹压增加外，腹壁的荏弱是最重要的一种内在因素，其中腹横筋膜的强弱尤为重要。除后天的外伤引起腹横筋膜的破损，老年的组织退行性变可以引起腹横筋膜的软弱外，不少学者认为腹横筋膜在发育上也有强弱之别，即筋膜纤维的多少有所不同。如果腹横筋膜有发育上的缺陷，一旦遇有腹内压增加的情况，如壮年人从事过度的体力劳动，就可以导致直疝的发生。

综上所述，直疝的发生极有可能是先存在因先天性腹横筋膜的发育不全，或由于后天的外伤及年老体弱的组织退行性变，引起腹横筋膜的荏弱不强，继而在腹内压持续增高或突然骤增的情况下，导致疝的形成。单纯直疝是后天性的说法可能是不全面的，或者说是不完全正确的。

【发病率】 在国外文献中，直疝约占腹股沟疝中的 15%~20%。我国人患直疝者显然较少，据作者的经验，直疝在腹股沟疝中仅占约 5% 左右。上海某医院 422 例疝中，仅有直疝 11 例（2.6%）。

【症状与诊断】 直疝发生时大多数没有症状，甚至很少有疼痛的感觉。主要症状是在腹股沟外环部位有一个不大的圆形肿块，直立时出现，平卧时消失。仔细观察该肿块，可以发现有下列特点，可与腹股沟斜疝相鉴别：

1. 直疝的肿块是在腹股沟的内侧近耻骨嵴处，而斜疝是在整个腹股沟中。

2. 直疝的肿块是呈半球形的，基底较宽；即使偶尔进入阴囊，亦仅在阴囊的上部。斜疝则多呈丝瓜形，颈细长，常通过整个腹股沟管而进入阴囊内。

3. 直疝极易于平卧位还复，而斜疝则还复比较缓慢，甚至需用手法还复。直疝极少发生嵌顿或绞窄，斜疝则较多可能。

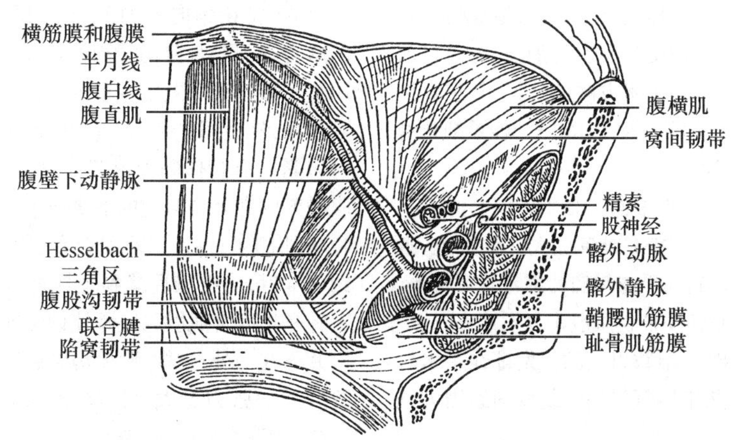

图 2-24 前腹壁内面观，示 Hesselbach 三角区的位置，为直疝突出之处

4. 使患者平卧疝还复后，用手指压住内环部位，然后再使患者起立。若为斜疝，则疝可以被阻而不复出现；但如为直疝，则仍能出现而无丝毫影响。

5. 检查者试以手指自外环插入腹股沟管内，在直疝患者常在腹股沟管后壁上发现有一圆形缺损直通入腹腔内，且可摸到耻骨梳韧带。在斜疝则常可觉得在腹股沟管中有一个斜向的缺陷。

此外，年龄和性别在诊断上也有参考价值，因女子和幼童甚少发生直疝。有时在临床上不易对这两种腹股沟疝作出正确的鉴别，直到手术时根据疝囊的口是在腹壁下动脉的外侧或内侧，方能决定其为斜疝或直疝。

一个股疝也可能造成鉴别诊断上的困难，特别是当股疝较小，且疝囊翻转在腹股沟上时尤其如此。但仔细检查时常可发现股疝囊颈及部分的囊体是在腹股沟韧带以下，而直疝则多在腹股沟韧带之上。

偶尔，部分的膀胱壁也可随同直疝囊的内侧壁构成滑动性疝的一部，因而发生膀胱刺激征。如果腹股沟管后壁上仅有一个小洞形的缺损而发生了"憩室型直疝"，也有嵌顿或绞窄的危险。

【治疗】 对年老体弱或有慢性支气管炎的患者，可以应用疝带作为一种姑息疗法。疝带的托垫应放在外环的上方及靠近耻骨嵴处；使用时的注意点与斜疝相同。

对于一般的病例应采用手术疗法以求根治。手术的要点是以修补缺陷、加强腹壁为主，而疝囊的切除与否并不重要，此与斜疝的修补原则是不同的。

除了前述的憩室型直疝以外，大多数的直疝没有真正的囊颈，有时甚至没有完整的疝囊，而仅为通过腹横筋膜的腹膜隆起，故疝囊的切除并非必要，有时甚至根本不切开腹膜，而在修补腹股沟管后壁时仅需把松弛的腹膜加以折叠缝合。相反地，较大的直疝常有腹股沟管后壁、尤其是它的内侧部分的显著缺损，故修补重点应为，腹横筋膜的缺陷，而腹内斜肌的关系则不大。

有些修补腹股沟斜疝的方法同样可以用于修补直疝，如 Halsted 法，把精索移植到皮下，这样便可使腹股沟管后壁的内侧部分靠近耻骨处得以完全缝闭。McVay 法把腹股沟管内侧的联合肌腱缝到耻骨梳韧带上，有效地加强了腹股沟管的后壁。Shouldice 法采用多层缝合加强，更是目前修补直疝最理想的方法。然而手术方法的选择，其重要性不如手术操作的正确性；不论哪一种手术方式，轻柔细致的操作远较粗糙的手术结果为佳。

直疝虽仅占腹股沟疝中的小部分(5%~10%)，但手术后复发的可能性却高达 10%~25% 或者更大。事实上，腹股沟疝经手术后复发者，直疝几乎与斜疝的患者总数相等。Zawacki 与 Thieme(1951) 报道 105 例腹股沟复发性疝，其中斜疝占 52%，而直疝为 48%。半数以上的复发都在手术后两年之内，但也有迟至十几年后复发的。复发的原因大概与斜疝相似。

无张力修补方法在腹股沟直疝的应用方法和斜疝基本是相似，这里不重复介绍。

【几种腹股沟直疝的手术方法】

1. McVay 疝修补法 McVay 与 Anson(1942) 指出：在腹股沟管的解剖上，腹横筋膜、腹横肌和腹内斜肌的联合肌腱的下部纤维，都不是附着在腹股沟韧带，而是附着在耻骨梳韧带上，腹股沟韧带本身也不宜作为其他组织附着的基础；因此主张在加强腹股沟管部结构时，应将联合腱缝到耻骨梳韧带上而不是缝到腹股沟韧带上。该法具有如下优点：①耻骨梳韧带固定而坚韧，不易撕裂，缝合后牢固；②耻骨梳韧带是腹横筋膜和联合腱膜的止点，将其缝在一起符合解剖组织结构原则；③术后疝复发率低(1%~3%)。对于巨大的斜疝，特别是直疝，McVay 法已有完全替代 Bassini 法的趋势。

手术的具体步骤为：

(1) 皮肤和腹外斜肌腱膜切开如同斜疝，但可略为延长至阴囊上部。

(2) 分开提睾肌找到疝囊，小心切开疝囊并将疝内容物回纳至腹腔。

(3) 从内环开始一直到外环分离出疝囊颈部分，并将精索完整游离。同时注意检查有无其他腹股沟疝或股疝存在，若有即应作相应的处理(参阅"并发的腹股沟直疝和斜疝")。

(4) 将疝囊颈部切断，如疝囊不大者亦可将它整个分离出，经高位结扎后予以完全切除。女性的圆韧带可以连同疝囊一并切除。至于内环本身，可用间断的丝线缝合精索周围的筋膜，使它更为密合。

(5) 直疝的疝囊是在精索的内侧。在游离精索后最好将提睾肌切除一部分，方能充分暴露疝囊。如疝囊仅为一个不明显的轻度突出，可以不必切开而径行修补腹股沟管后壁；如疝囊较大而明显者，亦需予以切开，高位结扎或连续缝闭，并将多余的腹膜切除(图 2-25)。

此外需注意，直疝囊之内侧壁常有膀胱附着，必要时应将膀胱小心分离免使受伤。若因腹壁下动脉的阻挠而使疝囊不能充分暴露及切除缝闭者，则可将腹壁下动脉予以切断，以便于操作。

(6) 将精索向外侧牵开后，即可把腹横肌和腹内斜肌的联合腱与耻骨肌韧带相缝合(图 2-26)。此层缝合作者惯用 7 号粗丝线。先用纱布将耻骨梳韧带表面的脂肪组织清除干净，然后用左手示指摸到股动静脉并将它保护好，随即可以紧贴血管作耻骨梳韧带的第一针缝贯，再穿过对面的腹横筋膜和联合肌腱的下缘纤维。一般第一针缝线约在耻骨嵴外侧 4cm 处。以后即可在第一针的内侧再照样缝贯约 3~4 针，直至最后缝到耻骨嵴为止。最后亦即最内侧的一针是把联合肌腱与耻骨梳韧带连同陷凹韧带在耻骨嵴处一并缝在一处，这样，腹股沟管后壁即获得了加强。如估计缝合后的张力过大，可以切开腹直肌前鞘(Rienhoff 法，图 2-27)，使联合肌腱得到松弛以便于缝合。

(7) 将精索放在此缝合线之上，再把内、外两片腹外斜

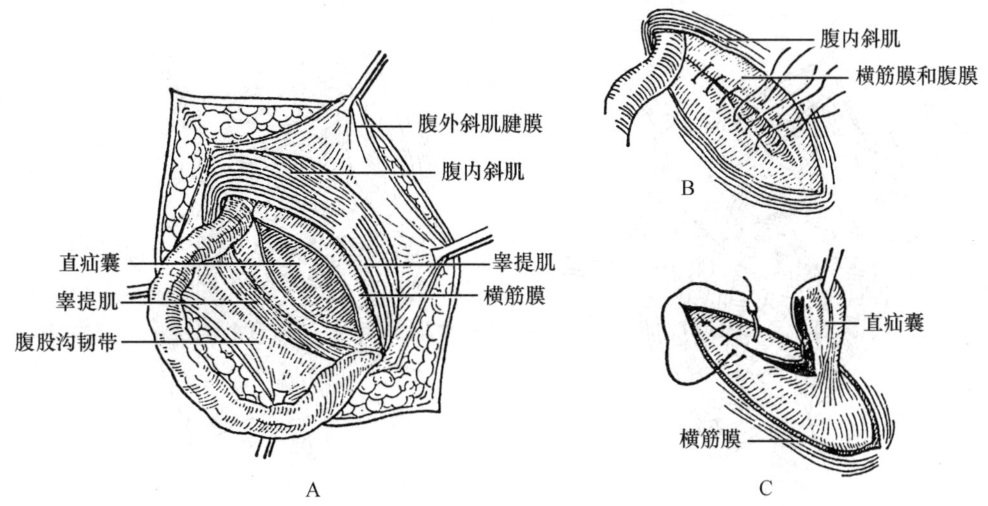

图 2-25　直疝疝囊的暴露和处理

A. 示睾提肌切除以后，直疝疝囊充分暴露之状。图中横筋膜也已切开；B. 疝囊不大者，可单纯用 Lambert 缝合法将突出腹膜予以折叠缝合，即可消除疝囊。注意横筋膜的紧密缝合颇为重要，折叠缝合疝囊时应包括横筋膜在内；C. 过大的疝囊可切除一部分，图示疝囊切除后将腹膜和横筋膜一并紧密缝合之状

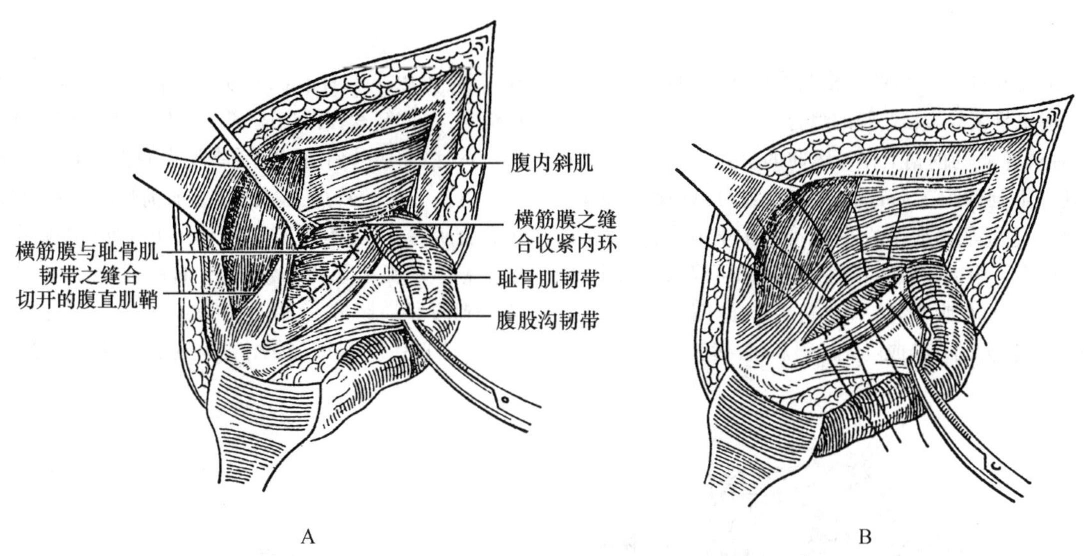

图 2-26　McVay 疝修补法

A. 示腹直肌前鞘的外缘部分已按 Rienhoff 法切开，内环已通过精索内侧的一针横筋膜上的 Lambert 缝线被收紧；横筋膜同耻骨肌韧带的缝线已缝好；B. 示联合肌腱和横筋膜同耻骨肌韧带已完全缝合，注意最内侧两针缝合时需包括陷凹韧带

肌腱膜在精索的前面相互重叠缝合，构成新的皮下环。

(8) 最后缝合浅筋膜和皮肤。

McVay 疝修补术把联合肌腱缝到耻骨梳韧带，以加强腹股沟管后壁的方法比较合于生理，特别对腹股沟内侧部位的加强，是其他手术法所不及，故最宜于巨大的斜疝、复发性疝和直疝的修补。然而该法亦有其缺点：①耻骨梳韧带位置较深，暴露不易；②缝合耻骨梳韧带时，有更多伤及股静脉的危险；③耻骨梳韧带有时较为薄弱，根本不适于缝合；④耻骨梳韧带的缝合只能到达股静脉的内侧，股动静脉外侧的腹内斜肌只能缝到腹股沟韧带上，所以 Hesselbach 三角区的外侧部分仍然不能得到很好的加强；⑤整个手术较为困难，费时较多。故作者认为本法虽具有优点，但不宜于常规应用，尤其是经验不多的医师不宜贸然尝试。在技术上，Shouldice 法则更易操作，临床应用更为广泛。

2. Rienhoff-Warren 疝修补法　Rienhoff 初用此法以修补斜疝。其后 Warren（1949）利用其原理，并兼取 Bassini 和 Halsted 第一法的优点，以修补斜疝和直疝，均获得良好的疗效。

本法不采用联合肌腱与耻骨肌韧带的缝合法。在疝囊高位结扎以后，腹股沟管后壁的加强是采用下列方法：

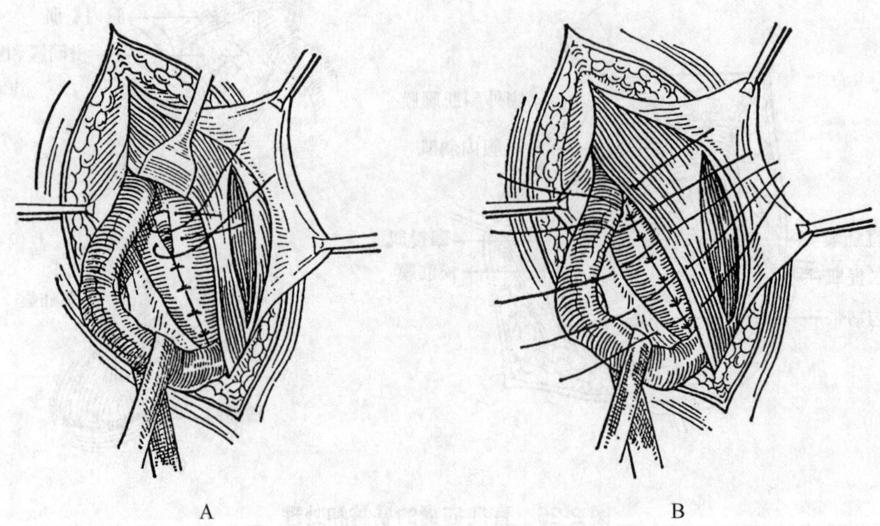

图 2-27 Rienhoff-Warren 疝修补法

A. 示腹直肌前鞘已切开游离。Hesselbach 三角区的横筋膜用间断缝合法使其趋于紧张；B. 把联合腱和腹直肌鞘的下缘缝到腹股沟韧带上以加强腹股沟后壁，精索则可按 Bassini 或 Halsted 法予以移植

(1) Hesselbach 三角区的腹横筋膜用间断的丝线缝补。内环的重建也是依靠腹横筋膜的缝合。

(2) 在腹直肌的前鞘上作一纵向的松弛切口——自耻骨联合处向上延伸约 7.5cm，略予游离，就可以使联合肌腱的内侧部分，包括腹直肌鞘的外缘，毫无困难地缝到腹股沟韧带的斜面上。腹内斜肌的外侧纤维同样可以与腹股沟韧带缝合。如此，整个腹股沟就得到初步加强(图 2-27)。

(3) 对于较大的直疝或巨大的斜疝，腹横筋膜的缺损较显著者，可以应用 Halsted 的原理，先行腹外斜肌腱膜的重叠缝合，并把精索移植到皮下。对于一般的斜疝，则可按照 Bassini 法，将腹外斜肌腱膜盖在精索的前面予以缝合。

这些方法的特点是利用腹直肌前鞘的松弛切口，以便于联合肌腱与腹股沟韧带的缝合。也有外科医师利用腹直肌前鞘上的弧形切口，做成一个腱膜瓣，然后将它翻转并缝合到腹股沟韧带上，以加强 Hesselbach 三角区(Halsted-Berger 法)，手术时可以斟酌情况，灵活应用(图 2-28)。

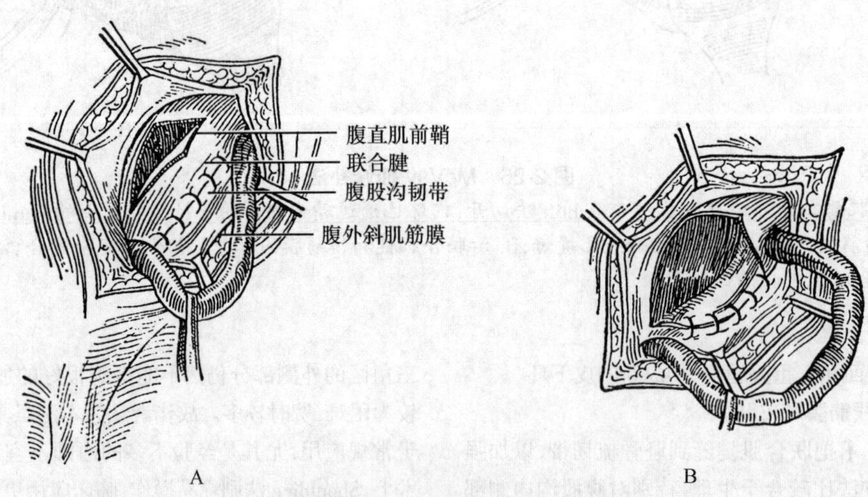

图 2-28 Halsted-Berger 用腹直肌前鞘的移补法

A. 示联合肌腱和腹股沟韧带缝合后，腹直肌前鞘切开成片之状；B. 将腹直肌前鞘片翻转缝到腹股沟韧带上加强 Hesselbach 三角区；精索一般均应移植

(唐健雄)

第四节 腹股沟疝的几种特殊情况

一、腹股沟疝的嵌顿或绞窄

嵌顿或绞窄是腹股沟疝最危险的并发症，其处理原则已在疝的总论中有较详细的叙述。一般说来，诊断一经确定，即应尽早施行手术，但允许有一个适当的短时间以进行胃肠减压和输液等必要的术前准备。麻醉的选择很重要，因为这种患者情况大多数比较严重，针刺麻醉或局部麻醉可能最为安全，必要时可辅以静脉麻醉。

切开皮肤和疝囊时应特别注意，因为这种患者患部的皮肤多数因紧张而变薄，疝囊组织因水肿而模糊不清，应该避免操之过急而致切伤疝内容物。一般切开疝囊前先切断疝囊颈部束窄环以解除嵌顿，此时也应注意防止伤及其他组织，最好用剪刀借着有槽探针的指引切开内环的前壁，这样比较安全。

肠袢的"死""活"应该很好研究。因为这有关以后的手术步骤和最终安危。任何可疑的肠袢当然不应该贸然回纳回腹腔，而是应该根据患者的情况作相应的处理。若肠袢肯定已经坏死，则全身情况良好的可以进行切除和一期吻合，全身情况恶劣者宁可行"肠外置"术。但也要考虑到其他因素：小儿患者肠外置的死亡率很高，高位肠管的外置造瘘后果也很严重；在这种情况下应多考虑一期切除吻合的可能性。在修补时，一般不采用补片修补术，如果一定要应用补片，可考虑采用生物补片。

二、两侧性腹股沟疝

腹股沟疝约15%是两侧性的，其60%是直疝。儿童时期的两侧性斜疝比较少见。

两侧性疝是否应该同时进行修补，是一个值得探讨的问题。同时进行两侧修补对患者说来省时省费，是大多数患者所欢迎的；作者也赞成此种办法，但以手术的时间不太长，两侧的缝补不致造成组织的较大张力为条件。腹腔镜下疝修补术可一次完成两侧疝修补(其具体方法另章介绍)。

两侧性疝可以通过一个单一切口进行修补——在两侧内环之间作一耻骨上弯形横切口。但作者以为此种切口并不省事，不如分侧作正规的斜切口为佳。为避免缝合的张力过大，最好两侧均做腹直肌鞘的松弛切口(参阅"Rienhoff-Warren疝修补法")。术后的处理与单侧的疝修补并无不同。

三、并发的腹股沟直疝和斜疝

直疝和斜疝有时可在一侧同时存在，分别在腹壁下动脉的内、外侧突出，形似马鞍，故有时称为马鞍疝。在临床上往往一种疝比较明显而另一种比较不明显，因此，手术时必须通过一个切开的疝囊，从腹腔内去摸另一种疝的内口，以证实是否有并发疝的存在，否则术后不久即可有另一种疝的明显出现。

两种腹股沟疝同时存在时，应该在一次手术、一个切口中获得治疗。通常可以用两种方法来处理这两个马鞍形的疝囊：

1. Hoguet法 在腹股沟管切开后先找到斜疝的疝囊并切开之。将手指伸入腹腔中以探究有无直疝囊存在。即使Hesselbach三角区稍有膨出，也是直疝存在的证据。用手指在腹腔内抵住前腹壁，就可以帮助把腹横筋膜和腹膜前脂肪组织同腹膜相分离，腹壁下动脉也同时分离出。这时，向外侧牵引斜疝囊的内侧壁，同时把腹壁下血管牵向内侧，就可以把直疝的疝囊向外牵引至与斜疝囊合而为一，使两个疝囊共同的囊颈都在腹壁下动脉的外侧伸出(图2-29)。以后的疝囊高位结扎和腹股沟管的修补就可以照常法进行，或者利用耻骨肌韧带作修补，或者进行精索的适当移位。

直疝囊不大的，用这个Hoguet法进行修补可以获得满意结果。但如直疝囊较大者，整个疝囊未必能在腹壁下动脉下面完全拉到外侧去；而且经常黏着在直疝囊内侧壁上的膀胱，也不能得到很好的处理，故其结果不如Callander法理想。

2. Callander法 在手术时如发现有两种疝同时存在时，先用手指从切开的一个疝囊口伸入腹腔内抵住前腹壁，在摸到腹壁下动脉的位置所在后，就可以分开腹横筋膜把血管游离出并予以结扎切断。将腹横筋膜自内环口沿腹股沟管后壁向内侧切开到直疝囊的部位，并将膀胱自直疝囊的内侧壁分离出，使它重新回复到耻骨上的正常位置；这样两个疝囊和其间的腹膜就可以完全暴露。将斜疝囊的切口向内侧横向延长至直疝囊，就形成了一个普通的横切口；此时可切除多余的腹膜边缘，用连续缝合法缝闭切口，就完成了两个疝囊的切除和高位结扎(图2-30)。也可以Shouldice法或其他的网片修补法进行修补。腹股沟管的重建可以选用任何一种修补法，但需要把精索移位至一个新的位置。

Callander法切断了腹壁下动脉，从而保证斜疝囊和直疝囊都能得到良好的暴露和充分的高位结扎，不残留任何腹膜的突出，是一个很大的优点。膀胱与直疝囊的内侧壁如有粘连也易于处理，故其效果较Hoguet法为佳。

四、腹股沟疝并有睾丸未降

睾丸未降的患者约90%同时并有腹股沟斜疝，其中50%是在右侧，30%是在左侧，而20%是两侧性的。对孩童这两种同时存在的先天性异常，应该全面地加以考虑。

睾丸未降(隐睾症)首先应该和异位睾丸或回缩睾丸相区别。睾丸未降是睾丸根本从未下降或者仅下降到了较正常为高的水平，它可以在腹腔内，在内环口，在腹股沟管内，或者正在外环口处，它的精索一般是较正常为短的。异位睾丸则已出外环，但停留在一个异常的位置上，如腹壁、大腿或会阴的皮下组织中；其精索一般有足够的长度，通过手术大都能无困难地将它放到阴囊内。至于回缩睾丸大多数

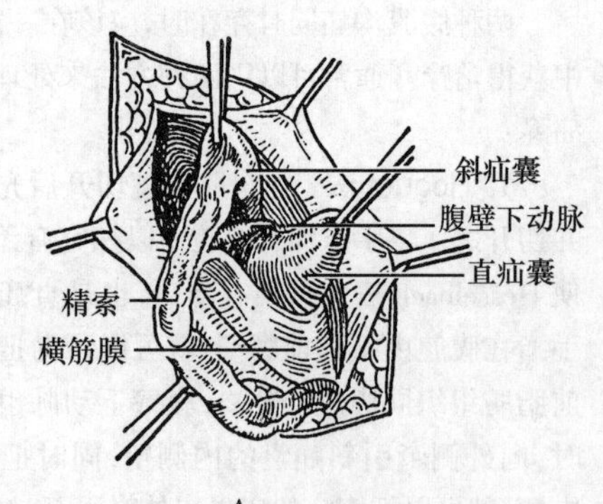

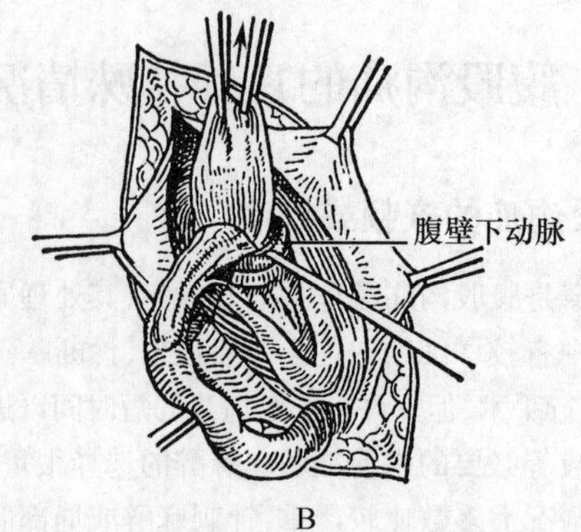

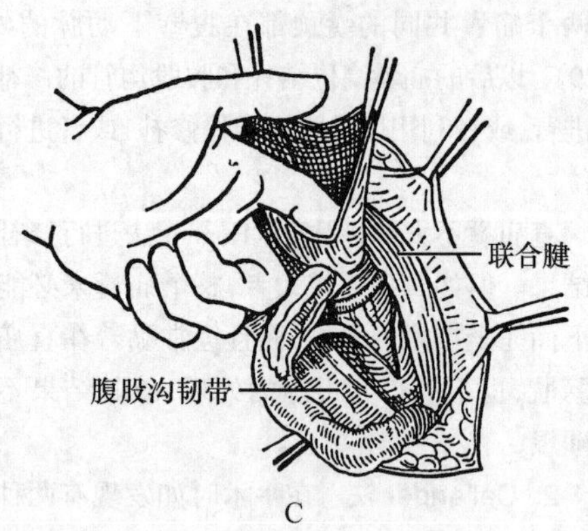

图 2-29　腹股沟部的马鞍疝(Hoguet 处理法)

A. 示斜疝囊自腹壁下动脉外侧,直疝囊自腹壁下动脉内侧分别突出之状;B. 将斜疝囊向外牵引,腹壁下动脉则同时向内侧牵开,就可把直疝囊牵引至与斜疝囊合而为一,其共同的疝囊颈都在腹壁下动脉的外侧伸出;C. 示斜疝囊体在腹壁下动脉外侧切开之状

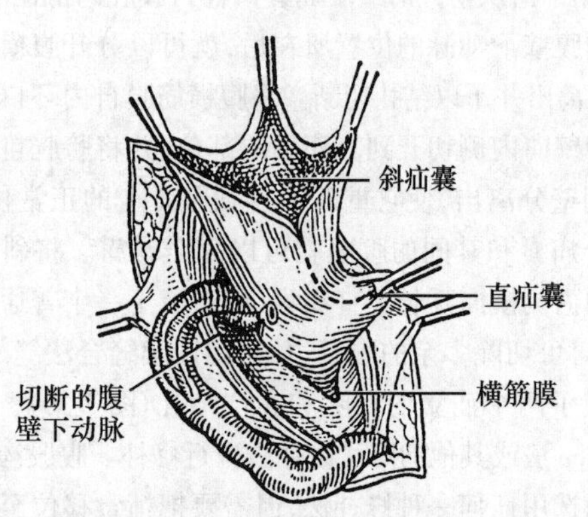

图 2-30　腹股沟部的马鞍疝(Callander 处理法)

示腹壁下动脉结扎切断后,将横筋膜自内环口切开至直疝囊的部位,可使两个疝囊和其间的腹膜得以完全暴露

见于儿童,只是由于提睾肌的强力收缩,才把睾丸暂时提到阴囊的上部或腹股沟管中;随着年龄的增长它都能重新回到阴囊内。

对于一个真正的睾丸未降者,应该隔一段时期反复检查。根本未降的睾丸常非手术所能奏效。睾丸能在腹股沟管中摸得者,应该轻轻地沿着腹股沟管把它斜向推到阴囊中去,只要能把它推出外环或拉到阴囊中,它以后自行下降的机会就很大,非迟到 10 岁以后不必急于治疗,过早地把睾丸设法放回阴囊中并无特殊意义。但迟至发育期如睾丸尚未进入阴囊者,应该设法使它下降,因高位睾丸易受外伤,且常因所在位置体温较高而减弱了造精能力,甚或较正常睾丸在日后有较多的产生恶性肿瘤的可能。

虽然对于睾丸未降者用内分泌疗法常有满意的报道,但有经验的泌尿外科医师都认为该法之不尽可靠。尤其是睾丸未降并发有斜疝者,因后者均需行手术治疗(疝带是属禁忌),故对未降的睾丸就更有同时进行手术矫治的必要。手术最好在 10~12 岁间施行。手术的方法通常有两种:

1. Gross 一期手术法(图 2-31)

(1) 腹股沟韧带上缘作斜行皮肤切口如常法,腹外斜肌的腱膜也照常切开。

(2) 在疝囊的后外侧找到睾丸,寻出其睾丸引带并切断之。钳住其近侧断端以牵引睾丸,同时充分向外上方向切开腹内斜肌并小心分离精索周围的粘连,使精索得以伸直延长。

(3) 分离疝囊的颈部并予切断。远端部分贴在睾丸上的可以不必分离,以免伤及睾丸,近端部分向上分离至内环处予以高位结扎,多余的部分囊壁可以切除。

(4) 如精索尚无足够的长度,以使睾丸能毫不紧张地送入阴囊时,应继续游离精索。切开腹股沟管底的腹横筋膜并切断腹壁下动脉,用小拉钩放在内环内将腹膜向上向内牵开,就可以看到精索动、静脉向上行,而输精管则绕过内环向下并在膀胱后伸入精囊。

先游离输精管直到膀胱后,甚至可到达精囊。如其长度不能容许睾丸坠入阴囊时,可以切开内环内侧的腹横筋膜。这样,输精管可以从内侧位置直入阴囊。由于距离已大为缩短,一般可以不再牵制睾丸的完全下降。其次游离精索血管,将睾丸轻向下拉,使精索血管看得更加清楚,就可以在腹膜后把它小心游离出。通常自内环向上游离约 12~15cm,就能允许睾丸毫不紧张地送入阴囊。

(5) 在精索游离至足够的长度后,接着就可准备阴囊使

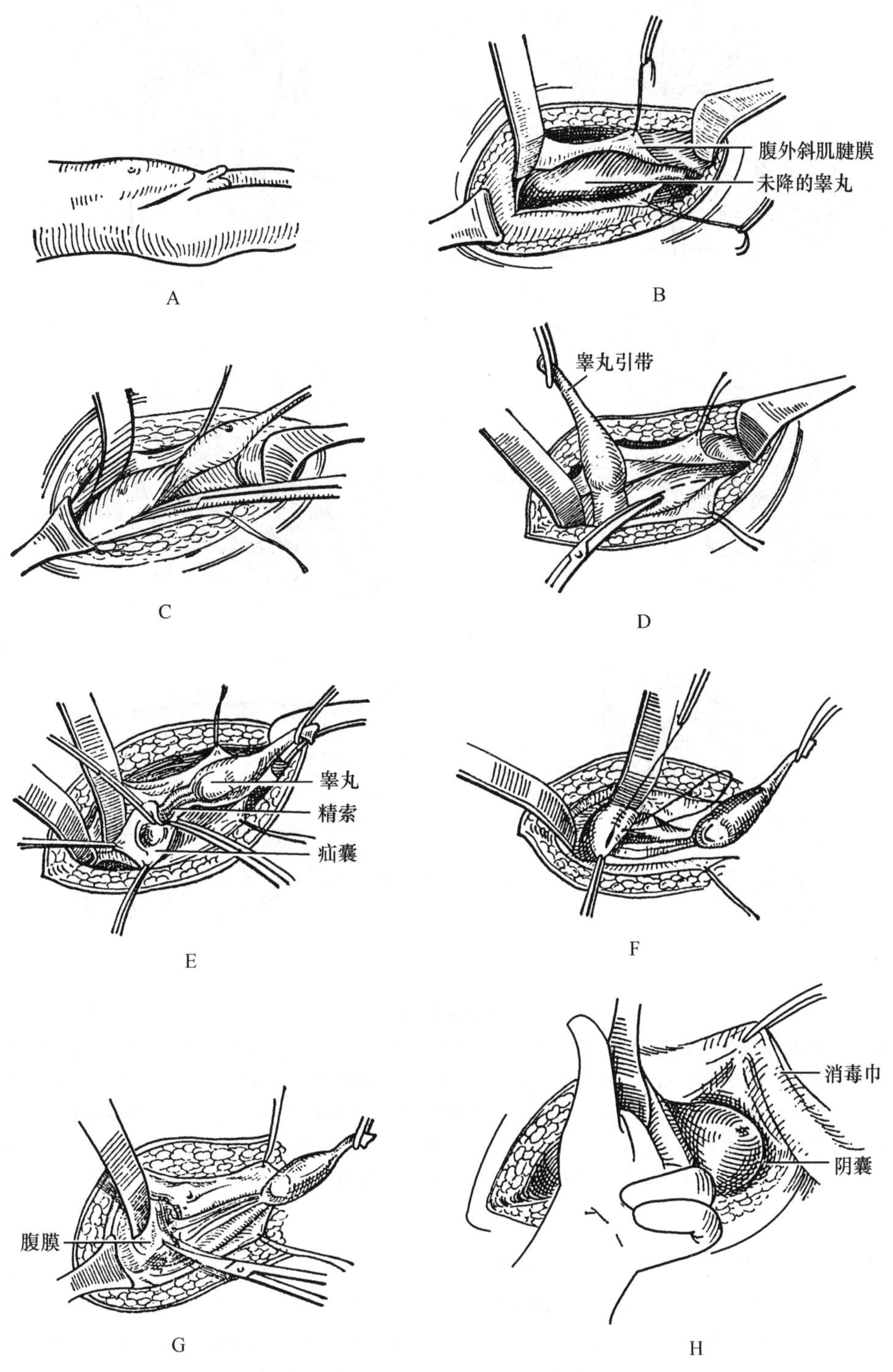

图 2-31 腹股沟斜疝并有睾丸未降之一期修补术(Gross 法)

A. 皮肤切开的位置;B. 腹外斜肌腱膜已切开,腹股沟管中可见未降的睾丸;C. 沿外上方向切开腹内斜肌,同时切断睾丸引带,将睾丸连同精索和附着的疝囊尽量向内环方向游离;D. 睾丸提起后暴露出腹股沟管的后壁(横筋膜),必要时横筋膜也可切开如图中虚线所示。横筋膜下有腹壁下动脉,有时也应结扎切断,以便精索得以充分游离,使其能降入阴囊;E. 自精索中找出疝囊,先切开,后切断,并尽量自精索中游离出,直至内环部位;F. 高位缝闭疝囊口;G. 如此时发现精索不够长,可将精索进一步自腹膜后游离出;H. 将手指伸入阴囊中将它撑大,以备容纳睾丸

02

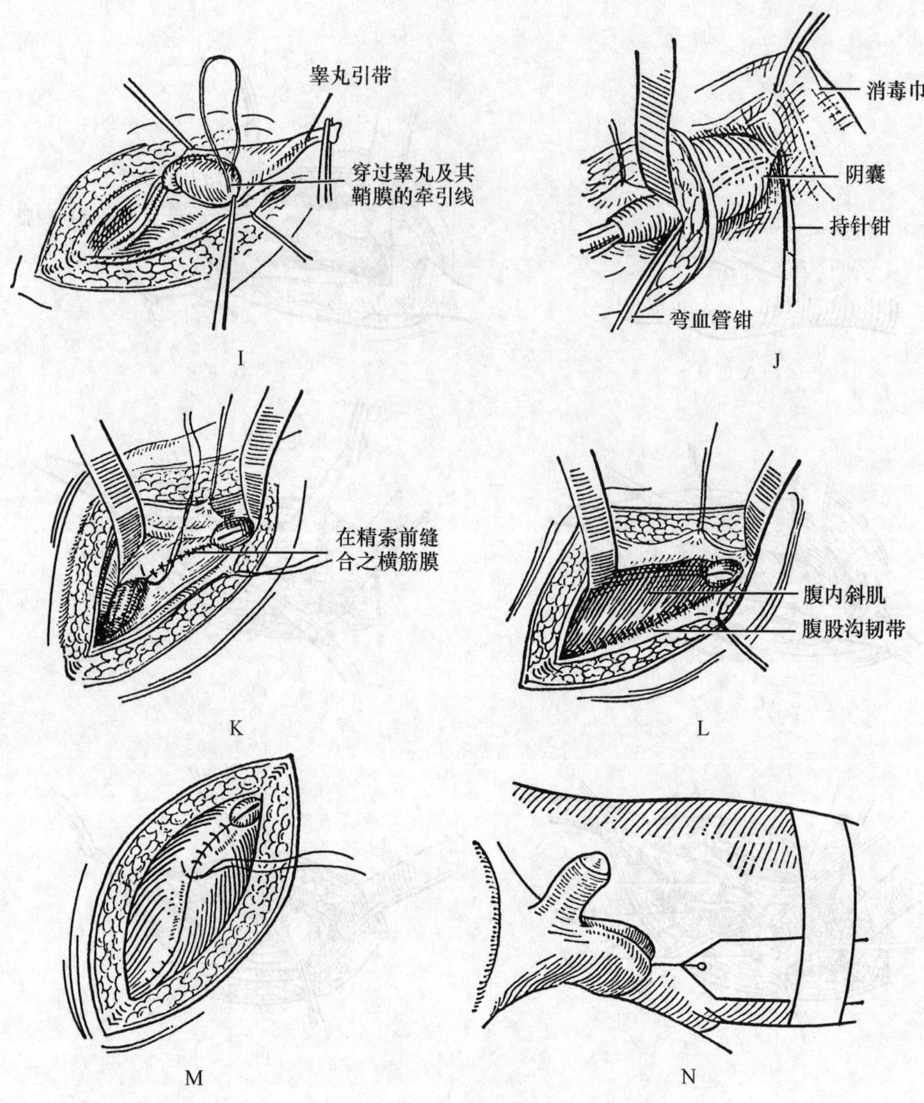

图 2-31(续)

I. 用直针和肠线将睾丸的顶端及其鞘膜缝住,以资牵引;J. 用弯钳夹住睾丸的牵引针线,伸入阴囊底,穿过皮肤将肠线分别引出阴囊外。拉紧牵引线,即可将睾丸引入阴囊;注意防止精索发生扭转;K. 然后即可进行腹股沟管的修补。横筋膜可在精索的前面修补,使内环移位到耻骨嵴的内侧部;L. 将腹内斜肌缝到腹股沟韧带上;M. 重叠缝合腹外斜肌腱膜,并最后缝合皮肤;N. 睾丸上的引线可用胶布固定在对侧的大腿上;一星期后睾丸已与阴囊有粘连,即可拆去牵引线;作者有时将牵引肠线的两个线头直接在阴囊皮肤外相互打结(下垫一块小纱布),以后能自动脱落,颇为方便

它能容纳睾丸。一般从手术切口伸入一两个指头到阴囊内,慢慢地用力扩张阴囊皮肤,就可以使它扩大至一定的容积。

(6) 用一根吸收性的肠线穿过睾丸的下极,或者穿过睾丸的固有膜。这根线不应该把它结扎,而把它的两头分别用针自内向外地穿过阴囊底的皮肤;拉这两个线头,就可以把睾丸拖入阴囊中。注意勿使精索发生扭转。这两个牵引的线头,可以在阴囊皮肤的外面相互结扎在一小块纱布垫上,以后不必拆线,它能够自然吸收脱落。

(7) 缝闭腹股沟管:先缝合切开的腹横筋膜。注意应该让精索自腹股沟管的下内方引出,这就需要把腹横筋膜的外侧和上面完全缝合,使新建成的“内环”几乎就位于耻骨嵴的外侧,正对着“外环”的后面。据 Gross 的经验,这样做法不致因腹股沟管失去了它原有的斜行特征而在该处发生直疝。腹内斜肌可用丝线间断缝合到腹股沟韧带上。腹外斜肌腱膜也用丝线间断缝合,重建了外环。

(8) 皮下浅筋膜和皮肤分别缝合如常法。

Gross 曾指出:少数病例在手术时虽然将输精管与精索血管充分游离,仍不能使睾丸下降到阴囊底。在这种情况下,可以先将睾丸尽可能拉到较低的位置。一两年后再做第二次手术,照上法重新游离精索,这时往往可以发现精索已经有足够的长度,使睾丸能降入阴囊而毫不紧张。

如两侧睾丸均有未降的情况时,最好分侧先后手术而不宜同时施行。相隔时间可以为一星期,但一般均迟至一年后。

Gross 有 722 例睾丸未降手术的报道：疗效满意者占 90%，其睾丸在阴囊中的位置正常，发育正常且有正常的造精能力。约 6% 的病例疗效不佳，其睾丸或者在手术时即已有萎缩而术后亦无进步，或者在手术时尚正常而术后因血运障碍而致萎缩，有时睾丸萎缩是因术后阴囊发生血肿而致睾丸受压之故。少数病例的精索太短，根本不可能使它降入阴囊，也有少数病例不能在阴囊中很好固定而致重新回缩入腹股沟管。

2. Thorek 二期手术法（图 2-32）

本法过去曾用得较为普遍。但近来多已为一期手术法所替代，因一期操作法比较简单而同样有效。

第一期手术——切除疝囊，高位结扎囊颈，游离睾丸，

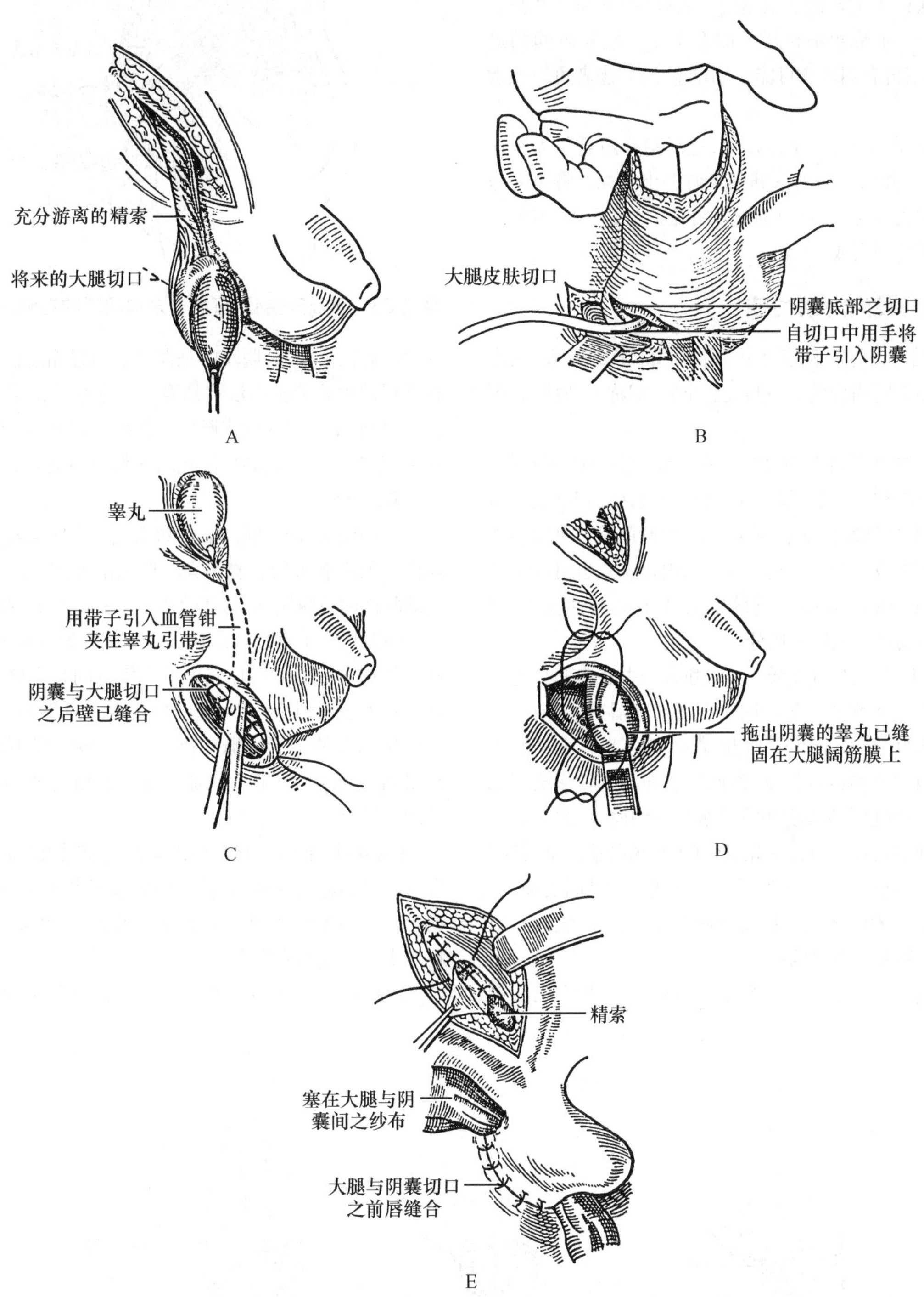

图 2-32　斜疝并有睾丸未降之二期修补术（Thorek 法）

A. 腹股沟管切开后，睾丸和精索已充分游离；B. 用手指撑大阴囊以备容纳睾丸。阴囊底和其邻接的大腿内侧皮肤已分别作好同样大小的切口；C. 阴囊底和大腿内侧切口之后唇已经缝合。用血管钳自阴囊底的切口中钳住睾丸引带，将睾丸拉出阴囊；D. 将睾丸缝到大腿的阔筋膜上；E. 缝合阴囊和大腿切口之前唇。在大腿和阴囊间可塞入一条纱布，以便伤口的包扎。腹股沟的修补通常用 Ferguson 法，不赘

延伸精索，修补腹股沟，与上法完全相似。

切开阴囊的底部皮肤和筋膜，把睾丸拖出阴囊外。在同侧大腿的内侧皮肤上切一个和阴囊切口等大的切口，直达深筋膜。注意这个切口应该靠近阴囊切口，且和它在同一个水平。把从阴囊底拖出的睾丸，用丝线缝固在大腿深筋膜上，使它埋在大腿的切口中。随后把阴囊的切口与大腿的切口用间断的丝线相互缝合。这样，阴囊和睾丸都固定在大腿上，而精索则在经常的牵引中。随着时间的进展，精索将不再有回缩的可能。创口愈合后，患者可以照常活动。

第二期手术——6个月以后，重新割开阴囊与大腿皮肤的愈合线，并从大腿的深筋膜上游离出睾丸。将睾丸送回阴囊中的正常位置，再分别缝合阴囊和大腿上的创口，这时整个手术始告完成。

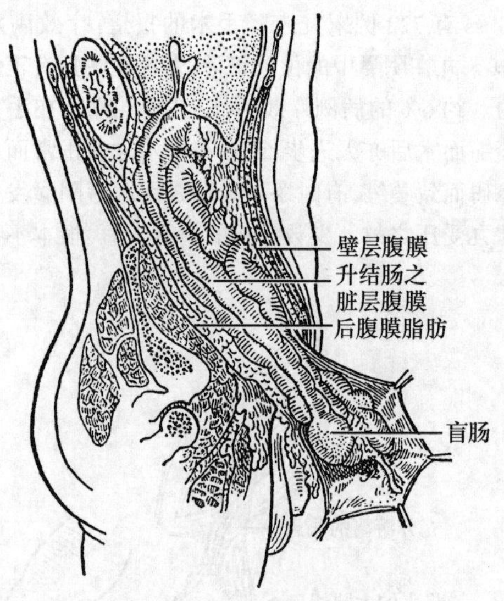

图 2-33　累及升结肠、盲肠和末端回肠的右侧滑动性斜疝

02

五、腹股沟滑动性疝

【定义】 任何一侧髂窝中的结肠或乙状结肠等，其腹膜外部分如连同疝囊的囊壁共同脱出者，即称滑动性疝(图 2-33)。

滑动性疝几乎都是斜性的。在右侧，滑动性疝包括盲肠，偶尔也有升结肠的下段。在左侧，它包括乙状结肠的髂部，偶尔也有降结肠的下段，有时部分的膀胱壁也可以伴同这些脏器而构成滑动性疝的一部分。滑动性疝也可能是直接性的，即自 Hesselbach 三角区中脱出，在这种情况下，膀胱就成了滑动性疝的唯一成分。

【解剖】 滑动性疝实质上是内脏脱出并在腹膜后通过扩大的内环进入腹股沟管。因为累及的脏器(盲肠或乙状结肠的髂部)仅在前面和部分侧面盖有腹膜，其侧面的腹膜返折部构成了疝囊的前侧壁，而脏器前面的浆膜形成了疝囊的后壁，所以整个脏器是贴在疝囊的后侧面上(图 2-34)。

滑动性疝的疝囊可以是先天性的，在这种情况下，其疝囊一般较大，囊底往往超过脱垂的盲肠或乙状结肠的顶端。这样的疝在手术时比较容易找到疝囊，在切开疝囊时一般没有损伤肠壁及其血管的危险。

但脱垂的脏器也可以不伴有先天的疝囊。因其后天形成的疝囊往往很小，脱垂的脏器可以超过疝囊很多，或者单有脏器的脱垂而根本没有疝囊。在这些情况下，由于疝囊很难解剖，手术时往往将肠壁误作疝囊切开；或者疝囊虽然找到，但在分离疝囊高位结扎时又伤及肠壁或其血管，均能导致最严重的后果。

一般说来，因乙状结肠的肠系膜较盲肠为长，故左侧滑动性疝的疝囊常较右侧为大。但无论如何，疝囊总是在脱垂的肠袢的前内侧，而肠袢的血管是在疝囊的后面。

【症状】 滑动性疝的症状与一般的斜疝相似，但是，滑疝往往难于回纳。这种疝多见于年老的长期患者，故凡老年人长期患有巨大的斜疝者，应疑有滑动性疝的可能。长期佩用疝带的患者逐渐变得无效时，也应疑为滑动性疝。凡斜疝经回纳后在直立时能迅速重新出现者，也是一个重要的特征。

【诊断】 正确的诊断可以借助于钡剂灌肠后的 X 线检查，证明结肠是在疝囊以内。但因 X 线检查在疝的诊断中通常是不必要的，事实上也是不常做的，故多数的滑动性疝在手术前往往不能确诊。

【治疗】 滑动性疝唯有手术方能治愈，而疝带则是无

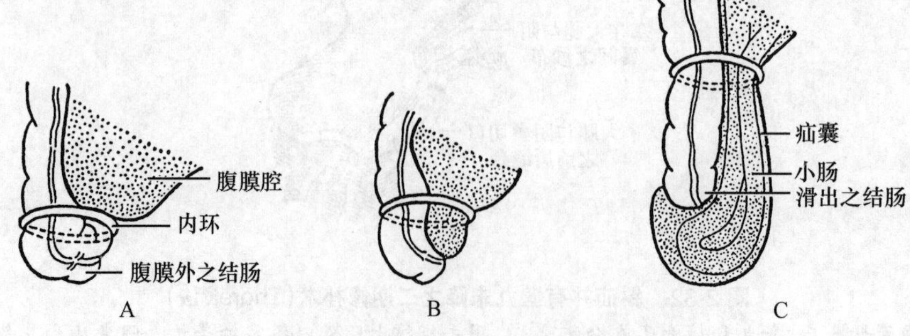

图 2-34　滑动性疝的发生过程或不同类型

A. 盲肠后壁的部分滑垂，不伴有疝囊的形成；B. 盲肠脱垂，伴有小疝囊的形成；C. 盲肠脱垂伴有巨大的疝囊，内含有回肠袢

效甚至是危险的。

手术的目的，在于切除可能存在的疝囊，缩小并加强内环，防止受累的部分腹膜外的肠袢脱垂并修补腹股沟部的腹壁。

滑动性疝手术后的复发率是腹股沟疝中最高的。许多斜疝经手术后的复发，是由于在当时未能确诊有滑动疝的存在。复发的原因主要是因内环过大，故在修补时应特别注意加强该处之弱点，通常需要将精索移位至皮下，用 Halsted 第一法或利用耻骨梳韧带修补腹股沟管。

手术时如果不能确认疝囊的位置，或者周围有很多脂肪组织时，即应疑是滑动性疝。如发现脱垂的肿块还复时疝囊也随之回缩，也是滑动性疝的症状。注意术时必须确认是疝囊方可切开，否则有可能切入肠腔造成创口的污染。在切除及缝闭疝囊口时，应竭力避免损伤囊壁后面分布到脱垂肠袢上的血管。

【几种腹股沟滑动性疝的手术方法】

1. 腹腔内修补法（LaRoque 法） 本法是滑动性疝修补术中比较理想的一种。它适用于有较大疝囊的患者，尤其是左侧。对于疝囊较小或根本没有疝囊的，本法也能用之有效。

手术步骤（图 2-35）

(1) 腹股沟上的皮肤斜切口，较一般的略长。腹外斜肌腱膜也沿腹股沟整个切开，直到内环。

(2) 找到疝囊，切开其前壁，即可以看到滑下的盲肠或乙状结肠。

(3) 在内环上方约 2.5cm 处，按照肌纤维的方向切开腹内斜肌和腹横肌（注意勿损伤髂腹下神经），并横向切开腹膜，再度暴露疝内容物。

如在手术的早期（第 2 步骤）未能找到疝囊者，可以先做此第 3 步骤——切开腹腔，然后伸一个手指到腹腔中，就可以很安全地找到并切开疝囊。

(4) 将疝囊与精索分开。结肠则予以游离，但注意勿伤其结肠及其血管。整个疝囊和已经游离的结肠就可以通过腹壁切口向上拉入腹腔内。此时可见疝囊的前侧壁即是肠系膜的外层，且连到上面一个腹膜切口的下唇。

(5) 构成疝囊的多余腹膜切除，并将其余下的边缘予以缝合，这样就恢复了结肠系膜侧面的腹膜被覆。缝线也可见到是连到腹膜切口的下唇去的。

(6) 结肠送回腹腔，缝闭腹膜的切口，腹横筋膜和腹内斜肌也分层缝合。于是手术就可以转到腹股沟部分。

(7) 将游离的精索提起，内环就紧紧地缝在它的周围。这是一个重要的步骤，必须腹内斜肌和腹横肌用间断的丝线在精索周围仔细缝紧。腹股沟管的修补可以任选一种方法，但以移植精索至皮下，并将联合肌腱缝到耻骨肌韧带上为最可靠。

(8) 皮下组织和皮肤分层缝合如常法。

有的外科家在修补滑动性疝时，除照上法进行外，还在结肠拖回腹腔以后行结肠的固定术——把结肠的后壁缝固在后腹壁上，以防止其再度滑下。这在一个巨大的滑动疝及其结肠有异常的活动性且下垂显著者，可能是良好的措施，但需注意勿损伤该肠袢的血运。

2. 腹膜外修补法（Bevon 法） 本法是滑动性疝修补术中最常用的一种，对一般病例是属合用。但对巨大的滑动疝，有较长一段肠曲受累者，用本法修补后可能引起肠袢的屈曲梗阻或影响血运，LaRoque 的腹腔内修补法似更安全。

手术步骤（图 2-36）

(1) 皮肤斜切口及腹外斜肌腱膜的切开如常法。

(2) 找到疝囊并游离精索。将疝囊的前内侧靠近囊颈部分纵向切开后，就可以看到疝的内容物和构成疝囊后壁的结肠。

(3) 用剪刀将疝囊后壁的腹膜剪开，先自结肠的顶端开始，继向结肠的两侧，分别剪开到疝囊的内口处，切开的地方约距肠管的边缘 2cm。

(4) 将脱垂的结肠下端夹住向外拖出，其后壁略加游离，再将结肠两侧附着的两片腹膜（即疝囊的后壁）向后包转并相互缝合，就形成了一片新的结肠系膜。然后将切开的囊壁边缘在结肠后面缝合，又可以重新造成一个完整的疝囊。

(5) 将游离的结肠回纳入腹腔。

(6) 疝囊颈用荷包缝合法高位结扎，多余的囊壁则予切除。也可以在囊颈高位结扎后将多余的囊壁用三道荷包缝线逐步向内翻转深埋。

(7) 腹股沟管的缺陷用 Halsted 第一法或用耻骨梳韧带修补法加以修补。

(8) 最后分别缝合皮下组织和皮肤，滑疝采用无张力疝修补术（腹膜前修补术）是一个比较简单而且安全的方法。

六、巨型腹股沟疝

存在多年的腹股沟斜疝，特别是老年患者腹肌张力已经减弱，内环扩大明显，有时可有大量的腹内脏器（小肠，升结肠等）脱至疝囊内，形成巨型斜疝。此种巨型疝内容物往往彼此之间或与疝囊之间已有多处致密的粘连形成，但由于疝口（腹壁内环）很大，一般不一定发生绞窄；唯一恼人之处是在于疝内容物难于回纳入腹腔，因而影响劳动和生活。巨型的腹股沟疝可比西瓜还要大，下垂至大腿内侧中部以下。

如按常规方法进行这种巨型疝的整复修补手术，将会遇到几种困难：①疝内容物的回纳不易，肠管间有大量致密粘连，分离非常困难。如将粘连的肠管都切除，则又嫌范围过广，老年患者更难耐受；②即使疝内容物还能回纳，内环的缝闭（高位）和腹股沟的修复亦因组织缺损过多而不易成功；③患者的内脏因长期脱出在外，一旦回纳后将导致腹压的明显增加，有时患者的呼吸循环可受到影响，甚至不能耐受。

对于此种巨型疝的修补，据作者的经验认为最好是取

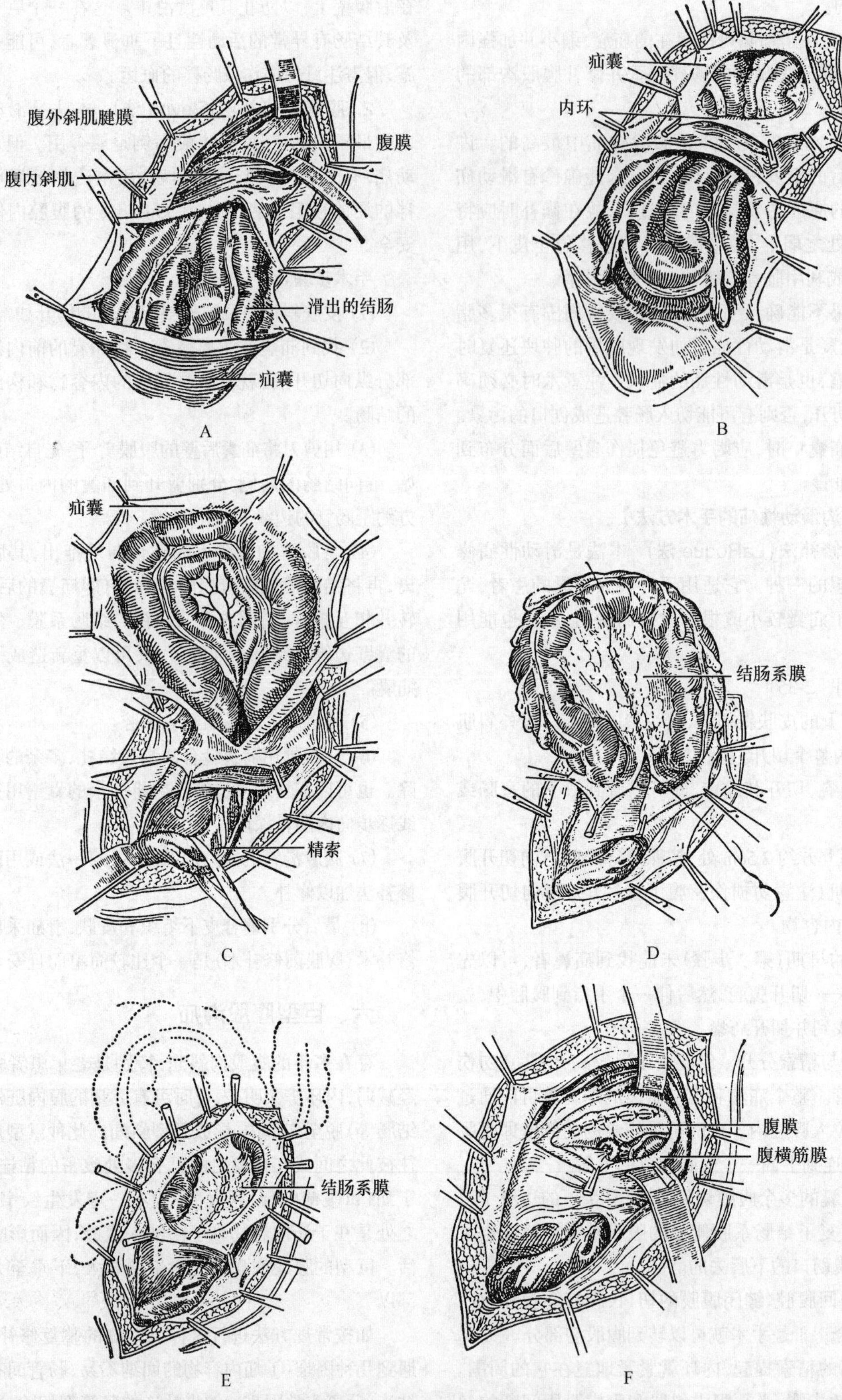

图 2-35 滑动性疝的腹腔内修补法（LaRoque 法）

A. 示脱出到腹股沟管中的疝囊已经切开，见疝囊后有乙状结肠随同疝囊一并脱出。图上方的虚线表示内斜肌和腹横肌已切开，暴露腹膜；B. 腹膜切开后见乙状结肠自内环脱出之状；C. 将疝囊与精索充分游离后，从腹膜切口中将乙状结肠和它前面的疝囊向上拉入腹腔内。注意疝囊的前侧壁已形成肠系膜的外层，且是与上面一个腹膜切口的下唇相连；D. 构成疝囊的多余腹膜切除后将其边缘缝合，就形成了乙状结肠系膜的侧面层；注意缝线可以连续缝到腹膜切口的下唇去；E. 将结肠送回腹腔，可见乙状结肠系膜之外层缝线是连到腹膜切口上；F. 缝闭腹膜切口，横筋膜和内斜肌也同样予以分层缝合。腹股沟管的修补可采用 Halsted 第一法或 McVay 法

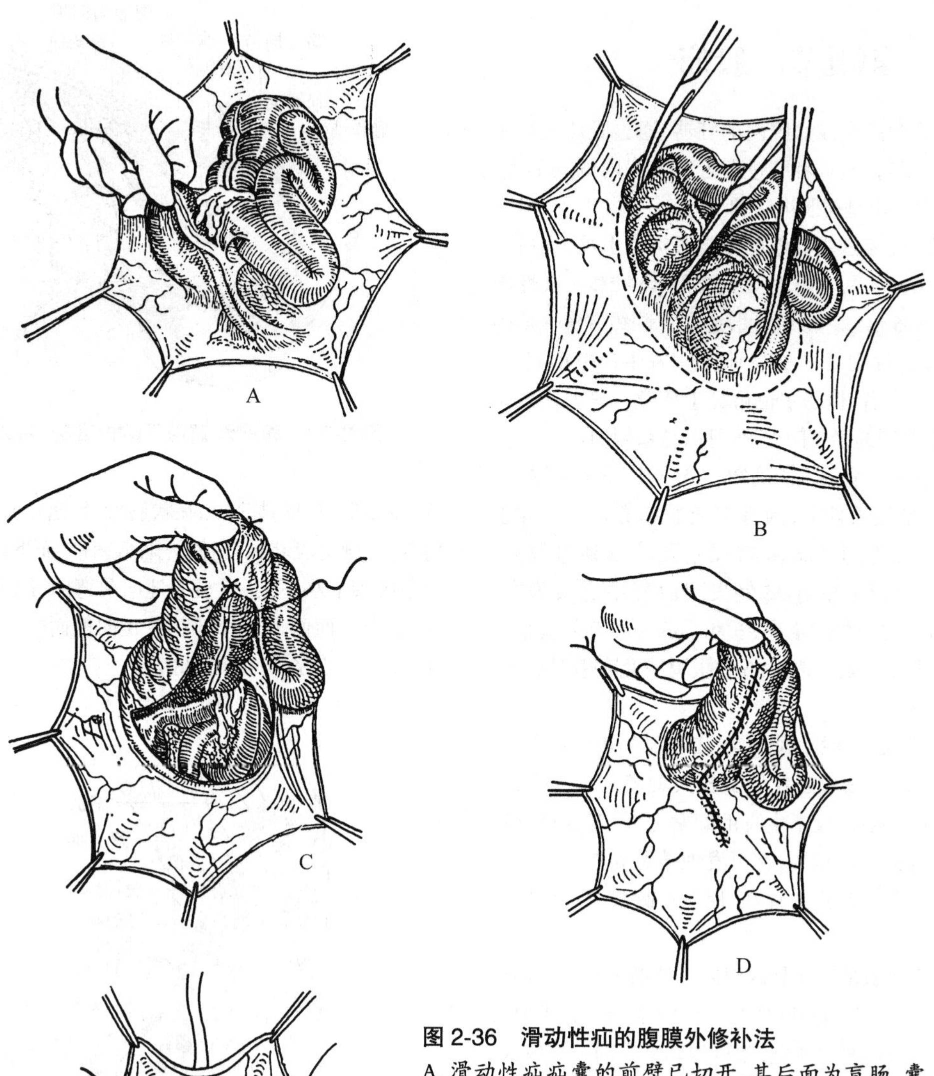

图 2-36　滑动性疝的腹膜外修补法

A. 滑动性疝疝囊的前壁已切开，其后面为盲肠，囊内有阑尾可见；B. 阑尾已切除，虚线表示疝囊剪除的部分，距肠壁约 2cm；C、D. 将盲肠后壁小心地适当游离后，把盲肠两侧的腹膜片相互缝合，便形成了新的盲肠系膜。同时也形成了疝囊的后壁，成为一个完整的疝囊；E. 脱垂的盲肠纳回腹腔，疝囊则可用 2~3 道荷包缝线予以内翻缝合

"整块复位"的办法，即从阴囊中将整个疝囊游离以后，连同其中的疝内容物整块回纳入腹腔，并利用疝囊底部以修补内环部的腹膜缺损，而不需要切除疝囊，并将粘连的囊内容物分离。至于粘连在疝囊外面的精索和睾丸，可以分离者分离之，不能分离者可予以切除。须知肠袢之间的粘连并不等于一定会发生粘连性或绞窄性肠梗阻，在患者术前并无肠梗阻症状的情况下（大多数巨型疝虽然不能回纳，却很少发生肠梗阻），勉强分离粘连是属徒劳无益，有时反而会引起大出血或肠管穿破等并发症，甚至于术后反而会发生粘连性肠梗阻。在脊麻时腹肌松弛的情况下，将整个疝囊连同其中之内容物整块回纳入腹腔，可避免手术中许多困难，而且也有利于腹膜缺损的修复。当然，上述手术方法是属姑息治疗，凡是疝内容物可以回纳的部分，仍以按常规回纳为是。此外，术前一定要对疝囊的体积进行一下估算，如果疝囊的体积大于整个腹腔体积的 15%~20% 以上时，术后极易产生呼吸和循环功能障碍，因此，术前一定要先行气腹锻炼或先慢慢回纳疝囊。并且，往往该类患者需要行补片修补术，否则，术后复发率极高。

（唐健雄）

第五节 股疝

【定义】 凡腹腔内或盆腔内的脏器，通过股环脱出股管，或者脱出至股管中，或者穿过股管至大腿内侧皮下者，称为股疝。其实它也是腹股沟疝的一种。

【发病率】 股疝远较其他两种腹股沟疝少见，仅占腹股沟疝总数的6%~7%，占整个腹壁疝的4%~5%。女性患股疝较男性多4~6倍。一般统计股疝在女性约占各种疝的30%~33%，而在男性则仅占2%。股疝多发生在中年妇女，特别是曾妊娠生育者，但偶尔也可见于孩童。它大多数是单侧的，右侧比左侧约多2倍，但也可以是双侧的。

【病因】 股疝的病因未能确知，大概有以下两种说法：

1. 它可能是先天性的，因有先天的疝囊存在。此说法有下列事实为证：①Picquet曾在胎儿中见到过股疝；②Murry在200个尸解中有52例发现股环中有腹膜突，Keith甚至发现有更高的发生率；③McCorkle和Bell曾报道股疝囊中有积水，Sheplcr和Smith曾报道婴儿有患股疝者，均能支持此种理论。

2. 可能是后天获得的，因：①股疝在婴儿和少年少见，甚至青年也不多见；②股疝在年龄较大者较青年为多，曾多次妊娠生育的妇女又较不生育的妇女为多；③在修补腹股沟疝时从腹腔内探查股环，常可发现孩童和青年很少有股环的扩大或有股疝疝囊的存在，但在年龄较大者则较为多见。

作者认为大多数的股疝是因腹内压的增加和股环的松弛引起，而女性解剖上的特殊性在发病因素中也有重要意义。这是由于女性的骨盆较宽，腹股沟韧带下的空隙较大，髂腰肌较薄弱，致腹股沟韧带下的血管裂孔除容纳股动静脉及股神经外，仍有较大的空隙存在。一旦因多次妊娠、分娩或其他诱因（年老体弱，长久站立等）而腹压增加，局部抵抗力减弱时，股疝便可发生。至于少数股疝发生在婴儿或孩童期者其原因不明，其中某些病例可能是先天性的，也有些可能是后天性的。

【解剖】 有关股疝的解剖关系可简述如下：位于腹股沟韧带下面和髂耻线前面的空隙，被一片从腹股沟韧带分布到股动脉旁髂耻隆起的髂筋膜分隔成两个间隙。外侧的一个间隙称为肌肉腔隙，内有髂腰肌和股神经。内侧的间隙称为血管腔隙，其间即含有股动静脉和股环（图2-37），股动脉在最外侧，股静脉居中，而最内侧即为股环。

股环是腹腔到大腿股管的通路，也就是股管的上口。此环的前上界为腹股沟韧带，外界为股静脉，内侧为陷窝韧带（Gimbernat韧带），后下界为覆盖在耻骨肌上的耻骨肌梳韧带（Cooper韧带）。股环通常被腹横筋膜组成的股中膈所封闭。腹膜在该处多稍有凹陷，称为股窝（fovea femoralis），为股疝的突出处。

股管是一个略近于漏斗形的短管，长约2~3cm，通常是被脂肪组织和两三个淋巴结充塞着。股管的上口即为股

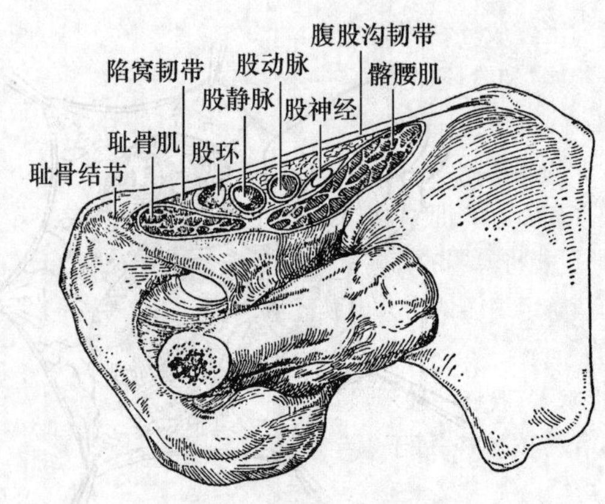

图2-37 腹股沟韧带下的内容物，自大腿面观

环，前面是腹股沟韧带和筛状筋膜，后面是耻骨肌和耻骨梳韧带，外侧是股静脉，内侧为陷窝韧带，而下口即是卵圆窝。整个股管上小下大，且显著地向前弯曲，因为它的上口（股环）是向下面而下口（卵圆窝）是向前面的。这对股疝伸展的方向有一定影响（图2-38）。

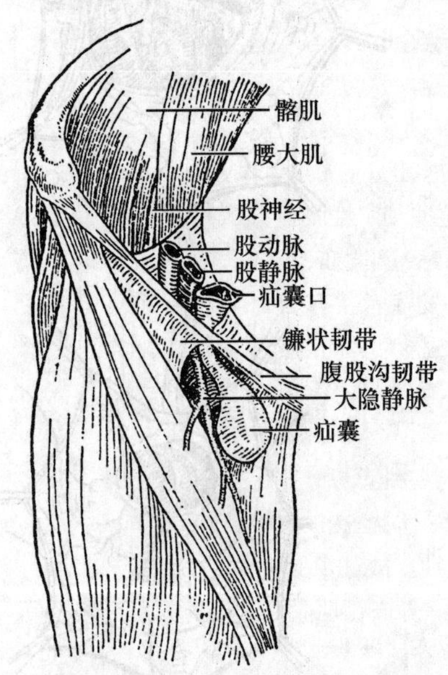

图2-38 股疝疝囊下降入卵圆窝时的解剖关系

卵圆窝亦称隐静脉窝，因大隐静脉是由此窝进入股静脉。卵圆窝的上缘为由阔筋膜组成的镰状缘，窝上覆盖的是筛状筋膜，为腹壁浅筋膜的深层，即是Scarpa筋膜向大腿的延续；该筋膜自腹壁下延，盖过腹股沟韧带后，即牢固地附着大腿的阔筋膜上，乃至卵圆窝的下缘。

股疝形成时，腹内脏器将壁腹膜、腹膜前脂肪组织和股中膈（腹横筋膜）经股环入股管中，到达卵圆窝后疝囊即向前顶起筛状筋膜，再向上伸到腹股沟韧带处；这是因为疝囊出卵圆窝后受附着于卵圆窝下缘的阔筋膜的限制，所以只能向上方抗力较小的地方伸展。在行股疝的手法复位时，所用推力应该按疝囊脱出的相反方向，即首先应将疝内容物自腹股沟处向下推到卵圆窝部位，再向后推入股管中，然

后方能向上经股环纳回腹腔内。但在卵圆窝的上缘(阔筋膜的镰状缘)和股环(陷窝韧带的边缘)两边因边缘较为锐利,极易在该处发生嵌顿,尤以在陷窝韧带处为甚。

股疝的表层组织,自外向内计有皮肤、皮下组织(包括浅筋膜)、筛状筋膜、股中膈、腹膜外脂肪组织以及腹膜。在手术时,可能将薄弱的筛状筋膜和股中膈误认为疝囊,将腹膜外的脂肪组织误认为大网膜,因而发生困惑或意外,须加以注意。

【症状】 股疝一般不大,且多无明显的症状,尤其是肥胖的患者易被忽略,每于发生嵌顿或绞窄等并发症时才来就诊。

单纯的股疝和其他疝一样,是以局部肿块为主要症状,但仔细检查患者,可以发现股疝的肿块有下列特点:

大小、形态和部位:股疝一般出现于大腿的内侧,恰在腹股沟韧带之下,呈半球形,大小通常像一枚核桃或鸡蛋,很少有鹅蛋大。

移动性:股疝行径曲折,出卵圆窝后反向上伸展,其基底因受腹股沟韧带限制而极少移动性,咳嗽冲动的感觉也不明显。

回纳性:股疝的内容物通常为网膜组织,日久多不易回纳。如其内容物为肠管,因囊颈组织坚硬而无伸展性,极易发生绞窄;又因股环较小,部分肠壁被绞窄(Richter 型)的机会尤多。据 Zimmerman 和 Anson 统计:股疝中 25%~40% 有绞窄,而这些绞窄性股疝中的 25%~33% 是属 Richter 型。Koontz 报道 139 例股疝,其中女性为 93 例(67%),发生嵌顿或绞窄等并发症者共有 36.6%(嵌顿 10%,绞窄 26.6%);而 139 例中有 5 例为 Richter 型,全部发生绞窄,占绞窄性股疝的 13.52%。Keynes(1946)报道 433 例股疝中有 204 例为绞窄性(47%),但仅 29 例(14.2%)已伴有肠坏死。

【诊断与鉴别诊断】 由于局部的肿块较小,症状多不明显,故在体检时往往被忽略。一旦发生绞窄时,又易误诊为其他急腹症。故凡急腹症病例在除外嵌顿性疝时,必须检查股环以除外嵌顿性股疝。需与本病鉴别者大概有下列几种情况:

1. 腹股沟疝 因股疝出卵圆窝后转向上行,其囊底多在腹股沟部,故有时与腹股沟疝鉴别困难。但仔细检查可以发现(见疝概述 Zinman 检查法):腹股沟疝是位于腹股沟韧带之上,在耻骨结节的内上方,与精索合并存在;而股疝是在腹股沟韧带之下,耻骨结节的下外方,与精索是分别存在。耻骨结节是一个重要的标志,在鉴别腹股沟疝与股疝时有重要价值。

股疝患者在探查其皮下环时,常空虚无物,亦无咳嗽冲动。如使股疝回纳后再用手指伸入皮下环内,在腹股沟韧带的内下方、向后压在耻骨支上,压住股环,可以阻止股疝下降;而如为腹股沟疝则无影响。

2. 大隐静脉曲张 在卵圆窝处一个不大的股疝,与大隐静脉的曲张很难鉴别,因两者均触之柔软似有波动感,在患者直立或腹内压增高时(如屏气、咳嗽)肿块均可增大,而于患者平卧后往往尚需借助于手法方能还复,而曲张的静脉则均能自动消失。卵圆窝处有静脉曲张者其大腿或小腿也有曲张静脉,卵圆窝周围的皮肤往往微呈青紫。静脉曲张患者在加压于股静脉之近端时,可见曲张静脉更加明显,用手按在肿块上令患者咳嗽时可感到咳嗽冲动。静脉曲张的患者直立时,如轻扣腿部的曲张静脉,有时可在卵圆窝处的肿块上感到有水波的传导。

3. 股淋巴结肿大 与难复性股疝有时可混淆不清,特别是卵圆窝处的单个淋巴结肿大鉴别尤属困难。一般而言,肿大的淋巴结大多不止一个,而且是椭圆形的,而股疝则是单个的半球形的,肿大的淋巴结多有一个急性炎症阶段,有发热和局部疼痛,而且在下肢、会阴和臀部等处常可发现感染病灶。

4. 腰大肌脓肿 鉴别比较容易,因脓肿具有比较明显的波动感。病史询问和详细体检常可发现脊柱有原发病变。

如果诊断困难时可行影像学检查帮助明确诊断。

【治疗】 手术治疗是股疝唯一有效的疗法。用疝带很少能有效地托住疝内容物不使下降,甚至反有导致绞窄的危险。

任何股疝一经发现,即使患者并无不适症状,也应尽早安排手术治疗,因股疝随时可能发生严重并发症,至股疝已有绞窄现象时,更应该立即施行紧急手术,切不可因循误事,更不宜妄想手法回纳。

手术的目的,在于回纳内容物和切除疝囊,并将股血管旁的股环加以妥善修补,以防止疝的复发。目前修补股疝的手术方法虽多,但基本有传统的股疝修补法和网塞修补术及腹膜前补片修补术,前两者可以分为两种:①经股部手术法,手术完全在腹股沟韧带下面进行;②经腹股沟部手术法,手术完全在腹股沟韧带以上进行,它可以是在腹膜外的,或者是经腹腔的或者两法合并使用。网塞修补则在常规股疝打开并回纳疝内容物后,将网塞填充在股环以不压迫股静脉影响下肢血运为度,并略加固定。腹膜前补片修补术在游离的腹膜前间隙内放置补片覆盖整个肌耻骨孔,达到修补股疝的目的。

一般而论,多数的外科家认为经腹股沟部的修补效果比较良好,作者也有同感。因为此法可以保证疝囊的高位结扎,可以较好地缝合股管的入口;而在有绞窄和坏死的情况下,更只有通过这个进路方能解除嵌顿,检查肠袢,进行必要的切除和吻合。但经腹股沟修补后反可能导致腹股沟直疝的发生。经股部的修补法在技术操作上比较简单,但其缺点为不能在股管的入口处缝闭股环,且不易暴露和处理嵌顿的肠袢。因此,对年龄较大的患者和单纯的小股疝,可以用经股部的修补法,但对一般的股疝,特别是有嵌顿或绞窄坏死的情况者,经腹股沟部的手术是较理想的方法。应该指出,外科治疗上还有相反的意见,认为未嵌顿的股疝要求修补后不再复发,因此经腹股沟部修补较为确切有效,而已嵌顿的股疝首先应该抢救生命,直接从股部切开可以更好地观察疝的内容物。各家的观点当然可以有所不同,但作者根据自己的经验，仍然赞成前一种办法，即已有嵌顿或绞窄的股疝最好从腹股沟上切口进入腹腔，然后才能在必要时对坏死的肠袢作妥善的切除和吻合。网塞修补、腹膜前补片修补则仅仅是修补方法不同而已。

【几种股疝的手术方法】

1. 低位（腹股沟下）修补法 此法的操作简便迅速，也无多大危险，对需要用局部麻醉进行手术的患者，本法尤属相宜。但本法对暴露股环和它的修补，不如经腹股沟上的方法有效，且修补后复发的机会也较大，故一般只适用于年老的和单纯的小股疝。

麻醉 脊麻或连续硬膜外阻滞或全身麻醉，均能应用满意。年老体弱、心肌损害或危险性较大者，可以用针刺或局部麻醉，但过于肥胖者局麻不相宜。

切口 可以用多种切口：

(1) 切口长约 8cm，是在腹股沟韧带下，且与之相平行。

(2) 垂直切口对嵌顿性股疝较横切口为宜，切口于腹股沟韧带上 2cm，至韧带下约 8cm 处为止，位在股管之上而与股血管相平行。

(3) 腹股沟斜切口合并垂直切口。斜切口长约 6cm，在腹股沟韧带上约 2cm 且与之平行，切口的内侧端正对股环处；切口的垂直部分也是长约 6cm，则与股血管相平行。这个切口无论对暴露腹股沟韧带以下的疝囊底和韧带以上的股环口，均甚便利；对较大的股疝或有嵌顿现象者，这个切口最属相宜。

手术步骤（图 2-39） 简述如下：

(1) 皮肤切口如上述。典型的 Bassini 法是用垂直切口，作者赞成用斜直混合切口。暴露卵圆窝上的阔筋膜和镰状缘。

(2) 切开筛状筋膜和腹横筋膜，小心剥去疝囊外面的脂肪组织，直至股环的部位。注意股静脉是在疝囊的外侧，应避免误伤。

(3) 小心切开疝囊，注意勿伤及疝内容物。仔细检查疝内容物的情况，健康者回纳入腹腔，已坏死者根据患者的情况作相应的处理；然后再将疝囊作高位结扎，并切除其多余部分。

如股环过于狭窄，不能使嵌顿的疝内容物回纳者，可以考虑将股环的内侧切开，即切开部分陷窝韧带而使股环得以扩大；但这种割开完全是盲目性的，有伤及异常的闭孔动脉的危险（图 2-40）。在这种情况下，许多医师宁愿通过腹股沟上面的斜切口，在切开腹外斜肌筋膜和牵引开腹内斜肌和腹横肌以后，从上面暴露股环和陷窝韧带；如此，陷窝韧带就可以在明视下予以切开，最为安全。

(4) 闭锁股管的上部。用弯圆针和 3 号丝线缝合腹股沟韧带和耻骨梳筋膜，第一针在靠近耻骨嵴处开始，以后

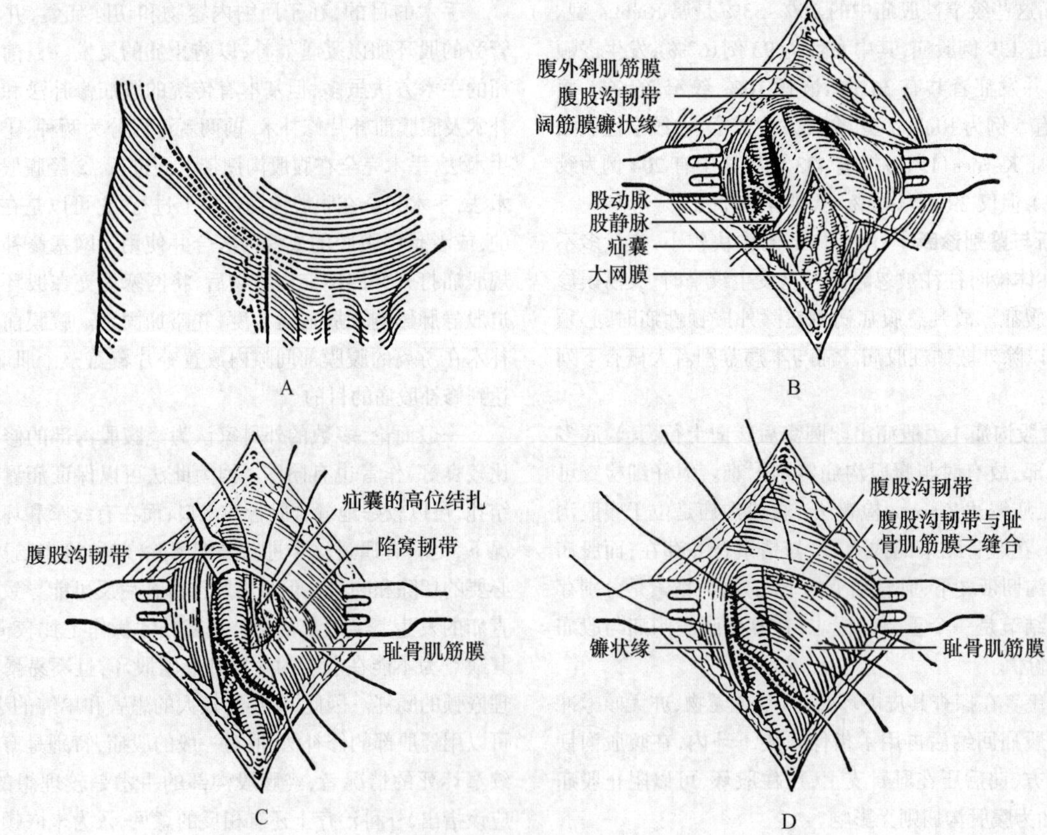

图 2-39 股疝经股部切口修补法

A. 皮肤的垂直切口；B. 暴露卵圆窝的镰状缘，切开筛状筋膜，剥离疝囊；C. 高位贯穿结扎疝囊颈后，作耻骨肌筋膜与腹股沟韧带之吻合；D. 耻骨肌筋膜与阔筋膜的镰状缘缝合

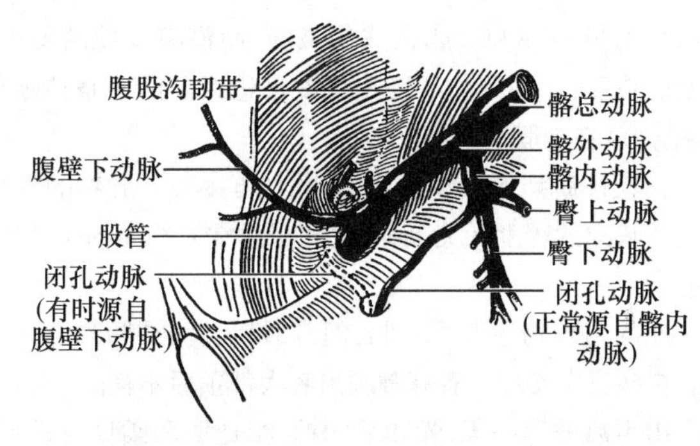

图 2-40 闭孔动脉的正常和异常起源

闭孔动脉正常是髂内(腹下)动脉的分支,但在不少情况下它可能源自髂外动脉的腹壁下动脉;该异常的闭孔动脉即在陷窝韧带后面下行入闭孔,故在股环内向内侧盲目切开陷窝韧带时有伤及次异常的闭孔动脉的危险

即向外侧每隔 0.5cm 缝一针,最后一针是在股静脉内侧约 1cm 处。这些缝线都暂勿结扎。应注意最后一针(外侧)缝线切勿过于接近股静脉,免得在缝线结紧后压迫静脉,致发生下肢的循环障碍。

(5) 相似的 3~4 针缝线把镰状缘与耻骨梳筋膜(韧带)也同样缝合在一起,以闭锁股管的下端。然后先结紧第一组缝线,使腹股沟韧带与耻骨梳筋膜闭合;再结紧第二组缝线,使镰状缘与耻骨梳缝合。

(6) 皮下组织与皮肤缝合如常法。

2. 高位(腹股沟上)修补法 经腹股沟韧带上的股疝修补法对于巨大的股疝。特别是对嵌顿或绞窄的股疝修补,最属满意;不但暴露良好,且修补后复发的机会也少。这种方法常与腹股沟下的进路合并施行。麻醉与前述者无异。

手术步骤(图 2-41)

(1) 患者宜置于头低卧位。皮肤切口在腹股沟韧带上 1.5cm,与韧带平行,起自内环,至耻骨嵴止;自该处再向下垂直切开约 6 ~8cm,位于股血管的内侧,且与血管相平行。

(2) 沿着纤维方向切开腹外斜肌腱膜,暴露联合肌腱,精索或圆韧带,并把它们向上牵引开。切开位于腹壁下动脉内侧的腹横筋膜纤维,分开脂肪组织,就可以暴露腹膜和疝囊的颈部——一个腹膜的管状突从股管的上口钻出。

(3) 在靠近股管上口处小心切开腹膜,将疝内容物轻轻拖出加以检查。如疝内容物被嵌顿而不能拖出来时,可以在明视下将股环内侧的陷窝韧带切开部分。如有位置异常的闭孔动脉位于股环的内侧面时,可予以结扎。

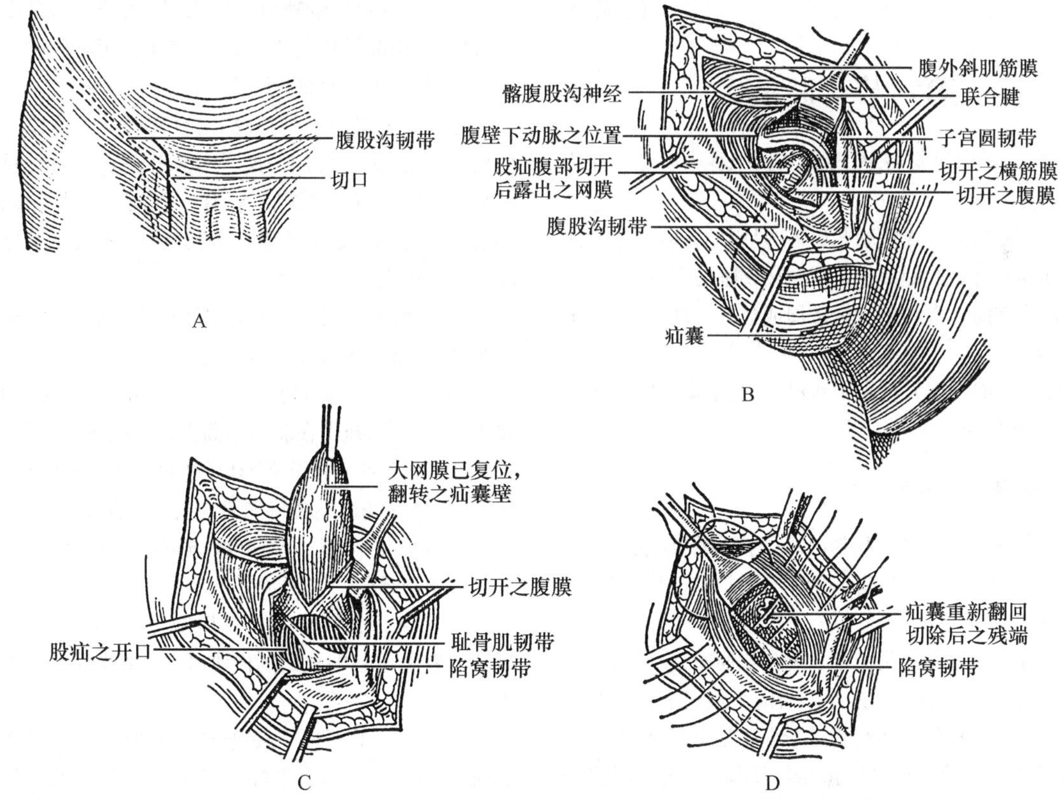

图 2-41 股疝经腹股沟部切口修补法

A. 皮肤切口,一般可以先做腹股沟韧带上之斜切口,必要时再向股部纵行延长成曲棍状切口;B. 切开外斜肌筋膜,将联合腱和圆韧带或精索向上牵开,在腹壁下动脉之内侧再切开横筋膜,即可露出腹膜并找到股疝囊的颈部;C. 在靠近股管上口处切开腹膜,将疝囊内容物纳回腹腔,用弯血管钳自腹膜切口中伸入疝囊将囊底钳住翻转拖出;D. 疝囊重新翻转后在囊颈部结扎切断并即缝合腹膜的切口。将耻骨肌韧带和腹股沟韧带缝合以闭锁股管的上口,然后再将联合腱和腹股沟韧带缝合以加强腹股沟管;但有时也可以将联合腱、耻骨肌韧带和腹股沟韧带用同一组缝线缝合,如图所示

(4) 用一把弯血管钳从腹膜的切口中伸到疝囊底部，夹住囊壁慢慢牵拉，就可以将整个疝囊翻转拖入腹腔内。此时即可把疝囊在它的颈部加以贯穿结扎，并将多余部分切除。需注意者，在用血管钳夹住疝囊底部向外翻转拖出时，切不可过于粗暴，否则有撕伤疝囊周围血管(隐静脉与股静脉)的危险。如发觉囊壁与周围组织有粘连而不能翻出时，宁可先通过股部直切口将疝囊自其周围组织中分离出，然后再夹住囊底的里面翻转拖出，并在腹腔内结扎囊颈，切除囊体；最后则缝闭腹膜的切口。

(5) 缝合腹股沟韧带与耻骨梳韧带，以闭锁股管的上口。缝合时应该用弯圆针和 3 号丝线，第一针在股静脉内侧 1cm，而末一针需包括部分陷窝韧带。注意在缝贯这些缝线时，尤其是第一针，应该用手指保护好股静脉和髂外静脉，免使受伤。缝线应该在全部缝贯就位后方可开始结扎，结扎时应自外侧靠近股静脉的第一针开始，然后依次向内结紧缝线，使股环完全闭锁。

(6) 腹股沟管的加强，是利用腹内肌、联合肌腱和腹股沟韧带的缝合。腹外斜肌腱膜的内侧片也可以缝到腹股沟韧带上，然后把精索或圆韧带移到这个新的基础上，再把腹外斜肌腱膜的外侧片盖在精索上并加以缝固(Andrews 法)

(7) 最后分别缝合皮下组织和皮肤。

(*唐健雄*)

第六节 脐疝

【定义】 凡内脏自脐环中脱出者，总称为脐疝。在临床上可分为三类：

1. 先天性脐疝 或称胎儿脐疝，是因胎儿的部分肠曲未能缩回腹腔，且中胚叶板也未能融合成脐之故。

2. 婴儿脐疝 常在出生后数周或数月出现，是脐环未能闭锁之故。

3. 成人脐疝 多发生在中年以后，是未完全闭锁的脐疝逐渐扩大的结果。

一、先天性脐疝

【病因】 先天性脐疝(脐膨出)是因胚胎早期脱出的肠曲未能完全回复腹腔，且后者亦未能充分扩大，只能容纳全部发育成长的肠曲之故。

在胚胎的早期，原肠是由卵黄囊分化而来；原肠的中段与卵黄囊之间，由卵黄管相连接。当前腹壁逐渐由两侧向中线生长闭合时，虽然那卵黄管逐渐变得细小，但仍然连接在卵黄囊与中肠之间，对中肠起着牵引作用。由于肠道的生长较腹壁的闭合远为迅速，故在胚胎的早期，正常是有部分中肠在腹壁未完全闭合以前被牵引到脐带中。但在胚胎第 10 周时，中肠应该已完全进入体腔。假如因发育上的缺陷，致婴儿在出生时其脐带内的肠曲尚未完全进入体腔，就将形成所谓"先天性脐疝"，或"脐膨出"。

【症状】 先天性脐疝实质上不是一般的疝，因为它的疝囊仅有壁腹膜和羊膜构成的被膜，而没有皮肤的覆盖。腹壁的皮肤，一般仅止于膨出的底部边缘。两根脐动脉和脐静脉，就在被膜的表面。

先天性脐疝的大小不定，平均约 6~8cm。肿物的大小与腹壁缺损的程度无关，后者之直径通常大约 4~5cm，也可能更大。

疝的内容物主要为小肠，但有时胃、脾、结肠和部分肝也能在疝囊中发现。有肝脏脱出者大都预后不良。

出生后的第一天，囊膜呈润湿、半透明和柔韧的样子，但过些时候就变得干燥，起皱、混浊和脆弱；最后囊膜不免破碎，内脏脱出而婴儿即死于腹膜炎。

【治疗】 手术治疗是唯一可能使婴儿免于死亡的方法，应该在婴儿出生后立即施行；否则婴儿吸入空气或乳汁而致腹部膨隆，且感染的机会增多，疗效更差。

手术有一期、二期或分期修补缝合等多种方法。

1. 一期手术法 假如脐膨出较小，可以用一期手术法修补，即切除疝囊，将肠曲回纳腹腔，然后将腹壁的各层组织分层缝合(图 2-42)。

一期修补法只有在膨出较小，而腹腔有相当大的容量能容纳还复的肠曲时方可施行。手术成功的关键，是在肠曲回纳后缝合腹壁时，腹内不致造成过高的张力，否则婴儿将因①横膈太高影响呼吸，出现发绀；②下腔静脉受压影响血液回流，引起循环衰竭；③胃肠道本身可能因过于挤压而发生梗阻，结果可使婴儿迅速死亡。

总之，手术医师只有在疝内容物回纳后不致造成过高的腹内压时，方可应用一期手术修补法。任何时候也不应将疝内容物强行回纳腹腔，如有可疑，宁愿采用二期手术而不能丝毫勉强。这需要有准确的估计，一般在实行全身麻醉后方能决定。

2. 二期手术法 较大的脐膨出，不能安全地施行一期手术者，Gross 主张分二期进行手术(图 2-43)。

第一期手术包括切开与游离脐膨出周围腹壁的皮肤，腹腔不必切开，掩盖在脱出肠曲上的羊膜更不需要切除，而可将游离的皮肤直接缝在膨出的内脏外面(上有羊膜掩覆)，造成一个皮肤囊，不必将内脏在此时回纳腹腔。术后需注意防止腹胀，给予氧气，维持水、电解质的平衡和营养，并用抗菌素预防感染。

第二期手术在 6~12 个月后施行。此时腹腔一般已有足够的容积可容纳脱出的内脏，腹壁缝合后当不致再有很大张力。

在第一期手术时，将疝膜切除而把皮肤直接缝在内脏上面，往往皮肤的愈合不好而容易裂开，且皮肤与肠曲会发生粘连，使第二期手术发生困难。因此，Gross 曾改变操作方法，即在第一次手术时不将囊膜切除，而仅把皮肤覆盖在原有的羊膜上。这样的结果可以使得皮肤的愈合较为坚强，而二期手术时也不致因粘连而发生困难，是一个较好的改进办法。

偶尔，在第一期手术后腹腔并不能如理想的扩大，因此

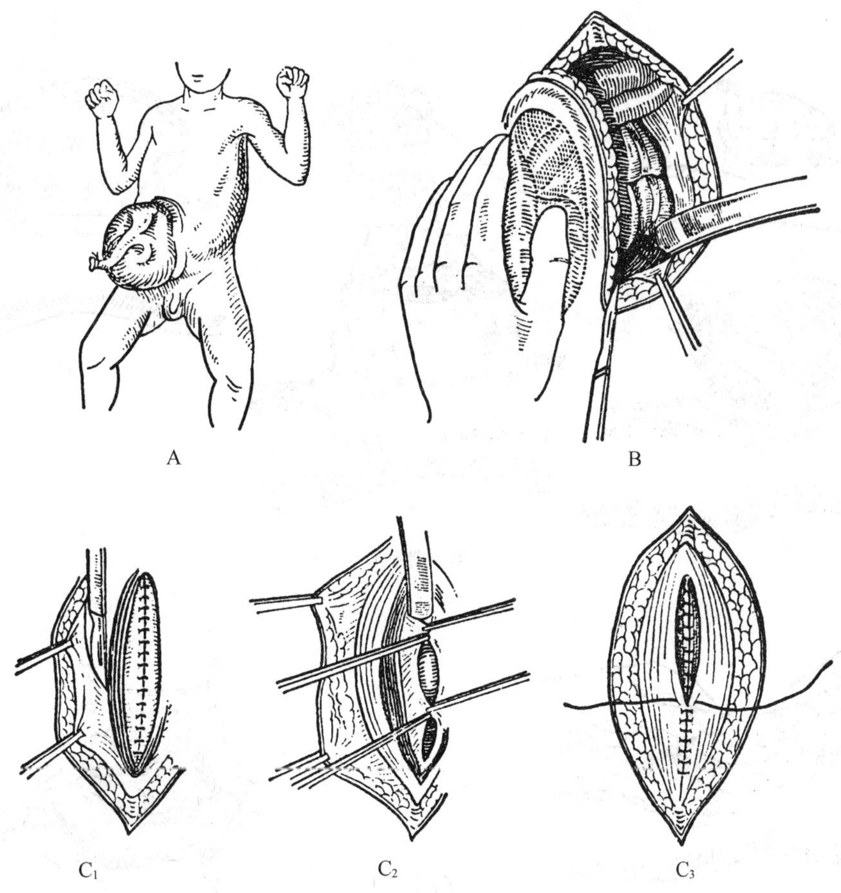

图 2-42　脐膨出的一期修补术

A. 术前的状况，肠曲上仅掩覆有一层腹膜和羊膜；B. 纵行切除疝囊，包括一部分边缘皮肤和腹壁组织，使创缘整齐而清洁。脐静脉和动脉应予结扎止血。$C_{1\text{-}3}$. 把突出的肠曲纳回腹腔后，分层缝合腹膜、腹直肌和前鞘，最后缝合皮肤

02

二期手术始终无法施行。这多数是由于原先脱出的内脏过多，而留在腹腔内的脏器过少，不足以张大腹腔之故。为此，也有人主张在修补大型的脐膨出时，应该在不使腹内压增高的原则下，适当地将部分腹直肌和腱膜缝合，并将脱出的内脏也部分纳还腹腔；这样，纳回的内脏可以起到逐渐撑大腹腔容积的作用，而让部分内脏仍然脱出在体腔外（仅用皮肤掩覆），可以起到调节腹内压的作用；然而这种说法目前尚无临床实例证明其是否可行。

3. 分期手术法　Schuster（1967）和 Lawrense 等（1976）相继报道，对腹壁大块缺损包括脐膨出病例，如其皮肤无法一期缝合者，可用一片硅胶网代替皮肤掩覆在肠袢上，将它与腹膜和筋膜缺损的边缘相缝合，待至硅胶网下已有纤维素薄膜形成，且硅胶网已变得松弛时，就可以将网的中心部分作梭形切除后重新缝合；如此每隔几天将硅胶网切除部分后再缝合一次，可逐渐使皮肤创缘完全合拢。最后待网下的纤维素膜已变得较厚，硅胶网已开始与周围组织相脱离时，就可将硅胶网拆去而将创缘完全缝合。

作者认为对皮肤无法缝合的大型脐疝，应用人造织物代替皮肤是可行之法。如果没有硅胶网，丝绸（真丝纺绸）亦可代用；而在大型脐疝，羊膜可以不需要切除或仅将脐带部分切除，然后将纺绸直接盖在羊膜上，与腹壁筋膜相互缝合；以后逐渐将纺绸收紧缝合，也能使皮肤创缘逐渐合拢后予以缝合。

二、婴儿脐疝

【病因】 婴儿脐疝的发生有两个原因：①由于脐带内的结构和脐环之间的黏着不牢固；②有后天腹内压增加的情况存在，结果导致腹内脏器自脐部的弱点中脱出。

【解剖】 胎儿的脐是由两根脐动脉、一根脐静脉、卵黄肠管和脐尿管等组成（图 1-7）。在出生的前后，构成脐环及其内容物的各个组织渐次发生变化：腹白线的纤维围绕着脐收缩，血管发生栓塞并逐渐纤维化，结缔组织增生，萎缩的脐与周围渐次收缩的脐环发生粘连，最后在脐部形成一个坚固的瘢痕。故脐部缺乏皮下脂肪组织和肌肉，仅由皮肤、腹横筋膜（脐筋膜）及腹膜组成。

虽然脐带的内容物与脐环之间已经有瘢痕组织粘连在一起，但其粘连还是不牢固的，特别在脐带脱落之后不久的时间内尤其是如此。从解剖上来看，在脐的上部、脐静脉（即肝的圆韧带）的右侧与脐环之间最为软弱，一旦腹内压增高时，内脏最容易从此弱点脱出（图 2-44）。

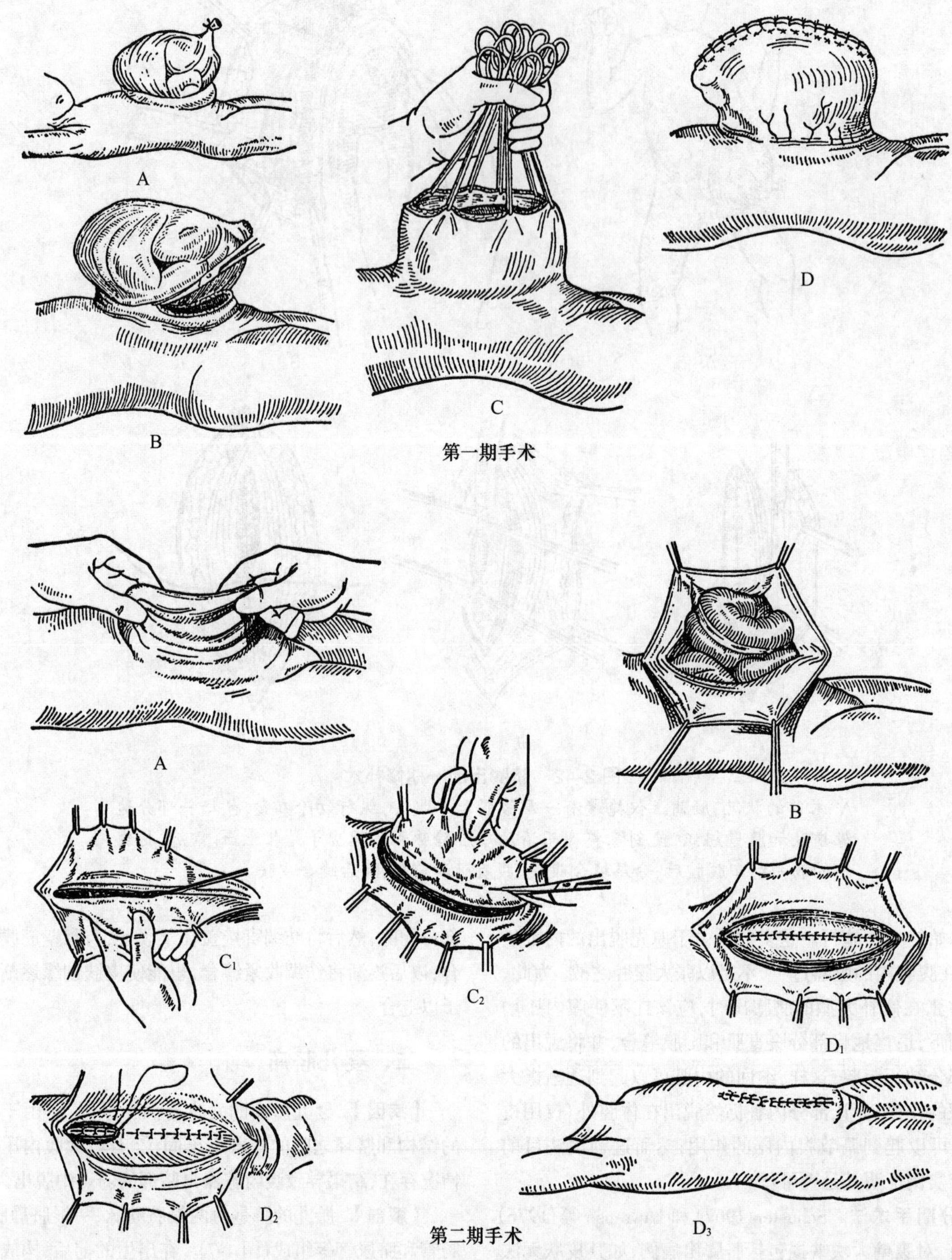

图 2-43 大型脐膨出的二期手术法

第一期手术：A. 表示脐膨出之状，脐带已结扎切断；B. 沿疝囊边缘切开皮肤，但需注意勿切入腹腔；C. 将皮肤边缘游离后拉起之状；D. 游离的皮肤缝合在羊膜的外面，肠曲仍突出在腹外第二期手术：A. 示第一期手术后若干星期，肠曲已可推入逐渐扩大的腹腔，疝囊上的皮肤已显得很松弛；B. 切开皮肤和腹膜，腹膜与内脏间并无粘连；C_{1-2}. 剖开皮肤与腹膜间的粘连，造出两侧的腹直肌及其前鞘；C_1. 为左侧腹直肌之部离；C_2. 为右侧腹直肌之后鞘剖出后将多余的腹膜切去之状；D_{1-3}. 将多余的组织切除后，分层缝合腹膜（包括横筋膜和后鞘）、腹直肌、前鞘及皮肤；D_1. 为腹膜及后鞘之缝合；D_2. 为腹直肌及前鞘之缝合；D_3. 为皮肤的缝合

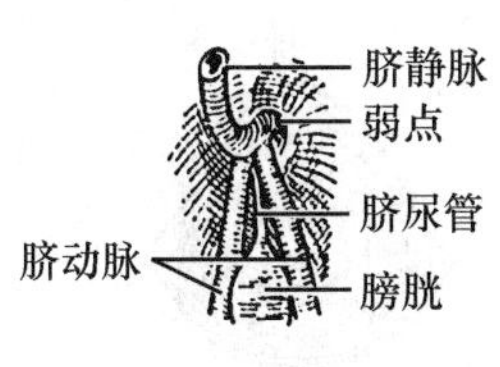

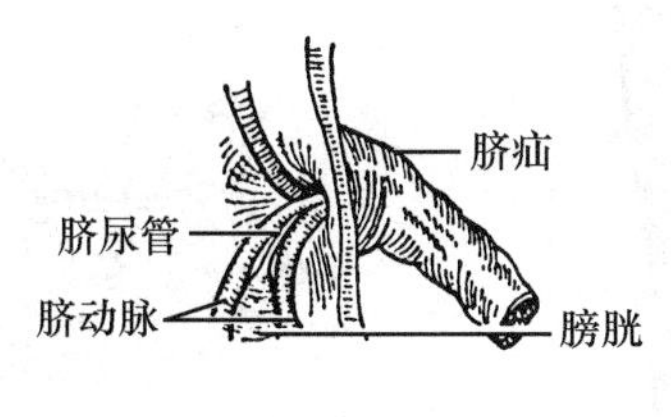

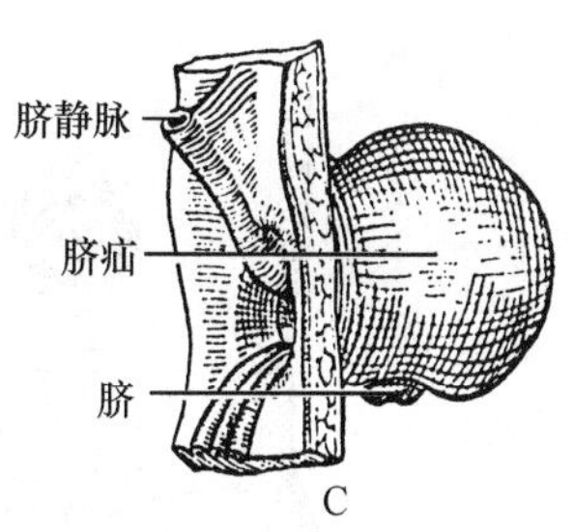

图 2-44 脐环的内侧面观

A. 示脐动脉之右上方为通常的弱点所在;B. 新生婴儿小型脐环的外观,疝块常在脐动脉之上右方;C. 大型脐疝,脐常在疝块的下方

【症状】 婴儿脐疝与先天性脐疝有显著的区别。它多数出现在脐带已完全脱落后数天或数周内,但多不超过一年。疝的表面组织是真皮。一般仅是一个不大的球形膨出(很少比核桃大),且与腹压的增加有密切的关系。在婴儿啼哭、咳嗽或挣扎时疝囊内始有内脏(小肠或大网膜)进入,而在婴儿平静时可以重新回入腹腔。在疝囊与疝囊内容物间甚少发生粘连,故嵌顿或绞窄是属罕见。

检查时常可发现疝环很少大于 2cm,且大都位于脐环的上方偏右。

【治疗】 许多婴儿脐疝不需要治疗。一般小的脐疝不超过 1cm,在一岁以内又无症状者,只要它不逐渐增大或不发生其他症状,可以不予治疗,而多能自行消失。

较大的脐疝或有逐渐增大趋势者,有特殊症状或婴儿已在三岁以上仍未自愈者,应立即进行积极的治疗。

治疗方法有两种:

1. 贴膏法 婴儿在 1 岁以下,其脐疝不过 1cm 者,只要没有特殊症状,都适用贴膏法治疗。贴膏的目的,在使腹壁的侧方张力减少,以致脐环得以收缩,同时保持疝囊的萎陷状态,使其能逐渐萎缩闭塞。

Gross 述其方法如下:"……两条胶布各阔 2 英寸,一条有舌,一条有洞,使能互相错合。腹壁涂以安息香酊,可以增加胶布的黏度,防止皮肤发生溃烂。两条胶布先分别贴在腹部的两侧,把一条的舌插入另一条的洞中,分别向对方牵引,致使脐部的皮肤已有皱褶时,即可紧贴在原来的胶布上"(图 2-4)。

用一条胶布粘贴似乎也同样有效,要紧的是要使皮肤在脐部起一个纵形的皱褶,方能使该处的侧方张力得以松弛。必要时可以用一块小纱布垫放在脐部将脐向内压,同时用上法贴上胶布,似乎更加可靠。

但不论用何法,胶布均需隔 1~2 星期换一次,且需连续粘贴 6 个月以上方能收效。如 6 个月以后仍然未见疗效者,即使继续绊贴也多无效。一岁以上的脐疝患者,贴膏的治疗也甚可疑。以上这些情况,都应考虑改用手术治疗法。

2. 手术疗法 凡是有嵌顿、梗阻或绞窄的婴儿脐疝,均应立即手术;不能回复且有特殊症状者亦应手术。年过 1 岁的患者虽然脐疝并不大,或者年龄虽不足 1 岁而疝较大者,也有手术适应证。

手术时应该并且也有可能保留脐,这对患儿长大后的心理上有益。因疝囊很薄,故切开时应小心勿伤及其中的内容物。又婴儿的膀胱位置很高,手术时也应注意免使受伤。

Gross 修补法

麻醉 全身麻醉较为安全。

手术步骤(图 2-45):

(1) 在脐上或脐下距脐的边缘约 1cm 处作半圆形皮肤切口。脐上的切口会遇到肝圆韧带和较大的血管,操作较为困难,似不如脐下切口简单。

(2) 将皮瓣与下层组织分离后向上牵开,暴露两侧的腹直肌鞘、中间的脐疝裂口和脱出的疝囊。

(3) 小心切开疝囊,如有疝内容物就把它纳回腹腔,然后将腹膜横向连续缝合。注意较大的疝囊内可能呈分隔状,疝内容物仅黏附在一个分隔内,而其余的分隔中却空洞无物,故处理疝囊时应小心。疝囊很小且不含内容物者,可以将疝囊单纯地推进脐疝环内而不需要切开或切除。

(4) 将构成疝环的筋膜与腹膜相分离,用两排间断的丝线作横向的褥式缝合,以闭锁此筋膜的裂口。也有人以为单排的丝线间断缝合同样有效,但此筋膜的缝合总是以横向为宜。

(5) 如疝环较大,致两侧的腹直肌鞘分离较开者,则应将两侧的腹直肌鞘用丝线纵向相互缝合。

(6) 最后将带脐的皮瓣缝回原处,用丝线作间断的皮肤缝合或皮内缝合,后者可以不需要拆线。

三、成人脐疝

【病因】 成人的脐疝大多数属后天获得性;仅一部分是由于婴儿脐疝的持续或再发。腹内压的增高是主要的原因,特别如多次妊娠和过度肥胖,常是妇女患者的主要原因。

【发病率】 本病多见于中年,初发的年龄多在 35~50 岁间。女性远较男性为多见(3∶1)。

【症状】 成人脐疝中最先进入疝囊的多为大网膜,继之以肠曲,尤以横结肠为多见。大网膜与疝囊之间往往很

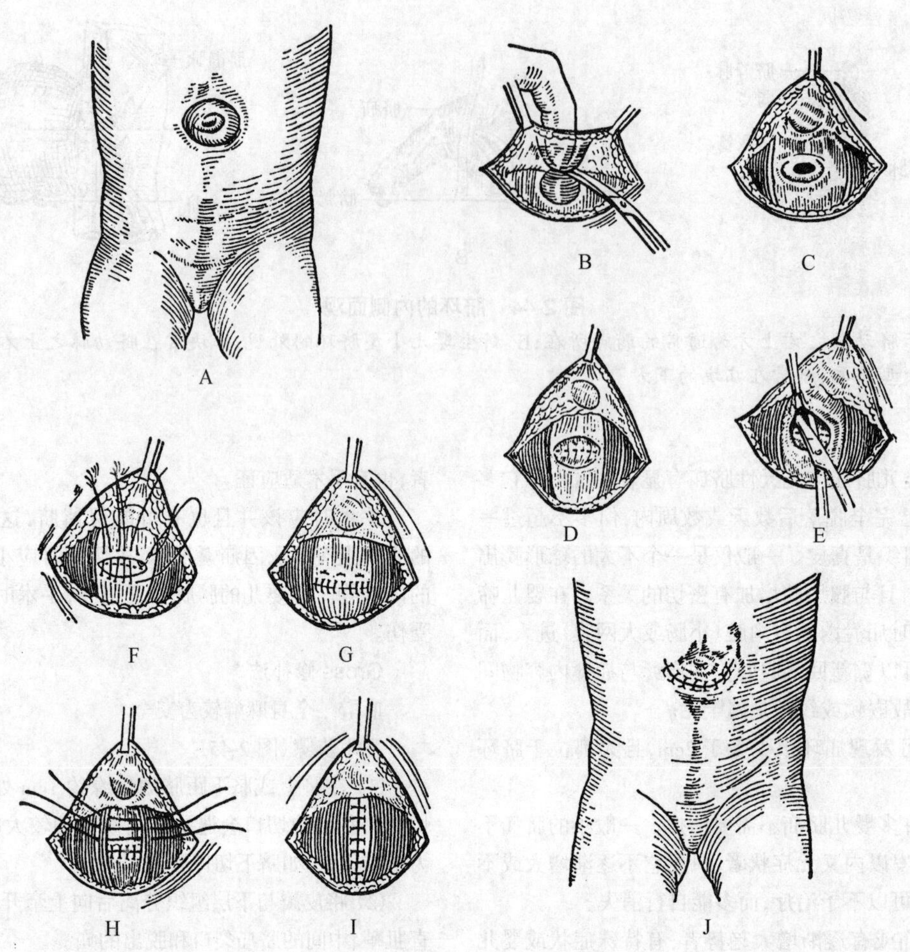

图 2-45 婴儿脐疝的修补法(Gross 法)

A. 示婴儿型脐疝脱出之状。半圆形的皮肤切口在脐下约 1cm 处;B、C. 示皮肤与其下层的腹膜相分离之状。腹膜常因此即被切开;D. 示腹膜之横向缝合;E. 示横筋膜的游离;F、G. 游离后之横筋膜也横向重叠缝合;H、I. 示较大的脐疝、两侧腹直肌鞘分离较开者,将两侧腹直肌鞘再纵向缝合之状;J. 脐部皮肤缝回原处

早就发生粘连,故成人脐疝多有一定的症状,如疝囊部的疼痛不适或上腹部的隐痛,是由于大网膜被牵引之故。因构成脐疝囊口的筋膜环很是坚硬锐利,故脐疝发生绞窄的机会较多,常可发生腹绞痛和便秘,呕吐等症状。

检查时可以发现肿块是在脐上,脐下或从脐的正中脱出。该肿块常不能完全回纳,咳嗽时肿块内有冲动感觉。通过触诊,叩诊或听诊,大都可以鉴别出疝的内容物是网膜或肠曲。偶尔,一个腹壁极为肥胖的患者(妇女居多),即使有一个较大的脐疝也难以肯定。在这种情况下,令患者仰卧,抬头,同时咳嗽,此时如用手按在肿块上,往往可以更清楚地感觉到咳嗽冲动。

成人脐疝一旦出现,如不经治疗,非但无自愈的机会,且将继续增大,即使起初是可复性的,以后由于内容物的粘连也会逐渐变得不可回复,甚至发生嵌顿或绞窄,故成人脐疝必须积极治疗。

【治疗】 成人脐疝可以选用两种不同方式治疗。

1. 疝带 对成人脐疝大都无效,至多只有姑息作用而无治愈可能。且应用疝带后常使皮肤受损和擦伤,增加疝囊内外的粘连,将使以后手术时更为困难,故疝带对成人脐疝通常不是理想的疗法,只有较小的脐疝,无难复或嵌顿现象,而手术又有禁忌证,可以考虑用疝带治疗。肥胖的患者如一时没有手术条件,也可以考虑用一个较疝环为大的橡皮垫塞住疝囊口,外用弹性腹带暂时予以支托。

2. 手术治疗 对大多数脐疝患者来说是最合理的疗法。

适应证:①有绞窄或嵌顿现象必须紧急手术,不可回复的疝因有绞窄的危险,也属适应证;②虽属可复性疝,但或者已引起症状,或者疝在逐渐增大者;③即使是一般的可复性疝,虽不引起症状,只要没有手术的禁忌,也可以考虑手术。

禁忌证:参阅“疝的总论”。年老,体弱,疝过于巨大或局部皮肤有感染者,手术是属不宜。

手术步骤:

(1) 分离及切开疝囊;

(2) 回纳疝内容物回腹腔,并切除多余的疝囊壁

(3) 缝闭疝囊的入口;

(4) 修补腹壁的缺陷,将构成囊口的腹直肌筋膜予以缝合。

【成人脐疝的手术方法】

1. 脐疝的横切口修补术(MAYO 修补法)

麻醉:腰麻或硬脊膜外麻醉可使腹壁肌肉获得完全的松弛。吸入全身麻醉在术后易致腹胀,是其缺点。针刺麻醉或局部麻醉也可以有效地用于脐疝的修补,对年老,体弱或重症患者,最属相宜。小的脐疝可以用局部浸润麻醉;巨大而复杂的脐疝,应该用区域阻滞麻醉(图 2-46)。

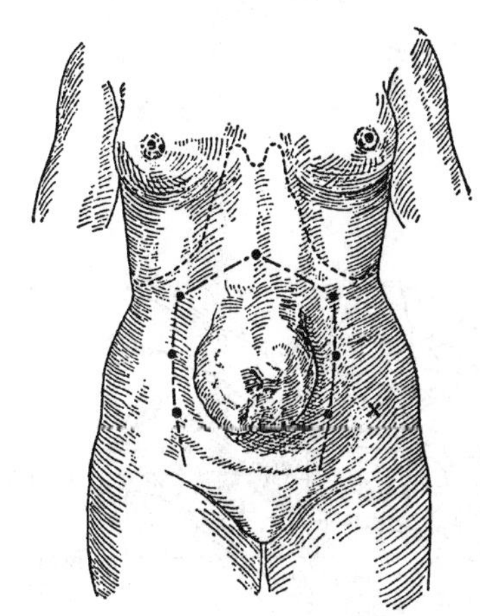

图 2-46 脐疝的区域阻滞麻醉法

两侧的阻滞壁以沿腹直肌外缘为宜

手术步骤(图 2-47)

(1) 突出的脐疝底部作一个横向的梭形切口,将脐包括在切口中。切口应深达腹直肌前鞘筋膜,并且应进一步把疝囊上、下四周的前鞘筋膜都暴露出。注意:这个步骤最好先从切口的上缘开始,至暴露出腹直肌前鞘后再沿着前鞘的筋膜层向下、向四周分离,这样伤及疝囊及其内容物的机会较小。

(2) 继续清除腹直肌前鞘上的脂肪组织,直到疝环和疝囊的颈部完全游离出。小心将囊颈的底部(即靠近疝环的地方)切开,这里的粘连一般比囊底部少,切开时不致伤及疝内容物。

(3) 假如囊颈不能清楚地游离出,则可以在囊颈上方或下方的腹白线上切开进入腹腔内,把一个手指经过腹腔伸到疝囊里面,保护好疝内容物,就可以大胆地切开狭窄的疝环,不致伤及囊内粘连的疝内容物。腹白线上的切口可以随即缝合。

(4) 分离黏着在疝囊上的内容物。黏着的大网膜可以切断。如肠曲与囊壁粘连过紧不易分离者,可以将黏着的部分囊壁切下,让它随同肠曲一并纳回腹腔。肠曲之间相互的粘连可以不必分离,只要它不引起肠梗阻。坏死的肠曲自然需要予以切除。在疝内容物完全与疝囊分离并回纳至腹腔后,整个囊颈可以在底部予以完全切断,其囊体部分黏着在脐部的皮肤和皮下组织上,可以一并切除。

(5) 将囊口周围的腹膜,自筋膜环的下面游离出,然后将它单独缝合。有时腹膜的分离极为困难,那也可以不把它作为单独的一层缝合,而让它随同筋膜片一并缝合。

(6) 将疝环两侧的腹直肌及其前后鞘横向切开,使原来的圆形疝口成为一个梭形创口。将下面的筋膜片(包括腹直肌前后鞘和腹直肌)先缝到上面一片的下面,然后再将上面一片筋膜缝到下面一片的外面,彼此重叠约 3~4cm。缝合应采用间断的褥式缝合法,并且必须用不吸收材料如丝线。

(7) 最后缝合皮下组织和皮肤,无需引流。

Mayo 的横向重叠修补法,不论在中间部分重叠修补得如何宽阔坚强,但愈靠侧面,重叠得愈少,而侧角处则是无法重叠的。这正是修补的弱点所在,常成为以后复发的根源。Stone(1926)因此主张将 Mayo 法作如下的改进(图 2-48):

02

手术步骤

(1)~(5) 与 Mayo 法完全相同。

(6) 不必将疝环横向切开,仅将疝环上下的边缘单纯缝合而不予重叠。缝合也是用丝线。作间断的褥式缝合,但需注意将疝环两侧的筋膜也同样地缝几针,使腹直肌的前鞘筋膜在疝囊口的旁面也能有一定距离的折叠。

(7) 在上述的一层缝线结扎后,再作相似的第二层褥式缝合,这与第一道缝线相平行,但上下各距原缝线约 1cm,且侧面也需超过原来的缝线。这道缝线结扎后,就可将第一道缝线完全埋在下面,而侧角也就得以加强。

2. 脐疝的直切口修补术(Blake 修补法)

若脐疝兼有两侧腹直肌的广阔分离者,则 Blake 手术似较 Mayo 法更有效。

麻醉:同前。

手术步骤(图 2-49)

(1) 在脐旁作纵向的梭形皮肤切口,浅筋膜,腹直肌鞘及腹横筋膜也沿着皮肤切口的范围逐渐深入切开,直至暴露疝囊。

(2) 试从疝囊的上、下或旁侧的一点突破疝囊进入腹腔,即可伸一指至疝。囊中探究内容物与囊壁粘连的情况。然后照前法一样将疝内容物予以适当处理,并将疝囊连同黏着的皮肤和皮下脂肪一并切除。

(3) 将腹直肌鞘的内缘按照创口的长短切去一条边缘,直至两侧的腹直肌及其前后的筋膜都各分开;然后即可将两侧的创缘分层予以缝合——腹膜、腹横筋膜和腹直肌后鞘合并作为一层相互重叠缝合,腹直肌在中线予以单纯吻合,前鞘又相互重叠缝合。筋膜的重叠约需有 2~3cm 距离,其缝合均需用丝线作褥式缝合。

(4) 最后将皮下组织和皮肤分层作单纯缝合。

Rajasinham 对纵向的修补法又有不同的处理;该法对一般脐疝均甚适用,对腹直肌分开很远的尤属相宜(图 2-50)。

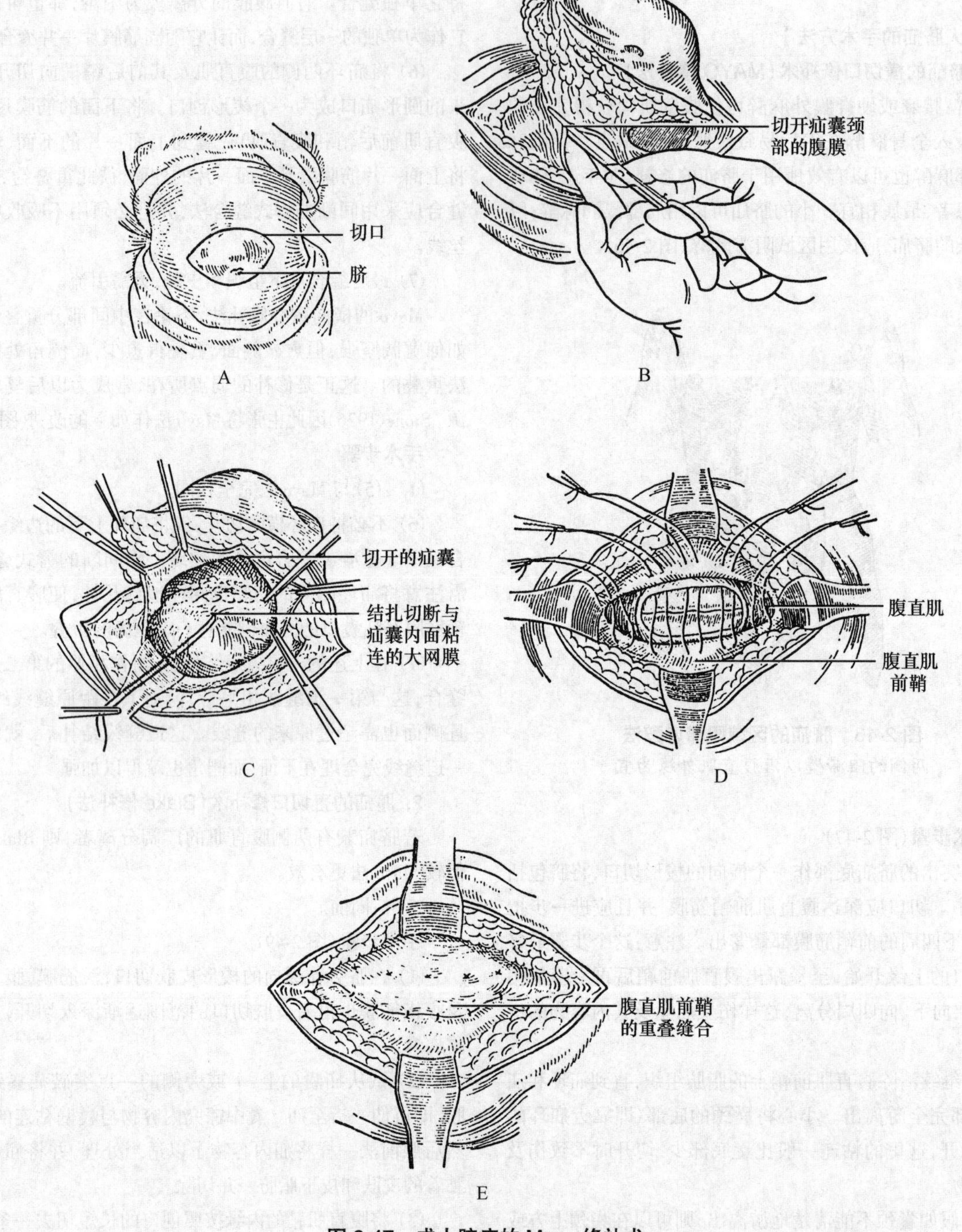

图 2-47　成人脐疝的 Mayo 修补术

A. 按疝的大小，绕脐作一横梭形切口；B. 切开已深达腹直肌的前鞘，并在靠近疝环的地方将囊颈部小心切开，进入腹腔；C. 疝囊颈部已大部分切断，正在切断大网膜与囊壁的粘连；D. 疝囊体连同黏着的脐部皮肤和下层组织，以及囊内可能黏着的大网膜，均已一并切除。疝囊口周围的腹膜经游离后已横向缝合。疝环两侧的腹直肌鞘也已横向切开少许，腹直肌鞘的下侧片正缝到上侧片的后面；E. 示腹直肌鞘的上面一片重叠缝在下片外面之状

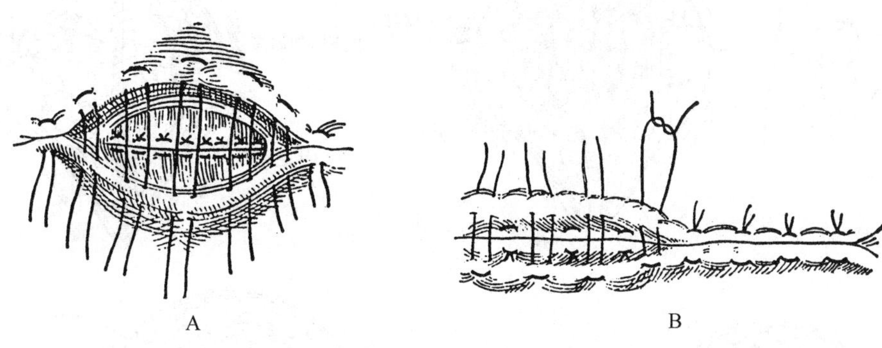

图 2-48 人脐疝 Mayo 修补术的 Stone 变法

A. 示腹膜横形缝合以后，疝环上、下缘用间断褥式缝合之状。注意疝环两侧的腹直肌前鞘也需适当地缝合一二针使之缝折；B. 第二层缝合与第一层相似；距第一层缝线约 1cm，侧面也需超过第一层缝线

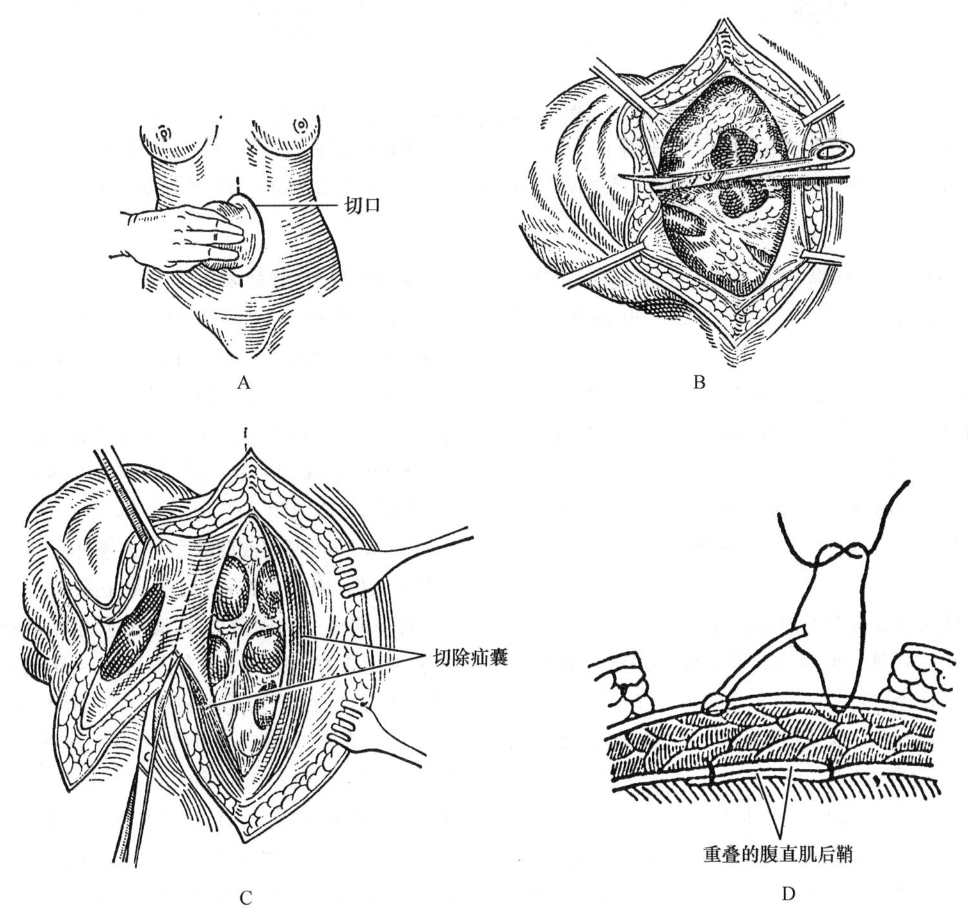

图 2-49 大型脐疝的 Blake 修补术

A. 示切口的位置；B. 切开疝囊颈部进入腹腔，进一步解离疝内容物；C. 疝囊全部切除，两侧腹直肌及其前后鞘都予以仔细的解离。D. 示腹壁分层缝合之状；注意腹直肌的前后鞘需重叠缝合

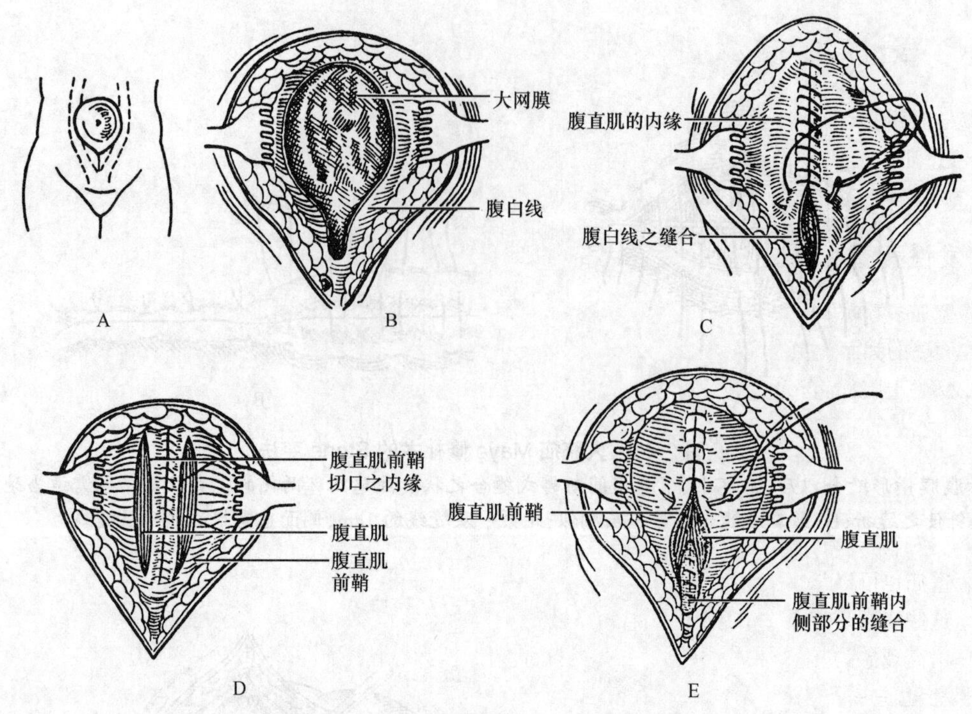

图 2-50 成人脐疝的 Rajasinham 修补法

A. 皮肤切口；B. 疝囊及其周围组织已经切除；C. 腹膜、横筋膜和腹白线的连续缝合；D. 距上述缝线约 1cm 处在腹直肌前鞘上作两条纵向切口，将切口内侧的前鞘相互缝合，使两个腹直肌鞘合而为一；E. 两侧腹直肌及其前鞘之缝合

(1) 皮肤切开，暴露疝囊，进入腹腔，处理疝囊内容物，并切除多余的囊壁和黏着的皮肤，步骤与 Blake 法完全相同。

(2) 将创缘两侧的腹膜，腹横筋膜和腹白线共作一层连续缝合。这道缝合应该包括两侧较多的组织，使两侧腹直肌的内缘得以更加接近。

(3) 清除腹直肌前鞘上的脂肪组织后，将两侧腹直肌的前鞘，比照腹膜切口的长度，在距内侧缘 0.5~1cm 处纵向切开。

(4) 将两侧腹直肌前鞘的内侧切开部分，用丝线作相互间的间断缝合，这样就可使缝合腹膜及腹横筋膜和腹白线的一道缝线得到加强。

(5) 最后缝合两侧的腹直肌和前鞘，腹直肌这时就合成一片，包在一个共同的鞘内。

(6) 皮下组织和皮肤的缝合如常法。

按照 Rajasinham 法，腹壁的修补共有 5 层：①腹膜、腹横筋膜和腹白线；②总的腹直肌鞘的后壁；③合成一片的腹直肌；④总腹直肌鞘的前壁；⑤皮下组织和皮肤。而 Mayo 修补法共只有 3 层：①腹膜和腹横筋膜；②重叠的腹直肌及其筋膜；③皮下组织和皮肤。且 Mayo 修补法为了得到足够的重叠，往往缝合时有一定的张力，而这在纵形修补法是完全可以避免的。故 Mayo 法虽甚通用，但作者以为对脐疝的修补不如 Blake 或 Rajasinham 法合理，特别对腹直肌分离较开者，直切口修补法更属相宜。

3. 脐疝补片修补术

(1) 肌前置人工材料的修补术（Onlay 修补法）：腹直肌腱膜前找到疝囊，可以切除疝囊或完整游离疝囊后，缝闭疝环，再游离出皮下与部分腹直肌前鞘，将补片置于腹直肌前鞘上方，补片边缘超过脐环边缘 3~5cm，充分展平，补片边缘以不吸收缝线间断缝合固定于前鞘。为防止术后皮下积液，补片前方放置闭式引流。

(2) 肌后筋膜前或腹膜前补片修补法（Sublay 修补法）：分离出疝囊，内翻回纳疝囊，然后，在腹膜与腹直肌后鞘之间向各方向做一圆周游离，即腹膜前间隙，将补片置于此间隙内，在上下左右方向超过缺损边缘 3~5cm，补片周缘与腹直肌后鞘缝合固定，并将两侧切开的前鞘与补片固定数针。

(3) 双层修补装置的无张力修补法：分离疝囊同前法所述。内翻疝囊后，沿疝环向上下左右游离腹膜前间隙，将 UHS 补片置入脐环内。补片的底层放入腹膜前间隙充分展平，超疝环边缘要大于 3cm。补片的中间柱缝合固定于脐环上，在腹直肌前鞘也游离出间隙，补片的上层平铺在腹直肌前鞘的表面。

(4) 腹腔镜脐疝修补法（IPOM 修补法）：在远离脐疝的一侧放置三个 trocar，一个观察孔，两个操作孔。还纳疝内容物，后可用腹壁穿刺器缝合关闭疝环缺损，然后，再放置防粘连补片，补片以脐疝缺损部位为中心，周围需超过缺损部位 5cm，将补片用腹壁穿刺器悬吊，后再加钉枪固定两圈。

（唐健雄）

第七节 腹壁疝

在前腹壁任何部位形成的疝，除了腹股沟疝、股疝和脐疝以外，均为腹壁疝。腹壁疝可以分为两类，自发的或获得性疝、外伤性的或切口疝。

一、自发性腹壁疝

自发性腹壁疝多数是发生在腹壁的正中，即腹白线上，少数也可以在腹壁的旁面发生。腹白线上绝大部分发生在脐的上部，故又称"上腹部疝"，这是因为上腹部的腹白线较宽（1.25~2.5cm）之故；而下腹部的中线疝是少见的。

旁面的腹壁疝，可以发生在半月线上、腹横线上或者在腹直肌鞘上的任何部分，其中以发生在半月线上的较为多见。

自发性腹壁疝也可以是多发性的，即同时在腹壁的不同位置出现。这些疝都是后天性的，常有多次妊娠、肥胖、腹水等腹内压增高现象为其诱因；有时腹壁的发育不全和肌肉的瘫痪萎缩，也是一个重要的因素。

白线疝是发生于腹壁中线（即白线）的腹壁疝，绝大多数发生于脐与剑突之间。腹部白线是由两侧腹直肌前、后鞘合并后融合而成的，融合处两侧鞘纤维交错成网状，较大的网眼即成白线上的薄弱点而容易导致疝的发生。直径大于 0.5cm、有症状、较大的白线疝或难复、嵌顿、绞窄的白线疝患者应行手术治疗。

白线疝 在上腹部常见，故又称为上腹部疝，脐下罕见，其发病的原因有：①腹白线从剑突延伸至耻骨联合，白线在脐上薄而宽，而脐下窄而厚，甚至脐下两侧腹直肌融合，难以分清白线；②脐部致密的纤维环的影响，白线撕裂很难突破脐部。白线疝在人群中发病率为 0.5%~3.0%，男性较女性多见，男女发病率约 3∶1，以 20~50 岁多见，约 20% 患者有多处筋膜缺损存在，即多发性白线疝。一般认为先天性白线疝罕见，主要见于婴幼儿，出生时即发病；成人白线疝的发生多是由于先天性因素加上后天腹内压增高因素引起。先天性白线疝的发生可能与腹壁白线融合不全有关，疝的发生部位与成人常见的白线疝发病部位基本相同。成人白线疝的发生除了也与腹壁的先天性发育不全有关外，主要与前腹壁腱膜受到过分牵拉有关。在剑突与脐之间的中点处为白线疝最常见发生的部位。

根据白线疝的发生过程，分为无疝囊型和有疝囊型。发生白线疝以后，最先是腹膜外脂肪从此间隙中突出。早期白线疝的内容物是脂肪组织，无疝囊，称为无疝囊型。随着病情的发展，突出的腹膜外脂肪可把腹膜向外牵出形成疝囊，给内脏（主要是大网膜）创造了突出的条件，称为疝囊型。大部分白线疝（高达 75%）可无症状，仅在腹部检查时发现白线处有皮下肿块，在腹内压增加时肿块会向腹壁外突出明显，回纳后可在白线区触到有小洞（疝孔）存在而确诊。检查时用拇指和示指夹住肿块并向外牵拉常诱发疼痛，是白线疝的一种具有特征的临床表现。另外有约 25% 患者除具有上腹中线腹部包块外同时伴有各种上消化道症状，常于饱餐后站立时加重。典型疼痛为在用力时上腹痛，这是由于白线疝内容物对腹壁或内脏牵拉引起的反射性幽门痉挛症状。由于本病的发病率低，疝出的包块小，以致常被漏诊或误诊为消化道疾病（如胆道疾病、溃疡病、慢性胰腺炎等），也常常误诊为腹部肿物（如脂肪瘤、皮脂腺瘤、皮下纤维瘤等），误诊率可达 30%~54%。应以一手指顺白线自剑突至脐进行仔细检查，并应做相关检查以排除是由腹内其他疾病引起的上述症状。白线疝的诊断，除了要详细地询问症状、仔细地查体外，还应该行腹部的影像学检查。一般可以选择超声检查即可，病情复杂时可以进一步行 CT 及 MRI 检查等。白线疝包块的内容物多为脂肪组织、大网膜、小肠，三者在超声分别表现为中等回声、稍高回声、杂乱回声并可见肠形，所以超声对疝内容物的定性有很大帮助。此外，超声检查还具有价格低廉、方便、重复性好的特点，可作为诊断白线疝的首选检查方法，该检查可作为白线疝诊断的常规影像检查。对于白线疝超声诊断不明确的患者，可行三维 CT 检查，不仅可以准确测量疝缺损的大小，而且可以直观显示疝的影像，还能发现遗漏隐匿的疝。

治疗方法分为非手术治疗和手术治疗。白线疝非手术治疗效果差，手术修补是永久性治愈白线疝的唯一手段。非手术治疗只能起到缓解症状或延缓疾病发展的作用，没有治愈的可能。主要适用于因合并其他严重疾病而暂时无法手术的患者。手术的方式目前基本可以分为传统开放单纯修补、开放无张力修补术式以及腹腔镜无张力修补术式。对于选择何种术式，临床上还要根据具体情况和多方面因素来决定。术后注意事项：①术后白线疝部加压包扎并上戴腹带至少 3 天，以减少腹压升高因素对伤口的影响；②术后必须积极治疗控制引起腹压升高的一切因素，这对于预防术后复发是很重要的；③3~6 个月内避免重体力活动；④戴腹带 3~6 个月。

半月线疝 是旁侧腹疝中最多见的。它可以发生在两侧半月线上的任何部位，但在脐平面以下者较为多见。疝突出的部位是在腹直肌的外缘与半月线的边缘之间。它是一种腹壁间疝，即疝囊多在腹外斜肌筋膜的下面和腹横筋膜的前面，因此它的形状多数是扁平的，不易在体检时发现。这种疝的疝囊前面也常有一团脂肪作先导，囊内可以不含任何内容物，也可以含有大网膜和肠曲。半月线疝虽然也大多数很小，但嵌顿或绞窄的机会相对地是较多的。

腹横线疝 是自发性侧腹疝中比较不常见的。所谓腹横线，是横贯在腹直肌中，连接于腹白线和半月线之间的纤维线，一条在脐平面，一条在剑突下，另一条在两者之间。疝可以从上述的任何一线中突出，因为它一般很小，所以不易诊断，与上腹部疝的鉴别尤难。

腹直肌鞘疝 更属少见，多由于腹直肌及其腱鞘破裂后引起，位置大都在脐平面以下。

以上几种腹疝临床上一般均属罕见。由于腹疝的体积通常比较小,症状也不突出,故诊断不易,常被误诊为小的腹壁脂肪瘤,海绵状血管瘤或神经纤维瘤,须待手术探查时才能明确真相。其合理的疗法为手术切除,但症状不明显的也可以继续观察,暂时不予治疗。

二、腹壁切口疝

【定义】 腹壁切口疝由于腹壁切口的腹膜、筋膜和(或)肌层缺损或薄弱,在体检中可触及或影像学检查中可发现切口下的腹壁肌肉筋膜缺损或薄弱,该处可伴有或不伴有脏器的突出,在腹内压力的作用下而形成的疝,是腹部手术后的常见并发症,发生率为 2%~11%,占腹外疝的第 3 位。随着我国人口的老龄化和接受腹部手术高龄患者的增加,腹壁切口疝患者将会明显增多。腹壁切口疝是由于腹壁结构缺损,无自愈的可能,一旦发现需及时手术治疗,否则随病程的延长,可发展为巨大的切口疝,造成严重的后果。重建生理性腹腔,恢复腹壁的功能和维持腹壁完整性是切口疝修补术的主要目的。

【病因】 腹壁切口疝的病因复杂而多样,可包括来自患者自身和与手术操作相关两方面的因素。

1. 患者的年龄、体重、营养状况等无法改变或不易改变的因素影响着腹壁切口的愈合,如高龄、营养不良、糖尿病、肥胖、长期使用类固醇激素等不利于手术创伤的恢复,其中包括切口的愈合。

2. 手术时切口的缝合关闭操作不当是切口疝的原因之一。

3. 术后出现切口的血肿、感染或皮下脂肪无菌性坏死、液化等也是切口疝的诱因。

4. 术后的腹胀、腹内压增高,如慢性咳嗽和慢性阻塞性肺病(COPD)等可影响腹壁切口的愈合,是形成切口疝的因素之一。

【病理和病理生理】

1. 局部皮肤改变 多见于巨大切口疝,根据疝囊底部的腹壁缺损(最大径)的大小分为:小切口疝 <3cm;中切口疝 3~5cm;大切口疝 5~10cm;巨大切口疝 >10cm。皮肤或瘢痕组织变薄及颜色改变。

2. 疝边缘肌肉筋膜的变化 切口疝发生后,腹壁肌肉和筋膜向疝环的两侧收缩、移位,肌筋膜萎缩、出现脂肪变性及腱膜回缩,使缺损边缘变硬。特别是某些部位的切口疝,如剑突下、肋缘下和耻骨上,其缺损边缘的一部分仅为骨性或软骨组织。

3. 切口疝的疝囊容积增大对全身的影响 腹壁的正常功能是由腹壁的 4 对肌肉(腹直肌、腹外斜肌、腹内斜肌和腹横肌)与膈肌共同维持。胸腔和腹腔压力相互影响和协调,参与并调节呼吸和回心血量等重要的生理过程。当腹壁有缺损(切口疝)时,缺损部分的腹壁失去腹肌和膈肌的控制和约束。若为小切口疝,腹壁的缺损可由其余的腹肌与膈肌代偿。但在胸、腹压力持续不断的作用下,随着病程的延续,切口疝(疝囊容积)逐渐增大。若未获有效的治疗与控制,最终可失代偿,腹腔内脏逐步移位出原来的位置进入疝囊。疝囊容积与腹腔容积之比也发生变化,可能对机体的呼吸、循环系统构成威胁,这种状态称之为“巨大切口疝伴有腹壁功能不全(loss of abdominal domain)”。患者可伴有以下改变:①呼吸和循环系统。由于腹壁缺损巨大,呼吸时腹肌和膈肌均作用受限。腹部疝的向外突起使得膈肌下移,腹腔内脏向外移位,胸腔内压降低,肺活量减少,回心血量减少,心肺功能及储备功能均会进一步降低。②腹腔脏器。主要是空腔脏器,肠道及膀胱尤为明显。内脏的疝出移位,腹腔压力降低,易使空腔脏器扩张,并影响其血液循环和自身的蠕动,加之腹肌功能受限,常引起排便困难和排尿困难。③脊柱形态改变。从整体来看,桶状的腹腔形态对维持脊柱的三维结构和稳定有一定的作用,前腹壁的肌肉对脊柱具有像前支架样的作用。当腹壁肌肉因切口疝发生缺损和薄弱时,这种前支架作用受损,可导致或加重脊柱变形,巨大切口疝患者可出现姿态改变和脊柱疼痛。综上所述,若患者存在巨大切口疝伴有腹壁功能不全时,意味手术修补存在较大的风险。因此,需对患者进行充分的术前评估和细致的准备。

(1) 依据腹壁缺损大小分类:①小切口疝:疝环最大径 <3cm ;②中切口疝:疝环最大径 3~5cm;③大切口疝:疝环最大径 5~10cm;④巨大切口疝:疝环最大径 >10cm ,或疝囊容积与腹腔容积的比值 >0.15(不论其疝环最大径为多少)。

(2) 依据疝缺损部位分类:①中线切口疝:包括剑突下切口疝、脐上切口疝、脐下切口疝、耻骨上切口疝;②侧腹壁切口疝:包括肋缘下切口疝、腹股沟区切口疝和肋髂间切口疝。

【诊断】 典型的切口疝通过临床表现及查体征状便可明确诊断:根据腹部手术史,腹部切口部位可见可复性或不可复性包块。体征:腹部原切口处可见或可扪及隆起性肿块或缺损。

对于小而隐匿的切口疝可采用 B 超、CT 或 MRI 辅助检查。CT 或 MRI 除了可以清楚地显示腹壁缺损的位置、大小、疝内容物及其与腹内脏器的关系外,还可用于计算疝囊容积和腹腔容积、评价腹壁的强度与弹性,有助于临床治疗。

【治疗】 腹部手术切口疝不能自愈,而且随着病程和年龄的增加有逐渐增大的趋势。因此,除有禁忌证者外,对切口疝患者均需采取积极的治疗。

治疗原则

1. 不宜手术或暂不宜手术的患者可采用腹带限制切口疝的增大和发展。

2. 中等以上的切口疝应使用材料修补。

3. 使用材料修补时应尽可能关闭肌筋膜缺损。

4. 手术后要选择性地应用抗生素。

手术时机选择

1. 对于无感染的初发切口疝和复发疝患者,建议在切口愈合后,经过一段时间的临床观察随访,再行修补手术。

对有切口感染的患者，建议在感染彻底治愈、切口愈合后，经过一段时间观察(至少 3 个月或更长时间)再行修补手术。

2. 对曾使用补片材料修补并出现感染的复发性疝患者，应在感染治愈、切口愈合后，经过半年或更长时间观察再行修补。

3. 在急诊手术时，应慎重使用补片材料，要考虑到术后感染的风险，对有污染的创面可选择可吸收的修补材料。

手术禁忌证

1. 心肺功能不全或其他严重内外科疾病，不能耐受全麻手术；

2. 巨大切口疝，内脏脱出内容物，体积过大(疝囊容积与腹腔容积之比 >20%)，不能还纳；

3. 行腹部肿瘤手术后引起的腹壁切口疝，术后不足 1 年，未复查有无复发征象；

4. 术中发现腹腔存在严重的肠粘连，建议不采用腹腔内补片修补法；

5. 长期应用糖皮质激素史；有糖尿病，但空腹血糖控制在大于 8mmol/L；免疫功能低下；建议不采用补片修补术。

手术方法

1. 单纯缝合修补适用于小切口疝。宜采用不吸收缝线，连续缝合(缝线长度∶切口长度为 4∶1)为宜。但有证据表明，行单纯缝合修补手术 5 年后的复发率较高。

2. 加用补片的修补适用于腹壁缺损为中切口疝以上的患者。根据补片在腹壁重建时放置的层次，可以分为：

(1) 腹壁肌肉前放置(onlay/overlay)。

(2) 腹壁缺损间放置(inlay)。

(3) 腹壁肌肉后(腹膜前间隙)放置(sublay)。

(4) 腹腔内紧贴腹膜放置(IPOM/underlay)，需要强调的是：采用这种修补时，补片材料应具有防止粘连特性，腹腔镜下行切口疝修补大多属这类方法。

3. 腹壁减张扩容同时加用补片材料的修补即组织结构分离技术(component separation technique)　用补片加强腹壁方法，适用于中线或近中线的腹壁大切口疝和巨大切口疝患者。

围术期处理

1. 术前准备　积极处理腹部手术切口疝患者伴有的全身性疾病。严密监测呼吸功能，包括常规胸部 X 线检查、肺功能及血气分析。对伴有呼吸功能不全的患者要进行充分的术前准备：肺部有感染者，术前应用抗生素治疗，感染控制后 1 周再行手术。通过深呼吸进行胸廓及膈肌锻炼。吸烟者术前 2 周戒烟。对于巨大切口疝，特别是疝囊容积与腹腔容积的比值 >0.15 的巨大疝，为防止疝内物还纳腹腔后发生呼吸衰竭及腹腔间隔室综合征(abdominal compartment syndrome，ACS)，术前应进行腹腔扩容及腹肌顺应性训练。可在术前 2~3 周始将疝内容还纳腹腔，加用腹带束扎腹部或用渐进性人工气腹进行腹腔扩容。经过以上准备措施实施 2~3 周后，患者的肺功能及血气分析结果应有明显改善，再行手术治疗。

2. 术前预防性抗生素的使用　预防性应用抗生素可明显降低腹部手术切口疝感染发生率，特别是对于高龄、糖尿病、免疫功能低下、巨大或多次复切口疝、使用大块生物材料修补和切口可能遭受消化道细菌污染的患者。

手术后处理

1. 根据经验和细菌学监测指标调整术后抗生素的应用，持续时间应根据患者情况而定。

2. 保证闭式引流的密闭和引流的通畅，引流管的去除需根据引流量及引流时间而定。

3. 术后用腹带包扎腹部时间在 3 个月以上，确保切口的完全愈合。术后早期患者可在床上活动，2~3 天后可下床活动。但术后 3~6 个月内禁止剧烈活动和重体力劳动。

【切口疝的手术方法】

(一) 腹壁切口疝的修补术(Cattell 修补术)

麻醉　以腰椎麻醉最为普遍，但全身麻醉也有很多人应用。局部麻醉一般并不相宜，因切口疝的周围瘢痕太多，除非病变范围很小，否则麻醉不易安全。

手术步骤(图 2-51)

(1) 在切口疝的部位作梭形切口，切口需包括上次手术遗下的全部瘢痕，巨大的疝尚需包括部分过多的皮肤。

在作皮肤切口时，必须注意疝囊时常就粘贴在极薄的皮肤下面，因此切开皮肤时必须小心，勿伤及疝内容物，否则又将因创口的污染而使手术失败。通常最好从切口的上缘部分到腹直肌或腹外斜肌的筋膜，然后再沿着筋膜面将疝囊表面的脂肪分解清楚。

(2) 切开疝囊，分离并回纳疝内容物，并将囊颈在疝口处完全切断，这就可以将过多的囊体连同切开的梭形皮肤一并切除。

(3) 将疝囊口周围的瘢痕组织完全切除，至正常组织的层次能剖分清楚，然后将各层组织像剖腹术一样分层缝合。缝合必须是完全没有张力的，而腹壁的组织也必须是正常的。

如腹壁缺口周围的组织不可能分清层次，则整个腹壁的全层也可以相互一起缝合。这除了用间断缝合外，如感到缝合时较为紧张者，尚可以应用所谓“滑车缝合法”(图 1-23)。外圈的缝线距创缘约 2.5cm，内圈距边缘约 1cm；缝合时应该用手指伸到腹腔内，绝对避免针线刺透腹膜。这种滑车缝合可以每隔 2~3cm 缝一针，然后创口的皮肤再用一般的间断缝合法予以缝合。应用滑车缝合可以使本来紧张的创口不再紧张，大大有利于创口的愈合。如用滑车缝合法尚不能使创缘松弛，则根本不应再用单纯缝合修补法，而应立即考虑用筋膜移植法或合金网修补法。

疝囊口边缘的组织层次剖分不清者，除上述的应用滑车缝法总缝合外，还可以用 Cattle。

(二) 补片修补切口疝方法

虽然应用补片修补腹壁切口疝已有 60 多年历史，但被临床外科医生普遍接受才 20 余年。在欧美国家，目前这一技术已成为中大切口疝外科治疗的主要方法。

02

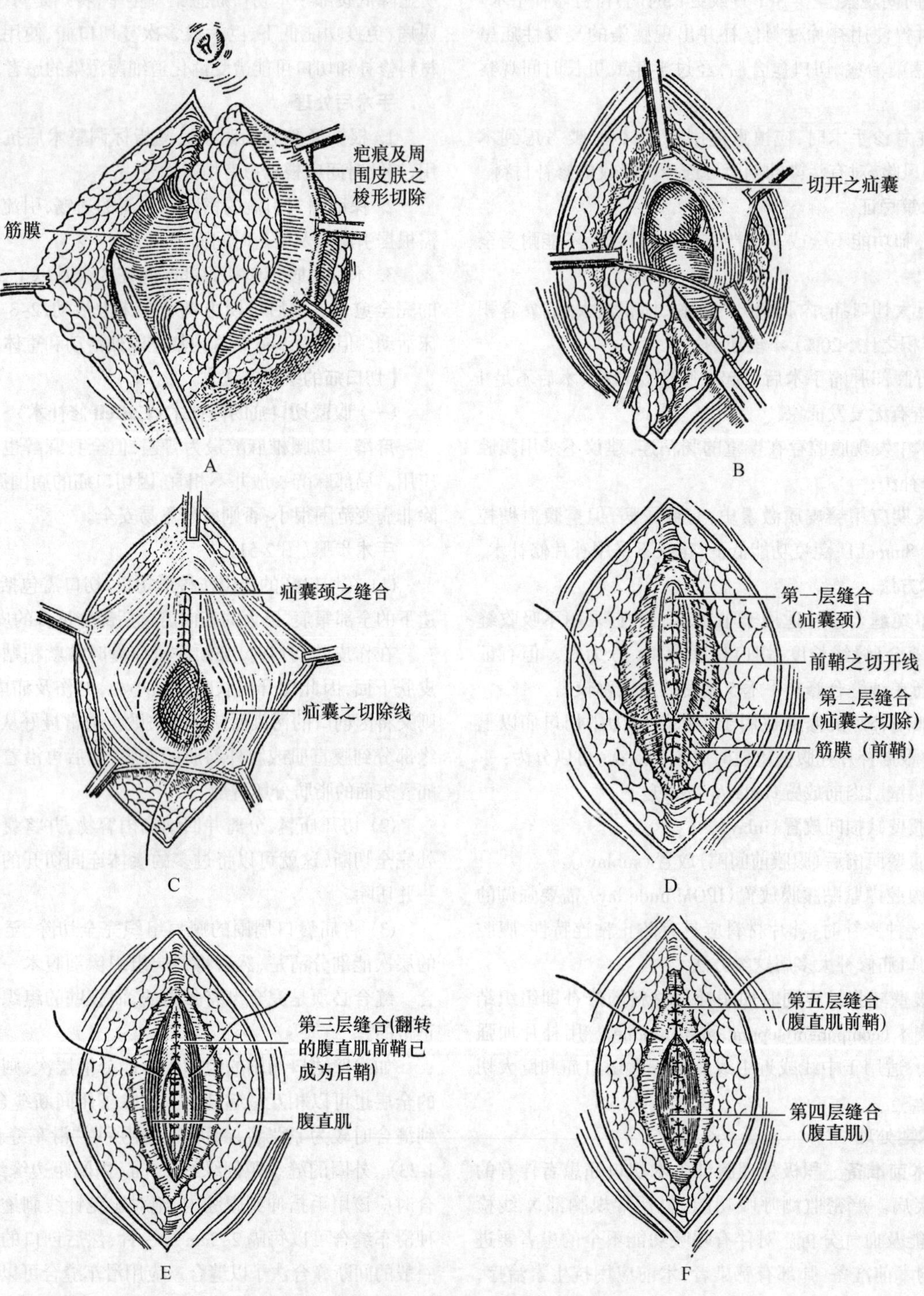

图 2-51 腹壁切口疝的修补术（Cattell 法）

A. 示原切口的瘢痕组织梭形切除后，暴露腹直肌前鞘或腹外斜肌腱膜之状；B. 疝囊已打开，囊内容物已纳回腹腔；C. 示疝囊颈部的连续缝合（第一层）；点线为囊壁应予切除之部；D. 囊壁的切缘正再度作连续缝合（第二层）；E. 腹直肌后鞘的缝合（第三层）。注意此所谓腹直肌的后鞘，其实是由腹直肌前鞘切开后的内侧缘翻转而成；F. 两侧腹直肌已相互缝合（第四层），正作腹直肌前鞘的缝合（第五层）

1. 肌筋膜前置补片修补法(premyofacial positioning of prosthesis，Onlay 法) 肌筋膜前置补片修补方法简单，补片易于放置固定，如发生切口感染易于处理。对伴有腹腔感染的患者，使用后无术后严重并发症。缺点为术后手术区有一定的不适感，特别是皮肤覆盖不满意的病例，补片易从皮下露出。另外补片易被腹压推起，导致复发。也易发生伤口浆液肿。这种修补方法适合于中线的中大切口疝，而巨大切口疝、侧腹壁切口疝和皮下脂肪组织少者不宜采用。

修补方法有两种：

(1) 加固法(reinforcement)：1979 年由 Chevrel 首先报道的这一方法，亦称 Chevrel 手术。手术步骤：游离出疝环缘，疝囊尽可能不要打开，将疝环缘拉合到一起，缝合关闭缺损，如关闭缺损困难可在缺损周围的肌鞘前作广泛的游离，显露出两侧腹直肌前鞘，根据疝环大小，在疝环两侧腹直肌前鞘相应部位作一切口，然后游离切口的前鞘并将其向内侧反转，形成斗篷样覆盖物关闭缺损。也可采用腹壁组织结构分离技术(component separation technique，CST)关闭缺损，然后用合成补片或生物补片覆盖加固，补片应超过原缺损缘 5cm 以上。补片边缘用 2-0 prolene 线作连续缝合固定，再将补片中心与其下肌筋膜作两行缝合固定，针距间隔 2cm。皮下放置 1~2 根乳胶引流管，另戳孔引出。

(2) 桥接法(bridging)：对于腹壁缺损巨大的切口疝，无法使用 Chevrel 方法或 CST 关闭缺损行加固法修补时，可采用此种方法。手术步骤：解剖疝囊，游离出疝环缘，在疝囊的中点纵行打开，将其分为左右两叶，用 2-0 的可吸收线将疝囊的一叶固定到对侧疝环缘，而对侧的疝囊叶叠盖第一叶上，固定在对侧疝环缘。沿疝环缘向周边游离出肌筋膜面 6~7cm，将合成补片(所用补片抗张力强度必须 >32N/cm)覆盖在缺损上方，补片应超过缺损缘 5cm 以上。用 1-0 的 prolene 缝线将补片与疝环缘的肌筋膜以间断或连续缝合的方式固定，间断固定以针距 2cm 为佳，补片边缘固定同 Chevrel 方法。在两侧疝环缘外 2cm 处再作纵行间断缝合固定，针距 2cm。皮下放置 1~2 根乳胶引流管，另戳孔引出。

2. 肌后筋膜前置补片修补法(retromuscular prefascial placement，亦称 Sublay 修补法或 Stoppa 方法) 这种方法目前被认为是修补切口疝较为理想的方法。其优点为补片置于肌后，因肌肉组织血运丰富，利于组织长入补片中将其牢牢地固定，借助于腹内压作用使补片紧贴着肌肉的深面，从而产生一种“并置缝合”效果，术后复发率低，适合各种大小切口疝和皮下脂肪组织少者。但该手术较费时，分离创面大，术后近期修补区疼痛稍重。

修补方法有两种：

(1) 加固法(reinforcement)：Rives 在 20 世纪 60 年代首先报道此方法，后由 Wantz 和 Stoppa 作了改进，现文献中多称为 Stoppa 修补法或 Rives-Stoppa 修补方法，此方法多用于中线切口疝。手术步骤：解剖疝囊，游离出疝环缘，如疝位于半环线上，应在疝环缘打开腹直肌鞘进入腹直肌后鞘前间隙，在此间隙内进行游离达半月线处。如果疝位于半环线下，则在腹直肌后、腹膜前间隙进行游离达半月线处或更远处。关闭后鞘或腹膜，将聚丙烯或聚酯补片置于腹直肌后鞘或腹膜前间隙中，覆盖缺损处，补片与疝环缘重叠 3cm 以上，用 3-0 prolene 缝线或 3-0 可吸收缝线缝合固定补片边缘。固定线间距通常 3~4cm 为宜。然后将腹直肌和前鞘在补片前缝合关闭，皮下放置 1~2 根乳胶引流管，另戳孔引出。

(2) 桥接法(bridging)：此方法多用于巨大的无法关闭腹直肌和前鞘的正中切口疝。手术步骤：游离疝囊和分离腹直肌后间隙同加固法，不关闭后鞘，但需关闭腹膜，如腹膜也无法关闭，如有大网膜，则可用其作为脏器和补片间隔离层，如无大网膜可用，应放弃使用该方法。将合成补片(所用补片抗张力强度必须 >32N/cm)置于腹直肌后鞘或腹膜前间隙中覆盖缺损，补片超出缺损缘 5cm 以上，补片边缘固定同加强法。不强行将前鞘拉合到一起缝合关闭，只将疝环缘肌腱膜与补片作间断缝合固定，间距 2~3cm。补片前放置 1~2 根乳胶引流管，另戳孔引出。

3. 腹腔内置补片修补法(intraperitoneal onlay mesh，亦 IPOM) 近年来，随着新型防粘连补片的发展和腹腔镜修补技术开展，该方法的使用逐渐增多。该技术的优点为容易放置补片，不易形成血肿及浆液肿，感染率低，另外根据 Pacasl 定律，当补片受到腹腔压的冲击力越大，补片就会与腹壁贴复得越紧，不会发生补片与周边组织离合，而有效地防止复发。由于补片放于腹腔内，补片的一个面直接与腹腔脏器接触，故要防止因补片而引起的粘连以及由此导致的一系列并发症，故需采用防粘连合成补片或生物补片。

修补方法有两种：

(1) 加固法(reinforcement)：此方法多用于中线切口疝。手术步骤：解剖疝囊，游离出疝环缘，围绕疝环缘向腹腔内游离出 6~7cm 范围，将粘连于腹壁的网膜及肠管游离开，选择大小合适的防粘连合成补片或生物补片覆盖缺损处，防粘连面朝向腹腔，补片与疝环缘重叠 3cm 以上，将补片边缘与腹壁用 2-0 的 prolene 线行全腹壁穿刺缝合固定，间距 2~3cm。在补片前将缺损的肌筋膜缝合。皮下放置乳胶管引流，另戳孔引出。缝合皮下组织和皮肤。

(2) 桥接法(bridging)：此方法多用于巨大的无法关闭腹直肌和前鞘的正中切口疝。手术步骤：解剖疝囊，腹腔内游离，补片选择、放置及边缘固定同加固法。但补片应超出疝环缘 5cm 以上和补片抗张力强度必须 >32N/cm，不需将疝环缘拉对到一起缝合关闭补片前缺损，而是将疝环缘在无张力的情况下与补片行间断缝合固定，间距 2~3cm。皮下放置乳胶管引流，另戳孔引出。缝合皮下组织和皮肤。

(三) 腹腔镜腹壁切口疝修补术

随着腹腔镜技术的发展，从 20 世纪 90 年代早期人们就开始了腹腔镜切口疝修补术的相关研究，随着设备和补片材料的更新，运用腹腔镜技术进行切口疝修补术，已经成为一种可实施的新技术。

手术步骤

(1) 患者取仰卧位，全身麻醉。选择切口疝对侧的腋前线处腹壁行 1.2~1.5cm 切口，开放置入第一个穿刺套管(12mm trocar)。充入 CO_2 建立气腹，气腹压力 12~14mmHg (1mmHg=0.133kPa)。伸入 30°腹腔镜探查腹腔，初步观察腹腔内粘连程度，尤其是肠管与腹壁的粘连程度，对粘连重者则中转开腹，行开放腹腔内置入补片切口疝修补术。

(2) 在第一穿刺口下方同侧，再行两个 5mm 穿刺套管，各套管间相距在 6cm 以上，以减少伸入器械互相之间的干扰。用超声刀或剪刀完成腹腔内粘连松解，完全回纳疝内容物后测量疝环的大小及确切位置，以确定使用补片的大小和放置的具体位置。根据切口疝直径的大小，选择不同尺寸的防粘连补片，补片比疝环边缘最少宽 5cm 以上。在补片的非防粘连面边缘对称缝合 6~10 针 1-0 不可吸收 proline 缝线并打结，并在腹壁皮肤作好相应的标记。从 trocar 口将卷成条状的补片送入腹腔。腹腔镜下将补片铺平，补片的防粘连面对腹腔组织。在腹壁先设计的与补片预先缝合处相应的位置以尖刀刺出 2mm 小口后，用穿刺针分次扎入引出预置的缝线(每个点的两线需间隔 1cm 以上)，解除气腹后，拉紧缝线使补片悬吊到腹壁上，将线结打在皮下筋膜的浅面，再次建立气腹后用腔内缝合器固定补片。腔内缝合器的固定钉间隔 1~1.5cm，在补片边缘和疝环边缘同腹壁固定两圈并同时将悬吊缝线打结于皮下组织内。观察腹腔无活动性出血、清点手术器械无误后缝合各切口。通常不放置腹腔引流管，有时因腹腔粘连较重、游离后出现肠道浆肌层损伤而行缝合修补，为观察其术后情况需放置引流管。

(唐健雄)

第八节 其他罕见疝

在本章的第一节曾经叙述过，疝可以分为外疝和内疝。内疝基本上又可以分为两种，即膈疝和一般的腹内疝；而外疝除常见的腹股沟疝、股疝、脐疝及切口疝等外，尚有自腰部突出或自盆腔底突出的疝。这些疝或者不在本书的讨论范围内，或者因为病例稀少，临床意义不大，故仅予以简单说明。

一、膈疝

【定义】 腹内脏器经横膈的先天性缺陷或后天性裂孔而突入胸腔者，称为膈疝。

【病理】 突入胸腔内的脏器大都没有壁腹膜构成的疝囊，所以实质上膈疝不是一般所谓的疝，只能认为是一种“假疝”或脏器脱出。

横膈缺损，或者是由于先天性的部分缺失，或者是因为构成横膈的几个部分在胚胎时期愈合不全，也可以是因外伤或者膈下脓肿、脓胸而致横膈裂开或坏死所致。其中经食管裂孔突出至胸腔的膈疝最为常见，它大多数发生在左胸，而脱出是以胃最多(参阅“腹内疝”)。

【症状】 由于脱出的脏器的种类、数量、部位和程度轻重的不同，产生的临床症状亦不一。一般而言，症状是以脱出脏器的功能障碍为主，而胸腔器官(心、肺)受压的症状为次。

因腹内脏器的移位而发生的功能障碍，常表现为食后上腹部不适或者疼痛、嗳气、恶心、呕吐等。如进入胸腔的内脏为肠管，则可以有疼痛、腹胀、便秘、呕吐等急、慢性肠梗阻表现。

因胸腔内脏受压而发生的呼吸循环衰竭，一般并不严重，因在后天性膈疝脱出至胸腔的脏器常不多；但在先天性或严重外伤引起的膈疝中，可能有大量脏器进入胸腔，压迫心、肺，并使纵隔移位，常表现为呼吸困难，发绀，心率加速，循环衰竭等。

临床确诊须借助于 X 线检查，包括钡剂造影。

【治疗】 一般应经胸腹联合切口把脱出的脏器还复，然后再行膈肌裂孔修补；对于有明显症状及有结肠、小肠脱入胸腔者，手术更属必要。

为了使膈肌松弛，便于修补，最好将膈神经暂时麻痹或切断。术后处理在整个治疗中也有重要意义，应特别注意清除胸内的积气和积液，促进纵隔迅速复位，肺脏充分扩张，从而使呼吸循环能早期恢复。通过胃肠减压避免腹胀，也可以进一步保证膈肌的愈合。

二、腹内疝

除膈疝以外，腹内疝又可以分为两类：

1. **裂孔疝** 内脏经腹腔生理或病理的裂孔，形成内疝。如肠曲经由网膜孔(Winslow 孔)脱入小网膜囊，或经肠系膜空隙(先天畸形，外伤或手术时肠系膜缝合不严)而引起。

2. **隐窝疝** 部分肠曲可以钻过各个腹内隐窝，如十二指肠空肠隐窝，盲肠周围隐窝，结肠后隐窝和乙状结肠隐窝等处发生的内疝(参阅“腹内疝”)。

这些内疝在临床上主要表现为绞窄性肠梗阻症状，其确定诊断和病理情况，只有在开腹探查后方能证实。处理原则与其他的绞窄性疝无异，就是将脱位入裂孔中或隐窝内的肠曲复位，根据具体情况将肠曲作相应的处理，并设法封闭异常的裂孔或隐窝。

三、腰疝

【定义】 凡内脏自腰部的弱点脱出者，称为腰部疝。

【解剖】 腰部疝常经由以下两个腰三角中脱出(图 2-52)。

1. **Petit 三角** 前界为腹外斜肌的后缘，后界为背阔肌的前缘，下界为髂嵴。其基底为掩盖腹内斜肌筋膜的腰深筋膜。

2. **Grynfelt-Lesshaft 上三角** 较 Petit 三角为大，且有

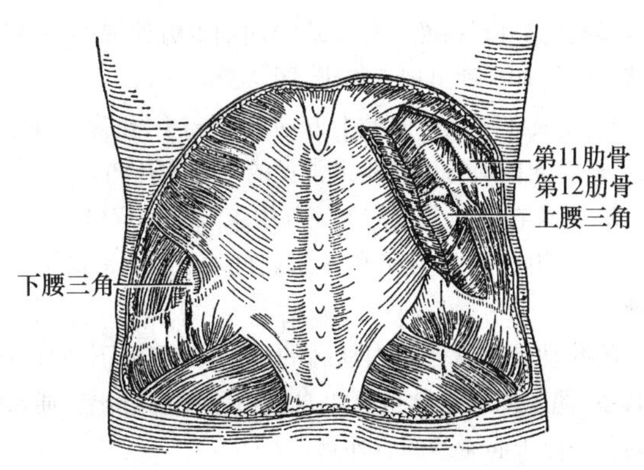

图 2-52　腹壁的后侧面,示下腰三角和上腰三角的位置
左侧示下腰三角(Petit)的位置。右侧示背阔肌的一部分已切去,露出上腰三角(Grynfelt-Lesshaft)的边界

时为四边形。这个三角的底边在上面,是由第 12 肋和下后锯肌的下缘构成,前界为腹内斜肌的后缘,后界为骶棘肌的前缘。其基底是腹横肌的腱膜,而顶为背阔肌。这个三角区最大的弱点是在它的上部,即在第 12 肋的下方,因该处只有腹横筋膜而没有背阔肌的掩覆。

【病因】 腰部疝是比较罕见的,多发生在男性(男与女之比例为 3∶1)。它可以是先天性的,也可以是后天性的;后者可以是直接外伤的结果,也可以是由于非外伤性的肌肉萎缩(脊髓灰质炎),荏弱(老年、慢性咳嗽等),及脊柱冷脓肿等原因造成。

【症状】 腰部疝除体表有一可复性的肿块外,大都没有显著的自觉症状。少数病例可以发生绞窄。据 Watson186 例的分析,先天性者有 20 例,非外伤性的有 70 例,而外伤性疝有 38 例,余例病因不明。在此 186 例中 8% 有绞窄情况,而自发性疝竟有 18% 发生绞窄。

一般的腰部疝一旦形成,将缓慢地逐渐增大。因其质软而易于回纳,临床上须与腰椎结核的冷脓肿、肾周围脓肿、血肿或脂肪瘤等相鉴别。

【治疗】 腰部疝的治疗基本上应该是手术治疗,只有极少数病例有明显的手术禁忌者,可以考虑暂时用疝带支托。

手术的原则,也在于将内容物回纳入腹腔,巨大的疝囊可以予以切除,而较小的疝囊可以单纯地把它推进囊口内,然后将腹壁的缺陷加以修补——小的缺陷直接缝合缺陷两侧的肌肉,大的缺陷需要考虑应用臀部的筋膜或背阔肌上的筋膜移转修补,称为 Dowd 手术(图 2-53)。

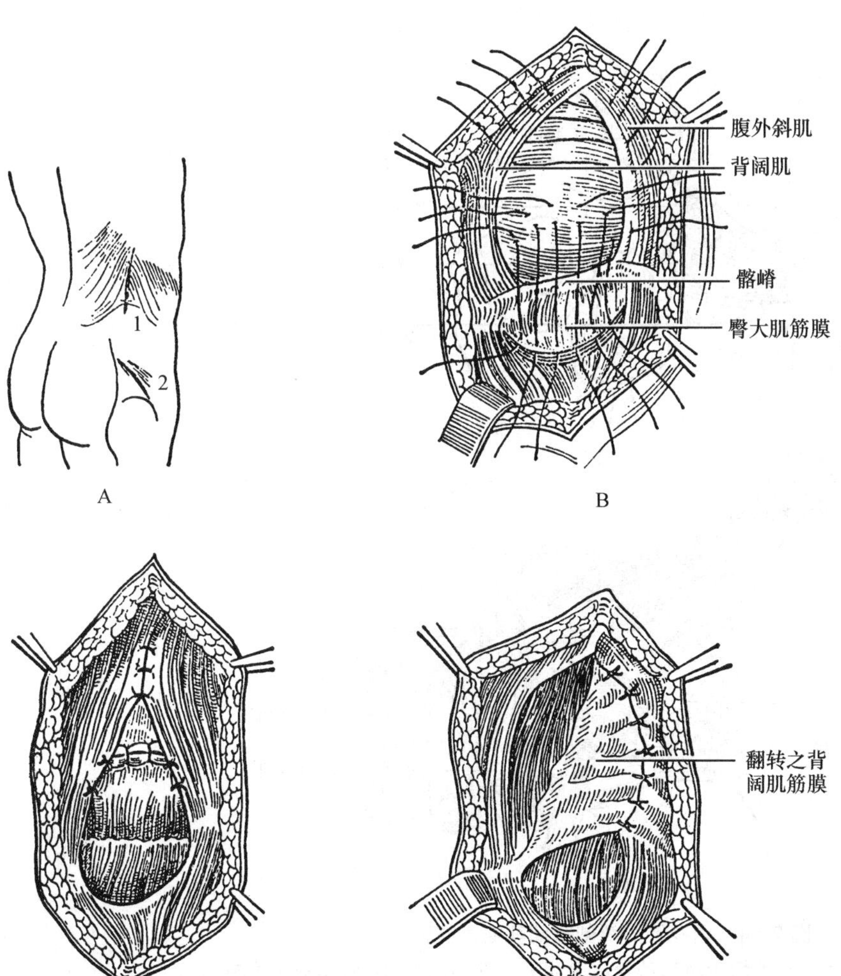

图 2-53　腰部疝的修补法(Dowd 手术)
A.(1)为纵切口,自十二肋至髂嵴;A(2)为斜切口,自十二肋脊角起向前至髂嵴的前面。斜切口的暴露较好,但切口均须正在疝块;B、C. 先将背阔肌前缘与外斜肌后缘缝紧,继将一片臂大肌筋膜翻转缝到腰筋膜和背阔肌及外斜肌的边缘上;D. 如缺陷尚未补好,可再将背阔肌筋膜翻转缝合以资加强

四、骨盆疝

偶尔，内脏也可以从盆腔壁或骨盆底的某些弱点中脱出，构成所谓闭孔疝、坐骨疝、及会阴疝。

五、闭孔疝

【定义】 是指腹膜外脂肪或肠袢由闭孔膨出，偶尔疝也可以沿闭孔血管和神经由闭孔疝出，是一种少见的腹外疝，仅占疝的 0.05%~0.7%。在三类骨盆疝(坐骨疝、闭孔疝、外阴疝）中发病率较其他两类高。闭孔疝于 1724 年首次由 Ronsil 报道。

【解剖】 闭孔是由耻骨和髋骨的坐骨部分构成的圆孔。该孔的大部分是被附着在闭孔周围的闭孔筋膜所掩盖着，但闭孔的前上部分则无筋膜掩盖，为闭孔神经和动静脉自盆腔通至大腿内侧的孔道。其整个通道长约 2~3cm，即称为闭孔管，大小约可以容纳一指尖，整个管道是斜向前、下及内方。

闭孔管内有盆腔筋膜（腹横筋膜）下延的筋膜衬覆。其内口（盆腔口）有腹膜及腹膜外组织掩盖，外口则有闭孔外肌和耻骨肌。有闭孔疝时，进入闭孔管内口的内脏将盆腔腹膜及其前面的腹外组织和筋膜均推入闭孔中，并进而推出至闭孔的外口外；然后整个疝块向前上方伸展，以下列三种情况中的某一种出现于临床（图 2-54)。

1. 疝块在闭孔外肌的上方穿出，位于闭孔管外口之前面，在耻骨肌的后方。这是最常见的一种闭孔疝。

2. 疝块在闭孔外肌的上束与中束纤维中穿出。

3. 自闭孔筋膜与闭孔外肌之间穿出，这是最罕见的一种。

闭孔动脉正常是髂内动脉的分支，与腹壁下动脉有侧支联系，偶尔闭孔动脉也可以自腹壁下动脉分出。通常闭孔动脉是位于疝囊颈的后外侧。

闭孔神经多在疝囊的外侧，在动脉的上方。在疝块已出闭孔管后，疼痛大都消失。

【病理】 由于女性骨盆宽大，闭孔管较大及生育的原因，其发病率比男性高，尤其多见于老年妇女，男与女之比约为 1∶6。屡次妊娠是发病的重要原因，因其不但能增加腹内压，且脏腹膜也由此而甚为松弛之故。此外，严重的体重减轻导致覆盖闭孔管的腹膜外脂肪丢失，慢性支气管炎和长期咳嗽、便秘均为发病之诱因，增加闭孔疝发生。

由于闭孔的特殊解剖结构，通常发生部位较深、疝环窄小，且缺乏弹性，使疝内容物在短期内就可发生血运障碍，引起绞窄和坏死，导致弥漫性腹膜炎。

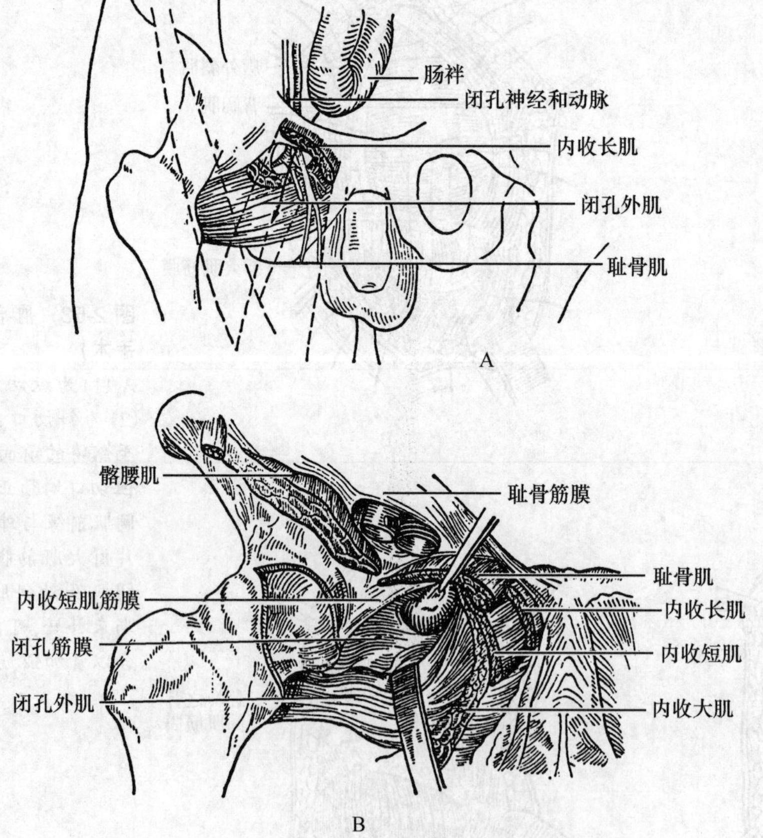

图 2-54　闭孔管的解剖和闭孔疝之穿出

A. 闭孔管的解剖，示闭孔神经和闭孔动静脉自闭孔中穿出之状；B. 闭孔疝大都在闭孔外肌的上方穿出，耻骨肌和股内收肌在其前面，闭孔神经和血管在疝囊的后面

【症状与诊断】 闭孔疝常有闭孔神经痛，即大腿根部至大腿前内侧的疼痛，但此症状常被肠梗阻症状所掩盖。Houship-Romberg 征是闭孔疝的特征性体征：疼痛位于大腿内侧，屈曲大腿可缓解疼痛，伸直、内收或向内旋转可加重疼痛。文献报道发生率为 25%~50%。实际发生的比例可能明显高于文献报道。腹部平片除提示肠梗阻外，对闭孔疝的诊断价值有限。腹部 CT 检查应列为标准方法。

【治疗】 手术是唯一有效的方法。因闭孔疝极易嵌顿坏死，且易误诊为肠梗阻而保守治疗造成治疗上的被动，因此提高对本病的认识，早期明确诊断，早期治疗，对降低病死率具有重要的临床意义。手法复位和应用疝带均属有害无益，故应视为禁忌。

手术治疗的途径有：腹部径路、耻骨后径路和腹股沟径路，经股的途径。目前闭孔疝修补有不同的径路包括经大腿径路、经耻骨后径路、经闭孔径路、经腹股沟径路和经腹股沟腹膜外径路等。但由于患者通常伴有严重的基础疾病，且长时间绞窄可导致肠段坏死，经腹正中切口探查能快速明确腹腔内异常，为肠梗阻、肠坏死治疗之首选。其既可同时解除小肠梗阻、完成切除和吻合，又能封闭疝囊口。目前，闭孔疝的治疗主要包括以深层耻骨肌、非缝合性疝囊塞、游离大网膜及子宫或圆韧带为材料的修补术，或直接间断缝合闭孔，手术后闭孔疝的总体复发率可 <10%。下腹部探查切口为首选，其优点在于：①不需术前明确诊断；②容易显露神经血管束，最大限度地避免了因损伤异常血管而导致的致命性出血；③易于肠修补、切除及吻合；④易于进行腹腔冲洗；⑤为腹腔全面探查提供了便利条件。经腹腔的方法有它的优点，比较安全，可以直接发现并回纳嵌顿的肠袢。但是，它有最大的缺点，部分闭孔疝在手术时嵌顿的肠袢已回纳，但是嵌顿的腹膜外脂肪依然嵌顿在闭孔内，如果只是单纯的经腹腔途径手术，虽然可以解决肠袢的问题，但因为闭孔内依然有脂肪组织嵌顿压迫闭孔神经，术后患者的症状依然存在。因此，闭孔疝按程度分为 3 期。第一期，腹膜外脂肪可以突入闭孔，但是可以自行回纳。第二期，腹膜外脂肪可以突入闭孔，但不能自行回纳。第三期，除了腹膜外脂肪可以突入闭孔，还有肠袢突入。大部分的患者是第一、二期的，有少数是三期的，也会因嵌顿的肠袢被回纳，而变为二期的。此时，如果单纯从经腹径路的话，只会发现腹腔内有一个很小的闭孔的开口，只可能在腹腔内单纯缝合闭孔开口。而是否患者还存在腹膜外脂肪可能突入闭孔，但不能自行回纳，我们无法知道。因此，有些患者虽然闭孔内的肠袢已回纳，因为闭孔内依然有腹膜外脂肪组织嵌顿在闭孔内压迫闭孔神经，术后患者的症状依然存在。因此，我们认为，目前行闭孔疝手术时，最为合理的手术方式是腹部径路和经腹股沟腹膜外径路联合进行。这种方法的优点是：①首先经腹路径为全面探查腹腔提供了便利条件，不会遗漏肠腔的坏死，便于行肠腔切除和吻合手术；②其次经腹腔腹股沟腹膜外径路便于全面探查腹膜外脂肪是否已突入闭孔，是否同时存在其他的盆底疝，便于回纳嵌顿的疝囊，便于修补（因为在腹腔内修补时，要求修补材料要防粘连，因此材料的价格比较高，此外，在腹腔内修补，腹膜外的组织不能观察清楚，在固定补片时，第一，缝合固定会受到一定的影响，第二，容易损伤周围的组织。但是，在经腹股沟腹膜外径路修补时，因为补片是放置在腹膜外，因此材料的要求比较低，补片的价格也比较便宜，此外，在固定补片时，因为它是放置在已游离好的耻骨上下支上，因此缝合固定非常确切而且安全。）我们就采用这种新的方法进行了数例闭孔疝的患者的手术治疗，取得了很好的效果。

六、坐骨疝

【定义】 内脏经坐骨大孔或小孔脱出者称坐骨疝，有时称臀部疝。

【解剖】 位于骨盆后外侧的坐骨切迹，被骶棘韧带和骶结节韧带分隔成大、小坐骨孔（图 2-55）。

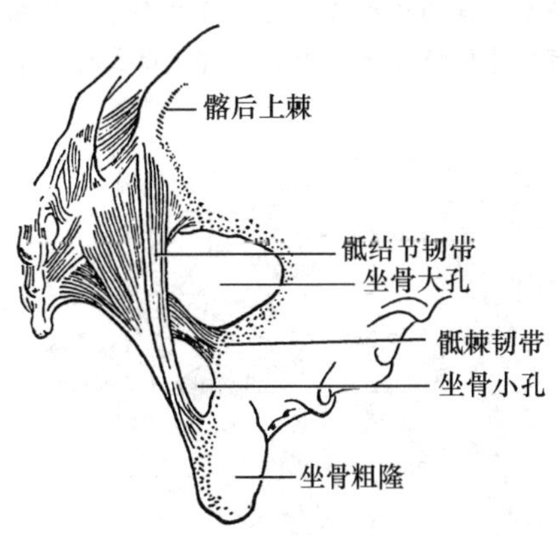

图 2-55　骨盆之后外侧观，坐骨切迹被骶棘韧带和骶结节韧带分成大、小坐骨孔

坐骨大孔又被自孔中穿出的梨状肌分隔成上下两部，梨状肌的上缘为臀上血管及神经穿出之处，而梨状肌的下缘为坐骨神经、阴部内血管及臀下神经和血管穿出之处（图 2-56）。

坐骨疝的内口是在卵巢窝，位于阔韧带之后方（图 2-57），在男性也在相当的位置。内脏自卵巢窝脱出后，可以自坐骨大孔中的梨状肌上方、或从梨状肌下方、或自坐骨小孔中脱出，然后沿坐骨神经下方伸展，在臀部的下方或大腿后侧显现出。据 Watson 对 35 例坐骨疝的统计，16 例为梨状肌上方疝，7 例为梨状肌下方疝，1 例为坐骨小孔疝，其余病例之类型未详。

坐骨疝均有疝囊，下腹部及盆腔中的任何脏器均可以为其内容物，而最多见者为小肠。

【病因】 有些病例可能是先天性的。但一般而论，任何能使腹内压增高的原因如妊娠、便秘、慢性咳嗽等，以及臀部肌肉的麻痹及损伤，均是诱致本病的原因。

【症状】 与一般的疝相似。有些病例有沿坐骨神经放射痛。

检查时可能在臀部发现肿块；如该肿块有咳嗽冲动，则

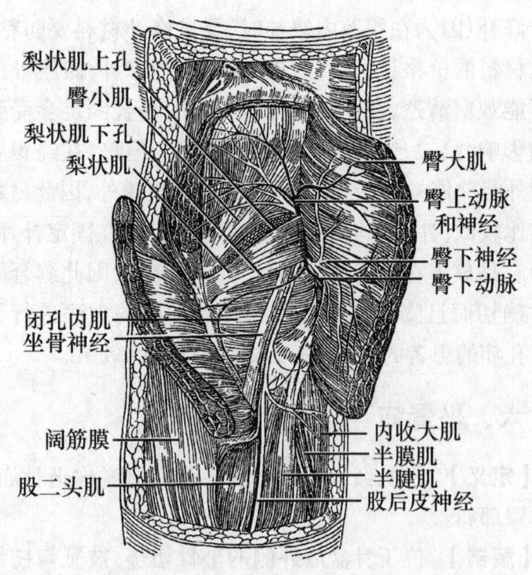

图 2-56　臀部之深层结构，臀大肌已切断并向两侧分开　梨状肌为深层结构的标志，梨状肌上有臀上血管和神经，梨状肌下有坐骨神经、阴部内神经和臀下血管神经穿出

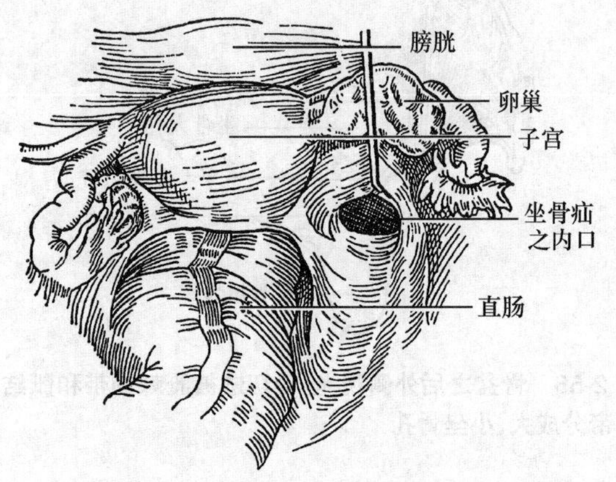

图 2-57　坐骨疝之内口，在阔韧带之后方

诊断即可明确。有直立脱出、平卧还复的现象者，也有助于诊断。

很多病例则诊断不明，大多在发生绞窄的情况后，经剖腹探查方能明确诊断。

【治疗】 手术为唯一有效的方法。

手术进路有经腹和臀部两种方法。但一般认为经腹手术简单易行，暴露良好，也无损伤臀部血管与神经的危险，因此显然是应该采取的方法。

七、会阴疝

【定义】 内脏自盆腔底部的肌肉与筋膜间脱出者，称为会阴疝。

【病理】 盆腔底为直肠、阴道和尿道穿出的部位，而围绕这些器官并构成盆腔底的是肛提肌和尾骨肌，以及在这肌肉上面的盆腔腱膜。

会阴疝依其脱出的部位与会阴横肌的关系，可以分为前会阴疝与后会阴疝两种(图 2-58)。

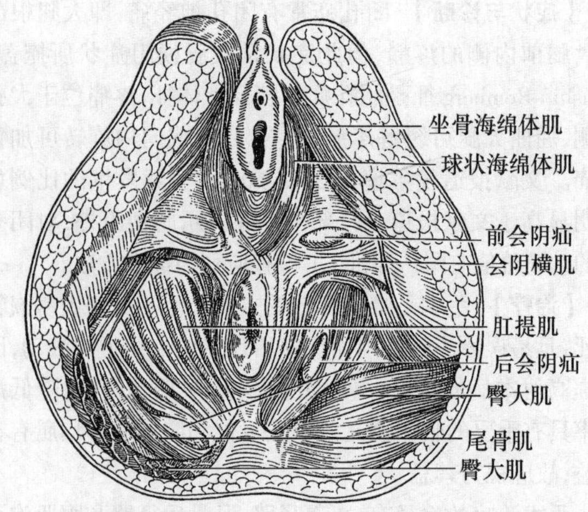

图 2-58　女性会阴部的解剖，示会阴疝可能脱出的部位

前会阴疝：疝囊穿过肛提肌而从会阴横肌前面的尿生殖膈膜突出。这种疝在男性极为罕见，有的认为根本不会发生。

后会阴疝：这类男女均可发生，但在女子远为多见(女与男之比 5∶1)。

男性的后会阴疝自肛门与膀胱之间脱出，而在坐骨肛门窝中靠近中缝的部位显现出。

女性的后会阴疝是从肛提肌的裂洞中，或从肛提肌与尾骨肌的间隙中脱出。它也可以在坐骨肛门窝中出现，并可继续下延而在臀大肌的下缘显现出，这时在临床上就很像坐骨疝。

【治疗】 因为会阴疝也会继续增大，故会阴疝一旦发现，都应安排做手术治疗。应用疝带是属无益。

手术的途径，可以经腹、经会阴，或二者合并进行。但在一般情况下，单纯经会阴的暴露不能满意，故以经腹或腹会阴联合进路较为妥善，特别在有嵌顿的情况下。

1. 经腹腔途径　患者取仰卧头低位。

(1) 下腹部正中切口，经腹腔后即检查盆腔底各处可能发生疝的部位。会阴疝的内口大概是在阔韧带的前或后面。

(2) 拖出脱进疝囊内的脏器，必要时可由助手伸两个手指到阴道中去，帮助将疝块推上来。

(3) 将疝囊设法翻转拖出至腹腔内，然后将疝囊壁在颈部予以结扎，并将多余部分切除。一般可将疝囊在颈部切开一部分，用钳子夹住其边缘将疝囊向上拖，同时将疝囊自其周围组织中分离。如分离有困难时，也可将疝囊留在原位不予处理，仅在囊颈部切断并加以结扎。

(4) 注意内口的缝合包括下列几层：①腹膜外的筋膜层(膀胱直肠筋膜)；②腹膜层(即疝囊口)；③再将阔韧带底部的下端与子宫直肠韧带相缝合，并可缝住部分直肠壁，以加强封闭。

(5) 逐层缝合腹壁切口。

如疝囊已经切除，疝囊口已经缝闭，则整个手术就结束。但如疝囊在腹部手术中未能切除者，可再进行会阴部手术;手术可在腹部手术完毕后继续进行,患者情况不佳者也可以分期完成。

2. 经会阴途径 患者取仰卧截石位。

(1) 在患侧阴唇的皮肤黏膜线上作U形切口,长约6~8cm,起自前庭腺开口处,向后横过会阴,止于对侧的同一点上。

(2) 将阴道的黏膜,筋膜和皮肤向上剖分,逐层深入,至暴露疝囊,然后即可将疝囊分离切除。

(3) 盆腔底的缺损用线缝合,可以用一片橡皮条作创口深处的引流。阴道的黏膜则用肠线重行缝合。

(唐健雄)

第三章

腹膜、网膜和肠系膜

03

第一节　解剖和生理

一、解剖

(一) 腹膜

腹腔为体内最大的体腔，在正常情况下，仅为一个容纳腹内脏器的潜在腔隙，然而，在异常情况下，却可容纳几公升的液体或气体。整个腹腔的表面有一种浆膜被覆，称为腹膜。腹膜可以分为两部分：覆盖在前腹壁和盆腔内面的称壁腹膜；覆盖在内脏表面的称脏腹膜。这两部分腹膜在腹后壁互相融合，构成一个腹膜腔(图 3-1)。男性的腹膜腔是完全封闭的，而女性则通过输卵管腔与体外相通。

腹膜的表面积几乎与皮肤的面积相等，约为 $1.8m^2$。其脏腹膜几乎覆盖着所有的腹内的脏器，完全被腹膜包裹的脏器有肝、胃、脾、十二指肠第一部分、空肠、回肠、横结肠、盲肠、乙状结肠、直肠的上段、子宫和卵巢。部分被腹膜包裹的有十二指肠的降部和横部、升结肠和降结肠、直肠的中段、阴道的上部和膀胱的后壁、胆囊和肝外胆道。有些脏器仅有腹膜的覆盖，但完全在腹膜腔之外的，如肾、肾上腺和胰腺。也有些脏器则完全没有腹膜掩盖，如直肠的下段、膀胱的颈、底和前面以及阴道的前壁和后壁的下段。

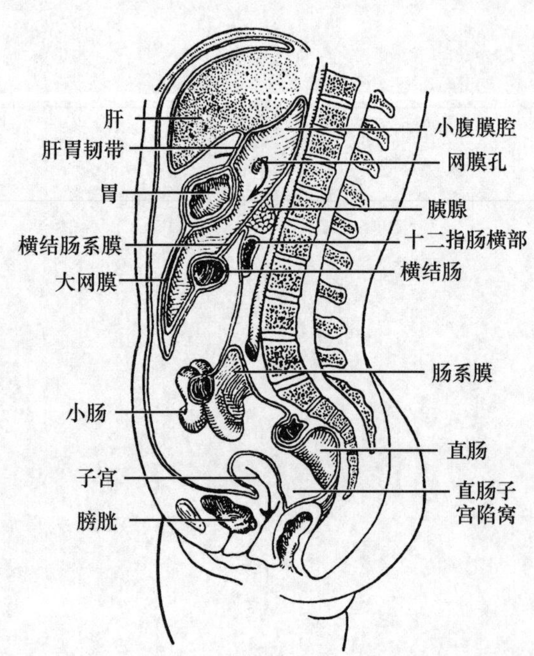

图 3-1　腹腔盆腔的中线矢状切面，示腹膜之返折状

整个腹腔被横结肠及其系膜分隔为两个部分：即结肠上区与结肠下区。结肠上区又称膈下间隙，为肝脏、胆囊、十二指肠、胃、脾、胰等脏器所占。结肠下区为空肠、回肠、结肠及盆腔器官的部位。其腹腔又被胃和网膜隔开而分为大、小腹腔，在胃后壁与覆盖胰腺的后腹膜之间为小腹膜腔，经网膜孔(Winslow)与大腹膜腔相通。

(二) 网膜和韧带

网膜和韧带是从胃连到附近器官的腹膜重叠，其中有血管为支架，间有淋巴管和脂肪组织。

1. 胃结肠韧带(大网膜)　是相连于胃与结肠间的大、小腹腔之脏腹膜的融合，并犹如一片围裙自胃大弯向下垂挂在小肠的前面，故横结肠以下的这部分大网膜为四层腹膜组成，即两层下降，两层上升。大网膜主要由胃网膜左动脉和胃网膜右动脉供血。网膜静脉则回流到脾静脉及肠系膜上静脉，为门静脉系统的一部分，在门静脉高压时常有扩张现象。

2. 脾胃韧带　在胃底与脾之间，是大网膜的一部分。在此两层腹膜之间有胃短血管，是脾血管的分支。在脾切除或全胃切除时，必须切断脾胃韧带(有时称脾胃网膜)。

3. 肝胃韧带(小网膜)　肝胃韧带自肝脏的横裂分布至胃小弯及十二指肠的第一部。它也有两层，内层连接小腹膜腔，外层则与大腹膜腔相连。其间的血管则源自胃左右动、静脉。

(三) 肠系膜

肠系膜是胃肠道附着到后腹壁的腹膜。由小肠连到后壁的称小肠系膜，而盲肠、横结肠和直肠的系膜则分别称盲肠系膜、横结肠系膜和直肠系膜。

小肠系膜是腹膜的一个扇状折皱，其根部是从第二腰椎体的左外侧，向右下斜过脊柱、腹主动脉、下腔静脉及十二指肠的第三部，止于右髂窝的骶髂关节处。它包围或披覆在全部空肠和回肠表面，但不包围十二指肠。在系膜之间，有肠系膜上血管，另有淋巴管和神经散在脂肪组织中。在小肠系膜根部的两端，即在十二指肠曲和回盲部，均有腹膜隐窝形成，为内疝好发之处。

二、生理

目前认为腹膜（包括网膜、肠系膜）具有下列功能：

1. 敏感性　腹膜具有丰富的感受器，对各种刺激极为敏感。但因脏、壁腹膜的神经支配不同，其敏感性则有区别。脏腹膜受交感神经和迷走神经支配，属自主神经系统，其对切割、烧灼等刺激不敏感，而对膨胀、牵拉和挤压很敏感。若受牵拉、挤压和膨胀等刺激，轻者有恶心呕吐，或钝痛不适；重则可引起心率缓慢、血压下降等反应。壁腹膜受来自肋间和腰神经的支配，属躯体神经系统，对切割和炎症等刺激，痛觉定位准确。这对诊断腹内炎症性病变有重要意义，如横膈中部的腹膜受刺激时，常表现为颈肩部的放射性疼痛；而刺激横膈的周围部分时，疼痛每出现于胸廓的下部及上腹部。若刺激前腹壁的壁腹膜，则疼痛即出现在受刺激处的腹壁上。

2. 防御力　腹膜与胸膜相比显然有更大的防御能力。侵入腹膜腔的细菌如毒性弱、数量少，大多可被腹膜自行清除消灭而不致引起感染。因此，手术时应避免操作粗暴致损伤腹膜；应注意使用温生理盐水纱布保护免其暴露于空气中、致使长期冷却和干燥；化学药品如消毒剂或过热盐水冲洗腹腔也将使其受到刺激或损害，从而降低腹膜的防御能力。

素有“腹腔卫士”之称的大网膜，具有能在病灶周围产生粘连使感染局限化的作用，甚至可以包裹在炎症的脏器如阑尾周围或封住胃肠道的穿孔，防止弥漫性腹膜炎的发生。故此，大网膜黏着的部位往往就是病灶之所在，这在剖腹探查寻找病灶时具有极为重要的意义。

3. 吸收力　腹膜对气体、液体和微小的颗粒都具有强大的吸收能力。对液体的吸收，每小时可多达体重之 8 %。腹膜吸收微小颗粒，包括细菌的能力也很强大。注入腹腔内的大肠埃希菌，能在 10~20 分钟后在胸导管内发现，20~30 分钟后在血液中找到。腹膜各部分的吸收力稍有不同，一般膈面的腹膜最富于吸收力，而盆腔腹膜则吸收较慢。此因膈下腹膜血运较为丰富而多带小孔淋巴管之故。因此，临床上如有膈下感染时则发热等全身炎症反应多过于明显，而其感染位于盆腔者则即使是脓肿，其全身的毒血症状往往较轻。

4. 分泌和渗出　腹膜在正常情况下也能分泌少量液体，使腹内脏器的表面润滑，减少活动时的摩擦损伤。在病理状态时，腹膜的漏出能力也同样很大，如在门静脉阻塞引起门静脉高压时，腹膜能在短时间内漏出大量液体，形成腹水。在炎症性反应时，则腹水可大量地渗出。如急性胰腺炎时，可有因胰腺炎症向腹腔内扩散和腹腔内脏因受腹膜炎症刺激引起大量的渗出，造成腹腔内高压，产生所谓的腹腔室间隔综合征（abdominal compartment syndrome，ACS）。

腹膜在炎症过程中必将会产生渗出，初期为液状透明的渗出物，但不久即被大量的吞噬细胞、脱落细胞、细菌和纤维蛋白原等进入，可于数小时内变成混浊，并成为有菌的，甚至是脓性或腐败性液。渗出液中的纤维蛋白原可转变成纤维素形成粘连，可留有坚韧的片状或条索状的永久性粘连，成为粘连性肠梗阻的病因。渗出液的性质，随刺激的种类及细菌的毒力大小而异，如外伤引起的渗出液可能混有血液；消化道穿孔者含有穿孔器官的内容物；链球菌感染引起的腹膜渗出为浆液性且不发生粘连；大肠埃希菌感染的渗出液则有特殊恶臭。根据腹腔渗出液的性质，临床上常可推断出腹膜炎的病因和种类。

（叶再元）

第二节　腹膜的先天性异常

在腹膜的先天性畸形中，有临床意义的如肠系膜过长，肠系膜上的异常裂隙、腹膜的皱襞过大或过深，以及腹膜皱襞重叠等，均偶有所见。

小肠或结肠的系膜过长，可使其运动范围增大，特别是乙状结肠的系膜过长，常易引起肠曲的扭转。偶尔也有大网膜因过大的体位变化发生扭转的可能。

肠系膜的异常裂隙，及腹膜的皱襞过深（形成隐窝），特别是十二指肠 - 空肠皱襞和盲肠隐窝，可致肠袢进入其中形成内疝，并可发生嵌顿或绞窄。

腹膜皱襞重叠，即异常的腹腔内膜样粘连，严重的膜状粘连可遍及全腹，故有人称其为腹茧症，究其原因可能是先天性的，也可能是后天的创伤或炎症造成的。据 Taylor 的统计，15%~20% 的新生儿均有这种先天的异常，可随着年龄的增长而在不同的时期产生各种症状，如胆囊十二指肠膜可造成类似十二指肠溃疡或胆囊病变的症状；Jackson 膜自右侧壁腹膜起，沿升结肠前面斜向中央部扩散，有时亦包围直肠和阑尾，可压迫肠曲而造成粪便积蓄及右侧腹部的疼痛。Lane 索位于回盲末端与盲肠之间，常致肠袢屈曲并引起腹痛。这种粘连在临床上主要表现为部分肠梗阻的症状，但术前诊断困难，腹腔镜则既可对其作出诊断又能进行手术分离予以相应的治疗处理。

（叶再元）

第三节　腹部损伤和腹内异物

一、腹部损伤

单纯的腹膜损伤绝少发生。壁腹膜或后腹膜的损伤常伴有腹壁或腹膜后其他组织的损伤，而脏腹膜的损伤则常伴有腹内肝脾实质脏器和（或）胃肠等空腔脏器损伤。因此，所谓腹膜损伤其实就是腹部损伤的问题：壁腹膜损伤为腹壁的损伤，而脏腹膜损伤就是腹内空腔脏器的破裂穿孔或实质脏器的破裂出血。

在本书的有关章节中将对腹部外伤有较详细的讨论，本节仅对腹部损伤作一般概述。

(一) 病因和分类

无论平时或战时，腹部损伤可以单独发生，也可同时伴有其他部分(如头、胸和四肢)的损伤。

致伤的原因不外钝力和利器两类。钝力伤在平时通常是拳打、脚踢或车祸及高处坠落等挤压、撞击的结果，在战时则主要为爆炸所致的气浪和水波冲击伤。利器伤在平时一般是劳动和生活偶然的刀刃或锐器刺伤，在战时则主要是弹丸、弹片等火器伤。

损伤的种类基本上可分为开放伤和闭合伤两类。一般来说，钝力作用的结果大多造成腹部的闭合性损伤，例如腹部受到外力的冲击或挤压时，可致腹内脏器破裂而腹壁仍然完整无损；而部分伤员还可以有"间位肠管"的腹膜外破裂，如十二指肠、升结肠和降结肠的后壁以及直肠的腹膜外部分等。这类损伤在早期无腹膜刺激征，甚至剖腹探查时如不仔细检查，也难以如实发现。利器损伤则无例外地会造成开放性损伤。在开放性损伤中，凡壁腹膜已有破损者称为穿透伤，其中95%以上并有内脏损伤，而大、小肠的损伤又占内脏损伤的半数以上。虽为开放性损伤，但壁腹膜仍然完整者称为非穿透伤；这类损伤较少见，但必须注意腹内脏器由于暴力的影响偶尔也有损伤的可能。

(二) 病理和临床表现

开放性腹部损伤因有创口存在，根据伤口的部位、创道的走向、创口经过的路径不同，其全身情况和腹部的局部体征也有差异。闭合性腹部损伤则因为没有伤口甚至没有伤痕，临床表现不典型，其实质性脏器损伤一般都以腹腔内出血征象为特征；而空腔脏器的损伤则要根据不同脏器和部位而有相应的症状表现。一般而言，上消化道空腔脏器的损伤破裂，其腹膜炎的症状体征明显；下消化道的破裂则早期腹部和全身的影响不大、症状体征都较轻。后者则往往因早期症状表现不明显，而需要经过一段时间的严密观察过程才不至于误漏诊，这样也就有因观察时间过久使得大肠破裂的粪便污染腹腔形成弥漫性腹膜炎而预后严重。所以对腹部的闭合性损伤应仔细观察、分析鉴别。

在开放性腹部损伤中，因消化道占腹腔内容积的大部分，故肠破裂的机会较实质脏器破裂的机会为多，而大、小肠破裂的比例则大致相等。当然，很多的开放性腹部损伤为多脏器伤。据统计，有两个脏器伤者常伴有大、小肠损伤，有三个脏器伤者以小肠、大肠和肝脏的合并伤为多；而肠道的火器伤又往往不止一处，且穿孔的数目一般多为偶数。

开放性损伤所造成的脏器损坏，一般都是完全性的。即受伤后立即有实质脏器的破裂出血，或空腔脏器的穿破性腹膜炎。由于这两种不同的病变都发生在腹腔之内，因此患者的主诉和体征均相类似，仅其全身反应和局部症状的严重程度有较大差别。大出血的全身影响较腹膜炎为突出，而血液对腹膜的刺激则较肠内容物为轻。一般而论，有腹内实质性脏器损伤出血者其全身反应(贫血和休克症状)的发展较快而且严重，腹部的局部体征如腹肌强直、腹壁压痛和反跳痛等刺激症状则较为轻微。相反，有穿破性腹膜炎者，其腹膜刺激征一般都较显著，除非伤员过度兴奋或神志不清，否则都会感到腹部剧烈疼痛，并有明显的腹壁压痛、腹肌强直和反跳痛，但其全身症状在病程初期一般则不很明显。但若遇有两种脏器的联合伤时，检查应格外注意，防止因一种伤情掩盖了另一种伤情以致引起漏诊或诊断不全面。

在闭合性腹部损伤中，以肝脾等实质脏器的损伤居多，约占2/3，肠管损伤占1/3；后者又一般常见于小肠伤，大肠伤少见。这可能与大肠的位置固定在腹腔深处，而暴露在游离的腹腔内的部分较少有关。

应该注意，肝脾的闭合性损伤有时可为不完全性，就诊时仅为脏器中心部分的裂伤而其包膜仍然完整，以至于不存在腹膜炎症状和体征。此种情况虽较少见，但由于内出血的全身表现不甚明显，腹膜刺激征更属轻微，诊断颇为不易。若不重视则有因迟发性破裂发生腹腔内大出血而措手不及，甚或危及生命。因此，对可疑实质脏器损伤的伤员应进行反复的严密观察，比较其全身情况和局部体征的进展，一旦发现伤员烦躁不安、面色苍白、脉率加快、血压下降、局部触痛更加明显、肝脾逐渐肿大或浊音区有增加趋势，同时红细胞计数和血细胞比容逐步减少或降低时，应积极争取再做些必要的检查以明确诊断。

肠道的闭合性损伤往往发生在空肠上段或回肠下段，这是因为上述肠段的位置在系膜的两端比较固定，所以当腹部受到挤压或冲击时易受碾压而致撕裂。十二指肠的横部和降部也可有挤压伤，因十二指肠上接幽门、下为十二指肠空肠曲，故遇有暴力撞击便易致肠壁裂伤。

肠管的裂伤可有多种形式和不同大小：有的为肠壁的全层破裂，有的仅为肠壁的挫伤或浆肌层的部分裂伤而黏膜尚未穿破；有的是腹腔内的肠管完全断裂，有的仅为腹膜外肠壁的部分破裂；有的破裂在肠壁的对系膜侧，有的破裂在肠壁的系膜侧，甚至可为肠管与系膜间的横形断裂或完全撕脱，致肠系膜血管断裂出血、肠管因缺血而坏死。由于肠管损伤的部位、形式和大小各有不同，因此症状表现也有所不同，而诊断的难易也有很大差别。

一般说来，仅有肠壁部分挫裂者可能不出现腹膜炎症状，早期不易明确诊断，必须注意观察有无肠道出血或延期穿破时出现腹肌紧张等体征。肠管破口小的，在伤后早期由于肠壁的肌肉收缩或黏膜由破口外翻，破口可暂时被堵塞而无明显症状。间位肠管的后腹膜外破裂，同样可以没有明显的腹膜炎症状。

(三) 诊断

对于一个腹部损伤病例，如已排除了身体其他部位的合并伤，则术前诊断的首要目的在于确定有无腹内脏器伤，其次是进一步确定损伤的性质是实质脏器的破裂出血，还是空腔器官的穿破性腹膜炎；最后是在患者全身情况允许的情况下，明确损伤的具体脏器和病变的严重程度。换言之，术前诊断的最基本要求，主要在于明确有无剖腹探查的指征。

在开放性损伤患者，上述这个诊断要求一般不难肯定，因为腹部的开放伤大部分是穿透伤，而所有的穿透伤几乎都有腹内脏器伤，这些伤员绝大部分都需要进行剖腹探查。而且根据从创口中脱出的组织（大网膜、肠袢）以及从创道中流出的体液（血液、胆汁、肠液、粪便、尿液等），通常也不难确诊其为实质脏器损伤或空腔器官破裂。

对创口位于乳头水平以下胸部、腰背部的锐器伤应警惕可能存在的腹腔内脏器损伤。而战时的火器伤还应注意有联合损伤或多发损伤的可能。例如从胸腔、背部和臀部进入的弹头或弹片，都可能因弹道的方向不同而伤及腹内脏器，因此了解伤员受伤时之体位或姿势，详审弹片进入体内的部位及其穿过的方向，对伤情的正确判断具有十分重要的意义。此外，对胸、腹、臀部的盲管伤应尽可能拍摄胸部和腹部的X线片，弹片在膈上者多为单纯的胸部伤，弹片在膈下者即为胸腹联合伤，除积极治疗胸部损伤以外，还应及时进行剖腹探查。骨盆的火器伤往往先损及直肠而腹部可无症状，还需进行肛门指诊或窥镜检查才能发现真相。后腰背部的盲管伤可能累及腹膜后的结肠，在检查伤口或清创止血时也须多加注意。

对于闭合性的腹部损伤，则确诊一般较为困难，特别是实质脏器的小裂伤或不完全破裂、空腔器官的不完全破裂或小穿孔以及间位肠管的腹膜外损伤，因其症状比较隐蔽，诊断有时很难肯定。可疑腹腔内脏器损伤的患者在诊断尚未明确时，不应给镇痛剂以免掩盖症状，更不应进饮食以免加重病情；相反，应严密观察病情变化，以期早有正确诊断。

在观察过程中如有下列情况出现，一般即表示确有内脏损伤，可为剖腹探查的指征：①一般情况转趋恶劣，如脉率加快、血压下降、体温升高或血细胞比容进行性下降；②患者发生呕吐、呕血或血便；③腹膜刺激征转趋明显，如腹痛持续加重或不减轻，腹肌紧张的程度和范围都有发展扩大，腹壁压痛也更明显，或腹式呼吸渐趋消失；④腹部逐渐膨隆，肠鸣音逐渐减弱或消失；⑤有气腹出现，肝浊音区消失或缩小，或移动性浊音阳性；⑥肛门指诊时有明显触痛。

需要特别指出的是，闭合性腹部损伤的伤情可有轻重不同，伤员对损伤的反应也各有差异，特别在休克时更不易表现出腹膜刺激征，这些都在客观上给诊断带来困难。此时，上述的症状和体征不一定在每一个闭合性腹部损伤患者都能全部显示出来，不少伤员需要经过仔细的、反复的检查，才有可能察觉到1~2个或少数几个阳性体征，此时临床医师就应该据此及时作出诊断，而不应该坐待全部症状体征的出现，徒失有利的治疗时机。对意识清醒的单纯性腹部损伤的患者，经详细收集受伤史和体格检查，可对腹腔内脏器损伤作出较准确的诊断；而对多发性创伤或休克、昏迷的患者，下列辅助性检查具有重要价值，能使得诊断更加可靠和精确。

1. 腹腔穿刺 穿刺时患者宜先侧卧5分钟，穿刺点一般可选在髂前上棘与脐部连线的腹直肌外缘处。如针头刺入腹腔后抽吸时可得到不凝固的血液、胆汁、肠液或粪性渗出液时，即可证实有内脏损伤。腹腔穿刺如能正确施行，一般很少假阳性，但阴性穿刺却不能肯定地排除内脏损伤的存在。对高度可疑病例可以重复穿刺，或者进一步应用腹腔内插管灌洗法以明确诊断。

作腹腔内插管灌洗时，可在下腹正中线的中点部位以14号套针刺入腹腔，再经套管插入一支有侧孔的塑料管，然后缓慢注入等渗盐水500~1000ml，隔1~2分钟后再抽出全部液体，进行显微镜检查和淀粉酶测定，有的甚至单凭肉眼观察就能作出判断。如果灌洗液呈血性，或白细胞数 $>0.5\times10^9/L$，或红细胞 $>0.1\times10^{12}/L$ 或淀粉酶 >1U/ml，或灌洗液中含有胆汁，肠内容物和寄生虫卵多则表示内脏确有损伤。大宗临床资料总结认为该技术的诊断敏感性为95%，特异性为98%~99%，准确性为97%，并发症发生率少于2%。腹腔插管灌洗的方法见图3-2。

2. 实验室检查 血常规检查红细胞、血红蛋白及血细胞比容进行性下降提示腹腔内大出血，白细胞升高提示腹腔内感染可能，但也可能与创伤后机体应激反应有关。血、尿淀粉酶升高提示胰腺损伤或十二指肠破裂可能。尿常规肉眼或镜下血尿提示存在泌尿系统损伤。

3. X线检查 诊断已经明确的患者不需要进行X线检查。但对诊断可疑的闭合性腹部损伤，如腹部的X线片显示有气腹存在，或有区域性的软组织阴影密度增加时，提示有腹内脏器损伤。怀疑有上消化道损伤时，口服水溶性造影剂后进行X线检查，可以看到造影剂有外溢现象。静脉或逆行肾盂造影，可以有助于诊断泌尿系统损伤。X线检查尚能发现腹部金属异物的位置和数目、骨盆和脊柱骨折等情况。但X线检查必须在伤员情况较稳定时才能进行，有条件者最好用移动式的小型X线机在床边进行拍片检查。

4. B超检查 腹部B超检查不仅可较准确地判断是否有腹腔内出血或积液，并且可诊断肝、脾、胰腺、肾脏等腹腔内实质性脏器的损伤和部位、程度范围以及创伤后腹腔内局限性感染、脓肿，也可同时了解胸腔内出血、心脏压塞等合并损伤。有报道通过检查有无肝肾隐窝液体积聚来诊断腹腔内脏器损伤的敏感性为82%~85%，特异性为94%~100%，准确性为91%~96%。B超检查简便、无创、经济、可重复进行，特别对病情危重的患者可在床边进行检查，在一定程度上可替代腹腔灌洗法，可作为腹部损伤患者的首选检查。但因受肠腔气体干扰，其对空腔脏器损伤的判断受限，另外，检查者经验对检查结果也有一定的影响。

5. CT扫描 对伤后血流动力学稳定的腹部闭合伤患者，CT检查不仅能清楚地显示腹腔内实质性脏器的损伤，还能对其严重程度进行判断，为选择治疗方案提供客观依据。其对腹膜后损伤的诊断尤其有价值，口服或鼻胃管内灌注造影剂后再行CT扫描，有助于腹膜后十二指肠破

03

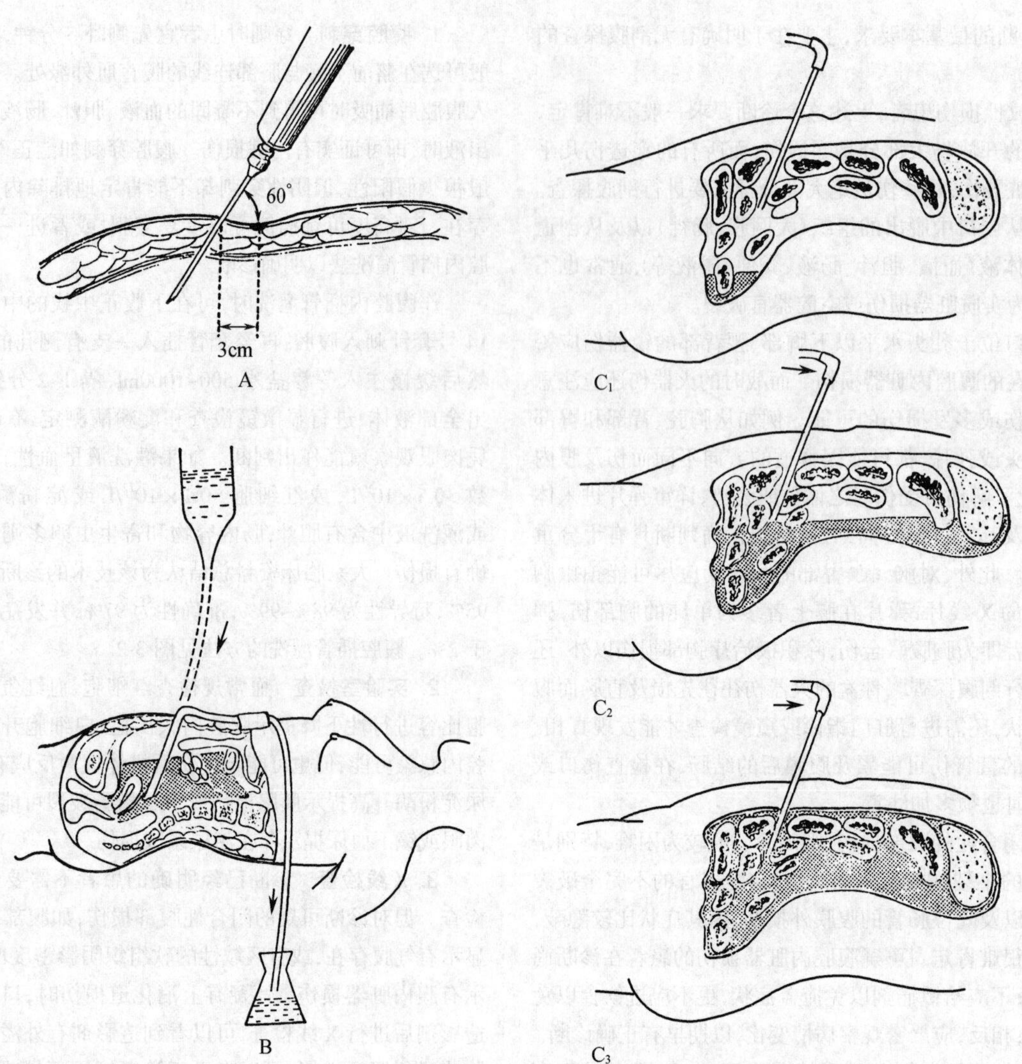

图 3-2 腹部闭合伤之诊断性腹腔插管灌洗

裂的早期诊断。CT检查诊断闭合性腹部损伤的准确率为92%~98%。

6. 腹腔镜检查 对于病情相对稳定、经上述各项检查后诊断仍不能明确、难以决定是否需要剖腹探查的腹部损伤患者，腹腔镜检查能准确定位损伤部位，探查有无活动性出血及其部位，有时可同时在腹腔镜下进行治疗，其诊断价值不亚于剖腹探查，而创伤性则小得多。但腹腔镜检查具有损伤性、费时、需全身麻醉、可能遗漏小病灶等缺陷。

（四）治疗

腹部损伤病例是否须行剖腹探查，应根据损伤的性质和伤员的情况而定。一般说来，有无内脏损伤是决定应否进行剖腹探查的主要因素；而伤员的具体情况则在某种程度上关系到选择手术的时机问题。正确而适时的剖腹探查可以挽救伤员，不必要的剖腹手术则徒然增加患者痛苦，甚至可危及其生命。因此，不顾阴性探查的危害而对一切腹部伤都进行剖腹探查，或者为了要避免阴性探查而过久地等待阳性体征以致延误手术时机，都是错误的做法。应该尽可能地提高剖腹的阳性率，降低探查的阴性率，做到该探查者早手术，不该探查者不手术，从而提高全部伤员的治愈率。这就需要善于掌握剖腹手术的适应证，并在手术过程能正确施行各项操作步骤，避免误漏诊。

（五）剖腹探查术

1. 手术指征 根据损伤的不同情况，剖腹手术的指征可归纳如下：

(1) 凡属早期的穿透性损伤（一般在伤后6~12小时以内者），特别是合并有脏器脱出或创口内有肠液、胆汁、粪便或尿液溢出者，均应立即施行手术。

(2) 虽为腹部穿透伤，但无脏器脱出或异常体液溢出，且伤员入院时距受伤时间已在24~48小时以上而一般情况良好，并无腹膜炎体征者，可以继续保守治疗，同时严密观察；否则仍须进行剖腹探查。

(3) 闭合性的腹部损伤，如果腹膜刺激征明显，或同时有腹胀、肠鸣音消失或减弱，气腹或移动性浊音等症状者，或伴消化道出血者，都应抓紧进行剖腹手术，不宜过久地等待。

(4) 曾有休克表现的腹部伤员，如在休克缓解后有腹部阳性体征者，应立即施行剖腹手术；伤员在输血时血压上升，但在输血减慢或停止后血压又有下降而不能稳定者，也应在继续输血的同时进行剖腹手术。

(5) 伤员入院时距受伤时间已在 72 小时以上，但有弥漫性腹膜炎症状而炎症又无局限化倾向者，仍以手术为宜。

(6) 临床症状虽不明确，但经腹腔穿刺、灌洗或影像学检查后，证明确有内脏损伤者；或伤后 24 小时仍不能排除腹内脏器损伤者，也是剖腹手术的指征，有条件者可进行腹腔镜探查，不宜过久地等待阳性体征的出现。

2. 切口选择　剖腹探查时的切口要求进腹快、出血少，损伤轻微，暴露良好，且在必要时要便于扩大切口，以利探查和操作。为了照顾到腹腔各脏器的探查，一般以正中切口或正中旁切口为宜，必要时可加做左或右侧的横切口以扩大暴露。利用腹壁的创道作探查切口不是一种理想的办法，它既不利于探查和操作，又易致创口感染和愈合不良；但在手术结束以后却常可利用原创口(经适当清创以后)作为引流口。

3. 手术步骤　剖腹探查时要有一定的目的性，为此，手术应按一定的原则和步骤进行。一般说来，腹内大出血的紧迫性远过于腹膜炎，因此手术时首先应找到出血部位进行止血，或者对出血脏器进行适当处理，然后再系统检查空腔器官是否有破损，并根据具体情况进行相应的处理，如有脏器脱出在腹壁外者，有时更需先作适当的初步处理再手术。检查时动作务求轻柔，反对粗暴；要按一定程序依次检查，不可在腹腔中乱翻一阵，以免检查有遗漏或重复，防止加重损伤。

(1) 脱出脏器的处理：腹部穿透伤常伴有大网膜或肠袢及其系膜之脱出，这在战时更属多见。急救时掩盖在伤口上的敷料应在麻醉平稳后再揭去，切忌在麻醉诱导过程中揭开，以防腹压增高时有更多的脏器脱出。

创口暴露后，可先用温盐水适当冲洗伤口。脱出的大网膜尚在出血者，可先行结扎止血，严重污染者可适当切除，但忌将脱出网膜作大块切除。脱出的肠袢如有穿孔者，可先行暂时缝合或用肠钳暂时夹住，而当肠袢已有明显坏死时，可先在腹膜外切除坏死肠段，暂以肠钳钳闭其上、下端，而后再进行剖腹探查。

(2) 腹内出血的处理：一个腹部损伤病例，如其休克不能纠正或在输血停止后血压又趋下降者，大多表示腹内存在活动性出血，必须立即手术以求彻底止血。当机立断、抓紧手术，是可能挽救伤员的唯一办法。因循观望，坐失时机，有时会使患者陷于不可挽救的境地。

在剖腹手术时如发现腹膜下呈紫黑色，更证实腹内确有大出血的情况存在。此时在加快输血的同时(可采用加压输血)，应将腹膜外层的腹壁切口作好充分暴露，然后快速切开腹膜，一方面助手应尽快地吸除腹内积血，另一方面手术者应立即伸手入腹内掏出血块，迅速找到出血部位，并用手指按住暂时控制出血。腹腔内血块较多的部位，常是出血之所在，应首先从该处探查。例如左侧血块较多者，应先以右手探查脾脏有无破裂，再检查肝左叶和左肾，然后探查肝右叶的膈面和后侧面。若腹腔的右侧血块多，则应先从肝脏开始检查。当发现腹膜后肾周围有血肿时，应切开后腹膜探查肾脏或大血管壁有无破损。需要注意的是，盲管伤作伤道的彻底探查自属当然，而腹腔或空腔脏器的锐器贯通伤，也务必一定要查到伤道之最末端，以免遗漏：如胃前壁的刀刺伤必须检查后壁有无受损；左侧腹部的锐器伤应注意探查右侧腹、盆壁有否被伤及。

查明出血来源后，应根据解剖关系立即用手指压迫特定的部位以暂时止血，继以相应的持久性止血。例如肝破裂时，可用左手的示指和中指伸入小网膜孔，与拇指对合捏住肝十二指肠韧带止血，然后考虑将破裂的肝组织予以缝合或清创切除。脾破裂时，可先捏住脾蒂暂时止血，然后将脾脏提出腹壁切口，再视脾损伤具体情况作全脾或部分脾切除术及脾缝合修补术。小肠系膜血管有损伤时，出血也可以很剧烈；手术时可将小肠推向左方，暴露小肠系膜根部右缘，然后以左手在系膜根部捏住肠系膜上动脉和静脉，以达到暂时止血的目的。中等大小的肠系膜血管破裂可以结扎，同时进行必要的肠袢切除吻合；较大的肠系膜血管破裂必须考虑作某种缝合修补或血管移植。如果一时不能控制出血部位而情况又十分危急时，术者可用手拳或夹有大纱块的海绵钳将腹主动脉压在脊柱上，往往可以控制出血，并使血压暂时上升。总之，控制猛烈的出血是取得手术主动权的关键，手术者既要细心沉着又要动作敏捷，尽快查明出血部位进行暂时止血，同时麻醉和护理人员则应尽速补足失血量并纠正低血压，这样才能对伤员作有效的抢救。

(3) 肠管破裂的处理：若剖腹时发现有臭味的气体逸出，或有胆汁、肠液、粪便或炎性渗出液可见，即表示空腔器官已有穿破；应首先探查胃肠道，其次为胆道和泌尿系统。一般纤维沉着最多、炎性水肿最明显之处，即为穿孔的部位所在。为避免过多的肠内容物流入腹腔，可先从破损处开始，分别向上、下两端进行探查；但如果一时不能确定损伤部位，则应按一定程序对各个空腔器官进行系统检查，既不应有所遗漏，也不需要作不必要的重复；一般先检查横结肠系膜以上的胃、十二指肠、胆道和胰腺，而后再检查横结肠系膜以下的空肠、回肠以及结肠和直肠，最后再检查腹膜后的膀胱输尿管等。检查和处理空腔器官损伤时须注意以下各点：

1) 小肠的损伤在探查时不难发现，但位于肠系膜缘处的小穿孔有时可能被忽视，需要格外注意不使遗漏。检查时可从十二指肠悬韧带处开始，依次向下，逐段将肠袢提出腹腔外加以检查，检查一段就回纳一段，这样就可以不遗漏、不重复，也不致因大段肠袢脱出在外面加重休克。当某段肠袢发现有损伤时，可将该肠袢留在腹腔外，暂用温盐水纱布盖好，肠系膜上的伤口仍在出血者可先予结扎止血，至于穿孔则可用肠钳暂时夹住，以免肠内容物继续外溢污染创口。注意小肠的损伤往往不止一处，如属弹片伤，有时穿孔可达十余处之多，所以对小肠损伤绝不能满足于一处或两处穿孔的发现，而忽视了其他肠段的详细检查，更不能发现一处损伤就处理一处，必须等到全部伤情了解清楚以后，再根据具体情况决定处理方案。须知对于小范围内的多处穿孔，与其个别缝合修补，有时倒不如切除一段为佳。再则子弹或弹片伤多呈偶数，此点亦须注意，以免有所遗漏。

2）对于部分肠壁在腹腔内、部分肠壁在腹腔外或腹膜后的“间位肠管”，如十二指肠和升、降结肠，术者往往有满足于发现腹腔内部分的破损，而忽视了腹膜后破损的可能。为此，如发现此等间位肠管之前壁或侧壁有破伤或血肿时，必须切开其外侧腹膜，检查其腹膜外部分。横结肠的部分肠壁为网膜所掩覆，有时须切开胃结肠韧带从小网膜腔内进行检查。结肠的肝曲和脾曲因其位置较深，如不注意检查也易被忽视。

3）腹腔内的肠管因有脏腹膜掩覆，修补后易于愈合，抵御感染的能力也较强。相反，间位肠管由于其腹膜外部分缺乏腹膜被覆，修补后的愈合能力较差，抵御感染的能力也较弱。这类损伤带来的腹膜后感染往往范围广泛而后果严重，处理时必须慎重对待：肠壁的修补应特别仔细使黏膜完全内翻，必要时应在修补处的近端作插管吊置造瘘，以减低肠内压而保证缝合口的愈合，同时对腹膜后必须予以适当引流。

4）处理肠管损伤时，其首要目的在于防止肠内容物自破损处继续流出污染腹腔，而恢复肠道的完整性尚在其次；尤其对于损伤时间较长、腹腔内已有严重炎症和组织水肿者，手术的范围和方式都必须格外慎重考虑；须知无论是肠袢的切除吻合或是破口的单纯修补，都不宜在有炎症、水肿的肠段上进行，否则肠壁不能愈合而有重新形成肠瘘的危险。为此，有时宁愿将破损的肠袢暂时置于腹腔之外使形成外瘘，待炎症消退后再作后续处理，此在结肠损伤时尤为适用。

(4) 胆道损伤的处理：肝脏损伤引起出血的处理方法已如前述（也可参阅第八章“肝脏损伤”）。胆囊损伤者最好予以切除，偶尔可考虑作胆囊的插管引流。对于胆管的损伤，原则上最好立即恢复其解剖联系，至少要求能恢复胆、肠间的引流。不过由于胆道的管腔比较细小，其损伤经适当修补后常需要同时并行胆管之T形管支撑引流，务使将T形管的短臂插过修补部分，以防止术后胆管狭窄。

(5) 对危重患者损伤的控制治疗：对生命体征始终不稳定，尤其在术中出现顽固性低温，顽固性酸中毒或凝血障碍的患者，须考虑先作紧急处理后予以分期手术治疗。紧急处理应力争缩短手术时间，将处理的原则锁定在控制创伤损害上：即先有效控制出血和污染源关腹，然后回外科重症监护病房进一步复苏，等待病情略有好转能耐受手术时再次行手术治疗。其措施包括大块组织缝扎、纱布垫填塞等进行止血；将破裂肠管缝合、钉合或者肠外置控制污染。腹壁切口可仅做皮肤缝合，若缝合时切口张力大或腹内高压者，可用人工合成网片、输血袋或3L输液袋剪开缝合于创缘形成临时储袋扩大腹腔容量以容纳膨出的肠管，避免发生腹腔室间隔综合征。

(6) 腹腔清理引流：腹内脏器的损伤处理完毕以后，应对腹腔加以清理，根据具体情况放置腹腔引流。一般认为下列情况需要引流：①肝脏损伤、胆道或胰腺损伤以及泌尿道的损伤；②十二指肠、结肠的腹膜外损伤以及直肠损伤，因肠壁愈合的能力差、腹膜外组织抵御感染的能力弱；③伤处尚有渗血不止者；④肠管损伤经缝合后可能愈合不良者。

(7) 腹壁的缝合：一般可用丝线分层缝合，但在战时由于伤员的一般情况较差，切口易有感染，且术后往往不待创口完全愈合就需长途运输，容易发生切口崩裂，故常需要加作腹膜外的全层减张缝合，并裹以多头腹带以资加固。

二、腹内异物

(一) 病因

腹腔内的异物，可以有三种不同的来源：

1. 在外伤时，异物（子弹、弹片、衣服碎屑等）可以从外部穿过腹壁进入腹腔。

2. 器官穿破时，异物（胃穿孔的食物块，胆囊穿孔的胆石等）可从胃肠道进入腹腔。

3. 在手术时医师有意识地将异物（脓腔的引流物，出血时用的纱布等）留置在腹腔内，或者不慎将纱布或金属器械遗忘在腹腔内。有意识留置在腹内的引流管或填塞纱布，都有一部分引出在体腔外，在完成了引流和止血等作用以后，随即可以把它完全拔除，不留下明显的有害作用。其他的异物根据异物的性质及异物有无感染，均将发生不同程度的有害反应。

(二) 病理

感染的异物常引起弥漫性或局限性的腹膜炎。有时在异物周围形成的脓肿可向体外或空腔脏器中破溃，异物也能随着脓液排出。已感染的异物不排出，炎症也不会完全消除。

未感染的异物主要引起腹膜的增生性反应，常在异物周围形成纤维包块。有时也可伴有细胞的大量增生和浸润，形成一种类似结核瘤的结节，如在线结的周围形成的结节，即属此类。

手术时在腹腔内遗留异物是一个严重问题，因为它往往引起患者一系列的后遗症或并发症：腹绞痛，肠梗阻，肠道穿破，腹腔脓肿或肠瘘，甚至死亡。患者创口可能一期愈合，但不久就感腹痛甚至呕吐，尤以食后为甚。浅在的异物还可能扪及块状物，深在的往往无明显体征。以后异物周围可能继发感染且形成脓肿，也可能直接向肠腔内或腹壁外蚀破致发生肠瘘，患者往往因此而痛苦不堪，甚至衰竭死亡。

(三) 诊断

金属异物可作X线检查来确定诊断。其他异物的确诊很困难，应该注意既往病历，结合临床症状（粘连性肠梗阻的症状，腹内的包块等）和B超及CT等影像学检查，必要时开腹探查方能确诊。

(四) 预防

异物的遗留多发生在复杂而冗长的手术，特别手术过程不顺利时更易发生。例如手术范围较大致手术时间过长，腹腔暴露不好致手术视野不清，有严重出血且不易止血，或者麻醉发生意外致手术被迫暂停等，都有发生异物遗留的可能。然而应该强调指出：异物遗留的根本原因还在于手术组人员麻痹大意，也可能因操作困难而慌张急躁，助手在手术过程中注意力不集中，护理人员特别是记录和清点器械时不认真所造成。因此，医护人员必须严格执行手术室有关清点物品的规章制度：手术开始前仔细检点纱布和器械的数目，术中严格对增加的器械和纱布作认真的记录和清点，腹内操作结束后必须仔细检查手术野，腹膜缝合前务必根据已经记录的清单重新清点纱布和器械的数目，乃至皮肤缝毕后再次核对无误后，方可将患者送离手术室，这样做当可确保不致发生异物遗留事故。

(五) 治疗

除了细小的、已被结缔组织严密包围的(如小弹片等)，以及不引起严重症状的腹腔异物外，其余的异物均需摘除。手术后如发现纱布或器械的数目不符而又不能肯定腹腔内无遗留之可能者，应毫不犹豫地及时再打开腹腔进行检查，确认无误后方可结束手术。

(叶再元)

第四节　腹膜肿瘤

(一) 病理

腹膜的良性瘤，如脂肪瘤、纤维瘤、皮样囊肿、黏液囊肿等极为少见。寄生虫性囊瘤如肺吸虫囊肿或包虫囊肿偶然可以在腹膜上发生，但它不属于真性肿瘤的范围，且也属罕见。

腹膜的恶性瘤较为多见，但它很少原发，而经常是继发性的。腹膜原发性肿瘤主要是间皮瘤。腹膜受累通常有两种方式：①肿瘤由其披覆的器官(胃、子宫、卵巢等)直接向腹膜蔓延浸润而来；②由于已经侵犯到浆膜面的癌细胞脱落，而发生的种植性转移。脱落的癌细胞在腹膜腔内散布，因重力关系往往下沉到盆腔内。故在胃癌或其他腹腔肿瘤病例，应作直肠指诊检查直肠膀胱陷窝或直肠子宫陷窝中有无种植性转移。浆膜转移亦常累及卵巢，称为 Krukenberg 瘤，其转移瘤可达巨大的体积，而其原发癌(大多为胃癌)往往反而不明显。浆膜转移还可与其他机制(如逆行淋巴转移、血行转移)共同参与形成卵巢的 Krukenberg 瘤。

被癌瘤广泛侵及的腹膜，可以发生下列症状：

1. 腹水的产生　腹水可为浆液性，但常带血性。其产生是由于腹膜受到癌细胞的刺激，且腹膜下的淋巴管及小静脉被阻塞之故。至于出血则是因被阻塞的小静脉破裂或癌组织本身破溃的结果。

2. 粘连的形成　腹膜转移瘤常引起粘连，有时可以非常广泛、使内脏彼此结成一团，或与腹壁相粘连。患者可出现肠梗阻的症状。

3. 黏液的积聚　在胃、大肠或卵巢等的黏液性癌发生腹膜转移时，可引起腹腔内黏液的聚积。大量的黏液聚积常被称为“腹膜假黏液瘤”。这种情况在卵巢的假黏液性囊腺瘤偶尔可见，在阑尾黏液囊肿破裂时亦可发生(参阅“阑尾黏液囊肿”)。

4. 除上述现象外，腹壁也可有侧支静脉扩张，少数患者可及腹部肿块，患者常迅速发生恶病质。

(二) 治疗

腹膜肿瘤属良性者当可根据所在的部位做手术切除，但若为恶性者则需视具体的情况决定治疗方案。腹膜的广泛受累常是癌瘤的晚期表现，多无根治希望。施行穿刺和抽出液体可以暂时消除大量腹水而减轻症状，但可惜腹水不久又会形成，而屡次的穿刺由于蛋白质的丧失，可能加速恶病质的发展。然而，在抽出的腹水中往往可以找到癌细胞确定诊断，抽腹水后有时可摸到穿刺前所摸不到的肿块，值得一提的是，腹腔镜检查对确定诊断很有帮助。已有腹膜转移的肿瘤大多无法作根治切除，但有时仍可考虑将原发病灶作姑息性切除，然后行腹腔内温热灌注化疗或经静脉全身化疗，可取得姑息性的疗效。

(叶再元)

第五节　腹膜炎症

就广义而言，无论是因感染、外伤、或化学刺激所引起的腹膜炎症，均称为腹膜炎。但其实只有细菌性的腹膜炎具有临床的重要性；这是因为纯粹非细菌性的腹膜炎比较少见，非细菌性腹膜炎(如血液、胆汁、胃液、胰液及小便等的刺激)迟早会引起继发的细菌感染，最后都会转变为细菌性腹膜炎。腹膜炎是一种非常重要的腹膜疾患，在整个腹部外科中占有特殊重要的地位。这是因为腹膜几乎和所有的腹内脏器都有密切联系，任何脏器的炎性、梗阻性和穿孔性病变，都有可能累及腹膜而引起腹膜炎。

根据发病原因和感染途径不同，可有原发性腹膜炎和继发性腹膜炎之分，原发性腹膜炎者，腹腔内无病变，系由腹腔外病灶经血行、淋巴和女性生殖道播散所致(占 2%)；继发性腹膜炎则系腹腔内脏器的炎症、坏死和梗阻或穿孔破裂等引起(占 98%)。根据病变的范围大小可分为局限性和弥漫性腹膜炎。根据细菌种类和致病性不同，可分为急性化脓性的和慢性特异性腹膜炎，前者主要是由大肠埃希菌和链球菌引起，后者则多为结核菌所致。为理解和有利于临床处理急性腹膜炎，本书以原发性、继发性和腹腔内脓肿分别予以叙述。

一、急性化脓性腹膜炎

(一) 原发性腹膜炎

原发性腹膜炎是指腹腔内没有原发感染灶的急性弥漫

性腹膜炎。其病原菌来自身体其他部位的病灶，经血运、淋巴或女性的生殖道侵入腹腔。临床上原发性腹膜炎远较继发性腹膜炎少见，儿童较成人常见，女性多于男性。一般不需外科手术治疗。

1. 病因和病理 引起原发性腹膜炎的病原菌，革兰阳性细菌主要是链球菌和肺炎双球菌，革兰阴性细菌主要为肠道杆菌属。近年来发现，由肺炎双球菌和溶血性链球菌引起的原发性腹膜炎逐渐减少，而由革兰阴性菌引起的原发性腹膜炎呈上升趋势，约占49%。过去认为原发性腹膜炎是单一细菌感染，而现在却发现有部分原发性腹膜炎是由混合感染所致。

大多数原发性腹膜炎发生于全身免疫力低下或营养不良者，如患有肾病综合征、肾炎、系统性红斑狼疮的儿童，以及患肝硬化腹水、长期使用免疫抑制剂或血液病的患者。肾病综合征患者引起原发性腹膜炎的发病机制与其他病因相似，多数为革兰阳性球菌感染，革兰阴性菌少见。有报道肺炎双球菌的感染率达38%，链球菌的感染率为5%，而革兰阴性杆菌仅为3%。肝硬化腹水患者原发性腹膜炎的发生率为10%~27%，其发生可能与下列因素有关：门脉高压致肠管淤血、水肿，削弱了正常肠黏膜屏障，使细菌容易透过肠壁进入腹腔；肝内单核-吞噬细胞系统对细菌的吞噬能力减弱；门静脉与体循环之间侧支循环的形成和开放；肠道菌群的改变等。肝硬化并发原发性腹膜炎的致病菌多数为革兰阴性杆菌，其中以大肠埃希菌为主，革兰阳性菌约占10%~20%，厌氧菌占6%~14%左右。有报道肝硬化患者发生原发性腹膜炎的高危因素包括长时间住院、低蛋白血症、脾功能亢进、合并肝性脑病或消化道出血。

原发性腹膜炎的腹腔感染范围一般较广泛，但由女性生殖系统途径感染者可局限于下腹部及盆腔。腹腔内脓液的性质根据致病菌种类而不同，由链球菌引起者脓液较稀而无臭味；肺炎双球菌的脓液呈草绿色或淡黄绿色，稍稠；如脓液有臭味，则应考虑大肠埃希菌和厌氧菌的混合感染。

2. 临床表现 发病前常有耳或上呼吸道、皮肤或泌尿系统的感染。主要症状为急性发作的腹痛，开始时部位不定，但很快波及全腹部。疼痛一般较剧烈，但有些病例腹痛可能较轻微。常伴恶心、呕吐、腹泻等消化道刺激症状，也可有膀胱和直肠刺激症状。随着肠麻痹的出现，患者可有明显的腹胀。体征方面常有体温升高和全身中毒症状，严重者可出现脉速、呼吸急促、意识模糊、脱水等。腹部一般有显著的膨隆，全腹均有压痛和反跳痛，但肌紧张常不明显。肠蠕动在早期可能略有亢进，但在晚期大都消失。移动性浊音常阳性。直肠指诊时常有明显触痛。白细胞计数一般是有增加，但不少的重症患者白细胞可能反而减少。感染性休克在病程早期很少发生。

3. 诊断 根据急性腹痛、发热、腹膜刺激征以及血常规检查白细胞计数和中性粒细胞比例升高，一般不难作出急性腹膜炎的诊断，但确定其为原发性则比较困难，需要排除继发于腹腔内原发病灶的可能。原发性腹膜炎患者起病前常有上呼吸道感染，或者患有肝硬化、肾炎、肾病综合征等疾病，起病也没有继发性腹膜炎之急，腹部体征也没有继发性腹膜炎之明显，这可作为诊断时的参考。女性患者应作妇科检查以了解有无生殖系感染灶及盆腔炎。

诊断性腹腔穿刺和细菌学检查对原发性腹膜炎的诊断和鉴别诊断有着十分重要的意义。穿刺脓液做涂片检查，如发现为革兰阳性球菌，基本上可诊断为原发性腹膜炎。如涂片检查发现为革兰阴性杆菌，则要鉴别原发性腹膜炎还是继发性腹膜炎。由于继发性腹膜炎均存在腹腔内的原发病变，其各有不同的临床表现，因此，通过详细的病史询问、体格检查，结合腹部平片、腹部B超及CT等辅助检查，绝大多数继发性腹膜炎患者可以与原发性腹膜炎相鉴别。

4. 治疗 原发性腹膜炎诊断明确者，应先采用非手术治疗。具体措施包括禁食、胃肠减压，取半坐卧位，抗菌素的应用，纠正水、电解质和酸碱失衡，加强营养支持治疗等。由于原发性腹膜炎患者的抵抗力弱，故应使用高效、广谱、低副作用的抗菌素。开始时可选用对球菌有效的广谱抗菌素，如广谱青霉素、氟喹诺酮类、第二、三代头孢菌素等。待有细菌培养和药敏试验结果后，再选择合适的药物。

对非手术治疗无效、病情恶化者，或不能排除继发性腹膜炎者，应及时行剖腹探查术。如腹腔内有原发病灶，则按继发性腹膜炎处理；如确为原发性腹膜炎者，可吸尽脓液，大量生理盐水冲洗腹腔后，放置腹腔引流管。术中应取脓液作细菌培养和药敏试验，以便为后续抗菌素治疗提供参考。

（二）继发性腹膜炎

继发性腹膜炎是由于腹腔内原有疾病的进一步发展恶化引起，通常主要有如下几种原因：①急性炎症性病变：如急性阑尾炎、急性胰腺炎、胆囊炎和憩室炎等；②急性穿孔性病变：是急性继发性腹膜炎的最主要原因，如急性阑尾炎穿孔、胃十二指肠溃疡病穿孔、急性胆囊炎和坏死性肠炎穿孔等；③肠坏死：是急性肠梗阻、肠绞窄的结果，多系因肠壁的血运障碍所致；④腹部外伤：腹部外伤无论是开放性或闭合性都有发生腹内脏器破裂和出血引发腹膜炎的可能；⑤腹部手术污染和吻合口瘘，偶尔有术中因治疗需要作纱布填塞或异物遗留；⑥其他：如经皮肝穿胆道造影术并发胆汁性腹膜炎或腹腔内出血等。

至于继发性腹膜炎的致病菌，据有关资料常见的为大肠埃希菌、肠球菌、铜绿假单胞菌、变形杆菌、产气荚膜杆菌和其他厌氧菌。而引起继发性腹膜炎则为多种细菌的混合感染，尤以需氧菌和厌氧菌的混合感染为多见；单一需氧菌或厌氧菌的感染则较为少见。

正如前述，绝大部分的化脓性腹膜炎都是继发性，即腹腔内先有一个炎性病灶或者胃肠道的梗阻或穿破，然后才引起腹膜的炎症。根据感染的方式，细菌的种类、数量和毒性大小，患者抵抗力的强弱，以及治疗是否及时和正确，腹膜炎可以是弥漫的，也可以是局限的；两者不但在临床表现方面有所不同，而且在治疗原则上有所区别，其预后也不一样。因此,将其分别予以讨论。

1. 弥漫性腹膜炎

(1) 病因和病理:大部分弥漫性腹膜炎,起病急骤,且从起病的开始累及腹腔大部并多有继续扩散之势。一般都因胃肠道有急性穿破,腹膜(包括网膜)未能及时发生防御性反应,因此感染未能局限化。偶尔弥漫性腹膜炎也可由局部感染(如阑尾脓肿)转化而来,这时弥漫性腹膜炎的起病便较缓慢,原发病变与腹膜炎的症状之间多呈一种移行演变状态。

急性弥漫性腹膜炎的病情是变化多端的。某些暴发性的病例,可在起病后数小时内死亡,这在多数情况下是由于中毒性休克的缘故;有些患者因并发严重的毒血症和败血症,可在24~72小时内死亡;患者如不经适当的治疗,由于毒血症及麻痹性肠梗阻,可在3~7天内死亡。多数患者经适当的治疗后,可以逐渐痊愈,部分病例则在腹腔内形成脓肿——在原发病灶的周围,在盆腔内、肠曲间、或在横膈下。

(2) 症状

1) 腹部疼痛:是最主要而且最常见的症状,但其性质和程度因人而异。在大多数病例,腹痛是病发的第一个症状,痛起突然,比较剧烈,且为持续性。但也有患者仅感到一些钝痛,有时甚至仅感到腹部不适,例如有许多手术后的腹膜炎患者即是如此。虚弱的患者也可能没有疼痛。

疼痛的部位,大都先在病变的原发部位,然后累及全腹或脐部,但通常在腹膜炎扩散的边缘区域疼痛最为剧烈。腹痛的演变情况有预后的重要性,腹痛逐渐消失的表示情况好转,疼痛持续存在的表示炎症尚未消退,需要进一步密切观察。

2) 恶心呕吐:在腹膜炎初期可能较为轻微,但以后多会吐得较为明显,往往呈持续性。早期的呕吐是反射性的,因腹膜受到刺激之故,其吐出物多为胃内容物及少量胆汁。以后的呕吐则是麻痹性肠梗阻的结果,其呕出物多为带有胆汁的棕黄色液体,最后当肠梗阻渐趋完全时,呕出物颜色转深而呈粪状,且有令人作呕的异样臭味。

3) 体温、脉搏和呼吸:起病急骤者如溃疡病急性穿孔,体温常属正常,甚至可比正常还低。但随着腹膜炎的发展,体温将逐渐升高。在临死前,体温有时迅速下降。在暴发性的病例,体温可以始终在正常之下。

脉搏在腹膜炎最初的几小时大多正常,或者因原发的休克而较弱。但当腹膜炎的病变逐渐进展时,脉搏也将逐渐加快,且变得洪大有力;而在腹膜炎晚期,脉搏将更加细速微弱。由此可见,脉搏加快而同时体温下降是一个恶兆。反之,体温逐渐上升而脉搏却逐渐下降者,则可能表示感染在局限中。呼吸自始即快而浅,且呈胸式,这是因腹壁及横膈有保护性强直之故。

4) 其他症状:一般常有便秘,是因肠道发生反射性抑制及麻痹性梗阻的结果。但如盆腔有炎症或积脓时,有时也可发生腹泻和里急后重的感觉。患者食欲消失,烦渴口干、舌苔厚而干燥。部分病例可有脱水、虚脱及中毒的现象。这在初期是一种原发性休克,因腹膜受到过度刺激而起,在后期则是毒血症的结果。

(3) 体征

1) 一般表现:早期患者常有痛苦和焦虑的表情。在晚期,由于脱水及中毒的加重,患者面色灰黄,眼眶下陷、面颊尖削、四肢发绀,呈所谓Hippocrates面容。患者姿态特别,常喜侧卧或平卧,而将髋关节屈起,使腹部肌肉松弛,以减少痛苦。至于腹部在早期多属平坦,但腹式呼吸几乎完全消失,晚期则因麻痹性肠梗阻而显得膨隆。

2) 腹壁压痛、反跳痛和肌紧张:是腹膜炎最重要的体征,合称腹膜炎刺激征。在起病的早期,体征可能仅限于原发病区,但随着腹膜炎范围的扩大,可累及整个腹壁。

压痛是经常存在的,但其诊断价值不如肌肉强直,因为有些腹内病变虽未累及腹膜引起腹膜炎,也可以有一定程度的压痛。

反跳痛:用手缓慢地压迫腹壁,随后突然把手抬起,则于抬手的瞬间患者可以感到明显的疼痛,也是腹膜炎的一个重要体征。

腹壁肌紧张是一个最重要的体征,其较压痛和反跳痛更为客观。它在腹膜炎发生的瞬间即可出现,是一种防御性反射现象。肌紧张的范围和程度,一般与腹膜炎的范围和程度一致。在胃与十二指肠溃疡急性穿孔时,腹壁肌肉的强直可达"木板样"硬的程度。但婴幼儿或年老体胖者,肌紧张可以不很明显,消瘦虚弱的患者(如伤寒穿孔者),肌紧张也可以非常轻微。腹膜炎限于盆腔内者,也常无明显的肌紧张。

3) 肠鸣音的消失:利用听诊器作腹部听诊,也能获得有价值的资料。在急性腹膜炎时,一开始即可有肠蠕动音的减少或消失,至晚期麻痹性肠梗阻出现时,肠鸣音更是完全听不到。相反地,在机械性肠梗阻时,无例外地可在梗阻以上部位听到亢进的肠蠕动音,有时可听到似金属的叮当声或一种特殊的"气过水"声。

4) 腹部叩诊:弥漫性腹膜炎时腹部叩诊可为鼓音或浊音,也可有移动性浊音。若腹腔内液体不多但感染严重,由于肠道麻痹扩张,肠内充满气体,叩诊时全腹部可皆呈鼓音。胃肠道有穿孔时,特别是在胃及十二指肠的溃疡病急性穿孔,由于自肠腔逸入腹腔的气体窜入横膈下,可引起肝浊音界的缩小或消失,常为诊断胃、十二指肠溃疡穿孔有价值的体征。但有时单纯肠道充气也能引起肝浊音界缩小,不一定是膈下有游离气体的确证。

叩诊时尚需注意腹内有无移动性浊音。如有移动性浊音存在,表示腹腔内有游离液体,在有腹壁压痛和肌紧张等腹膜刺激现象同时存在时,弥漫性腹膜炎的诊断即可成立。但有时因肠梗阻而致肠腔内有多量积液时,也可能有移动性浊音出现,需与腹腔内的游离渗出液相鉴别,必要时可做诊断性腹腔穿刺或B超检查以兹鉴别。

(4) 辅助检查:绝大多数急性腹膜炎患者通过详细的病史询问和仔细的体检获得诊断,但必要的辅助检查对病情的严重程度的判断和明确引起腹膜炎的病因有重要价值。

1）实验室检查：血常规白细胞计数常明显增高，其中中性粒细胞比例可高达85%~95%，并出现核左移和中毒颗粒；病情严重时白细胞总数可不升高，仅有中性粒细胞比例升高及中毒颗粒。血气分析和血生化检查有助于病情严重程度的判断。血、尿淀粉酶升高提示急性胰腺炎可能。腹腔穿刺液涂片可见白细胞或脓细胞，革兰染色可见阴性或阳性细菌，培养可有致病菌生长。

2）影像学检查：腹部X线片可见广泛肠胀气等肠麻痹征象、腹膜外脂肪线模糊或消失，如存在膈下游离气体提示胃肠道穿孔。B超和CT可提示腹腔内液体积聚的情况，并可直接显示肝、胆、胰腺等引起腹膜炎的原发病灶。CT扫描还可显示腹膜、肠系膜的炎性改变，特别是能很好地显示腹腔内脓肿形成或包裹性积液的情况。

(5) 诊断与鉴别诊断：根据急性腹膜炎典型的症状和体征，如持续的腹痛、呕吐，脉搏逐渐加快，腹壁肌肉紧张，有压痛和反跳痛，肠鸣音减弱或消失，腹部逐渐膨隆等现象，一般诊断并不十分困难。

03

但值得注意的是，上述的若干症状和体征在其他病变或是多种病变都可能出现，因而要确定或鉴别其真正的病因有时极为困难，而这种鉴别对治疗方法的选择又非常必要。因此，如能确定其病因，并予以正确的鉴别，自属理想之事；但可惜有时非常困难，甚至不可能。但对外科医师来说，在病情紧急时不必强求详究病因，更重要的是应该正确地判断其病变需要作何治疗，特别是决定是否需要手术。因为这种判断的错误，有时可能延误病情，甚至可因未能及时手术而导致患者的死亡。

急性腹膜炎时需要作病因诊断和鉴别的病变，以是否手术治疗为原则大致可以分为两类：

1）能引起腹膜炎且需手术的病变

A. 穿孔性阑尾炎：能产生广泛的压痛和肌紧张，以致感染的来源不易确定。仔细考虑病史上的特点——有75%左右的患者先有上腹部或脐部周围的疼痛，然后转移至右下腹，即所谓“转移性”腹痛，但其腹部压痛和肌紧张最显著的部位仍是在右下腹，据此大都可以获得正确的诊断。若阑尾炎尚未穿孔，则疼痛不会累及全腹而多在右下腹。

B. 胃、十二指肠溃疡穿孔：先是剑突下或偏右上腹部之剧烈的或是刀割样的疼痛，并很快向全腹蔓延，但最显著的疼痛和压痛区是在上腹部。更重要的是，疼痛的发作远较一般阑尾炎为急骤，且程度也更加剧烈；压痛范围很大，往往累及全腹，多呈板样强直。患者可在病发后不久就陷于衰竭状态。X线透视时，常可发现横膈下有游离气体，特别是在右侧。

C. 急性胆囊炎：疼痛大都在右上腹，且常放射至右肩部或肩胛骨的尖端部；并常有寒战、呕吐以及轻度黄疸。右上腹有局限性的压痛和肌紧张。一旦胆囊穿孔则所有症状将更加剧烈，且将迅速地累及整个腹部。胆囊有穿孔或坏疽性胆囊炎者需要立即剖腹手术，急性发作（48小时内）的结石性胆囊炎也可施行腹腔镜胆囊切除术。

D. 机械性肠梗阻：肠梗阻有间断或阵发性的绞痛，痛起时，常可在前腹壁见到肠蠕动波，听诊能闻及亢进的肠鸣音及特殊的金属叮当声或气过水声，相反地在腹膜炎时肠鸣音是减弱或消失的。但需注意绞窄性肠梗阻或已有肠袢坏死时，肠鸣音均可减弱或消失，此时患者的脉搏将加速，一般情况也显得异常严重，与其较短的病程多不相称。注意急性肠梗阻大都有先驱的病变而后继发，如结肠的肿瘤，或手术后的粘连等，结合腹部X线片，有助于鉴别诊断。

婴儿或儿童的肠套叠，因有呕吐及显著的衰竭现象，其早期腹膜炎体征可不典型，病因和鉴别诊断常较难。但在肠套叠早期腹部压痛和肌紧张不很明显时，却可在右上腹、中上腹甚至左上腹区可摸到“腊肠样”的肿块，有触痛，同时右下腹则空虚无物，是典型的体征。另外，肠套叠一般不伴有发热，大便中多有黏液和血，甚至全血。

E. 急性肠系膜血管栓塞：发病常急骤，以剧烈的腹痛开始，数小时后即可出现休克症状。结肠系膜血管的栓塞较小肠血管栓塞更为严重，休克也更明显。发病早期，体检时腹肌刺激征可不很明显，腹部轻压痛而反跳痛不明显，其体征较轻，与症状严重程度不相符。有时可在腹内摸得一个条状的疼痛性肿块，为已栓塞的肠系膜血管所分布的肠袢。少量的血性腹泻是属常见，而在肛管指诊时更常能发现在直肠中含有带血的粪便。选择性动脉造影明确诊断。肠系膜血管的栓塞常可导致有关肠袢的坏死引发急性腹膜炎，故无论其血管病变还是腹膜炎都必须手术治疗。

F. 急性坏死性胰腺炎：急性坏死性胰腺炎的起病极为急骤，其剧烈疼痛多在左上腹，有时可放射至后背部。患者因疼痛剧烈常翻滚不安，并常有轻度休克出现。体温在最初几小时常较正常为低。压痛和肌紧张常遍及全腹，但在胰腺的部位（第一、二腰椎水平）最为显著。呕吐的程度虽不一致，但也经常存在。胰腺动态增强CT扫描具有重要诊断价值。手术时常可发现腹内有血性渗出液，胰腺有出血性坏死，而腹膜、大网膜、及胰腺的表面常有白色的脂肪坏死。

G. 卵巢囊肿扭转：发病急骤，常伴剧烈呕吐。腹痛呈剧烈的绞痛型，持续而又有阵发加剧，位置多在下腹部，且常明显地偏于一侧。腹肌紧张则多不明显，至少与腹痛的剧烈程度不相称。最特出的体征是在下腹部往往能扪及一个球形肿块，有显著触痛，在阴道双合诊时更加清楚，而且子宫颈也有明显触痛。腹腔穿刺有时可见少量血性渗液。卵巢囊肿扭转应该及时切除，否则将迅速坏死引起腹膜炎。

H. 异位妊娠：异位妊娠（最多见于输卵管内）的破裂，能引起内出血而有腹膜刺激征。患者常有下腹部剧烈疼痛，并向会阴骶骨部放射。阴道常有流血的现象，并因内出血而有失血性休克的表现。患者一般多有明显的停经史。阴道检查时可发现宫颈柔软（Hegar症）而有触痛，直肠子宫窝内触及柔软块状物，诊断性穹隆穿刺时可抽得血液。

I. Meckel憩室炎：因Meckel憩室炎穿孔引起的腹膜炎

诊断困难，特别是与阑尾炎的鉴别有时几乎不可能。但在Meckel憩室炎，其最大的疼痛、压痛和肌紧张部位是更加靠近脐部，且有时在大便中可检得血液。

J. 其他穿孔性病变：如伤寒、痢疾、Crohn病、结肠急性憩室炎或溃疡性结肠炎等原发病变，都可以因穿孔而引起弥漫性腹膜炎。其确定的诊断，大都需根据其原发病变的症状方能作出，但有时很困难，甚至不可能。

伤寒穿孔的早期诊断有时非常困难，因为伤寒在穿孔前也可能有些腹痛和压痛，而在穿孔后又不一定有显著的腹痛和肌紧张。但一般而论，由于伤寒本身有其特殊的症状，在诊断上不会与其他情况有鉴别的困难。至于穿孔以后，一般也有较明显的腹痛和肌紧张，患者常有虚脱的现象，脉搏变快，白细胞也较前有相对的增加，但不一定有绝对的白细胞增多。

痢疾常有明显的痢疾史，大便常带黏液和脓血，亦属典型。一旦穿孔以后，常有典型的弥漫性腹膜炎的症状，X线透视常可发现膈下有游离气体，诊断并不困难。阿米巴痢疾的穿孔有时仅造成较局限的盆腔腹膜炎，常形成盆腔脓肿，此时体征往往不显著。

Crohn病偶尔可以发生急性穿孔。本病虽然可以累及整个肠道，包括空肠及结肠，但大都是在回肠末段，因此，其相应的症状主要是在右下腹。不伴有其他症状的单纯急性穿孔较少见，相反地常有前驱期的不规则热型、腹痛、肠道出血、黏液血便等症状，特别是有肠袢及肠系膜的慢性浸润现象——腹内肿块的出现。

结肠的急性憩室炎，在穿孔后发生的腹痛多在左下腹，压痛和肌紧张也以左下腹为显著。本病多发生在老年。

溃疡性结肠炎，有类似痢疾的病史。大便有黏液和脓血，而患者常有显著的贫血、营养不良及慢性病容。一旦穿孔，多形成弥漫性腹膜炎。根据慢性结肠炎的病史和急性腹膜炎的体征，诊断一般并不困难，但需与痢疾的穿孔相鉴别，而这往往需借助于大便的培养检查。

2）不引起腹膜炎，手术亦属禁忌的病变

A. 急性肠炎：由大肠埃希菌属等细菌引起的急性肠道感染，因也有恶心、呕吐和腹痛等症状，有时难以与腹膜炎相鉴别。然而，这种腹痛和压痛大都位置不定，常从一处移至另一处。恶心、呕吐大都发生在腹痛之前，不像腹膜炎都在腹痛开始以后才发生。腹肌紧张的现象大都不存在。白细胞通常也不增多。此外，患者大多数有显著的腹泻，而且发病前常有不洁饮食史。

B. 急性肾盂肾炎：在小儿有时以一侧的腹痛开始，伴有压痛和轻度的肌紧张，及恶心、呕吐等症状，很像腹膜炎。患儿大都为女孩，仔细检查可以发现压痛最明显的部位是在后背的肾区，而小便中如有脓细胞发现时更可以确定急性肾盂肾炎的诊断。病征如在左侧者，急性阑尾炎可以除外，则诊断更可明确。

C. 急性输卵管炎：病征在左侧的不会造成鉴别上的困难；右侧需与急性阑尾炎鉴别，常涉及手术的适应证问题。阴道分泌物的增多及阴道检查时的阳性体征，可以得出正确的诊断。患者一般没有像腹膜炎那样的中毒现象，即使有腹膜炎也仅限于盆腔内。

D. 急性肠系膜淋巴结炎：在小儿是相当常见的，且与早期的腹膜炎有时鉴别困难。它在急性发作时也有腹痛和压痛、恶心和呕吐，以及白细胞增多等现象。但是，这种腹痛和压痛一般并不固定于右下腹，压痛的范围也比较广泛，是可与最常见的急性阑尾炎相鉴别。一旦在下腹部能扪及若干枚肿大而有触痛的淋巴结，诊断便可明确。

E. 某些胸部疾患：在肋膜炎或肺炎时，疼痛可以沿肋间神经放射至腹壁，疑似腹膜炎。有上述情况时，常可感到疼痛因呼吸运动而增剧，且呼吸与脉搏的比例亦有所改变，即呼吸常较急促。腹壁没有真正的肌紧张，深压也不会像腹膜炎能引起疼痛的加剧。肺部当然有一定的体征发现，且与腹痛部位是同侧的，然而也应该注意肺部的病变与真正的腹膜炎可以同时存在。

急性心包炎及冠状血管栓塞，因为常有剧烈的上腹部疼痛及不自主的腹肌紧张，可以疑似溃疡病穿孔或急性胆囊炎。然而，这些心脏疾患不会有真正的腹壁强直，其疼痛常累及左胸及右臂，呕吐和白细胞增多的现象也属少见。虽然急性心绞痛患者有时可以呕吐，但进一步的体格检查常可发现心脏方面的阳性体征。如果把一个心脏病或肺炎患者误诊为腹膜炎而进行手术，常可引起严重恶果，甚至致命，因而不可不慎。

(6) 预防：最好的治疗莫过于预防。既然绝大多数的急性弥漫性腹膜炎是继发性的，则对引起腹膜炎的原发病灶如能及时予以正确处理，便可使急性腹膜炎的病例减至最少限度。例如在急性阑尾炎或急性胆囊炎的初期就将病灶切除，有肠梗阻时及早予以解除，有胃肠道穿孔者尽早予以修补，都可以大大减少腹膜炎发生的机会。在施行胃肠道手术时，应该竭力避免其内容物外溢，并防止胃肠的缝合处发生泄漏，以最大限度地减少或防止术后发生腹膜炎。

(7) 治疗：由于继发性腹膜炎一般都继发于腹内脏器的炎症、穿孔或外伤等，因此急性弥漫性腹膜炎的诊断一经确立，在加强全身支持治疗的同时，应该争取尽早行外科手术以期对原发病变能作适当处理，对腹腔内渗出物可给予清除和引流。但如有下列情况则不宜急于用手术治疗而应先采用非手术治疗：①不能排除原发性腹膜炎者，因原发性腹膜炎无原发病灶可以处理，手术大多无益；②某些盆腔腹膜炎或淋菌性腹膜炎，一般不需要手术治疗；③患者一般情况良好，腹膜炎症状轻且范围较局限者；④急性弥漫性腹膜炎已超过48~72小时，且已有局限化的征象者，若病因诊断属良性病如溃疡病穿孔者，可继续观察非手术治疗。

在非手术治疗的同时，需密切观察患者全身情况、症状及腹部体征的变化。若全身情况恶化，症状和体征加重者则应及时考虑予手术治疗。但所谓尽早手术并非立即手术，而需有一定的术前准备为基础。急性腹膜炎的术前准备包括积极纠正低血容量、休克及组织器官低灌注状态和氧供，纠正水、电解质紊乱和酸碱失衡，适当输血或白蛋白来纠正贫血和低蛋白血症，使用广谱抗菌素以抑制感染，进行胃肠减压以消除腹胀，使患者处于一种较好的状态接受手术，对减少术后并发症发生及降低手术死亡率有重要作用。

手术时的要点包括：①原发病灶的处理；②腹内渗出液的吸除；③感染病灶的引流；④残余感染的防治。

1）手术治疗

A. 原发病灶的处理：处理原发病灶、消除感染的原因，是治疗腹膜炎的最重要的措施；原发病灶消除得愈早，则预后愈好。

原则上，手术切口应该愈靠近病灶的部位愈好，且需有足够的长度，这样可以避免影响整个腹腔，减少对肠袢的损伤，避免对肠系膜的牵拉，也可以缩短手术和麻醉的时间，不致使患者受到过多的损害。应该注意到手术的影响，不决定于切口的长短，而决定于腹内操作的多少。当然，不必要地过于延长切口也是应该避免的。在原发病灶不能确定的病例，需进行某种探查时，最好做脐部的旁正中切口或经腹直肌切口，1/3 在脐上，2/3 在脐下；这样，如有必要时，切口可以很容易地向上或下方延长，以满足手术的要求。

对引起腹膜炎的原发病灶，需根据情况作不同的处理：阑尾或 Meckel 憩室有炎症者可以切除，或者在不宜切除时采用病灶周围引流的办法。胆囊有坏死或穿孔者也应该切除，其不能切除者可作胆囊造瘘术。坏死的肠袢必须切除，或者用肠袢外置的方法处理。已有坏死组织感染的急性胰腺炎需清除坏死组织并予充分局部引流。胃肠有穿孔者可以单纯修补，但在修补难以成功、而患者的一般情况及局部组织条件又允许切除时，亦可行胃肠部分切除术。总之，感染源必须予以清除或者缝闭，原发病灶则可根据术中情况作相应的处理。手术时应该竭力避免操作粗暴和操作过多；凡对腹膜炎的治疗非必要的操作，概属不宜，应予禁止。

B. 渗出液的吸除：手术时所见到的腹腔渗出液，应该尽量吸除。腹腔内的异物，包括食物的残渣、粪便、结石、蛔虫，自然也需要予以彻底清除。

腹腔冲洗可改善弥漫性腹膜炎的预后，术中以大量生理盐水冲洗腹腔，冲洗液的用量应根据腹腔污染情况，至少在 2000ml 以上，冲洗到吸出液澄清为止。由于全身使用抗菌素时，腹腔渗出液中的抗菌素能达到治疗浓度，故一般不主张在冲洗液内加用抗菌素来防治腹腔内感染。对腹腔内炎症已局限的患者，则不宜冲洗腹腔以免使感染播散。

C. 腹腔的引流：弥漫性腹膜炎患者在将原发病灶适当处理，腹内的渗出液吸净以后，是否需要加以引流至今意见尚有分歧。许多学者认为在弥漫性腹膜炎时，腹内放置引流物无多大作用。这主要是因为腹腔常被内部脏器分隔成无数小室，以致一个或者几个引流物绝不可能有效地引流全部腹腔，特别是在肠袢与肠袢之间有甚多的小脓腔，是根本无法加以引流的。而且引流物往往在短时期（数小时）内即被纤维蛋白包围，且其引流区域仅限于引流物放置的部位，故作用很小。因此主张在弥漫性腹膜炎时，原发病灶加以处理、并将腹内的渗出液吸清外，不再用任何腹腔内引流。但不引流无疑有较多的机会发生并发症，特别是腹腔内残余脓肿的形成。这些残余脓肿主要是在：①切除或缝闭的病灶周围；②在盆腔中（Douglas 窝内）；③在升结肠或降结肠的旁沟内。而上述这些残余脓肿在多数情况下是可以通过引流而得到预防的。只有肠袢之间的残余脓肿无法在事先应用引流防止其发生。因此，对弥漫性腹膜炎是否应用腹腔引流的问题不能硬性决定，而应该灵活掌握，有些情况可以不放置引流管，有些情况应放置引流管。

下列情况可以不放置引流管：①急性弥漫性腹膜炎，范围几乎累及全腹，特别是渗出液较为稀薄，无粘连倾向的；②由于胃肠道穿孔引起的腹膜炎，历时不久，腹膜仅有污染而尚无严重感染，且原发病灶又能切除或妥善缝闭，亦无新病灶穿孔的可能者，引流是不必要的。

有下列情况者应放置引流管：①如原发病灶不能或者不适宜切除，则应在病灶周围引流。例如穿孔性的阑尾炎不能切除时应予以引流。②空腔脏器的病灶切除后，如缝闭不牢固而有可能发生泄漏者应予引流。例如缝线必须穿过不健康的组织，或者缝合处的血运不佳，或者技术上没有把握，估计肠壁的缝合处愈合有问题者应引流。③病灶部分有多量的坏死组织或失去活力的组织存在，例如坏疽性的胆囊或阑尾等，即使切除以后也应该引流。④病灶虽经切除，但创面有继续渗血而又无法制止者，应予引流。⑤腹膜后组织有感染，或者腹膜后组织未能用腹膜掩覆而有污染者，应该引流。⑥手术累及胰腺，或曾将胰腺切开者应引流。⑦其他腹内病变，手术者对于是否需要引流有疑问者，宁以引流为佳。

引流的位置，主要应在病灶的附近，其次应考虑引流盆腔（Douglas 窝）或膈下，偶尔也可以考虑结肠旁沟等部位。但应该注意引流物勿太靠近胃肠的缝合处，否则缝合处将更容易裂开，造成胃、肠瘘，也应避免靠近较大的血管，否则易致蚀破血管，引起出血。橡皮片或卷有纱布的所谓“烟卷引流”，因质软而对组织的刺激较小，是较为理想的引流物，但对稠厚的脓性渗液，可考虑用硅胶管引流，对有大量渗出或存在坏死组织者，则应使用双套管吸引引流。

引流的时间，应该根据腹膜炎的情况及原发病灶的性质而异，以达到引流的目的为止；或者引流物已失去引流的作用时，方可拔去。一般弥漫性腹膜炎的引流在 24~48 小时内即可拔去，但如腹内有感染病灶者，如阑尾脓肿等，往往需要引流 5~7 天或者更久，等到渗出液已由脓性变为少量浆液性时，方可拔出。

D. 腹腔残余感染的防治：对腹腔内感染严重的急性弥漫性腹膜炎，有学者主张采用持续腹腔灌洗、腹膜清创术、有计划反复开腹术及腹腔开放术等措施，以降低死亡率和减少术后腹腔内残余感染，并已取得一定的成效。其实早在 20 世纪初，就有人主张对已有并发症的急性阑尾炎在切除病灶以后，将污染的腹腔予以彻底冲洗，以减少腹腔残余脓肿的发生率，后因多数外科医师认为冲洗有扩散感染的危险而未必能清除所有的细菌，冲洗后仍有可能发生残余脓肿，致腹膜炎的冲洗疗法未能推广。但无数的临床实践证明，弥漫性腹膜炎在原发病灶处理以后如仅作单纯引流，术后发生腹内残余脓肿和粘连性肠梗阻等并发症的机会很多，而死亡率也往往高达20%~30%以上，于是弥漫性腹膜炎作彻底清创术的主张在20世纪70年代又重新获得重视。笔者认为，腹腔彻底的清创冲洗显然是必要的，也曾经有不少的病例经腹腔彻底的清洗后不放引流而获得一期治愈。但要求彻底的腹腔清创应能使腹内细菌减少到最低限度，残留的少量细菌便不难被机体的抵抗力消灭，而使腹膜炎不需要引流便可获得一期愈合。两种不同的结果在一定条件下应该是可变的，条件要看腹膜的清创是否充分和彻底，彻底的清创可使腹腔内的细菌从数量上的单纯减少变到本质上近于消灭的地步，从而可以减少残余脓肿的发生率。应该指出，腹腔清创术与腹腔的灌洗引流有所不同，它包括下述步骤：①作长约20cm的正中切口（一般自剑突至脐下5cm处），暴露整个腹腔，腹壁切口之边缘宜加以保护避免使其污染；②将腹腔内的脓性渗出液先予吸尽，原发感染灶予以适当处理（如胃肠道穿孔作修补或切除吻合，阑尾穿孔作阑尾切除）；③将温热的生理盐水注入腹腔加以冲洗，同时术者用手依次抚摸横膈表面、肝脾周围、结肠旁沟和盆腔等处，务使各处的脓液和脓性纤维组织（俗称脓苔）都予除尽，然后再对胃肠道顺序清创，包括自屈氏韧带至回盲部位的全部小肠和结肠的浆膜面，每个肠袢间隙都须冲洗干净，表面附着的脓苔须用纱布或镊子轻轻拭去，但须注意肠袢的浆膜不使损伤出血，这样一边反复灌洗一边持续吸引，直至吸出的灌洗液澄清；或离心沉淀后不见细菌和脓细胞为止，冲洗液用量一般约为5000~10 000ml；④腹膜炎比较严重，估计手术后有可能粘连者，腹腔内可放置预防粘连的药物如透明质酸钠；估计确会发生粘连者，可在空肠上段造瘘，插入Miller-Abbott肠减压管，并将肠袢折叠排列妥当，使粘连不致发展为肠梗阻；⑤腹壁切口一期缝合，也可以用银丝或不锈钢丝作延迟一期缝合，不需要放置引流而可望获得一期愈合，不致发生腹壁感染。

此种腹膜清创术虽较单纯引流术费时较久，且操作较麻烦，创伤大、出血较多，年老体弱近于衰竭的病例是属不宜，但有学者认为只要术前有适当的准备，术中有满意的麻醉（注意辅助呼吸，防止血压下降），则腹腔的清创术对严重感染的弥漫性腹膜炎应可取得较单纯引流甚至未经清创的腹腔连续灌洗满意得多的疗效，遇有适应证时可应用此法。应该强调，弥漫性腹膜炎损害是涉及全身的，所以腹膜炎的清创疗法应结合有效的全身支持疗法才能取得最佳疗效。

2）术后处理：术后处理总的原则在于：①纠正低血容量，维持充足的组织和器官灌注及供氧，维持内环境稳定；②脏器功能支持；③控制感染和治疗毒血症；④营养支持治疗；⑤防止腹胀并处理麻痹性肠梗阻。具体的方法如下：

A. 麻醉苏醒以后，可采用半坐位或者其他较舒服的体位。半坐位可因重力的作用而使渗出液积聚在盆腔中，免使感染向上扩散，且可使横膈少受压迫，呼吸和循环不致受窘。

这个体位的缺点是，因腹股沟的屈曲，下肢静脉回流受到障碍，有可能发生静脉血栓形成，另外长时期的坐位可能引起压疮。弥补这个缺点的办法，就是经常嘱患者运动双腿，或者不时地改换体位略为侧卧。

B. 胃肠减压、禁食、禁服泻药和禁做灌肠，这样可使肠道得到休息，感染有机会局限化。只有等到肠蠕动恢复以后，方可逐渐开始饮食。手术后的肠麻痹约在术后24~48小时才能逐渐恢复，且蠕动初恢复时，其节律也大都紊乱，非泻药及灌肠所能奏效。必须待肠蠕动恢复正常后，方可用甘油灌肠等较缓和的办法促使患者排便排气。不主张对腹膜炎患者用任何刺激肠蠕动的药物，如肾上腺素、乙酰胆碱、新斯的明及毒扁豆碱等，因为有引起感染扩散的危险。纯氧的吸入可以配合胃肠减压，更有效地解除腹胀。这是因为肠道内的气体主要是氮，纯氧的吸入可使肺泡内的氮的部分压力降低，因而血氮的浓度将逐渐稀释，而肠内的氮将加速弥散入血液内由肺排出体外，于是肠胀气就得到解除。肛管排气法虽然不一定有效，但可以应用。肾囊的封闭不但可以阻断腹腔的劣性刺激传向大脑皮层，而且能防止交感神经的过度兴奋，促使肠壁早日恢复蠕动，对治疗肠麻痹有一定的疗效。

C. 适当地补液和输血，预防和治疗休克，维持水和电解质的平衡，并加强脏器功能支持治疗。由于急性弥漫性腹膜炎患者不仅可能有大量的体液丢失于腹膜腔、胃肠道、后腹膜等第三间隙内，而且还因持续不能进食、呕吐等导致严重脱水，使有效循环血量明显减少，患者可出现代谢性酸中毒、少尿甚至休克。因此，术后及时进行有效的补液治疗并纠正水、电解质和酸碱失衡十分重要。弥漫性腹膜炎患者所丢失的体液，其电解质成分与细胞外液相近，故补液时应以平衡液为主，必要时同时输注适量的血浆、白蛋白等胶体溶液。某些患者还会出现血钾缺少的现象，特别是在以生理盐水纠正脱水现象以后，是需在患者排尿后给予氯化钾溶液补充。水和电解质恢复平衡的标准，在于脱水现象的纠正和尿量的维持，一般需维持尿排出量在每天1000ml以上。中心静脉压监测可更好地指导补液的量和速度。此外，由于严重的急性腹膜炎患者常合并肺、肾等脏器功能改变，在治疗过程中需加强上述各重要脏器功能的支持治疗。

D. 抗生素的应用，可以抑制细菌的生长，从而减少毒素的吸收。在治疗开始前，应尽可能地收集脓液、穿刺液等标本做细菌涂片染色、培养和药物敏感试验，然后根据感染的部位和性质，对病原菌及其耐药状况的估计，选择适当的药物开始经验性治疗，为保证药物的有效浓度，应静脉滴注给药。上消化道穿孔或以上腹部为主的腹膜炎，主要须控制革兰阴性需氧杆菌。下消化道穿孔或以下腹部、盆腔为主的腹膜炎，必须同时覆盖革兰阴性需氧杆菌和厌氧菌。能覆盖肠道杆菌科细菌的药物很多，包括广谱青霉素、第二、三代头孢菌素、氨基糖苷类、喹诺酮类等；专门针对厌氧菌的药物有甲硝唑、替硝唑和克林霉素；能同时覆盖革兰阴性需氧杆菌和厌氧菌的药物有氨苄西林/舒巴坦、哌拉西林、头孢美唑、亚胺培南等。由于继发性腹膜炎一般是多种细菌的混合感染，因此常需要联合用药。对轻、中度的腹膜炎，可选用加β-内酰胺酶抑制剂的广谱青霉素，或环丙沙星加甲硝唑，或第三代头孢菌素，加或不加甲硝唑；对重症腹膜炎，可使用第四代头孢菌素加甲硝唑，或亚胺培南等。应特别提出的是，对危及患者生命的重度腹腔感染，抗菌药物初始治疗必须有足够的力度，力争迅速控制感染，不可按常规逐步升级，以免贻误救治时机。而一旦获得细菌培养和药物敏感试验结果，便应重新审视原有的用药方案，但始终须坚持临床为主的原则。如果原有治疗确实有效，即便与检验结果不符，也不要轻易更改。如果病情严重，为稳妥起见，可在原方案基础上加用一种药敏报告为敏感的抗菌素。如果原治疗效果不理想，则必须考虑依药敏结果调整抗菌素。对于无并发症的腹膜炎患者，若感染源已得到有效控制，抗菌药物的使用时间一般为5~7天。而对伴有并发症的持续腹腔感染和免疫抑制患者的腹腔感染，抗菌素治疗往往需要较长时间，停药指征为腹膜炎症状体征完全消除，体温、白细胞计数正常3天以上。

03

E. 营养支持治疗：急性弥漫性腹膜炎患者处于高分解代谢状态，加之由于禁食不能经胃肠道补充营养物质，故营养不良的状况迅速产生且较严重，而营养不良会进一步削弱机体的免疫能力及组织愈合能力，导致感染控制困难及患者病情的恶性循环。因此，营养支持治疗是急性腹膜炎治疗的重要组成部分。生命体征平稳、内稳态失衡已纠正是开始营养支持治疗的前提条件。由于弥漫性腹膜炎患者常伴麻痹性肠梗阻，故营养支持的途径主要采用肠外营养。最初的营养补充仅是提供机体所需的基础底物，过多反易导致代谢紊乱，待感染被控制后，再逐渐过渡到全量的营养支持。

能源底物应采用双能源提供，即用葡萄糖和脂肪乳剂提供热量，足量的氮源由氨基酸溶液提供，以达到维持正氮平衡的目的。此外也可应用生长激素以促进蛋白质合成，改善氮平衡，还可以给予对肠黏膜有营养作用的谷氨酰胺制剂，以减少肠道细菌易位，降低内源性应激因素。支链氨基酸的供给也可起到节氮的作用。由于长期肠外营养有代谢紊乱、肝功能损害，以及导管源性感染、肠道屏障功能受损，价格昂贵等不足，故当腹腔内感染局限、胃肠道功能恢复后，应及时过渡到肠内营养支持。当肠内饮食供给的量不足时，尚可辅以肠外营养。

2. 局限性腹膜炎　局限性腹膜炎大都是在炎性病灶的周围产生的，少数的局限性腹膜炎是由弥漫性腹膜炎转化而来。由于炎性病灶的存在，其周围腹膜和大网膜早就有了防御反应，发生粘连，因而在病灶周围起了局限化的作用。

由于机体强大的抵抗力以及适当的治疗，弥漫性腹膜炎大部分已消散，而感染仅被局限在腹腔的某一个部分：即在原发病灶周围、盆腔中、横膈下、或在结肠旁窝及肠袢之间，以腹腔内脓肿的形态出现（图3-3）。实际上，所谓的局限性腹膜炎实质上就是腹腔内局限性的炎症或脓肿。

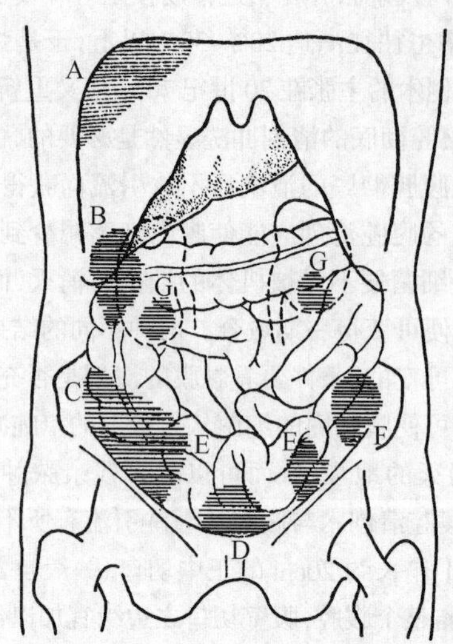

图3-3　腹内脓肿常见的部位

不同病因引起的腹内脓肿，通常有其好发的部位；此点对于寻找脓肿的所在，有一定的帮助 A. 膈下——化脓性阑尾炎；B. 肝下——化脓性阑尾炎、化脓性胆囊炎、胆囊穿孔、胃十二指肠溃疡穿孔；C. 右下腹——化脓性阑尾炎；D. 盆腔——急性盆腔炎、化脓性阑尾炎；E. 输卵管部——急性输卵管炎；F. 乙状结肠部——结肠憩室炎；G. 肾下极部——肾周围脓肿

正如前述，局限性腹膜炎大多以腹腔脓肿的形式出现，由于其部位不同，临床表现和治疗方法也往往随之而异，特别是盆腔脓肿和膈下脓肿，在临床上有其特殊性，故分别予以叙述。

(1) 盆腔（Douglas窝）脓肿

1) 病理：盆腔脓肿是腹内脓肿中最常见的。它可以一开始就是局限于盆腔的，如阑尾可位于盆腔内，盆腔脓肿常是阑尾周围脓肿的一种表现。输卵管炎也常是引起盆腔脓肿的一种先驱病变。也可以是弥漫性腹膜炎一种后续表现，因一般的腹膜炎患者常取半坐位，脓液多积聚在盆腔内。

多数的盆腔脓肿是在Douglas窝内，即在膀胱直肠窝或子宫直肠窝中。其脓肿大都局限得很好，成一个圆形的肿块，位于直肠上段前壁外。由于其位置较深，一般在前腹壁不能触及，但在直肠指诊时可以发现脓肿的所在。

2) 临床表现：在腹膜炎的一般中毒症状逐渐消退以后，如患者仍有发热或者再度发热者，应疑有腹内残余脓肿存在之可能。如为盆腔内脓肿，则最显著的症状为腹泻或尿意频繁，此因脓肿刺激直肠壁或膀胱壁之故。腹泻多者可以每日十余次，常有里急后重或肛门下坠感，大便中常带黏液，但一般不带血性或脓液，此可与痢疾相鉴别。直肠指诊时，于直肠前壁常可触及一个边缘不很清楚的浸润性肿块，该处的肠黏膜常有水肿，肿块有压痛，有时可触及明显的波动。血常规检查白细胞及中性粒细胞计数均升高。已婚女性患者可行阴道后穹隆穿刺抽脓有助于诊断，并可作为治疗手段。盆腔B超或CT则可明确脓肿大小及具体部位。

3）治疗：早期的盆腔脓肿，可用非手术疗法。患者应卧床休息，进易消化而富营养的食物，同时用抗菌素或中药治疗。下腹部可以热敷，或者用热水（43℃左右）做留置灌肠，使脓肿能迅速吸收，或者更加表浅化以便引流。

未能自然吸收的盆腔脓肿，必须引流后才能痊愈。引流可以是自动的，即脓肿能自行向直肠或阴道内穿破引流，脓液也可以通过中药的攻下作用而促使它从肛门排出，一般常用药物如红藤、紫花地丁、乳香、没药、连翘、大黄、粉丹皮、甘草、银花等，往往一、二剂后便能排出大量脓血便，而脓腔即能逐渐愈合。脓肿也可以向其他肠道内穿破，但很少穿破膀胱，溃破前腹壁而自动引流者更是罕见。多数的盆腔脓肿需要手术引流。引流可以经由两条不同的途径：

A. 经前腹壁的切开引流术：总的说来，经前腹壁的切开引流，虽然需要在腹壁上另作一个手术切口，但是比较安全的方法，特别是脓肿较表浅，在直肠指诊时不能摸清脓肿位置的，经腹切开更为必要。手术的具体步骤如下：①术前必须嘱患者小便，使膀胱排空，必要时应导尿；②平卧位，局麻、腰麻或全麻均可，应该根据患者具体情况决定；③在耻骨上作正中纵向切口长约5~8cm，切开腹壁后应先找到膀胱或子宫，然后将膀胱或子宫向下向前推开，同时用纱布将盆腔围好；④沿直肠的前壁用血管钳轻轻探入膀胱直肠窝，即会有脓液流出，此时应即用吸引器将脓液及时吸净，勿使污染或累及腹腔的其他部分；⑤将膀胱直肠窝完全拨开，清除其中的脓液，并放入卷烟引流一、二枚（图3-4），引流物必须放到盆腔的底部，脓腔不必冲洗；⑥在卷烟引流的周围，松松地将腹壁缝合，并应注意适当地固定引流物，防止在术后坠入腹腔中。

B. 经直肠或阴道的切开引流术：若直肠指诊时在直肠的前壁能够发现具有波动的肿块，则该脓肿也可以通过直肠壁的切开获得引流。在女性则可以切开阴道后穹隆引流。此法虽较简单，但在手术前必须肯定在直肠前壁与脓腔之间并无其他腹内脏器相隔，方为安全。如脓肿的波动并不明显，或者不能肯定脓腔与直肠前壁之间有无其他脏器，则经直肠壁的切开是盲目的，不如经腹壁的切开安全。经直肠壁切开的步骤如下：①术前必须使患者的膀胱排空。②腰麻比较妥当，并可采用截石位。若需采用伏卧位，则以局麻最为安全。③用手指将肛门括约肌轻轻地加以扩大，然后用肛管窥镜撑开肛门，查看位于直肠前壁的脓肿的最突出和最具有明显波动的部位，必要时可先在该处做穿刺以证实脓肿的存在。④在该处用刀在直肠黏膜上作一个纵向小切口，然后用血管钳的头插入脓腔，即可见有脓液流出（图3-5）。通过肠壁的脓腔引流口，可以用血管钳逐渐撑大，必要时甚至可以再用刀切开少许，但切口必须与直肠的纵向相平行，避免在直肠壁上作横切口。⑤脓腔也可以用卷烟引流加以引流，引流物是通过直肠壁上的切口插入脓腔，并通过肛门引出体外。引流管一般在下次排便时会自动脱出，脱出后便不需要再放。

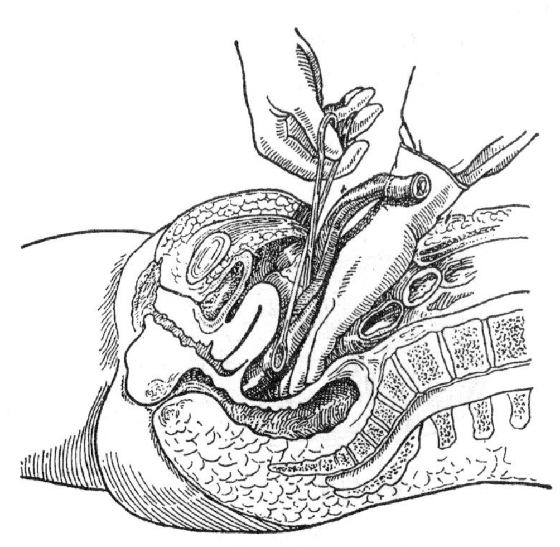

图3-4 盆腔脓肿的经前腹壁切开引流术示放置卷烟引流的部位和方法

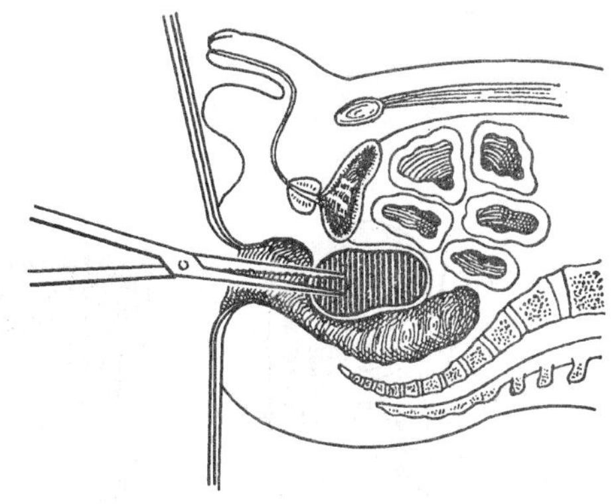

图3-5 盆腔脓肿的经直肠切开引流术

示撑开肛门并查得脓肿所在后，用血管钳的头插入脓腔予以引流。注意血管钳头刺入之方向应基本上与直肠壁相平行，且刺入不宜过深，以免脓腔壁向腹内破裂而引起感染的扩散

（2）膈下脓肿：凡脓液积聚在横膈以下、横结肠及系膜以上的任何一处的，均称膈下脓肿。膈下脓肿无疑是腹腔内脓肿最重要的一种。它主要是腹腔内炎性病变的一种并发症。大部分的膈下感染多能因非手术治疗而获得痊愈，但当感染一经发展到脓肿形成时，则必须通过外科引流方有痊愈的可能。应该强调指出：膈下脓肿不可能单靠药物治疗获得痊愈；相反地，过分地依赖抗菌素，往往使临床症状被湮没而延误了及时引流，有时反而引起了更严重的并发症，甚至危及生命。

由于膈下的解剖关系较为复杂，且其位置较深，故膈下脓肿的诊断是属不易。在外科治疗时因有污染腹腔或胸腔的危险，也有其特殊的困难。凡此均需先具备有关膈下区

03

的解剖知识，才能正确处理而不致误事。

1）解剖：有关膈下区的解剖描述，都是以肝脏作标准。这是因为横膈下大部分是被肝脏占据着，它的腹膜联系，本身就构成了膈下各个部分的不同命名。

膈下间隙（图 3-6）：在横结肠及其系膜之上，横膈之下，及左右腹壁之间的整个间隙，均称膈下间隙。膈下间隙被肝脏及其腹膜联系又分为肝上间隙和肝下间隙。

肝上间隙：被镰状韧带分为右肝上间隙和左肝上间隙（图 3-7，A）。

右肝上间隙：由于冠状韧带的前、后两层主要位于右肝的后方，且韧带的下层距肝后缘很近，故不能单独划分右肝后上间隙和右肝前上间隙，而只有右肝上间隙。

左肝上间隙：因左侧韧带是自横膈伸展到肝脏左叶的后面，故左肝上间隙不再分隔而仅成一个间隙。

因此，肝上间隙共分为：右上和左上两个间隙，这两个间隙都是在腹腔内。

除上述两个间隙以外，在肝脏的上面还有一个不被腹膜所掩覆的“腹膜外间隙”，是位于冠状韧带腹膜返折处之间，在肝脏上面的后侧。

肝下间隙：也被肝圆韧带及镰状韧带分为左、右两部（图 3-7，B）。

右肝下间隙：是较大的单一间隙，介于肝与横结肠之间。

左肝下间隙：又被胃及肝胃韧带、胃结肠韧带分为左肝前下间隙和左肝后下间隙。左肝前下间隙是大腹膜腔的一部分，左肝后下间隙即是小腹膜腔。

因此，肝下间隙也分为：右肝下、左肝前下和左肝后下三个间隙。

有时腹膜后的脓液也可以伸展到横膈与横膈腹膜之间，而形成左侧或右侧的腹膜后膈下脓肿。

2）病因：膈下脓肿可因体内任何部位的感染而继发，但绝大部分为腹内化脓性感染的并发症，其中最常见的是急性阑尾炎穿孔，胃、十二指肠溃疡穿孔，以及肝胆系统的急性炎症，约占病因的 60% 以上。一般右侧的膈下脓肿，80% 是由阑尾、胆囊及十二指肠穿孔引起的，而左侧的膈下脓肿则主要是因胃穿孔或胃切除术及脾切除术后所引起。

应该指出，近年来继手术后发生的膈下脓肿在比例上有明显增加，而许多膈下脓肿都是血肿的继发性感染，尤其是胃大部切除合并脾切除术者，并发膈下脓肿的机会更多。

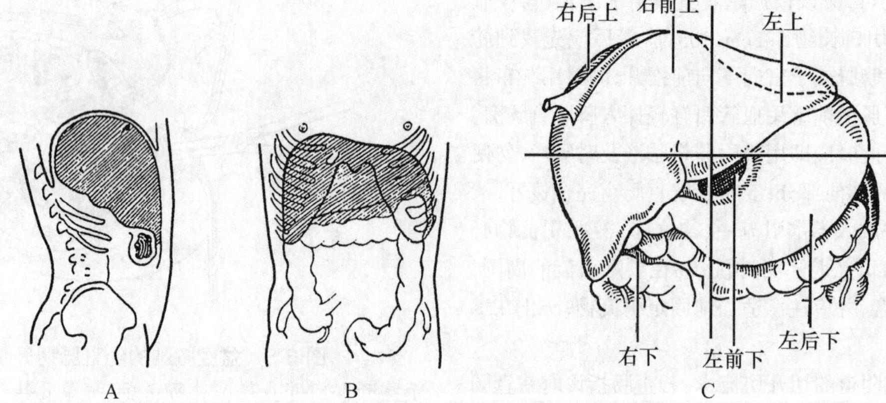

图 3-6 膈下间隙的解剖示意图

A. 阴影部分表示膈下间隙的范围，上为横膈，下为横结肠及其系膜；B. 膈下间隙被肝脏及其腹膜连系分隔为肝上间隙和肝下间隙；C. 示膈下间隙各个分区的位置

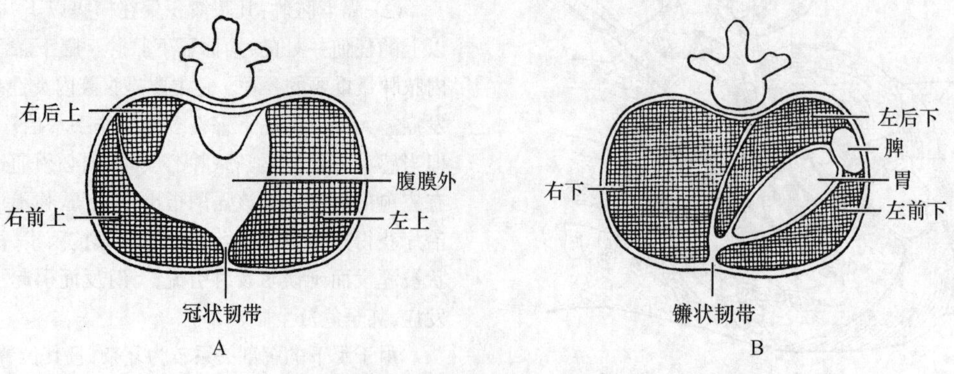

图 3-7 肝上间隙和肝下间隙的水平切面，示各个分区的范围

A. 肝上间隙的分区；B. 肝下间隙的分区

在DeCosse总结的60例膈下脓肿中，有52例是手术后继发，其中27例系胃大部切除，11例是胆道手术，7例为结肠手术，另7例系继发于外伤后，而继阑尾炎后并发的膈下脓肿已属罕见，这显然是因阑尾炎的诊断和手术已较及时之故。

3）病理：源于上腹部或其他感染病灶的脓性渗出液，不论患者取平卧位或半坐位，都有可能进入膈下间隙引起间隙中的炎症或脓肿。平卧时，因膈肌与后腹壁的交界之处是在最低位，渗出液通过重力作用即可流入膈下。半卧位时，因膈下间隙中的压力较腹腔其他部位为低，腹腔内的压力差也足以使渗出液上升至膈下间隙，而淋巴管引流和毛细管作用一般在膈下感染的发病中不占重要位置。

进入膈下间隙的感染，据统计仅有25%~30%的病例会发展成脓肿，而其余的多能自行消散，此因腹腔上部的腹膜具有强大的抵抗力之故。感染的细菌与弥漫性腹膜炎的病原菌甚相似，且多数也是混合性的。抗菌素的预防作用自然有助于膈下炎症的消散，但对已经形成的膈下脓肿则多属无益。

脓肿发生的部位是与发生的病因有关的。总的说来，肝上间隙的脓肿比肝下为多，右侧的脓肿又比左侧为多。右肝上间隙是脓肿发生最多的地方，据统计约有1/3的膈下脓肿是在此处，因阑尾炎穿孔所产生的脓液可沿升结肠旁沟上行流入这个间隙，胆囊或十二指肠的炎性渗出液也可延及此区。右肝下间隙也常被累及，无论是阑尾炎，或胆囊与十二指肠的病变，都可引起此处的感染（图3-8）。

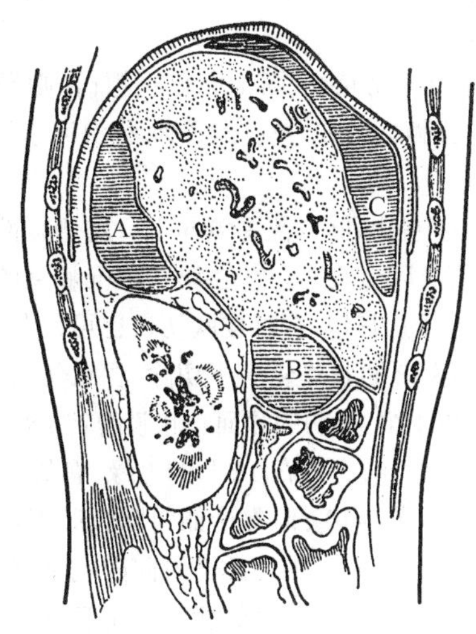

图3-8　右腹的矢状面，示膈下脓肿三个最常被累的部位
A.右肝后上间隙脓肿；B.右肝下脓肿；C.右肝前上间隙脓肿

左侧的膈下脓肿中以左肝上间隙中的脓肿较为多见，但此处的脓肿大都很小，因这个间隙本身不大。全胃切除或脾切除后发生的脓肿大都在此间隙内。左肝前下间隙的感染较左肝后下脓肿又略为多见，前者是因胃溃疡或胆囊穿孔引起，后者偶然是因胃后壁的溃疡有慢性穿孔所致。

腹膜外的膈下脓肿大都是肝脓肿直接破入该处的结果。当然，肝脓肿破裂时也可累及上述的任何一个间隙。但膈下脓肿一经形成，大都局限得很好，很少从一个间隙伸展到另一个间隙中。而同一个病灶可以同时引起不止一处的膈下脓肿，如阑尾炎或胃肠穿孔引起的膈下脓肿，有时可同时累及右肝上与右肝下两个间隙。

膈下脓肿形成后，如不及时引流，除很小的脓肿可以完全吸收外，较大的脓肿可破溃到其他腔隙中去，如胸膜腔、肺及支气管，心包及纵隔，或腹腔等处，引起脓胸、肺炎、肺脓肿或肺坏死，支气管胸膜瘘，化脓性心包炎，或弥漫性腹膜炎等严重的并发症。有时横膈未被蚀破也会引起胸膜炎。有时则脓肿偶尔可以蚀破腹壁而穿至皮外。这些都表示病变存在已久，诊断不及时，治疗也有延误。

4）症状与体征：由于原发病变的性质不同，所引起的膈下脓肿的位置也各异，因此膈下脓肿的临床表现也就可能很不一致。同时脓肿的位置一般都比较深，其所表现的症状也大都不很显著，有时症状又与胸腔内的炎性并发症易于混淆，再加抗菌素的广泛使用常致膈下感染的全身症状和局部体征隐晦不明，而且发展缓慢，所有这些都使得膈下脓肿的诊断有时非常困难。

A. 症状

Ⅰ. 毒血症：最早的症状多是细菌毒血症的表现。患者大都是在腹内的感染病变已有好转或将有好转的时候，康复的过程突然发生变化：体温在已经正常若干天后又重新开始逐渐升高，且热型呈间歇或弛张状。患者的一般情况也逐渐变得沉重，面颊潮红，舌苔厚滞，呼气浊热，脉搏快速，有时并有寒战。

Ⅱ. 疼痛：上腹部的疼痛虽常有，但轻重不一。轻者仅感上腹部有不适，但在深呼吸或移动身体时则有加剧。当脓肿逐渐增大，累及更大范围的腹膜或腹壁时，疼痛可以很剧烈，有时还可以伴有气急、咳嗽、或呃逆等症状。

右肝上间隙有感染时，可在肾区或后肋下感到疼痛，也有时疼痛可以放射到肩部和颈部的肌肉。若感染位于肝下区时，则疼痛可沿肋缘影响到季肋部。

B. 体征

Ⅰ. 可能看到右侧胸、腹壁呼吸运动有所减弱。右侧的肋缘被推向前方，患侧的肋间隙没有对侧那样明显。

Ⅱ. 患侧常有明显的压痛。在右肝上间隙感染时，压痛常在右胸下部的侧壁部。若为肝下区的脓肿时，该侧的腹直肌会有压痛和肌紧张。脓肿已较表浅化时，该处的皮肤常有凹陷性水肿。

Ⅲ. 当脓液在肝上区时，肝脏可被推向下，致肝浊音界增大，肝可在季肋下触到。横膈常被抬高，使肝浊音界有时可升高至第三前肋间或更高的位置。

Ⅳ. 约有25%的病例脓腔中含有气体，尤以胃溃疡穿孔时为多见。此时叩诊可能叩出四层不同的音响区：最下层为肝或脓液的浊音，其上层为气体的鼓音，再上层为胸腔的积液或萎缩肺的浊音，最上层为肺的正常清音。

Ⅴ. 胸部的其他体征，如横膈抬高，下叶肺呼吸音的减弱，及胸腔内的积液等是属常见。

5）化验检查：80% 的病例有白细胞增加，可高过 14×10^9/L；但不少病例可不超过 10×10^9/L，甚至正常的血象也不排除膈下脓肿的可能。

6）影像学检查

A. X 线检查：X 线检查对膈下脓肿的诊断有很大帮助。检查时患者应直立，然后从前后面和侧面加以检查，必要时尚需在患者侧卧（患侧在上）再作前后面的检查。可以发现下列体征：①患侧横膈运动消失或幅度减小。这表示膈下感染，但不一定是脓肿。②患侧横膈抬高。膈下脓肿病例 70% 有此体征，右膈下的脓肿 85% 有此现象，但无法确定脓肿是在哪一个间隙，更无从区别是腔内或腹腔外。③肋膈角的消失。这个体征是非常特殊性的。④肺野的模糊。30% 的病例有肺实质的变化，40% 的病例有胸膜积液的现象。⑤膈下有液平面及气泡的存在。10% 的膈下脓肿病例有产气菌的感染，故有气泡出现。胃、十二指肠溃疡穿孔时，有这种现象者更具诊断意义。

03

B. B 超检查和 CT 扫描：B 超检查除对确定膈下脓肿的位置和大小有很大帮助外，尚可在 B 超引导下行脓肿穿刺抽液或置管引流，并具简便、经济、准确性较高、可重复检查等优势，但易受肠道及肺部气体的干扰而影响检查结果。CT 扫描因不受肠道气体干扰，对膈下脓肿的诊断准确率高于 B 超，并可较好地显示脓肿的范围及其与周围脏器的关系。

7）诊断：B 超和 CT 等影像学检查的应用，消除了诊断膈下脓肿的技术性困难。但在临床实践中，只有在病情恢复不顺利时想到有膈下脓肿存在的可能，方能及时发现。Barnard 指出膈下脓肿的诊断过程是："某处有化脓现象，别处无化脓现象，此处有化脓现象"，颇具深意。如腹腔手术后在病情恢复期中有某种感染症状，而胸腔的脓性病变，急性肾盂肾炎，盆腔脓肿或结肠旁沟的脓肿等均不存在，则必须考虑此处——膈下有脓肿存在的可能。此时，通过仔细的体格检查，结合必要的实验室检查，应用 B 超或 CT 扫描等影像学检查，大都能明确诊断。

为了确定脓肿的存在，可在 B 超或 CT 扫描引导下进行诊断性穿刺。若穿刺有脓，便可同时放置导管引流，穿刺得到的脓液也应送细菌培养及药物敏感试验以指导抗菌素的应用。

8）治疗：感染的早期可用保守疗法。若脓肿一旦已经形成，则需要外科引流。

A. 非手术疗法：除非脓肿已经肯定形成，一般应该先给予一段时间的非手术治疗，因多数病例（70%）的膈下感染可以消散而不致形成脓肿。非手术疗法包括抗菌素的应用，输血输液、营养支持治疗以维持患者的抵抗力和营养，同时应注意原发病灶的处理，必须予以切除或引流。

在非手术治疗期间，应密切观察患者的全身情况、体温、局部体征及血常规等的动态变化，及时复查 B 超，必要时行 CT 扫描检查。若膈下脓肿的症状（包括占位性病变和气液平面）继续存在 3~5 天仍不消失，则宁愿早行外科引流治疗。

B. 经皮穿刺脓肿引流术：对于一般情况较好、中毒症状轻、脓液液化好、脓液稀薄、脓腔无分隔的膈下脓肿患者，B 超或 CT 引导下经皮穿刺脓肿置管引流为首选的外科引流手段。其治愈率达 85%~90%。成功的关键在于选择合适的穿刺途径和能保持足够引流的导管。其主要并发症有肠瘘、胆道瘘、损伤胸膜腔、出血等。对感染性血肿、复杂性脓肿，特别是脓液稠厚、脓腔有分隔者，经皮穿刺引流效果不理想，常需采用手术引流。

C. 手术引流：适用于脓腔大而多房者，或经皮穿刺引流无效或复发者。应根据脓肿的具体位置选择不同的手术引流方法，即用最简单最直接的手术方法进行切开引流，而尽量不使腹腔或胸腔遭到污染。经验证明：脓腔的浆膜外引流法（腹膜后或胸膜外）较经浆膜腔的（经胸腔或经腹腔）引流远为安全。经浆膜腔的引流可能会引起腹膜炎的扩散或脓性胸膜炎的发生，应尽力避免。为此，必须在术前先确定脓腔的位置（B 型超声扫描或 CT 扫描定位），才能采取适当的浆膜外切开法。

浆膜外切开引流术有两条进路。

Ⅰ. 膈下或肝内脓肿的后路浆膜外引流术（Nather 及 Ochsner 法）　此后路切开术最适宜用于位于右肝上间隙、右肝下间隙或腹膜外间隙的脓肿。肝内脓肿向后突出者，亦可用此法引流。

同样的切开在左侧适用于腹膜外脓肿和脾脏周围的膈下脓肿。

如患者的情况允许，则全麻较理想；否则局麻也可应用。兹以右侧膈下脓肿为例（图 3-9），将引流术的操作步骤介绍如下：

①患者取左侧卧位，使患侧向上。左侧腰部应适当垫起，使右侧的病区能突出。②在第一腰椎棘突的水平作一与脊柱相垂直的切口。有时皮肤切口也可以与第 12 肋相平行。③将第 12 肋骨作骨膜下切除，注意勿伤及胸膜，该胸膜可能即位于第 12 肋的深面。胸膜的转折部与 12 肋的关系有相当的变异，有的在 12 肋的上缘，有的可以伸到 12 肋水平的下面（图 3-10），但无论如何胸膜腔不会延伸到第一腰椎棘突的水平面。④将骶棘肌向内侧牵开，在第一腰椎棘突平面作一与脊柱垂直的切口。注意是完全横的，而不是与 12 肋平行的，这样便不会有切开右肋膈角部的胸膜隐窝的危险。这个切口将通过横膈后面的附着点，进入腹膜后间隙的上后部。⑤将右肾略向下方推开，即可找到脓腔的浸润硬结组织，轻轻将横膈下面的腹膜用手指分离直达脓腔的部位，以后即可用血管钳拨开脓腔获得引流，而不至污染腹腔。⑥脓腔中放入卷烟引流，然后伤口即可松松地缝合。

Ⅱ. 膈下或肝内脓肿的前路浆膜外引流术（CLirmont 及 Meyer 法）　本切开术适用于右肝上间隙的脓肿或右肝下脓肿。在左侧则适用于左肝上脓肿及左肝前下脓肿之引流。

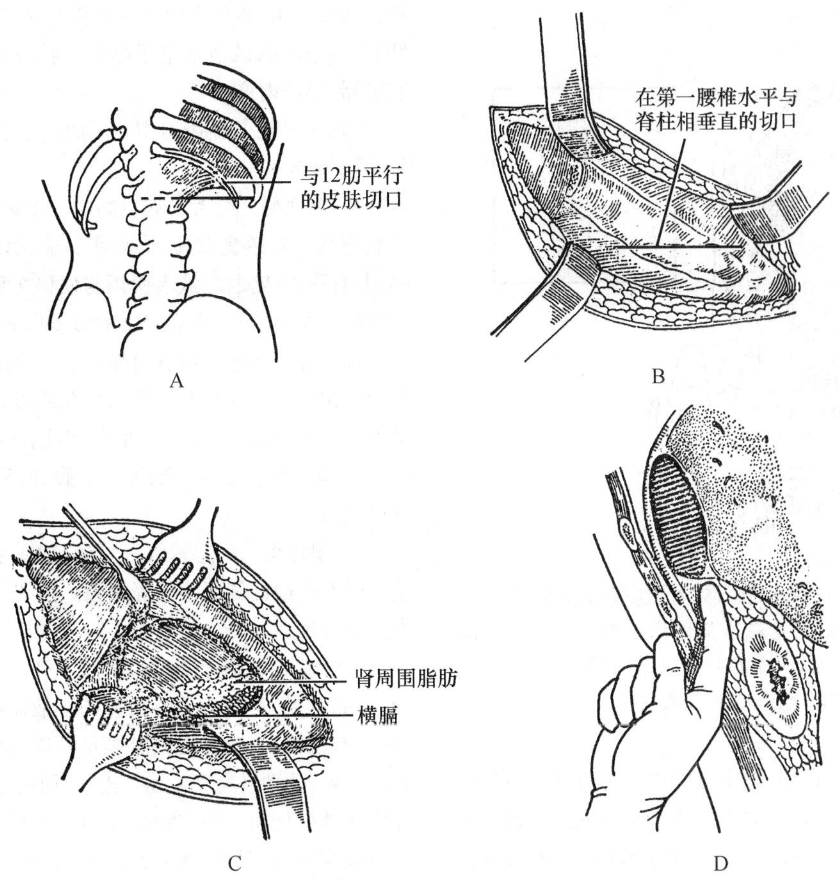

图 3-9　右侧膈下或肝内脓肿的切开引流法

A. 示患者的体位和皮肤切口的位置；B. 第 12 肋予以骨膜下切除，并在第一腰椎棘突的平面作一与脊柱垂直的切口；C. 这个切口切开了横膈的附着纤维，暴露了肾周围组织；D. 然后用示指轻轻分开后腹膜，即可直达脓肿的部位，并予以引流

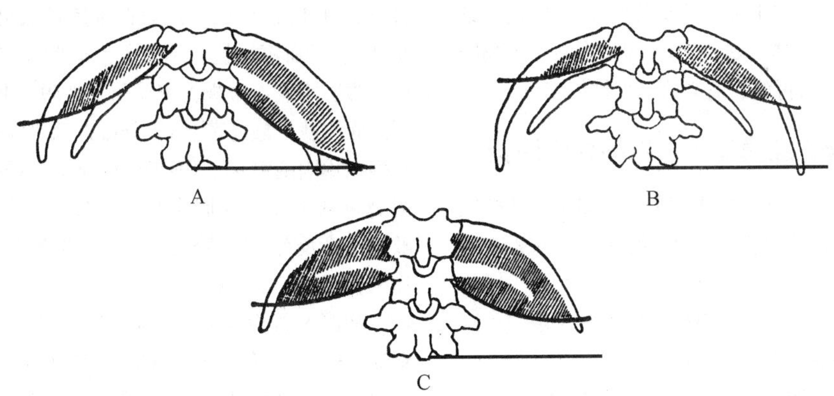

图 3-10　示胸膜返折部与 12 肋的不同关系

A. 示胸膜返折的正常位置；B. 示胸膜返折较高，完全在 12 肋的上缘；C. 示返折位置较低，完全在 12 肋的下面，但决不会伸到第一腰椎棘突的平面。在第一腰椎棘突平面作与脊柱垂直的切口，便无伤及胸膜腔的危险

03

如患者情况允许，应行全身麻醉，否则亦可用局部浸润麻醉。引流术的操作步骤如下（图 3-11）：

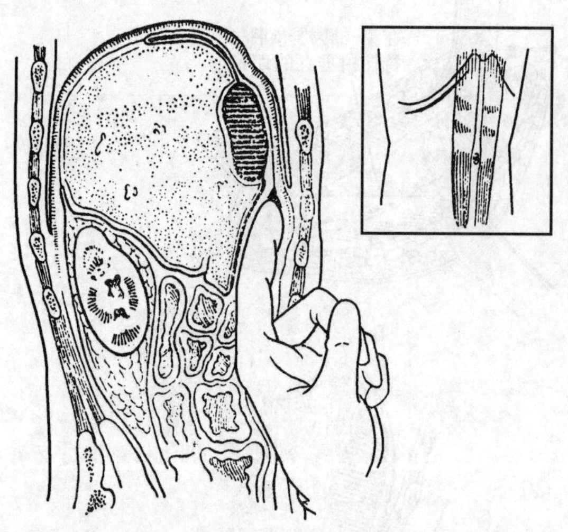

图 3-11 右肝前上间隙脓肿的切开引流术

插图示皮肤切口的位置，是在右侧肋缘下与肋缘平行。切开腹壁肌层和横筋膜后，用手指将壁腹膜同膈肌分离，直至脓肿的部位，即可使脓肿获得腹膜外之引流

①在患侧的肋缘下作一与肋缘相平行的切口。如有必要需增加暴露时，切口可以向上垂直延伸，切除一段第 10 肋软骨，惟需注意避免损伤胸膜。②切口深达肌肉和横筋膜，但勿进入腹膜腔。然后可用手指将前腹壁的壁腹膜自前腹壁的下面和横膈的下面分开，直达脓腔。③腹膜内的脓腔即可在浆膜外加以引流，而不致污染腹腔。④脓腔内放置卷烟引流，切口则松松缝合。

不论采用何种手术进路，应该注意到炎性的脓肿壁既坚又脆，所以探查脓腔时应小心而轻柔，既要保证整个脓腔都能得到充分引流，又要防止脓液污染其他部位，造成感染的扩散。脓腔切开、脓液排空以后，用生理盐水或聚维酮碘液进行充分的冲洗，然后再放置适当的引流物。

二、慢性特异性腹膜炎——结核性腹膜炎

慢性特异性腹膜炎以结核性腹膜炎最为多见。结核性腹膜炎是腹膜受结核杆菌的感染而引起的，约 30%~40% 是牛型结核菌的感染，其余则为人型。本病可发生于任何年龄，但以青壮年发病多见。女性较男性发病率高，约为 2∶1。患结核性腹膜炎者年龄愈小，则预后愈差。

【病理】 感染累及腹膜，多数是继结核性输卵管炎、结核性肠系膜淋巴结炎、结核性回肠溃疡、盲肠结核，或者是继腰肌脓肿及泌尿道的结核等直接蔓延引起。偶尔在一个肺结核患者，结核菌也可经血行播散而感染腹膜，此时大多形成广泛的结核性腹膜炎。

结核性腹膜炎患者的壁腹膜和脏腹膜上可以满布无数的细小结节，并同时有大量的黄色渗出液渗至腹腔中。在较慢性的病例，其渗出液可逐渐被吸收，因而在脏腹膜与壁腹膜间形成广泛的粘连。也有部分患者腹腔内以干酪样坏死性病变为主，腹腔内由于粘连而形成多个小房，内有局限性积液或积脓，脓液常呈干酪样。脓肿可以侵蚀肠道等空腔脏器，形成内瘘。

【临床表现】 临床上按起病缓急，可分为急性、慢性两种，后者多见。

1. 急性型 患者常有较高的间歇热或弛张热，有时并可有寒战。常感食欲缺乏、消瘦迅速、呕吐、腹部不适及膨隆，并有腹泻或便秘，或者腹泻与便秘交替出现。整个腹部除膨隆而有腹水外，常有轻度的腹壁压痛和腹肌紧张，有时可呈面团样的触感。肝脾可能触及。白细胞常有减少。少数由于粟粒性结核血行播散所引起或腹腔内结核病灶突然破裂所致的患者，其表现颇似急腹症，常有急性腹痛，很快波及全腹。而病变若局限于右下腹者，易误诊为急性穿孔性阑尾炎。

2. 慢性型 病起较缓，常有食欲缺乏，轻度的热型，体重减轻及一般的健康不佳等现象。白细胞减少及继发性贫血是属常见。

慢性腹膜炎临床上又可以有下列不同的表现：①腹水型：最属常见，腹腔内可有大量的积液而不感痛苦；②粘连型：腹水吸收后，肠袢之间有多量粘连，有时大网膜也可有卷缩现象，此型极易产生肠粘连，从而引起不完全性或完全性机械性肠梗阻；③包囊型：多发生在后期，形成包裹性的积液或积脓；④溃疡型或瘘管型：在腹内脏器之间形成内瘘，或者向外形成粪瘘。

【诊断】 由于临床的表现极不一致，故诊断有时甚为困难。常需详细询问病史、仔细体格检查，结合实验室检查和影像学检查结果以获得明确诊断，必要时手术探查。首先应检查身体其他部位有无结核病灶，如颈部淋巴结结核、皮肤结核或骨关节结核等以帮助诊断。血常规检查多数患者有轻到中度贫血，外周血白细胞计数可在正常范围。约 2/3 的患者血沉增快。结核菌素试验在慢性病例有诊断价值。腹腔穿刺液常规检查可与其他腹腔非特异性感染相鉴别。腹水找抗酸杆菌、结核分枝杆菌培养或做动物接种，虽有确定诊断的意义，但前者阳性率低，后两者耗时过长。应用 PCR 技术检测腹腔穿刺液抗酸杆菌 DNA，虽具有快速、敏感性高及有一定特异性等优点，但假阳性率也较高，对其临床应用有一定影响。

胸部 X 线检查可显示肺结核证据。钡餐后做胃肠道的 X 线透视检查，有时可发现肠结核、消化道瘘等对诊断也有很大帮助。腹部螺旋 CT 扫描可较好显示壁腹膜、肠系膜和大网膜的改变、腹腔积液和腹腔淋巴结的状况，对其与癌性腹水的鉴别诊断有一定价值。对经上述检查仍无法确诊而又无腹腔内广泛粘连的患者，可行腹腔镜检查及术中取病变组织活检明确诊断。对因故不宜行腹腔镜检查而又不能排除腹腔内恶性肿瘤者，应及早行剖腹探查术，术中取结节及腹膜行冷冻切片检查，可获确诊。

【治疗】 大多数的病例应内科治疗。除了休息、日光、

新鲜空气、营养支持等一般的支持疗法外，早期彻底抗结核治疗是治疗的关键。异烟肼、利福平或对氨基水杨酸钠及链霉素的合并使用，常可获得很好的疗效。对腹水型患者，采用腹腔穿刺放液，腹腔内注入抗结核药物，也能取得显著疗效。

外科疗法在下列情况下有其指征：①确定诊断；②解除急性完全性肠梗阻或不完全性慢性肠梗阻经保守治疗无效者；③处理肠穿孔；④引流包裹性积液或包裹性积脓；⑤肠瘘经内科治疗无效者。但患者有活动的肺结核，或者刚形成粪瘘者不宜手术，因前者患者的一般情况差，不能耐受手术；而后者的局部情况，往往因广泛的粘连、水肿及脆弱而不宜手术。通常腹水型的慢性腹膜炎疗效最佳，患者经切开腹壁，放出腹水，并将原发病灶如结核性输卵管炎等切除后，常可获得满意之结果。

（叶再元　张启瑜）

第六节　腹膜的其他疾患

一、肠系膜囊肿

肠系膜囊肿的发生可以有不同的原因，有先天性的皮样囊肿，寄生虫性的包虫囊肿或肺吸虫囊肿，退行性的血肿，及滞留性的乳糜囊肿，肿瘤性的囊状淋巴管瘤或海绵状淋巴管瘤等。

肠系膜囊肿大都是单个的，但有些可以是多个的，位于空肠或回肠两层肠系膜之间，靠近肠管的系膜缘。这些囊肿一般不发生恶变，但有时可以围绕肠壁生长，引起肠的梗阻或绞窄。

临床上，肠系膜囊肿有特殊的活动性。由于肠系膜根部是纵向固定的，故肠系膜囊肿的活动度是以横向为大。肠系膜囊肿有时有较剧烈的间歇性疼痛，是因肠管被压迫或扭转而引起。X线钡餐检查可能显示肠管的受压和移位，间接对诊断有帮助。腹部B超及CT对囊肿的定性和定位诊断有较大帮助。

治疗以手术剜出最理想。但由于多数的肠系膜囊肿与肠管甚为靠近，单纯剜出常不可能，而必须将囊肿与相连的肠管一并切除，然后再作肠的端-端吻合术。在囊肿已引起肠梗阻或肠坏死时，整块切除尤属必需。若囊肿甚是巨大，或者因囊肿位于肠系膜的根部，切除时有伤及大血管的危险，则可以考虑将囊肿大部分切除、残留囊壁内膜破坏后敞开，或者作袋形缝合。

二、肠系膜肿瘤

肠系膜肿瘤分为原发性和继发性两大类。原发性肠系膜肿瘤较为少见，可来源于间叶组织演变的软组织，如淋巴组织、纤维组织、脂肪组织、肌肉组织，以及血管、神经组织等，肿瘤的病理类型复杂繁多。其根据形态学可分为囊性肿瘤和实性肿瘤，根据生物学行为又有良、恶性之分。囊性肿瘤多为良性，而实性肿瘤60%以上为恶性。良性肿瘤中较为多见的有纤维瘤、脂肪瘤、血管瘤、平滑肌瘤和神经纤维瘤等。其中纤维瘤可呈现出无包膜和局部侵袭性生长的特性。有报道约75%的肠系膜纤维瘤发生在既往有手术史的患者，提示手术、炎症等刺激因素可能与纤维瘤的发生有关。有家族性腺瘤性息肉病（Gardner综合征）的患者常合并肠系膜纤维腺瘤。恶性肿瘤以恶性淋巴瘤发生率最高，其次为平滑肌肉瘤、纤维肉瘤等。继发性肠系膜肿瘤常来源于胃肠道恶性肿瘤、胰腺癌和卵巢癌，癌细胞可通过直接蔓延、淋巴管转移、血源性播散及腹腔内种植转移到肠系膜。

肠系膜肿瘤因其发生具体部位的不同，临床表现也不尽相同。早期肿瘤较少时多无症状，当肿瘤增大至压迫或侵犯邻近脏器时，才出现临床症状，且临床表现缺乏特异性。多数患者以腹部肿块和腹痛为主诉就诊，有时可有恶心、呕吐、腹胀、腹泻等症状。恶性肿瘤患者常伴有食欲减退、消瘦乏力、发热等症状。由于肠系膜肿瘤可并发肠梗阻、肠扭转、肠套叠、肠穿孔、瘤体破溃致腹膜炎、继发感染和消化道出血等，部分患者也可以急腹症就诊。

绝大多数患者在体检时可扪及腹部肿块，良性肿瘤表面多光滑，硬度自囊性至硬韧不等，通常无明显压痛，一般都有较大的活动度。恶性肿瘤表面多不平或呈结节状，常由于浸润生长而较固定。

诊断主要以临床表现为依据。诊断的关键在于要与来源于腹腔内其他脏器及腹膜后的肿瘤相鉴别。X线钡剂造影检查可显示较大肿瘤的间接征象，如肠管受压、移位，若肠管僵硬、黏膜中断或肠腔狭窄等，常提示恶性肿瘤可能。B超检查可显示肿瘤大小、部位及囊实性，但定位诊断能力有限，且易受肠道气体或肠系膜脂肪的影响。CT检查，尤其是多排螺旋CT的各种三维图像重建，能较好地显示肿瘤的大小、部位、性质以及与周围组织器官的关系，是目前最佳的影像学检查手段。

手术切除是肠系膜肿瘤的主要治疗手段。良性肿瘤小的可做肿瘤切除术，大的常需连同系膜和部分肠段一同切除。恶性肿瘤如尚局限，应做根治性切除，包括周围系膜和部分小肠；如已发生转移，可能时应争取做姑息性切除，以预防或缓解肠梗阻。术后根据肿瘤病理学类型，适当采用化疗、放疗等综合治疗。

三、肠系膜淋巴结炎

肠系膜淋巴结的炎症性肿大，可以是非特异性的，也可以是结核性的；可以是急性的，也可能是慢性的，但多数见于儿童期。急性的肠系膜淋巴结炎无论是非特殊性的或结核性的，有时可以有剧烈腹痛及明显压痛，甚至可以有恶心和呕吐，疑是急性阑尾炎或腹膜炎等急腹症，故有其临床上的重要性。

（一）结核性肠系膜淋巴结炎

本病多见于童年期，它可以是原发的，也可能是继肠结核或肺结核而续发的。在原发病例,其细菌大都是直接透过健康的肠壁而进入淋巴结,或者是肠壁的原有病变已经完全愈合未留痕迹。在续发病例,则大多数在肺或肠有明显的病灶。淋巴结受累最多的是在回盲部,在盲肠及升结肠内侧的腹膜后间隙中,以及在小肠系膜下端部分。偶尔,上腹部的淋巴结也可以有结核性病变。随着病期的不同,受累的淋巴结可以有急性肿大,呈干酪变,化脓,或者硬结钙化等不同的变化。有些钙化的淋巴结可以坚硬如结石,在X线检查时与肾脏结石或胆囊结石甚为相似,常需通过肾盂造影或胆道造影才能鉴别。有些淋巴结的干酪变或冷脓肿可相互融合成团,其大如拳,须开腹探查方能鉴别。

临床上,急性的肠系膜淋巴结结核可以疑似急性阑尾炎,急性胃肠炎等。患者疲倦不适,时感脐部或右下腹有间歇性腹痛,痛剧时甚至可伴有恶心呕吐。一两天后疼痛可减轻,但以后又可发作加剧。持续低热,经常腹泻,水样而黑臭的大便也是常见的症状。腹部则常有胀满和压痛,压痛最显著的部位是在右下腹,该处有时并可摸得一两个肿块。这类患者常疑为急性阑尾炎而施行手术。术中可以发现阑尾多属正常,但肠系膜淋巴结多数有肿大,腹腔中并可有少量积液。这种情况照例阑尾可予以切除,淋巴结可摘除一枚做活组织检查,腹腔则缝合而不予引流,患者大都可以痊愈。

03

慢性的肠系膜淋巴结核,因淋巴结的肿大常严重地影响着患者的营养,因此患者常有消瘦、贫血和疲乏等现象。如并有腹膜的结核者,症状更将加剧。患者常有中等度的热型,食欲缺乏,消瘦显著,精神倦怠,腹部膨隆,并有慢性压痛,腹泻及脂性下痢等现象。这种患者的治疗以内科疗法为主,但如出现某种并发症,如肠梗阻,淋巴结化脓穿破引起腹膜炎等现象时,也需采取外科治疗。有时为了确定诊断,也需要开腹探查,并作必要的活检,以除外恶性淋巴瘤或其他肿瘤的可能。

(二) 非特异性肠系膜淋巴结炎

本病的急性型在童年患者有其重要性,因本病好发于儿童,其临床表现有时与急性阑尾炎很相似,往往因误诊而做不必要的手术。患儿在发病前1~2天常感倦怠不适,有时可有喉痛、发热等较明显的前驱症状,然后才有腹部症状,故本病一般认为是因链球菌的血行感染所致。腹部症状以腹痛为主,程度轻重不一,位置多在右下腹,但不一定在麦氏(McBurney)点上。患儿往往食欲减退,但恶心呕吐不常有,偶可有稀便或便闭。体检时可发现腹肌仅稍有紧张,但常有明显压痛,压痛点的位置同样不一定在麦氏点,往往稍偏内侧、靠近脐部。腹痛和压痛的位置不定,而且反复检查每可发现痛点有移动,是本病可与急性阑尾炎相鉴别的一个特征。偶尔,肿大的淋巴结可被触及,有时不止一枚,当然更可以据此以确定诊断。

本病与急性阑尾炎有时无法作出确切的鉴别诊断,因而患儿往往进行手术,作者认为这是无可厚非的,因确诊的急性肠系膜淋巴结炎固然一般不需要手术治疗,但误诊的急性阑尾炎如不及时进行手术,有时可造成穿孔和腹膜炎,甚至危及生命,故在鉴别诊断不明确或无把握时,应该两害相权取其轻,宁以手术为妥。当然,通过严密观察和反复检查,在多数情况下是可以作出正确诊断,避免不必要的手术,这也是外科医师应该努力争取的。手术时可以发现阑尾一般也稍有充血或肥厚,但最明显的病变是肠系膜淋巴结的肿大和坚实感;其位置多数在回盲角,但肠系膜中也常有,肿大的淋巴结往往不止一枚,但彼此散在而不相融合。有时末段回肠也可能有水肿、肥厚的现象。无论阑尾切除或不切除,患儿在术后多能顺利痊复,体温在2~3天内逐渐恢复正常,腹部症状也随之消失,10~14天内即可出院。当然,此病的痊愈与手术无关,不手术的患儿经保守治疗后也能痊愈。

四、大网膜扭转

大网膜偶尔可以自行扭转,但很罕见。患者一般男性较多于女性,且以肥胖的人为主。多数的扭转是继发性的,即大网膜有部分发生了粘连,特别是和疝囊壁的粘连,常可逐渐造成大网膜的扭转。有些扭转是原发性的,其扭转的原因无法解释。

因扭转的结果,大网膜可发生充血、水肿、发炎甚至坏死。患者常有剧烈的腹痛、压痛,并伴有恶心呕吐等现象,有时并可在腹内摸到一个具有明显压痛的肿块。确切的诊断在术前甚属困难,大都误诊为阑尾炎、胆囊炎、胰腺炎,或者溃疡病穿孔等。

治疗以手术切除为主,常能获得满意之结果。由于扭转常造成网膜静脉的栓塞,故切除范围应较实际扭转的部分为大,通常应在扭转部分以上约2~3cm处。

五、腹腔肺吸虫病

寄生在腹腔脏器中的各种蠕虫病,很多有外科上的重要性,如血吸虫能引起肠壁的肉芽肿或肝硬化和门脉高压症,包囊虫能引起肝脏或脾脏的棘球囊肿,蛔虫或华支睾吸虫能引起胆道梗阻和继发的肝脏病变,而蛔虫还常引起肠梗阻或肠穿孔。上述各种寄生虫病将在论及有关脏器的病变时分别予以叙述,此处不赘;本节专论腹腔内的肺吸虫病。

正常寄生在肺脏内的肺吸虫,其虫体或虫卵有时可累及腹腔脏器造成异位损害。这种累及腹腔的肺吸虫病通常虽属罕见,但在肺吸虫病的流行地区有一定的临床意义。

【病因和病理】 肺吸虫主要寄生在患者的肺脏,其虫卵随痰液或粪便排出后先在水中发育成毛蚴,毛蚴继侵入第一宿主(螺蛳)发育成尾蚴,尾蚴又侵入第二宿主(石蟹、蝲蛄、蟛蜞等)发育成囊蚴;人若进食未经煮熟的含有囊蚴的石蟹或蝲蛄后即遭感染——囊蚴先在肠道内脱囊成幼虫,幼虫继穿透肠壁进入腹腔,此时患者可有腹泻、便血或里急后重等症状。绝大部分幼虫都穿过膈肌进入肺脏发育为成虫,引起发热、咳嗽、痰中带血和铁锈色痰等一系列典型症状;但少数幼虫可在腹腔内直接发育成熟,或者在胸腔内发育成熟的成虫又重新穿透膈肌回到腹腔,在腹腔内引起一系列病变,是即为腹腔肺吸虫病。

腹腔肺吸虫病的病理表现大概有以下几种:①幼虫或成虫游动在腹腔脏器表面时,可刺激浆膜引起慢性渗出性腹膜炎,以后又发展为脏器间的粘连,表现为肠粘连或肠梗阻的症状;这是腹腔肺吸虫病最常见的表现。②成虫在腹腔内可产生大量虫卵,然后在成虫本身或其虫卵周围引起异物反应,最终形成若干囊肿或无数小结节。③成虫可穿入各种软组织,并在组织中产卵,因而引起不同器官的慢性炎症,如肠炎、阑尾炎或胆囊炎等。④偶尔,成虫也可穿入腹壁或腹膜后组织,甚至穿过胸椎间孔进入脊柱内的硬脑膜腔,在该处形成囊肿压迫脊髓,或者侵入纵隔后沿颈内静脉上行,经颈静脉孔进入颅内,引起脑膜脑炎和各种颅内压迫症(癫痫、瘫痪、偏盲等);但这些情况不属于本书讨论的范围。

有作者报道20例腹部肺吸虫病,剖腹探查时发现12例有腹内囊肿或小结节,其中9例在囊肿或结节中找到虫卵,2例在囊肿内找到成虫(其中1例之囊内尚有活虫)。成虫所形成的囊肿大小不等,大的直径可达3~5cm,小的仅约1cm左右,数目自一两个到十余个不等;囊壁多呈紫褐色或灰黄色,囊内为褐色黏稠物,很像芝麻酱;或为稀薄的白色液体,内含大量虫卵和夏科结晶,有时可发现成虫。小的结节有如无数灰白色的芝麻撒在浆膜表面,或存在于粘连和疏松组织中,结节内一般都有虫卵,这显然是成虫在腹腔内游动时沿途产卵的结果。20例腹腔肺吸虫病在剖腹时有19例作了阑尾切除,2例作了胆囊切除;这些病例都有阑尾或胆囊周围炎,有1例在阑尾壁内也找到虫卵。

【症状和诊断】 本病患者都有生食石蟹或蝲蛄的病史,有慢性咳嗽和铁锈色痰,胸部X线片有早期浸润阴影、中期圆形空泡(单房或多房)、晚期纤维瘢痕等典型表现,痰中常可找到肺吸虫卵,故肺吸虫病的诊断一般不难肯定。其腹部症状一般以疼痛和压痛为主,但程度通常并不严重;有时可有腹泻、便血和轻度的里急后重感;偶尔也可以摸到腹部肿块,一般呈结节状,似有囊性感,数目自1~2个到3~5个不等,大小约1cm到3~4cm直径。肺吸虫病患者的肺部症状在用特效药物(硫氯酚或六氯对二甲苯)治疗后大多可以消失,但某些腹部表现却往往持续存在,非药物所能奏效,尤其是腹部肿块和粘连性肠绞痛,需要剖腹探查才能确定诊断,并同时进行适当的治疗。

【治疗】 肺吸虫病的某些腹部症状如粘连性肠梗阻和性质不明的腹部肿块,既非药物所能奏效,剖腹探查就有指征。剖腹后,对肠袢间的粘连可以适当分离,必要时可考虑作肠袢间的捷径吻合术,或在粘连分解后作肠袢折叠术;不过肺吸虫病所致的肠粘连一般并不严重,通常很少有此必要。大的囊肿可以个别摘除,有慢性炎症或粘连的阑尾或胆囊可考虑切除,但对脏器表面的无数小结节尚无满意的疗法,一般可不予处理。

(叶再元)

04

第四章 胃和十二指肠

第一节 解剖和生理

一、胃的解剖和生理

(一) 解剖

胃是食管末端和小肠首段之间的膨大部分,约 4/5 在中线的左侧,1/5 在中线的右侧。其形态和大小不但因人而异,且随着它的功能活动、内容物的多少以及周围脏器的变化而有不同。胃连接食管的一端称贲门,在横膈的食管裂孔下约 2~3cm 处,约在第 9 胸椎棘突水平。胃连接十二指肠的部分称幽门,约在第 12 胸椎棘突处。胃上缘的凹面称小弯,其下缘的凸面称大弯。整个胃又可以分成三个部分:①胃底,在贲门的左侧及上方;②胃体,在胃底与胃窦之间;③胃窦,又称幽门窦,是胃的远端部分,在胃切迹与幽门之间。在幽门与十二指肠交界处,外观上常呈一个环状狭窄,称幽门环。此处的前壁上常见有一较粗的幽门前静脉,可作为幽门所在的标志,亦即胃与十二指肠的分界线(图 4-1)。

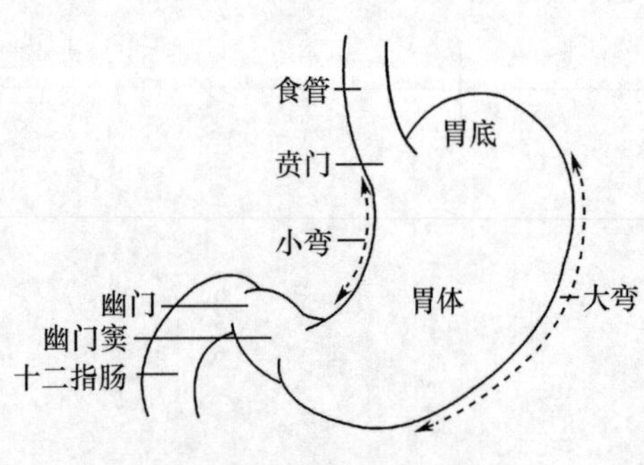

图 4-1 胃的分区图

胃在结构上共分四层:最外层是浆膜层,几乎整个胃均有腹膜的披覆。其次是肌层,是由三层非自主肌组成:外层纵形,中层环形,内层斜行。环行肌在幽门部构成肥厚的幽门括约肌,以调节食物从胃进入十二指肠。最内层为黏膜,常形成很多皱襞。在胃小弯部的 2~4 个较大的纵形皱襞多成沟状,称为胃径路;进入胃内的食物,即沿此沟运行。在肌层与黏膜之间为坚韧而疏松的黏膜下层组织,富含血管、神经和淋巴组织,胃切除时应仔细结扎这些血管;其又是整个胃壁中最坚强的组织层,在胃壁缝合时必须注意缝住此层。

胃有极丰富的血供分布(图 4-2)。腹主动脉通过横膈以后,在胰腺颈部的上缘向前分出腹腔动脉;该腹腔动脉又立即分为三支:即胃左动脉、脾动脉和肝总动脉。这三条动脉的主干及其分支,组成了两条动脉弓分布在胃的大、小弯,使胃具有极丰富的血液供应。肝总动脉沿胰腺上缘向右行,在网膜孔的下方折向前,及至十二指肠之第一部,即连同胆总管和门静脉折向上方进入肝脏。在绕过网膜孔时,肝总动脉首先分出胃右动脉;在十二指肠第一部之上缘,它又分出胃十二指肠动脉,后者在十二指肠的后面向下行至十二指肠之下缘时,又分成胰十二指肠上动脉和胃网膜右动脉。胃网膜右动脉沿大弯侧左行,在施行近端胃次全切除术时,残胃主要由此血管供血,应小心保护。

胃左动脉向上行至贲门部分,分出二支平行血管与胃右动脉相吻合。脾动脉沿胰腺体及尾部之上缘向左行进入脾门。它在终末部分分出胃短动脉和胃左网膜动脉,前者分布在胃底部,后者沿胃大弯分布并与胃右网膜动脉相吻合。胃左、右网膜动脉吻合后所构成的动脉弧,沿整个胃大弯行走在胃结肠韧带中,自此动脉弧又发出若干终末动脉支,以相等的距离垂直分布到胃大弯前后壁上,每个动脉支相距约 1.5~2.5cm。惟在胃左、右网膜动脉相接之处,其终末动脉支间之距离较其他各支间之距离为大,该处可以视为胃大弯之中点。在行胃大部切除术时,认明此点可以作为胃壁适量切除之依据。约 72% 的患者存在胃后动脉,一般 1~2 支,由脾动脉或其上极支分出,上行于网膜囊后壁腹膜后方,经胃膈韧带进入胃底后壁。

总之,腹腔动脉分布于胃,直接有胃左(冠状)动脉,间接有肝动脉之胃右和胃右网膜动脉,及脾动脉之胃短、胃左网膜动脉和胃后动脉。这些血管的分布异常丰富且有广泛的吻合支,甚至胃左、右动脉和胃左、右网膜动脉完全结扎以后,也不致引起胃壁的坏死。

胃的静脉,是与动脉相对应的,分别注入于脾静脉,门静脉的肠系膜上静脉或门静脉的主干中。其中胃左(冠状)静脉且与食管下静脉有充分的吻合,而食管下静脉通过食

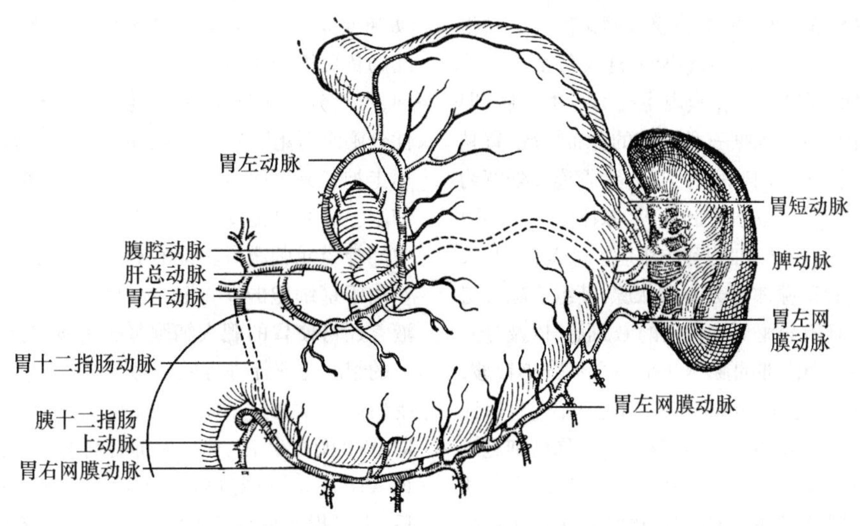

图 4-2　胃、十二指肠和胰、脾等器官的血管供应及胃切除时血管需要结扎切断之点

管上静脉又与体循环的奇静脉相通。此为门静脉系统与体静脉系统间的重要侧支循环，在肝硬化或门静脉有阻塞时，食管下端的静脉常有曲张现象，有时可以破裂引起大出血。

胃的淋巴分布（图 4-3）在胃癌的转移上有重大的临床意义。胃壁组织有丰富的淋巴管，起自黏膜而分布在黏膜下、肌层和浆膜下层中交织成网，分别流向胃周围的淋巴结，然后再引流到腹腔淋巴结而达胸导管。由于这些淋巴管吻合密切，几乎任何一部分的病变都可以累及到所有其他的淋巴结。但一般说来，引流的区域大致与动脉分布的区域相似，而这些淋巴结的分布也大致与动脉的分布相称。

胃周围的区域淋巴结大致可以分为四组：

1. **胃上淋巴结群**　引流小弯上 2/3 的胃的前后面，注入沿胃左动脉分布的胃上淋巴结及贲门旁淋巴结。

2. **幽门上淋巴结群**　引流小弯下 1/3 的部分胃壁。

3. **胃下淋巴结群**　胃大弯右侧的 2/3，注入幽门下淋巴结和胃右网膜淋巴结。

4. **脾淋巴结群**　引流胃底的下部及大弯的左侧 1/3，注入胃左网膜淋巴结和脾门淋巴结。

这四个区的淋巴结最终皆注入于腹腔淋巴结。日本胃癌研究会将胃的淋巴结分为第 1~16 组。即①贲门右，②贲门左，③胃小弯，④胃大弯，⑤幽门上，⑥幽门下，⑦胃左动脉，⑧肝总动脉，⑨腹腔动脉，⑩脾门，⑪脾动脉，⑫肝十二指肠韧带，⑬胰十二指肠后，⑭肠系膜根部，⑮结肠中动脉，⑯腹主动脉旁。

胃的神经，有分布在胃前壁的左迷走神经和分布在后壁的右迷走神经，是胃的主要分泌神经，也能加速其运动功能。另外尚有来自交感神经腹腔丛的神经纤维分布，可以抑制迷走神经的过度作用。

（二）生理

胃是消化道中最膨大的部分，主要功能为进食后暂时储存食物、对食物进行初步消化并通过排空运动将食糜向十二指肠排送。这些功能的完成有赖于良好的胃黏膜分泌机制和协调的运动功能。

胃壁的黏膜层是胃分泌功能的重要部位。成年人胃

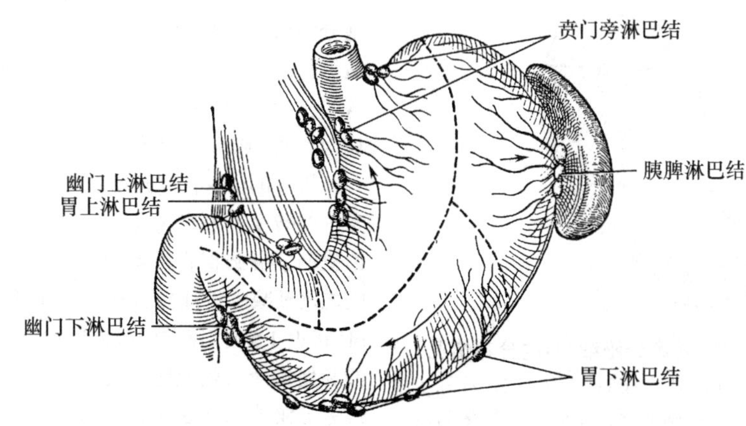

图 4-3　胃的淋巴分布

示胃的四组主要淋巴结群，其分布与胃癌的次全切除术有密切的关系

黏膜的表面积约 800cm^2，而大量的黏膜皱襞又扩大了黏膜的表面积。黏膜表面散布着许多胃小凹，通常每个小凹的底部有 3~7 个胃腺的开口。胃黏膜内主要有三类胃腺，即贲门腺、胃底腺和幽门腺。根据三种腺体的分布情况，胃黏膜也相应分为三部分：①贲门腺区，为胃与食管连接处宽约 1~4cm 的环状区，贲门腺即位于该区域内，腺体由分泌黏液的黏液细胞组成，几乎没有壁细胞和主细胞。②幽门腺区，为角切迹以远的胃窦部，腺体为分支管状腺，其组成除分泌黏液的黏液细胞外，还有分泌促胃液素的 G 细胞，以及分泌生长抑素的 D 细胞。幽门部的腺体几乎完全不分泌胃酸，相反，它和十二指肠黏膜上的 Brunner 腺都能分泌一种碱性黏液，有调节胃液酸度的作用。③胃底腺区，又称壁细胞区或泌酸腺区，占胃底、胃体的绝大部分，是胃分泌的主要功能区，其面积占胃黏膜面积的 3/5~4/5，此区内含有大量直而细的泌酸腺，主要含有分泌盐酸的壁细胞、分泌胃蛋白酶原的主细胞和分泌黏液的黏液细胞。此外，胃底腺区和幽门腺区尚有少量分泌 5- 羟色胺的肠嗜铬样细胞和释放组胺的肥大细胞。正常成人约有 10 亿个壁细胞，胃黏膜单位面积内的壁细胞数一般是男性多于女性，十二指肠溃疡病例的壁细胞数明显地多于正常人，可达 18 亿 ~20 亿个，而胃溃疡患者却明显减少，这可能是遗传方面的影响。壁细胞在人胃黏膜不同部位的分布有较大差异，以胃小弯壁细胞最多，假定其密集程度为 100，则胃体部为 75，胃底部为 50，贲门腺区和幽门腺区为 0~10。因胃酸的分泌量是与壁细胞数成正比，故十二指肠溃疡患者的胃酸分泌量，无论是基础分泌或最大酸分泌，均较正常人或胃溃疡患者有明显增加。可通过减少壁细胞的数量或降低其功能的手段来抑制过高的胃酸分泌。如十二指肠溃疡患者作胃部分切除时，应将胃体切除约 75%，才能使胃酸有足够的降低（图 4-4）。

正常成人的胃一昼夜能分泌 1500~2500ml 的酸性胃液，多的时候可有 5000ml。胃液的分泌受多种因素调控，主要包括神经因素（如迷走、交感神经以及局部神经丛等）、内分泌（如促胃液素、缩胆囊素、肾上腺皮质激素等）、旁分泌（如脑啡肽、生长抑素、前列腺素、组胺等）、胃腔内的因素（如酸的负反馈作用）以及胃排空五大类。根据分泌状态的不同，胃液分泌又分为基础分泌（又称消化间期分泌）和刺激性分泌或消化期分泌。基础胃酸分泌主要受迷走神经调节。迷走神经兴奋时，神经末梢释放的乙酰胆碱既可通过在壁细胞上的胆碱能受体引起胃酸分泌的直接增加，也可通过中间神经元刺激胃窦部的 G 细胞分泌促胃液素，促胃液素作用于壁细胞的促胃液素受体刺激胃酸分泌。此外，促胃液素还可使胃的肥大细胞释放组胺，它可局部刺激壁细胞上的组胺受体促进胃酸分泌。作用于壁细胞表面上述三种受体的刺激通过不同的细胞内信号转导系统最终驱动 H^+-K^+-ATP 酶产生 H^+，质子泵抑制剂奥美拉唑等药物通过抑制该 ATP 酶达到减少胃酸分泌的治疗目的。切断迷走神经后，十二指肠溃疡患者的基础胃酸分泌可显著降低或接近于零。

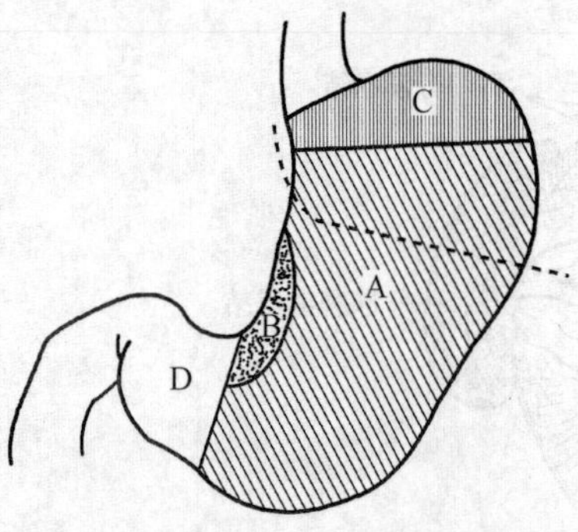

图 4-4　人体胃壁中壁细胞（胃酸分泌细胞）的分布情况

A. 胃体部分的腺体几乎 100% 是由壁细胞构成；B. 沿胃小弯的一条狭窄带约有 75% 为壁细胞；C. 胃底部的腺体约有 50% 是壁细胞；D. 幽门部几乎不含（0~1%）壁细胞。图中的虚线表示胃大部切除约 75% 时的切线位置

食物刺激的胃液分泌，即刺激性胃液分泌有三相：①脑相（即精神、迷走神经相）；②胃相；③肠相。壁细胞的分泌首先受迷走神经的控制，精神刺激或迷走神经兴奋过度能增加胃酸的分泌。十二指肠溃疡患者不仅其壁细胞数常有先天性的增加，而且其迷走神经也常有过度的兴奋，所以十二指肠溃疡患者的胃酸分泌量常明显高于正常人。胃相分泌是由于胃窦部（G 细胞）所分泌的促胃液素（gastrin）的作用，这是一种强烈的胃酸分泌激素，当食物充盈胃窦部时就可引起这种激素的分泌，转而促进壁细胞的分泌。虽然切断迷走神经可显著减少胃酸的分泌，但此时胃黏膜壁细胞的泌酸能力并没有下降。如果在切除迷走神经的同时切除胃窦，进食时的胃酸最大分泌量可减少 90%。胃溃疡患者的迷走神经张力一般反较正常人为低，其基础胃液的分泌量和酸浓度通常多接近甚至低于正常，但由于胃的排空功能减弱，容易造成食物滞留，一旦胃窦部因长期刺激而有促胃液素的分泌增加，结果同样能致胃酸的分泌增加，如果胃黏膜的抗酸屏障再遭到破坏，就构成了胃溃疡发生的条件；所以对胃溃疡患者单纯切断胃的迷走神经未必能有效地降低其酸分泌，而包括胃窦部的胃大部切除常属必要。

胃黏膜除分泌胃酸外，还包括壁细胞分泌内因子，主细胞分泌胃蛋白酶和黏液细胞及黏膜细胞分泌黏液，以及碳酸氢盐的分泌等，构成了胃的完整的分泌功能。而黏液和碳酸氢盐结合在一起就形成了一道抵抗胃酸侵蚀的屏障，称为黏液 - 碳酸氢盐屏障，为胃黏膜屏障的重要组成部分。

胃液的分泌同时还受很多机体内部因素的调节。当胃窦内的酸度逐渐增高到 pH<3.0 时，首先通过机体自身的反馈机制会导致促胃液素的分泌抑制，于是胃酸的分泌也就随之逐渐减少；胃内的 pH 愈小，此种反馈抑制作用愈大，至 pH 接近 1.5 时，胃酸的分泌即趋停止。这种反馈机制是盐酸和促胃液素刺激胃黏膜内 D 细胞释放生长抑素，后者通过旁分泌或内分泌途径抑制促胃液素的释放，或直接作用于壁细胞而抑制胃酸分泌。新近的研究发现，幽门螺杆菌（helicobactor pylori，Hp）感染使上述对胃酸分泌的抑制性调

节遭到破坏，Hp 阳性的十二指肠溃疡患者基础胃酸分泌量和最大胃酸分泌量均明显高于正常人。而以上改变大多于 Hp 根除后恢复正常。酸性食糜进入小肠以后，还能刺激肠黏膜释出肠抑胃素（entero-gasterone），这种激素对促胃液素、组胺和迷走神经都有强烈的拮抗作用，因而能进一步抑制胃酸的分泌和胃的排空活动。如进入十二指肠的食糜酸度达 pH 1.5 左右时，胃酸的分泌和胃的排空功能还会由于迷走神经的反射作用受到有力的抑制。

其他内分泌素对胃液分泌也有影响。例如肾上腺皮质功能减退者常致胃酸缺乏，相反在皮质醇增多症（Cushing 病）则多有胃酸分泌增加，所以临床上长期应用皮质激素或其他激素都可能引起溃疡病的恶化，甚至产生新的溃疡。严重创伤、烧伤或大手术患者在应激状态下由于腺垂体分泌大量的促肾上腺皮质激素，肾上腺皮质的分泌随之过多，也能导致胃酸分泌增加而有“应激性溃疡”形成。皮质激素和迷走神经对刺激胃液分泌具有同样的重要性，且有协同作用。其他的内分泌病变如胰腺的非 β 细胞瘤（G 细胞瘤）也能分泌大量的促胃液素，因此能引起严重的溃疡病（胰源性溃疡或 Zollinger-Ellison 综合征）。垂体或甲状旁腺功能亢进者其溃疡病的发病率也较高。交感神经系统兴奋时，可引起胃的血管收缩，供应胃的血流量减少，也可造成胃酸分泌减少。此外，某些药物如阿司匹林、保泰松、蛇根草以及酒精、咖啡因等能刺激胃液分泌，而阿托品、尼古丁等则能抑制分泌，也是临床上熟知的事实。可见胃液的分泌和抑制既受机体局部（胃、肠黏膜）和整体（神经、体液）的自然调节，也与机体的内环境与外环境有关，彼此之间有相互制约和自然调节的关系，于是机体乃得处于暂时平衡的所谓“正常状态”。

根据胃运动的功能特点，可将胃分为近端胃和远端胃两个区域。近端胃包括胃底和胃体上部，其功能特点为张力性活动，调节胃内压力，起储存食物的作用。远端胃包括胃体下部和胃窦，以蠕动性收缩活动为特点，起胃泵的作用。胃的远端部分、幽门括约肌及近端十二指肠形成一个重要的动力区，调控胃的排空功能。胃的起搏点位于胃体大弯侧近端 1/3 和远端 2/3 连接处的纵行肌，胃的基本电节律由此沿胃体和胃窦向幽门方向扩散，节律约 3 次 / 分，其速度愈近胃窦愈快，大弯侧略快于小弯侧，将胃内容物向前推移。胃的运动功能主要通过胃电、神经和激素进行调控。此外，十二指肠 - 胃反馈也参与胃运动的调节，十二指肠内容物的酸度、渗透性以及成分通过相关的受体调节胃排空速度，使适量的胃内容物运送至十二指肠。

胃的运动功能尚与分泌功能密切相关。当酸性的胃内容物进至幽门窦时，能引起幽门的反射收缩，只有当进入幽门窦的酸性内容物被幽门窦远端的碱性分泌液中和后，幽门才能重新扩张，食物方能继续前进。胃液的酸度愈高，幽门闭锁的时间愈长，因而食物停留在胃内的时间也愈久。幽门交替的反射性收缩及扩张一直继续到胃排空为止，通常约为 3~6 小时。

由于胃蛋白酶对机体消化蛋白质并不重要，大部分甚至全部的胃可以切除，而不致引起患者的严重生理障碍。但约 30%~35% 的患者在胃全部或者大部切除后，有可能引起继发性的贫血现象，全胃切除后的贫血常为巨红血细胞性贫血，部分胃切除后则多为缺铁性贫血，前者因为内因子缺乏导致维生素 B_{12} 吸收障碍，后者由于胃酸减少影响铁的吸收。

【附】 胃液的检查

前已述及，胃黏膜上有无数的腺体，主要是由三种不同的细胞构成：主细胞分泌胃蛋白酶，壁细胞分泌盐酸和水，黏液细胞分泌黏液，这些分泌物的混合就是胃液的主要成分。此外，尚含有少量的凝乳酶、解脂酶、有机酸（主要是乳酸）、氯化物和黏液蛋白等。胃液的成分可因生理的或病理的情况改变而有所增减，在病理情况下更可有血液、脓细胞、异常细菌或肿瘤细胞等存在；通过胃液的收集和检查，再结合临床症状和其他检查资料，对胃病的诊断有一定帮助。

（一）正常的胃液

正常纯净的胃液是一种无色而呈酸性反应的液体，比重 1.007，pH 约为 0.9~1.5。由壁细胞分泌的盐酸，于分泌后有部分几乎立即与胃内的蛋白质结合为酸性变性蛋白质，是蛋白质消化的第一步。此与蛋白质相结合的盐酸称为结合酸，结合后剩余的盐酸称为游离酸。结合酸、游离酸和胃液中含有的少量酸基盐和有机酸，其总和称为胃的总酸度。表示胃内酸度的方法，过去习用的“临床单位”职能代表胃液中所含可滴定的酸浓度，目前临床上已改用 mmol/L 来代表胃液的酸度，同时还要根据单位时间内的胃液分泌量，计算其单位时间内的盐酸分泌量（mmol/h），这样才能正确反映该病例的胃液分泌情况。胃液中的盐酸浓度，可以直接将一定量的胃液标本用 0.1mol/L 的 NaOH 溶液滴定到 pH7.0，然后根据其所耗去的 NaOH 溶液量计算出每升胃液中所含的盐酸的 mmol 值。

正常人空腹胃液量为 10~70ml，不超过 100ml，通常在进食 12 小时以后的胃内应不含食物残渣。因此通过胃液分析有时还可以测知胃的运动功能是否正常，作胃液分析时如发现有超过上述标准的情况，多表示胃的运动功能有障碍，或幽门有梗阻现象，可作为诊断时的参考。

应该指出的是，由于近代生理学的研究，对于胃液分泌的本质已有了不少新的认识，从而对于胃液分析的方法也有了若干新的改进，这些新的认识可以归纳为如下几点：

（1）壁细胞最初分泌出来的盐酸浓度实际上是相对恒定的（约为 160mmol/L，pH0.9），只是由于胃液中非酸成分的稀释程度不同，各个标本的酸度才有差别。

（2）各个病例的壁细胞数是不同的，壁细胞所受到的刺激（神经的、体液的）强度也是不同的；因此在检查某一病例的胃酸分泌情况时，既要测定其空腹胃的基础酸分泌，又要在给予强刺激——注射组胺或促胃液素后测定其最大酸分泌，这样才能正确地反映出该病例的壁细胞总量及其功能状态。

(3) 所谓“游离酸”和“结合酸”的区别，并不代表分泌的胃液在本质上有何不同，只是因为胃液分泌出来以后在胃内滞留的时间不同，以及胃液中所含蛋白质等非酸成分的多少不同，才导致了与“游离酸”浓度的差别。“游离酸”浓度较低，甚至完全缺失者也不一定表示其胃酸的分泌功能有何障碍，因此它在临床上并无特殊意义，近代在胃液分析时对此已不作分别检查。

(4) 盐酸是一种强酸，它在水溶液中几乎完全离解。用0.1mol/L NaOH滴定法测得的可滴定酸的浓度，一般可以代表游离的氢离子浓度。但如溶液中有某种缓冲物存在，因一部分氢离子被缓冲，pH将升高而可滴定的酸度仍不变。所以pH与可滴定的酸浓度有时并不相同，pH表示胃液中的游离氢离子量，用来代表低胃酸浓度较合适，而在高胃酸浓度时则以滴定法测得的mmol/L更能代表酸度的情况。

(二) 胃液的采取

胃液的采取，临床上是使用胃管插入法。胃管的种类很多，常用的是一种硅胶管，其管端的侧壁上有2~3个小孔。

插管的步骤如下：

1. 患者于晚餐后应禁止饮食(禁食12~14小时)，停服对胃液分泌有影响的药物，准备在翌晨空腹时采取胃液；采取胃液前亦不应刷牙。

2. 在插入胃管采取胃液前，应对患者详细解释作胃液分析的意义和采取胃液的步骤，取得充分合作，免得在插入胃管时有不必要之恐惧或过多的呃逆和呕吐。

3. 患者取坐位、头略向前俯，自口或鼻腔插入胃管。如有唾液分泌，应嘱其完全吐出，不可咽下；因唾液常是碱性，可中和胃酸，影响胃液分析的准确性。

4. 胃管插入的长度，可在胃管的标记上读出。一般进入45cm即通过贲门，再插入10~15cm管端即达胃大弯部，此时应可自由抽出胃液。然后用胶布将胃管固定在面颊上，并嘱患者勿移动胃管，更不可自行拔出。有唾液应即吐出不可咽下，过多的恶心呃逆亦应避免，否则将引起胆汁的反流，均可影响分析的准确性。

收集胃液的步骤如下：

1. 先将空腹胃液全部抽出，连续1小时，以供检验。抽取胃液时无需用力，以免引起黏膜出血，影响分析的准确性。如患者在坐位时抽不出胃液，可使其采取卧位或左、右斜位，在不同体位抽取，可以保证将胃液完全抽空。正常之1小时空腹胃液量约为30~50ml，如含量过多，是表示分泌亢进；胃液内如含有明显之胆汁，则表示有十二指肠液之反流。

由于1小时的空腹胃液分泌量在正常人也可能有较大的差别，因此有不少学者主张收集夜间12小时的空腹胃液作为基础分泌的测定标准，其方法也很简单，而结果可更正确。测定前1~2天患者应给流质饮食，当晚9点钟插入胃管后即让患者安睡，使免受食物的色、香、味等一切刺激。胃液可让它自行流入瓶内，至次日晨9时计其容积并测定其中的盐酸含量。据国外资料，正常人夜间12小时的空腹胃液量平均约为600ml，其中所含盐酸量约为10~20mmol(平均18mmol)，而十二指肠溃疡患者的12小时空腹胃液量平均约为1000ml，盐酸含量可达50~175mmol(平均60mmol以上)；通常夜间的酸分泌量超过60mmol者即有诊断意义，超过100mmol者就很少有通过内科疗法治愈的可能，有手术的指征。我国人的胃液分泌，无论是胃液总量和盐酸分泌量均较国外资料显著减低，大概是因种族和饮食习惯不同之故。据谭敏铨等曾对101例(男女各半)成年人(18~43岁)分析夜间12小时空腹胃液的结果，夜间12小时的胃液总量平均为(267.2 ± 15.1) ml，夜间12小时的盐酸分泌总量为(6.4 ± 0.9) mmol；又对27例十二指肠溃疡患者作了分析，其夜间12小时的胃液总量平均为(682.6 ± 111.5) ml，游离盐酸量为(36.1 ± 6.4) mmol，此值虽较国外报道者低，但较正常值则高2.5及5.6倍，差别极为显著，同样可以作为确定诊断和制订治疗方案的参考。如果收集夜间12小时的空腹胃液实属不便，则可收集早晨2或4小时内的空腹胃液，当比1小时的空腹胃液测定更为标准。由于夜间的空腹胃液分泌几乎完全是神经相的，在迷走神经完全切断后几乎是没有酸分泌的(<1mmol/h)，因此它的测定值在一定程度上更可以代表患者的神经相酸分泌的情况。

2. 空腹胃液抽取以后，常需采用各种方法刺激胃液的分泌，以便收集胃液再作分析。过去常用试验餐作为胃酸分泌的刺激手段，如酒精试验餐、咖啡因试验餐、Ewald-Boas试验餐。但各种试餐都是较弱的胃液分泌刺激物，它们并不能促使全部壁细胞进行最大限度地分泌，因此不能正确反映出真实的胃分泌功能，特别是遇到胃液中没“游离酸”时，更不能据此以诊断“胃酸缺乏症”。以上几种刺激剂目前在临床上已均被淘汰，目前常用注射组胺或五肽促胃液素以检查刺激状态下的胃酸分泌情况。组胺和五肽促胃液素均是壁细胞强烈的刺激剂，注射后30~45分钟即有最高限度的酸分泌。当壁细胞分泌功能暂时减退，应用普通的试餐仍无反应者，在注射组胺后都有酸分泌；若注射组胺后仍无酸分泌反应，则几乎可以肯定壁细胞有器质性的萎缩(如慢性胃炎和胃癌等)，对诊断有很大帮助。由于组胺注射后偶可有面红、头痛、心跳、脉快等反应，对子宫也有相当的刺激，故在妊娠期内或过去有过敏性疾病、气喘、心血管收缩功能不稳定等病史者，均不宜作此最大组胺试验，有严重的心、肺、肝、肾病变者亦为禁忌。常需事先注射苯海拉明以对抗组胺的不良反应，故现在一般都采用五肽促胃液素作为刺激药物。其优点是副作用小，胃液分泌的高峰出现快，但偶亦可有血管运动紊乱、轻度恶心和腹部不适。

胃液分析的禁忌证有如下：①新近有胃大出血(胃溃疡，胃癌等)或食管出血(门静脉高压症)者；②主动脉瘤患者；③心脏代偿障碍或心肌炎患者；④年老、恶病质、或全身衰弱患者；⑤肺气肿致呼吸困难，或肺结核晚期患者。

(三) 胃液的检查

胃液检查的内容不仅限于酸度的测定,通过肉眼观察和实验室检查或病理学检查,有时也能为疾病诊断提供有价值的信息。

1. 肉眼观察

(1) 容量:正常的空腹胃液量一般不超过50ml。如空腹胃液大大超过此量,同时又不见有食物残渣者,当为胃液分泌过多之证明;如同时含有食物残渣,则表示胃有排空障碍,通常是幽门梗阻的结果。若空腹标本中既含食物、又含胆汁,则梗阻位置可能在胆胰管壶腹部以下。

(2) 胆汁:正常的空腹胃液中通常不含胆汁,仅1/5的病例可能有之。如在胃管插入时有剧烈的呃逆作呕,则胃液中即可能含有金黄色之胆汁。急性十二指肠溃疡患者的胃液,也常因胆汁的反流而呈淡黄色或淡绿色。胆囊切除不久,或曾经做过胃空肠吻合术者,其胃液中也常含胆汁。

(3) 黏液:如胃液中有大块之黏液团悬浮于液面者,此黏液大都是在插管时连同唾液吞下,胃液分析的结果多不准确。

(4) 血液:如抽取空腹胃液时发现因胃内有明显之出血而致胃液颜色深红,多表示有胃癌、胃溃疡或急性胃炎等病变存在,应立即将胃管拔出,停止作胃液分析。如胃液中除含血以外尚有胆汁,应考虑有十二指肠溃疡或壶腹部周围癌已侵及十二指肠的可能。如血色暗红或呈咖啡样,则表示病变在胃而排空有障碍,常为胃癌之表现。少量的新鲜血丝意义不大,多为抽取胃液时用力过大,致黏膜受伤的结果。

(5) 气味:正常的胃液有一种特殊的刺激气味;若胃液无此酸味者,应即考虑有胃酸缺乏的可能。胃液有粪臭者,急性患者为肠梗阻的表现,慢性患者提示可能存在胃结肠瘘。晚期胃癌患者的胃液则常有腐臭气。

2. 显微镜检查

(1) 红细胞:少量红细胞并无意义,因其常为插管抽液时有黏膜损伤的结果。如操作时并无损伤而胃液中有大量红细胞,其意义与肉眼所见的出血相同。

(2) 白细胞:正常胃液中也常见有白细胞,但所有的白细胞多已为胃液中的盐酸破坏,仅剩白细胞核可见;如胃液中发现有完整的白细胞,则表示有胃酸缺乏症。胃液中含有多量白细胞核时,其意义需视其他情况而定。如同时发现胃液中有黏液团或鼻、口呼吸道之上皮细胞,则白细胞可能来自口、鼻或咽喉黏膜;如白细胞已被胆汁染黄,且同时发现有十二指肠或胆道柱状上皮,则白细胞可能来自该处;但如有大量脓细胞存在,同时又发现有胃的黏膜上皮,则考虑有胃黏膜炎症。

(3) 上皮:胃液中也经常含有少量上皮细胞,惟在有游离酸的胃液中不久被分解成碎片而不易辨认;相反如在慢性胃炎特别是胃酸度较低的情况下,就可以辨认出各种不同来源的上皮细胞。插管时随同黏液或唾液吞下的鳞状上皮形状最大,最易辨认。壁细胞较白细胞大而较鳞状细胞则较小,在伊红 - 苏木素染色下呈红色,有一个明显的细胞核,细胞质中有无数小粒。主细胞则最小,仅比白细胞略大,在伊红 - 苏木素染色下呈蓝色,其细胞核呈长椭圆形而细胞质仅有线样的一条附着在细胞核上。如有多量的胃上皮细胞存在,而同时又有多量白细胞和细菌发现,则表示有严重的胃炎存在。被胆汁染黄的柱状细胞有时也可在胃液中发现,量多者表示有十二指肠炎或胆道炎。

(4) 细菌:在胃液中如发现有多量的致病菌存在也有一定的意义。胃液的酸度愈低,其中的细菌数也愈多。胃癌伴有溃疡和显著的无酸胃炎患者,其胃液中常有多量细菌,特别在幽门有梗阻的情况下更是如此。检查细菌时必须将胃液的沉淀物加热固定,并予染色,必要时还需做培养后再检查。通常无酸胃液中的细菌多与口腔或上呼吸道内的菌种相同。因此,在胃液中如发现有多量链球菌时,并不一定意味着有胃炎而多数是从口腔吞下的。惟胃癌患者伴有幽门梗阻而胃液无酸者,其胃液中常可见有大型曲折状的Boas-Oppler细菌;其余如八联球菌、酵母菌和纤毛菌等,也可在低酸并有幽门梗阻的情况下见到。

(5) 寄生虫:十二指肠内的寄生虫有时也可反流入胃,在胃液中最多见的是梨形鞭毛虫、肠圆形线虫的幼虫、钩虫或蛔虫的虫卵。

(6) 组织碎屑:组织碎屑在胃液中发现的机会不多,因脱落的碎屑大都迅速被消化而不易辨认。但在严重的胃炎或外突形的胃癌患者,有时可有大块的组织脱落,这种组织应做病理切片检查后方能确定其性质。

有时可疑的胃癌患者,其胃液中虽未见有组织碎屑,亦可设法在胃液的沉淀物中找癌细胞。一般胃癌的细胞学阳性诊断准确率在技术熟练的人可达80%~90%,因其假阳性率较低,因此对于可疑的阳性报告应当严肃对待,并利用一切可用的临床诊断法,包括纤维胃镜和活组织切片来详细检查和确定诊断。

胃液检查除肉眼和显微镜观察外,胃液中肿瘤标志物的检测对胃恶性肿瘤的诊断有一定价值。胃癌患者的胃液中CEA的阳性检出率和含量均高于胃良性病变患者。另外,有学者报道胃液固有荧光光谱检测对胃癌的诊断也有所帮助。

(四) 酸度的测定

胃液的检查除上述的肉眼观察和显微镜检查等项目以外,最主要也是最有价值的检查是胃酸分泌功能的测定。前已述及,近代做胃液分析时,除采取空腹胃液测定其基础酸分泌量以外,还需在注射促胃液素或组胺后测定其最大酸分泌量(峰值),后者又称为加强组胺试验。在衡量某一病例的胃分泌功能时,既需注意胃液的容积(ml/h),又需测定其中之盐酸浓度(mmol/L),再计算其单位时间内的酸分泌总量(mmol/h),必要时还应测定其pH。其测定项目和临床意义可简述如下:

1. 基础酸分泌测定(basal acid output,BAO) 这是临床上研究胃的分泌功能的最简便方式,在一定程度上它可以代表患者的壁细胞数及其神经相的分泌状态。患者夜间禁食，翌晨插胃管吸出空腹胃液，然后连续收集1小时的空腹胃液，测定其所得的胃液容量、胃酸浓度和pH，将测得的胃酸浓度乘以1小时的胃液容量，即得BAO。正常国人的BAO为1~2mmol/h，一般<5mmol/h。BAO>5.0mmol/h者应怀疑有十二指肠溃疡的可能，胃泌素瘤患者的BAO多在10mmol/h以上。

2. 加强组胺试验(augmented histamine test，AHT) 先按上法收集基础(空腹)胃液。在胃管插入后30分钟即肌注氯苯那敏20mg，以预防组胺之全身反应。至1小时的空腹胃液已收集完毕以后，即皮下注射磷酸组胺0.04mg/kg体重，然后每隔15分钟收集标本一次，共四次，分别测定其胃液量、胃酸度和pH；也可以在1小时内不定期地抽取胃液，并将抽得的胃液混合后测定其总量和酸度，而不一定做分次的收集和测定。注射足量的组胺后，可以刺激全部壁细胞进行最大限度的酸分泌，因此加强组胺试验的结果可以直接反映患者的壁细胞总数及其分泌功能。现在一般采用五肽促胃液素代替组胺进行试验，其注射剂量为6μg/kg，其他步骤不变。壁细胞的分泌功能可以从几个方面来衡量：

04

(1) 最大酸分泌(maximun acid output，MAO)：将注射组胺或促胃液素后1小时内收集的全部胃液，合在一起测定其胃液量和胃酸浓度，将该1小时胃液量与胃酸浓度相乘即得MAO。其结果与胃黏膜的壁细胞总数最有直接的关系。

(2) 最大组胺反应(maximun histamine response，MHR)：将注射组胺后15~45分钟内所收集的两个标本合在一起加以测定，其结果称为MHR。因为不论在正常或异常情况下，15~45分钟之间的胃酸分泌量都比0~30分钟或30~60分钟之间的分泌量为高。

(3) 高峰酸分泌(peak acid output，PAO)：先将注射组胺或促胃液素后每隔15分钟收集的四个标本分别测定其胃液量和胃酸浓度，把胃酸浓度最高的2个相邻标本的盐酸含量加在一起乘以2，即代表1小时的高峰酸分泌量。

以上几种胃分泌功能的表示方法虽然都具有一定的意义，但临床上最常用的指标为MAO或PAO，这是因为BAO的变异性大，而MAO或PAO的稳定性和重复性好，其与壁细胞数量及功能成正比。正常国人的MAO为(16.26 ± 8.61)mmol/h，PAO为(20.26 ± 8.77)mmol/h。一般情况下，男性壁细胞总量多于女性，50岁以后胃的泌酸功能下降。总之，目前认为加强组胺试验是标准的胃酸测定法，而最大酸分泌(MAO)则是最常用的测定指标，它对诊断真正的胃酸缺乏症最为可靠，对十二指肠溃疡和胃泌素瘤，以及胃手术前后的胃酸分泌情况，也能提供有价值的资料。

3. 胰岛素低血糖试验(Hollander试验) 注射胰岛素后引起的低血糖状态，能反射性地通过迷走神经兴奋促进胃酸的分泌，所以通过本试验可以了解迷走神经对胃酸分泌的作用大小，特别在迷走神经切断术后，通过本试验可以明确神经是否已完全切断。患者夜间禁食，清晨插胃管收集1小时的空腹胃液，并测定其基础酸分泌量，然后静注胰岛素0.15~0.2U/kg(一般10U)，继之再收集1小时的胃液并测定其酸分泌量。如患者在试验过程中出现严重的低血糖症状，可以随时静注50%葡萄糖终止试验。

正常人注射胰岛素后如其血糖已降至2.8mmol/L，则其酸分泌量一般应比基础分泌高5mmol/h(或20mmol/L)以上。如迷走神经已完全切断，则胰岛素注射后其酸分泌量很少超过1mmol/h；但如神经切断不完全，则其酸分泌量可升高到1~5mmol/h，表示迷走神经切断术未成功。

4. 经内镜促胃液素试验(endoscopic gastrin test，EGT) 该方法在胃镜检查前15分钟肌内注射五肽促胃液素，并经胃镜吸取促胃液素注射后20~30分钟的胃液，测定这10分钟的胃液量和胃酸浓度，两者相乘即得10分钟泌酸量(mmo1/10min)。其结果与常规胃酸分泌检查有很好的相关性，不失为一种快速、简单的胃酸分泌检测方法。

5. 胃内pH连续检测法 应用连接于便携式记录仪上的胃腔内微电极连续测定胃内24小时pH的变化，可了解胃酸分泌的生理变化和昼夜节律。可部分代替胃酸分泌功能测定。正常人24小时胃液pH很少大于2，餐后pH升高，夜间pH最低，而在后半夜或清晨又开始升高。十二指肠溃疡患者24小时pH<1的时间较多，白天胃液pH<1的时间比率为50%，夜间超过60%。十二指肠溃疡患者使用抗酸药物后，如胃内24小时pH监测显示胃液pH>3持续18~20小时，溃疡可在3~4周内愈合。胃内pH连续检测也可用于恶性贫血时确定无酸的诊断。

(五) 胃液分析的临床应用

胃液分析是了解胃分泌功能的一种实验检查法，它对于诊断十二指肠溃疡或胃泌素瘤，确定无酸的诊断，决定溃疡病患者的治疗原则和手术方式，了解胃大部切除或迷走神经切断术后的情况，鉴别不同类型的慢性胃炎，以及评价抗酸药物的疗效都有一定的帮助。但在临床上却并非每一个有胃部症状的患者都要做胃液分析，而应根据具体情况有选择地进行，同时在做此分析时应使各种试验方法趋于统一，操作务求精确。其临床应用的适应证为：

1. 胃酸缺乏症 过去认为胃液内无“游离酸”时即可诊断为胃酸缺乏症，近代的观点则认为必须在加强组胺试验后无酸，胃液的pH不能降至7.0以下者始得称为“胃酸缺乏症”，pH不能降至3.5以下者可称为“胃酸过低症”。必须指出，用试餐或小剂量组胺刺激后如无“游离酸”，不能称为真正的胃酸缺乏症，因为不少正常人(特别是年龄在60岁以上者)也可以无“游离酸”。加强组胺试验后，真的胃酸缺乏症一般均为病理性的，可见于恶性贫血，萎缩性胃炎或胃黏膜萎缩、严重的缺铁性贫血，以及全胃切除后或少数胃癌病例。胃酸过低症可见于部分胃癌患者、萎缩性胃炎、缺铁性贫血、维生素B缺乏，肾上腺皮质或腺垂体功能减退等。

2. 十二指肠溃疡　十二指肠患者的基础酸分泌一般多高于正常值，但与正常值重叠比较多，通常约有20%~30%的患者其BAO可高于5mmol/h，此时即有诊断意义。因不少病例虽无临床表现而其BAO明显增高，长期随访结果发现这部分病例也会发生十二指肠溃疡。加强组胺试验可能更有诊断意义，约50%的患者其MAO可超过正常值的高限。一般认为如30岁以上的男性其MAO>35mmol/h，或30岁以上的女性其MAO>15mmol/h，同时伴有相应的临床症状或上消化道出血者，即使钡餐检查阴性也应认真考虑十二指肠溃疡。当PAO>40mmol/h时，高度预示并发症可能发生。相反，如男子的MAO<12~15mmol/h，或女性的MAO<10mmol/h，大概可以排除十二指肠溃疡。无临床症状的人如其MAO显著高于正常值者，有相当一部分病例在以后会发生十二指肠溃疡。

3. 胃溃疡　胃液分析对胃溃疡的诊断价值一般不大，其MAO和PAO多在正常范围。但在加强组胺试验后如其pH>3.5，应考虑及早做胃大部切除，以免有癌变的危险。胃溃疡并有胃酸缺乏症者，此溃疡大概非属良性，更应及时做手术切除。

4. 胃癌　一般胃癌的BAO和MAO均较正常人低，约18%的胃癌患者可有胃酸缺乏。但也有相当一部分胃癌患者的酸分泌情况是属正常，应予注意，不可麻痹。

5. 胃泌素瘤　疑为胰源性溃疡（Zollinger-Ellison综合征）的患者，须同时做基础分泌测定和加强组胺试验。如其基础分泌的容积>200ml/h，或者BAO>10mmol/h，或者胃部分切除后BAO>5mmol/h，BAO/MAO大于60%，甚至接近90%~100%者，一般即具有诊断意义。

6. 胃手术前后　做胃液分析有如下价值：

(1) 胃手术前：根据基础酸分泌和最大酸分泌的测定，可供治疗方案和手术方式的参考。例如一个十二指肠溃疡病例如其夜间之基础酸分泌超过75~100mmol/12h者，此种溃疡一般非内科疗法所能奏效而为手术指征。基础分泌和最大酸分泌都明显增高者，做胃次全切除时要求切除较广泛（>胃体之3/4），或在胃大部切除后加做迷走神经切断术。如基础分泌和最大酸分泌增高不显著者，可做胃窦部切除加选择性（近端胃）迷走神经切断，不必做胃次全切除术。

(2) 胃大部切除术后：术后如患者仍有溃疡病症状，同时MAO>15mmol/h者，提示有溃疡病复发之可能；如其MAO>25mmol/h，则溃疡复发的可能性就更大。

(3) 胃迷走神经切断术后：可做胰岛素低血糖试验。如在注射胰岛素后血糖已降至2.8mmol/L（表示试验正确），而其酸分泌量超过1mmol/h或更多者，表示切断不完全。

此外，胃液分析还有助于了解胃炎的酸分泌情况，鉴别不同类型的慢性胃炎，有助于制酸剂和抗胆碱能药物的疗效研究，以及它们的合理应用。对于一个溃疡病例的发病原因，通过胃液分析也可获得更多的了解。

二、十二指肠的解剖和生理

（一）解剖

十二指肠是小肠的第一部，它的总长度约有十二个手指宽（25~30cm），故有十二指肠之称。它起于幽门环，约在第一腰椎水平之右侧，止于十二指肠空肠曲，即在第2腰椎之左侧，整个十二指肠呈一个C形的弯曲。十二指肠本身没有肠系膜，除其上、下两端因有腹膜环绕肠管而略为游离外，全部十二指肠几乎都在后腹膜后面，紧贴腹后壁第1~3腰椎的右前方，仅其前壁隔着一层后腹膜突出于腹腔深处。根据十二指肠各段方向的不同，可以分为四段：

1. 第一段或上部　又称十二指肠球部，自幽门向右并稍向后上，至肝门下方转而向下，形成十二指肠上曲，长约5cm。上部起始部属腹膜内位，活动度较大，其余部分均在腹膜外，无活动性。其前上方与肝方叶、胆囊相邻，故彼此间极易发生粘连。近幽门处肝十二指肠韧带右缘深侧为Winslow孔，下方与胰头相邻，后方有胆总管、胃十二指肠动脉和门静脉通过。90%的溃疡发生在球部，前侧壁常为溃疡病灶之所在。前壁溃疡易穿孔，累及结肠上区并波及全腹；后壁发生穿透性溃疡时易腐蚀其后方血管，引起溃疡大出血。

04

2. 第二段或降部　始于十二指肠上曲，沿脊柱右侧下降至第3腰椎，折转向左，形成十二指肠下曲。长约7~8cm。此段为腹膜外位，前面有横结肠及其系膜，并与肝右前叶相邻；后方与右肾门及右输尿管起始部相邻；内侧邻胰头及胆总管（胰腺段）；外侧有结肠肝曲，因此在右半结肠切除时，游离肝曲时应避免损失降部。胆管和胰管形成共同通道后开口于此段的后内侧中部的十二指肠大乳头。胃十二指肠动脉的胰十二指肠上支是在此十二指肠降部与胰头所形成的前沟中。因十二指肠降部侧面的脏腹膜与侧腹壁的壁腹膜是相融合的，故降部几乎是完全固定的。但如将降部右外侧的腹膜切开（Kocher操作方法），则降部即可向内侧牵开，以便暴露胆总管的十二指肠后、胰腺内、及十二指肠壁内各段，同时也可显露胰头的后方；也可使十二指肠获得充分的游离，以便减少在胃部分切除后十二指肠断端与胃残端相吻合（Billroth Ⅰ式）时吻合口的张力。

3. 第三段或水平部　以水平方向横过右输尿管、下腔静脉、脊柱及腹主动脉，止于第3腰椎之左侧，长约10~12cm，移行于升部。此段完全位在腹膜之后，其终末处有空肠回肠系膜的根部相交。肠系膜上动脉是在此十二指肠横部的前壁下降，然后进入肠系膜之根部，若此动脉在横过十二指肠处有短而紧张的情况，有时可以压迫十二指肠引起梗阻现象，即为肠系膜上动脉压迫综合征（Wilkes综合征）。胰腺则是在此水平部的上缘，其间仅相隔一沟，为胰十二指肠下动脉之所在。

4. 第四段或升部　长2~3cm，由水平部向左上斜升，沿脊柱的左侧止于第2腰椎之水平，然后急转向下、向前、并向左形成十二指肠空肠曲。此处为一重要的解剖标志，常以此作为上段空肠之起点。Treitz 韧带将此交界处与后腹膜固定，在行胰十二指肠切除时需游离 Treitz 韧带。

十二指肠的动脉供给是来自胰十二指肠动脉。胰十二指肠上动脉是从肝动脉分出的胃十二指肠动脉的分支，而胰十二指肠下动脉则是肠系膜上动脉的第一分支，前者分布在十二指肠的降部，后者则供应十二指肠的横部，二者之间彼此相吻合，且各有若干前后分支供应肠袢四周。十二指肠的静脉多与相应动脉伴行，除胰十二指肠上后静脉直接汇入门静脉外，其他静脉均汇入肠系膜上静脉。十二指肠的淋巴回流分别引流至沿胰十二指肠动脉弓排列的胰十二指肠前、后淋巴结。前者引流至幽门下淋巴结，后者汇入肠系膜上动脉淋巴结(图 4-2)。

(二) 生理

十二指肠的组织结构与小肠其他处相同，由黏膜、黏膜下层、肌层和浆膜层组成。十二指肠黏膜的主要功能为分泌作用，同时具有一定的吸收功能。十二指肠黏膜形成黏膜环状皱襞并具有小肠绒毛，其中含有专司黏液分泌的杯状细胞和具有吸收功能的吸收细胞。在绒毛隐窝处存在大量的内分泌细胞，分泌各种内分泌素调节消化分泌和运动功能。这些细胞包括分泌促胰液素的 S 细胞、分泌胆囊收缩素的 I 细胞、分泌抑胃肽的 K 细胞和分泌生长抑素的 D 细胞等。此外，十二指肠黏膜下层还具有特征性的腺体——Brunner 腺，该腺体能分泌一种碱性黏液，内含黏蛋白，除保护十二指肠黏膜不被胃酸侵蚀外，还为胰酶的消化作用提供适宜的 pH 环境。

在胃内半消化并略带酸性的食物，进入十二指肠以后将进一步被其碱性分泌液所中和。此外，食物的消化也因胰蛋白酶、胰淀粉酶、胰脂肪酶及凝乳酶等的作用而得以进一步完成。这些消化酶自胰分泌入十二指肠后，受十二指肠腺分泌的肠激酶(enterokinase)的作用而趋于活跃。再者，食物进入十二指肠与胆汁接触以后，因胆汁能使脂肪乳化，并能使脂肪消化时所产生的脂肪酸溶解，因此有助于脂肪性食物的消化。胆盐本身也是胰脂肪酶的特殊刺激剂。

部分或者全部的十二指肠可以切除而不致发生重大障碍，因为十二指肠的功能似乎能被其他的小肠所代替。但分泌的胆汁必须设法使之进入肠道，而胰液的重新进入肠道虽非绝对必要，却也是应该争取的。

(叶再元)

第二节　胃和十二指肠的各种异常

一、贲门失弛缓症

贲门失弛缓症又称贲门痉挛，是以食管下括约肌(lower esophageal sphincter，LES)张力增高，食管体部正常蠕动消失及食管下括约肌在吞咽时松弛障碍为特征的食管运动功能障碍性疾病。它的主要表现为贲门非器质性的阻塞，同时并有近段食管的扩张现象。

贲门失弛缓症是一种少见病，在我国缺乏该病的流行病学资料，在欧美国家，该病的发病率为 5/10 万，发病存在地域差异，但无种族和性别差异，任何年龄均可罹患，但以 30~50 岁为最多见。约占食管疾病的 5% 左右，是仅次于食管癌的需要外科治疗的食管疾病。

【病因和发病机制】 本病的真实病因迄今尚无定论，临床上常发现本病多继发于感染、严重的情绪紧张、机体严重创伤以及过度肥胖节食引起的体重剧减等，近年的研究提示基因遗传、病毒感染及自身免疫可能与发病有关。

贲门失弛缓症的发病机制有先天性、肌源性和神经源性三种学说。目前被广泛接受的是神经源性学说，该学说认为贲门失弛缓症不是食管下括约肌本身的病变，而是支配食管下括约肌的肌间神经丛中松弛食管下括约肌的抑制性神经元减少或缺乏引起。该抑制性神经元为非肾上腺能非胆碱能神经元，主要由氮能和肽能神经元构成，氮能神经释放的一氧化氮和肽能神经释放的血管活性肠肽等共同调节食管下括约肌的松弛。上述神经元或神经纤维的缺失是贲门失弛缓症的最重要的病理基础。另外，人们已注意到贲门失弛缓症在食管下括约肌、食管体、迷走神经以及吞咽中枢均可出现神经病理改变。

【病理】 由于食管下端不能作共济性的弛缓，故食物不能顺利通过贲门进入胃内，但贲门并无痉挛性的收缩现象。起初上段食管将增加收缩力，以致逐渐形成食管的肥厚。当病症逐渐进展、食管逐渐丧失其张力时，由于食物及分泌液的积滞，上段食管将逐渐扩张，并同时增长。食管壁的肌肉逐渐萎缩，弹性纤维也逐渐退化，整个食管的肌层被纤维组织所代替。随着病程的进展，扩张的食管可以有不同的形态：初时呈梭形，以后呈瓶状，最后可成 S 状(图 4-5)。扩张的部位最显著的是在下端，但慢性病例其扩张变化可高达颈部。由于食物淤积，慢性刺激食管黏膜，引起黏膜充血、糜烂、溃疡、瘢痕形成、上皮增生，可在少数患者诱发癌变。

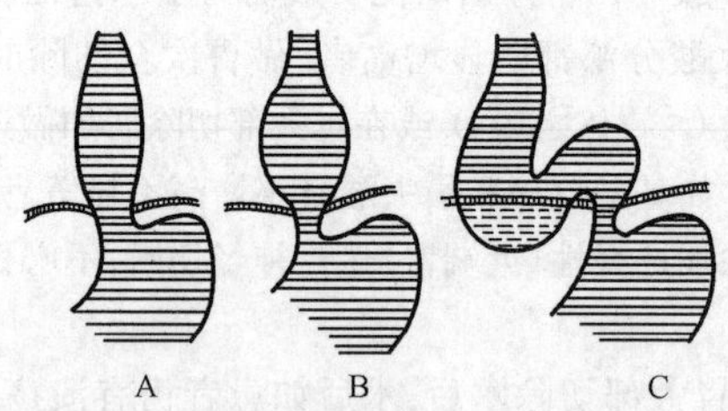

图 4-5　贲门失弛缓症的食管扩张现象

A. 早期的扩张多呈梭状；B. 以后扩张成瓶状；C. 最严重者因食管有增长，可呈 S 状

【症状】 患者早期的症状大都不显著，多属间歇性的，故很少就医。随着病程的进展，症状逐渐变得显著，且呈持续性。主要症状有下列几点：

1. 吞咽困难　几乎是经常的现象。吃固体食物时常感胸部有梗噎的感觉，而且在平卧时几乎不能咽下任何食物。

2. 胸骨后疼痛 疼痛的部位常在胸骨后近下端处。初期的疼痛比较剧烈，是因食管肌肉非共济性地收缩之故。后期的疼痛比较缓和，是由于食管的扩张所致。早期的疼痛多发生在吞咽的时候，而晚期的疼痛以在食管被充盈时为甚。

3. 食物反胃 病的早期往往在食后不久就反胃，但量不多；至后期则往往在食后要隔相当时间才有反胃现象，呕出的量甚大，且可看到两三天前所吃的食物，有时甚至在空腹时也能有多量的唾液反出。这种反胃一般不伴有恶心及嗳气，向前弯腰或躺下时更易发生，而口臭则是经常的现象。

4. 患者经常体重减轻。

贲门失弛缓症可以发生下列并发症：

(1) 食管黏膜发生溃疡而出血、急性穿孔、憩室形成。

(2) 发生吸入性肺炎、肺不张、肺脓肿、支气管扩张、胸腔积液等；有时并可引起心脏及大血管的压迫症状。

(3) 营养障碍，特别是维生素 B、维生素 C 缺乏。

(4) 中毒性或风湿性关节炎。

(5) 偶然可以引起食管下端或胃底癌。

【诊断】 除上述的典型症状外，诊断的最后依据是靠 X 线吞钡检查、食管测压和食管镜的检查。

1. X 线检查 检查前应将食管灌洗抽吸干净，然后吞入钡剂进行 X 线检查。可以看到食管有显著扩张，但在横膈部分胃食管交界处则逐渐变得细小，像一个鸟嘴状，其黏膜光滑整齐。在透视时可以看到钡剂至贲门部有突然停滞的现象，以后虽然有少量钡剂可以进入胃内，但钡剂常在食管中滞留至数小时之久。有贲门失弛缓症典型症状的患者，其正位胸片上纵隔内双重条影和侧位片上后纵隔气液平面，对诊断有重要价值。

2. 食管测压检查 贲门失弛缓症食管测压检查的主要表现有：①体部中下段缺乏推动性蠕动波；②食管下括约肌松弛率明显降低；③食管下括约肌静息压明显升高；④出现低幅同步收缩波。

3. 食管镜或胃镜检查 可以进一步除外食管的器质性病变及并发症如癌变、溃疡或食管炎等。

【治疗】 迄今尚无任何治疗手段能够恢复受损食管的平滑肌动力，故贲门失弛缓症的治疗着重于松弛，从而缓解临床症状。可以有下列 4 种不同的疗法：

1. 药物治疗 包括：①柔软无渣滓而多营养的食物，特别需富含维生素的；②精神神经的治疗；③各种解痉挛药物的应用，如亚硝酸戊酯或阿托品等。这些疗法在早期可能暂时有效，但对慢性病例则多无效。

2. 肉毒毒素注射治疗 肉毒毒素是肉毒梭状杆菌产生的外毒素，是一种神经肌肉胆碱能阻断剂。它能与神经肌肉接头处突触前胆碱能神经末梢快速而强烈的结合，从而抑制平滑肌收缩，起到治疗作用。可在内镜或超声内镜下分 4 点注射到食管下括约肌区域。治疗后 6 个月内症状缓解率可达 65%，几乎没有任何并发症，比较适合于高龄、高危或拒绝扩张和手术治疗的患者。但远期疗效明显差于扩张治疗。

3. 扩张疗法 扩张治疗是治疗贲门失弛缓症首选的非手术治疗方法，可采用水、气或水银扩张器，目前大多采用气囊扩张。通过扩张，使食管下括约肌发生部分撕裂，解除食管远端梗阻，使患者症状缓解，一般应扩张到 3.5~4.5cm，多数人主张一次扩张，也有人主张逐渐加压，多次扩张。目前倾向于采用逐步增加气囊直径的方法。在进行扩张以前，必须经过 X 线及食管镜的检查，食管下端有溃疡者即不能应用扩张疗法。扩张治疗的有效率为 65%~80% 左右，低于手术治疗，其远期疗效也不如手术治疗。扩张治疗后的并发症发生率较低，约 6% 左右，主要并发症有食管穿孔、出血及吸入性肺炎等。其中穿孔最为严重，发生率约为 1%~5%，发生穿孔后一般需手术修补，偶尔可采用保守治疗。而下列情况则通常是扩张疗法的禁忌证：①贲门失弛缓伴有巨大膨出性食管憩室或食管裂孔疝者，扩张疗法易引起穿孔、出血等并发症；②贲门部有溃疡或瘢痕形成者；③不能排除恶性肿瘤可能者；④患者以疼痛为主要症状者。

04

4. 支架治疗 近年来，针对部分患者症状较严重，药物治疗或反复扩张疗法效果不佳但由于全身基础情况较差，无法耐受手术等原因，可选择在内镜下放置金属支架。放置的支架可随体温升高至 37℃左右时逐渐膨胀，造成食管贲门处痉挛的平滑肌慢性撕裂，从而扩张狭窄处，使食物顺利通过。由于该类支架具有记忆性，扩张的大小一般较稳定，不至过度膨胀导致食管破裂，而且扩张的过程需 24 小时左右，食管贲门区受力较均匀，平滑肌的撕裂也较规则。支架又可分为永久性和暂时性 2 种，暂时性支架可作为围术期的过渡处理，而永久性支架尽管短期疗效好，但后期会发生严重频繁的胃食管反流和肉芽组织增生导致食管狭窄等，因此，永久性金属支架扩张不适合贲门失弛缓症。可回收防反流食管支架是近年研制的一种新型支架，其金属骨架由被膜覆盖，不易与食管组织粘连，便于回收，另外支架末端安置有防反流瓣膜，能有效减少胃食管反流症状。理论上，该种支架能最大限度地降低食管贲门慢性炎症反应和反流程度，具有很好的研究前景，但由于材料昂贵、支架易移位等因素，其远期效果尚不明确。

5. 手术治疗 约 30% 的病例需用手术治疗。有下列情况者为手术适应证：

(1) 晚期病例食管已有严重的扩大，甚至已呈瓶状或 S 状者，用扩张疗法有损伤或者穿破的危险。

(2) 婴儿或孩童不适用扩张，或者扩张有危险者。

(3) 不能除外有癌变的可能者。

(4) 采用扩张治疗失败——气囊不能通过贲门进入胃内，或者扩张效果不显著者。

贲门失弛缓症的手术方法的基本术式为食管贲门肌层切开术（Heller 手术），原先描述的手术方法是同时行前部和后部括约肌切开，现已改良为仅行前部括约肌切开术，即改良 Heller 手术。该手术可通过经腹或经胸途径完成，并使 85%~90% 的患者症状得到长期缓解。其主要并发症为胃食管反流性疾病。大多数学者认为经腹行改良 Heller 手术需加做抗反流手术（Dor 或 Belsey 式胃底部分折叠术），因为经腹手术破坏了膈食管韧带，使得食管抗胃反流的屏障受损，导致术后食管反流性疾病的出现，而经胸手术不需要行抗反流手术。

食管贲门肌层切开术（改良 Heller 手术）　本法最为简单安全。手术的原理与先天性幽门狭窄的 Ramstedt 手术相似，均为一种黏膜外的肌肉层单纯切开术。

手术步骤（图 4-6）

1）患者取平卧位，作上腹部左侧旁正中切口。

2）用盐水纱布将大肠和小肠隔开。将胃向下拉，同时将肝左叶的冠状韧带切断，即可将肝左叶向右侧牵开，以暴露食管的腹腔段及胃贲门。

3）将食管上的腹膜沿折向横膈的地方横行切开约 5cm，然后交互使用钝性或锐性的分离法将食管四周都游离出，并用一根带子围绕食管备作向下的牵引。注意保存迷走神经的完整性，左（前）迷走神经可以在分离后把它向右侧牵开，免使受伤。

4）将食管向下牵引，在食管的前壁和贲门的狭窄处作纵向切口，长约 7~8cm。这个切开必须十分小心地单切开肌层而勿伤及黏膜，然后将肌层小心拨开，使下面的黏膜逐渐从肌层的切口中突出。在食管的肌层已经切开、黏膜已经突出后，切口就可以向下延长到胃壁上，同样将肌层切开，并使胃黏膜突出。这样整个切口长约 10~12cm，约 8cm 是在食管上，约 4cm 是在贲门和胃壁上。

必要时可以先在胃的前壁切开一个小口，并伸一个手指通过贲门到食管中，然后在这个手指的衬垫下切开食管和胃的肌层，可避免伤及黏膜（图 4-7）。

在肌层切开后，常可在黏膜上见到有细小的血管。这些小血管必须予以结扎切断，然后方能使黏膜很好地突出。万一有黏膜的破伤，可以用细丝线将伤洞缝合，一般不致发生意外。

5）手术完毕后最好将胃稍加拧挤，使胃内的空气和胃液挤向食管，以确证黏膜并无破损，否则即应小心予以缝合修补。

6）最后缝合腹壁各层。腹腔不需要引流。

本手术也可以通过一个经胸的切口进行，但经腹的切

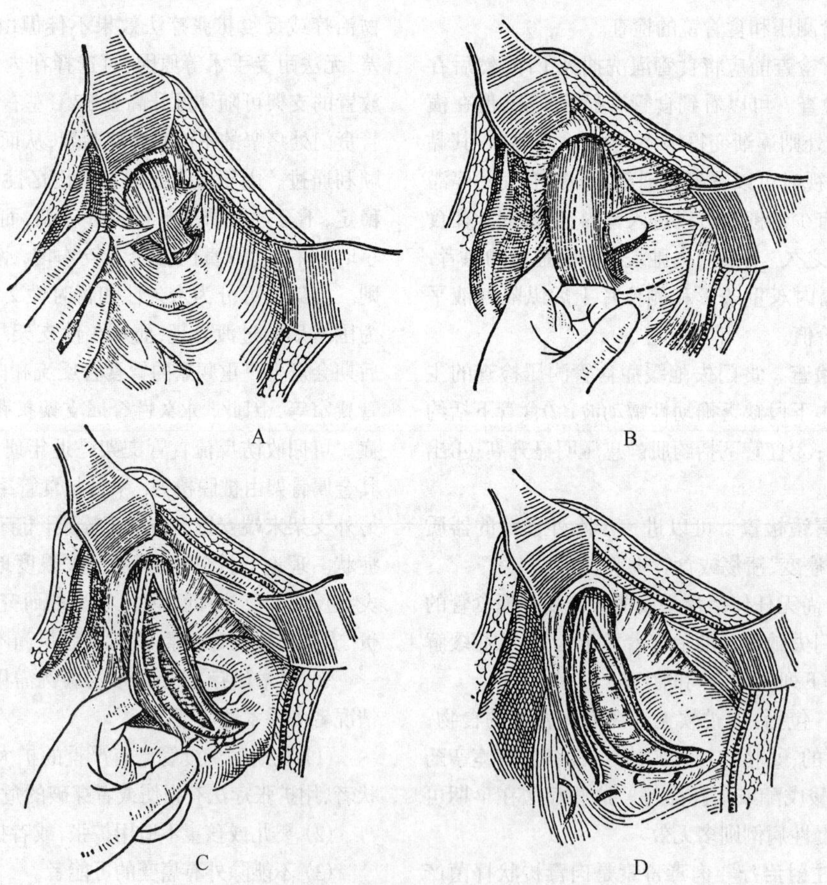

图 4-6　食管贲门肌层切开术（Heller 手术）

A. 将食管前面的腹膜横行切开约 5cm；B. 游离食管下端和贲门、胃底部。注意左迷走神经之位置和肌肉切开之部位；C. 示食管纵向切开和环行肌被切断的情况；D. 示食管和贲门部的肌肉已完全切开及黏膜突出的情况

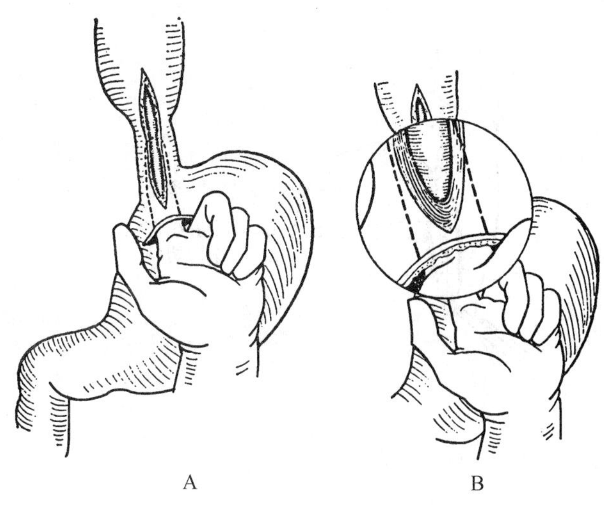

图 4-7　在手指的衬托下行食管肌层的切开术
A. 示胃壁切开的位置和手指伸入食管中的情况；B. 图之圆圈示在放大镜下将食管的环行肌仔细切开的情况

口暴露也很满意，故经胸切开似非必要。手术的疗效一般十分良好，但 X 线的检查结果不如临床症状改善显著，食管往往仍有扩大现象。

近年来腔镜技术的迅速发展使贲门失弛缓症的治疗发生了巨大变化，目前经腹腔镜或胸腔镜行改良 Heller 手术的技术已日趋成熟。这种微创性手术的疗效与开放性手术相似，且创伤小，缩短了手术和住院时间，减少了手术并发症。与传统手术相似，一般认为经腹腔镜手术需加做抗反流手术，其疗效略优于经胸腔镜手术。有报道经腹腔镜行改良 Heller 术加 Dor 胃底折叠术治疗 142 例贲门失弛缓症的 5 年缓解率达 90%。

食管胃底吻合术（Heyrovski 法）　对手术后因括约肌切开不彻底而复发，或巨食管术后食管仍难排空者，可考虑行食管胃吻合术（Heyrovski 或 Gron-dahl 手术）。

手术步骤（图 4-8）

1）~2）与 Heller 手术相同

3）将食管下端充分游离后，可以将它拉入腹腔达 8~10cm 之多。用丝线将它缝固在横膈腹膜上以防止其缩回胸腔。将胃底的内侧壁和食管下端作一排间断的丝线缝合，为双层缝合的后层。这层缝线应该缝住肌层，但不应该穿入胃腔内。

4）在上述缝线的两旁各做切口长约 6cm。将食管和胃壁的全层用“0”号丝线作连续的锁线缝合，至前壁用 Connell 缝合法将前壁作内翻缝合。最后，前壁应再缝一道丝线的间断缝合予以加固，同样的只缝肌层而不缝住黏膜。上、下两个转角的地方，可以再用二针内翻的褥线缝合予以加强。

食管胃吻合术（Grondahl 法）　为 Heyrovski 手术的一种变式（图 4-9）。其唯一的不同是在于食管上的切口经过贲门后再弯向胃底部，整个切口呈 U 形，其他的操作步骤与 Heyrovski 法完全相同。

Heyrovski 或 Grondahl 食管胃吻合术一般也能获得满意的结果。但据文献报道有较多发生并发症的可能，如反胃、食管炎、食管下端溃疡、吻合边缘溃疡，及因此而引起的吻合口狭窄等，均有报道。相比之下，Heller 手术既简单而更有效，故后者现已成为贲门失弛缓症的典型术式。

二、先天性幽门狭窄

先天性幽门狭窄是因幽门括约肌的肥厚及痉挛，致食物不能通过幽门而产生的一系列临床症状的疾病。在婴儿出生后的最初几周内发生持续性的呕吐、顽固性的便秘；同时并可看到胃的蠕动波和摸到幽门的硬块。若没有及时诊断和正确治疗，病儿将发生严重的营养障碍而迅速衰竭死亡。除了胃与十二指肠溃疡和胃癌以外，本病是胃的病变中较常见的一种。在婴儿出生以后的最初几周，这是需要外科治疗的最常见的病变。

本病的发病率各医院的报道不一，难于肯定，大概在 0.5% 左右。患此病者以男婴为多，两性之比例约为（4~6）：1，而且往往家庭中的第一个男孩更易罹患此病。不少外科家曾经报道同一个家庭中先后有几个婴儿曾患此症。

【病因】　先天性幽门狭窄的基本病因何在虽有不少理论试图予以解释，然而至今尚无定论。目前有三种学说：

1. 遗传因素　有家族发病倾向。单卵双胎多于双卵双胎。目前认为是一种多基因性遗传，临床上表现为幽门的环状肌有先天性肥大，致幽门的内腔变得狭窄。

2. 胃肠道激素紊乱　免疫组织化学研究提示在幽门环肌层中脑啡肽、P 物质及血管活性肠肽等肽能神经纤维明显减少或缺如，同时患者血清促胃液素水平明显增高。胃肠道激素紊乱可能造成幽门括约肌松弛障碍，括约肌痉挛。

3. 幽门肌间神经丛发育异常　因括约肌的神经肌肉丛发育不全，致括约肌不能弛缓，而引起幽门肌肉的代偿性肥大。

看来，括约肌的先天性肥大和继发性的痉挛现象都是存在的，因为有时婴儿出生时即能摸得肥大的幽门肿块，甚至早产儿也幽门肥大；而括约肌痉挛的现象也是客观存在的，例如不少患儿应用阿托品后有效，同一个患儿在不同时期的梗阻程度有差异，手术时患儿在麻醉后往往肿块会消失，均说明括约肌除了真正的肥厚以外还有痉挛现象存在。但在不同的个体中，肥厚与痉挛所占的成分则可能有所不同。至于括约肌何以会肥厚与痉挛的原因，则迄今尚未能作出满意的解释。

【病理】　最突出的现象是幽门括约肌，特别是它的环状肌的肥厚增生，较正常的括约肌约厚 2~4 倍以上，使整个括约肌硬得像一块软骨，形如橄榄。整个括约肌的肿块常突出到十二指肠腔中，如同子宫颈突出到阴道中的样子。病变初期括约肌多呈粉红色，后期多呈白色，在病理上并无炎症的现象，但有时可以有程度不同的水肿。胃则常有扩

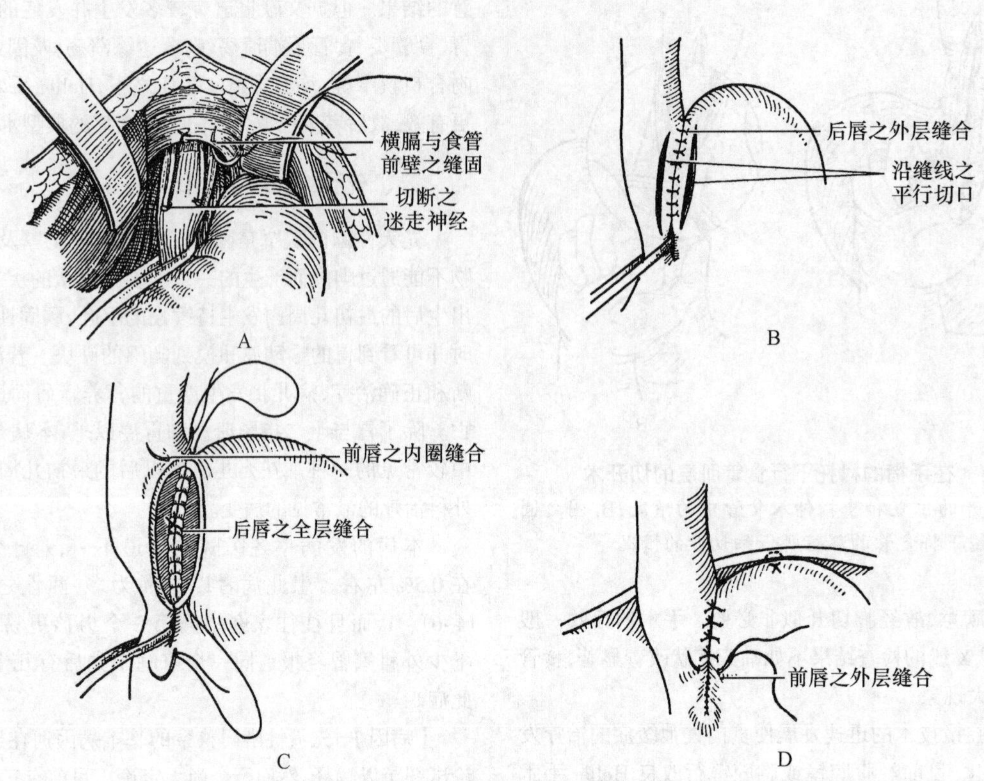

图 4-8 贲门失弛缓症的食管胃吻合术(Heyrovski 法)

A. 食管下端充分游离后用带子绕过其后壁，向下牵拉，并将横膈腹膜尽量缝固在食管前壁的最高处，以防止食管缩回胸腔。迷走神经已切断；B. 食管下端与胃底内侧壁间的后唇间断缝合已缝好；与缝线相平行的两个切口已切开；C. 吻合口后唇的第二层全层连续缝合亦已缝好，开始将前壁用 Connell 缝合法作内翻缝合。后唇全层缝合可以自吻合口之中点开始，分别向上下两端缝合，再各自向前壁作内翻缝合，在前唇之中点相互打结；但也可以自吻合口的一端开始，缝合到另一端后再转向前壁，至起始处和原有的线头打结；D. 前壁的第一层内翻缝合已告结束，再进行前壁的另一道间断丝线缝合

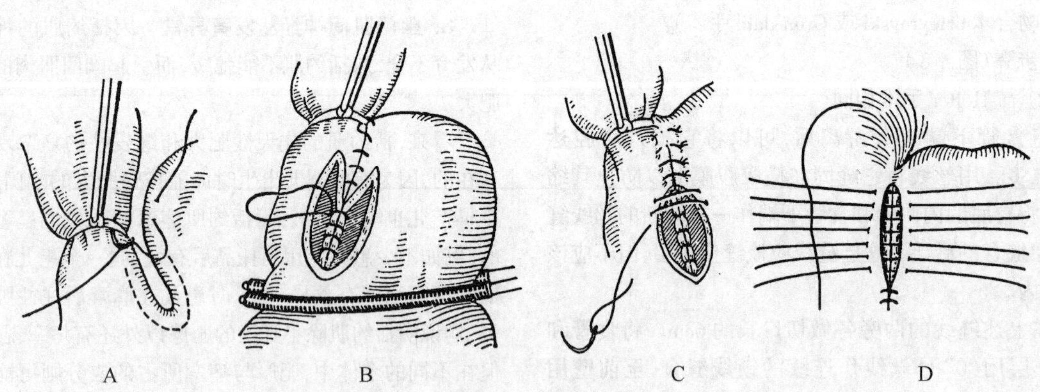

图 4-9 贲门失弛缓症的食管胃吻合术(Grondahl 法)

A. 食管游离后用粗线尽可能在高位结扎，以免有污物自食管溢出，并可用以牵引食管。U 形之点线表示食管与胃的切开线；B. 吻合口后唇之浆膜肌层间断缝合已做好。食管和胃的 U 形切口已切开。胃底部之肠钳可以防止胃内容物之溢出污染；C. 后壁的全层缝合缝好后，正以 Connell 法内翻缝合吻合口的前唇；D. 前唇再以间断的 Lembert 缝线加固

大现象，且常有一定程度的胃炎存在。

幽门部的黏膜，常因外层括约肌的收缩而形成纵行的折皱，致使内腔极度狭窄，有时仅能勉强通过一个探针。但当外层的环形肌切断以后，其黏膜常能张大突出至切断的肌层以外。最后的愈合是靠浆膜和黏膜下层的纤维组织的逐渐收缩，大约三个月以后胃和幽门即能恢复正常。但如先天性幽门狭窄患者采用胃空肠吻合术来治疗，有学者曾发现此肿大的幽门括约肌可持续至成人以后；也曾有报道在胃空肠吻合后，随访37年发现幽门括约肌肿大的情况仍然存在。

【症状】 患此病的婴儿，多数在出生时是属正常。症状的出现多数是在出生后的第二周或第三周，甚至可迟至第十周或更久。偶尔也有在出生后几小时或一、二天内即发病者。所有症状都是因幽门发生阻塞后产生的，包括下列各项：

1. 反胃和呕吐　通常是本病的第一个也是最重要的症状。开始时一般仅是一种轻度反胃，多半发生在喂乳以后，因此很容易被认为是喂乳过多之故。但以后呕吐得愈来愈明显，从经常的少量呕吐发展到历时较久的大量呕吐，而且呕吐的性质也逐渐从单纯的反胃发展到喷射性的呕吐；直至病的末期，胃运动功能极度减退时，呕吐又从喷射性再度变为无力的反流。这种呕吐一般不像肠梗阻那样伴有疼痛，患儿也没有啼哭和屈腿的现象。患儿的胃口一般很好，特别是在刚呕吐以后往往更加拼命吸乳，只有在将要呕吐以前，患儿的食欲始有所减退。喷射性的呕吐是本病最常见的症状，约90%~96%的患者有此现象。呕吐物中不含胆汁，可与十二指肠的先天性闭塞相鉴别。

2. 便秘或腹泻　约90%的患儿有明显便秘，其余10%的大便可以正常。但有时可以有腹泻，表示患儿的肠道有感染存在。大便量少而呈绿色，且多黏液。

3. 脱水和消瘦　因患儿反复呕吐，体重迅速减轻。脱水现象也很严重，如皮肤干燥、弹性消失，面容灰暗、额上发皱、鼻尖削而颧骨高，嘴角瘪而眼眶陷。体重减轻愈多则情况愈加严重。患儿一般没有酸中毒而反出现显著的碱中毒现象，有时甚至会出现搐搦症。

4. 腹部膨隆　在体检时常可见上腹部有明显的膨隆，而下腹部则多平坦柔软。

5. 胃蠕动出现　典型的胃蠕动波可见其自左侧肋缘部开始，横过上腹正中而消失在右腹直肌的外缘部。蠕动波发生的部位表示胃的位置，而其消失的部位就是幽门的所在。约75%~85%的患儿可以看到有胃的蠕动波；在喂乳以后或者轻轻叩击左腹直肌时，蠕动波更加显著。

6. 幽门肿块　肿大的幽门括约肌一般是可以摸到的。据统计95%~100%的病例可以摸到幽门，但这并不是说肿块是经常可以摸到或者很容易摸得的。胃胀满时肿块可能摸不到，触诊时如手法不当或者不细致耐心也很难摸到。婴儿刚吐过以后，或者在胃蠕动波最明显时，肿块一般能摸得最清楚。如症状疑是先天性幽门狭窄，经反复检查均不能摸到肿块时，应在患儿被麻醉后再做最后的检查。

【X线检查】 如能摸到肿大的幽门，X线的检查非属必需。但如临床诊断不能肯定时，则X线的检查有时能提供有价值的诊断依据。通常平片的价值不大，如遇疑难的病例需要钡餐，但需注意避免发生吸入。在幽门梗阻时，X线吞钡检查主要有下列表现：①胃的扩张；②间歇性的蠕动亢进；③幽门管异常增长，正常的幽门仅长约2~3mm，在有幽门括约肌肥大时幽门管可长达6~7mm；④胃的排空时间迟缓，如在钡餐后3小时仍有75%的钡剂滞留胃内者提示有梗阻现象。如在6小时后仍有大部分滞留时，应即插入胃管将钡剂抽出，以免呕吐时有被吸入肺的危险。

【诊断】 先天性幽门狭窄的诊断，首先依靠能摸得肿块，因为这是婴儿的其他疾患所没有的特征。如有呕吐、便秘和胃蠕动波的出现，再加摸到肿块时，诊断应该更加肯定。有时需要与下列情况鉴别：

1. 幽门痉挛　呕吐呈间歇性，时发时愈；且症状能因内科解痉疗法而迅速缓解，也不会摸到肿大的幽门环。

2. 十二指肠闭锁　症状在出生后立即发生，在开始哺乳时即有呕吐现象；因闭锁部位大都是在十二指肠降部，呕吐为非喷射性，且呕吐物中常混有胆汁。腹部不能摸得肿块。X线检查，不但胃有扩大，且十二指肠的上段也有扩大。

3. 食管闭锁　在每次哺乳后立刻有呕吐，呕吐非为喷射状而为反胃样。X线检查能决定诊断。

4. 胃炎或哺乳不佳，内疝或小肠扭转等，有时可能引起诊断困难。

【治疗】 总的说来，先天性幽门狭窄的诊断一经确定，手术治疗是唯一有效的疗法。但有时也可以进行内科的保守疗法。

1. 保守疗法　如诊断可疑，不能摸得橄榄样的肿块，梗阻有可能是由于单纯的幽门痉挛时；或者症状比较轻微，不但症状发生得较晚，在出生后第10~12周后始发生呕吐现象，而且梗阻是不完全性的，患婴的体重可以维持甚至稍有增加者，可以进行保守疗法。

保守疗法包括饮食的调节，适当的洗胃，注射生理盐水，以及足量的解痉药物等。不少文献曾报道应用阿托品，特别是用硝酸甲基阿托品（Eumydrine）后有良好的效果。

2. 手术疗法　凡幽门梗阻的症状较为显著而保守疗法无效者，或者腹内能摸得肿块者，应即进行手术治疗。由于术前准备的日趋完善，操作技术的日益提高，目前手术的死亡率已不超过1%~2%。术后的疗效也极为显著，病儿能很快地正常进食，因而能迅速地恢复体力和增加体重。因此手术疗法应该是先天性幽门狭窄的根本疗法。

手术死亡率所以能迅速下降，大概是由于下列原因：

(1) 手术的早期进行：病症拖延得愈久、体重减轻得愈多，则手术的死亡率愈大。故早期诊断和早期手术是必要的。

(2) 充分的术前准备：先天性幽门狭窄的患儿虽然需要早期手术治疗，但决不应该进行紧急的手术治疗，更不应该

04

进行无准备的手术治疗。只有在患儿已有了充分的术前准备以后(通常约需3~4天),包括水分的补充、适当的输血、胃的减压和适当的保暖等,才能安全地进行手术。

(3) 常规地施行Fredet和Ramstedt的幽门环状肌切断术。在手术疗法以前患儿大多应用内科疗法时,死亡率约为80%。既往在施行其他的手术疗法时,幽门切除术的死亡率为100%,幽门成形术的死亡率为80%,胃空肠吻合术的死亡率为50%~60%,只有Fredet和Ramstedt的手术最为简单而安全可靠,其死亡率早年约为10%,现在约为1%~2%,是目前最为理想的手术方法。腹腔镜下施行幽门环状肌切断术可达到传统手术同样的疗效,且手术创伤小,术后恢复快。但对手术操作技巧的要求较高。

(4) 术后的妥善护理,对患儿的痊愈也有重大的意义。应在小儿内科医师和专职护理人员的密切配合下,进行保暖、饮食、维持生理平衡、防止各种并发症等各项护理工作。

幽门环状肌切断术(Fredet和Ramstedt法)　手术目的是在于纵行切开幽门的环状肌而不切伤黏膜,然后分开切断的肌肉环使黏膜从创缘中突出,从而使幽门的内管得以扩大而梗阻获得解除。其手术指征为先天性幽门狭窄患者,有梗阻的现象并有肿块可摸得者,均为手术适应证。

04

手术步骤(图4-10)

1) 平卧,肢体用布裹住,仅露出腹部手术野。作上腹部的右旁正中或经腹直肌切口,长约6cm。

2) 进入腹腔以后,应注意防止小肠的脱出,以免增加手术的麻烦。将肝脏向上牵开,找到胃以后就可沿着胃壁追踪到幽门,于是可用左手的拇指和示指夹住幽门将它提出创口以外。

3) 用尖头刀将浆膜和肥大的括约肌小心层层切开,直至黏膜自肌层的切口中突出为止;同时用一个小的蚊式钳将切开的肌层轻轻分开,更可以使黏膜向外突出。整个切口长约1.5~2.5cm,近端始自幽门静脉,远端略弯向下,而分开后的宽度应至少有1.3cm,方能使幽门部的黏膜充分突出。应该注意把所有的肌纤维完全切断,否则梗阻将不能解除;同时又应小心不要切破黏膜,特别是在幽门肿块和十二指肠相交接的部位,十二指肠壁很像一个穹隆,最容易被切破。

4) 在肌肉环已被适当地切断分开后,为了要证实幽门是否已经通畅,可以把留置在胃内的胃管隔着胃壁慢慢把它推进十二指肠腔中,如此即可证明幽门已经通畅。Fisher主张在胃的前壁作一个小切口,然后用一把弯血管钳探入胃内通过幽门,也可以更确切地证明幽门的畅通程度;至于血管钳拔出后留下的一个小孔,可以很容易地用双层荷包缝合线把它缝闭,不至于发生任何不良影响。然而作者认为这一步骤通常是不必需的。

5) 十二指肠的黏膜是否有破伤也应十分注意。通常如黏膜有切破时,会立即看到有几滴血性液体溢出;但最好把胃壁挤压一下,如有黏膜破伤时,会有气体逸出的嘶声。此时应该立即用细丝线将它缝住,这样就不会引起任何不良的影响,否则会发生腹膜炎。

6) 切开的创缘用热盐水纱布卷压一下就可止血。若

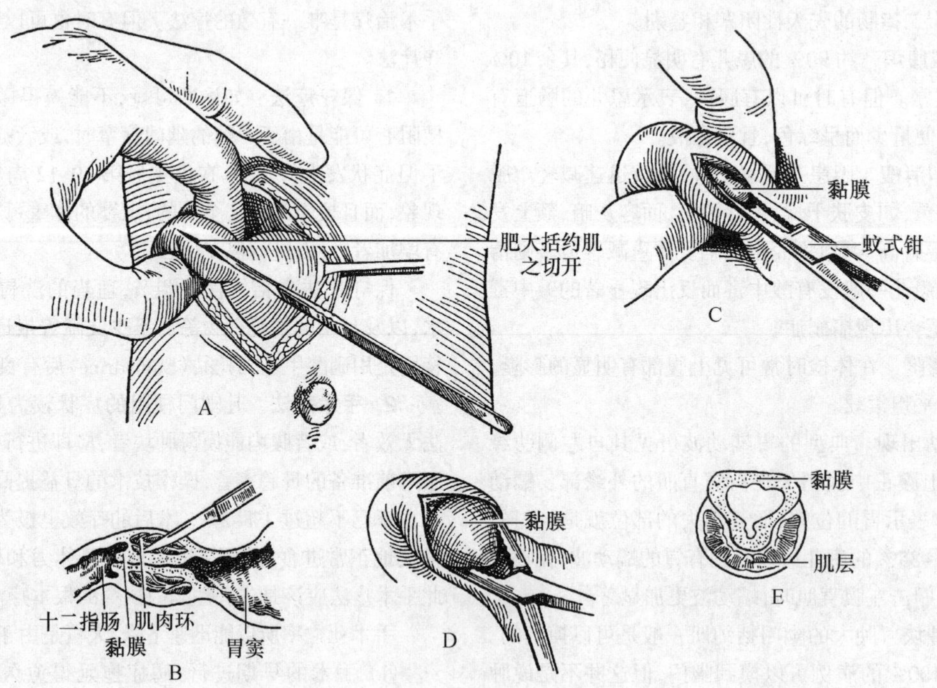

图4-10　先天性幽门狭窄之幽门环状肌切开术(Fredet和Ramstedt法)

A.表示肥大的幽门括约肌环切开的情况;B.刀头应注意避免切破黏膜或切开十二指肠;C、D.表示用蚊式血管钳将切开的肌肉环拨开的情况;E.幽门环的横切面,表示肌层组织充分拨开后黏膜突出的情况

已经肯定幽门是通畅的，创缘并无流血，十二指肠黏膜亦无穿破，即可将幽门放回腹腔。腹壁用丝线分层缝合。

三、急性胃扩张

急性胃扩张是一种胃的急性极度膨胀现象，胃内有大量的积气和积液，并伴有溢出性呕吐，进行性的脱水和少尿或无尿及电解质紊乱，偶尔可有搐搦，最后可因衰竭而死亡。早年文献报道手术后急性胃扩张的死亡率高达75%，近年来由于对急性胃扩张的病理生理有了进一步的了解，早期诊断后及时适当的治疗可使死亡率接近为零。但暴饮暴食所引起的急性胃扩张死亡率仍可达20%左右。

【病因】 急性胃扩张可以在多种情况下发生。约70%的病例是继发于腹腔手术后，也可发生于其他部位手术的患者，如头面部、肢体及泌尿系的手术等。在吸入麻醉后固然常见，但即使是在局麻后也可发生。其他非手术的疾病如急性传染病(肺炎、伤寒、败血症等)或慢性消耗病(如结核、糖尿病、慢性肾盂肾炎等)也可发生此种现象。甚至在正常分娩或暴饮暴食后，也偶可见到有这种病况。

由此可见，急性胃扩张的病因是多方面的。它可能是由于下列任何一种或几种原因所引起的：

1. 无论是对躯体神经或内脏神经的强烈刺激，均能引起胃壁的反射性抑制，造成胃壁的弛缓，并进而形成扩张。

2. 在腹部手术或任何其他手术时，甚至在分娩时，可以引起胃的迷走神经的过度抑制和交感神经的刺激，造成胃扩张。

3. 某些疾病所产生的毒素以及低钾血症等，也能造成上述结果。

4. 麻醉过程中面罩加压给氧或吸入大量空气。

5. 胃的扩张有时也可以伴有十二指肠近端部分的扩张。在这种情况下，十二指肠第三部分的被压迫可能是一个重要原因。

总之，在胃有急性扩张时，不论其诱因如何，自主神经的不平衡现象是肯定存在的。由于胃原发性的麻痹和胀满，可将横结肠和小肠挤向下方，致小肠系膜紧张而肠系膜上动脉将对十二指肠的水平部发生持续性的压迫，或者胀满的胃直接压迫在十二指肠横部通过脊柱的部分，结果均可同时造成胃和十二指肠降部的急性扩张现象。

【病理】 胃有极度扩张时，几乎可以占据整个腹腔，胃壁则变得极薄且十分脆弱，其黏膜也变得很平，完全丧失了它的皱褶，黏膜上并有无数细小的出血点或溃疡。胃内则有大量的积气和棕黑色的液体。到后期可因胃壁缺血而导致坏死和穿孔。

少数病例的扩张是至幽门为止。但在多数的病例，则可见扩张直到十二指肠的横部，该处即是肠系膜上动脉横过的部位。有时也可看到空肠的上段同样有扩张的情况，对这样病例，则显然肠系膜上动脉的压迫不再是发病的原因。

胃内的大量积液被认为是由于某种毒素的催分泌作用所引起，但显然胃肠的吸收功能也已发生障碍；此种吸收障碍究竟是因神经血管功能的紊乱所造成，还是因十二指肠被肠系膜血管急性压迫之故，未有定论。

【症状】 大都发生在术后的第2或第3天，但也可能在手术的时候或紧接着手术以后发生，或者迟至手术后2或3周以后发生。最显著的症状有腹胀、呕吐、脱水及电解质紊乱等。

1. 腹胀 可以不自觉地逐渐发生，也可以突然发生。开始时先有上腹部膨胀及恶心，然后可波及整个腹部。因为这种胃胀是麻痹性的，所以不伴有蠕动和肠鸣，也无显著的腹痛。如胃中仅有胀气，则腹部和左下胸均可呈鼓音，而心脏会被推向上且有受迫现象。如胃中胀满的是液体，则上腹部或者整个腹部的叩诊将呈实音，振水音阳性。

2. 呕吐 为一种频繁的、不自主的、无力的呕吐；一般不伴有腹痛，亦不作喷射状。所呕出者主要是大量的液体，但同时也会嗳出大量的气体。呕出物最初是无色的，以后多混有胆汁，最后则常为黑褐色或咖啡色，但不会是粪液样的。口角嘴唇则常被呕出物浸渍得有异样的酸臭感觉。

3. 脱水和电解质紊乱 若患者未获及时诊治，病情继续发展将出现脱水、中毒症状等。患者面容苍白、眼眶凹陷、皮肤厥冷、虚汗淋漓。体温低降不升、脉搏快速微弱，呼吸则浅速而呈胸式。由于出汗及呕吐频繁而有多量之体液丧失，故小便量少而浓，且感口渴难禁。此时血液检查常可发现有严重的碱中毒现象，血氯则降低。

【诊断和鉴别诊断】 若手术后早期发生上腹部的膨胀，无力地呕出大量棕黄色或咖啡样的液体，腹部振水音阳性，但没有肌紧张和蠕动波，胃肠减压时胃内可抽出大量的液体和气体，患者迅速发生脱水和中毒的现象，腹部X线片上可见左膈下有明显扩张的胃泡和液平，或侧位片上有充气扩大十二指肠，以及腹部B超示胃腔大量积液时，则应该考虑急性胃扩张的诊断。但需与下列疾病作鉴别：

1. 肠梗阻 除了有腹胀以外，肠绞痛和肠蠕动的亢进是一种显著的症状。其呕吐常呈喷射状，且呕吐物常带粪臭。在术后肠梗阻患者，腹胀最明显的部位是在腹中部，而急性胃扩张的腹胀主要是在上腹部。

2. 急性腹膜炎 有时急性腹膜炎本身就可以引起急性胃扩张，急性胃扩张伴胃壁坏死穿孔也可导致腹膜炎。但如急性腹膜炎患者不伴有急性胃扩张时，则二者之鉴别应无多大困难。急性腹膜炎患者的呕吐不如急性胃扩张患者那样剧烈，呕吐物也不多，而发热和白细胞增多则属常见。并有明显的腹部压痛、腹肌紧张和反跳痛等腹膜刺激征。

3. 肠麻痹 鉴别比较困难，然而肠麻痹主要是累及小肠下端，故腹胀是以腹中部最为明显。在肠麻痹患者，胃内不会有大量的积气和积液，抽空胃内容物后患者也不会有多大的好转，而这些正是急性胃扩张的特点。

【预防和治疗】 急性胃扩张一旦发生，自行痊愈的机会极少，如不及时治疗，患者几乎都将死亡，治疗不得法的病例死亡率也很高。然而，目前由于处理恰当，以及术前准备及术后护理措施的改进，手术操作方法的进步，特别是术前常规插胃管进行减压，急性胃扩张的发病率也已大为减少，疗效也明显改观。

既往单纯的药物治疗者死亡率高达93%，用各种手术治疗者(如胃造瘘、胃肠吻合术等)，其死亡率约为72%，用洗胃的方法治疗者死亡率为50%，平均死亡率当在65%以上。而目前的死亡率则几乎是微不足道的，主要是因为采用下列综合疗法：

1. 抽吸和冲洗　将胃内的液体和气体完全抽空，以后再每隔半小时用温盐水予以冲洗，直至24~48小时后胃的情况恢复正常为止。并予持续胃肠减压。情况好转时可以看到抽出的液体将逐渐减少，颜色逐渐变淡，臭味也逐渐减轻，至完全恢复正常。

2. 纠正脱水、电解质及酸碱失衡　由于呕吐和出汗而引起的严重脱水现象，应以静脉注射生理盐水的方式补充，同时并应输入5%~10%的葡萄糖溶液维持水分的平衡，必要时输入适量的胶体溶液或血浆等，以保持正常的尿量。定期监测血电解质和血气分析，及时纠正电解质紊乱和酸碱失衡。

3. 位置疗法　单纯的抽吸和冲洗无效者，应即辅以位置疗法。患者取俯卧位，并将身体下部抬高，可以减轻小肠系膜的紧张并防止十二指肠的压迫。这个体位有其一定的价值，但患者在腹部手术后往往不耐俯卧，头低脚高的位置且会使呼吸循环受到进一步影响；故除非十二指肠横部有显著的受压现象，否则并不必需。

4. 暴饮暴食后胃内有大量食物积滞而又不能自胃管抽出时，或已发生胃壁坏死穿孔者，须考虑及时手术治疗，行胃切开术。术后继续胃肠减压或予胃造瘘术。

四、慢性十二指肠梗阻

慢性十二指肠梗阻是一种较为少见的临床情况，其本质为各种原因引起的十二指肠内容物经常性的或间歇性的停滞，最后形成十二指肠的扩张症。主要表现为上腹部胀满、腹痛，恶心、呕吐，严重者伴脱水及营养不良等一系列症状。

【病因】 能引起十二指肠慢性梗阻的原因是多方面的，可以简述如下：

1. 先天性因素　是由于神经发育不平衡而引起的先天性巨十二指肠，其机制是与贲门失弛缓或先天性巨结肠相似。

2. 后天性因素　又可以分为两类：

(1) 功能性因素：是因其他病变而引起了十二指肠的暂时性扩张，一待基本的病变好转，十二指肠的功能和形态也会随即恢复正常。胃与十二指肠溃疡或胆道疾患，或者是在腹部手术后，偶尔可以发生此种现象。

(2) 机械梗阻性因素：这类病因引起的十二指肠慢性阻塞通常需要外科手术治疗。阻塞的原因可以是内在的，如：①良性或恶性的肿瘤，如壶腹部乳头癌；②十二指肠溃疡；③异物、胆石和寄生虫等；④先天性异常等。阻塞也可以是由于外在的原因，如：①十二指肠受肠系膜上动脉、回肠结肠动脉、或右结肠动脉的压迫，其中尤以肠系膜上动脉引起的十二指肠水平部或升部受压较为多见，即为肠系膜上动脉压迫综合征；②因先天性或后天性的粘连而致十二指肠、十二指肠空肠曲、或者空肠的第一段发生扭曲梗阻；③因小肠或结肠的回转不全、致盲肠可以横在十二指肠水平部的前面引起压迫梗阻；④环状胰腺引起的十二指肠降部梗阻；⑤因胃癌或胰腺癌直接侵犯或引起的肠系膜淋巴结转移，或者是淋巴结的结核，都可以沿着肠系膜上血管分布，引起十二指肠的压迫现象。

慢性十二指肠梗阻在临床上并不多见，但肠系膜上动脉压迫综合征在临床上相对来说又不太罕见。肠系膜上动脉压迫综合征又称Wilkie综合征，其病因主要包括：①肠系膜上动脉与腹主动脉间的夹角过小，正常角度为30°~41°，肠系膜上动脉压迫综合征患者的该角度常仅为8°~10°；②Trietz韧带过短，十二指肠空肠曲被悬韧带固定的位置较高；③小肠系膜与后腹膜的固定过紧，或肠系膜上动脉的起点较低；④消瘦导致位于主动脉与肠系膜夹角间的正常脂肪丢失，或过度的腰椎前凸等。上述原因致肠系膜上动脉与腹主动脉之间的夹角过小之故，而当患者站立或腰椎过度前突时，十二指肠横部受压的程度将更加严重。

【病理】 有机械性梗死的原因存在，致十二指肠有经常或间歇的梗阻者，梗阻近端的十二指肠壁大都变得肥厚，幽门往往有舒张现象，而梗阻远端的肠管则常呈萎陷状态。Walkie认为慢性十二指肠梗阻是引起十二指肠溃疡的一种诱因，他曾为135例此类患者施行手术，结果发现35例有慢性胃与十二指肠溃疡的存在。不少其他学者也抱有同样的见解。

【症状】 慢性十二指肠梗阻可发生在任何年龄，性别上也无明显差异。上腹部的疼痛和饱胀是最主要的症状，多在进食时或进食后不久即产生，有时甚至因腹部的异常压迫感而不能进食；此时患者每设法自行引起呕吐，至嗳出大量的气体和呕出苦味的胆汁样液后方得缓解。每隔几个星期症状常有阵发性的加剧，患者常因剧烈的腹痛及呕吐而委顿不堪。

症状的持续时间和严重程度取决于引起十二指肠梗阻的原因和梗阻的程度。病发痛剧时一般非其他内科疗法所能奏效，然而一部分因肠系膜上动脉的压迫，致十二指肠横部有慢性梗阻的患者，往往根据经验知道采取伏卧位或胸膝位，这时症状大都可以稍微减轻。如果恶心和呕吐持续存在，将导致脱水、电解质紊乱和酸碱失衡，以及营养不良和贫血等。

【体征】 可无任何阳性体征，但在症状剧烈的患者可以看到有上腹部的胀满和振水音，少数患者可有胃蠕动波。

【影像学检查】 消化道X线钡餐检查可以得到最有价值的资料，特别是定性诊断。十二指肠低张造影时十二指肠有显著的阻滞及扩张现象，可以看到钡剂在十二指肠的某处有被突然阻塞的情况，有时还可以看到有逆蠕动。肠系膜上动脉压迫综合征患者可见典型的“刀切征”或“笔杆征”。

内镜如十二指肠镜、B超、CT及DSA血管造影等对慢性十二指肠梗阻的病因诊断有重要价值。

【诊断】 主要根据病史、体征、影像学检查结果特别是X线方面的检查结果。在鉴别诊断方面需考虑胃与十二指肠溃疡，十二指肠憩室，慢性阑尾炎，慢性胆囊炎，肠系膜淋巴结结核，胃下垂症，先天性的腹内粘连，及神经症等。

【治疗】 考虑为功能性病变或症状轻微、初次发作的十二指肠梗阻患者可以试用非手术疗法，包括休息和变换体位，腹部的按摩，禁食、胃肠减压，纠正水、电解质及酸碱紊乱，肠外营养或通过放置鼻肠管行肠内营养支持，无渣而营养的饮食等。

反复发作、非手术治疗无效者，特别有机械性梗阻或怀疑为肿瘤性病变者，大都需行手术治疗。如为肿瘤性病变，应行相应的肿瘤切除、消化道重建术；胰、十二指肠恶性肿瘤患者常需行胰十二指肠切除术。其他原因引起的慢性十二指肠机械性梗阻手术目的是解决梗阻，恢复肠道的通畅。具体手术方式需根据致病原因、病理解剖变化和术中探查结果来综合判断决定。肠系膜上动脉压迫综合征常用的手术方式有胃空肠吻合术、十二指肠空肠吻合术、Trietz韧带松解术和十二指肠血管前移位术等。其中胃空肠吻合术不能有效解决十二指肠内容物滞留，效果差而基本弃用。十二指肠空肠吻合术和Trietz韧带松解术因手术相对简单，治疗效果较好最为常用。近年来有报道通过腹腔镜成功完成十二指肠空肠吻合术和Trietz韧带松解术。

十二指肠空肠吻合术　如十二指肠第三段有阻塞时（肠系膜上动脉压迫综合征），则十二指肠空肠吻合术不但操作简单，而且无论远期效果和近期效果均较良好，值得推荐。将横结肠提出创口上翻就可以暴露出胀大的十二指肠第三段，切开后腹膜，游离该段肠管，然后即可将它和空肠（距离十二指肠空肠曲约10~15cm）作侧-侧吻合。横结肠系膜的切口边缘应该在最后缝到十二指肠壁上，以防十二指肠空肠的吻合口缩回去形成内疝。吻合口至少应有5cm大小，以免肠内容物通过不畅（图4-11）。

五、胃和十二指肠的憩室

近代由于X线检查、尸体解剖及剖腹手术的日渐普遍，胃肠道憩室病例的发现也日益增多，已不能算是外科方面或病理方面的罕见病变。Feldmann曾报道在10 923例胃肠道的X线检查中，发现328例有各部的憩室，其中食管占2.8%，胃占0.9%，十二指肠占31.4%，空肠回肠占0.9%，而结肠占63.5%。故胃肠道各部分的憩室是以结肠为最多，十二指肠次之，食管再次之，而胃及空肠回肠最少。

虽然胃与十二指肠的憩室有若干相同之处，但各有其特点，故本书将予分别叙述。

（一）胃憩室

胃憩室是一种比较罕见的病变，其发生率约为0.05%~0.9%。在钡餐造影病例约占0.04%~0.4%，胃镜检出率约为0.03%~0.3%。发病可见于任何年龄，但以20~60岁之间多见。发病无明显性别差异，以女性略多。胃憩室依其病因可作如下分类：

（1）真性憩室：憩室之壁含有胃壁的各层组织，另外并无任何器质性的病变可以解释其病因，故这种憩室是属先天性。有学者报道曾为4个月大的婴儿成功地手术治疗过一个胃底部的憩室，可以证明此种憩室是属先天性。

（2）获得性憩室：憩室壁也含有胃壁的各层组织，但有其他病变可解释憩室是后天性的。它可分为：①推式憩室是因胃内压力有局限性的增高而形成；②拖式憩室是因胃外的粘连牵拉而形成。

（3）假性憩室：胃壁因某种病变而有肌层或黏膜下层的部分碎损，致该处胃壁逐渐软弱而向外形成的憩室。

【病理】 先天性憩室是因胃壁的肌层有局限性的先天薄弱所致。因大弯和小弯的肌层组织在贲门部位较为薄弱，故先天性憩室以发生在贲门附近者为多，特别是在小弯后壁近食管裂孔之处，约75%左右的憩室发生于此处。

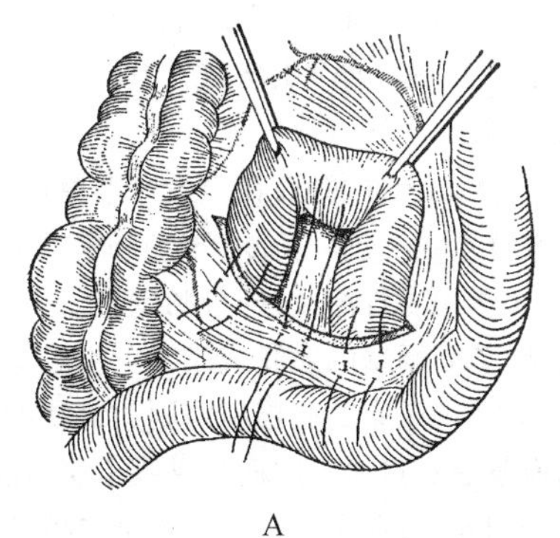

A

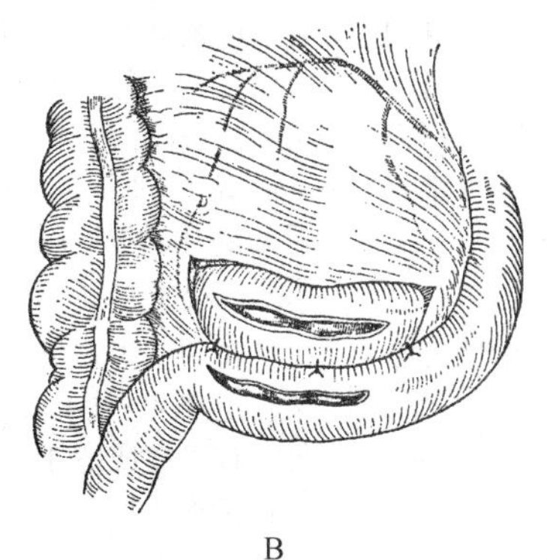

B

图4-11　慢性十二指肠梗阻之十二指肠空肠吻合术

A. 示横结肠向上翻转后切开横结肠系膜、拖出十二指肠横部之一段，并与系膜孔边缘缝合固定之状；B. 示十二指肠与空肠之吻合；无论顺蠕动或逆蠕动吻合疗效相同拖型憩室是因胃外有坚强的粘连牵引所致。多数是粘连到胆囊、胰腺、脾脏及结肠等处，大概上述器官先有病变而引起了胃的继发性变化。推型憩室在形成的机制上可能最为重要：由于外伤或其他暴力而致有胃内压增加时，黏膜及黏膜下层组织将自胃壁的某一弱点中突出，此种病变一经开始，以后因胃有经常而反复的胀满，憩室便将逐渐形成而增大。至于假性憩室，则是因胃壁的炎症、肿瘤和溃疡等病变而致有胃壁的薄弱，再加有胃内压的增高而形成。这些后天性憩室大都发生在胃的前壁、幽门部及后壁等处，但很少在大弯或小弯部位发生。

胃憩室大多是单个的，但也可以有两个或两个以上的憩室同时存在，大小约在 1~7cm 之间。其入口一般都比较小，但有时也可以较大，能容纳一个手指。当然，入口小的容易有食物潴留，进而发生其他并发症，如憩室炎、憩室周围炎、穿破、出血及恶变等。

【诊断】 不少胃憩室因没有症状可能不被发现。另有若干病例是为其他原因做 X 线胃肠检查或胃镜检查时偶然发现。憩室本身的症状是不典型的，大都因憩室不能排空而致食后上腹部有不适和疼痛，有时食欲缺乏，其次呕吐，偶尔也可以有出血。由于憩室患者有时并发胃与十二指肠溃疡，上述症状往往被认为是由于溃疡病所致。

04

确切的诊断只有通过 X 线检查、胃镜检查或手术后方能证实；通常 X 线检查可为临床诊断提供线索，而胃镜检查则是确定诊断的可靠手段。憩室的胃镜下观为边缘清楚的圆洞形，直径因收缩节律而改变，憩室内可见正常的黏膜皱襞，或有明显的炎症改变。由于上消化道 X 线钡餐检查时位于胃前、后壁的憩室在患者直立行时极易被忽略，故检查时应使患者取各种不同的位置，如直立、平卧、头低位等，特别是左前斜位为不可少。胃憩室与较大的胃溃疡有时鉴别困难，下列各点可资区别（表 4-1）：

表 4-1 胃溃疡与胃憩室的 X 线鉴别

部位	胃溃疡	胃憩室
	多在幽门窦及小弯等处	多在贲门部
形态	①溃疡壁龛的形态一般不变②壁龛的底宽，边缘多不规则③壁龛中没有黏膜，其周围的黏膜也常有浸润等现象	①憩室的形态在检查时可能稍有变动②蒂窄而顶宽，形如香蕈，轮廓整齐③憩室中可见有黏膜的形态，周围的黏膜也多正常，无浸润现象
潴留	钡剂在壁龛中不会滞留很久	常见在憩室中有钡剂潴留达 6~24 小时之久。有时在憩室中可见有气液平
压痛	壁龛部位常有压痛	憩室部位不常有压痛

在诊断憩室患者时，尚应注意其究竟是一个单纯的憩室，还是有炎症、潴留等并发症的憩室，同时还应注意有无溃疡、肿瘤、或胃炎等情况存在。而在拖型憩室时，还应追查其他器官的原发病变的性质。

【治疗】 单纯的憩室如无症状，也不伴有胃或其他脏器的病变者，一般不需治疗。有轻度症状者可用内科疗法，如给易消化而少渣滓的饮食，碱性药物和解痉药物以及体位引流等。

有下列情况者需要外科治疗：①症状剧烈，非内科治疗能奏效者；②有并发症，如穿孔、出血等症状者；③有胃壁的其他病变，如溃疡及肿瘤，或者是幽门部的拖型憩室伴有其他器官的病变者；④目前虽无症状，但憩室的蒂小而底大，将来肯定会续发憩室炎者，应早行切除。

外科治疗的方式应根据憩室的位置，以及有无其他并发病变而定。

(1) 贲门部憩室：左旁正中或经腹直肌切口。切开脾胃韧带并将胃底部向内侧翻转，即可暴露位于胃后壁的憩室。将憩室自其周围的粘连中予以游离，直至其颈部已能清楚显露出，随即可以进行切除。其残端可先用“0”号可吸收缝线作连续的内翻缝合，再用间断的丝线缝合予以加强。

(2) 大弯部憩室：应该将憩室连同周围的胃壁作 V 形切除，然后将胃壁予以双层缝合。

(3) 幽门部憩室：最好做胃的部分切除，较之憩室的单纯切除疗效为佳。如作单纯切除时，应注意将胃壁内翻缝合，否则容易复发。

（二）十二指肠憩室

一般说来，十二指肠憩室是一种较常存在的病变，但因为近 90% 左右的憩室不产生临床症状，因而不容易及时发现，故其确实的发病率难于精确统计。临床 X 线钡餐检查中十二指肠憩室的发现率为 1%~4%。尸体解剖时的十二指肠憩室的发现率一般较钡餐检查为高，文献报道为 11.6%~14.5%，有的报道甚至高达 22%。这两种检查结果的差别说明一般的十二指肠憩室不一定产生症状，且在 X 线检查时也不易发现。

本病多发生在 40~60 岁之间的中年人，40 岁以下罕见，60 岁以上也不常见。女性患者略较男子为多，但无大差别。

【病因】 产生十二指肠憩室的原因，主要是因十二指肠肠壁上先有局限性薄弱，再加肠腔内有压力的增高，或者肠壁外有粘连的牵引所致。不同类型的憩室，其成因也有所不同：

(1) 先天性憩室：在出生时即存在，显然是一种先天性的发育异常。憩室壁的结构与肠壁完全相同。

(2) 原发性憩室：部分肠壁有先天性或解剖上的缺陷，因此，该处肠壁的黏膜或黏膜下层组织等向外突出形成憩室，而此种憩室的肌层组织则大都缺如或不发达。肠壁上的血管是穿过肌肉层而达黏膜下层，在该处有时可以形成一个弱点，故憩室也常发生在十二指肠乳头附近或血管的所在区。

(3) 继发性憩室：大多数是因胃与十二指肠溃疡所形成的瘢痕牵引而产生，故这种憩室几乎都发生在十二指肠的

第一部。其他器官的炎症能引起十二指肠壁的粘连牵引者也能形成憩室，如胆囊炎粘连到十二指肠后一旦发生纤维收缩，即可引起肠壁的憩室形成。

【病理】 十二指肠憩室可以是单发性的，也可以是多发性的，但以单发性的为多见，约占 90%。除继发性憩室（继发于胃与十二指肠溃疡者）是在十二指肠的球部外，约 2/3 的原发性憩室是在十二指肠的降部，其余则在水平部或升部。绝大多数的憩室位于距十二指肠乳头周围 2.5cm 之内，与胆总管和胰头相接近，称为乳头旁憩室。部分患者的十二指肠乳头开口于憩室内，称为憩室内乳头。有些憩室甚至深嵌在胰腺组织之中，致在手术时寻找困难。憩室可大可小，形态亦各异，呈球形或楔状的突出。一般而论，憩室壁皆无变化。但当憩室的入口较小，一旦食物进入憩室后不易排空时，即可发生各种并发症；有时憩室本身也可以引起其他器官的压迫症状。

十二指肠憩室所引起的并发症主要为：

(1) 压迫症状：憩室可压迫十二指肠本身、或者压迫胆总管或胰管引起胆管和胰管的阻塞症状。

(2) 憩室炎症：可引起憩室本身的溃疡、出血，穿孔或内瘘，或者引起憩室周围炎、十二指肠炎或胆管炎等病变。

(3) 结石：憩室内可形成肠石和胆管内结石形成。

(4) 癌变：憩室壁也可发生癌变。

上述各种并发症虽属可能，且在文献上均已有详细记述，但与憩室炎较大的发生率相比，显然其他并发症是比较罕见的。

【诊断】 十二指肠憩室没有典型的临床症状，单凭症状不能作出正确诊断。即使十二指肠憩室因并发症而产生了一定的症状，亦难与溃疡病、胆道或胰腺疾病等相鉴别，只有借助于 X 线钡餐检查、十二指肠镜检查或者剖腹探查，方能获得确诊。

仅 5%~10% 的十二指肠憩室患者可出现临床症状。各种症状皆是因并发症而引起，如食物在憩室内潴留引起憩室炎时，可致上腹部的不适或胀痛和深部的压痛；腹痛的轻重不一，持续的时间也不定，虽与进食有关，但无肯定的规律。有时因消化不良而引起腹泻。胀满食物的憩室偶尔可以引起十二指肠本身的梗阻现象，致可有恶心、呕吐或嗳气等症状。乳头旁憩室，特别是憩室内乳头的患者可并发胆道感染、胆道结石、梗阻性黄疸和急性或慢性胰腺炎而出现相应的临床症状。憩室也可能出血或穿孔，持续或间断性的少量出血引起贫血，大量出现则表现为呕血或便血；憩室穿孔可引起急性弥漫性腹膜炎或腹膜后严重感染。

【治疗】 偶然发现而毫无临床症状的憩室可以不需要治疗，因为切除的手术有时并不容易，也不是完全没有危险的。

有一定的临床症状，而又无其他的病变存在可以解释此种症状时，应首先采用内科疗法，包括饮食的调节、休息、抗酸剂和解痉剂等；并可在上腹部进行按摩，同时采取侧卧位或者更换各种不同的姿势，以助憩室内积食的排空。通过上述措施，不少病例的症状可以缓解或者消失。

十二指肠憩室的手术适应证为：①憩室出血、穿孔、脓肿形成或癌变者；②确诊为十二指肠憩室，其引起的症状严重且经正规内科治疗无效者；③憩室颈部狭小、引流不畅，X 线钡餐检查发现钡剂在憩室内存留 6 小时以上仍未排空者；④憩室巨大，X 线显示超过 2cm 或乳头旁憩室和憩室内乳头引起胆、胰系统疾病者；⑤憩室内存在异物者。由于十二指肠憩室手术的并发症发生率较高且较严重，手术死亡率可高达 5%~10%，因此必须严格控制手术指征。

十二指肠憩室的手术方式，原则上以憩室的切除最为理想。可采用开腹手术或腹腔镜手术。十二指肠憩室切除术不是一个简单的手术，不应草率从事，因憩室的寻觅并非易事，憩室深嵌在胰腺头中者，分离时出血甚多，尤为困难，必须认真对待，进行充分准备后方可施行。术者术前应仔细观看正位和左、右、前斜位钡餐 X 线造影片，以明确憩室部位。

手术时切开十二指肠降部旁侧的腹膜，将十二指肠适当游离后向左或内侧翻转牵引，就可以暴露出位于后面或内侧的憩室（图 4-12，A）。如一时寻找有困难，则可以将胃管插入十二指肠内，不时注入 20~30ml 空气使憩室充盈，便于寻找；或者切开十二指肠之前壁，将一个示指伸进肠腔中去探索憩室的内口，从内口中再伸到憩室囊内，就可以使憩室的寻找和分离比较便利，也不至伤及胆总管等重要结构。十二指肠水平部或升部的憩室可以在横结肠系膜后切开后腹膜找到，但须注意避免伤及结肠中动脉。憩室的底完全游离以后如其蒂柄较小者，则在憩室切除后其残端可以单纯结扎，然后再用荷包缝线将残端埋入肠腔中。如其蒂柄较大者，则可以用钳子先夹住它的蒂柄后切除，夹住的部位需离十二指肠壁约 1cm，方向应与肠曲的长轴相垂直，其残端则可用 Connell 内翻缝合及 Lembert 缝合法予以闭合，这样十二指肠腔就不致形成狭窄，亦可以防止其发生肠瘘（图 4-12，B）。术中可将鼻胃管放置于十二指肠腔内，术后持续胃肠减压数日，同时憩室切除部位可放置引流管。

十二指肠乳头旁憩室的切除难度较大，有损伤胆总管和胰管的可能。但如合并缩窄性乳头炎时，可行 Oddi 括约肌切开成形术的同时切除憩室。对于憩室内乳头合并胆总管下端狭窄、胆总管明显扩张者，则可考虑行胆总管空肠 Roux-en-Y 吻合术。

在显露困难或切除憩室危险性过大、多发性憩室或憩室内乳头的患者，可考虑采用憩室旷置、十二指肠转流手术。该手术的目的是转流食物，使十二指肠憩室不会再发生滞留食物所致的并发症，防止逆行性感染，也有利于憩室炎的改善。十二指肠转流术的手术方法有 3 种，具体为胃部分切除、胃空肠 Roux-en-Y 吻合术或 BillrothⅡ式胃肠吻合术、十二指肠空肠 Roux-en-Y 吻合术。其中胃部分切除、胃空肠 Roux-en-Y 吻合术操作简单，术后并发症少，为一种较满意的手术。

对远离十二指肠乳头的较小的单纯憩室可行憩室内翻

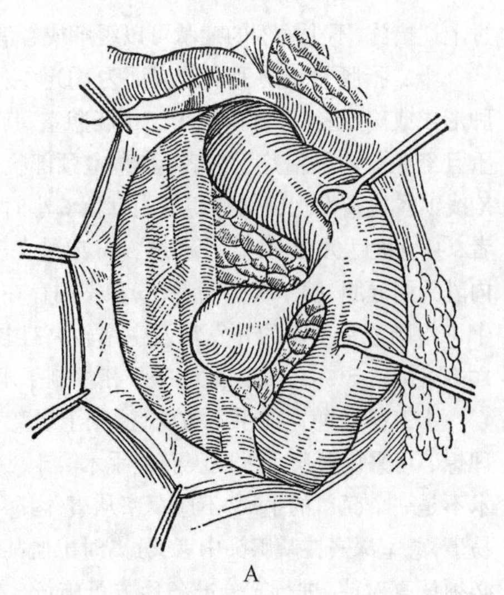

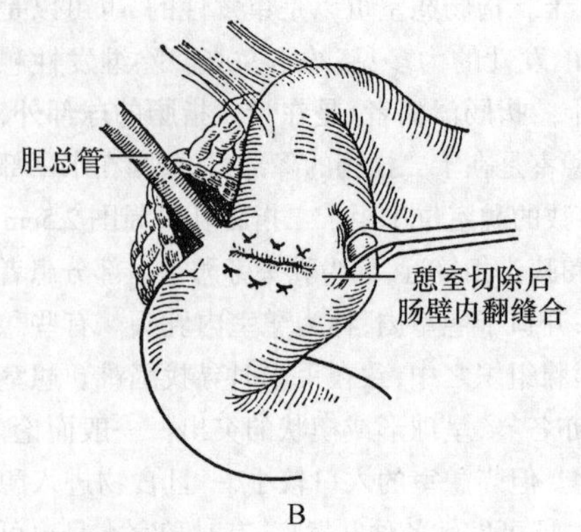

图 4-12 十二指肠降部憩室的暴露和切除

A. 示十二指肠降部外侧腹膜切开，十二指肠游离后向内侧牵引，暴露憩室之状；B. 示憩室切除后肠壁内翻缝合之状

缝合术。如憩室癌变，或胰腺内十二指肠憩室并发严重出血、憩室无法切除时，则可行胰十二指肠切除术。

六、胃扭转

胃因异常旋转致形态发生改变，如大弯向上、小弯向下、幽门旋向脊柱左侧等称为胃扭转。胃扭转在临床上较为少见，1866 年自 Berti 在尸解时首次发现此种病变以后，1897 年 Berg 首先对胃扭转行手术治疗，至 1964 年 Gosing 和 Ballinger 总结文献中报道的病例仅约 200 例，事实上当然不止此数，因不少慢性胃扭转多不需治疗。本病可以发生在任何年龄，但一般文献报道以中老年者为多，男女之发病率大约相等。急性胃扭转的病死率可达 30%~50%，主要死因是绞窄、坏死、穿孔和低血容量性休克。

【病因】 胃扭转的病因分解剖学异常和病理因素两个方面，解剖学异常主要有胃周围韧带松弛或缺如、内脏下垂、先天性膈肌缺损及腹壁松弛等；病理因素则包括食管裂孔疝、膈疝、膈肌麻痹、结肠积气等。胃扭转最重要的诱因是胃的下垂，即胃的支持韧带有异常松弛；因为只有当胃体特别长，其韧带特别松弛时乃有可能发生扭转。大多数的不完全扭转或慢性扭转，是与横膈膨出、葫芦型胃、胃溃疡或胃癌、胃周围炎和粘连、肝胃韧带或胃结肠韧带之撕裂、左膈神经截断等病理状态同时存在，故上述诸种病理都可以被认为是胃扭转的诱因。而急性胃扩张，急性结肠胀气，暴饮暴食、剧烈呕吐和胃的逆蠕动等，常是引起本病的直接因素。

【病理】 胃扭转可按不同的方法作如下的分类：

1. 扭转的种类 按照扭转轴心的不同，胃的扭转可以分为两种(图 4-13)：

(1) 器官轴扭转：又称纵轴型，是最常见的一种。胃体是沿着贲门幽门线扭转，通常是胃的后壁从下向上翻转到前面，但偶尔也可以相反地扭转。结肠、胰腺和脾脏等也常会发生移位。

(2) 系膜轴扭转：又称横轴型，较为少见。其扭转的方向大都是自右向左，以胃大弯、小弯中点连线为轴旋转。结果移动度较大的幽门常向左向上，转到胃底部的前面；胃的前壁则变得自行折起而后壁则被扭向前。幽门管常因此发生阻塞，贲门也可以有梗阻。右侧的结肠也常被拉起扭转到左侧，致形成一个急性弯曲而发生梗阻。然而更多的系膜轴扭转是慢性或不完全性的。

(3) 混合型扭转：上述两种类型的胃扭转同时存在，临床上极为罕见。

2. 扭转的程度

(1) 全部扭转：整个胃除了与横膈相贴的部分以外，都向前向上扭转，致胃的大弯位于肝脏与横膈之间，而胃的后壁则面向前。由于胃贲门部具有固定性，完全的胃扭转很少超过 180°。不超过 180°的扭转，有时可以没有贲门或幽门的梗阻现象，也可以不发生绞窄。

(2) 部分扭转：仅胃的一个部分发生扭转，通常是胃的幽门部。部分扭转偶尔可以扭转到 360°。

3. 扭转的性质

(1) 急性扭转：有急腹症的临床表现。

(2) 慢性扭转：症状持续反复发作，常疑是胃内病变，如胃溃疡。

【临床表现】 急性胃扭转的临床表现与上腹部的其他急腹症如溃疡病急性穿孔、急性胰腺炎或急性肠梗阻等颇为相似，与急性胃扩张亦需仔细鉴别。一般急性胃扭转均有骤发的上腹部疼痛，并向后背放射；常伴有频繁的呕吐和嗳气，但呕出物中不含胆汁；上腹部常有显著的胀满，而下腹部则大都平坦如故。如扭转为急性完全性的，则除了腹痛和腹胀以外，往往恶心很厉害，却呕不出，有时胃管也插

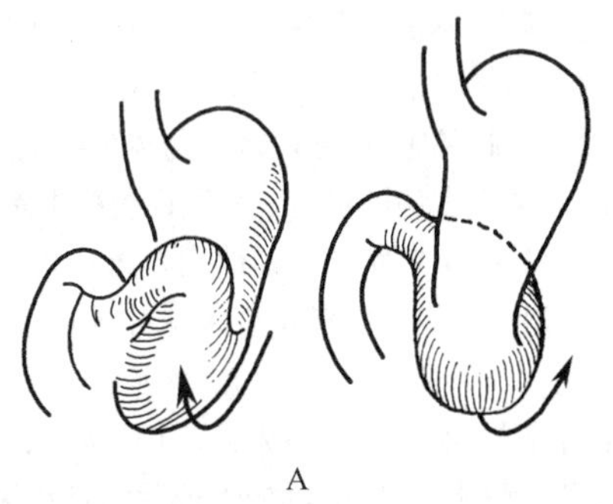

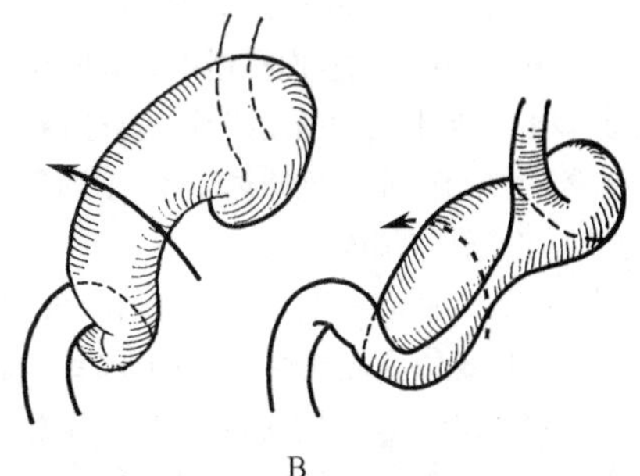

图 4-13　二种不同类型的胃扭转

A. 系膜轴扭转;B. 器官轴扭转

不下。临床上将上述的上腹部局限性胀痛、重复性干呕和胃管插入困难称为 Bochardt 三联症。因胃部的血管分布异常丰富,故由扭转而致胃血管栓塞和胃壁坏死者很少见;除非至病程的末期,休克的症状也不像肠系膜血管栓塞那样显著。

有部分胃扭转而无阻塞者,其症状大都较为轻微,表现为间歇性发作的上腹部胀痛、呃逆、消化不良,可因进食量少而乏力和消瘦,颇似某种慢性病变,如溃疡病或慢性胆囊炎等。

【X 线钡餐检查】 各种原因所致胃扭转,X 线钡餐检查基本可确诊。器官轴型胃扭转 X 线表现为食管远端梗阻,腹段食管延长,胃底与膈分离,食管与胃体黏膜呈十字形交叉,胃大弯朝膈面,胃小弯向下,后壁向前呈倒置胃,左膈上抬,有时可见双囊双液平面。系膜轴型胃扭转则表现为左膈上抬,膈下有扩张的胃底、体所致的大液平面,胃底与左膈紧贴,幽门旋向贲门而居于脊柱左侧,胃向左向前扭转后钡剂难于通过十二指肠。钡餐检查还可能发现食管裂孔疝、胃溃疡等病变。

【胃镜检查】 对胃扭转的诊断有重要价值。胃扭转的内镜表现主要为胃腔扭曲、折叠,胃底、体扩张,可有胃潴留,有时可见到胃底、体双黏液湖征象,胃黏膜皱襞呈螺旋状,内镜通过困难等。

【诊断】 当急腹症的患者临床表现为 Bochardt 三联症,结合 X 线钡餐检查,诊断急性胃扭转多无困难。但部分急性胃扭转患者在剖腹探查时才获确诊。慢性胃扭转的临床表现多无特异性,诊断较为困难,X 线钡餐检查和内镜检查有助于诊断。

【治疗】

1. 内镜治疗　对慢性不完全性胃扭转、无其他病变基础的患者,或年老体弱难以耐受手术治疗的患者可首先考虑胃镜复位,其优点为创伤小,但复位后有较高的复发率,部分患者需多次治疗。近年来有学者在采用内镜复位后同时行内镜胃造口术,使胃前壁与腹壁形成粘连,起到固定胃的作用从而防止扭转复发。

2. 手术治疗　绝大多数急性胃扭转及内镜治疗无效的患者需行手术治疗。在手术探查腹腔时,最初看到的大都是在横结肠系膜后面的紧张的胃后壁。由于解剖关系的紊乱,常不易认清其病变的情况,此时最好通过胃壁的穿刺将胃内大量的血性液和气体抽尽,然后将胃壁予以缝合。

在胃体复位以后,可以再根据情况作相应的处理,有其他并发的病理变化者(如肿瘤或横膈疝),可以予以切除或修补。未能找到特殊的病因病理者,可以考虑行胃固定术,将胃结肠韧带和脾胃韧带较致密地缝到前腹壁腹膜上,自脾下极起到胃幽门止,以防止扭转再度复发。如患者情况危急、不耐进一步手术者,也可以作单纯的复位,或者仅做空肠造瘘术以维持患者的营养。部分的胃扭转并有葫芦形胃等病变者,可以做胃部分切除。

腹腔镜下胃扭转复位和固定手术可取得与传统手术相近的疗效,且创伤较小,住院时间短,近年来在临床上也已逐渐得到应用。

七、胃黏膜脱垂

胃黏膜脱垂是因胃黏膜异常松弛,经幽门脱垂入十二指肠球部并由此引起的消化道症状,临床上可表现为上腹部疼痛、上消化道出血及幽门梗阻。是临床较为常见的疾病,国外文献报道 X 线钡餐检查的发现率为 1.3%~14%,国内为 1.05%~2.03%,消化道内镜检查的发病率为 4.52%。本病以中年男子较为多见。

【病因】 本病的发生主要是由于先天性胃黏膜皱襞肥大或慢性炎症、充血水肿及腺体增生导致胃黏膜肥厚,尤其是胃窦部黏膜皱襞肥大、冗长,使黏膜层在肌层上的活动度增加,在幽门窦收缩时黏膜皱襞将挤向幽门,容易脱入十二指肠球部。一切能引起胃剧烈蠕动的因素,如精神、化学(烟、酒、咖啡等)和机械(幽门狭窄等)等刺激则均为本病的诱因。亦有人认为幽门括约肌的功能失调和异常宽大为本病的病因,但此种括约肌之改变究系本病之病因抑系其后果,尚难肯定。胃窦幽门的运动功能障碍也与该病的发生有关。另外,少数患者可由于胃下垂、胃黏膜恶性细胞浸润等引起。

【病理】 在新鲜的病理标本上发现胃黏膜疏松,黏膜下结缔组织更富于移动性,是本病的特征。其黏膜可任意滑动于肌层之上,并可向幽门移动达 2.5cm。除上述病变外,还可看到幽门较为宽大，幽门窦的黏膜充血、水肿，且有时有出血现象，并可有糜烂、溃疡或息肉样增生。有时则可伴有胃炎、十二指肠炎和胃及十二指肠溃疡等。显微镜下，可有胃窦黏膜及黏膜下层充血、水肿和腺体增生，不同程度的淋巴细胞、浆细胞和嗜酸性粒细胞浸润。

【临床表现】 胃黏膜脱垂一般无特殊的临床表现，患者又常伴有胃或十二指肠的炎症或溃疡，由于这些疾病的影响，其原有症状常被隐蔽，故不易引起对本病的注意。但是，典型的胃黏膜脱垂也有若干症状应该受到重视：

1. **腹痛** 是胃黏膜脱垂患者最常见的症状。为上腹部或剑突下胀痛，一般均无放射，多不规则而无明显的周期性和节律性，少数呈持续性并有阵发性加剧。可伴嗳气、恶心或呕吐。进食后和剧烈活动后可诱发，左侧卧位时常能使疼痛缓解。抗酸药物治疗效果不及溃疡病显著，甚至可以完全无效，可与溃疡病相鉴别。

2. **上消化道出血** 也是较为常见的症状。一般在出血前并无明显的诱因，但常有恶心、呕吐或腹痛等前驱症状。大多数的出血虽然仅是少量的，但常有呕血现象，少数则仅大便中有隐血；偶尔出血也可很严重，并有休克、脉搏增快、血压降低等现象。

3. **幽门梗阻** 多数病例在发作时有恶心、呕吐等幽门梗阻症状，但程度一般并不严重。呕吐在进食后最为显著，有时伴有腹痛，而于呕吐后腹痛即可减轻。呕吐物中常含有陈旧的食物渣滓。体检时可能发现有振水声及胃蠕动波，严重的患者可能在幽门区摸到一个较软的块状物，为黏膜嵌入幽门所致。

4. **消化不良** 患者因上腹部饱胀不适，致食欲缺乏；其伴有幽门梗阻或消化不良者，不但会感到乏力疲倦，且会有体重减轻，消瘦贫血，及营养不良等现象。

【实验室检查】 大都无特殊发现，血象常属正常，胃酸度大都在正常范围内，大便隐血试验则可能呈阳性反应。

【X线检查】 在钡剂造影时，主要征象为幽门增宽，其中可见脱垂黏膜的皱纹，十二指肠球底部则呈现残缺阴影。该残缺阴影多在十二指肠球底的中央部分，而使球部呈"香蕈"式的变形，或者在球底形成许多相互接连的小型弧状残缺，而使球部呈"降落伞"状变形，但球部的轮廓则尚保持齐整。由于脱垂的黏膜常可缩回胃内，所以这些残缺阴影在反复的观察下可以发生变化甚至完全消失，十二指肠球部的外形可以完全恢复正常。

除上述的重要征象外，胃的蠕动大都增强，有时并可发现不同程度的幽门阻塞现象。对诊断本病有重要价值，但有一定的漏诊和误诊率。

【胃镜检查】 胃镜下可见胃蠕动增强；胃窦或幽门前区黏膜皱襞粗大，呈条索状、杵状、半球状隆起，充气或蠕动波消失后仍不消失；幽门畸形，有一条或多条黏膜皱襞横跨幽门，形成黏膜流注征；胃窦部黏膜可随蠕动脱入幽门或球部而拥塞球部，并随蠕动波消失而返回胃窦。胃镜检查具有直观、迅速和准确等优点，可作为诊断的首选方法。

【诊断】 本病在临床上常无特异性症状和体征，易被常见的胃和十二指肠病变所掩盖。中年男性患者出现不规则进食后上腹部胀痛、疼痛缓解与体位有关、抗酸治疗效果不佳时应考虑本病的可能。X线钡餐检查是诊断本病的主要手段，胃镜检查时未见其他明显器质性病变，同时发现幽门口被胃黏膜所填充并滑入球部等典型征象即可确诊本病。

【治疗】 本病一般多先采用内科疗法，包括少量多餐饮食、安静和休息、减少机械性或化学性因素刺激胃蠕动，症状较显著者尚需佐以镇静剂和解痉药物，对症状的缓解多有暂时的疗效。然而，这种保守疗法也仅能暂时获得疗效，于治疗停止后症状大多又重新出现。因此可以认为内科疗法是不彻底的，只有症状轻微者可以试用。

症状严重经常发生且内科治疗无效、幽门梗阻(剧烈腹痛或持续呕吐)或反复出血者，应考虑手术治疗。合并有胃息肉病者也需外科治疗。在各种手术疗法中，以胃部分切除术之疗效最佳。其他如黏膜单纯切除、幽门成形术或胃肠吻合术等，手术并不简单，而疗效则显然较差，术后往往病变复发，一般都不理想。近年来文献报道的经内镜微波治疗和经内镜高频电圈套法切除治疗胃黏膜脱垂取得较好效果，且损伤小、恢复快，但能否成为胃黏膜脱垂的首选治疗方法还有待大量的临床观察和病例积累。

八、急性胃黏膜病变——应激性溃疡

急性胃黏膜病变系指主要与应激有关的、由多种病因引起的一组胃黏膜急性损伤和出血病变，文献中有多种不同命名，如急性胃黏膜出血、急性糜烂性胃炎、应激性出血、应激性溃疡等，其主要临床特征为胃黏膜多发性糜烂、溃疡形成和消化道出血。Speranna 等从病理学角度将各种病因引起的急性胃黏膜浅表糜烂和溃疡称为急性胃黏膜病变，将侵及黏膜肌层者称为应激性溃疡。

从临床角度出发，把急性胃黏膜病变分为急性出血性胃炎和应激性溃疡。二者在病因、发病机制、临床表现及预后等方面既相似又有一定差别。因此，从严格意义上说，急性胃黏膜病变并不简单等同于应激性溃疡，后者是指机体遭受严重创伤、危重疾病以及严重心理障碍等应激状况时发生的急性胃和十二指肠黏膜糜烂、溃疡等病变，甚至可导致消化道出血、穿孔。外科临床也通常将由各种应激状况引起的急性胃黏膜病变称为应激性溃疡。非甾体抗炎药、糖皮质激素和酒精等也可引起急性胃黏膜病变，但其病因与创伤或病重等应激无关，且发生出血后，治疗比较容易，疗效也好，一般在停药后即痊愈。因此，各种药物引起的急性胃黏膜病变不属于应激性溃疡。

【发病率】 在胃镜检查普遍应用于临床以前，48%~75% 的上消化道出血是归因于消化性溃疡，仅 5% 以下的病例认为是由于急性胃黏膜糜烂。但当早期的胃镜检查成为上消化道出血病例的常规检查手段以后，发现至少有 20% 以上的上消化道出血是由急性胃黏膜病变引起的。危重患者的急性胃黏膜病变发生率相当高，有人报道胃镜检查结果显示100%严重创伤患者存在胃黏膜的急性糜烂。颅脑创伤患者急性胃黏膜病变的发生率约为10.4%~73.6%，大面积烧伤患者约为18.9%~37.0%，脑血管意外患者约为14.7%~55.6%。大多数患者在进入ICU的72小时内发展成这些病变的。急性胃黏膜病变本身不对患者构成直接威胁，在临床上有重要意义的是应激性溃疡所导致的消化道大出血或穿孔，它的发生率在危重患者中估计不超过5%。

【病因和发病机制】 多种疾病均可导致急性胃黏膜病变的发生，其中最为常见的应激源为重型颅脑外伤（又称Cushing溃疡）、严重烧伤（又称Curling溃疡）、严重创伤及各种困难或复杂的大手术术后、全身严重感染、多脏器功能障碍综合征和（或）多脏器功能衰竭、休克、心肺脑复苏术后、脑血管意外以及严重的心理应激（如精神创伤、过度紧张等）。此外，有人还将高龄、凝血机制障碍、近期内有消化性溃疡出血史等归为应激性溃疡的高危因素。

尽管对于急性胃黏膜病变发病的确切机制还不十分清楚，目前的证据支持多因子发病学说。不同的病因使得胃黏膜损害因素增强和（或）保护因素削弱，二者之间失去平衡而导致急性胃黏膜病变的发生。胃黏膜的损害因素包括内源性的胃酸、胃蛋白酶、胆汁和溶血卵磷脂等，而胃黏液和碳酸氢盐分泌、胃黏膜血流、黏膜屏障、快速上皮修复和更新、胃黏膜的保护介质如前列腺素等则构成了胃黏膜的保护因素。内源性胃酸的存在是急性胃黏膜病变发生的重要条件，但胃酸分泌水平可因应激源不同而异，目前认为胃黏膜内pH（pHi）较胃pH更能准确反映胃酸的致病作用。烧伤、休克和机械通气等应激患者的胃酸分泌低下，但由于胃黏膜保护功能下降，实际反流入黏膜的酸量增加，导致胃pHi下降；中枢神经系统病变时胃酸的分泌则显著增加，胃酸在Cushing溃疡发生中发挥重要作用。

胃黏膜保护因素的削弱在急性胃黏膜病变的发病中起更重要的作用，其中胃黏膜缺血被认为是导致形成急性胃黏膜病变的最基本条件。应激状态下胃黏膜血管收缩，动静脉短期开放致胃黏膜微循环障碍和血流量下降，引起黏膜能量代谢和上皮修复受损，胃黏液和碱分泌减少，胃黏液-黏膜屏障结构受损和保护功能崩溃，对损害因素的缓冲能力明显下降。黏膜缺血还可促进氧自由基的产生，从而损害细胞膜和细胞器。严重而持久的缺血造成黏膜坏死，形成应激性溃疡。在此基础上，胃酸和胃蛋白酶的消化作用可加速溃疡的形成。

危重患者往往存在胃肠道运动功能障碍，含胆汁的十二指肠液反流，胆汁中的胆盐和溶血卵磷脂不仅破坏胃黏膜屏障，增加黏膜对酸的通透性，还对胃黏膜表面细胞产生直接损伤并且使胃黏膜更易于受到酸性损伤。此外，各种应激状态下的神经内分泌失调与急性胃黏膜病变的发生有密切关系，这是因为下丘脑、室旁核和边缘系统是对应激的整合中枢，甲状腺素释放激素、5-羟色胺、儿茶酚胺等中枢介质可能参与并介导了急性胃黏膜病变的发生。

【内镜下观及病理学】 病变早期可见黏膜点状或片状苍白、缺血，但很快就可发生黏膜充血、水肿，点状或片状出血、糜烂，黏膜脆性增加，易出血。可有浅表溃疡形成，有的发生基底部坏死，侵及肌层，甚至穿孔。病变可为局部或弥漫性分布，以泌酸区的胃体和胃底多见，亦可同时累及胃窦，但单独的胃窦病变较少见，也可见于食管、十二指肠及空肠。

显微镜下，黏膜层呈灶性或弥漫性出血、水肿，较少炎症细胞浸润。糜烂处有上皮细胞坏死脱落，以腺颈部为明显，但不穿透黏膜肌层，愈合后不留瘢痕。溃疡常侵及肌层，周围无硬结及纤维化，愈合后留有瘢痕。

【临床表现和诊断】 急性胃黏膜病变多以呕血和便血为主要临床表现，并多无明显的前驱症状，严重时可出现失血性休克症状。但也有病变已经存在而并无出血现象，仅在尸检时才被发现者，烧伤后并发的急性胃黏膜糜烂即常有此种情况。所以有应激病史的伤员、特别已伴有败血症者，应该经常检查大便有无潜血，或者抽取胃液检查有无出血，并注意有无脉率快速和血压下降现象，以便及时发现并早期治疗。自出现败血症到发生胃出血的间隔时间不等，短的3~5天，长可8~9天。外科手术后并发的急性胃黏膜病变出血则常在手术后7~10天内发生。

急性胃黏膜病变出血的特点是间歇性，即在第一次出血后隔若干天以后可能再出血；这大概是由于原有的糜烂愈合后又有新的糜烂形成之故，某些病例也可能是由于鼻胃管的刺激而引起的黏膜损伤出血。出血量可少可多，可缓可急；少量缓慢的出血可仅表现为大便中的潜血或柏油样便，大量的急性出血不仅有呕血，有时甚至可在胃内积血达1000~2000ml。偶尔，急性胃黏膜病变伴有严重的（烧伤）或多器官性的损伤时，其出血症状可被原有病变掩盖而未被注意，甚至严重的烧伤患者已并有胃肠道穿孔者也未能及时发现。

急性胃黏膜病变的诊断主要依靠病史和临床表现，急诊胃镜检查为重要的确诊手段。凡在应激状态下突然出现上消化道出血，应首先考虑急性胃黏膜病变的可能性。24~48小时内的急诊胃镜检查为首选的诊断方法，并可排除消化性溃疡、食管-胃底静脉曲张破裂出血和胃癌等其他上消化道出血病因。对活动性、持续性出血而胃镜检查不能明确诊断或患者一般情况差不能耐受内镜检查者，可考虑行选择性腹腔动脉DSA造影检查，其诊断阳性率为50%~77%。钡餐X线检查对本病的诊断几无实际价值。

【预防和治疗】 急性胃黏膜病变重在预防，对存在高危因素的患者应作为预防的重点。具体的预防措施包括：①积极处理原发病，消除应激源；抗感染、抗休克，防治颅内高压，保护心、脑、肾等重要脏器功能；②胃肠道监护，插入胃管，可定期定时检测胃液pH或做24小时胃内pH检测，并定期定时检测大便隐血；③及时应用质子泵阻滞剂等抑酸药物、氢氧化铝等抗酸剂以及胃黏膜保护剂；④若病情许可，鼓励早期进食，以中和胃酸，增强胃肠黏膜屏障功能；⑤若有低蛋白血症，电解质和酸碱平衡紊乱时，应及时补充与纠正。

急性胃黏膜病变出血的具体疗法可分内科的和外科的两类。一般说来，出血不严重的黏膜糜烂可先作内科治疗，内科治疗无效者或出血量大的深溃疡应考虑作外科治疗。两种疗法的利弊得失有时很难断言，因为要判断某一疗效是否有效，必须根据患者的情况，包括出血的快慢和失血的多少，采取不同的衡量标准：既要注意患者的伤亡率，更要重视止血的有效率。总的看来，内科疗法就其止血的效果而言似不亚于外科疗法。

1. 内科疗法　胃黏膜的表浅溃疡出血不严重者，目前仍以胃冷却法为治疗基础——用冰盐水不断灌胃可以洗去胃内存血，冷却胃壁黏膜，使胃壁收缩以制止出血，还有利于立即进行胃镜检查，以判断出血的程度和治疗的效果。虽然胃冷却疗法对胃、十二指肠溃疡出血或食管静脉曲张出血的疗效尚未充分肯定，但它对急性胃黏膜病变出血却是比较有效的。

除鼻胃管灌洗冷盐水外，急性胃黏膜病变伴出血的治疗措施还包括：①立即输血补液，积极抗休克治疗；②迅速提高胃内 pH，使之≥6，以促进血小板聚集和防止血栓溶解，创造胃内止血的必要条件，如应用质子泵阻滞剂奥美拉唑、H_2 受体阻滞剂及胃内灌注抗酸剂等；③使用生长抑素及类似物；④对合并有凝血机制障碍的患者，可输注血小板悬液、凝血酶原复合物，以及其他促进凝血的药物；⑤内镜下止血：急诊内镜检查确定出血部位和病变性质后，可同时进行止血治疗，包括内镜下局部注射肾上腺素、电凝或激光凝固治疗、喷洒止血药物止血；⑥DSA 选择性动脉内灌注血管收缩药及止血药物或动脉栓塞。

2. 外科疗法　急性胃黏膜病变伴出血必须用外科疗法时究以何种手术为佳，至今尚无定论。在 20 世纪 50 年代以前，外科医师常以胃大部切除术治疗胃黏膜糜烂出血，但术后再出血的机会很多。胃部分切除后之再出血，可能是由于残留的胃黏膜仍有病变，也可能是在残留黏膜上再发新病灶所致。因此，如欲以单纯的胃切除术治疗急性胃黏膜病变出血，其切除范围有日益扩大，甚至做全胃切除的趋势。Menguy 报道胃部分切除后 70% 的病例有再出血，但有 10 例在全胃切除后均未再出血，不过伴有严重烧伤或外伤的患者有时恐不能耐受全胃切除。全胃切除有较高的死亡率，仅适用于在初次手术后持续出血和有弥漫性出血病灶的患者。

Sullivan 等于 1964 年报道在迷走神经切断和幽门成形术后可使黏膜糜烂出血获得缓解，并认为迷走神经切断手术之所以有效，主要是由于胃黏膜下开放的动 - 静脉短路由此可重新闭合，因而出血得以停止，而不是酸分泌减少的结果。不过以后各家报道的迷走神经切断加幽门成形术的疗效似乎并不满意，再出血的发生率在 55%~80% 之间。但近年来用迷走神经切断加以胃部分切除术治疗急性胃黏膜病变伴出血的效果似较迷走神经切断加幽门成形术为佳，再出血的发生率在 8%~50% 之间。有报道采用选择性胃血流阻断术治疗急性胃黏膜病变，该手术结扎胃左右动脉、胃网膜左右动脉，可有效止血，因胃有丰富的侧支血供，一般不会发生胃壁坏死。但此法大大减少胃的血供，是否会加重胃黏膜损害，有待进一步研究。

应该指出，无论是用内科或外科疗法，急性胃黏膜病变的死亡原因通常不是由于胃出血本身，而是由于并发胃出血和脓毒症的原发损伤，或是由于胃出血加剧了脓毒症和原发损伤的病情所致；因此在处理急性胃黏膜病变伴出血时不能单纯着眼于出血的控制，其原发病变的处理、继发感染的控制和肝、肾功能等的维护等，至少也占有与控制出血同等重要的地位而不容忽视。

九、食管贲门黏膜裂伤（Mallory-Weiss 综合征）

食管贲门黏膜裂伤，又称 Mallory-Weiss 综合征，它是指食管下段和贲门连接处的黏膜纵形撕裂，并发上消化道出血。本病由 Mallory 和 Weiss 在 1929 年对因酗酒呕吐后大量呕血而死亡的患者进行尸解时首次发现，1965 年 Hardy 首次用内镜对本病作出诊断。既往国内较少报道本病，但随着内镜的普及应用，其发现率有逐渐上升的趋势。国内资料中，本病占上消化道出血病因的 1.3%~7.3%，国外文献报道则占 5%~15%。

【病因和病理】 食管贲门交界处黏膜较为薄弱，黏膜肌层的顺应性较差，其周围又缺乏组织支持，故当腹压或胃内压骤然升高时，食管贲门黏膜易发生撕裂而出血。某种原因引起的剧烈呕吐（如在酗酒后）是本病的主要诱因，但剧烈咳嗽、有力排便、麻醉期间呃逆和癫痫等任何导致腹压或胃内压增高的情况均可引起本病。患者如已有萎缩性胃炎或食管裂孔疝者更易发病。

本病的病理表现为食管下段和贲门连接处黏膜的线形或 V 形裂痕，以右侧壁多见。根据裂口的修复情况，将黏膜裂痕分为活动期、开放期、愈合期和瘢痕期。

【症状和诊断】 本病的临床特点是干呕或呕吐后继发无痛性呕血，但有时可无明显病因，因患者对于一次偶然的咳嗽可能已不能记起。呕吐食物与呕血间隔的时间不等，视黏膜裂伤的严重性而异，一般应隔若干小时才有突然的呕血。呕血本身也无特征——有时为纯血，有时可混有食物，有时为鲜血，有时可含血块，一般无胆汁。

因本病既属相对少见，又无典型的临床特征，各种影像学检查（包括 X 线）也多为阴性，故诊断较为困难。在上消化道出血的鉴别诊断中应考虑本病的可能，唯一可以确诊的办法是 24 小时内做急诊胃镜检查，但由于病变有时是在黏膜皱襞之间，无经验者不易发现其病灶之所在，须将胃腔充分充气后于胃镜拔出时始能见及。

【治疗】 食管贲门黏膜裂伤常有自限性，内科保守治疗多可治愈。内镜下药物、高频电灼、激光、微波治疗对

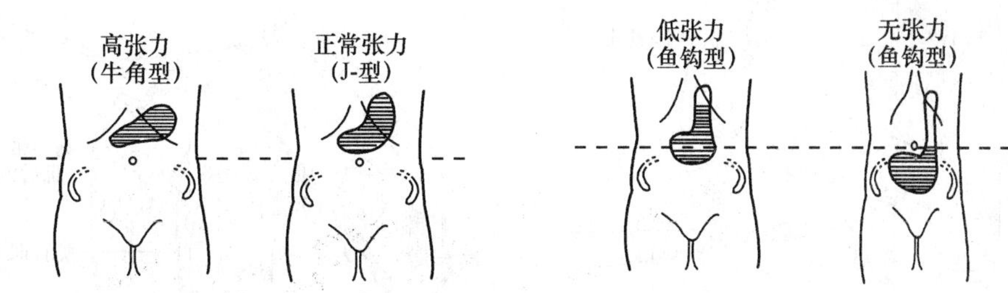

图 4-14　胃的四种不同张力类型

本病有满意的止血效果，可以使部分出血严重而单纯药物治疗无效的患者免于外科手术治疗。此外，选择性胃左动脉造影及动脉内止血药物灌注或栓塞治疗也可有满意的疗效。

对于黏膜裂伤较深，大量出血且非手术治疗无效的患者，应及时予外科手术止血治疗。手术时因病灶位置比较隐晦，有时也不易被发现。所以问题的关键是对于不明原因的上消化道出血，要考虑到有贲门黏膜裂伤的可能；若胃内别无其他病变，应该对食管贲门部充分显露，细加检查，然后将黏膜裂痕予以妥善的缝合。

十、胃下垂

由于胃支持韧带的松弛，或者是因胃壁的弛缓，致在直立时胃的下端（大弯）位于髂嵴间线下方 5cm 或更下的位置，同时伴有排空缓慢的情况者，称为胃下垂。

【病因】 胃下垂有先天性或后天性的。先天性的胃下垂大都是内脏全部下垂的一种表现，主要是由于腹内脏器支持韧带的松弛所致。后天性的胃下垂可能是因严重消瘦或腹肌张力消失后继发的，其结果是胃不能固定在原有位置上，以致直立时有下垂现象。

胃壁本身的弛缓也是一个重要因素。因为在胃壁的运动功能方面，它具有张力及蠕动两种性能，均受自主神经系统的调节。Schle-singe 曾按照胃壁的张力情况将胃分为四个类型（图 4-14）。若胃壁的张力减低，则整个胃将呈鱼钩形，胃的低位部分将因纵行肌及环形肌的弛张而显得异常扩大，其下缘常坠入盆腔中。

【病理】 下垂的胃其排空常较缓慢，有时甚至会出现明显潴留。由于食物潴留的结果，常会发生食物发酵和继发性的胃炎变化。

【临床表现和诊断】 胃下垂可能不出现任何症状，而仅在检查患者时偶然发现。另一些病例则会发生若干综合病症，与胃溃疡颇为相似。患者常感心窝部沉重、食后饱胀、嗳气或呕吐；呕吐物的量很大，常含陈旧的食物残渣，并时带发酵的酸气。振水音有时也很明显。便秘、消瘦也常是患者的主要症状。

确定诊断有赖于 X 线检查。在进钡餐后可见胃呈鱼钩形，其上端细长，两壁较靠拢，而下端则显著膨大，下缘常在髂间线以下数厘米处。胃内常有较多量的残余液体，而排空时间则有显著的迟缓。

【治疗】 绝大多数的患者宜用内科疗法。加强营养和一般的强身疗法，如打太极拳，大多可以收到良好疗效。同时进行肾囊封闭或针灸治疗，也可以加强胃的张力；必要时还可以应用腹带或胃托。

上述的保守疗法不能收到预期疗效时，极个别的也可考虑行外科治疗——胃固定术。但应该强调指出：这种手术基本上是非生理的，也很少能获得良好的效果，只有在保守治疗完全无效而症状又极度严重时方可试行。

胃固定术在过去曾经有多种方式。Beyea 法是用间断的丝线将胃的小网膜折叠缝起，使它缩短，因而将胃吊起使之不致下垂（图 4-15）。

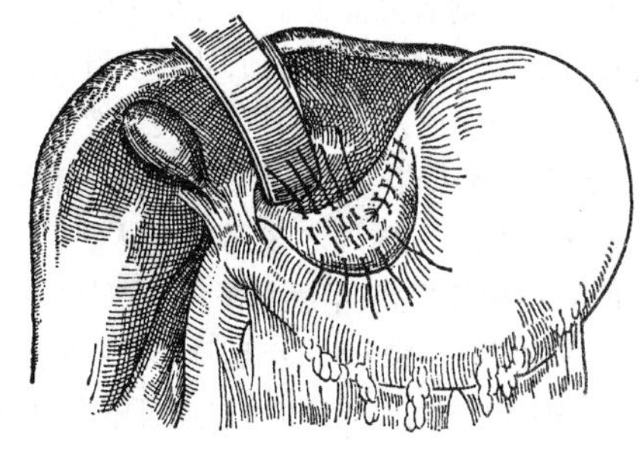

图 4-15　Beyea 胃固定术

将胃的小网膜用间断的丝线折叠缝起，使它缩短，以纠正胃下垂

Perthes 法是利用肝圆韧带在胃的肌层中穿过，然后缝固在前腹壁上将胃吊起（图 4-16）。

胃下垂并有慢性胃炎或胃与十二指肠溃疡者，也可以考虑胃部分切除术。

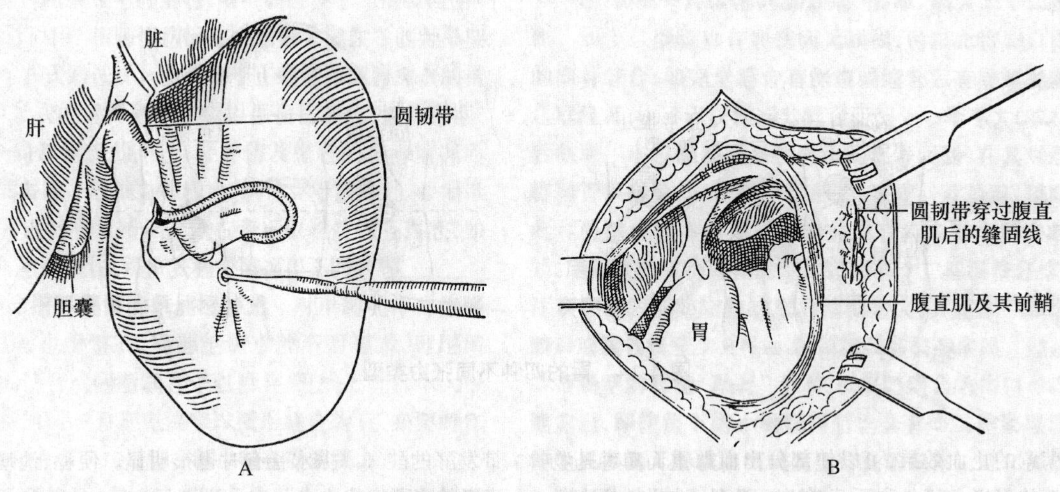

图 4-16 Perthes 胃固定术

A. 示利用肝圆韧带穿过胃小弯的肌层中的情况;B. 示肝圆韧带固定在前腹壁的情况;由于韧带的悬吊,胃下垂可得纠正

(叶再元)

第三节 异物、损伤及瘘管

一、胃和十二指肠的异物

胃和十二指肠内可能发现的异物是多种多样的,但基本上可以分为三类:①自食管吞入的异物;②在胃肠道内逐渐形成的毛肠石;③经由胃肠壁穿入腔内的异物。

(一) 吞入的异物

胃肠道内的异物绝大多数是吞入的,它可能是无意的,也可能是有意的。前者大都发生在婴儿和孩童,因为不少孩童有将各种物件含在口里的习惯,偶一不慎,就可以吞入胃内。后者多数见于成人,有的是精神失常者,有的是企图自杀者,也有不慎吞入者。有学者曾报道有一精神病患者经剖腹取出异物共达 2533 件之多,诚足惊人。

吞入的异物种类繁多,不胜枚举,最常见者当为别针、发夹、钱币、纽扣、铁钉、螺丝钉、小玩具等。一般地说,凡是能通过食管、贲门的异物,大都也可以通过整个胃肠道。但据统计约有 5% 的异物会在胃肠道的某个部分被嵌住,特别是幽门、十二指肠及回肠末端等处。凡异物是长形、尖头或锐利者,肠道的某处有炎症或狭窄等变异者,异物即易在该处被嵌住。

【症状】 多数异物吞入胃肠道后既不发生症状,且能通过肛门自行排出。有许多异物即使较长时期地存留在胃内也可不产生症状,但有时却可引起上腹部的不适,特别是较敏感的患者知道有异物存留在胃内以后。偶尔,异物可以引起阻塞的症状如疼痛、呕吐等,也可以穿破胃肠道而发生腹膜炎的现象如腹痛、压痛、腹胀、肌紧张、白细胞升高等。异物长期嵌顿在某部者,可以引起溃疡出血,尖锐的异物还可以直接刺破黏膜引起显著出血。

【诊断】 多数病例可以单纯根据病史获得诊断。孩子的母亲常能诉说孩子口含的某物突然失踪;较大的儿童还能清楚地说出口中含着某物,因某种情况而使他把异物吞入胃中。吞入的异物如不发生阻塞或穿破等并发症,常无明确的体征可以作为诊断的依据,而最后的诊断常需通过 X 线检查方能确定,包括金属异物的大小形态、所在的部位、有无自行通过的可能、及可能被嵌住的位置等,而非金属异物的诊断常依赖 X 线钡餐检查或内镜检查。

【治疗】 须根据患者吞入异物的性质和有无并发症而定。因多数异物均能自行排出,故对吞入的异物一般可以密切观察和采取保守疗法。在异物尚未排出前,应每天检查腹部,并辅以 X 线透视,观察异物在肠道内的进展情况,及有无并发症的产生。每次大便也应该仔细检查,以明确异物是否已经排出。异物较为尖锐者,最好住院观察。特殊的饮食和泻剂非属必要。对已经吞入胃内的异物,用食管镜或胃镜来检查,在确保安全的前提下可试用特制的钳子来夹出异物。

较大的异物,特别是尖锐的异物有时需通过手术取出。

手术的指征:①若异物在某一部位被嵌住达一、二周以上,经 X 线的反复检查无进展者;②异物已产生肠道的梗阻现象,或者将要发生或者已经发生穿破症状者;③较大较长较尖锐的,或是分叉状的异物;④有多量的胃肠道出血者;⑤吞入的异物已累积较多者。

术前应进行下列准备:①剖腹以前应再做 X 线透视,以确定异物的位置有无移动;②插入胃管,抽出胃内容物;③有出血、穿孔及腹膜炎等并发症者,应作输血、补液及注射抗菌素等术前准备。

手术的切口应根据异物的位置而定。无论是在胃内或肠内的异物，均以直接切开胃肠壁将异物取出为佳，惟须注意避免污染腹腔。数量多的异物（大都在胃内）摘除时应注意将异物除尽而勿使有所遗留，最好在手术时进行X线的检查。异物并有出血、穿孔及腹膜炎等并发症者，除了取出异物以外，尚需对此等并发症进行相应的治疗。

（二）毛粪石

无论人、畜，均能在胃肠道内逐渐形成一种毛粪石。是由不同成分的毛发、植物纤维和某种矿物等组成。

由头发构成的毛球较多见，约占文献上报道的毛粪石病例的55%。本病90%是女性，特别是神经质的女孩常有咬咀及咽下头发的习惯，最容易发生此病。毛球主要是由多量的长短不一的头发组成，同时尚可能混有羊毛、毛线和植物纤维等。由于其中含有各种食物的腐败性分解物，其颜色大都呈暗绿色或黑色，且常有异常的恶臭。

植物球是由各种植物的皮、子、叶、根和纤维等结团而成，约占毛粪石的40%。其中最常见者是在食柿后形成，也有因食椰子、芹菜和南瓜等纤维而形成者。食生柿后最易形成植物球，是因生柿中含有大量的柿鞣酸，与胃酸作用即变成一种甚为黏稠的胶状物，就可以把植物的纤维和皮、子等胶合在一起，形成植物球。

结石是最罕见的一种，仅占毛粪石的3%~5%。其中最奇特者是油漆工人因有吮吸漆水习惯，可以在胃中因松香或树脂的逐渐沉积而形成巨大的结石。某些药物如胃肠造影时服下的钡剂，溃疡病患者服下的碳酸镁或铋剂，也有可能在胃内形成结石。

【临床表现】 因毛粪石的性质，对胃刺激之程度，及有无并发症如溃疡、梗阻等而有不同。不少病例可以长久没有症状。典型的症状则表现为上腹部的肿块，伴有不同程度的疼痛、恶心、呕吐、食欲缺乏及消瘦等现象。一般食欲缺乏、上腹部胀闷、消瘦和体重减轻等是缓慢发生的，以后再逐渐发生恶心呕吐、上腹疼痛等症状。腹痛可以是轻微的，也有时有剧烈的阵痛。有些患者可以有便秘或腹泻，口臭及舌苔厚腻等现象。

最主要的体征是在上腹部常可摸到一个大而硬的、表面光滑的、能自由活动的肿块。

X线钡餐检查也常有典型的表现，可以看到在胃内有一个巨大的充盈缺损，该充盈缺损有显著之移动性，而胃大、小弯的边缘仍齐整无缺。当大部分的钡剂在数小时内已排出之后，仍可以看到有些钡剂附在肿块上，成一圆球。

【诊断】 只要能想到有毛粪石存在的可能性，大都可以作出正确诊断。病史甚为重要，有典型的临床症状及X线的表现者，特别是能摸到有活动性的肿块或有特殊的钡剂充盈缺损者，诊断更可以确定。

毛粪石患者有时可以伴发有巨大的胃或十二指肠溃疡。有时因患者有显著的贫血消瘦及上腹部的肿块，故常怀疑是晚期胃癌。在胃液分析和大便检查时，如能看到毛发的丝和植物性的纤维，则有助于诊断和鉴别诊断。胃镜对诊断也有重要价值。

【治疗】 以胃切开术为主。虽然有些植物球偶尔在服用稀盐酸后能够融化碎解，有些则在剧烈呕吐及按摩后可能消失，但这些方法并不可靠，有时且属有害，不如手术疗法有效。

手术前应该适当地洗胃，手术时应该注意勿使胃内容物污染腹腔，特别是毛球患者，其胃内多发酵腐臭之物，一旦污染腹腔，易致严重的腹膜炎。毛球有时可以通过幽门伸至十二指肠内，在摘除时也应该注意将整个毛球完全摘除。植物球有时不止一个，手术时也应注意检查整个胃肠道，避免有所遗留。

毛粪石之伴有胃与十二指肠溃疡者，一般将毛球摘除以后溃疡即可自行痊愈。有学者曾从文献收集了13例毛球患者，经单纯摘除后其伴发之溃疡均获得良好之结果。惟溃疡合并出血、穿孔和狭窄等并发症者，应作相应的处理。

（三）穿入的异物

偶尔，异物可因外伤或溃疡等原因，致通过胃肠壁进入胃与十二指肠内。枪伤或其他穿刺性的外伤后，有时异物可以存留在胃肠道内。手术时偶然不慎，也可以有异物直接遗留在胃肠道内，或者是先遗留在腹腔中，以后再逐渐蚀破肠壁进入胃肠道内。最多见者或为胆囊与胃肠道粘连后、有胆石蚀破入胃与十二指肠。由于十二指肠与胆道十分接近，胆石破入十二指肠的机会尤多。文献报道404例胆道-胃肠道的自发性瘘管，约1/2是胆囊-十二指肠瘘，1/4是胆总管-十二指肠瘘，1/7为胆总管-结肠瘘，其余则为胆道-胃瘘或多发性瘘。多数病例的结石能自肠道自行排出，但10%左右的病例有阻塞现象。阻塞的部位可以在十二指肠或幽门，但多数是在回肠的末端。

穿入异物的临床表现是随异物的性质，进入的方式，及有无溃疡、梗阻、出血、穿孔及腹膜炎等并发现象而有异。X线和内镜检查是最主要的诊断方法。

治疗应以手术摘除异物为主。如有并发症存在时应考虑同时缝补穿孔，切除或修补瘘管等。

二、胃和十二指肠的损伤

胃和十二指肠的损伤，总的说来不外乎下列几种原因：

1. 由于外来的暴力

(1) 非穿透性损伤：如拳打、脚踢及车祸等。

(2) 穿透性损伤：如枪伤、刺伤等。

(3) 手术损伤：是手术时不慎所致。

2. 由于内在的暴力

(1) 机械性损伤：如因插入胃镜、胃管或吞下异物等引起者。

(2) 化学性损伤：因吞下腐蚀性的药物所致。

(3) 自发性破裂：或因胃肠腔内有过多的积液积气而致胃肠壁被胀破。

由于内在的暴力引起胃或十二指肠破裂是罕见的，一般仅致黏膜或肌层的损伤，而极少形成全层穿破。

目前应用的胃镜多属可弯曲的软管胃镜,因胃镜检查而致食管或胃壁损伤的病例已大为减少。偶尔,在用探子来扩张贲门失弛缓症患者的贲门部时,或用双气囊三腔管填塞法来治疗食管静脉曲张出血时,可以造成食管下端或胃贲门部的破裂。吞入锐利的异物后也可能引起胃黏膜的损伤或胃壁的穿破。

因服强烈的腐蚀剂而致胃壁损伤者虽不罕见,但大都只有黏膜的损伤而极少引起全层的蚀破。严重的患者多因休克、喉头水肿、肺炎和毒血症而死亡,但很少因胃壁的穿破而致死。

自发性的胃破裂是极为罕见的。有学者曾自文献中收集了 31 例自发性胃破裂的病例,且报道了 1 例因服小苏打而引起的自发性胃破裂,并认为胃出口的痉挛或狭窄,致胃内的气体或积液不能溢出,是造成破裂的重要因素。负重挣扎、用力过猛或剧烈呕吐等均可能引起胃壁的过度紧张,造成破裂。破裂的部位大都在小弯,因胃壁在该处最薄;破裂的症状与胃与十二指肠溃疡穿孔完全一样,并需要紧急剖腹探查。

下面将较详细地叙述因外来暴力而引起的胃和十二指肠损伤。

04

(一) 胃的损伤

【病理】 因不同的病因而有所不同:

1. 非穿透性损伤 上腹部遭受钝性损伤时,胃的损伤并不太常见,因为它不像肝、脾组织易于碎裂,不像十二指肠及十二指肠空肠曲等固定,而且它又受着肋骨的保护。只有当胃内充满了食物或气液体时,胃的前壁及大弯与腹壁有较多的接触时,充满的胃不能自由移动时,胃破裂的可能性乃大为增加。腹部闭合伤中胃破裂的发生率为 0.4%~1.7%。

在钝力作用(如拳打、脚踢、倾跌、撞击等)之下,腹壁可以完全没有形态上的损害,而胃壁则呈现出不同程度的损伤。胃的浆膜肌层(大都在小弯)有裂伤者,可以完全没有明显的临床症状。胃壁被挫伤而在胃壁内形成血肿者,当时也可以没有症状;但这种血肿一旦遭受感染形成脓肿,胃壁即将发生坏死穿破,引起继发的腹膜炎。严重的损伤造成胃壁的全层破裂者,危险性最大,此时肝、脾、结肠、肋骨等大都也可同时破裂。爆炸时形成的气浪或水浪,其压力之大往往也可引起胃壁的部分或全层破裂。偶尔,患者在剧烈呕吐或干呕之后,可因食管贲门黏膜裂伤而继之以呕血,是称 Mallary-Weiss 综合征,为一种罕见的上消化道出血。

2. 穿透性损伤 胃的穿透性损伤常与其邻近器官的损伤同时存在,而胃本身的损伤也常不止一处。有学者曾分析过 416 例胃穿透伤,其发生率占全部腹部损伤的 13.2%;其中 90% 的病例伴有其他的腹内伤,尤其以横膈损伤为多见(47.1%);死亡率为 40.6%,高于结肠、小肠和肝、脾损伤的死亡率。单纯的胃损伤情况较好,因胃壁对损伤的耐受性较强,胃内容物也不像结肠和小肠的内容物含有多量细菌。胃损伤时常并有其他脏器的损伤时,其死亡率明显升高。

3. 手术性损伤 手术时胃壁遭受意外的损伤,最多见于脾切除术。在切断脾胃韧带时,胃大弯部的胃壁可能被钳住而遭到切破。在胆道重复手术时,由于本身的病变及前次的手术,往往使胃与十二指肠等连同横结肠与大网膜粘连在一起,甚至与腹壁也难于分离,因此手术时误伤胃和十二指肠等的可能性也很大。这些意外损伤如能当时即被觉察,则胃壁的损伤一般不难予以缝补,通常也不至引起严重后果;但如不能即时被觉察而注意缝补者,则无疑地将形成腹膜炎或瘘管。

【临床表现】 胃损伤的症状与腹部一般的损伤较难区分,其主要症状为休克或出血,而主要体征则为腹膜刺激征。

在非穿透性损伤时,腹壁的疼痛、压痛和腹肌的紧张,可以是由于单纯的腹壁损伤,亦可由于胃的损伤所致。但在腹壁的单纯损伤时,患者的一般情况将逐渐好转,腹壁的压痛和肌紧张亦将逐渐减轻。相反地如有腹内脏器损伤时,脉搏将逐渐加快,压痛及肌紧张将累及伤处以外的腹壁。由于在胃损伤的同时,经常伴有肝、脾及其他内脏的损伤,故在受伤后不久多有严重的内出血和弥漫性腹膜炎的临床表现。

如为穿透性的损伤,则通过腹壁伤口的检查大都可以测出腹内损伤的情况。根据创伤的部位、创道的方向、流出的胃肠内容物的性质,一般可以估计出何种内脏已经受伤。

为进一步获得正确的诊断,可以进行 X 线检查。如腹腔内有游离气体存在时,即表示某种空腔脏器已有破裂。如疑有胃损伤时,可以插入胃管立即进行胃减压;抽出的胃内容物如含有血液,则胃的损伤更是确定。

【治疗】 对于穿透性的腹部损伤,包括胃的损伤,应尽早进行剖腹探查。非穿透性的胃损伤,凡有胃壁全层破裂的可能者,特别是并有其他脏器的损伤者,亦应立即进行手术治疗。仅有胃部分损伤的可能性,又无其他内脏损伤的症状者,可以给予保守治疗,同时进行密切观察。

患者有胸部的合并伤者,一般应先处理胸部创伤。有横膈、肝和脾等合并伤者,以胸腹联合切口的暴露最佳。单纯腹部的损伤可采用正中或旁正中切口。进腹后用吸引器清除腹腔内的积血、积液,甚至食物之残渣后,首先找到出血点并予以处理;然后再依次检查腹内脏器之受伤情况。检查必须彻底,每一个可疑的脏器都不应遗漏。应该记住:受伤的可能不仅是胃,而邻近的脏器也可能受损,且胃的损伤也可能不止一处,如胃前壁有损伤者尚应打开胃结肠韧带检查后壁。小的胃穿孔可单纯缝合修补。条状的裂伤应将创缘加以修整后缝合。严重的损伤也可以考虑做胃部分切除术,但通常无此必要。胃缝补后尚应缝补小肠或结肠的损伤。通常多需用引流。

(二) 十二指肠损伤

十二指肠损伤是一种严重的腹内脏器损伤,约占腹内脏器损伤的 2.5%~5%,十二指肠具有独特的解剖结构和生理特性,同胃、胆道、胰腺关系密切,尤其十二指肠的消化活性成分多、刺激性强。一旦发生损伤,病情危重,若延误诊治或处理不当将导致严重后果。

【病理】 十二指肠的损伤也是由穿透性暴力、非穿透性暴力及手术损伤等原因引起。这种损伤有几个特点:①因为十二指肠在解剖上所占的区域范围有限,故其直接的穿透性暴力引起的损伤机会不多,约占小肠损伤的 6%,占全部腹部损伤的 4%~5%;②由于部分的十二指肠是在腹膜后,故非穿透性暴力引起的十二指肠破裂有时很难发现,有时即使经过剖腹探查也不能得到正确诊断;③因邻近器官的手术,特别是胆道、右肾等的手术而引起十二指肠损伤的机会较大,且会引起严重的后果,已在腹部外科中成了一个较突出的问题。

1. 直接的穿透性损伤　十二指肠的穿透性损伤机会不多,由于它位于腹腔的深部,它的损伤一般多伴有其他脏器的损伤,因此在剖腹探查时大都易于辨认,不致造成诊断上的困难。

2. 非穿透性的损伤　十二指肠的大部分都是被保护得较好的,只有它的水平部在脊柱的前面较易受到损伤,故本病多因腹部受到强烈的挤压、辗伤或高处坠落伤而引起,伤者以汽车驾驶员最为多见,这是因为车祸发生时十二指肠被驾驶盘压在脊柱上的结果。由于十二指肠上端有幽门,下端为十二指肠空肠曲,十二指肠其实是一个相对封闭的管腔,当暴力挤压时因肠腔内的压力骤然升高,故可造成肠壁的破裂。受伤者绝大多数为男性,男与女之比约为 8∶1,年龄多在 10~35 岁之间。受伤部位大多数为降部、水平部及十二指肠空肠曲,约 25% 是在十二指肠的水平部。除十二指肠的损伤以外,几乎经常合并肝、脾、胰、小肠及右肾等的损伤。事实上,凡有肝脏损伤者,就应该考虑到同时有腹膜后十二指肠破损的可能性。

因为部分的十二指肠是在腹膜后,故非穿透性的十二指肠损伤常不易被发现而往往造成致命的后果。近年来由于诊断和治疗技术的不断进步,十二指肠损伤的预后已大有好转,目前国内外文献报道十二指肠损伤的死亡率在 5%~17.1%。

3. 手术所致的损伤　在胆道手术,右肾切除,或者任何上腹部手术有多量粘连存在时,十二指肠的破伤是一个严重的威胁。当肾蒂尚未解剖清楚时,盲目地钳夹或结扎肾蒂有可能将部分十二指肠后壁钳扎在血管钳或线圈中,前者立即形成肠穿破,后者由于肠壁坏死,无疑地也会形成肠瘘。胆道手术造成十二指肠损伤的机会更多,主要因为胆道经常与十二指肠有粘连,特别是曾经手术的患者粘连更多,解剖关系模糊,甚至因为粘连,十二指肠已形成一种拖型憩室,故手术时误伤十二指肠的可能性很大。手术时必须耐心分离粘连,务使各器官的解剖关系明确以后,方可对胆道进行操作。有时十二指肠的破伤是因肠壁受到粗暴对待或长期受压(引流管)所引起的,这时部分肠壁将会坏死而形成肠瘘。偶尔,胆总管下端有狭窄阻塞而须用探子探查扩张时,过于粗暴也可能造成十二指肠的穿破。

【临床表现和诊断】 因损伤的部位和性质而有所不同,也因在十二指肠损伤的同时是否有其他并发损伤而异。

如十二指肠的前壁完全破裂者,则其临床表现与一般的胃肠破裂并无不同,有右侧腹部的剧烈疼痛、呕吐及休克等症状,同时腹壁将有压痛、肌紧张、肠鸣音消失及肝浊音界缩小等现象。

如为十二指肠的腹膜后破裂,则早期症状可能很不明显,甚至经过剖腹探查尚不能正确诊断,但右季肋下的腹壁常稍有紧张和压痛,甚至延至肾区。以后腹壁紧张逐渐加重,脉搏逐渐加快,呕吐更加显著,毒血症的现象渐趋严重,而右腹部的浊音区将有进行性扩大,后肾区将有异常的疼痛、水肿、红肿等现象,常被误诊为肾周围脓肿。此外,腹胀为十二指肠损伤的突出特点,如外伤后出现明显的上腹部膨胀者,必须警惕十二指肠损伤的可能性。Siler 曾指出在十二指肠腹膜后穿破时,患者可能感到右侧睾丸痛,同时右肾区可见有空气存在。

手术时造成的十二指肠破损,多数在手术时即被发现并予修补,一般不致引起严重后果。少数病例如在术时未被发现,则由于肠壁的坏死穿破、十二指肠液的外溢,在后腹膜将逐渐形成脓肿,终至成为一个外瘘,或者外溢的肠液破入腹腔中形成腹膜炎。患者因后腹膜感染,一般情况都很严重。

十二指肠损伤,特别是闭合性损伤,术前诊断比较困难,其中腹膜后损伤的早期诊断最为困难。十二指肠损伤的术前正确诊断率在 10% 以下,由于临床经验不足及术中探查不仔细,其漏诊率可达 25%~30%。凡有腹部严重钝性损伤,特别是暴力作用的挤压伤,若伤后出现明显上腹胀者,应警惕十二指肠损伤的可能,腹部体征如右上腹部、右腰部压痛及肌紧张,特别是腰大肌内侧缘的明显压痛,诊断性腹腔穿刺可得含胆汁的消化液,对诊断有重要价值。血清淀粉酶测定对诊断有一定帮助,十二指肠损伤患者淀粉酶常升高,合并胰腺损伤时,其阳性率可达 90%。影像学检查如腹部 X 线片、B 超及 CT 检查是术前诊断十二指肠损伤重要方法。其中以 CT 扫描的诊断阳性率最高。十二指肠损伤时,腹部 X 线片可见右肾及右膈脚周围有游离气体、右腰大肌及肾脏阴影模糊不清,如经胃管注入造影剂可见造影剂自十二指肠破口溢出。B 超常见腹腔部分有低回声或有强光点,显示腹膜后为低回声影,时有强光点。CT 特征为十二指肠腔外与右肾前旁间隙有游离气体和液体积聚,右肾周围阴影模糊,十二指肠扩张,造影剂中断不再进入远端十二指肠。

剖腹探查可使术前未能诊断的患者获得确诊。术中发现腹膜后胆汁染色者,后腹膜或右侧结肠系膜水肿、淤血、脂肪坏死和捻发感者,腹膜后十二指肠血肿者,右肾、肝、胰和下腔静脉有损伤者,应考虑十二指肠损伤可能,此时均应充分暴露探查十二指肠各部。探查时仍不能明确者,可将胃管引入十二指肠球部，经胃管内注入空气或亚甲蓝，如腹膜后有气体逸出或亚甲蓝染色，则可确定有十二指肠损伤。

【治疗】十二指肠损伤治疗的成败关键在于能否早期手术及手术方式的选择。前者在于正确掌握剖腹探查的指征，而手术方式的选择原则上应根据损伤部位、损伤程度、受伤时间、局部组织的条件、合并伤及患者的全身情况而定。术前准备除一般准备如输血、抗休克等措施外，必须迅速插入胃管进行有效减压。做右旁正中切口探查腹腔，如发现有十二指肠损伤，可依其病变情况作不同处理。

1. 十二指肠损伤的单纯缝补术 对单纯的十二指肠前壁破裂伤、边缘整齐、局部组织水肿不明显者，可用细丝线作荷包缝合或间断缝合予以修补，缝线上可再用大网膜覆盖以资加强。为避免狭窄以横形缝合为宜，必要时作Kocher切口，游离十二指肠以减少缝合处的张力。

应该注意的是，有的腹部闭合伤可造成十二指肠肠壁的单纯挫伤而浆膜仍然完整，或者在肠壁上形成巨大血肿而肠壁有不完全破裂，对于此种损伤，必要时宁可切开浆膜，排出血肿，然后才能找到小破口予以适当处理。如为腹膜后的破裂(腹膜后有血肿、气泡或胆性渗出，是可疑症状)，则首先应该将十二指肠降部外侧的腹膜予以纵行切开，将十二指肠降部翻向内侧，或者在横结肠系膜下切开十二指肠悬韧带，在腹膜后沿着十二指肠横部作潜行分离以进行探查，将溢出的胆汁和肠液吸尽以后，再查明伤处予以缝补。

还必须指出，在一般情况下巨大的十二指肠破裂伤不宜作单纯修补，已经完全断裂的十二指肠更难直接作端-端吻合。这是因为十二指肠的断端比较固定而不易凑拢，肠腔内有腐蚀性很强的胆汁、胰液不断浸渍着创缘，再加十二指肠的血运较差，肠壁的裸露区又没有浆膜保护，所以对于巨大的十二指肠损伤，不论作单纯修补或端-端吻合，术后易致缝合口崩裂而产生严重后果。此外，对于此种较大的十二指肠损伤，如其胰腺本身并无同时损伤，则一期的胰、十二指肠切除亦无必要，因恐伤员不能耐受；在此种情况下，选择下述的方法来处理，有时是属必要。

2. 利用一片带蒂的肠壁来“贴补”较大的十二指肠裂伤 如十二指肠只有裂伤而无缺损，可以先将裂口作单纯的修补缝合；如完全缝合有困难或缝合后有导致肠腔狭窄之危险者，也可以仅作部分缝合而留下一个不大的缺口，然后截取一小段保留肠系膜血运的带蒂回肠，在其对系膜缘将肠管纵向剪开，黏膜予以剔去，使成一片肠壁，随即可将此片肠壁移植覆盖到已经修补或者尚未完全缝合的缺损处，用间断丝线将移植肠壁的边缘与十二指肠壁仔细缝合。注意移植的肠壁应较缺损的范围略大，其边缘一般应超过破口或缝合线至少0.6cm，以备组织有收缩余地。经过此种带蒂肠壁的移植“贴补”手术，不仅已缝合的伤口可以更好地愈合，即使留下的小缺损以后也会有十二指肠黏膜的延伸生长多而无形成溃疡或发生穿孔的危险。此法虽然效果一般可称良好，但操作相对复杂，仅可选择适宜病例，且以受伤10小时以内为宜(图4-17)。

对于可以缝合但感到不很可靠的十二指肠损伤(或瘘)，或者对已经部分缝合但尚未能完全闭合的十二指肠损伤(或瘘)，除偶可插入导管作肠造瘘外，一般不需要做此带蒂肠壁的贴补术，因其操作比较麻烦，亦无特殊优点。作为一种变法，可单纯提取一段空肠袢使之穿过横绕肠系膜，将此肠袢覆盖在已经缝合或尚未完全缝合的十二指肠破损处，并在两者之间作浆肌层的间断缝合，使之彼此贴紧，这样同样可以防止十二指肠缝合处之崩裂，亦不致发生肠袢间的内瘘(图4-18)。但最理想的办法还是将一段空肠袢切断后以其远切端内翻缝合在缺损或瘘口的周围，近切端则与输出袢作Roux-en-Y式吻合。

3. 利用空肠袢的Roux-Y式吻合来“镶补”较大的十二指肠缺损 如十二指肠有巨大缺损，无法作直接的修补缝合时，可应用空肠袢的侧壁与缺损部作Roux-Y式吻合来“镶补”缺损。先选择一段空肠袢(一般距屈韧带25~35cm)切断之，将远切端穿过横结肠系膜提到十二指肠缺损处。如果十二指肠的缺损不超过空肠切端的口径，就

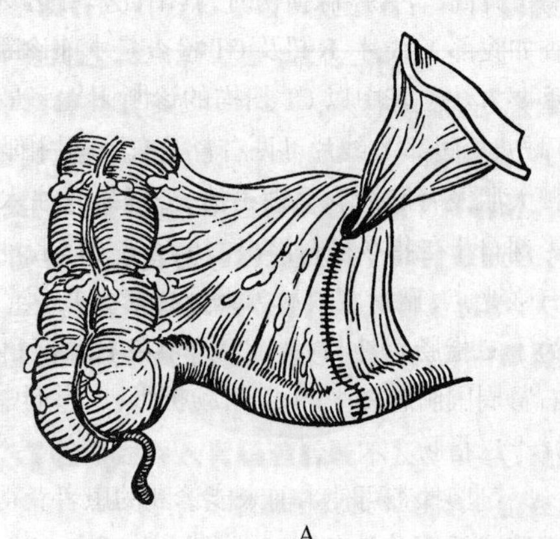

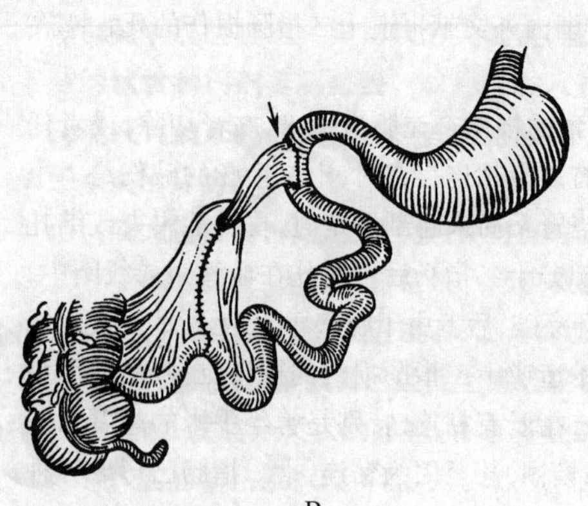

图4-17 利用带蒂肠壁“贴补”十二指肠之缺损或瘘

A. 带蒂肠壁的制备：示带蒂的肠管切断后，其两断端已相互吻合，截下的肠管已经切开并剔去黏膜；B. 用带蒂肠壁贴补十二指肠缺损的方式

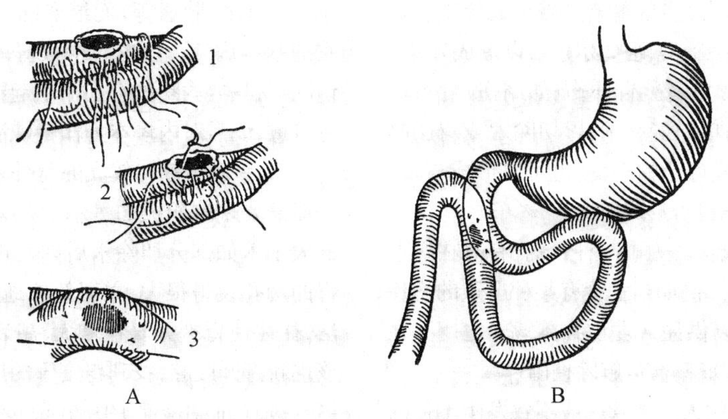

图 4-18　用一个空肠袢的侧壁贴补十二指肠的缺损（或瘘口）

空肠袢可以从横结肠系膜开孔中提上凑到十二指肠缺损处，也可以直接作结肠前的贴补缝合

A. 为贴补缺损或瘘口时之步骤；B. 为用空肠贴补后脏器之位置

可以把空肠远切端直接与缺损处的周围组织作双层的浆肌层内翻缝合，空肠的近切端则吻合到远段空肠袢的侧壁上，完成 Roux-en-Y 式吻合。如果十二指肠壁的缺损超过空肠切端的口径时，则可将远端空肠袢的对系膜肠壁适当切开，再与十二指肠的缺损处相互吻合。遇有不能直接吻合的十二指肠横断伤，则可将十二指肠的远侧断端予以缝闭，近侧断端与空肠袢作 Roux-en-Y 式吻合。用此法处理的效果，较两断端各自缝闭后再做胃空肠吻合术为佳（图 4-19）。

4. 十二指肠憩室化手术　若十二指肠损伤严重，患者病情危重或损伤处有感染或脓肿形成以及腹腔污染严重者，应考虑施行十二指肠憩室化手术（Berne 手术）。手术时先修补十二指肠的破口或置管造口减压，再切除胃窦行 Billroth Ⅱ式胃空肠吻合，必要时行胆道减压。术后胃内容物不进入十二指肠，减少十二指肠张力及胆、胰液的分泌，有利于修补处的愈合，即使发生瘘，也可减少消化液丢失和保持经口饮食维持营养。此法的缺点是手术切除了健康的胃窦部，手术时间较长。

5. 胰十二指肠切除术　适于严重的胰头、十二指肠损伤，只有在十二指肠和胰头部广泛组织失活或十二指肠乳头部、胰头部或胆总管同时损伤时才使用。因为紧急情况下行胰十二指肠切除术的手术死亡率可高达 30%~60%。

十二指肠的损伤按上述原则酌情处理以后，术后应继续进行有效的胃肠减压、静脉输液、积极抗感染治疗、输血的同时应禁止饮食，直至肠壁的修补缝合已可靠地愈合为止。肠外营养或通过高位空肠造瘘进行肠内营养支持是术后治疗的重要措施。如为腹膜后的十二指肠损伤，则后腹膜间隙必须予以适当引流，最好在后腹膜间隙中安置双套管作负压吸引。

三、胃和十二指肠的瘘管

胃肠道的瘘管有两种类型：①外瘘，即瘘管通向体表者；②内瘘，即瘘管与另一个空腔内脏相通者。无论胃与十二指肠的瘘管，都可以有上述的两种类型。

（一）胃的瘘管

【病因】胃瘘的形成有下列几种原因：

1. 继胃的某种病变如单纯的溃疡或肿瘤，致胃壁先黏

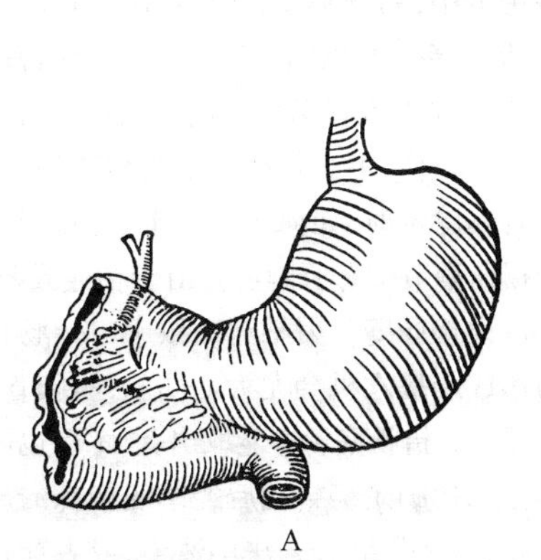

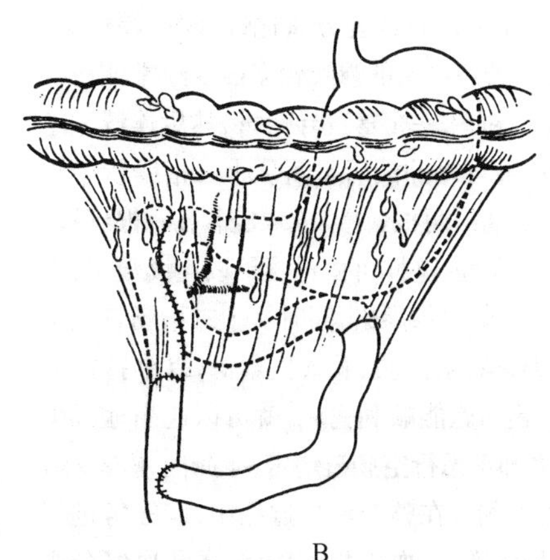

图 4-19　用一个空肠袢与十二指肠的巨大缺损作 Roux-Y 式吻合，以镶补缺损

A. 十二指肠之巨大缺损；B. Roux-Y 式的空肠 - 十二指肠侧 - 侧吻合

着在腹壁或其他空腔器官上，然后逐渐溃破形成瘘管。这种情况大都形成内瘘如胃结肠瘘，但偶尔也可以形成外瘘。

2. 继外伤或手术后形成者。胃外伤(如刺伤)后可以形成胃瘘。继溃疡穿孔的单纯缝补术，胃切除术或胃肠吻合术后，由于缝合的缺陷或愈合的不良，也可以形成胃瘘。这类胃瘘大都是外瘘，偶尔也可形成内瘘。

3. 是用手术故意做成者。为了某种目的，有时在胃上故意造成一个外瘘或内瘘。例如当食管有某种严重的病理性梗阻时，可以做胃外瘘以供注入食物维持营养之用。在幽门有梗阻时，可以作胃空肠吻合以解除梗阻。

【病理】 除手术造成的人工瘘管一般不致发生不良的病理变化以外，其他的瘘管不论是内瘘或外瘘，均可能造成某些病理变化。

外瘘：如胃壁上仅有一个小穿孔而形成了一个小外瘘，胃液的损失不会很多，瘘孔周围的皮肤也不致因受刺激而发生明显变化，患者的一般情况将维持良好。这种瘘管也大都可以自行愈合。

严重的外瘘多数是继手术后形成的。由于胃壁的损伤很大，每天自瘘口损失的胃液也很多；其结果不但造成腹壁切口的崩裂坏死，周围皮肤被胃液浸渍得发炎溃烂，而且由于大量体液和酸的丧失，患者将迅速地变得脱水消瘦，并呈现碱中毒和营养不良等衰竭现象。若不及时处理，这类患者的死亡率可达 40%。

内瘘：症状的有无及性质如何，视瘘管相通的器官而有不同，与瘘管的大小也有一定关系。很多内瘘可以完全没有症状，如胃空肠瘘及细小的胃胆囊瘘等。有较大的胃结肠瘘时则不但粪便可以逆流入胃引起粪样的嗳气和呕吐，且由于多量食物的不能被消化吸收，患者将出现贫血、消瘦等营养不良等症状。

【治疗】 根据瘘管的性质和情况而定，基本上有非手术治疗和手术治疗两种。

1. 非手术治疗　细小的外瘘可以予非手术治疗。例如在溃疡病穿孔缝合后发生的瘘管，可以考虑试用保守疗法。首先应该保护瘘孔周围的皮肤不被胃液腐蚀，可以应用各种糊剂或油膏(玉米淀粉或复方氧化锌膏等)厚厚地、广泛地涂在皮肤上。若瘘口中的渗液较多需要经常调换敷料者，则可以从瘘孔中插入一个橡皮导尿管，然后连续地予以吸引；所吸得的胃液可以冲淡后重新从十二指肠管中注入。最好能自鼻孔中插入两根胃管(或双腔管)，一根到胃，一根通过幽门到十二指肠；这样可由胃管予以连续吸引，以保持胃的空虚、减少瘘管中的渗出，同时从十二指肠管又可注射各种水分、盐类、糖、蛋白质、及维生素等，以维持机体的各种需要。如上述措施能顺利完成，就可以适当地减少静脉输液，否则应立即考虑行空肠造瘘术，予肠内营养支持以维持机体的代谢平衡。在整个治疗过程中，应经常进行各项实验室检查，如血常规、血生化、血电解质和血气分析等，以作各项必要补充的依据。

胃的内瘘多数是因胃壁本身或邻近脏器有某种病变(炎症、溃疡、肿瘤等)而继发的，因此大都要用手术来解决它的基本病变。但也有少数胃内瘘是手术后形成的；在此情况下，只要内瘘的存在不引起症状，可以采取保守疗法等待自愈，无需对内瘘本身作特殊治疗。

2. 手术治疗　较大的胃外瘘的严重性已如上述，因此一般需要采取积极的手术治疗来抢救患者。事实上，在胃的大手术如部分切除术后如发现有外瘘形成时，应该不等胃的瘘孔裂得很大，立即毅然地进行修补。姑息等待的办法，往往使胃裂开日益增大，患者每况愈下，终至丧生。应该重新打开腹腔，找到胃瘘管的所在，然后用丝线全层间断缝合瘘口，而在瘘管的所在部位还需将大网膜再作披覆固定。术中须用连续吸引以免腹腔受到胃内容物的污染。腹壁切口的再缝合也需要特别注意，以免创口发生感染或崩裂。若瘘口较大，短期内不能愈合者，应同时置入鼻肠管或行空肠造瘘术以备术后行肠内营养。术后应继续作胃的连续减压，给予质子泵抑制剂如奥美拉唑、H_2受体抑制剂等以减少胃液的分泌，禁食，维持水、电解质及酸碱平衡，肠内或肠外营养支持，并酌给抗菌素、维生素等。

胃的内瘘多数是继某种病变后续发的。除非该病变能自行痊愈，否则瘘管势将继续存在。在这种情况下，多需将胃及有关脏器的病变部分，连同瘘管一并切除，然后再分别缝合胃和其他脏器，方可获得痊愈。偶尔也可以考虑仅做胃与其他脏器间的瘘管单纯切除或解离术，再分别单纯缝合胃壁及肠壁上的瘘孔，也可能获得满意的结果。

(二) 十二指肠的瘘管

1. 十二指肠外瘘　十二指肠外瘘属高位高流量肠瘘，是腹部手术和外伤后的一种严重并发症，它引起一系列全身和局部的病理生理紊乱，处理上十分棘手，病死率可达 25% 以上。

【病因】 引起十二指肠外瘘的最常见原因为与腹部手术有关的医源性，约占 80% 左右，其次是腹部开放性和闭合性损伤，约占 10%，其他如肿瘤、结核及放射等病理因素约低于 10%。

大部分的十二指肠外瘘是继胃和十二指肠、胆囊和胆道、或右肾切除等手术后引起。有文献报道 88 例十二指肠外瘘患者中，30 例是继胆囊胆道手术后引起，22 例因十二指肠溃疡穿孔，8 例因右肾切除，8 例因胃和十二指肠第一段之切除，7 例因盲肠后之高位阑尾炎，仅 6 例是继十二指肠外伤后发生，另 7 例则由于其他原因。在进行胆道手术及右肾切除术时，如何会伤及十二指肠并引起肠瘘的问题已于损伤章节中有所阐述。由于粘连紧密、解剖不清，手术时可以误伤肠壁。因粘连而致十二指肠有憩室形成者，损伤后形成肠瘘之机会尤大。偶尔，胆胰管壶腹部的结石需经切开十二指肠壁后方能取出者，术后也可能形成肠瘘。

十二指肠溃疡穿孔后经单纯修补的病例，有些也会发生肠瘘，尤其是缝合方法不适当，或者穿孔甚大，或肠壁极为脆弱时，肠瘘更易发生。

胃和十二指肠第一段手术后发生的十二指肠瘘也是较

04

多的，例如在幽门形成术或 Finney 胃十二指肠吻合术后，在胃部分切除术、特别是用 Polya 法吻合后，均可能发生肠瘘。其所以形成肠瘘的原因约有下列几个：①十二指肠残端的内翻缝闭不完善，或者所用的缝线不适当；②胃肠吻合后的输入段有滞留现象，致十二指肠盲端内的压力过高；③十二指肠残端部分的组织不健康，或者其附近有炎症存在；④十二指肠游离过长或缝合过密，或结扎过紧而导致组织缺血及坏死；⑤营养不良，低蛋白血症同样是影响残端愈合的重要因素。

十二指肠瘘也可以是手术时故意造成的。在为十二指肠溃疡行胃大部及十二指肠第一段的切除时，由于瘢痕组织挛缩，有时将会发现如按常法将十二指肠残端缝闭，有使附近的重要组织，特别是肝十二指肠韧带内的胆总管或血管受伤的危险。在这种情况下，最妥善的办法是将十二指肠残端能安全缝闭的部分予以缝闭，不能妥善缝闭或缝闭有危险的部分则可插入一根导尿管，并在导尿管周围作荷包缝合固定之。周围还可用大网膜进一步缝在导尿管四周，特别是在十二指肠残端附近。该导尿管可以从腹壁之另一戳孔中引出。约 12~14 天后即可拔除导尿管，其所留之窦道多能迅速愈合。

盲肠后的高位阑尾炎切除术后，有时可能引起十二指肠瘘。因高位阑尾可以很接近十二指肠的位置，而当阑尾的炎症剧烈，手术较困难时，便有伤及十二指肠的危险。在应用橡皮管作长时间引流时，十二指肠壁也有被压迫坏死，形成肠瘘之可能。

十二指肠外伤手术中漏诊或修补失败后均可导致十二指肠外瘘。十二指肠位置深在，周围解剖关系复杂，外伤后的术中漏诊率可高达 7.2%。十二指肠外伤修补术后，十二指肠瘘的发生率为 2%~14%。右半结肠肿瘤、右肾肿瘤均能侵及十二指肠肠壁，结核或 Crohn 病累及十二指肠可发生穿孔形成内瘘或术后形成外瘘。

【病理和病理生理】 形成十二指肠外瘘的病因虽各异，但就病理解剖而言，则所有肠瘘基本上可以分为两型：

(1) 端型瘘：在胃切除后，十二指肠已与胃不相通，而缝闭成一盲端。肠瘘在此盲端发生者，由于盲端内的压力较大，瘘管一经形成即较难愈合。

(2) 侧型瘘：十二指肠如仍与胃保持联系，而瘘管在十二指肠之侧壁上发生者，则每当食物通过时瘘管部分将受到刺激，也不易愈合。

一般而论，凡瘘管发生在胆胰管乳头部近端者较易愈合，而发生在乳头部以下的肠瘘，因肠液（包括胆液与胰液）漏出较多，不但一般情况将更加严重，且瘘管也更不易愈合。侧型瘘亦较端型瘘为严重。

急性十二指肠外瘘发生后，将从十二指肠流出大量的消化液，内含多种消化酶、电解质和胆汁，一方面消化和破坏它所接触的组织，导致组织坏死及血管腐蚀出血，不利瘘管的愈合；另一方面，丢失了大量体液、电解质和蛋白质，导致低血容量，水、电解质和酸碱平衡紊乱，营养缺乏，感染，甚至多脏器功能障碍或衰竭，如不及时合理治疗，患者将迅速死亡。

【临床表现和诊断】 因瘘管之大小、渗出液之多少和性质之不同而有异。十二指肠瘘常发生在术后 2~5 天，患者可有突发性上腹部剧痛，高热及休克表现，同时有急性局限性或弥漫性腹膜炎的体征及白细胞升高和血清淀粉酶升高。若瘘管较小，经切口或引流管仅有少许黏液或少量肠液渗出，皮肤亦无浸渍症状者，多能迅速愈合。若瘘管较大，经常有大量黏稠的、含胆汁的、碱性的肠液流出，甚至在食后不久即有食物自瘘管中漏出者，则不但皮肤常被浸渍糜烂，且患者亦将迅速消瘦脱水，并趋于严重衰竭。B 超和 CT 检查可发现右上腹部包块和液性暗区。

十二指肠外瘘的诊断一般并不困难，如患者多在上腹部手术后近期或腹部外伤后数日内，出现上腹部痛和腹膜炎征象，从引流管或切口流出胆汁样液体，即应考虑十二指肠瘘可能。血淀粉酶检查有利于诊断，口服亚甲蓝迅速出现在流出液中可明确诊断。腹部 B 超和 CT 检查能发现并准确定位腹腔内脓肿。

瘘管的位置，常可于钡餐后在 X 线透视下确知，或者从瘘管中注入碘油后造影证实。这些诊断步骤，在拟行手术治疗前有时是属必需。

【治疗】 十二指肠外瘘的治疗原则与一般的肠瘘相同，主要包括：注意保持内稳态平衡，加强营养支持，严格控制感染，早期充分引流，加强瘘口处理及恰当选择手术时机。其中维持内稳态平衡、控制感染、营养支持是全身治疗的重要基础，而充分引流和瘘口处理是实现瘘口愈合的必要条件。

(1) 维持内稳态平衡：十二指肠瘘患者每日可从瘘口丢失 3~4L 消化液。因此建立有效的静脉通道，纠正水、电解质和酸碱平衡紊乱，维持内稳态平衡，是降低死亡率的关键。根据中心静脉压、胃肠减压量、肠瘘引流量、尿量等，补充足量的等渗液，纠正低血容量，必要时输入血浆、白蛋白等胶体溶液。同时注意纠正电解质和酸碱失衡。使用生长抑素及类似物、抑酸剂等也有利于减少消化液的分泌。

(2) 控制感染：由于 80%~90% 的肠瘘患者死于感染未能有效控制，因此合理应用抗菌素是提高患者生存率的关键。通常抗菌素的应用初期可根据经验用药，应联合用药，兼顾阴性杆菌和厌氧菌，此后可根据脓液的培养和药敏，加以调整。

(3) 营养支持：十二指肠外瘘的患者在内稳态失衡纠正后，即应开始全胃肠外营养支持。因患者在起病初期处于应激状态下，热量供给适当为宜，并及时过渡到肠内营养。可经口放置鼻肠管至空肠上段或行空肠造瘘术，经喂养管施行肠内营养，并可同时回输胃肠减压及瘘口引流液，有利于促进胃肠道动力和黏膜功能的恢复。病情稳定、感染控制后，生长激素的应用可能有加速瘘口愈合的作用。

(4) 充分引流：当确定有瘘发生并发急性腹膜炎时，应及早剖腹探查，清除腹腔内脓液。对术后 1~2 天发生瘘者，

04

可试行瘘口修补术，并在十二指肠腔内放置引流管引流减压。术后3~4天发生瘘者，修补瘘口常难以成功，可通过瘘口放入引流管于十二指肠内，缝合瘘口前后壁并予大网膜覆盖。在瘘口周围放置双套管引流，同时行空肠造瘘术。若已形成局限性脓肿，可剖腹或B超、CT引导下穿刺置管引流。

(5) 瘘口的处理：加强瘘口引流的护理，防止消化液积聚在瘘口周围。可外涂复方氧化锌软膏、甘油等保护瘘口周围皮肤，减轻消化液对皮肤的腐蚀。

(6) 手术治疗：经上述治疗措施，约50%~80%的病例瘘口在4~6周内自行愈合。对不愈合者，应采取外科手术治疗。手术治疗的时机十分重要，一般来说，对病情稳定、感染已控制、营养状态良好的患者，可在十二指肠外瘘形成后3个月进行手术治疗。十二指肠外瘘的手术治疗的术式主要有下列几种：①单纯肠瘘修补术。适用于瘘口较小、瘘管较细的十二指肠瘘，可行肠瘘局部切除、肠壁缺损修补术。②肠袢浆膜覆盖修补术。即十二指肠瘘口修补后，再应用上提的空肠肠袢浆膜面覆盖其上加强修补。③带蒂肠浆肌层覆盖修补术。切取一段保留血供的空肠段，剪开肠管，去除肠黏膜制成浆肌片，然后覆盖于缝合后的十二指肠瘘上。④空肠、十二指肠Roux-en-Y吻合术。在严重十二指肠残端瘘或肠壁巨大缺损的侧壁瘘，以及怀疑瘘口远端的十二指肠或空肠输入袢有扭曲、狭窄或梗阻存在时，应选择该术式。对十二指肠残端瘘应行十二指肠空肠端-侧Roux-en-Y吻合术，而对十二指肠侧壁瘘则以侧-端或侧-侧Roux-en-Y吻合术为宜。

有学者曾对较大的十二指肠端型瘘(多为BillrothⅡ胃大部切除术后并发症)，特别是瘘口较大，渗液较多且经保守治疗或单纯修补不成功者，采用下述手术方法——将瘘口与空肠袢切断后的远切端作对端吻合，继以空肠近切端与远端肠袢间之Y式吻合，或将瘘口与Ⅱ式胃大部切除后的输出空肠袢上的切口作端-侧吻合，再辅以空肠输入、输出袢之间的侧-侧吻合。无论是作瘘口与空肠侧壁切口间的端-侧吻合，或将瘘口与空肠远切端作端-端吻合，吻合时均需将空肠的开口套缝在瘘口周围的正常肠壁上，亦即将瘘口植入空肠的开口中，而不宜将瘘口与空肠开口作直接的对端吻合。共对9例十二指肠残端瘘患者采用该术式治疗，取得满意疗效，在一定的条件下值得推荐(图4-20)。这个办法也适用于侧型瘘。

2. 十二指肠内瘘

【病因】 十二指肠内瘘的形成，可能是因外伤、手术、或十二指肠本身有病变之结果，也可能是由于胆囊、胆道、胃、结肠等的病变引起。

内瘘最常见者是在十二指肠与胆囊间，大多数是被胆石穿破的结果。当胆囊因炎症而与十二指肠相粘连时，胆石即可压迫十二指肠造成肠壁的坏死穿破，胆石即被排入十二指肠，从而形成胆囊-十二指肠瘘。

十二指肠溃疡也可引起胆囊-十二指肠瘘或胆总管-十二指肠瘘。若溃疡位于十二指肠后壁者多破入胆总管，其位于十二指肠的前壁或侧壁者多穿入胆囊。十二指肠或胆囊的肿瘤，十二指肠的损伤或手术，偶尔也可引起十二指肠的内瘘。

【临床表现和诊断】 视与十二指肠相通的器官的性质而有异。在十二指肠-胆囊瘘，则其症状在很多方面颇像胆囊炎，如消化不良、嗳气、恶心呕吐、厌食油类，偶尔并可有寒战及发热，继以右上腹的痉挛疼痛，及肠梗阻等现象。但有时症状也可以像十二指肠溃疡梗阻、胃癌、及胆总管结石等病变。

诊断的确定常需借助于X线检查。有些病例可在胆囊内看到有钡剂或气体的出现。腹部B超和CT检查对诊断有一定帮助，如属胆囊结石形成的十二指肠瘘，有时可在回肠末端发现胆结石。十二指肠镜检查可发现瘘口并明确诊断。

【治疗】 有学者认为一旦证实有十二指肠内瘘存在时，即为手术的指征；因为十二指肠液有显著的消化作用，有进一步引起穿孔或其他并发症的可能。然而Cartell则认

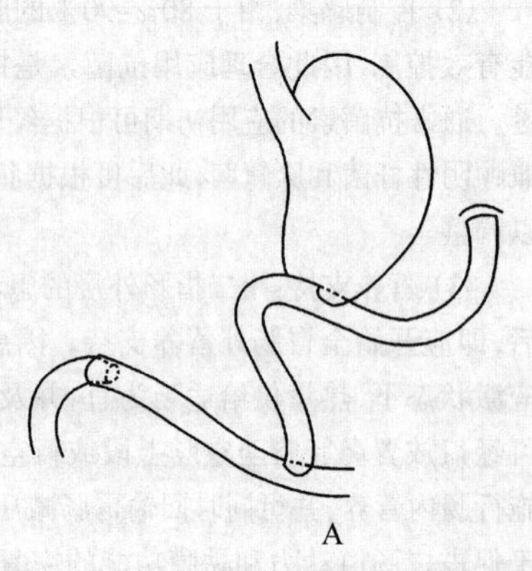

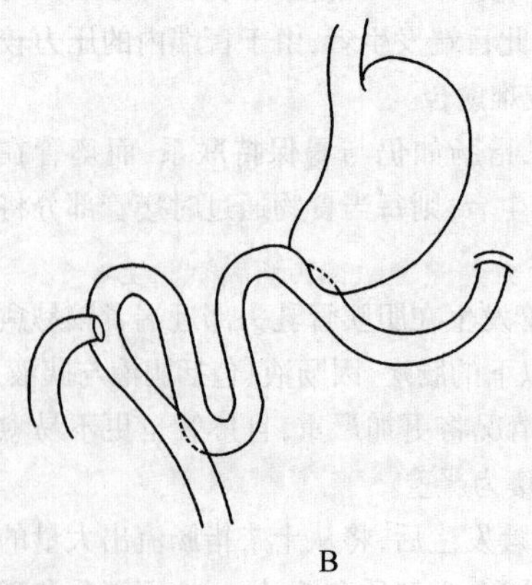

图4-20　十二指肠残端瘘的手术疗法

A. 残端瘘与空肠远切端作Roux-Y式吻合；B. 残端瘘与输出空肠袢上的切口作端-侧吻合，辅以空肠输入、出袢之间的侧-侧吻合

为有些瘘管显然可以自行痊愈，不少其他学者也多持有同样见解。鉴于至少有些内瘘可以长期不发生症状，多数学者认为只对有临床症状的内瘘行手术治疗，方属合理。

若内瘘是由胆石引起，则应小心先将胆囊与十二指肠分离，仔细缝合十二指肠壁上的瘘孔使不致形成狭窄，然后再探查胆总管是否通畅，如胆总管并无狭窄现象，即可用T形管引流胆总管，并切除胆囊。通到胆总管的内瘘也需要先将十二指肠与胆总管分离，切除胆囊，缝合十二指肠的瘘孔，然后探查胆总管的壶腹部是否完全畅通、胆道内的结石及淤积物是否已完全清除，最后再用T管加以引流。T管留在胆总管内的一臂最好有足够的长度，特别是向下的一头应该通过胆胰管括约肌进到十二指肠内，这样可获得更有效的引流。

如内瘘是因十二指肠的穿透性溃疡引起，情况即较为严重。在此种情况下，若患者全身情况允许，应同时做胃的次全切除及胆囊的切除，瘘管亦一并切除。由于有内瘘存在时粘连一定较多且致密，解剖关系不易辨认，术野暴露非常困难，故手术有时是比较艰巨的，必须耐心分离，才不致伤及重要组织和器官。

（叶再元）

第四节　胃和十二指肠的慢性特殊性感染

胃的慢性特殊性感染，主要是指包括由幽门螺杆菌（Helicodacter pylori，Hp）、苍白螺旋体、结核分枝杆菌等病原体所引起的胃和十二指肠感染性病变。幽门螺杆菌是胃内最常见的致病菌，现已证实是慢性胃炎、消化性溃疡、胃黏膜相关性淋巴组织淋巴瘤的主要致病因素，Hp感染与胃癌的关系也越来越受到人们的重视。虽然由于梅毒、结核、血吸虫病及放线菌病等引起的病变，在国内目前已较为少见，但它们在外科上也有一定的重要性，因其多能形成一种肉芽肿或溃疡，类似某种类型的胃癌或胃溃疡，往往造成诊断和治疗上的困难。十二指肠的特殊性感染除偶见的肠结核外更为罕见，但由于它能引起肠腔的狭窄和梗阻，有时也可成为外科处理的对象。

一、幽门螺杆菌感染

幽门螺杆菌是寄生于人体胃黏膜上皮的微需氧菌，是一端有5~6根鞭毛的螺旋形革兰阴性菌，它通过黏附性足突，牢固地附着在胃黏膜细胞表面，破坏细胞，引起炎症反应。自从1983年由Warren和Marshall从人胃黏膜中分离出该细菌以来，Hp已被认为是慢性活动性胃炎、十二指肠球部溃疡的重要致病因素，是胃癌的高危因素，与胃黏膜相关性淋巴组织淋巴瘤等疾病关系密切。

Hp感染目前被认为是世界性的健康问题，西方国家的流行病学调查结果显示，40岁以下成人的Hp感染率为20%，60岁以上为50%；我国不同地区、不同民族胃内Hp检出率为30%~80%，有很大的差异。社会经济状况和年龄是Hp感染的重要影响因素。尽管尚不清楚Hp感染的传播途径，但“口-口”、“粪-口”途径可能是最重要的传播途径。

Hp感染导致疾病发生的机制多样而复杂，除与本身菌株特性有关外，还涉及细菌在胃黏膜定植、释放各种活性分子，诱发机体免疫反应等复杂的病理生理过程。主要有以下几种学说，如Hp感染诱导胃黏膜组织的特异性炎症反应、Fas/Fas配体介导T细胞致胃上皮细胞损伤以及影响细胞凋亡和增殖过程等。

【病理】 大多数Hp感染会累及全胃，但有些患者仅限于胃窦部。病变主要表现为胃黏膜上皮细胞的退行性改变和中性粒细胞浸润，浅层黏膜固有层出现淋巴细胞，一般在胃窦部较明显，局部可有淋巴滤泡形成。同时，胃黏膜的长期弥漫性炎症可造成黏膜萎缩和肠上皮化生。

【临床表现和诊断】 感染Hp的患者可无任何临床表现，部分患者可有上腹部不适、餐后饱胀感、食欲缺乏、恶心及反酸等。伴发胃炎、溃疡病或胃癌者可有相应的临床表现。

胃Hp感染的诊断的检测方法按是否依赖胃镜检查可分为侵入性和非侵入性两类，侵入性检查多用于初诊行胃镜检查时和需复查胃镜的患者。非侵入性检查主要有血清学抗体检查、尿素呼吸试验、粪便Hp抗原试验及尿液Hp抗体IgG测定等，其中血清学检查可用于大样本流行病学调查，尿素呼吸试验是确认治疗后Hp根除最准确的方法。侵入性检查主要有快速尿素试验、组织学染色、细菌培养和基因检测等，其中快速尿素试验是所有检测手段中最简便迅速的方法，为临床最常用的方法；组织学染色是诊断Hp感染的金标准，细菌培养则是诊断Hp感染最可靠的方法。目前认为上述检查中任一项检测结果阳性即可确立Hp的临床诊断。

【临床表现和诊断】 胃Hp感染的治疗首先需确定根除治疗的适应证，目前较为公认的是消化性溃疡、早期胃癌术后以及胃黏膜相关性淋巴组织淋巴瘤必须作Hp根除治疗，而对有明显异常的慢性胃炎、须长期或正在使用非甾体抗炎药的患者及有胃癌家族史者支持予根除治疗。

国内外根除Hp的方案很多，但如何提高根除率和减少耐药株的产生是选择治疗方案的关键所在。质子泵抑制剂（奥美拉唑20mg）+阿莫西林（1.0g）+克拉霉素（0.5g）、每天2次、疗程7天的三联疗法，因Hp根除率高、不良反应少、患者依从性好，是目前首选的方案。最近有报道强调雷尼替丁铋盐（RBC）+阿莫西林+克拉霉素的三联疗法对Hp根治率可高达99%，根除Hp高度可信且安全，值得进一步关注。

Hp疫苗的研制是控制Hp感染最为有效的措施。Hp全基因组序列的破译已为疫苗设计提供了空前的机遇。Hp疫苗的研究目前主要集中在抗原筛选和接种途径两方面，尿素酶蛋白被视为最有前途的Hp候选疫苗。文献报道重

04

组尿素酶疫苗临床试验的初步结果令人鼓舞，让人们感到了 Hp 疫苗成功的希望。

二、胃梅毒

胃梅毒在我国极为少见，新中国成立后更已近乎绝迹。梅毒对于胃病的影响可能是通过三种不同的途径：①胃壁产生特异的梅毒性病变；②中枢神经的梅毒通过神经对胃发生的影响；③梅毒对其他胃病变的影响。后两者与外科的关系不大，本节的简单讨论将仅限于胃壁的梅毒病变。

【病理】 真正的胃梅毒极为少见。第一、二期的梅毒不引起胃的病变，只有三期梅毒偶然可以产生真正的胃梅毒。文献报道，平均每 42 个有胃病的梅毒患者中，才有 1 个是真正的胃梅毒病。

一般胃的梅毒病变仅为一种类似树胶样的肉芽肿，比较广泛地累及胃壁的广大范围，多不形成明显的肿块而仅造成胃壁的肥厚坚硬，极似一种浸润型胃癌，所谓"革袋样胃"。有时黏膜上也可以出现巨大或多数的表浅溃疡，但典型的梅毒溃疡则属罕见。70% 的病变是在幽门或幽门前区，22% 形成葫芦形胃，而 8% 的病例则累及胃壁的大部分。

04

【临床表现和诊断】 胃梅毒的临床表现视梅毒病变的位置、范围及性质等而异。据 Eusterman 报道的 93 例胃梅毒病的临床分析，其临床症状基本上可以分为三种类型：

1. 溃疡型　症状虽然不像十二指肠溃疡那样典型，但 22% 的病例有"疼痛→饮食→缓解"的病史。位于幽门部的病变不论有无梗阻，常产生此种症状。

2. 假胃癌型　15% 的病例多在进食后半小时左右有轻度不适，但食物及碱性药物不能使之缓解。以后进食后发病的间隔时间逐渐缩短，而不舒服的程度则逐渐加重，慢慢地也像第三型一样有明显的精力丧失和体重减轻。

3. 胃癌型　63% 的病例在进食后立即有上腹部不舒服或疼痛的感觉，特别是在食量稍多时。患者至病程的后期虽需常进少量食物，但仍出现严重的饥饿现象，消瘦软弱，类似恶病质。呕吐和疼痛也是显著的临床现象，但不像胃癌那样有明显的恶心和食欲缺乏。

一般说来，胃梅毒症无论在 X 线检查和临床症状方面均与浸润性胃癌难于鉴别。惟有下述的情况者应多考虑胃梅毒之可能性：①患者有三期梅毒尚未治疗；②年龄较轻，平均较胃癌患者小 10~15 岁；③病史较短；④体重减轻较为缓慢；⑤出血的可能性较少；⑥不易摸到肿块；⑦常有全身性的淋巴结肿大；⑧一般情况较为良好，不具胃癌患者的全身消耗征象。胃镜检查活检病理学检查和梅毒血清学检查常对诊断有一定帮助。

【治疗】 各型胃梅毒在诊断上均有困难，有的像溃疡，有的像胃癌，故在临床上如有可能，应即行手术治疗，特别是像胃癌的病例，不应长期等待驱梅治疗之疗效而延误患者治疗的时机。

确定为胃梅毒症的患者可以先给予一个疗程的驱梅治疗。最显著的疗效常表现为体重之明显增加，食欲好转、及胃酸的重新出现。但如治疗无效，仍应及时地进行手术切除。

三、胃结核

胃结核是人体各器官结核病中最罕见的一种。Good 报道 7416 例胃手术中仅有 3 例胃结核病，国内杨维良报道手术治疗胃结核 72 例，占同期胃切除术的 0.37%，可见该病是非常罕见的。晚期结核患者患肠结核者颇多而患胃结核者如此之少，其理不明，或者与胃酸之杀菌力和胃壁之缺乏淋巴滤泡有关。

【病理】 绝大部分的胃结核是继发性的，其原发病灶在半数以上的患者为肺结核，其余则为肠结核、骨结核及附睾结核等。感染侵入胃壁的径路可能为：①直接侵入黏膜；②经血液和淋巴管传播；③直接从邻近病灶浸润蔓延；④在胃壁的其他病变，如良性溃疡或恶性肿瘤上有结核菌的附加感染。

胃结核病变可以表现为单发或多数的溃疡，粟粒性结核或单发性的结核结节，及幽门梗阻等；其中以结核性溃疡最为常见，约占各种病变的 50%~80%。偶尔，胃结核也可以累及胃壁的大部分，胃壁僵硬，胃体皱缩，形似皮革样胃癌。

结核性溃疡或为单发，或为多数，多在幽门部靠近小弯处。溃疡边缘多不整齐，呈潜行状，但甚少穿透肌层，故穿孔的机会极少。溃疡的附近有时可伴有粟粒性的小结节。

幽门梗阻可能是因结核溃疡或结核肉芽肿的炎症反应或纤维性变而起，但多数是因胃外的淋巴结或腹膜有结核病变之结果。有些幽门梗阻病例显然不是由于胃与十二指肠溃疡，因而疑为梅毒、结核或其他肉芽肿，但由于有多数纤维组织的存在，其确切的病变性质不易获得组织学上的肯定。

【临床表现和诊断】 胃结核的临床表现很不一致。有些病例可能没有症状，有症状的又常疑是胃与十二指肠溃疡，或恶性肿瘤。

本病多见于 40 岁以下的中青年，女性多见。病史多较长，有全身结核的表现病史，如食欲缺乏、消瘦、乏力、低热、盗汗等。最常见的症状类似溃疡病的上腹部不适，有时并有幽门梗阻状呕吐，体重减轻，四肢无力，呕血也属常见。有时也可因急性穿孔表现为急性腹膜炎。腹部检查可有上腹部压痛、胃型、蠕动波和振水音，有半数以上患者可摸得肿块，半数以上患者同时在身体其他部位有明显的结核病变，尤其是肺结核和肠结核。

虽然多数病例行 X 线钡餐检查时可有相应表现，但结核病变并无特殊的放射学象征可以作为诊断依据。如见溃疡者，常疑为溃疡性肿瘤，有肉芽肿者，很像胃癌或胃梅毒，而溃疡的边缘较平整者，则又像是单纯的胃溃疡。化验检查多数患者有贫血和血沉增速，胃液的酸度则常减低，但也有患者并无胃酸缺乏的。总之，由于胃结核极为罕见，其病变既无临床特征，又无特殊的放射线变化，除非通过胃镜检查后有病理方面的资料，否则诊断十分困难。既往结核病史、腹腔B超和CT检查示胃壁增厚和胃周淋巴结肿大对胃结核的诊断有一定价值，胃镜检查加活检可确诊胃黏膜结核，诊断性腹腔镜检查可切取肿大淋巴结行病理学检查，可以诊断胃结核。

【治疗】 对已确诊为胃结核而又无并发症，或全身粟粒性结核时的胃结核，可予加强营养、休息及抗结核药物等综合治疗。但胃结核病在剖腹探查前常无法肯定诊断，故其合理治疗一般都在手术后方能开始。不少病例在手术时误诊为晚期胃癌，认为无法治疗，但以后能逐渐治愈。胃结核的手术指征主要有：①并发急性大出血，内科治疗难以控制或反复出血；②并发胃穿孔及弥漫性腹膜炎；③并发幽门梗阻；④上腹部可见肿块，难以与胃癌鉴别。手术时如见病变为局限性，则应予胃部分切除，但因病变仍能经淋巴扩散，故手术后应继续进行支持疗法及抗结核药物治疗，方能获得痊愈。肝胃韧带及胃结肠韧带中如有显著的淋巴结肿大者则不宜做胃切除术，因病变既不能完全切除，感染尚可能有血行散布的危险。患者有严重的肠结核或活动性肺结核者也不宜手术。一般说来，由于胃结核常是身体其他部分结核病变的晚期表现，情况比较严重。但由于抗结核药物的发展，以及各种治疗措施的积极采用，胃结核的预后已有所改观。

四、胃真菌病

真菌的存在极为广泛。空气、水及食物中常有无数真菌，人类的口腔、胃及肠道中也常有其踪迹。平时虽仅为一种无害的寄生，但有诱因存在时，如胃黏膜屏障受损或全身衰竭，能引起胃真菌病，导致胃黏膜炎症、糜烂或溃疡，甚至有穿孔及窦道形成。

【病理】 能引起胃真菌病的主要是毛霉菌（mucoraceae）、白假丝酵母菌（candida albicans）及曲霉菌（aspergillus），而放线菌则较为少见。胃黏膜局部循环障碍或免疫力之减退，可能为引起胃真菌病的主要原因。起病初期常在胃黏膜上形成一层白喉样的假膜，以后再发展为溃疡，有时并可发生黏膜下层血管栓塞。溃疡可为单发或多发；有时很小，有时可能累及整个胃壁，但通常不致形成穿孔。病灶上的坏死组织中常见有真菌存在，如属放线菌感染则可见有硫黄颗粒。

【临床表现和诊断】 临床表现缺乏特异性，可以似胃炎、胃溃疡或肿瘤的临床症状而难于区分。但胃真菌感染与胃溃疡关系密切，并表现有以下特点：①溃疡病史长，可长达数十年；②近期溃疡病症状加重，上腹部节律性疼痛消失；③上腹部压痛明显，部分患者可扪及包块；④抗溃疡治疗效果不佳，易并发上消化道出血及胃穿孔；⑤胃镜下可见溃疡巨大，直径多大于2.5cm，可达10cm，溃疡边缘尚整齐，底部高低不平，覆有污秽苔或坏死物；⑥X线检查多显示巨大穿透性溃疡的特征，并易误诊为恶变。X线检查也不能对诊断有何帮助，虽然在呕吐物及胃内容物中常能发现大量真菌，但因胃真菌病是较为少见，而胃内容物中可能发现真菌之机会甚多，故单纯发现真菌并不能认为是胃真菌病。胃真菌病的临床诊断较为困难，对存在深部真菌感染高危因素的患者，胃镜检查时若发现溃疡巨大，溃疡底部有大量灰白色分泌物覆盖者，应高度警惕胃真菌病，组织活检或真菌培养有助于明确诊断，两者联合使用可提高阳性检出率。

【治疗】 胃真菌病诊断确立后，在治疗原有疾病的同时应及时进行抗真菌治疗，两性霉素B、氟康唑、伊曲康唑等对深部真菌感染有较好的疗效。由于患者常存在机体免疫功能低下，及时消除免疫抑制因素及加强免疫调节治疗也属必要。合并真菌感染的较大溃疡多主张手术治疗，因真菌病而致再发出血或穿孔者应即行手术治疗。手术前后均需抗真菌治疗，以防发生播散性真菌病。

五、胃血吸虫病

胃血吸虫病过去在血吸虫流行地区并不太罕见。有学者曾报道在422例胃切除标本中发现15例有血吸虫卵沉积，其中并存于十二指肠溃疡者5例，胃癌5例，胃溃疡4例，胃炎1例，而无一例有明显的息肉样变，与大肠之血吸虫肉芽肿大不相同。可见多数的所谓胃血吸虫病仅为血吸虫卵在胃壁内的沉积，而未必意味着血吸虫卵的沉积已引起了胃壁肉芽肿等病变。

【病理】 胃血吸虫病一般都累及胃的幽门部，也有时和附近的十二指肠壁同遭累及。其病理变化与肠道的血吸虫病无异，即在黏膜下层及黏膜层中有虫卵沉积，多数且已钙化，周围则有多量的纤维组织增生及慢性炎症细胞的浸润，形成假结节，至晚期则幽门部可以显著增厚而发生梗阻，或者因黏膜发生溃疡而有明显出血，偶然也可以有穿孔发生。不过这种胃壁的溃疡甚或癌变，与虫卵的沉积是否有因果关系，抑或仅为偶然的并存，有时颇难断言。

通常血吸虫的尾蚴进入门静脉系统后，除深入肝脏以外，主要是进入肠系膜上静脉的回肠小支及肠系膜下静脉的结肠末支血管中成熟产卵，但虫卵如何也可沉积在胃幽门部是一个有兴趣的问题。或者因胃的幽门静脉与门静脉的主干间有直接连通，故在病变晚期肝内门静脉已有阻塞时，门静脉内的虫卵可流入胃幽门静脉而在幽门部形成病变。

【临床表现和诊断】 胃血吸虫病的临床表现与一般的胃与十二指肠溃疡病无大异。因其黏膜可以形成溃疡，故患者常有反复发作的上腹部疼痛，有时并有呕吐及呕血、血便史。有时因在上腹部能摸得肿块，X线检查又发现幽门部有充盈缺损和胃壁僵直现象，又可能误诊为胃癌。但病变真相在开腹探查时也可能获得若干线索：这些病例既为严重的血吸虫病患者，腹腔内除胃幽门部的病变外，常可发现肝脏有结节性硬变，脾脏有充血性肿大，肠袢间可能有粘连，特别是乙状结肠及盲肠等肠壁外常有粘连及小结节；而于病变部分如取活组织做冷冻切片检查，常能发现钙化的虫卵而证实诊断。

【治疗】 胃血吸虫病在术前鲜有确诊，故多数病例均因疑有溃疡病或胃癌伴有幽门梗阻而进行手术治疗。鉴于血吸虫病肉芽肿可能引起癌变，故胃部分切除术亦属适应。

六、十二指肠的特异性感染

十二指肠的慢性特异性感染，总的说来似比胃的特异性感染更为罕见，其理未明；据作者推测，除其发病率确实较低外，或因这类病变在早期大多缺乏典型的临床症状，在晚期又常被误诊为恶性肿瘤已有广泛转移，因而多数患者未经必要的剖腹检查和病理检查，致诊断有所遗漏之故。在各种十二指肠的特异性感染中，较多报道的是十二指肠血吸虫病和结核，国内学者曾对后者有过个案报道，而十二指肠的梅毒和真菌感染则更为罕见，目前在日常临床工作中几可不予考虑。

无论是十二指肠的结核或血吸虫病，一般仅是此种感染的一个局部表现，而很少是此种感染的唯一表现。例如十二指肠结核大多发生在球部，这多由胃结核蔓延而来，而十二指肠其他部位如降部、横部和升部的结核虽然发病率更少，但一般认为也是多发性肠结核的一个局部表现。十二指肠血吸虫病更是如此；血吸虫的尾蚴进入门静脉系统以后除进入肝脏以外，主要是进入回肠和结肠的静脉，十二指肠的被累仅是一种偶然现象。

十二指肠结核或血吸虫病的病理表现与胃、肠道其他部位的病变也很相似，有的表现为肉芽肿，有的为浅溃疡，更多的因纤维组织增生而可形成肠道的狭窄；因而在临床上常被误诊为十二指肠溃疡、壶腹部周围癌，偶尔又可疑似肠道的恶性淋巴瘤或局限性肠炎（Crohn 病），非经剖腹探查和病理检查，一般很难在术前作出肯定的诊断。

虽然如此，如能对病史进行仔细的分析，肠道特异性感染的拟诊有时仍可获得：①患者多为青壮年，十二指肠结核以女性为多，血吸虫病则以男性为主。②患者有结核或血吸虫感染的其他表现：结核有低热、盗汗、稀便，或便秘、腹泻交替等肠结核的一般表现，浅淋巴结也常有肿大；血吸虫病有疫区感染史，以及皮疹、血便等症状；病史都较长，且有进行性加重。③患者有上腹隐痛、食欲减退、消瘦贫血、体重减轻等一般症状，但其疼痛无溃疡病典型的节律性和周期性，虽经内科的对症治疗而症状仍然加剧，不像一般的溃疡病。④结核或血吸虫病的病史较长、无恶病质表现，即使有梗阻症状，但不会有黄疸表现，偶尔胃液中还可检到结核菌或血吸虫卵，也可以进一步明确诊断。⑤钡餐后 X 线造影常见十二指肠球部扩张，降部狭窄，管壁僵直，蠕动消失，肠壁黏膜有息肉样的突起或充盈缺损，但十二指肠降部的弯度并不扩大，这也可以排除一般溃疡病和壶腹部癌的诊断。⑥肠结核患者附近往往有钙化灶，肠管还可能有多处狭窄，血吸虫病患者常伴有肝、脾肿大和门脉高压现象，这些也都有助于在术前作出合理的鉴别。

十二指肠的特异性感染因在术前很难作出肯定的诊断，其鉴别诊断的对象如溃疡病和胃癌又本来需要做手术治疗，因而此等患者最终都需要作剖腹探查，已有十二指肠慢性梗阻者尤其如此。通过手术探查，特别是通过必要的活组织检查、明确了诊断以后，则通常仅须作胃空肠吻合或十二指肠空肠吻合以解除梗阻现象，而根治性的胰、十二指肠切除术并不必要。除此以外，结核或血吸虫病的其他腹内表现如小肠的狭窄或肠袢间的粘连等，自然在手术时应该一并予以适当的处理。在明确诊断的基础上，术后也应该进行抗结核治疗或抗血吸虫病的药物治疗。

（叶再元）

第五节　胃和十二指肠的溃疡病

溃疡病是胃和十二指肠最常见的慢性疾病。由于溃疡病可以发生在以胃和十二指肠为主的与酸性胃液相接触的消化道，故又称为消化性溃疡。在 20 世纪 50 年代前后的发病高峰时期，有人估计约 10% 的人口在其一生中都曾患此病，在当时的住院病例中溃疡病患者亦约占 1/10。近年来的统计资料表明溃疡病的发病率有明显下降，约仅为 50 年前的 1/2；需手术治疗的溃疡病患者减少，其中 90% 属急性消化道大出血或穿孔的患者。北京协和医院内科从 1978—1991 年的 14 年期间内，经胃镜检查证实的溃疡病患者占同期内科就诊总病例数的 0.31%，其中胃溃疡占 0.08%，十二指肠溃疡占 0.23%。文献报道国内胃镜检查病例中，溃疡病的检出率为 16%~33%。

在多数国家中，十二指肠溃疡比胃溃疡多见。但是在日本，胃溃疡多于十二指肠溃疡，前者比后者多 1.3~1.8 倍，在挪威两者的患病率则几乎相同。国内文献报道十二指肠溃疡与胃溃疡的比例为 4.2∶1。溃疡病的地区分布差异可能与环境因素有关，这对于研究溃疡病的病因可以提供有意义的线索。

溃疡病好发于男性。欧美国家溃疡病患者的男女比例为 2∶1，非洲为 9∶1。北京协和医院的资料显示，胃溃疡病患者的男女比例为 3.6∶1，十二指肠溃疡病患者为 4.4∶1。近年来，西方国家的统计资料提示，女性溃疡病患者有逐年增多的趋势。溃疡病可以发生在不同的年龄时期，胃溃疡常见于中老年患者，发病的高峰年龄在 50~60 岁，十二指肠溃疡的发病高峰一般较胃溃疡早 10 年左右，但近来老年人溃疡病患者有增多的趋势。由于老年患者增多且多数属急症手术，因此手术死亡率及并发症发生率并未下降，反呈增高。

一、溃疡病的基本知识

【病因学】 关于溃疡病的发病原理，至今尚未完全明了。当前公认胃酸和胃蛋白酶为主的攻击因素的增强、胃十二指肠黏膜防御因素的削弱以及幽门螺杆菌感染等三个因素与溃疡病发病的关系最为密切。发生溃疡病的基本原因是由于对胃十二指肠黏膜有损害作用的侵袭因素与胃十二指肠黏膜自身防御因素之间失去平衡的结果。一般在引起胃溃疡的各种因素中，胃黏膜防御功能的削弱为主，而攻击因素的增强则是导致十二指肠溃疡的重要原因。

1. 胃酸和胃蛋白酶的作用　胃液的主要成分是胃酸和胃蛋白酶。胃酸是溃疡形成的最重要的侵袭因素。Schwartz 的名言是"没有胃酸就没有溃疡"。胃酸分泌过多，激活胃蛋白酶，导致胃十二指肠黏膜的"自身消化"。胃蛋白酶只作用于已被酸作用而失活的细胞，单纯的胃蛋白酶分泌增加而无酸分泌增多并不形成溃疡。慢性溃疡只发生在胃肠道经常接触酸性胃液的部位。Meckel 憩室或食管黏膜偶然发生溃疡时，多因有异位胃黏膜存在，或黏膜受反流的胃液刺激之故。空肠与胃吻合后在吻合口边缘上有时也可发生溃疡，亦因肠黏膜受胃酸作用之故。相反地，凡胃液中无游离酸者几乎不会发生溃疡，或者至少不会形成慢性溃疡。欧美人患恶性贫血者其胃液中常无游离酸，这些患者几乎不会发生溃疡病。

十二指肠溃疡患者的基础胃酸分泌量和最大胃酸分泌量常大于正常人，其中以基础胃酸分泌量尤为明显。十二指肠患者胃酸分泌增多的可能原因包括壁细胞数量增多、壁细胞对刺激物质的敏感性增加、胃酸分泌的正常反馈抑制机制发生缺陷以及迷走神经张力增高等方面。胃酸因子不但在溃疡的发病机制中有重要意义，而且在治疗上也有其重要性。无论溃疡病的内科或外科治疗，其成功的关键在很大程度上有赖于中和或控制胃酸的分泌。在治疗溃疡病时常应用碱性药物以中和胃酸，或用抗胆碱能药、H_2 受体及质子泵受体阻滞剂以抑制酸分泌，也可以切断胃的迷走神经促使溃疡愈合，或者将分泌胃酸的部分胃壁切除以防止溃疡再发。但是，十二指肠溃疡患者中胃酸分泌量高于正常人者不超过 50%，说明胃酸分泌量增多并不是十二指肠溃疡的唯一的致病因素。

2. 胃十二指肠防御功能的削弱　正常的胃和十二指肠黏膜具有一系列的自身保护能力，如胃黏液细胞分泌保护性成分所形成的黏液 - 碳酸氢盐屏障及胃黏膜屏障具有防止 H^+ 由胃腔扩散入黏膜内的作用。胃壁具有丰富的血液供应，给黏膜提供充足的氧和营养物质并带走进入胃壁的 H^+。十二指肠黏膜分泌的碱性重碳酸盐使黏膜细胞表面的 pH 维持在中性，十二指肠黏膜具有吸收 H^+ 和不受胆盐的损伤的特性。内源性前列腺素 E 不仅具有抑制胃酸分泌的作用，更重要的是具有保护黏膜的功能，有研究发现体内前列腺素水平低下与溃疡病的发生有一定关系。此外，表皮生长因子和生长抑素在保护胃十二指肠黏膜完整性方面也有重要作用。目前认为胃黏膜防御功能减弱是导致胃溃疡的重要原因。

3. 幽门螺杆菌感染　1983 年 Warren 和 Marshall 发现幽门螺杆菌之后，幽门螺杆菌与溃疡病之间的密切关系引起了广泛关注，并使人们对于溃疡病本质的认识发生了根本性的变化。幽门螺杆菌通过损害胃十二指肠黏膜的防御功能，使其遭受胃酸和胃蛋白酶的侵袭，和增加胃酸的分泌两个途径而导致溃疡病的发生。幽门螺杆菌可分泌尿素酶、磷脂酶等多种酶类和毒素，直接损伤胃黏膜细胞；也可先激活巨噬细胞，由巨噬细胞释放炎性介质、细胞因子等刺激局部和全身免疫反应导致黏膜屏障的间接损伤；幽门螺杆菌感染引起的炎症还可促进上皮发生化生性改变。幽门螺杆菌感染引起的胃酸分泌增加除尿素酶水解尿素后产氨导致促胃液素释放增加外，还与感染幽门螺杆菌后胃窦 D 细胞数量降低、生长抑素水平下降使胃酸分泌的抑制性调节遭到破坏有关。十二指肠溃疡患者的幽门螺杆菌检出率高达 90%~100%，胃溃疡患者的检出率为 65%~80%。临床实践也证实幽门螺杆菌的根除可明显降低溃疡病的复发率。因此，根除幽门螺杆菌感染已成为治疗胃和十二指肠溃疡及避免复发的关键。

4. 胃和十二指肠运动功能异常　正常人的胃排空速度与十二指肠腔的 pH 有明显关系，胃排空速度可随十二指肠腔的 pH 的下降而减慢。此外，十二指肠降部的碱性肠液依赖十二指肠的逆蠕动而被推送到十二指肠近端，中和从胃排入的酸性液体。研究发现，十二指肠溃疡患者的胃排空比正常人为快，液体排空加速更为明显。胃液体排空加速后，使十二指肠球部的酸负荷增大，黏膜易遭损伤。十二指肠溃疡患者十二指肠逆蠕动减弱与溃疡发生也有一定关系。胃溃疡患者的胃运动功能异常主要包括幽门括约肌功能异常和胃排空延缓。前者导致幽门关闭不全，十二指肠液反流入胃后可以破坏胃黏膜屏障，引起 H^+ 逆弥散入黏膜内，从而形成溃疡；后者导致胃窦的滞留，引起促胃液素分泌增加，刺激壁细胞使胃酸分泌过多，促进溃疡形成。

5. 其他　使用致溃疡性药物（如非甾体抗炎药）、吸烟、精神因素等诸多因素也与溃疡病的发生有关。非甾体抗炎药可因药物本身对黏膜的直接刺激作用，以及通过抑制前列腺素的合成，而削弱黏膜防御功能而容易引起溃疡的形成。据统计长期应用非甾体抗炎药的患者 30%~50% 可并发溃疡病，主要为胃溃疡。吸烟者的溃疡病发生率比不吸烟者高 2 倍，而且吸烟可以增加溃疡病并发症的发生率、影响溃疡愈合和容易促使溃疡复发。吸烟容易引起溃疡病的机制可能为通过促使胃酸分泌以及削弱黏膜防御功能两方面。长期精神紧张、焦虑的人易患溃疡病。精神应激状态时，胃的分泌和运动功能增强，增加胃酸排出量和加速胃的排空，同时由于交感神经的兴奋而使胃十二指肠的血管收缩，黏膜血流量下降，削弱了黏膜的防御功能，容易引起溃疡的发生。

以上所述为溃疡病的一般发病原理，不论十二指肠溃疡还是胃溃疡都以胃酸分泌过多和黏膜抵抗力降低（包括黏膜屏障破坏）为其共同的基本的发病原因。但十二指肠溃疡与胃溃疡所以发生高酸分泌的原因则有所不同，前者主要是由于胃黏膜内的壁细胞数过多和（或）迷走神经兴奋过度所致，而胃溃疡的高酸分泌则主要是由于迷走神经张力较低、食物在胃窦部停留较久、致刺激窦部黏膜分泌过多的促胃液素之故，后者也是促使壁细胞分泌盐酸的强烈刺激物。所以外科治疗十二指肠溃疡一般以胃次全切除术或迷走神经切断术为主要措施，而治疗胃溃疡则常以包括胃窦部的胃大部切除术为主要术式；这是由于两种溃疡在共性（高酸分泌）的范围内各有其特殊性，所以处理的方法也应略有差别，但总的目标都在于设法降低酸分泌。

【病理】 溃疡病是一种慢性病变。在临床上约60%是十二指肠溃疡，约5%~10%的患者兼有胃和十二指肠溃疡，而单患胃溃疡的约占30%~35%。需要指出，临床资料虽显示十二指肠溃疡远较胃溃疡为多，但据手术标本和尸体解剖的统计则胃溃疡与十二指肠溃疡的发生率却几乎相等，这是因为十二指肠溃疡发生的平均年龄较胃溃疡为早，而且十二指肠溃疡亦较胃溃疡易于愈合之故。

慢性胃溃疡一般为单个的，仅约5%的胃溃疡患者有两个或更多的溃疡同时存在。约85%或更多的胃溃疡是位于小弯或其附近，其中大部分是在幽门端，但不在幽门管（长约2.5cm内），而位于胃后壁者又较在前壁者为多。在胃的其余部分如胃底、胃体的前后壁以及大弯等处，溃疡则属罕见，一般在该处发现的溃疡均应疑为恶性。

十二指肠溃疡患者有25%的溃疡是属多发性，约85%的病例其溃疡是位于十二指肠第一部距幽门3cm以内的前壁或后壁上。降部及其远端的溃疡则甚为少见。

04

慢性溃疡多呈圆形或椭圆形。溃疡边缘有急性炎症时呈水肿增厚状，无急性炎症时则边缘整齐平坦呈钻凿状，有时亦可呈潜行状或斜坡形。溃疡的大小深浅也不等，一般胃溃疡较十二指肠溃疡为大，前者平均直径多在2cm以下，而后者平均直径不超过0.5cm。胃溃疡直径超过2.5cm以上者常有恶变的可能。胃溃疡一般也较十二指肠溃疡为深，溃疡的底部常深达肌层，常为一层纤维蛋白或污秽的坏死组织所覆盖，周围的纤维组织增厚较多，愈合比较困难。十二指肠溃疡则较浅，常仅达黏膜下层，周围纤维组织较少，因此愈合的倾向比胃溃疡为大。

根据Askanazy的经典分析，消化性溃疡可分为四层：①表面为白色纤维样渗出物，内含很多白细胞和红细胞；②其下为嗜酸性纤维样坏死带；③第三层为炎性肉芽组织，含有丰富的血管；④溃疡底为一层致密的纤维组织瘢痕，可向外侧延伸超出黏膜缺损的边缘。

浅小的溃疡愈合后可以不留明显瘢痕，大而深的溃疡愈合后由于瘢痕的收缩可以使周围黏膜皱襞向溃疡部位集中，并使器官变形；此在胃溃疡可以使胃变形成"葫芦胃"，在十二指肠溃疡则常形成"球部畸形"及幽门狭窄，或者溃疡旁边的肠壁向外突出，出现所谓"溃疡憩室"的现象。有时因十二指肠溃疡周围的纤维组织收缩的结果，十二指肠可以显著缩短，致自幽门至胆胰管壶腹部的距离仅约4~5cm（正常应有8~10cm），造成胃十二指肠部分切除时的困难。

慢性溃疡除因瘢痕收缩可造成幽门狭窄外，有时可发生溃疡穿孔、出血等并发症。此外，十二指肠溃疡极少恶变，但约5%的胃溃疡确有恶变可能。因良性溃疡与溃疡已恶变者无论在临床上及肉眼观察下有时均极难肯定，故对任何不能在短期内治愈的胃溃疡均应视为恶性，特别是对大弯部的溃疡及溃疡直径大于2.5cm者尤应提高警惕。

【临床表现】 多数的胃和十二指肠溃疡病常有较典型的临床症状及体征，但症状不典型或无明显症状的病例亦不少见。有些病例则以急性的并发症状如溃疡穿孔、急性上消化道出血等开始。

典型的溃疡病有下列的症状和体征。

1. 疼痛　疼痛、呕吐和出血是溃疡病的主要症状，其中尤以疼痛最为突出。疼痛发生的原因，可能是由于胃酸刺激溃疡表面所致，也可能是因溃疡发生炎症之故；胃壁的运动增加和发生痉挛，也可加剧疼痛的程度。

典型的溃疡痛多为一种刺痛、咬啮痛或烧灼痛，有时仅为一种饥饿感。其程度多不剧烈，患者一般可以忍受。疼痛位置一般都在上腹部正中，位于剑突与脐之间；但十二指肠溃疡痛的部位一般稍低，且稍偏右；贲门附近的溃疡痛可在胸骨下端后面；溃疡有慢性穿孔或与其他脏器有穿透粘连时，疼痛可放射到背部、肩部等处。典型的溃疡痛具有下列特征：

(1) 节律性：溃疡痛的出现和消失常呈某种节律性，与进食时间有一定关系。通常进食后疼痛都有一定程度的缓解，但胃溃疡疼痛再现的时间较早，多发生在进食后1/2~3/2小时，持续1~2小时后待至胃逐渐排空，疼痛亦逐渐消失，直到下次进餐后上述规律乃重新出现，其顺序为"食物→舒适→疼痛→舒适"。而在十二指肠溃疡病例，其疼痛之发作多在餐后2~4小时，并多持续至下一餐进食后始行消失，其顺序为"食物→舒适→疼痛"。由于十二指肠溃疡之疼痛发生很晚，因此患者自觉其疼痛是发于饭前而不在饭后；疼痛也常在夜间患者入睡后1~4小时出现，需稍进食物后乃可缓解，故多称此种疼痛为"饥饿痛"。

这种疼痛与食物关系的规律性，有时受其他因素的影响而有所改变：如进食的多少、食物的性质、溃疡的部位、炎症的程度以及有无幽门括约肌的痉挛和梗阻等。如在十二指肠溃疡，进食愈多者食后止痛的时间愈长，但痛发时亦愈剧烈；进食愈少者食后止痛的时间较短，疼痛也较轻。如为胃溃疡，则往往进食愈多，疼痛出现愈早，且持续时间愈长；反之进食较少时疼痛出现较迟，且持续之时间亦较短。节律性疼痛一旦改变为持续性疼痛时，可能指示溃疡已穿透至浆膜或附近脏器，或为溃疡已有恶变之征兆。

(2) 周期性：上述节律性的疼痛以及其他症状常呈周期性的发作，每次发作持续数日至数周不等，然后经过治疗或者不经治疗而渐趋缓和或消失，但间隔1~2月后往往再发。如果病情趋于严重，则发作时间逐渐延长而间歇期却渐缩短。症状的发作多与季节或其他因素有关：例如一般溃疡病易在春秋两季发作而夏季发作之机会则较少。工作劳累、精神紧张、暴饮暴食、纵情烟酒均能引起发作，而适当休息、心情舒畅、饮食调匀、戒绝嗜好则易使症状缓解。由于溃疡病在发作后常能自行缓解，故多数患者就医时常已有多年，甚至10~20年的病史，需要外科治疗的溃疡病更是如此。

2. 呕吐　单纯的溃疡病即使在发作时也不常呕吐，即有呕吐也并不在饭后，且不会到严重程度。胃溃疡病并发幽门狭窄者易于发生呕吐；呕吐多在清晨，呕吐以后可使疼痛缓解，故患者常有刺激喉头诱发呕吐的习惯。但十二指肠溃疡一般甚少发生呕吐，呕吐后疼痛也并不缓解。

除呕吐以外，胃溃疡患者并常有恶心嗳气、反酸等症状，尤其多见于并发幽门狭窄的病例。十二指肠溃疡病例也常反酸，或为胃酸分泌过多的症状。

3. 出血　溃疡病有出血症状者较为常见，尤其是十二指肠溃疡出血，是胃肠道出血最常见的原因之一，多以柏油样黑便的形式出现。胃溃疡患者除柏油样大便外，常可发生呕血，且亦为呕血的主要原因。据统计，胃与十二指肠溃疡有中等或严重的出血史者约有20%~30%。溃疡治愈后则无出血症状，隐血试验亦为阴性。

4. 体征　溃疡病患者大都没有明显体征，惟在上腹部有时可发现局限性的深压痛，或有腹肌紧张现象。压痛部位在十二指肠溃疡多在脐部外上方，距脐约2.5~3.0cm处，在胃溃疡则多在上腹正中，距胸骨剑突不远处。有后壁的穿透性溃疡者，在背部10~12胸椎棘突右侧的3cm处也可有压痛（Boas征）。出血较严重者可有贫血消瘦现象。并有幽门梗阻者可能看到胃蠕动波或上腹部胀满。

【诊断方法】　胃十二指肠溃疡病的诊断，依靠下列几方面的资料：①病史；②体格检查；③化验室检查：包括胃液分析、大便隐血试验；④X线钡餐检查；⑤胃镜检查及胃液细胞学的检查。

溃疡病患者如有典型的疼痛史，常可由此得出正确的临床诊断。体格检查虽然有时能发现上腹正中有局限性压痛，但一般却属阴性。因此，为了证实临床的诊断，常需先行胃液分析和X线检查，必要时再做胃镜检查和活组织病理检查，以明确诊断或与胃癌作鉴别。

1. 胃液分析　胃液分析的目的，主要在于了解胃的分泌情况。目前都在注射组胺之前后各一小时内分次抽取胃液，然后就胃液的容量、酸度、有无胆汁、血液、黏液，及有无特殊的细菌等项目进行分析检查，借以推断胃和十二指肠有无某种病变。

正常人夜间12小时内的基础胃液量一般约为600ml，酸分泌量在10~20mmol/h之间；晨间1小时的空腹胃液量约为30~50ml，酸分泌量约为2.0~3.0mmol/h。十二指肠溃疡患者的基础胃液量和酸分泌量一般多较正常人为高，夜间12小时的分泌量约为1000ml和50~75mmol/h，清晨1小时的空腹胃液约为60ml和4.0~8.0mmol/h。但无论正常人或十二指肠溃疡患者的酸分泌都有正常范围内的较大差异，彼此的数值常有重叠现象，因此酸分泌的单项数据对溃疡病的诊断一般仅有参考价值而无决定意义。不过在加强组胺试验后，十二指肠溃疡患者的酸分泌值较正常人常明显升高达2~3倍以上，清晨1小时内的胃液分泌量常超过300ml和30mmol/h，一般具有重大的诊断意义。有学者认为如患者夜间的12小时酸分泌量超过75mmol/h者，大多表示病情严重（壁细胞数很大），非一般内科疗法所能根治而为手术治疗的指征。患者夜间的分泌量超过2000ml和300mmol/h者，应考虑有胃泌素瘤（Zollinger-Ellison综合征）可能。胃溃疡的夜间分泌量一般约为600ml和5~10mmol/h，与正常人无明显差别，甚至略有减少。胃癌的酸分泌量则常较正常人明显降低，特别是加强组胺试验后无反应性升高者更有诊断意义。但另一方面也应注意，酸分泌略高者并不能排除胃癌之可能，无胃酸者也不能绝对肯定为胃癌而非胃溃疡。

2. 粪便检查　溃疡病患者的粪便应检查其是否含有隐血。如大便呈柏油样而隐血试验呈阳性者，表现胃肠道之上部有溃疡出血，可以符合溃疡病的诊断，但同时应行结肠镜及X线的检查，以除外其他病变之可能。如粪便隐血试验第一次为阳性，则患者应禁食带血食物，然后连续检查三天，经常的阳性试验具有肯定的意义。如第一次检查为阴性，以后还需再次检查，以防溃疡有断续出血之可能。约半数患者大便中并无隐血，故阴性试验并不能否定诊断。

3. X线钡餐检查　X线钡餐检查是诊断溃疡病的重要方法；虽然急性浅在性的溃疡不能在检查中获得肯定结果，但95%的慢性溃疡病例却可赖此得到诊断；不仅可以确定溃疡的存在，并能显示出溃疡的部位、大小及有无并发症，也可赖此以确定治疗是否有效。

溃疡病的X线检查可以观察到有形态和功能上的两种改变：

形态改变最重要的表现为溃疡壁龛，为钡剂滞留在溃疡凹陷部分所致的阴影。从正面观察时壁龛表现为圆形阴影，如周围的黏膜有炎症水肿时可见环绕壁龛有一环形透明区，在愈合期则黏膜皱襞可见有向壁龛中心集中的现象。侧面观察时壁龛表现为突出于胃轮廓外的阴影，在慢性溃疡其壁龛多底部宽而颈部较窄，溃疡周围黏膜有水肿时可见半月形透明区。在溃疡的对侧壁上可见一收缩切迹，为胃壁环形肌纤维因受刺激而收缩所致。胃溃疡一般容易发现壁龛，特别是小弯部位的溃疡，但胃底部后壁或前壁的溃疡有时不易发现，幽门部的溃疡也不易显出典型的壁龛。十二指肠溃疡能显出壁龛者更少，仅约60%。

虽然有些溃疡病例不能直接显出壁龛，但也可看到其他迹象表示有溃疡存在。十二指肠球部的痉挛变形或蠕动亢进，幽门的痉挛致使胃排空时间延长，胃壁的紧张度增强和蠕动亢进，以及局部压痛等现象，均为溃疡存在的间接表现。

4. 胃镜检查　通过胃镜检查可以直接观察胃黏膜的情况，从而鉴别一个溃疡是良性还是恶性，对有经验的胃镜工作者来说是一种很有价值的诊断方法。特别是纤维胃镜的检查对患者的痛苦小而可见的视野大，从食管贲门以至幽门和十二指肠球部都能察及，又可以通过胃镜用尼龙刷或活组织钳在可疑之处取得脱落细胞或小块组织供病理检查，必要时还可以附加照相机对胃内病变进行拍照，以供研究和教学之用，对临床症状不典型或X线检查不肯定的早期病变，胃镜检查尤具价值，可说临床胃肠病学从此进入了一个新的阶段。

【鉴别诊断】 凡"消化不良"的患者均可能系患有溃疡病。根据前述诊断的步骤：仔细查问病史，详细检查其临床体征，辅以必要的胃液分析、X 线检查和胃镜检查，常可获得正确的诊断。但在临床上，溃疡病需与下列三类疾病相鉴别：

1. 胃的神经性异常 ①胃神经症；②脊髓痨的胃绞痛；③精神神经性异常病。

2. 胃和十二指肠的非溃疡性疾病 ①慢性胃炎或十二指肠炎；②胃癌；③胃的良性肿瘤；④胃、十二指肠憩室；⑤胃下垂；⑥胃结核或胃梅毒。

3. 具有反射性消化不良的胃十二指肠以外的腹腔脏器疾患 ①慢性阑尾炎；②慢性胆囊炎；③胰腺疾患；④肠结核；⑤结肠炎或结肠肿瘤等。

【预防和治疗】 精神紧张、情绪激动等所致的高级神经中枢活动失调与溃疡病的产生密切相关，故避免精神过度激动，防止工作过度疲劳，并注意饮食和睡眠等生活规律，作息定时，劳逸结合，在防止溃疡病的发生上有重要意义。溃疡病的症状已经产生后，及时治疗以争取溃疡早期愈合，消除致病因素以防止溃疡再发，也能防止形成慢性溃疡和发生并发症。单纯性溃疡的治疗是属于内科范畴，在本书中不拟详述；但外科医师对于内科疗法的原则也应有所了解，因合理的内科疗法实为最佳的术前治疗。

04

非手术治疗的目的在于缓解溃疡的症状，促使溃疡愈合，并防止溃疡复发。治疗的具体措施如下：

1. 一般处理 包括适当休息、改善营养及避免进食刺激性食物等。

2. 对抗过多的胃酸 适当地抑制胃的运动和分泌功能，中和已分泌的过量胃酸，这是现代治疗溃疡病的主要措施。抑酸剂是目前溃疡病治疗的主要药物，包括 H_2 受体拮抗剂和质子泵抑制剂。属于前者的药物有西咪替丁、雷尼替丁、法莫替丁等，对十二指肠溃疡效果较好，服药后四周溃疡愈合率为 50%~90%，维持剂量者一年复发率为 35% 左右。后者主要以奥美拉唑为代表，是抑酸作用最强的药物，并具有黏膜保护和抗幽门螺杆菌的作用；与 H_2 受体拮抗剂相比，奥美拉唑对缓解疼痛的效果出现得更快，溃疡愈合率更高。各种抗酸剂如氢氧化铝胶剂、解痉药如阿托品、溴丙胺太林等在治疗溃疡病均有其一定的疗效。

3. 抗幽门螺杆菌的治疗 对幽门螺杆菌有明显抑制或杀灭作用的药物主要有奥美拉唑、铋剂、甲硝唑或替硝唑、阿莫西林、克拉霉素等。杀灭幽门螺杆菌可明显提高溃疡病的治愈率并可减少复发率。但目前尚无单一药物可有效根除幽门螺杆菌，二联用药的根除率也不高，故目前主张三联用药。质子泵抑制剂（奥美拉唑 20mg）+ 阿莫西林（1.0g）+ 克拉霉素（0.5g）、每天 2 次、疗程 7 天的三联疗法，因 Hp 根除率高、不良反应少、患者依从性好，是目前首选的方案。

4. 保护胃黏膜促进溃疡愈合的药物 主要有胶体铋和硫糖铝制剂，其主要作用是能与溃疡创面的蛋白质结合形成保护膜，使免受胃酸和胃蛋白酶的侵袭。胶体铋对幽门螺杆菌也有抑制作用。

根据上述原则进行综合治疗，约 90% 的单纯溃疡可在短期内症状消失，大多数患者经过有效而持续地治疗 2~3 个月后可以完全愈合（X 线复查证实）。但溃疡病的复发率相当高，患者经内科治疗痊愈后，仍应严格地遵守生活规律。

二、溃疡病的外科问题

虽然大多数的溃疡病可以用内科的综合疗法获得痊愈，但据文献报道，在住院治疗的溃疡病例中，约有 10% 左右的患者在最终或者一开始就必须用手术治疗。有些手术适应证是明显的，这些多是溃疡的严重并发症，对手术的要求往往是很迫切的。有些病例的手术适应证则是相对的，这些大都是内科治疗无效的病例，手术也往往是择期性的。另有若干情况则又构成手术的禁忌证。

手术的绝对适应证：

(1) 溃疡急性穿孔，形成弥漫性腹膜炎者。

(2) 并发幽门梗阻，严重影响进食及营养者。

(3) 急性大出血或反复呕血，有生命危险者。

(4) 溃疡有癌变可疑者。

手术的相对适应证：

(1) 多年的溃疡患者反复发作，病情逐渐加重，症状剧烈者。

(2) 虽经严格的内科综合治疗而症状不能减轻，溃疡不能愈合，或者暂时痊愈而短期内又复发者。

(3) 其他社会因素，如患者的工作性质、生活环境、经济条件等，要求较迅速而根本的治疗者。

手术的禁忌证：为合并有重要脏器功能障碍不能耐受手术治疗者。

据曾宪九综合统计的国内文献，经外科治疗的 2523 例溃疡患者中，急性穿孔最为多见，约占 36%，幽门梗阻占 21%，其次为急性大出血 12%，疑有癌变者约有 1%，其余 30% 为内科治疗无效而具有相对的手术适应证的病例。

（一）急性穿孔

【发病率】 急性穿孔无疑是溃疡病常见的并发症之一，约占所有住院的溃疡病例的 10%~15%。穿孔的溃疡在过去绝大多数是十二指肠溃疡，其与胃溃疡穿孔之比例约为 15 : 1；穿孔多见于男性，其与女性之比例大约也是 15 : 1。但这种比例近年也有变化，总的趋势是胃溃疡穿孔病例已日见增多，而女性穿孔的比例也在逐渐增加，这在国外被认为是因女子参加工作和社会活动者逐渐增多，女子吸烟的也日趋普遍之故。十二指肠溃疡穿孔者的年龄一般较胃溃疡穿孔为轻，有报道十二指肠穿孔的平均年龄是 33 岁，胃溃疡穿孔的平均年龄为 46 岁。

【病因与病理】 胃与十二指肠溃疡在活动期可以逐渐

侵蚀胃或十二指肠壁，由黏膜至肌层再至浆膜，最后穿孔，故多数的溃疡穿孔是在溃疡病活动发作时期。但也有少数病例是在溃疡非活动时期发生穿孔。偶尔也可见到过去并无溃疡病史的患者突然发生溃疡急性穿孔。身体过于疲劳、情绪过分紧张、饱食过度、洗胃、外伤、X线钡餐检查等常为穿孔之诱因。脑部手术或严重烧伤后，因皮层功能紊乱而致内脏血管营养失调，也可引发溃疡穿孔。

溃疡的穿孔可以有三种形式：

1. 急性穿孔　溃疡突然穿孔，致胃或十二指肠的内容物外流，刺激或污染腹腔，迅速引起弥漫性腹膜炎。

2. 亚急性穿孔　穿孔极小，胃内空虚，溃疡周围已有粘连，或穿孔后被大网膜、附近脏器或边缘的黏膜等有效地封闭起，致仅有少许胃或十二指肠内容物溢出污染小范围的腹膜腔。这种穿孔如在十二指肠的前壁，则肠内容物往往局限在肝下部位，或被导向右腰部或右下腹部；临床症状很像急性胆囊炎、急性阑尾炎、急性肾绞痛等。

3. 慢性穿孔　最多见于胃与十二指肠后壁的溃疡，溃疡可逐渐穿透至其他脏器，特别是胰腺。由于穿透的过程极为缓慢，周围的粘连甚为致密，一般不至发生腹膜炎，或者仅有极少的内容物流出，最终在小网膜腔内形成一个小脓肿。临床上主要表现为后背疼痛，很像急性胰腺炎。

虽然急性穿孔也可以在急性溃疡上发生，然而绝大部分的急性穿孔是发生在慢性溃疡上。十二指肠溃疡急性穿孔者远较胃溃疡穿孔为多。有时位于幽门附近的溃疡穿孔，因该段肠管挛缩变形，幽门静脉亦辨认不清，不易确定是幽门溃疡（胃溃疡）或球部溃疡（十二指肠溃疡）穿孔。偶尔穿孔之处可不止一个，故在处理溃疡穿孔时应对胃和十二指肠作全面的检查，以免另有穿孔被遗漏而导致严重后果。

穿孔的溃疡大多数位于十二指肠第一部的前壁或者胃的小弯部分，这是因为前壁或小弯处较为薄弱，且随呼吸运动不易形成粘连之故。穿孔的直径大多小于0.5cm，但胃溃疡的穿孔有时可以大于1~2cm。溃疡急性穿孔时，胃、十二指肠内具有高度酸性或碱性的内容物突然流入腹膜腔内，常引起剧烈的化学性刺激症状。经过数小时后，由于消化液分泌的抑制，漏出的胃肠内容物减少，以及腹膜渗出液的稀释，腹膜的化学性刺激症状可以减轻，然而不可避免地细菌性腹膜炎将接踵而至；如此时尚无适当治疗，即可发展为严重的弥漫性腹膜炎。在少数病例，可能因感染局限，成为肝下、膈下、升结肠外侧沟内或右下腹髂窝内脓肿，偶尔也可形成盆腔脓肿。

急性穿孔后引起的化学性腹膜炎，何时转化为细菌性腹膜炎是一个难于肯定而又有实际意义的问题；因在手术处理穿孔时，一定程度上将根据腹膜炎的性质而决定手术的方式。穿孔的大小，胃、十二指肠内容物的性质，腹腔污染之范围，以及患者的一般情况和抵抗力的强弱，都可影响到细菌性腹膜炎发生的早晚。一般而言，穿孔不足6小时者可以认为仅有化学性的腹膜刺激，而在12小时以后则几乎都已发生细菌性的腹膜炎。以后病情的演变当然决定于腹膜炎的情况，一般渗出液量愈多、脓汁愈混浊稠厚，并含有食物残渣者，其情况亦愈严重。

【症状与体征】　在胃与十二指肠溃疡急性穿孔患者中，约70%有长期的溃疡病史，20%有短期的胃肠道不适史，另10%则在穿孔前无明显症状。这10%~30%的病例可能是急性溃疡穿孔。其余70%~90%有慢性溃疡病史的病例，病期愈长，穿孔的机会愈大。在穿孔发生前，约50%~70%的病例自觉溃疡病有复发或加重的现象。穿孔发生后，症状更为剧烈，疼痛的性质也显然有改变，因此多数患者于穿孔后不久即来就医。

临床表现随病程的演变而有所不同。大概自穿孔的瞬间起至细菌性腹膜炎形成止，约分为：穿孔期、反应期和腹膜炎期等三个阶段。这三个阶段彼此之间并无明显界限，各个临床症状也常自一个阶段延续至下个阶段；但每个阶段仍有其不同的病理特点，临床上也自有其不同的表现。现分述如下：

1. 穿孔期　溃疡急性穿孔以后，患者将立即有剧烈腹痛，腹壁强直，同时并出现一定程度的休克现象，此为腹膜突然受到剧烈的化学刺激之结果。临床症状的程度，主要决定于患者反应的强弱，也反映着穿孔的大小和腹膜污染的严重性。这个阶段一般持续约3~5小时。

2. 反应期　穿孔3~5小时以后，患者逐渐从强烈的刺激中获得复苏，初期的各种症状逐渐缓解：腹痛稍有减轻，休克现象亦有好转；但呼吸一般仍显浅促，而腹部的体征也更趋明显。必须强调指出，患者的自觉好转和休克现象的暂时缓解，并不表示穿孔已闭合，腹膜污染已局限化或全身情况已不严重。相反地，如不及时作出正确处理而听任病程自然发展，必然引起细菌性腹膜炎，而使病情更趋恶化。

3. 腹膜炎期　是穿孔后的终末表现。一般在穿孔后10~12小时开始，症状更加明显，表现为全腹壁的强直和压痛、反跳痛，并逐渐出现腹腔渗液（移动性浊音、腹腔穿刺阳性）、肠麻痹（腹部膨隆，肠鸣音减弱）和毒血症（急性病容，脉搏细速，体温升高，血象粒细胞核左移）等现象。

在上述临床过程全面了解的基础上，对溃疡急性穿孔后所产生的症状与体征，再作如下的重点描述：

（1）腹痛：突发性的剧烈腹痛是穿孔后最初、最经常和最重要的症状。疼痛最初开始于上腹部或穿孔的部位，常呈刀割或烧灼样，一般为持续性，但也可以有阵发性加剧。患者常因疼痛而辗转不安、神情恐惧，自觉如大祸临身。如穿孔较小而漏出不多，特别是细小的十二指肠溃疡穿孔，则疼痛可以比较局限于右侧腹部。如为胃小弯或前壁穿孔，胃内容物污染整个腹腔者，因横膈被刺激之故，疼痛可以放射至左肩部呈刺痛或绞痛感觉。十二指肠溃疡穿孔有时可以有右肩的放射痛。这种剧烈的腹痛在初期是由于强烈的化学性刺激所致。至反应期及腹膜炎期，腹痛虽然始终存在，但一般不如初期剧烈，多转为持续性钝痛。

（2）休克症状：穿孔的初期患者常有一定程度的休克现象，主要是腹膜被刺激后引起的神经性休克。待病程进入反应期，休克症状往往自行好转，惟呼吸仍显浅促，仅见肋缘活动而腹壁几乎静止，鼻翼翕动亦颇明显。待病程发展至腹膜炎期和肠麻痹期，多数患者可以再度出现中毒性休克现象。

(3) 恶心、呕吐：约半数患者可有恶心呕吐。在早期为反射性，并不剧烈，呕吐物可能有血。至肠麻痹期呕吐加重，同时并有腹胀、便秘等症状。

(4) 腹部压痛：穿孔后不久压痛可能仅限于上腹部，或者在稍偏右侧部位，但不久压痛可延及整个腹部。有时右下腹压痛最为明显，颇像是急性阑尾炎。腹壁的反跳痛也经常阳性。

(5) 腹肌强直：由于腹膜受刺激，腹肌有明显的紧张强直，常呈所谓“板样强直”。腹肌强直在穿孔初期最为明显，至晚期腹膜炎形成后，强直程度往往反有相应的减轻。

(6) 腹腔内的积气与积液：溃疡穿孔后，胃、十二指肠腔内的空气将进入腹膜腔；因此如能证实腹腔内有游离气体存在，是诊断溃疡穿孔的有力证据。腹内游离气体的存在，可用体检和X线检查来证实。腹内有积气时，体检常能发现肝浊音区减小或消失；如在右腋中线肋缘上8cm处叩诊呈鼓音，常为穿孔之可靠体征。约60%的穿孔病例有此阳性体征。但任何其他腹膜炎的晚期已有肠麻痹和肠胀气时，肝浊音界也可消失，因此这个阳性体征对晚期腹膜炎的诊断意义就不大。

X线检查是证明腹内有无游离气体的最有效方法，如有游离气体存在，将在膈肌与肝脏阴影之间见有半月形的透明区。用此法检查，约80%~90%的溃疡穿孔病例有阳性发现。但必须指出，穿孔较小、气体自胃肠腔内溢出不多者，或在穿孔前肝与膈肌已有粘连、气体不能进入其间者，无论体检与X线均不能得出阳性结果；故不能证实腹内有游离积气之病例，并不排除穿孔的可能性。

腹内积液是腹膜被刺激发炎而渗出的结果。病程愈久，积液愈多，常可出现移动性浊音，或通过腹腔穿刺或腹部B超证实，但在发病初期时诊断意义不大。

(7) 其他症状：在穿孔初期体温大都正常，甚至可在正常以下。一般在6小时内很少超过38℃，6~12小时以后始明显增高。白细胞计数一般均增高，通常约为(12~15)×10^9/L或更高，但少数病例也可能正常。

【诊断和鉴别诊断】根据典型的症状和病程的发展，溃疡病穿孔的诊断一般并无困难。有溃疡病史的患者，在溃疡病发作的时期，突然感到上腹部有剧烈而持续的疼痛，随即累及整个腹部，同时出现轻度休克现象者，应即疑有穿孔可能。检查时如发现腹壁有明显的压痛和板样强直，并有肝浊音界消失现象，且经X线检查证实腹内有游离积气者，诊断即可确定。腹腔内有脓性渗液，已表现为移动性浊音，且经穿刺抽得脓液者，诊断更是肯定。但少数不典型的病例，如细小的穿孔，穿孔并有出血者，或患精神神经病者，诊断仍可能有困难；特别是在穿孔后的反应期，由于患者自觉情况好转，每易因诊断上的疏忽而延误治疗时机。若有持续的腹部触痛及腹肌强直，应警惕有某种急腹症的存在，需要行紧急的开腹探查术。

在鉴别诊断上，应注意除外下列疾病：

外科疾病：①急性胰腺炎；②急性阑尾炎；③急性胆囊炎；④肠系膜血管栓塞或血栓形成；⑤绞窄性肠梗阻；⑥其他胃肠道穿孔性疾患(如伤寒、痢疾等)；⑦异位妊娠破裂。

内科疾病：①急性胸部疾患，如胸膜炎、下叶肺炎、冠状动脉栓塞、急性心包炎等；②急性绞痛病，如肾、胆、肠绞痛，及铅中毒引起之绞痛；③脊髓痨之胃危象；④急性胃炎。

【预后】溃疡穿孔之预后与下列因素有关。

1. 穿孔时胃内容物的量和质　不言而喻穿孔时胃内容物愈多，则穿孔后流入腹腔的刺激物和污染物也愈多，其预后自然较劣。空腹时的穿孔预后大多较为良好。酗酒后的穿孔因流入腹腔的酒精对腹膜的刺激性最强，毒素的吸收很快，其预后最为严重，除非及时进行手术治疗，患者多伴发中毒性休克。

2. 穿孔的大小和部位　穿孔愈大，它在小弯的位置愈高，手术后的死亡率也愈高。

3. 有无并发出血或恶变　穿孔并发出血者约有2%~10%，一旦有此种情况发生，将严重影响预后。一般说来，积极采取手术治疗，更多地作胃大部切除以代替单纯缝合，可以降低死亡率，但穿孔与出血并存仍是影响预后的一种严重情况。

癌性溃疡的穿孔除癌本身的预后不良外，由于胃内容物的污染程度很高，一旦并发穿孔性腹膜炎时也较一般的溃疡穿孔为严重。

4. 性别、年龄的影响　虽然胃溃疡的穿孔似以女性为多，但穿孔后的死亡率却以男性为大。60岁以上的穿孔患者，其预后随着年龄的增加而愈趋严重，这当然与老年人手术后容易有心、肺等方面的并发症有关。

5. 手术的时机　穿孔后至手术前相隔的时间愈长者其预后愈劣。一般最好的手术时机是在穿孔后的6~12小时之内。

6. 手术前后的处理　术前准备的改善，如及时而持续的吸除胃内容物，静脉补液、输血和抗菌的应用；麻醉的改进，要求腹壁肌肉松弛和肺部通气良好；术式的选择；术后并发症特别是腹腔和肺炎感染的有效防治，对预后也有直接影响。

Illingworth等曾分析过7156例溃疡穿孔，发现其死亡率在1924年是25.7%，在1943年是14.1%，到1953年已降至5%。目前的手术死亡率一般应在2%以下，但60岁以上的患者不仅其发病数并未减少，且其死亡率也仍然很高，其中不少病例在入院时因病情过于严重而只能采取保守治疗；换言之，就适应手术的病例而言，其死亡率虽已有所降低，但如包括老年和危重病例在内，则整个死亡率仍然尚嫌偏高，这说明早期手术的重要性和必要性，而老年病例却往往是有病不愿早治，而且大多数不愿接受手术治疗。

【预防和治疗】一般溃疡病对患者并无危险，而溃疡如一旦发生穿孔，则生命即遭受威胁，故穿孔尽可能加以防止。可惜，穿孔本身并无有效的预防方法，只有及时而有效地治疗溃疡病，使其早日痊愈且不复发，才是预防穿孔的最好办法。文献统计溃疡病发生穿孔的病例，仅52%过去曾经过适当的治疗，而正在住院治疗的溃疡病例绝少发生穿孔，可见积极治疗的重要意义。在溃疡活动期避免过度疲劳和精神刺激，避免暴饮暴食，对预防溃疡穿孔也有积极意义。

关于溃疡穿孔的治疗问题，有两点值得考虑：①究竟应该采用手术疗法或非手术疗法？其各自的适应证为何？②如采用手术疗法，应采用何种手术方式？

1. 非手术疗法与手术疗法的选择　过去大多数的学者认为溃疡穿孔的治疗应以手术疗法为主，它应该被认为是最确切而有效的疗法。近年来文献上也有些作者主张采用非手术疗法的，认为在有效的持续胃肠减压和抗菌素的应用下，穿孔可以自行闭合，感染可以得到控制，如此可以避免手术，缩短住院日期。在严密观察下，如病情不见好转，仍可进行手术治疗。无可否认，有些小的穿孔在非手术的治疗下确有与附近器官发生粘连而自行闭合的可能，但不能因此而主张以非手术疗法作为治疗溃疡穿孔的主要方法。因为：①在非手术疗法下穿孔能否自行闭合并无绝对把握；②胃的穿孔一般较大，自行闭合的可能性很小，是否已有癌变更需考虑；而在手术前既不易肯定穿孔的大小与部位，更不能确定它是否已有恶变，非手术疗法很可能延误适当治疗的时机；③手术治疗除了缝闭穿孔外，同时还可以尽量吸除腹腔内的食物残渣和渗出液，而有利于控制感染，减少腹内脓肿的发生率；④在适当的条件下，手术（胃大部切除术或胃迷走神经切断术）还可对溃疡病本身及其恶变情况作根治性治疗。⑤非手术治疗需要对患者作严密的观察和细致的护理，它对医护人员的要求在各方面都不是较低而是更高。若延至病情恶化或保守疗法失效时再行手术，则手术的危险性、术后的并发症和总的死亡率必将比早期手术有所增高；⑥临床诊断可能错误，如为急性阑尾炎，肠系膜血管栓塞或绞窄性肠梗阻等情况，则延误手术更足以增加死亡的危险。根据上述原因，应该认为非手术治疗不是溃疡穿孔的根本疗法。

然而非手术疗法也有它一定的适应证：

(1) 穿孔的早期诊断尚不明确，临床症状较为轻微者。

(2) 患者为空腹穿孔、小穿孔、特别是后壁的慢性穿孔，穿孔后的症状不严重者。

(3) 患者初诊时离穿孔已有几天，但腹内感染并不严重，或已局限化而有形成脓肿趋势者。

(4) 患者全身情况极端衰弱，或者全身情况不能耐受手术者。

然而最后应该再次强调：如诊断不能肯定，或者在初步的胃肠减压等保守措施后情况并无改善，甚至更加恶化者，应毫不迟疑地立即进行手术治疗。情况极度不良的病例也应积极创造条件争取早期手术。

非手术治疗包括下列具体措施：①患者取半卧位，禁食；②插入胃管，行连续的胃肠减压；③静脉输液、输血，以维持水、电解质和酸碱平衡，并积极抗休克治疗；④给予抗菌素，以控制感染；⑤肠外营养支持；⑥抑制胃酸分泌，静脉应用奥美拉唑等质子泵抑制剂；⑦严密观察病情之发展，做好随时手术的准备。

文献报道应用非手术疗法治疗溃疡穿孔的死亡率约5%~10%左右。应该指出：凡是应用非手术治疗的病例多数是症状较轻的，但总的死亡率似尤比手术组的死亡率略高，故非手术疗法指征应严格把握。

2. 单纯修补与胃大部切除术的选择　胃、十二指肠溃疡穿孔的手术疗法有下列几种：①单纯缝合或大网膜嵌入缝合术；②浆膜肌肉瓣转移缝闭术；③穿孔缝合、并做胃空肠吻合术；④临时性的十二指肠造瘘或胃造瘘术；⑤溃疡单纯切除缝合术；⑥胃大部切除术。在这几种不同的手术方法中，除穿孔的缝合术和胃的部分切除术以外，其余的各种手术大都已遭废用。

穿孔的浆膜肌肉瓣转移缝闭术，据前苏联文献报道，转移的浆膜肌肉瓣对于溃疡黏着迅速，有促进穿孔愈合的能力，特别适用于溃疡周围组织瘢痕较多、缝合困难的病例。其法即在距穿孔浸润缘3~5cm处，作一舌形之浆膜肌肉瓣（长约6~8cm、宽约5~6cm），蒂部向穿孔侧。切开之深度达黏膜下层而不损伤黏膜，然后将此浆膜肌肉瓣反转掩覆在穿孔部位，周围作缝合固定；其所遗留的缺损部则可以将边缘缝合闭锁。此法操作上不如单纯缝合或大网膜嵌入缝合简单，长远疗效又不如胃大部切除之彻底，故在国内应用不多。

穿孔缝合后并做胃空肠吻合术，目的在于预防幽门部并发梗阻。经验证明：此法的近期疗效虽佳，但约30%的病例以后会发生吻合口溃疡，且溃疡穿孔经单纯缝合后发生狭窄的机会也不多，故此法现已很少应用。

临时的胃、肠造瘘术，适用于穿孔不能有效地缝合的病例，即以橡皮管插入穿孔处造瘘以资减压，待情况好转后再作后续处理。事实上一般的穿孔都可用大网膜嵌入法缝合，其不能缝合的病例作造瘘术也未必可靠，且不如作胃部分切除更为彻底，故此法现已失用。

溃疡切除缝合术，亦即幽门成形术，适用于幽门附近的溃疡，但只有在溃疡较小、十二指肠易于游离，缝合并无困难而患者情况又属良好的条件下方可施行。此种手术对于患者情况及技术熟练程度等方面的要求并不下于胃大部切除术，而远期疗效则不如后者，故目前也已失用。

最值得研究的是单纯缝合与胃大部切除术的选择问题。单纯缝合或大网膜嵌入缝合法仍是目前处理溃疡穿孔较常用的方法。1892年Von Heusner首先用单纯缝合法治疗穿孔患者获得成功；而1896年Bennett则首先用大网膜嵌入巨大的穿孔内再加以缝合。自此以后，该法已被无数的经验证明为处理穿孔最简单而安全的方法。然而其远期疗效则并不理想：手术后溃疡症状消失者仅约20%，症状复发需要内科继续治疗者约有 30%，另外 50% 的病例因发生其他并发症需要再次手术。近年来随着溃疡病内科治疗效果的明显改善，有必要重新评价单纯缝合在溃疡急性穿孔治疗中的应用价值，绝大多数患者先行单纯缝合修补，术后积极内科治疗使溃疡病痊愈。

不少学者主张在适当的情况下对溃疡穿孔病例行胃大部切除术，并报道获得了良好的成绩。这些学者均强调胃大部切除术的优点，认为这个方法在一次手术中同时解决了穿孔和溃疡本身的治疗，远期疗效与择期性胃切除术相同，而手术死亡率并不较单纯缝合为高，故认为胃大部切除术应为治疗溃疡穿孔的"标准方法"。

面对这两种不同的意见：一种认为应主要采用穿孔缝合术，一种强调应尽可能争取行胃大部切除术，究竟应作何种选择？在决定选择手术方法之时，应该考虑下列几个因素：

(1) 手术的安全性：任何手术必须以保障患者生命安全为首要条件，这和患者的一般情况和手术者的技术水平有关。如患者的一般情况良好，腹腔内的污染并不严重，进行较复杂的胃大部切除术又无技术上的困难，就可以考虑切除；否则宁作单纯缝合较为有利。

(2) 手术的可靠性：在溃疡发生穿孔时，应该承认首先要考虑的是如何使穿孔顺利愈合，从而消除危险的腹腔感染。从这个角度出发，单纯溃疡的穿孔经缝合后愈合的可靠性很大，而且远期疗效也较好，约 20%~30% 的病例缝合后并无复发，故此种单纯溃疡采取胃大部切除术似无必要。但相反地，如果溃疡较大、周围有严重的水肿或硬结、单纯缝合不可靠（包括大网膜嵌入）而有继续漏出之危险者，即应考虑作胃大部切除术。

(3) 手术的彻底性：约 2/3 的病例于穿孔缝合后仍有溃疡复发现象多需要对溃疡病本身继续进行内科或者另一次外科治疗。此等病例多属病期甚久的慢性溃疡，为求治疗彻底，在安全的原则下行即期胃大部切除术自有其优点。此外，如胃溃疡有恶变倾向、溃疡穿孔并有出血、或估计单纯缝合后可能并发幽门梗阻者，均为胃大部切除术的适应证。

总之，手术方法应该根据患者的具体情况加以选择，首先要考虑患者当前的安全，也应适当照顾远期的效果。下列情况可作为选择时的参考（表 4-2）：

3. 迷走神经切断术对溃疡穿孔的疗效　近年来，由于迷走神经切断术已广泛用以治疗单纯的十二指肠溃疡，不少学者也用迷走神经切断术并行各种胃引流术来治疗溃疡穿孔。这种手术可以有多种形式：

(1) 单纯的十二指肠溃疡穿孔、不伴有幽门狭窄者，可以作穿孔的单纯缝合加高度选择性迷走神经切断术。

(2) 伴有幽门梗阻的十二指肠溃疡穿孔，可以作选择性迷走神经切断术加幽门成形术；如穿孔周围组织硬结或十二指肠水肿严重者，可将穿孔缝合后作选择性迷走神经切断术加胃空肠吻合术。

表 4-2　溃疡穿孔时作单纯修补或胃大部切除的条件

	单纯缝合	胃大部切除术
患者一般情况	不佳	良好
腹腔污染程度	污染严重，或已感染	污染轻微，尚无感染
溃疡穿孔时间	12~24 小时以上	12 小时以内
溃疡病史	病史短，症状轻	病史长，症状重
溃疡部位	十二指肠球部	胃小弯或幽门窦
溃疡大小	小	大
局部水肿或硬结	不显著	严重
并发症	无出血、梗阻或癌变	合并出血、梗阻或癌变
缝合的可靠程度	可靠	单纯缝合不可靠
切除的技术条件	困难大，无把握	无困难，有把握

(3) 并有出血的十二指肠穿孔或单纯的胃穿孔，可作选择性迷走神经切断术加胃窦部切除后之 Billroth Ⅰ式吻合术。

多年前，钱礼教授曾对采用迷走神经切断术治疗溃疡穿孔作过以下论述，现仍可作为很好的借鉴：

(1) 鉴于迷走神经切断术对单纯的十二指肠溃疡有肯定疗效，则迷走神经切断术对单纯的十二指肠穿孔亦应同样有效，且选择性迷走神经切断术较胃大部切除远为简便、而且安全，以选择性迷走神经切断术加某种胃引流术来替代胃大部切除应属合理。但高度选择性迷走神经切断术操作较复杂，且有污染后腹膜组织的危险，对溃疡穿孔并不适宜。

(2) 对单纯的十二指肠溃疡穿孔，虽然也可以作穿孔的单纯修补加选择性迷走神经切断术，而不一定在术后有胃滞留现象，宁愿将溃疡周围组织略予切除后作幽门成形术，然后再做选择性迷走神经切断术。

(3) 伴有幽门梗阻的十二指肠溃疡穿孔，可考虑作选择性迷走神经切断术，加幽门成形术或胃窦切除后的 Billroth Ⅰ式吻合术。如穿孔周围组织因瘢痕过多而不易作胃窦部切除时，可在穿孔修补后做选择性迷走神经切断术加胃空肠吻合术。但对合并有出血的溃疡穿孔，仍以选择性迷走神经切断术加胃窦部（或半胃）切除后之Ⅰ式或Ⅱ式吻合术为宜。

(4) 胃溃疡的穿孔一般不宜单以迷走神经切断术来处理，因胃溃疡伴有恶性变的机会较多；通常最好作选择性迷走神经切断术加半胃切除术（Billroth Ⅰ吻合），或者仍做胃大部切除。

(5) 然而对小弯高处的胃溃疡，如能合理地排除恶变可能，则与其作困难的胃次全切除甚至全胃切除，不如在穿孔修补后做全胃迷走神经切断术加胃空肠吻合术，较为安全。

(6) 继胃空肠吻合后发生的吻合口溃疡穿孔，再作胃大部切除术同样有困难；此时作选择性迷走神经切断术亦属合理，但在缝合穿孔时应注意防止吻合口狭窄。

总之，以选择性迷走神经切断术加半胃切除或其他胃引流术，来代替胃大部切除术治疗溃疡穿孔，是一种合理而可行的办法，它可用以处理绝大多数位于胃角远端部分的胃溃疡和十二指肠溃疡。对于靠近胃贲门部的高位溃疡，如能排除恶变的可能，则迷走神经切断术加穿孔的单纯修补亦属可行。随着胃迷走神经切断术的广泛开展，它在处理溃疡穿孔时也将逐渐占有重要地位。

4. 经腹腔镜治疗溃疡病穿孔　现代微创外科的发展得以用腹腔镜治疗溃疡病穿孔。腹腔镜手术既能对术前诊断不明确的急性腹膜炎患者进行探查，在溃疡病穿孔诊断确立后，还可同时经腹腔镜进行相应的治疗，包括腹腔镜下单纯缝合、胃大部切除和高选择性迷走神经切断术，并可充分冲洗和清除腹腔渗液和外溢的消化道内容物。手术创伤较小，治疗效果与传统手术相似，但对仪器设备和医生手术技巧有特殊的要求，目前尚难得以普遍开展。

5. 手术步骤

(1) 平卧，上腹部正中或右正中旁切口。

(2) 进入腹腔时常可见有气体逸出，并有一定量之渗出液涌出，可用吸引器吸净。

(3) 将肝右叶用深拉钩向上牵引，胃体则轻轻向下牵拉，即可暴露胃小弯、幽门及十二指肠之球部，找到穿孔的位置。如为十二指肠溃疡，常见有胆汁性稍带泡沫样的肠液自穿孔处溢出；如为胃穿孔，漏出的液体常带黏液样。应警惕有可能不止一处穿孔。

(4) 注意溃疡穿孔的大小，周围组织的水肿硬结程度。如认为可以用单纯缝合法处理者，可用丝线作三针间断缝线、褥式缝线或Lembert缝线缝合之：一针在穿孔之上缘，一针穿过穿孔处，另一针在穿孔之下缘（图4-21，A）。缝线之方向应与胃或十二指肠之长轴平行，以使缝线结扎后不致引起肠腔狭窄。缝线结扎时应勿过紧，以免撕碎组织。荷包缝合法一般不适用于溃疡穿孔，因其阻碍血运，使穿孔愈合困难。

较大的穿孔可在缝合时将一块游离或带蒂之大网膜置于缝线之下，缝线打结后即可使网膜固定掩覆在穿孔处。如穿孔周围炎症水肿反应过大，胃十二指肠壁十分脆弱，或穿孔在幽门部，缝合后可能引起狭窄，则可仅用大网膜塞入穿孔内并予以固定（图4-21，B）。

(5) 再次检查腹腔内有无食物残渣或渗出液，特别注意肝下和盆腔内的积液，并予以充分的冲洗和吸净。视术中具体情况选择放置腹腔引流管。

（二）幽门梗阻

幽门梗阻是溃疡病的一种常见并发症。位于幽门附近的胃或十二指肠溃疡，无论在溃疡病的早期或晚期，均可发生幽门梗阻，以致食物和胃液不能顺利地通过，常引起营养障碍和其他生理功能的紊乱。

【病因和病理】　溃疡病引起幽门梗阻的原因有三个：①幽门括约肌发生反射性的痉挛，其梗阻为间歇性；②幽门

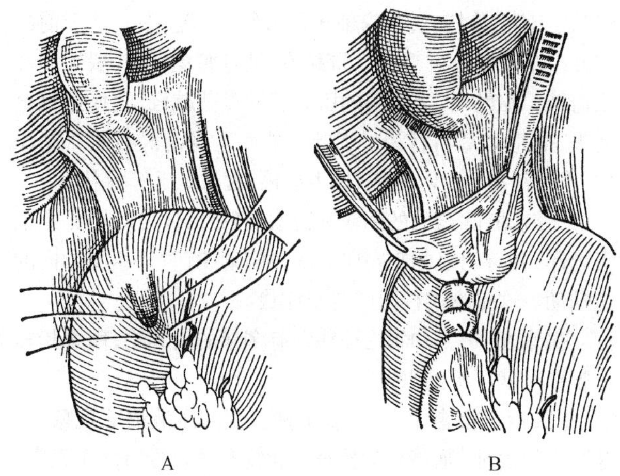

图4-21　溃疡病穿孔的单纯修补法

A. 溃疡的单纯修补术；B. 有时可用一小块大网膜盖在穿孔上，然后结扎缝线使之固定

附近溃疡周围的黏膜水肿，可使幽门发生暂时性狭窄，但炎症水肿消退后梗阻即可缓解；③幽门附近的溃疡在愈合过程中有过多的瘢痕形成，致使幽门发生永久性的瘢痕狭窄。前两种情况主要是发生在溃疡病的活动期，而后者则完全为慢性溃疡之并发症。有时三种情况可以同时存在，但程度上仍有差异。如梗阻现象主要是因瘢痕挛缩所引起，则患者绝对需要手术治疗，否则，患者将难免因营养障碍和脱水而死亡。

引起幽门梗阻的溃疡绝大部分是十二指肠溃疡，其与胃溃疡之比约为7∶1，十二指肠球部后壁溃疡尤易引起幽门梗阻。瘢痕性的幽门狭窄是逐渐形成的，其所引起的梗阻现象也逐渐由部分变为完全。在梗阻初期，由于胃蠕动加强、胃壁肌层肥厚而稍能代偿，胃的扩大不显著；久之代偿功能逐渐衰退、蠕动减弱、胃壁松弛，开始有明显的扩张；同时因胃内容物滞留愈严重，胃黏膜的炎症亦愈显著，将加重幽门的痉挛与狭窄程度，因而形成恶性循环，终至发生完全梗阻。

在幽门有高度梗阻时，食物与胃液均不能进入小肠，反而呕出体外，加以患者为了减轻症状，常自动限制食物与水分的摄入，结果必然造成营养不良和脱水现象。由于胃液中的盐酸和氯化物因呕吐而丧失，结果就会造成严重的脱水和碱中毒。进而因尿排出量减少，血中氮素排出不及时，将发生氮质血症。或因食物摄入不足，体内脂肪不能完全氧化，尿内可出现酮体。

【临床表现】　多数患者有长时期溃疡病反复发作史。在幽门梗阻发生后，原有症状的性质和规律均将逐渐有所改变。

疼痛：由原来的上腹部空腹痛转为一种胀满或沉重感，以后又可出现阵发性的胃收缩痛，且于进食后反而加重，食欲亦渐减退。同时恶心、嗳气、反胃等症状亦更频繁而且明显；患者也往往自己设法诱发呕吐，以缓解症状。

呕吐：当梗阻逐渐趋于完全时，呕吐也逐渐成为突出的

04

症状。呕吐量甚大，多为郁积的食物，甚至有一、二天前的宿食。呕吐物中并含有大量黏液，且有腐臭，但一般无胆汁或血液。呕吐后，上腹部的胀满感即显著减轻，腹痛可完全消失，故患者每自行诱发呕吐。然而全身情况必然日趋恶化，出现消瘦、尿少、便闭、体力疲倦、食欲缺乏等症状。

胃蠕动：除全身的消瘦和脱水现象外，体检时可见到上腹隆起，并有明显的自左向右的胃蠕动，有时呈相反方向的逆蠕动。这是幽门梗阻的典型症状。

振水音：扩张的胃内往往含有多量的内容物，用手拍击上腹部时就可听到水振荡声。

【实验室检查】 常见有某种程度的血液浓缩现象，这是脱水的表现。血液化学检查氯化物和血浆蛋白低于正常，低钾血症和低钠血症，二氧化碳结合力和非蛋白氮则增高。血气分析提示代谢性碱中毒。胃液分析时可抽出大量有恶臭的液体和食物残渣；一般常有胃酸过多现象，但长时期的幽门梗阻患者胃酸可能减低。

【X线检查】 患者在口服钡餐后作X线检查时，常见有明显的变化，足以确定诊断。胃有明显扩张，在代偿期可见胃蠕动增强，至后期则张力减低，常很久无蠕动出现。胃内容物有明显滞留。在正常情况下，胃内钡剂经4小时即可排空；如6小时后尚有25%的钡剂存留，即证明是有滞留，如24小时后尚有钡剂存留，多有幽门的机械性梗阻存在。然而X线检查有时并不能肯定地鉴别梗阻是良性或是恶性，亦不能绝对地区别梗阻是由于幽门痉挛或瘢痕狭窄。

【上消化道内镜检查】 内镜检查常能确定幽门梗阻的部位和原因。有时可在慢性溃疡瘢痕区域发现急性溃疡。内镜下进行组织活检病理学检查可及时发现引起梗阻的恶性病变。在内镜检查前必须先胃肠减压并彻底清洗胃腔。

【诊断和鉴别诊断】 有长期溃疡病史的患者，逐渐并有典型的胃滞留症状时，即可诊断为瘢痕性幽门梗阻。然而一部分患者过去并无溃疡病史，也可以发生幽门梗阻现象；故凡有较长时期的幽门梗阻症状者，都可能为溃疡病所引起。X线钡餐检查和内镜检查可明确诊断。

然而在临床上，需要确定的不仅是幽门有无梗阻，还要通过现象看本质，进一步确定梗阻的原因，然后才能制订正确的治疗方案。溃疡病引起的幽门瘢痕性梗阻一般须与下列情况相鉴别：

(1) 活动性溃疡所致幽门痉挛和水肿：这个鉴别具有重要意义，因幽门痉挛和水肿是一时性病变，只需用内科治疗。若对幽门痉挛或水肿患者行不必要的手术——胃空肠吻合术，虽能取效一时，但至痉挛解除、或水肿消退而致幽门管再通时，即将发生所谓胃肠内容物“恶性循环”的现象：食物经幽门进入十二指肠和空肠以后，又自吻合口反流入胃，如此循环不已，可重新出现呕吐等症状。

幽门梗阻由于痉挛或黏膜水肿所致者，其梗阻现象为间歇性，仍然伴有溃疡痛；呕吐现象虽然可以很剧烈，但没有胃扩张现象，吐出物很少有隔夜食物。经溃疡病的内科疗法及每晚行洗胃后，梗阻症状即可大为减轻。

(2) 幽门部的肿瘤：幽门部的良性或恶性肿瘤当然也可以引起梗阻现象，其与溃疡病的瘢痕性梗阻的鉴别，无论临床或X线检查都可能很困难。一般而论，胃癌患者病期较短，多无溃疡病史，胃扩张程度较小，胃蠕动波罕见，胃液内缺乏胃酸；X线检查可能发现幽门窦部有缺损，而十二指肠球部则正常。胃镜活检加病理学检查可明确诊断。

(3) 幽门括约肌肥厚：此症在成人罕见，临床上也很难与溃疡病的瘢痕性幽门梗阻或幽门癌相鉴别。X线检查时可见幽门管细小而外形光滑，但无缺损或畸形。

(4) 其他可能引起幽门梗阻的胃内疾病如胃结核、胃梅毒、胃黏膜脱垂等，十二指肠球部以下的梗阻性疾患如溃疡、肿瘤等，以及可以压迫胃、十二指肠的外在疾患如淋巴结结核、胆囊周围粘连和肠系膜上动脉压迫十二指肠等，均应在考虑鉴别之列。

【治疗】 对活动性溃疡所致幽门痉挛和水肿而引起幽门梗阻的患者，应考虑首先予非手术治疗。内科治疗包括持续胃肠减压，禁食，纠正水、电解质和酸碱失衡，积极治疗活动性溃疡，对已伴营养不良的患者应同时予肠外营养支持等。多数患者经3~5天治疗后，幽门梗阻症状缓解。部分器质性幽门狭窄的患者，在内科治疗后症状缓解，但梗阻反复发作，对这些患者仍需择期手术治疗。

大约75%以上的溃疡病幽门梗阻患者需要外科手术治疗。瘢痕性完全性幽门梗阻是外科手术治疗的绝对适应证。手术治疗包括确定性的溃疡治疗和解除幽门梗阻两方面。手术方式的选择按瘢痕的部位和范围而定，主要有远端胃部分切除或胃窦切除加迷走神经切断和迷走神经切断加各种引流术。国内目前主要以远端胃部分切除为主，也有选择性胃窦切除加迷走神经切断，对十二指肠瘢痕过多、广泛纤维化的患者，十二指肠切断是不安全的，应考虑行迷走神经切断加各种引流术，其中最常用的是迷走神经切断加胃空肠吻合术。对胃酸较低的，溃疡已愈合的、特别是全身情况不佳、不耐切除手术的老年患者，可以仅作胃肠吻合术或幽门成形术。腹腔镜下幽门梗阻的治疗主要为经腹腔镜迷走神经切断加胃空肠吻合术，胃空肠吻合可通过内镜吻合器或腹腔镜下缝合技术完成，手术者需熟练的腹腔镜手术技巧和丰富的手术经验。

应该再次强调：胃肠吻合术仅能作为溃疡病并发瘢痕性幽门狭窄时的一种附加手术，主要用来解除胃出口梗阻，它的应用有其局限性，不能视为溃疡病本身的根治性治疗。因之下列情况应视为胃肠吻合术之禁忌：

(1) 幽门梗阻仅是幽门痉挛或黏膜水肿所致的一时性现象，在此情况下如贸然作胃肠吻合术，术后就有因幽门再通而发生恶性循环性呕吐的可能。这些患者应常规地给予内科疗法(包括解痉药物和每晚洗胃)约1周，以有助于鉴别。

(2) 胃酸过高者，术后有并发吻合口溃疡的危险。

(3) 因幽门窦溃疡引起的梗阻，应排除恶变的可能，多考虑作胃大部切除术。

(4) 除幽门梗阻外尚并有较严重疼痛、出血等症状者。

胃肠吻合有胃、十二指肠吻合与胃空肠吻合等方式；对幽门梗阻患者以胃空肠吻合术最为适用。

【胃空肠吻合术】 胃空肠吻合是胃肠吻合中最常用的方法，其目的在于使胃能更好地排空，以解除位于胃远端、幽门或十二指肠的梗阻，或者在切除部分胃体及十二指肠后恢复胃肠道的连续性。

自 1881 年 Woelfler 首创以来，胃空肠吻合术已经过许多演变，在长期实践中证明此法疗效良好。迄今仍为大多数学者所沿用的有两种方式：①结肠前胃前壁 - 空肠吻合术，简称结肠前吻合术；②结肠后胃后壁 - 空肠吻合术，简称结肠后吻合术（图 4-22）。经验证明：不论用上述二法中之任何一种，其疗效大致相仿，并无明显的优劣之分，惟在具体病例中，则需根据不同的具体条件，选用一种更为适当的吻合法，方能得到最好的结果。

在上述两种吻合术的操作过程中，有若干细节可能影响到术后的效果，当先予简单说明：

(1) 输入袢的长短和空肠侧 - 侧吻合问题：不论作结肠前或后的胃肠吻合，输入袢（即自空肠起始部至吻合口）之长短对术后疗效有一定影响。Woelfler 原始的结肠前吻合的输入袢较长，约在 40~50cm 之间。在此情况之下，食物自胃进入输入袢后不易排出，易于发生梗阻现象。如输入袢过短，则又可能在 Treitz 韧带处发生过度曲折，因而造成空肠梗阻，或者横结肠在空肠后被压迫过甚，发生结肠梗阻。1892 年 Braun 首先提倡用输入空肠袢与输出空肠袢间的侧 - 侧吻合术以纠正"长袢"胃空肠吻合的缺点，颇具成效；但因来自十二指肠的碱性分泌将不再经过胃空肠吻合口而直接进入输出袢中，吻合口的空肠黏膜将被酸性胃液侵蚀而易于发生"边缘溃疡"。以后的经验证明：不论为结肠前或后的胃空肠吻合，只要输入袢的长短适度，就不需要再做空肠侧 - 侧吻合，既可避免手术操作的麻烦，又可防止边缘溃疡的产生，亦不致发生输入肠袢或横结肠之梗阻压迫现象。在作结肠前吻合时输入袢长约 15~20cm，在作结肠后吻合时输入袢长约 10~15cm，不做侧 - 侧吻合，也可取得满意效果。

(2) 顺蠕动吻合或逆蠕动吻合问题：在胃空肠吻合时，如空肠的输入袢对胃大弯、输出袢对胃小弯，或者空肠的近端置于吻合口的左侧、远端置于右侧者称为顺蠕动吻合。反之，如空肠输入袢对胃小弯、输出袢对胃大弯，或空肠之近端在吻合口右侧、远端在左侧者称为逆蠕动吻合（图 4-23）。无论是顺蠕动吻合或逆蠕动吻合，在术后效果上一般并无明显差别。

(3) 吻合口的位置和大小：吻合口在胃壁上的位置，可以是直的（Moynihan），斜的（Mayo）或者是横的（Kocker）。事实上吻合口的位置对于胃内容物的排空并无影响，只要吻合口有部分是在胃大弯部位，食物即易于排空。吻合口之大小也并无一定，但需与胃的大小相称，通常吻合口的对合径约在 5~6cm（三横指宽）之间，吻合口过大者食物进入空肠太快，易于发生"倾倒综合征"，过小有可能发生排空障碍和胃滞留。但在幽门有梗阻、胃有明显扩张时，吻合口宁可略大，使胃壁在术后有收缩之余地。

结肠前胃空肠吻合术 除胃空肠吻合的一般适应证外，结肠前吻合特别适用于下列情况：

(1) 横结肠系膜较短或较肥厚，不易在系膜中找一个适当的"无血管区"作结肠后吻合者。

(2) 因粘连、肿瘤或其他情况，致横结肠与空肠或胃有粘连，结肠后吻合无法进行者。

(3) 胃远端部因癌瘤而致有阻滞，又不能行胃切除者，此时结肠前吻合的吻合口可做得比结肠后吻合高，有更长久的姑息疗效。

(4) 结肠前吻合在操作上较简便；将来如因并发症或其他情况而需要作进一步处理时也较为方便。

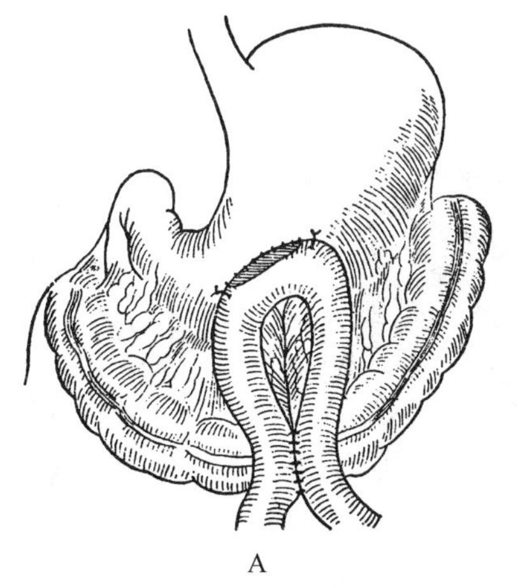

A

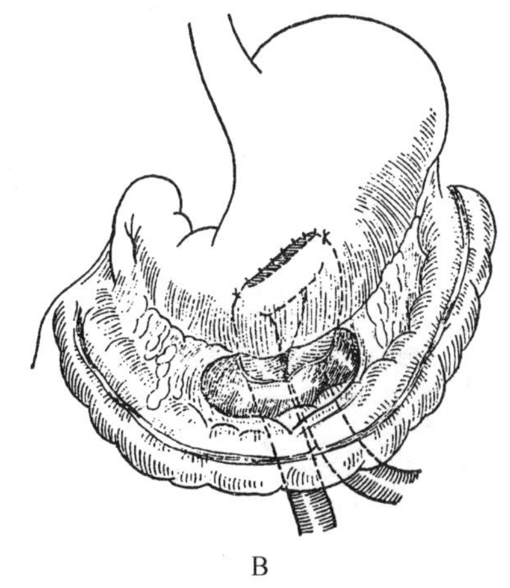

B

图 4-22 胃空肠吻合术之模式

A. 结肠前胃前壁 - 空肠吻合术（Woelfler 法）：有时需并行输入与输出空肠袢之间的侧 - 侧吻合（Braun 法）以免近端空肠袢中有滞留；B. 结肠后胃后壁 - 空肠吻合术（Von Haeker 法）：吻合通过横结肠系膜中的切口进行

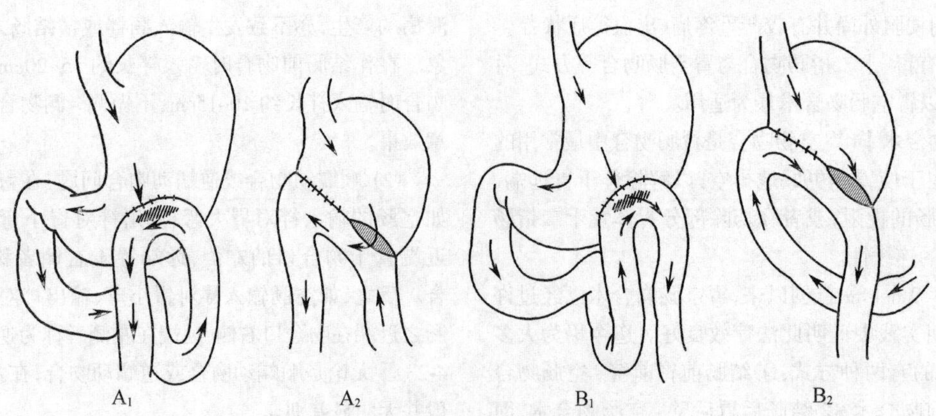

图 4-23　顺蠕动和逆蠕动式的胃空肠吻合

A. 二种顺蠕动吻合；B. 二种逆蠕动吻合

手术步骤（图 4-24）

上腹部正中、左旁正中或横切口均可获得满意暴露，一般以正中切口最常用。进入腹腔后先进行检查以明确手术之指征。在完成迷走神经切断术后，再进行胃空肠吻合术。将大网膜与横结肠提出腹腔外，在横结肠系膜根部偏左处找到十二指肠空肠曲，即空肠之起始部。注意必须找到此起始部外上方的 Treitz 韧带，才可以确认是空肠上段，不致造成错误。选择空肠上段的一段，通常约距 Treitz 韧带 20~25cm，在横结肠及大网膜之前提上靠拢到胃大弯部，自左至右（顺蠕动）地安排着以备吻合。一般将空肠拉紧靠拢到胃大弯部，然后再放长约 10cm 即可。过去有学者主张将左半面的大网膜自横结肠及胃上切除一部分，使空肠在赤裸的横结肠前提上与胃大弯吻合，这样，就可以减少横结肠的受压，也能适当地缩短输入袢的长度至 15~20cm，以避免空肠输入袢的滞留现象。但多数学者认为大网膜切除只有在大网膜过于肥大累赘的情况下方考虑施行，一般无此必要。

用丝线将胃与空肠的浆膜肌层作连续的 Lembert 或 Cushing 缝合（图 4-25），作为吻合口后唇的外层缝合。

04

注意此缝线在胃壁上应沿着大弯，而在空肠壁上应与空肠系膜相平行，使空肠的对系膜面可供作吻合口之用。此层浆膜肌层缝合的长度应较吻合口稍长，以免空肠在吻合口两端处发生屈折；如吻合口对合时长约 6cm，则此后壁的浆膜肌层缝合两端各应长出 1~2cm，即共长约 8~10cm。有些外科医师在作此种吻合时喜用套有软橡皮管的肠钳分别钳夹胃和肠壁，以免胃肠内容物污染手术野。但一般无此必要，嫌其妨碍操作。缝线的两端应分别打结固定，暂时不必剪去，留做牵引之用。

沿上述缝线在胃与空肠壁上分别做切口长约 6cm，此切口应相互平行，距浆膜肌层缝线各约 0.5~0.6cm。切开时应用吸引器仔细将胃肠道内容物吸净。创缘的出血点应分别用细线结扎止血。

(5) 用“0”或“00”号可吸收缝线作吻合口内层的全层内翻缝合。先在切口的一端开始，把吻合口后唇的胃和空肠壁予以全层缝合并打结固定；线的短头暂不剪去，另一头则用连续单纯缝合或连续锁扣缝合法将吻合口的后唇缝合到切口的另一端；至此，经将切口尽头所形成的角内

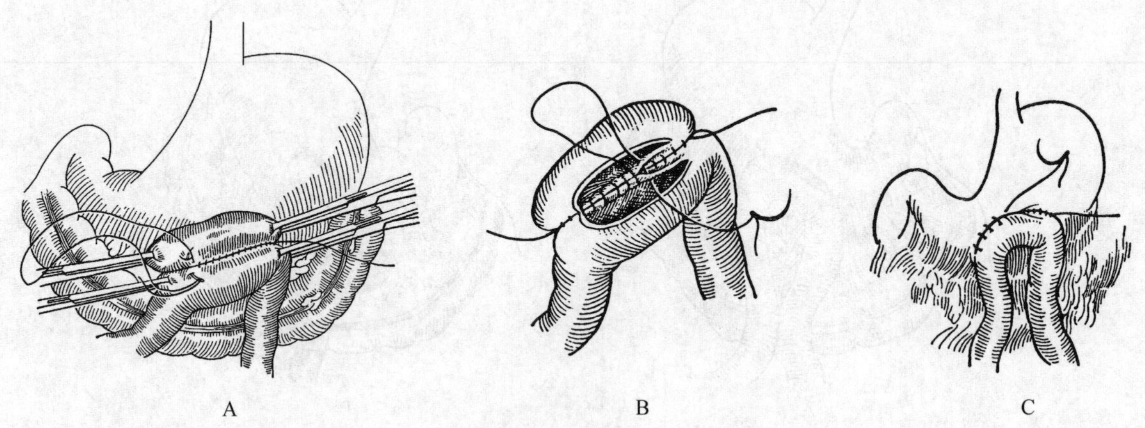

图 4-24　胃空肠之结肠前吻合术（Woelfler，1881）

A. 将距空肠起始部约 20cm 的一段空肠在结肠前提上、与胃大弯用黑丝线作顺蠕动之浆膜肌层缝合，长约 8~10cm；B. 在胃壁和空肠壁上沿上述缝线各作平行切口，长约 6cm。用“0”或“00”号铬肠线作吻合口内层之全层内翻缝合；后唇单纯连续缝合后，前唇用 Connell 缝合法；C. 再用细丝线作吻合口前唇的外层浆膜肌层缝合

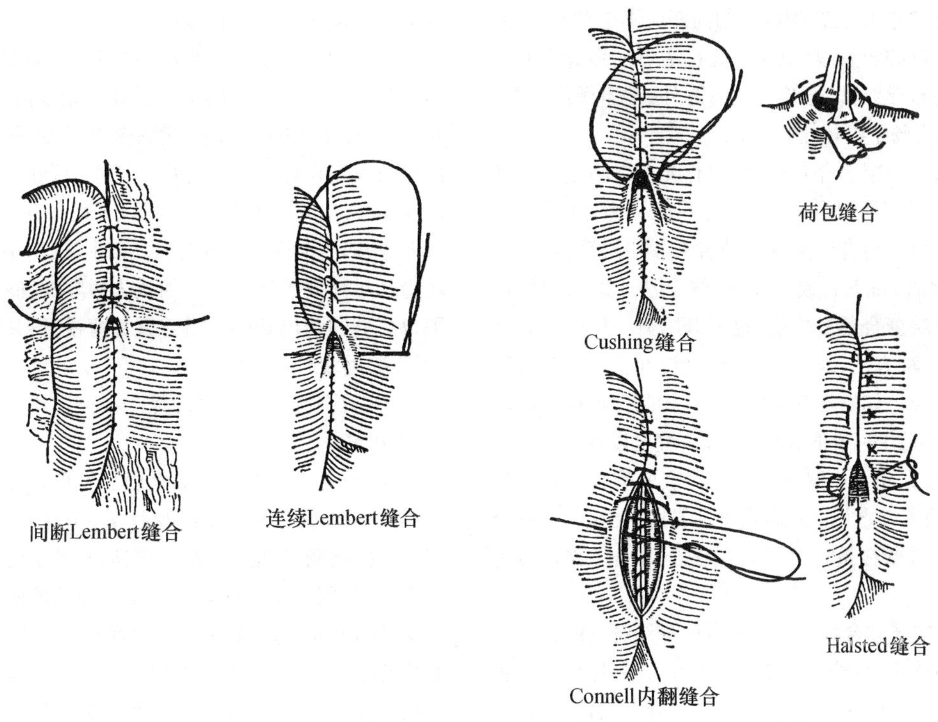

图 4-25 几种常用的肠缝合法

04

翻后，即改用连续的 Connell 缝合法将吻合口前唇的胃肠壁也全层内翻，直缝到此内层缝合的起始点止。在缝最后两针 Connell 缝合时，其最后一针必须是“自外向内”，使缝线抽紧后在肠腔内与开始缝合时留下的一个短头打结，吻合口的内层缝合即告完成(图 4-26)。缝合时并应注意：每针缝线必须适当地抽紧，两针间的距离应均匀，通常约为 0.5cm，每针缝线与切口边缘也要保持一定的距离，一般亦为 0.5cm，以使切口缘得到完善的止血。

作此全层内翻缝合时，可自后唇之中点开始，先在后唇之中点将胃与空肠壁缝合打结，使两根线头长度相等；于是一根线向左将后唇的左半边作连续单纯缝合，至左角处将角内翻后再用 Connell 法缝合前唇，至前唇的中点为止，暂时不打结；继将后唇留下的另一线头向右用同样方法也缝到前唇的中点，在此处与第一根线在肠腔外打结。上述方

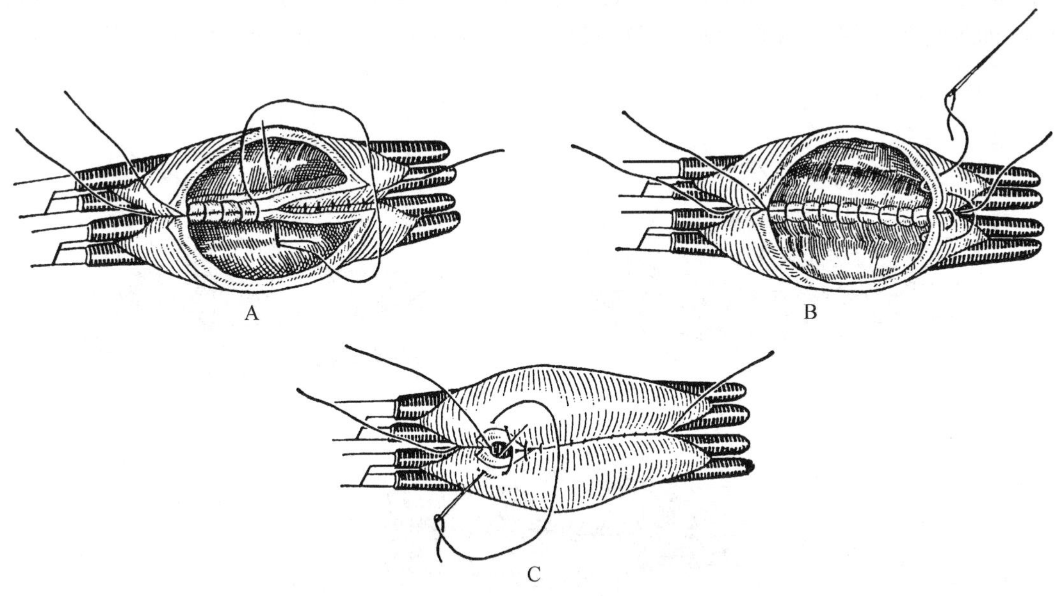

图 4-26 胃肠吻合的一种全层缝合法

A. 缝合自切口的一端开始，先在肠腔内打结固定，继作连续单纯缝合或连续锁扣缝合；B. 缝至切口之另一端时，缝线走向前唇，改用 Connell 内翻缝合法；C. 再缝至内层缝合的起始点时，其最后一针必须是“自外向内”，抽紧后在肠腔内与开始缝合时留下的一个线头打结

法有两个优点:①打结是在吻合口的前面而不是在角上,因为两角是吻合口的弱点,避免在该处打结可加强缝合的可靠性,②在前面打结可以把结打在肠腔外,不但操作方便,且可更有效地将肠壁内翻(图 4-27)。

上述的内层全层缝合完毕后,如有夹在胃肠壁上的肠钳,此时即可除去,手术医师并应更换手套以减少手术野污染之机会。然后将吻合口前唇的外层浆膜肌层缝合完毕,一般也用连续的 Lembert 或 Cushing 缝合法。这条缝线可以用后唇的外层缝合留下的线,也可以用另一根线重新开始;可采用后一种方法,因用同一根线缝合前后唇,有可能引起吻合口狭窄。如发觉两层缝合仍不可靠,则在可疑之点应加缝几针间断的 Lembert 或 IIalsted 缝合以资加强。胃肠吻合完毕后,在闭合腹壁前应再次检查所吻合的是否确为上段空肠,输入袢之长短是否适度,肠袢有无扭转及吻合口是否通畅。腹壁在最后可以分层缝合而无需放置腹内引流。

结肠后胃空肠吻合术 不少学者选择结肠后的胃空肠吻合,即先自横结肠系膜的切口中拖出胃后壁,然后与空肠相吻合。该法并无特殊优点,惟空肠输入袢可以较短,食物停滞之机会较少,亦不致发生横结肠受压现象。

04

操作步骤(图 4-28)

(1) 如开腹后探查结果认为情况适于作结肠后吻合,则将大网膜和横结肠向上翻,暴露出横结肠系膜,并认清结肠中动脉的位置。在结肠中动脉左侧的无血管区中作一纵形切口,长约 7.5cm。注意在作此横结肠系膜上的切开时必须避免损伤结肠中动脉,否则横结肠即有坏死之虞。

(2) 将胃后壁自横结肠系膜上的切口中拖出一个足够的部分,并用肠钳将它夹住;注意肠钳的前端是对着胃小弯、而钳的根部是对着胃大弯。把胃壁随即和横结肠系膜开孔的边缘用间断缝合法固定,以免将来吻合口和空肠袢脱出至小腹膜腔中发生绞窄梗阻。

(3) 在横结肠系膜的根部找到 Treitz 韧带,并由此认明空肠上段。用另一肠钳将距离起始部约 10~15cm、长约 7~8cm 的一段空肠夹住;注意肠钳的前端是对着空肠近端、而钳的根部则对着空肠远端。当两把肠钳以相反的方向旋转靠拢时,空肠的近端就对着胃小弯、而空肠的远端则对着胃大弯,即所谓逆蠕动吻合。如前所述,所谓顺蠕动或逆蠕动吻合对疗效无何影响。如认为做顺蠕动吻合较为恰当,则胃后壁的切口就必须沿着胃大弯横置,并使空肠近端对贲门端,远段对幽门端。

(4) 胃空肠吻合本身的操作法与前述的结肠前吻合相似,不再赘述。

(5) 有时在切开横结肠系膜后发现胃后壁有粘连或者胃体较小,不便将它自横结肠系膜开孔中拖出以行吻合者,则可在横结肠上面进行吻合:在切开横结肠系膜后再切开胃横结肠网膜,将选择好的一段空肠从这两个开孔中拖到横结肠的上面,与胃后壁沿着大弯吻合。吻合完毕以后,将横结肠向上翻,将空肠 - 吻合口 - 胃后壁自横结肠系膜开孔中往外拖,然后尽量把横结肠系膜裂孔的边缘固定在胃后壁上,使吻合口和空肠不致脱入小腹膜腔中。事实上在上述情况下,宁愿做结肠前吻合较为简便。

胃空肠的 Roux-en-Y 式吻合术 如前所述,幽门不完全梗阻的病例施行胃空肠吻合术后,特别是在结肠前作长袢空肠吻合术后,有可能发生恶性循环的呕吐现象。为避免此种缺点,Roux 曾倡用一种 Y 式的吻合术:将空肠上段在距 Treitz 韧带 15~20cm 处切断,然后把空肠远切端穿过横结肠系膜上的开孔缝合到胃后壁上,空肠近切端则吻合到远段空肠的侧壁上,距胃空肠吻合口约 8~10cm。横结肠系膜上的裂孔边缘,仍须仔细地缝固在吻合口周围的胃壁上,术后不致引起空肠的束窄性通过障碍(图 4-29)。

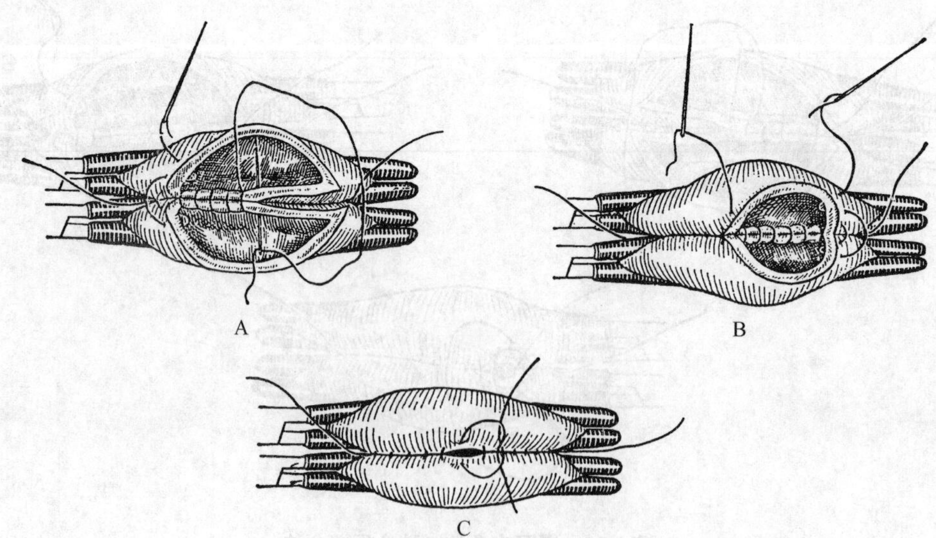

图 4-27 胃肠全层吻合的另一种方法

A. 后唇之缝合自中点开始,分别向两端作连续缝合;B. 至转角再分别转为前唇之 Connell 缝合;C. 缝线在前唇之中点打结,结头是在肠腔外,肠壁可更好地内翻

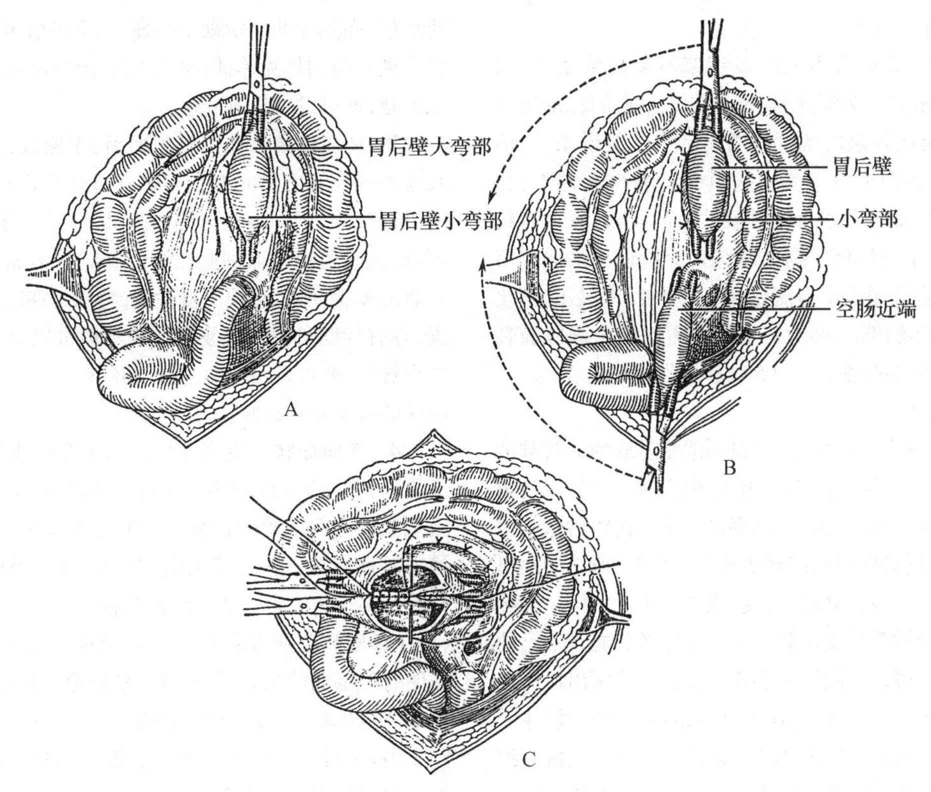

图 4-28　胃空肠之结肠后吻合

A. 示横结肠系膜上翻后，在结肠中动脉左侧之无血管区做切口，及胃后壁自切口中拖出之状；B. 将胃后壁及空肠的一段肠壁分别用钳夹住，注意钳的前端是分别对着胃小弯和空肠近端，两把肠钳相互靠拢，即可使胃肠壁紧贴以便吻合；C. 示进行吻合之状。注意胃壁已和结肠系膜切口的边缘缝固，可免吻合口和空肠袢脱出至小腹膜腔中发生梗阻

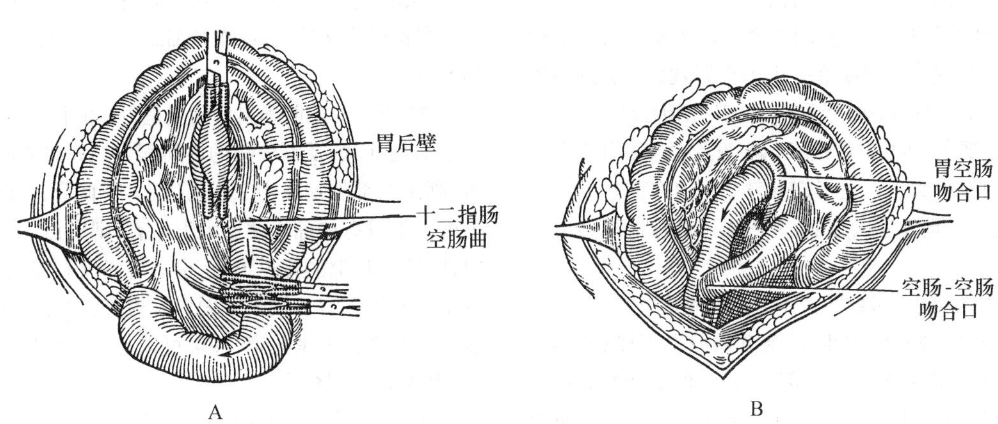

图 4-29　胃空肠之 Roux-Y 式吻合

A. 示空肠上段切断之状；B. 示空肠胃后壁间之端 - 侧吻合和空肠 - 空肠间之端 - 侧吻合

Roux-en-Y 式胃肠吻合术虽能避免“恶性循环”式的呕吐，但易引起吻合口溃疡，特别是胃酸度较高的患者而未行迷走神经切断术者可能性更大；且操作较复杂，故较少用以解除幽门梗阻。惟在全胃切除或胰十二指肠切除术后，为恢复消化道的联系，仍常用 Roux-en-Y 式吻合。

（三）溃疡大出血

出血是溃疡病最常见的并发症，估计 20%~30% 的溃疡病患者有不同程度的出血，因溃疡病而行手术的患者，亦有 20%~30% 是由于大出血。轻微的出血仅在大便中能发现隐血，出血稍多超过 50ml 者便可使大便成柏油色，有呕血现象者其出血量一般应达 500~1000ml 以上。经常的小出血可使患者严重地贫血，而严重的大出血则可危及生命。轻微的出血要求彻底的检查，经常的小出血伴有贫血现象者应该住院寻找出血的原因、并作适当治疗；严重的大出血往往需要紧急手术止血。

【发病率】 溃疡大出血的发病率不易精确估计，因消化道的出血未必全为溃疡病，而所谓大出血的标准也不易正确掌握，因此各家的统计就有出入。一般说来，上消化道大出血的病例中由于溃疡病引起者为50%左右；其中十二指肠大出血者几乎都是溃疡病，而胃出血者亦有约60%~70%是由于胃溃疡。据文献统计分析近年来北京市15所大医院上消化道大出血病例5191例的结果显示，消化性溃疡病占全部病例的48.7%，食管和胃底曲张静脉破裂占25.4%，急性胃黏膜损害占4.5%，胃恶性肿瘤占3.1%，其他原因共占18.3%。

【病因和病理】 溃疡大出血是因溃疡基底的血管被蚀破所致，多数为中等大小的动脉出血，但有时一个浅溃疡也可引起大量失血。大出血的溃疡多位于十二指肠后壁或胃小弯部分，而穿透到胰腺的溃疡更易蚀破血管，所以溃疡出血的来源常为胃左、右动脉的分支，或为胰十二指肠上动脉及胃十二指肠动脉等分支血管。中老年患者其血管常已硬化，被蚀破后不易收缩，故出血多难于停止。溃疡出血所造成的病理生理变化与一般出血相同，总的来说是与机体的反应、出血的速度和出血量的多少有关。持续大出血导致血容量减少、组织缺氧、循环衰竭以至死亡，反复的小出血引起严重贫血或营养性水肿。

本节所述将以大出血为限。目前认为，患者有大量呕血或便血，同时伴有大汗淋漓、心悸、黑蒙或晕厥、血压下降等休克前驱期或休克表现，一次失血在800ml或占循环血量的20%以上者为大出血。此种患者如不能及时采取适当的处理，将严重地威胁到患者的生命。但失血的严重性还决定于人体的抵抗力和耐受性，所以单纯根据失血量的多少来推断其严重性是不够的。只有严密观察患者的病情变化，才能正确判断出血的严重程度以决定治疗的方案。

【临床表现】 多数的溃疡大出血患者在过去有肯定的溃疡史，然而有少数患者也可能在发生大出血前并无溃疡病的既往史。一旦发生大出血，几乎无一例外地都会出现下列症状：

1. 呕血或黑便 多数的大出血病例发病突然，在出血前既无溃疡症状加剧的预兆，出血开始时也不伴有腹痛。患者大多先感恶心眩晕及上腹部不适，继即出现呕血或柏油样黑便，或者两者同时发生。多数患者仅有柏油样便而无呕血，但有呕血者必然有柏油样便。呕血的出现表示出血是在十二指肠以上的消化道，而黑便可以因消化道任何部分的出血所引起；换言之，溃疡病例如突然发生大量呕血、并混有黑色血块者多为胃溃疡出血，而仅有柏油样便者多为十二指肠溃疡出血。

2. 休克症状 有较大量出血者多有不同程度的休克症状，如眩晕、苍白、脉搏细速、血压下降，以至昏厥。休克症状出现的迟早及其严重的程度，固然与出血的量和速度有关，但主要是与机体的耐受力和反应性有关。一般失血量在400ml以下者循环系统可以代偿，可能仅脉搏稍有增速现象，而其他的症状则不明显，继续出血至超过此量时即可出现其他的休克体征；至出血达1000ml以上如不予以紧急抢救，即可发生生命危险。

3. 贫血现象 在大量失血后，无论红细胞、血红蛋白及血细胞比容数均将减低。惟在急性出血初期，血液循环量虽已减少，组织液尚未渗入循环，血液亦未完全稀释，红细胞、血红蛋白及血细胞比容的测定并不能正确地反映出失血的多少，所以必须反复检查，特别是在静脉输液以后检查，方有诊断价值。反复的检查不但可以显示原来出血的严重程度，亦可显示出血是否仍在继续或已停止，并能测知治疗的效果是否良好。

4. 其他症状 溃疡大出血患者在休克阶段虽然一般不宜作详细的体检，但迅速而轻柔的检查仍属必要。有腹膜刺激征者可能除大出血外同时伴有溃疡穿孔，上腹部能摸得肿块者可能为胃癌出血，有肝脾肿大及腹水者可能为门静脉高压患者食管静脉曲张破裂。

【诊断和鉴别诊断】 有典型溃疡病史或过去曾经检查证明有溃疡病的患者，如果发生消化道大出血，绝大多数病例是溃疡出血，诊断一般没有很大困难。据国内文献报道，85%~90%的溃疡大出血患者有溃疡病史，其中30%~70%的病例以往有过消化道出血史。

少数上消化道大出血病例并无溃疡史，则诊断出血的来源就比较困难，需要作逐步深入的分析鉴别：

(1) 首先必须肯定出血是来自消化道，排除全身性原因所致的出血，及口、鼻、咽喉和肺部等处出血后血液下咽而再呕出的可能性。上述部位的出血一般不含食物，不成凝块，常混有气泡或痰液。详细的病史和体检，必要时请五官科专科医师会诊检查，或作详细的血液学检查，一般不难做出鉴别。

(2) 进一步应明确出血病变是否在消化道，这主要看有无呕血的症状，及呕出物的性质而定。如患者有呕血症状者，则出血部位是在十二指肠以上，即食管、胃或十二指肠上段。如仅有柏油样便而无呕血者，则出血部位即不易肯定，因即使是上消化道出血，也有可能仅有黑便而无呕血。在出血时插入胃管抽吸或做胃镜检查，常可以帮助确定出血部位是否在上消化道，甚至可以进一步明确出血是在食管、胃或十二指肠。

(3) 最后确定出血病变的性质。根据国内外文献的统计，上消化道出血病例中75%~80%为包括溃疡病的胃、十二指肠出血，甚至有高达90%者。但在我国血吸虫病的流行地区，因肝硬化而继发食管静脉曲张出血者也颇多见，而二者治疗的方法、效果和预后则都有很大区别，要求能于术前尽可能做出正确的鉴别诊断。此外胃癌出血和胆道出血也应在考虑之列。

有时从病史、体检及化验结果仍不能确定诊断，X线钡餐检查在诊断上有一定帮助，但是否应在急性出血时期进行，意见仍有分歧。有学者认为上消化道大出血不能确定出血部位及病变性质者，在早期(48小时内)做少量钡餐X

线检查 85% 可得正确诊断，而于患者无害；而也有人认为须在出血停止 3 周后方可作钡餐检查。目前认为 X 线钡餐检查多用于出血稳定后的病因诊断，但误诊率偏高。钡餐检查发现的病变仅有潜在出血的可能性，对黏膜病变和血管畸形无诊断价值。

内镜检查是上消化道出血病因诊断的首选方法，起病 24 小时内的急诊胃镜检查可使 90% 以上的患者获得明确诊断。胃镜检查不但可以发现出血的部位和病因，而且有助于判断再出血的可能性以决定是否急诊手术，同时还可以在内镜下行喷洒或注射止血药物、激光、微波或电凝等局部止血治疗。

在出血持续存在、经内镜检查病因仍诊断不明、患者循环稳定的情况下可考虑选择性血管造影检查，怀疑为上消化道出血患者通常需行选择性腹腔动脉和肠系膜上动脉造影，必要时予肠系膜下动脉造影。出血速度在 0.5ml/min 以上时，血管造影可明确出血部位，诊断正确率为 65%~72%。选择性血管造影除诊断外，同时可行血管栓塞或局部灌注止血药物以控制出血。

当胃镜检查和选择性血管造影仍不能发现出血部位和病因时，放射性核素检查对上消化道出血的诊断有一定价值，出血速度在 0.1ml/min 以上时可发现出血部位，有文献报道其出血部位的发现率为 83%~100%。

【治疗】 溃疡病患者一旦发生了较大的出血，就需要密切观察病情，辨明出血的原因，判断出血的严重程度和继续出血的可能性，然后才能辩证地决定治疗原则。

一般说来，对一个不能耐受出血的老年患者，或者对一个出血后迅速发生休克的患者，或者并发穿孔、幽门梗阻或疑为肿瘤的病例，都应该争取早期手术，因为这类病例保守治疗后不能及时止血，或者暂时止血后又再出血，甚至已经止血后又重新出血，也应该及时手术。

大多数的溃疡大出血病例经适当的内科治疗后出血可以停止，但约 10% 的患者出血仍可继续，也必须及时地做手术治疗以挽救生命。

1. 内科疗法　上消化道大出血患者必须立即送入医院进行急救。此期治疗的目的在于迅速补充血容量以防治休克、支持患者的一般状况和设法止血，同时作一切必要的准备使不致延误手术的时机。

(1) 绝对卧床休息，必要时取头低卧位，适当保暖。禁食及胃肠减压，同时可予去甲肾上腺素 8mg 加入 200ml 生理盐水中经胃管注入。

(2) 尽速建立静脉通道，及时补液和进行必要的和适量的输血。鉴于急性失血之患者最迫切需要恢复的是循环血量，而带氧能力尚在其次，故在测定血型和交叉试验之前，可以考虑先用葡萄糖盐水，平衡液或胶体液如羟乙基淀粉(贺斯)等作为代用品输给。一般认为，维持血红蛋白水平在 100g/L、HCT 在 30% 为好。若血红蛋白水平高于 100g/L 可不必输血；低于 70g/L 可输浓缩红细胞，急性失血量超过总量的 30% 可输全血。输入液体量应根据患者的尿量和血流动力学进行评估，中心静脉压的测定对补液具有重要的指导意义。

(3) 可静脉给予抑酸剂如 H_2 受体阻滞剂或质子泵抑制剂，生长抑素及其类似物如思他宁和奥曲肽等可抑制胃酸分泌，减少腹腔内脏血流，对消化道出血治疗效果颇好。全身应用促凝血药和抗纤溶药物，同时应及时发现处理凝血机制障碍，必要时输注凝血酶原复合物和纤维蛋白原等药物。

(4) 在上述治疗的同时，可考虑内镜下局部止血和动脉内灌注止血药物及栓塞治疗。

(5) 密切观察患者的血压、脉搏、皮肤色泽和尿量，动态观察出血情况及各项实验室检查，决定是否需要进一步的外科治疗。收缩压和脉率的测定对于失血量的判断常不甚可靠，这是因为机体在失血初期尚有较好的代偿能力之故。反之，舒张压却能较好地及时反映出失血的严重程度，凡舒张压低于 65mmHg 者，常表示患者已有中等或严重的失血，惟患者原有高血压症者是属例外，一般仍能较好地维持其舒张压。皮肤色泽也颇有诊断意义，凡患者皮肤厥冷，指甲苍白，两手呈蜡样或象牙色，浅表静脉萎陷而呈深黑色者，均为多量失血后已有明显休克的表现。此外，患者已有呕血者通常意味着失血至少已达 1000ml 以上，反之，失血仅 50~100ml 即可出现柏油样便，这些简单的事实均有助于判断失血量。

2. 外科疗法　在临床工作中，手术治疗的决定比较困难，因为考虑手术治疗的患者多属出血较多、全身情况较差、手术有一定危险的病例。对于此等患者，医师总希望出血能暂时停止、全身情况稍有好转后再行手术，以求安全；但相反地，也可能因出血继续不止，全身情况更差，待至不得不手术时危险性更大。因此关键问题就在正确判断出血是否能自行停止，在不太晚的时期即决定手术治疗，不延至病况垂危时才考虑手术。有学者报道 258 例溃疡大出血的治疗情况，发现单用内科疗法而未行手术者死亡率为 15%，部分病例经过挑选进行手术者死亡率为 8%；同时发现手术在出血后 48 小时内施行者死亡率为 10%，48 小时后情况已甚危急而被迫手术者死亡率为 54%。也有文献报道在 48 小时内手术者死亡率为 5.1%，超过 48 小时以后再手术者死亡率为 26.9%。总之，能自行停止的溃疡大出血病例不应急于手术，估计不能自行止血的病例又应争取早期手术，然而出血是否能自行停止在目前尚不可能作出绝对有把握的推测，只能根据患者的年龄、出血的情况、对非手术疗法的反应等作具体的分析，才能得出较正确的判断。下列情况可作为考虑紧急手术治疗的指征：

(1) 急性大出血、在短期内失血很多，致不久即出现休克现象者，显然是较大血管出血，自行止血之机会绝少，除继续输血外应立即进行手术抢救。

(2) 若在 6~8 小时内输入中等量血液(600~1000ml)后情况不见好转，或虽有暂时好转而于停止输血后又再度恶化者，则表示出血仍在继续且相当迅速，应在 24~48 小时内作出手术之决定。输血停止后至情况再度恶化之时间，可以表示出血的速度和严重之程度。

(3) 若不久前曾有过大出血，经非手术治疗后出血似已停止，但短期内又有大量出血者，这种情况表示出血大概不会自止，即使暂时停止以后复发之可能亦大。在24~48小时内有连续或反复发作的出血者，更需手术治疗。

(4) 若在进行溃疡病之内科治疗期内并大出血者，表示溃疡之侵蚀性甚大，出血不易自止，再行非手术疗法也不会有满意的效果，应积极考虑手术治疗。

(5) 患者过去有长期的溃疡史，且证实为胃小弯溃疡或十二指肠后壁溃疡者，一旦发生大出血，则出血来自较大血管的可能性很大，溃疡基底的瘢痕组织又多，出血多不能自止。

(6) 患者年龄在50岁以上者，动脉多有硬化，代偿能力较差，出血不易自止而休克的危险又大，宁以手术治疗为佳。

(7) 在大出血前后有明显腹痛，表示有并发穿孔之可能者，需要紧急手术。

(8) 严重呕血者较仅有黑便者严重，胃溃疡出血一般亦较十二指肠溃疡出血严重，同时并有幽门梗阻现象者情况又更加复杂，此等情况也应多考虑手术治疗。

除了上述几点指征以外，应该着重指出：在进行任何手术以期控制出血或治疗溃疡病以前，必须首先确定出血是来自胃或十二指肠溃疡而不是由于其他疾患；否则对出血患者进行徒然的手术而又无法止血，肯定对患者生命将更增加危险。另一方面也须注意：如出血确是来自胃或十二指肠溃疡，则须及早作出手术的决定，使手术在24~48小时内得以进行，否则以后的手术即使能够止血，也往往无法挽回因长期缺血休克所致的肝、肾等实质脏器的损害，患者仍有死亡的危险。

手术的方法在过去不外两种：①出血点的结扎，②胃大部切除术。前者的目的仅为暂时止血，术后有再度出血或发生其他并发症之可能；而胃大部切除（包括十二指肠第一部）则不仅能除去出血的原因，同时还能治愈患者的溃疡病，应被认为是最理想的手术方法。惟在具体选择时应根据患者的年龄和一般情况，溃疡的位置和病理表现，术者本人的经验和进行手术的物质条件等各种因素斟酌决定。如手术是在出血后24~48小时内进行，患者的一般情况尚属良好，十二指肠可以游离，溃疡既不过大亦不与胰腺紧密黏着，则胃大部切除术最为理想。反之，如患者的一般情况较差，溃疡甚大且与周围组织粘连过多，或侵蚀胰腺过深，致使胃大部切除术有困难和危险者，即应考虑出血点之单纯结扎术。又如术前诊断为溃疡出血，而在手术中不能找到出血点，甚至不能发现溃疡之所在时，手术医师往往进退两难，莫知所措；在此情况下，应在排除胃外器官的出血性病变以后，切开胃腔彻底检查胃内情况（上达胃底贲门，以除外门脉高压性静脉曲张或外伤性贲门黏膜裂伤——Mallory-Weiss综合征，下至十二指肠球部甚至降部，以观察有无表浅溃疡或其他病变），这样可以有更多的机会找到出血点，以便下决心作最适当的处理。

至于对于溃疡出血的治疗，除切开胃壁结扎出血点和进行胃大部切除术两种基本方法以外，近年来国外文献也有主张像治疗单纯十二指肠溃疡一样，打开胃壁结扎出血点后先作幽门成形术（将纵向切口横向缝合以扩大幽门环），然后再并行选择性迷走神经切断术。有作者认为对出血点作单纯缝扎的办法有时并不可靠，术后有再出血的危险，因此对于血管结扎加选择性迷走神经切断术的实际疗效也同样抱有怀疑。不过对不能找到明显出血点的胃黏膜糜烂出血，则认为与其做全胃切除不如做选择性迷走神经切断术，手术较为简便而可能同样有效。在另一方面，如果出血的是十二指肠球部上缘或后壁的胼胝性溃疡，则与其做困难的胃大部切除（十二指肠残端游离困难，缝合不可靠），也不如做出血点的单纯结扎加选择性迷走神经切断术较为简便安全。然而目前国内对穿孔、出血的溃疡作选择性迷走神经切断加幽门成形术的经验尚不多，多数单位仍以胃大部切除为常规疗法。

【预后】 溃疡大出血的预后是否良好，与机体抵抗力或耐受性的强弱、出血的多少和快慢，以及治疗是否恰当等有关。具体影响预后的因素约有下列几方面：

(1) 年龄和性别：外科家都观察到溃疡大出血的预后与年龄有密切关系，患者年龄愈大，预后愈不良，特别是50岁以上的人其危险性更大。有学者报道过125例溃疡大出血，其中75例在50岁以下者死亡1例(1.3%)，而50例在50岁以上的患者则有10例死亡(20%)。也有报道50岁以下溃疡病出血患者的死亡率为3.5%，而50岁以上为13.4%。此因年长者不但机体的一般耐受力较差，且多有血管硬化、高血压、冠状动脉栓塞等心血管疾病，一旦血管溃破出血，多趋向于持续性而不易自行停止。性别与溃疡大出血预后的关系尚无定论。Ivy曾统计3877例男性溃疡出血的死亡率为10.6%，而1376例女性患者死亡率为8.3%。

(2) 溃疡的位置和性质：一般都认为胃溃疡出血较十二指肠溃疡出血之预后为劣，虽然十二指肠溃疡出血远较胃溃疡出血为多见。胃溃疡出血者多有呕血症状而十二指肠溃疡患者大多仅有血便，故临床上如有呕血症状者亦较仅有柏油样黑便者预后为劣。有临床研究发现，出血致死者90%有呕血症状，有呕血的死亡率为20%，而只有黑便的死亡率为4%。就溃疡的性质而言，一般都认为慢性溃疡的出血比急性溃疡的出血危险，因慢性溃疡出血时自行止血的机会少；但临床上多不能鉴别溃疡是属于急性或慢性，自不易根据此点判断其预后。

(3) 出血的次数：出血的次数愈多，危险性愈大；如在第一次出血以后不久，接着有第二次或第三次出血，死亡率将迅速增高。一般慢性溃疡的出血往往持续至数天之久，但最危险的是一次出血之后不久又再出血的病例。特别是在患者已经入院治疗以后，如仍有持续的或反复的出血，后果最属不良。再度大出血多半发生在初次出血后的第3天或

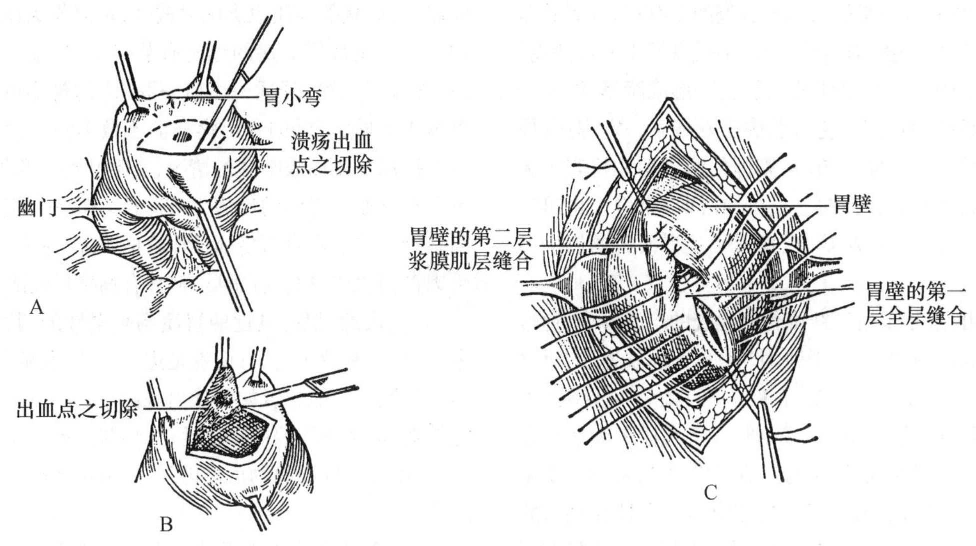

图 4-30　胃前壁溃疡出血时之单纯切除

A、B. 切口沿小弯与长轴平行；C. 缝合时将切口横向缝合，以使幽门管不致狭窄

第 4 天，而 40% 的死亡病例也是发生在这个时间。

(4) 治疗的方法：大出血的最终结果自然与治疗方法是否恰当有密切关系。这里包括两个问题：非手术的治疗措施是否恰当，以及手术治疗的时机是否及时和方式是否正确。

【溃疡大出血的直接结扎止血术】 直接结扎术不是溃疡大出血的根本疗法；只有在患者的一般情况较差、溃疡周围粘连过多，致胃大部切除术不可能进行时，才不得已而行此结扎术。手术方法如下：

(1) 上腹部正中或左正中旁切口。

(2) 开腹探查的结果如认为情况不宜于作胃大部切除术，则可根据具体情况进行不同的姑息性手术：位于胃或十二指肠前壁的溃疡可以直接予以梭形切除，然后将创缘缝合，但应注意避免造成十二指肠或幽门之狭窄（图 4-30）。

位于十二指肠或胃后壁的溃疡，则可先切开溃疡相对部位之前壁，通过前壁切口暴露后壁之溃疡，然后用几针间断缝线将溃疡之边缘连同其中的出血点一并缝合止血（图 4-31）。

(3) 在上述两种情况下，为求止血更加可靠，还需对出血部位之主要供血血管予以结扎；十二指肠溃疡的出血常累及胃十二指肠动脉或胰十二指肠上动脉，胃小弯溃疡的出血主要来自胃右动脉（低位溃疡）或胃左动脉（高位溃疡），而胃大弯溃疡之出血则常来自胃右网膜动脉。选择性地结扎上述血管，可能有助于进一步的止血。

(4) 腹壁逐层缝合，不需要放置引流。

（四）胃溃疡恶性变

良性溃疡一旦恶变为癌，病变的性质就发生了根本变化；如不及时作外科治疗，将在短期内危及患者生命，故溃疡病的恶变也是需要外科治疗的一种明显指征。

十二指肠溃疡的恶性变是极为罕见的，在临床上一般

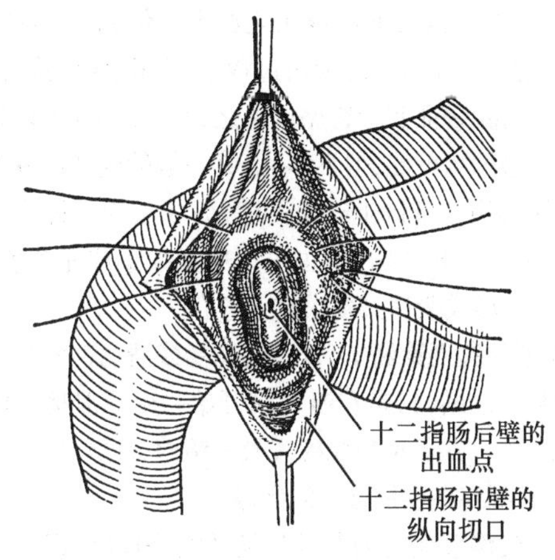

图 4-31　十二指肠后壁溃疡出血时的结扎术

不需要考虑十二指肠溃疡的恶变问题。十二指肠癌绝大多数是在胆胰管的壶腹部或更远侧，一般与溃疡病无关，与溃疡病之鉴别诊断亦无困难。

【发病率】 关于胃溃疡癌变的倾向，各家意见颇不一致；目前多数学者虽不否认在慢性胃溃疡之基础上有可能发生癌变，但其发生率则一般认为不超过 5%；胃癌从慢性胃溃疡基础上发展而来者亦不超过所有胃癌的 6%~16%。邹焕文等曾认为胃癌可以发生于慢性胃溃疡的基础上，胃溃疡的癌变率为 9.8%，而肿瘤源自慢性溃疡者有 19.4%。

【病理】 确定溃疡是否有癌变，或肿瘤是否继发于溃疡，其唯一可靠方法为病理切片检查。在病理学上诊断溃疡恶变的标准，是在典型溃疡的病理基础上有癌细胞浸润，或者在溃疡边缘的某一部分有腺体上皮组织移行蜕变为癌组织的现象。典型的慢性溃疡，主要表现为溃疡基底部肌层完全损毁，代以大量致密的纤维组织，其上则覆有一层肉芽组织，溃疡边缘有黏膜肌层与肌层之粘连。如具有上述

组织结构的溃疡，其边缘的某部分有癌细胞存在，或者甚至病变的全部有癌细胞浸润，就可以认为是继发于溃疡的癌；因原发癌由于中心组织之坏死虽然也可形成溃疡，但不会有上述慢性溃疡的典型变化。若癌已发展到一定程度，原溃疡的组织学特点已完全破坏，则即使病理切片检查也无法证明它是否源自慢性溃疡。此外，在同一个胃上也可以同时有胃溃疡和胃癌两种病变，所以确定胃溃疡的癌变率是困难的。

应该指出，近年来由于纤维胃镜检查的广泛开展，通过胃镜对病灶的追踪观察，对于所谓"良性溃疡恶变"的概念已有了疑问。例如早在 1973 年 Kawai 等就对 408 例慢性胃溃疡作了长期的随访观察，发现仅 4 例在原来溃疡处发生了癌变(1%)，与没有溃疡病的对照组相比，胃癌的发生率无显著差别。他们认为，虽然不能完全否认良性溃疡有恶变可能，但至少一般所谓的"溃疡癌变"实际上是在早期胃黏膜癌的基础上发生了溃疡；因其演变过程较为缓慢，以致常被误认为溃疡癌变。又过去认为经内科治疗后溃疡能明显缩小或完全愈合者可除外恶性，近年来通过胃镜的随访观察，认为上述概念亦有修正之必要。例如 Sakita 报道有 19 例"胃溃疡"在胃镜的随访过程中见到溃疡已愈合，但活检和手术切除后证实为胃癌。总之，一般认为：①良性溃疡转变为胃癌虽属可能，但不多见；②一般的癌性溃疡大多是在原有黏膜癌的基础上产生的溃疡；③早期的胃癌有时发展缓慢，可持续相当时期，也可以明显缩小或完全愈合，甚至可以反复形成溃疡又多次趋于愈合。

【诊断和鉴别诊断】 胃溃疡恶变或溃疡性癌与良性胃溃疡的鉴别诊断，只是在溃疡刚开始恶变或溃疡性癌的早期方有意义。临床或 X 线检查及胃镜检查已经确诊为胃癌的病例，并不存在鉴别诊断的问题。

在胃溃疡恶变的初期或早期的溃疡性癌，都没有任何一种临床症状或任何一种检查结果，可以与良性溃疡作肯定的鉴别。在实际临床工作中只有依据临床资料进行全面分析，尤其注意整个病程的发展是否符合于溃疡病或癌的自然规律，最后方能作出正确的结论。良性胃溃疡与早期胃癌的鉴别，可依据下列几方面的资料作出判断：

(1) 年龄：良性胃溃疡多见于青年或中年，而胃癌则多见于中年或老年；如患者年龄已在 40 岁以上，就应该警惕有胃癌可能。但胃溃疡患者年龄在 40 岁以上者也属常见，而不少胃癌患者年龄是在 40 岁以下，故年龄在鉴别方面的意义不大。

(2) 发病情况：良性胃溃疡发病时多有胃酸过多现象，或以胃痛、胃出血的症状开始；而胃癌则大多在发病前并无其他胃病症状。但少数由溃疡恶变而形成的胃癌，也可以有一个时期的溃疡症状，故如在一个较长期的典型溃疡症状以后、症状的性质有了某种改变时，即应考虑到有癌变可能。

(3) 症状特点：胃溃疡与胃癌虽都有疼痛、食欲改变或呕吐等症状，但其性质则有不同；良性的胃溃疡一旦发生恶变以后，症状的性质也会随之改变，可以作为认识疾病本质的特征。良性胃溃疡的疼痛有节律性，与进食有一定的关系，常有"进食→舒适→疼痛→舒适"的规律可循。患者的食欲无影响，但常因食后疼痛而不敢多食。食后短时间内常有疼痛加剧而致呕吐的情况，其呕吐物为酸性胃内容物，可含有鲜血。胃癌的疼痛无节律性，多属一种持续性钝痛，与食物无关或者食后疼痛反而立时加剧；患者食欲减退，尤厌肉食；其呕吐物多有恶臭，常含有咖啡样残渣。

(4) 疾病过程：良性的胃溃疡是慢性的，其症状屡发屡愈，常持续至数年之久；而癌是进行性的，其症状逐渐加重，演变较快。一般患者如症状出现尚不过一年而有逐渐加重之势者，应考虑胃癌的可能性；如症状已超过 1~2 年而性质未变，则原发性胃癌的可能即很小，但不能排除有早期癌变之可能。

(5) 全身情况：良性胃溃疡如无大出血或幽门梗阻等并发症，则全身情况通常良好，无消瘦和贫血等现象。如患者病程尚短，又无上述的并发情况存在，却出现体重减轻、体力减退、消瘦贫血等现象时，应即疑为有癌存在之可能。

(6) 转移症状：良性胃溃疡与早期胃癌在体检时大多为阴性，于鉴别诊断方面帮助不大。但如体检时能发现胃部出现肿块，肝脏有结节性肿大，左锁骨上淋巴结肿大，或盆腔内、腹腔内能摸得肿块时，大概表明其为胃癌的转移病灶，亦即胃溃疡已经恶变的证明。

(7) 大便隐血：隐血试验必须在饮食控制下多次检查才有诊断意义。持续的阴性有利于溃疡的诊断，而持续的阳性则为癌变的佐证；在内科疗法下连续 2 周大便隐血仍为阳性时，癌的可能性就更大。

(8) X 线检查：在钡餐后作 X 线检查，能够观察到病变的部位、形态、大小，及附近胃壁的解剖生理变化，在鉴别诊断上有重要意义，其诊断正确率可达 80% 以上。检查时需要注意之点如表 4-3。

(9) 胃镜检查：胃镜检查时可以直接看到病变的肉眼形态，正确的诊断率可达 90% 以上。但胃内有些部分不易从胃镜内看到，有些溃疡的早期恶变也不能单凭肉眼观察作出正确诊断，有时须要反复检查和多次活检，才能肯定诊断。腹腔镜检查无助于早期胃癌的诊断，除非癌已浸润至胃壁浆膜，或者已有肝脏转移。

如果通过上述临床方面的鉴别和各种特殊检查的结果仍不能确定诊断，可以暂行一个时期严格的内科治疗，从患者对治疗的反应和重复检查的结果再作出最后诊断。一般溃疡病经过 3~4 周的内科治疗后，症状必然减轻或消失，X 线征也应有显著进步，溃疡壁龛可完全愈合；而且疗效也是巩固的，至少在一两个月内不应再有壁龛出现。胃癌经内科治疗后症状虽也能获得不同程度的缓解，甚至龛影也可略为缩小，但很少能完全消失，而且疗效也不巩固，在短期内必然症状复发，龛影再现。

据文献报道：临床上(包括 X 线检查)诊断为胃溃疡的病例中，约有 10%~12% 实为恶性，这说明胃溃疡与胃癌的

表 4-3 胃良恶性溃疡的 X 线鉴别

	良性溃疡	恶性溃疡
病变部位	1. 常见于小弯之直立部，在距贲门 2.5cm 至小弯切迹范围内	1. 多数的胃癌是在胃窦 2. 位于胃窦部及幽门区的溃疡，30% 有恶变 3. 胃大弯部的溃疡很少是良性的
龛影形状	1. 龛影突出于胃轮廓以外 2. 龛影穿透性较深 3. 龛影呈椭圆形，边缘平整，颈较窄	1. 多表现为充盈缺损，即使出现龛影，也在胃轮廓之内 2. 龛影底较浅，颈宽 3. 边缘不整齐
溃疡周围胃壁情况	1. 胃壁不僵硬，蠕动波仍能通过溃疡 2. 黏膜皱襞呈放射状向溃疡集中 3. 溃疡如无急性炎症、水肿，多无“半月征”	1. 胃壁僵硬，蠕动波不能通过 2. 黏膜皱襞粗乱，或者消失 3. 由于溃疡边缘高出，常可见“半月征”
胃的变形	1. 在溃疡龛影相对的大弯上如出现痉挛性切迹，则 95% 为良性溃疡 2. 上述大弯切迹在症状好转后消失	可能出现不规则的变形，多次检查不变或逐渐恶化
内科治疗后的反应	1. 内科治疗 2 周内龛影逐渐缩小，以至消失 2. 至少 1~2 个月内不恶化	1. 龛影可见缩小，但不消失 2. 短期内又可见再度恶化

鉴别诊断尚有一定困难。为了减少将胃癌误诊为溃疡的可能性，必须对“胃溃疡”患者提高警惕，进行详细的临床和 X 线检查以及通过反复的纤维胃镜检查和活组织检查以求得胃癌的早期诊断。如再有可疑，宁愿不迟疑地进行剖腹探查。

【治疗和预后】 如检查结果认为溃疡癌变的可能性很大，即应按胃癌治疗，进行根治性的胃次全切除术。虽然这些病例中可能有小部分仍为良性胃溃疡，但这种溃疡多数是穿孔性或胼胝性的大溃疡，非一般内科疗法所能使之愈合，最终仍需外科治疗。如检查结果认为癌变之可能性较小，则可试行一时期严格的内科治疗，3~4 周后再重复做胃镜检查，直至证明溃疡已完全愈合为止；若无进步或更恶化，或虽有暂时进步而不久重又恶化，则应即施行手术，不再延误治愈时机。恶变的溃疡较原发性胃癌预后略佳，手术后的五年生存率约为 40%。

【其他手术适应证】 胃、十二指肠溃疡病需要外科治疗的指征中，除上述急性穿孔、幽门梗阻、大出血及癌变等四种重要并发症外，尚有约占手术总数 30% 的病例，是因具有其他相对的适应证而需要做择期性手术。这些相对的手术适应证包括下列几种：

1. 胃、十二指肠溃疡患者，多年来反复发作，病情逐渐加重，致影响工作、学习及正常生活者。

2. 胼胝性或慢性穿孔性溃疡，经严格的内科疗法而症状仍无减轻，溃疡不能愈合者；顽固性的疼痛，屡发性的小出血，尤其是胃溃疡因有癌变可能，均为手术的指征。

3. 患者曾有急性穿孔、大出血等并发症，目前溃疡仍未愈合，有再度发生严重并发症危险的患者；或曾行其他姑息手术（如胃空肠吻合术、迷走神经切断术等）后疗效不佳，症状复发者。

4. 十二指肠溃疡并有胃溃疡（混合性溃疡），或溃疡病灶不止一处者（胃或十二指肠的多发性溃疡），难期用内科疗法治愈；特别是并有胃溃疡者恶变机会甚大，更以外科疗法为宜。

5. 十二指肠溃疡不在球部，而在降部胆胰管壶腹部附近，致有慢性十二指肠梗阻现象，甚或常有胆汁性呕吐者。

6. 患者因工作关系或经济条件等因素，不愿或不能进行长期而繁琐的内科治疗、包括饮食的管制者，需要考虑做迅速有效的根治性手术治疗。

总之，上述这些情况虽非紧急手术的指征，但因内科疗法收效不著，都可以考虑手术治疗。在实际工作中还需要根据患者的年龄和一般健康状况，手术医师的技术水平，以及进行胃大部切除术的物质条件等各种因素，权衡得失，慎重地选择手术时机和手术方式，才能符合患者的最大利益。

三、溃疡病的手术治疗

胃、十二指肠溃疡，除了因并发急性穿孔可作单纯修补，因幽门梗阻有时作胃空肠吻合，或对大出血偶尔作溃疡出血点的缝贯结扎外，大多需做更彻底的手术以期根治溃疡，解除症状，促使愈合，并防止复发。

用外科手术治疗溃疡病已有半个世纪以上历史，手术方法也有很多演进。但目前除迷走神经切断术和胃大部切除术以外，其他手术的疗效多不够理想，几已成为历史的陈迹，仅在特殊情况下偶尔为之。近年来，腹腔镜下迷走神经切除和胃大部切除已经取得与传统手术相近的治疗效果，同时也充分体现了腹腔镜手术的微创优势。

（一）幽门成形术或胃、十二指肠吻合术

曾用于治疗幽门部溃疡，尤其是有幽门狭窄时。手术的目的为改善幽门阻塞的情况，促进十二指肠内的碱性内

容物流至胃内以中和胃酸，而位于幽门部前壁的溃疡还可以同时切除。手术的方式很多，但常用的有两种：

1. **Heineke-Mikulicz 的幽门成形术**　在幽门区前壁作长约 6~7cm 的纵向切口，1/3 在十二指肠壁上，2/3 在胃壁上，然后将创缘横向缝合（图 4-32）以扩大幽门管。

如在十二指肠第一部或胃幽门区的前壁上有小溃疡，做幽门成形术时一并将溃疡予以切除者，则称为 Horsley 手术（图 4-33）或 Judd-Balfour 幽门成形术（图 4-34），均为 Heineke-Mikulicz 幽门成形术的一种变式。这类手术如纵向切口过长，则横向缝合时将感困难，如纵形切口太短，幽

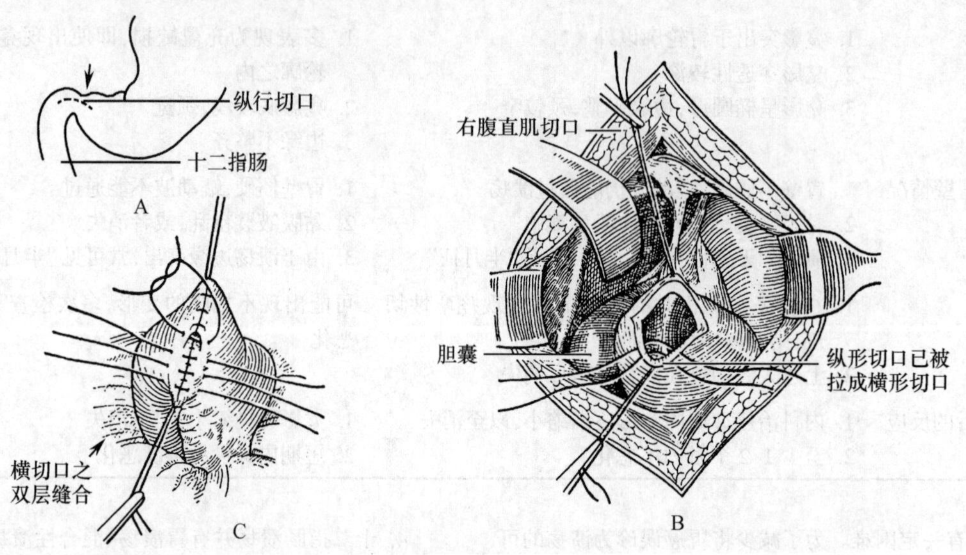

图 4-32　Heineke-Mikulicz 幽门成形术

A. 示幽门管纵行切开的位置；B. 创缘横向拉拢之状；C. 示创缘双层缝合之状

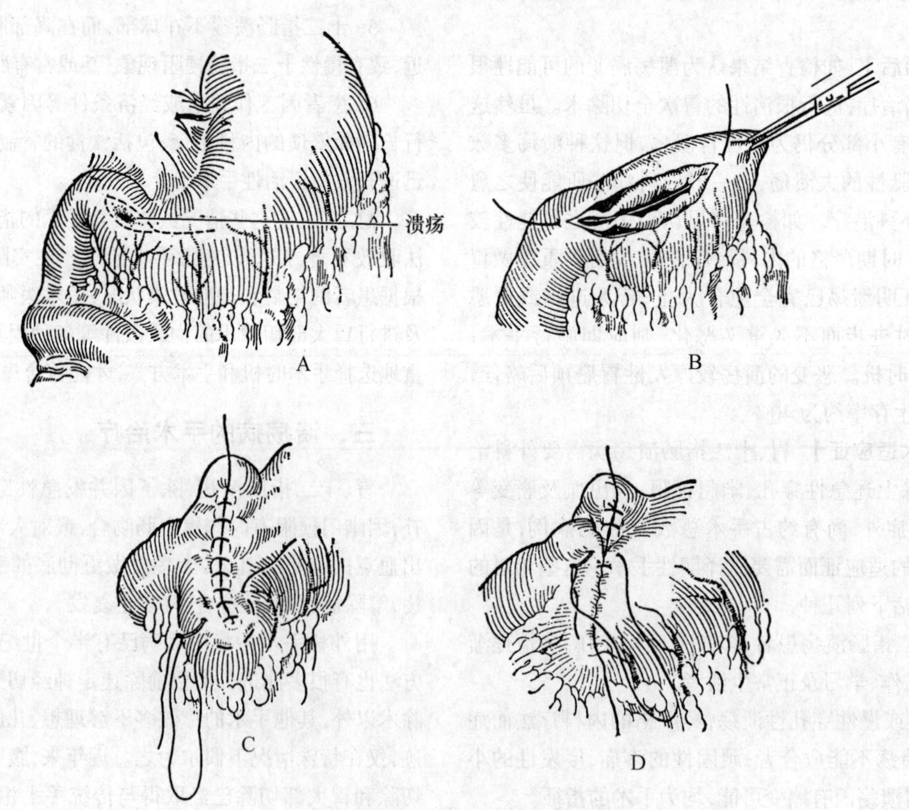

图 4-33　Horsley 幽门成形术

A. 虚线表示胃壁切开处，溃疡应予同时切除；B. 溃疡切除后将创缘两端用减张线拉拢，在胃侧缝线一般仅缝及浆膜肌层，在十二指肠侧可穿透全层；C. 第一层缝线已缝好。第二层缝线正自创口下缘开始，先作荷包缝合将下角埋入；D. 第二层缝合正在进行；至上角处也应再做一个荷包缝合将上角埋藏，像下角一样

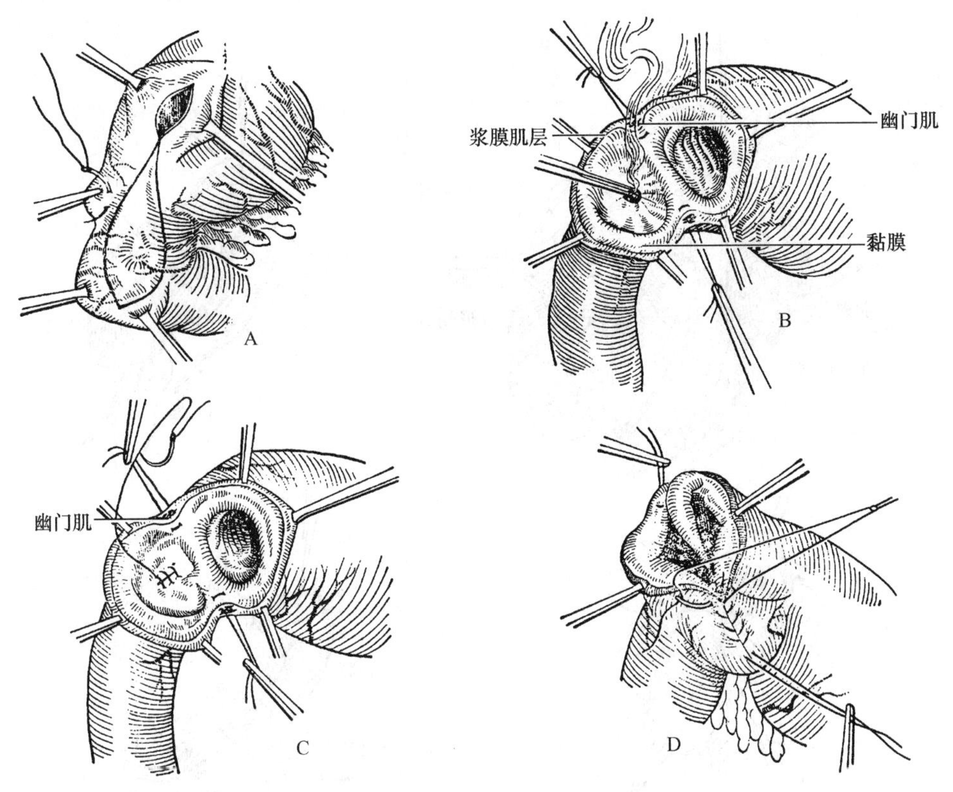

图 4-34　Judd-Balfour 幽门成形术

A. 十二指肠前壁溃疡之切除；B. 后壁溃疡可以烧灼切除；C. 后壁溃疡切除后之缝合；D. 前壁之缝合

门管又有再度因瘢痕收缩而致狭窄之危险。又如十二指肠溃疡周围粘连较多者，横向缝合也有困难，且手术后溃疡复发的机会较大，幽门再度狭窄亦属常见，故远期疗效不佳，现已很少单独使用。

2. Finney 幽门成形术或胃十二指肠吻合术　适用于良性的幽门梗阻。若有一个单纯溃疡位于幽门前壁发生穿孔，若情况不允许做胃大部切除术而单纯缝合又将造成幽门狭窄时，则与其在缝合穿孔后继以胃空肠吻合，不如采用 Finney 幽门成形术。手术首先需要切开十二指肠降部外侧之后腹膜，使十二指肠得以充分游离（Kocher 法），然后才能使胃的远侧部与十二指肠的近侧部以幽门环作为顶点相互靠拢，继以前壁的 U 形切开和缝合（图 4-35）。

若周围粘连较多，胃远端与十二指肠降部不易完全靠拢，可采用较简单的 Jaboulay 胃十二指肠吻合法：在用 Kocher 法适当地游离十二指肠降部以后，将幽门左侧的胃远侧部与溃疡远侧端的十二指肠壁相吻合，如此即可将球部的溃疡包埋在缝线之内（图 4-36）。

幽门成形术在过去的文献中曾被认为有较好的疗效，有学者曾报道 100 例十二指肠溃疡，用幽门成形术治疗，疗效满意者有 88%，且无复发溃疡的危险。但这类手术并不能根本解决胃酸度过高的问题，而后者又被认为是溃疡发生的一个重要因素，故远期的疗效不佳。又如溃疡部位有多量瘢痕组织时，幽门成形术即不易施行，故目前单纯作幽门成形术的机会已不多，只有在选择性迷走神经切断术后，才附加某种幽门成形作为胃的一种引流术。

（二）胃空肠吻合术

主要用于治疗单纯性十二指肠溃疡，特别是并有幽门梗阻现象者，此在“幽门梗阻”节中已有详细论述。手术的目的在于使胃内容物能通过新的吻合口进入小肠，不但解除梗阻现象，且可以减少酸性食糜对十二指肠溃疡的刺激，十二指肠和小肠内的碱性内容物由吻合口进入胃内后，还可以中和胃内的游离酸，促进胃溃疡愈合。但在术后如幽门仍然通畅，大部分食物将通过幽门至十二指肠，然后可能再自胃空肠吻合口进入胃内，因而易形成“恶性循环”，造成食物滞留和呕吐等症状。此外，在胃酸度高的青年患者，在吻合口的空肠黏膜上也可能发生溃疡。故胃空肠吻合术不宜普遍地应用于一般的溃疡病，只有在年龄较大，一般情况较差，胃酸度低而又并发幽门瘢痕性梗阻的十二指肠溃疡患者，疗效较好，仍可应用。

（三）胃大部切除术

胃大部切除术久已被公认是治疗溃疡病各种术式中最常用、最有效的方法。胃大部切除术具有很多优点：既通过溃疡的切除能解除已有的症状，又在一定程度上能减少胃酸的分泌，消除溃疡再发的基础；无论在解除溃疡症状，促使溃疡愈合及预防溃疡复发等方面，本手术都具有一定的优越性。

切除术的理论根据和实际疗效　胃大部切除术治疗溃疡病有如下特点：

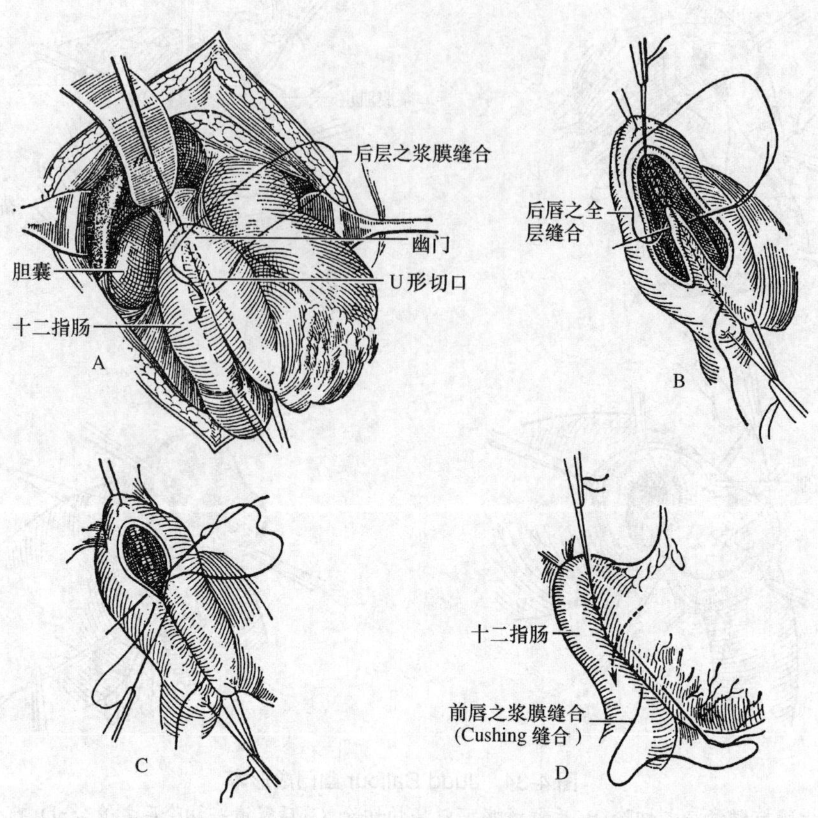

图 4-35　Finney 幽门成形术

A. 胃远端与十二指肠近端已被三条牵引线拉拢，相邻的胃、十二指肠壁正在用 Cushing 法缝合。倒 U 形切开线如虚线所示；B. 后唇之全层缝合在进行中；C. 前唇之全层缝合（Connell 法）正在进行；D. 前后唇再用 Cushing 缝线加固

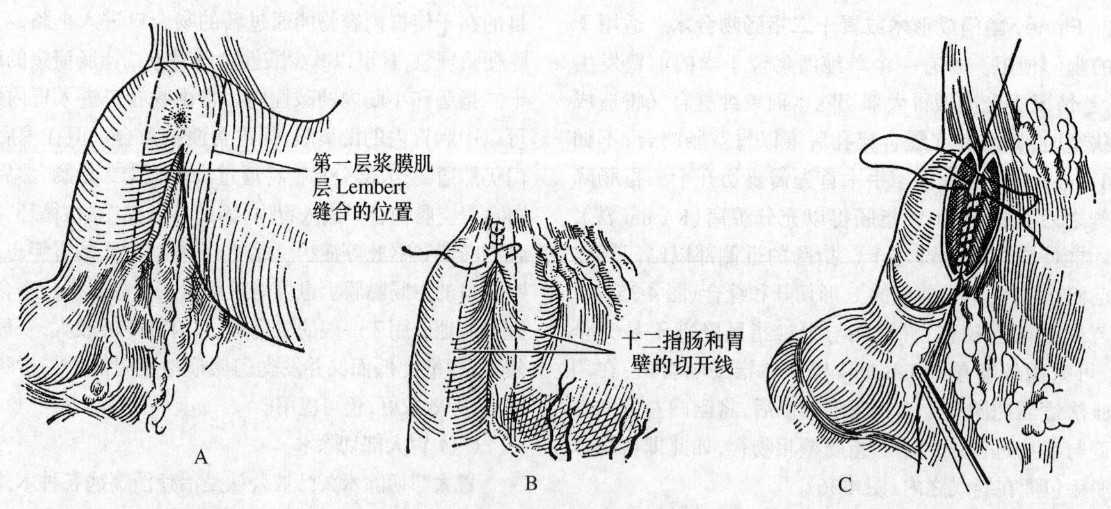

图 4-36　Jaboulay 幽门成形术

A. 继十二指肠降部侧面的后腹膜切开、十二指肠适当游离后，将溃疡两侧的胃、十二指肠壁相互缝合。虚线示缝线的位置；B. 缝合在进行中，溃疡已被包埋在缝线内；C. 在缝线两侧平行切开胃、十二指肠壁后再行后壁之全层缝合。吻合口的其他缝合步骤如常法

(1) 切除溃疡病灶后，根本上解决了慢性穿孔性及胼胝性溃疡不易愈合的问题，同时消除了病灶对大脑皮层的不良刺激，有助于消除症状，防止复发。

(2) 切除溃疡好发部位。绝大多数溃疡好发于十二指肠球部、胃小弯附近及幽门窦等处，这些部位在胃大部切除术时均被切除，溃疡再发的机会自然就很小。

(3) 减少了胃液的分泌。由于胃体部在手术时大部分被切除，分泌胃酸及胃蛋白酶的腺体大为减少；手术切除了整个胃窦部黏膜，也就是切除了产生促胃液素的G细胞，消除了产生胃酸的体液因素；神经性胃酸分泌也有所降低。手术后的胃液分泌中仅有低度游离酸或无游离酸，这也可以减少溃疡再发的可能。

(4) 增加了胃酸被中和的程度。手术后碱性十二指肠内容物进入胃内的机会增多，可使胃液的酸度进一步被中和而降低。

(5) 缩短食物在胃内停留的时间，胃黏膜被刺激的机会就会减少，这样，也可减少溃疡发生的可能。

总之，胃大部切除术虽不是针对溃疡发病机制的理想疗法，但当溃疡病已具有外科治疗的适应证时，胃大部切除术在目前仍是疗效较好的一种疗法。近年来手术死亡率已减至1%~2%，术后症状完全消失又无明显的术后并发症者可达85%~90%，疗效可称满意。温州医学院附属第一医院曾报道连续1000例胃大部切除术的病例资料，其手术死亡率为0.6%(6例)，手术疗效优良者占89%，良好者占8%，不良者仅3%。但少数患者在术后尤不免于发生各种并发症，表示胃大部切除术尚存在某些缺点而有待于进一步改进。

1. 胃大部切除术的术式探讨 自1881年Billroth以其第Ⅰ术式行胃大部切除以来，切除的范围和手术的方式已经过了不少演变(图4-37)。这一事实本身说明：胃大部切除术虽然基本上是治疗溃疡病的一种较好的手术方法，但目前通行的各种术式中无一种堪称绝对满意，因此临床上需要根据患者的具体情况(病灶的位置、胃体的大小、酸度的高低等)，结合术者对各种术式的理解，善于选择一种比较理想的术式，方能获得良好的效果。

胃大部切除术在技术上包括下列两个主要部分值得研究：

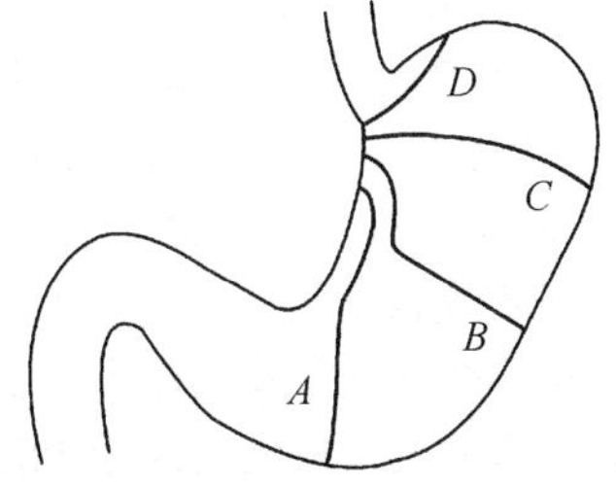

图4-37 各式胃切除术的切除范围

A. 胃窦部或半胃切除；B. 胃大部切除(70%~75%)；C. 胃次全切除(80%以上)；D. 近全胃切除。(注意：任何胃的切除都必须将胃小弯的大部分予以切除)

(1) 切除的范围：在胃大部切除术时，多数学者主张切除范围应包括十二指肠球部的一部分、胃幽门及幽门前区以及胃体远端部的2/3~3/4，方能使胃酸的产生减至最低限度，从而防止溃疡复发。早年的临床资料证明，如切除部分为胃体的70%以下(2/3)，溃疡复发率为2%~8%；而如切除在70%以上(3/4)，则溃疡复发率仅为1%。可见胃体切除之多少与溃疡的复发率有一定关系，但与其他术后并发症的关系则不显著。在切除范围内应尽可能包括胃小弯和溃疡病灶(图4-38)。过去曾有学者主张：少数十二指肠溃疡如邻近肝十二指肠韧带右缘，因瘢痕挛缩及解剖部位变异，致手术时有伤及肝十二指肠韧带内容物(如胆总管)危险者，可单纯将胃大部切除，而十二指肠溃疡本身可任其旷置，不作处理，希望胃残端与空肠吻合后，溃疡因无食物及胃酸刺激而能自行愈合。但多数学者主张最好将十二指肠之病灶部分切除，否则疼痛等症状(约有50%的病例)依然不能消失，空肠溃疡发生的机会也较多，且继发大出血的可能。但如切除溃疡在技术上过于困难，则与其冒损伤重要器官(胆总管等)的危险，不如将溃疡旷置不动，使其自愈，亦属可行。

(2) 吻合的方式：胃残端与肠道的再通吻合，是各种术式的主要差别，也是决定术后并发症的重要关键。迄今吻合方式演变虽多，但基本上不脱Billroth两种术式的范畴。有时则可行某种代胃术。

1) BillrothⅠ式：是在胃大部切除后将胃的剩余部分与十二指肠切端吻合。在此原则下复有多种变式(图4-38，A)，其中尤以Schoemaker法最为常用。此式的优点为吻合后胃肠道的解剖生理情况几乎近于正常，术后因胃肠功能紊乱所致的并发症较少，边缘溃疡发生的机会也极少，故应被认为最理想的吻合法。惜乎有时在切除足够的胃体后，所余胃残端颇短；十二指肠残端有时又因粘连过多而无法充分使之游离移动，故吻合时要使吻合口不感紧张颇有困难。有时为了避免吻合口张力过大，常有意或无意地致胃体切除不够多，因而增加了溃疡复发的机会，特别是在十二指肠溃疡病例。又如十二指肠溃疡因某种情况未能切除，或者切除后残端的长度不足以供安全吻合，或肠壁尚有水肿或粘连等病变不利于吻合，或十二指肠有狭窄或梗阻现象，则BillrothⅠ式吻合不宜施行。总之，BillrothⅠ式是一种理想的术式，但必须保证胃体有足够的切除(70%以上)，且吻合口不致张力过大，手术方能成功。故此式一般只适用于胃溃疡的治疗，而在十二指肠溃疡如欲作成功的Ⅰ式吻合，最好并行选择性迷走神经切断术。

2) BillrothⅡ式：在胃大部切除后将十二指肠的切端闭合，而将胃的剩余部分与空肠吻合。自1885年BillrothⅡ式倡用以来，迄今已有多种改良术式(图4-38，B)，其差别主要是在胃空肠吻合方式的不同，而目的则在于减少术后的解剖生理紊乱症状。

综观各种BillrothⅡ式吻合术的区别，主要在下列几方面：

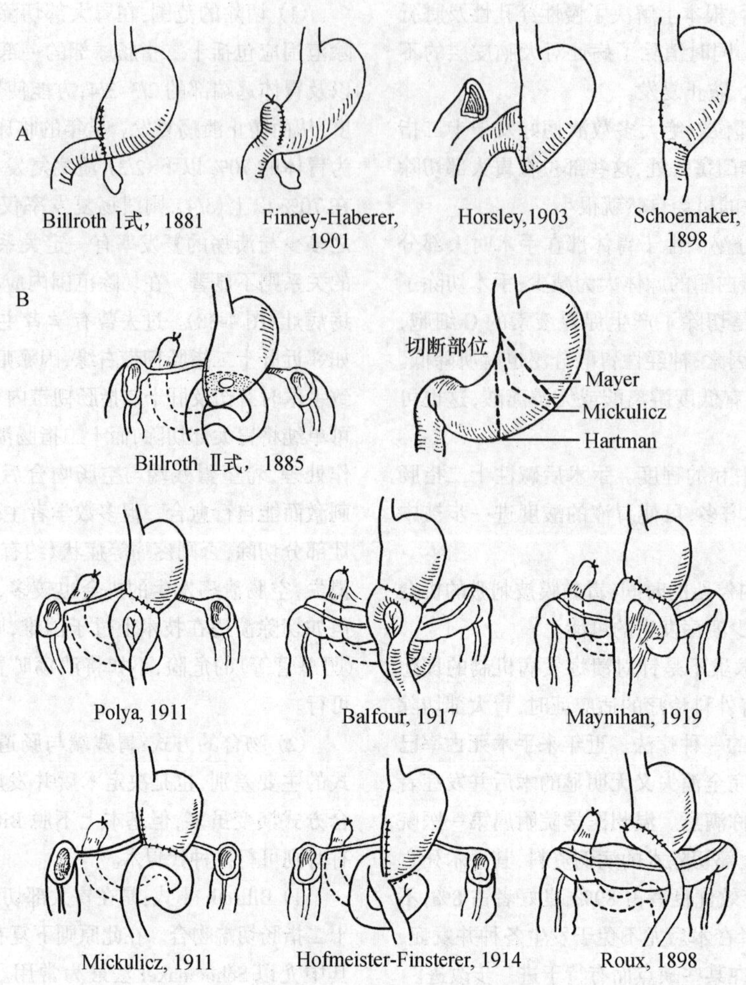

图 4-38 胃部分切除术的历史演变

A. 吻合口的大小和位置：Polya(1911)，Balfour(1917)，Moynihan(1919)等人均将胃切端的全长与空肠的侧壁在横结肠之前或后吻合，而 VonEiselsburg(1889)，Hofmeister(1908)及 Finsterer(1913)等则将胃切端的小弯侧予以缝闭，将吻合口置于胃大弯侧，以防止食物过快地进入空肠。目前一般多采用 Hofmeister-Finsterer 法，将吻合口置于胃切端的大弯侧，长约 4~5cm，即吻合口的直径约为 2.5~3.0cm，较为满意。

B. 结肠前或后的吻合：Polya 原来的术式是在结肠后吻合，而 Balfour 式则为结肠前吻合；Hofmeisier 式原为结肠后吻合，但 Finsterer 式又为结肠前吻合。采用结肠后吻合法必须将胃切端自横结肠系膜的开口中拖出并与之缝固，不但操作较麻烦，且因此胃体的切除常嫌不足(多不能超过 2/3)，有继发边缘溃疡的可能，或则如胃体自横结肠系膜开口中拖出切除过多，以后有连同吻合的空肠一并缩入小网膜腔，造成内疝或引起肠梗阻的危险。结肠前吻合不但操作上比较简便，无上述结肠后吻合之缺点，且发生倾倒症状之机会也较少，多数学者倾向于作结肠前吻合。

C. 顺蠕动或逆蠕动吻合：根据 Mimpress 及 Birr(1948)的意见，顺蠕动吻合(空肠近端对胃大弯)有更多发生倾倒症状的机会；但 Lahey 和 Camblos 则认为此法反有利于食物与消化液的混合。陈荣殿则曾观察到顺蠕动吻合可以防止输入空肠袢疝入输出空肠袢的系膜后形成梗阻。用顺蠕动吻合法，即将空肠的近端对胃大弯，而将吻合口的输出空肠袢固定数针于胃残端的小弯侧缝闭线上，既可以防止食物进入输出空肠袢过速，又能避免空肠袢在吻合口处过度折叠，不致在输入空肠袢中发生滞留现象。

D. 输入空肠袢的长短：采用结肠后吻合法时输入空肠袢较短，一般自 Treitz 韧带至吻合口长约 15cm，术后的梗阻性并发症较少见。采用结肠前吻合法时，过去因输入袢过长(40~50cm)，常致食物在输入空肠袢中滞留梗阻，发生呕吐症状；因此需要加做空肠进出袢间之侧 - 侧吻合，以资解除。其实在结肠前吻合时，只要输入空肠袢之长度适中(15~20cm)，既不致有输入空肠袢中之滞留梗阻，不需要并行空肠间之侧 - 侧吻合，亦不致引起横结肠之被压迫症状。

总之，Billroth Ⅱ式的一般优点，是胃切除部分的多少可不考虑吻合口的张力而受限制，胃体可切除得较多，溃疡复发的机会因而较少；由于食物和胃液直接进入空肠，十二指肠溃疡即使未能切除，也因不再受到刺激而可能愈合，故较适合于治愈十二指肠溃疡。缺点则为胃空肠吻合后解剖生理的改变较多，引起并发症的可能性较大，有的并发症且甚为严重，较之 Billroth Ⅰ式逊色。为减少 Billroth Ⅱ式消化道重建术后并发症而同时又能保证足够的胃切除范围，不少学者提出各种不同的改善术式，其中较为常用的为胃空肠 Roux-en-Y 吻合术以及输入袢和输出袢间的 Braun 吻合，以防止术后碱性反流性胃炎的发生。

温州医科大学附属第一医院曾报道做 Billroth Ⅱ式胃大部切除术时，20 年间采用一种统一术式，任何医师在手术时均遵循下列规定：①胃的切除量不少于 75%~80%，意在切除足量的壁细胞，减少溃疡的复发率；②吻合置于胃切端的大弯侧；吻合口前、后唇的长度各为 4~5cm，即其口径相当于 2.5~3.0cm，可使食物不致过快地进入肠道，减少食后的倾倒症；③作结肠前、空肠近端对大弯的吻合，输入袢的长度不超过 10~15cm，可减少术后并发各种肠梗阻和输入袢综合征的机会；④输出袢适当地悬吊固定在肝胃韧带上，可减少输出袢因形成锐角而发生梗阻的机会，并可使残胃不致因下垂而发生倾倒症；⑤胃肠吻合的内圈用肠线，不用丝线，以免吻合处有异物存留，而致形成吻合口溃疡。并随访统计 Billroth Ⅱ式胃大部切除 901 例，发现疗效优良者达 90%，满意者有 6.9%，不佳者占 3.1%，总的疗效令人满意，这与严格遵守上述的统一规定密切相关。钱礼教授认为 Billroth Ⅱ式胃大部切除术在本质上是有其共同缺点的，一般说来其效果不如 Billroth Ⅰ式，而胃大部切除与胃迷走神经切断术孰优孰劣，目前也尚难断言，因此提出不应该墨守成规，有条件者应该争取多做 Billroth Ⅰ式，进而逐渐取得各式迷走神经切断术的经验，但如能掌握做好 Billroth Ⅱ式胃大部切除，在大多数情况下也是可以取得良好成绩的。

3）肠袢代胃术：为了从根本上消除胃空肠吻合后因解剖生理的改变而可能发生的各种并发症，只有考虑重新采用 Billroth Ⅰ术式，即设法使胃残端与十二指肠直接吻合。如前所述，施行 Billroth Ⅰ式吻合的主要缺点在于胃适量切除后，胃残端与十二指肠之间的距离太大而致吻合困难，如果胃切除不足则又将增加溃疡复发的危险。解决此种矛盾的方法有二：①将胃体仅作有限度的切除（50%），使胃十二指肠的吻合可不致有困难，同时切断迷走神经以减少胃液分泌，降低溃疡之复发率。②在胃体适量切除（75% 以上）以后将一段肠袢移植在胃与十二指肠之间，以恢复胃肠道的正常联系，即所谓“代胃术”或“肠管间置术”。根据移植肠袢的种类，代胃术又分为空肠代胃术和横结肠代胃术两种。各种代胃术的操作比较麻烦而又无明显优点，目前临床上已很少应用。只有在 Billroth Ⅱ式术后已发生严重倾倒综合征的病例，或者是全胃切除后的病例，才可以考虑行某种代胃术，以期能更好地恢复正常的解剖生理关系。

综上所述，可见以胃大部切除术治疗胃、十二指肠溃疡有其合理的理论基础，而大量的临床实践也证明，无论在胃切除后应用何种吻合方式，只要操作技术正确无误，绝大多数病例能获得满意疗效。新中国成立后在胃大部切除后以 Billroth Ⅱ式吻合较为流行，至今仍有不少基层医院以 Ⅱ式吻合为主要术式。就某一外科医师的个人经验而言，只要掌握了技术操作上的若干要点，则大概做了几十例乃至几百例 Billroth Ⅱ式手术后仍然觉得疗效堪称满意，因而墨守成规，并不感到有改进的必要。但无疑的是，Billroth Ⅱ式吻合后因为十二指肠已遭旷置，胆汁胰腺的分泌可能紊乱；由于食物直接进入空肠后能刺激肠道加速蠕动，因此易致食物消化不良和小肠吸收不全，并有引起心血管动力方面紊乱的可能；再则Ⅱ式吻合后的解剖关系比较复杂，所以 Billroth Ⅱ式手术后的病理生理改变较为明显，可能发生各种并发症的机会远较 Billroth Ⅰ式术后为多，尤其是反流性胃炎和远期的手术后胃癌更是难于避免。因此，在可能的情况下以争取做 Billroth Ⅰ式切除术为佳，而事实上 Billroth Ⅰ式手术在国内外也确已成为大多数外科医师采取的常规术式。有的文献报道称 Billroth Ⅱ式的应用已少于 2%。施行 Billroth Ⅰ式手术的困难在于胃切除 3/4 以后胃残端与十二指肠之间的吻合因距离过大而不易，而如胃的切除不足又将增加术后溃疡复发的危险。为此，有人提出将胃作有限的切除（包括胃窦部切除约 50%），使胃与十二指肠的吻合可以不感困难，同时切断迷走神经的胃前、后支（参阅“选择性迷走神经切断术”），以减少胃酸的分泌和溃疡的复发率。

2. 胃大部切除术的操作方法

（1）Billroth Ⅰ式切除术：是胃切除术中较理想的方法，近年来有重新推广应用的趋势。凡是胃部分切除术的适应证如慢性十二指肠溃疡、胃溃疡、及位于幽门端的胃癌等，只要在胃壁适量切除后其残端能与十二指肠吻合而不感紧张者，均为 Billroth Ⅰ式的适应证。下列情况应视为胃十二指肠直接吻合的禁忌证：①胃体较小、经适当切除后其残端不可能毫无张力地和十二指肠残端吻合者；②十二指肠溃疡未能一并切除，直接吻合后食物将继续刺激溃疡者；③十二指肠残端不能充分游离，无足够的边缘组织可供其与胃残端作二层以上的缝合者；④十二指肠壁因急性溃疡炎症而显得很脆弱，或因瘢痕挛缩而有慢性梗阻现象者。

应该指出，绝大多数胃、十二指肠溃疡如果并行迷走神经切断术，则在胃窦部或半胃切除后几乎都有可能作 Billroth Ⅰ式吻合，故近年来 Billroth Ⅰ式切除术有广泛推行之势，可以减少术后并发症。

操作步骤（图 4-39）

1）平卧位，上腹部正中切口。探查腹腔以明确病变性质和手术的可能性。

2）在胃网膜血管弧以下的无血管区打开胃横结肠韧带，进入网膜囊，暴露胃后壁；然后再进一步将胃结肠韧带与横结肠系膜相分离，使横结肠系膜及其中的结肠中动脉在以后的操作中不致受伤。这个步骤很重要，可以保证以后的解剖是在正确的组织面中进行，不致伤及其他重要组织。

3）沿胃网膜血管弧的下缘将胃结肠韧带完全切断以游离胃大弯，分离出胃右及胃左网膜血管并分别把它结扎

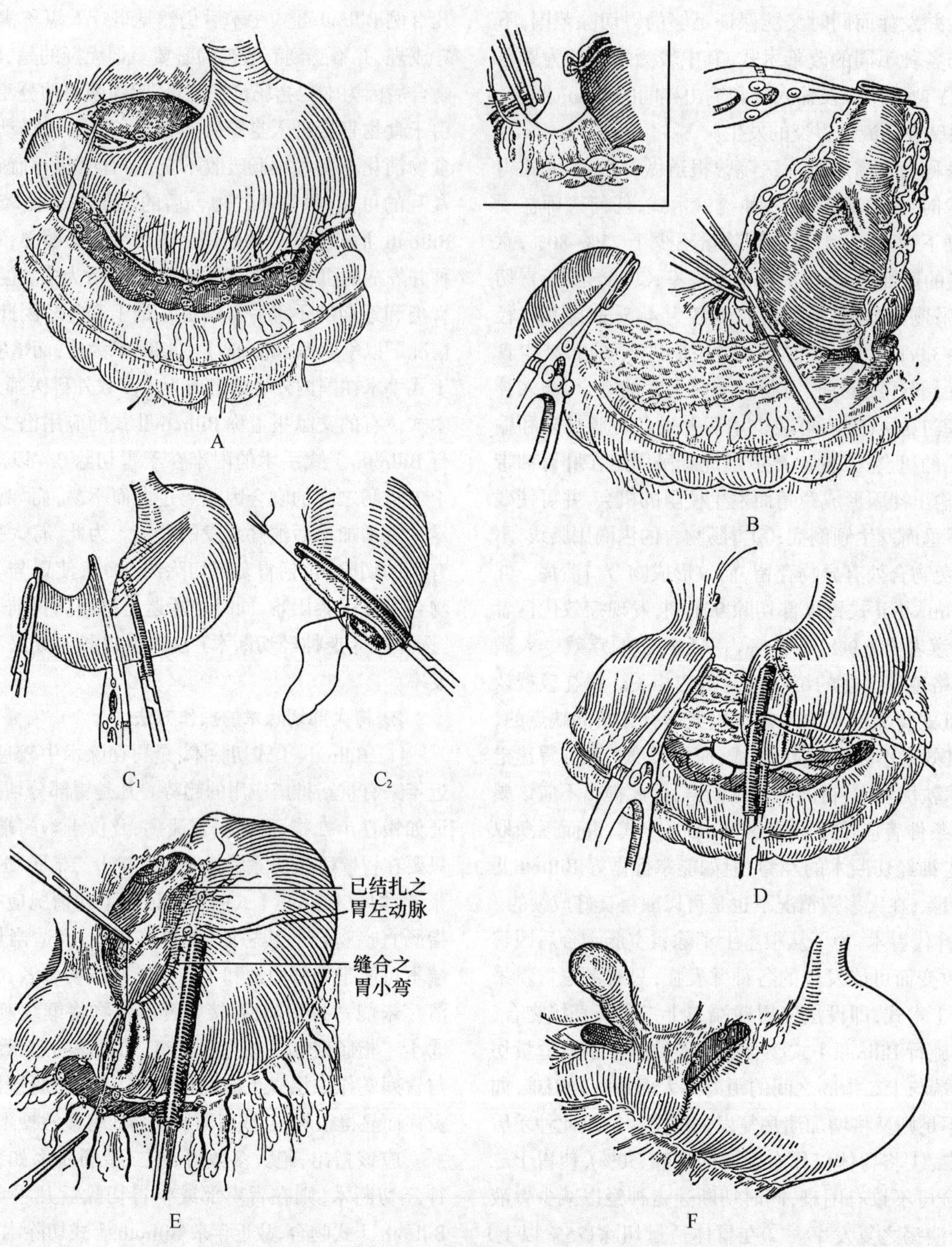

图 4-39　胃大部切除术(Billroth Ⅰ式)

A. 示胃和十二指肠第一段的游离。胃结肠韧带已完全在胃网膜血管以下的无血管区切断，肝胃韧带也正在切开。胃左、右网膜动脉已结扎切断，胃右动脉正在结扎中；B. 十二指肠第一段已在二把 Payr 钳中间切断，把胃向左翻、向上提，显露胃左动脉以便于结扎，十二指肠切端的 Payr 钳可暂置不动；C. 在胃体拟定之切断线上夹上 Payr 钳，距切线左侧约 3cm 处之大弯侧则夹上肠钳，然后沿 Payr 钳之左缘切断胃体。注意切断是自胃小弯开始，边切边缝，第一层间断丝线缝合，第二层连续 Lembert 缝合，至大弯侧的开口约等于十二指肠切端之大小为止。然后即可将胃体完全切断，移去标本；D. 如估计胃切端可以与十二指肠切端相吻合而张力不致过大，则将胃后壁与后腹膜在距吻合线约 5cm 处作数针固定缝合，可使吻合口进一步减张。胃后壁之暴露，仅需将胃切端上的肠钳略向左旋即可；E. 随即行胃切端与十二指肠切端之吻合如常法，图中表示后唇外层之缝合状；F. 示胃与十二指肠切端已完成吻合之状切断。注意这些大血管的近侧端必须双重结扎或缝贯结扎。

4）同样沿胃小弯将肝胃韧带予以钳夹、切断及结扎，并将胃右及胃左血管分别缝贯结扎并切断。

如手术的目的是要切除胃癌，则切除的范围应包括大网膜、胃结肠韧带、肝胃韧带、横结肠系膜的前叶浆膜，以及沿着胃血管分布的淋巴结群。手术者应沿着正确的解剖面将大网膜自横结肠上剖离，使之同胃结肠韧带一起完整地连在胃大弯上，以便于整块切除。胃血管的结扎应尽量靠近它们的起始点，如胃右动脉结扎应在肝动脉分出处，胃左动脉结扎应在腹腔动脉分出处，这样才能把沿血管分布的淋巴结彻底清除。

5）游离十二指肠之第一段：胃癌患者需游离至距幽门静脉右侧约 3cm 处，如为十二指肠溃疡则应分离至溃疡之远侧端，使溃疡切除后至少仍留有约 2cm 长的正常肠壁以供吻合。

分离十二指肠之后壁及下缘是一个繁琐的步骤，因该处紧贴胰腺，而胰十二指肠上动脉之分支细小易断，必须耐心地用小血管钳逐支钳夹切断并立即结扎之。胃十二指肠动脉贴在十二指肠的背面，有时也要加以结扎。

如溃疡已靠近胆总管，则可在肝十二指肠韧带中先找到胆总管，将它切开并插入一支 T 形导管，使以后的分离不致伤及胆总管。如溃疡已紧贴或已穿入胰腺，致剥离很感困难，则宁可放弃解剖而改用 Bancroft 的黏膜剔除法或 Nissen 的溃疡包埋法以处理此溃疡，放弃 Billroth Ⅰ式吻合而改行胃空肠吻合。

在遇到上述困难时，一般可先切断幽门，然后将左手示指插入十二指肠腔内，以利于十二指肠之剥离，正像剥离疝囊一样。用这个方法有时能获得成功，不致伤及十二指肠壁或其他组织。

6）在适当部位用两把 Kocher 钳或小 Payr 钳夹住十二指肠并在中间切断之。如拟做胃十二指肠直接吻合者，其远侧端可暂时放置一边，如拟做胃空肠吻合者，即可将此十二指肠之远切端予以缝闭。

7）此时助手可将游离的胃翻到左上方并向前提起，如胃左动脉尚未结扎者即可结扎之，随即进行胃的大部切除。注意胃左动脉及胃左网膜动脉之结扎点，应在胃体切断线以上约 2cm 处。胃体切除的多少，可依据病变性质来决定：如为溃疡病，至少应切除 2/3 至 3/4；如为胃癌，则至少需切到肿瘤边缘以外约 6~8cm 处。

胃的切断方法很多，常用的方法是先用一把 Payr 胃钳夹在切断线的远侧面上，再用一把肠钳夹在切线以上约 3cm 处，然后用刀沿着 Payr 钳的左缘自胃小弯开始割断胃壁，每割开 1cm 就把胃的残端缝二针，随割随缝，至大弯侧的开口相等于十二指肠的腔径为止。缝线是双层的，第一层是全层的间断缝合，第二层是浆膜肌层的间断或连续的 Lembert 缝合。割断胃壁时随手缝闭残端，既可以防止胃内容物流出污染腹腔，也便于控制残端的出血。最后即可将胃完全切断，而将切除部分移去。

有的学者因胃切端的小弯缝闭部分形成憩室样的突出，以致食物有可能在该处滞留，主张将胃的小弯部分切除得多些，才可使缝合后整个胃残部形成漏斗状，食物易于导向胃十二指肠吻合口，如 Schoemaker 借助于其特制的胃钳（图 4-40），Mayo 应用两把弯钳来切除更多的胃小弯（图 4-41），均为 Billroth Ⅰ式的一种变法。

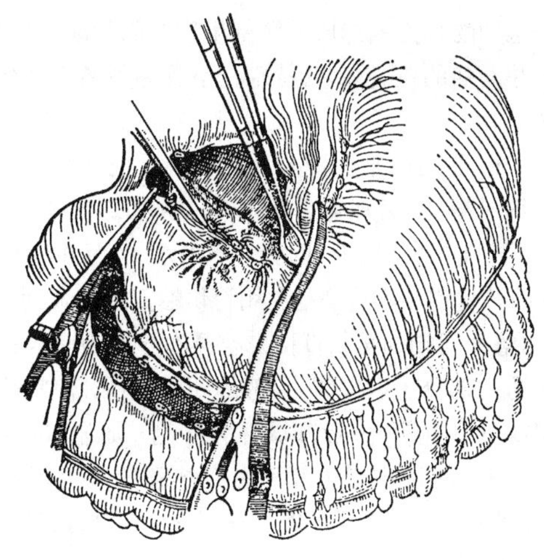

图 4-40 应用 Schoemaker 钳切断胃体，可以使小弯侧的胃壁能更多的切除

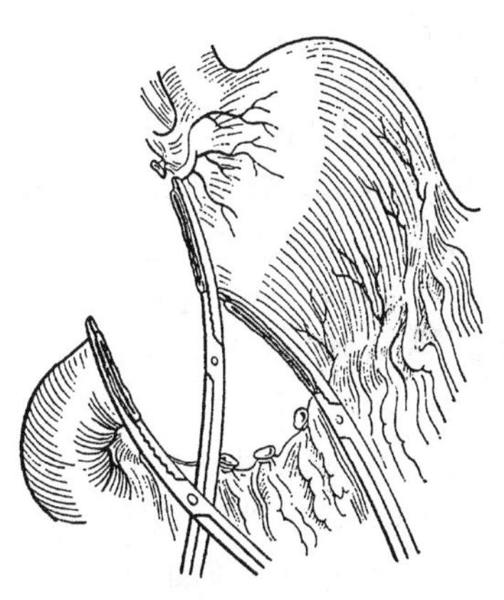

图 4-41 Mayo 用二把弯钳夹胃体，也可使小弯侧更多切除。注意大弯侧的钳夹部分应等于吻合口的大小

8）胃大部切除以后其残端如能与十二指肠断端无张力地相吻合，即可进行 Billroth Ⅰ式吻合；如果稍觉紧张，可将十二指肠降部的外侧腹膜切开，把降部加以适当游离，也能使胃十二指肠的吻合线减少张力。过分紧张的吻合应予避免，宁可改行 Billroth Ⅱ式吻合或代胃手术。

如已决定做胃十二指肠直接吻合，则在进行吻合以前，先将胃后壁（距离吻合口约 5cm 处）用几针间断的丝线缝固在胰腺前面的后腹膜上，就可以进一步减少吻合口的张力。

9）胃十二指肠吻合本身的操作，与一般的胃肠吻合无异。必要时可用间断的 Lembert 缝法加固，特别注意吻合口的上缘，即胃小弯部的缝线与吻合口前后唇的缝线呈 Y 式连接的地方，需要予以加强。也有学者主张用细丝线作

04

间断的全层单层缝合，以防止吻合口狭窄，有其合理性，但缝合宜较致密，针间距离不应超过 0.5cm。

(2) Billroth Ⅱ式切除术：Billroth Ⅱ式胃部分切除术与Ⅰ式不同，在胃部分切除后其残端不是与十二指肠直接吻合，而是和一段空肠吻合。此法的显著优点是因空肠袢能自由移动，故即使胃切除很多，两者间的吻合仍可不感困难，且空肠上所做的吻合口的大小不受限制，无狭窄之弊。缺点是这种吻合方式造成的解剖生理方面的改变较大，因而发生并发症的机会较多，特别是空肠黏膜易于发生吻合口溃疡。

Billroth Ⅱ式原来在胃部分切除以后把胃和十二指肠的残端均予缝闭，另在胃后壁上开一新切口与空肠吻合。这种术式目前已被废弃，因为它操作繁琐而并无任何优点。目前的胃空肠吻合都是利用胃切端直接吻合到空肠的侧面，如整个切端的全长直接与空肠吻合者为 Polya 法，如将切端的一部分予以缝闭（一般缝闭小弯侧），使吻合口仅做在切端的一侧者（一般都做在大弯侧），则为 Hofmeister-Finsterer 法。两种吻合法都可做在结肠前也可做在结肠后，但习惯上通常在结肠前做 Finsterer 半口吻合，结肠后做 Polya 全口吻合。

【Finsterer 法（结肠前半口吻合）】 本法适用于一般的溃疡病和胃癌，特别是病变位于胃小弯的较高部分者，用此法仍可获得满意的胃空肠吻合。

操作步骤（图 4-42）

1）~5）同 Billroth Ⅰ式胃切除。

6）十二指肠第一段经适当的游离后，用两把小 Payr 钳夹住并在中间切断之，其近端部分连同胃体用纱布垫包好后暂置一旁，随即进行十二指肠远侧端之缝闭。十二指肠残端之缝闭是一个重要步骤，因万一发生十二指肠瘘是一个极为严重的并发症。

缝闭十二指肠残端的方法很多（图 4-42，B），但原则上都是缝二层：内层全层缝合，外层浆膜肌层缝合。有学者主张在做全层缝合时用缝衣机式的缝合法，因为它的缝线是在肠管的侧面，可一边缝一边抽紧，缝好后将 Payr 钳夹坏的组织剪去，可使第二层的连续 Lembert 浆膜肌层缝合较为致密（图 4-42，$B_{7\sim9}$）。为使缝闭更为可靠，还可加缝一道间断的 Lembert 或 Halsted 缝合。

7）充分游离胃体，保证将胃至少切除 70%~75%。切除的方法同 Billroth Ⅰ式所述，通常在胃小弯侧开始，采取一面切断一面缝闭的办法，留下大弯侧的开口长约 5~6cm（3 横指），以便下一步与空肠侧面吻合。在胃残端已缝闭的小弯部与大弯侧的开口交接处，所缝的最后一针浆膜肌层缝线可作为牵引用的标志线，暂不剪去。此时即可将胃远侧部和十二指肠球部连同病灶一并切除。胃残端大弯侧的开口，则借助于其近侧端 3cm 处预先放置的一把肠钳，可以防止胃内容物的外溢。

8）将胃残端暂时放置一旁，由助手先将横结肠及其系膜提出腹腔外，术者即可在横结肠系膜根部左侧找到 Treitz 韧带，即空肠的起始部。在距起始部 15~20cm 处选择一段空肠，将它向上在横结肠前提起，并靠拢到胃的残端部位，即可进行胃空肠吻合。若横结肠及大网膜过于肥大，致输入空肠袢显得需要超过 30cm 方为合适时，则宁可切除累赘的部分大网膜，以减少输入空肠袢所需要的长度（以不超过 20cm 为度），这样就可免去输入输出空肠袢间侧 - 侧吻合的不必要步骤。

Finsterer 原来的术式是逆蠕动吻合，即输入空肠袢对小弯，而输出袢对大弯。鉴于这样的排列易于引起输入空肠袢在起始部发生扭曲，造成输入空肠袢的梗阻现象，特别是当输入空肠袢较短时更易发生，故通常多作顺蠕动吻合，即将空肠输入袢对胃大弯而使输出袢对小弯，这样输入空肠袢扭曲的机会可以减少；位于大弯侧的半口吻合可使胃的排空时间较为延迟，也减少了术后并发倾倒综合征的可能性。只要输入空肠袢的长度适中，并不至于因食物堕入输入空肠袢而发生近端空肠阻滞现象。吻合的具体操作同一般的胃肠吻合法，惟需注意空肠侧壁吻合口的位置，避免吻合后空肠袢扭转。

9）为了防止输出空肠袢在吻合口的小弯处发生锐角的曲折引起梗阻，可将输出袢用几针缝线固定在胃小弯的缝闭线和肝胃韧带或后腹膜上，使输出袢不致发生曲折。为了防止空肠袢与横结肠间形成的空隙中发生内疝，也可将上述空隙予以缝闭。横结肠本身也可悬吊固定数针在肝胃韧带或后腹膜上，以免它过重压迫输入空肠袢。

10）最后检查空肠袢有无扭曲，吻合口是否通畅，特别注意检查吻合的肠管确是空肠而不是回肠。然后即可缝合腹壁，一般不需要引流。

【Polya 法（结肠后全口吻合）】 手术步骤见图 4-43。

1）~6）同 Finsterer 法。

7）在十二指肠已经切断，其远侧端已经缝闭，胃的小弯部（结扎胃左血管）及大弯部（切断胃短血管）已经完全游离以后，即可暂置一旁。此时助手向上、向前提起横结肠，在结肠中动脉左侧的横结肠系膜的无血管区找一个合适处切开一个裂孔，然后将胃自裂孔中从横结肠上拖出至横结肠下，并将胃之前、后壁用间断缝线固定在横结肠系膜之裂孔边缘上，以防止胃在吻合后缩回到横结肠系膜以上。胃壁的固定缝线应距拟定的胃切端至少 2cm。

8）用一把肠钳把已经自横结肠系膜裂孔中拖出、并与系膜裂孔边缘相固定的胃壁在切断线上夹紧。这个拟定的切断线应在吻合线远端约 1cm 处。肠钳放置的位置应该钳头对小弯、钳柄对大弯。

9）找到空肠起始部的 Treitz 韧带，并选择距起始部 10~15cm 的一段空肠，以逆蠕动方向吻合到胃前壁上，即空肠近端对小弯而远端对大弯，因在结肠后作逆蠕动吻合时，输入空肠袢无屈曲梗阻之弊。

在作结肠后吻合时，空肠上可不用肠钳钳夹，而是在胃未切断前将空肠袢直接缝到胃前壁上。一般可以先缝二针固定缝线，胃小弯对输入空肠袢，胃大弯对输出空肠袢，继

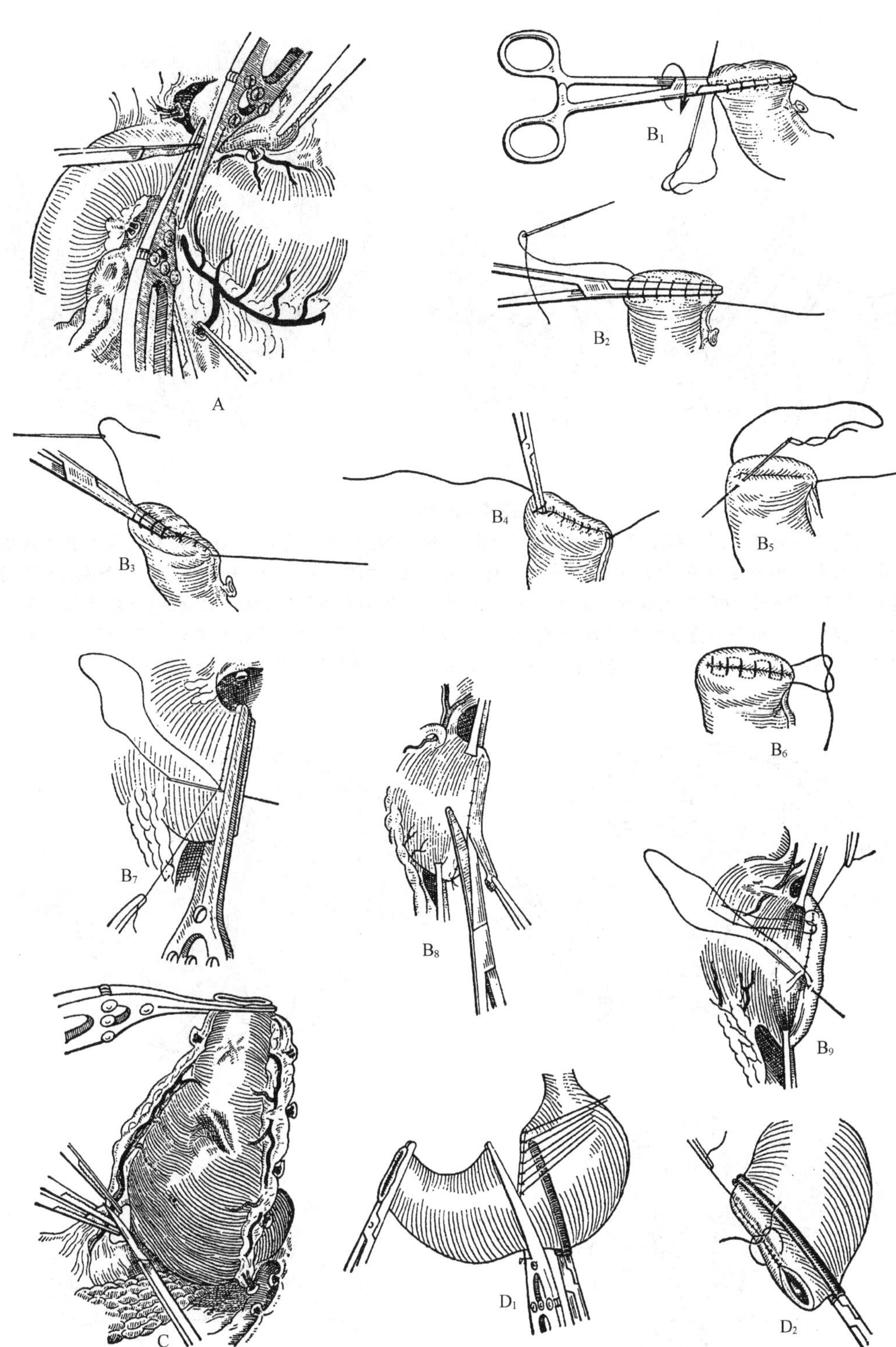

图 4-42　Billroth Ⅱ式胃部分切除后的 Finsterer 结肠前半口吻合

A. 游离切断胃横结肠韧带和肝胃韧带，在距幽门右侧约 3cm 处，切断十二指肠，尽可能包括十二指肠溃疡本身在内；B. 缝闭十二指肠之切端。$B_{1\sim5}$. 为 Parker-Kerr 缝合法；$B_{1\sim2}$. 示第一层浆膜肌层之 Cushing 缝线。$B_{3\sim4}$. 表示放松并抽去肠钳时抽紧 Cushing 缝线之状；注意在抽去肠钳时应将钳头略向肠腔，可以帮助肠壁内翻。$B_{5\sim6}$. 表示用原线倒转作第二道 Cushing 缝合之状；至第一道缝线之起点处与原线头打结。$B_{1\sim9}$. 为作者常用之缝衣机式缝合；B_7. 为缝衣机式缝线进行之状，B_6. 为将被肠钳压窄之肠壁剪去少许之状，B_9. 为第二层浆膜肌层之 Lembert 缝合；C. 向左继续游离胃体，结扎切断胃左动静脉；D. 在胃壁拟定的切线上夹上 Payr 钳；在切线之近端 5cm 处则夹上另一把无损伤肠钳；随即紧贴 Payr 钳之左缘切断胃小弯，一边切断一边缝闭胃近切端，内层为间断丝线的全层缝合（D_1），外层为连续的 Lembert 或 Cushlug 缝合（D_2），自小弯边缘开始，至距大弯约 6cm 为止。注意缝线之最后一针暂勿剪去，可作为吻合口边缘的标志。胃的远端部分和十二指肠第一段此时即可切断后移出手术野，也可以留待胃空肠吻合后唇的外层缝线缝好后再切除

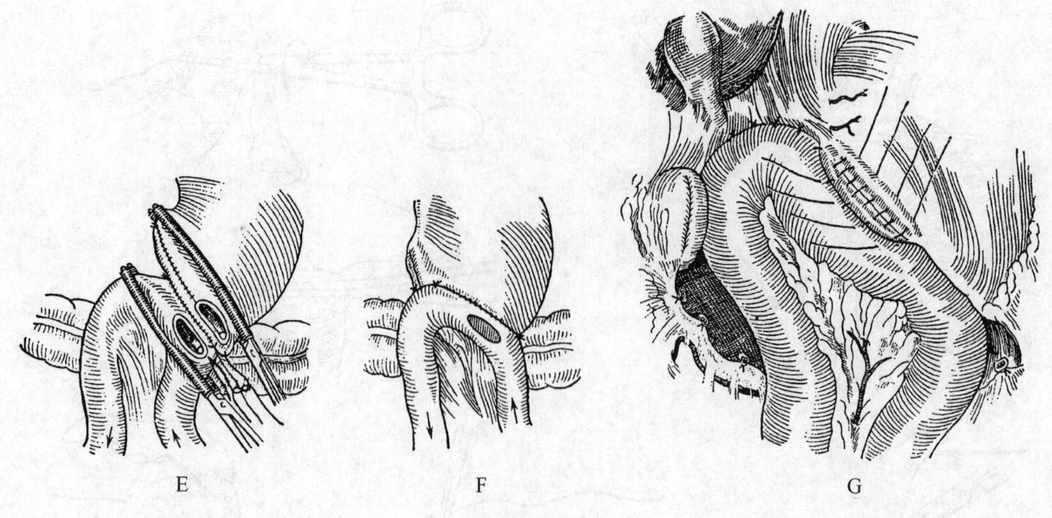

图 4-42（续）

E. 翻起横结肠系膜，在其根部左侧找到空肠起始部，选择距起始部约 20cm 的一段空肠，在横结肠前提上靠拢到胃的残端部分，以便胃空肠之吻合。吻合可采用顺蠕动式，即空肠之近端对大弯，远端对小弯；F. 先缝合后唇的外层浆膜肌层，自大弯起至超过小弯侧所留下的一针切端缝闭线的 1cm 处为止。此时如胃体尚未被切除，就把它切除；然后再作内层的全层连续缝合。图为吻合完毕之状，吻合口直径应有 2 横指宽；G. 吻合口缝合完毕后，即可移去夹在近侧胃壁上的肠钳。为免输出袢在小弯处可能因锐角的屈曲引起梗阻，可将输出袢固定在胃小弯的缝闭线和肝胃韧带或后腹膜上

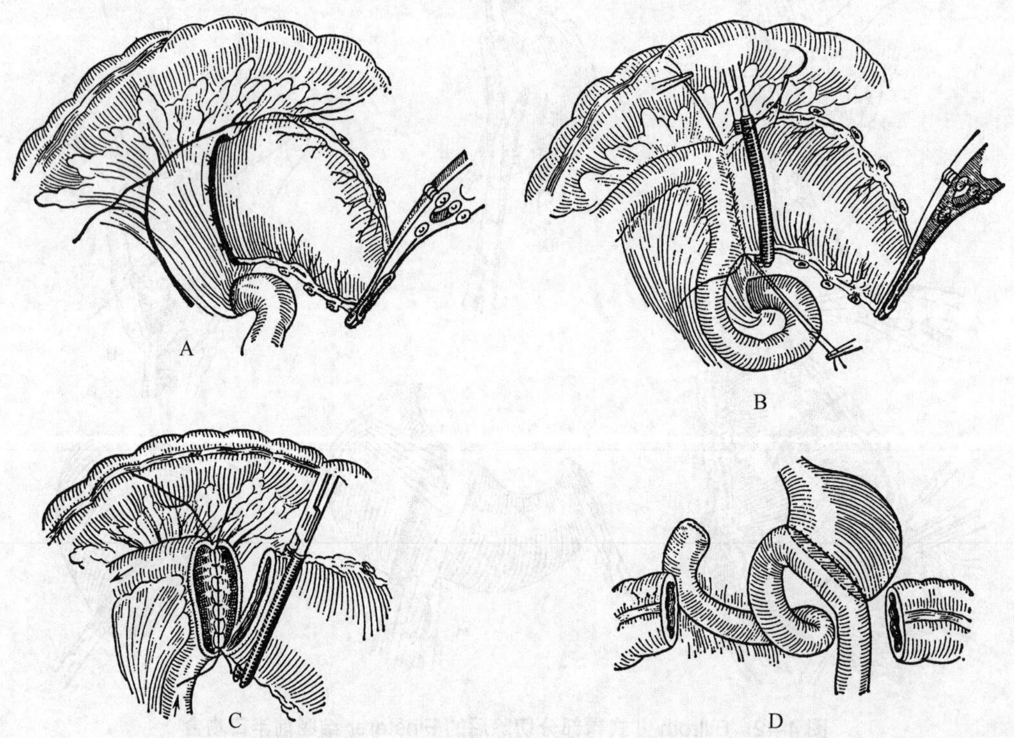

图 4-43　Billroth Ⅱ式胃部分切除后之 Polya 结肠后全口吻合

A. 横结肠提出腹腔上翻后，在结肠中动脉左侧无血管区的横结肠系膜上作一纵行切孔，并将十二指肠切端连同胃体自切孔中尽量拖出至横结肠下，随即用间断缝线将胃壁固定在系膜切孔之边缘上。注意胃拖出时小弯是对系膜根部，大弯是对结肠袢；胃后壁是固定在切孔左缘，前壁固定在切孔右缘；B. 在胃壁与系膜切孔之缝固线远端约 3cm 处夹一把肠钳，钳头对小弯，钳柄对大弯。然后找到空肠起始部后选择一段空肠（一般距起始部约 15cm）按逆蠕动式吻合到胃壁上。注意最先缝合者是后唇的（胃前壁上的）浆膜肌层缝合，缝合线距胃壁上的肠钳约 1cm，并应在肠钳的近侧端；C. 后唇的外层缝好后，即可沿肠钳切断胃体并除去标本，随即进行吻合口的其他各层缝合；D. 为结肠后 Polya 式吻合之模式

将胃前壁与空肠袢之浆膜肌层缝合；然后再沿肠钳之近侧面完全切断胃壁（距后唇之浆膜肌层缝合线约 1cm），随即再进行吻合口后唇的全层缝合，至转角处再改用 Connell 法内翻缝合吻合口之前唇。注意缝合时的吻合口后唇，其实是胃前壁，而吻合时的前唇是胃后壁。详细的操作法同于一般的胃空肠吻合法。

10）吻合完毕后将横结肠复位，逐层缝合腹壁，不需要引流。

（3）胃大部切除后的代胃术：鉴于 Billroth Ⅱ式术后发生并发症的机会较多，有些学者在胃大部切除后不可能直接行胃十二指肠吻合的情况下，可以考虑行代胃手术。特别是继 Billroth Ⅱ式术后已经发生严重并发症的病例，经保守疗法无效者，有行代胃手术的适应证。

【Henley 空肠代胃术】 手术步骤见图 4-44。

1）~7）同 Billroth Ⅰ式。

8）在胃与十二指肠之第一部已充分游离、十二指肠已经切断以后，十二指肠残端可暂时夹住后放置一旁。胃体也暂不切去。

此时助手将横结肠向上提起，由术者找出空肠上段，并小心切下一段带蒂空肠。切下的空肠袢一般约距 Treitz 韧带 30cm，肠袢本身长约 15~20cm，其肠系膜也需切断到根部，整个切下的带蒂空肠段呈扇形，但必须注意勿损伤它的血运联系。

该切下的带蒂空肠段可以通过横结肠系膜上的无血管区戳孔、翻到横结肠上面以备吻合，惟须注意其蒂中的血管不发生扭转，也不致在横结肠系膜之戳孔中发生绞窄。横结肠系膜下已经切去一段肠管后留下的两个空肠断端，则可先行端 - 端吻合。

9）翻到横结肠上面的空肠袢，可依顺蠕动方向先行空肠 - 十二指肠端 - 端吻合，然后再行胃 - 空肠吻合。在行胃 - 空肠吻合时，可等到空肠与胃后壁的浆膜肌层缝合以后，再切开胃后壁行吻合口后唇的全层缝合；至后唇缝合完成以后再切除胃体，最后再完成前唇的吻合，较为方便。移植的空肠袢，可以适当地用几针间断缝合固定在肝胃韧带或后腹膜上。

【Moroney 结肠代胃术】 手术过程见图 4-45。

1）以上腹部横切口或肋缘下的倒 V 形切口暴露较佳。

2）~6）同 Billroth 术式，切除足够部分的胃壁，包括幽门窦与十二指肠第一部。

7）切下一段带蒂的横结肠，长约 12~15cm，蒂中应包括完整的结肠中动脉。将切下的带蒂横结肠段向上翻，使与胃残端及十二指肠残端相吻合；注意移植结肠袢之蠕动方向是与胃、十二指肠相反，且蒂部之血管不致发生扭转。吻合方法与空肠移植相同。

8）将切除一段结肠段后留下的两个结肠断端予以端 - 端吻合；如感张力过大，可适当地游离横结肠的肝曲或脾曲，以解除张力。横结肠系膜上的缺损也需予以缝合。

【附】胃大部切除术后的并发症

胃大部切除术对溃疡病的疗效，总的来说可称满意。据统计，80%~85% 的溃疡病患者在手术后症状消失，饮食正常，体重增加，能恢复原来的劳动；10%~15% 的患者术后症状改善或基本消失，饮食尚需适当控制，能从事一般的轻体力劳动；而术后因发生某种并发症致不能恢复正常生活和从事一般的劳动者约占 5%~10%。住院死亡率通常约 1%~2%。急诊手术与择期手术的手术死亡率也不相同，因溃疡病急性并发症行急诊胃大部切除者手术死亡率可高达 10%，而择期手术死亡率在 0.3%~0.6% 左右。

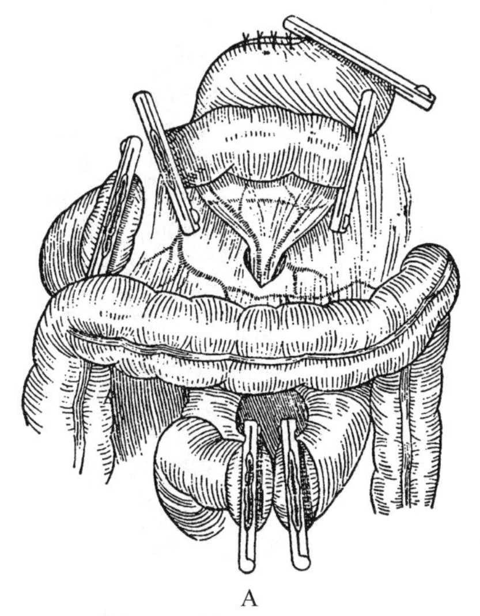

A

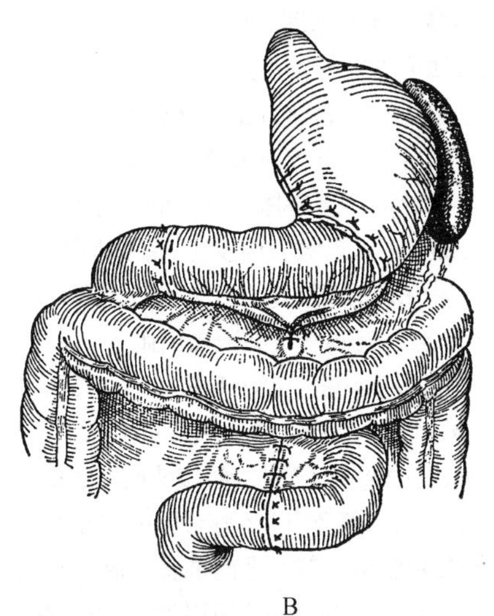

B

图 4-44　胃大部切除后之空肠代胃术（Henley 法）

A. 示十二指肠已切断，十二指肠切端和胃切端上的钳子仍暂置不动。继在距空肠起始部约 30cm 切下一段带蒂的空肠袢，通过横结肠系膜的切孔中提到横结肠之上，注意肠袢提上时应不使系膜血管发生扭转；B. 示胃 - 空肠，十二指肠 - 空肠，和空肠 - 空肠吻合完毕后之情况

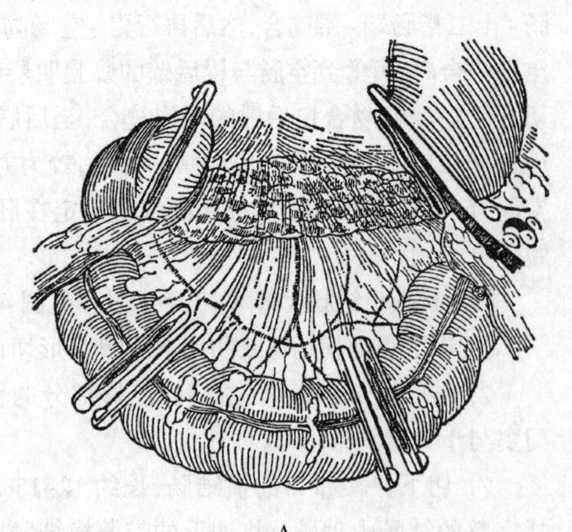
A

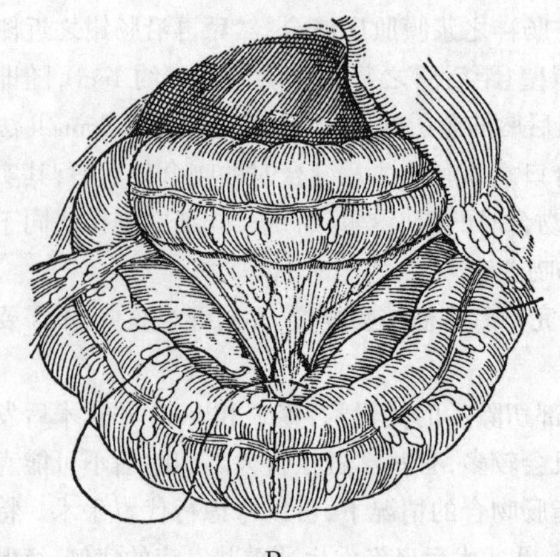
B

图 4-45 胃大部切除后之横结肠代胃术(Moronoy 法)

A. 将大网膜自横结肠之中段肠壁上切除一部分,并将该段横结肠切断约 15cm,保留其结肠中动脉之完整性。胃体大部分及十二指肠第一段则已经切除;B. 带蒂之横结肠上翻后,其两切端分别与胃切端和十二指肠切端吻合。注意勿使结肠中动脉有扭转;结肠近端应对十二指肠切端,远端则对胃切端(逆蠕动)。结肠本身之二切端则予端-端吻合,其系膜裂孔也应适当缝闭

04

胃大部切除术对溃疡病虽有很好的疗效,但手术本身也可能引起一些严重的或危险的并发症。这些并发症除一般性的手术并发症外,大都由胃大部切除及胃肠吻合后形成的解剖生理紊乱所引起;它们可以在手术后不久或间隔一段长时间后才发生症状,可以在一定程度上或者相当严重地影响到术后的疗效和患者的康复。兹将胃切除术后可能发生的重要并发症分述如下。

1. 胃出血 胃大部切除术后常有出血现象。术后腹腔内出血很少发生,主要与手术时血管结扎或止血不严密有关,而胃腔内出血则较为常见。胃腔内出血多数是胃切端的渗血,常于术后自胃肠减压管中见有少量鲜血流出,一般在 24~48 小时内即逐渐停止。少数病例是因切端或吻合口有黏膜下的小血管未结扎或内圈的全层缝合不够紧密所致,在胃部分切除时如单纯用肠钳钳夹而未行黏膜下血管个别结扎者,尤易于术后发生此种出血。这种出血多在手术当天出现,甚至在术后不久患者尚未离手术室即见有鲜血自胃管中流出,严重者可致迅速休克导致病情恶化。出血也可为继发性的,即在手术后数天内发生;是多因手术时结扎或缝合过紧、致组织坏死而结扎线过早脱落所致,或为胃减压管之吸力过大、致伤及吻合口黏膜而出血。

较严重的早期出血需要果断地再次开腹探查,重行拆开吻合口的前壁以检查出血点之所在,并予以缝贯结扎。如为切端边缘之一般渗血,可加缝一道连续缝线以使更好地止血。继发性出血多不十分严重,大都经非手术疗法即可自行止血。

2. 腹膜炎和十二指肠瘘 若手术前准备不恰当,而手术时腹腔沾染又过于严重,特别手术野因有渗血而致在膈下形成血肿时,则术后有时可发生局限性腹膜炎,形成腹腔脓肿或膈下脓肿。若胃肠吻合时缝合不够紧密,吻合处张力过大或组织愈合不良,可致吻合口瘘,轻则形成局部脓肿,重则可因弥漫性腹膜炎而死亡。最严重的是十二指肠瘘,此在 Billroth Ⅰ式多因吻合口张力过大,在 Billroth Ⅱ式则因十二指肠切端瘢痕过多而致缝合困难,或因术后有输入空肠袢梗阻现象,致十二指肠内之压力过高,均可致十二指肠残端破裂而形成肠瘘。目前 Billroth Ⅱ式术后十二指肠残端瘘的发生率在 1%~4%,死亡率在 10% 左右。

单纯的腹腔脓肿应及时予以引流,胃肠吻合处的瘘孔也多能修补成功。惟十二指肠瘘最为严重,不但因大量肠液之丢失而致病情危重,且修补也不易成功,因该处组织往往因炎症、水肿而不耐缝合。预防的措施,除在缝闭十二指肠残端时注意操作正确、缝合严密而没有遗漏外,对瘢痕过多或水肿严重致缝合不可靠者,宁可在十二指肠残端作人工造瘘,较为安全(图 4-46)。如发现已有肠瘘形成时可尽

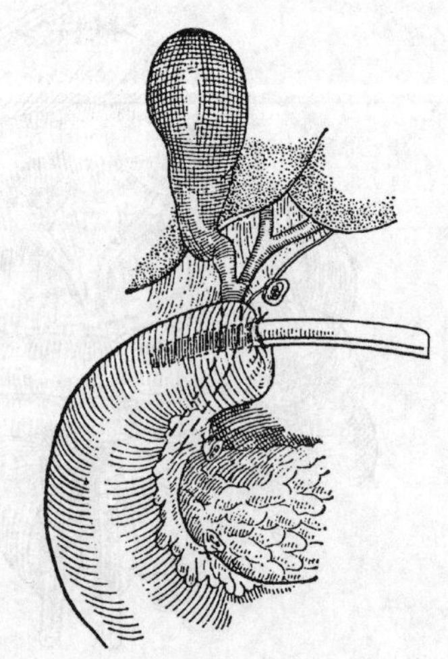

图 4-46 十二指肠切端之造瘘术

十二指肠残端缝闭不可靠者,宁可以 18 号导尿管插入十二指肠残端中造瘘。导管用肠线缝住在十二指肠壁上,在腹壁之另一戳孔中引出。约二星期后可拔除导管,所余瘘管在数天内可自行愈合

早试行一次手术修补，以期瘘孔得以缝闭；但如肠瘘再度发生时，则一般有二法可循：①对较小的瘘管可用保守疗法：禁止口服食物，同时不断地将漏出的肠液吸出以控制感染，以期瘘孔能自行闭合，或者形成一个外瘘，留待以后再任处理。②对瘘口较大者需考虑更积极的办法，应用Y式吻合法将空肠的远切端套缝在整个十二指肠残端的外面，常能获得成功（参阅“十二指肠的瘘管”）。

3. 重要器官的损伤　若十二指肠溃疡周围因炎症或瘢痕过多，致该处的正常解剖关系失常，胆总管、肝动脉、门静脉、胰管或结肠中动脉等重要组织不易识别时，则手术中上可能受到意外损伤，造成梗阻性黄疸、肝坏死、胰腺急性出血性坏死，横结肠坏死及并发的弥漫性腹膜炎等极严重的后果，或遗留胆管狭窄、胆瘘、肠瘘等处理困难的并发症。

对于这类溃疡切除有困难的病例，为避免在手术时发生意外损伤，可以采用两种不同的方法处理。一种是坚决设法切除溃疡，例如Marshall主张在游离十二指肠第一部及切除溃疡前，先自肝十二指肠韧带中找出胆总管，并切开胆总管插入导管直入十二指肠，如此即可在切除溃疡时不致伤及胆总管（图4-47）。

另一种方法是将胃肠道在溃疡近侧缘切断，旷置溃疡，避免在溃疡瘢痕中进行解剖。如早在1932年Bancroft所主张的，在胃幽门前切断，并将胃窦部的黏膜剔出后再缝闭切端，则不仅切端可愈合良好，且术后并发胃空肠吻合口溃疡之机会也可大为减少（图4-48），因胃窦部黏膜的剔除，可以消除促胃液素分泌，进一步减少残胃的酸分泌量。

Nissen则主张十二指肠在溃疡近侧缘切断后将带有溃疡的切端作包埋缝合：先将十二指肠残端之前壁与后壁溃疡之远侧边缘作缝合，使肠道在溃疡之外完全封闭，再将十二指肠前壁与溃疡近侧边缘缝合，使溃疡被十二指肠壁所覆盖，然后再用大网膜将此残端的缝线适当覆盖（图4-49）。

当溃疡已与周围器官有致密粘连而致切除困难时，

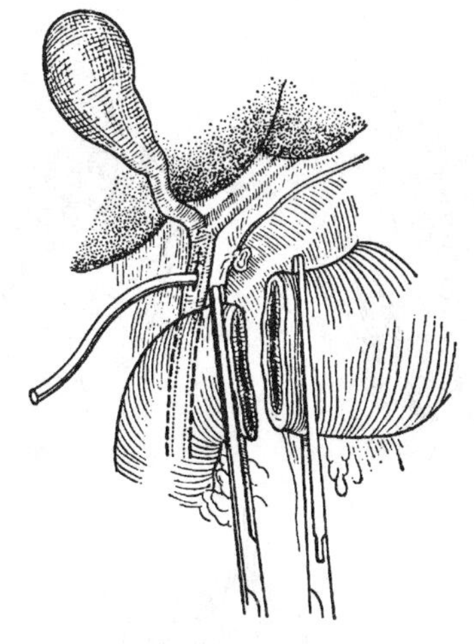

图4-47　预先切开胆总管放置引流管，以免切断十二指肠时受到损伤（Marshall法）

Bancroft的幽门窦黏膜剔除法颇属有效；它既不像Finsterer溃疡单纯隔出术，在术后仍有疼痛或穿孔出血之可能，特别是术后好发胃肠吻合口溃疡，又不像Marshall法需作胆总管之切开插管；且Bancroft法本身又极安全可靠，为处理不易切除的十二指肠前壁溃疡的首选术式。而Nissen法操作上较Bancroft的幽门黏膜剔除术更为简便，特别适用于十二指肠后壁的胼胝性溃疡，凡十二指肠后壁和溃疡已与胰腺粘结成一块的病例，均可应用此法处理；两法各有其适用的场合，外科医师可以酌情应用。

4. 胃大部切除后的梗阻现象　胃大部切除后应用Billroth Ⅰ式吻合者，梗阻的机会较少，仅偶尔发生吻合口梗阻；但如用Ⅱ式吻合，则各种梗阻的机会就较多，兹分论如下。

(1) 吻合口的梗阻：手术时吻合口过小，缝合时胃肠壁内翻过多，或吻合口黏膜发生炎性反应和水肿，均为吻合口发生梗阻的原因。前两种原因所造成的梗阻为持续性的，不能自趋好转，需要再次手术以扩大吻合口；黏膜水肿所造

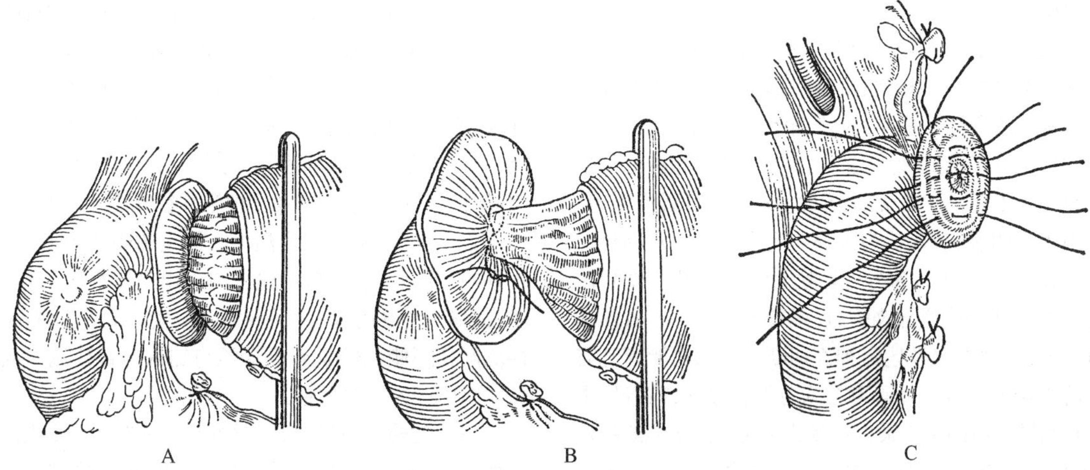

图4-48　十二指肠溃疡旷置后之Bancroft处置法

A. 在幽门前环形切开浆膜肌层，剔出黏膜管；B. 将黏膜管予以缝闭切除；C. 缝合残端的浆膜肌层管

04

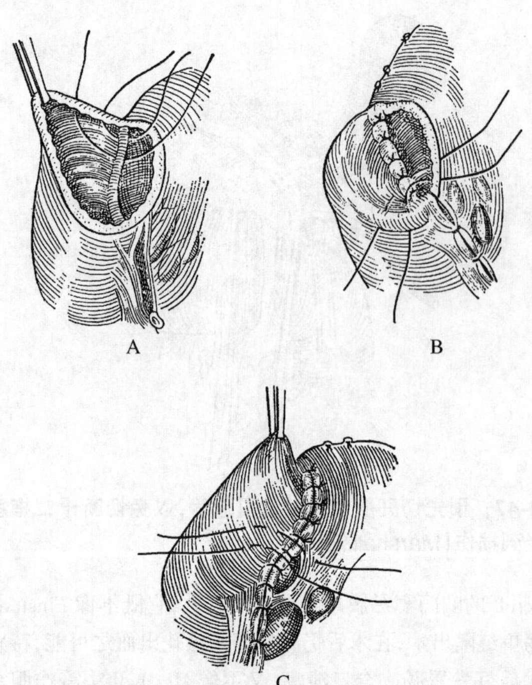

图 4-49　十二指肠溃疡旷置后之 Nissen 处理法

A. 在溃疡近端切断肠管。先将十二指肠前壁缝到后壁溃疡的远侧边缘上;B. 上述缝线已结扎,再将溃疡之近侧边缘缝到十二指肠前壁的浆膜肌层面上;C. 第二道缝线结扎后,十二指肠前壁浆膜即贴在溃疡上。必要时可加缝一道 Lembert 缝合

成的梗阻则为暂时性的,经过适当的非手术疗法常可自行消失。但两者之鉴别常有困难,一般如手术时技术操作上无问题,则水肿性的梗阻可能性较大,应暂时停止进食,放置胃管减压,并经静脉注射液体以维持水与电解质平衡及补充营养,或者通过多次输血或输注白蛋白以增加血浆蛋白量,往往梗阻现象于数日内即可改善。如术后经 2 周以上的上述积极非手术治疗后仍有食后腹胀和呕吐现象,应即考虑胃镜或 X 线钡餐检查,若怀疑吻合口存在器质性梗阻,则予及时手术治疗。

(2) 术后胃功能性排空障碍:又称术后胃瘫综合征,是一种手术后的非机械性梗阻,以残胃排空障碍为主要征象的胃动力紊乱综合征。是胃大部切除术后早期常见的并发症之一,尤其常见于胃空肠吻合术后,有报道迷走神经切断术加胃肠吻合术后约 15% 的患者发生胃功能性排空障碍。发病原因尚不明确,有人认为发病与吻合口水肿及吻合口周围炎症有关;也有人认为与胃切除术后,位于胃大弯胃体中部的起搏点部分或全部丧失,使残胃不能产生有效的基础电节律和收缩波,以及迷走神经切断后胃的功能紊乱有关。术后胃功能性排空障碍可分为急性和慢性,前者发生在术后开始进食后的 1~2 天内或饮食由流质向半流质过渡时,后者可发生在术后数周、数月,甚至数年。临床表现为进食后出现上腹部胀满、膨隆并有恶心呕吐等症状,吐出物为所进食物,有时混有胆汁,吐后症状消失,经 X 线钡餐造影虽可见钡剂不能通过吻合口,但胃镜检查吻合口无明显梗阻。

国内有学者提出术后胃功能性排空障碍的诊断标准为:①经一项或多项检查提示无胃流出道机械性梗阻,但有胃潴留,尤其是固体食物;②胃引流量超过 800ml/d,并且持续时间超过 10 天;③无明显水、电解质和酸碱失衡;④无引起胃瘫的基础病变,如糖尿病、甲状腺功能减退等;⑤无应用影响平滑肌收缩的药物。显而易见,该标准并不完善。术后胃功能性排空障碍的诊断除临床表现外,影像学检查提示胃排空障碍而胃镜检查发现吻合口通畅为主要依据。

术后胃功能性排空障碍诊断确立后应首先予非手术治疗。主要包括禁食和胃肠减压,保持水、电解质和酸碱平衡,胃肠外营养支持治疗,促进胃肠道动力药物如甲氧氯普胺、多潘立酮、红霉素等,必要时可通过胃镜将喂养导管送入空肠上端行肠内营养支持。大多数患者经上述治疗后多可在 2~3 周内恢复,但长者可达两个月。由于术后胃功能性排空障碍的手术治疗不但难以奏效,而且会延长胃功能的恢复时间,因此一旦诊断明确后,必须耐心保守治疗,不能贸然手术。一般认为如经保守治疗 4 周以上仍不见好转,而又无法排除机械性梗阻时,可考虑剖腹探查。术中若发现有梗阻因素可予解除,同时可予空肠放置喂养管行肠内营养。

(3) 输入空肠袢的梗阻:在 Billroth Ⅱ式术后,作逆蠕动吻合时如输入空肠袢在吻合口处形成锐角(图 4-50,A),或顺蠕动吻合时输入袢过长发生曲折,则近端空肠内的胆液、胰液及肠液等不易排出,将在空肠内发生滞留而形成梗阻。一般输入空肠袢过长超过 45~60cm 时,食物进入输入空肠袢后就不易排出,发生相似的症状,是即所谓“输入袢综合征”(图 4-50,B)。偶尔,下垂的横结肠也可以压迫较短的输入空肠袢,使后者通过不畅。

有上述情况者,患者常于进食后感觉上腹部发胀,轻则有反胃现象,吐出少量苦味液体,重则发生恶心呕吐,吐出物为胆液,一般不含食物。有时可以吐出大量胆液,吐出后即症状减轻,感觉舒适。这是因为输入空肠袢中有大量液体积滞时,引起的强力蠕动能暂时克服梗阻,而大量液体一旦倾入小容积的胃内,自将发生反胃及呕吐现象。这种情况应与吻合口梗阻相鉴别,其特点为呕吐物含胆液而无食物,在 X 线透视检查时可见钡剂顺利通过吻合口进入输出空肠袢。轻度的输入空肠袢梗阻往往在手术后数星期内症状能逐渐减轻,渐至完全消失。严重的需要再次手术以矫正梗阻:或者在吻合口的输入与输出空肠袢之间作一成形术,使输入袢在吻合口处不致再成锐角;或者在输入与输出袢之间作一侧 - 侧吻合,使胆液自输入袢直接流入输出袢;而尤以后法为简便可靠。

另一类输入空肠袢梗阻情况较为严重,其梗阻已为绞窄性,多发生于胃部分切除术后作结肠前空肠近端对胃小弯吻合的病例,特别是吻合口距 Treitz 韧带过近者。这样的吻合可使空肠袢部分扭转,肠系膜牵拉过紧,形成一条韧

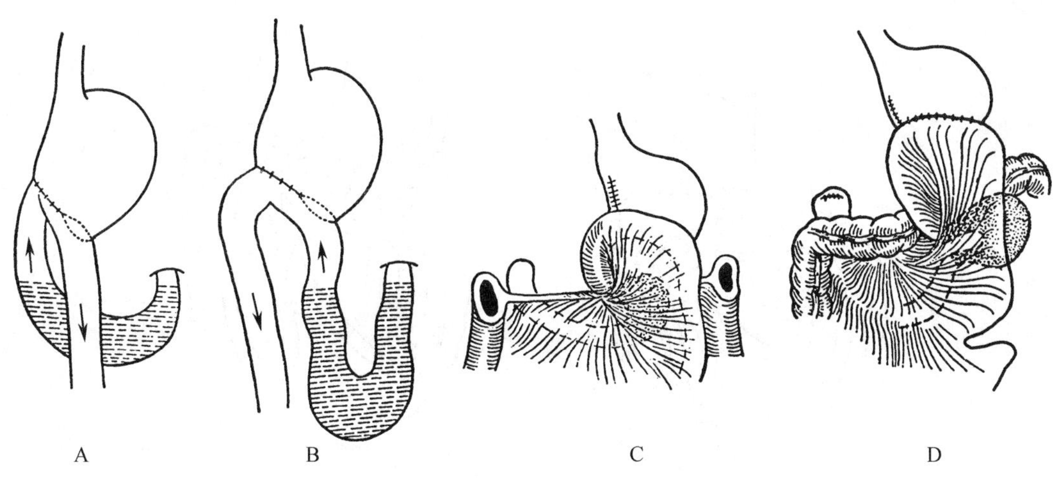

图 4-50 输入空肠袢发生梗阻的几种原因

单纯性梗阻：A. 逆蠕动吻合时，输入袢在吻合口处形成锐角；B. 输入袢过长时，食物进入输入袢后不易排出，发生滞留。绞窄性梗阻；C. 输入袢过短时，空肠系膜牵拉过紧压迫输入空肠袢；D. 逆蠕动吻合后输入袢可进入空肠与横结肠之间的孔隙形成内疝

带压迫输入袢，使被压迫的一段十二指肠和空肠成为两端闭合的肠袢，肠腔内的液体积滞，压力增高，不但肠内容物的转运发生梗阻，且可影响肠壁的血运，发生穿孔或坏死（图 4-50，C）。有时过长的空肠输入袢又可穿过空肠系膜与横结肠系膜之间的孔隙，形成内疝，也可能发生绞窄（图 4-50，D）。

上述绞窄性的输入空肠袢梗阻在手术后任何时间都可发生。如梗阻完全，则主要症状为上腹部剧烈疼痛，频繁呕吐，但吐出物不含胆汁，并在上腹部可能触及肿块（膨胀的肠袢），诊断不难确定。必要时可作血清淀粉酶测定和 X 线钡餐检查，都有一定的诊断价值。输入袢的绞窄性梗阻能致十二指肠内压升高和胰液反流，故其血清淀粉酶常有升高。X 线检查在输入袢梗阻时将见残胃有明显扩张，可触及的肿块有明显压痛。治疗为早期手术探查：肠系膜牵拉过紧所致的输入袢被压可设法予以解除，或作输出、入空肠袢之间的侧 - 侧吻合；输入袢的内疝应予以复位，如空肠袢已坏死，则需切除坏死肠袢，在输入袢之近切端与输出袢之间作 Y 形吻合。预防方法为手术时避免输入空肠袢过长或过紧，空肠与横结肠及其系膜间的孔隙应予闭合。一般认为，最可靠莫如在胃大部切除后采用顺蠕动胃肠吻合，将输入空肠袢对胃大弯，输出袢对胃小弯，即可大大减少空肠输入袢发生绞窄性梗阻的机会。

（4）输出空肠袢的梗阻：输出空肠袢的梗阻多为大网膜炎性肿块压迫，或肠袢粘连成锐角所致。在结肠后胃空肠吻合时，如横结肠系膜上的开孔未能固定在吻合口近端的胃壁上，反而过紧地困束着空肠袢，也可造成梗阻。临床表现主要也是呕吐，吐出物为食物及胆汁。其确诊须借助 X 线钡餐检查，以显示梗阻的部位。如经胃减压等保守疗法而梗阻症状仍不能减轻时，即需行手术治疗以解除梗阻。

偶尔，输出空肠袢也可形成内疝而致有绞窄性梗阻。无论结肠前或后的胃空肠吻合术，在吻合口的后面都形成了一个新的空隙，除非手术时予以适当缝闭，否则小段或大段肠袢（可为高位的空肠袢，亦可为低位的回肠袢）就有可能逐渐进入此空隙形成内疝。肠袢疝入的方向大多自右向左，也可自左向右（图 4-51）。疝入的时间一般在术后 1~2 周内，也可迟至数月或数年后才发生；而发生的症状多数是急性的，但也可能是亚急性甚至是慢性的。由于患者仅有肠梗阻的一般症状而不一定有明显的腹肌强直，故其诊断可能不够及时，以致可造成大段肠袢的坏死。其在胃空肠吻合后的发生率约为 0.5%~1%。外科医师应该注意的是：①像任何人工造成的腹内空隙一样，胃空肠吻合后所形成的空隙都应该随即予以缝闭，以防止发生内疝；②曾经做过胃部分切除或胃空肠吻合后的患者，一旦发生了高位肠梗阻的症状，不论为急性或亚急性，不论发生在住院期内或出院若干年月后，都应该考虑到有内疝的可能；③如诊断一时不能肯定，宁可早作剖腹探查；若开腹后对病变性质一时辨认不清，应考虑到有这种内疝的可能，并追踪检查肠袢的分布情况。

（5）Roux-Y 滞留综合征：是指在 Roux-en-Y 胃空肠吻合术后出现的一组临床症状，主要表现为进餐后，特别是进食固体食物后，发生上腹部疼痛、恶心、呕吐食物，重者可引起食欲减退、体重减轻、营养不良，甚至形成胃肠石。其发生率在 10%~50% 之间，女性多于男性。胃空肠 Roux-Y 吻合术后的发生率高于食管空肠 Roux-Y 术后。

本综合征的发病机制尚不明确。Britton 等用 ^{99m}Tc 测定 Roux-Y 术后残胃排空状况，发现进食流质饮食后，残胃排空大多在正常范围，进食固体食物后，残胃排空显著延缓，因而认为残胃对固体食物的排空延缓是引起本综合征的原因之一。也有学者提出所谓的“异位起步电位”学说，他通过动物实验发现胃空肠 Roux-Y 吻合术后，于 Roux-Y 空肠袢产生异位起步电位，并导致该肠段逆蠕动，而引起胃排空延缓。并认为本病继发于 Roux-Y 空肠袢的蠕动功能

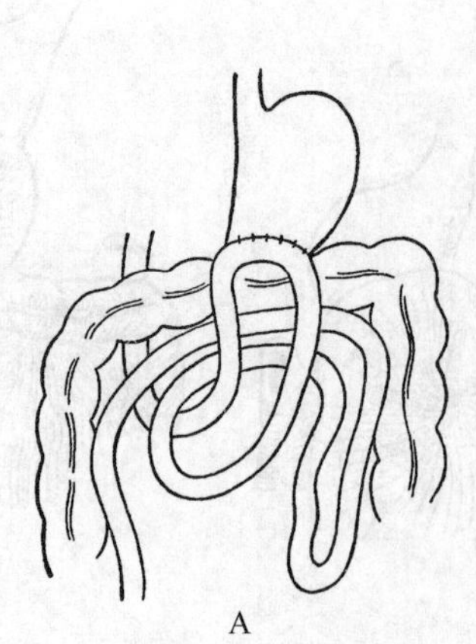

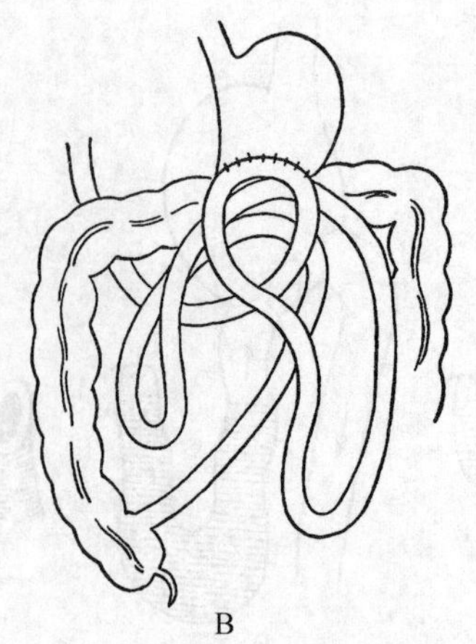

图 4-51　胃空肠吻合后因肠袢发生内疝而引起的绞窄性肠梗阻

A. 空肠袢自右向左疝入吻合口后面的间隙中引起肠梗阻；B. 肠袢自左向右疝入吻合口后面的间隙引起肠梗阻

紊乱，使该肠袢形成了一个功能性的梗阻部位。本病的诊断首先应排除术后其他原因引起的机械性梗阻。若 Roux-Y 胃空肠吻合术后的患者，出现餐后上腹部疼痛、恶心呕吐等，应考虑本病的可能，X 线钡餐造影检查、胃镜及消化道核素检查有助于诊断的确立。

Roux-Y 滞留综合征予胃肠道动力药物治疗的效果并不理想。若患者症状严重、体重减轻明显及存在营养不良等情况，应考虑手术治疗。多数学者主张行近全胃切除术，仅保留容量为 50~75ml 的小残胃，然后再行 Roux-en-Y 胃空肠端 - 侧吻合术，Roux-Y 空肠袢不宜过长，以 40cm 为宜。

(6) 横结肠的梗阻：此种现象都发生在结肠前胃空肠吻合术后，主要是因吻合口距 Treitz 韧带太近，输入空肠袢拉得太紧，致引起横结肠的受压。有时因大网膜过于肥厚，蜷缩的大网膜也可压迫横结肠。临床表现多有腹胀、便闭，偶有呕吐等结肠慢性梗阻现象，有时也能在上腹部扪得一肿块。如开腹探查确定有上述情况，应将蜷缩的大网膜予以切除，往往即可解除横结肠的梗阻现象。

(7) 空肠胃的逆行套叠：胃部分切除及胃空肠吻合后，偶尔可以发生空肠胃的逆行套叠，套入胃内者可以是输入空肠袢，也可以是输出空肠袢，或者输入及输出袢同时自吻合口套入胃内。这种情况虽属罕见，但据 Adams 的综合报道，认为这种情况较多见于女性，可发生在术后 6 天至 16 年内，临床上最常见的表现为急性肠梗阻或似出血性的溃疡病。

Adams 描述有两种临床类型：

1) 急性套叠：患者常感上腹部有突发的绞痛和反复的呕吐，体检时可见上腹部有蠕动波自左向右，并可在上腹部扪得肿块。此种套叠虽常被误诊为急性肠梗阻，但由于迅速的手术治疗，患者的预后常属良好。有时患者除腹痛外常呕吐血性液体甚至全血，此时往往被误诊为溃疡病出血，结果常因采用内科疗法而延误了手术时机，致死亡率大为增加。Shackmap 报道 15 例患者在 48 小时内手术者完全恢复，另有 10 例在 48 小时后手术者死亡率即高达 50%。

2) 慢性套叠：多在手术后隔了很久才表现为上腹部不适，阵发性绞痛及间断性呕吐。正确的诊断有赖于 X 线检查，套入的肠袢将造成胃内显著的充盈缺损。

总之，空肠胃套叠虽属罕见，但确为胃空肠吻合后可能发生的一种并发症。如在术后患者有呕血或急性梗阻现象时，应即考虑到有此种套叠可能；上腹部肿块的扪及，和 X 线的钡餐透视，均有助于确定诊断。手术治疗除单纯复位外，应考虑切断吻合口，然后改作胃空肠之 Roux-en-Y 式吻合以恢复胃肠道的连续性。

5. 术后的倾倒综合征　倾倒综合征是胃大部切除术后比较常见的一种并发症，凡采用 Billroth Ⅱ式尤其是 Polya 胃肠全口吻合者发生的机会更多。但在 BillrothⅠ式术后也可能发生倾倒综合征，不过比例较小。由于判断倾倒综合征的标准不一，各家所报道的发生率亦相距甚远，为 5%~75% 不等。根据进食后症状发生时间的迟早，可将所谓倾倒综合征分为早期倾倒征和晚期倾倒征两类，一般学者认为此为两种表现不同、性质各异的倾倒征。这两种不同的综合征有时可同时存在，致临床表现混淆不清，其主要鉴别点如表 4-4 所示。

(1) 早期倾倒综合征：文献报道胃部分切除术后早期倾倒综合征的发生率为 10% 左右。一般都在手术后开始进半流质饮食时，在饭后 20 分钟产生症状。典型的症状为食后上腹部突感胀闷不适，并有发热、出汗、心慌、头晕、全身无力、肢体麻木、恶心、呕吐等症状，有时可伴有肠鸣、肠绞痛及剧烈的腹泻。检查时可见患者面色苍白、脉搏加速、血压稍高。上述症状多在患者直立时发生，经平卧约 30~45 分钟即可自行好转消失，而如患者在平卧位进食，则往往不发生倾倒症状。症状的发生似与食物的性质和容量有关：甜食和牛乳容易引起症状，但更重要的是食物的容量，过量的饮食往往能立即引起发作。

对于这种症状发生的原因，其说法不一。多数学者

表 4-4　早期与晚期倾倒综合征的鉴别

	早期倾倒综合征	晚期倾倒综合征
发病率	10% 左右	1%~5%
发作时期	术后不久	术后半年左右
与饮食的关系	进食后 10~20 分钟发生	进食后 2~3 小时发生
发作时持续时间	30~45 分钟	30~40 分钟
病程长短	持续不定	通常 2~5 年消失
主要症状	腹胀、腹痛、恶心呕吐、暴发性腹泻等	出汗、无力、眩晕、心悸、四肢颤抖等
诱发因素	过量饮食	糖类饮食
缓解方法	平卧休息	进食、特别是糖
加重因素	更多的食物	运动
可能的发病机制	内脏神经的机械性牵引刺激	低血糖

认为引起早期倾倒综合征的真正原因基本上可分为两类：①机械的因素：Butler 首先指出所谓倾倒综合征，除了上腹部的胀闷及恶心感可能是由于空肠过度，扩张所致以外，其余的各种症状（如心悸、出汗、脉搏快、血压高、肠蠕动亢进等）都与交感神经之过度兴奋有关。胃部分切除后胃的残部缺乏适当的固定和支持，当人体直立及饮食过量时，胃肠的韧带和系膜即遭到牵扯，因而引起了腹腔神经丛的刺激。实验证明：当胃和空肠无论因位置、重量、张力甚至手术时的直接牵引而受到刺激时，均可引起某种程度的倾倒症状，而在腹腔神经丛封闭阻滞后，症状又可消失。②渗透压的改变：大量高渗性食物进入空肠后，在短时间内可吸收更多的液体，致肠内容物的体积突然增大，而细胞外液的容量则大为减少，致使肠管膨胀，蠕动增快，引起了肠鸣、腹泻等腹部症状，同时又出现低血压现象。有学者发现给予糖水后患者都发生肠蠕动亢进及痉挛现象，但给予小苏打后又可使之缓解。他们认为碳酸氢钠既为胆液及胰液之重要组成部分，于小肠之正常消化功能自属必要：空肠输出袢中如有大量内容物积滞，不但对胃残部会引起牵引而产生血管舒缩失调现象，且会阻止强碱性的肠液不能适当地与食物相混合，致产生异常的渗透压，而促成肠蠕动和肠痉挛。

预防的方法可以是多方面的：如果可能，在胃部分切除后应尽可能争取用 Billroth Ⅰ式吻合法。即使采用 Billroth Ⅱ式，胃残留部分应适当固定，吻合口也不宜过大（一般不超过 3cm）。手术后一个时期应多餐少食，避免过甜或能引起不适的食物；食前酌服少许苏打片，也有助于防止发作。

倾倒症状已经发生以后，每次进食后平卧 10~20 分钟，一般即可控制或减轻症状。经常注意调节饮食，过一定时期后症状多能完全消失。极少数患者症状严重、持续时间又长逾 2 年以上仍不能好转者，需要考虑手术治疗。手术的方法虽种类很多，但原则上不外固定胃的残留部分以减少内脏神经的牵扯刺激，缩小吻合口以减少食物进入空肠的速度；必要时可将胃肠吻合改为 Billroth Ⅰ式，或者改行 Roux-en-Y 胃空肠吻合术，偶尔可采用以带蒂的空肠或横结肠袢移植来代替胃的切除部分，连接胃残端与十二指肠。

（2）晚期倾倒综合征：性质与早期的倾倒综合征不同，一般都发生在手术后半年左右，且多在进食后 2~3 小时发作，并经常伴有血糖下降，故又称低血糖综合征。本症的发病率较低，文献报道其发病率为 3%~5%。典型的症状多在饱食（以糖类为主）后 2~3 小时、在工作或其他活动时发生：逐渐感觉手脚发颤、四肢无力、出汗、头晕、心悸、上腹部有空虚感，严重的可能有晕倒或知觉丧失。检查时常见患者面色苍白、有显著的血压下降、尿糖增加及血糖降低现象。上述症状在稍进饮食尤其是糖类后即可完全缓解，而多餐少食尤可防止此症的发生。

临床症状均发生在患者的低血糖时期。如给此等患者作葡萄糖耐量试验，即可激起相似的症状，且症状的发生也恰好在低血糖时期（图 4-52）。然而实验也进一步证明：此葡萄糖耐量试验必须经由口服方可产生典型的发作；如葡萄糖是经由静脉注射，则既不能产生低血糖相，也不发生任何症状。事实上不少病例在术前作葡萄糖耐量试验时也会出现低血糖相，并出现颤抖、恶心、出汗等症状；此等病例于术后发生低血糖综合征的可能性自然更多，且症状也更显

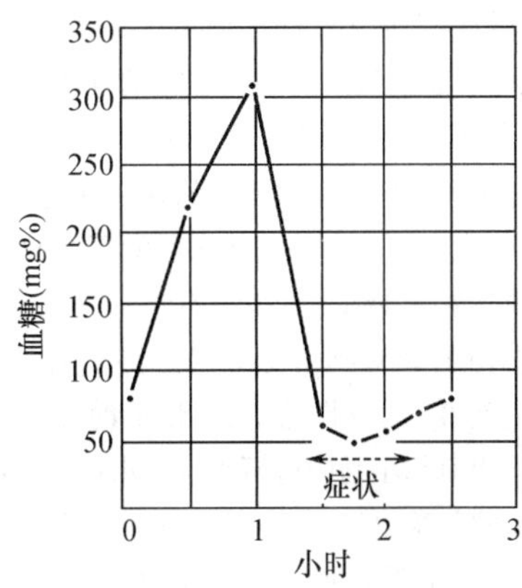

图 4-52　晚期倾倒症患者之血糖曲线图

在食后 1~2 小时内有低血糖相时，倾倒症状即可出现

著。由此可见:凡患者在术后有低血糖综合征者,其糖代谢功能大多不甚正常。当食物迅速进入空肠,葡萄糖有多量吸收时,血糖有暂时性的增高,从而刺激胰岛组织产生更多的胰岛素;此时如肝脏的糖原分解作用有暂时性的抑制(可能因门静脉血内含糖量增高之故),则终将造成血糖过低的情况,并导致肾上腺分泌过多而出现相应的症状。

6. 腹泻、消瘦和贫血 正常人在一般饮食下每天从大便中排出的脂肪约有 2~3g,但临床观察发现,在胃大部切除后即使患者并无明显不适,其大便中的脂肪排出量在 Billroth Ⅰ式吻合后常增高到每天 7~8g,在Ⅱ式吻合后甚至可高达 18g。所以有这种情况发生,其原因可能是多方面的:①Billroth Ⅱ式吻合后由于十二指肠的旷置,食物不能再刺激十二指肠黏膜,因而胰液的分泌(包括脂肪酶)逐渐减少;②Billroth Ⅱ式吻合后十二指肠和输入空肠袢已成为一个盲袢,肠腔内可能发生感染而影响胰酶的作用;③Ⅱ式吻合时如输入袢过长(超过 45~60cm),胆汁和胰液将积滞在输入袢中,而致食物不能和胰液相混合。有这种情况者不一定就有脂性腹泻,但在某些患者耐受性较差者,就可能导致腹泻和脂性下痢。

作者认为发生腹泻的原因以最后一种情况最为重要。不少患者在手术后的几个月或 1~2 年内情况完全正常,但随着时间的推移,过长的输入袢可以逐渐扩张到 150~300ml 容积,致食物不能与积滞其中的胰液相混合而有很好的消化、吸收,患者将因腹泻而致体重减轻,精力减退。上述情况不同于一般的"输入袢综合征",因为这种患者在食后一般并无明显的不适感,胆汁性呕吐也属罕见。大概囊状扩张的空肠输入袢已发生了惰性,所以不会再蠕动增强、引起呕吐。

对于此种并发症,最好的预防方法当然在于避免做 Billroth Ⅱ式吻合,必须做Ⅱ式吻合者应该避免输入袢过长。事实上,作结肠前吻合时只要输入袢并不过短,以致引起横结肠的压迫即为合适,其长度一般在 10~15cm 之间。一旦患者已有消耗性腹泻症状产生,则通过大便检查和钡餐造影大多能明确其病因;而将过长而扩张的输入袢切除并重建消化道的联系后,腹泻往往就能逐渐改善。

除上述的腹泻所引起的消瘦以外,有时单纯的消化和吸收不良也可引起消瘦。由于胃是容纳食物并进行机械的和化学的消化场所,食物因胃的运动而与酸性的胃液混成食糜,其蛋白质也在酸性基质中经胃蛋白酶进行消化,食物中的铁质也在胃内转变为亚铁状态以便于吸收。胃部分切除以后:①胃容积有减少,致食物不能充分混合;②胃的神经分布受到障碍,影响到消化液的分泌;③内因子的分泌减少,致维生素 B_{12} 的吸收也受影响;④食糜自半胃中迅速进入肠道,可能引起小肠的运行加速,同时因胃酸缺乏的结果,胰消化酶的分泌也较少,从而影响到食物在小肠中的消化与吸收。故不论手术如何成功,在胃部分切除后因解剖和功能上的改变,都有可能引起消化、吸收方面的障碍,造成患者的消瘦和贫血现象。

消瘦或体重减轻除了由于消化和吸收功能的减退以外,很多情况还可能是因食物的热量不足所致。因手术后胃容量减小,略多的饮食便可能引起胃部不适,患者常不愿多吃,因而患者实际上是经常处于半饥饿状态。临床上患者如有消化和吸收功能障碍者常有大便次数增多,大便内含有未消化的脂肪和肌肉纤维的现象,而单纯由于进食量不足者常无上述症状。处理上应根据其原因,注意调节饮食,既需有足够的热量与营养,也需少食多餐,精食细嚼,讲究饮食的方法。

贫血多数是缺铁性贫血(小细胞低色素性贫血)。缺铁性贫血之所以发生,一般主要是因:①食物中缺乏铁质,②铁质在小肠上部之吸收有障碍,③机体需要更多的铁质如生长、妊娠、哺乳、月经等;故这种贫血常见于女性患者。这种缺铁性贫血一般多不严重,很少达到产生症状的程度。治疗的方法为口服铁剂,如因吸收困难而疗效不显著,可以经由肌内注射右旋糖酐铁。

极少数病例在胃部分切除或胃肠吻合后也可以发生恶性贫血(巨幼红细胞性贫血),特别是在全胃切除以后。其发病原因是因胃分泌液中缺乏一种"内因子"(胃部分或全部切除后当然会有影响)或者肠道不能有效地吸收叶酸或 B_{12} 所致。治疗方法为给予注射维生素 B_{12},或者口服叶酸和维生素 C 等。

7. 吻合口或边缘溃疡 吻合口溃疡亦称边缘溃疡,在我国并不少见。在国外是胃手术后最常见,也是最严重的一种远期并发症之一,有时较之原有的病变甚至更危险而难治。

(1) 发病率:文献报道的发病率差别甚大。但普遍认为因十二指肠溃疡而行胃空肠吻合者发病率最高,且观察的时间愈久,发病率也显得愈高。据统计,十二指肠溃疡患者单纯行胃空肠吻合者,其吻合口溃疡之发生率约为 15%~30%,胃溃疡患者单纯行胃空肠吻合后并发吻合口溃疡者约为 5%;十二指肠溃疡经胃部分切除后作 BillrothⅠ式吻合者其吻合口溃疡之发生率为 1.8%~4%,作Ⅱ式吻合者其发生率为 8.2%~15%,而胃溃疡在胃部分切除后不论作 BillrothⅠ式或Ⅱ式吻合,继发吻合口溃疡者均较少见。如胃切除部分不足或胃窦部未予切除,胃切除后行 Roux-Y 式胃空肠吻合,胃空肠吻合时输入空肠袢过长,或输入输出空肠袢间有侧 - 侧吻合者,均将增加吻合口溃疡之发生率。胃癌患者在胃切除术后也很少发生吻合口溃疡。故吻合口溃疡实际上仅是十二指肠溃疡术后的并发症。

吻合口溃疡发生之时间可在手术后十余日至手术后十余年不等,约半数以上是在术后六个月至二年内发生。发生的年龄最多是在 35~55 岁,男性远较女性为多见,其比例约为 10 : 1。

(2) 病因与病理:吻合口溃疡发生的原因,大概与原发的溃疡病相似,主要是因胃的酸分泌细胞切除不足,仍有较高的酸性胃液作用于吻合口边缘和输出空肠袢黏膜所致。约 80%~90% 的吻合口溃疡患者仍有胃酸度过高现象。亦有人认为来自扁桃体、龋齿、鼻窦等病灶感染，对吻合口溃疡的发生有重要作用。慢性胃炎患者黏膜愈合不良，易生溃疡，亦为明显之事实。此外，在手术操作时应用不吸收的缝线，使用胃钳不慎引起的黏膜损伤，吻合时将胃及空肠之黏膜剪除过多等，都有可能促使吻合口溃疡的发生。偶尔，如患者胰腺内存在胃泌素瘤，则即使作胃次全切除后也常致溃疡复发，往往需全胃切除后才能痊愈。

吻合口溃疡发生的部位，最多是在接近吻合口输出空肠袢的黏膜上（65%），其次是在吻合口边缘上（30%），有少数是在输入空肠袢（5%），而在胃侧的就很少见。

（3）症状与体征：吻合口溃疡和胃、十二指肠溃疡病大致相似，以腹部疼痛为主要症状，其次呕吐、出血也属常见。

疼痛性质与原发溃疡相同，主要是一种烧灼痛，但程度上一般更为剧烈；其位置虽可能局限在上腹部或弥散至整个腹腔，但一般多在脐部左下方，有时并向左下腹、背部或胸部放射。疼痛的节律性不像原有的溃疡明显，一般多为饭后出现的持续性疼痛，半数患者也可能在夜间痛得较重。食物或碱性药物对吻合口溃疡的止痛作用也较差。

约 60% 的患者有程度不同的恶心与呕吐。由于呕吐以后疼痛多能显著减轻，故不少患者的呕吐是自行诱发的。如有胃 - 空肠 - 结肠瘘的并发症存在时，则嗳气时可能有粪味或者呕出物中有粪便；同时由于结肠的被刺激，患者经常有腹泻，大便中并含有未消化的食物。

出血也属常见，约 35% 的患者有此症状，较之单纯的十二指肠或胃溃疡更为多见。出血主要是溃疡面的不断渗血，因此多表现为柏油样的粪便，而呕血则少见。然而病程较长的，贫血现象仍很明显；而有内瘘形成及严重腹泻者，消瘦也很显著。

体检时常能发现有明显的压痛点，位置多在脐部左侧，与疼痛的部位相符。如吻合口溃疡并发慢性穿孔，与邻近脏器黏着成为炎性肿块，甚至穿孔透至前腹壁形成外瘘，或者穿入结肠形成胃 - 空肠 - 结肠瘘时，则除压痛以外还能摸得一个边缘不清的肿块。

（4）诊断：凡溃疡病患者经胃肠吻合或胃部分切除及迷走神经切断术后仍有溃疡的症状复发时，应即疑有并发吻合口溃疡的可能。如在胃大部切除术后有肠道慢性出血现象，或胃液分析时发现仍有游离盐酸存在，则应高度警惕溃疡复发或吻合口溃疡可能。

X 线钡餐检查对大多数的患者虽可发现吻合口附近有某种变化，但能借此确定诊断者仅有 50%~60% 的病例，因空肠内的溃疡壁龛有时不易显出。下列几点仍有助于诊断的确立：①吻合口的压痛；②吻合口的显著变形或狭窄；③吻合口部位有钡剂残迹；④胃排空时间显著迟缓；⑤有胃 - 空肠 - 结肠瘘存在；⑥吻合口的空肠输出袢有畸形。

如 X 线检查不能确诊，胃镜检查常可看到溃疡和吻合口的变化，是诊断吻合口溃疡的首选方法，诊断正确率达 90%。但输出空肠袢之溃疡因距吻合口较远而有时不能看到，故阴性结果并不能否定诊断。

胃酸测定对复发溃疡或吻合口溃疡的诊断和鉴别诊断具有重要意义，并可指导再次手术方式的制订。消化性溃疡手术后，BAO≥2mmol/h 者，有发生吻合口溃疡或溃疡复发的可能；MAO 或 PAO>15mmol/h 者，发生吻合口溃疡的可能性较大。迷走神经切断术后 BAO 减少超过术前 70% 时，提示迷走神经切断完全，发生吻合口溃疡的可能性较少。

血清促胃液素测定对吻合口溃疡的诊断及鉴别也有一定帮助。在胃泌素瘤、胃窦残留和胃窦 G 细胞增生者，胃泌素瘤水平明显增高。在吻合口溃疡的患者，基础促胃液素在胃窦切除术后通常是降低的，但在迷走神经切断术后而无胃切除术者则升高。

（5）并发症：胃空肠吻合口溃疡发生以后，它本身又可能进一步发生下列各种并发症。

1）穿孔：据国外文献统计，继胃空肠吻合后发生的吻合口溃疡，并发溃疡穿孔者有 6%~10%，继胃部分切除后发生者约有 3%~4%。我国对溃疡病外科治疗的适应证掌握得比较严格，施行单纯胃空肠吻合的病例较少，而进行胃大部切除时一般也都已注意到切除足够部分胃壁的重要性，故吻合口溃疡并不多见，而吻合口溃疡并发穿孔者尤属罕见。

继结肠前胃空肠吻合后发生的边缘溃疡，其穿孔可以直入腹膜腔中，症状与一般溃疡病的穿孔无异；有时可先与前腹壁发生粘连，然后向外穿破形成外瘘。继结肠后吻合发生的吻合口溃疡，大多向横结肠系膜中发生慢性穿孔，后者先水肿而后挛缩，致形成空肠袢的扭曲及慢性十二指肠梗阻；或者直接穿向横结肠，形成胃 - 空肠 - 横结肠瘘。

对吻合口溃疡的穿孔，若全身情况差者，可先采用单纯的缝补法，同时腹腔予以引流。术后继续采用溃疡病的一般内科疗法，如果疗效不著可再考虑胃大部切除或迷走神经切断术。通常情况下须切除吻合口和溃疡，重新再做吻合，并同时按原手术方式选择行胃大部切除或迷走神经切断术。

2）出血：多数的慢性小量出血可用内科疗法包括止血治疗、抗溃疡治疗和输血治疗；偶然也可能发生大出血需行紧急手术。

3）狭窄或梗阻：十二指肠溃疡患者在胃空肠吻合术后发生梗阻现象者估计约有 25%，其中约 70% 是由于吻合口狭窄，其余则可能为粘连、空肠胃套叠、输出输入空肠袢扭转，或者为空肠袢自横结肠系膜前之间隙中脱出成内疝等。而所谓吻合口狭窄，除吻合时有技术错误致吻合口太小等因素外，大多数均为吻合口溃疡及瘢痕收缩所致。

4）胃空肠结肠瘘、胃结肠瘘、空肠结肠瘘：多发生在结肠后胃空肠吻合后，偶尔也可在胃部分切除后发生。据文献的统计，其发生率约占吻合口溃疡的 10%~15%，而 90%~95% 的患者为男性患者。有关此种内瘘的症状、诊断和治疗等问题，将于下面另行详述。

（6）预防和治疗：鉴于吻合口溃疡一旦形成后发生并发症的机会甚多，且情况比较严重，治疗比较困难，因此其预防就显得非常必要，预防的具体措施如下：

1）在第一次手术时，根据溃疡的具体情况和胃酸分泌状态，选择适当的手术方式是预防吻合口溃疡的关键。除非情况特殊，应尽可能避免做单纯的胃空肠吻合术。对无幽门梗阻、胃酸又高的十二指肠溃疡青年患者，胃空肠吻合尤属不宜。在溃疡穿孔单纯修补后，如患者幽门梗阻现象不严重，或仅为幽门痉挛、黏膜水肿而引起的暂时性梗阻，均不宜作胃空肠吻合术。

2）在行胃大部切除术治疗溃疡病时，必须切除足够部分的胃壁，一般至少应切除70%~75%。切除时应尽可能包括幽门窦、十二指肠球部及溃疡病灶，而避免作Finsterer"幽门隔出术"。溃疡病灶不可能切除时，也应考虑行Bancroft胃窦黏膜剔出术。

3）胃大部切除以后，应争取做胃十二指肠吻合。在行胃空肠吻合时，则应避免输入空肠袢过长，避免在输入输出空肠袢间作侧-侧吻合。

4）对年老体弱、手术危险性较大的穿透性溃疡，可以在胃部分切除或胃空肠吻合术后并行迷走神经切断术。

5）术中应注意操作，最好不用不吸收缝线，特别是在内层缝合时。避免吻合口部位的黏膜被肠钳夹伤或剪除过多，对预防吻合口溃疡也有一定意义。

6）术前应注意纠正口腔、鼻咽等处的慢性病灶，术时如发现有慢性胆囊炎、慢性阑尾炎等病灶时可考虑一并治疗；对幽门螺杆菌阳性的溃疡病患者，术后进行幽门螺杆菌消除治疗对预防术后溃疡复发十分重要。

吻合口溃疡的治疗应根据发病的原因和患者的具体情况决定。若原手术方法是适当的，又无操作技术上的缺点和错误，患者年龄较大，胃酸不过高，自觉症状不重，溃疡未出现上述并发症，可先考虑予内科治疗；若原手术选择不适当或操作上有错误，则需再次手术治疗。但也有许多学者认为内科疗法大多无效，在内科治疗下仍有可能发生严重并发症，致使外科治疗更为复杂困难，因此主张诊断一经确定，应即进行手术治疗。内科疗法可以视为一种术前治疗，使患者能更好地耐受另一次较大手术。

手术的方法需根据患者的具体情况而定，特别是要看第一次手术的性质：

1）继单纯的胃空肠吻合术后并发的吻合口溃疡，如原有的十二指肠溃疡已完全愈合不留瘢痕，或者当初的胃空肠吻合是单纯地为解除梗阻，术前检查无胃酸分泌过高存在，则处理吻合口溃疡的方法应先拆开吻合，分别将胃和空肠上的开口予以缝闭，使胃肠道完全恢复正常解剖。真正的边缘溃疡在拆开胃肠吻合时可以同时切除，而位于输出空肠袢上的溃疡则可不予处理，一般在胃肠道恢复正常关系后多能迅速愈合。

如十二指肠溃疡尚未痊愈或者仍有瘢痕可见，而同时又并发吻合口溃疡，则处理办法最好是拆开吻合口、缝合空肠上的裂孔，然后行胃部分切除和Ⅰ式吻合，或者在胃大部切除后行结肠前胃空肠吻合。

2）继胃部分切除术后并发的吻合口溃疡，如果切除部分显然不足，特别是胃窦部组织尚有残留，或吻合口有狭窄现象者，最好是再行胃次全切除，继以胃空肠Roux-Y式吻合。

3）如第一次手术已按常规切除足够部分的胃而仍并发边缘溃疡。或者胃切除虽显得不够但患者情况不宜再做更广泛的胃大部切除，而吻合口亦无过分狭窄扭曲等功能不良情况的，可以行横膈下的选择性迷走神经切断术。

4）继胃大部切除后复发的吻合口溃疡，如其症状十分严重，并伴有慢性腹泻，且胃酸的分泌量仍然很多（夜间12小时的基础胃液超过1500ml和100mmol/h），特别是溃疡的位置不典型，且为暴发性或多发性者，则应考虑有胃泌素瘤存在的可能；剖腹探查时如不能发现胰腺肿瘤，应做全胃切除以解除症状。

5）如第一次手术为迷走神经切断术，术后胰岛素试验仍阳性，可再次手术彻底切断剩余的神经纤维，或改行胃部分切除术。

总之，处理吻合口溃疡之方法，主要不外单纯拆开吻合口使胃肠道解剖恢复正常，重行胃次全切除或作迷走神经切断等三种。三种方法虽各有其指征，但一般以重行胃次全切除术之疗效最佳，因此它应该被认为是治疗边缘溃疡的根本方法。严格选择的迷走神经切断术虽也能获得满意的疗效，但一般只在胃已切除70%以上、吻合口溃疡的位置较高，再作胃次全切除有困难者方属适应。单纯胃空肠吻合术后并发的吻合口溃疡如用迷走神经切断术治疗，疗效多不显著。有各种不同并发症的吻合口溃疡，尤以重行胃次全切除为唯一有效的疗法。已并发胃空肠结肠瘘的病例多需采取特殊的手术治疗。

8. 胃空肠结肠瘘　胃空肠结肠瘘是溃疡病术后最严重的一种并发症，它本身又常是继吻合口边缘溃疡而发生的。在十二指肠溃疡患者行单纯的结肠后胃空肠吻合术后，胃空肠结肠瘘固然最易发生，但如胃部分切除时技术有不当，主要是胃壁切除不足，胃空肠结肠瘘同样可以产生。此外，如溃疡患者行溃疡病灶"隔出术"（Devine手术）、或切除术后行Roux-Y式吻合或Braun空肠侧-侧吻合等手术者，也可发生胃空肠结肠瘘。但胃癌手术后极少发生此种并发症。

内瘘一旦发生以后，患者将有严重的腹泻及明显的脱水消瘦，此外如嗳臭气、吐粪水，脂肪性大便及巨幼细胞性贫血等亦较常见。有学者认为腹泻是因刺激性的结肠内容物反流入胃和空肠，引起肠壁过分蠕动的结果。鉴于在瘘管近侧端作结肠造瘘后几能立即使腹泻改善，上述观点应属可信。

胃空肠结肠瘘最后诊断有赖于钡剂灌肠检查，用此法几无例外地可以显示出瘘管的情况，但钡餐检查的效果往往不如钡剂灌肠。胃镜检查也有较大的诊断价值。

胃空肠结肠瘘以手术为唯一有效疗法。不施行手术的患者，多数将最终衰竭而死亡。但手术较大且复杂。早在

1903 年 Czerny 首先采用一期手术法，将瘘管有关的胃、空肠等整块切除，然后再重建胃肠道的连续性；但长时期来此种手术方法的死亡率可高达 60%~80%。Burber 和 Madden 认为该手术死亡率过高的原因主要为：①患者的一般情况和营养状态过差；②术前准备不足；③技术上的困难很大；④术后发生结肠瘘以及腹膜炎的比率很高。近年来由于采取了分次手术的原则，特别是先行结肠造瘘或回肠造瘘以后，手术死亡率已可降至 5% 以下。

手术方式的选择决定于下列具体情况：①患者的年龄和一般情况；②吻合口溃疡的大小，瘘管的大小以及周围脏器粘连的情况；③第一次手术的术式和性质。

(1) 如患者的一般情况尚属良好，则不论胃 - 空肠 - 结肠瘘是发生在单纯的胃空肠吻合术后或是发生在胃部分切除后，都可以考虑采用一期手术法。一般先将结肠予以解离、小心勿伤及结肠中动脉，同时注意抽吸自瘘孔中漏出的胃、空肠内容物，然后将结肠上的裂孔予以仔细修补；如单纯修补认为不适宜者；也可将结肠予以部分切除、继以端 - 端吻合。其次分离空肠，也可酌情将空肠上的裂孔予以修补或部分切除后行端 - 端吻合。最后将胃再做大部切除并继以结肠前胃空肠吻合。

(2) 如患者一般情况不佳，则应以分期手术为原则。术前应注意准备患者，包括：①输液以恢复水和电解质平衡；②多次输血以纠正贫血和血浆蛋白过低；③口服抗菌素或肠道消毒剂以消毒胃肠道；④予肠外或肠内营养支持及大剂量多种维生素等。

常用的分期手术法有下列几种：

1) Pfeiffer 和 Kent 法：Pfeiffer 处理胃 - 空肠 - 结肠瘘的方法是应用得比较多的。它共分三个步骤。

第一期：升结肠或肝曲的造瘘（图 4-53，A）。手术通过右季肋下斜切口进入腹腔，找到升结肠。将升结肠旁侧的腹膜及肝结肠韧带切开，充分游离一段升结肠或肝曲（注意勿伤及腹膜下的十二指肠横部，及右侧输尿管），并将它拖出腹壁切口，然后将腹壁在提出的结肠袢周围予以分层缝合。术后 24~48 小时可以切开结肠袢使成完全性的造瘘。

造瘘口开放以后患者的腹泻多能迅速制止，胃空肠结肠瘘周围的炎症也能逐渐消退。患者可趁此时机进一步进行前述的各种术前准备，以增加体力，消除感染。

第二期：胃空肠结肠瘘的切除修补，胃大部切除及胃空肠吻合术（图 4-53，B）。第一期手术后 2~16 周，即可在连续硬膜外麻醉或全麻下行第二期手术。通过上腹正中切口或左侧旁正中切口进入腹腔。分离内瘘附近的粘连，首先拆开结肠，其次拆开空肠，并分别将结肠和空肠上的裂口予以修补，或切除一段肠管后予以端 - 端吻合。至于胃壁上的瘘孔，按 Pfeiffer 原法也仅予修补，但术后原溃疡再发的可能性甚大。Pfeiffer 主张在第三期升结肠造瘘口重新缝闭以后，再考虑第四次手术行胃次全切除及胃空肠吻合术。一般认为，如患者的一般情况不佳、患者过去或现在又无活跃的溃疡史时，则第二期手术可以做到胃瘘的单纯修补为止；但如患者的一般情况尚属良好，或仍有明显的十二指肠溃疡存在时，则在此第二期手术时除空肠瘘的切除修补外，尚可并行胃的次全切除和结肠前的胃空肠吻合术。

第三期：2~4 周后，即可将升结肠的造瘘予以缝闭，腹壁的切口也予缝合。

Pfeiffer 手术须分多次进行，住院时间往往长达 3~6 个月，且有近侧结肠造瘘护理困难，是其缺点。然而这个手术法能给患者带来一定的手术安全性，这或许是胃空肠结肠瘘患者不得不付出的代价。

2) Lahey 和 Marshall 法：该手术分二期进行（图 4-54）。

第一期：末段回肠与降结肠的侧 - 侧吻合。左侧经腹直肌切口，对胃空肠结肠瘘附近的情况略加探查，但勿过于扰动，以免瘘口破裂和内容物外溢成腹膜炎。找到末段回肠，在距回盲瓣约 15cm 处将末段回肠予以切断；将远侧端予以严密缝闭，近侧端的回肠则吻合到降结肠上。末段回肠与降结肠吻合最好采用侧 - 侧吻合法，回肠切端则予缝

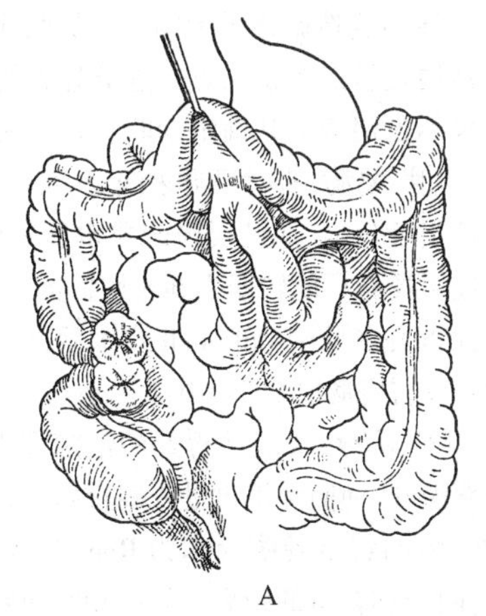
A

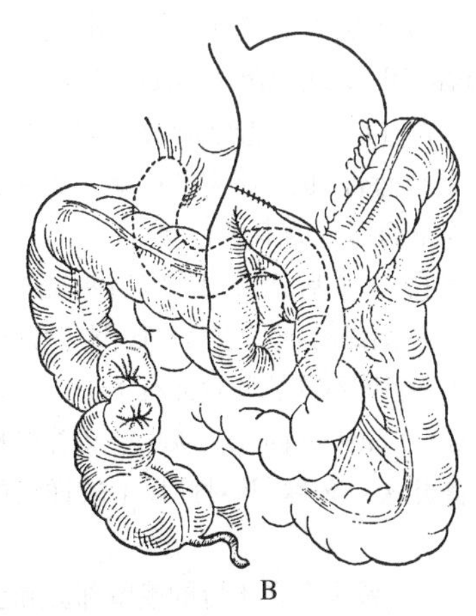
B

图 4-53　胃空肠结肠瘘的 Pfeiffer 和 Kent 修补法

A. 升结肠或肝曲之造瘘；B. 胃空肠结肠瘘拆除后，分别将横结肠及空肠之有瘘部分予以切除并作端 - 端吻合；同时作胃瘘之修补或胃大部切除和胃空肠吻合

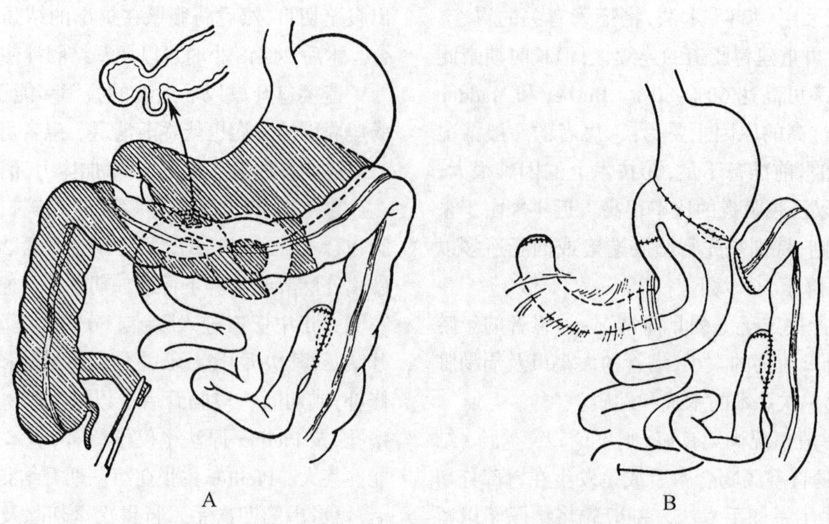

图 4-54　胃空肠结肠瘘的 Lahey 和 Marshall 修补法

A. 末段回肠切断后两端均予缝闭，并行近段回肠与降结肠之侧-侧吻合；B. 切除末段回肠、升结肠以及与瘘管有关的胃体大部、横结肠和一段空肠；最后胃肠道的联系吻合如图所示

闭(图 4-54,A)。

第二期：末段回肠、升结肠及与瘘管相连部分的横结肠、空肠和胃的整块切除，继以胃空肠吻合。第一期手术后3个月，患者一般情况多已好转，体重亦显著增加，此时即可进行第二次手术。再度通过左侧经腹直肌切口进入腹腔，切口应有足够的长度以增加暴露。首先将末段回肠、升结肠，及大部分横结肠予以游离，直至结肠瘘口之左侧，将所有系膜完全予以切断。继切断瘘口远侧端之横结肠，并将结肠的远侧切端予以缝闭。将切断的横结肠及其相连的胃向上翻，就可以清楚地露出被累的空肠；切断与瘘管有关的空肠袢，并将空肠的断端作端-端吻合以恢复空肠之联系。最后在胃体充分游离后作胃次全切除，将与瘘管有关的已断离的脏器移去，并作结肠前的胃空肠吻合术以完成全部手术(图 4-54,B)。

Lahey 法虽然有其优点，其第一期是做成一个内瘘，较之 Pfeiffer 法做一个外瘘易为患者所接受。但手术也较做外瘘为复杂，对危重患者有更多的危险性。Lahey 法的第二步切除的范围是如此巨大，包括整个升结肠及大部分的横结肠，非但增加了手术的危险性，也未必有此必要。故一般认为 Pfeiffer 法是较为安全而可行的术式。

9. 反流性胃炎　最初，人们曾把胃切除术后并发的各种不同症状统称为"胃切除后综合征"。以后对倾倒综合征，输入袢综合征和吻合口溃疡等不同的并发症有了进一步认识，并加以相互鉴别以后，VonHeerden 于 1969 年又首先提出手术后碱性反流性胃炎这一名称，并对此作了较详细的阐述。

(1) 病因和病理：反流性胃炎存在于胃的残留部分和食管下段，以 Billroth Ⅱ式吻合后最为多见，在单纯的胃空肠吻合术后也可发生，但在Ⅰ式吻合或幽门成形术后则比较少见，不过偶尔也可以发生。5%~15% 施行胃手术切除的患者最终将出现反流性胃炎的症状。这是因为在胃切除后(或胃空肠吻合后)由于丧失了幽门的功能，胆汁容易反流入胃残部，于是胃黏膜受到刺激而发生胃炎。正常的胃黏膜屏障能防止氢离子从胃腔向胃壁作反方向的渗透，但胆盐的存在可以破坏这种屏障，胆盐的浓度愈高，氢离子反方向的渗透愈多，就可以导致胃黏膜的炎症甚至形成表浅溃疡。不过，胃手术后很多患者有胆汁反流现象，但真正发生反流性胃炎者较少，这里似乎存在残胃对胆汁的敏感性问题，即胆汁只在进入只有胆汁性呕吐症状的患者体内时才会发生症状。此外，残胃清除反流胆汁的能力也是一个有关的因素。

(2) 症状和诊断：有反流性胃炎的人常有明显的中上腹疼痛，制酸药物不能使之缓解，进食后可能更为加重。疼痛为烧灼感而非痉挛性，呕吐以后可使症状稍为减轻，但不能完全缓解。呕吐不呈喷射状，呕吐物中常含胆汁和食物；CT 及 X 线钡餐造影显示无输入袢扩张或梗阻，这是与慢性输入袢梗阻显然有别之点。这类患者的体重一般并不减轻，人也不见消瘦。其确定诊断有赖于内镜的检查：胃黏膜充血、水肿、易脆，有时可见表浅糜烂，有时整个残胃黏膜呈火红色炎症反应，胆汁反流现象也属常见。长时期的胆汁反流性胃炎有可能转变为萎缩性胃炎，甚至可引起癌变；因反流性胃炎多见于 BillrothⅡ式术后，故继发性胃癌主要也是发生在胃空肠吻合口周围。

(3) 治疗：反流性胃炎的治疗要点在于设法将胆汁与残胃隔开，使胆汁不再进入残胃内。为此，最理想的办法是改一般的胃空肠吻合术为 Roux-Y 式吻合：胃的输出袢要长，两个吻合口的距离一般应相距 30~45cm，其有效率约为 50%~75%。单纯将Ⅱ式吻合改为Ⅰ式，或在输入袢与输出袢之间作侧-侧吻合，虽能使输入袢综合征得到缓解，但对反流性胃炎往往无益。此外，尽管胃酸分泌已经减少，但在

Roux-Y 式吻合后最好再加做迷走神经切断术，否则有可能因此发生空肠边缘溃疡。对轻症病例，也可以先服用考来烯胺以减少胆酸对胃黏膜的刺激，有时可以收到一定效果。此外，胃肠道动力药物可增加食管下端张力，促进胃的收缩，加快胃的排空，可减轻反流性胃炎的症状。但如服药半年仍然无效，即表示治疗失败而应考虑改用手术治疗。

10. 胃手术后的继发性胃癌 胃良性病变手术后继发的胃癌既往认为较为罕见，有的甚至以为胃大部切除以后就消除了发生胃癌的可能性，其实不然。早在 1926 年 Beatson 等就曾对胃手术后继发的胃癌有过报道，近年来国内外文献和工作实践中也常见有继胃良性病变手术后发生的胃癌，为胃手术后的一种远期并发症。胃切除术后的继发性胃癌又称残胃癌，是指为治疗胃和十二指肠良性病变行胃部分切除术后剩余胃内发生的癌。由于此种胃癌诊断不易，治疗上也较一般的胃癌更为困难，所以临床上有其一定重要性。

(1) 发病情况：为了排除首次手术时有胃癌与良性病变同时存在的可能，所以胃手术后的继发胃癌应以当时的手术标本在显微镜下确实未见恶变情况，且在首次手术后相隔 5 年以上发病者为限。据近年来的文献资料，胃切除术后残胃癌的发生率在 1%~5% 之间。一般来说，胃切除手术后残胃继发的胃癌，约占所有胃癌病例的 0.4%~5.5%。

从首次胃手术到胃癌发生的间隔时间，有文献报道为 13~29 年不等，最长相隔 40 年，少数病例不到 10 年。Stalsberg 曾对胃手术后胃癌的发病时间作了分析，发现在手术 15 年内的胃癌发病率较一般人为低，15 年后的胃癌发生率逐渐升高，至术后 25 年以上的胃癌发生率即较一般人高 6 倍以上。目前认为残胃癌多见于胃部分切除 10~15 年后。胃手术后胃癌的发病年龄较一般胃癌患者稍大，最常见者为 50~70 岁，鲜见于 30 岁以下。在性别方面，男性约比女性多 3~5 倍，与一般胃癌患者之情况大致相等。

胃手术后胃癌与原有溃疡部位关系不大，不论是胃或十二指肠溃疡手术后生癌的机会大致相等，也有报道以胃溃疡术后多见。但它与首次手术的方式却关系密切，做胃 BillrothⅡ式切除以及单做胃空肠吻合术者，其术后的胃癌发生率远比做Ⅰ式胃切除的高。

(2) 病因和病理：胃手术后继发胃癌的原因很多，说法不一，较重要的发病学说有如下几种：

1) 吻合口瘢痕：有的学者认为，胃手术后所形成的吻合口瘢痕，可能是癌的发源地。众所周知，长期不愈合的溃疡瘢痕有可能发生癌变，则上述推想亦属合理之事。但由吻合口瘢痕上继发的癌应该是以结缔组织为主的硬癌，而实际上胃手术后继发的胃癌几乎都是腺癌，其位置也不完全在吻合口。Cote 等报道 15 例胃手术后胃癌均为腺癌；Feldman 等综合各家文献报道，胃手术后胃癌有发病部位的明确记载者 449 例，其中发生于吻合口者 188 例，弥漫型者 137 例，贲门部 74 例，胃底部 35 例，胃窦部 15 例。由此可见胃手术后的继发胃癌源于吻合口瘢痕的可能不大。

2) 息肉样变：胃手术后在吻合口周围出现息肉样变的发生率各家报道不同，自 1.7%~40% 不等。息肉能发生癌变是无可怀疑的；息肉存在的时间愈长，癌变的机会愈大。有学者报道在因息肉而行胃切除的标本中，24% 的病例于显微镜下证实为胃癌。

3) 慢性胃炎：胃手术后胃炎的发病率很高。目前一般学者均认为萎缩性胃炎是胃癌的前期病变，而萎缩性胃炎合并有胃息肉者发展为胃癌的可能性更大。胃手术后、尤其是胃空肠吻合后，由于胆汁、胰液和肠液极易通过吻合口反流入胃，术后低胃酸和碱性小肠液及胆汁反流破坏胃黏膜屏障，所以引起慢性胃炎和息肉样变的机会较多；而胃手术后继发的萎缩性胃炎和胃癌也大多在吻合口附近，这可以证明慢性胃炎确是胃手术后继发胃癌的一个重要原因，也可以解释 BillrothⅠ式胃切除后继发胃癌之所以较少见，当为十二指肠液较少反流之故。

4) 细菌作用：胃肠道的肿瘤与细菌的作用也有一定关系。众所周知，亚硝胺有致癌作用，而在体内亚硝胺可由次级胺和亚硝酸盐合成，但需要依靠某种酶或肠道的细菌代谢产物来促成。早在 1971 年 Draser 就认为在 BillrothⅡ式胃切除和胃空肠吻合术后可导致细菌进入胃内，为亚硝胺在胃内的合成创造了条件，这也可能是诱发胃癌的一个原因。目前幽门螺杆菌感染与胃癌发生的密切关系已受到广泛关注，溃疡病术后幽门螺杆菌的持续感染是否与残胃癌的发生相关有待进一步阐明。

(3) 症状和诊断：胃手术后继发胃癌的临床表现与一般胃癌大致相似，主要表现为食后饱胀、上腹不适，稍后可有疼痛、消瘦、贫血等现象。当病变位于吻合口并有梗阻时，则呕吐和血性呕吐可为其突出表现，而如病变侵犯贲门，主要症状自为吞咽困难。消化道出血的多少因人而异，有的仅有大便隐血而无明显贫血，有的则可有大量呕血和柏油样便。

手术后继发胃癌的诊断比较困难，因为很容易将此种情况误诊为吻合口溃疡而行内科治疗，以致延误手术时机而失去治愈可能。应该指出，绝大多数的吻合口溃疡是发生在手术后三年之内，而继发胃癌多发生在手术后 10 年以上；故凡患者在手术后很长一段时间情况良好，而仅在近期内出现消化不良、腹痛等上消化道症状及体重减轻时，就应该考虑有继发胃癌可能，尤其第一次手术为 BillrothⅡ式胃切除或单纯胃肠吻合的可能性更大，必须立即作进一步检查。患者在第一次手术后常有反流性胃炎症状者也应提高警惕。

在诊断方法方面，一般的 X 线检查帮助不大，因第一次手术所造成的胃壁形态改变，常致早期的继发胃癌辨认不清。气钡双对比 X 线造影检查则可能有一定帮助。最有诊断价值的是胃镜检查，其诊断正确率可达 90% 以上，对各种胃炎、息肉、溃疡或癌变都可以作出鉴别；还可以通过胃镜咬取可疑组织做病理检查。如诊断仍有疑问，应不迟疑地做手术探查。

(4) 治疗和预后：胃手术后继发胃癌之诊断一经确立，应即行剖腹探查，争取作根治切除——全胃切除术。由于临床医生对残胃癌的警惕性不高，常满足于吻合口溃疡或胃手术后综合征等一般诊断，而实际上此种继发性胃癌的早期确诊又的确比一般的胃癌更为困难，所以多数患者常到病程晚期、病情恶化后才能明确诊断，以致治疗效果不甚理想。早年的文献资料显示其切除率最高仅40%，能存活5年者仅有个别报道；Dilin于1985年报道1690例残胃癌的5年存活率也仅为6.9%。近年来随着对胃切除术后继发胃癌认识的不断深入，胃切除术后定期行胃镜随访已使残胃癌的早期发现率明显提高，残胃癌的预后也已得到显著改善。1994年Pointner报道407例残胃癌行根治术后的5年存活率为53.5%，而同期胃癌术后的存活率为32.8%；1997年Newman报道残胃癌根治性切除术后的存活率为63%，吻合口部癌预后优于其他部位。

(四) 迷走神经经切断术

早在20世纪40年代初，胃迷走神经切断术在美、英等国就已广泛开展，用以治疗消化性溃疡病，不少学者报道了较好的成绩，如1945年Dragstedt总结了800例迷走神经干切断术的经验后，认为"这是一种安全有效并实际可行的手术方法，可以代替胃部分切除术治疗十二指肠溃疡、胃空肠吻合口溃疡及某些胃溃疡"。此后，随着临床经验的日渐丰富，以及有关迷走神经的解剖生理知识的日趋完善，发现迷走神经干切断术的疗效并不十分满意，患者往往在术后有饱胀呕吐、便秘或腹泻等后遗症(即所谓迷走神经切断后综合征)；其中尤以胃部胀满、食物滞留的症状更为恼人，常须再给患者做某种胃引流术如幽门成形术或胃空肠吻合术以资补救。以后Jackson和Frankson于1948年相继主张做"选择性迷走神经切断术"，即在贲门以下部位单纯切断迷走神经的胃前、后支(Latarjet神经)，保留胃外的肝支和腹腔支，认为有助于防止术后腹泻和消化不良等肠道功能紊乱现象。但选择性迷走神经切断术后因胃窦部和幽门的神经支配已遭摧毁，常会发生排空障碍，须借助于附加的胃引流术方能缓解，故选择性迷走神经切断较之迷走神经干的切断术实际上改进不多。再后来，Hvolle和Hart于1967年以及Johnston和Wmiam于1969年又主张作"高度选择性迷走神经切断术"(亦称酸分泌细胞迷走神经切断术，或壁细胞迷走神经切断术)，即单纯切断近端胃酸分泌区的迷走神经以消除胃酸分泌，为治疗溃疡病创造必要的条件，同时保留胃窦部和幽门的迷走神经末梢分支，以保证胃的正常排空，从而可以不必再附加胃引流术。Grassi曾报道有85例不伴有球部畸形或幽门狭窄的单纯性十二指肠溃疡，单纯行高度选择性迷走神经切断而不附加胃引流术，经过3~5年的观察证明确具优点：在随访的78例中76例食量正常，完全健康，复查基础胃液的62例中45例(72.9%)已无胃酸分泌，复做胰岛素试验的60例中，仅2例有酸分泌反应，仅1例因溃疡复发而需再做胃次全切除。故在严格选择病例和正确进行操作的前提下，迷走神经切断术确有其优点，是一种值得深入研究和推广应用的疗法。

1974年Goligher主张对各种迷走神经切断术分别予以正确命名，以全腹腔迷走神经切断术的名称代替迷走神经干切断术，以全胃迷走神经切断术代替选择性迷走神经切断术，以近端胃迷走神经切断术代替高度选择性迷走神经切断术或壁细胞迷走神经切断术。部分学者赞同这个命名法，认为这样就可以单从名词上清楚地看出手术后的生理效应，较所谓选择性或高度选择性迷走神经切断术的含义更为确切。

1. 迷走神经的解剖和切断后的反应 左、右侧迷走神经自颈部进入后纵隔，分成小支缠绕食管周围，先在食管下段周围形成食管丛，继又形成左、右迷走神经干，分别从食管裂孔中穿至膈下。迷走神经左干在贲门平面分出若干肝支后即成为胃前主支，右干分出腹腔支后即成为胃后主支(图4-55)。胃前、后主支(亦称Latarjet胃前、后神经)分别在距胃小弯约1.0~2.0cm的小网膜和后腹膜间隙中下行，并各自分出4~5小支逐段分布到胃近端2/3的前、后壁上，为壁细胞的酸分泌神经。酸分泌区的小分支发出以后剩下的神经支，最后又分成3~4小支形如鸦爪，分布在从胃角到幽门约5~7cm范围的胃壁上，为胃窦部和幽门括约肌的运动神经。至于几条肝支则是在小网膜中向右分布到肝门形成神经丛，一条腹腔支是在胃胰腹膜折中向下进入腹腔神经丛，然后各自该神经丛再伴同交感神经纤维分布到肝脏、胆囊以及胰腺和中肠。需注意者，胃壁的迷走神经分布虽然总的是来自胃前、后神经的小分支，但每一小支仅分布一部分胃壁；因此除非切断迷走神经总干或其胃前、后主支会产生全或无的效应，否则在作近端胃(高度选择性)迷走神经切断术时，如有个别小分支被遗漏，该部分胃壁将继续分泌胃酸，从而影响术后疗效。另一方面，如果分布到胃窦部的神经也被切断，则将引起胃壁的弛缓，从而导致排空障碍和食物滞留。

腹腔迷走神经的功能总的说来与被支配器官的运动功能、血液供给和分泌功能有关。在胃，则其迷走神经完全切断后将引起蠕动减弱，分泌减少和胃壁血流的减少，但其具体效应将视迷走神经切断的平面或范围而定(图4-56)。

迷走神经干(全腹腔迷走神经)切断以后将发生下列病理生理学改变：①胃液的分泌量和酸浓度都将明显降低。Ruffin等发现单纯将迷走神经干切断后可使患者胃液分泌减少30%~40%，但不至于完全无酸。Winkelsein发现如在迷走神经干切断后再加做胃空肠吻合术，则53%的患者将无酸分泌；如迷走神经干切断后加做胃部分切除，则无酸者可达94%，而胃液中的游离盐酸则几乎完全消失。②胃的蠕动和胃壁的张力都将减弱，但并非完全丧失；患者将有明显的排空障碍，常表现为食后饱胀、嗳臭气等症状。③由于肝支和腹腔支的切断，胆汁的分泌和胆囊的排空将受影响，但一般症状并不严重；胰液的分泌将明显减少，患者可有脂性腹泻。④迷走神经完全切断后，注射组胺仍可使胃液分泌明显增加，注射五肽促胃液素后酸分泌反应则有明显降

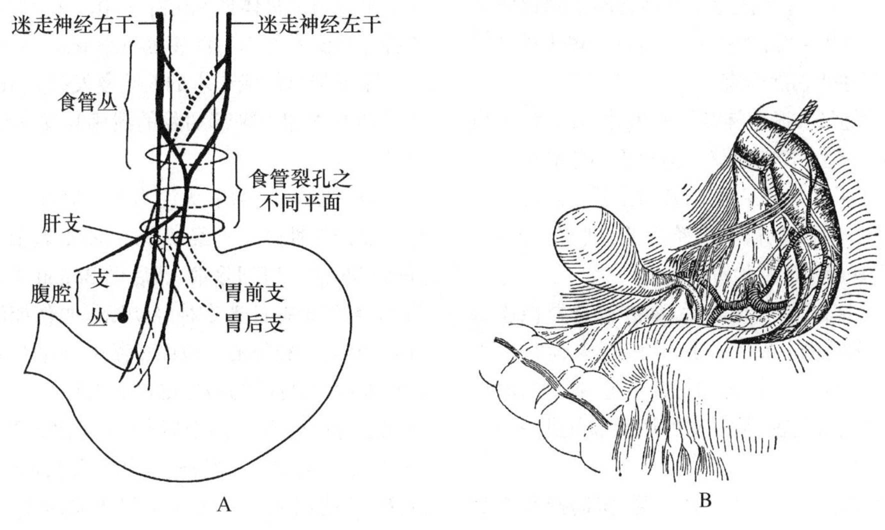

图 4-55　左、右迷走神经干的合成及其分支

A. 示意模式;B. 解剖情况(食管前面和胃小弯部的腹膜已切开)

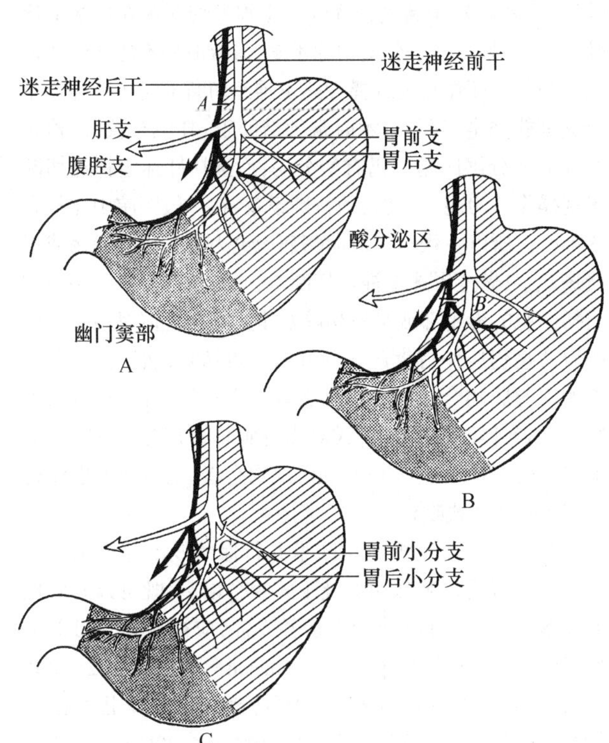

图 4-56　迷走神经在不同平面的切断术(示意模式)

A. 迷走神经干的切断(全腹腔迷切);B. 迷走神经胃前、后支的切断(全胃迷切);C. 迷走神经胃前、后小分支的切断(近端胃迷切)注意:分布到胃窦部的迷走神经"鸦爪"(Latarjet神经)仍然保持完整

低,而注射胰岛素则应该不再有酸分泌。

选择性(全胃)迷走神经切断术后,即在肝支和腹腔支平面以下完全切断迷走神经的胃前、后主支,对肝、胆、胰、肠的不良影响可以避免,胃液和酸分泌减少的情况也像切断神经干一样;但由于胃窦部和幽门的迷走神经运动分支已被切断,胃滞留和腹胀现象也同样会出现。

高度选择性(近端胃)迷走神经切断术后,即单将胃角平面以上分布到酸分泌区的神经小分支予以个别的、但是完全的切断,则不仅胃外器官的分泌活动得以保持,胃窦部的运动功能也属正常,患者应无肠功能紊乱和胃排空障碍;而胃液的分泌量和酸浓度则能像全胃或全腹腔迷走神经切断后一样明显减少。

正常人注射胰岛素(一般 10U)后随着血糖的下降,其空腹胃液的酸分泌量通过迷走神经的刺激将明显增加。如在胃的迷走神经完全切断后再注射胰岛素,则其基础胃液中的酸分泌量将不会再有增加。故凡迷走神经切断术后基础胃液中无游离酸,注射胰岛素后亦无酸分泌者,为迷走神经已完全切断的表现,是称 Hollander 试验。如迷走神经切断术后,基础胃液中仍有少量游离酸,但注射胰岛素后酸分泌不增加者,可能为患者的壁细胞数较多,迷走神经切断已完全的表现。若迷走神经切断术后,基础酸分泌不减少,注射胰岛素后酸分泌又有明显增加者(比基础酸分泌增加 5mmol/h 以上),是迷走神经完全没有切断的表现。

2. 迷走神经切断术的适应证和禁忌证　迷走神经切断术,特别是高度选择性迷走神经切断术虽有上述优点,但它并不能代替胃大部切除术作为溃疡病的唯一或常规疗法。一般说来,此种手术仅适用于经过严格选择的患者,其具体的适应证为:

(1) 单纯的十二指肠溃疡不伴有球部明显畸形或幽门狭窄者,做高度选择性迷走神经切断术可以不引起幽门痉挛,因而不需要加做胃引流术。如十二指肠溃疡患者的一般情况不佳,不能耐受胃大部切除术,或者溃疡与胰腺、胆总管等有严重粘连不能切除者,也可考虑做高度选择性迷走神经切断术,或选择性迷走神经切断术加某种胃引流术。

(2) 在胃部分切除或单纯胃空肠吻合术后有吻合口溃疡发生者,一般认为高度选择性迷走神经切断术比再次胃次全切除术为佳,因高度选择性迷走神经切断手术比较简便而安全;但对胃-空肠-结肠瘘则高度选择性迷走神经切断术疗效不佳,仍以手术切除为宜。

(3) 对一般的胃溃疡,迷走神经切断术并不适宜,因临床上不能绝对排除恶性溃疡的可能。但对胃小弯高处靠近贲门的溃疡,如能证明确无癌变,则与其做全胃切除和食管空肠吻合术,不如做较简单的高度选择性迷走神经切断术、或选择性迷走神经切断术加某种胃引流术。

(4) 在 Billroth Ⅰ式胃部分切除后,如并行选择性迷走神经切断术可减少溃疡的复发率。Ⅰ式胃部分切除后的并发症远较Ⅱ式为少,但胃体切除范围每嫌不足,有较高的溃疡复发率;并行迷走神经胃前、后主支的切断术可进一步减少酸分泌,提高术后疗效。

(5) 位于幽门前区或小弯部的胃溃疡,作选择性迷走神经切断术加胃窦部或半胃(50%)切除术也可获得满意的疗效。

(6) 对穿孔的溃疡在一定条件下也可以迷走神经切断术治疗。大出血的溃疡一般最好做胃切除术,但也可考虑在结扎出血点以后作某种迷走神经切断术。

总之,除了不能排除癌变的溃疡可以视为迷走神经切断术的禁忌证以外,其余各种溃疡都可以用某种形式的迷走神经切断术、加或不加某种胃引流术来处理。

3. 迷走神经切断术的基本手术方式及其评价 如上所述,为溃疡病而施行的迷走神经切断术有三种基本术式:

(1) 经腹切口在横膈下作迷走神经干(全腹腔)切断术:因手术同时切断了迷走神经的肝支和腹腔支,术后常有胃外脏器的功能紊乱,主要表现为腹泻或脂性下痢;又因手术切断了胃窦部的运动神经,术后常有排空障碍,须要同时并行某种胃引流术(幽门成形或胃空肠吻合)。故此种术式现在临床上已很少采用。

(2) 选择性(全胃)迷走神经切断术:在横膈下切断迷走神经的胃前、后主支,避免切断肝支和腹腔支,术后可不致有胃外脏器的功能紊乱。但因胃窦部的运动神经已被切断,为防止术后发生胃排空障碍,仍须同时并行某种胃引流术或胃窦部切除术,以资补救。

(3) 高度选择性(近端胃)迷走神经切断术:单将分布到胃角平面以上(酸分泌区)的各神经小分支予以个别的、但是完全的切断,保留胃窦部的神经鸦爪,可以无须并行胃引流术。

从理论上说,高度选择性迷走神经切断术既可以降低酸分泌,又不影响胃排空,似较全腹腔或全胃迷走神经切断术并行胃引流术为优越。但高度选择性迷走神经切断术对经验不多的外科医师较困难,特别是肥胖患者其神经小分支的切断易有遗漏或不完全,致术后部分胃壁仍有酸分泌,自将大大影响疗效;而某些情况如幽门梗阻或胃窦部(小弯)溃疡本有并行幽门成形或切除部分胃壁的必要,因此全胃迷走神经切断术附加某种胃引流术或胃窦部切除术,与高度选择性迷走神经切断术各有其得失,亦各有其指征,临床上可以根据具体情况选择应用。文献报道高度选择性迷走神经切断术的术后溃疡复发率最高,为5%~30%;迷走神经切断术加幽门成形术的溃疡复发率为10%左右,而迷走神经切断术加胃窦部切除的溃疡复发率最低,约为2%或更低。

对一般的溃疡病,无论为十二指肠溃疡或胃溃疡,与其做高度选择性迷走神经切断术,不如做全胃迷走神经切断并行胃窦或半胃切除术,然后做 Billroth Ⅰ式吻合。其理由为:①高度选择性迷走神经切断术虽然能消除胃的神经相分泌,但由于酸分泌细胞仍然存在,而胃窦部黏膜也在分泌促胃液素,其胃相的酸分泌可能仍有一定浓度;因此高度选择性迷走神经切断术仅适用于十二指肠溃疡而不宜于胃溃疡;②即使是十二指肠溃疡,如已并发幽门梗阻,单纯作高度选择性迷走神经切断术亦属无益;而此时与其加做幽门成形术或胃空肠吻合术,不如做胃窦部切除后之Ⅰ式吻合;③胃溃疡大多位于幽门前区小弯部,始终存在恶变可能,施行胃窦或半胃切除既可以治疗溃疡病,又根绝了恶变可能,是属一举两得;④高度选择性迷走神经切断术在技术上比较困难,如果神经小分支切除不全,易致溃疡不能愈合或复发。为了保证在高度选择性迷走神经切断术时各个神经小分支都能完全切断,手术时常须借助于 pH 测定仪,以检查某部分酸分泌区是否仍有酸分泌;而选择性迷走神经切断术则操作较为简单,又无须特殊设备,在一般医院中比较容易推行。所以主张对一般溃疡病无论为十二指肠溃疡或胃溃疡,宁可做全胃迷走神经切断术,同时行保留或不保留幽门括约肌的胃窦部或半胃切除及Ⅰ式吻合。但对疑有恶变的胃溃疡仍应作胃大部切除甚或全胃切除,然后作某种形式的胃空肠吻合。对肥胖患者其手术野暴露比较困难、不宜作迷走神经切断术者,或对靠近胆总管并有广泛粘连的十二指肠溃疡不能作 Billroth Ⅰ式吻合者,也应该考虑作胃大部切除和Ⅱ式吻合。

在选择性迷走神经切断术并行保留或不保留幽门括约肌的半胃或胃窦部切除及Ⅰ式吻合以后,既可以有效地消除酸分泌,又可以减少术后并发症,应被认为是目前治疗溃疡病的一种优良术式。Herrington 等报道他们25年共有3584例行此手术,包括:①内科治疗无效的顽固性溃疡(51%);②大出血或反复多次小出血的溃疡(32%);③胃流出道梗阻(14%);④急性溃疡穿孔(13%)。手术结果优良者占94%,90%以上患者在术后作胃刺激试验无游离酸。手术后有55例(1.6%)死亡,其中31例为大出血的紧急手术;有135(4%)有胃排空延缓,其中48例须再次手术;约25%的病例有轻度或中度的倾倒综合征,但多数经饮食治疗后能自行缓解。多数病例曾随访10年以上,发现溃疡复发率为0.6%(20例),疗效优异,值得推荐。然而作者并不主张在基层单位应立即放弃疗效尚好的胃大部切除术,但认为在严格掌握手术适应证的前提下,可以通过严密的观察(包括手术前后的基础酸分泌和最大酸分泌测定),仔细的操作和长期的随访,对迷走神经切断术逐渐取得必要的经验,对其真实疗效先作出正确的评价，然后再推广应用。

为降低高度选择性迷走神经切断术后溃疡复发率，近年来许多学者对高度选择性迷走神经切断术作了不少手术改革，如胃前主支高选择性迷走神经切断术加迷走神经后干切断术（Hill 手术）、迷走神经后干切断加胃前壁浆肌层切开术（Taylor 手术）及高度选择性迷走神经切断术加胃窦黏膜切除术等，并取得较好的临床疗效。

4. 腹腔镜迷走神经切断术 腹腔镜迷走神经切断术治疗溃疡病的手术指征与开腹手术基本相同。一般采用经腹途径，若为术后溃疡复发者，因腹腔内粘连通过经胸腔途径完成迷走神经干切除术。经腹腔镜行迷走神经切断术除腹腔镜手术本身所具有的组织损伤小，术后恢复快优势外，还在于腹腔镜的清晰放大图像更易辨认 Latarjet 神经及其分支，使迷走神经切断更加彻底。目前腹腔镜迷走神经切断术术式较多，主要有高度选择性迷走神经切断术、Hill 手术、Taylor 手术、迷走神经干切断术加胃引流术及胸腔迷走神经干切断术等，其中以 Hill 手术和 Taylor 手术应用较多；Taylor 手术的浆肌层切开有电刀切开法和 Endo-GIA 切开法两种，前者操作复杂，后者价格昂贵。

腹腔镜迷走神经切断术的近期疗效多数报道尚属满意，远期效果有待进一步观察。但多数学者认为可取得与开腹手术同样的疗效。有学者报道采用腹腔镜迷走神经切断术治疗十二指肠溃疡 113 例，随访 3~6 个月后发现仅 2 例溃疡复发。1999 年 Petrakis 报道采用腹腔镜迷走神经切断术（Taylor 手术，Endo-GIA 切开法）治疗 16 例十二指肠溃疡患者，经平均 5 年的随访，结果 15 例溃疡治愈。

5. 迷走神经切断术的并发症和后遗症 即使是操作最简单的迷走神经干切断术，也可以在术中发生意外或并发症，如食管穿破和创面出血等，一般报道约占病例的 5%。选择性迷走神经切断术和高度选择性迷走神经切断术因手术范围比较广泛，并发症的发生率一般较全腹腔迷走神经切断术更高。

迷走神经切断术的并发症：手术中的意外事故或直接并发症，一般有食管或胃穿孔，脾脏损伤或小网膜出血，由此又可以进一步发生反应性胸膜炎、纵隔炎、膈下脓肿，甚至败血症和中毒性休克等。迷走神经干切断术的手术意外主要为食管穿破，而在全胃或近端胃迷走神经切断术则主要是胃小弯穿破，都是操作粗暴或不慎的结果。有的穿孔在手术过程中就可被发现，自应立即予以修补，一般可不致有后患。有的穿孔是在术后出现膈下脓肿时才被发现，此时多数病例可能已不耐修补而仅能予以负压吸引，因此病程不免延长，甚至可致死亡。预防方法是手术时的解剖操作必须谨慎、小心，神经切断后必须将胃小弯部和食管前面予以再腹膜化；如一旦发现有穿破，应立即将穿孔缝合后作浆膜的重叠，再用邻近的网膜加以掩覆。

食管周围血管出血以及小网膜和脾脏的出血是另一种危险并发症，Wirthlin 等报道在 1096 例全胃迷走神经切断术中发生脾脏损伤的有 30 例（2.7%），Kronberg 等报道在 500 例全腹腔迷走神经切断术中发生脾破裂者有 17 例（3.4%）；Kalaja 等在 226 例全胃或近端胃迷走神经切断术中也有 3 例（1.3%）脾脏破裂。脾脏损伤多因手术中为了增加手术野的暴露而过度牵拉所致，一旦发现损伤，须及时加以缝合修补或将脾脏部分切除，才能获得可靠止血。从胃小弯分离小网膜和剖出胃前、后神经或其分支时，需要结扎许多胃左动、静脉小分支；在向上处理胃小弯和食管下端的过程中，也需要细致的止血。这些血管都来自胃左血管，手术时应将胃左血管分布到胃小弯和食管的终末支一一仔细切断结扎，而一旦有出血时必须小心予以再止血。

其他并发症主要为肺炎和肺不张，偶尔也可发生心肌梗死和脑栓塞。

迷走神经切断术的后遗症：除手术过程中可能发生的意外事故和术后并发症外，迷走神经切断后也可能会有后遗症，主要为术后吞咽困难、腹泻、倾倒综合征及反流性胃炎等。同时也包括迷走神经切断术不完全所致的溃疡不愈合或溃疡复发，因胃窦部神经支被切断而有的胃滞留现象，至于因迷走神经的肝支或腹腔支损伤而引起的肝胆和肠道功能紊乱，则在全胃迷走神经切断术和近端胃迷走神经切断术后实属罕见。

为了预防手术后的溃疡不愈合或复发，必须将胃前、后神经或其各个小分支完全切断。最易被遗漏的是食管贲门支和胃角平面支，这就要求将食管下端及其以下 5~7cm 范围内所有进入胃壁的神经纤维都予切断，而对胃角平面处的最末一支神经小支应特别小心，不使遗漏。利用具有玻璃探极的 pH 测定仪或在胃黏膜上涂刚果红（已经迷走神经切断的胃体黏膜呈橘红色，未经迷走神经切断的胃体黏膜呈黑斑状，而幽门窦部黏膜应为红色），固然可以正确地判断胃体、幽门窦的分界线，但如能将距幽门环 7~10cm（即胃角处）以上的 4~5 支壁细胞区小分支完全切断，也能保证手术成功。

为了预防术后有幽门括约肌功能障碍和胃滞留，手术时应注意防止胃窦部神经分支之损伤，其关键在于：①认清和分离出 Latarjet 胃前、后神经并把它用丝线吊住以后，一切解剖只能在该神经的左侧进行；②对胃小弯部的解剖必须从胃角开始，此处距幽门最多为 10cm，解剖时只能从此点向上，决不可从此点向右，特别注意勿损伤距幽门环 7cm 范围内的小网膜，当可避免窦部鸦爪神经的损伤。万一在手术中发现胃窦部神经已经损伤者，可以考虑加做幽门成形术或胃空肠吻合术，以资补救。如前所述，作者宁愿加做胃窦部切除和Ⅰ式吻合，认为更为合理。

6. 迷走神经干切断术 经腹作全腹腔迷走神经（干）的切断术为最早的迷走神经切断法。患者如为胃溃疡，且有恶变之可能者，经腹切口可以提供探查的机会。不过全腹腔迷走神经切断术后易致腹胀或腹泻等并发症，一般应并行某种胃引流术（如胃肠吻合术或幽门成形术）。术前应自鼻腔插入胃管一支以作食管的标志。手术步骤见图 4-57。

（1）平卧位，上腹正中或左正中旁切口，长达脐下 3cm。

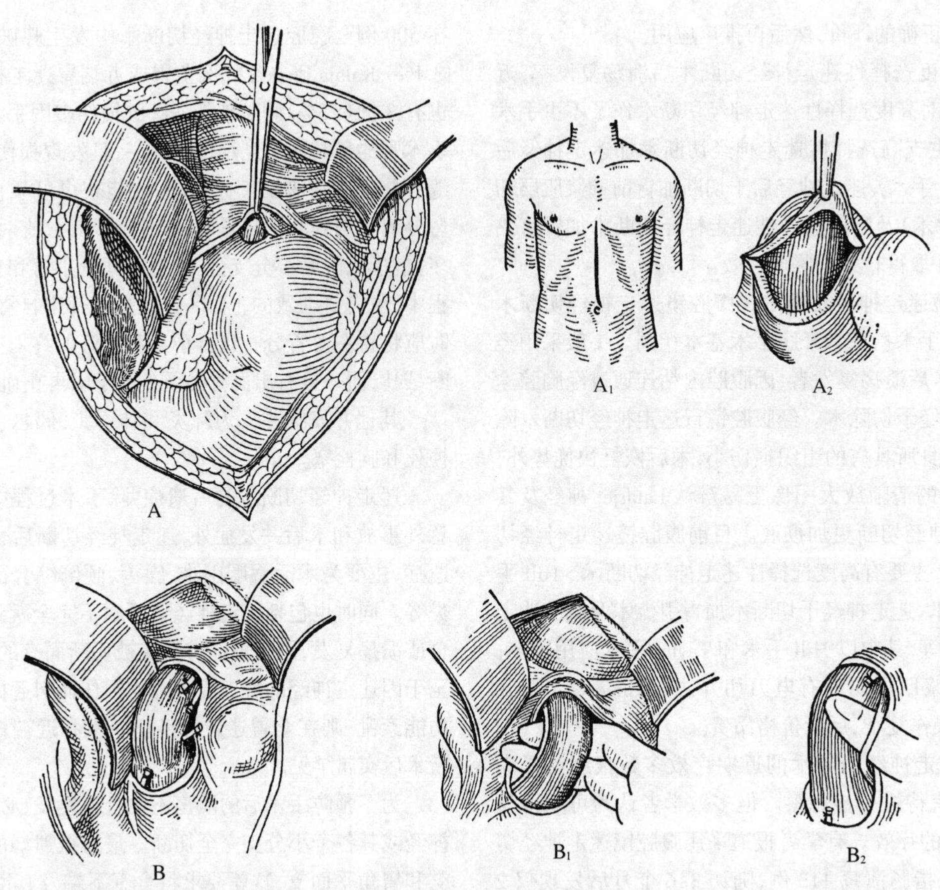

图 4-57　经腹之全腹腔迷走神经切断术

A. 肝左叶之三角韧带已切断后向右侧牵开，暴露食管贲门部。A_1. 为皮肤切口。A_2. 为食管贲门交界处之腹膜横形切开后，暴露出食管之状；B. 示将食管前、后壁上的左、右二迷走神经干结扎后切除一段之状，可免神经之再生。B_1. 为暴露右侧迷走神经之状。B_2. 示右侧神经已切断，暴露左侧迷走神经之状

如暴露不佳，切口可向左延伸切断第八或第九肋软骨，可帮助更好地暴露胃贲门部。

(2) 检查胃与十二指肠以明确溃疡的位置与情况，同时检查幽门有无梗阻现象。

(3) 暴露肝左叶的三角韧带并切断之，然后将肝左叶向右牵开。此时即可暴露胃贲门部及食管。后者因有胃管插入其中，极易辨认。

(4) 切开膈肌食管交界处之腹膜，将示指伸入横膈之食管裂孔中轻轻将食管作钝性分离，待食管完全游离后，即可将食管向下拉入腹腔达 5~6cm。

(5) 左迷走神经干可见位于食管的前壁，自左向右横过食管延至胃小弯部，右迷走神经干则贴在食管之后壁靠近右缘，呈紧张的索状感。把这两条神经干分离清楚，尽可能在高处结扎后切断之，并将神经干切除 5~6cm 以免再生。在这两根神经干切断后，食管应可继续向下拉，并再度检查是否所有的神经纤维已完全切断。据 Dragstedt 的经验，约半数患者在这个水平仅有左、右各一点神经干，但另一些患者可能有更多神经分支。手术欲求成功，必须将所有神经纤维完全切断。需要注意的是，前主干在贲门以上 2~3cm 处分出一支进入食管肌层，称做 Harkins 支，应予保护，以免误伤后引起食管痉挛。

(6) 神经完全切断后，即可放松食管使其连同切断的迷走神经近端一并缩回纵隔，然后将食管裂孔用丝线间断缝固在食管壁上，以防止术后发生食管裂孔疝。最后将肝左叶放回原处，但无需将三角韧带重行缝合。

(7) 根据情况，再行胃空肠吻合术或幽门成形术，亦可行胃部分(50%)切除和 Billroth Ⅰ式吻合。

7. 选择性(全胃)迷走神经切断术　此种迷走神经切断术因常规需要并行幽门成形术或胃空肠吻合术，故对并有严重球部畸形或幽门梗阻的十二指肠溃疡患者特别适用。对胃窦部和小弯侧的胃溃疡，作全胃迷走神经切断及 Billroth Ⅰ式胃部分切除术也颇理想。经验不多的外科医师在处理单纯的十二指肠溃疡时，与其做不完全或不彻底的近端胃迷走神经切断术、致术后酸分泌仍然较多而溃疡有不愈合或复发危险者，不如做全胃迷走神经切断、同时并行 Billroth Ⅰ式胃部分切除术或某种胃引流术。

全胃迷走神经切断的要点是须将迷走神经的胃前、后主支完全切断，而肝支和腹腔支则必须保留。其操作之具

体方法有两种：①Dragstedt 主张在食管裂孔平面先找出迷走神经左、右干，然后沿着神经干向下继续跟踪，到它分出肝支和腹腔支后再切断其胃前支和胃后支。②Griffith 主张在贲门胃底交界平面先将食管和有关的迷走神经通过一定步骤都套在一条牵引带或细橡皮管内，然后将食管的周围组织都予切断，就可以保证将迷走神经的胃前、后主支也切断在内而不必先找到神经。据作者之体会，两法各有其优缺点：Dragstedt 法操作较简单，但其神经支（特别是第一分支贲门胃底支）有时可能切断不全，而 Griffih 法则操作较麻烦，但能保证胃前、后主支都被切断。因此，患者比较肥胖或外科医师的经验较丰富者，以按 Griffith 法在贲门胃底平面切断食管周围组织为宜，如患者比较消瘦或外科医师经验不多者，则可在食管裂孔平面按 Dragstedt 法先找出神经干后再跟踪切断其胃前、后支。

Dragstedt 法（图 4-58）之具体步骤如下：

（1）患者宜取头部稍高（约 20°）的倾斜卧位，作上腹正中或左旁正中切口；如暴露不佳者可将剑突切除，或将切口向左延伸、切断第八、九肋软骨，当能更好地暴露胃底贲门部。安放自动拉钩。

（2）检查胃和十二指肠以明确溃疡的情况，同时检查幽门有无梗阻现象。

（3）暴露肝左外叶的三角韧带一并切断之，然后将肝左外叶向右侧牵开，但如肝左叶较薄者，也可以不加游离，仅需将它用深拉钩向上牵开。此时即可暴露出食管裂孔和食管，后者因有橡皮导管插在其中，极易辨认。

（4）横向切开食管裂孔处的腹膜，用示指将披覆腹膜自食管壁上作钝性分离，将该段食管完全游离出，用一条索带或细橡皮管绕过其后壁作为牵引；此时即可见迷走神经左干贴在食管前壁，而右干则在食管后方、靠近右缘。

（5）先将迷走神经左干游离出来以后用线吊起，然后沿着神经干向下继续解剖，到贲门胃底交界处就可以看到左干分成三支：第一支向左分出的是食管贲门支，第二支向右分出的是肝支，下行的主干即是 Latarjet 胃前神经。有时肝支可比胃前主支更粗，有时则肝支可能有 3~4 支，但根据神经纤维的走向不难辨认。有时食管贲门支可能与肝支在同一平面分出，也可能是从胃前神经分出。胃前神经除了分出食管贲门支以外，一般又分出 3~4 支纤维逐段分布到近端胃前壁上，但在作全胃迷走神经切断时无须一一解剖出来。于是首先应切断向左分布的食管贲门支，不使遗漏，注意保留向右行走的肝支不使受损，最后再将下行的胃前主支予以切断。

（6）继将食管略作顺钟向旋转；使食管后壁转到右侧，以便辨认和游离迷走神经右干（即后干）；该右干有时不是贴在食管壁上，但总在离食管不远的后方。将右干同样用丝线提起，沿神经向下分离，就不难辨认出从右干分出的腹腔支和 Latarjet 胃后神经，于是即可将胃后主支也予切断。此时需特别注意不要遗漏胃后支中所谓的“罪恶神经”支，应确保将其切断。

（7）胃前、后支完全切断后，应将食管裂孔处的腹膜切口仔细缝合，以避免切断的神经再生。然后肝左外叶即可翻回原位，但三角韧带一般不需要重行缝合。

（8）此时术者根据情况，可继续做幽门成形术或胃空肠吻合术。但作者一般作胃部分切除（50%）和Ⅰ式吻合。

Griffith 法具体步骤如下：

本法之优点在于手术开始时就通过一定步骤，把有关的迷走神经都套在围绕食管周围的牵引带中，从而可以保证以后不会在圈套外面作不必要的盲目解剖，也不致使已套在圈内的神经遗漏而未被切断。

（1）患者的体位和切口与 Dragsted 法相同，但一般不需要游离肝左叶，仅用深拉钩将肝左叶向上牵开即可暴露贲门和胃底部。

（2）首先应按下述步骤将食管及其周围组织、包括迷走神经套在牵引带内（图 4-59）：

1）在食管右侧，标志是迷走神经的肝支，首先应将小网膜展开，并在肝支下面小网膜的无血管区切开一个小洞；不会有神经在其右侧出现。

2）在食管左侧，标志是贲门胃底交角（His 角），在此交角处也作一小切口；不会有神经在此交角之外侧进入胃底部。

3）在食管后面，标志是迷走神经的后干及其腹腔支；从贲门胃底交角的切口中伸入手指，沿食管后壁游离，一定会在食管后面触及后干（即右干），从后干的背面沿着胃胰腹膜折继续分离，手指就可以进入小网膜腔并从肝支下面的小网膜切口中再穿出；接着用一条带子或细橡皮管代替手指将食管及其周围组织一并套住，就不会有任何迷走神经再遗漏在圈套以外。

（3）接着应用手指从套住的组织中先把后干与食管分开，将食管下段向左牵开，后叶另用丝线吊住后轻轻向右牵开；然后就可从肝支下面的小网膜切口开始，把含有胃左动脉降支的组织从胃小弯分出来，其中含有迷走神经的胃前、后主支，把这些组织结扎后切断之。

（4）再用手指将后干从小弯近端的周围组织中分出来，上自右干与食管互相分离之处起，下至胃左动脉降支和胃后支切断之处止；这些组织中含有胃左动脉的升支和胃后支的剩余纤维，应同样结扎切断之。

（5）在肝支平面以下，把下段食管前面的组织也分出来予以切断，这些组织中可能含有胃前支的剩余纤维。

（6）至此已将肝支和腹腔支以及它们的主干从食管下端和贲门近端完全分开，其唯一可能残存的胃神经是来自食管丛和解剖面以上的主干，所以还应将食管下段再仔细观察或扪摸一番，如在食管浆膜下发现有神经纤维时，应再剖出切断之，直到食管的纵行肌完全露出为止。

最后再作必要的胃窦部切除和 BillrothⅠ式吻合，然后缝闭腹腔，不放引流。

8. 高度选择性（近端胃）迷走神经切断术　不伴有严重的球部畸形或幽门梗阻的单纯性十二指肠溃疡，最宜于

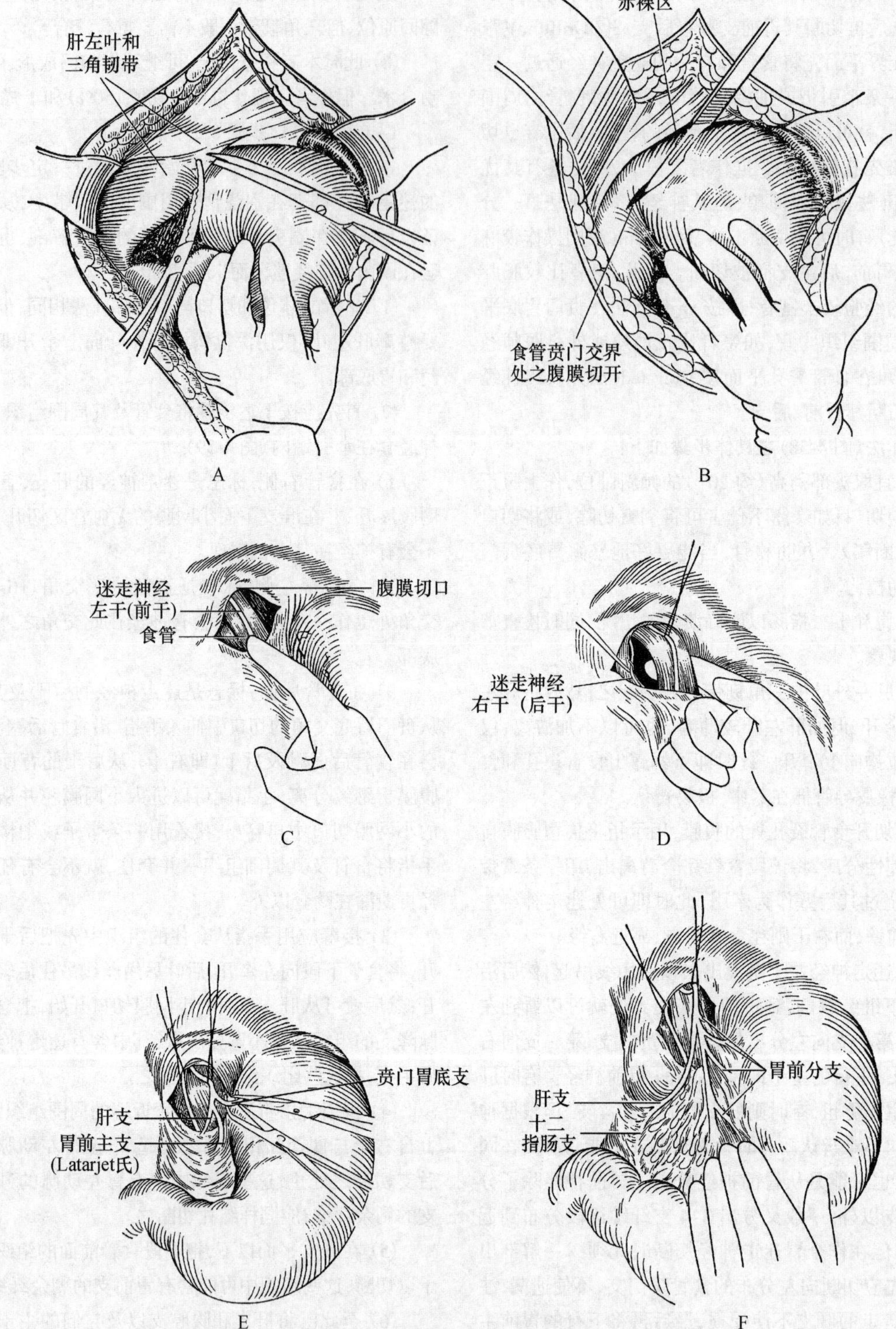

04

图 4-58 全胃迷走神经切断术(Dragstedt 法)

A. 从正中或左旁正中切口进入腹腔，暴露手术野，先切断肝左外叶之三角韧带，充分显露食管裂孔及其中穿出的食管；B. 横向切开贲门胃底交界处的腹膜；C. 用手指将腹膜切口作钝性分离，即可充分暴露食管前壁及前壁上的迷走神经左干(前干)；D. 用右手示指从食管的左缘向后、右方向分离，将整个食管向前游离，一般在距食管后壁约 1cm 处即可触及迷走神经右干(后干)，用丝线绕过作为牵引；E. 将左干用线吊起后向下追踪分离，即可见神经干分成三支，保留向右侧分布的肝支，切断向下延伸的胃前主支。注意应自胃前主支分出的第一小支即食管贲门支，有时是从主干分出，甚至在肝支分出平面以上先分出，应仔细辨认后予以切断，不使遗留；F. 示胃前支分出的各胃前分支剖出之状

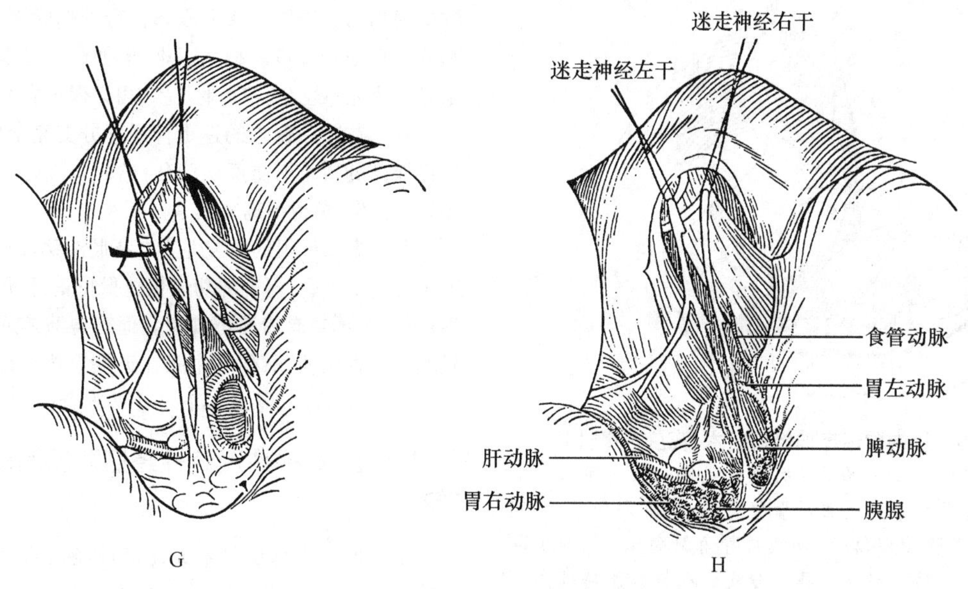

图 4-58（续）

G. 胃前分支已切断，正将迷走神经右干提起解剖其分支；H. 示左、右干的胃前、后支均已切断，分布到胃窦部的迷走神经“鸦爪”（Latarjet 神经）则予以保留

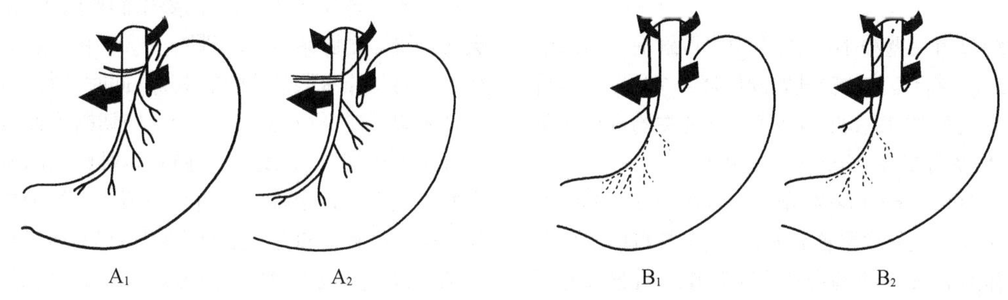

图 4-59　将食管及其周围组织包括迷走神经套在牵引带内的方法

A. 套住迷走神经左干的方法。在食管裂孔平面，迷走神经左干（A_1）或来自食管丛的一个分支（A_2），都可能距离食管左缘较远。如果紧靠食管裂孔处安放套带（如小箭头所示位置），很可能把神经干或其分支遗漏在圈套之外，而致无法找到神经；但如靠近胃底部放置套带（如大箭头所示位置），则必能使左干及其分支完全套在圈内；B. 套住迷走神经右干的方法。在食管裂孔平面，迷走神经右干（B_1）或来自食管丛的一个分支（B_2），很可能距离食管后壁较远，甚至贴近膈肌之右脚。如果在靠近食管裂孔处安放套带，很可能把后干或其分支遗漏在外（如小箭头所示）；但如靠近胃底平面安放套带（如大箭头所示），则必可将后干及其腹腔分支套在圈内。在此平面沿着后干追踪，必然可以辨认出其腹腔分支

作近端胃迷走神经切断术，不必附加胃引流术。伴有幽门梗阻的十二指肠溃疡，可以做全胃迷走神经切断术加胃部分切除及 Billroth Ⅰ式吻合，或做近端胃迷走神经切断术加幽门成形术。对位于幽门窦或小弯部的单纯溃疡，如能排除恶性变，也可做近端胃迷走神经切断术，但术后应严密随访，观察溃疡能否及时愈合并不再复发。经验不足的外科医师或患者较肥胖、或肝胃网膜和胃小弯部脂肪组织较多者，不宜轻易做近端胃迷走神经切断术，因恐神经纤维切断不全，且手术时可能出血较多。术前应行胃液分析，以便术后作复查对比，观察迷走神经切断术是否完全成功。

手术步骤见图 4-60。

（1）患者取头部稍为抬高的倾斜卧位，作左侧旁正中切口进入腹腔。探查腹内脏器，特别是胃、十二指肠溃疡的病理情况，注意幽门是否通畅，以决定是否适宜作近端胃迷走神经切断术。

（2）手术的第一步也像全胃迷走神经切断术一样，需先切开食管胃底交界处的腹膜，游离食管并暴露迷走神经的左、右干，然后用细橡皮管在贲门胃底交界处绕过食管后方把它拉向左侧，又用二根丝线分别吊住迷走神经左、右干拉向右侧，近端胃的迷走神经切断将集中在此两神经干的左侧进行。

（3）继此，术者即可在胃大弯部将胃结肠韧带前页切开一小口，示指由此进入小网膜腔，将肝胃网膜与后腹膜互相分开后再从胃小弯的角部穿出；随即用另一小橡皮管或纱

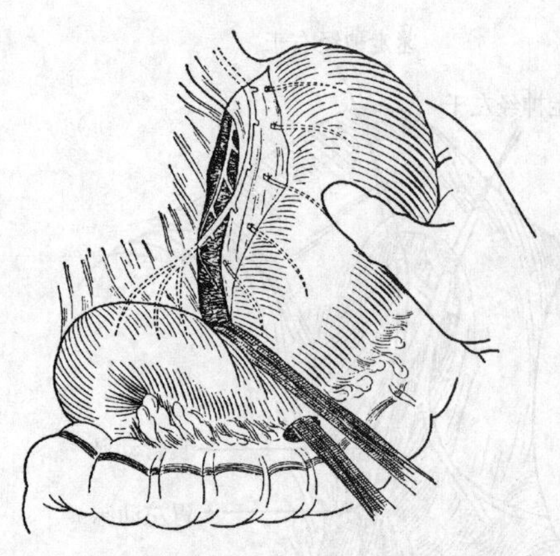

图 4-60 近端胃迷走神经切断术（高度选择性）

在距幽门环约 7~10cm 的胃角处将胃结肠韧带前页作一戳孔，用橡皮管或纱带绕过胃后壁将胃向左、下方向牵拉，同时将小弯部腹膜予以切开（切线自胃角斜向食管左侧），即可暴露出胃前、后神经及其各小分支。在将胃体持续向下向左牵引的情况下，自胃前后神经分出的各小分支将趋紧张而呈弦线状，用手指不难触知并予一一切断；惟第一分支贲门胃底支易被遗漏，须特别小心。注意如从胃角处向左侧解剖时，将不致伤及 Latarjet 神经或胃窦部的鸦爪神经

条代替手指绕过胃后壁和小弯部，作为以后解剖神经时牵引胃体之用。注意胃角处的穿孔距幽门环约 7~10cm，为胃窦与胃体交界之处，以后在此小网膜穿孔的左侧进行解剖时，将不会有伤及胃窦部神经鸦爪分支的危险。

(4) 于是就可以着手切断胃前支的各小分支。先沿着迷走神经左干在贲门胃底平面将其肝支、食管贲门支以及继续向下延伸的 Latarjet 胃前神经分别剖出；继在肝支与胃前支所形成的三角区内（该处小网膜最薄，且无血管分布）将小网膜切一小口，使示指也可以由此伸入小腹膜腔内；然后助手拉住从胃小弯角部穿出的橡皮管将胃体向左、下方牵引，术者则可用伸入小腹膜腔中的示指和它前面的拇指把小网膜组织拉向右侧，这样就有利于认清应该保存的 Latarjet 胃前主支和必须切断的几根胃前小分支，从下而上地将这些小分支逐支切断。注意：①从胃小弯缘切开小网膜以剖出其中的迷走神经小分支时，需要同时逐支切断许多细小的胃左血管分支。②开始分离时是紧贴胃小弯的角部，以后逐步向上分离时应逐渐偏向胃的前面，直达食管左缘与胃底的交角处为止。③切断胃前支的各小分支时，其第一分支即食管贲门支应特别小心不使遗漏，该支分出的平面有时较高，可在肝支之头端。④手术完毕时最好将食管下段 5~7cm 范围内所有进入胃底部的迷走神经纤维再次清除，保证酸分泌区的神经分布得以完全切断。

(5) 胃前主支的胃壁小分支切断以后，就可以把胃壁略为向左旋转，暴露小弯部的胃后壁，以便切断胃后支的小分支。注意分离切断这些小分支时应同样保持胃壁的牵拉紧张状态，切断线应尽可能靠近胃小弯，直到将含有胃后神经小分支和细小血管的小网膜后叶组织完全切断、胃小弯全部裸露为止；这样，胃后主支虽然不一定能见到，但仍可不致被损伤。由于胃小弯上段和食管下端周围有大量组织，其分离切断步骤可能相当困难，但如利用已安放的牵引带来确定迷走神经左、右干的位置，可以保证它们不致受伤。

(6) 胃前、后壁上的迷走神经小分支完全切断以后，应该将裸露的胃小弯重新腹膜化；这样可以防止已切断的神经纤维再生，免致溃疡复发。

不伴幽门梗阻的单纯性十二指肠溃疡经近端胃的迷走神经切断术以后，胃窦部功能仍能保持正常，毋须附加引流手术，一般不致有胃滞留现象。但对胃溃疡或伴有幽门梗阻的十二指肠溃疡，作者主张在近端胃迷走神经切断后并行胃部分（窦部）切除及 Billroth Ⅰ式吻合。

【附】 选择性迷走神经切断加胃窦或半胃切除术

单纯的胃大部切除术或迷走神经切断术对溃疡病的治疗作用已如前述。就胃大部切除术而言，为了要使壁细胞量减少到足够的程度，胃体的切除最好在 75%~80% 以上；且为了要减少术后的各种并发症，最好在切除后作 Billroth Ⅰ式吻合。然而事实上不少病例切除了足量的胃壁往往就不可能做Ⅰ式吻合，而要做满意的Ⅰ式吻合又可能会使得胃体之切除不足；克服这个矛盾的一种较好办法，无疑是将胃体作有限的（半胃）切除，同时并行某种迷走神经切断术以减少酸分泌。就迷走神经切断术而言，除了作比较麻烦的近端胃（高度选择性）迷走神经切断术之外，无论全腹腔或全胃迷走神经切断后均须并行某种胃引流术，方能消除术后腹胀和胃滞留的并发症；而在各种胃引流术中，显然应以胃窦或半胃切除后 Billroth Ⅰ式吻合为首选术式，因为它不仅能克服全胃迷走神经切断后的胃壁低张和排空滞缓现象，且因胃窦部切除可进一步消除胃酸的胃相分泌（即消除促胃液素的作用），有助于减少溃疡复发率。胃窦部黏膜分泌的促胃液素在溃疡病发生机制中的作用已经充分阐明。单纯切断迷走神经以消除胃酸的脑相分泌，有时尚不足以有效地降低胃酸的分泌量。Sorer 曾在动物实验中证明：单纯迷走神经切断可使 55% 的动物不生溃疡，单纯胃窦部切除可使 2/3 的动物不生溃疡，而迷走神经切断加胃窦切除则可使 83% 的动物不生溃疡。Kay 亦证明胃窦部切除可使胃酸减少 70%，单纯迷走神经切断可使胃酸分泌减少 70%，而迷走神经切断加胃窦切除则可使胃酸分泌减少 95% 以上。不难设想，全胃迷走神经切断后再加做胃窦或半胃切除后 Billroth Ⅰ式吻合，可使溃疡病的复发率减少到最低限度，且术后之其他并发症亦可基本上得以避免。

迷走神经切断加半胃切除之另一优点是适用范围广。虽然说无一种术式可用以处理各种不同病变，但迷走神经切断加半胃切除事实上确可适用于大部分溃疡病例，不论是十二指肠溃疡或胃溃疡，也不论是单纯的溃疡或伴有梗阻或出血的溃疡。即使是广泛的胃黏膜糜烂出血，非行全胃切除一般不能获得满意止血者，作全胃迷走神经切断加半胃切除亦属有益；因这种手术不仅能明显地减少酸分泌，

且由于黏膜下动静脉侧支循环的关闭，也可减少胃黏膜的血流量，术后再出血率很低。鉴于近端胃迷走神经切除（高度选择性）术仅适用于单纯的不伴梗阻的十二指肠溃疡，全胃迷走神经切断（选择性）加幽门成形或胃空肠吻合术仅适用于一般的十二指肠溃疡而不适用于胃溃疡，伴有急性出血或幽门梗阻的溃疡更不宜用单纯迷走神经切断术来治疗，对急性胃黏膜糜烂出血可见此种术式的优越性。除高位胃溃疡且疑有癌变者最好作胃次全切除，已经伴有并发症（如出血、内瘘）的吻合口溃疡须作胃大部切除，或胃酸分泌量极高疑为卓 - 艾综合征者须考虑作全胃切除以外，其他一切溃疡包括高位的胃溃疡、单纯的吻合口溃疡、并有出血、梗阻的十二指肠溃疡以及胃黏膜的广泛糜烂出血，都可适用全胃迷走神经切断加半胃切除（Billroth Ⅰ式吻合）。

以全腹腔迷走神经切断加半胃切除治疗十二指肠溃疡为例，Herrington 曾总结他的 2000 例全腹腔迷走神经切断加半胃切除术治疗十二指肠溃疡的经验和成绩：①病例中 53% 为顽固性疼痛，30% 为出血，13% 为梗阻，4% 为穿孔；②手术后 1 个月内死亡 43 例（死亡率 2.2%），其中 26 例死于大出血，11 例死于其他疾病，6 例死于技术性错误；③术后随访结果优良者 68%，良好者 26%，5% 尚可，1% 不佳；④溃疡复发者 14 例（0.7%），其中 6 例肯定由于迷走神经切断不全，2 例可能为迷走神经切断不全，4 例由于胃泌素瘤（卓 - 艾综合征），1 例为应激性溃疡，另 1 例由于肾上腺瘤；⑤其他并发症占病例的 18%。需要指出，上述 Herringlton 的病例全部为十二指肠溃疡，而且全腹腔迷走神经切断术（迷走神经干切断术）加半胃切除后有部分病例是作Ⅱ式吻合。目前国内外文献资料也显示，选择性迷走神经切断加胃窦或半胃切除术后溃疡的复发率最低。

术前应常规作基础酸分泌（BAO）和最大酸分泌（MAO）测定，以便术后再作比较试验。手术步骤为（图 4-61）：

（1）进入腹腔后先检查溃疡的情况，注意是否已蚀及胰腺或已与胆总管有粘连。术前空腹胃液酸分泌量在 20mmol/h 时以上者应注意检查胰腺内是否有胃泌素瘤存在，明确是否适于作迷走神经切断术加半胃切除术。

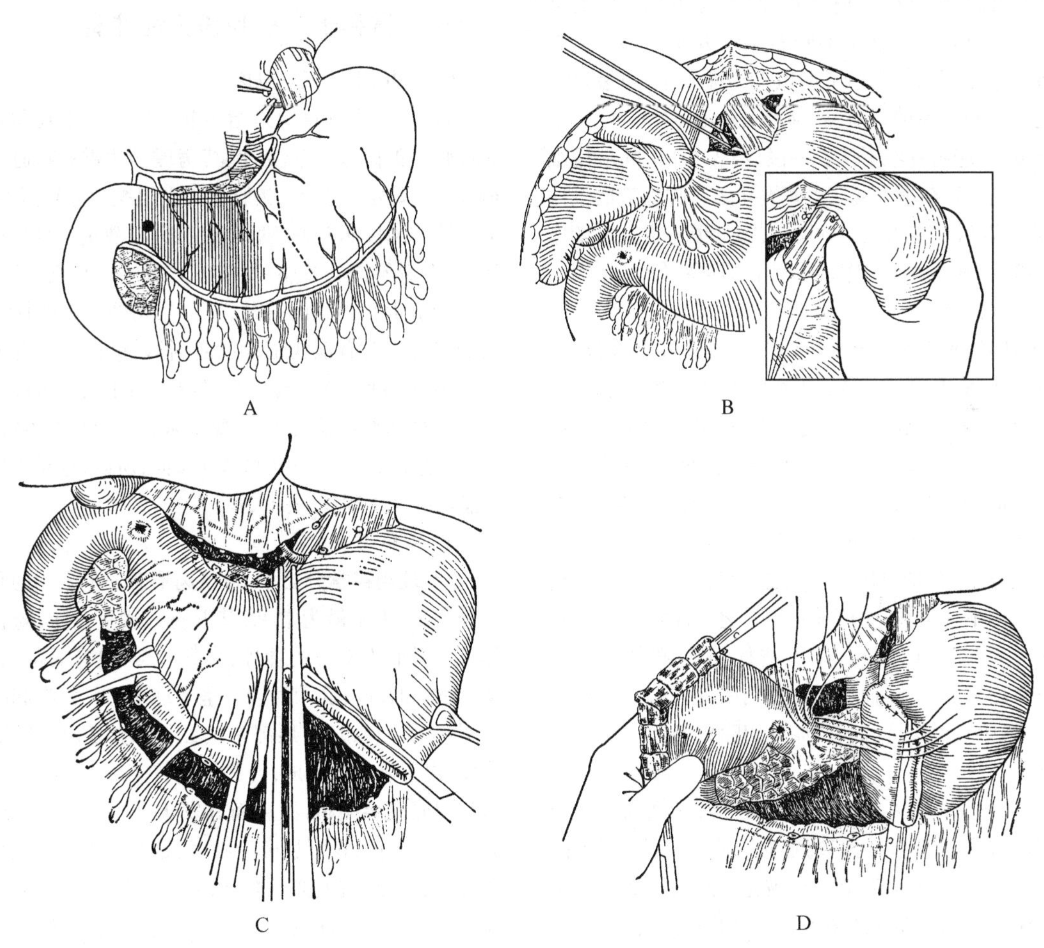

图 4-61 全腹腔迷切 + 半胃切除（Ⅰ式吻合）

A. 示胃窦部的范围和半胃切除时的切断线；B. 肝左外叶游离后已翻向右侧，食管前面的腹膜已在贲门平面横向切开，迷走神经左、右干已解剖出；可以将神经干直接切断，但最好追踪神经到分出肝支和腹腔支后切断其胃前、后主支。附图示食管裂孔之右脚悬带松弛时可与食管后壁相缝合以防止裂孔病之发生；C. 远端胃的大小弯均已适当游离，正在切断胃体；大弯之切断面应在其中点，小弯之切断面应偏左约 4cm，如此胃体约可切除 40%~50%；D. 胃近切端之小弯侧已缝合，远端已向右翻转游离到十二指肠球部，正在进行后壁之浆肌层间断减张缝合

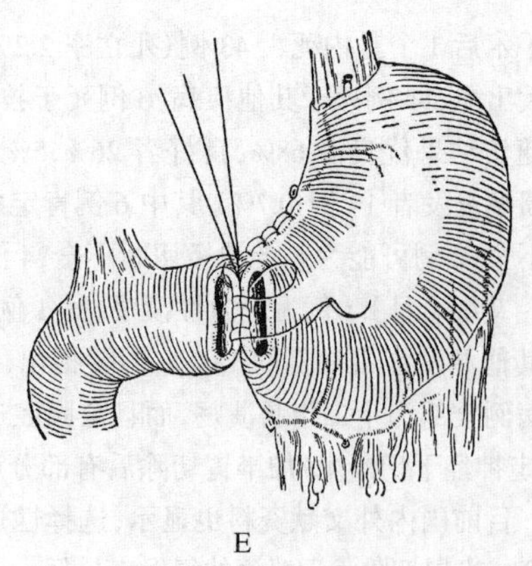
E

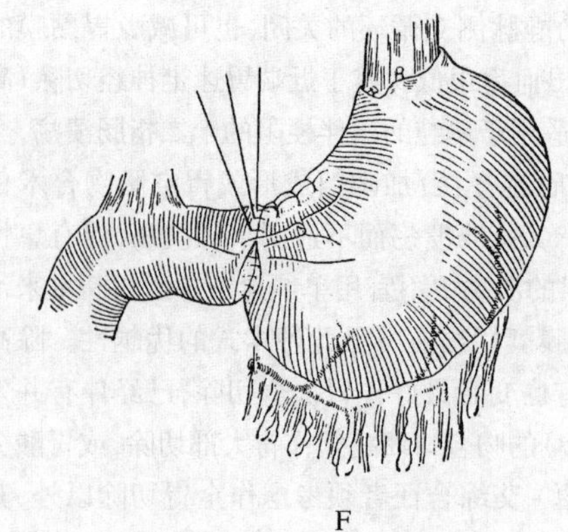
F

图 4-61（续）

E. 吻合口之内圈连续肠线缝合，注意吻合口不应内翻过多；F. 前唇之浆肌层间断缝合

(2) 先作迷走神经切断术：常规切断肝左外叶的三角韧带后把它向右侧翻转牵开，再将胃小弯和胃底部轻轻向下牵拉，即可将食管前面的腹膜横向切开一小口，用右手示指将食管游离出，并找出左、右迷走神经干予以切断。游离食管和寻找迷走神经的方法可参阅图 4-58 和图 4-59。迷走神经切断的地点可以是贲门平面以上的神经干，但最好是分出肝支和腹腔支后的胃前、后神经（Latarjet 神经）。为了防止神经再生，应将神经干切去一段（约 3~5cm），断端用细丝线加以结扎。如在术中发现食管裂孔之右脚悬带比较松弛者，为防止以后发生裂孔疝，可将右脚悬带与食管后壁作几针固定缝合（图 4-61，B 附图）。然后即可将肝左叶翻回原处，进行半胃切除。

(3) 先从胃网膜血管上缘切开大网膜进入小腹膜腔，结扎、切断一切从胃网膜血管分布到胃大弯的直血管，借以游离胃大弯，右侧到幽门下，左侧到左、右胃网膜血管相连接处，此处即为胃大弯之中点。继即分离胃小弯，左侧到胃角以上 2~3cm 处，在该处应结扎、切断胃左动静脉降支，右侧到幽门上缘，应结扎和切断胃右动脉。此时整个胃的右半部分已充分游离，即可用两对（4 把）直血管钳分别钳夹胃壁的大弯和小弯部分，然后分别切断之。注意胃大弯侧的切断面应位于大弯之中点，且与胃体相垂直，切口长度即为将来吻合口的大小，而小弯侧的切断处一般应斜向左上方，距大弯中点约偏左 4cm。如此切除胃壁约占全胃的 40%~50%。

(4) 将胃近切端之小弯侧先用连续肠线和间断丝线分别予以双层缝合，然后将远切端翻向右侧，以便解剖幽门远段和十二指肠球部，直至溃疡也被完全游离。如十二指肠溃疡已深蚀胰腺不能被游离者，一般即不适于作半胃切除后 Billroth Ⅰ 式吻合，可考虑行胃空肠 Roux-Y 或 Billroth Ⅱ 式吻合；但偶尔也可以将溃疡从胃壁上剜出使之留于原位，溃疡面予以适当搔刮，然后继续游离溃疡远端部分之十二指肠，将其切端与胃大弯侧之近切端作 Billroth Ⅰ 式吻合。

（叶再元）

第六节　胃和十二指肠肿瘤

一、胃和十二指肠的良性肿瘤

（一）胃、十二指肠息肉

胃、十二指肠息肉是指突起于胃十二指肠黏膜的宽基底或带蒂的隆起性病变，但其病理学性质只有通过组织学检查才能确定。胃十二指肠息肉在组织学上包括多种良性、交界性和恶性病变，并随其病变部位、数量及自然病程的不同，而有着不同的发生、发展方式和临床意义。近年来，随着临床上消化内镜的普及，胃十二指肠息肉的检出率有增高的趋势。对有消化道症状者，行内镜检查时息肉的发现率为 10%~60%，无明显性别差异。由于消化道腺癌可由良性腺瘤性息肉缓慢发展、演变而来，许多原发为特征性的非肿瘤性息肉也具有一定的恶变倾向，所以，近年来胃十二指肠息肉的诊治问题颇受关注。

1. 胃息肉

【病理组织学分类】 胃息肉形态学上常用的是日本山田分类法：Ⅰ型最为常见，其形态一般呈丘状，隆起的起势部较平滑而无明确的境界，多数有蒂，也有无蒂，好发于胃窦、胃体和胃底；Ⅱ型息肉常呈半球形，无蒂，隆起的起始部有明确的境界，息肉顶部常发红，凹陷，是由于反复的黏膜缺损、再生修复而形成，合并早期胃癌最多，多见于胃体、胃窦和胃底交界处；Ⅲ型息肉好发于幽门窦部，有亚蒂，隆起的起始部略小；Ⅳ型息肉有细蒂，蒂之长短不一，表面光滑，亦可以有糜烂或近似颗粒状，异型性显著。4 型中，Ⅳ型息肉的癌变率最高，可达 25.7%。胃息肉可单发或多发，若为数众多的息肉遍布全胃，则称胃息肉病。

胃息肉有再生性息肉也称增生性息肉、腺瘤性息肉和炎性纤维性息肉等几种，各种息肉的病理并不相同：①再生性息肉：来自增生的腺窝上皮，体积一般较小，直径 1cm 左右，基底部较宽或有蒂，常为多发，并常集中于胃体胃窦交界处。显微镜下，再生性息肉表面为增生肥大的腺窝上皮的大型腺管，中央为增生的幽门腺和胃体腺，夹杂血管纤维平滑肌组织，深部腺体常呈囊性扩张。增生的腺管一般无不典型增生，息肉周围轴膜呈不同程度的胃炎，再生性息肉癌变几率较小。②腺瘤性息肉：属真性肿瘤，来自肠上皮化生的腺上皮。多数为单发、无蒂。显微镜下胃的腺瘤性息肉为肠上皮化生的腺管，大多伴有不同程度的不典型增生。息肉周围轴膜常表现萎缩性胃炎。胃的腺瘤样息肉有癌变倾向，尤其是直径 >2cm 者。③炎性纤维性息肉：即嗜酸细胞肉芽肿性息肉，好发于胃窦部，直径很少 >2cm。常呈息肉样肿物突入胃腔。表面被以胃黏膜，中央可有溃疡形成。显微镜下炎性纤维样息肉为许多小血管及成纤维细胞呈旋状生长，其中有大量嗜酸性粒细胞及淋巴细胞、浆细胞浸润。炎性息肉属炎性反应性变化。

【临床表现】 胃息肉常见的临床表现有：①上腹部不适、饱胀感或腹痛；②上消化道出血；③腹部包块，较大的良性肿瘤上腹部可扪及肿块；④位于贲门或幽门的肿瘤可引起不全梗阻。

【诊断】 X 线钡餐造影检查、胃镜、超声及 CT 检查有助于诊断。纤维胃镜检查大大提高了胃良性肿瘤的发现率，对于黏膜起源的肿瘤，活检有助确诊，并能观察息肉大小、数量、宽基或有蒂和息肉表面的表现，如息肉表面有糜烂坏死、基底部有浸润性改变，表面颗粒大小不等和息肉呈结节状时，则应考虑有恶变可能。造影检查可检出较大、突出于胃腔的隆起性病变。

【治疗】 由于胃息肉引起的症状较少，故大多数的息肉切除的主要意义在于切除后的“全瘤活检”，以排除漏检小的癌灶和预防癌变。目前，多数学者对胃息肉的内镜下切除持积极态度。Cinsberg 等认为即使直径为 0.5cm 的息肉亦有恶变可能，并主张对大于或等于 0.5cm 的息肉均应完整切除。常用的内镜下息肉切除法有：高频电凝圈套摘除，激光切除、热活检钳烧灼、微波切除等，对 <0.5cm 的无蒂息肉以圈套摘除法较宜，圈套摘除的最大优点在于能回收全标本送病理，且并发症少，安全性高，最为常用；对 >2cm 的无蒂息肉，因内镜下切除极易发生出血和坏死穿孔，宜采用胃部分切除术。

目前认为，胃息肉外科治疗的手术指征是：①出现疼痛、梗阻、出血等症状者；②直径 >2cm 的宽基或无蒂息肉；③内镜活检或黏膜脱落细胞检查证实有恶变者；④直径 >2cm，不能确定良恶性，内镜又不能达到有效治疗者；⑤观察期间息肉进行性增大者。

2. 十二指肠息肉 十二指肠息肉少见，缺乏典型临床表现，易误诊误治。十二指肠息肉多发生于降部，球部少见。可见于任何年龄，但以 40~60 岁多见，男女发病率大致相等。

【病理组织学分类】 十二指肠息肉的病理组织学分类与胃息肉相似，可分为炎性假性息肉，增生性息肉及腺瘤性息肉。腺瘤性息肉又可分为管状、绒毛状及混合性腺瘤 3 种。Matsui 等对 263 例十二指肠息肉进行内镜活检研究，仅检出腺瘤性息肉 14 例(5.3%)。十二指肠绒毛状腺瘤癌变率为 20%~40%，亦有报道高达 80%。Brunner 腺瘤不属于肿瘤性息肉，而是黏膜下十二指肠腺的增生，可能与胃酸分泌紊乱有关。

【临床表现】 由于十二指肠息肉好发于降部，常与胆道引流系统有密切关系，十二指肠肠腔相对狭小，故常易引起多种症状。常见的临床表现有：上腹痛、腹胀、上消化道出血、体重下降、腹部不适、发酸、嗳气、恶心、呕吐等，少数绒毛状腺瘤可引起腹泻，息肉压迫胰管时可引发急性胰腺炎，压迫胆总管下端乳头开口时可引起梗阻性黄疸。

【诊断】 诊断十二指肠息肉最有效的方法是十二指肠镜检查，必要时辅以上消化道钡餐造影检查。因十二指肠息肉癌变多发生在息肉的基底部，故仅行十二指肠黏膜活检价值不大，以全息肉活检为宜。上消化道低张造影配合十二指肠松弛剂，可清晰显示息肉的 X 线征象。

【治疗】 已明确诊断的十二指肠炎性假性息肉和增生性息肉可定期随访，单发和长蒂的息肉可在内镜下用圈套器摘除，<0.5cm 者可用微波或激光凝除，腺瘤性息肉主要适用手术切除。手术方式、范围应根据息肉大小、部位及组织类型而定，腺瘤较小且距十二指肠乳头距离较远者可行部分肠壁楔形切除。腺瘤较大或为多发性者可行部分肠段切除，累及壶腹部亦有恶变时可行胰十二指肠切除。术后给予抑酸、保护胃肠黏膜对症支持治疗。

(二) Dieulafoy 病

1896—1898 年，法国外科医生 Dieulafoy 报道了 7 名健康人突发致命性消化道大出血，尸检时发现胃体上部黏膜下异常口径的动脉破裂，血液通过黏膜破损处进入胃腔所致上消化道大出血。1964 年 Goklman 回顾文献报道 24 例，将其命名为 Dieulafoy 胃血管畸形，1989 年 Dieulafoy 病正式列入美国“胃肠道和肝脏疾病”一书，Dieulafoy 的病名也逐渐被大多数学者所采用。

【发病机制与病理学特点】 Dieulafoy 病系先天性疾患。主要来源于胃左动脉的胃黏膜下恒径动脉，经浆膜进入肌层后缺乏渐细的过程，而以类同于黏膜下的口径进入黏膜肌层。在来自胃左动脉高压力血流的冲击下，局部扩张使覆盖于其上的黏膜易受压萎缩，造成压迫性溃疡，由于动脉与黏膜紧密相连，形成特定的黏膜易损区。表面黏膜脱落使血管裸露，失去外周支持，易扩张而致破裂出血。

Dieulafoy 病的病理组织学改变主要是：①病灶表面糜烂和浅溃疡，部分有凝血块，溃疡一般不超过黏膜肌层，少数至黏膜下层。病灶周围黏膜正常，或仅表现为轻度慢性浅表性炎症。②病灶基底部可见破损的小动脉，部分病例见小动脉残端突起于病灶表面。③黏膜下层小动脉明显增多、迂曲，直径 1.4mm。④小血管有内膜、中层(肌层)和外膜三层结构。无血管炎和局限性动脉瘤表现。

【临床表现】 Dieulafoy 病多见于中老年男性，平均年龄 5 0~70 岁，男性发病率为女性的 2 倍。能够引起黏膜损伤的因素（如饮酒、吸烟、胆汁反流、服用非甾体抗炎药、进食粗糙坚硬的食物等），都会增加恒径动脉破裂出血的机会，引起其破裂出血。患者往往多以消化道出血为首发症状，但部分患者也可不典型，表现为无先兆、突然发病，并出现危及生命的大出血。所以，既往多无长期、周期性腹痛病史，无肝病、消化道肿瘤疾病以及溃疡病史，突然出现上消化道大出血时，应考虑此病的可能。

【诊断】

内镜检查：仍是目前最常采用的诊断方法。此病的内镜下主要表现：孤立性胃黏膜局灶性缺损伴喷射性出血；黏膜缺损中可见突出的动脉，并有凝血块附着；小动脉突出于黏膜表面伴有搏动性喷血。若胃内存有大量积血及其他胃内容物，掩盖了微小的出血灶时，用纤维内镜检查诊断亦有相当困难。对于出血已停止的病例，可选用内镜下脉冲微血管多普勒仪通过探测溃疡中浅表动脉血流信号，能协助发现引起出血的黏膜下动脉，并可进行治疗监测。内镜下病灶周围注射亚甲蓝作标记有助于手术中准确辨认病灶。

血管造影：可作为独立性诊断方法或内镜检查阴性时的补救措施，其前提是进行选择性血管造影时其出血灶必须是活动性的，此时经选择性胃左动脉插管注入造影剂后，可见造影剂经过动脉由黏膜糜烂处迅速弥散至胃腔内，如果不见异常血管网及静脉早期充盈期，即可排除动脉瘤及动静脉畸形的存在。在出血的间歇期，选择性血管造影确诊率较低。此时可将导管留置于血管，一旦再出血即行造影有望确诊。对于反复大出血后，一般状态差而难以行内镜检查及手术探查的患者，选择性血管造影不失为一种有价值的方法。对位置深在的出血灶以及小肠、大肠出血灶，尽量在手术前明确诊断或术中进行造影，以配合手术探查。此外在出血间歇期，还可采用溶栓辅助的血管造影。

放射性核素显像：对急性活动性出血有较高的阳性率，可检出 0.05~0.10ml/min 的出血点，对 Dieulafoy 病的诊断已有成功报道。此外，国外尚有利用超声内镜和彩色多普勒诊断本病获得成功，但目前例数有限，经验尚需积累。

术中诊断：在有术前内镜、血管造影、核素扫描等检查诊断的情况下，开腹探查可予确诊。在缺乏术前诊断及上述检查结果阴性时，术中探查则为确诊的主要手段。此时应按上消化道出血探查顺序逐步进行。胃体形态光整如常，无消化性溃疡、肿瘤、门静脉高压性静脉曲张等情况时，应高度怀疑胃黏膜病变。此时切开胃前壁，吸尽积血及胃内容物，以手指或纱布将黏膜轻轻展平，由贲门至幽门逐段探查，若无弥漫性病变，应重点检查贲门区胃黏膜，尤其不应放过凝血块黏附处。探查时具有以下特点时应考虑为 Dieulafoy 病：①胃黏膜有直径小于 1cm，针尖圆点样的浅在糜烂、溃疡或红疹样隆起，表面有渗血或喷射状出血；②胃黏膜浅表破损，中央有一突出于黏膜表面的凝血块后，创面有活动性出血，而病灶周围黏膜正常。

【治疗】

内镜治疗：所有保守治疗对 Dieulafoy 病均无效，而内镜止血治疗易于在急诊情况下进行，又可重复操作，疗效亦好，故不失为较好的治疗方法之一。内镜下止血方法包括电凝、注射硬化剂、喷洒止血剂、出血血管栓塞、激光、微波、热探针、钛钳或任何两者配合使用等。不少报道高渗盐水肾上腺素局部注射成功率高。

血管栓塞治疗：其同内镜治疗一样，可与诊断同时进行，而再出血率低于内镜治疗，但仅见国外少量文献报道。选择栓塞治疗的条件是：①导管必须超选择进入胃左动脉或其他部位出血灶的供血动脉；②血管造影已显示明确的出血病灶，无侧支血管；③生命体征平稳，有时间从容地进行栓塞治疗。

手术治疗：手术是本病重要的治疗方法，尤其内镜止血失败后，更应不失时机地进行手术治疗，以免铸成灾难性后果。但要杜绝盲目性剖腹探查和盲目性远端胃大部切除术，以避免再次手术增加患者痛苦。手术方法包括出血点电凝、血管缝扎止血、病灶局部楔形切除术和含病灶的近端胃大部切除术。电凝和缝扎方法简单，但术后仍有复发出血可能。近年来更主张行广泛胃楔形切除术和近端胃大部切除术，不仅可以去除病因，疗效可靠，又可获得较大病理标本，有利于最终诊断。

（三）胃脂肪瘤

本病好发于胃远端，尤以胃窦后壁多见。其发病率约为胃良性肿瘤的 3%；多见于 50 岁以上患者；多为单发，偶有多发；黏膜下层和浆膜下层均可发生，但 90% 位于黏膜下层；大小常在 1~5cm 之间，很大者常见于胃上部；幽门窦区的脂肪瘤多有蒂，目前尚无恶变的报道。

【临床表现】 间歇性腹痛是最常见的临床症状，其次是梗阻症状及呕血、黑便等消化道症状。肿瘤位于贲门附近者可出现咽下困难，位于幽门区者可并发幽门梗阻症状，胃窦部脂肪瘤愈靠近幽门愈易影响胃排空，患者可出现上腹饱胀不适、疼痛、间歇性呕吐等。如肿瘤表面有溃疡，可出现胃部不适、疼痛等类似胃溃疡或慢性胃炎的症状，约半数患者可有出血。

【诊断】 胃脂肪瘤在上消化道钡餐及胃镜的典型表现为黏膜下良性肿瘤，密度较低且易于变形，可表现为肿瘤表面黏膜完整或中央供血不足，产生缺血坏死、“枕垫征”等。但这些特征是黏膜下肿瘤的共性，有时难以与其他胃间质来源肿瘤区别。

由于胃黏膜较厚，胃镜活检取点不固定，很难取到肿瘤组织，故难以定性。因此，钡餐及胃镜两种检查方法仅能提示胃内有无占位性病变以及良恶性，但对肿瘤类型的确诊则有困难。

超声内镜可提高胃脂肪瘤的诊断率。

CT 检查脂肪瘤表现为圆形或卵圆形的边缘光整的低密度肿块阴影，增强扫描后清晰度更佳。

影像学、病理学和临床资料均提示行上消化道检查时，脂肪瘤可表现为各种其他类型的黏膜下肿物，特别需要与胃间质瘤或淋巴瘤鉴别，同时，CT 检查在胃脂肪瘤的诊断上更具特异性，尤其对于巨大黏膜下肿物的定性，CT 检查应优先于内镜下活检，但胃脂肪瘤目前主要是借助内镜活检、外科手术探查及病理检查而确诊。

【治疗】 对无症状或症状较轻、瘤体直径小于2cm的胃脂肪瘤可随访观察。而对症状严重、出血或肿瘤难以与其他恶性肿瘤鉴别者应及时行手术治疗。手术方法为肿瘤切除术或胃部分切除术，必要时可做术中冷冻切片病理学检查以排除恶性肿瘤可能。

治疗方法：①内镜电切术：国外较多采用此法，但导致穿孔发生率较高，此法仅适用于黏膜下、单发、有蒂、较小的脂肪瘤。②开腹手术：肿瘤体积较小时，可行局部或楔形切除术；肿瘤体积较大或多发时，可行胃部分切除术后再行吻合术。凡纤维内镜不能切除的脂肪瘤均可采用此法。针对术前确诊率低的现状，术中应全面探查是否多发或合并其他恶性肿瘤，同时术中行快速冷冻切片病理检查对明确诊断和术式选择有重要意义。③腹腔镜脂肪瘤切除术：目前关于腹腔镜行胃脂肪瘤切除术的报道极少，主要是胃脂肪瘤术前诊断困难所致，因其病例数较少，其确切效果尚有待于进一步观察和实践，有学者建议对术前疑似为胃脂肪瘤的病例，先行腹腔镜探查术，切除肿瘤后做术中冷冻切片病理检查，有助于为腹腔镜治疗胃脂肪瘤提供更广阔的空间。

（四）胃脉管性肿瘤

1. 胃血管瘤 胃血管瘤是胃肠血管瘤的一部分，胃肠血管瘤通常来自黏膜下血管丛，病因尚不清楚。一般认为胃肠血管瘤源自中胚层的胚胎残余，血管内皮细胞增大导致微小动脉、毛细血管和微小静脉之间产生异常交通或扩张。可能与毛细血管括约肌功能丧失或静脉扩张、毛细血管慢性炎症致阻塞有关。组织学显示厚壁或壁厚薄不均，扩张并充满血液的动静脉组织，它可发生在消化道的各个部位。

早期无症状，瘤体增大后可有消化不良、上腹痛，多与继发的溃疡有关。内镜检查可见腔内突起的肿块和溃疡，或仅见毛细血管扩张或蚯蚓状的扩张血管，慎做活检，以免引起大出血。

胃血管瘤本质上是一种血管畸形，本身不具备其他肿瘤的病理学特征。在未破裂时，因其临床症状无特异性，钡餐、胃镜、CT等检查与其他黏膜下肿瘤难以鉴别，故误诊率较高。当黏膜溃疡致血管瘤破裂或长大后引起压迫时才出现临床表现，呕血和黑便为胃血管瘤最常见的症状。目前，超声内镜和造影剂增强性计算机断层X线照相术成为了胃血管瘤相对可靠的诊断依据。

胃血管瘤治疗可以采用内镜下切除、硬化剂注射疗法、冷冻疗法等，但治疗效果不理想，且易复发；范围较大或出血严重者需行局部楔形切除或胃大部切除术。最终确诊仍需要靠术后病理检查，如胃血管瘤术前一经确诊，应立即手术治疗。

2. 胃血管球瘤 血管球瘤是血管周围球体细胞的肿瘤性增生，属于一种表型转化的特殊平滑肌细胞，类似神经动脉肌层内的感受器，存在动静脉的吻合并控制着动脉的血流量来实现温度的调节。

【临床表现】 胃血管球瘤非常少见，通常表现为胃壁黏膜下层或肌层内单发、质韧的球形或结节状肿物，部分病例由于影像学检查或腹部手术偶然发现，但最常见的症状是上消化道出血，可表现为急性致命的大出血，也可表现为慢性出血导致严重的贫血，其次是上腹部疼痛、饱胀、反酸等不适，此外还可表现为恶心、呕吐、体重下降等。

【诊断】 目前诊断胃肠道内的血管球瘤主要依靠内镜及CT检查，但由于部分良性血管球瘤的临床表现及内镜所见与间质瘤、神经内分泌肿瘤或平滑肌瘤较相似，因此内镜及CT检查对于评估潜在的恶性血管球瘤仍具有一定局限性。因而确诊胃血管球瘤及判断其良恶性，尚需要依靠病理学检查。

【治疗】 多数胃血管球瘤生物学行为属良性，手术切除即可治愈。对于已经病理诊断为恶性的血管球瘤，应尽早治疗，并且术后可辅助放疗或化疗。既往的研究报道恶性胃血管球瘤可转移至肾、脑，因其具有一定的复发转移特性，潜在恶性者需行手术切除，并长期随访。内镜对治疗血管球瘤有一定的帮助，而对于以急性消化道出血为主要症状的胃恶性血管球瘤患者，内镜止血效果不佳，且具有一定难度及局限性，应尽早手术，其远期疗效仍需要长时间的随访。

04

（五）十二指肠Brunner腺瘤

十二指肠腺腺瘤（Brunner腺瘤）又称息肉样错构瘤、布伦纳瘤（Brunneroma）。解剖学家Brunner于1688年首次描述Brunner腺，这一类腺体主要位于十二指肠黏膜和黏膜下层，分布于幽门至十二指肠乳头，以十二指肠球部最多，有时在胃窦和空肠近端也偶有分布。Brunner腺瘤病理以正常的十二指肠黏液腺的增生为特征，伴有导管和散在的间质成分，可分泌黏液和碳酸氢盐。

【临床表现】 十二指肠Brunner腺瘤较小时可无临床症状和体征，当瘤体逐渐增大后会产生相应的临床表现，主要为腹痛、腹胀、恶心、呕吐、呕血、黑便等症状和上腹部压痛、振水声等体征。腹痛症状的产生可能与瘤体牵拉、瘤体表面和瘤旁溃疡形成、胃酸刺激等有关；腹胀、恶心、呕吐症状的出现是由于瘤体较大导致肠道痉挛、扭曲和梗阻所致；呕血、黑便则因瘤体表面和瘤旁溃疡侵蚀血管造成。

【诊断】 普通内镜检查可明确十二指肠球、降部黏膜下病变的部位、数目和并发症等，但无法明确诊断十二指肠Brunner腺瘤，该病在内镜下表现为黏膜下隆起，色泽如常、表面光整、黏膜结构正常，与起源于上皮的息肉和肿瘤在外观上有明显不同，但与其他黏膜下病变外观相同，且多起源于黏膜肌层以下，常规活检难以达到此深度获得正确的病理信息，除非进行挖掘式活检，而盲目挖掘式活检易导致出血、穿孔。

超声内镜不但具有普通内镜功能，还能通过超声扫描了解病灶的确切大小、层次起源，与周围肠壁、器官的关系和病灶内部回声结构等，其用于诊断的参考信息明显多于胃、十二指肠镜。在超声内镜下，十二指肠 Brunner 腺瘤表现为中高回声团块，内部回声均匀，少数见腔管样结构；病灶边界清楚，起源于黏膜下层，周围肠壁结构层次正常。

【治疗】 Brunner 腺瘤的治疗主要有内镜治疗和外科手术。对于较大病灶，引起梗阻或出血等严重并发症的主张手术治疗，而对于瘤体较小或有蒂的病灶则可进行内镜下治疗。

(六) 十二指肠绒毛状瘤

1928 年由 Golden 首次报道，曾被名为：乳头状腺瘤、乳头状瘤、绒毛腺瘤、腺瘤样息肉等，但本病主要来源于十二指肠黏膜上皮，有别于 Brunner 腺瘤，故命名为十二指肠绒毛状瘤较为合适。

十二指肠绒毛状瘤常为单发，有蒂，也可为宽基；瘤体大小可从数毫米到数厘米不等，多位于十二指肠降部的乳头周围；多发者可达 10~100 个，常见于家族性腺瘤结肠息肉病（familial adenomatous polyposis，FAP）患者，据文献报道，50%~90% 的 FAP 存在十二指肠腺瘤，分子生物学研究表明，FAP 患者腺瘤中常存在 *APC* 基因和 *P53* 基因的突变，故极易恶变。其病理类型大致可分为三类：①绒毛状腺瘤：瘤内有大量上皮自管腔黏膜表面突起，呈绒毛状或乳头状，表面呈菜花样，基底宽，质柔软，易恶变；②管状腺瘤：瘤体较小，有蒂，质较硬，肿瘤内以管腔为主，绒毛状上皮少见，不易恶变；③管状绒毛状腺瘤：其形态结构和恶变机会在前两者之间。

04

【临床表现】 本病早期并无特异性症状，常见有腹痛、恶心等类似溃疡病的症状，部分患者可有呕吐，但当发生恶变后可出现贫血、黑便、黄疸、十二指肠梗阻等临床表现。

【诊断】 十二指肠低张气钡双重造影可发现十二指肠腔内有充盈缺损；十二指肠镜及病理活检具有确诊价值。B 超、CT 检查可了解病灶周围有无浸润、转移等情况，对术式选择和预后判断具有重要意义。

【治疗】 十二指肠绒毛状瘤被认为是癌前病变，具有较高的恶变率，故一经确诊即应尽量予以手术治疗。

本病的手术方式取决于肿瘤部位、大小、有蒂或无蒂及病理检查结果，故一般均应先切开十二指肠探查，并先行局部切除肿瘤。其切除范围必须包括肿瘤周缘 3~5cm 的正常黏膜组织，以防术后复发，并送术中冷冻切片检查。如为良性肿瘤，或为早期癌、原位癌，切缘无肿瘤组织残留，即可结束手术，或行保留胰腺的十二指肠切除术；若肿瘤已癌变，并侵犯黏膜下层及肌层，则应行胰十二指肠切除术。

十二指肠绒毛状瘤局部切除后，仍有较高的复发率；恶变后即使施行了根治性的胰十二指肠切除术后 5 年生存率仍只有 50% 左右。故术后应定期内镜复查随访。

二、胃和十二指肠的恶性肿瘤

(一) 胃癌

胃癌是我国最常见的恶性肿瘤之一，其死亡率仅次于肺癌、肝癌，全球每年新发胃癌病例逾百万，其中 41% 发生在中国；全球每年因胃癌死亡 80 万，中国占 35%。近 40 年来，胃癌的发病率在世界范围内有明显下降的趋势，不论是胃癌年死亡率超过 50/10 万的日本、奥地利、智利等高发国家，或年死亡率小于 20/10 万的美国、加拿大、新西兰、澳大利亚等均无一例外，多数国家胃癌死亡率有所下降。我国除局部地区近年来有下降迹象外，就总体而言，尚无明显的下降趋势，胃癌的死亡率仍占全部肿瘤死亡率的 1/5。不过，随着我国经济的发展，人们生活水平的提高及饮食结构的改变，预计胃癌的发病率也将随之下降。

当前，我国胃癌的早期诊断率仍较低，早期诊断率不足 10%。由此可见，提高我国胃癌的早期发现及诊断水平，实是提高胃癌疗效的关键。尤其考虑到患者首次就诊到确诊的平均时耗高达 113.5 天，而且在综合性医院就治者达 96.8%，如何提高综合性医院的胃癌诊断水平，是一项应加以严重关注的课题。

综观国内各医院胃癌切除术后的五年生存率，差距甚大，一般综合性医院约在 40% 左右，而某些专科医院可高达 70% 以上，因此如何提高胃癌手术的根治性，开展合理的综合治疗，推广较成熟的治疗经验，这些均有待于临床工作者共同努力。

【发病率】 在全球范围内，胃癌发病率占恶性肿瘤第四位，每年新发病例近百万人；死亡率居恶性肿瘤第二位，每年因胃癌死亡人数超过七十万人。研究胃癌的分布，影响分布的因素，探索病因，制订预防对策和评价预防措施是胃癌流行病学的主要内容。

由于一些国家和地区目前尚未建立癌症登记报告制度而不能获得准确的胃癌发病资料，故目前多以死亡率高低反映胃癌的危害程度。胃癌病死率较高，死亡率比较接近发病率。

据 40 个国家和地区 1984—1985 年胃癌标化死亡率（以下简称胃癌死亡率）统计，韩国，日本、哥斯达黎加和智利为高发国家。一些东欧国家如波兰、匈牙利、原捷克，西欧国家如葡萄牙、比利时、奥地利、意大利胃癌死亡率也较高。英国、爱尔兰和挪威等国胃癌死亡率居中。香港、丹麦、美国、加拿大和新西兰属于胃癌低发国家和地区。胃癌死亡率可相差 10 倍。

胃癌不仅死亡率在国家和地区之间存在差别，而且在恶性肿瘤死因构成中所占比例也不同。如日本占 33.7%，哥斯达黎加占 29.2%，智利占 26.5%，新西兰占 6.6%，美国占 3.8%。

胃癌在地理分布上有一定特点：在北半球，胃癌高发区趋向纬度较高的地区，在南半球则趋向海拔较高地区。如日本北部秋田和富山县男性胃癌死亡率可高达 53/10 万和 50/10 万，而南部鹿儿岛和冲绳县则分别为 25/10 万和 20/10 万，高低相差 1 倍多。意大利北部的佛罗伦萨男性胃癌死亡率为 56.6/10 万，女性为 40.9/10 万，而南部开哥黎亚则分别为 19.5/10 万和 16.3/10 万，相差近 3 倍。原捷克、冰岛、英国、美国等国，胃癌死亡率的地区分布也显示北方高于南方的特点。在南半球，胃癌死亡率在海拔较高的山区明显高于北部热带雨林地区。如哥伦比亚内陆地区胃癌死亡率为 50.1/10 万，而沿海城市卡达吉那则为 12.2/10 万。

胃癌在我国有比较明显的地理分布特征。高发区比较集中在辽东半岛、山东半岛、华东沿海江苏、浙江、上海和福建以及内陆地区宁夏、甘肃、山西和陕西。南方如湖南、广东、广西、四川和云南为低发区。

在同一省、市和自治区内，胃癌死亡率仍有较大地区差别。如胃癌在甘肃省以武威、酒泉地区，在江苏省以扬中、镇江，福建省以长乐、福州，吉林省以延边朝鲜族自治州，辽宁省以辽东，山西省以晋南，山东省以烟台、潍坊显著高于当地平均水平。胃癌男性死亡率在福建省长乐县最高，为 120.5/10 万，女性是江苏省扬中县，为 51.1/10 万。

【病因学】 胃癌是慢性疾病，发病过程较长且复杂。目前，没有任何一种单一因素被证明是人类胃癌的直接病因。因此，胃癌发生与多种因素有关。一般习惯将那些有可能直接作用于胃黏膜细胞的启动致癌因子称为病因因素，将那些使胃癌发病频率增高相关的因子称为危险因素。

1. 亚硝基化合物 亚硝基化合物是一大类化学致癌物，能在 30 多个动物种属中诱发不同肿瘤，其中非挥发性亚硝基化合物如 N- 甲基 N- 硝基 N- 亚硝基胍（MNNG），N- 乙基 N- 亚硝基胍（ENNG）能诱发大鼠、狗胃腺癌，具有高度的器官亲和性和特异性。在用 MNNG 诱发胃癌的过程中，可观察到胃黏膜肠化、异型性增生等癌前病变。这些病变较早出现在胃窦部，继而在相同部位出现胃癌。这一现象与人类胃癌有相似之处。

尽管到目前为止尚未证实亚硝基化合物是人类胃癌的直接致癌启动因子，但许多来自于人群和实验的研究结果支持胃癌的亚硝基化合物病因假说。

天然存在的亚硝基化合物是极微量的。在食品加工过程中产生的亚硝基化合物也并非人类暴露于亚硝基化合物的主要来源。这类化合物对人类的潜在危害在于，人类可以在体内内源性合成亚硝基化合物，而胃则是主要合成场所。自然界存在大量的亚硝基化合物前体物，如硝酸盐、食物中的二级、三级胺。这类前体物可在胃内合成亚硝基化合物。胃内亚硝化反应主要在酸性条件下发生。因此，即使在胃黏膜正常，胃液 pH 较低条件下亦可合成亚硝基化合物。当胃黏膜病变发生如胃腺体萎缩，壁细胞减少，胃液 pH 升高时，胃内细菌繁殖，胃内微小环境发生改变。胃内细菌可加速硝酸盐还原为亚硝酸盐并催化亚硝化反应，生成较多的亚硝基化合物。亚硝化反应不仅能在胃内而且能在胃黏膜内发生。当肌注盐酸羟嗪和安定后，在胃窦部检出肠上皮化生的组织匀浆中可检测出亚硝基化合物。由此可见，人类胃黏膜可在正常或损伤条件下直接受到亚硝基化合物的攻击。

有人在哥斯达黎加一组健康儿童中进行亚硝基脯氨酸（一种非致癌性亚硝基化合物）代谢试验。在给予前体物以后亦发现尿中即有亚硝基脯氨酸的排出，说明在儿童时期胃黏膜即有暴露于亚硝基化合物的可能性。在胃癌高发区如日本、哥斯达黎加、哥伦比亚和中国成人中的研究表明，尿中亚硝基脯氨酸含量显著高于低发区。研究进一步发现，胃黏膜肠上皮化生和异型性增生患者尿中亚硝基脯氨酸水平高于胃黏膜正常或慢性浅表性胃炎患者。

流行病学调查还发现，一些胃癌高发区居民食品中含有亚硝基化合物。在我国山东省临朐县居民食用主食发酵酸煎饼中检出二甲基、二乙基等亚硝基化合物。用福建省长乐市居民经常食用的鱼露进行亚硝化后，检测出可能为亚硝基胍类的化合物并在大鼠中诱发出胃腺癌。用日本人食用的鱼匀浆后亚硝化，在提取物中检测出类似于亚硝基胍类的化合物并用提取物同样诱发出大鼠胃腺癌。在哥伦比亚、克什米尔胃癌高发区的一些食品中，如豆类、包心菜也检测出较高含量的亚硝基化合物。

除流行病学研究、动物实验以外，对亚硝基化合物致癌机制的研究也支持亚硝基化合物病因假说。亚硝基化合物进入体内可在肝脏经过细胞色素 P450 微粒体酶活化，直接提供亲电子的烷基并与 DNA 亲电子部位结合形成加成物。这一烷化作用多见于鸟嘌呤的 N_7 和 O_6 位，其中以 O_6 烷化具有重要生物学意义。烷基化的 DNA 在复制中易发生碱基配对错误，由 G-C 变为 G-A 或 G-T，形成点突变。通常体内 O_6 鸟嘌呤 DNA 甲基转移酶能将 O_6 的甲基转移，但酶的清除能力有限，DNA 中 O_6 嘌呤甲基化会出现累积，使 DNA 中点突变的几率增高。近几年研究发现，由亚硝基化合物引起的烷化作用与 *ras* 基因活化有关，常见于基因位点第 12、13 或 61 位，以 12 位多见。在人胃黏膜异型增生组织中能观察到 *ras* 和 *Myc* 基因的过度表达。

测定胃黏膜组织中 DNA 烷基化与癌基因之间的关系的研究还比较少。有人对河南林县食管、胃癌高发区患者的食管和胃黏膜进行 DNA 烷化定量分析，在 11 份胃组织中，有 9 份发现 O_6 位甲基鸟嘌呤增加。

2. 多环芳烃化合物 致癌物可污染食品或在加工过程中形成。如冰岛为胃癌高发国，居民多以渔业、牧业为生，有食用熏鱼、熏羊肉的习惯。分析熏鱼、熏羊肉的样品发现，这些食品有较严重的包括 3、4- 苯并芘在内的多环芳烃化合物的污染，每公斤含有高达 2mg 的多环芳烃化合物，相当于吸 200 支香烟所具有的含量。近 30 年来，冰岛居民食用新鲜食品增加，熏制食品减少，胃癌发病率呈下降趋势。日本调查资料显示，有 20% 的家庭经常食用烤鱼，食用量水平与胃癌死亡率正相关，相对危险度为 1.7。在烤鱼中分析出多环芳烃化合物。蛋白和氨基酸高温下的分解物具有致突变作用，推测这些地区胃癌高发与上述因素有关。

3. 饮食因素 已有比较充足的证据说明胃癌与高盐饮食及盐渍食品摄入量多有关。我国河南省一项调查显示，食盐消费量与胃癌死亡率呈显著性正相关，相关系数在男性为 0.63，女性为 0.52。从 1972—1981 年间，日本人食盐人均日食用量从 14.5g 下降为 12.2g，与胃癌死亡率下降有显著性相关，HR 值为 0.93。食盐食用量下降的原因是由于

04

冰箱的广泛使用，从 1960 年家庭拥有冰箱率的 9.4% 上升到 1978 年的 99.1%。由于食品保鲜能力提高，盐渍食品消费量显著下降。1985 年以来，在中国、日本、意大利、法国、英国和美国进行的 12 项研究中对 2876 例胃癌患者和 8516 例对照调查了食盐和盐渍食品的关系，结果均显示高盐、盐渍食品为胃癌的危险因素，相对危险度在 1.4~6.2 之间。

摄入高浓度食盐可使胃黏膜屏障损伤，造成黏膜细胞水肿，腺体丢失。在给予致癌性亚硝基化合物同时给予高盐可增加胃癌诱发率，诱发时间也较短，有促进胃癌发生的作用。

食盐本身无致癌作用，由食盐造成胃黏膜损伤使其易感性增加或协同致癌可能为增加胃癌危险性的原因。

世界各地的流行病学研究一致性表明：新鲜蔬菜、水果具有预防胃癌的保护性作用并显示剂量效应关系。在前提及的 12 项研究中，除一项以外，其余均显示经常食用新鲜蔬菜的人患胃癌的相对危险度降低 30%~70%。含有巯基类的新鲜蔬菜，如大蒜、大葱、韭菜、洋葱和蒜苗等也具有降低胃癌危险的作用。我国山东省兰陵县盛产苍山大蒜和蒜苗，胃癌死亡率为 3.75/10 万，是长江以北最低发县。在我国山东省临朐县的胃癌流行病学研究也显示食用葱蒜类蔬菜与胃癌危险度呈负剂量效应关系。

新鲜蔬菜、水果中含有许多人体所需营养素，特别是维生素一类具有抗癌作用。这些物质通过竞争性地与致癌物结合，清除体内游离基的形成，降解毒物，保护 DNA、蛋白大分子免受致癌物攻击，稳定细胞膜，促进细胞正常分化等多种途径达到抗癌的作用。在我国山东省临朐县的研究显示，胃癌患者饮食中维生素，特别是维生素 C 和 β 胡萝卜素明显缺乏。比较胃黏膜不同病变的人群，患有胃肠上皮化生、异型性增生的人中，血清维生素 C、β 胡萝卜素水平低于病变较轻人群。维生素 C 具有较强阻断亚硝基化合物的能力，β 胡萝卜素则具有抗氧化能力，可以在小肠转化成维生素 A，维持细胞生长和分化。因此，这两类维生素很可能通过阻断致癌和增加细胞修复能力达到降低胃癌危险的作用。

应该指出，饮食因素是一组多元因素，受自然地理、气候条件、民族文化风俗、社会经济状态等多种因素影响。饮食内容常为互补，某些食品匮乏之时如在新鲜蔬菜少的地方，盐渍、熏制食品食用量往往很大。由于个人饮食习惯不同，饮食也会存在较大差异。这些因素导致了地区间、人群间或同一地区人群的不同个体患胃癌危险性的差异。

4. 幽门螺杆菌 早在 1882 年，在人类和一些哺乳动物的胃黏膜内就观察到弯曲状细菌的存在。直到近些年，幽门螺杆菌感染与人类慢性萎缩性胃炎、胃溃疡以致胃癌的关系才得到高度重视。

1983 年澳大利亚人 Marshall 从胃黏膜内分离并成功地培养出该细菌，命名为幽门弯曲菌。1989 年，根据细菌基因组和表型又将细菌重新命名为幽门螺杆菌。幽门螺杆菌为带有鞭毛的革兰阴性细菌，在胃黏膜生长，代谢中可产生尿素使局部环境酸性降低。在全世界各地的人群中均能从胃黏膜分离出幽门螺杆菌，但感染途径尚不清楚，多数人认为是通过粪口途径传播。

一般幽门螺杆菌在发达国家人群中感染率低于发展中国家。在儿童期即可受到感染，如我国广东省 1~5 岁的儿童中，最高感染率可达 31%。感染率随年龄增长而上升，在 30 岁以后感染率比较平稳。如在山东省临朐县对 35~64 岁人群随机取样检查幽门螺杆菌抗体，发现感染率在 72% 左右，与年龄关系不密切。

幽门螺杆菌感染是胃癌的主要危险因素之一，相对危险性在 1.8~3.6 之间。研究还显示幽门螺杆菌感染主要与发生在远端的肠型胃癌有关。有关幽门螺杆菌的致癌机制尚不完全清楚，但研究显示 $cagA^+$ 菌属感染与胃癌发生有较强特异性关联。$cagA^+$ 型幽门螺杆菌所产细胞毒素是造成黏膜病变的主要原因。在胃癌高发区人群较早暴露于幽门螺杆菌感染，且 $cagA^+$ 亚型检出率无论在儿童和成人均高于低发区。另外，在发达国家中幽门螺杆菌感染率低于发展中国家 30%~40%，说明幽门螺杆菌感染并非单一危险因素，在与其他危险因素综合作用下增加胃癌的危险性。如在胃癌低发区苍山县，由于其他危险因素不明显，幽门螺杆菌感染是胃黏膜肠上皮化生和异型性增生的主要危险因素。

幽门螺杆菌感染与胃癌有关基于以下原因：在正常胃黏膜中很少能分离到幽门螺杆菌，而随胃黏膜病变加重，幽门螺杆菌感染率增高。在山东省临朐县居民中调查，在慢性浅表性胃炎或正常胃黏膜人中幽门螺杆菌感染率为 19%；在轻度慢性萎缩性胃炎人中为 40%，而在重度慢性萎缩性胃炎人中则高达 63%。在测定胃癌患者患病以前的血清发现其幽门螺杆菌抗体阳性率明显高于对照组，为胃癌的危险因素。在胃黏膜正常的志愿者中试验，幽门螺杆菌可以引起急性胃炎，而后转成慢性活动性胃炎，未经治疗感染可持续多年，在时间上有明显的因果关系。此外，铋制剂可干扰细菌代谢，一些抗菌治疗后胃黏膜病变可出现逆转。

目前认为幽门螺杆菌并非胃癌直接致癌物而是通过对胃黏膜的损伤，促进病变发展的条件因素使胃癌危险性增高。幽门螺杆菌可释放多种细胞毒素和炎症因子并参与局部免疫。

5. 遗传因素 胃癌在少数家族中显示有聚集性。曾有报道在一家族四代共 27 人有 12 人患胃癌并发现该家族成员中壁细胞抗体水平较高，存在细胞介导的免疫缺陷。在胃癌患者中调查，一级亲属患胃癌比例显著高于二级、三级亲属，相对危险度在 2.0~4.0 间。我国山东省临朐县资料也同样显示胃癌患者中父母、兄弟姐妹中患胃癌比例高于对照而其他癌则无明显差别。另一项前瞻性研究也表明，胃癌患者一级亲属中胃癌发生率比期望值高 2.9 倍，其中女性亲属为对照组 4 倍。将胃癌分为肠型和弥漫型，显示弥漫型胃癌亲属具有更高危险，相对危险度为 7.0，而肠型则为 1.4，与对照组无显著性差别。

血型与胃癌存在一定关系。1953 年 Aird 发现胃癌患者中 A 型血人的比例高于一般人群。随后 30 年间多项研究均肯定了上述发现,A 型血人的胃癌危险度高于其他血型 20%~30%。在研究胃癌癌前病变时也发现一致的关系,在 A 型血型的人中患有肠上皮化生和异型性增生人的比例高于其他血型,相对危险度分别增高 30% 和 40%。结合父母患癌史分析发现若 A 型血型与父母胃癌史同时并存,相对危险度分别升高至 1.8 和 3.0,两种因素互相独立未发现生物学交互作用。

尽管有一些证据说明遗传与胃癌有关,但大多数人持谨慎态度认为证据不足。遗传因素与共同生活环境因素相互交错,很难区分也增加了研究工作的难度。

6. 其他因素 在全世界数项病例对照、前瞻性研究中,大多数结果显示吸烟为胃癌的危险因素,相对危险度在 1.4~4.8 之间,并有随吸烟量增加而升高的趋势。在分析胃癌癌前病变与吸烟关系时,发现吸烟可使胃黏膜肠上皮化生危险度增高,在异型性增生病变阶段其危险度则进一步增加,显示对胃癌变过程中的晚期作用效应。吸烟造成胃癌危险性增高的机制尚不清楚。烟雾中含有多种致癌物,可溶于口腔唾液中进入胃内。此外,吸烟者口腔中硫氰酸含量高可使经血液进入口腔的硝酸盐还原成亚硝酸盐。

某些职业暴露如煤矿、石棉、橡胶行业工人中胃癌相对高发。目前尚未找到特异性致癌物暴露与这些工人胃癌高发有关。煤矿、石棉工人将带有较高粉尘、石棉的痰液吸入胃内可能与胃癌有关。橡胶工人作业环境的空气中有亚硝基化合物的检出,但是否与胃癌有关尚不清楚。这些工种在人口中占少数,对整个人群的胃癌死亡率影响很小。

有报道真菌污染食品与胃癌有关,但联系强度较弱且缺乏重复性结果,证据不足。

7. 慢性疾患 胃癌,特别是肠型胃癌的发病模式为多因素作用下的多阶段过程。一些胃慢性疾患,如慢性萎缩性胃炎(CAG),胃黏膜肠上皮化生(IM)和异型性增生(DYS)与胃癌的发生有关。

(1) 慢性萎缩性胃炎(CAG):CAG 以胃黏膜腺体萎缩、减少为主要特征,常伴有不同程度的胃黏膜肠上皮化生。1938 年,Bonne 对居住在印尼爪哇岛的中国人、马来人和当地土著人尸解材料进行分析,注意到 CAG 的检出率和当地三个不同民族的胃癌死亡率平行。在芬兰、哥伦比亚、日本和中国的资料均表明胃黏膜活检 CAG 检出率与胃癌死亡率呈正相关。在我国开展的两项病例对照研究证实,在患胃癌以前(5 年以上)的既往胃病史为胃癌的危险因素,相对危险度为 2.0~2.9。

结合流行病学特点,Correa 在 1980 年将 CAG 分为三型:自身免疫型(ACG)、高分泌型(HCG)和环境型(ECG)。ACG 常见于胃体和胃底,壁细胞抗体常为阳性与免疫机制有关。这类 CAG 常因缺乏内因子而伴有恶性贫血,后期导致全胃萎缩,其中部分可合并 IM 和 DYS。ACG 型具有一定遗传倾向,有人估计在重度 ACG 人群中,胃癌发病率为 10%,可能为北欧人胃癌高发的原因之一。HCG 最大特点是解剖部位局限,只见于胃窦部。HCG 可能与精神紧张、胃酸和酶分泌亢进有关,常见溃疡发生。近些年,许多人认为 HCG 与幽门螺杆菌感染有密切关系。ECG 又称流行型或肠型,在胃癌高发区成年人中有较高的患病率(超过 70%),与低发区(低于 20%)有较大差别。形态学上,全胃任何部位都可发生微小病灶,以胃窦和移行区检出率最高,与年龄呈正相关。这类 CAG 常伴有 IM 和 DYS,其中一部分人可发展为胃癌,其病理类型多为肠型。ECG 的发病因素与胃癌相似,两者均与饮食关系密切。许多人认为 ECG 是胃癌发病中的早期病理改变。

(2) 胃黏膜肠上皮化生(IM):早在一百年前,Kupfer 就发现胃黏膜内存在肠型上皮,当时认为 IM 是一种胚胎残余组织或单纯的黏膜异位。1967 年,Feit 用致癌性 20- 甲基胆蒽诱发大鼠的 IM。1978 年,Matsulcure 用 MNNG 在诱发大鼠胃癌同时诱发出 IM。这些实验结果提示 IM 和胃癌可能有相同的致病因子,IM 可能为癌变过程中的中间病理阶段。

芬兰的一项前瞻性研究显示,在 116 例 CAG 中,89% 发展为 IM,10% 发展为胃癌。而在 261 例正常或浅表性胃炎中只有 36% 发展为 IM,1% 发展为胃癌。在南斯拉夫的另两项前瞻性研究也有类似的结果。多项研究表明 IM 与胃癌的发病呈正相关。比较日本和美国的尸解材料发现,日本人 IM 的检出率为 29%,而美国人中仅为 8%。在哥伦比亚对移民进行内镜检查证实 IM 在胃癌高发区移民中为 58.4%,显著高于低发区 19.1%。

在胃癌高发区 IM 的检出率随年龄增长而增加,多见于胃窦和胃角,与胃癌好发部位相同。IM 可分为二类。一类含有表现出小肠上皮特征的颗粒,分泌中性黏液及唾液酸黏液。另一类多由产硫酸的杯状细胞组成,分泌硫酸黏液,呈结肠上皮特征。在比较癌旁组织时发现,胃癌高发区组织中 IM 检出率为低发区的 2.3 倍。进一步分析则发现,结肠型 IM 更为多见,并出现一些不成熟、仅见于妊娠中期出现的抗原和抗人绒毛膜促性腺激素抗原,Lewis 抗原表达增高。在胃癌(肠型)细胞中具有某些与结肠型 IM 的相同结构。这些现象说明结肠型 IM 与胃癌关系更加密切。

(3) 胃黏膜上皮异型性增生(DYS):胃黏膜上皮细胞出现异型性,分化异常,黏膜结构紊乱为 DYS 的主要病理特征。根据以上特征,DYS 分为轻、中、重三级。重度 DYS 常与分化较高的早期癌混淆,有人称为临界癌。无疑,DYS 是胃癌的癌前病变。

DYS 在胃癌高发区检出率在 10%~20%,远远高于低发区。DYS 检出率表现出与胃癌的一致特征,随年龄增长而增加,男性高于女性,在解剖部位更为局限呈灶状,多见于胃窦和胃角。DYS 可分腺瘤型和增生型两类。腺瘤型与高分化肠型胃癌有关,增生型与分化较差的胃癌有关。在胃肿瘤息肉中 DYS 和息肉周围 IM 分泌大量硫酸黏液,而非肿瘤息肉则不分泌或很少分泌硫酸黏液。结肠型 IM 和

04

DYS 可能是一个连续的病理过程。

(4) 中国胃癌高发区胃癌癌前病变的研究：自 1989 年以来，在胃癌高发区山东省临朐县对一组 35~64 岁的自然人群开展了胃癌癌前病变、病变转化及影响因素的研究。该研究共对 3400 人进行了胃内镜和病理学检查并对血清中幽门螺杆菌抗体、胃蛋白酶原水平、维生素含量等进行了检测。

研究结果表明：98% 的人患有不同程度的 CAG。在 CAG 患者中，有 50% 患有 IM，20% 的人患有 DYS。IM 和 DYS 检出率与年龄呈正相关，为线性累积型。男性 DYS 为女性的 1.6 倍，胃癌为 3.0 倍。

CAG 年龄性别检出率均以胃窦小弯、胃角最高，以胃体大弯最低。IM 检出率低于 CAG 且年龄后移，DYS 则更为局限，主要见于胃窦(以小弯为主)和胃角。在 11 例胃癌中，有 9 例发生在胃窦或胃角。在 1523 例 CAG 中，约 80% 在 4 个以上部位同时出现病变，在 1123 例 IM 中则小于 20%，而在 683 例 DYS 则仅占 5%。由此可见，病变由 CAG 至 DYS 发展，病灶更为局限。

在 DYS 患者中，有 90% 的活检组织同时发现 IM 且多为深度 IM。这些结果说明，在胃癌高发区居民中胃黏膜损伤发生较早，在致病因素持续作用下，病变逐渐发展到 IM。由于 CAG 发生在胃窦具有时间上的领先，IM 出现在胃窦部也早于其他部位。在 CAG 病变阶段，胃黏膜细胞仍为渐变过程，存在逆转的可能。当出现 IM 时，表示 CAG 的发展成为间变过程。这一病变阶段可维持较长时间，只有少数发展到 DY。当出现 DYS 时，病变已表现出胃癌的特征。

在临朐县的前瞻性研究清楚地表明，在 3400 名成人中，经过 4~5 年的观察，共发生胃癌 34 例，在 256 例浅表肠化患者中有 0.8%，在 586 例深度肠化患者中有 2.7%，在 43 例中重度异型增生患者中有 7.0% 发生胃癌，而在 1032 例浅表性胃炎和轻度慢性萎缩性胃炎患者中无一例发生胃癌。经性别和年龄调整后，胃癌的发病率随胃癌癌前病变程度呈明显上升趋势，其相对危险度分别为 17.4、29.3 和 104.2。由此可见，胃癌的发生与癌前病变关系密切。该项研究在胃疾患发生顺序、过渡关系上支持胃癌的发生经历了由 CAG 至 IM 至 DYS 癌前病变过程。

8. 胃癌分子流行病学　在胃癌高发区进行较大规模分子流行病学研究尚不多见，工作刚刚开始。临床研究报道分别有 33%、34% 和 64% 的胃肿瘤组织中发现 *P53* 基因的丢失，并观察到生长因子核受体的异常，在肠型胃癌组织中常见上皮生长因子的过度表达，如 erbB-2、erbB-3 的频率明显高于弥漫型胃癌，在胃癌癌前病变研究中也发现类似的结果。

在日本的一项病例对照研究中显示，缺乏谷胱甘肽转移酶 *M1*(*GSTM1*) *Null* 基因者的胃癌相对危险性为 1.7%，但在英国开展的类似研究中未能进一步加以证实。在中国台湾的一项研究中报道 *CYP2Ec2* 等位基因和 *GSTT1* 与胃癌有关，其相对危险度为 2~3。近期在山东省临朐县胃癌高发区研究显示，*CYP* 和 *GST* 多组基因多肽性与胃癌癌前病变无明显相关，但其 *CYP2E1* 和 *GSTT1* 交互作用时，OR 值为 1.8。由于在人群中开展分子流行病学研究难度较大，研究方法尚不成熟，故研究结果较少。

【病理学】

1. 胃癌的发生部位　胃癌可发生于胃内任何部位，各部位的发生比例，各家报道不一。据国内资料报道以胃下部最为多见(45.8%~52.5%)；胃上部居次(16.1%~20.6%)；胃体区约占 14%~14.8%；呈弥漫状分布者约占 7.3%~16.6%，多灶型约占 3.5%。上述各区的癌种，绝大多数起始于胃小弯，仅少数位于胃大弯。其他高发国家的胃癌也都以远侧部多见，占 50%~60%。据文献报道，近年我国发生于贲门区的胃癌比率有逐渐增高趋势，在抽烟者中尤为明显。但在胃的其他部位与抽烟的相关性却并不显著。

2. 胃癌的大体分型和形态特征　病灶在胃壁内的浸润深度与其病程早晚、治疗方式及预后是密切相关的，根据肿瘤在胃内的侵犯深度，将其分为早期胃癌和进展期胃癌。早期胃癌是指癌灶浸润深度局限于黏膜或黏膜下层者；进展期胃癌是指癌组织已浸润肌层、浆膜下层、浆膜层或穿透浆膜外者。这一概念是 1962 年由日本消化道内镜学会提出的，至今仍在临床上被广泛应用(图 4-62)。

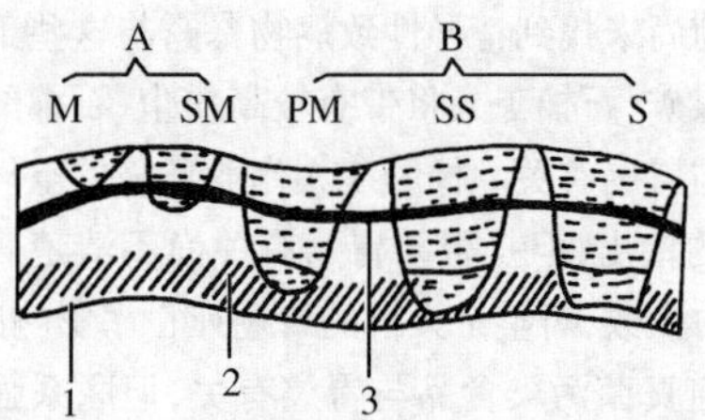

图 4-62　日本消化道内镜学会早期胃癌与进展期胃癌的区分标准

A. 早期；B. 进展期

1. 浆膜；2. 固有肌层；3. 黏膜肌层；M. 黏膜层内；SM. 黏膜下；PM. 固有肌层；SS. 穿透固有肌层；S. 浆膜表面

(1) 早期胃癌：1962 年日本内镜学会提出早期胃癌的概念，定义为癌组织浸润深度仅限于黏膜层或黏膜下层，而不论有无淋巴结转移，也不论癌灶面积大小。

根据内镜分型与所见可将早期胃癌分为三型：

1) Ⅰ型：隆起型(protruded type)，明显突入腔内呈息肉状，高出黏膜相当黏膜厚度两倍以上，约超过 5mm。表面凸凹不平呈颗粒或结节状，有灰白色物覆盖，色泽鲜红或苍白，有出血斑及糜烂。肿物多大于 1cm，基底为广基或亚蒂。

2) Ⅱ型：浅表型(superficial type)，又分为三个亚型。

Ⅱa 型：浅表隆起型，隆起高度小于两倍黏膜厚度，呈平台状隆起。形态呈圆形、椭圆形、葫芦形、马蹄形或菊花样不等。表面不规则，凹凸不平，伴有出血、糜烂，附有白苔，色泽红或苍白。周边黏膜可有出血。内镜下应与以下病变鉴别：异型上皮增生，可呈扁平隆起，但多小于 2cm；肠腺上皮化生，也可呈隆起小颗粒，多呈小苍白隆起如米粒且多发；疣状胃炎，凸起顶部有糜烂如脐状凹陷，多发散在。

Ⅱb 型：浅表平坦型，病灶不隆起也不凹陷，仅见黏膜发红或苍白，失去光泽，粗糙不平，境界不明显。有时与局灶性萎缩或溃疡瘢痕鉴别困难，有时正常胃体腺与幽门腺交界处的小弯侧也可粗糙不平，应直视活检予以鉴别。

Ⅱc 型：浅表凹陷型，是最常见的早期胃癌类型，黏膜凹陷糜烂，底部有细小颗粒，附白苔或发红，可有岛状黏膜残存，边缘不规则，如虫咬或齿状，常伴有出血，周围黏膜皱襞失去正常光泽，异常发红，皱襞向中心集聚，呈现突然中断或变细，或变钝如杵状或融合成阶梯状凹陷。

3) Ⅲ型：凹陷型（excavated type），癌灶有明显凹陷或溃疡，底部为坏死组织，形成白苔或污秽苔，由于反复破坏与再生，基底呈细小颗粒或小结节，有岛状黏膜残存，易出血，边缘不规则呈锯齿或虫咬样，周围黏膜隆起，不规则结节，边缘黏膜改变如Ⅱc 型。

4) 混合型：有以上两种形态共存一个癌灶中者称混合型，其中以深浅凹陷型多见，其次是隆起伴浅凹陷者，以主要改变列在前面，如Ⅲ+Ⅱc 型、Ⅱc+Ⅲ型、Ⅱa+Ⅱc 等。

以上各型中，以Ⅱa、Ⅲ及Ⅱc+Ⅲ型最多，占早期胃癌 2/3 以上，年龄越轻，凹陷型越多，年龄增长则隆起型增多。隆起型面积多比凹陷型大，微小癌灶多为Ⅱc 型。

为了便于临床应用，根据早期胃癌的生物学特性和大体分型特性，将其归纳为：隆起型、凹陷型、平坦型三类（图 4-63）。

(2) 进展期胃癌：进展期胃癌的大体形态多种多样，而且有不同的分类方法。胃癌因生长方式的不同，致使其大体形态各异。主要向胃腔内生长者，呈蕈伞样外观；有的则比较平坦；有溃疡形成者，颇为常见；有些沿胃壁及向深层浸润均很明显，呈弥漫性生长。基于黏液分泌及结缔组织含量的多少，肿瘤可表现为鱼肉样、纤维硬化及胶样外观。

Borrmann 分类

与预后及组织学类型的联系较为密切，应用比较广泛。主要是根据肿瘤的外生性和内生性部分的相对比例来划分，将浸至固有肌层以下的进展期胃癌分为以下 4 个类型：

Ⅰ型　息肉样型　肿瘤主要向胃腔内生长，隆起明显，呈息肉状，基底较宽，境界较清楚，溃疡少见，但可有小的糜烂。在进展期胃癌中，这是最为少见的类型，约占 3%~5%。

Ⅱ型　限局溃疡型　肿瘤有较大溃疡形成，边缘隆起明显，境界较清楚，向周围浸润不明显。该型约占 30%~40%。

Ⅲ型　浸润溃疡型　肿瘤有较大溃疡形成，其边缘部分隆起，部分被浸润破坏，境界不清，向周围浸润较明显，癌组织在黏膜下的浸润范围超过肉眼所见的肿瘤边界。这是最为多见的一个类型，约占半数左右。

Ⅳ型　弥漫浸润型　呈弥漫性浸润生长，触摸时难以确定肿瘤边界。由于癌细胞的弥漫浸润及纤维组织增生，可导致胃壁增厚、僵硬，即所谓"革袋胃"，若肿瘤局限于胃窦部，则形成极度的环形狭窄。该型约占 10% 左右。

有少数病例（1% 左右）形态特殊，不能归入上述任何一型，如由黏膜下层异位腺体所发生的肿瘤，可表现为主要向外生长。

多发性胃癌系指同一胃内有两个以上癌灶，它们之间在肉眼和组织学上均无联系，间隔以正常黏膜。多发性胃癌在胃癌中约占 3% 左右，发生于隆起型者比溃疡型多见。

组织学分类

在组织病理学上，胃癌主要是腺癌（90% 以上），其中又可以细分为乳头状腺癌、管状腺癌、低分化腺癌、黏液腺癌、印戒细胞癌。少见类型包括：腺鳞癌、鳞癌、肝样腺癌、神经内分泌癌等。

04

(1) 腺癌

1) 乳头状腺癌：癌细胞呈立方形或高柱状，排列在纤细的树枝状间质的周围。一般分化较好，瘤细胞尚保持极向。癌灶深部常伴有明显的腺管结构。在诊断上需注意将高分化的癌与乳头状腺瘤鉴别。

2) 管状腺癌：腺管结构明显。根据分化程度可分为高分化和中分化两个亚类。

高分化管状腺癌：腺管的大小和形状显示轻度不同，不具有复杂分支。癌细胞呈立方形或高柱状。核位于基底部，多为单层，局部可为复层。核形不规则，核膜肥厚，染色质丰富，颗粒粗大。仔细观察核的性状对于高分化腺癌与腺瘤的鉴别至为重要。

中分化管状腺癌：癌灶的大部分具有腺管结构，但结构的异型性较为显著，即腺管不规则，或形成不完整的腺腔。癌细胞极向紊乱，复层排列较常见。核呈类圆形或不正形，

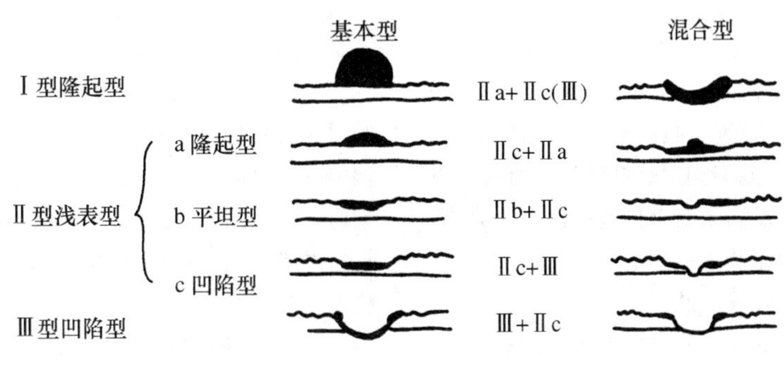

图 4-63　早期胃癌分型

染色质丰富、粗糙、核分裂象较多。

3) 低分化腺癌:呈髓样癌实性细胞巢或小巢状及索条状排列。基本没有腺管结构,仅可见不完整的或少量小型腺管。以前称之为“单纯癌”者,大部分属于此型。黏液组织化学染色证明,多数瘤细胞胞浆内含有黏液。核一般比较小,呈类圆形或不正形,染色质丰富,核分裂象多见。

4) 黏液腺癌:肿瘤组织含有大量细胞外黏液,或在腺腔内,或形成大小不等的黏液结节,由纤维间质分隔,癌细胞“漂浮”在黏液物质中。癌细胞分化较低者呈印戒细胞样,分化较高者呈柱状,形成腺管或乳头。与印戒细胞癌相比,其预后较好。

5) 印戒细胞癌:癌细胞呈小巢状或索条状排列,具有较强的弥漫性浸润倾向。胞浆内含有大量黏液,核位于细胞一侧,核形不规则。

(2) 其他组织学类型

1) 腺鳞癌:同一癌灶内既有腺癌也有鳞癌成分,两种成分的量几乎相等,或者其中之一不少于 1/3。两种成分可呈碰撞瘤样结构,互相邻接,但多数表现为腺癌中伴有鳞状分化的肿瘤细胞。如果在腺癌中仅含少量鳞状化生成分,则不能诊断为腺鳞癌。

04

2) 鳞癌:各种分化程度的鳞癌均可见到。分化较低时,诊断比较困难。癌灶周围必须都是胃黏膜,才能诊断为胃的鳞癌。累及食管末端者,应考虑为食管的原发性鳞癌扩展至胃。最初诊断为鳞癌者,经多做切片仔细检查,多数病例都可发现有少量腺癌成分。

3) 肝样腺癌:是最近报道的一种类型,具有腺样和肝细胞样分化特征的肿瘤细胞,二者混合存在。该肿瘤可产生大量 AFP,免疫组织化学检测,AFP 阳性。一般呈结节状或肿块状,常有广泛的静脉侵犯。预后较差。

3. Lauren 分型 根据组织结构、生物学行为及流行病学等方面的特征,Lauren 将胃癌分为肠型及弥漫型。该分型目前在世界上广泛应用。

(1) 肠型胃癌:此型相对常见,分化程度高,有腺管形成,与癌前病变、胃黏膜萎缩和肠上皮化生有关。统计显示肠型胃癌在远端胃癌中占多数,发病率稳定或下降。部分此型胃癌与幽门螺杆菌感染有关。在这种癌变模式中,环境因素的影响造成腺体萎缩继而胃酸缺乏,胃内 pH 升高。进而细菌过度增长,亚硝酸盐和亚硝基等细菌产物的增多将加剧胃黏膜萎缩和肠上皮化生,增加癌变危险。

(2) 弥漫型胃癌:此型相对少见,年轻患者中多一些,组织学多表现为未分化的印戒细胞。因为细胞间缺乏粘合力易发生黏膜下播散,形成皮革胃。腹膜播散也很常见。通常无明显的癌前病变,也可能与幽门螺杆菌感染有关。发生在近端胃的弥漫型胃癌发病率在世界范围内有所升高,相同分期情况下,预后较远端胃癌差。

4. 胃癌的扩散方式及转移途径

(1) 直接浸润蔓延:胃的远端癌可侵及十二指肠,其蔓延方式主要是在浆膜下浸润的癌细胞越过幽门环或黏膜下的癌细胞通过淋巴管蔓延,很少是沿黏膜直接连续性蔓延。近端癌则不同,可直接扩展侵犯食管下端。直接蔓延也可波及网膜、横结肠及胰腺、肝脏等。

(2) 淋巴转移:癌细胞经常侵犯胃的黏膜和黏膜下淋巴丛,由此转移至胃周淋巴结、主动脉旁淋巴结及腹腔动脉旁淋巴结。癌细胞还可弥散于肠淋巴丛,多在十二指肠上部,但有的可达回肠远端乃至大肠。有些病例,癌细胞通过胸导管转移至右锁骨上淋巴结,有时成为临床上首发出现的症状和体征。通过淋巴途径广泛扩散转移者,多为弥漫型胃癌。淋巴结转移规律,一般是由近及远,但有的病例表现为所谓“跳跃式”转移,“跳跃式”转移的原因与胃癌时淋巴流发生改变有关,由于肿瘤生长和播散可导致某些淋巴管的瘤性阻塞,而另一些淋巴管则重新形成,以代偿胃部淋巴液流出量之不足,因此癌细胞不仅可沿局部淋巴播散,而且也可沿着不断开放的淋巴管播散,形成远处淋巴结转移。此时多是疾病的晚期。腹膜种植最易发生于上腹部,肠系膜之上,位于后壁的肿瘤可种植于小网膜囊。膀胱直肠处的种植是胃癌的晚期征象。

胃的淋巴引流在胃癌转移中占重要地位,了解胃的淋巴分布对胃癌根治手术有重要意义。胃壁中分布着丰富的毛细淋巴管,尤以黏膜下层最为丰富。因此,黏膜内的局限性肿瘤,可以通过黏膜下毛细淋巴管网,播散到胃的各部。另外,胃黏膜下毛细淋巴管网还可以通过与贲门腹段食管的黏膜下毛细淋巴管网构成丰富的吻合,因此,胃黏膜内的肿瘤可以侵犯食管。幽门则不同,十二指肠缺乏黏膜下层,向十二指肠播散的机会比较小,但是,胃和十二指肠的浆膜下毛细血管网则有较广泛的吻合,于是,同样构成胃肿瘤向十二指肠近端播散的可能。

1) 胃的淋巴管和淋巴结:总体上伴随腹腔动脉的 4 个主要分支分布。关于胃的淋巴引流分区,按照过去传统的看法,从理论上相应地把胃分为 4 个淋巴引流区。

胃小弯区(胃左淋巴结):由胃左动脉供血的胃区及其相应的淋巴引流区,包括腹段食管、贲门部、胃底的右半侧和靠近小弯侧的前、后壁。分别注入贲门前、后和贲门旁淋巴结、胃胰淋巴结、胃上淋巴结,而其输出淋巴管最后注入腹腔淋巴结。

肝曲、幽门部(胃右淋巴结):由胃右动脉供血的胃区及其相应的淋巴引流区,包括幽门小弯侧的前后壁。大部分注入幽门上淋巴结,其输出淋巴管汇入肝总淋巴结,最后注入腹腔淋巴结。

肝曲、胃网膜右部(胃网膜右淋巴结):由胃右动脉供血的胃区及其相应的淋巴引流区。包括胃体大弯侧右半部和幽门部,大部分注入胃右下淋巴结,再沿胃网膜右动脉注入幽门下淋巴结,少部分直接注入幽门下淋巴结,其输出淋巴管再经幽门后淋巴结和幽门上淋巴结,最后经肝总淋巴结注入腹腔淋巴结。

脾区(胃网膜左淋巴结):由胃短动脉和胃网膜左动脉供血的胃区及其相应的淋巴引流区,包括胃底左半侧的前后壁，胃体大弯侧左半部的前后壁，分别注入脾淋巴结、胰脾淋巴结、胃左下淋巴结，最后注入腹腔淋巴结。

以上是胃淋巴引流的基本线路，但应该注意，胃的淋巴引流是一个网络结构，各淋巴引流区之间相互交通，以上引流区是人为划分的，胃的淋巴引流和癌转移并非按以上所列顺序进行。在施行手术时，应该考虑这些淋巴转移规律，但是并非唯一途径。

2）胃癌相关淋巴结的分组与分站：上面有关胃淋巴引流区的划分是很粗略的，缺乏定量和精细的划分，对于胃癌手术的指导意义显然是不够的。对胃癌转移相关的淋巴结进行准确的解剖定位意义重大，日本学者在这方面做了细致的工作，国内采用的相关标准基本沿用日本胃癌学会（Japanese Gastric Cancer Association，JGCA）《胃癌处理规约》中的淋巴结编号和分站（表 4-5）。淋巴结的部位、名称、解剖定位如下：

第 1 组：贲门右淋巴结，位于胃左动脉上行支贲门右侧的淋巴结。与第 3 组淋巴结的界限是胃左动脉上行支进入胃壁第一支（贲门支），在贲门侧为第 1 组，幽门侧为第 3 组，恰好位于第一支的淋巴结属第 1 组。

第 2 组：贲门左淋巴结，沿左膈下动脉分出贲门食管支位于贲门左侧及后侧的淋巴结。

第 3 组：小弯侧淋巴结，位于胃小弯，沿胃左动脉与胃右动脉走行部位的淋巴结。与第 5 组淋巴结的界限是胃右动脉向胃小弯分出第一支。在贲门侧者为第 3 组，幽门侧为第 5 组，恰好位于第一支的淋巴结属第 5 组。

第 4 组：大弯淋巴结，沿胃网膜左右动脉走行的大弯淋巴结，分为以下 2 组，即沿胃网膜右动脉走行的是右组（4d），靠近胃短动脉和胃网膜左动脉的淋巴结是左组（4s）。4d 组与第 6 组的界限是胃网膜右动脉的胃大弯第一支，恰好位于第一支的淋巴结属于第 6 组；4s 与第 10 组脾门淋巴结的界限是胃网膜左动脉向大弯分出的第一支，恰好位于第一支的淋巴结属于 4sb，沿胃短动脉走行的淋巴结属于 4sa。

第 5 组：幽门上淋巴结，胃右动脉根部的淋巴结。

第 6 组：幽门下淋巴结，在幽门下大网膜内，常分为三部分：狭义的幽门下淋巴结、幽门后淋巴结、沿胃网膜右静脉注入肠系膜上静脉的淋巴结。

第 7 组：胃左动脉干淋巴结。

第 8 组：肝总动脉干淋巴结，可以分为 2 部分，位于肝总动脉干前面者称为 8a，位于其后方者称为 8p。

第 9 组：腹腔动脉周围淋巴结。

第 10 组：脾门淋巴结，脾门附近的淋巴结，与第 11 组淋巴结的界限是胰腺尾部末端。

第 11 组：脾动脉干淋巴结，沿脾动脉分布的淋巴结。

第 12 组：肝十二指肠韧带内的淋巴结。

第 13 组：胰腺后方淋巴结。

第 14 组：肠系膜根部淋巴结，分为肠系膜上静脉淋巴结（14v）和肠系膜上动脉淋巴结（14a）。

第 15 组：结肠中动脉周围淋巴结。

第 16 组：腹主动脉周围淋巴结，位于胰腺上下腹主动脉的周围。

第 17 组：胰前淋巴结，位于胰头前方，又可分为胰前上淋巴结（17a）和胰前下淋巴结（17b）。

第 18 组：胰下淋巴结，位于胰体尾下缘。

（3）血行转移：当肿瘤侵及局部血管时癌细胞和癌栓可进入血液，并随着血流而到达其他脏器或部位，继而种植生长发展而形成新的癌灶、转移灶。如：肝、肺、脑、骨、脾、睾丸或卵巢等，临床上称为远处转移，常见于胃癌晚期。但近年发现，隆起型的早期胃癌，进展期的乳头状或高分化管状腺癌其局部情况，虽不属晚期，但亦常易发生血行性肝转移。

（4）腹膜种植：是较常见的扩散方式。其扩散途径主要是由于腹腔内存在具有活性的游离癌细胞种植于腹腔所致。Dcmglass 等报道，术后胃癌复发患者中，50% 存在腹膜转移。腹腔游离癌细胞的主要来源是：①胃癌组织侵及浆膜后，癌细胞可自浆膜面脱落，成为腹腔内的游离癌细胞；②癌组织虽未侵及浆膜，但在手术切除原发肿瘤时，癌细胞和癌栓可从淋巴管组织间隙和被切断的癌周静脉溢入腹腔。文献报道，胃癌腹腔内游离癌细胞的检出率为 15%~48%。当腹腔内出现广泛播散时，可出现血性腹水；当游离癌细胞沉落至盆腔发生种植时，则肛门指诊可触及直肠前壁的腔外肿块；女性患者，当癌细胞植入卵巢时，则可形成所谓 Krukenberg 瘤。关于这种卵巢转移瘤的转移途径尚不完全清楚，一般认为多数是腹腔种植，由于肠系膜根部解剖学从左上向右下倾斜，癌细胞易向盆腔右侧汇集。因此，卵巢转移癌常以右侧多见，或右侧先于左侧。此外，有人认为胃癌细胞也可通过淋巴逆流或血行转移至卵巢。由于卵巢转移癌有时可作为首发症状，因此临床上在诊断卵巢肿瘤时应考虑到胃癌发生转移的可能性；而肠型胃癌较弥漫型胃癌更易发生肝转移，尤其是癌细胞丰富间质较少的所谓“髓样癌”。

5. 胃癌的临床病理分期

2010 年美国癌症联合会（American Joint Committee on Cancer，AJCC）公布了最新的 TNM 分期标准（表 4-6）。此版分期较第 6 版分期有较大的调整。这些变化体现在 T_3 和 T_4 的定义标准，N_1、N_2、N_3 淋巴结转移的划分，以 TNM 为基础的分期组合上。

【临床表现】 胃癌的早期通常无特异症状，甚至毫无症状。随着肿瘤的发展，影响功能时才出现较明显的症状，但这些症状也并非胃癌所特有的，常与胃炎、溃疡病等胃慢性疾患相似。有时甚至直至出现梗阻、腹部触及肿块或出现锁骨上转移淋巴结时才被诊断。上腹部不适症状都应该警惕有胃癌的可能，以期早期发现及早期诊断。

1. 临床症状

（1）上腹部疼痛：上腹部疼痛是胃癌最常见的症状，也是最无特异而易被忽视的症状。该症状出现较早，即使是早期胃癌的患者，除少数临床上无症状者外，大部分也均有

表 4-5　日本胃癌学会(JGCA)淋巴结分期(2010 年第 14 版)分组分站

淋巴结分组 ＼ 肿瘤部位	LMU/MUL MLU/UML	LD/L	LM/M/ML	MU/UM	U	E+
NO.1　贲门右淋巴结	1	2	1	1	1	
NO.2　贲门左淋巴结	1	3	1	1	1	
NO.3　小弯淋巴结	1	1	1	1	1	
NO.4sa　大弯淋巴结，沿胃短血管	1	3	1	1	1	
NO.4sb　大弯淋巴结，沿网膜左血管	1	3	1	1	1	
NO.4d　大弯淋巴结，沿网膜右血管	1	1	1	1	2	
NO.5　幽门上淋巴结	1	1	1	1	3	
NO.6　幽门下淋巴结	1	1	1	1	3	
NO.7　胃左动脉干淋巴结	1	1	1	1	1	
NO.8a　肝总动脉干前上淋巴结	2	2	2	2	2	
NO.8p　肝总动脉干后部淋巴结	3	3	3	3	3	
NO.9　腹腔动脉周围淋巴结	2	2	2	2	2	
NO.10　脾门淋巴结	2	3	3	2	2	
NO.11p　脾动脉干淋巴结，近侧	2	2	2	2	2	
NO.11d　脾动脉干淋巴结，远侧	2	3	3	2	2	
NO.12a　肝十二指肠韧带淋巴结，肝固有动脉旁	2	2	2	2	3	
NO.12b　肝十二指肠韧带淋巴结，胆总管旁	3	3	3	3	3	
NO.12p　肝十二指肠韧带淋巴结，门静脉旁	3	3	3	3	3	
NO.13　胰头后淋巴结	3	3	3	M	M	
NO.14v　肠系膜上静脉旁淋巴结	3	3	3	3	M	
NO.14a　肠系膜上动脉旁淋巴结	M	M	M	M	M	
NO.15　结肠中动脉周围淋巴结	M	M	M	M	M	
NO.16a1　腹主动脉旁淋巴结，膈肌主动脉裂孔处	M	M	M	M	M	
NO.16a2　腹主动脉旁淋巴结，腹腔动脉根部至左肾静脉下缘	M	M	M	M	M	
NO.16b1　腹主动脉旁淋巴结，左肾静脉下缘至肠系膜下动脉根部	M	M	M	M	M	
NO.16b2　腹主动脉旁淋巴结，肠系膜下动脉根部至腹主动脉分叉处	M	M	M	M	M	
NO.17　胰前淋巴结	M	M	M	M	M	
NO.18　胰下淋巴结	M	M	M	M	M	
NO.19　横膈下淋巴结	3	M	M	3	3	2
NO.20　食管裂孔处淋巴结	3	M	M	3	3	1
NO.110　下段食管旁淋巴结	M	M	M	M	M	3
NO.111　膈上淋巴结	M	M	M	M	M	3
NO.112　后纵隔淋巴结	M	M	M	M	M	3

注：将大、小弯三等份点依次连线将胃分为三部分：上部(U)、中部(M)、下部(L)，如果肿瘤超过这部，则据累及比例从高到低依次排列，肿瘤中心所在部位居首。肿瘤累及十二指肠和食管分别标记为 D 或 E。M：属于远处转移的淋巴结；E+：食管受累者的重新分站。

表 4-6　TNM/AJCC/UICC 第 7 版分期标准(2010)

原发肿瘤

T_X：原发肿瘤无法评价
T_0：切除标本中未发现肿瘤
Tis：原位癌
T_1：侵犯黏膜固有层,黏膜肌层或黏膜下层
T_{1a}：侵犯黏膜固有层或黏膜肌层
T_{1b}：侵犯黏膜下层
T_2：侵犯固有肌层 *
T_3：侵犯至浆膜下结缔组织,但没有穿透脏腹膜(浆膜)或侵犯邻近组织结构 **
T_4：侵犯浆膜或邻近组织结构 ***
T_{4a}：侵犯浆膜
T_{4b}：侵犯邻近组织结构

局部淋巴结

N_X：淋巴结无法评价
N_0：局部淋巴结无转移
N_1：局部转移淋巴结 1~2 枚
N_2：局部转移淋巴结 3~6 枚
N_3：局部转移淋巴结≥7 枚
N_{3a}：局部转移淋巴结 7~15 枚
N_{3b}：局部转移淋巴结 >15 枚

远处转移

M_X：无法评价是否有远处转移
M_0：无远处转移
M_1：存在远处转移

组织分级

G_X：分级无法评价
G_1：高分化
G_2：中分化
G_3：低分化
G_4：未分化

分期系统

0 期	Tis N_0M_0			
ⅠA 期	$T_1N_0M_0$			
ⅠB 期	$T_1N_1M_0$	$T_2N_0M_0$		
ⅡA 期	$T_1N_2M_0$	$T_2N_1M_0$	$T_3N_0M_0$	
ⅡB 期	$T_1N_3M_0$	$T_2N_2M_0$	$T_3N_1M_0$	$T_{4a}N_0M_0$
ⅢA 期	$T_2N_3M_0$	$T_3N_2M_0$	$T_{4a}N_1M_0$	
ⅢB 期	$T_3N_3M_0$	$T_{4a}N_2M_0$	$T_{4b}N_1M_0$	$T_{4b}N_0M_0$
ⅢC 期	$T_{4a}N_3M_0$	$T_{4b}N_3M_0$	$T_{4b}N_2M_0$	
Ⅳ期	T	任何 N	任何 M_1	

* 肿瘤可以穿透固有肌层达胃结肠韧带、肝胃韧带或大小网膜,但没有穿透这些结构的脏腹膜。在这种情况下,原发肿瘤分期为 T_3。如果穿透这些韧带或网膜脏层,则分期为 T_4。

** 胃的邻近结构包括脾、横结肠、肝脏、膈肌、胰腺、腹壁、肾上腺、肾脏、小肠及后腹膜。

*** 经胃壁扩张至十二指肠或食管的肿瘤分期取决于包括胃在内这些部位的最大浸润深度。

上腹部痛的症状。初起时仅感上腹部不适，或有膨胀、沉重感，有时心窝部隐隐作痛，常被认为是胃炎、溃疡病等，给予相应的治疗，症状也可暂时缓解，易被忽视。直到病情进一步发展，疼痛发作频繁，症状持续，疼痛加重甚至出现黑便或发生呕吐时，才引起注意，此时往往已是进展期疾病。重视上腹部疼痛这一症状，尤其当治疗症状缓解后，短期内又发作者。临床上如出现疼痛持续加重且向腰背放射则是胰腺受侵犯的症状。肿瘤穿孔，则可出现剧烈腹痛。

(2) 食欲减退、消瘦、乏力：这是常见的胃癌症状，有时可作为胃癌的首发症状。其在早期即可出现，早期胃癌的病例中，出现此症状的约占 40%，且可不伴有上腹部疼痛的症状。不少患者因在饱餐后出现饱胀、嗳气而限制饮食，体重逐渐下降。

(3) 恶心、呕吐：早期可能仅有食后饱胀及轻度恶心感，此症状常可因肿瘤引起梗阻或胃功能紊乱所致。贲门部肿瘤开始时可出现进食不顺利感，以后随病情进展可发生吞咽困难及食物反流。胃窦部癌引起幽门梗阻时可呕吐有腐败臭味的隔夜饮食。

(4) 出血和黑便：此症状也可在早期出现，早期胃癌病例中有此症状者约为 20%。小量出血时可仅有大便潜血阳性，当出血量较大时可以有呕血及黑便。凡无胃病史的老年患者一旦出现黑便时必须警惕有胃癌的可能。

(5) 其他症状：患者有时可因胃酸缺乏、胃排空加快而出现腹泻，有的可有便秘及下腹不适，也可有发热。某些病例甚至可以先出现转移灶的症状，如卵巢肿块、脐部肿块等。

胃癌病例可出现副癌综合征，皮肤症状如黑棘皮病、皮肌炎、环状红斑、类天疱疮、脂溢性角化病，中枢神经系统症状如痴呆、小脑共济失调，其他症状如血栓性静脉炎、微血管病性溶血性贫血、膜性肾病。

2. 体征　胃癌通常无明显体征，上腹部深压痛，有时伴有轻度肌紧张感，常是唯一值得注意的体征。上腹部肿块、盆腔触及肿物、脐部肿块、锁骨上淋巴结肿大等均是胃癌晚期的体征。临床上须仔细检查这些部位。

查体时需重视以下部位：脐周淋巴结，当肿瘤沿镰状韧带播散至皮下时出现；Virchow 结节，即左锁骨上转移淋巴结；Irish 结节，即左腋前转移淋巴结，当近端胃癌播散至下段食管和纵隔内淋巴结时可出现。

【诊断】进展期胃癌的临床诊断常不困难，但其术后 5 年生存率仅为 30% 左右，而早期胃癌术后五年生存率可达 90%~95%。目前我国早期胃癌的发现率正在逐步提高，但总体上仍在 10% 以下。因此改变这一现状的关键是提高早期胃癌的确诊率。目前胃癌的检查诊断方法主要有以下几种：

1. 内镜检查　内镜检查在胃癌的诊断中是必不可少的。癌症诊断的金标准是病理诊断。只有内镜检查可以获得组织进行病理学诊断。同时，内镜检查可以对肿瘤的部位进行定位，对确定手术方式提供重要参考。常规内镜结合活检诊断胃癌有困难时，采用黏膜染色法可提高胃癌的确诊率，有报道可达 98%，还可用于估计胃癌浸润深度与范围。按照染色的原理分对比染色，即喷入的染料聚集于黏膜皱襞间，显示出胃小凹的高低不平改变。染料被黏膜吸收而着色者为吸收染色，用于良恶性病变的鉴别。还有以染料为指示剂的功能染色，以了解胃酸分泌功能。

活检是确诊胃癌的必要手段，依靠活检明确病理类型。早期胃癌胃镜结合活检确诊率可达 95%，进展期胃癌可达 90%。为了提高活检阳性率应注意：选择取材部位是获得阳性结果的关键。凹陷病变在凹陷边缘的内侧四周以及凹陷的基底，浅凹陷病变主要在基底，深凹陷病变主要在内缘钳取活检材料。隆起病变应在顶部与基底部取材。

2. 超声内镜　超声内镜（endoscopic ultrasound，EUS）指将微型高频超声探头安置在内镜顶端，当内镜插入体腔后，通过内镜直接观察腔内的形态，同时又可进行实时超声扫描，以获得管道层次的组织学特征及周围邻近脏器的超声图像。正常胃壁在 EUS 上出现高、低、高、低、高 5 个回声区，分别相当于黏膜界面、黏膜层、黏膜下层、固有肌层、浆膜层。超声内镜是判断胃癌浸润深度的重要方法，在胃癌的分期和新辅助治疗效果评判方面有重要意义。有条件的单位建议作为常规检查项目。超声内镜不仅可以显示胃壁各层的结构，还可了解胃与邻近脏器的病变，判断胃癌浸润深度、侵犯周围脏器如胰腺、肝脏情况，估计淋巴结转移范围，对临床判断分型、估计手术切除都有重要帮助。此外，对胃黏膜下肿物的定位与定性也有重要作用。超声内镜评价肿瘤浸润深度和淋巴结情况的准确率为 80% 左右。

3. 胃癌的 CT 诊断

(1) 胃癌的 CT 检查：胃癌 CT 检查的重要作用在于进行肿瘤的分期判断，包括淋巴结状态、腹腔种植转移和肝等腹腔脏器的转移判断。这也是新辅助治疗疗效评判的重要手段。

胃癌进行 CT 检查，应该常规进行增强扫描，同时口服对比剂扩张胃腔，有利于消除管壁增厚的假象，更好地显示病变的范围和观察管腔形态及管壁伸展性的变化，同时有助于判断胃肠道走行和显示胃肠道与周围结构的关系。

正常胃壁厚度在 5mm 以下，胃窦部较胃体部稍厚。注意扫描层面与胃壁的相互关系，当胃壁与扫描面呈斜面或平行时，胃壁可出现增厚的假象，在贲门胃底区和胃窦部经常会遇到这种现象，当有怀疑时变换体位扫描即可排除。正常情况下处于收缩状态的胃窦，多为对称性表现，浆膜面光滑无外突，如腔内有液体或气体衬托，可见增厚的胃壁为均匀的对称性改变，与胃癌有所不同。

增强扫描，胃壁常表现为三层结构，内层与外层表现为明显的高密度，中间为低密度带。内层大致相当于黏膜层，中间层相当于黏膜下层，外层为肌层和浆膜。胃癌在 CT 扫描可以表现为：①胃壁增厚。肿瘤沿胃壁浸润造成胃壁增厚，主要是肿瘤沿胃壁深层浸润所致。②腔内肿块。肿瘤向胃腔内生长，形成突向胃腔内的肿块。肿块可为孤立的隆起,也可为增厚胃壁向胃腔内明显突出的一部分。肿块的表面不光滑,可呈分叶、结节或菜花状,表面可伴有溃疡。③溃疡。胃癌形成腔内溃疡,周边表现为环绕癌性溃疡周围的堤状隆起。④胃腔狭窄。CT 表现为胃壁增厚基础上的胃腔狭窄,狭窄的胃腔边缘较为僵硬且不规则,多呈非对称性向心狭窄,伴环周非对称性胃壁增厚等。

(2) 淋巴结大小、形态与转移的关系:正常情况下,随淋巴结直径的增大,其数量相应减少,而转移淋巴结由于癌组织不断生长,其大小可不断增大。有研究显示,直径小于 5mm 淋巴结转移阳性率为 5%,5~9mm 者为 21.7%,10~14mm 为 23%,15mm 以上的淋巴结,转移阳性率为 82.6%。阳性淋巴结的平均直径为(7.3 ± 4.1) mm。这一结果说明随淋巴结直径增加,转移率明显升高。淋巴结直径与转移的相关性,是判定淋巴结转移的依据之一。

应当指出,CT 上淋巴结增大并不意味一定是转移,当增大淋巴结出现下述表现时,提示转移的存在:蚕蚀状、囊状、周边高密度中心低密度、相对高密度及花斑状者,呈串珠状排列、对血管产生压迫和肿块状增大的淋巴结多有转移。利用螺旋 CT 进行动态增强扫描的结果显示:转移淋巴结的 CT 值明显高于非转移淋巴结,转移淋巴结较非转移淋巴结有更大的短轴 / 长轴比值,如果前者以 100Hu,后者以 0.7 为界,二者同时应用的阳性预期值可达 89.5%。

在实际临床工作中,根据上述淋巴结形态及增强表现判定淋巴结转移的方法,只适用于较大的淋巴结,而对于较小的淋巴结,在诊断上仍存在较大难度。

以淋巴结大小作为诊断转移的指标,尚没有统一的标准,从 8mm 至 15mm 均有报道。随淋巴结直径的增加,转移率明显升高。单纯以淋巴结直径为标准,难以同时保证诊断的敏感性和特异性。若以 15mm 为标准,虽然 CT 诊断的特异性达 99.2%,但敏感性却仅为 23.0%,如果以 8mm 作为诊断标准,虽提高了 CT 诊断的敏感性(54.6%),但特异性却明显下降(86.2%)。

由于小淋巴结仍有相当比例的转移率,在淋巴结转移的诊断过程中,提高对小淋巴结的重视程度,对于提高诊断的敏感性和特异性,降低假阴性有更重要的意义。

4. 胃癌的 X 线诊断　X 线检查是胃癌的基本诊断方法之一。随着胃镜和 CT 技术的普及,此方法的重要性有所降低。但是对于胃癌病变范围的判断,特别是近端胃癌,观察食管下端受侵的范围,确定手术方式有重要作用。最基本的是充盈法,钡剂充盈的程度以立位充盈时钡剂能使胃体中部适度伸展为宜,通常所需钡量约为 200~300mL。充盈像主要用于观察胃腔在钡剂充盈下的自然伸展状态、胃的大体形态与位置的变化、胃壁的柔软度等,对于显示靠近胃边缘部位如大、小弯侧的病变有很重要的价值。目前最为常用的双对比法,把作为阳性造影剂的钡剂和作为阴性造影剂的气体共同引入胃内,利用黏膜表面附着的薄层钡剂与气体所产生的良好对比,可以清晰地显示胃内微细的隆起或凹陷。气体可作为胃腔的扩张剂,用于观察胃壁的伸展性。在钡剂附着良好的条件下,调整胃内充气量对于显示病变的细微结构和胃壁伸展度的变化有重要意义。

胃癌的基本 X 线表现包括充盈缺损、龛影、环堤等,可伴有胃壁的变形,如胃腔狭窄、胃角变形、边缘异常和小弯缩短。黏膜形态异常可表现为黏膜皱襞的粗大、僵硬、中断、破坏消失及不规则的沟槽影。

晚期病例可以出现腹腔转移的间接征象,如胃横结肠间距、胃底膈肌间距、肠间距增宽等征象,以及肠管移动度异常和腹水等。

5. 肿瘤标志物　胃癌缺乏特异的肿瘤标志物,癌胚抗原(carcinoembryonic antigen,CEA)在 40%~50% 的病例中升高,甲胎蛋白(alpha-fetoprotein,AFP)和 CA199 在 30% 的胃癌患者中增高。这些肿瘤标志物的主要意义在于随访而不是诊断或普查。

【预防】　高盐饮食和幽门螺杆菌感染是造成胃黏膜初期病变的主要因素。体内营养素的缺乏,局部免疫反应,炎性因子作用导致了 CAG。在 CAG 条件下,胃内微小环境改变,壁细胞减少使胃酸分泌下降,细菌繁殖,亚硝基化合物合成增加。当体内缺乏某些保护因子,如维生素 C 对亚硝基化合物合成的阻断作用,维生素 A 对细胞损伤的修复作用等,亚硝基化合物或其他因子可以长期地作用于易感性增高的损伤胃黏膜细胞。在这些因素持续性作用下,一部分人则由 CAG 发展到 IM,细胞发生间变,可见不正常的抗原和癌基因表达。

病变由小肠型 IM 逐渐发展为结肠型 IM,轻度 DYS 直至重度 DYS,最后发展为癌。应该指出,并非全部胃癌的发生均遵循这一过程,如弥漫型胃癌的发病过程就可能不同于肠型。从生物学角度,这一病变过程也绝非单一方向的循序渐进过程,这取决于致病与拮抗因素的组合以及宿主的易感性。病变可停留在一个阶段甚至逆转,即使出现 DYS 也可在 5~10 年内不进展到癌。

胃癌的预防分为一级预防(即病因学预防),即指针对胃癌发病的危险因素加以消除或降低其危害程度,从而达到减少胃癌发生的目的,以及二级预防(即发病学预防)是指在胃癌高危人群进行普查,筛查早期胃癌或癌前病变进行早诊早治。

中国医学科学院肿瘤医院与美国国家癌症研究所共同合作在河南省林县对食管癌高发区人群进行营养干预试验。研究采用析因分析方法比较了几组维生素及微量元素硒对食管和胃癌的干预效果。经过连续 5 年每日服用 30mg 维生素 E、50μg 硒和 15mg β 胡萝卜素,胃癌死亡危险性比对照组下降 21%。

北京大学临床肿瘤学院、北京市肿瘤防治研究所与美国国家癌症研究所共同合作自 1995 年开始在山东省临朐县胃癌高危险人群中开展了干预试验,研究采用随机、对照、双盲方法在经过胃镜检查和病理学诊断的 3400 名成年人中分组,用析因分析验证清除幽门螺杆菌、补充维生素 E、C 和微量元素以及大蒜素对胃癌癌前病变的阻断作用。

此外,北京大学临床肿瘤学院、北京市肿瘤防治研究所与香港大学合作自2002年在山东省临朐县另外一个胃癌高危险人群中采用清除幽门螺杆菌和服用环氧化酶抑制剂(Cox2)的干预试验,其目的在于验证清除幽门螺杆菌后再进一步降低胃黏膜细胞的增殖,以达到阻断胃癌癌前病变进展的目的。

Correa 在南美哥伦比亚胃癌高发区也开展了对胃癌癌前病变的干预试验,但由于样本量较小,随访依从率较低,结果可信性较差。

几项有关胃癌二级预防的研究均在进行中,包括在辽宁省庄河县采用胃蛋白酶原,潜血检测可疑人群后进行胃镜筛查的二级预防试验和在山东省临朐县以胃镜和病理检查作为金标准,对照用随机双盲对多种胃癌和癌前病变相关的生物学标志物、胃癌相关抗原 Mg7、硫酸黏蛋白、端粒酶、幽门螺杆菌、cagA 进行优化筛查。

胃癌属于慢性疾病,发病过程长。因此,在各环节上开展预防工作都有降低或延缓胃癌发病的可能性,提倡低盐饮食,抗幽门螺杆菌感染,改善体内营养水平,阻断亚硝基化合物合成,加强对胃黏膜损伤的修复能力,治疗癌前病变都是达到预防胃癌的重要措施。

04

【手术治疗】 外科手术是治疗胃癌的主要手段,也是目前能治愈胃癌的唯一方法。长期以来,由于胃癌住院患者病期偏晚,胃癌外科治疗的疗效也就不够满意,国内胃癌根治术后的5年生存率一直保持在30%左右。近十余年来,经大力推广胃癌清除第二站淋巴结的根治术后,使胃癌的疗效有了提高。根据1999年日本第71届胃癌大会公布的1987—1990年日本全国登记的25 588例资料,胃癌的切除率为94.19%,各期病例的五年生存率为Ⅰ期:99.41%,Ⅱ期:79.91%,Ⅲ期:49.53%,Ⅳ期:13.01%。我国2000年肿瘤会议资料,各期胃癌的五年生存率为Ⅰ期90.4%,Ⅱ期67.9%,Ⅲ期36.7%,Ⅳ期8.6%。

1. 胃癌外科治疗的解剖概要 胃癌的外科治疗不同于溃疡病的外科治疗,要求对胃的解剖甚至胚胎发育的过程,有一较全面的了解,这样才能按肿瘤外科的要求,彻底而完整地将原发病灶连同区域淋巴结做整块切除,以提高根治程度,降低手术死亡率及并发症,提高胃癌术后的生存率。

(1) 胃的形态及分部:胃是一袋状器官,位于上腹部的左季肋区和腹上区,其长轴呈斜位,自左后上方斜向右前下方。上下有入、出两个口,前后两个壁,左右凸凹两个缘。入口称贲门,位置比较固定。出口称幽门,位置有一定活动范围。较短的凹缘称胃小弯,较长的凸缘,称胃大弯。

胃壁共有四层组织由内向外分别为黏膜、黏膜下层、肌层和浆膜。胃分为五部分。贲门附近的区域称贲门部;自贲门至胃大弯作水平线,以上的部分为胃底部;自角切迹向与其对应的胃大弯做一划线,该线向左至贲门水平线之间的部分为胃体部。向右至幽门之间的部分为幽门部。幽门部大弯侧常有一线沟(中间沟),将幽门部又分为左侧的幽门窦和右侧的幽门管。此管长约2~3cm,向右相接为幽门。

将胃大弯及胃小弯各分为三等份,再连接各对应点,将胃分为三个区域,上部(U)、中部(M)、下部(L)。此外,还按胃的横切面分为小弯、大弯、前壁、后壁及全周,分别以小、大、前、后表示,划分为四等份。

(2) 胃的淋巴分布:胃壁的各层中都分布着丰富的毛细淋巴管。首先,胃黏膜层的腺体之间以圆锥盲端为淋巴管的起始点,互相连接构成黏膜内毛细淋巴管网,然后形成淋巴集合管进入黏膜下、肌层、浆膜下、再与浆膜毛细淋巴管网的淋巴集合管合并,组成胃的淋巴集合管,分别向胃大、小弯方向走行,并穿过浆膜,离开胃壁,引流到邻近的淋巴结。

胃壁各层的毛细淋巴管网,以黏膜下层最为丰富。因此,黏膜下的局限性肿瘤,可以通过黏膜下毛细淋巴管网,播散到胃的各部。另外,胃黏膜下毛细淋巴管网还可以通过贲门与这段食管的黏膜下毛细淋巴管网构成丰富的吻合,故胃黏膜内的肿瘤可以侵犯食管。幽门端则不然,十二指肠缺乏黏膜下丛,向十二指肠播散的可能性较小。但胃和十二指肠的浆膜下毛细淋巴管网则有较广泛的吻合。于是同样构成胃肿瘤向十二指肠近段播散的可能。这一特点为胃癌根治术时切除食管下段和十二指肠近段奠定了解剖学基础。

胃浆膜下汇合成较大的淋巴集合管后,沿胃大、小弯到达胃周相应的区域淋巴结,继之与腹腔动脉分支伴行汇入腹腔淋巴结。这些淋巴结的输出管参与组成肠干,最终注入乳糜池。胃的壁外淋巴管在整个行程中需要经过3~4个淋巴结,淋巴结在胃周均有其相对固定的位置,而且对胃壁各部分也有其相应的引流区。

(3) 胃淋巴引流的分区:胃的淋巴管及淋巴结基本上是伴随着腹腔动脉的4个主要分支而排列分布的。4个淋巴引流区与动脉名称相应一致(图4-64)。

胃的4个淋巴引流区,表明各部分的淋巴均有一定的引流方面,是该处胃癌转移的主要途径。日本国立癌症中心分析研究了1962—1988年间6061例胃癌切除的资料及对胃癌淋巴管的解剖研究,现已较明确地了解胃癌的4个主要淋巴转移途径。

1) 胃小弯(No. 3)→胃左动脉(No. 7)→肝总、脾、腹腔动脉(No. 8、11、9)→腹主动脉旁(No. 16)。

2) 胃大弯(No. 4)→幽门下(No. 6)→分为两支,A支:经肠系膜上动脉旁(No. 14)→ No. 16;B支:跨过胰表面→ No. 8、9、11 → No. 16。

3) 胃上部1/3 → No. 11及脾门(No. 10)→ No. 16

4) 贲门旁(No. 1、2)→沿左上膈血管→ No. 16。

这是一般转移的规律,但在个别情况下也可发生跳跃转移,或当淋巴管有癌栓时发生逆向转移。

近年来胃癌治疗的进展主要体现在内镜下黏膜切除、微创手术、D2根治术标准化、扩大超根治术以及化、放疗等辅助治疗的进展。胃癌的治疗方案更个体化、更注意保存

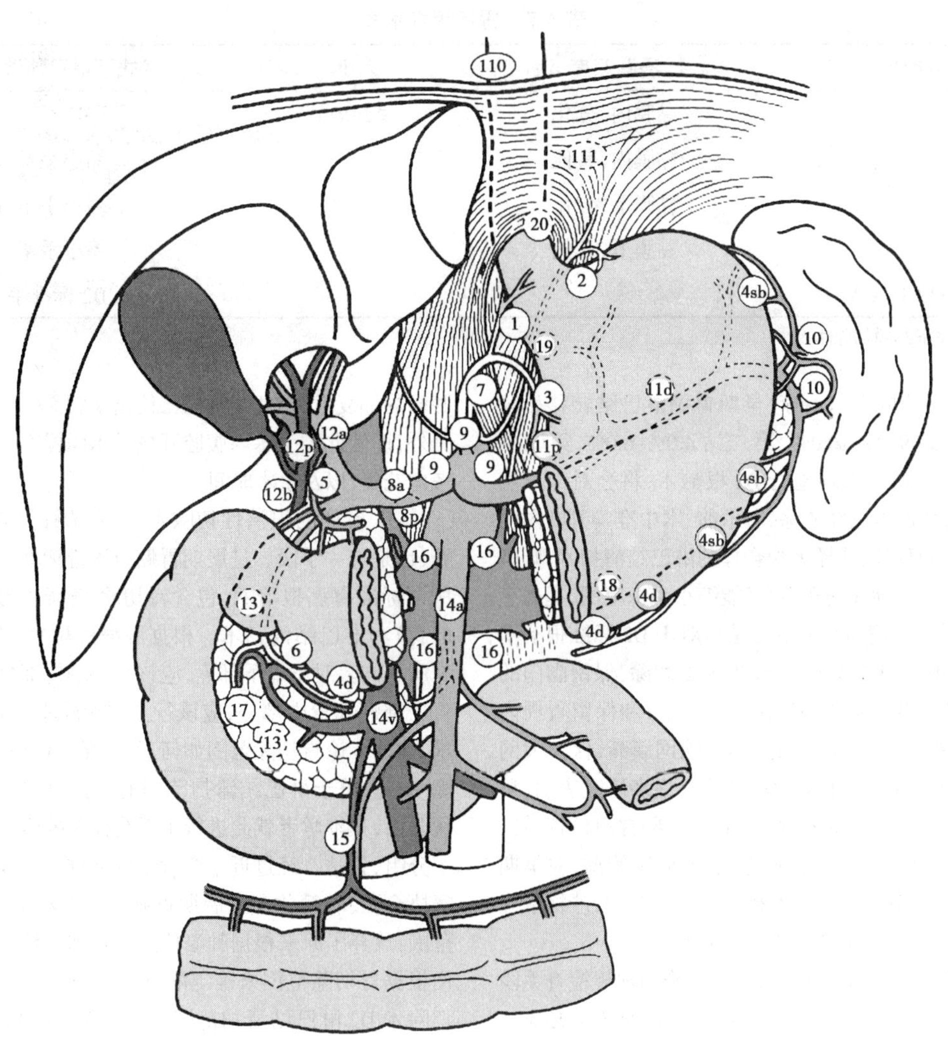

图 4-64　淋巴结站别编号

功能，综合治疗的手段更多也更科学。

2. 各期胃癌的术式选择　近年来，随着诊断技术的进步，早期胃癌的比例有较大提高，目前来讲，日本的早期胃癌诊断率已经超过 60%；西方及我国的各大医院也可达 10%~15% 左右。另外，由于 X 线、CT、内镜、超声内镜的综合应用，现在也已有可能对胃癌进行术前的临床分期，西方国家对临床病期较晚的患者也较普遍地开展腹腔镜检查，甚至有的医院 40%~60% 的胃癌患者均作腹腔镜检查代替以往的剖腹探查以明确分期，制订合理的治疗方案。

在力争治愈的前提下，实施微创及保存功能的个体化手术治疗方案，是当前肿瘤外科的发展趋势。胃癌的治疗也不例外，日本在这方面积累了较多经验，目前胃癌的根治性切除手术除某些早期胃癌可作内镜下黏膜切除外，尚有多种术式，淋巴清扫范围除第一站淋巴结均须清扫外，也略有不同(表 4-7)。

(1) 内镜治疗：内镜治疗主要用于治疗早期胃癌，包括内镜下黏膜切除术(endoscopic mucosal resection，EMR)和内镜下黏膜下剥离术(endoscopic submucosal dissection，ESD)。EMR 适用于组织学分化较好，病变表面未形成溃疡，隆起型病灶直径 <2cm、凹陷型病灶直径 <1cm 的黏膜内癌。由于 EMR 最大的问题是切除不完全或一次性全切除率低，完整切除率约 56.0%，所以易发生病灶残留及再发，3 年再发率为 7.5%。ESD 的产生，使早期胃癌的内镜下一次性整块切除成为可能。ESD 扩大了早期胃癌内镜下切除的适应证。目前应用较广的早期胃癌 ESD 扩大适应证为：不论病灶大小，未合并溃疡的分化型黏膜内癌；合并溃疡的分化型黏膜内癌，直径≤3cm；未合并溃疡的分化型黏膜下癌，肿瘤直径≤3cm。在严格选择适应证的情况下，早期胃癌开腹手术和内镜手术的 5 年存活率差异无统计学意义，均在 90% 以上。2012 年，日本多中心研究结果显示：早期胃癌行 ESD 手术是安全有效的治疗手段。完整切除率为 93.6%，完整切除与肿瘤位置和大小有关，肿瘤位于胃底或肿瘤直径大于 2cm 较难切除。应该引起我们的注意。随着早期胃癌发现的增多，以及对各种早期胃癌淋巴转移规律的了解，使内镜下黏膜切除术作为胃癌治疗的术式之一，已日趋成熟。

表 4-7　胃癌手术术式

期别	浸润深度	大小	术式及淋巴结清扫范围
$T_{1a}N_0$	黏膜内，分化	≤2.0cm	EMR*
	黏膜内，其他		缩小手术，D1
	黏膜下，分化	≤1.5cm	缩小手术，D1
	黏膜下，其他		缩小手术，$D1^+$
T_2 及以上或 N^+			D2 标准手术

*EMR：内镜下黏膜切除术

(2) 早期胃癌的手术治疗：早期胃癌淋巴结转移率较低，其中第一站 9.6%~16.0%，第二站 4.0%~6.0%，第三站 0.3%~1.0%。因此，如果均施行 D2 根治术，将会对部分患者进行了不必要的淋巴结清除，若术前、术中准确判断淋巴结转移的范围和程度，选择更为合理的淋巴结清扫术，则既能保证手术的根治性和安全性，又能缩小手术范围，提高患者术后生活质量。缩小手术主要是相对于 D2 标准根治术而言，包括缩小胃切除范围（近端胃大部切除，保留幽门的胃部分切除术）、淋巴结清扫范围（D2 以下）和保留胃周内脏神经（迷走神经肝支、腹腔支），不切除网膜囊，保留大网膜以利于预防肠管与腹前壁切口粘连。很多研究表明，早期胃癌的预后与淋巴结转移密切相关，一些常规检查淋巴结阴性的患者，也可能存在淋巴结的微转移，因此，对早期胃癌采取缩小手术时，一定要准确进行术前分期，严格掌握适应证，避免因缩小手术导致的治疗不足。

腹腔镜下胃癌手术不仅在诊断中可作为常规检查手段的一种有效补充、进行准确的诊断和分期以避免不必要的剖腹探查外，在治疗中也逐渐为大家所认可：早期胃癌的疗效与开腹相近，且患者创伤小，恢复快，并发症少，但是对于肿瘤治疗的远期效果还缺乏有力的循证医学证据。目前韩国的 KLASS 研究和日本 JCOG0912 研究比较腹腔镜和开腹行远端胃大部切除治疗Ⅰ期胃癌的效果，中期报告结果显示腹腔镜行远端胃大部切除的手术并发症和死亡率与开腹手术相比没有差异，远期结果还有待于下一步的随访结果。对进展期胃癌，腹腔镜下 D2 手术在技术上虽然没有问题，但此类手术只在日本及韩国大的医疗中心进行，并没有作为常规手术方式；韩国 KLASS Ⅱ研究目前正在进行中，其主要目的就是比较腹腔镜和开腹治疗进展期胃癌的效果，我们期待这个研究结果能够为我们解答这个问题。虽然目前国内外许多文献对其疗效的评判不尽相同，但从应用前景来看，随着腹腔镜器械的改进和手术医生经验的积累、操作技术的熟练及对胃癌生物学特性的进一步认识，腹腔镜胃癌根治术能够得到很好的开展，适应证也会不断扩展。

开展该类手术除应严格掌握指征外，还应注意术中细致的操作，以减少术中癌细胞播散的机会。另一值得考虑的问题是术中腹腔内须充以 CO_2 造成气腹，以利操作，最近有报道这种 CO_2 气腹有可能影响腹膜的防御机制，刺激癌细胞生长以及腹膜粘连等，常见的例子是腹壁插入孔的肿瘤局部复发，因此当肿瘤已侵出浆膜面时更须慎重考虑。另外，即使此类手术与腹腔开放手术同样有效及安全，还应考虑花费，以及手术时间。

(3) 胃癌的根治性切除术：手术治疗是胃癌根治的基石，也是唯一手段。进展期胃癌应该行标准的胃癌根治术。所谓标准胃癌根治术，包含胃切除术（至少切除三分之二的胃）和淋巴结清扫术。根据肿瘤的位置，胃切除的范围有所不同。对于胃下部癌，应该行远端胃部分切除术；对于胃上部癌和胃中部癌，应该行全胃切除术。对于切缘的要求，建议无论胃切除范围如何，都应保证切缘至少距肿瘤边缘 4cm。关于淋巴结清扫范围的研究，自从 20 世纪 60 年代开始，日本学者就此进行了系统详细的研究，并对其进行了分组、分站。经过近半个世纪的演进，在 2011 年，日本胃癌协会更新、简化了进展期胃癌标准根治术的淋巴结清扫范围：放弃了原来根据肿瘤位置进行淋巴结清扫的规则，采用根据胃切除范围来确定淋巴结清扫范围的原则：远端胃切除术 D2 淋巴结清扫范围包括 1，3，4sb，4d，5，6，7，8a，9，11p 和 12a 组淋巴结；全胃切除术 D2 淋巴结清扫范围包括 1~7，8a，9，10，11p，11d 和 12a 组淋巴结。

尽管中日韩等东方国家，一直以来就推荐进展期胃癌行 D2 淋巴结清扫，但是对于胃癌的淋巴结清扫范围，东西方学者的观点一直存在争议，西方国家多数行 D0 或 D1 手术，较少进行 D2 淋巴结清扫。英国 MRC（Medical Research Council）研究和荷兰的 DGCT（Dutch Gastric Cancer Trial）研究是最早开展的两个随机对照临床研究。英国 MRC 研究结果没有显示出 D2 淋巴结清扫的生存优势；而荷兰 DGCT 研究 15 年随访结果显示出 D2 手术组患者局部复发率和肿瘤相关死亡率低于 D1 手术组。随后，又有来自西班牙和意大利的相关临床研究显示，进展期胃癌行 D2 淋巴结清扫术，不会增加围术期风险，还提高了患者的 5 年生存率。此外，还有一些针对更大范围的淋巴结清扫的临床研究。日本 JCOG9501 研究对比了 D2 和 D2 联合腹主动脉旁淋巴结清扫对胃癌治疗效果的影响，结果显示两组间无生存差异。来自中国台湾的随机对照研究对比了进展期胃癌行 D2 根治术和 D1 根治术的效果，研究结果显示 D2 根治术能够提高患者五年生存率。随着循证医学证据的不断积累，全球的学者已经逐渐达成共识：进展期胃癌应该行 D2 淋巴结清扫术。

目前,淋巴结清扫范围和胃切除范围已经达成共识。但是,对于是否联合行胰体尾和脾脏切除的问题,还存在些许争议。最初,胃癌的标准D2根治术包括胰体尾和脾脏切除。但是,随着大量临床研究结果公布,我们发现联合胰体尾和脾脏切除会增加手术风险,影响手术效果,西方的MRC和DGCT研究都证实了这一点。对此,日本学者开展了胃癌根治术保留胰腺、脾切除术对比胰体尾联合脾切除术的研究,结果发现保留胰腺的手术并不会降低手术的根治性,不影响患者治疗肿瘤的效果。由此得出结论对于预防性胰体尾切除是不必要的。

是否行脾切除还没有定论。来自韩国和智利的两项研究都显示联合脾切除不能提高5年生存率。但是,考虑到这两项研究样本量偏小,说服力不强。日本目前正在进行的JCOG0110研究就是针对胃上部癌是否行联合脾切除的大样本、多中心、随机对照临床研究,初步结果显示,进展期大弯侧胃上部癌行D2根治术时,在清扫第10组淋巴结同时,不建议同时行联合脾切除术。

综上所述,进展期胃癌手术治疗应该行D2淋巴结清扫,不进行预防性胰体尾切除。如果能够充分进行脾门区域的淋巴结清扫,也不需要行预防性脾脏切除。

(4) 联合脏器切除术:胃癌直接侵犯到邻近组织或器官时往往需要联合脏器切除。据日本1992年公布的全国胃癌登记报告,联合脏器切除术占全部登记病例的25.4%,其5年生存率在无远处转移的病例为30%。为了清除脾动脉周围及脾门淋巴结,过去常规须将远侧部胰腺及脾脏一并切除,这样不但增加了术后胰瘘、膈下脓肿的并发症,而且也易发生术后糖尿病。而保留胰腺的脾动脉及脾脏切除术,使这类并发症从原来切除胰腺时的39.4%降到保留胰腺的19.6%,死亡率从3.1%降到1.6%,而且使Ⅱ、Ⅲ期胃癌的5年生存率,也分别从原来的54.6%及32%提高到70%及53%。此手术的技术操作关键,是在脾动脉根部结扎切断脾动脉,将脾动脉连同其周围淋巴结与脾脏一并切除而同时保留脾静脉,因脾静脉与胰腺实质间有较多分支,胰实质内不论通过淋巴墨汁显像或碘油造影均未能发现有淋巴转移,因此,仅在脾门处断离脾静脉即可。近年来,不少作者认为脾门淋巴结的转移与原发灶的部位及浸润深度有关,其平均转移率在远侧及体部1/3为0~2%,在近侧胃癌为15%,全胃浸润癌为21%。也有报道仅在T_3、T_4的近侧癌才有可能发生脾门淋巴结转移。由于在胃癌早期或远侧部癌即使保留胰体、尾,单纯地同时作脾切除也并不能提高疗效,相反地增加手术并发症,尤其考虑到脾脏的免疫功能,所以多数作者倾向于胃癌手术时不宜同时将脾切除。鉴于某些恶性度较高的胃癌,常有围绕左肾血管及左肾上腺的癌转移,对这些局部进展较快的胃癌常建议将左肾游离且切除左肾上腺,以保证淋巴结的彻底清除。对某些恶性度较高,已侵及浆膜位于后壁的胃近侧部癌,为了彻底清除有转移的淋巴结及可能存在于网膜腔内的亚临床转移灶,加拿大学者提出可施行左上腹脏器全切术(Appleby术)。该手术自根部切断横结肠系膜,使手术解剖层次在胰腺后进行,将横结肠连同胰体、尾、脾、全胃及左半肝脏一并切除。西满正总结了160例施行该手术的经验,手术死亡率为6%,并发症发生率49%,5年生存率18%,远较对照组的5%为佳。因此,作者认为该手术适于浆膜有较大范围浸润,并已侵及周围组织或网膜囊内有少量种植的胃癌。对远侧部的局部浸润较明显已累及胰腺的胃癌也可施以胰十二指肠切除术,但一般认为此手术的疗效并不理想,宜慎用。根据日本的资料,各类联合脏器切除术的疗效,以联合脾切除的疗效为最好,其5年生存率:脾为48%,胰为35%,胰脾为32%,结肠为29%,左上腹为21%,胰十二指肠为10%。

(5) 姑息性手术:姑息性手术包括两类:一类是不切除原发病灶的各种短路手术,另一类是切除原发病灶的姑息性切除术。前一类虽手术较小,但一般并不能改变胃癌的自然生存曲线,仅能起到解除梗阻缓解症状的效果。而姑息性切除则有一定的5年生存率。根据北京市肿瘤防治研究所的资料,单纯剖腹探查病例的平均生存时间为(5.31±0.6)个月,中位数时间为3个月;短路病例平均生存时间为(7.66±0.75)个月,中位数时间为5个月。而姑息切除的3、5年生存率各为13.21%及7.09%。另外还分析了Ⅲ、Ⅳ期胃癌作短路手术及姑息切除的疗效,姑息切除的疗效显著较好,即使Ⅳ期病例也有2.6%的5年生存率。在Ⅳ期胃癌中不论其有第三站淋巴(N_3)转移,或已有肝、腹膜等远处转移(M_1),作姑息切除的疗效也显著地较其他姑息性手术为佳,而且并不增加手术死亡率。所以,胃癌患者只要全身情况许可,而又无广泛远处转移,凡局部解剖条件尚能做到胃大部切除的,应力争将其原发病灶切除。作姑息性胃大部切除术,不但可以消除肿瘤出血、穿孔等危及生命的并发症,尤其在切除术后配合药物治疗,有的仍可获较长的生存期。在各种原因作姑息性切除的病例中,以局部原因作姑息切除的疗效最佳,明确有切端癌的5年生存率为18.2%,局部浸润的为10.3%。因此仅局部广泛浸润者较之有远处转移或第三站淋巴结有转移者更应积极地作姑息切除。

【根治术后消化道重建】 近年来,我国的胃癌病例急剧增加,患者的数量已占全球胃癌总人数的一半左右,临床上胃癌手术也已占据胃外科手术的绝大部分。另一方面,经过数十年的发展,机械吻合技术逐渐成熟、完善,广泛应用于消化道的各种手术,也成为胃癌手术中消化道重建的主要操作手段。了解、掌握机械吻合的原理、操作规范以及胃癌手术消化道重建的特点等对于胃肠外科医生甚为重要。

胃肠手术中的常用器械包括圆形吻合器,直线切割吻合器和闭合器。圆形吻合器在胃癌手术中主要用于胃肠端-端吻合、端-侧吻合、食管空肠以及Roux-en-Y吻合中空肠空肠间的端-侧吻合等(图4-65)。闭合器主要用于各种胃肠端-侧吻合过程中残端的关闭。直线切割吻合器除了可代替闭合器的所有功能外,还可用于胃肠、肠肠间的侧-侧

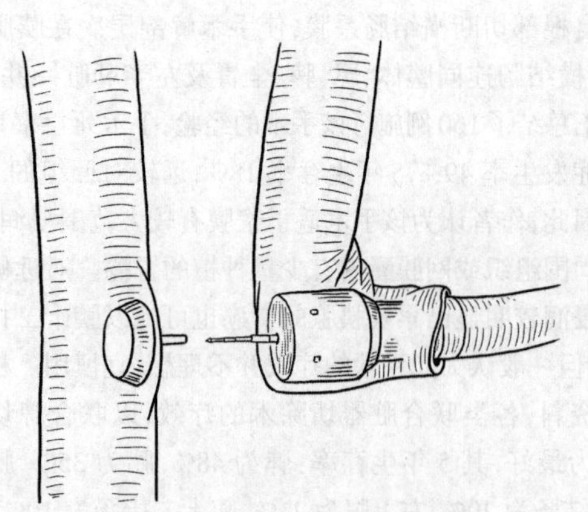

图 4-65　以圆形吻合器行空肠空肠的端 - 侧吻合
在全胃切除术后重建或远端胃次全切除术后 Roux-en-Y 重建中较常用

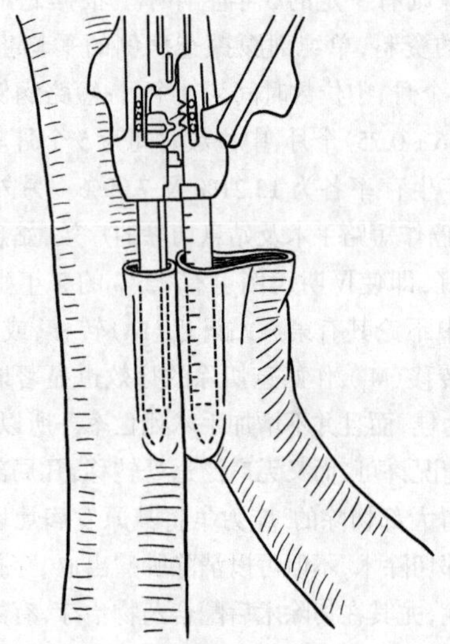

图 4-66　以直线切割吻合器行空肠空肠的侧 - 侧吻合
共同出口可手工缝合。常用于全胃切除术后重建或远端胃次全切除术后 Roux-en-Y 重建

吻合等(图 4-66)。

功能性端 - 端吻合(functional end-to-end anastomosis, FEEA)的定义源于肠肠吻合,将肠肠之间以直线切割吻合器行侧 - 侧吻合,顶部断端闭合。虽然吻合的方式是侧 - 侧吻合,但在功能上与端 - 端吻合相同。腹腔镜下手术的三角吻合、全胃切除的食管空肠吻合等多采用类似的方式进行操作。

1. 远端胃癌切除术后消化道重建　远端胃切除术主要适于胃下部癌,重建方式包括:残胃十二指肠吻合的 Billroth Ⅰ式,残胃空肠吻合的 Billroth Ⅱ式及 Billroth Ⅱ式 +Braun 吻合,以及残胃空肠吻合的 Roux-en -Y 术式等。

(1) Billroth Ⅰ式机械吻合方法:在远端胃切除及淋巴结清扫完成后,将残胃与十二指肠残端直接吻合,包括端 - 端或端 - 侧吻合。主要步骤如下:

1) 切断十二指肠后,置圆形吻合器的钉砧头于十二指肠残端,收紧并结扎预置的荷包线。

2) 端 - 端吻合:确定胃近端的切除部位后,用闭合器或直线切割吻合器关闭、横断胃体。于残胃前壁距断端 4~5cm 处作一小切口,置入管径 25mm 左右的圆形吻合器,从残胃断端的大弯侧角刺出,与十二指肠残端内的钉砧头对接,完成吻合,用闭合器或直线切割吻合器关闭胃前壁切口,如图 4-67、图 4-68 所示。

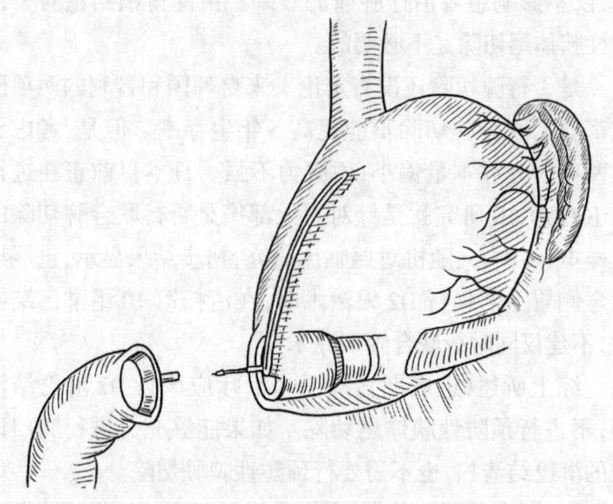

图 4-67　以圆形吻合器行残胃十二指肠的端 - 端吻合

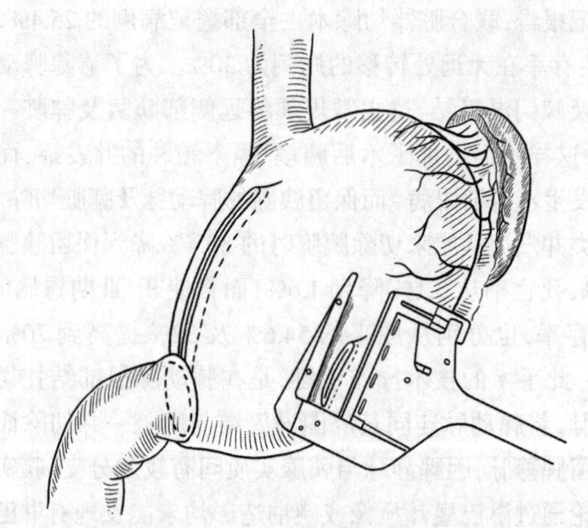

图 4-68　以闭合器关闭残胃切口

3) 端 - 侧吻合:以同样的方法置入圆形吻合器,中心杆自胃后壁刺出与十二指肠残端吻合。

4) 其他方法:先以闭合器或直线切割吻合器关闭、横断大弯或小弯侧部分胃壁,自未关闭的部分胃壁置入吻合器行胃后壁与十二指肠的吻合,如图 4-69、图 4-70 所示。

(2) Billroth Ⅱ式及 Billroth Ⅱ式 +Braun 机械吻合方法:完成胃切除并关闭十二指肠残端后,在 Treitz 韧带下约 10~15cm 处提起空肠,做一小切口并荷包缝合,放入钉砧头,收紧、结扎荷包线后从残胃插入圆形吻合器,于结肠前或结肠后行残胃空肠吻合(图 4-71)。可选择 Billroth Ⅰ式重建中的任一方法进行胃肠吻合,不同之处在于 Billroth Ⅰ式是与十二指肠残端吻合,Billroth Ⅱ式是与空肠上段吻合。

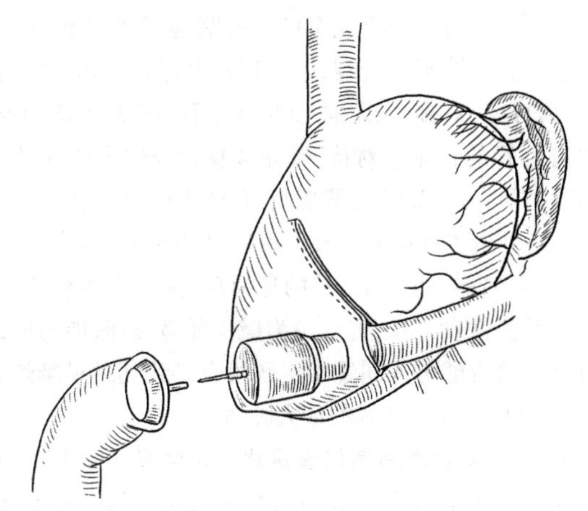

图 4-69　以圆形吻合器行残胃十二指肠的端 - 侧吻合

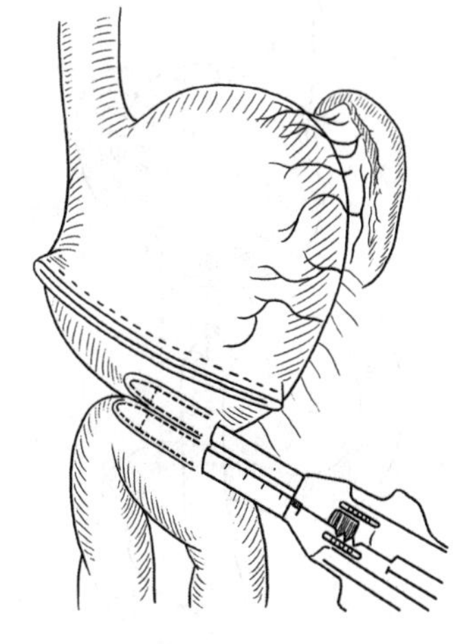

图 4-72　以直线切割吻合器行残胃空肠的侧 - 侧吻合

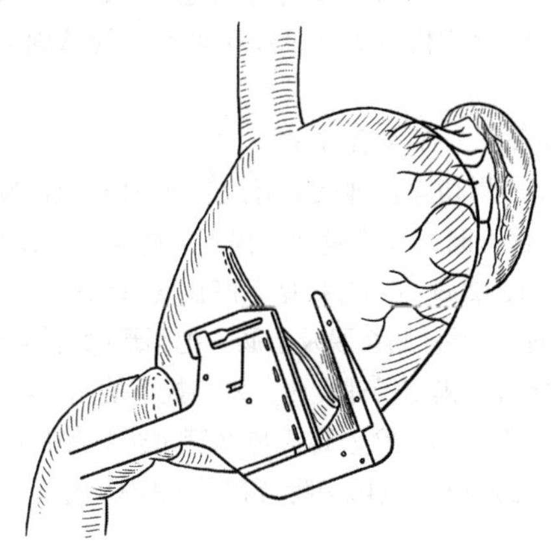

图 4-70　以闭合器关闭残胃切口

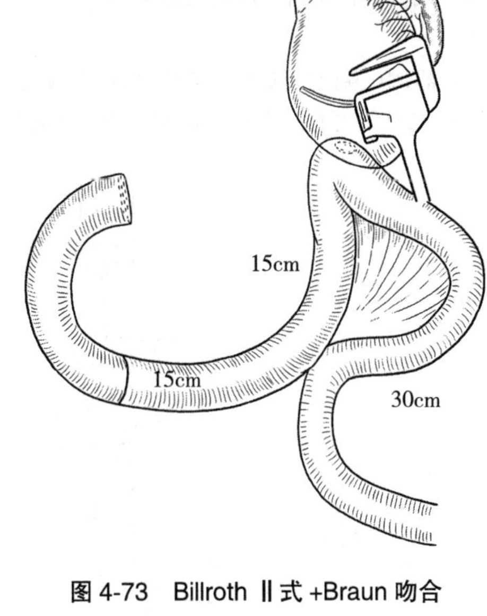

图 4-73　Billroth Ⅱ式 +Braun 吻合

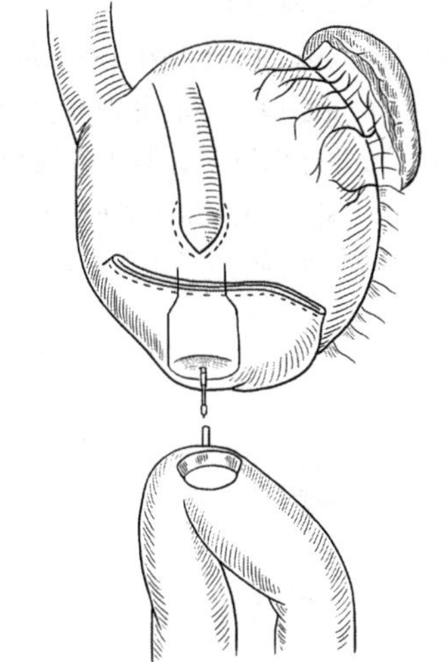

图 4-71　以闭合器关闭残胃切口

也可用直线切割吻合器行侧 - 侧吻合，如图 4-72 所示。

Billroth Ⅱ式 +Braun 吻合：在 Treitz 韧带下约 30cm 处提起空肠作 Billroth Ⅱ式吻合，将距吻合口约 15cm 处的输入袢与距吻合口下约 30cm 处的输出袢进行侧 - 侧吻合（方法可参照图 4-66，图 4-73）。

（3）Roux-en-Y 式机械吻合方法：在远端胃切除后，距 Treitz 韧带 15~20cm 处横断空肠，远端空肠可在结肠前或结肠后与残胃吻合，可选择 Billroth Ⅰ、Ⅱ式重建中的任一方法进行胃肠吻合。在距胃肠吻合口 40~50cm 处以圆形吻合器或直线切割吻合器行侧 - 侧吻合（参照图 4-65、图 4-66），并关闭空肠断端及系膜裂孔，图 4-74 为完成图。

2. 近端胃切除术后消化道重建　近端胃切除术适合于食管胃结合部的早期癌，且保留残胃 >1/2 者。重建方式包括食管与胃前壁或后壁的端 - 侧吻合、食管胃端 - 端吻合等。

（1）食管与残胃后壁的端 - 侧吻合

1）将吻合器的钉砧头置入食管断端，收紧预置的荷包线打结。

2）以 Kocher 钳阻断并切开大弯侧部分胃壁，以闭合器或直线切割吻合器关闭、横断剩余的小弯侧胃壁。

3）松开残胃大弯侧的 Kocher 钳后，自大弯侧断端置

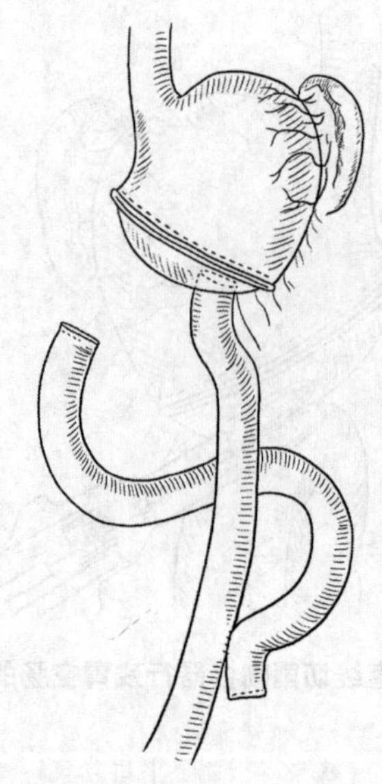

图 4-74　残胃空肠端 - 侧吻合，空肠空肠的端 - 侧吻合

入圆形吻合器，中心杆自胃后壁近大弯处，距离残胃断端约 2cm 处刺出，与食管内的钉砧头对接（图 4-75），完成吻合。

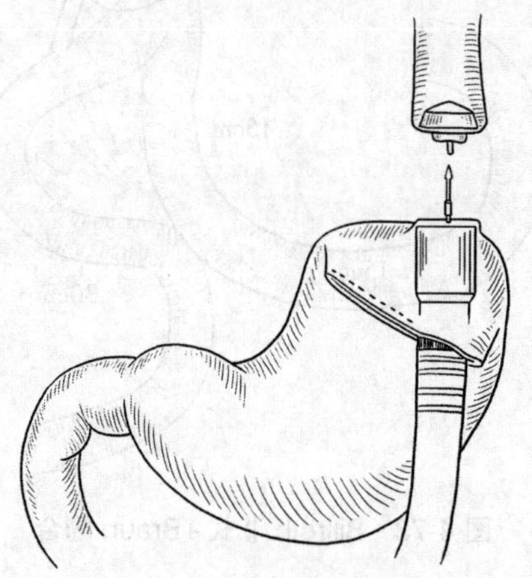

图 4-75　残胃食管端 - 侧吻合

4）大弯侧胃残端用闭合器或直线切割吻合器闭合（图 4-76）。胃残端闭合口可行浆肌层缝合包埋。

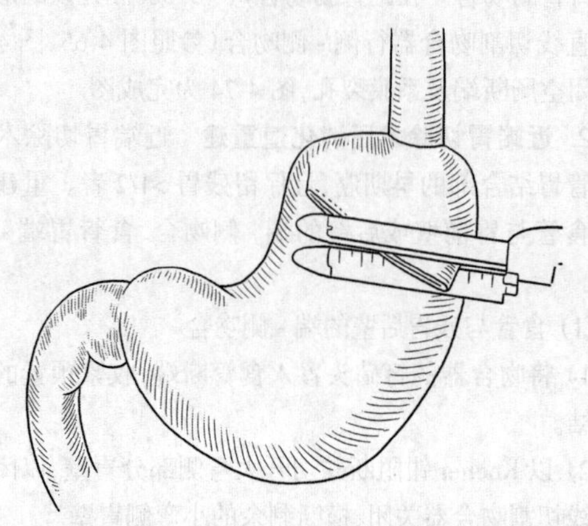

图 4-76　以直线切割吻合器关闭残胃断端

（2）其他方法：也可完全横断胃壁后，自残胃断端下方作一小孔置入圆形吻合器，中心杆自大弯侧断端刺出与食管内的钉砧头对接，完成端 - 端吻合；中心杆自大弯侧前壁刺出与食管的钉砧头对接，则完成食管与残胃前壁的端 - 侧吻合。再以闭合器或直线切割吻合器闭合大弯侧胃残端。

空肠间置术是截取一段带系膜的空肠分别与食管及残胃行端 - 端或端 - 侧吻合，目的是为避免残胃与食管直接吻合后的反流性食管炎，但空肠为碱性环境，耐酸能力弱，自残胃反流的胃酸进入间置的空肠段会导致其黏膜糜烂，引起相应症状，这是该术式的最大弊病。

3. 全胃切除术后消化道重建　在全胃切除术后消化道重建的诸多术式中，Roux-en-Y 术式与空肠间置术分别是食物经过与不经过十二指肠的两种最基本的重建术式，其他各种重建方式，如 ρ 型吻合、双管道（double tract）法以及各种空肠囊袋代胃等都是在两种术式的基础上演变而来的。

（1）Roux-en -Y 吻合方法

1）完成胃切除及淋巴结清扫后，选择适宜的吻合器钉砧头置入食管断端并收紧结扎预置的荷包线。在 Treitz 韧带下空肠 15~20cm 左右，根据系膜血管弓的形态选择适当位置，离断血管弓、肠系膜及空肠。把圆形吻合器插入远端空肠，在保持上提空肠适度张力的前提下旋出中心杆，与钉砧头对接（图 4-77），检查肠管与食管对合顺畅后击发吻合器。以闭合器或直线切割吻合器关闭空肠残端（图 4-78），完成食管空肠吻合。

2）距此吻合口下方约 50cm 处提起空肠，与近端空肠断端吻合，以圆形吻合器或直线切割吻合器操作，并缝合关闭系膜裂孔（图 4-79）完成手术。

（2）空肠间置术：空肠间置术是在 Treitz 韧带下 10~15cm 处截取约 20cm 左右带系膜的空肠分别与食管及十二指肠残端行端 - 侧吻合，并分别以闭合器或直线切割吻合器关闭空肠残端，最后以端 - 侧吻合（图 4-65）或功能性端 - 端吻合完成 Treitz 韧带下小肠的吻合（图 4-80）。

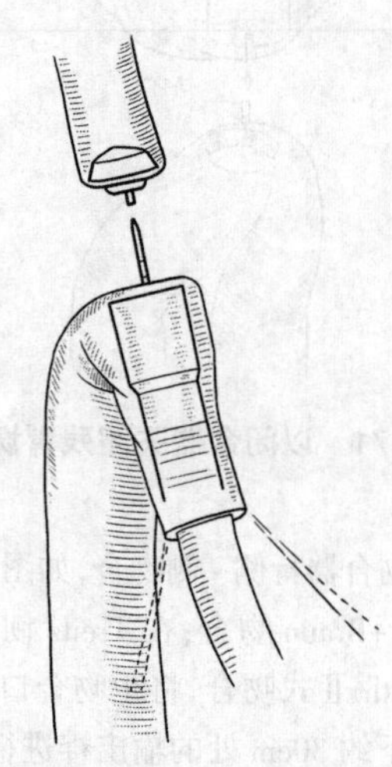

图 4-77　以圆形吻合器行食管空肠端 - 侧吻合

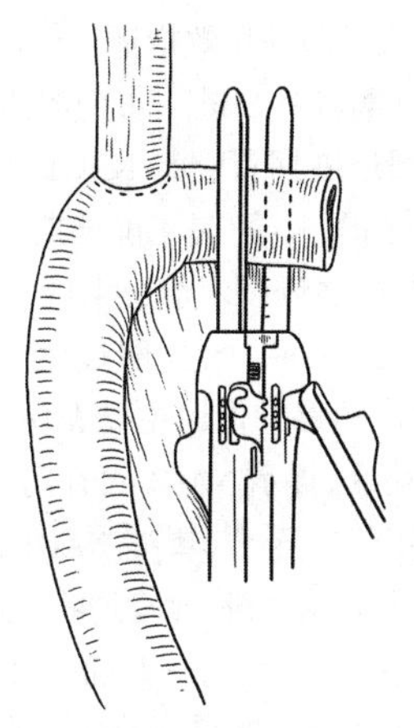

图 4-78　以直线切割吻合器关闭空肠断端

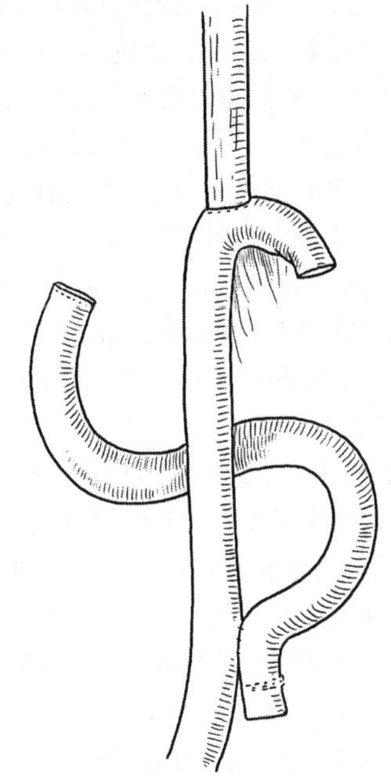

图 4-79　全胃切除术食管空肠 Roux-en-Y 吻合完成图

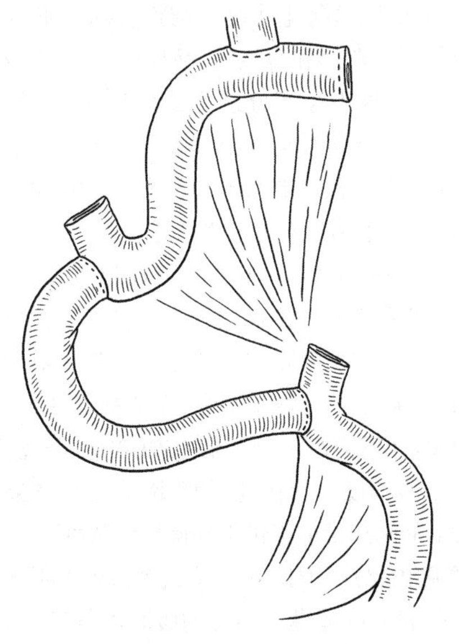

图 4-80　全胃切除、空肠间置重建术式完成图

【胃癌围术期治疗】 胃癌手术除对病变较早的胃癌有较好的疗效外，对目前常见的进展期胃癌单纯手术，即使做全胃切除，扩大淋巴清扫范围，也常不易取得满意的疗效，局部复发率高，生存率低，更不能预防肝转移及腹膜播散。于是各种围术期治疗就应运而生，人们寄希望于借此清除各种亚临床转移灶而提高疗效。

1. 术后辅助化疗　由于胃癌单纯的手术治疗疗效欠佳，也由于不少有效的化疗药物或联合用药方案对胃癌的有效率常可达 40% 以上，因此，希望应用术后辅助化疗，处理根治术后可能存在的亚临床转移灶，以达到防止复发，提高疗效的目的。

从各国的研究资料大致可看出早年的术后辅助化疗疗效均趋向于否定，近十年来的辅助化疗研究疗效渐趋向于肯定。另外，在进一步分析后常可发现，对Ⅲ期的术后患者，辅助化疗倾向于有效。所以术后辅助化疗有较大的提高胃癌疗效的潜力。

全球晚期胃癌国际协作研究组（GASTRIC）对 17 项比较手术联合术后辅助治疗与单纯手术的随机对照研究进行了荟萃分析，共纳入 2004—2010 年间 3838 例患者，其结果发表在 2010 年 *JAMA* 上，证实与单纯手术相比，以氟尿嘧啶为基础的术后辅助治疗可改善患者生存，提高 5 年总生存率，确定了术后辅助治疗的地位。最近，日本 ACTS-GC 研究对于Ⅱ/Ⅲ期胃癌 D2 根治术后的患者，比较了单药 S-1 术后辅助治疗与单纯手术的疗效。随访 5 年的结果显示，S-1 辅助治疗较单纯手术提高了患者 10% 的 5 年总生存率（71.7% vs 61.1%，*HR*=0.669），在无复发生存方面也有显著提高（5 年无复发生存率：65.4% vs 53.1%，*HR*=0.653）。同样，由韩国发起的亚洲地区多中心、前瞻性、随机对照研究——CLASSIC 研究最新结果在 2011 年美国临床肿瘤学会（ASCO）年会和 2012 年 *Lancet* 杂志上发布，CLASSIC 研究证实对于Ⅱ/Ⅲ期胃癌 D2 根治术后的患者，XELOX 方案术后辅助治疗可以显著延长患者的无病生存期，术后化疗组和单纯手术组 3 年的无病生存率分别为 74% 和 59%（*HR*=0.56，*P*<0.000 1），但在总生存方面并未显示出显著提高。我们可以看出，CLASSIC 研究的结果更多的是证实了术后 XELOX 辅助治疗能够延缓患者的复发，而 ACTS-GC 研究显示 S-1 单药辅助治疗可为胃癌患者带来总生存方面的获益。

2. 术后免疫化疗　鉴于术后辅助化疗的疗效并不理想，有认为是化疗同时抑制了免疫功能所致，于是在日本及韩国等东方国家，纷纷开展了免疫化疗，一般应用 PSK、OK-432 及香菇多糖等非特异性的免疫增强剂，认为虽无显著性差异，但生存期还是较单纯辅助化疗的疗效为好。但他们的经验并未被广泛证实，可是由于免疫增强剂并无副作用，所以目前在临床实践中往往在化疗的同时，再加用免疫增强剂以提高疗效。

3. 术后放、化疗　对于辅助放化疗领域，东西方学者一直持不同观点。在美国，术后放疗一直是普遍采用的治疗手段。美国SWOG9008/INT0116研究结果显示术后采用放化疗联合与单纯手术相比，3年生存率提高了22%。但是，研究对象中有接近90%患者未进行D2胃癌根治手术。对亚组分析显示，经过D2手术的患者，术后接受放化疗没有提高生存率。而东方学者一直以来推崇进展期胃癌行D2标准根治术，术后不采用联合放化疗。究其原因，一方面，充分的淋巴结清扫可以起到很好的局部控制作用，局部复发率较低。另一方面，腹部的放疗毒性较大，对于术后患者的损伤很大，所以不进行术后放化疗。韩国近期的ARTIST研究，对比了接受D2根治手术的胃癌患者，行术后放化疗和术后化疗的效果，结果显示术后放化疗没有提高无病生存期。进一步证实了进展期胃癌患者接受D2根治手术后，仅行术后化疗即可获得理想的治疗效果。

4. 术前化疗　术前化疗又名为新辅助化疗（neoadjuvant chemotherapy，NACT），一般用于局部病期较晚的病例，该类患者不论能否手术切除，都有较高的局部复发率。术前化疗的目的是企图降低期别，便于切除及减少术后的复发。

20世纪70年代中期至80年代中期关于胃癌术前化疗的最初一些报道提示可使肿瘤减小，使原本无法手术切除的胃癌转为可以切除。Wilke等和Plukker等的Ⅱ期临床试验发现，NACT能够使原剖腹探查无法切除的胃癌获得40%~50%的再切除率。再切除患者的中位生存期为24个月，较原无法切除胃癌患者小于6个月的中位生存期为高。这些结果也促进了对于可切除胃癌NACT的研究。

至20世纪90年代初期，就开始有了关于可切除胃癌患者NACT的研究报道，多为联合用药，方案均出自胃癌辅助化疗的经验。所用药物仍多以氟尿嘧啶（5-Fu）为主，加上多柔比星（ADM）、丝裂霉素（MMC）等以及亚硝基脲类或顺铂（DDP）中一种或两种组成，其中以FLEP最多见，其他方案如EAP等也有较多的应用。这些研究多为Ⅰ、Ⅱ期临床试验，共存的一些问题可能使研究结果产生偏倚，难以得出有说服力的结论。例如大部分研究中，治疗前肿瘤分期不够准确，“可切除”、“局部进展期”等分类所用的标准和分期使用的手段差别较大。另外，化疗方案、药物应用方式及NACT后辅助化疗的使用等在每一研究中也各不相同；手术方式不统一、“根治性切除”的定义在各报道中也有差别；缺乏详细和标准化的组织病理学疗效评估。尽管如此，分析当时的一些临床试验结果还是可以总结一些有关胃癌NACT的经验：①NACT可减少局部肿瘤体积（降期）以提高随后根治性切除的可能性，消除或延缓系统性转移。二者对于延长患者的无病生存期和总体生存时间都是关键因素。②NACT的临床疗效通常预示着其是否能够提高根治性切除率，但临床疗效的客观评估是较为困难的，术前分期难达精确；大部分作者是以世界卫生组织（WHO）的TNM分期标准，采用内镜和CT来评估临床疗效，但这些分期手段在测量肿瘤二维大小及区分可见肿瘤与瘢痕方面存有缺陷，也难以排除腹腔微小转移等不适合入组的患者。③组织病理学疗效评估的完全缓解（pCR，切除标本未见肿瘤）是NACT一个最为可信的疗效指标。但胃癌患者获得pCR较少，提示化疗方案有待改进。④少数前瞻性随机临床试验结果提示，局部进展期胃癌行NACT者较未行NACT者根治性切除率明显提高。可是术前分期的准确性使这些结论打了折扣，这再次强调了术前分期的重要性。⑤这些研究的中位生存期为15~40个月，明显优于未行NACT的进展期患者。⑥化疗的毒副作用主要表现为骨髓抑制方面，大部分患者均可耐受，提示NACT可在门诊安全进行。

20世纪90年代末至今，胃癌NACT的研究进入一个新阶段。随着临床分期手段、化疗药物/方案的不断改进，对胃癌手术看法的逐渐统一，一些前瞻性随机对照研究的结果已逐渐证实了NACT在胃癌治疗中的作用。但第一项随机对照研究仅入组56例患者，使用了现已知无效的化疗方案FAMTX。而ECF方案首先在转移性和局部进展、“无法切除”胃癌中证实了其疗效，无论在有效率还是生存期方面都要优于FAMTX，这也促使本方案被考虑应用于新辅助化疗模式。胃癌NACT中第一项获得阳性结果的是可称为本领域里程碑的MAGIC研究，其试验组术前、术后各行3周期ECF方案化疗，对照组为单纯手术组，研究对象为胃癌和胃食管交界部癌患者。由于研究中没有常规应用超声胃镜和腹腔灌洗细胞学检查，术前患者分期的准确性受到质疑。86%的患者完成了NACT，耐受良好；试验组中229例（92%）患者进行了手术，69%的患者获得了根治性切除，而单纯手术组仅为66%；两组间手术死亡率及术后并发症方面差异无统计学意义。疗效评估依靠病理标本肿瘤大小的测量，试验组显著小于单纯手术组。随机分到化疗组的患者总体生存率显著优于单纯手术组（36% vs 23%）。正是因为此项临床研究的结果证实了NACT的确切疗效，2008年始作为一级证据学被NCCN治疗指南所推荐。胃癌NACT领域的第二项大型多中心随机对照试验是法国的FNCLCC ACCORD 07-FFCD 9703研究，224例患者随机分为试验组（术前化疗应用5-Fu和顺铂2~3周期）和对照组（单纯手术）；如果术前化疗有效则推荐术后继续该方案化疗。结果提示试验组和对照组的根治性切除率分别为84%和73%，5年无病生存率分别为34%和19%，总体生存率为38%和24%，差异均有统计学意义。但这些试验也仍存在一些问题：两项研究中都包括了远端胃癌和胃食管交界部癌，而它们在生物学行为上尚未定论是否同类；另外更重要的是，缺少统一的术前分期手段（如超声胃镜，腹腔细胞学检查等），使我们无法准确获知患者自术前化疗中获益多少。现仍有多项胃癌NACT的Ⅲ期临床随机对照试验正在进行中，包括瑞士的SAAK研究、荷兰的CRITICS研究、英国的MAGIC-B研究以及日本的JCOG0501研究，这些研究均选用了术后辅助化疗作为对照，因此这些结果将有望为胃癌NACT的临床价值提供更为确切的依据。

5. 腹腔内化疗（IP）　由于绝大多数胃癌手术失败的病例均缘因腹膜或区域淋巴结等的腹腔内复发，而从卵巢癌腹腔内化疗的经验也已明确，大多数药物在病变的早期使用,效果较佳,现已知在浆膜有浸润的胃癌常可在腹腔内找到游离的癌细胞,甚至有报道浸润性胃癌的腹腔内游离癌细胞的阳性率可达 75%,动物实验也证明术前或术时的化疗最为有效。虽然早在 20 世纪 70 年代初就有作者应用腹腔内化疗,但因无效而被放弃。

近年来因从药代动力学研究了解到腹腔内化疗不论在门脉内或腹腔内的药物浓度均高于全身静脉化疗。日本的 Hagiwara 更在术中腹腔内应用 MMC 碳末,其三年生存率达到 69% VS 27% 的报道,因此又纷纷引起人们的兴趣,开始了术前、术中及术后的腹腔内化疗。但遗憾的是在其后腹腔内应用 MMC 的多中心随机试验中,未能重复其疗效,在其他腹腔内化疗的随机试验也均告失败。而在术后应用腹腔内化疗的多个Ⅱ、Ⅲ期临床试验中,仅少数可见到有统计学意义的疗效,多为Ⅲ、Ⅳ期病例。

在分析腹腔化疗预防或治疗腹膜种植的疗效欠佳的原因时,认为可能是由于化疗药物在腹腔内不易渗入,仅能渗入腹膜 2~3mm;且由于术后粘连等解剖原因,药液也不易在腹腔内平均分布;而 >3mm 的腹膜种植结节中的癌细胞又易于突变而致多药耐药。故也有作者尝试作腹膜剥离切除术以治疗有种植转移的癌性腹膜炎,再结合腹腔内化疗,但术后并发症甚高,而未获赞同。

近年来又在此基础上发展了术中的腹腔内温热灌注化疗(IHCP)。在胃癌手术结束关腹前,用一特制的体外加温循环系统,一般应用 MMC 10μg/ml,保持恒温维持在 44℃,作腹腔内持续灌注 2 小时,有报道在 103 例严格随机试验的Ⅲ、Ⅳ期胃癌病例中,治疗组的 5 年生存率为 32.7%,对照组为 27.1%。虽未能显示显著性差异,但在进一步分析Ⅲ期及ⅢB 的病例时发现研究组的 5 年生存率为 58.5% 及 41.7%,而对照组分别为 44.4% 及 25%,均有非常显著的差异。因此对病期较晚已切除的胃癌,在术中进行腹腔温热灌注化疗,有可能提高疗效。

6. 新辅助放化疗　在胃癌的新辅助放化疗方面,目前还没有足够的循证医学证据证明新辅助化疗可以提高患者预后。但是,还是有一些研究为我们提供了一些启示。目前有两项已经完成的小样本随机对照研究。一项是来自德国的多中心研究 POET 研究,119 例食管下段或胃食管结合部腺癌患者纳入研究,结果显示新辅助放化疗再接受手术与新辅助化疗后行手术治疗相比,3 年生存率分别为 47% 和 28%。尽管研究结果没有统计学意义,但是结果仍然提示我们新辅助放化疗对于胃食管结合部腺癌患者的治疗有一定意义。此研究最终因入组进度问题而终止。另一项研究对比了胃食管结合部和食管腺癌患者行新辅助放化疗与单纯手术的效果。结果显示新辅助放化疗组与单纯手术组平均总生存期分别为 16 个月和 11 个月,存在统计学差异。总的来看,尽管这些研究样本量小,研究对象也多为胃食管结合部腺癌或食管下段腺癌,但是结果仍然令我们看到希望。对于新辅助放化疗治疗胃其他部位腺癌的研究,目前还在开展中。国际多中心的前瞻性随机对照研究 TOPGEAR 目前正在进行中,我们期待这个研究给我们带来新的改变。

【预后】　胃癌的预后与病期的早晚及治疗是否得当有密切关系,根据北京市胃癌发病登记资料的随访,胃癌的患者能存活 5 年以上者仅 14%。

1. 影响胃癌预后的因素

(1) 性别与年龄:一般认为性别对预后的影响不大。60 岁以上的胃癌患者恶性度较低,发展较慢,预后也较好。而 30 岁以下的病例,未分化癌的比例高,手术切除率低,预后也较差。

(2) 术前病程:多数认为术前病程的长短与手术切除率及术后生存率并不一定成比例,术前病程的长短,常与肿瘤的生物学特性有关。所以绝不能因术前病程较长而对治疗采取消极的态度,有时常反映了肿瘤本身的恶性程度及机体的免疫反应性,所以反而常可能是预后较好的指标之一。

(3) 分期:胃癌治疗时的病期早晚,对预后影响甚大。根据日本癌症研究会对行 D2 术病例的分析,各期胃癌的 5 年生存率如下:ⅠA 期 92%,ⅠB 期 89%,ⅡA 期 76%,ⅡB 期 71%,ⅢA 期 73%,ⅢB 期 60%,ⅢC 期 25%,Ⅳ期 8%。病期愈早,预后愈好。

(4) 肿瘤部位:远侧部及中位的胃窦癌及胃小弯侧癌的预后为佳,而近侧部或广泛的预后较差。

(5) 肿瘤大小:肿瘤的大小与预后有一定关系。肿瘤最大直径在 4cm 以下时可能是预后较好的指标之一。

(6) 浸润深度:胃癌的浸润深度较肿瘤的大小与预后的关系更为密切。病变局限于黏膜及黏膜下层者,其 5 年生存率可达 90% 以上;侵犯肌层的 5 年生存率约为 70%;侵及浆膜下与浆膜者,其 5 年生存率为 20% 左右;而浆膜侵及邻近器官的其 5 年生存率仅 5% 左右。

(7) 病理类型:从肉眼大体分型,以 Borrmann Ⅰ型最好,Ⅳ型最差,若以组织学类型分析,则以溃疡癌变的预后最佳,分化型腺癌及低分化腺癌次之,而以黏液癌的预后最差。日本国立癌症中心在重新复习了 6288 例手术切除标本的病理组织切片,对各种类型胃癌对预后的影响重新作了评估。发现分化好的管状腺癌及印戒细胞癌淋巴转移率低,预后好。乳头状腺癌及低分化腺癌淋巴结转移率高,而当乳头状腺癌有浆膜浸润时预后最差。

(8) 淋巴结转移:胃癌的手术疗效与淋巴结有无转移有密切的关系,其 5 年生存率可相差三倍左右,其预后的好坏与淋巴结转移的程度也有关。伴有淋巴结转移(N)的黏膜下早期胃癌的 5 年生存率近 80%,而侵至肌层的无淋巴结转移的进展期胃癌的 5 年生存率达 91.1%,侵至浆膜下者也达 81.7%。

2. 影响胃癌预后的多因素分析　多因素的综合分析才有可能排除诸因素间的相互干扰,得出较为可靠的结论。日本国立癌症中心,在分析 6112 例胃癌切除病例的资料后,得出了各种因素的相对危险度(relative risk,*RR*),其中以肿瘤的浸润深度(*RR*:4.76)对胃癌的预后影响最大,其次

04

为淋巴结转移(*RR*:4.39),依次为远处转移(*RR*:2.33)、淋巴清除(*RR*:2.06)、年龄(*RR*:1.94)及癌的组织类型(*RR*:1.55)与肿瘤的大小(*RR*:1.40)。韩国的金镇福在总结了10 783例胃癌病例的资料后,认为是否施行根治手术对预后的影响最大(*RR*:3.67),其次为浸润深度(*RR*:2.18)及淋巴转移(*RR*:2.06)。

3. 影响早期胃癌预后的因素 早期胃癌预后较好,黏膜内癌的5年生存率为96.4%,10年生存率94.2%,黏膜下癌的5年生存率93.9%,10年生存率87.8%。早期胃癌的平均5年生存率为95.2%,10年生存率为90.9%。早期胃癌主要是通过血行转移导致复发。与早期胃癌预后有关的病理因素有四,凡有下列情况者预后较差:浸润深度超过黏膜下层的1/2,即接近固有肌层;肿瘤深部瘤组织呈膨胀性生长浸润;组织学为肠型胃癌;可见静脉侵犯。而淋巴结转移对早期胃癌的长期生存率并无明显影响,这可能是因为在手术切除时已作了足够范围的淋巴清扫。

4. 与胃癌有关的生物标记物 胃癌的分子生物学研究起步较晚,与大肠癌的研究相比,有较大差距。邓国仁等报道,*ras*基因点突变的胃癌与无点突变的相比较,远处转移率高,生存期短。有报道ras与TGF-α协同表达率的增高与肿瘤分期、分级、浸润深度、淋巴结转移及预后不佳相关。也有研究证明,*c-erb-B2*及*p53*与胃癌预后有关,*c-erb-B2*过度表达者预后较差,p53免疫组织化学的阳性表达与肿瘤浸润深度及淋巴结转移呈正相关,侵至肌层者阳性率为47%,达浆膜者阳性率为62%,无淋巴结转移者阳性率45%,有转移者为64%,表明p53蛋白过表达与胃癌的生物学行为及病期有关。如单独分析p53蛋白过表达与预后的关系,则p53阳性的5年生存率为24%,p53阴性者5年生存率46%。但随着工作的不断展开,也有不少结果互有矛盾或不一致的报道,综合近年来的研究结果,大致可归纳如下:*K-sam*、*C-met*扩增多见于晚期低分化腺癌;*c-erb-B2*扩增多见于高分化腺癌;*c-Ki-ras*突变见于10%~20%的高分化腺癌;*p53*过表达见于约30%的高分化腺癌;杂合丢失18q、11q、7q常见于高分化腺癌。至于胃癌细胞DNA含量及倍体检测结果与预后的关系也尚未能确定。

(二) 胃肠道间质瘤

胃肠道间质瘤(gastrointestinal stromal tumors, GIST)是一个随着病理临床技术发展而逐渐被认识的诊断概念,是消化道最常见的间叶组织源性肿瘤,具有非定向分化的特性。大量研究证明,以往诊断的胃肠道平滑肌瘤、平滑肌肉瘤及神经鞘瘤大多属于间质瘤,而真正的平滑肌瘤、神经鞘瘤临床上并不多见,间质瘤确切的定义,目前尚未取得一致意见。国外文献报道,间质瘤在人群中的发病率约为1~2/10万人,占胃肠道肿瘤的1%~4%。国内尚无精确统计。

GIST可发生于消化道任何部位,约占全消化道肿瘤的1%~3%,据国外统计,发病率约为(11~14.5)/100万,其中胃为最好发部位,约占60%~70%;其次小肠约占20%~30%,结直肠约占5%,食管少于5%。GIST可发生于任何年龄,中位发病年龄为40~60岁,40岁以前发病较少,但发病年龄越小恶性程度越高;男女发病差异不明显,但小肠间质瘤以女性多见。

据国内有关胃肠道间质瘤的文献报道,中位患病年龄为53.9岁(16~84岁),男女比约为1.2∶1,发生于胃约占64.5%,十二指肠约占5.1%,小肠约占20%,结肠约占4.5%,直肠约占4.8%,食管约占1.3%,其发病情况与国外文献报道基本相似。

【病理组织学特征和生物学行为】 多年来,临床上一直将GIST看成是具有平滑肌性质的肿瘤。当由梭形细胞组成时就命名为平滑肌瘤或平滑肌肉瘤,当由上皮样细胞组成时就命名为良性或恶性平滑肌母细胞瘤(或分别称为上皮样平滑肌瘤和上皮样平滑肌肉瘤Mazur等于1983年首先提出了胃肠道间质瘤的诊断概念并根据其分化的不同、免疫组织化学及超微结构检查的结果,分为肌肉型、神经型、混合型及未定性型4个类型。第8版《阿克曼外科病理学》对这4个类型分别作了如下描述:

1. 向平滑肌分化的肿瘤 免疫组织化学证实有平滑肌肌动蛋白(smooth muscle actin, SMA)和结蛋白(dumbi),超微结构证实有胞饮小泡、质膜下致密斑及胞浆微丝伴局灶密点。这类肿瘤占了GIST的绝大部分,它们可能来源于固有肌层、黏膜肌层或与血管有关的平滑肌细胞。

2. 向神经成分分化的肿瘤 这类肿瘤的超微结构可见神经元样特征,如:类似于轴突的长胞浆突起,由原始的细胞连接,散生的、与神经管一致的微管及致密轴心神经分泌颗粒。这些特征类似自主肠肌神经丛的神经细胞,因此,肿瘤曾被命名为胃肠自主神经肿瘤(gastrointestinal autonomatic nerve tumors, GANS)。这组肿瘤缺乏平滑肌分化的标记。

3. 向平滑肌和神经成分两种细胞分化的肿瘤。

4. 经过免疫组织化学和超微结构的检查,证实缺乏平滑肌和神经成分两种细胞分化的肿瘤。

在上述4种类型中,第1类的肿瘤被分为良性、交界性(潜在恶性)、恶性,第2类的所有肿瘤(GANS)现均视为恶性,第3、4类肿瘤临床上均不常见,但均被视为是恶性或交界性的肿瘤。

良性、交界性和恶性的病理学区别,并不取决于它们是由梭形细胞还是由上皮样细胞组成,主要依据肿瘤细胞核分裂象参数与肿瘤大小,Amin等将其分为3组:①良性:核分裂象<5/50HPF,肿瘤大小≤5cm;②交界性:同样的核分裂数,但肿瘤>5cm;③恶性:核分裂象>5/50HPF,不管肿瘤大小。研究还证实:仅有GIST波形蛋白(vimentin)阳性的病例均属交界性或恶性,而vimentin与SMA和desmin同时表达的GIST多为良性;同时核分裂象与PCNA(增殖细胞核抗原)指数密切相关,PCNA指数又与预后密切相关。

GIST的肉眼观:肿瘤直径可大小不等,包膜完整,表面光滑或与周围组织粘连,血管丰富切面平坦,灰白或灰红色,分化好的平滑肌瘤可呈分叶或漩涡状,由于血管胶原

04

化、出血、自溶等变化而呈颗粒状或小凹陷，可有出血、坏死、囊性变、溃疡等继发性改变，尤其在肿瘤较大时常见。据文献统计，60% GIST 位于黏膜下，向腔内突起；30% 位于浆膜下；10% 位于胃肠壁，由于 GIST 具有非定向性分化的特性，故其生物学行为难以预测。目前认为，肿瘤大小发生部位、分化类型、核分裂数和瘤周有无浸润和转移是判断良恶性行为的重要参照依据。

【临床特征】 GIST 的临床表现主要跟肿瘤与胃肠壁的关系、肿瘤大小、发生部位、肿瘤的良恶性、肿瘤是否破溃、穿孔等因素有关。早期 GIST 的直径较小（<2cm），生长缓慢，患者多无特殊临床表现，故早期诊断较困难；随着肿瘤增大，患者可出现腹部不适、腹胀、腹痛、腹部包块、梗阻等临床表现；当肿瘤生长至黏膜糜烂、溃疡、出血时可有大便隐血阳性、黑便、贫血，甚至呕血、便血等表现；当肿瘤破溃时可表现为急性消化道大出血。少数外生性 GIST 可发生扭转而出现急腹症，有器官转移者可出现转移器官的相应临床表现。多数 GIST 患者在就医时有明显临床症状，经检查发现肿瘤，最终根据术后的病理结果确诊。

【诊断】 GIST 的临床特征与一般消化道肿瘤的临床表现一样，缺乏特异性，其诊断主要依据内镜及影像学检查，最终确诊需依靠病理组织学检查，免疫组织化学检查有助于其鉴别诊断。

GIST 的常用辅助检查有内镜、内镜超声、腹部超声、腹部 X 线平片、螺旋 CT、MRI、血管造影及腹腔镜探查。

1. 内镜　内镜检查可在直视下观察肿瘤，同时可取活检做病理检查，对于腔内生长的间质瘤诊断性较好，同时对于较小、边界清楚的腔内生长肿瘤还可行内镜下切除或与腹腔镜联合手术治疗，但对壁内型、壁外型及哑铃型诊断性较差。

2. 内镜超声　内镜超声检查可以较好地弥补内镜的不足，能根据超声波的回声特点明确 GIST 的部位和浸润层次，还能判断肿瘤的起源部位或囊实性，有利于肿瘤的鉴别诊断。

3. 腹部超声　腹部超声可显示腔外生长的间质瘤，可动态、多角度观察病灶大小、轮廓、边界、内部回声、血供、肿块与周围组织的关系以及周围淋巴结情况，对肿瘤良、恶性的判断亦有价值。

4. 腹部 X 线平片　腹部 X 线平片检查灵敏性及特异性欠佳，胃肠道造影检查可显示腔内病变范围及黏膜细微结构。

5. CT　CT 诊断 GIST，对其密度分辨率高，解剖层次清晰，能直接显示肿瘤的发生部位、生长方式、形态大小、轮廓边界、密度、有无出血、坏死、恶变、邻近器官有无侵犯等，结合增强 CT 及 CT 三维成像更具诊断价值，但 CT 检查对于体积小的肿瘤容易漏诊，对于浸润邻近结构界限不清或肿瘤与胃肠壁相连部分较少仅以蒂相连时，定位、定性较困难，容易误诊。

6. MRI　GIST 的 MRI 表现：肿块 T_1WI 多呈低、等信号，T_2WI 多呈等、略高信号，增强扫描肿块中度均匀或不均匀增强，坏死区无增强，肿瘤实体部分 T_1WI 多呈低、等信号，T_2WI 多呈等、略高信号，囊变、坏死区呈长 T_1 长 T_2 信号，但 GIST 的 MRI 表现是多样的，出血、坏死、囊变可极大地影响 MRI 信号。

7. 血管造影　血管造影费用昂贵，故一般不作为常规检查。

8. 腹腔镜　对于部分诊断困难患者可进行腹腔镜探查。每一种检查都有利有弊，但有研究认为，超声内镜联合 CT 检查可能为诊断 GIST 的最佳辅助检查方案。

病理学检查：GIST 在组织学上主要由上皮样细胞和梭形细胞组成，其中上皮样细胞占 65.63%，梭形细胞占 18.75%，混合型占 15.63%。有研究结果显示，良性 GIST 在光镜下无包膜但边界清楚，细胞呈束状交错排列，胞体为长梭形，胞浆红染，细胞核分裂象少，一般少于 5/50HPF，核仁少见，生长方式一般为膨胀性生长；恶性 GIST 在光镜下梭形细胞呈束状，瘤细胞胞浆少，淡染，核染色质深，核仁清晰，核分裂明显，核分裂象多于 5/50HPF，恶性 GIST 多呈浸润性生长。

免疫组织化学检查对 GIST 的诊断及鉴别诊断有重要价值。CD117、CD34 在 GIST 中表达阳性率高，二者对于 GIST 的诊断及鉴别诊断意义较大，但无助于肿瘤性质的判断。有研究认为，CD117 可作为诊断 GIST 并与其他消化道梭形细胞瘤相鉴别的常规标志物。另有文献报道，DOG-1 对 GIST 的诊断有重要价值，其阳性率高于 CD117，并且其他肿瘤很少呈现阳性反应，有利于 GIST 的鉴别诊断。平滑肌肌动蛋白（SMA）与 S-100 在 GIST 中表达阳性率较低，但 SMA、S-100 的表达与胃间质瘤的恶性程度呈负相关。巢蛋白（nestin）属于Ⅵ类中间丝蛋白，Tsujimura 等在研究中发现，GIST 组织中几乎均有 nestin 的高表达阳性率，故 nestin 可应用于 GIST 的筛查与鉴别诊断。

【治疗】 GIST 的治疗以外科手术切除为主。术式与切除范围取决于肿瘤的大小和部位，而不是 GIST 的类型。胃十二指肠间质瘤的手术原则：①胃间质瘤：对于肿瘤较小行局部切除者，应包括肿瘤周围 2cm 正常胃壁，保证切缘阴性；对于怀疑恶性胃间质瘤者，切缘应大于 5cm 阴性，通常做胃大部切除术，必要时做全胃切除；胃间质瘤的淋巴侵犯较少见，故一般不做淋巴结清扫。②十二指肠间质瘤：小肠间质瘤恶性度较高，故首次手术时即应予重视，且较胃间质瘤更易破溃，手术进腹后可见多发自行破溃或包膜不完整现象。十二指肠间质瘤，切除范围应为肉眼范围内肿瘤周围 2cm 正常组织，肠腔内较小的肿瘤可行内镜下切除，对于肿瘤直径 >5cm 且肿瘤位于十二指肠降部或距离十二指肠乳头小于 3cm 的肿瘤宜行胰十二指肠切除术；十二指肠间质瘤很少有淋巴结转移，亦不主张做淋巴结清扫。对术后局部复发病例，复发瘤的再切除或不全切除都可改善预后，延长生存时间。

临床实践证明，GIST 对放疗化疗等辅助性治疗效果均

04

不理想。2001 年，Joensun 等报道了应用甲磺酸伊马替尼(imatinig，SGI-57，Gleavec 伊马替尼)治疗 1 例 GIST 术后复发患者获得成功，此后引起了医学界的广泛关注。甲磺酸伊马替尼是目前公认的治疗 GIST 的代表和首选药物。伊马替尼为分子靶向药物，特异性抑制酪氨酸，结合于 c-kit 的胞浆内酪氨酸激酶功能区的 ATP 结合位点，阻断磷酸基因由 ATP 向蛋白质底物酪氨酸残基转移，从而抑制细胞增殖和恢复凋亡。伊马替尼对于不能手术切除、手术难度大、恶性程度高的肿瘤治疗效果明显，部分最初不能切除以及切除困难的肿瘤经伊马替尼治疗一段时间后可进行手术切除并降低手术风险。

《中国胃肠间质瘤诊断治疗专家共识(2011 年版)》中推荐，对于中、高危复发风险的 GIST 患者术后进行辅助治疗，中危患者术后应至少给予伊马替尼辅助治疗 1 年，而对于高危患者，应延长辅助治疗时间至 3 年，初始治疗推荐剂量为 400mg/d。*c-kit* 外显子 9 突变的 GIST 患者应用伊马替尼治疗，初始治疗剂量为 800mg/d，与 400mg/d 相比，患者获得了更长的无进展生存期。部分患者对伊马替尼耐药，原发性耐药可能与 *c-kit* 基因 9 号外显子突变、*PDGFRα* 基因发生 D842V 突变或野生型基因表达有关，继发性耐药主要与 *c-kit* 或 *PDGFRα* 基因的二次突变有关。对于耐药者，可加大用药剂量至 600mg/d，最大可加至 800mg/d，但应注意药物的不良反应。对于经伊马替尼治疗的肿瘤仍在进展或不能耐受者，改用二线药物舒尼替尼治疗仍然有效，可提高总生存率及延缓疾病进展，应用方案可选择 37.5mg/d 连续服用与 50mg/d(4/2)方案均可选择。研究表明，部分治疗无效者可试用索拉非尼等药物进行试验性治疗，初始剂量为 400mg/d，其作为三线或四线治疗 GIST 有效率可达 40%。文献报道，GIST 原发灶与转移灶不一定是同一克隆群，故对同一药物的敏感性会有所差异，敏感药物只能抑制敏感克隆群，不敏感的克隆群会增长，故目前有将两种靶向药物联合应用的研究，但尚无循证医学证据。

【预后】 恶性间质瘤引起死亡的主要原因为广泛侵犯邻近脏器和血行转移至肝、肺或其他脏器。其完全切除者的 5 年生存率为 32%~63%，3 年生存率为 75%；不完全切除者为 9%；转移性 GIST 的中位生存时间为 20 个月；局部复发的中位生存期为 12 个月。

GIST 预后差的临床表现为：触及肿块、疼痛、复发、远处转移、肿瘤位于小肠和侵犯邻近组织。GIST 的预后取决于肿瘤的危险度分级及相关治疗的干预。有研究表明，GIST 的预后与肿瘤危险度分级、初诊时有无远处转移、首次手术切除是否完整、是否接受伊马替尼靶向治疗等因素有关，而与患者年龄、性别、肿瘤生长方式、手术方式无明显关系。也有研究显示，核分裂数为无瘤生存的独立危险因素。另有研究表明，CD9 的表达与 GIST 的复发和转移有密切关系，特别是胃间质瘤，CD9 可能在其转移和进展中扮演重要角色。Ki-67 是与细胞增殖相关的核抗原，分布于细胞核内，与细胞的有丝分裂密切相关，Ki-67 在不同 GIST 危险度分级中的增殖指数存在显著差异，危险度越高，Ki-67 增殖指数越大，Ki-67 可作为 GIST 危险度分级及预后预测的指标。总之，GIST 的预后与多种因素有关，临床需结合多项指标综合评估预后。

(三) 胃原发性恶性淋巴瘤

胃原发性恶性淋巴瘤(primary gastric lymphoma，PGL)属非上皮性恶性肿瘤，约占胃恶性肿瘤的 2%~8%，占胃肉瘤的 60% 左右。本病的诊断概念通常是指以胃为原发部位的淋巴瘤，可伴有胃引流区域的淋巴结转移，但需排除全身恶性淋巴瘤继发于胃的可能性。前者通过手术治疗常可获根治，后者手术治疗仅起姑息性治疗及明确诊断的作用。

PGL 有霍奇金病和非霍奇金淋巴瘤(non-Hodgkin lymphona，NHL)两种类型，前者极为少见，后者占了绝大多数，因 NHL 来源于黏膜相关的淋巴组织(mucosa-associated lymphoid tissue，MALT)，故本病又称胃 MALT-NHL。

PGL 男女发病的比例为 1.5~1.8 : 1，可发生在任何年龄，国外报道绝大多数在 50 岁以上，60~69 岁为高发年龄段；国内统计平均发病年龄为 46 岁。

【病理特点】 PGL 起源于胃黏膜固有层的淋巴组织，先向外侵犯浆膜，后累及黏膜；好发于胃窦部，其次为胃体部、贲门部，幽门部少见。肿瘤可单发，或呈弥漫浸润性生长；肿瘤直径 2~18cm 不等，约 30% 的肿块 >10cm；淋巴转移是其最主要的转移途径。约有 60% 的病例伴有淋巴结转移；此外，尚可直接浸润邻近脏器，少数可经血行播散，导致远处转移。

1. 大体形态分型　Friedman 将胃原发恶性淋巴瘤的大体形态分为五个类型。

(1) 浸润型：表现为局部或弥漫的胃皱襞肥厚浸润病变，或表现为扁平、环形的橡皮样肿块。

(2) 溃疡型：以浅表的溃疡最为常见，直径 3~18cm 不等，底部坏死，边缘硬而突起，外形如癌。

(3) 结节型：以散在于黏膜下 0.4~4cm 大小的多发性结节为特征，结节常扩展至黏膜或浆膜面，常伴有浅表或深在溃疡。

(4) 息肉型：质较柔软，触之具海绵感，常有深在溃疡。

(5) 混合型：同一标本中具有两种或两种以上类型。

2. 组织学分型　近年来，由于免疫组织化学、单克隆抗体和基因诊断方法的应用和对该病认识上的加深，PGL 的组织学分类分法众多，至今尚无统一标准。为使用简便起见，目前一般将其分为三类(见《美国阿克曼外科病理学(第 8 版)》)：

(1) 低度恶性淋巴瘤：以小淋巴细胞为主。患者多为 50 岁以上的成年人。该型约占 PGL 的 50% 左右。大体观常呈弥漫样浸润，胃黏膜增厚而呈脑回状改变，少数呈中心性生长。其组织学特点：瘤细胞以小或中等大的细胞为主，可见不同程度的浆细胞样分化。核内可有嗜酸性包涵体(Dutcher 小体)；同时出现淋巴上皮性损害是其特征性改变之一，具有较大的诊断价值。部分病例瘤细胞可呈滤泡型生长，由小核裂细胞组成。低度恶性淋巴瘤镜下主要应与假性淋巴瘤和浆细胞肉芽肿相鉴别，低度恶性淋巴瘤最重要的特征是淋巴上皮性损害、Dutcher 小体和细胞的非典型性。免疫表型与淋巴结边缘区的 B 细胞相似，瘤细胞表达 Ig（IgM），CD19、CD20 和 CD21 阳性，并能表达 bcl-2 蛋白，CD5 和 CD23 阴性。

低度恶性淋巴瘤的特征是倾向于长期停留在局部，如扩散则易于累及其他部位的黏膜。疗效取决于病期早晚。约 70% 的Ⅰ期患者可获治愈。

(2) 中度 / 高度恶性（大细胞）淋巴瘤：常见于 50 岁以上的患者，但其年龄段较低度恶性淋巴瘤为宽，腹部常可触及包块，但其一般情况仍较好。胃的远侧 1/2 是其好发部位，很少发生于幽门部。肿瘤大体观常表现为大的分叶状肿块（有时为息肉状），常有浅表性或深溃疡，易被误诊为溃疡病或胃癌，常易侵犯胃壁全层，直接侵及邻近器官，并累及局部和腹膜后淋巴结，有时可发生急性穿孔。镜下特点：多数病例由类似于大无裂细胞（中心母细胞）的细胞组成，有时形成了浆母细胞或免疫母细胞的表象。细胞具有 B 细胞的表型特征。部分病例由低度恶性的瘤细胞转化而来。其免疫表型和基因改变特征与低度恶性淋巴瘤相似。大细胞淋巴瘤主要应与未分化癌鉴别，诊断淋巴瘤的主要依据是：上皮和肿瘤细胞间缺乏连续性，缺乏提示腺泡结构的形态，以及保存了黏膜肌纤维。如仍存疑问，应用黏液染色和淋巴细胞标记物，角蛋白以及 CEA 免疫细胞化学染色，即可明确诊断。

(3) 其他类型：主要包括混合性小细胞 - 大细胞淋巴瘤、间变性大细胞淋巴瘤、霍奇金淋巴瘤等，但均较罕见。

此外，尚有人根据淋巴瘤细胞的免疫学特性，将恶性淋巴瘤分为：T 细胞型、B 细胞型、M 细胞型（组织细胞）、U 细胞型（即非 T、非 B、未定型）。大量的实践研究证实，临床上大部分的 NHL 属 B 细胞型，绝大多数的低度恶性淋巴瘤也属 B 细胞型；而高度恶性（大细胞）淋巴瘤中，不少的病例是属于 T 细胞型，霍奇金病多属此型，其生物学行为较恶，预后不佳。U 细胞型对化疗不敏感，恶性度更高，预后极差。

【胃原发性恶性淋巴瘤与幽门螺杆菌（HP）感染】 业已研究证实，PGL 的发病与 HP 感染密切相关。Wotherspoon 等报道，PGL 患者中 HP 感染率达 92%，显著高于普通人群的 50%~60%；更具说服力的是：60%~70% 的 PGL 患者在用抗生素消灭 HP 后肿瘤也随之缩小或消失，但停止治疗后，如 HP 感染复发，肿瘤也随之复发。Bayerdorfer 和 Rogger 等（1995）认为 HP 治疗后的无效者与肿瘤高度恶性型的细胞占有优势有关；Jowg 等（1997）发现，低度恶性型与低度恶性优势型的患者中，HP 感染率为 94%，而高度恶性型与高度恶性优势型组中仅有 76% 的 HP 感染率；低度恶性型与低度恶性优势型的患者在 HP 治疗后再作放、化疗，肿瘤完全消退率分别为 93% 与 90%；而高度恶性型与高度恶性优势型仅为 60% 和 68%。说明低度恶性型的 HP 感染率高，但预后好。

Aplen 等研究提示低度恶性 PGL 在根治 HP 感染后不仅在组织学上恶性征象消失，同时还有单克隆免疫球蛋白带及免疫球蛋白基因重排现象消失等分子生物学方面的改变，这为 HP 感染与 PGL 的相关性提供了更有力的佐证。虽然已有大量的临床、流行病学资料表明 HP 感染与 PHL 的发生相关，但发病机制还有待进一步的研究阐明。

【临床分期】 PGL 的临床分期方法有多种，目前最常用的分期方法有以下两种。

1. Ann Arbor 改良分期法　是根据受累范围及淋巴结转移部位而设计的分期法。

(1) ⅠE 期：淋巴瘤局限在胃，无淋巴结转移。

$ⅠE_1$ 期：肿瘤限于黏膜及黏膜下层（称早期淋巴瘤；）

$ⅠE_2$ 期：肿瘤已穿越黏膜下层。

(2) ⅡE 期：淋巴瘤局限在胃，有淋巴结转移。

$ⅡE_1$ 期：胃淋巴瘤伴胃周淋巴结转移；

$ⅡE_2$ 期：胃淋巴瘤伴横膈下非胃周淋巴结转移。

(3) ⅢE 期：胃淋巴瘤伴横膈两侧淋巴结转移。

(4) ⅣE 期：血行播散累及其他脏器或组织。

本分期法未列入一般认为与预后密切相关的胃壁浸润深度因素，是其缺陷，但基本反映了预后的相关性（表 4-8）。

表 4-8　244 例 MALT-NHL 临床分期与预后的关系

临床分期	生存率（%）		
	2 年	5 年	10 年
$Ⅰ_E$	73	69	56
$Ⅰ_{E1}$	90	90	70
$Ⅰ_{E2}$	63	54	47
$Ⅱ_E$	48	41	41
$Ⅱ_{E1}$	53	47	47
$Ⅱ_{E2}$	42	30	0

（Radaszkiewicz T，Gastroenterology，1992；102：1628）

2. TNM 分期法

T_1：肿瘤浸润黏膜层或黏膜下层；

T_2：肿瘤浸润肌层；

T_3：肿瘤浸润及黏膜下层；

T_4：肿瘤浸润穿透浆膜层；

T_5：肿瘤侵犯邻近结构。

N_0：无区域性淋巴结转移；

N_1：胃周淋巴结转移距肿瘤边缘 3cm 以内；

N_2：胃左动脉、肝总动脉、脾动脉或腹腔动脉旁淋巴结有转移，或胃周距肿瘤边缘 3cm 以外有淋巴结转移；

N_3：腹主动脉旁、肝十二指肠韧带淋巴结或其他腹腔内淋巴结有转移；

N_4：淋巴结转移范围超出 N_3。

M_0：无远处转移；

M_1：有远处转移。

新的 TNM 分期应用于临床后，初步认为较好地反映了 PGL 的生物学特性（表 4-9），但本病发病率低，故尚有待积累更多病例给予论证。

【临床表现】 本病缺乏特异性临床表现，早期临床表现常不明显。病程进展时可出现上腹部疼痛、不适、厌食、体重中等度减轻等症状，服用制酸药可获暂时改善，但体重仍持续性下降，常提示有胃淋巴瘤之可能；肿瘤位于贲门部时可有吞咽困难；肿瘤侵及黏膜并溃破形成溃疡时可有呕血或黑便；由于肿瘤纤维组织较少，较易发生穿孔。出血与穿孔的发生率均在 10% 左右。30% 的患者就诊时能在上腹部触及较大的肿块。病情较晚时尚可出现不规则发热、贫血、恶病质等，若伴有肝、脾大时，则必须排除有继发性胃淋巴瘤之可能。

【诊断】 PGL 临床上较少见，对本病大多缺乏深刻的认识，术前能获确诊者仅占 10%~20% 左右。术中误诊为胃癌者也屡见不鲜。故对本病的认识仍有待进一步的全面提高。

1. 实验室检查　常规实验室检查，大便隐血常呈阳性，并可有贫血，胃液分析可显示胃酸降低，此外，常无其他特异性发现。

04

2. 胃肠气钡造影　传统的 X 线钡餐检查除肿块局限于黏膜下的早期病例外，大多可显示胃部有病变，如胃黏膜紊乱、僵硬、充盈缺损、壁龛、狭窄等，常易误诊为胃癌、胃溃疡、肥大性胃炎等病变，故确诊率常不高。Sato 报道其确诊率低于 20%；Burgess 在 218 例 PGL 术前检查中，确诊 13 例，误诊率达 94%；国内文献综合报道确诊率仅为 15%。但如检查者对本病有一定的认识，则仍可发现一些具有特征性价值的诊断征象：①多发性溃疡，或位于胃后壁或小弯侧大而浅表的溃疡；②胃黏膜上呈多个不规则圆形的充盈缺损，即“鹅卵石”样改变；③胃壁浸润范围较大，但不僵硬，仍可见蠕动波通过；④充盈缺损周围可出现明显肥大的黏膜皱襞；⑤胃壁肿块较大，但不引起梗阻。

3. 胃镜检查　是目前最主要的检查方法。但由于 PGL 起源于黏膜下层，活检取材常太浅太小，国内活检确诊率仅为 38%。PGL 的特征性表现为：①有黏膜下肿块征象；②肿块质地柔软；③黏膜水肿，皱襞粗大，黏膜皱襞不向中心集中，而围绕在肿块周围；④病灶呈多灶性、多形性。如肿瘤已向黏膜破溃，则肉眼观常与胃癌难鉴别。此时镜下活检应深取、多取，必要时行免疫组织化学检查。

Seifert（1993）主张第一次活检难以确诊时，每隔 4 周重取 1 次活检，连续 5 次，结果发现第一次有 77% 的阳性率，反复活检可使阳性率提至 98.5%；浸润型的 PGL 首次活检阳性率仅为 33%，反复活检可提至 79%。Saehame 则主张对早期病变作黏膜下切除活检。Jong（1999）则建议用大口径内径钳取黏膜下组织，每次至少取 10 处以上活检组织，以便不仅能达到确诊的目的，并能识别肿瘤细胞的成分；在判断低度恶性或高度恶性基础上再分出亚型，有利于判断预后与指导临床制订治疗方案。

4. 内镜超声（EUS）　目前，国外已将内镜超声扫描作为胃部疾病的首选检查。对胃原发性恶性淋巴瘤不仅能相当准确地判断肿瘤的浸润深度，并对胃周淋巴结的转移情况、与邻近器官的关系也有较高的判断价值。胃淋巴瘤的特殊超声透壁回声形态有助于与其他胃肿瘤相鉴别。Caletti 等报道 EUS 诊断胃淋巴瘤的敏感性为 89%，特异性为 97%，假阳性率为 13%，假阴性率为 3%，诊断准确率为 93%，判断浸润深度的准确率为 92%；对胃周淋巴结转移的判断准确率为 72%。

5. CT 扫描　可显示胃原发性淋巴瘤的病灶范围，同时还可发现胸腔纵隔内有无肿大的淋巴结以及腹腔内其他脏器（如肝、脾等）的转移灶。这对于鉴别胃恶性淋巴瘤是原发性还是继发性，尤其有重大意义。但对判断肿瘤的浸润深度和淋巴结的转移情况，其准确率要差于超声内镜。

确诊为胃淋巴瘤后，尚需进一步于原发性或继发性之间作出鉴别。1961 年，Dawson 提出了诊断原发性胃淋巴瘤的标准：①无浅表淋巴结肿大；②血白细胞总数及分类正常；③胸片中无纵隔淋巴结肿大；④除胃及区域淋巴结受累外，无肠系膜淋巴结及其他组织侵犯；⑤肿瘤未累及肝脾。有人认为：Dawson 标准中的胸片检查应改为纵隔 CT 扫描，并宜再增加骨髓象是否正常的内容。

【治疗】 胃原发性恶性淋巴瘤对手术、放疗化疗均具有较好的治疗反应，其远期疗效亦远比胃癌为好，因此治疗方法的选择已成为当前争论的焦点，至今尚未形成统一

表 4-9　TNM 分期（浸润深度、淋巴结转移）与 PGL5 年生存率的关系

分期	T	N	M	5 年生存率（%）
Ⅰ	T_1	N_0，N_1	M_0	100
Ⅱ	T_1	N_2	M_0	88.9
Ⅲ	T_2，T_3	N_0，N_1，N_2	M_0	
	T_4，T_5	任何 N	M_0	52.1
Ⅳ	任何 T	N_3，N_4	M_0	
	任何 T	任何 N	M_1	

（摘自黄志强主编的《腹部外科理论与实践》.2003，372）

意见。

1. 手术治疗　目前大多数学者仍主张首选手术治疗。其理由是：①有根治性切除机会；②根治性切除后有较高的远期生存率，文献报道中生存时间最长者均为做过根治性切除的病例；③能精确评估临床分期；④手术切除可防止放、化疗期间可能出现的出血、穿孔等并发症；⑤姑息性切除也可因肿瘤减量而增强术后放、化疗的疗效。

在术式和根治范围上，Samo 等主张不论肿瘤大小、所在部位均行全胃切除加 D2 淋巴结清扫术，其 5 年生存率达 86%。持不同意见者则认为，术式选择、根治范围需从手术并发症、术后生活质量等方面加以权衡，应首选胃部分切除加 D1 淋巴结清扫术。但大多数学者认为一般可作胃大部切除术，切缘需距肿瘤边缘 5cm 以上，应行术中切缘冰冻病检，若为阳性，再考虑扩大切除范围。淋巴结清扫以 D2 术较为合适。

Kitamura 等（1998）回顾了 212 例ⅠE$_1$ 期 PGL，手术切除后的 5 年生存率达 95%，Kodrea 等（1998）认为对ⅠE$_1$ 期或单纯 MALT 淋巴瘤病例，采用单纯的手术治疗是一种合理的方法；淋巴结清扫是手术的重要部分，不仅提供了胃周淋巴结转移的病理资料，能正确地区分ⅠE 和ⅡE 期，并有利于推广实施 TNM 分期法。

2. 放射治疗　PGL 术前是否行放疗也是存有争议的。Talamenti 等报道ⅠE、ⅡE 期病例，单纯手术治疗的 5 年生存率为 82%；而同期单纯做放疗者仅为 50%；在已有播散的情况下，手术加放疗的 5 年生存率为 81%，而放疗加化疗者仅为 6%；且此组中，在放、化疗期间出现治疗性并发症者达 19%，因此多数学者对术前放疗持否定态度，并认为术后放疗也应严格掌握适应证，如：肿瘤穿透浆膜、区域性淋巴结转移、胃多中心病灶、切缘有肿瘤残留、高度恶性淋巴瘤、周围脏器受侵及术后局部复发等情况下，才考虑辅助放疗，而不宜术后常规辅助放疗。

3. 化学治疗　胃原发性恶性淋巴瘤手术清除原发灶后，术后有时仍会复发，甚至出现远处复发，因此多数学者认为术后辅助化疗是合理的。Schutze 等认为术后加化疗，能使 5 年生存率提高至 75%；Passini 报道的 38 例ⅠE、ⅡE 期患者，术后加化疗的 10 年生存率达 91%，而单纯化疗组仅为 60%。Rother 调查了 50 位学者的治疗意见，发现 95% 的学者主张对ⅠE、ⅡE 期的 PGL 做手术治疗；80% 的学者采用手术加化疗。

PGL 的化疗一般均采用联合用药方案。近年来，临床报道的联合化疗方案甚多，且多能获得较高的 5 年生存率。目前较常用的方案有：CAOP（环磷酰胺、多柔比星、长春新碱和泼尼松）、MOPP（氮芥、长春新碱、丙卡巴肼及泼尼松）、CHOP（环磷酰胺、多柔比星、长春新碱和泼尼松）以及 CHOP-BLEO（环磷酰胺、14- 羧柔毛霉素、长春新碱、泼尼松与博来霉素）等。其中以后两种方案临床使用最多。Solidoro 报道对晚期病例行 CHOP-BLEO 方案化疗，其中 18 例ⅣE 期 PGL 患者平均随访 3.85 年时仍无瘤生存；而拒绝以此方案化疗的同期患者平均只生存 5 个月。

4. 抗 HP 治疗　目前，已将抗 HP 视为 PGL 抗瘤治疗前的先导性措施。其意义已不仅在于可使 60%~70% 的低度恶性淋巴瘤患者的肿瘤完全或部分消退，更有助于术前对患者的肿瘤分类和预后的判断；彻底消除 HP 亦有助于防止术后复发，但 HP 感染治愈后仍有重复感染的可能，故应做好随访复查工作，一旦复发宜及时进行再治疗。

Hahm（1998）指出：抗 HP 疗法应包括氧化酶活物、质子泵抑制剂与抗生素三类药，有人推荐 LAM 方案（Lansoparzol 30mg、氨苄西林 1.5g、Rebamipide 300mg，2 周为 1 疗程）。

【预后】　恶性淋巴瘤的预后较胃癌好，总体上 5 年生存率接近 60%。影响 PGL 的预后相关因素主要是：临床分期（含浸润深度、淋巴结转移深度、肿瘤大小及有无远处转移等）、病理组织学类型和治疗方案。其中临床分期与病理组织学类型显然占据重要的主导地位。如ⅠE 期的 5 年生存率可达 87%，而ⅡE 期仅为 61%；低度恶性淋巴瘤的 5 年生存率为 91%，而高度恶性淋巴瘤仅为 56%。较多资料还证实，术后辅助放疗或化疗，尤其是ⅡE 期以上患者能使术后 5 年生存率较单纯手术提高 15%~20% 左右。此外，Schworz 等在分析了 10 个预后因素后，发现年龄 >65 岁的 PGL 患者，5 年生存率明显降低（P=0.0001），提示年龄也是一个重要的预后因素。

（四）胃神经内分泌肿瘤

胃神经内分泌肿瘤最早是由 Oberndorfer 在 1907 年提出，开始被称为胃类癌。1980 年，世界卫生组织（WHO）将大部分胃类癌命名为神经内分泌肿瘤，2000 年起逐渐被神经内分泌肿瘤所取代。其主要来源于类肠嗜铬（enterochromaffin-like，ECL）细胞，间或含有分泌 5- 羟色胺、生长抑素、生长素等其他细胞。消化道神经内分泌肿瘤最常见发生部位为小肠（34%），其次为直肠（23%）、结肠（19%）、胃（7.7%）、阑尾（6.9%）。由于其 5 年生存率 >60%，因此患病总人数高于任何一种恶性消化道肿瘤，罹患率为 35/10 万。

【病理】　根据 2010 年 WHO 分级，可分为神经内分泌瘤 G1、神经内分泌瘤 G2、神经内分泌癌（大细胞、小细胞）和混合性腺神经内分泌癌等；对于 ECL 细胞的胃神经内分泌瘤又分为Ⅰ型（70%~80%）、Ⅱ型（5%~6%）和Ⅲ型（20% 左右）；同时 WHO GEP-NEN 分级，可根据 Ki-67 指数及核分裂象分为 G1、G2、G3，其标准分别为 Ki-67≤2、3-20、>20，核分裂象（10HPF）分别为 <2、2~20、>20。其中，神经内分泌癌的治疗和预后与大细胞或小细胞癌相似，混合性腺神经内分泌癌的治疗手段与胃癌相似。

Ⅰ型胃神经内分泌瘤：好发于女性，发病年龄为 50~70 岁，肿瘤直径大多 <1cm，多中心发生，转移几率小（2%~3%），且分化好，仅局限于黏膜层或黏膜下层，呈良性疾病表现，并不侵犯血管，5 年和 10 年生存率分别为 96.1% 和 76.9%。有研究证明其发生可能与 LOH 11q13-14 变异有关，近期的流行病学调查显示，也可能与质子泵抑制剂的长期使用有

关。若肿瘤直径 >1cm,则表现出低度恶性倾向,3%~8% 出现淋巴结转移,但远处转移少见。70%~ 80% 的患者合并有慢性萎缩性胃炎和高促胃液素血症，一项调查表明,367 例萎缩性胃炎患者中,2.4% 的患者患有胃神经内分泌瘤，在随后的胃镜随访中，每年有 0.4% 的新病例加入。

Ⅱ型胃神经内分泌瘤:主要与高促胃液素血症相关,肿瘤呈多灶性，直径多 <1cm，虽然存在一些异质性细胞类型，但仍以 ECL 细胞为主,分化较好的肿瘤细胞有 12% 出现局部侵犯及远处转移的可能，约 1/3 的Ⅰ型患者可转化为Ⅱ型。其具体的发生机制尚不清楚，大多数研究表明与 *MEN-1* 基因突变有关，Menin 蛋白为 *MEN-1* 基因产物，主要参与转录调控及基因组的稳定性从而抑制肿瘤生长,基因的突变或缺失扰乱了 Menin 蛋白的功能，使其增殖抑制作用消失,动物实验表明 Menin 低表达与促胃液素高表达密切相关。Ⅱ型患者的近期生存率与Ⅰ型患者相似，其远期生存率主要取决于胃泌素瘤的治疗效果,5 年生存率为 60%~75%，总体来讲，Ⅱ型患者生存率低于Ⅰ型患者。

Ⅲ型胃神经内分泌瘤:与高促胃液素无关,其肿瘤直径较大,常贯穿胃黏膜直至浆膜层,分化程度高低不一,易侵犯周围脏器，24%~55% 的患者可发生远处转移,11q13-14 *LOH* 变异 <25%。其分子发病机制尚不明确,>50 岁的男性患者发病率较高，临床表现主要以体重下降和贫血为主，同时由于组胺分泌过多，可引起皮肤潮红、瘙痒、气管痉挛、流泪等症状,5 年生存率 <50%，是否存在转移为其独立的预后因素，局部转移者的 5 年生存率为 29.9%，远处转移者仅为 10%。

【病理学分类与分级】

1. 病理分类　1980 年 WHO 分类将所有神经内分泌肿瘤都命名为类癌。2000 年的 WHO 分类依据不同的生物学行为,将神经内分泌肿瘤分成三个基本类型:高分化神经内分泌肿瘤（WEDT)，高分化神经内分泌癌（WDEC）和低分化神经内分泌癌 / 小细胞癌（PDEC)。该分类在分级系统中加入了分期相关的信息，并列出生物学行为不确定的类型，使这种临床病理分类体系变得复杂难懂，且继续广泛使用“类癌”这一术语，从而阻碍了这一分类系统被普遍接受。因此，　ENETS 提出了两个补充分类方法,即分级分类和特殊部位分期系统,目的是将分期相关的信息与分级分类分开，而特殊部位神经内分泌肿瘤有其不同的分期系统。2010 年消化系统肿瘤 WHO 分类采纳了这些观点。本共识一致推荐使用 2010 年 WHO 分类标准,将胃肠胰神经内分泌肿瘤分为：

神经内分泌瘤（neuroendocrine tumor, NET）

NET1 级（类癌，careinoid）

NET2 级

神经内分泌癌（neuroendocrine carcinoma, NEC）

大细胞 NEC

小细胞 NEC

混合性腺神经内分泌癌（mixed adenoendoerine carcinoma, MANEC）

部位特异性和功能性神经内分泌肿瘤

EC 细胞，产生 5- 羟色胺 NET（EC cell, serotonin-producing NET）

产生促胃液素 NET（gastrin producing NET）

节细胞副神经节瘤（gangliocytic paraganglioma）

L 细胞，产生高血糖素样肽和产生 PP/PYY NET（L cell, ghcagon-like peptide-producing and PP/PYY-producing NET）

产生生长抑素 NET（gastrin producing NET）

杯状细胞类癌（goblet cell carcinoid）

小管状类癌（mbdar carcinoid）

胃泌素瘤（gastrinoma）

高血糖素瘤（glucagonoma）

胰岛素瘤（insulinoma）

生长抑素瘤（somatostatinoma）

血管活性肠肽瘤（vasoactire intestinal peptide tumor, VlPoma）

2. 分级　胃肠胰神经内分泌肿瘤应按组织学和增殖活性分级，增殖活性分级推荐采用核分裂象数和（或）Ki-67 阳性指数两项指标，分级标准见表 4-10。

表 4-10　胃肠胰神经内分泌肿瘤的分级标准

分级	核分裂象	Ki-67 阳性指数（%）
G1，低级别	1	≤2
G2，中级别	2-20	3-20
G3，高级别	>20	>20

注：10HPF=2mm²（视野直径 0.50mill。单个视野面积 0.196mm²），于核分裂活跃区至少计数 50 个高倍视野；用 MIBl 抗体，在核标记最强的区域计数 500~2000 个细胞的阳性百分比

研究显示，核分裂象数与 Ki-67 阳性指数呈正相关，可以互相替代。少数情况下两者可能出现不一致，此时应采用分级更高的结果。通常在手术切除标本中，核分裂象数和（或）Ki-67 阳性指数均可使用，在活检小标本中，若计数不足 50 个高倍视野，此时依据 Ki-67 阳性指数评估分级更为可靠。对于细针穿刺细胞学标本则不能进行组织学分级。在计数核分裂象时，应根据显微镜物镜镜头实际视野直径进行换算。例如，若使用视野直径 0.65mm 的物镜，单个视野面积为 0.332mm²，6 个高倍视野等于 2mm²，因此只需计数 30 个高倍视野除以 5，即可得出核分裂象数。分类中 NET 定义为高分化神经内分泌肿瘤，可按上述分级标准分为 1 级（G1）和 2 级（G2），但不宜采用 NET 3 级，而应使用术语 NEC。还需注意的是，2000 年 WHO 分类中定义 WDET 和 WDEC 与 2010 年 WHO 分类中定义 NET 1 级和 NET 2 级的标准不完全相同，不能互相替换使用。

3. 特殊部位分期系统　发生在不同部位的胃肠胰神经内分泌肿瘤在生物学行为方面有所不同，因此要求对不

04

同部位肿瘤采取不同的分期标准。本共识推荐使用2010年WHO分类的TNM分期系统(见表4-11),以指导临床做出最佳治疗的选择和预后判断。胃、小肠、阑尾和结直肠的神经内分泌肿瘤分期不同于相同部位癌的TNM分期。而壶腹部、胆囊和肝外胆管、胆管以及胰腺的神经内分泌肿瘤分期与相应部位癌的TNM分期相同。由于胃肠胰神经内分泌肿瘤分类中不再包含分期的内容,因此病理医师不必进行TNM分期。然而对于手术切除标本,病理医师应在病理报告中提供分期的相关内容,如肿瘤大小、浸润程度、切缘状况、局部淋巴结和远处转移情况等,以便于临床医师做出明确的TNM分期。

表4-11　WHO分类的TNM分期系统
(G-NET的TNM分期组合)

分期	肿瘤T	淋巴结N	远处转移M
0	Tis	N_0	M_0
Ⅰ	T_1	N_0	M_0
Ⅱa	T_2	N_0	M_0
Ⅱb	T_3	N_0	M_0
Ⅲa	T_4	N_0	M_0
Ⅲb	任何T	N_1	M_0
Ⅳ	任何T	任何N	M_1

T-肿瘤分期

T_x:原发肿瘤无法评价

T_0:无原发肿瘤证据

Tis:原位类癌/不典型增生,肿瘤<0.5cm并局限于黏膜内

T_1:≥0.5cm但<1cm,有黏膜内或黏膜下浸润

T_2:肿瘤>1cm并浸润肌层

T_3:肿瘤浸润浆膜下层

T_4:肿瘤穿透脏腹膜(浆膜)或邻近结构

N-区域淋巴结

N_x:区域淋巴结无法评价

N_0:无区域淋巴结转移

N_1:有区域淋巴结转移

M-远处转移

M_0:无远处转移

M_1:有远处转移

【临床表现】 GE-NETs的临床表现无特异性,包括腹痛(40%)、恶心或呕吐(29%)、体重减轻(19%)、间断或持续性腹泻(约20%)、失血(15%)及类癌综合征(约20%)。功能性GE-NETs能分泌许多激素和多肽类物质,如血清素、促胃液素、胰岛素、降钙素、SST、血管活性肠肽(VIP)等,可直接引起相关临床症状,如皮肤潮红、腹痛、腹泻、哮喘等,称为类癌综合征。大约有60%的GE-NETs是无功能性的,其隐匿起病,常在其他原因检查时偶然发现,或肿瘤较大引起梗阻症状时发现。少数病例呈现与阑尾炎、肠梗阻、肠穿孔、胃肠道出血等急腹症类似的临床表现。另外,部分GE-NETs是在炎症性肠病或肿瘤性疾病(如克罗恩病、淋巴瘤或腺癌)相关手术后,经病理学检查确诊的。

【诊断】

1. 实验室检查　约有40%的GE-NETs细胞具有分泌一些肽类或胺类物质的功能,因此,可通过测定这些物质来诊断肿瘤和监测肿瘤的治疗效果。最常用的肿瘤标志物是嗜铬黏多肽A(chromogranin A, CgA),大约有70%~90%的NETs可以出现CgA水平的升高。类癌常分泌过量的5-羟色胺(5-HTP),其在肝脏内经单胺氧化酶作用转化为具有生物活性的5-羟吲哚醋酸(5-hydroxyindoleacetic acid,5-HIAA),最后经尿液排出。因此,血液中5-HTP的浓度或是尿中5-HIAA的浓度均可作为诊断类癌的依据之一。24小时尿中5-HIAA的正常值是6~10mg。在进食规定食谱的前提下,24小时尿5-HIAA检测的灵敏度为75%,特异度为88%~100%。其他生化指标如P物质、神经多肽K、胰多肽等的特异度均低于5-HIAA和CgA,因此并没有被广泛应用。

2. 影像学检查　超声、CT及MRI检查是临床上常用的影像学检查方法。CT和MRI能够检查出大的肿块、钙化及肠系膜纤维化,灵敏度超过80%,一般可发现直径1~3cm的肿块。有91%的病例经CT检查能发现肠系膜淋巴结转移。CT的早期强化是GE-NETs的一个重要特征。值得强调的是,内镜超声优于传统经皮超声,它能检测出小至2~3cm的肠壁肿瘤和腔内肿瘤;而内镜检查的灵敏度较低(21%~52%),在诊断和治疗效果监测中大多被胶囊内镜所替代。

3. GEP-NET的生长抑素受体闪烁显像(奥曲肽扫描)检查(somatostatin receptor scintigraphy,SRS,Octreoscan)　生长抑素受体介导的信号转导通路,是抑制细胞分泌功能和增殖活性的重要途径。生长抑素受体是G-蛋白偶联受体,有5种亚型,即SSTR1~5。以SSTR2最为常见,大约80%的GEP-NET表达SSTR2。将生长抑素类似物(奥曲肽)标记上放射性核素(铟^{111}In、锝^{99}Tcm),静脉注射4~6小时后进行扫描,得到全身显像,能有效显影GEP-NET的部位,对发现转移病灶尤其有价值。该检查可用于检测和定位原发和转移性NET,原发灶检出率约50%~70%,转移灶检出率为90%。检查结果有利于临床分期,也可用于随访以评估疾病进展情况。奥曲肽扫描阳性,也表明用奥曲肽治疗可能有效。应该注意乳腺癌、恶性淋巴瘤、肾癌、小细胞肺癌等肿瘤也可能有生长抑素受体表达,须加以鉴别。

4. PET影像学检查　能反映肿瘤的代谢情况。常用的^{18}F-脱氧葡萄糖显像(^{18}F-FDG)仅对低分化、高增殖的GE-NETs有异常显像。若利用特殊的示踪剂如^{11}C-5-HTP行PET检查,则诊断的特异度和灵敏度均明显提高,有研究表明,其优于SRS和CT检查。最近发展起来的PET-CT显像技术充分利用了CT与PET两种影像学检查方法的优

势,更具诊断价值。

【治疗】 GE-NETs 的治疗方法有很多,包括手术、化疗、放疗、α- 干扰素(IFN-α)治疗、SST 类似物治疗等,但是需根据原发肿瘤的部位和转移情况来选择药物治疗或手术治疗。随着内镜的发展和影像学技术的进步,GE-NETs 的确诊率逐渐上升。手术是唯一能达到治愈目的的手段。内镜超声对肿瘤的检测有较高的灵敏度。对胃、十二指肠、结肠及直肠 NETs 的早期诊断可使其在内镜下得到根治性切除。尽管治疗手段在逐渐进步,但近 20 年来,GE-NETs 患者的生存率并没有明显改善。随着人们对该类疾病认识的不断加深,相信其诊治方案一定会向综合化和个体化方向发展。

1. 手术治疗 对 GE-NETs,无论其有无功能,或有无发生转移,手术均是唯一能达到治愈目的的手段。但是,仅有约 30% 的 NETs 可以接受根治性手术。局限于黏膜层和黏膜下层的小的(肿瘤直径 <1cm)十二指肠 NETs、结直肠 NETs 及伴有高促胃液素血症的胃 NETs(肿瘤直径 <1cm 且数量 <5 个),均可在内镜下切除。经内镜肿瘤切除之前,需行内镜超声检查,以判断肿瘤的浸润深度。对穿透黏膜层的空回肠 NETs,需行包括区域淋巴结清扫的根治性外科手术切除,有大样本的研究显示,其术后 5 年生存率为 75%。对大多数 Meckel 憩室和阑尾 NETs,行外科肿块切除加肠系膜楔形切除可达到根治的目的。多数食管、胰腺、胆管和胆囊 NETs 需行外科手术治疗。肝脏原发 NETs 可单用肝动脉栓塞化疗,或合用奥曲肽。对于已经发生转移的肿瘤,虽无法进行根治性手术,但也应手术切除原发灶和转移灶,并清扫转移淋巴结,以减轻瘤负荷,减少肿瘤引起的局部症状及激素引起的相关临床症状,提高患者的生存质量。如果 GE-NETs 的转移瘤侵及肠系膜上血管,可行转移瘤切除术;若转移瘤包绕肠系膜上血管,则不宜行转移瘤切除术。

2. SST 类似物治疗 SST 能与功能性 NETs 细胞表面所表达的 SSTR 特异性结合,抑制 5-HTP、胰岛素、促胃液素等多种生物活性物质的分泌,从而改善临床症状;同时通过阻断细胞周期 G_1 期,抑制肿瘤的生长;另外,其还通过非 SSTR 依赖的途径来调节免疫、抑制血管生成、促进凋亡等,阻止肿瘤的生长。各种 NETs 均能表达 1 种以上的 SSTR 亚型,其中 SSTR2 的表达阳性率最高,其次是 SSTR1。但 SST 类似物对于无功能 GE-NETs 的治疗仍有争议。当出现与肽类或胺类物质相关的综合征,或即使没有出现综合征但转移进展时,应考虑采用 SST 类似物治疗。限制 SST 临床应用的因素之一是其药物半衰期短(<3min),目前用于临床的是人工合成的 SST 类似物,包括奥曲肽、兰瑞肽及长效缓释(long-acting- release,LAR)剂型奥曲肽微球(sandostatin LAR)和兰瑞肽缓释剂(somatuline LA)。第一个应用于 NETs 临床治疗的药物是奥曲肽,它与 SSTR2 的亲和力高,半衰期长达 2 小时,能有效控制类癌综合征及降低尿 5-HIAA 水平,其 LAR 剂型只需每 4 周皮下注射 1 次,易于被患者接受,是类癌综合征的主要治疗药物。奥曲肽 LAR 已成为功能性 GE-NETs 者控制症状、GE-NETs 转移灶不可切除者抑制肿瘤生长的治疗选择之一。SOM230 是一种新的 SST 类似物,因其与多种受体亚型(SSTR1、SSTR2、SSTR3 及 SSTR5)的亲和力较高,并具有较高的生物学活性,故对经奥曲肽或兰瑞肽治疗无反应者,仍能达到满意的治疗效果。

3. 放疗 体外放疗对 GE-NETs 的治疗意义不大,仅适用于发生脑转移者或控制骨转移引起的疼痛。放射性核素靶向治疗现已成为 GE-NETs 放疗的重要手段。SST 类似物介导的放射性核素靶向治疗对 NETs 的疗效好,毒副作用少,是一种很有前景的治疗方法。目前应用较多的是 ^{111}In- 奥曲肽、^{90}Y- 奥曲肽、^{90}Y- 兰瑞肽及 ^{177}Lu- 奥曲肽。^{177}Lu- 奥曲肽的疗效较好,其能增强与 SSTR 的亲和力,减少正常肝、脾及肾对核素的吸收,减少毒副作用的发生。

4. 化疗 采用单一药物化疗如氟尿嘧啶、达卡巴嗪、多柔比星、链佐星、氟尿嘧啶等对临床症状或肿瘤生长的控制并无益处。目前尝试的多药联合化疗方案中,以氟尿嘧啶联合链佐星的效果较好,有 8%~25% 的 GE-NETs 患者对其有反应。多柔比星联合链佐星化疗 GE-NETs 的研究中,肿瘤体积缩小大于 50% 的比例低于 15%。

5. IFN 治疗 IFN 治疗 NETs 的机制可能是其抑制了细胞的增殖、免疫细胞介导的细胞毒作用、血管生成,以及通过阻断细胞周期来减慢肿瘤的生长。目前,应用最多的是 IFN-α,白细胞计数可作为指导其用药剂量的参考指标。若白细胞计数小于 3.0×10^9/L,提示 IFN-α 的剂量较为理想。目前,IFN 被认为是低增殖肿瘤的首选治疗药物,其也可以与 SST 类似物联合治疗。

6. 肝脏切除、射频消融和肝移植术 伴肝转移的 GE-NETs 患者如有超过 25% 的正常肝脏组织,无论其有无临床症状,肝切除术和射频消融术均是安全的治疗方法,且射频消融术的并发症少。GE-NETs 肝脏转移瘤的血供来自肝动脉,而正常的肝细胞有肝动脉和门静脉双重血供,选择性肝动脉结扎或栓塞可作为不适合外科手术患者的替代治疗措施。对肝脏转移瘤无法切除、无肝外残留病灶且对其他治疗方法无效者,可考虑行肝移植术。有研究表明,在直视下行肝移植术,术后患者的 5 年生存率为 69%。肝移植术后最常见的肿瘤复发部位是骨。肝移植能明显缓解症状,可作为治疗 GE-NETs 的可选方法之一。

7. 分子靶向治疗 能否实施分子靶向治疗取决于 NETs 细胞表面特定生长因子受体的表达情况。研究表明,哺乳动物西罗莫司靶蛋白(mammalian target of rapamycin,mTOR)通过调节关键的肿瘤生长因子受体如胰岛素样生长因子 1 受体、表皮生长因子受体等的表达,来调节肿瘤重要蛋白质的合成、调控细胞的生长与增殖、血管生成、细胞新陈代谢等各个环节,故其是较有希望的治疗靶点。mTOR 抑制剂依维莫司(RAD001)与 SST 类似物奥曲肽表现出协同作用,其治疗 NETs 的无复发生存期为 50 周。

(五) 十二指肠腺癌

十二指肠腺癌(duodenal adenocarcinoma)起源于十二指肠黏膜,故不包括 vater 壶腹,胆总管下端及胰头部的肿瘤,其发病率较低,约占整个消化道肿瘤的 0.3%, 但较十二指肠良性肿瘤多见。国内文献统计,十二指肠良、恶性肿瘤之比为 1∶7.6;国外文献报道为 1∶1.3,腺癌占十二指肠恶性肿瘤的 81%。国内外资料均显示,小肠恶性肿瘤分布有一定的规律性,部位越高,腺癌的发病率越高,表面积越小的十二指肠,腺癌的发生率是整个小肠腺癌的 40~50%;而表面积最大的回肠仅占 22%。

本病男性多于女性,男女之比为 1.7∶1;40~70 岁为好发年龄段,国内报道其平均发病年龄为 56.8 岁。本病早期缺乏特异性的临床表现,故早期诊断不易,就诊时病期往往较晚。

【病因】 十二指肠腺癌的发病原因至今还尚未阐明,Satake 等认为:十二指肠降部及乳头周围是十二指肠腺癌的好发部位,这可能与胆汁中的胆酸在肠道细菌的作用下形成有致癌特性的胆蒽如甲基胆蒽等有关,临床实践观察表明,家族性遗传性息肉病(FAP),家族性黏膜皮肤色素沉着胃肠息肉病(Peutz-Jegers syndrome),Garder Jurcot 和 Von Reeklinghausen 等综合征,均有癌变的可能。有报道 Gardner 综合征患者发生十二指肠腺癌的危险性较一般人群高 100 倍;Peutz-Jeger 综合征发生小肠腺癌的危险性是预期的 16 倍;终生发生率为 2%。值得注意的是:十二指肠的乳头状腺瘤和绒毛状瘤较易恶变,文献报道癌变率可达 28~50%。此外,部分十二指肠溃疡和憩室癌变也是十二指肠腺癌的发病因素之一。

【病理】 根据十二指肠癌的发病部位,一般将十二指肠分为:乳头上区、乳头周围区和乳头下区,其中以乳头周围区发病率最高,乳头下区次之,乳头上区最低。国内文献报道,十二指肠腺癌于各区的发病率分别为:乳头周围区 76%,乳头下区 15%,乳头上区 9%。

十二指肠腺癌的大体形态可分为息肉型、溃疡性、环状溃疡型和弥漫型,其中以息肉型最为多见,约占 60% 以上,溃疡型及环状溃疡型次之,弥漫浸润型少见。息肉型多见于乳头周围区及乳头上区,当息肉堵塞胆管乳头开口处或增大的菜花状肿块堵塞十二指肠肠腔后,临床上可出现梗阻性黄疸、消化道出血(黑便、呕血、贫血)和高位肠梗阻(恶心、呕吐、上腹胀痛)等症状;环形溃疡更多见于乳头下区,由于肿瘤环绕肠壁呈环形生长易形成肠腔缩窄性狭窄,故临床上以肠梗阻为其主要表现。

十二指肠腺癌的镜下所见,多为乳头状腺癌或管状腺癌。此外,尚有黏液癌、印戒细胞癌和未分化癌等。位于乳头周围区的肿瘤以乳头状癌居多,其他部位多为管状腺癌。乳头状腺癌和管状腺癌,大多有不同程度肌层浸润,其切除率较高。

【临床分期】 十二指肠癌目前尚无统一的分期方法,现今沿用的分期方法主要有:

美国癌症联合会制定的分期法

Ⅰ期:肿瘤局限于十二指肠壁

Ⅱ期:肿瘤已穿透十二指肠壁

Ⅲ期:肿瘤有局域性淋巴结转移

Ⅳ期:肿瘤有远处转移

TNM 分期法

T:原发肿瘤

T_0:没有原发肿瘤证据

Tis:原位癌

T_1:肿瘤侵犯黏膜固有层或黏膜下层

T_2:肿瘤侵犯肌层

T_3:肿瘤浸润浆膜层或无腹膜覆盖的肌层(如系膜或腹膜后处),并向外浸润≤2cm

T_4:肿瘤侵犯邻近器官的结构(包括胰腺、胆管下段)

N:局部淋巴结

N_0:无局部淋巴结转移

N_1:局部淋巴结有转移

M:远处转移

M_0:无远处转移

M_1:有远处转移

【临床表现】 十二指肠腺癌的症状、体征常因病程早晚和肿瘤所在部位的差异而有所不同,早期症状常缺乏特异性,其主要临床表现为:

1. 上腹部隐痛或胀痛不适 是最常见的症状,常于进食后加剧,有时可向腰背部放射,临床上易与溃疡病相混淆。

2. 消化道出血、贫血 主要表现为黑便,大出血时可有咯血,伴有贫血症状,其发生率为 50% 左右。

3. 恶心、呕吐 其发生率约为 30%~40%,如有呕吐频繁,呕吐物量多,大多由肿瘤堵塞肠腔而造成十二指肠部分或完全梗阻所致,呕吐物内是否含有胆汁常有助于肿瘤所在部位的判断。

4. 黄疸 系位于乳头周围区的肿瘤阻塞胆总管乳头开口所致,其发生率约在 60% 左右,当肿瘤部分坏死、脱落时,黄疸可有波动,黄疸常与腹痛并存,故有别于胰头癌进行性加深的无痛性黄疸。

5. 厌食、体重下降 本病常有厌食并伴有体重下降,发生率约为 25%~60% 左右。

6. 当病程较晚时,部分病例可触及右上腹包块,出现率为 20% 左右。

7. 偶有乳头周围区癌患者以急性胰腺炎为初发症状而就诊,故应引起警惕。

【诊断】 原发性十二指肠腺癌的早期诊断,关键在于提高对本病的认识,对大于 40 岁的患者出现上腹部不适,体重下降,不明原因的贫血及梗阻性黄疸时、均应想到本病的可能。

1. 实验室检查 一般检查可有血红蛋白下降,大便隐血持续阳性,血胆红素增高(以结合胆红素为主),肝功能异

04

常等改变。

2. B超检查 当肿瘤位于乳头周围区时，常可显示胆胰管扩张；有时十二指肠内可显示实质性团块；病程较晚时可显示区域淋巴结肿大和肝内转移灶等，当出现上述征象时，常提示需进一步行其他检查。

3. X线气钡低张造影 是术前确诊十二指肠肿瘤的主要检查手段。十二指肠癌的X线表现主要有：黏膜皱襞增粗、纹理混乱、壁龛形成和肠壁僵硬，亦可呈息肉样的充盈缺损和肠腔狭窄，狭窄上部十二指肠扩张、胃扩张、潴留和蠕动增强。低张造影的特征主要为十二指肠弧度增大，僵硬不规则，位置形态固定，可见类圆形的肿物突入肠腔，或十二指肠横部、升部向心性狭窄，近端十二指肠扩张等，对十二指肠癌的确诊率为65%~90%。不能做病理活检是其不足之处。

4. 纤维十二指肠镜检查及内镜超声 纤维十二指肠镜检查对十二指肠癌的诊断具有重要意义，不仅能直接观察病变部位、形态和大小范围，并可直接取材活检，获得确诊，其确诊率为85%~93%。镜下形态可见：隆起型、溃疡型和溃疡浸润型。如见腺瘤表面顶部黏膜粗糙、糜烂，应考虑有癌变可能。十二指肠3、4段（乳头下区）检查有困难，故需与气钡双重对比低张造影相结合，以弥补不足，提高诊断率。内镜超声可以准确反映肿瘤浸润深度：然而对周围转移淋巴结诊断率不足70%。内镜超声可对血管受累情况进行评估。内镜超声引导下的细针穿刺对黏膜下病灶及周围可疑病灶进行穿刺取细胞学检查以明确病变性质．有研究报道内镜超声引导下细针穿刺进行细胞病理学检查可使诊断总体准确率达到90%。

5. MRI、CT检查 除可见局部肠壁增厚、巨大肿物外，尚可见胰、胆管扩张等间接征象，并有助于了解肿瘤的浸润范围深度，区域性淋巴结及肝等脏器有无转移等情况。有人认为MRCP（磁共振胰胆管成像）胆管末端呈"鸟嘴"样改变，则应高度怀疑本病，确诊率约为52%。CT可用于分期及判断可切除性。CT检查可以评价远处转移和肿瘤周围脏器受累情况。肿瘤与血管的关系评价应包括下腔静脉、肠系膜上静脉-门静脉，肝动脉、肠系膜上动脉的评价。肠系膜动脉神经血管鞘受累，就不能行R0切除。单纯静脉受累并非不可切除。

6. 胆、胰管逆行插管造影（ERCP） 经十二指肠镜逆行胆胰管插管造影不仅可于镜下直接发现乳头周围区的局部病变，并能清楚显示胆、胰管下端梗阻和相应的管道扩张，以及充盈缺损等改变，对乳头周围区癌和合并梗阻性黄疸的患者，尤其具有重要的诊断价值。

7. 选择性腹腔动脉造影 可显示十二指肠部位的肿瘤染色及观测肿瘤有无侵犯周围血管（肠系膜上静脉、动脉等），有助于术前诊断，预测切除范围和制订手术方案。

8. PET 可以准确检查胃肠道恶性肿瘤包括十二指肠腺癌的原发灶和转移灶。PET-CT适用于其他检查不易确定肿瘤性质的病例，对肿瘤晚期患者，易发现局部淋巴结及全身其他器官转移情况。PET最有价值的作用是术前评估转移灶，以减少开腹探查率。

9. 分子生物学的诊断意义 十二指肠癌起源于十二指肠黏膜，不同于壶腹部、胆管胰管黏膜肿瘤，但临床上鉴别有时是有困难的。Dauson认为对该区肿瘤产生的黏蛋白进行分析有助于判断肿瘤组织的来源，分析结果显示：唾液黏蛋白是胆管上皮和十二指肠黏膜的分泌产物，中性黏蛋白是Bruner腺特征性的分泌蛋白，硫酸黏蛋白则主要由胰管产生。

【治疗】 十二指肠腺癌的治疗，原则上应行根治性切除术，即距肿瘤边缘2cm以上切除病灶，并应清扫相关部位的淋巴结。据文献报道，20世纪90年代以来，因十二指肠癌而行胰头十二指肠切除术的切除率已上升至62%~90%，是目前公认的治疗十二指肠癌的标准术式。此外根据肿瘤部位、浸润深度、大小范围、有无转移及患者全身情况的不同，尚可分别选择十二指肠节段性切除、肿瘤局部切除、含十二指肠球部的胃大部分切除及胆肠、胃肠吻合等旁路术式，现分别简要的介绍如下：

1. 胰头十二指肠切除术（pancreatoduodenectomy，PD） 十二指肠与胰腺的关系密切，特别是十二指肠上部和降部与胰头紧密相连，因此该部位的十二指肠癌容易侵及胰头，而十二指肠癌中70%~30%的肿瘤发生于十二指肠上部和降部；此外，在十二指肠癌的病例中，仅26%的病例肿瘤局限在黏膜和黏膜下层，33%的病例已存在区域性淋巴结转移，20%的病例已有胰腺浸润，故大多数的十二指肠癌行PD手术。这一术式也同样适用于肿瘤发生于十二指肠水平部和升部的病例。PD手术时，除彻底切除肿瘤外，还便于清扫肝十二指肠韧带、肝总动脉、肠系膜血管和腹腔动脉旁的脂肪和淋巴结组织，因此这一术式被多数学者认为是治疗十二指肠癌的首选术式。若肿瘤未侵及十二指肠球部，则可行保留幽门的胰头十二指肠切除术。腹腔镜胰十二指肠切除术是十二指肠肿瘤微创治疗的重要组成部分，较常规开腹手术具有创伤小、痛苦轻、恢复快的优点，但仍被认为是腹腔镜手术中难度最大、最复杂的手术，对术者的临床经验及器械要求较高，但已有越来越多的成功报道。

原发性十二指肠癌行PD术时应注意下列操作要点：①因十二指肠癌患者胰管常不扩张，胰肠吻合以采用套入法（Child）为好；②十二指肠侵及胰腺钩突机会甚少，故切除胰头时可残留薄片的胰腺钩突组织，有利于手术操作；③十二指肠癌不伴有梗阻性黄疸者，胆胰管常不扩张，经胆总管安置细T形管引流，其横臂下端可经胆肠吻合口置入空肠袢内；同时胰管内安置硅胶管支撑引流，均有助于减少胆胰瘘的发生；④伴有贫血、明显消瘦、低蛋白血症及老年患者，宜于PD术中行空肠造瘘，或经鼻安放鼻肠管，以备术后早期进行肠内营养，既有利于术后患者的恢复，更有助于术后胰胆瘘的防治。

2. 节段性十二指肠部分切除术 创伤小、并发症较少

04

是这一术式的优点，主要适用于病变范围小、界限清楚、浆膜未受侵、比较早期的小癌灶，或全身情况差，高龄不能耐受根治性手术的患者。对位于乳头下区十二指肠水平部和升部的患者尤为适宜。该术式需充分游离十二指肠外侧缘，切断十二指肠悬韧带，游离十二指肠水平部和升部，切除包括部分上端空肠（10cm）在内的十二指肠水平部与升部及附近的脂肪淋巴组织，在肠系膜上血管的后方将空肠远端拉至右侧与十二指肠降部行端 - 端或端 - 侧吻合术。

3. 包括十二指肠球部的胃大部分切除术　十二指肠近幽门部的较小病灶，未侵及周围组织及邻近器官者，可选用此术式。

4. 肿瘤的局部切除术　由于此术式切除范围小，不能清扫区域性的淋巴结，因此，对病变范围小，分化较好，局限于黏膜层，无淋巴结转移或年老体弱，全身情况差，难以耐受根治性手术的患者才选用此术式。本术式切缘至少应距肿瘤边缘 1.5cm 以上，切除标本必须于术中送冷冻病理切片检查，若切缘阳性，原则上：应扩大切除范围或改行 PD 手术。

位于乳头上区，乳头下区或十二指肠前外侧壁的肿瘤局部切除并无困难，但位于乳头区及乳头周围区的十二指肠癌，局部切除常需包括乳头及壶腹部切除，由于乳头区肿瘤梗阻性黄疸出现较早，就诊时肿瘤多数较小，使大部分患者局部切除仍有可能。手术要点：①先切开十二指肠降部外侧腹膜，分离胰头后方，触摸检查肿瘤大小及浸润范围；②在十二指肠球部上缘切开胆总管前壁，置入胆道探条至乳头部，作为引导标志；③切开十二指肠降部前壁（5~7cm），直视下探明肿瘤大小，基底宽度，浸润深度，判断是否适行局部切除：④距肿瘤上缘 1~1.5cm 处切开十二指肠后壁及胆总管前壁，并沿距肿瘤周缘 1.0~1.5cm 环形切开十二指肠后壁，逐步切除肿瘤，并尽量避免切透后壁；⑤将十二指肠后壁切缘与胆总管前壁切缘间断缝合；⑥如胰管亦被切断，则在胰胆相邻处将其与胆管壁缝合 3 针，其余部分与十二指肠切缘吻合，使其完全上皮化；⑦横向缝合十二指肠前壁切口，纵形缝合胆总管前壁切口；⑧胆总管置 T 形管，胰管置硅胶支撑管、十二指肠后放置腹腔引流管外引流，术后延长胃肠减压有效通畅时间，防止十二指肠瘘；⑨术中常规作肠缘、胆管、胰管 3 处切缘冷冻病理切片检查，若发现肿瘤残留则应改行 PD 手术。

十二指肠乳头肿瘤局部切除术为非根治性手术，故必须严格掌握手术适应证。Ouirk 等提出术前采用超声内镜对乳头部恶性病变进行评估，认为 TNM 分期为 $T_2N_0M_0$ 以下时适宜行局部切除术。国内杜晓辉等提出的适应证是：①乳头部良性肿瘤的局灶恶变；②恶性肿瘤直径 <3cm，分化程度高，切除后肿瘤切缘阴性，无淋巴结转移；③高龄体质差，有严重合并症的高危因素患者。

5. 支架植入及旁路手术　对已有胆道或十二指肠梗阻，又不能耐受根治性切除手术的晚期肿瘤患者，可考虑支架植入或姑息性手术，理想的姑息治疗是能够显著改善症状的同时，并发症发生最小。十二指肠恶性梗阻时，可以内镜下植入支架以保证管腔畅通。金属胆道支架可以有效缓解梗阻性黄疸。可分别采用胆道空肠吻合或胃空肠吻合术以解除梗阻，改善生活质量。对胆道十二指肠均有梗阻者，则可行胆肠，胃肠双吻合术。对目前虽无梗阻，但近期可能出现梗阻者，也可行预防性的旁路手术。

【预后】　十二指肠腺癌的预后总体上较胰头癌、胆总管下段癌为好，其手术切除率约在 70% 以上，术后总的 5 年生存率为 20%~28% 左右，其生存时间除取决于病程早晚，肿瘤细胞分化程度，浸润范围和有无转移扩散等因素外，尚取决于下列因素。

1. 据国内外文献统计，在十二指肠癌的手术治疗中，PD 术后的 5 年生存率可达 40%~62%，节段性十二指肠切除术为 28%~40%，肿瘤局部切除术后的 4 年生存率为 20%~27%，不能切除仅行旁路手术后的生存时间，一般仅为 4~6 个月，几乎无长期生存者，表明 PD 手术的远期效果明显优于其他术式。

2. 临床实践中发现，发生于十二指肠第 3、4 段的腺癌的预后较发生于第 1、2 段者为好，其原因可能是：①第 3、4 段十二指肠肿瘤的生物学特性表现为中肠特性，而第 1、2 段肿瘤表现为前肠特性，故其生物学行为前者好于后者；②十二指肠第 3、4 段肿瘤临床发现较早，即使肿瘤已突破肌层，但常不侵犯周围器官而仅侵及周围脂肪组织；③第 3、4 段腺癌可行肠段切除，因而手术死亡率较低。

3. Hereford 等认为十二指肠癌患者首发症状与预后具有一定的相关性，以体重下降和肠梗阻为首发表现的患者，其平均生存期明显低于以慢性消化道出血为首发表现的患者。

近年来，随着围术期处理和监测手段的进步以及手术技术的成熟，手术死亡率和术后并发症发生率，已大为降低，目前多数学者认为，对十二指肠腺癌的手术治疗应首选 PD 术式。

（季加孚）

第五章
空肠和回肠

05

第一节　空肠和回肠的解剖和生理

一、解剖

小肠起自胃的幽门环，止于盲肠的回盲瓣，包括十二指肠、空肠和回肠三部。自幽门至十二指肠空肠曲一段称为十二指肠，已于前章中叙述。自十二指肠空肠曲至回盲瓣一段共长约5m左右，是为空肠和回肠，两者之间没有明显的解剖标志，一般认为近端五分之二的肠袢为空肠，远端五分之三为回肠。空肠与回肠的长度不但各人差异较大，且死后检查与生理状态下的长度也不相同，是因空肠和回肠壁的伸缩性很大。在胃肠减压时，往往3m长的橡皮管即可自口腔直通到盲肠部。成人小肠的长度大约为6m，可以随肠管肌张力和测量方法的不同而有所差异。通常认为，悬在肠系膜近侧2/5的是空肠，悬在远侧3/5的是回肠。肠管的粗细也不一致，一般是愈下愈细，近回盲瓣部的回肠末端最细，故异物最易在回肠末端部被嵌住。空肠和回肠在腹腔内有很大的活动性，仅通过肠系膜附着在腹后壁上。肠系膜于腹后壁的附着点，即所谓肠系膜的根部，其分布自左上而达右下，始于第二腰椎之左侧。向下、向右横过腹主动脉和下腔静脉，止于右骶髂关节之前方，故每个肠曲虽无固定的位置，但大体上空肠的上段是在左上腹，空肠的下端在右上腹，回肠上段分布在左下腹、盆腔，而回肠末端则在右下腹，最后进入盲肠。又肠袢的移动度一般以与肠系膜根部垂直的方向为大，因此凡腹内肿块之移动度较大，且活动方向主要是与肠系膜根部的附着线相垂直者，应疑是肠系膜内的肿瘤。由于小肠系膜根部的长度（仅15cm）远较小肠的长度为短，所以小肠系膜是呈扇形，并有多数折叠，肠系膜的损伤愈近根部，则肠袢受累的范围也将愈大。肠系膜自根部至肠管的距离在两端较短，在中间则较长，可达20~25cm，因此回肠中上段最有可能进入腹股沟疝或股疝的疝囊中。

小肠系膜是由两层腹膜构成，其中含有分布到肠袢去的肠系膜上动脉、静脉、淋巴管与神经等组织，故在切除肠系膜中的肿瘤或囊肿时，有可能伤及血管而引起肠袢坏死。在肠系膜的两层腹膜间，尚含有一定量的脂肪组织，这些脂肪组织在肠系膜根部较厚而在靠近肠管处则较薄，远端的肠系膜也较近端的含有更多脂肪，故空肠系膜中的血管网一般可以看得很清楚，而回肠系膜中的血管一般不易看清，据此可以识别某段肠袢究竟是空肠还是回肠。

在十二指肠与空肠交界处，肠管由十二指肠腹膜后的部位先向左、向上，然后向右、向前并向下成为空肠，因此该处的肠管形成一个大小不同的角度，称十二指肠空肠曲。该处肠曲常为一束起源于左膈脚的肌肉纤维组织所固定，称为十二指肠悬韧带（Treitz韧带）。有时在此十二指肠空肠曲的左侧缘尚有腹膜皱褶固定在后腹壁，称为十二指肠空肠折，而在此腹膜折下即成隐窝（图5-1），一般称为十二指肠旁窝，有时一段肠袢可嵌入此隐窝中形成内疝。

【血管】 小肠的血液供应是来自肠系膜上动脉，该动脉源于腹主动脉，起端在腹腔动脉以下，自胰腺颈部下缘穿出，跨过十二指肠横部，进入小肠系膜根部，然后分出结肠中动脉、结肠右动脉、回肠结肠动脉和15~20支小肠动脉支（图5-2）。小肠动脉支在肠系膜根部即进入系膜的两层腹膜之间，至靠近肠管处即各自分支，并彼此连接成动脉弓，再自此动脉弓发出多数小血管直支分布到肠管的前后面，并彼此密切吻合（图5-3）。空肠上部的动脉弓仅有一级，其直支较长，周围之脂肪较少，至空肠下段的动脉弓有二级或三级，至回肠末端动脉弓即有四级或五级，同时动脉直支则愈加短小，周围的脂肪组织则愈加增厚。根据这些特点可以在手术时判断某段肠袢的大概部位。

小肠静脉的分布与动脉大致相同，最后汇入肠系膜上静脉。该静脉与肠系膜上动脉平行，至胰腺后方与脾静脉合流成为门静脉干。

【淋巴】 空肠和回肠的淋巴管起源于黏膜面上的绒毛中心的乳糜管。在每个绒毛下及黏膜下又均有淋巴管丛。肠黏膜上并有很多小的淋巴滤泡，其位于回肠黏膜上者较大较多，一般都在系膜面的肠壁上纵形分布，称为Peyer淋巴结。沿肠系膜血管也有很多淋巴结。淋巴液先汇流至肠系膜根部的较大淋巴结，再流至肠系膜上动脉周围的淋巴结，最后流入腹主动脉前的腹腔淋巴结而至乳糜池。在肠道结核感染时，病变既可累及肠壁内的淋巴结，引起肠壁的

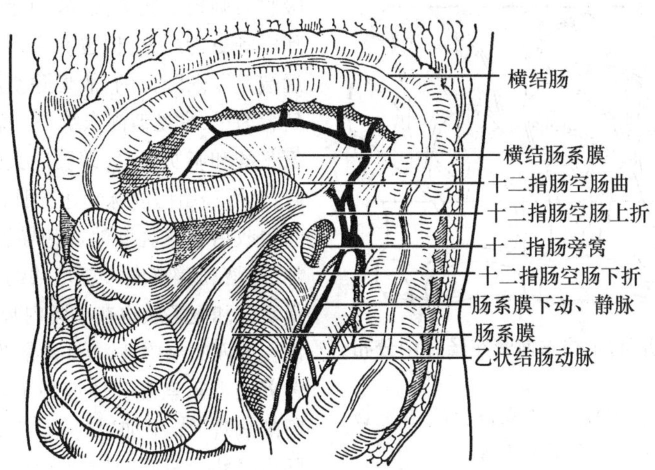

图 5-1 十二指肠旁的腹膜折和隐窝

十二指肠旁腹膜折的深处即为隐窝所在。隐窝中如有肠曲嵌入,极易发生绞窄。在切开腹膜折(疝口)以还复此种内疝时应十分小心,因十二指肠旁腹膜折中常有结肠左动脉和肠系膜下静脉通过,切开时有伤及血管的危险

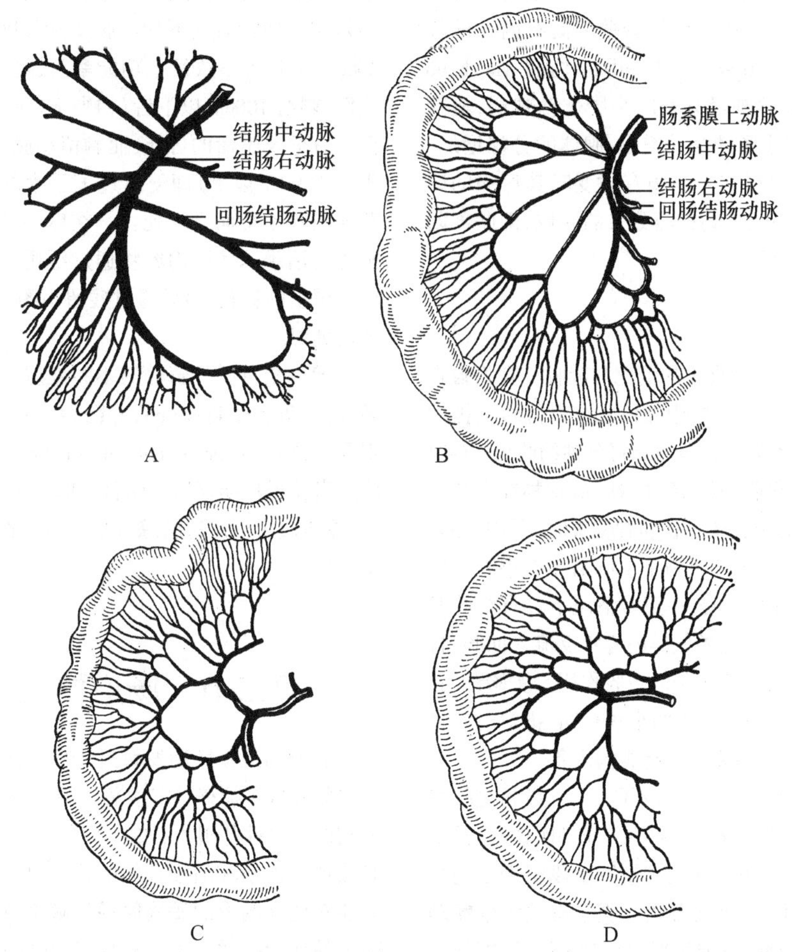

图 5-2 小肠的动脉分布

A. 肠系膜上动脉及其各个分支;B. 上段空肠的 1~4 条动脉支,其血管仅有一级,即分出直血管支分布到肠壁;C. 中段小肠的动脉弧较复杂,有 2~3 级,分布到肠壁的直血管较短;D. 末段回肠的第 12~16 动脉分支,血管弧有 4~5 级,直血管最为短小

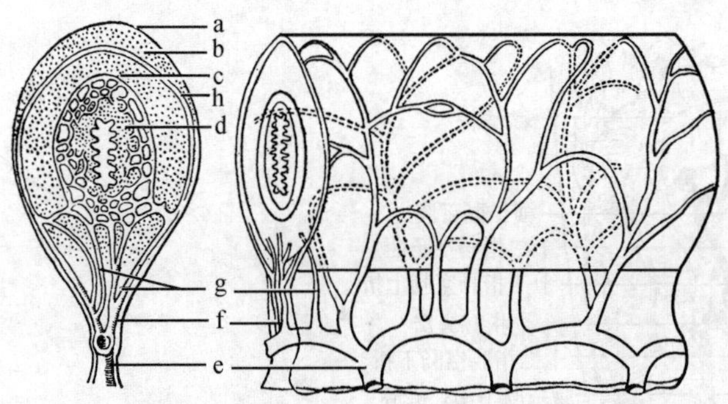

图 5-3 小肠的横切面和纵切面，示终末血管在肠壁中分布的情况

a. 浆膜；b. 肌层；c. 黏膜下层；d. 黏膜；e. 终末血管弧；f. 直血管；g. 肠系膜缘的小动脉；h. 穿透肌层的直血管

挛缩或黏膜的溃疡，也可累及肠系膜淋巴结，形成巨大的肿块或寒性脓肿。

【神经】 小肠的神经起源于交感神经系统的腹腔神经丛和属副交感神经的迷走神经。由腹腔神经节分出的神经分支在肠系膜上动脉周围组成肠系膜上丛，然后神经纤维沿肠系膜动脉分布至肠壁内。此外肠壁内尚有内在的神经装置，即黏膜下的 Meissner 神经丛和肌层内的 Auerbach 神经丛。一般认为，交感神经兴奋时小肠蠕动减弱，血管收缩；迷走神经兴奋时小肠的蠕动增强，腺体的分泌增加，而对血管收缩并无明显影响。小肠有病变时其疼痛的感觉一般多放射到第 9、10、11 胸神经分布的区域，即脐部附近，而极少放射至腰背部。

05

二、生理

小肠的主要生理功能为食物的消化与吸收。食物自胃进入十二指肠以后，在十二指肠中停留较久以待酸度被中和，然后即迅速被挤入空肠。上段空肠每分钟约收缩 17~21 次，而下段回肠每分钟仅收缩约 10~12 次，故食物在空肠中停留的时间不如在回肠中长久。在钡餐检查时，平均 1.5~3 小时内到达末段回肠，完全自回肠排空则需 5~7 小时。回肠末端与盲肠交界处有回盲瓣，在正常情况下具有括约肌的作用，不仅可防止结肠中之粪便样内容物反流入回肠，且能调节食物通过的速度，影响小肠的吸收作用。实验证明，回盲部切除的后果约与切除 50% 的小肠相同，排空时间将加速，油脂吸收有障碍，以致患者常有腹泻现象。

肠管收缩力的强弱上下段有所不同，十二指肠之收缩力仅及回肠之 1/3。能引起狗的空肠发生梗阻的压力并不能引起回肠梗阻，同样的阻力作用于空肠上段所产生的梗阻较回肠更严重，因而症状亦更显著。至于有关肠壁蠕动力的生理功能，以及各种药物或物理因素对肠蠕动的影响，将在本章“麻痹性肠梗阻”中详加论述，此处不赘。

在食物的消化与吸收方面，除胰液和胆汁可在肠内起消化作用外，小肠黏膜腺体也能分泌含有多种酶的碱性肠液。一般说来，空肠分泌的消化液较回肠为多，而回肠的吸收力则较空肠为大，故切除远段小肠对吸收的影响较切除空肠更为严重，但也有人认为小肠的吸收能力从近端到远端是逐渐降低的，故切除空肠与切除回肠的后果究竟以何者为重，意见似尚未统一。食糜在小肠中分解为葡萄糖、氨基酸和脂肪酸后，即被广大的肠黏膜面上的毛细血管吸收，然后经由门静脉到达肝脏，另有部分的脂肪酸则由乳糜管吸收后到达乳糜池及胸导管。除食物外，唾液、胃液、胆汁、胰液、肠液（成人总量共约 8000ml 左右）以及摄入的大量水分和电解质也在小肠内吸收入血液循环。由于小肠在消化方面的重要性，万一小肠发生肠瘘或肠梗阻，必然引起营养的严重紊乱和体液的平衡失调，具体变化将在“肠梗阻的病理”节中加以讨论，此处不赘。手术切除过多的小肠也必然会引起同样的变化，尤其是脂肪的吸收障碍最为显著。33% 的小肠切除后功能仍可正常，50% 的小肠切除是最大的安全限度（当然意见并不完全一致，这还跟患者年龄、身体条件等多种因素有关），而 80% 或更多的切除若不积极处理大多趋于死亡。由于各人的小肠长度有较大差别，故小肠广泛切除对消化吸收功能的影响，既不能用切除的绝对长度来衡量，也不宜以切除的相对比例来估计，较合理的是应以切除后剩下的小肠实际长度为准：一般成人剩留 200cm 小肠者不致发生功能紊乱，剩留 100cm 以上者仍可代偿，剩留 100cm 以下者（相当于切除 80% 以上）即难以代偿而有危及生命的可能，而剩留小肠在 50cm 以下者（相当于切除 90% 以上）即使渡过了手术的难关，术后也难免因营养吸收不良而衰竭死亡。在后一种情况下，可以选择做某种矫治手术使肠内容物通过缓慢，营养物质在残留肠段内有更多的吸收，最后通过残留小肠的代偿性肥大，维持患者之健康。

随着全胃肠外营养的不断发展，短肠患者的存活率不断提高，近年全胃肠外营养已经发展到了较为完善的家庭胃肠外营养（home parenteral nutrition，HPN）阶段，能够使短肠患者获得长期存活。而且小肠移植在世界范围内得到推广，逐步成为治疗短肠综合征的重要选择（见小肠移植相关章节）。

（尹路）

第二节 肠道的先天性畸形

研究肠道在胚胎发育过程中所形成的各种畸形变化，对腹部外科医师有一定意义。因这类病变发生的机会虽少，但它的危害性却很大，如果外科医师对此缺乏完整的知识，必致造成诊断和治疗方面的错误，危及婴儿的生命，相反，如能对此等畸形的发病原理和解剖特点有正确了解，则诊断较易而治疗效果也会有提高，故熟悉这类先天性畸形在外科临床工作中有其必要。

胚胎发育过程中形成的肠道畸形有下列几类：①肠道的旋转不良；②肠管的闭锁和狭窄；③肠道的重复畸形；④肠卵黄管未闭所形成的各种异常；⑤肛门或直肠的发育

畸形；⑥先天性巨结肠症。

一、肠道的旋转不良

首先应该指出，肠道的旋转不良并不一定是一种病理情况，不少患者虽有不同程度的肠道旋转不良，而仍能保持正常健康。但有肠道旋转不良者却又易于诱发严重的肠梗阻，或者因其所造成的解剖畸形而使得腹腔内其他病变的诊断和处理发生严重困难。欲了解肠道旋转不良的发病原理和病变情况，需先了解正常的肠道发育过程。

【胚胎学】 所谓肠道的旋转，是胚胎时期中肠的产物转变到腹腔内正常位置的一个步骤。在胚胎的早期，原肠之中段以卵黄肠管与卵黄囊相通者称为中肠。随着胚胎的发育，前腹壁逐渐闭合，卵黄肠管逐渐细小，但卵黄囊通过卵黄肠管始终对中肠有一种牵引力，同时由于中肠发育较快，体腔内不能容纳，故在胚胎的 3~9 周时(10~14mm)，一个 V 形的肠袢是正常地脱出在脐带的底部内(图 5-4)，该 V 形肠袢之近端段将发育为空肠及大部分的回肠，而远侧段将发育为末段回肠、盲肠、阑尾、升结肠和大部分的横结肠。至胚胎的第 10 周时(40mm)，中肠开始回纳至体腔内，同时由于其长度逐渐增长，肠袢随即发生屈曲旋转的现象。

中肠发育旋转的过程可以分为三个阶段来说明：

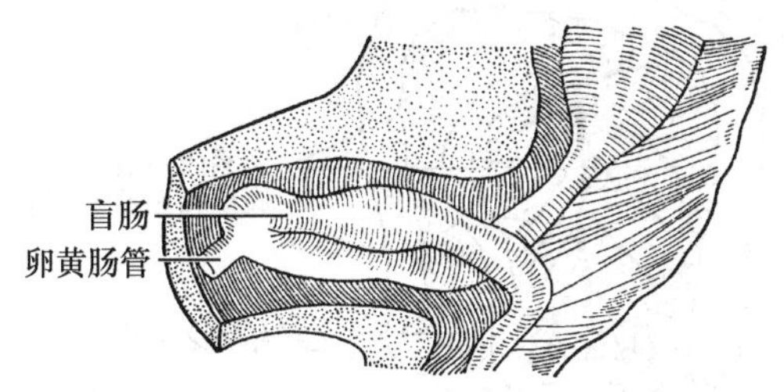

图 5-4　10mm 之胚胎，示一个 V 形肠袢正常地被卵黄管拉入脐底部之状

1. 脱出在腹腔外脐根部的肠袢，原是排列在矢状面，近侧肠袢在肠系膜上动脉的前面，而远侧肠袢在血管的后面。至胚胎之第 8 周时，肠袢虽仍在脐底部尚未回缩至腹腔内，但已先有初步旋转：沿肠系膜上动脉长轴作 90° 的逆时针向旋转，结果血管前的肠袢(即近侧端)位于血管之右侧，血管后的肠袢(即远侧端)位于左侧，整个肠袢以水平面排列(图 5-5)。自胚胎之第 10 周开始，脱出在腹腔外的肠袢开始缩回腹腔内。首先回缩者是近端肠袢〔即空肠和上段回肠〕，在回缩时继续以肠系膜上动脉为纵轴、逆时针方向旋转 180° 致近端肠袢转至肠系膜根部之后方，亦即在远端肠袢之后方(图 5-6，A)。

2. 自肠系膜上动脉右侧缩回腹腔的上段肠袢，继续绕过动脉的后方在腹腔内展开，同时远侧端肠袢(末段回肠、盲肠及右半结肠)也同样以逆时针向旋转，并开始缩回腹腔，结果盲肠便位于腹腔之右上方，结肠在十二指肠及其他肠袢之前方(图 5-6，B)。这样，沿肠系膜根部的 180° 逆时针旋转即告完成。

3. 最后盲肠自右肝下位置下降到右髂窝内，升结肠、降结肠的系膜与后腹壁的腹膜融合为一，小肠的系膜也逐渐附着在腹后壁上。此时，原来仅有极窄的蒂连到肠系膜上动脉上的中肠已具有较宽的根部，自 Treitz 韧带到右骶髂关节附近为止。整个肠道的旋转固定过程在胚胎的 11 周即可完成(图 5-7)。

【病理解剖】 在发育不正常的情况下，肠的旋转固定可能终止于任何阶段，因而造成各种肠道解剖位置的异常，具体表现为下列几种情况：

1. 肠袢不回纳　此即所谓先天性脐疝或脐膨出。婴儿出生时部分或者全部中肠产物仍在脐根部或者完全膨出在腹腔外，其上仅有极薄的一层腹膜和浆膜披盖。完全性膨出时，其脱出的肠袢可能完全没有旋转，小肠在右方，结

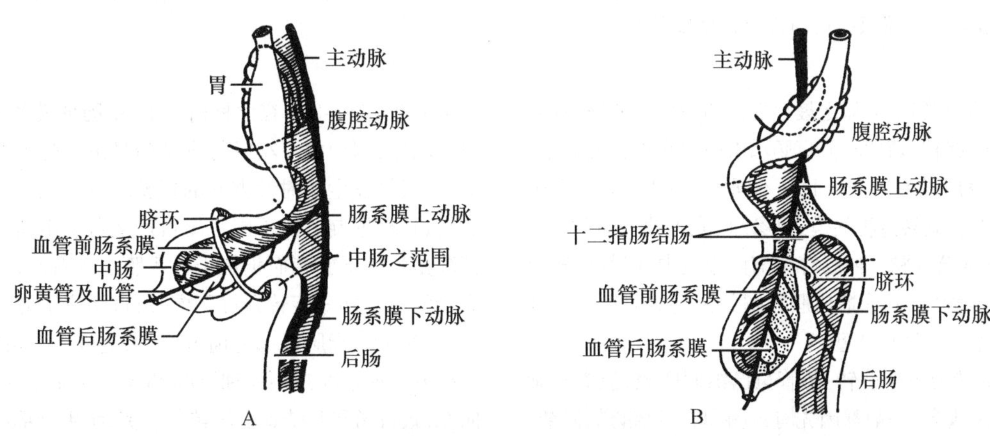

图 5-5　肠回转之第一期变化

A. 在胚胎的早期，整个肠道是被肠系膜固定在矢状面上；近侧端在肠系膜上动脉之前，远侧端在系膜动脉之后；B. 至胚胎之第 8 周时，肠曲开始作 90° 的逆时钟向回转；系膜血管前的肠曲转向血管右侧，血管后的肠曲转向左侧，整个肠袢以水平位排列

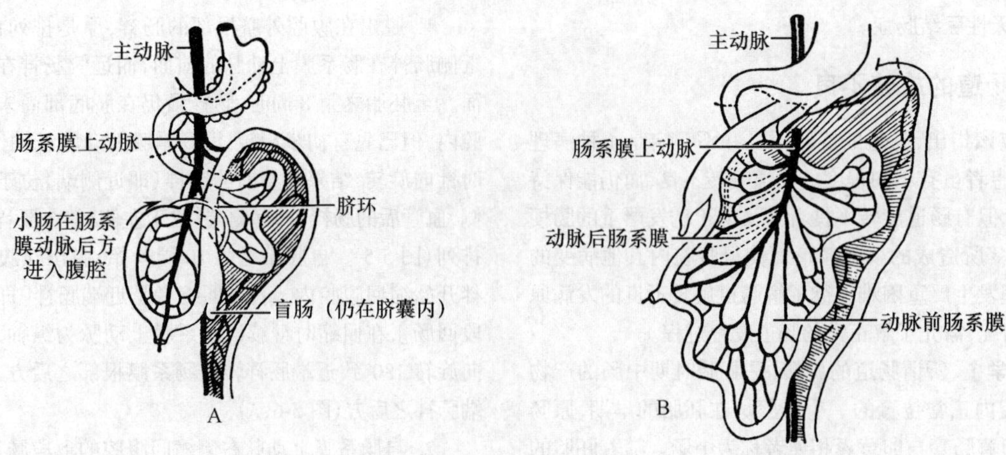

图 5-6　肠回转之第二期变化

A. 近端肠曲开始缩回腹腔内，同时以肠系膜血管为轴心再作 180°的逆时钟向回转，转至肠系膜根部之后方；B. 中肠其余部分也开始缩回腹腔，同时作 180°的逆时钟向回转。盲肠和升结肠最后回缩，且转至腹腔右上方。注意十二指肠已转至肠系膜上动脉后方，而结肠则在十二指肠前方。上述回转过程在胚胎第十周内即完成

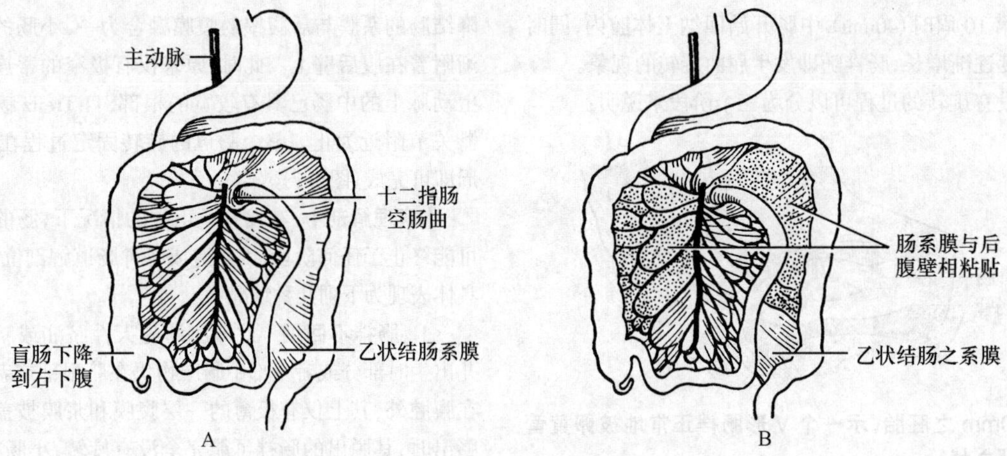

图 5-7　肠回转之第三期变化

A. 原位于肝下的盲肠下降到右髂窝内；B. 盲肠、升结肠和降结肠的系膜在此时期渐与后腹膜相融合。小肠系膜也逐渐附着在腹后壁上

肠在左方，盲肠在疝囊中部之最远端。如为部分的脐膨出，则部分小肠已旋转入腹腔，但盲肠和末段回肠仍在疝囊中，且回肠是在盲肠的右后方。此种不同类型的脐膨出，实可视为胚胎时期肠旋转过程的模式（参阅“先天性脐疝”节）。

2. 肠袢旋转异常　如肠袢虽缩回腹腔中，但其旋转的程序或方式有异常，则能造成肠袢解剖位置的畸形。这种旋转异常基本上有两种类型：

(1) 不旋转或不全旋转：肠管虽已纳回腹腔，但尚未旋转。发生此种现象，一般都因先有盲肠和右半结肠的回纳，然后继以末段回肠及其系膜血管之回纳。这样，在小肠回纳时已无法在肠系膜上动脉后方绕向腹腔左方，而只能进入腹腔右方，反将盲肠和结肠推向左侧。此时可见十二指肠是在脊柱右方、垂直向下进入空肠，末段回肠则在腹腔左侧，且进入盲肠之右壁，升、降结肠也都在腹腔左侧，横结肠则呈 U 形（图 5-8）。在此种情况下，中肠系膜多未能与后腹壁相固定，因而整个小肠与升结肠悬吊在肠系膜上动脉根部上，极易发生顺时针方向的扭转。有时也可以有部分的旋转，且根据旋转的不同程度可产生若干不同结果。一种情况是小肠不旋转而仍位于肠系膜血管右侧，但结肠则在血管的前方部分旋转到胃下方，致盲肠位于胃幽门部的下方、或在十二指肠降部之前方，结果造成十二指肠梗阻（图 5-9）另一种情况是小肠和结肠都在血管前方，但小肠反转向左，致盲肠和升结肠不能转向右侧，结果全部小肠都在腹中部，并因肠系膜未能固定，整个肠袢只悬吊在十二指肠和末段回肠上，容易发生顺时针向的扭转（图 5-9B）。

(2) 反旋转：此种现象最为罕见，所有的中肠产物均以顺时针方向旋转，横结肠先回入腹腔且反转到肠系膜上动脉之后方，而十二指肠和空肠则在血管之前方。若肠系膜

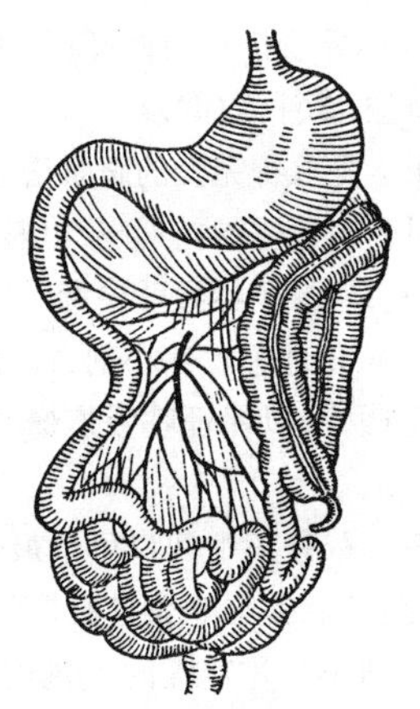

图 5-8　中肠的不回转畸形

盲肠和升结肠先纳入腹腔的左侧，十二指肠在右侧垂直向下进入空肠，末端回肠在腹腔左侧，且进入盲肠之右侧。此种畸形可能不发生症状，也可能整个小肠和升结肠以肠系膜上动脉为轴心发生顺时钟向的扭转

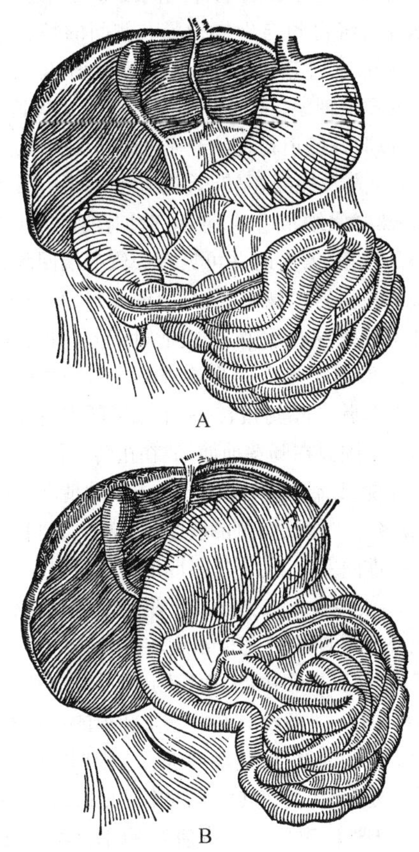

图 5-9　中肠的不全回转畸形，引起十二指肠梗阻

A. 开腹时可见盲肠回转不全，压迫十二指肠第三部引起梗阻；B. 切断盲肠右侧面固定到侧腹壁的腹膜折，使盲肠移向腹中部，即可解除十二指肠的压迫

根部仍与后腹壁有正常的固定，则横结肠将见嵌在肠系膜根部后方形成的隧道中。由于盲肠和升结肠大都固定不全，右半结肠可能发生扭转，致横结肠在系膜根部的隧道中发生梗阻(图 5-10)。

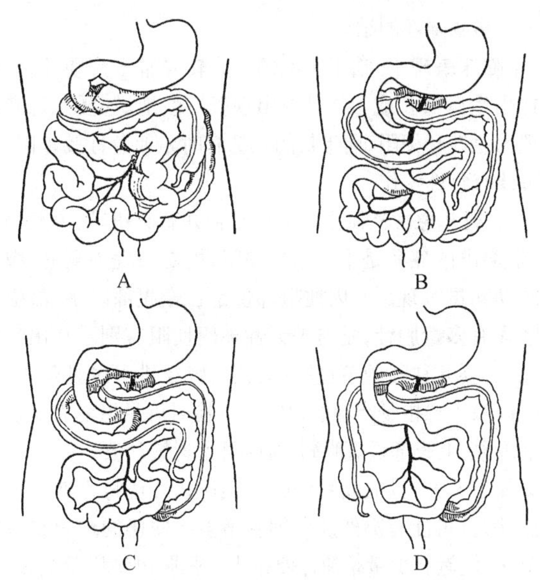

图 5-10　中肠的反回转畸形导致的肠扭转

A. 手术时之所见；B. 小肠扭转已部分复位；C. 小肠扭转已完全复位；D. 结肠近端部分已予以固定。注意十二指肠是在横结肠和肠系膜上动脉之前方，故是一个反回转畸形。横结肠在小肠系膜根部的隧道中有屈曲现象，一般不能用手术矫治

3. 肠及其系膜的固定异常　这些都是肠旋转第三阶段中发生的畸形。如高位盲肠是盲肠未完全下降的结果，游离的盆腔内盲肠是盲肠下降过多又未固定的结果。盲肠后位阑尾也是一种常见的固定异常的表现。有时回肠下段固定不全，可以引起回肠扭转。

胚胎发育过程中发生的肠旋转和固定异常，虽可造成上述各种不同畸形，但不少先天性的肠旋转不良可无任何临床症状，有症状者多因这些畸形造成了肠梗阻，主要是十二指肠梗阻或肠扭转，或者是两种病变同时存在：

1. 单纯十二指肠梗阻　常伴有盲肠的不全旋转，盲肠在右上腹靠近幽门部，有时由盲肠至右侧腹壁有一条腹膜带粘连，致压迫十二指肠引起梗阻；有时是因盲肠直接压在十二指肠前壁所致。

2. 单纯的肠扭转　如在发育过程中肠系膜根部完全未固定，扭转可累及全部小肠；如仅血管后的系膜未固定，则累及盲肠及回肠下段。

3. 肠扭转伴有十二指肠梗阻　这是最严重的一种情况，一般婴儿出生后几天即可发现。中肠有前述的不旋转或不全旋转现象，肠系膜也未固定，致很长一段肠袢仅悬吊在靠近血管根部的很短的一个幕上。婴儿出生后一有剧烈的身体移动或强烈的肠蠕动，即可引起肠袢扭转。此种扭转几乎都是顺时针向的，即与发育过程中的肠旋转方向相反。扭转有时仅有一圈，但有时可多至三、四圈，因此能迅速导致大段肠袢的广泛坏死，主要累及空肠及回肠上段。此外因扭转的结果牵引并挤压了十二指肠末端，因而也常并有十二指肠的梗阻现象，有时十二指肠的梗阻还可能是由于未旋转的盲肠粘连到右侧腹壁的索带，直接压迫

05

了十二指肠降部的结果。

【临床表现】 临床所见的肠旋转异常多为婴儿，症状多在出生后数日或1~2月内出现。一般地说，婴儿患者多表现为急性肠梗阻，而年长的儿童有时是亚急性肠梗阻，但也可伴有急性发作。

1. 婴儿急性梗阻型 不论是否并有肠扭转，患儿最初的、最突出的症状是十二指肠梗阻，主要表现为呕吐、腹胀及蠕动亢进等现象。因梗阻部位是在壶腹部以下，故呕吐物常含有多量胆汁，是与先天性幽门梗阻有别。在出生后头几天，婴儿往往曾解过胎粪，甚至曾经排出过乳凝块，则可以排除十二指肠闭锁的诊断。体检时可见患儿有明显的脱水现象，上腹部显著胀满，有时可见胃蠕动波。

如患儿并有肠扭转，则除上述症状外还将迅速出现休克症状，且可能有高热及白细胞增多。便秘的现象将愈趋完全，仅偶然有少量柏油样便排出。腹胀也将累及全腹，而不仅限于上腹部。

X线检查对确定诊断有一定帮助。如腹部X线摄片显示胃和十二指肠都扩大而有积气，至晚期小肠内也有积气，则肠旋转不良并发十二指肠梗阻的可能性很大。若患儿情况许可，钡剂灌肠检查发现盲肠在右上腹，则诊断可以确定。但婴儿不应给予钡餐，因其能加重梗阻，且在呕出时有吸入呼吸道的危险。

05

2. 儿童的亚急性梗阻 这类的表现多不甚典型，主要表现为反复发作的腹痛和呕吐，时有时无的腹胀和便秘，常伴有一定程度的营养不良现象。临床上往往被误诊为饮食不调或过敏反应，或为某种肠道感染，而实际则是由于旋转不全的肠袢发生部分的扭转所致，且任何时候都可以发展成为急性梗阻。

对此等年长的儿童或成年患者，X线检查有重要价值，因除非在急性发作时期，钡餐检查并无多大危险。一般钡剂灌肠可发现盲肠和升结肠的位置不正常，且有异常的活动度，如两者均在腹左侧，肠旋转不良的诊断即可成立。钡餐检查时如见钡剂通过的十二指肠是垂直位，且空肠是在腹腔右侧者，更可进一步证明畸形的性质。至于在急性发作期，往往只有在术中方能明确病变真相。

近年来采用泛影葡胺做上消化道检查，特别采用斜位或侧位观察十二指肠的形态和受压等情况，可以为外科诊断肠旋转不良提供有效的资料。

【治疗】 没有症状的、偶然发现的肠旋转不良，可不必予以治疗。有明显肠梗阻症状者应争取早期手术。手术的成功除应注意适当的术前准备、正确的麻醉选择和合理的术后处理外，对肠旋转不良的病理解剖及梗阻发生的病因原理，需要有清楚的概念，否则在手术中不能认清病理变化，必致莫知所措，处理失当。

1. 术前准备 此等小、婴儿的全身情况一般都很差，术前数小时内必须努力进行各种必要的准备治疗，包括：①静脉输液，一般24小时内每公斤体重可给100~150ml，但切勿过多；②必要时输血50~100ml，有肠扭转者尤属必需；③自鼻腔插入小导管进行胃肠减压；④每12小时给青霉素40~100万单位；⑤注意保暖。

2. 麻醉选择 要求有完全的腹肌松弛，以保证手术时有良好暴露，同时呼吸道需保持通畅，以避免呕吐窒息。乙醚全麻应用虽普遍，但易于导致酸中毒。局麻虽安全，但婴儿仍能啼哭挣扎，亦非理想。在小剂量基础麻醉下辅以局麻，必要时行气管插管，以保证呼吸道畅通，可以使手术顺利安全完成。

3. 手术程序 右旁正中切口可供最佳之暴露。有血性腹水者表示有扭转。首先观察各脏器的位置：如病变仅为十二指肠梗阻，则小肠是空虚的，结肠也可以看到，如已并有肠扭转，则将只见小肠，而不见盲肠和升结肠，且肠曲的颜色变为暗红，更可明确诊断。此种鉴别甚为重要，因为以后的处理方法将由此而定。

(1) 如为单纯十二指肠梗阻：可将空肠和回肠推向腹腔左侧，以暴露胀大的十二指肠，此十二指肠是在垂直位，且被高位的盲肠本身或由盲肠伸到侧腹壁的粘连带所压迫。按照Ladd法，将盲肠与十二指肠右侧间的粘连带予以切断，并将盲肠或粘连带自十二指肠前壁解离，即可完全解除十二指肠的梗阻现象。手术者最后可将十二指肠的内容物挤向空肠，以验证肠道是否已经完全通畅（图5-9）。

(2) 如为先天性肠扭转：首先应将全部小肠提出切口外，小心用热盐水纱布垫包裹好。略加探查，即可发现小肠系膜根部是有扭转，有时并可见有一段末端回肠或盲肠与升结肠缠绕在扭转的肠系膜根部（图5-11，A、B）。此时即可将全部小肠捧在右手中，并按逆时针方向将它旋转复位（图5-11，C），然后手术者即当检查十二指肠之压迫现象是否已经完全解除。除肠扭转外，十二指肠本身往往另有如前述的粘连带固束在肠壁前面，故在扭转复位以后，必须将肠袢推向左侧，以便仔细检查十二指肠的情况。如仍有梗阻现象，应将十二指肠右侧的腹膜完全剪开，将盲肠及结肠完全分开并推向左侧，使十二指肠的梗阻得以完全解除（图5-11，D）。肠扭转及十二指肠的梗阻完全解除以后，肠道的排列恰似胚胎早期肠袢完全未旋转的形式：十二指肠垂直向下，空肠和回肠在腹中部，而盲肠、升结肠、降结肠均在腹腔左侧（图5-8）。一般没有必要恢复肠道的正常解剖位置，因为这种手术较为复杂，危险性也大。根据临床经验，经过上述的手术处理后，肠扭转的复发率是很低的。

【术后护理】 基本上是术前处理的延续：胃肠减压、静脉输液、抗菌素等均需继续给予，必要时还应输血。细致的护理也极端重要。母乳或牛乳一般可在术后第三天开始自胃管中灌入，初时少量，以后逐渐加多，并改为口吸。

二、肠管的闭锁或狭窄

肠管的闭锁或狭窄虽不常见，但因其能引起肠道完全阻塞，若非予以紧急手术治疗，患儿将必死无疑，故临床上有其重要性。肠闭锁与肠狭窄在病理变化、临床症状及治疗方法等方面虽各有其不同，例如肠闭锁常引起肠道的完

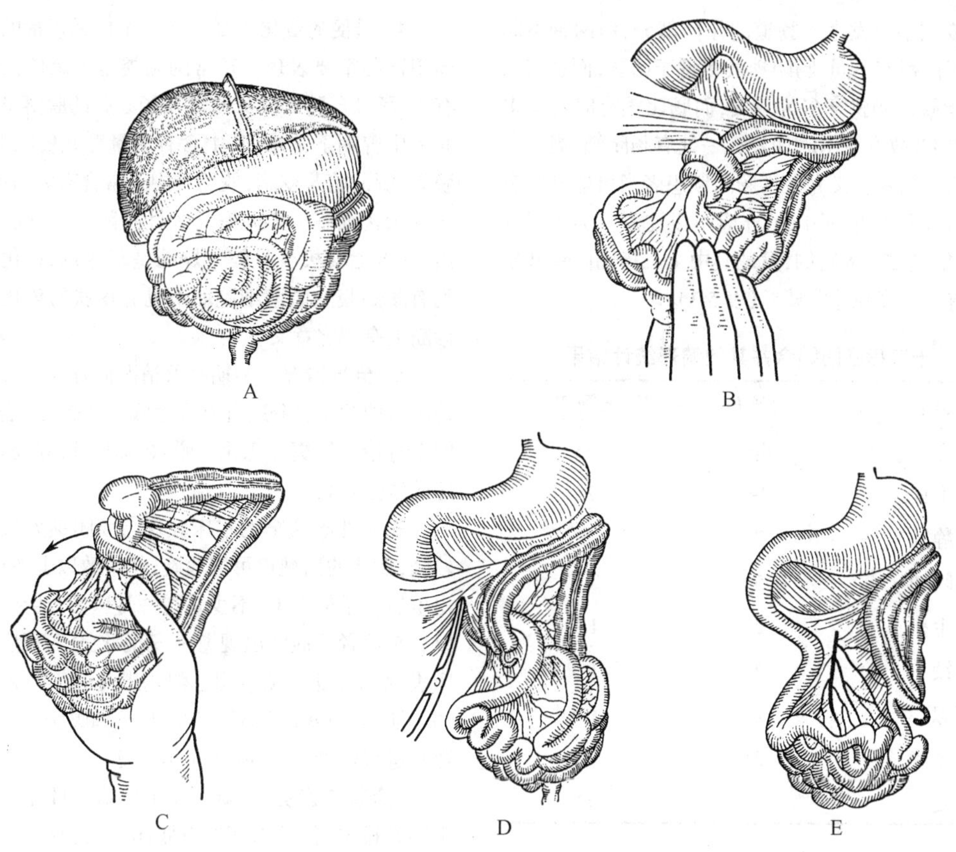

图 5-11 中肠不全回转伴有肠扭转所致的急性肠梗阻的手术疗法

A. 开腹时往往可看到小肠已将右半结肠盖住；B. 将肠曲提出腹外，略向下牵引即可见有小肠袢或升结肠绕在不完全固定的小肠系膜根部；C. 托住全部小肠按逆时钟方向旋转复位；D. 完全复位后可见盲肠是在右上腹部，有时并见盲肠右侧有腹膜黏着在侧腹壁上，且压迫十二指肠降部导致梗阻。切断此盲肠侧面的腹膜（其中并无血管），即可解除十二指肠的梗阻；E. 示扭转复位后所见之中肠不全回转情况

全梗阻，而肠狭窄仅造成肠道的部分梗阻，但两者在很多方面有其共同性，本书将予以综合讨论。

【胚胎学】 早期胚胎的原肠虽已呈管形，但在第五周时由于肠道上皮分裂增生成团的结果，常将肠管闭塞成一条实性的索状物，此种变化尤其多见于十二指肠。不久以后，此实质性的上皮细胞团中又出现若干空泡，空泡又逐渐融合而再度形成肠腔，整个变化约在胚胎之 12 周前可以完成。如在此过程中，肠腔再贯通之发育终止或不全，则将形成十二指肠的闭锁或狭窄（Tandler 假说）。一般认为如肠管的实变期中所形成的间隔完全不吸收，则将形成肠道闭锁或隔膜样梗阻，如此等间隔有部分被穿通，则将形成肠管狭窄，故闭锁和狭窄实为同一病理变化的不同程度的表现。

然而 Tandler 的再贯通不全学说并不能解释十二指肠以外的肠道闭锁，因在空肠和回肠的胚胎发育过程中，并无明显的肠道实变阶段，故小肠的闭锁狭窄当另有其他原因。Louw 认为肠袢的缺血坏死最可能是引起闭锁和狭窄的主要原因，在胚胎期中如一个肠袢因扭转、内疝或粘连、曲折而发生无菌性的绞窄坏死，肠袢将逐渐被吸收而代之以纤维组织，导致该段肠袢之缺失、闭锁或狭窄。鉴于有时患者可有一段肠管完全缺如而仅有一条纤维带连接于上、下两个肠管之间，该段肠管相应的肠系膜亦常呈 V 形缺失，且患婴又常有胎粪性腹膜炎之痕迹可见，Louw 的学说实属可信。

【病理变化】 先天性肠闭锁有两种不同的病理形态，一种在闭锁肠管的上下两端形成两个完全分离的盲端，或者在两个盲端之间仅有一条索状纤维带相连；另一种肠管的外观仍保持其近乎正常的连续性，但肠腔内有一膜状间隔，使肠腔完全阻塞。闭锁部近端的肠袢一般有显著扩张，肠腔可大至 3~4cm，肠壁则胀得很薄，致其血运受阻而常引起肠壁的坏死和穿破，造成致死的化脓性腹膜炎。闭锁部远端的肠袢则多呈萎缩塌陷状，直径仅约 4~5mm，腔内无气体，而仅有少量的黏液和细胞脱屑。先天性肠狭窄的病理变化与肠闭锁大致相同，但因肠腔并未完全阻塞，虽狭窄程度有所不同，多数病例其肠腔仅能通过探针，然而狭窄部上下端的变化一般不如肠闭锁显著。狭窄部上端的肠袢虽然也有一定程度的扩张，但很少会变得极薄而致坏死穿孔，狭窄部下端的肠袢也不会十分细小，且肠腔中常含有胎粪或乳凝块。

肠闭锁或狭窄可发生于肠道的任何部分，但两种不同病变的好发部位稍有不同：肠闭锁最多见于回肠，而狭窄最多见于十二指肠。肠狭窄多为单发，而肠闭锁有时可为多发性（10%~15%），故在手术时如发现一处有肠闭锁，尚应注意寻找有无其他闭锁。又先天性肠闭锁患者尚可能同时有其他的先天性畸形存在，临床上亦应予以注意。美国回顾过去 25 年收集过 277 例病例，发现其中十二指肠闭锁和狭窄病例同时有下列多种并发畸形（表 5-1）。

表 5-1 十二指肠闭锁合并其他畸形统计结果

病理类型	例数 N	比例 %
环状胰腺	46	33
肠旋转不良	39	28
前位门静脉	7	5
空回肠闭锁	5	3.6
并指赘生指	2	1.5
结肠闭锁	2	1.5
异位胰腺	2	1.5
Meckel 憩室	2	1.5
空肠重复	1	<1

05

【临床表现】 先天性肠闭锁或肠狭窄的临床表现主要是肠梗阻的症状，而症状的性质和轻重则决定于梗阻的部位和程度。

肠闭锁的主要症状与体征为：

1. 呕吐 呕吐常在出生后 24 小时内或在第一次哺乳后即发生，以后哺乳时也经常发作。呕吐物起初多为哺喂的水或乳汁，但由于肠闭锁的位置多在十二指肠壶腹部以下，故以后的呕吐物大都含有胆汁。如梗阻的部位是在肠下段，则呕吐可能出现稍晚，呕吐物将呈粪便样并带恶臭。呕吐为婴儿肠梗阻的主要症状，如婴儿在出生后一、二天内有连续呕吐情况，即应怀疑有肠梗阻存在，需要作 X 线等进一步检查。

2. 腹胀 腹胀是否出现，将视肠闭锁部位的高低及梗阻时期的长短而定。如为十二指肠闭锁的婴儿，则腹胀将限于上腹部，或者因反复呕吐后胃已排空，致上腹部的腹胀也不明显。如梗阻是在空肠或更下的部位，则腹胀将累及全腹且更加明显。有时婴儿在出生 3~5 天后来诊者，因梗阻近端的肠管已胀破，有大量肠液及气体进入腹腔内，可见腹部有对称性的高度胀满。

3. 肠蠕动亢进 肠梗阻时，除呕吐和腹胀外，尚可见有肠蠕动亢进现象，表现为蠕动波的出现和肠鸣音的加剧。在十二指肠梗阻时，可见上腹部有自左向右的胃蠕动波，但在反复呕吐后蠕动波和腹胀均可消失。在肠下段有梗阻时，则肠型和肠鸣音可出现于腹腔的任何梗阻部分。有时梗阻部分以上高度胀大的盲端肠袢甚至可用手触知。如肠袢已胀破发生腹膜炎，则肠型和肠蠕动音随即消失。

4. 粪便的变化 婴儿在出生后无正常的胎粪排出，是肠闭锁的重要表现。正常的胎粪是棕黑色柏油样，其中除有胃、肠、肝、胰等的分泌液及肠黏膜的脱落细胞外，因婴儿在胎中曾咽下羊水，其中含有多量婴儿皮肤上的鳞状细胞脱屑，所谓胎儿皮脂，故胎粪中正常含有大量的婴儿自己的皮肤角化细胞。婴儿有先天性肠闭锁者，或者全无胎粪排出，或者胎粪极少且较干燥而呈灰绿色，在化验检查时，仅见有肠黏膜的脱落细胞而不见有皮肤的角化上皮细胞，在诊断上有一定意义。

5. 全身情况 早期一般情况尚好，经多次呕吐后即出现严重的脱水，消瘦，并常发生吸入性肺炎。若发生肠穿孔，则全身情况将更加恶化。脱水、肺炎、腹膜炎都可以引起一定的体温升高。

先天性肠狭窄的临床表现与肠闭锁大致相似，但程度较轻，症状的出现也可能较晚，约半数以上的患儿求治是在出生后一星期以上，不少是在一月以后，甚至有在出生一年以后来诊者。症状出现愈早，表示狭窄的程度愈严重，其临床表现也与肠闭锁愈相近似。患儿的年龄越大，则其症状和体征亦愈轻微，除不经常的呕吐和腹胀外，患儿的大便次数和量都较少，体重的增加亦较慢。

【诊断和鉴别】 新生儿出生第一日即开始呕吐，无正常胎粪排出者，即应怀疑有肠闭锁或肠狭窄之可能。若呕吐持续，吐出物初含胆汁，继为粪样，同时出现腹胀及肠蠕动亢进现象者，则诊断可以初步确定。进一步证实诊断有赖于两种检查法。

1. X 线检查 对于此等患儿，平片已可提供可靠的诊断依据，不应贸然行钡餐检查。平片检查时，如发现胃肠道内有积气和积液，再加临床上有肠梗阻症状，已可作为手术探查的有力依据，不一定需要确定病变性质和位置之所在。

(1) 十二指肠闭锁：典型征象为胃囊和十二指肠近端扩张呈球状，内有液平，各形成一个明显的大气泡，称为“双泡征”，扩张的胃和十二指肠之间由增宽的幽门影相连，双泡的相对大小可因体位变化而变化。梗阻远端肠道内无气体或有少量气体。剧烈呕吐或摄片前有呕吐者，胃囊和十二指肠内可充气或充气不显著。

(2) 空肠上段高位闭锁：空肠液可充气扩张形成第三个泡，即形成“三泡征”。

(3) 低位梗阻（空回肠闭锁）：闭锁近端肠管充气扩张，内有液平，远端肠道内无气体或有少量气体。随闭锁肠段的部位不同可以显示上腹、中上腹或整个腹部的肠段扩张。近梗阻点的肠段扩张较显著。

(4) 肠狭窄：是否在腹部平片上显示出肠梗阻的征象，完全取决于狭窄程度，狭窄严重者与肠闭锁相似，可由平片诊断。但对狭窄较轻、临床症状含混不清的病例，钡餐检查是必要的，造影时可见狭窄肠段与其上方的扩张肠段形成对比，从而作出明确诊断。

钡餐检查一般非但无此必要，有时且属有害，因呕吐时可引起吸入性肺炎，且有进一步阻塞肠腔的危险，此在初生儿尤属禁忌。但在年岁较大的儿童，或梗阻现象不十分严重者，在平片不能作出确切诊断时也可考虑作钡餐检查。此时所用钡剂应较平时所用者稀释一倍，检查完毕后尚应随即将胃内多余的钡剂尽量抽吸干净，以免加重肠梗阻的严重性。肠狭窄的患儿在作钡餐检查时，常可见扩大的十二指肠袢突然终止于梗阻部位，且可见有少量钡剂能通过狭窄部位进入远端肠腔中。有结肠闭锁的可疑时，也可考虑作钡剂灌肠检查。

2. 大便检查　正常胎粪中应含有胎儿皮肤的角化上皮细胞，已如前述。因此在胎儿出生 48 小时内的胎粪中如不能发现此种角化细胞，意味着肠道有完全梗阻可能，相反如胎粪中仍含有不少此种细胞，则梗阻仅为不完全性。Farber 曾应用一种特殊的染色法来检查胎粪中的角化细胞，具有一定的应用价值。

Farber 试验的具体操作法如下：自胎粪的中心部分取材做一玻璃涂片，用乙醚轻轻洗涤一分钟以溶去其中的脂肪，待玻片干燥后用甲紫染色一分钟，以后用水冲洗干净后再用酸性酒精脱色一次，此项脱色可将玻片上的染料完全除去，而仅剩角化细胞仍染有紫色。如在显微镜下不能找到此种角化细胞，而同时患儿又有肠梗阻现象者，则肠闭锁之诊断即可成立。检查大便中有无乳凝块也具有同样意义。但检查此种角化细胞及乳凝块均需有一定的经验，结果方属可靠。而一般根据病史、体检，及 X 线检查往往已可诊断是否现有肠梗阻，故 Farber 试验并无常规应用的必要。

【治疗和预后】　肠闭锁的唯一有效疗法为外科手术，使肠道能恢复通畅。手术的死亡率是高的，但有肠闭锁的患儿如不用手术治疗都难免死亡，故不论患儿病情如何危重，仍应尽最大努力争取手术治疗。死亡的原因主要是由于脱水、休克、腹膜炎及肺炎，死亡的时间绝大多数是在出生后一星期以内，因此要使手术有成功的希望，除必须加强术前准备及在手术过程中注意术式的选择和操作的精确外，关键还在于争取早期诊断和早期手术，务使手术能在出生后 3~4 天内进行，且愈早愈好。

1. 术前准备　亦为治疗成败的一个关键。包括：①插入胃管，经常抽吸进行胃肠减压；②静脉输液，每天每千克体重约需盐水 30ml，葡萄糖溶液 50ml；③应用抗菌素以减少感染之机会；④注意保暖，必要时输血；⑤摄入维生素 C、K 等。

2. 麻醉选择　基础麻醉辅以利多卡因局部浸润可以获得满意的效果。

3. 手术方式　右旁正中或右侧经腹直肌切口均能获得良好暴露。略加探查，一般即能找到梗阻部位。在切开腹膜时，常有少量淡黄而澄清的腹水流出，是由胀大的肠袢所漏出，但如腹水混浊而有臭气，应即疑有肠壁的穿孔坏死而需要小心寻找。胀大的肠袢极为脆弱，处理时应极其轻柔。在寻找闭锁部位时，最好自萎陷的肠袢向近端追踪，此外尚需注意肠道有无一处以上的闭锁或狭窄。不同的病理变化要求作不同的处理：

(1) 如闭锁的位置是在十二指肠壶腹部的上端，可作胃空肠吻合术（结肠前）以解除梗阻。

(2) 如闭锁的位置是在十二指肠壶腹部以下或空肠等处，原则上应行近侧端胀大肠袢与远侧端萎陷肠袢之间的侧 - 侧吻合。但如闭锁处是在十二指肠横部者，最好是做结肠后的十二指肠空肠吻合，而不宜做胃空肠吻合，因在后者之情况下，食物和胆汁胰液仍可进入闭锁的十二指肠肠袢内形成滞留，术后还会发生呕吐和不适，疗效多不满意。

在婴儿的高位肠梗阻时，不应作单纯的肠造瘘术而应行一期的肠吻合术，因造瘘后无法维持婴儿的营养和水、电解质的平衡，术后将死亡率很高，故不宜轻易尝试作肠造瘘术。肠吻合也不应采用端 - 端吻合法而必须采用侧 - 侧吻合法，因萎陷的肠管极细，端 - 端吻合多不可能成功。即使侧 - 侧吻合技术上也极为困难，操作时应极其仔细。Ladd 和 Gross 根据他们的经验，主张在远端萎陷的肠管中插入一支细导尿管，则在吻合时可以保证不致闭塞肠管，确为一个良好的方法。吻合的具体操作法如图 5-12。

又肠管内如仅有隔膜样的闭锁时，可以考虑单纯切开肠腔、切除隔膜，以恢复肠腔的通畅。但据 Gross 的经验，认为此法的后果多不满意，因在多数情况下隔膜的切除并不能解除梗阻，且肠腔的部位如在梗阻部以上，则缝合多不可靠而易于形成泄漏，肠腔切开的部位如在梗阻部以下，则缝合后易于引起新的狭窄。Gross 强调指出在此种情况下应避免对隔膜作直接处理，而宁愿来用上、下端肠袢间的侧 - 侧吻合。

(3) 如闭锁的部位不止一处，且均在肠道上段时，则应将近侧端胀大的肠袢与最远端的一个萎陷肠袢相吻合，其中间闭塞的肠袢则可暂时不予处理，待婴儿长大后再予切除，以免日久形成黏液囊肿。

(4) 如为回肠或结肠的闭锁，以往也多用近、远端肠袢间的侧 - 侧吻合术，但由于在术后远端萎陷的肠袢一时扩张，梗阻现象多不能有效地解除。Gross 主张在此种情况下宁愿作 Mickulicz 双筒肠造瘘术：即将闭锁的上、下两个肠盲端并合在一起，然后放置在腹壁外，随即切开其盲端使成两个并列的肠瘘，以暂时解除其梗阻现象，4~5 天后将两个肠管间的隔壁用钳夹或烧灼的方法予以毁损，使两个肠腔合二为一，粪便即可自近端肠袢流入远端肠袢中使其逐渐扩大，然后隔 1~2 周后再将瘘口完全予以缝闭，以恢复肠道的连通（图 5-13）。此法有若干优点：手术时间短，手术危险性小；梗阻现象可以迅速解除；腹腔内无污染之危险；远端肠袢可因粪便逐渐流入而能缓慢扩张，而无一期侧 - 侧吻合有发生吻合口瘘而失败的危险。但应用此法在术后护理方面也增加了不少麻烦，水、电解质的平衡也较难维持，且需要二次手术，故也不是完全理想的方法。手术者应根据患儿的全身情况及局部病变，妥善选择。

(5) 对肠道的单纯狭窄，处理原则与肠闭锁大概相似。不少外科学家主张直接切开肠腔，将狭窄处的隔膜予以切除，或者用血管钳将狭窄处逐渐撑开使其扩张。但 Gross 认为上法的效果一般不佳，因扩张如不彻底，以后仍可能有部分梗阻现象，而狭窄处肠壁内每多纤维组织，过度扩张时又

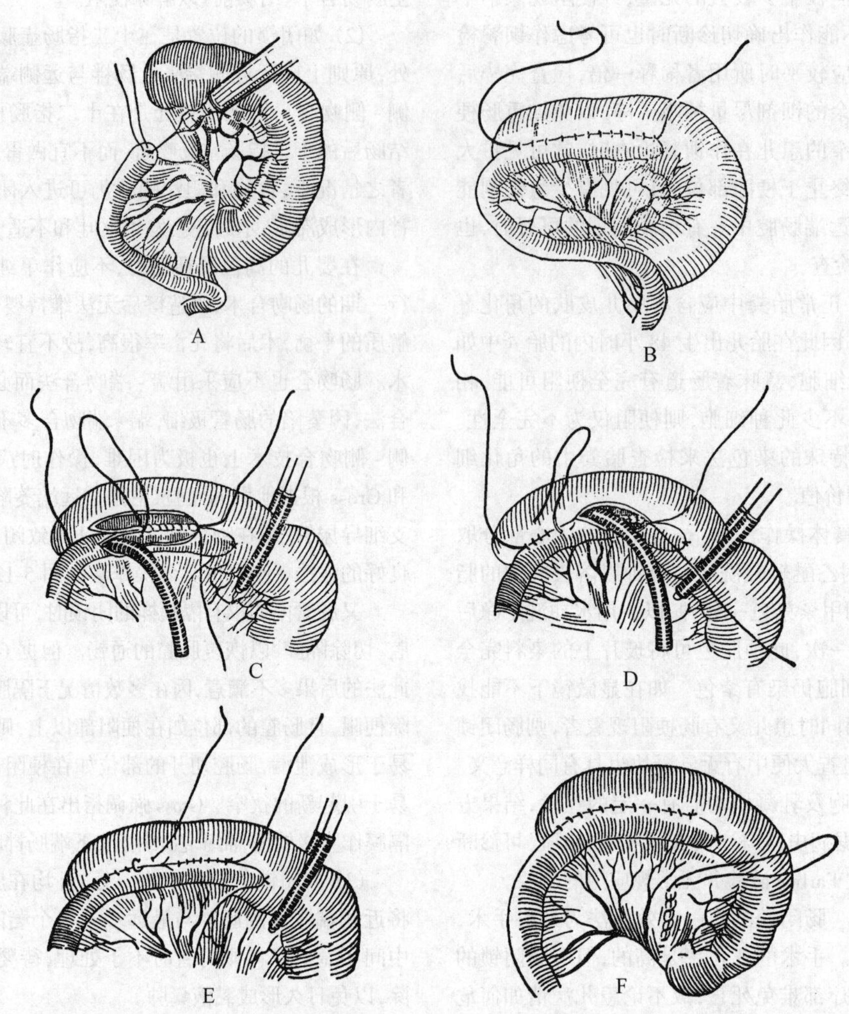

图 5-12　空肠或高位回肠完全闭锁之侧 - 侧吻合术

A. 示近侧肠袢扩张与远侧肠袢萎陷之状。远侧肠袢中可注入液体石蜡或空气使之适当扩张，以利吻合；B. 第一层用细丝线作浆膜肌层的连续缝合；C. 近端肠袢挤空后用套橡皮管的肠钳夹住，以防肠内容物在肠管切开时溢出。切开肠壁，用细丝线或肠线作后唇的全层缝合。注意在此时插一支细橡皮管于远侧肠管中，可以帮助辨认切开肠袢之边缘，便于缝合，也可以防止细小的肠管在缝合时发生狭窄；D. 后唇之内层全层缝合后，改用 Connell 法继续缝合前唇，缝至最后即可抽出橡皮管；E. 内圈之缝合已告结束，再作前唇外圈之浆膜肌层连续缝合以资加强；F. 吻合已完成，肠系膜之缺陷予以缝闭

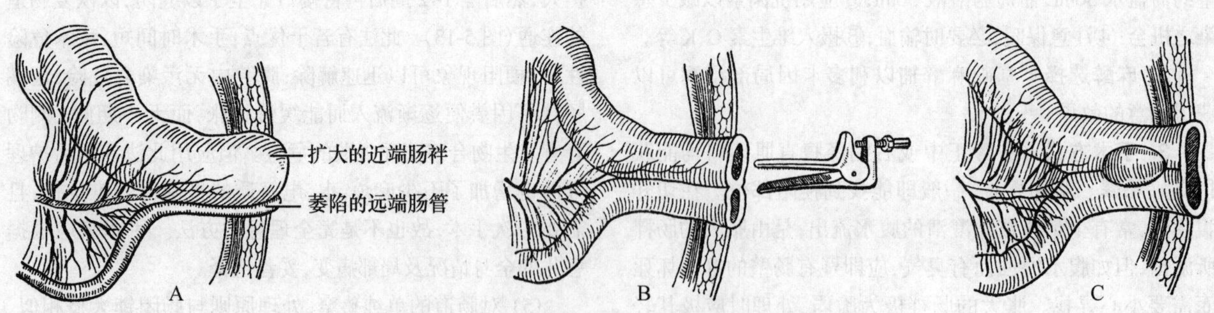

图 5-13　下段回肠或结肠先天性闭锁的肠外置术

A. 两个肠袢盲端相对缝合，通过腹壁暂置腹外；B. 手术完毕两盲端予以切开；这样近端得到解压，远端可时常注入盐水使其扩张；C. 4~5 天后用钳夹毁两个肠管间的隔壁，使其合而为一。二周以后即可将瘘口予以缝闭

可能撕破肠壁，故 Ladd 和 Gross 都主张采用上、下肠袢间之侧 - 侧吻合为最好的术式。因狭窄处多在十二指肠下端，故十二指肠空肠吻合是最常用的方法。

(6) 如闭锁部以上的肠袢已有穿孔或坏死的情况，则应将坏死肠袢予以切除，然后将上、下两个肠段外置造瘘，或者将两个断端均予缝闭，然后再行侧 - 侧吻合术。然而不论用何法处理，有此情况者预后均不佳。

【术后处理】 术后护理需要极端小心。注意保暖，继续胃肠减压，维持水、电解质的平衡，继续给予抗菌素以控制感染，这对术后的恢复有重要意义。婴儿呕吐停止以后即可喂给少量乳汁，以后再逐渐增加，以不引起婴儿呕吐为限。每日应盐水灌肠一、二次至婴儿能自动排便为止。

【手术结果】 由于病婴的全身情况一般都很差，肠管又细小而脆弱，手术操作极为困难，手术死亡率也很高，即使有经验的小儿外科医师所经治的病例，死亡率也常在 20% 以上。

三、肠道的重复畸形

所谓肠道的重复畸形，是一个圆形或管状的空腔组织，其囊壁有完整的肌层及黏膜层，与消化道的某个部分甚相近似，且与消化道的某个部分紧相粘贴的一种畸形情况。

【胚胎学】 肠道的重复畸形也是一种先天性畸形。过去曾有几个学说试图解释其发生的原因，但最可信者当为 Bremer 学说。在胚胎的第六周时，正常的肠道因上皮组织的迅速增生曾有一个时期成为实质的条索状物，其后在此索状细胞团中出现许多空泡，此空泡基本上是纵行排列，最后空泡相互融合而重新形成正常的肠腔。Bremer 认为在上述的发育过程中，如有若干空泡未能与其他的空泡融合，则在此空泡的周围亦将发育成完整的肌层，成为肠道的一个重复畸形，此重复畸形与其邻接的肠管可以共有一个肠壁，也可以各自分离而有不同的系膜联系（图 5-14）。

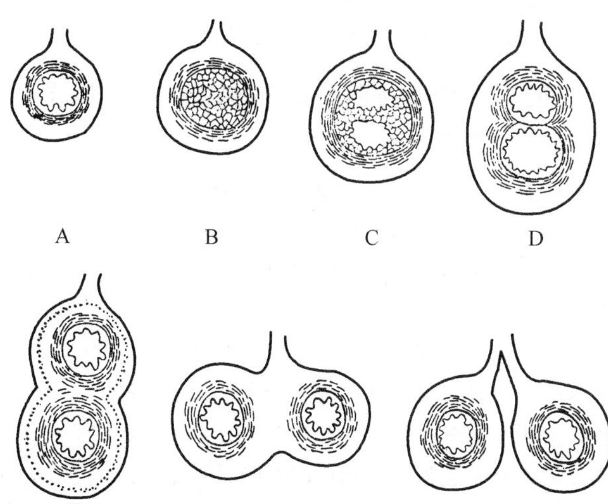

图 5-14　肠道重复畸形的发生示意图

A. 肠管的早期；B. 实质期；C. 空泡形成期；D. 两个上皮腔，同一基底膜；E. 两个黏膜肌层管，同一浆膜包围；F. 两个黏膜肌层管平行排列；G. 上述畸形可进而形成两个肠管，各具系膜

【病理情况】 肠道的重复畸形虽非常见，但其在肠道分布却极为广泛，自咽喉舌根部至直肠均可出现。约 1/3 的肠道重复畸形患者可能同时并有其他的发育异常。

重复肠道的形态和大小极不一致。多数呈圆形或椭圆形，大约 2~5cm，紧贴在某部的肠壁上，两者之间大都不相通，但也可能在囊腔之间有一小孔相通。少数的重复肠道是呈管形，粗细与小肠或结肠大约相似，而长则在 2~50cm 之间，其一端多与肠腔相通，但也可能完全不通。然而就其组织结构而言，重复的肠道有其共同特点：

1. 重复的肠道是与消化道的某部相邻接且紧密相贴的。虽然少数的重复肠道可像一个憩室样自肠壁向外突出，甚至有它自己的肠系膜（这种情况极为罕见），但绝大多数的重复肠道与正常肠道是紧贴而不可分的。重复畸形的肌层与正常肠管的肌层之间常有紧密的融合，有时甚至共有一个肌层，因此外观看来在表面虽有一条沟，但实际上两者是不可分的。

2. 重复肠道的囊壁有完整的平滑肌纤维，其厚度与正常的肠壁相似。这可以区别于其他的淋巴囊肿或乳糜囊肿，后者的囊壁是很薄的。

3. 重复肠道的囊内有完整的上皮组织，与消化道某部的黏膜相似，但却未必与其相邻的消化道黏膜一定相同。有时在一个标本中可以发现有二、三种不同的消化道黏膜，其中包括胃黏膜，因此重复肠道囊腔中的黏膜有时可形成溃疡，或发生出血。如重复肠道的囊腔与肠腔不相通，则囊腔内的黏膜还可因腔内压力过高而萎缩坏死。

至于肠道重复畸形对机体的影响，将视：①畸形变化的程度；②重复畸形的大小；③畸形所在的位置等因素而定。

【临床症状】 大多数的肠道重复畸形患者在婴儿时即被发现。临床上所表现的症状或体征，主要是属于下列几个方面：

1. 闭锁的重复畸形，其囊腔与肠道不相通者，因囊内的上皮组织分泌大量液体，致囊腔可以胀得很大，形成一个肿块，或者因囊内压力过高，产生显著的胀痛。

2. 胀大的囊腔可压迫其邻近的消化道，产生肠梗阻现象，特别是在咽喉、食管、十二指肠及直肠等处。

3. 肠道的重复畸形多位于肠壁的系膜面，常在系膜的两层腹膜之间，因此可能压迫系膜血管，引起囊肿本身或其邻接肠管发生出血、坏死等情况。

4. 如重复畸形之囊腔与肠腔相通者，一般不致引起疼痛或肠梗阻现象，亦不致有肿块出现。但囊壁内层的上皮组织可能包含胃黏膜，能分泌盐酸与胃蛋白酶，引起囊壁黏膜或肠黏膜之溃疡及出血等。

不同部位发生的畸形又将产生不同的症状：

(1) 舌咽部：常引起咽喉部的梗阻，有时并可出现肿块。

(2) 胸部：食管的重复畸形大多不与食管相通，临床表现很像一个纵隔肿瘤，极易产生各种压迫症状如气促、发绀、咳嗽、疼痛、吞咽困难等。又此处的畸形囊壁内常含胃

05

黏膜，其分泌之胃酸可腐蚀囊壁，穿透到食管或肺，引起反复的吐血或咯血。有时开口在十二指肠或空肠的重复畸形也可穿过横膈后部进入胸腔，其中的积气与积液可以引起心脏及肺的压迫症状，或者因并发溃疡出血而引起咯血和吐血。

(3) 胃：主要的症状是上腹饱胀、食欲缺乏，有时可以摸得肿块，偶尔也能引起梗阻症状。

(4) 十二指肠：该处的重复畸形多位于肠曲的内侧，因此常产生高位肠梗阻的症状，也常能摸到肿块，而临床上被误诊为先天性幽门梗阻。

(5) 小肠：巨大紧张的重复畸形能引起小肠的压迫症状如呕吐、腹胀及肠蠕动亢进等，有时有明显的腹绞痛，此外还经常能摸到一个球形而能活动的肿块。位于回盲部的重复畸形，即使较小也能引起早期的梗阻现象，偶尔还可能引起肠套叠。

(6) 结肠：闭锁的重复结肠常表现为一个可活动的肿块，有经常的腹胀和便秘，但很少引起完全的肠梗阻。连通的重复畸形就像双筒结肠，除非其下端闭锁或形成内瘘，一般并无明显症状。

(7) 直肠：闭锁的重复畸形多位于直肠与骶骨之间，肛门指诊时常可摸得一个囊性肿块，临床上常伴有慢性梗阻症状，有时便中带血，或大便呈扁平带状。有时重复直肠在肛门口有它各自的出口，形成两个肛门；或者开口到尿道，形成直肠尿道瘘；或者在下端完全闭锁，表现为先天性锁肛。

05

【诊断和鉴别】 肠道的重复畸形在术前多不易获得确切诊断。放射线检查虽有时对确定诊断有所帮助，但在多数情况下，X 线检查时仅能根据畸形肿块对空气及钡剂所造成的充盈缺损情况间接推断。确定诊断只有通过手术探查方能获得。

1. X 线检查

(1) 腹部平片：可以显示婴儿及儿童的小肠梗阻，但往往难以辨别是否为肠重复畸形引起。若不能辨别肠梗阻的部位是在结肠还是小肠时，应首先做钡灌肠除外结肠病变，然后对结肠无异常、小肠又无完全性梗阻指征者行钡餐检查。

(2) 钡餐表现：①回肠多见，形态可为管状或球状，长短不一，管径大小和小肠相似。②与肠道相通或不通。相通者可以有不同的相通方式，若一端相通，造影剂可从肠管直接进入其内，显示类似肠道憩室的 X 线征象。不通者，可在邻近肠壁、网膜、肠系膜之内形成囊肿，易发生肠扭转或肠套叠从而表现相应 X 线征象。③从小肠发出而经横膈进入胸腔的肠管型肠重复畸形，常以肿块的形式出现，通常呈管状，但有时也可呈球状。在正位像与纵隔右侧平行，在侧位像位于后部，往往同时伴有上部胸椎、下部颈椎畸形。此型肠重复畸形常起源于空肠接近 Treitz 韧带处，但也可来自十二指肠或回肠。

2. CT 检查 小肠重复畸形与肠道相通时，口服造影剂可进入其内，CT 难于与正常肠管鉴别。与肠道不通时，CT 上则表现为囊壁无钙化的单房性囊肿，其内均匀水样密度，增强后囊壁有强化。可因相邻肠管受压而有小肠梗阻征象。

食管的闭锁性重复畸形很像后纵隔肿瘤、胸膜囊肿或管囊支气管囊肿。胸腔内的肠道重复畸形其开口在十二指肠或空肠等处者，平片可见到囊内有气液面，钡餐后也可见有钡剂进入囊内，甚难与膈疝相鉴别。腹内的肠道重复畸形，应与肠壁的憩室、肠系膜囊肿及 Meckel 憩室形成的囊肿等相鉴别。结肠和直肠的重复畸形通过钡剂灌肠大都可得确切诊断。直肠后壁的囊性畸形应与脊髓膜前膨出相鉴别。

【治疗和后果】 肠道的重复畸形一经发现，应在病儿情况允许的条件下尽早施行手术治疗，因此等畸形存在，迟早会危及患儿之健康。手术的方式应视畸形位置及其周围的解剖关系而定，如有可能，最好将该畸形及其邻接的肠管一并切除，再作肠道的一期吻合。但有时因畸形的位置特殊，致使其邻接消化道的切除不合实际，在此种情况下，可以考虑选择其他的方法处理：

1. 将正常肠管与重复畸形之间的囊壁予以部分切除，使两腔合而为一。

2. 将重复畸形的大部分囊壁予以切除，仅留下与邻接肠管紧相粘贴的部分囊壁不勉强剥离，以免伤及正常的肠壁，但畸形组织的黏膜仍需予以剔除。

3. 偶尔可将重复畸形的囊腔与体壁相缝合，然后切开囊腔使其向外引流，即所谓袋形缝术(marsupialization)，使囊腔得以自行逐渐闭合。

试图将畸形囊壁切除时，极易损伤正常的肠壁，或者损伤分布到肠壁的血管，其结果均能引起肠壁坏死。故在大多数情况下，想单纯切除肠道的重复畸形是危险而不切实际的。手术的结果，只要有适当的术前准备，安全的麻醉配合，正确的手术方法，其死亡率是可以大大降低的。

四、卵黄肠管的未闭畸形——梅克尔(Meckel)憩室

梅克尔(Meckel)憩室是末段回肠肠壁上的指状突出物，为卵黄肠管部分未闭所遗留下的一种先天性畸形，因 Meckel(1809)首先对此作了完整的描述，故称 Meckel 憩室。

【胚胎学】 在胚胎的早期，中肠与卵黄囊之间原有卵黄肠管相连接。但至胚胎的第六周，该卵黄肠管逐渐闭塞成条索状而终至完全吸收消失，遂使中肠与脐孔完全分离。若该卵黄肠管在发育过程中闭塞吸收不完全，即可形成各种不同的畸形病态：如该卵黄肠管完全未闭，则将有先天性的肠瘘开口于脐孔；如仅有靠近脐孔一端的部分卵黄肠管未闭，则将形成脐部的囊肿或卵黄肠管囊肿；如卵黄肠管的近端即靠近肠管的部分未闭，则形成肠管的憩室，即所谓 Meckel 憩室，是卵黄肠管未闭畸形中最常见的一种。有时

卵黄肠管虽已闭合，但未被吸收，表现为自脐孔至回肠末端的一条索状纤维带。

【病理情况】 Meckel 憩室是各种卵黄肠管未闭畸形中之最常见者，但其发生率尚不到尸体解剖资料之 2%。一般男多于女，其比例约为（2~3）：1。

Meckel 憩室一般位于距回盲瓣 15~100cm 的回肠壁上，其基底在绝大多数病例是在肠系膜对侧壁上，但也有约 5% 的病例其开口是在肠管的系膜面。憩室的长短大小不一，但其直径一般总是小于回肠，长度则在 10cm 以下。长者多呈指状，短者基底较宽，多呈袋状。袋状憩室大多突出于肠壁之外，但较长的指状憩室有时可以倒伏黏附在肠壁之上，表面并有一层薄膜掩覆，与肠管的重复畸形有时颇难鉴别。Meckel 憩室有时也可有其自己的系膜及血管供给。

憩室的黏膜多与回肠黏膜相同，但约 1/3 的病例其黏膜可能含有异位组织，其中最多见者为胃黏膜组织，其次为胰腺组织，十二指肠、空肠和结肠黏膜组织也可能单独或合并存在。这种异位组织，尤其是胃黏膜组织可能与 Meckel 憩室的病变有一定关系，在有病变的憩室中 50% 可发现异位组织，而在无病变的憩室中，仅 5% 含有异位组织。

单纯 Meckel 憩室的存在不致引起症状，但约 1/4~1/3 的憩室却可以因多种的病理变化而引起严重症状。主要的病理变化有下列几种：

1. 炎症　憩室的急性炎症常见于憩室颈部口径较小，或憩室本身发生扭转，致憩室腔有梗阻的情况。炎症的结果因憩室腔内压力过高，常可导致憩室的坏死和穿孔，引起腹膜炎。憩室的坏死穿孔较之阑尾穿孔尤为危险，因憩室较为游离，炎症局限化的可能性较小。

2. 溃疡　憩室黏膜含有异位的胃黏膜组织时，常可发生黏膜溃疡，引起慢性腹痛、出血和穿孔等症状。溃疡的位置大都在憩室的颈部且靠近肠壁，故慢性溃疡有时又可导致回肠的瘢痕性狭窄及梗阻。

3. 粘连梗阻　憩室顶端原有连到脐部的索状纤维带可能未吸收消失，或者憩室周围因炎症而产生新的粘连，在这种情况下，由于：①一段肠袢可在憩室或纤维带所形成的孔道下穿过；②憩室或纤维带直接压迫其邻接的肠袢；③粘连牵拉过紧引起肠袢过于屈曲成锐角；④偶尔肠袢可沿憩室的长轴发生扭转，结果都可引起肠梗阻现象（图 5-15）。

4. 套叠、扣结　底部宽畅的憩室可能向内翻入回肠腔，成为套叠的起始点，憩室本身有病变（肿瘤或异物）者，虽不翻入肠腔也可发生套叠。细长的憩室可能盘绕小肠，自己形成扣结，同时引起肠梗阻。

5. 扭转坏死　大的囊状憩室具有蒂柄样的底部者，偶

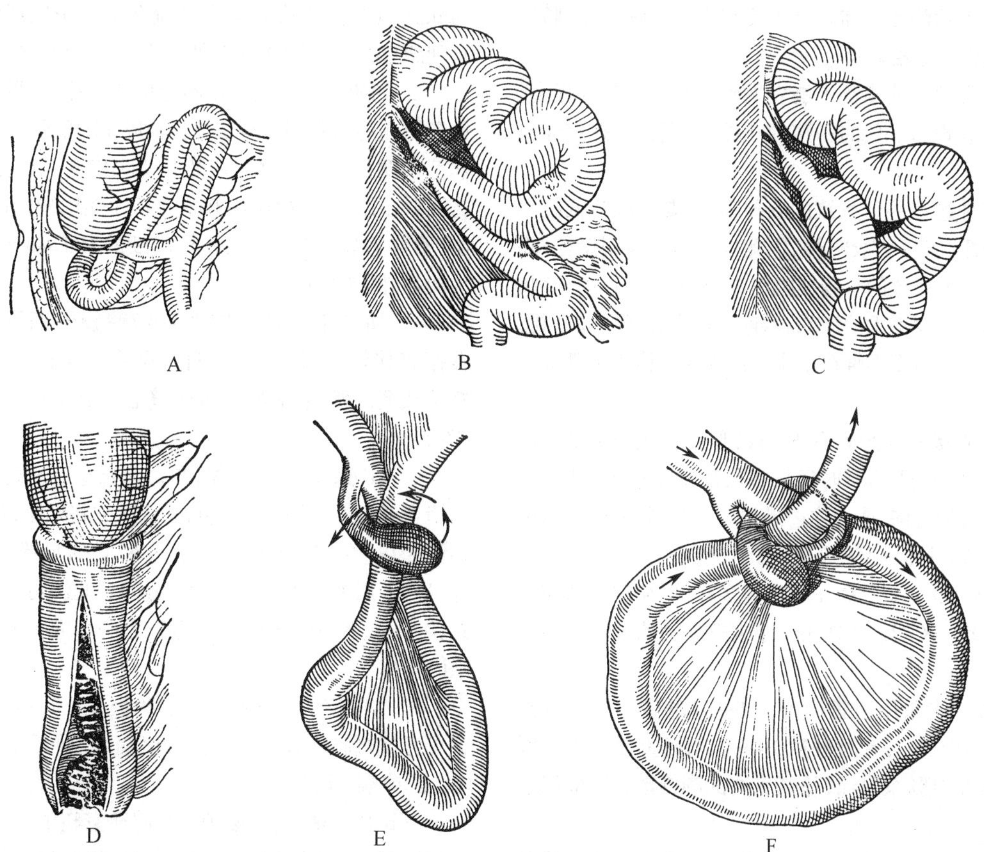

图 5-15　Meckel 憩室引起肠梗阻的原理

A. 一段肠袢在憩室或纤维带所形成的孔道下穿过，或憩室、纤维带直接压迫邻接的肠袢；B. 粘连牵拉过紧引起肠袢的过度屈曲；C. 肠袢沿憩室长轴发生扭转；D. 憩室引起肠套叠；E、F. 憩室引起肠扣结

尔可以自身发生扭转，引起急性腹痛，甚至绞窄坏死而发生腹膜炎。

6. 其他病变　如异物、肿瘤、结核、结石等均有可能发生，临床上虽较为罕见，但蛔虫进憩室腔内引起炎症穿孔者并不罕见。钱礼教授曾见过一支鸭羽的翎管插入憩室腔内引起穿孔的病例。

【临床表现】 Meckel 憩室症状发生的时间大都在童年和青少年，一般在 25 岁以前，最多发生在 5 岁以内。发生病理变化时，不论其真正的性质如何，临床表现依其发生率依次排列，不外炎症、溃疡、肠梗阻及局部肿块等几种类型。

憩室炎的临床症状主要表现为右下腹疼痛、压痛、腹肌紧张、发热及白细胞计数增高等炎症反应，与急性阑尾炎很难鉴别，临床上亦常误诊为阑尾炎。但一般憩室炎所致的炎性体征较偏于腹中部，腹泻之机会较多，大便中可能带有血液。无论如何，有上述症状者必须行手术治疗，如手术发现阑尾是属正常而不能解释临床现象时，应即追踪观察末段回肠大约 150cm，以确定有无 Meckel 憩室病变。

憩室溃疡除可表现为不定型的腹痛外，最突出的症状是肠道出血。这种出血大多不伴有腹痛或仅有轻度腹痛，但失血的量和速度可能很大，往往引起严重贫血，甚至发生休克，这可与肠套叠相鉴别。有时出血也可以较为缓慢，仅表现为大便中的隐血。临床上需要与十二指肠溃疡、肠道肿瘤及直肠息肉等相鉴别。

憩室炎和憩室溃疡都可能发展到坏死及穿孔的程度，此时的临床表现与一般的肠道穿孔无异，损伤性憩室穿孔亦是如此。

不论何种憩室病变所致的肠梗阻，主要表现为低位小肠的急性梗阻，且多为绞窄性，因此也常有腹膜刺激征，临床上与其他原因所致的小肠梗阻很难鉴别。具有这些症状的患者一般都需要手术治疗，故术前的病理诊断亦非必要，而病变的真实性质则不难在手术时或手术后检查病理标本时确定。

脐孔有粪瘘时应想到有 Meckel 憩室存在的可能。卵黄肠管已有部分闭塞者有时仅见脐孔有少量黏液分泌。用探针探查瘘管的方向，或者注射碘油后用 X 线检查，可以确定病变的性质，并排除脐尿管未闭的可能。

【诊断】 Meckel 憩室临床表现多样，单纯靠症状作出诊断并不容易。X 线、MRI、核素扫描等检查在临床上有较高价值。

1. X 线　多采用钡餐检查。Meckel 憩室基本上都是单发，长度多为 5cm，有时可达 10cm。与肠重复畸形不同的是憩室多在对肠系膜缘，呈基底宽的圆锥形，顶端较尖，深浅不一。

2. MRI　增强扫描 Meckel 憩室黏膜发现，憩室黏膜较相邻小肠黏膜明显强化。

3. 核素扫描　利用 ^{99m}Tc- 过锝酸盐能浓聚于胃黏膜的黏液分泌细胞的特性，在有异位胃黏膜的 Meckel 憩室部位可以见到放射性核素浓聚区，与胃显影过程同步。该法较常规 X 线检查阳性率高。Meckel 憩室合并小肠高位肠套叠时，X 线检查易漏诊，放射性检查有较大价值。

【治疗】 Meckel 憩室已经发生病理变化而有临床症状时，大都需要手术治疗。如患者在手术时不能发现其他病变足以解释其临床症状，则必须检查回肠末段至少长达 150cm，以确定有无 Meckel 憩室病变，避免遗漏真正的病因而任其继续发展，造成严重后果。如在一般的腹腔探查时偶然发现有 Meckel 憩室存在，即使憩室尚无明显病变亦应予以切除，因约 25%~35% 的憩室可能发生病变，而憩室一旦发生病变时后果都较为严重。但在下列情况下即使发现憩室亦不宜切除，可以视为切除之禁忌：①其他器官有急性炎症；②有与憩室无关的急性肠梗阻现象存在；③患者一般情况不佳，或已有肿瘤之转移。

手术可在吸入全麻下进行，成年患者亦可采用腰椎麻醉。右侧经腹直肌切口可获得良好的暴露。进入腹腔后首先找到回盲部，然后沿末段回肠向上探查以发现憩室的所在，并决定其病变之性质，同时有粘连者应予以分离，有肠梗阻者给予解除，有肠套叠者可先复位。

憩室截除的方法，视憩室底部之大小，及其邻接肠道的病变情况而定，一般可采用下列几种方式：

1. 如憩室的基底部直径小于 1cm 者，可按阑尾截除法切除之，其残端经结扎后再用荷包缝合予以埋藏。注意分布到憩室去的血管必须个别予以结扎（图 5-16）。

2. 如憩室的基底较宽不能单纯结扎者，可用两把有齿血管钳在憩室底部以与肠管长轴成 45°角的方向予以钳夹，然后在两把血管钳之间切断并切除憩室，最后用双层缝线将肠壁予以缝合，内层用 Parker-Kerr 连续缝合（仅缝浆膜肌层、不穿透黏膜层），外层再用间断的 Halsted 或 Lembter 缝法加强（图 5-17）。

3. 如憩室之基底较宽且肠壁较厚而硬，不宜用血管钳直接钳夹者，可以用两对血管钳在正常的肠壁上行楔形切除，然后将创口横向缝合使肠腔不致形成狭窄（图 5-18）。

4. 如憩室之基底很宽，在切除憩室后不可能使肠壁横向缝合者，则可按 Poth 和 Martin 法，先将回肠以憩室根部为顶端予以重叠缝合，然后切除憩室，此时创缘已相距较近，即可用一般的内翻缝合法将它缝闭。此法可以保证肠腔不致狭窄，又不必将肠袢整段截除，是一个简单而有效的术式（图 5-19）。

5. 如憩室所在的肠袢亦已为炎症及其他病变所累及，也可考虑行肠袢截除术（包括憩室），继以回肠的侧 - 侧吻合（较佳）或端 - 端吻合。

不论用何法截除，必须注意将憩室整个切除，勿留下憩室的颈部，否则病变及异位的胃黏膜组织仍可能残留，有复发溃疡和出血等症状的危险。

【预后】 无病变的憩室切除不应有死亡率。已有并发症的手术死亡率约在 10% 左右，死亡率高的原因是诊治过

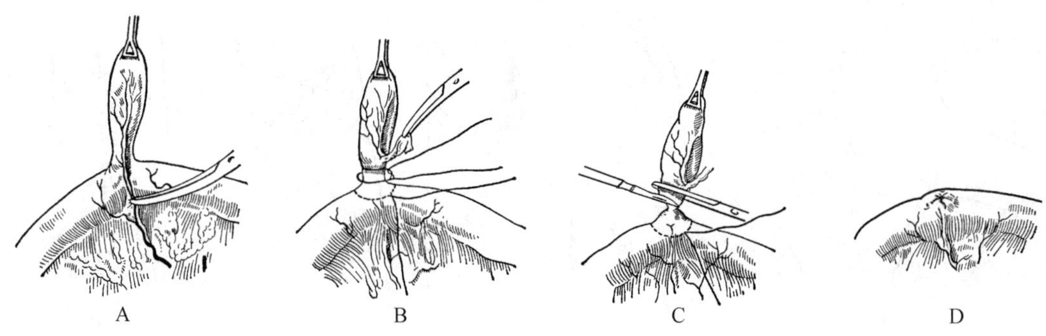

图 5-16　小型(基底小于 1cm)憩室之截除法

A. 结扎切断卵黄管血管;B. 憩室系膜切断后在憩室根部用钳压窄,并在压迹上用丝线结扎;然后在憩室基底部作一荷包缝线;C. 在憩室根部结扎线之远端约 0.3cm 处将憩室切除;D. 将憩室残株埋藏在荷包缝线中

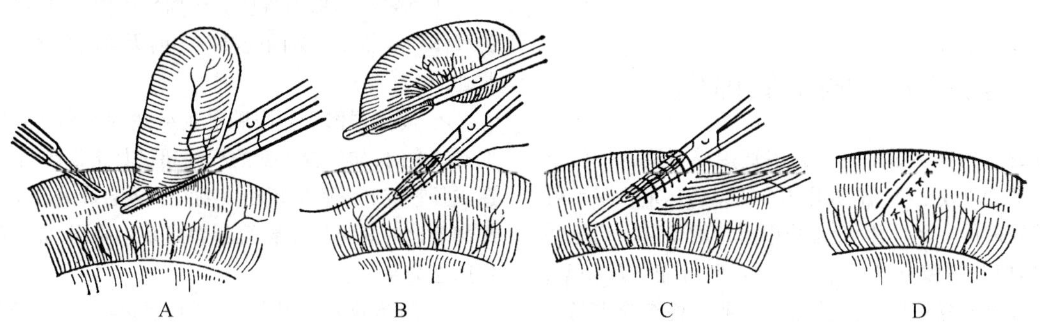

图 5-17　基底较宽的憩室切除法

A. 憩室根部用二把血管钳以与肠管长轴成 45°角的方向予以钳夹;B. 切除憩室;然后以 Cushing 或 Parkor-Korr 连续缝合法内翻缝合切缘之浆膜肌层;C. 再作第二层的间断的 Halsted 或 Lembert 浆膜肌层缝合,予以加强;D. 缝合完毕之状

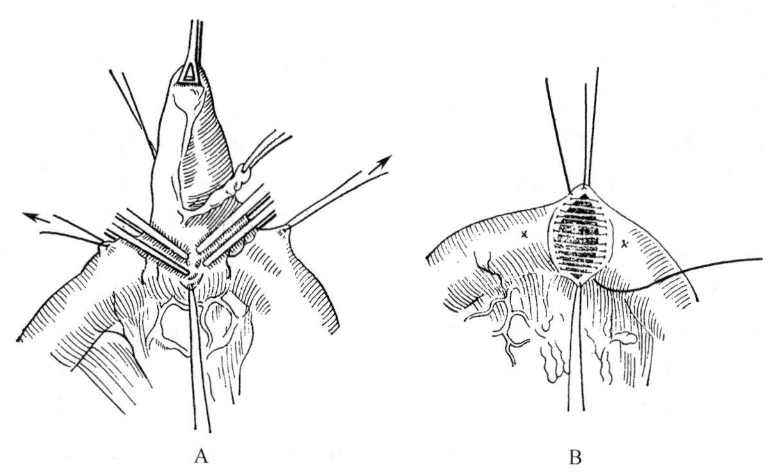

图 5-18　基底较宽、肠壁较厚,或基底部有穿孔的憩室切除法

A. 憩室切除时包括部分肠壁之楔形切除;B. 开放肠腔,将创缘横向缝合;内层可作 Connell 内翻全层缝合,外层用连续 Lembert 缝合。图为内层作 Connell 全层缝合之状

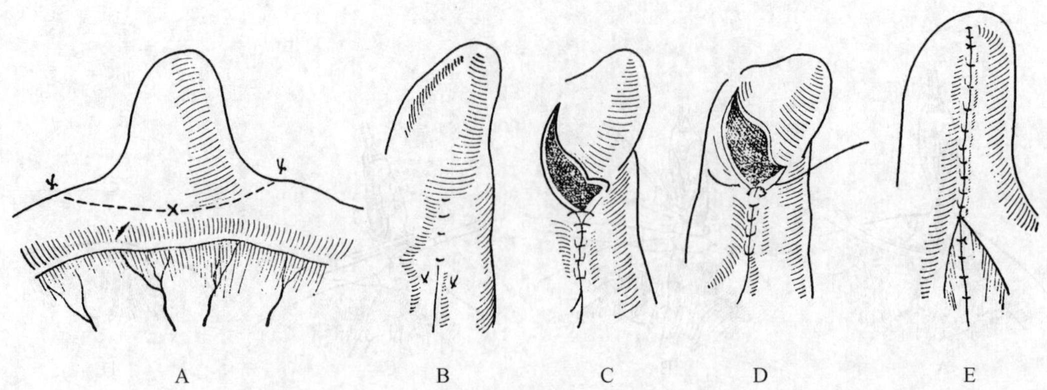

图 5-19 大型憩室之 Poth 和 Martin 切除法

A、B. 以憩室根部为顶点，缝合其上、下端之肠管后壁；C、D. 憩室之切除；E. 为创缘缝合后之状

晚、病情严重，且患者多为小儿之故。

（尹路）

第三节 肠道的损伤

肠道的损伤在多数情况下是因直接或间接的外伤所致。偶尔，腹肌的过度收缩，如用力举重或搬运重物时也可引起肠道的损伤。此外，医疗工作中所致的肠道损伤也并非罕见，如切开腹膜分离肠袢间的粘连时可能伤及肠壁，腹腔穿刺时也会意外伤及肠管，乙状结肠镜检查或灌肠排气时也可能引起结肠损伤，用过硬的橡皮管引流腹腔也可能造成肠管的压迫坏死，此等医疗事故自需尽力注意避免。本节所论述的是以肠道的外伤性损伤为限。

肠道的外伤性损伤基本上可分为非穿透性损伤和穿透性损伤两类。

一、肠道的非穿透性损伤

所谓肠道的非穿透性损伤，是指腹壁并无穿透性损伤而肠道已有损伤的情况而言。在多数情况下，腹壁的损伤非但是非穿透性的，且常是闭合性的，即皮肤亦完整无损，但有时也可能伴有腹壁的开放性损伤，只是并未穿透入腹腔而已。

【病因】 造成肠道非穿透性损伤的主要原因为各种钝性暴力，其形式可以是多种多样的，如撞、击、挤、压、跌伤等，大都为和平时期从事劳动或日常生活中发生的意外事故所致。在战时，各种利器多导致穿透性损伤，但剧烈爆炸所引起的气浪和水浪，有时也可造成内脏的非穿透性损伤。

引起肠道损伤的各种钝性暴力，就其作用的原理而言，约可分为三类：

1. 直接损伤 为暴力直接作用于腹腔的结果，是造成损伤的主要原因，暴力作用的方式有：

(1) 挤伤：外力垂直作用于腹壁，将肠袢挤压在坚硬的脊椎体或骶骨岬上，引起肠管的较大裂伤。

(2) 撕裂：外力以斜切的方向作用于腹壁，引起肠管自其附着系膜处撕裂。

(3) 压伤：腹部因直接受压而致腹内压升高时，肠腔内的气体和液体在曲折的肠袢间一时无旋转余地而致肠壁被胀破。

2. 间接损伤 当腹腔受到突然的振动而致肠管的位置有改变时，如位置改变的程度超过其正常活动范围，就可造成肠管或其系膜的折断或撕裂。人自高处跌下以双足或臀部着地时容易发生肠管断裂或系膜撕裂，即是间接暴力作用之结果。

3. 肌肉收缩 用力举重、搬运重物，甚至身躯突然过度后仰时，均有可能因腹肌的强力收缩而致腹内压力过高，引起肠道破裂或系膜撕裂。

需注意者，虽然肠道损伤一般多是严重暴力的作用结果，但有时腹部轻微的撞击也可能伤及内脏，特别是小肠，此时腹壁往往并无任何擦伤或挫伤的痕迹。相反地，巨大的暴力引起腹肌的严重断裂者，有时反已无力再导致肠壁的损伤。

【病理】 肠道的非穿透性损伤主要表现为挫伤和破裂两种形式，受伤的组织可以是肠壁本身，也可以仅累及肠系膜，肠管破裂的程度可以是完全的或不完全的，而损伤的部位又可以是单个或是多处的。

肠壁的轻微挫伤大都可以自行痊愈而不被觉察。较严重的挫伤当时虽不一定有明显变化，却可以导致若干严重后果：受伤的黏膜可以形成溃疡，肠壁可以坏死而形成穿孔，细菌可自挫伤的肠壁向外侵袭而引起腹膜炎，挫伤的肠壁愈合后也可能形成肠管的瘢痕性狭窄等。

肠壁的破裂可以是不完全的或完全的。不完全的破裂仅有肠壁的一层或多层的裂开，但腔尚未与腹腔连通。多数的情况是浆膜或浆膜肌层有裂伤，而黏膜下层与黏膜则属完整，因此可以避免立即发生腹膜炎。完全的破裂有时可以很小，仅约 2~3mm 直径，但也可以很大、足可容纳一指，甚至肠管完全断裂。其破裂的方向可以与肠管的长轴垂直或是平行的，破裂的部位可以在肠管的对系膜面或在其系膜侧，裂口的边缘可以很整齐或是参差不齐的。肠壁

05

破裂以后，因肠壁肌肉收缩之故，黏膜必然向外翻出，如裂孔较小者，在一定程度上可以使裂孔完全被填塞而暂时制止了肠内容物的外溢，即使肠管完全断裂，由于肠壁环状肌收缩的结果使肠管变细，且肠蠕动亦被抑制，在一定时间内肠内容物的外溢量也很少，所以争取早期治疗(3~4 小时内)能得到较好的疗效。

结肠的损伤有其特殊性：因结肠的位置较固定，特别是升、降结肠，其一端有回盲瓣而另一端有肛门括约肌，再加结肠壁较薄而血运又较差，故结肠外伤后破裂之机会较多，而愈合的能力则不如小肠。又升、降结肠有部分是在腹膜外，肠内容物的刺激性一般较小，但所含细菌则较多，其感染力较强，因此结肠损伤后早期的症状可能不严重，检查发觉的时间一般较晚，而感染的危险性和严重性则较大。

小肠的系膜、大网膜、横结肠系膜在非穿透性损伤时也可以被挫伤、撕裂或撕脱。轻度的挫伤仅形成系膜内的小血肿，可自行吸收而不发生严重后果；严重的撕裂伤可引起大出血，或者与肠管完全分离而造成后者的坏死。

【症状】 总的说来，肠道损伤的临床表现将取决于损伤的程度、受伤的时间及是否同时有其他内脏损伤。一般在受伤初期，局部多有腹膜刺激现象，而患者全身常有一定程度的休克，至后期则局部有明显的腹膜炎症状，而全身则有中毒症状。

早期表现：受伤后不久患者大都处于休克状态，面色苍白、皮肤厥冷、脉搏微弱、呼吸浅促、血压下降，表示有严重的内脏损伤存在。上述的初期休克现象经过短期的保守治疗后多能有所好转，而如在一定时间内全身情况未见好转者大都表示情况严重，有并发内出血或腹膜炎的可能。

局部体征在受伤初期多表现为腹膜刺激，患者常有明显而持续的腹痛，初时遍及全腹，继而局限于病变部位。腹壁压痛和腹肌紧张亦颇显著，虽亦可能累及全腹，然而也以损伤部位最为突出。但如肠道仅有挫伤而无出血穿破，患者处于严重休克状态，或者病变已发展至弥漫性腹膜炎而有显著之肠胀气时，腹肌紧张的现象可以不明显。

反应时期：患者在伤后经过一个短时间的保守治疗，除非伤势严重，一般都能自休克状态逐渐复苏，血压脉搏等基本恢复正常，腹痛及腹肌紧张的情况也能有所好转，在穿孔较小的患者，常因此而延误了良好的治疗时机。

晚期情况：腹内如有出血、穿孔等损伤存在，则患者不论有无反应期，势必在一定时期内(6~12 小时)再度恶化。

有内出血者，常有脉搏转快、血压下降、面色苍白、辗转不安等现象，并可能出现恶心或呕吐。检查腹部时，将见腹肌紧张和压痛再度遍及全腹，腹内早期即有移动性浊音，同时，如反复进行血常规检查，可见红细胞和血红蛋白的逐步降低，腹腔试验性穿刺时能抽得不凝固之血性液体，则诊断即可确定。

有腹膜炎时，症状将更加明显。在反应期后，患者之脉搏和体温将继续上升有反复或持续的恶心或呕吐，同时腹部疼痛、腹壁压痛和腹肌紧张亦将更为普遍而严重。听诊时，肠鸣音消失，叩诊时呈鼓音，并有移动性浊音，肛门指诊时盆腔、腹腔有压痛，以上情况均为腹膜炎的明显体征。有时如发现腹腔内有游离气体，或腹后壁有皮下气肿，则更表示腹内有空腔脏器的破裂，十二指肠、结肠之腹膜外破裂，此等症状不常见。偶尔在腹部听诊时能听到心肺音的传导，可表示腹腔内有积气或积液(Claybrook 征)，在腹部有损伤史时，应疑出血或腹膜炎的情况存在。但这不是可靠的体征。血液检查常有白细胞增高现象，腹腔穿刺可得脓性渗出液及大便样肠内容物，诊断自可无疑。

总之，在腹部有钝性损伤时，首先应排除胸部、脊椎及肾脏的损伤，其次应根据受伤的部位和性质，临床表现的症状和体征，依次排除肝、脾、小肠及结肠、胃、膀胱及胰腺等损伤之可能性。如患者在伤后 2 小时仍感腹痛，同时伴有恶心、呕吐、脉搏加速、呼吸浅促、腹壁紧张及局部压痛等症状，且有逐渐加剧之势者，应疑有肠道破裂的可能。

【诊断】 肠道的非穿透性损伤在早期一般不易确诊，因无典型症状可作为早期确诊的依据，至晚期诊断虽易(内出血或腹膜炎)，但实际价值不大，因手术的危险性和死亡率将大为增加。

早期诊断的关键在于提高警惕、严密观察。任何轻微的腹部损伤，都可能引起肠道的严重损害，包括肠系膜的损伤出血及肠管的挫伤穿破。仔细分析损伤情况、暴力性质、作用方式及受伤部位，再结合系统的体格检查，一般不难得出初步诊断。对可疑的患者一时不能确诊者，应该严密观察，对患者的体温、脉搏、呼吸、血压等每半小时或一小时记录一次，以观察病情的进展，如历时 3~4 小时后仍有可疑，则最稳妥的办法是立即进行剖腹探查。腹部的持续疼痛，腹壁压痛和腹肌紧张的渐趋严重，亦为早期手术的绝对指征。

【治疗】 肠道损伤一经确诊或有高度可疑时，应即采用手术治疗。

1. 术前准备 此等患者在入院时大都有一定程度的休克，故术前应积极进行抗休克等治疗，争取在全身情况改善后再施行手术。如经积极治疗后患者情况仍未好转，则大都表示病势严重，尤具有内出血的可能，此时需要当机立断，毅然进行手术抢救，因有时只有在处理好腹腔损伤、特别是对出血点进行止血以后，休克情况方能改善。术前治疗包括止痛、保暖、输血、输液、胃肠减压、抗菌素注射等项，同时还需严密观察和记录病情的变化。

2. 麻醉选择 以能获得充分的腹肌松弛而又不增加休克程度为原则，气管插管后乙醚吸入，必要时再给予肌肉松弛剂，常能得到满意之效果。病情严重者可用针麻或局麻。

3. 手术方法 右侧旁正中或右侧经腹直肌切口，切口的中点在脐平面，必要时可以向上或向下延伸，如此能获得理想的暴露，并可提供广泛的探查。

如进腹后发现腹腔内有多量积血，表示有明显的出血点，应即按下列次序顺序检查：肝、脾、胃、十二指肠、十二指肠空肠曲、胰腺、大网膜、肠道及其系膜，最后检查盆腔器官。只有在出血点已经控制以后，方能寻找并处理肠道损伤。

如有肠系膜的撕裂，则一般出血多很剧烈，经止血后，应即观察有关肠曲是否有缺血坏死。如肠壁颜色呈紫色或棕黑，或有其他可疑的表现，宁可作为坏死肠袢处理。一般肠系膜纵向撕裂者对肠壁血运的影响较小，在出血点结扎止血后可以修补缝合。如肠系膜是横向撕裂且超过一寸以上者，该有关肠袢常有严重缺血，一般应予切除。如肠系膜中有巨大血肿，应将血肿纵向切开，清除血块，找到出血点予以结扎，然后再将系膜腹膜缝合（图 5-20）。

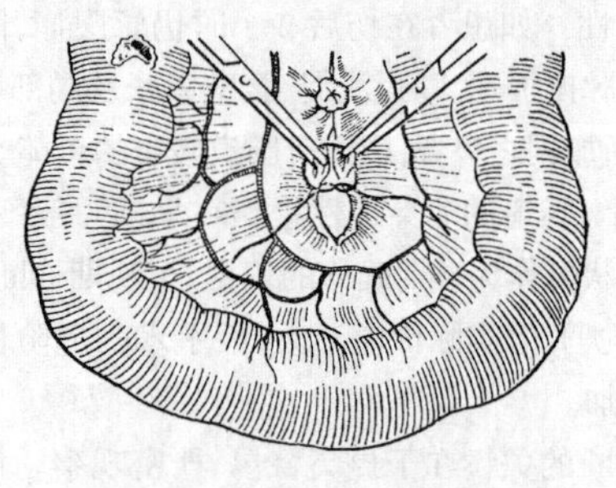

A

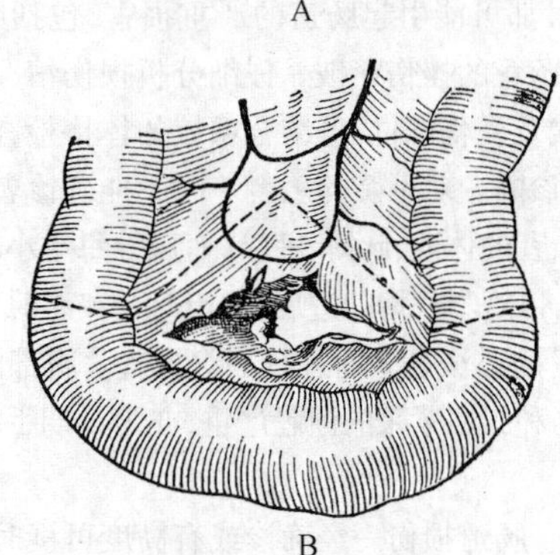

B

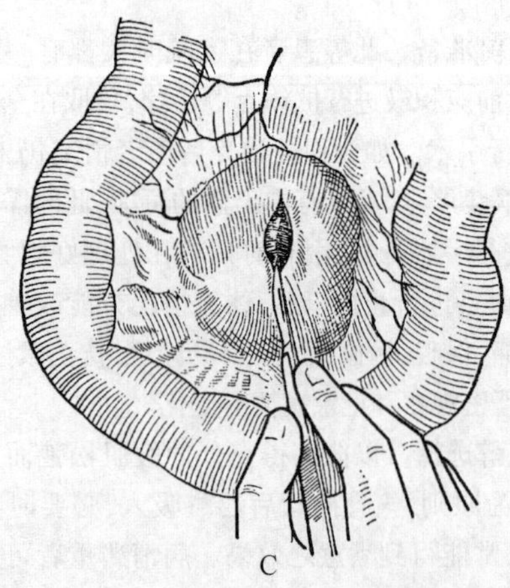

C

图 5-20　肠系膜裂伤和血肿的手术治疗

A. 肠系膜纵向裂伤，血管仍完好，可予修补缝合，个别出血点予以结扎止血；B. 肠系膜横向裂伤超过 3cm 以上，直血管损伤甚多，应按虚线所示将受累肠曲切除后作端 - 端吻合；C. 肠系膜内的大血肿，应将系膜纵向切开，清除血肿，找到出血点予以结扎后再缝合系膜腹膜

如开腹后未见严重出血，则应将小肠及其系膜逐段检查：先自十二指肠空肠曲或回盲部开始，将一个肠袢拖出切口外仔细检查后放回腹腔，然后再依次检查下一个肠袢。检查时应仔细，以免遗漏小穿孔，同时也应注意肠系膜损伤的情况，但每一个肠袢只需要检查一次，不必重复检查，以免延长手术时间，增加休克程度。在检查过程中如发现有一处穿孔时，应暂用 Allis 钳夹住后再用温盐水纱布包裹，然后继续检查肠道的其余部分，至整个肠道检查完毕再决定处理办法。

根据肠袢损伤的情况，可作不同的处理：

(1) 位于肠壁对系膜侧面上的小穿孔，可用荷包缝合法予以闭合，再用间断的 Lembert 或 Halsted 缝合予以加强。

(2) 较大的横位裂口可将创缘修整后，先用 Connell 内翻缝合法闭合，然后再用 Lembert 或 Halsted 缝合加强。

(3) 较大的纵形裂口（即与肠管的长轴平行者），最好按 Poth 和 Martin 法，先将创缘修剪整齐，并将肠管折叠缝合，然后再缝闭创口（图 5-21）。

(4) 有下列情况者，可将该段小肠切除，然后作端 - 端吻合：

1) 肠袢已有严重挫伤，且已显然失去活力者。

2) 肠系膜裂伤后，有关肠袢已经变色，或肠系膜直接自肠袢剥脱分离已超过一寸以上者。

3) 肠系膜或肠壁已有出血性梗死现象者。

4) 肠壁上有巨大裂孔、且其周围之肠壁又有明显的充血水肿者。

5) 肠袢的小范围内有多数穿孔，特别有两个穿孔相邻甚近者。

6) 穿孔是在肠管的系膜缘，甚至即在两层腹膜之间者。

7) 某些肠管的不完全破裂，或肠管系膜缘的挫伤已有系膜血管的出血现象，单纯修补恐不可靠者。

除非患者情况十分危急，一般小肠的损伤不宜外置造瘘，对空肠的损伤更应避免行造瘘术。对结肠的损伤，虽损伤的机会较少，但因感染的危险性很大，且因结肠壁血供较差，愈合能力较弱，故其处理原则与小肠有所不同。小肠的损伤以修补缝合及切除吻合为主，结肠的损伤则偏重于外置造瘘，在战时尤应如此。不同情况的处理方法如下：

(1) 细小的穿孔，尤其是在腹腔内有腹膜掩盖的部分，在早期可以采用单纯修补术：内层用荷包缝合，外层用 Lembert 或 Halsted 间断缝合。

(2) 较大的结肠损伤其肠壁血运尚属良好者，也可以采用修补缝合法，但常需要在其近侧（一般是横结肠或盲肠）作结肠造瘘（最好完全性造瘘）；至修补处已完全愈合，腹内感染已完全消灭后再闭合造瘘口。

(3) 如穿孔是在升、降结肠的腹膜外部分肠壁，则无论对裂孔本身缝补或不缝补，必须于腹膜后间隙中放置引流（或使之形成暂时的粪瘘），防止感染在腹膜后扩散。

(4) 如结肠损伤较重，或肠壁的活力较差，单纯修补后

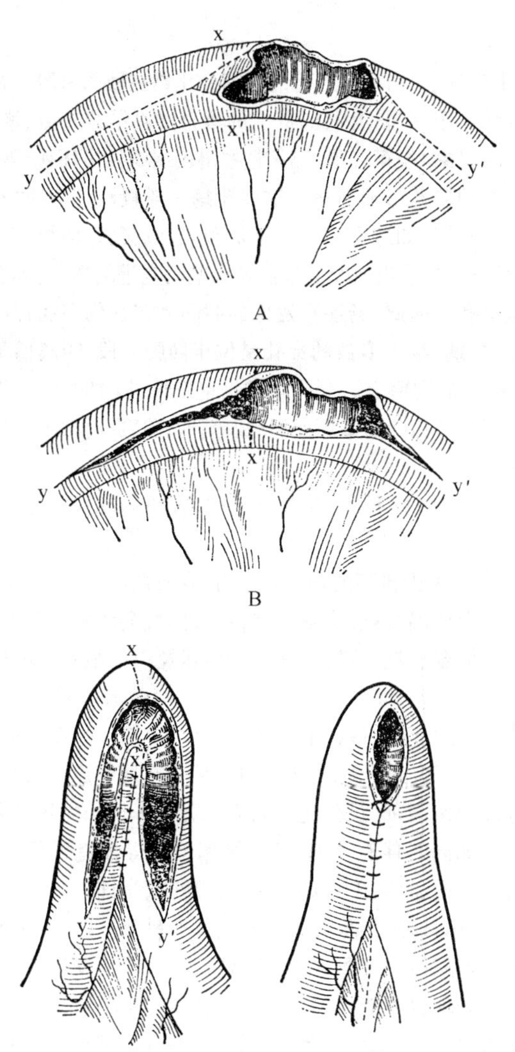

图 5-21 肠袢广泛损伤的修补法(Poth 和 Martin 法)

A. 肠壁有广泛而不规则的缺损,范围已超过肠管直径的一半以上;B. 将损伤的边缘予以修整,并向两端适当切开至 yy′点;C. 肠袢先以 xx′为顶点予以折叠缝合,继按一般肠吻合法将后唇予以全层缝合后再转而缝合前唇。注意 xx′应选择肠腔直径最大之处,yy′点则与 xx′等距;D. 示前唇继续缝合之状。实际上前后唇均应用双层缝合法;内圈后唇用连续全层缝合,前唇用 Connell 全层内翻缝合,外圈用间断的 Lembert 或 Halsted 缝合

能否愈合有疑问者,应行结肠外置造瘘术,不宜作一期切除吻合术。若损伤者为固定部分的结肠,则需将结肠旁侧腹膜切开,使结肠获得松懈后再行外置。

【预后】 肠道的非穿透损伤是一种严重的疾患,除非及时诊断后有合理的治疗,否则预后大多不良。除时间因素以外,其他如暴力的性质,损伤的部位,有无其他腹腔内(如肝、脾、肠系膜)或腹腔外(如肾、膀胱)器官之同时受伤,以及外科医师的判断能力和技术水平等,均与预后有密切关系。过去估计,在伤后 6 小时内能行手术治疗者,死亡率不过 10%,总的死亡率约为 50%~70%。随着外科技术发展和有效抗生素的应用,总的死亡率已经降至 40% 以下。

二、肠道的穿透性损伤

腹部的穿透性创伤多为锐器所致。在战时以刀剑刺伤,枪弹及炮弹片之击伤为主,在平时偶然也可能发生腹部被钉、刀、竹针、木刺等刺伤的事故。腹壁有明显的穿透伤者,肠道及其他腹内脏器大都也有损伤,其诊断可以一目了然,有时甚至可见小肠已自腹壁创口中脱出,有肠内容物自伤道中流出。

【病理】 腹壁的创伤根据致伤物的性质可有不同的大小或形态,或大而不规则,或小而圆整。从这些穿透性的创口内,有时可见到有胃、肠道的内容物或气体逸出,也可能有一段肠袢或一片网膜脱出,或见血液自创口内连续地或间断地流出。

根据腹壁创口的位置和方向,一般都能大致地猜测到腹内脏器受伤的部位和性质。有时致伤物进入机体的部位虽不在腹部,例如有时创口在胸部、臀部或背部,也可能深达腹腔而引起腹内脏器的创伤。至于腹内脏器本身损伤后所发生的病理改变,将视致伤物(武器)的性质、速度、大小、形态等条件而异,但总的不外实质脏器的破裂出血、和空腔脏器的穿透性腹膜炎两种基本病变,惟严重程度不同而已。

【症状和诊断】 腹部穿透性创伤后,早期表现有明显的休克现象;在较晚期,则根据其病理性质,主要表现为内出血或穿孔性腹膜炎的症状,或者两种情况同时存在。

其诊断一般是一目了然的。但有时如致伤物的入口不在腹部而又无出口可见,早期确诊便感困难。观察腹壁有无紧张和压痛,肠鸣音是否消失,虽对诊断有一定帮助,但亦非绝对可靠。此时 X 线的检查常能提供有价值的证据:除观察腹内有无游离气体、有时可以提供肠道有无穿孔的线索外(注意单纯的小肠穿孔在腹腔内可以不见积气,故检查阴性不能排除小肠损伤的可能),主要观察致伤异物的位置,常可以借此推断腹内有无损伤。例如在肋骨下部遭到弹片伤时,如 X 线检查发现弹片是在横膈以上,虽有腹肌的紧张现象,患者常可用保守疗法处理,相反如弹片是在横膈以下时,常需立即剖腹探查。

【治疗】 任何一个腹壁的开放性创伤,不论是穿透或是非穿透的,均应即时进行清创术,将创口内污物及创缘的受伤组织清除修理后予以稀松的缝合。如确诊是穿透性损伤时(有肠袢或大网膜脱出,或有肠内容物溢出),除非患者已濒于垂危状态,否则均应尽早开腹探查。当然,对穿透性损伤近年已有不行剖腹而以清创后保守治疗方法获得成功的报道,但其指征确要严格把握,而且有延误治疗之嫌,并不宜过分提倡。

对于腹壁伤口中脱出的肠袢或网膜,不宜立时还纳至腹腔内,可留至手术时一并处理,应尽可能用消毒或清洁的纱布或手巾加以掩覆,以免遭受更多的污染,或遭到后续的损伤。

腹部损伤的患者,也可能同时有其他的创伤需要处理。

此类患者如情况不十分危急，最好在开腹以前先将后背、臀部或下肢后侧等处的创口予以处理，因经验证明，如在开腹手术后再将患者翻转侧卧或俯卧以处理背部的创伤，有时能导致血压迅速下降，甚或突然死亡。

手术时，不论腹壁创口在何部位，最好仍经右侧旁正中切口或右侧经腹直肌切口进入腹腔，因术前不可能绝对肯定损伤的部位，手术本身带有探查性质，右旁正中切口能得到最好的暴露。由于小肠有较大的活动性，常见腹壁创口在左侧者，结果发现穿孔的小肠是在右侧，有时肠道穿孔还不止一处，凡此均说明有进行全腹探查的必要。

进入腹腔后之第一步亦应首先寻求明显的出血点并予以适当的止血。

至于对小肠及其系膜损伤的处理，原则与前述非穿透性损伤相同。如有可能，应尽量做小肠穿孔的单纯修补，其死亡率显然较肠切除为低，只有在修补后肠管会引起显著的狭窄，或小范围内有多数穿孔而修补过于费时费事时，才可考虑行小肠截除及端-端吻合术。

结肠各个部分损伤的机会大致相等，据 Naunton Morgan (1945) 对 128 例战时的结肠损伤患者的分析：自后背穿入的弹片大部伤及结肠的固定部分（升、降结肠），而盲肠和横结肠的损伤则大都来自前方。其处理原则和方法已于前段中有所叙述：单纯的穿破可以修补，肠壁血运较差者应多考虑行一期切除吻合或结肠外置术（Mikulicz 法），腹膜后的破裂在缝补后还必须行腹膜后引流。Morgan 认为在战时不宜行结肠切除及一期吻合，因其死亡率较高，只有盲肠的严重损伤，可以行末段回肠和盲肠的截除及回肠横结肠吻合术。

【预后】 腹部穿透性损伤的预后一般较非穿透性损伤差，因这种情况大多发生在战时，治疗的时机可能有延误，并发其他损伤的机会较多，而患者的情况也每因饥饿、寒冷、疲倦等因素而更恶化。

（尹路）

第四节　肠道的炎性疾患

肠道的炎性疾患主要是属于内科的范围，如一般的肠炎、肠伤寒及痢疾等，均以内科疗法为主。但有时这些病变的某种并发症，或是病变的某些特殊表现，需要用外科方法治疗，又有些肠道的炎症病变则基本上是属于外科的范围，一般需用外科方法处理。这些知识对外科医师来说也是必须具备的，兹就有关病变分别叙述如下。

一、肠伤寒

肠伤寒是伤寒杆菌（B.Typhosus）所引起的一种肠道感染，临床上主要表现为持续的热型，相对的缓脉及白细胞的减少。肠伤寒是一种内科病，基本上需用药物治疗，但它所发生的急性并发症如肠出血、肠穿孔、胆道感染（急性胆囊炎）及伤寒杆菌败血症引起的转移性脓肿等，则需要外科治疗。其中最严重的一种并发症是肠穿孔，本节所述将以肠穿孔为限。

【病理】 伤寒最显著的病理变化是在回肠末段。在伤寒发病后第一星期内，肠壁上的集合淋巴结有充血、增生、肿胀的现象。至第二星期后，这些淋巴组织发生坏死，随后，坏死组织脱落形成溃疡。这些溃疡一般较浅，但有时却可深达浆膜层，如遇有腹内压增加现象，或腹胀、便秘、腹泻、服用泻药、严重出血及其他能使肠蠕动亢进的情况，即容易发生穿孔。因此，肠穿孔发生的时间大多在伤寒病程的第二、三星期，绝大多数的穿孔是位于回肠末段，距离回盲瓣 100cm 内的肠壁上。穿孔大多是单发性，但 10% 的病例可能有多个穿孔。肠壁坏死组织脱落时，除穿孔外，出血也属常见。

【症状和诊断】 临床上所见的肠伤寒穿孔有两种类型：

1. 一种为典型的伤寒病患者，在发病后第二、三星期，正当患者体温最高，中毒症状最甚之时，突然发生腹痛，同时伴有体温骤然下降，脉搏相对增速及白细胞明显增加的现象。

腹痛初起时，多在下腹偏右部位，短期即弥漫至全腹，但仍以右下腹为严重。与此同时，将出现腹壁压痛、腹肌紧张等腹膜刺激征，虽然范围可较广泛，但也以右下腹为最明显。如同时伴有体温下降，脉率增快等休克现象，并见有白细胞增加（$>10\ 000/mm^3$），则诊断就不困难。

但有时诊断伤寒有无穿孔也并非易事。因为：①这些患者大多病情很严重，中毒症状很厉害，即使发生了穿孔，其临床表现也可能不突出。如患者因神志不清，常不能自诉腹痛，在体检时亦不能察觉腹壁有明显压痛或腹肌紧张。②有时则因患者原有轻度腹胀，检查不易明确，即使并无肠穿孔，也可能有轻微的腹壁压痛及轻度的腹肌紧张。③至于体温、脉率及白细胞变化，更非穿孔特有的表现，有时虽有穿孔而上述变化不显著，有时并无穿孔，但如有肠出血等其他并发症时也可发生此等变化。

然而确诊有无伤寒穿孔在临床上实有极重要的意义，因如穿孔确实存在，则应不延迟地进行手术治疗，如无肠穿孔，则不必要的手术无疑将加重患者的病情。

确定诊断的主要措施是：在短期内反复观察病情和多次检查腹部，注意脉搏、血象的演变和腹壁压痛、腹肌紧张的变化。听诊有无肠鸣音也很重要，如肠壁已有穿孔性腹膜炎、肠鸣音大都减弱或消失。由于患者常有肠胀气，故单纯肝浊音界消失的体征意义不大。但如 X 线透视时发现膈下有游离积气，却对肯定诊断大有帮助。然而伤寒穿孔患者有此阳性 X 线征者仅约 60%~70%，故阴性 X 线检查并不能排除穿孔。

2. 另一种是所谓“逍遥型”的伤寒穿孔。此类患者并无典型的伤寒病史，在发生肠穿孔前，患者仅有轻度头痛，四肢酸痛，食欲减退，微热不适，但一般因症状轻微，患者多未介意，亦未卧床休息，故称“逍遥型”伤寒。

此类患者也可能突然发生腹痛，以右下腹为主，同时伴有下腹部腹壁压痛、腹肌强直等腹膜刺激征，常被误诊为急性阑尾炎穿孔。手术时发现末段回肠壁上的集合淋巴结有普遍的充血和水肿，穿孔的位置也是在集合淋巴结上，穿孔大约0.5~1.0cm，边缘不整，多坏死组织。系膜淋巴结也肿大，此时才考虑到伤寒穿孔可能。以后经腹腔渗出液及粪便之培养，溃疡或穿孔边缘钳取的组织检查，以及血清的肥达（Widal）反应，大都可以确定诊断。

【治疗和预后】 肠伤寒穿孔一经证实，唯一有效的疗法为手术治疗，且应尽可能争取早期手术，手术愈早，则后果愈好。

手术可以在局部麻醉下施行，但近年已很少运用局麻，多采用硬脊膜外麻醉。

手术可作右下腹旁正中切口。进入腹腔后首先将腹腔渗出液吸净，继而找到盲肠，然后从回盲部开始沿回肠向上检查，即可迅速发现穿孔。处理穿孔以缝合为主，不应轻易作肠切除吻合术。若穿孔周围组织因炎症浸润而缝合不可靠时，也可考虑在穿孔内放一胶皮管作回肠造瘘（Stamm法）。不过要注意肠伤寒穿孔有时不止一处，故在手术时应检查仔细，以免有遗漏。又有时Peyer结虽尚未穿孔，但肠壁已极薄，仅剩下一层浆膜未破，也应仔细予以缝补，以免手术后再度穿孔。

手术后按腹膜炎的原则处理，一般宁愿予以引流，同时进行抗伤寒的治疗，包括支持疗法和应用抗生素等。

肠伤寒穿孔是一种严重的情况。因伤寒病本身就是很严重的疾病，患者一般多已十分衰弱，一旦发生穿孔性腹膜炎，危险性将更大，即使肠穿孔得到及时的外科治疗，由于患者的抵抗力很差，愈合能力极弱，也会妨碍腹膜炎的痊愈。

二、肠阿米巴病

肠阿米巴病是溶组织内阿米巴（entamaeba histolytica）所致的肠道感染。它的感染通常引起急性或慢性痢疾，是属于内科的范围，但它的某些特殊病变或并发症，却常需用外科方法治疗，如①肠阿米巴溃疡穿孔；②肠阿米巴肉芽肿；③阿米巴阑尾炎；④阿米巴肝脓肿等。阿米巴肝脓肿将于相关章节加以叙述，这里仅对其余几种情况略加说明。

1. 肠阿米巴溃疡穿孔 阿米巴穿孔多是急性肠阿米巴的一种并发症。一般的阿米巴溃疡仅累及肠黏膜及黏膜下层，往往黏膜面上的溃疡小而黏膜下层中的坏死多，形成所谓“烧瓶样”的溃疡，而溃疡的底部常为肠壁的肌膜所限制，但有时肌层和浆膜也可破坏引起穿孔。溶组织内阿米巴所侵犯的黏膜主要都在粪便积滞的部位，如阑尾、盲肠、升结肠、乙状结肠及直肠等处，故穿孔亦以上述各处为多见，其中尤以盲肠穿孔最为常见。

肠阿米巴溃疡所致的穿孔多为急性，穿孔常较大，有时且为多发性，常有急性弥漫性腹膜炎的典型症状和体征。因患者在穿孔前已有阿米巴病史，而突然发生剧烈腹痛和腹肌强直等腹膜炎症状，故诊断一般并无困难。有时患者的阿米巴病史不典型，仅表现为一般肠炎或全身感染，则在溃疡穿孔时可能误诊为伤寒、肠结核、溃疡性结肠炎等的穿孔。只有在手术时发现穿孔较大，肠壁有较大片的坏死，或肠黏膜上有灰白色的坏死组织时，才考虑到有阿米巴溃疡穿孔之可能。有时，溃疡的穿孔也可能很小或过程很慢，特别是在阑尾等处，则穿孔的早期症状和体征可能不明显，仅在后期出现局限性腹膜炎和局部脓肿的表现。确定诊断多需借助于化验及病理检查：急性穿孔时取肠内容物或黏膜拭子作涂片检查找阿米巴滋养体，或取溃疡边缘组织作病理切片检查；慢性脓肿切开引流后经久不愈者，取渗出液作涂片，或取伤口的肉芽组织作病理切片，一般不难获得正确诊断。

肠阿米巴溃疡有急性穿孔时应行手术治疗：单个的穿孔应行修补和腹腔引流；多发性的穿孔或有大片肠壁坏死者，应考虑作肠切除和吻合；但如全身情况不佳或局部病变严重不容许作肠切除者，仅能将受累肠袢外置造瘘。这类患者预后多不良，死亡率可高达80%~90%。

2. 肠阿米巴肉芽肿 肠肉芽肿可发生于慢性阿米巴性肠炎的患者。由于病变长期不愈，产生大量纤维组织，同时肠系膜及肠壁因有炎性浸润和水肿，可形成一个肿块，能使肠腔发生狭窄或肠壁发生运动障碍，致引起梗阻现象。

05

肠阿米巴肉芽肿在临床上并不常见，比较多见者是在盲肠和直肠部。临床上并无诊断性的特殊表现。因在腹部多能摸得一个较大的肿块，有时又有局限性的腹痛和间歇性的腹泻，粪便中潜血时呈阳性，即使钡灌肠后作X线检查也仅能证明盲肠或结肠有病变，而不能作出鉴别，故每被误诊为肿瘤而行手术切除。有时患者主要表现为慢性梗阻，同时局部可触到炎性肿块，可能被误诊为肠结核或慢性局限性肠炎。确实的诊断往往需在手术切除后进行病理检查时，发现了病变组织中有多数阿米巴滋养体，才证实为阿米巴肉芽肿。

然而术前的正确诊断有重要的临床意义，因阿米巴肉芽肿大都不需要手术治疗，多数病例用抗阿米巴药物疗法即有良好疗效，故有了正确诊断即可避免不必要的手术。正确诊断的关键在于能在术前考虑到有阿米巴肉芽肿的可能，从而方能进一步追问病史，进行仔细的大便检查、乙状结肠镜检查和详细的X线检查，必要时可进行抗阿米巴的药物治疗，如治疗后症状好转，X线所见有显著进步，大便内阿米巴也随之消失，则诊断即可确定。但如不能排除有肿瘤同时存在的可能时，仍应进行手术治疗。

3. 阿米巴阑尾炎 此类患者的临床表现与一般的急性阑尾炎无大异，主要为右下腹疼痛、发热，有时有恶心、腹泻和白细胞增多现象。多数患者症状并不严重，但常有反复发作，偶然可并发穿孔及腹膜炎，或形成局部脓肿。

对病变的性质如能有正确的诊断和合理的特殊治疗，则症状多可迅速好转。相反，如对此种病变进行手术行阑尾切除，则术后常并发创口不愈和粪瘘形成。不幸的是，临床上很少在术前考虑到阿米巴的可能性，因而多数患者均被误诊为一般的阑尾炎而进行了阑尾切除，直到术后创口不能愈合而形成粪瘘，进一步作渗出液的涂片检查或创口肉芽的病理切片时才发现真相。用吐根素等作抗阿米巴治疗，可有助于肠瘘的愈合。

三、肠道放线菌病

放线菌是一种革兰染色阳性的丝状真菌，这种真菌往往在龋齿或扁桃体的隐窝中存在，吞入消化道中的机会自亦不少。一旦内因发生变化：机体抵抗力减弱，胃肠道黏膜发生溃疡或肠壁发生穿孔，放线菌即可进至胃肠道周围的结缔组织中引起病变。

【病理】 组织被放线菌侵犯后，最常见的反应是产生多量致密坚韧的纤维组织，其中心含有放线菌。当病变进展时，在致密的纤维组织中可以有一个或多个病灶软化成脓液，此脓液往往在结缔组织的下面或间隙中钻窜，最终形成通到体表或破入其他空腔脏器中的窦道。在此种脓液中往往能找到所谓"硫黄小粒"，即淡黄色的放线菌颗粒。有时肝、肾等实质脏器亦可被侵犯，偶尔脊柱等骨组织也可被腐蚀。因病变过程极长，患者体力逐渐耗竭，最后可导致死亡。

【临床表现】 放线菌病几可累及腹腔的任何脏器，但最常受累的部位是在阑尾附近盲肠周围。病变多继穿孔性阑尾炎后发生，一般在阑尾切除以后，引流的创口经久不愈，逐渐瘘管的四壁变得厚而坚硬，不久在右下腹即形成一个硬块，此时临床上虽疑有放线菌病之可能，但至脓液中找到放线菌体往往需时数星期之久，然后诊断方得确定。

05

结肠的放线菌病虽较罕见，一旦发生后将使有关的肠系膜形成一个极硬的硬块，因此临床上与肿瘤极相类似。

除盲肠周围及结肠的放线菌病以外，继胃穿孔而形成的胃周围放线菌病也偶有发生。患者在胃穿孔修补后往往恢复不平顺，有持续性发热及胃周围肿块形成，多误诊为一般的膈下脓肿，虽经引流亦不能痊愈。

除消化道周围的放线菌病以外，有时真菌也可经由门静脉侵入肝脏，引起肝脏的放线菌病。此在早期往往表现为肝内一个或多个的纤维结节，极似肿瘤，至晚期则往往在肝内形成多发性脓肿，常被形容为"蜂窝状肝"。此等脓肿有时可穿过横膈入肺，引起咳嗽，或者穿破腹壁，形成瘘管，至此往往能在痰内或瘘管之分泌液中找得放线菌体，方始确定诊断。

因胃穿孔或阑尾穿孔后脓液常流入盆腔，故胃肠道的放线菌病可引起继发性的盆腔放线菌病，或累及卵巢或输卵管等盆腔器官，此种情况并不太罕见，此时往往可在盆腔中形成一个巨大硬块，或表现为输卵管慢性积脓的症状。

【治疗】 放线菌病的治疗常需要从三方面着手：

1. 支持疗法 内脏的放线菌病是一种慢性病变，患者之精力消耗至巨，常有食欲缺乏、贫血消瘦及血浆蛋白缺少的现象，因此支持疗法极为重要。

患者需要有空气流通、阳光充足的居室。伙食需富于营养而又易于消化。如健康状况恢复缓慢者，需酌量输血或给予滋补药物。

2. 药物疗法 磺胺类药物及青霉素等抗菌素对放线菌有特殊疗效，特别是青霉素的疗效相当可靠。但欲求彻底治愈，剂量必须大、疗程必须长，通常每日的青霉素剂量至少需在1000万单位以上，持续数星期甚至数月，至病变已完全消失为止。

3 手术疗法 虽然放线菌病可用青霉素等抗菌素获得良好疗效，但有时仍有外科手术的适应证：

(1) 诊断不明，疑有肿瘤之可能者，有时需要开腹探查，以明真相。但很多时候虽在肉眼直接观察下，诊断也不易肯定。此时如病变的器官可以游离切除者，以切除为是；暂时不能游离者，可做活组织检查以明确诊断，如属放线菌病可以先进行抗菌素治疗。

(2) 已有脓肿形成、且脓液是向体表穿透者，应将脓肿予以切开引流。因放线菌是一种厌氧菌，切开瘘管有利于制止病变进展。又切开窦道取得脓液以进行细菌学之检查，也有利于确定诊断。

(3) 如病变局限在某一器官如肾脏、卵巢或输卵管等，则应设法予以切除；但如病变已累及器官之周围组织而不能游离者，则不应冒险强予切除，宁愿予以抗菌素等保守疗法。

四、肠血吸虫病

血吸虫病是因人体在水中与日本血吸虫的尾蚴接触所致。尾蚴钻入皮肤以后，先经血液送到右心及肺，再通过肺毛细血管进入左心房及主动脉，最后进入肠系膜动脉并窜入门静脉系统。通常日本血吸虫的尾蚴，大都在肠系膜上静脉的小肠静脉末支、或在肠系膜下静脉的结肠静脉末支血管中成熟产卵。这些虫卵不久便发育成毛蚴，可使小静脉管壁变弱而破裂，虫卵便漏出至血管周围的肠壁组织中，尤其是在黏膜下层中。以后这些虫卵多数进入肠腔内随粪便排出体外，少数在肠壁内引起白细胞浸润、假性结节形成、纤维组织增生、黏膜溃疡及继发感染等变化。至病变晚期，经过重复的组织破坏和愈合修补，肠壁可因纤维化而显著增厚，黏膜亦因增殖而有息肉形成。部分在肠系膜静脉支内的虫卵，又可被血流带回肝脏，在肝内漏到门静脉周围组织中，引起假结节及纤维化而促使肝硬化，最后并导致脾脏的充血性肿大和门静脉高压症。上述这些血吸虫的晚期病变，往往需要采用内、外科的综合疗法。由于这类患者全身情况多属不佳，对手术的耐受性较差，病变比较复杂，手术也比较困难，故治疗结果常不够满意，手术的死亡率也较高。门静脉高压症将在其他章节详加讨论，这里仅就肠道内血吸虫的晚期病变略加说明。

1. 肠梗阻 因血吸虫感染而引起的肠梗阻现象曾在血吸虫流行地区颇属常见，如在浙江嘉兴地区，肠梗阻因血吸虫病变引起者几达半数以上。现在随着血吸虫的消灭，由血吸虫引起的肠梗阻已经很少了。

梗阻的部位或为小肠，或在结肠。在小肠，引起梗阻的原因大都是肠袢间的弥漫性或条索状粘连；而在结肠，则梗阻多因肠壁形成了肉芽肿，肠袢高度增厚，肠腔因而狭窄之故。

因血吸虫卵沉积的部位，除结肠以外主要是在回肠末段，故其临床表现多为低位的小肠梗阻。病变的性质一般是慢性的，但最后往往因急性完全性的梗阻而入院求治。疾病的正确诊断大都并不困难。在血吸虫病的流行地区，如患者发生腹痛、腹胀、肠蠕动亢进、大便秘结等肠梗阻的典型症状，同时并有肝脾大、嗜酸性粒细胞增多、或皮肤敏感试验及粪便虫卵检查阳性者，可以相当肯定地诊断为血吸虫粘连性肠梗阻，有时尚可并发肠套叠、肠扭转等现象。此等病例之处置常较困难。少数因带状粘连而引起的梗阻，在切断索带、松解粘连后常能获得满意的疗效，但多数病例因粘连比较广泛，不仅松解困难、有剥穿肠壁的危险，且手术后往往再度发生粘连，有重新发生梗阻的可能。对于此等病例，一般只能作小肠的造瘘以暂时解压，或作肠袢间的捷径吻合以解除梗阻，但疗效有时仍不理想。

血吸虫引起结肠梗阻的部位多在直肠和乙状结肠，但也可以发生在横结肠或盲肠等处，与结肠癌的好发部位很相似。梗阻的性质一般是慢性的，其病程常持续至几个月，然后发生急性梗阻现象，但少数病例可无任何前驱症状而突然出现急性完全性梗阻。梗阻的症状和体征并无诊断上的特点，但在体检时腹部如能扪得肿块，肛管指诊能触及病变部位，直肠镜检查能看到病变所在，X 线钡灌肠检查又能发现肠腔狭窄、肠壁僵硬或边缘不齐的充盈缺损等情况，一般不难确定病变的部位并揣测病变的性质。然需注意，此等患者其粪便的虫卵检查虽 80% 以上为阳性，但不能因此就确定此肿块即是血吸虫肉芽肿，因在流行地区粪便检查阳性的患者，其局部病变不一定即是由血吸虫所引起。最后的诊断，还需钳取病变部位的肉芽结节作病理切片检查后才能确定。

治疗需根据梗阻的程度及有无其他并发症而定。如梗阻为完全性，而病变暂时不能切除者，则仅能作梗阻近侧肠袢的临时性造瘘，待梗阻现象完全解除以后再考虑作进一步治疗。如梗阻是慢性或轻度的，则经锑剂治疗后可能因肉芽肿被吸收而梗阻症状也获解除。但由于一般的梗阻是肠壁组织增殖和纤维化的结果，且此等病变又有癌变的机会，故如属可能，仍以手术切除病变肠段并作切端的一期吻合，疗效最为确切，手术后待患者全身情况完全恢复时再行血吸虫病的药物根治治疗。

有时，大网膜、结肠及其系膜和淋巴结等组织互相粘连而形成的腹内包块，也可对肠腔引起外在压迫而发生梗阻，特别是在患者正进行锑剂治疗时，有突然发生急性梗阻之可能。此等包块往往存在已有数年，质地比较坚硬，大都不能移动，平时无症状或仅有轻度的梗阻症状，但在数次锑剂治疗后却可发生急性梗阻现象，同时可见包块肿大，并伴有全身高热。这可能在锑剂的治疗过程中，血吸虫体大量死亡而产生毒素，除了周身的发热反应以外，包块也受到毒素刺激而发生充血水肿等炎性反应，以致包块体积反而增大，引起肠腔的压迫。因此血吸虫病患者伴有腹部包块者，在进行锑剂治疗时宜采用小剂量多次注射较为妥善，万一发生反应即需停止注射并及时采取肠梗阻的非手术疗法，则多数症状可能逐渐好转。保守疗法无效者应及时进行手术造瘘或短路吻合，因包块与周围组织黏着较多，切除多不可能。

2. 结肠或直肠癌　血吸虫病患者并发结肠癌颇为常见。在血吸虫病的流行区，如患者出现肠道症状如梗阻、肿块和肠炎等，均应常规作直肠指诊或乙状结肠镜检查，以免延误肿瘤的诊断。

血吸虫并发结肠癌的患者，年龄多在 30 岁左右，其平均年龄较一般结肠癌患者小 10 岁左右。肿瘤发生的部位多在直肠和乙状结肠，该处既是一般结肠癌的好发部位，也是血吸虫卵沉积最多的地方。在临床症状上，血吸虫病变并发的结肠癌与单纯的血吸虫病肉芽肿不易鉴别，只有采取组织作病理切片检查，才能确定诊断，因此在临床工作中必须提高警惕。尤需注意者，肿瘤的发展均自黏膜层开始逐渐向外浸润，以达肌肉层和浆膜层，因此在开腹探查时，仅从肿瘤的浆膜面切取组织做活组织检查，阴性结果都能排除癌变的存在，最好仍视为肿瘤组织而予以早期手术切除。确定有癌变者应按肿瘤的原则行结肠或直肠的根治切除，仅有癌变可疑者可以作姑息的局部切除。一般在血吸虫病的慢性病变基础上发生的肿瘤大都分化较好，恶性程度较低，转移亦较晚，因而如能早期手术，预后较一般的腺癌为佳。

3. 血吸虫性阑尾炎　一般认为，血吸虫卵直接引起急性阑尾炎的可能性虽不大，但血吸虫病所致的慢性病变，如阑尾壁的纤维化，管腔狭窄，血运不良等，都可以成为急性阑尾炎发病的重要诱因。

有血吸虫病变的阑尾发生急性炎症时，其临床表现与一般阑尾炎虽无大差异，但其病情的进展一般较快，阑尾坏死或穿孔的机会较多，且出现较早。血吸虫卵沉积所引起的阑尾壁的纤维增生和循环障碍，阑尾腔的瘢痕收缩和狭窄梗阻，不但能导致阑尾腔内容物的壅滞发炎，且易造成管壁的坏死穿孔。手术时由于阑尾粗大而脆弱，往往稍作牵拉即易破裂，故术后并发局部脓肿及肠瘘之机会也较多，手术死亡率可高达 3%~6%。

4. 肠穿孔和肠瘘　急性穿孔可能发生，但不如慢性穿孔多见。多数的急性穿孔是在急性肠梗阻的基础上发生的，但也可无梗阻而单独发生，其结果是形成弥漫性的腹膜炎，往往造成患者死亡。慢性穿孔可引起乙状结肠、直肠与膀胱、阴道之间的内瘘，因组织较脆弱而粘连又多，往往修补比较困难。

总之，血吸虫病可以引起多种外科疾患，其性质较严重而治疗也较困难。从外科的角度来讲，虽应继续努力提高手术治疗的技术，但关键问题显然在于如何贯彻预防为主的方针：只有早期治疗血吸虫病，才可以防止这些严重的晚期并发症，更重要的是要彻底消灭血吸虫病，这些严重的并发症也自然可以获得根本解决。

血吸虫病在国内已经较为罕见。

五、肠结核

肠结核在我国是比较常见的一种疾病，为肺结核患者最常见的并发症。

【病因】 多数的肠结核是继发的，仅极少数是原发。细菌侵入肠壁的主要径路是由消化道吞入，但偶然也可通过血运侵入。

开放性肺结核患者痰内有大量结核杆菌，随着痰液不自觉地咽入肠道，自可引起肠道的感染。维生素 A、C 及 D 的缺乏，有利于肺结核患者吞下的结核杆菌在肠道引起病变。临床经验证明，在有肺结核空洞的患者，肠结核的发生率显著增加。与开放性肺结核患者共饮食，而不采取隔离措施，也增加结核杆菌直接侵入肠道的机会。牛乳如未经适当消毒，饮用后也有可能引起牛型结核杆菌的肠道感染，这是儿童发生原发性肠结核的主要原因。

除经由肠道感染外，血源性感染也属可能。急性粟粒性结核患者 63.8% 有肠道受累，此等病例在尸检时常发现其他脏器如肝、脾、脑膜等也有结核病灶，可以视为血源性感染之佐证。因此一般认为腹膜结核与肠结核无关，它基本上是血源性的，仅偶尔因肠壁的结核性溃疡穿孔可引起结核性腹膜炎。

结核杆菌侵入肠道后主要累及肠壁的淋巴组织，故肠结核病变最多见于回盲部(约占病例的 85%)，由此少数病例可再进一步侵及结肠或回肠。局限于结肠或小肠的病变较少见。一般距离回盲部愈远，受累机会亦愈少，但严重的患者则整个肠道差不多可全部受累。

结核杆菌侵入肠壁后所表现的病理形态，以及由此而产生的临床症状，基本上可分为两种不同的类型：①溃疡型；②增生型。但所谓溃疡与增生两型的病变不是绝对的，溃疡型表示黏膜坏死是主要矛盾，增生型表示纤维增生是主要矛盾，二者常在同一病例以不同的程度同时存在，且以一定条件相互转化。它们不是两种不同的疾病，而仅是机体对同一病原菌所表现的抵抗力或免疫力的不同反映。故继发的肠结核与原发的肺结核不论在病理变化和临床表现方面往往是一致的。溃疡型肠结核患者的肺部病变大多是活动性的，仅 15% 的病例肺部是属正常，有空洞或进展性的肺结核患者，其肠结核病变多为溃疡型。反之，增生型肠结核患者 70% 并无明显的肺部病变，即使有肺结核也多为稳定性病变，而肺部病变已稳定或愈合者，其肠结核也常为增生型。

(一) 溃疡型肠结核

【病理】 此型肠结核较为多见。病变多发生在末段回肠，且常为多发性。病变最早开始于肠壁的淋巴组织(Peyer 集合淋巴结及孤立的淋巴滤泡)，不久即发生干酪样变，最后黏膜脱落而成溃疡，肠系膜淋巴结也经常受累。在显微镜下常见明显的内皮细胞及淋巴细胞浸润，巨噬细胞的形成及典型的干酪样变。

溃疡的大小不等，形态不整，边缘呈潜行性，而深浅亦各异，可深达黏膜下层、肌层或浆膜。因溃疡形成的过程较慢，溃疡形成的同时又有腹膜粘连产生，故结核性溃疡发生穿孔者不多见，即使穿孔也常形成局限性的腹腔脓肿。肠结核患者穿孔约占病例的 2%~4%。穿孔位置多在末段回肠或阑尾，临床上在阑尾切除术后并发肠瘘者，应疑有肠结核或局限性肠炎(Crohn 病)的可能。有时慢性穿孔后所形成的脓肿，可自行穿破腹壁形成肠瘘，这种自发性肠瘘最多见于脐部，因该处腹壁最薄。肠系膜淋巴结结核形成的寒性脓肿，有时也可自脐孔穿出形成脐窦。偶尔，因病变引起了肠壁末梢血管的栓塞，有时可发生严重的肠出血。

因溃疡常沿肠壁淋巴管的方向环形发展，故在愈合过程中常造成肠管的环状狭窄，引起肠道的部分梗阻。如狭窄为多发性，则狭窄之间的肠管扩张，肠壁增厚，肠袢可呈一串腊肠状。然而肠梗阻的产生，更多的是腹膜发生粘连，肠袢屈曲过度的结果。

【症状和体征】 首先应该指出：肺结核患者有胃肠道症状时，不一定即表示有肠结核病，而肠结核患者也可能仅有极轻微的症状，甚至毫无症状。然而肺结核患者有下列情况时，应即疑有肠结核之存在：①肺部有空洞，痰内有结核杆菌者；②有轻度或不明显的腹部症状，特别大便习惯或粪便性质有异常者；③有不规则体温，非肺部病变所能解释者；④虽经适当治疗，但病情恢复不满意，特别是体重不能增加，体温不恢复正常者；⑤在病情好转过程中，突然有逆转趋势，又非肺部病变所能解释者。

溃疡型肠结核一旦形成，将表现为肠炎的症状，主要为腹痛和腹泻，同时还有比较明显的全身症状。

腹痛是以右下腹及脐周围为主，但有时也可累及全腹或上腹部。疼痛多为一种痉挛性绞痛，进食后常加重，排便后多减轻，特别是在结肠受累时尤其如此，为肠管痉挛和蠕动亢进的表现。如有部分肠梗阻或腹膜刺激现象则腹痛更为加剧。肠系膜淋巴结有急性肿大时，也可以有明显腹痛。有腹膜刺激现象时，其腹痛情况似急性阑尾炎，有时腹痛可严重至疑有穿孔之程度，但腹肌强直现象一般不明显。

腹泻也是一个重要症状，活动性肺结核患者出现腹泻症状时，应疑有肠结核的可能。腹泻可能是单纯溃疡、部分梗阻、或肠壁的交感神经丛受累的结果。腹泻的次数一般约每日 3~6 次，其粪便多呈软泥状，但结肠受累时大便次数可以更多，大便多呈水样，常含黏液和少量脓血，并有里急后重感。腹泻一般是间歇性的，甚至腹泻与便秘交替出现，但如病变范围较广或已累及结肠，则腹泻是经常性的。

除腹痛和腹泻外，全身的中毒症状一般也较为明显，主要表现为身体虚弱，食欲缺乏，体重减轻，并常有不规则的体温和盗汗。

至于局部体征，如病变范围不大，则常为阴性，但如腹膜已累及，肠壁有穿孔，或已有结核瘤形成，或发生肠梗阻现象时，则可出现腹壁压痛和腹肌紧张，或能摸得肿块，且有明显的腹胀及肠蠕动亢进等现象。

【诊断和鉴别】 诊断的依据除病史和体检外，化验室的检查一般帮助不大。在患者有活动性肺结核时，即使大便中能发现结核杆菌，也不能作为诊断肠结核之依据，但如肺部并无活动性病灶时，则大便检查有一定意义。

X线检查常能提供肯定的佐证以确定诊断。如末段回肠及盲肠有浸润或溃疡性肠结核时，由于肠壁激惹而蠕动增速，钡剂到达病变部位时即通过迅速，使病变部分常充盈不完全，有时可见肠痉挛及充盈不整齐的现象。在钡餐后5~7小时，如见末段回肠和横结肠有充盈，而盲肠和升结肠不充盈(Stierlin征)，常为盲肠部结核之早期表现。在钡剂灌肠时，有时也能观察到Stierlin征。进一步观察发现早期的肠结核有下列各种X线征：①肠蠕动有普遍亢进，24小时内结肠多已完全排空；②盲肠、升结肠和肝曲钡剂不充盈(Stierlin征)，或升结肠因痉挛而有充盈缺损，结肠袋边缘不整齐或消失；③小肠有"分段现象"；④钡剂在回肠袢中有异常的滞留或有胃滞留现象。上述现象虽非为溃疡型肠结核之特殊征象，但如患者有肺结核而同时有上述肠道X线征者，肠结核之诊断即属合理。

当肠结核病变已有进展时，小肠的X线征将更加明显：末段回肠的阴影有显著变形、曲折或短缩，肠黏膜则粗糙不整齐，这些变化都是肠黏膜有广泛溃疡，肠袢外有显著粘连的结果。偶尔，尚可见肠管呈大段的狭窄，极似非特异性肠炎。

结肠有广泛的结核性病变时，其X线征与一般的溃疡性结肠炎颇相似，惟好发部位则有所不同：结肠结核多在右半结肠，而溃疡性结肠炎多累及左侧结肠。肠结核病变时，因黏膜常粗糙不平而呈结节状突起，故钡剂检查时可见有充盈不整齐现象。至肠结核后期，因腹膜已有广泛粘连，故肠管虽无真正的狭窄，也可见到肠内容物有停滞，肠腔有扩大现象。

如X线检查不能发现阳性征以证实肠结核的诊断，其余的检查也未必能获得肯定结果。然而对肠结核的可疑患者，若进行乙状结肠镜检查，有时可能发现直肠或乙状结肠有溃疡存在，从溃疡边缘钳取组织做病理检查，或自溃疡表面取分泌物作涂片检查，更可以证实肠结核的诊断，并与肠阿米巴病作鉴别。

总之，如活动性肺结核患者有腹痛、腹泻等症状，同时又有典型的X线征时，肠结核的诊断并无困难。若仅有肠道症状而X线检查不能肯定时，在鉴别诊断上就应考虑有克罗恩病、溃疡性结肠炎、肠阿米巴病或慢性阑尾炎等的可能。有肠道狭窄梗阻或肠壁穿孔、形成瘘管等并发症的患者，尚应考虑有肠道肿瘤或腹部放线菌病等可能。但放线菌病及局限性肠炎引起的肠瘘在我国并不多见，故一般而言，如活动性肺结核患者有肠道症状时，肠结核的可能性最大，即使诊断不能肯定，首先仍应予以抗结核治疗，而不宜贸然施行手术。

【预防和治疗】 肠结核大多是肺结核后继发的，及时地发现和有效地治疗肺结核，对减少肠结核的发病率有重要意义。提高人民的卫生知识，加强结核病的预防工作，特别是对开放性的肺结核患者，教育他们不要吞咽自己的痰液，注意饮食等方面的隔离措施，对预防肠结核也有重要的意义。

合并有活动性肺结核的溃疡型肠结核，不宜行外科手术治疗。因为肠道病变的范围较广，不易全部切除，手术后复发的机会甚大；手术可以减低患者对结核病的抵抗力，甚至术后可导致肺结核病变的播散；且溃疡型的肠结核原则上说来是可以用非手术疗法治愈的，除非已出现某种并发症，否则手术疗法非属必要。

非手术疗法以增强体力、改善营养、给予抗结核药物，促进局部血运为主，其具体措施约有下列各项：

1. 卧床休息，是属必要。
2. 给予富于营养而易于消化的食物，一般以多糖、高蛋白及低脂肪的食物为佳。
3. 适量的维生素补充，特别是脂溶性的维生素A、D，维生素C及复方维生素等均属需要。
4. 给予适当的钙剂补充，可以缓解腹痛，控制腹泻，因其可以降低神经和肌肉的应激性。
5. 给予抗结核药物，如注射链霉素及口服异烟肼、利福平或对氨基水杨酸钠等。
6. 人工太阳灯照射及人工气腹，对于促进局部血运、加速病灶愈合也有一定帮助。

溃疡型肠结核已有下列并发症者，需考虑行外科手术治疗：

1. 小肠的瘢痕性狭窄已形成梗阻。
2. 回盲部或结肠的局限性增殖性病变。
3. 结核溃疡因急性穿孔已形成腹膜炎或局限性脓肿。
4. 有慢性穿孔已形成肠瘘。
5. 诊断不肯定，不能排除肿瘤之可能。

对小肠的瘢痕性狭窄已有梗阻现象者，应尽量切除病变以解除梗阻，但病变属多发性时，应注意避免切除过多的小肠，以免引起消化功能紊乱，必要时可分次作分段切除。

对于已有急性或慢性穿孔的病例，需按照患者的全身情况及局部的病变性质酌情处理，可采用瘘孔的单纯缝合或切除有病的肠袢等不同的办法。

对增殖性的病变或性质不明、不能排除癌变可能的病变，则以尽可能切除为原则。

(二) 增殖型肠结核

【病理】 此型的肠结核比较少见。这些患者70%并无活动的肺部病灶。

病变的绝大多数(85%)是发生在回盲部，虽可同时累及附近的盲肠、升结肠及末段回肠，但一般是局限性的。凡是与回盲部不相连接的其他结肠部分，如肝曲、降结肠、乙状结肠等处，一般很少被累及。

病变的主要特点为肠黏膜下纤维组织的高度增生，故

05

肠壁极度增厚，常引起肠腔的狭窄和梗阻。而穿孔则不多见。黏膜上可有多数息肉形成，也可能有浅小的溃疡，但一般均不显著。病变周围的腹膜则常有不同程度的粘连。

【症状和体征】 发病初期往往有上腹部不适，并可有腹泻症状，但至增殖性病变已经形成后，将以肠梗阻现象及局部肿块为主要症状。

随着肠腔狭窄程度的增加，肠梗阻现象也逐渐明显。患者常有阵发而逐渐加剧的腹痛。腹痛时并存肠鸣音及右下腹包块隆起，为肠袢慢性肥厚及蠕动亢进的表现。亢进的肠蠕动缓解以后，腹痛随即减轻，隆起的包块也随即消失，甚至跟着就自肛门排气或解出稀便。

除蠕动亢进时可见有膨胀的肠袢隆起外，约 65% 的病例可经常摸到肿块。肿块多位于右下腹相当于盲肠或升结肠的位置，一般多不能移动、较硬、微有压痛，不易与肿瘤相鉴别。

体检时可见患者全身情况较溃疡型肠结核为佳。多数患者无活动性肺结核，故无慢性中毒现象，除身体较消瘦外常无明显病容。腹部检查除上述的肿块外，在腹痛发作时于右下腹可见蠕动波，或听到肠鸣音亢进，即使在肠蠕动不亢进时，下腹部也往往较为膨隆。

【诊断和鉴别】 增殖型肠结核与肿瘤在临床上甚难鉴别，偶尔两种病变还可以同时存在。一般而论，肿瘤患者大都年龄较大，病程较短，肠道出血的症状较明显(大便潜血试验阳性)，而全身的一般状况也较差(贫血、恶病质)，但这些不能作为鉴别诊断的绝对依据。X 线检查可能有帮助：在钡餐或钡灌肠后，若是肿瘤将见盲肠有局限性的充盈缺损，而升结肠则无激惹现象，而肠结核所显示的充盈缺损不像肿瘤那样明显。其缺损一般较小且较整齐，累及的范围则较大，末段回肠也往往同时显有异常，可与肿瘤相鉴别。

有时急性阑尾炎穿孔后形成的慢性盲肠旁脓肿，因脓腔的壁很厚，仅表现为回盲部的局部肿块，而无急性感染的全身症状，也难与肠结核或肠癌相鉴别。但这些患者曾有急性阑尾炎的发作史，而无肠梗阻的症状。X 线检查时肠腔内并无明显的病变，而肿块是在肠壁外，有时还可直接看到有阑尾的扭曲畸形或不充盈等现象，而有助于鉴别诊断。

其他如肠阿米巴肉芽肿、放线菌病和非特异性肉芽肿等，也可造成鉴别上的困难。

【治疗】 增殖型肠结核应以手术切除为主。由于病变范围比较局限，病变较稳定，故完全切除的可能性甚大，且患者常并有肠梗阻的现象，又不能绝对排除肿瘤的可能性，手术切除尤为必要。

手术大都是将盲肠部的病变一期切除，并行末段回肠与横结肠之端 - 侧吻合，升结肠的切端则予以缝闭。但如病变周围炎症浸润很明显，病变过于固定不能游离时，也可先切断回肠末段，将远切端缝闭，而将近切端吻合于病变远侧的结肠，以解除梗阻，并促使病变部位的炎症逐渐吸收消退，日后再行第二期手术以切除病变部分。单纯将回肠与病变远侧结肠作侧 - 侧吻合效果不佳，因肠内容物仍可由病变部位通过，梗阻现象既不能完全解除，也不利于炎症的消退。

需强调者，肠结核是一种全身性疾病，无论是否施行手术治疗，必须重视全身的综合治疗，才能获得满意结果，尤应注意加强患者的营养及给予必要的抗结核药物治疗。术后并需有较长期的休养，经复查证明体内确无活动性的结核病变，方可恢复工作，否则不仅肠结核有再发可能，其他器官的结核病变也可能再度活跃

六、缺血性肠炎

不少学者认为肠道的供血不足是这类病变的根本原因，因为缺血的程度和时间的长短有所不同，所以可造成不同的病理变化和相应的临床表现，而其最终的转归或结局自然也有所不同。除肠系膜血管阻塞所致病变极为突出，其他不同程度、不同部位和范围的肠道缺血所造成的各种病变，将统名为“缺血性肠炎”。显然，这种病变并无特殊的致病菌为其原发病因。

【病因学】 机体肠道内虽有多种细菌寄生，在正常情况下不致引起任何病变，但一旦肠壁有血供不足或缺血现象，致黏膜的抵抗力遭到破坏，细菌便可侵入肠壁，轻者引起黏膜的急性炎症，重者可致肠壁的全层坏死。过去认为肠黏膜只有遭到损伤后肠道细菌才能侵入黏膜下层，这种认识显然是片面的。此种病变过去所以未能有本质的认识，主要是临床工作者只看到病变后的炎症反应，而未能认识到发病前肠壁缺血的实质，即使在手术时或病理检查中见到了肠壁血管的栓塞现象，也往往认为这是炎症的结果，而不是病变的原因。现在看来，这是现象掩盖本质，病因与后果倒置的错误看法。

整个腹内脏器由三支主要血管供给其血流：

(1) 腹腔动脉分布前肠，由于这支血管的侧支循环极为丰富，故胃、十二指肠的缺血性病变实属罕见。

(2) 肠系膜上动脉分布中肠，由于肠系膜上动脉本质上是一支末梢动脉，其根部又易有粥样病变，一旦发生完全阻塞就可导致大段肠袢坏死。

(3) 横结肠中段以下的后肠是由肠系膜下动脉分布，虽然在结肠切除术时，肠系膜下动脉或其分支常在某一平面结扎而不致有明显后患，但结肠的血供其实是比较不充分的，侧支循环也不很发达，而结肠腔内的细菌数又特别多，所以结肠较之小肠更易发生缺血性病变。

上述三条血管主支之间各有动脉交通支彼此相连(图 5-22)，腹腔动脉与肠系膜上动脉间有胰十二指肠下动脉沟通，肠系膜上动脉有阻塞时，结肠的边缘动脉也可供血到小肠，而乙状结肠和直肠则从髂内动脉可就得丰富的侧支供给。据近代的研究，结肠供血最差之处不是在第一乙状结肠动脉与直肠上动脉交界处(所谓 Budek 临界点)，而是在脾曲部位，此处之边缘动脉供血最为不足(Griffiths，1963；Michels，1965)，因此结肠的缺血性病变最多发生在脾曲部位。

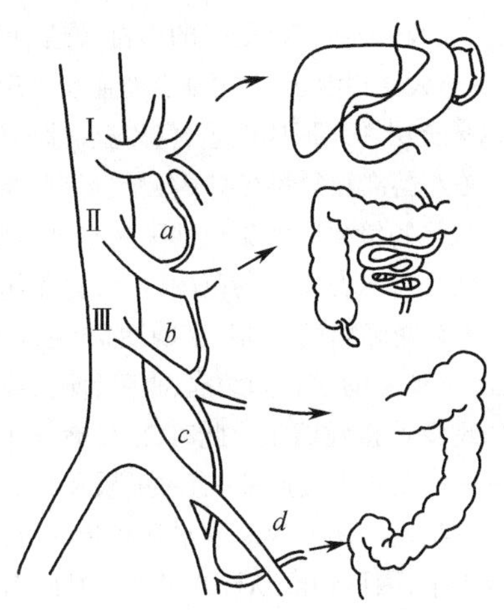

图 5-22　肠道的动脉血供范围及其侧支循环

Ⅰ.腹腔动脉;Ⅱ.肠系膜上动脉;Ⅲ.肠系膜下动脉;a.胰十二指肠下动脉;b.结肠边缘动脉;c.痔中动脉;d.痔下动脉

下列情况可能是引起肠道缺血的主要原因:①主要血管如肠系膜上动脉的栓塞或血栓,结扎或误伤;②一般血管如结肠中动脉的阻塞或损伤;③小血管的病变如结节性动脉炎、类风湿关节炎、动脉粥样硬化或糖尿病所引起者;④黏膜的局部刺激如药物(KC1)引起的血管痉挛或梗阻。

在上述原有血管病变的基础上,如果有:①心肌梗死或严重外伤引起低血压现象;②不明原因的肠壁血管反射性痉挛或局部性的 Shwartzman 现象;③变态反应引起肠壁小动脉的纤维素性坏死;④过敏反应如蛔虫毒素引起肠壁小血管的痉挛缺血,则更可以加重原有的血管病变,或者单独引起肠壁的同样损害。需注意者,肠壁中、小血管的缺血性病变,也可在大血管并无阻塞的情况下发生。

【病理学】 肠袢因某种原因而致血供中断或严重不足时,其最终的结果主要决定于局部缺血的严重程度,其次决定于受累血管的大小和缺血时间的长短,而某些全身或局部条件,如心血管疾病的有无、侧支循环的好坏以及肠内细菌的种类和多少等,都与病变的最终结果有关。一般说来,严重的长期缺血可导致肠袢的坏死和腹膜炎,患者往往因此死亡,反之,暂时的血管痉挛通常仅引起黏膜的充血和炎症,到侧支循环扩张后便可完全消失,而介于两者之间者,则可导致黏膜溃疡、进至肌层坏死,但整个肠壁尚不致全层坏死,最终坏死组织可被纤维组织所取代,形成肠腔的狭窄和肠道的梗阻。在病变发生后的初期,肠壁的血管(主要是毛细血管丛)因缺血而遭损害,大量血浆和血液将丢失到肠壁组织间、肠腔内或腹腔中,因而患者可能出现循环衰竭,而到病变后期肠壁活力丧失以后,一方面细菌可侵入肠壁引起广泛的蜂窝织炎,更可透过肠壁引起弥漫性腹膜炎,从而导致中毒性休克。由于小肠缺血与大肠缺血所造成的病变及其产生的症状有所不同,而且缺血的范围有时可累及大段肠袢,有时仅造成局部损害,今当分别予以叙述:

1. 缺血性小肠炎　广泛性的缺血性小肠炎有"急性出血性肠炎"、"急性坏死性肠炎"和"急性手术后肠炎"等不同的描述。虽然以上这些情况不一定完全由于单纯的肠袢供血不足,但供血不足至少可以视为这些不同病变(或综合征)的基本的(或共同的)病因。肠道病变的产生常继发于一次低血压或外周血管收缩以后,例如心肌梗死或严重外伤。主要的病理表现则根据缺血的严重程度而定,或为肠黏膜的急性炎症和假膜形成(黏膜表面多呈黄色的小碎块状),或则形成溃疡,甚至可有肠壁全层坏死,在镜下可见黏膜或肠壁的凝固性坏死,肠壁间有大量的炎性渗出液,黏膜往往与下层组织相分离。

局部性的缺血性小肠炎常表现为缺血性溃疡或瘢痕性狭窄,这在嵌顿性或绞窄性肠梗阻复位以后是一种比较常见的后遗症。单纯的小肠非特异性溃疡导致的出血、穿孔或肠梗阻现象亦非罕见,过去推测可能是异位的胃黏膜所致,目前认为这种病变也是肠袢发生了血管意外的结果。有人观察到口服肠溶性的 KCL 糖丸后,因高浓度的 KCL 能引起黏膜的血管痉挛和梗死,也可以导致肠袢的溃疡、狭窄和梗阻。这种溃疡大多位于肠管对系膜侧的黏膜上,呈圆形或椭圆形,大约 0.5~2.0cm,其边缘多较整齐呈凿状。黏膜下层有多量纤维组织形成,因溃疡有时可不止一个,甚至可呈环形生长,致肠袢往往明显增厚,并可有狭窄梗阻。这种病变有时看来很像小肠的局限性肠炎(Crohn 病),但缺血性小肠炎肠壁组织间的炎症不明显,看不到裂隙和巨细胞,相反在黏膜下层中可见有含铁血黄素(hemosiderin)的吞噬细胞,极像心肌梗死后期的组织表现,可以与 Crohn 病相鉴别。

2. 缺血性结肠炎　主要的结肠动脉被栓塞或结扎后,常导致相当长一段结肠的缺血性坏死。有时主要的结肠动脉仍有搏动,而其实结肠已经坏死,这种现象在所谓"坏死性结肠炎"和"缺血性小肠结肠炎"都有发生,二者的病因虽可能不完全相同,但其临床表现则几乎是不可分的。

结肠缺血性病变最多见的一种表现是结肠的缺血性狭窄,这是介于结肠缺血性全层坏死和血管一时性痉挛的中间病变,是肠壁黏膜和肌层组织坏死后的后续变化或终末结果。病变主要见于脾曲,有时可累及其近、远端的结肠袢,短者仅几厘米,长者可累及整个横结肠或降结肠。病变结肠的袋形消失,肠壁显得非常僵硬。病变范围小者需与结肠癌相鉴别,病变范围广泛者有时与溃疡性结肠炎颇相似。

【症状和诊断】 视病变的部位、范围、性质和程度等而不同:

1. 缺血性小肠炎　范围广泛的缺血性小肠炎,国外报道男性多于女性(2∶1),年龄多在中年以上或老年,但在我国则以 5~15 岁的儿童最为多见。临床上本病常有突发的腹痛、发热、呕吐和大量的黏液血性腹泻,其中有时可见到黏膜的管型,然后因细胞外液的丧失,可有外周循环衰竭的表现。体检时常可发现腹部略显膨隆,腹壁有广泛压痛,但在病变初期腹肌强直的现象可能不明显,有时可摸得隐约的腹块,肠鸣音常减弱或消失。到病程后期肠袢已经坏死或已有穿孔性腹膜炎时,症状将更为严重,中毒表现愈加明显，常有较高的体温和较多的白细胞数，腹肌强直更加显著，腹内肿块也可能摸得更加清楚，有时并可有转移性浊音察及，其总的表现很像绞窄性肠梗阻或穿孔性腹膜炎，伴有严重的中毒和休克现象。X 线透视常见病变小肠有明显扩张，偶尔肠腔内有液平面可见。

缺血性小肠炎也可能是局部性的，患者多数也是中、老年，常有心血管病史，或有嵌顿疝、腹部手术或口服钾盐利尿剂等既往史，但无阳性病史者并不能排除此症。在本病的急性时期，不少患者有类似十二指肠溃疡的腹痛，表现为进食 1~2 小时后的脐周围痛，并可有持续或反复的柏油样大便。有时患者可有慢性肠梗阻样的腹绞痛，伴肠鸣音亢进或大便秘结现象。偶尔，缺血性小肠炎所引起的溃疡，可以并无明显的症状而突然发生急性穿孔。X 线有时可见小肠扩张，钡餐检查可能显出溃疡壁龛或狭窄部位。

2. 缺血性结肠炎　患者多为 60 岁以上的老人，往往有心血管病史，并常因充血性心衰，心肌梗死、脑血管栓塞、手术出血等原因而引起本病的发作。起病急骤，主要表现为全腹剧痛，尤以左髂部和左季肋部为甚。常伴恶心呕吐，继有血性腹泻(明显出血或仅有潜血)，也可有里急后重的感觉。患者入院时往往情况很差，脉搏细弱、体温较低，皮肤发绀，近于循环虚脱。体检时可发现腹壁压痛和腹肌紧张等腹膜炎表现，但腹胀一般不严重，肛门指诊时常在指套上见有血迹。白细胞数增加，血细胞比容因血浆的损失也有相应的增加。X 线检查可见直肠扩大。此时临床上多诊断为内脏穿孔或肠系膜血管栓塞，很少能作出正确诊断。但进一步检查亦非必要，因患者急于需要抢救，并进行急诊手术。

如果缺血性结肠炎并未导致结肠的全层坏死而仅为黏膜肌层的溃疡，则其临床表现将决定于病变的部位。一般患者多表现为左髂部的剧烈疼痛，有时也可累及左上腹，然后有里急后重和便血。这种便血颇为典型，它既不像急性憩室炎出血那样颜色鲜红，也不像内痔出血那样量少而不与大便混合，相反，缺血性结肠炎的出血量是中等的，颜色是暗红的，多与大便相混合、并可能含有血块。患者的一般情况不像结肠全层坏死那样严重，仅体温、脉率稍有增加。唯一的体征是左髂部和盆腔有明显压痛。肛门指诊时手套上带血。乙状结肠镜检时常见血性黏液自上段肠道下降，但确切的病变部位常在镜检的范围以外，除非用纤维结肠镜检查一般不易明确真相。到病变晚期急性症状缓慢消失以后，结肠不全梗阻的症状如绞痛、腹鸣、便秘或腹泻便秘交替出现的现象可接踵而至。此时，X 线检查往往可见典型的表现——病变主要在脾曲，有时可累及相邻的横结肠或降结肠。较早期的病变因黏膜水肿和肠壁出血，肠黏膜表面常高低不平，因而钡灌肠检查时可见黏膜有指印样的压迹，而到病变末期由于结肠袋形消失，肠壁显得很僵硬，有时整段结肠可像铅管样。偶尔，缺血性结肠炎可以是一时性的，患者在初时有典型的左髂部疼痛和大便出血，体检时局部有压痛，同时有一定的体温和白细胞升高现象，但经过若干天的保守治疗后，症状便可完全消失，X 线检查也不再有异常。对于这种一时性的缺血性结肠炎，重要的是要在临床上和 X 线检查时能认识这种情况，并了解这种轻度的一时性病变是可以在保守疗法下获得缓解或痊愈的。

在鉴别诊断方面，缺血性结肠炎易与溃疡性结肠炎和局限性结肠炎(Crohn 病)相混淆，至病变后期形成结肠的环状狭窄时，有时与结肠癌也不易鉴别。一般说来，缺血性结肠炎患者多有心血管病，病变部位多在脾曲，是可与溃疡性结肠炎相区别。至于它与局限性肠炎的鉴别则通常只有通过剖腹探查和病理切片后方能确定。表 5-2 可以代表三种病变的主要区别。

【治疗和预后】　缺血性肠炎不论累及小肠或结肠，其治疗原则均需以病变的程度为依据：肠袢尚未坏死者应先作保守治疗，而如腹部体征严重，表示肠袢已有坏死、穿孔，或到病变后期已出现狭窄性肠梗阻者，则需做手术治疗。

1. 保守治疗　如果发病后患者情况并不很差，特别腹

表 5-2　缺血性结肠炎的鉴别诊断

	溃疡性结肠炎	局限性肠炎	缺血性肠炎
发病年龄	20~40 岁	30~50 岁	50 岁以上
病变部位	在任何部位，可为广泛性，直肠 95% 被累及	节段性，直肠 50% 被累及	多在脾曲，直肠从不受累
其他病变	关节炎，虹膜炎，脓皮病	巨幼红细胞增多症，吸收不良	心血管病、类风湿病
X 线表现	浅溃疡	黏膜有裂隙	黏膜有指印样压迹，或有肠腔狭窄
肉眼观	肠壁薄，易穿孔	肠壁厚，可成瘘	肠腔收缩、血管阻塞
显微镜观	表浅炎症，黏膜皱襞间有脓肿形成	肠壁组织有炎症或肉瘤样反应，系膜淋巴结增大	炎症自内层向外发展，有纤维组织增生
病变过程	慢性复发性，有恶变可能	复发性	常有自行好转或痊愈可能
对激素之反应	良好	可疑	无效

部体征尚不严重，表示缺血性肠炎尚未发展到肠坏死阶段者，应先行内科治疗，包括下列各项措施：

(1) 补充损失的体液以恢复循环。补液的容量和速度最好根据血细胞比容和中心静脉压加以调节。

(2) 解除肠壁的血管痉挛以增加肠袢的血供。一般可用 α 受体阻滞剂，而强烈的长效血管扩张药应该慎用，因为患者的血压一般已经偏低，不宜使血压骤降至 60mmHg 以下。拟交感神经药如肾上腺素亦属禁忌，因为它可能加重肠系膜血管的收缩和肠壁的缺血程度。

(3) 应用广谱抗菌素以消除肠道细菌，防止肠壁进一步坏死。

(4) 注射皮质激素以减轻中毒反应，一般可用氢化可的松 200~300mg/d 静滴，但通常不宜超过三天。

2. 手术治疗 如果：①患者入院时情况极为严重，特别是腹部体征表示肠袢已有坏死、穿孔可能者；②患者经过合理的内科治疗以后，情况仍然不见好转或反趋恶化者；③病变后期已出现肠梗阻现象者，均为进行紧急或择期手术之指征。危重病例进行手术之前，上述各种内科疗法可以视为一种必要的术前准备治疗。手术之前先作腹腔渗液之穿刺抽吸和涂片检查(细菌、脓细胞、肠内容物)，可以进一步肯定肠袢是否已有坏死穿孔。

(1) 缺血性结肠炎：手术一般是从左旁正中切口进入腹腔。通常可见脾曲或其两端的结肠有充血、发绀或部分坏死现象，但有时可见最末端靠近肠管的血管似乎仍有搏动存在。因此有些结肠坏死可称不明原因的原发性梗死，而结肠切除的范围也就不能单纯以肠系膜血管有无搏动为准。最稳妥的办法当然需将坏死结肠完全切除，但由于肠袢黏膜常有较广泛的损害，甚至外表看来正常的肠袢切开后也可发现其切端的黏膜仍然呈青紫色，此时当然需将肠袢作更多的切除，直到切端黏膜正常处为止。病变肠袢切除后，一般多将切端先行外置，以后再作吻合，因一期吻合后往往易于发生吻合口瘘，患者可因腹膜炎而死亡。不过如按前法能保证切端的血供和黏膜的情况已属正常，则一期吻合亦属可行。手术后除需继续补液输血、并给广谱抗菌素外，拟交感神经药应该禁用，因为它可以增加肠袢缺血的程度，皮质激素也非必要，因为它不利于吻合口的愈合。

(2) 缺血性小肠炎：经内科治疗无明显进步者，亦应进行手术，切除病变肠袢。手术时同样必须保证切端有良好血运，切除后一般可作一期吻合，预后良好，很少复发。

病程后期已出现狭窄性肠梗阻的病例，一旦通过 X 线检查证实了诊断，也应进行手术治疗，将病变肠袢切除后作一期吻合。只要切端血运正常，一期切除吻合后应无其他遗患。

广泛性的缺血性肠炎预后不良，尤其是坏死性结肠炎的死亡率目前仍高达 70%。这主要是由于对本病的性质认识不足，诊断和治疗不够及时，再加患者多数合并有心血管病或其他肾脏病、糖尿病等，因而术后并发症多较严重之故。早期诊断和及时治疗，应有助于降低本病之死亡率。坏死性小肠炎的预后较好，其死亡率一般不超过 30%，而轻度的缺血性肠炎、范围较小或仅有慢性肠梗阻的后期病例，死亡率一般应不超过 5%。

七、局限性肠炎(Crohn 病)

局限性肠炎是一种肠道的原因不明的非特异性炎症，它虽可累及肠道的任何部分，但最常受累的是回肠末段。在急性时期可能发生出血与穿孔，在慢性时期则常因肠管的狭窄或脏器间的内瘘形成而需外科处理。

本病在文献中曾以多种的病名出现，如传染性肉芽肿、慢性瘢痕性肠炎、局限性肠炎、及局部性回肠炎等，其中以 Crohn(1932) 首先倡用的局部性回肠炎之名称最为常用，故本病又称 Crohn 病。惟本病的病变不一定限于末段回肠，而有时可累及肠道的其他部分，故以局限性肠炎之名较为妥当。

【病因和病理】 局限性肠炎的病因至今不明，惟知其为一种慢性炎症病变，但它与结核、梅毒、放线菌病、寄生虫或病毒感染均无关，至今亦未发现任何病原体，故只能视为一种非特异性感染。有人认为本病可能是一种自身免疫异常表现，亦可能与精神因素有关。

局限性肠炎的病变有急性、亚急性及慢性三种形式。但这三种形式是同一病变在不同时期的不同表现，还是同一疾病在不同患者身上的不同表现，尚未确知。

本病的病理特征为局限于肠道之一段或多段的炎性肉芽肿性病变。最常见的受累部位是末段回肠，约占病例的 75%~80%，往往至回盲瓣处病变突然终止，故本病又可称为局限性回肠炎。有时病变也可累及盲肠、升结肠、乙状结肠或回肠的其余部分。局部性回肠炎虽有 95% 累及回肠，但单纯累及回肠者仅 53%，另有 35% 以上的患者同时尚累及盲肠或结肠，偶尔空肠、十二指肠，甚至胃、食管等也可受累。如病变为多发性，则病变之间的肠管仍属正常，病变部分与正常肠管的界限非常明显。

急性受累的肠管水肿而充血，其各层组织之间有炎性细胞浸润，浆膜表面常有灰白色的纤维素沉积，可形成肠袢间的粘连，偶尔浆膜上可有小结节形成，因而误诊为结核病变，黏膜则有时可有溃疡出血，该段肠系膜也常有明显的水肿增厚，淋巴结也有急性肿大。其后肠壁各层组织间逐渐有多量的纤维增生，同时黏膜下层间有慢性炎性细胞浸润，往往形成假结节而使黏膜成为肉芽肿样。此时肠壁不但显著变厚，肠管也变得僵硬，因而可有部分梗阻的现象出现。黏膜面上可有深浅不同的溃疡，但一般呈息肉样的增生状态。肠系膜也因有纤维增生而变厚，且呈皱缩状，同时系膜间的脂肪组织也有明显增生。至慢性时期，则肠管因极度的纤维化，不但变厚而且变细，因而可产生严重的梗阻，有时肠袢间可因紧密的粘连而形成梗阻。肠壁有时尚有穿孔的可能，致形成腹内脓肿。但一般因脏器间先有粘连，多形成肠袢之间或肠袢与膀胱、阴道之间的内瘘，或者穿破至腹壁外而形成粪瘘。

上述的炎性变化在急性时期可能自行消退而不出现亚急性或慢性的表现。有的患者也可以一开始即以亚急性或慢性的病态出现。当病变已自行消退或经治愈以后，有时有再发的可能。在我国最常见的是本病的急性表现，慢性表现实属罕见。

【临床表现】 本病并不太罕见。患者年龄多在20~30岁之间，儿童和年长者也可发病。男与女之比大约相等。

局限性肠炎的临床表现颇不一致，因病变的部位既不尽相同，而病期亦有早晚之别。症状以腹泻(74%)、腹痛(70%)、消瘦(63%)、发热(37%)、肿块(31%)及便血(16%)等最为常见。根据病程的早晚，局限性肠炎可有下列不同的表现：

1. 急性时期　在病变的急性时期，患者又可有各种不同的表现，这些症状在某些患者在一定程度上可以同时存在，但也有时一个病例仅以一种表现为主。急性时期的临床表现可有下面几种：

(1) 腹痛：多数患者以腹痛为主要症状，因病变部位不同而疼痛位置也有差别。疼痛一般属绞痛性，多位于右下腹，但有时也可表现为上腹部的持续性隐痛或轻度的腹部不适。患者同时可有38~40℃的体温，有时有轻度的腹泻，或者偶尔伴有恶心、呕吐。然而因症状是以腹痛为主，腹壁有压痛和腹肌紧张，往往误诊为某种急腹症，特别是急性阑尾炎而进行阑尾切除术。

05

(2) 腹泻：另一类患者以腹泻为主要症状，每日约3~5次，同时伴有不同程度的腹绞痛，大便有黏液和潜血，但出血一般不多。此等患者常有明显的消瘦贫血，体重减轻，肢体乏力等症状，有时也有微热。因腹泻现象一般多甚顽固，通常的内科疗法大都不易奏效，故常误诊为溃疡性小肠炎或溃疡性结肠炎。但里急后重的现象一般不明显，不像痢疾及一般的肛管直肠炎性病变。

(3) 出血：偶尔患者以肠道的出血为主要症状，表现为明显的便中带血或柏油样大便，患者可能同时有微热及轻度腹痛，常被误诊为肠套叠、腹型出血性紫癜等症。钱礼教授曾见一7岁女孩肠道有大量出血，虽经反复输血及手术探查，并将充血肿胀的中段回肠截除约30cm，病孩终因休克致死，其病理切片证实为局限性肠炎的溃疡出血。

(4) 穿孔：有些病例在病变的急性时期因肠道突发的穿孔性腹膜炎而入院求治，如穿孔前有较明显的腹痛者，多被误诊为阑尾炎穿孔，如伴有腹泻者，又常被误诊为痢疾溃疡穿孔。穿孔最常见之处是在回肠下段，有时穿孔有不止一处，并可连续发生。钱礼教授曾收治一例13岁的男孩患者，因肠道急性穿孔入院，经手术修补后隔五天和七天又连续两次再度穿孔，因病孩身体极度虚弱，估计不耐做肠袢之切除吻合，至第三次手术时，只能将有病的肠行外置造瘘，结果病孩仍因腹膜炎及器官衰竭而死亡。其他如结肠及阑尾的穿孔也有发生。如为阑尾穿孔，虽经手术切除仍有继发粪瘘的危险。

2. 亚急性期　至病变的亚急性期，肠壁已有增厚狭窄现象，肠袢间已有较致密的粘连时，主要表现为慢性不完全性梗阻，如阵发性绞痛、蠕动亢进及可见肠型等，呕吐也偶尔可见，但不经常。此时腹部能摸得肿块的机会较多，一般都在右下腹部，但偶然也可出现在腹腔的较高位置。这个亚急性期的肠梗阻现象，可以继急性时期的症状而逐渐发展得来，也可以并无急性时期的表现而突然出现梗阻症状。

3. 慢性时期　如病变发展至慢性阶段，除继续有肠梗阻现象外，病变可因慢性穿孔而形成局限性脓肿，或与其他脏器发生内瘘，偶尔并可破溃至腹壁外，如右下腹、腹股沟及腰部等处，形成粪瘘。内瘘相通的脏器大多是另一个回肠袢，也可能是盲肠、横结肠、乙状结肠、阴道、膀胱等其他空腔器官。外瘘可以是自发的，它可能是局限性肠炎的最初表现，但最多见者是在阑尾切除术后。Crohn(1949)报道的222例局限性肠炎中，有17.5%的病例因并发直肠周围脓肿而最终形成直肠旁瘘，开口在肛门附近。

在慢性阶段，腹内肿块也属常见。

【诊断和鉴别】 患者在急性期的表现殊不一致，且无任何典型症状，故早期病例仅能依据其临床表现加以揣测，并在除外若干需要鉴别的情况后，方能获得近似的诊断。凡年轻患者有腹痛、腹泻、低热及全身情况不佳者，应考虑到有局限性肠炎的可能，检查时如发现有条索状的粗厚肠曲者，则可能性更大。惟需除外急性阑尾炎、溃疡性结肠炎、慢性变形虫肠炎及回盲部的溃疡型肠结核等情况，与缺血性小肠炎的鉴别尤为困难。X线检查对急性病例的诊断帮助不大，惟肺部透视可除外结核，有腹泻症状者作钡灌肠可以除外直肠结肠病变，对鉴别诊断或有帮助。化验检查虽80%的病例有白细胞增高，50%的病例有缺铁性贫血，60%的病例粪便中有潜血，但均无诊断的特殊价值。其他检查也多无助益。

亚急性或慢性病例已有肠梗阻现象或瘘管形成者，需与回盲部的增殖型肠结核、肿瘤、晚期缺血性肠炎或放线菌病等鉴别。此等情况除可根据临床表现作出鉴别分析外，X线检查常能获得一定提示。回肠末段的局限性肠炎常引起回盲瓣的闭合不全，钡灌肠后多数病例可获得回肠末段的充盈，故一般病例以钡剂灌肠检查为宜，可以避免钡餐后发生急性梗阻的危险。但如病变位于回肠上段或空肠，或有内瘘存在的可能者，则应作钡餐检查。病变较早期，肠腔狭窄不显著者，有时可见黏膜紊乱或息肉样的充盈缺损。病变晚期，肠腔已有慢性狭窄时，则末段回肠表现为细而不规则的阴影，呈所谓典型的“带状征”，而病变近侧端的肠袢则有扩张和停滞现象。有内瘘存在者亦可由此得到证实。惟所谓“带状征”虽为局限性肠炎的典型X线征，但其出现却不能视为是特殊性的，末段回肠的缺血性肠炎或结核等也可有此现象，而X线检查结果阴性时，也不能除外这些病变的可能。

【治疗和预后】 局限性肠炎的病因至今尚未确知，故对本病的治疗方针和具体方法意见亦尚未一致。总的说来，对早期急性病例多主张采用非手术的支持疗法，而至晚期有并发症出现对应采用某种手术治疗。

1. 内科疗法　于病变早期急性阶段，如无狭窄、穿孔等并发症，亦无大出血或剧烈的疼痛，而诊断又比较肯定者，应行内科保守疗法。

内科保守疗法的目的仅在于：①保证完全的休息（最好能卧床 2~6 个月）；②加强营养，给予高蛋白、多糖、低脂、少渣、富维生素的食物；③改善贫血，纠正脱水及低白蛋白等现象；④解除腹痛，控制腹泻，减少肠壁的痉挛和蠕动；⑤用广谱抗菌素控制继发感染，以减少穿孔或脓肿形成的可能性。如此，或能维持患者一般的抵抗力，病变可以逐渐自行消退。酌量应用免疫抑制药，也可能有助于缓解病变。肾上腺皮质激素虽能改善症状，但有引起出血及穿孔的危险，除非患者有明显的体温和血沉升高，否则，其应用需要慎重。

急性病例通过保守疗法后，约 30% 的病例其症状可以自行消退，以后再作 X 线检查时亦无病变可见，但大多数患者（约 70%）病变将因溃疡出血、坏死穿孔、或肠道狭窄而最终需要外科治疗。

2. 外科治疗　不少患者需要采用某种手术治疗，下列情况是手术治疗的适应证：

(1) 早期病例诊断不明，疑有急性阑尾炎等其他病变可能者。

(2) 有剧烈的腹痛或严重的肠道出血者，手术的疗效比较确切。有早期急性穿孔者更应手术治疗。

(3) 经长期内科保守治疗，疗效仍不显著，全身情况转劣，或出现有肠道狭窄、慢性穿孔等并发症者。

开腹后根据病理情况的不同，可采取下列不同措施：

(1) 术前诊断为急性阑尾炎而探查发现阑尾正常，仅为单纯的局限性肠炎患者，应缝闭腹腔，阑尾不予切除。如局限性肠炎患者同时并有阑尾急性炎症现象者，虽可以考虑将阑尾切除，惟术后有形成肠瘘的可能，不如保守疗法安全。

多数学者不主张切除正常的阑尾，因其无助于防止病变的发展。此等病例 30% 有自行痊愈的可能，另外发展成为慢性的病例也不一定并发急性阑尾炎，故同意对正常的阑尾不应切除，以免反而有可能促成肠瘘。在我国目前对急性阑尾炎采用非手术治疗已获得满意疗效的新情况下，对于并发急性阑尾炎的局限性肠炎患者，应有更多理由和充分信心同样采用针刺或中药等非手术治疗。

(2) 如临床症状较剧烈（剧烈腹痛、明显出血、早期穿孔），而病变范围不大、病变不属多发性、肠系膜及淋巴结肥厚肿大之程度不严重影响手术者，应切除病变、包括病变部位上下各 20~30cm 的正常肠管及其相应的肠系膜，然后作一期吻合术。为了保证病变肠袢之完全切除，应将切除标本立即加以检查，务使断面组织是属正常，方可进行吻合。

在炎症较“局限”时将病变组织予以彻底切除，亦属合理之举，有出血穿孔等并发症者，切除自更属必要。据钱礼教授过去对符合上述条件的患者作一期切除吻合的体会，术后都能获得症状的完全解除和暂时的痊愈出院，并无即时的不良并发症。虽此等患者因未作术后随访，不知其复发率如何，但近期疗效比较确切，印象颇属鲜明。所切除者是症状比较严重，病变范围不大，可以做“彻底”切除的病例，如肠系膜过于肥厚不能做安全彻底切除者，或病变范围过大，病变属多发性或节段性的损害，或患者全身情况不佳者，均不宜作一期切除吻合术。

(3) 经保守疗法无效的慢性病例，及已有梗阻、穿孔及瘘管形成的患者，其全身情况多属不佳，病变又因粘连水肿等原因往往切除困难，故一般不宜作一期切除，仅可根据病变的不同情况考虑行各式捷径手术：如病变在回肠末段者，可在病变部位以上 30cm 左右切断肠管，缝闭其远端而将近切端与横结肠吻合；如病变已累及盲肠或升结肠者，可切断末段回肠后进行近切端与乙状结肠的吻合。总之，将病变部分隔出在肠流以外，而行回肠横结肠或回肠乙状结肠之捷径手术，较之行右半结肠的广泛切除及一期吻合远为安全。但单纯在病变的远近端肠袢之间作侧 - 侧吻合大多无效，应予避免。

对慢性病例是否需要行一期或二期切除，或单纯作捷径手术，目前学者们意见尚不一致，但总的说来，能够作一期切除和端 - 端吻合的病例，其预后远较仅作捷径吻合等手术为佳。对此等病例可先行捷径手术（必须切断回肠，隔断病变部分肠流），然后等待结果，如 3~6 个月后症状依然不见好转，可再行手术将隔出的病变部分广泛切除。但术后五年内仍有约 50% 的复发机会。

（尹路）

第五节　小肠肿瘤

小肠虽占消化道的极大部分，但总的说来，小肠肿瘤不论良性恶性，其临床发生率远较食管、胃、结肠或直肠等为低。小肠的肿瘤可作如下的分类：

1. 良性肿瘤　①腺瘤或息肉；②平滑肌瘤或腺肌瘤；③纤维瘤；④脂肪瘤；⑤血管瘤；⑥神经纤维瘤；⑦黏液瘤或黏液纤维瘤；⑧其他。

2. 恶性肿瘤　①癌（腺癌，乳头状腺癌，黏液腺癌）；②肉瘤（纤维肉瘤，神经纤维肉瘤，平滑肌肉瘤，淋巴肉瘤）；③类瘤或嗜银细胞瘤；④恶性色素瘤。

一、小肠的良性肿瘤

【发病率】　小肠的良性肿瘤一般说来是肠道肿瘤中最少见的，约占胃肠道肿瘤的 2% 左右，其中恶性肿瘤占 75% 左右。好发部位是自上而下逐渐递增的趋势，大约半数的小肠良性瘤是在回肠，这与小肠恶性肿瘤的好发部位正好相反，后者多见于十二指肠。就小肠良性瘤而言，则一般以平滑肌瘤最为多见，其次为腺瘤、脂肪瘤和血管瘤，其中平滑肌瘤约占良性瘤的 1/2，腺瘤约占 1/4。

【病理】　不同的肿瘤有不同的病理情况。

1. **腺瘤** 多数腺瘤呈乳头状或息肉样，发生在肠黏膜上，带蒂而向肠腔内突出，可以单发，可为多发性。腺瘤一般较小，自1mm至2~3cm为止，很少长到巨大的程度。一般腺瘤临床上并无重要性，但乳头状瘤较脆而易出血，少数腺瘤可以引起肠套叠，而约7%的腺瘤有恶变可能。Peutz（1921）和Jeghers等（1929）曾相继对小肠的一种腺瘤样息肉做过详尽研究，认为有些息肉病肯定有家属遗传性，其息肉为多发性，患者的口唇和面颊常有特异的色素沉积，常称此病为Peutz-Jeghers综合征。这种息肉在外观上与一般的结肠息肉无异，但在切片上可见此种息肉实为合有多种细胞的错构瘤，它不像结肠的家族性息肉病那样有强烈的恶变趋向，但个别病例也可能发生癌变。

2. **肌瘤** 除胃以外，小肠是消化道中发生肌瘤最多的部位。小肠肌瘤大多是单发性，位于回肠位，可发生在任何年龄，而患者以男性为多（男女2∶1）。

肠道肌瘤有两种生长形式：向肠腔内生长的肌瘤较小，除可引起肠套叠外一般不发生并发症，亦不至恶变而引起转移；另一种肌瘤向腹腔生长，可长至较大的程度，中心部分则坏死出血，而临床上有反复出血或穿孔的倾向，且在触诊时可摸得肿块。

3. **纤维瘤** 真正的纤维瘤少见，文献中报道的所谓纤维瘤大多是多形性腺瘤，如纤维肌瘤、纤维瘤等。患者的年龄自8~66岁不等，性别无差异。纤维瘤绝大多数仅是单个，大小自一厘米至十余厘米不等。一般说来，纤维瘤向肠腔内生长者，不大而往往有蒂，故常引起肠套叠。其向腹腔内生长者有时可达巨大程度，但较罕见。

4. **脂肪瘤** 小肠的脂肪瘤较为少见。尸解中发现脂肪瘤的发病率为0.16%。大多为单发，亦可为多发性。绝大多数的脂肪瘤是位于黏膜下层，向肠腔内突出。少数则位于肠壁的浆膜下层。瘤体大多很小，无临床症状，生长较大者可引起梗阻、出血，偶尔也有溃疡样腹痛。

5. **血管瘤** 血管瘤可见于十二指肠、空肠和回肠的各个部位，在年龄和性别方面并无特殊．不少患者可同时伴有皮肤和黏膜的血管瘤。

血管瘤多发生于黏膜下层中，有时可累及肌层，但腹膜一般多属完整。绝大部分血管瘤多自肠腔中突起，其黏膜虽一般不为瘤组织所侵及，但却易致溃疡，因而发生严重的肠道内出血。有时也可发生类似溃疡性结肠炎或十二指肠溃疡的症状。

6. **其他罕见肿瘤** 除上述几种良性瘤外，其余的小肠良性瘤如神经纤维瘤、黏液瘤、内皮瘤等也可发生，但更属罕见。

【诊断】

1. **临床症状** 多数的小肠良性瘤是在手术时或尸检中发现，因约半数患者可以完全没有临床症状，少数患者虽有临床症状，但由于症状不典型，术前很难作出正确诊断。临床上疑为小肠肿瘤的依据，主要是由于有下列症状：

（1）出血：可以为间歇性的大出血，或持续性的小出血。患者常有明显的贫血现象，大便为柏油样，或者有隐血。此等患者如能除外十二指肠溃疡出血或直肠和结肠的肿瘤，即应考虑有小肠肿瘤的可能，尤其是血管瘤或平滑肌瘤。

（2）腹痛：因小肠良性瘤而引起的腹痛，可有如下不同表现：

1）急性腹痛伴有呕吐现象者，很可能有急性肠梗阻存在，此在成年人大多为肠套叠，是腺瘤所引起。肠套叠可能是慢性或复发性的，因而患者的腹痛可以呈间歇性的剧烈发作，发作时常伴有肠道的较多量出血，缓解后又可以毫无症状。

2）类似慢性肠梗阻的慢性腹痛，且伴有恶心及腹胀者，这在小肠良性肿瘤病例中比较少见，而多为癌、肉瘤等恶性肿瘤的表现。但有时向肠外生长的巨大良性肿瘤如肌瘤、神经纤维瘤等压迫肠道时，也能引起慢性腹痛。

3）有时小肠肿瘤可引起类似溃疡病的上腹部不适和疼痛，同时伴有恶心、腹胀和消化不良等现象。也有时可误诊为慢性阑尾炎或慢性胆囊炎。

（3）肿块：生长较大的肿瘤（如肌瘤、纤维瘤），尤其是向肠外生长者，有时可达巨大程度，可被扪及。

（4）穿孔：有时小肠肿瘤的最初症状为肠壁急慢性穿孔所致的腹膜炎或局部脓肿，此在平滑肌瘤的机会尤多。

有上述一种或几种症状而检查结果未能发现胃、结肠及直肠有病变时，就应考虑到有小肠病变的可能。但小肠病变究系肿瘤抑系其他疾患则不易确定，即使已初步诊断为肠肿瘤，除非已有明显的临床转移征象，亦难确定是良性瘤或恶性瘤。然而重要的是需要确定有无手术指征。

2. **X线检查** X线检查对小肠肿瘤的诊断帮助不多。因多数肿瘤是向肠外突出，并不产生明显的X线征，即使向肠腔内突出的较小肿瘤，由于检查的间隔时间过长，在检查时钡剂可能已越过肿瘤的部分，肿瘤也可以被遗漏而不被发现。故在疑有肠道肿瘤时，常需反复多次检查。

在诊断困难的情况下，有时可考虑放置一条带气囊的双腔减压管至小肠内。每当双腔管向下运行一段距离，即反复抽吸肠内容物以检查有无隐血或血液，常可发现在肿瘤部位呈强阳性结果。在可疑时先经导管注入稀钡剂，然后再进行仔细的X线检查，有时可得更明确的结论。

3. **超声** 小肠肿瘤往往在肿块较大时才能被超声发现，对良性肿瘤的诊断价值不大。

4. **CT检查** CT检查可以对小肠肿瘤大体定位，显示其形态特征和扩展情况。小肠腺瘤常为单个不规则肿块，伴有肠壁局限性增厚，中度强化。少数病例仅见肠壁增厚，强化不明显（充盈造影剂的小肠厚度，正常情况小于5cm。肠曲之间仅有少量脂肪）。

5. **MRI** 对小肠腺瘤有较大诊断价值，肿瘤向肠腔内生长，可分带蒂和广基两种，表现为肠腔内或肠壁上的圆形软组织肿块，信号相对均匀，边缘光滑，增强扫描肿块均有强化。相邻肠壁无增厚。绒毛结节腺瘤由于瘤内黏液聚集，信号不均匀，增强扫描呈不均匀强化。如相邻的肠壁有增厚不规则改变，提示恶性可能。

6. 小肠镜检查 小肠镜能够直视小肠病变，随着设备的不断改进和更新，已经能够对整个小肠进行确切诊查，对小肠的腔内病变尤其难以确诊的肠内出血病变的诊断带来了新的突破。术中应用对病变肠段的查找和切除还有较好的引导作用。

【治疗】 由于肠道肿瘤术前确诊是良性或恶性相对困难，且良性瘤也有恶变可能，故治疗以手术为宜。较小的或带蒂的良性瘤可以作局部切除。较大的良性瘤或已有套叠不能回复者应作肠切除，继以对端吻合。巨大的肿瘤有恶变可能者，切除应包括该段肠系膜。

良性瘤切除后预后良好，手术应无死亡率。

二、小肠的恶性肿瘤

小肠的恶性肿瘤约占消化道肿瘤的 3% 左右，若将继发的和复发的肿瘤除外，则小肠癌仅占胃肠道癌之 1.2%，其实际发病率约为 0.49/10 万人口。癌与肉瘤之比为 5∶4，而癌与类癌之比为 8∶1。一般说来，小肠恶性肿瘤中腺癌约占 50%，类癌占 35%，平滑肌肉瘤约占 15%，其他肉瘤均少见，合计不足 0.5%。

小肠癌之所以罕见，一般认为是与下列因素有关：①小肠内容物的流体性质以及它在肠腔内的迅速通过，减少了小肠与任何致癌物质的接触机会；②小肠内的细菌代谢能力较小，它将胆汁的某些物质转变为致癌物质的可能性较小；③小肠与脾脏相似，具有高度的抗癌能力，所以胃癌很少侵犯十二指肠，结肠癌也很少侵犯末段回肠；④小肠本身有免疫能力和解毒功能，自肠壁分泌的 IgA 具有中和病毒的能力，它的高浓度的微粒体酶（苯并水解酶，benzpyren hydrolase）又可使强烈的致癌物质 3、4- 苯并芘转化为低活性的化合物。故小肠虽占胃肠道全长之 75%，但小肠癌之发病率仅占胃肠道恶性肿瘤总数之 1% 左右。

（一）小肠的肿瘤

【发病率】 小肠的恶性肿瘤以腺癌较为多见，发生部位大概是自上而下逐渐递减的。至于发病年龄，绝大多数是在 50 岁以上，平均约为 60 岁，比小肠肉瘤的发病年龄为高。发病机会则以男性为多，男与女之比约为 2∶1。

【病理】 小肠肿瘤与肠道其他部分的肿瘤相似，肉眼观也可分为三种类型，不同类型的小肠癌倾向于导致不同的临床症状。

1. 环状收缩的腺癌 与左半结肠的肿瘤相似，至病变晚期易于引起肠道的狭窄梗阻。

2. 息肉样的乳头状癌 多向肠腔中突出，易于引起肠套叠。

3. 溃疡型癌 易致患者贫血，有时也可因肿瘤穿破肠壁而发生腹膜炎。

手术时最常见为肠道的环状狭窄，其近侧端的肠袢有肥厚、扩张或水肿现象，而远侧端的肠袢则多萎陷细小。肠系膜淋巴结和腹膜后淋巴结常有广泛受累，至晚期则肝脏、腹膜及其他部位亦可有转移。然而淋巴结的肿大也未必定是转移的象征，因其有时仅为炎性反应的结果。

【症状】 不同类型肠癌将产生不同的症状，病程的长短也与临床表现有密切关系。大概说来，小肠癌的表现可归纳为下列几种综合征：

1. 出血 是最重要的一种临床症状。溃疡型癌固然以出血为主要症状，其他两种肠癌也可有一定程度的肠道出血。小出血仅表现为粪便中的潜血，也可因大出血而有柏油样便。

2. 梗阻 视肠梗阻的急性与慢性、完全与不完全而有不同表现。大概狭窄型（即浸润型的硬性癌）早期仅有不完全的梗阻现象，至晚期方引起完全的急性梗阻；息肉样的乳头状癌一般也仅引起慢性梗阻，但任何时候可因并发肠套叠而发生急性梗阻。

3. 穿孔 小肠肿瘤以穿孔性腹膜炎为最初表现者较少见，但在溃疡型癌亦属可能。穿孔可以是急性的，引起弥漫性腹膜炎，也可以是慢性的，先有肠袢间的粘连，导致局限性的脓肿，或者形成肠瘘。

除上述三种主要表现外，小肠肿瘤单纯表现为局部肿块者较少见，但已有其他临床表现而体检时能摸得肿块者则并不罕见，约占病例的 30%。一般而言，最常见的体征为贫血、消瘦、肠蠕动亢进现象（可见肠型及肠鸣音亢进）及局部肿块，有恶心及呕吐者约占半数，而便秘亦属常见。

【诊断】 已有临床症状而作放射线检查时，诊断一般不甚困难，但多数亦仅能肯定小肠有某种病变，而不能确定病变的性质。

1. X 线检查 主要的 X 线征有：

（1）肠管的环状狭窄，近端的肠袢有扩大现象。近端肠袢扩大充气的程度，将视病变部位高低与狭窄程度而定，如病变在空肠上段，则胃亦可有扩张与胃内容物滞留现象。

（2）肠袢有不规则的充盈缺损，有时可长达数厘米。

（3）肠袢有套叠现象。

（4）腺癌可轮廓不整呈分叶状，甚至可发现大小不一或表浅不规则的龛影。

（5）腺癌肠腔局限性狭窄，肠壁僵硬，病变段黏膜中断、破坏，表面有不规则龛影。病变肠管与其上下肠管有截然分段。

上述症状中，以肠管的充盈缺损为最直接可靠，其余的 X 线征只能表示肠道有病变而不能肯定是小肠癌。

鉴别诊断应考虑有局限性肠炎、小肠良性肿瘤、粘连性肠梗阻，以及小肠的自发性套叠或扭转等可能性。

2. 超声 小肠恶性肿瘤常表现为“假肾征”或“环靶征”，一些患者可显示肠梗阻、腹部淋巴结肿大或肝转移声像图。

3. CT 检查

（1）为单个不规则肿块，伴有肠壁局限性增厚，中度强化。

（2）可以显示肿瘤所引起的梗阻，表现为肿瘤近端肠曲扩张,而远端肠曲正常。

(3) 少数病例仅见肠壁增厚,强化不明显。(充盈造影剂的小肠厚度,正常情况小于 5mm。肠曲之间仅有少量脂肪)。

(4) 可发现肠系膜根部和腹膜后淋巴结转移,且 CT 较其他 X 线检查更能清楚地显示肿瘤在肠系膜内或其他腹腔内组织扩散的情况。

4. MRI 小肠癌表现为局灶性肿块伴相邻的肠壁不规则增厚,肠腔狭窄,T_1WI 脂肪抑制增强可见肿块中度强化,MRI 对于显示肝转移以及淋巴结转移较敏感。

5. 小肠镜检查 小肠镜可以在直视下病理活检,提供直接诊断依据,对小肠癌具有确诊性意义。由于小肠癌一般在术中容易探查,一般较少用小肠镜作为手术引导。

【治疗】 手术切除是治疗小肠肿瘤的主要手段和有效措施。由于小肠肿瘤患者入院时大多贫血衰弱,或有急性与慢性肠梗阻现象,术前需要有一个准备阶段,包括输血、输液及胃肠减压等措施。

腹腔多自右旁正中切口进入。首先需要确定肿瘤的部位和病变的范围,以决定有无根治之可能及相应的手术方法。一般而言,如病情允许切除者,应尽可能切除之。单纯的肠系膜淋巴结肿大,并不能视为手术的禁忌,因淋巴结肿大不一定即是转移,而且即使已有转移,如将原发病变切除亦能解除肠梗阻的威胁。

05

因此,治疗的原则应为:

1. 病变能切除者应尽可能切除。切除范围应包括相当一段正常的肠曲(肿瘤上、下端各 20~30cm)及其有关的 V 形系膜,然后再作端 - 端或侧 - 侧的吻合以恢复肠道之连通。

2. 如病变确属不能切除,亦应考虑在病变上下端的肠袢间作侧 - 侧吻合,以解除或者至少缓和肠梗阻的威胁。

3. 空肠癌大多位于距 Treitz 韧带 20~80cm 之间,有时甚至距空肠起始部更近。该处经肠袢广泛切除后,端 - 端吻合或有困难,因此以行十二指肠空肠的侧 - 侧吻合为佳。

4. 如病变是在回肠末段近回盲瓣 30~60cm 范围内,则凡不能切除者应行病变近侧回肠与横结肠的吻合术,可以切除者应行右半结肠连同末段回肠的广泛切除(回肠切断处应至少在肿瘤边缘以上 20cm),继以回肠横结肠的吻合术。

【预后】 由于小肠癌的诊断与治疗大多不够及时,故即使进行广泛切除,其预后仍属不佳。一般而言,目前小肠癌的切除率约为 70%~80%,手术死亡率约为 5%~10%,而术后的五年生存率约为 20%~30%。

(二) 小肠的肉瘤

【发生率】 小肠肉瘤较之小肠癌尤为罕见,但较之结肠的肉瘤则稍多,其发病率约为 0.03%。小肠肉瘤的发病部位大概是从上到下逐段增加的,与小肠癌的发病情况恰相反。

小肠肉瘤之发病年龄较小肠癌平均约小 10 岁,一般多在 25~50 岁之间。男女发病之比约为 3 : 1。

【病理】 小肠肉瘤最多见于回肠末段,其次为空肠上段。约 2/3 的病例是淋巴肉瘤,另 1/3 则为平滑肌肉瘤,其他肉瘤如横纹肌肉瘤,脂肪肉瘤,血管肉瘤,神经源性肉瘤均属罕见。

1. 淋巴肉瘤 淋巴组织的恶性瘤可源自淋巴细胞、网状细胞以及内皮细胞,因此一般的淋巴肉瘤可进一步区分为真正的淋巴肉瘤、网状细胞肉瘤及内皮细胞瘤三种。但实际上此种进一步的区分并无临床意义,因在肠道中内皮细胞瘤极为罕见或根本不存在,故小肠的恶性淋巴瘤非为网状细胞肉瘤,即为淋巴肉瘤,偶尔可为霍奇金病和巨滤泡性淋巴瘤。在诊断小肠的淋巴肉瘤时,需与全身性的或腹腔内其他部位的淋巴肉瘤相鉴别。诊断小肠的原发性淋巴肉瘤需具备下列条件:①肿瘤主要位于肠壁上,除病灶附近肠系膜内的淋巴结以外,腹内其他的淋巴结应无肿大;②胸片显示纵隔淋巴结也无肿大;③白细胞计数(总数和分类)均在正常范围内;④肝、脾内也无肿瘤病变累及。一般认为,小肠的淋巴肉瘤仅次于腺癌和类癌,而占小肠恶性肿瘤的第三位,患者多为男性,性别之比约为(2~3) : 1。发病年龄较其他恶性肿瘤为轻,一般在 41~50 岁之间,但不少患者可在 20 岁以下发病。

小肠的淋巴肉瘤大多形成一个团块向肠外突出,除非已至病变晚期,一般不引起明显梗阻;肠黏膜受累也较晚,故早期无肠出血现象,但有时也可导致穿孔或内瘘。

网状细胞肉瘤常在肠壁中浸润性生长,致肠壁增厚僵硬而有运动功能紊乱,虽肠腔无狭小,却易致慢性梗阻,无论是临床及 X 线检查均易误诊为肠结核病。CT、MRI 等对淋巴肉瘤的定位和初步诊断均有较高的临床价值。

2. 平滑肌肉瘤 在小肠的结缔组织恶性肿瘤中,一般以平滑肌肉瘤较为多见。患者男女之比例大致相等,发病年龄也颇为平均,但以 50~60 岁之间较为多见。它在小肠各部分的分布情况也很一致,通常空肠的发病机会仅略较回肠为多。说来奇怪,一般平滑肌肉瘤初诊之时,其体积反较良性平滑肌瘤为小(一般不到 5cm),但它也像良性肌瘤一样易有中心坏死和瘤内出血,以致它可向肠腔破裂引起肠道出血,或向腹腔破裂导致腹膜炎。平滑肌肉瘤可以向周围组织或腹壁浸润,也可以向肝、肺、骨等处转移。通常平滑肌肉瘤作剖腹探查时,约 1/3 可能已有转移。

【诊断】

1. 临床表现 小肠肉瘤患者求治时多有贫血消瘦、体力羸弱的现象,约 2/3 的患者可摸得腹内肿块,其他临床表现将视肿瘤的部位和大小、有无肠梗阻、有无转移等情况而定。

症状初起时一般较缓慢,表现为身体软弱,贫血消瘦,食欲缺乏,消化不良等现象。多数患者常有一定程度的腹痛,为轻度绞痛或钝痛,常于食后加剧,并伴有肠蠕动亢进现象,是有慢性梗阻的表现。有时也可因突发肠套叠或肠穿孔而有急剧腹痛及恶心呕吐等症状。大便中常有隐血,但肠道的明显出血则不常见。有时因肿瘤累及肠系膜根部淋巴结，可压迫静脉而有下肢水肿现象，也可因腹膜的累及而有腹水症状。

2. X线表现

(1) 钡餐检查：①正位呈圆形或椭圆形充盈缺损，切线位呈偏心性半月形切迹，在腔内形成"3"字形轮廓。②肿瘤区（充盈缺损区）黏膜皱襞撑平消失，周围黏膜皱襞正常，邻近肠壁无僵硬。③充盈缺损中央可见龛影，有时平滑肌肉瘤的龛影较大而不规则。④肿瘤向腔外生长，则出现附近肠曲推压移位，但与周围组织无粘连征象。⑤肠腔内肉瘤可表现为肠梗阻征象。

(2) 动脉造影：可显示肿瘤血管，血管被推压移位，肿瘤染色，有较大坏死时见造影剂外溢或无血管区。血管造影对发现病变有重要价值，尤其对盆腔小肠相互重叠，钡餐造影显示不良者有更大的帮助。

3. 超声　平滑肌肉瘤可表现为圆形或椭圆形，肿块直径一般大于5cm，内部回声不均。可发现肝脏转移，但一般不会淋巴结转移。

4. CT检查

(1) 软组织肿块常较大，并且局限于肠道的一侧，可主要向腔内或腔外突出，或同时向腔内外突出。肿瘤表面光滑或呈分叶状。肿瘤同时向腔内外生长者，多见于平滑肌肉瘤。

(2) 平扫肿瘤内可以有钙化。

(3) 由于坏死和溃疡形成，软组织肿块内常有中心性、不规则、较大的低密度区。若与肠道相通，低密度区内可见气体和造影剂存在，具有特征性。

(4) 增强扫描，多数肿瘤组织强化显著，而中心坏死的低密度区无强化。

(5) 可以有肝转移，转移灶中心也有较大的坏死。一般不会有淋巴结转移。

5. MRI　血供丰富，动态扫描较具有特征性。增强早期肿瘤明显强化，实质期肿瘤仍明显强化，持续时间较长。采用脂肪抑制技术，在脂肪抑制的背景上，肿瘤强化更清晰明显。肿瘤坏死区无强化，仍为低信号。MRI检查应包括肝脏，以发现有无肝转移。

6. 小肠镜检查　对平滑肌肉瘤有一定的确诊和定位，有较高的临床价值。

【治疗】　由于小肠的肉瘤与小肠良性瘤或小肠癌等在术前的鉴别颇难肯定，故开腹探查实属必要。探查结果约有1/3的病例因肿瘤已经很大，与周围组织粘连过多，肠系膜根部的淋巴结累及范围过广，或者已有肝脏等的转移，而不可能作根治性切除。在这种情况下，作肿瘤上、下端肠袢间的侧-侧吻合以解除梗阻，或为唯一可行之法。但病变有可能切除者应尽量切除之，且应包括有淋巴结转移的肠系膜。

放射疗法对淋巴肉瘤有较大的敏感性，无论对已切除或未能切除的病例，术后均应给予放射治疗，有肯定的姑息性疗效，至少可延长患者的生存期。应用氧氮芥（Mechlorethaminoxide）或环磷酰胺（Cyclophosphamide）等抗癌药物也有一定疗效。

【预后】　约2/3的患者可以手术切除。手术死亡率约为10%，手术后的5年生存率一般也不超过10%。通常淋巴肉瘤经单纯手术治疗后的平均生存期不过1年，但辅以放射或化学治疗者可以显著延长生存期限。

（三）小肠的嗜银细胞瘤（类癌）

类癌最早是由Nicholas Kulchitzky（1897）所记述，认为它是源自Kulchitzky细胞的一种特殊肿瘤。所谓Kulchitzky细胞乃肠道黏膜层中的一种梨状细胞，其底部较大，位于基底膜上，顶部较小，指向黏膜隐窝的管腔，每个隐窝中有此种细胞5~10个。但此种细胞的来源和功能至今尚不明了。Kulchitzky细胞与肾上腺髓细胞甚相似，色黄而有嗜铬性，故类癌是一种嗜铬细胞瘤。因这种细胞中的颗粒能使银化物还原而被染为棕黑色，故又有嗜银细胞瘤之称。Kulchitzky细胞虽在整个胃肠道黏膜层中均存在，但以末段回肠、回盲部和阑尾等部位最多，故嗜银细胞瘤亦在回肠末段和阑尾最多见。然而此种肿瘤毕竟是罕见的。

类癌一般多表现为黏膜下的小结节，切面呈明显的淡黄色或灰黄色。组织切片虽很难鉴别肿瘤是良性抑或恶性，但临床上偶尔可以看到有转移的征象，故类癌应视为一种低度恶性肿瘤。一般小肠的类癌恶性程度较高，而阑尾类癌恶性程度较低。

类癌的生长大多只在肠壁的一面，很少累及肠壁周围，故引起肠梗阻的机会不多。只有当癌已长得较大时，才可以突入肠腔而引起慢性梗阻．肿瘤上面掩覆的黏膜一般并不溃破，故出血的机会也不多。有时腹腔内能摸得可活动的肿块．大多为已有转移的表现。因一般原发肿瘤多较小，而继发的转移性瘤往往反比原发瘤大得多。不少的类癌可以完全没有临床症状，直至尸解时方被发现。近年来发现少数已有转移的类癌患者（约占类癌总病例的5%，已有转移的1/3）可出现发绀和右心病变，现时常称此种情况为类癌综合征。其一般表现为皮肤的阵发性潮红，腹痛和腹泻，以及右心内膜的纤维性变，产生三尖瓣和肺动脉狭窄，或单纯肺动脉狭窄和三尖瓣关闭不全。这是因为类癌细胞有时能分泌5-羟色胺，后者在肝或肺内分解以后，会造成肺微循环的痉挛和肺脉压的长期升高。不过这种已有转移的类癌患者，其预后一般尚称良好，自症状开始到死亡的平均时间为8年左右，有长达25年者。

【治疗】　由于类癌偶有恶变转移的潜能，故临床上一经发现，即应广泛切除，包括有关的V形肠系膜。如发现肠壁上的类癌不止一处或已有明显的淋巴结转移，切除范围应更加扩大，包括有关系膜和其中淋巴结的整块切除。局部肿瘤已不能切除而有肠梗阻现象者，应行肠道的短路吻合以解除梗阻。类癌的预后一般多属良好，即使原发肿瘤未能切除而仅作短路手术者，也可能继续存活多年。

对少数已并有肝转移和类癌综合征的类癌患者，如能

05

将有转移瘤的肝组织予以切除，可使症状大为好转或完全消失。

嗜银细胞瘤对放射线不敏感，故放射治疗实属无益。

（四）间质瘤

胃肠道间质瘤（gastrointestinal stromal tumors，GIST）是消化道最常见的间叶组织源性肿瘤。国外文献报道，间质瘤在人群中的发病率约为 1/10 万 ~2/10 万人，占胃肠道肿瘤的 1%~4%。GISTs 多见于中年及老年人，据国外统计，发病中位年龄为 50~60（平均 54.5）岁，40 岁以前少见；无明显性别差异，但小肠间质瘤以女性多见。GISTs 最常发生于胃（60%~70%），其次为小肠（20%~30%），结直肠仅占 5%，食管少于 5%，偶有发生于腹膜后、肠系膜、网膜等。

【病理】 GISTs 大体形态上观察，肿瘤多为实性，呈圆形或椭圆形，直径可大小不等，有的包膜完整，有的无明显包膜；表面光滑或与周围组织粘连，血管丰富，切面平坦，灰白或灰红色，呈编织状、均质状、鱼肉状，由于血管胶原化、出血、自溶等变化而呈颗粒状或小凹陷，可有出血、坏死、囊性变、溃疡等继发性改变。组织学上 GISTs 由梭形细胞、上皮样细胞、偶或多形性细胞组成，依据细胞形态可分为三大类：梭形细胞型（70%）、上皮样细胞型（20%）和梭形 / 上皮样细胞混合型（10%）。免疫组化染色 CD117（阳性率 95%）、CD34（阳性率 70%）、SMA（阳性率 40%）、S-100（阳性率 5%）和 desmin（阳性率 2%）对 GISTs 的诊断具有重要意义。组织学符合典型 GISTs、CD117 阳性的病例可做出 GISTs 的诊断，CD117 阳性表达应定位在肿瘤细胞膜和细胞质。大约有 5% 组织形态学可疑的 GISTs 免疫组化染色 CD117 呈阴性，推荐 DOG1 和 PDGFRA 进行诊断，需要应用分子生物学手段检测 kit 和 PDGFRA 基因的突变情况来辅助诊断。

【临床表现】 GISTs 的主要表现为消化道出血、中上腹部不适、腹痛、腹部肿块等非特异性症状。症状与肿瘤大小、部位、肿块与胃肠道关系及肿瘤的良恶性相关，直径小于 2cm 者，可无症状，常在癌症普查、体检或做其他手术时无意中发现。有时出血可为本病的首发症状，消化道梗阻较少见，恶病质出现相对较晚，性质较轻，大多以体重下降为主。大于 4cm 的 GISTs 患者尤其表现为出血（70%），其中 69%~82% 为急性出血，约半数需急诊手术止血；发生在十二指肠的 GISTs 常为大出血。

【诊断】 GISTs 术前确诊仍较困难，一是发病部位隐蔽；二是临床表现缺乏特异性。螺旋 CT 扫描是 GISTs 最有意义的检查方法之一，不仅定位快速、准确，而且密度分辨率高，可以三维重建及 CTA 检查，能清楚显示瘤体及其与邻近结构的关系，为手术方案的制定提供必要的影像信息，尤其对向胃肠道外生长或同时向腔内外生长的 GISTs 更有意义，因为此时消化道造影及内镜检查均或不能完整显示肿瘤。MRI 对肝转移灶的诊断优于 CT 检查，但是对于肠系膜的肿瘤，CT 检查敏感性更好。确诊主要依靠病理切片检查，由于 GISTs 大多在黏膜层以下，胃镜或肠镜无法有效活检，故术前行病理检查确诊比较困难，一般是根据临床特点进行临床诊断，术后再进行恶性程度判定。GISTs 瘤体质地较软，不适当的术前活检可致肿瘤种植播散和出血。术前活检应遵循：①对于大多数可完整切除的 GISTs，术前不推荐进行常规活检或穿刺；②需要联合多脏器切除者，或术后可能明显影响相关脏器功能者，术前可考虑行活检以明确病理诊断，且有助于决定是否直接手术，还是术前先用药物治疗；③对于无法切除或估计难以获得 R0 切除的病变拟采用术前药物治疗者，应先进行活检；④初发且疑似 GISTs 者，术前如需明确性质（如排除淋巴瘤），由于造成腔内种植的概率甚小，推荐首选超声内镜引导下穿刺活检；⑤直肠和盆腔肿物如需术前活检，推荐经直肠前壁穿刺活检。

GISTs 性质判断目前存在争议。Lewin 等指出影响 GISTs 的生物学行为的因素包括：有无邻近器官的侵犯及远处转移，有无黏膜的侵犯，核分裂数，瘤体的大小，肿瘤细胞密集程度，细胞分裂数，有无出血坏死等。其中，肿瘤的大小和核分裂数被认为是判定 GISTs 生物学行为最有价值的指标。Emory 等提出将 GISTs 分为良性，潜在恶性，恶性。但有文献报道，一些体积小、组织为良性的 GISTs，术后仍有局部复发转移的可能，故认为所有的 GISTs 均应看作是一种复发转移潜能的肿瘤，因此，目前学术界倾向于废除良恶性标准，提议以“危险程度”来描述 GISTs 的性质，即肿瘤直径 <2cm，核分裂数 <5 个 /50HPF 为极低度风险；即肿瘤直径 2~5cm，核分裂数 <5 个 /50HPF 为低度风险；即肿瘤直径 <5cm，核分裂数 6~10 个 /50HPF 或肿瘤直径 5~10cm，核分裂数 <5 个 /50HPF，则为中度风险；肿瘤直径 >5cm，核分裂数 >5 个 /50HPF 或只要直径 >10cm，或仅有核分裂数 >10 个 /50HPF，即为高度风险。

【治疗】 目前 GISTs 的治疗方法主要是手术治疗和分子靶向治疗，外科手术切除仍是最主要和最有效的治疗方法。局限性 GISTs，原则上可直接行手术切除，GISTs 只有一层极薄的包膜，有的甚至无包膜，手术时极易破溃，因此切不可过度牵拉或挤压瘤体，以免造成肿瘤的破裂或腹腔内种植。手术应完整切除肿瘤、肿瘤的假包膜和所在器官的部分组织，保持切除组织的完整性和切缘的肉眼及显微镜下阴性。如果初次手术仅为 R1 切除，没有证据说明再次手术可能有生存获益，一般不主张再次补充手术。由于 GISTs 极少发生淋巴结转移，因此一般不必行广泛的淋巴结清扫或扩大根治术。临界可切除或虽可切除但手术风险较大、需要行联合脏器切除或严重影响脏器功能者，术前宜先行辅助治疗措施（如服用分子靶向药物甲磺酸伊马替尼等），待瘤体缩小或肿瘤得到控制后再行手术切除。GISTs 合并各类外科急症，如穿孔、出血、梗阻时，应评估病人全身情况决定是否行急诊手术。术中快速冰冻切片病理检查虽不能作为 GISTs 确诊的依据，但可以明确肿瘤的组织来源。

肿瘤破裂是 GISTs 独立的不良预后因素，GISTs 肿瘤质脆易破溃的特点限制了腹腔镜手术的应用，在选择腹腔镜手术治疗 GISTs 时应严格掌握其适应症且操作规范；需行联合脏器切除者不推荐使用腹腔镜。肿瘤位于某些腹腔镜下易操作的特殊解剖部位(如胃大弯、胃底体前壁、空肠),可考虑行腹腔镜手术治疗。腹腔镜手术治疗同样遵循开腹手术的基本原则。手术中要遵循"非接触、少挤压"的原则,且必须使用"取物袋",注意避免肿瘤破溃播散,导致腹腔种植等远处转移。

GISTs对化疗敏感性不强,具体原因还不清楚。GISTs对放疗几乎不起作用,同时由于放射线对腹腔内重要器官如肝、肾、脾、肠道等易造成损害,不能达到足够的放疗剂量,因此很少考虑放疗。

分子靶向药物成为治疗间质瘤的主要方法之一。分子靶向药物治疗的出现极大的改变了间质瘤的治疗策略和预后。目前对于治疗间质瘤的分子靶向药物主要为伊马替尼(imatinib)和舒尼替尼(Sunitinib)。其适应症为手术无法切除或复发性的间质瘤,临床上也有时用于术前新辅助治疗,以期缩小肿瘤体积达到完整切除。

(尹路)

第六节　肠梗阻

肠梗阻是腹部外科中常见的一种疾患,一般仅次于急性阑尾炎和胆道疾病,而居急腹症的第三位。肠道一旦发生梗阻或肠内容物的运行有障碍时,可造成患者全身生理上的紊乱和肠管本身解剖和功能上的变化,严重者往往危及生命。至晚期即使梗阻的情况获得解除,其严重的病理生理和病理解剖变化,亦可能使患者趋于死亡。故肠梗阻是一种常见而且严重的疾病,在腹部外科中有其特殊的重要性。但如对肠梗阻的性质能有正确认识,并能及时给予适当治疗,则无论近期或远期疗效一般多属良好,死亡的危险大多可以避免。肠梗阻的现象在多种情况下均可发生,病因各异,其病理变化和临床表现自亦不同,临床上必须根据患者的具体情况作不同的处理。但总的说来,肠梗阻的病因、病理、临床表现与治疗方针之间仍有一定的规律可循。各种不同的肠梗阻虽各有其"特性",但在某些基本问题方面有其一定的"共性",掌握这些肠梗阻的共同规律和基本知识,是正确诊断和合理治疗各种不同类型肠梗阻的必要基础。

一、分类

肠梗阻的分类比较复杂,从不同角度着眼,可有不同的分类法。它们在临床工作中都有一定的指导作用,不仅在某种程度上能反映出病变的严重程度,并常可作为治疗原则的选择依据,因而具有重要意义。

1. 根据梗阻发生的基本原因,肠梗阻可以分为三大类:

(1) 机械性肠梗阻:是由于多种原因所引起的肠腔狭窄,腹膜粘连,以及绞窄性疝,肠套叠,肠扭转等所造成,致肠内容物因机械的原因而不能通过者,均称为机械性肠梗阻。造成肠腔狭窄的原因又可分为三类,即①各种先天性畸形或后天性病变所造成的肠管本身的狭小;②肠腔内的异物堵塞;③肠管外的病理性压迫。其结果均可形成肠腔的狭窄,而发生梗阻现象。

(2) 神经性肠梗阻:肠管本身并无器质性狭小,但肠壁肌肉因自主神经的功能失调而失去正常的蠕动能力,以致肠内容物不能运行而形成梗阻。神经性肠梗阻有两种类型:①麻痹性肠梗阻,因交感神经兴奋而致肠壁肌肉瘫痪,肠管失去蠕动能力,以致无力使肠内容物向下运行。这种情况比较常见,如在腹部大手术后,急性弥漫性腹膜炎,腹膜后的出血或感染等病例,均可能发生麻痹性肠梗阻,肠管呈麻痹扩张状态。②痉挛性肠梗阻,是由于交感神经麻痹或副交感神经兴奋,致肠管肌肉强烈痉挛收缩而肠腔变得很细小,肠内容物也不能向下运行。这种情况比较少见,偶见于肠道本身有炎性病变或神经系统有功能紊乱时。一般肠管的痉挛性狭窄仅为暂时性的,因此可与机械性肠梗阻相鉴别。

(3) 血运性肠梗阻:是因肠系膜血管有血栓形成或发生栓塞,致肠管的血运发生障碍,因而失去蠕动能力,肠腔本身并无狭窄或阻塞。

2. 根据肠壁的血运有无障碍,肠梗阻可以分为单纯性梗阻和绞窄性梗阻两类。如肠内容物虽不能通过而肠管的血运正常者,即称为单纯性梗阻;如在梗阻的同时肠壁血运发生障碍而有缺血坏死的可能者,即称为绞窄性肠梗阻。上述的血运性梗阻当然是属绞窄性,而神经性梗阻则一般为单纯性。至于机械性梗阻,则需视病因而定,肠扭转、肠套叠及嵌顿疝常为绞窄性;肠管本身的病变、腔内的堵塞、及肠外的压迫所致的肠梗阻常为单纯性;而粘连性肠梗阻一般是单纯的,但有时也可引起绞窄。单纯性肠梗阻与绞窄性肠梗阻的鉴别,在临床上有极重要的意义,因绞窄性肠梗阻如不能及时解除,肠管缺血必然导致肠壁坏死和穿孔,以致患者常因严重的腹膜炎和中毒性休克而死亡,故必须早期采取手术疗法。

3. 按照梗阻发生的部位,肠梗阻可分为高位小肠梗阻、低位小肠梗阻及结肠梗阻三类。这样的分类也有其临床意义,因为不同部位的肠梗阻不但临床表现有所不同,其病理生理的紊乱程度和出现时间也不一样,故处理方法也略有不同。低位小肠和结肠梗阻的处理原则也有一定区别。

4. 按照肠腔梗阻的程度和梗阻发生的快慢,肠梗阻可以分为完全性梗阻与不完全性梗阻两类。按照梗阻现象发展的快慢,肠梗阻又可以分为急性与慢性梗阻。慢性、不完全性梗阻多为单纯性,而急性、完全性梗阻则可能是单纯性,也可能为绞窄性,但绞窄性梗阻则必然为急性完全性梗阻。

必须指出,上述的肠梗阻分类只表示某一特定病例在某一特定时间内的病变情况,而并不能说明病变的全部过程。任何一个肠梗阻的病理过程都不是不变的,而是在一定的条件下可能转化的。例如:①慢性不完全性的肠梗阻

05

可因食物的堵塞或黏膜的水肿而突然变为急性完全性梗阻；②许多绞窄性梗阻在发病初期也可能仅是单纯性的，像腹膜粘连或索带所引起的肠梗阻，常自初期的单纯性梗阻转化为绞窄性；③结肠腔内的病变(肿瘤)所致的梗阻在早期多为单纯性梗阻，但如梗阻转为完全性时，因回盲瓣一般只容回肠内容物进入结肠，而结肠内容物不能逆流入回肠，将形成两端闭合的肠梗阻(闭袢性肠梗阻)，致梗阻部位以上的结肠腔内压力显著增高，肠壁血流发生障碍，可能使肠壁发生局部性的坏死，实际上已变为绞窄性的梗阻；④原属机械性的肠梗阻，如梗阻时间存在较长，梗阻部以上的肠袢由于过度膨胀也可以转为麻痹，而表现为麻痹性肠梗阻的征象；⑤高位梗阻所特有的严重的生理紊乱，在低位肠梗阻的晚期也同样可以出现。一般而言，肠梗阻如没有适当治疗，病情将逐渐发展加重，慢性的可转为急性，部分性的可变为完全性，单纯性的可变为绞窄性，而机械性梗阻也可变为麻痹性梗阻。相反，粘连所致的肠梗阻有时经过适当的胃肠解压后，梗阻可以自行解除，肠绞窄发生后，如能早期解除梗阻原因，肠管的血运也可能恢复正常。

二、病理变化

各种不同原因所引起的肠梗阻各有其特殊的病理解剖，将在讨论各种不同病变时叙述。这里仅就肠梗阻后所致的一般病理生理现象加以重点说明。但不同性质的梗阻(单纯性或绞窄性)，不同程度的梗阻(急性完全性或慢性部分性)，不同部位的梗阻(高位小肠、低位小肠或结肠)，以及不同时间的梗阻，均将产生不同的解剖生理变化，其中梗阻的性质最属关键问题，兹当分别予以叙述。

(一) 单纯性梗阻

单纯性梗阻可以是慢性的和不完全性的，也可以是急性和完全性的。

如为慢性部分性的梗阻，梗阻以上的肠壁往往因为蠕动增加而肌层逐渐变得肥厚，肠腔也逐渐变得粗大。这样，肠袢的蠕动在腹部表面往往可以看得见、触得出、听得到，即所谓“能见的肠型”和“亢进的蠕动”。一般梗阻的时期愈久者，肠管肥厚的长度愈长，梗阻的程度愈甚者，则肠管的扩大愈显著，但不一定成比例。梗阻部位以下的肠管则多缩小塌陷，因此扩大与萎陷肠袢的交界处即是梗阻的所在。开腹找到萎陷肠袢后向上追踪即能发现梗阻部位，这对手术者常有很大帮助。至于全身性的病态生理变化，在慢性和不完全性的梗阻大多不甚显著，因机体已有充分代偿之可能。但慢性肠梗阻患者常可有急性发作，不仅症状可以由此加剧，即其病理生理变化也可由量变转为质变，与急性肠梗阻之情况无异。惟此等慢性肠梗阻之急性发作，有时于急性阵发之后又可逐渐缓解，症状逐渐消失，生理情况也逐渐恢复正常，这和原发的急性肠梗阻似稍有不同，后者非经治疗很少能自行缓解。

急性完全性的梗阻一旦发生以后，梗阻部位以上的肠管由于肠腔内有大量气体和液体的淤积，肠管常有明显扩张，但管壁反而变薄，黏膜可能发生溃疡或坏死，有时浆膜层也可以因肠管之过度扩张而裂开，甚至自发穿孔。这种急性扩大的肠袢一般在腹壁外不易看到肠型，除非腹壁的肌层很薄。亢进的肠鸣音在机械性梗阻的早期能够听到，但至晚期扩大的肠袢已趋于麻痹时，肠鸣音也会减弱。惟梗阻部位以下的肠管同样呈萎陷缩小状，不像神经性麻痹性肠梗阻的肠管有普遍的扩大，这种现象可在手术时作为鉴别。应该指出：单纯性急性梗阻至肠管极度扩张而肠壁极为菲薄时，肠壁组织也会发生血运障碍，而可以引起像绞窄性梗阻一样的特殊变化，不仅在病理解剖上造成肠壁坏死，还可在病理生理方面发生中毒、休克及循环衰竭等现象。至于急性完全性肠梗阻的全身性病理生理变化，则远较慢性部分性肠梗阻为严重，这种情况均与肠袢之急性膨胀有关。

1. 积气和积液　在肠梗阻的情况下，梗阻以上的肠腔内将有明显的积气和积液，造成肠膨胀之现象。一般梗阻性质愈急者，肠内积气较多；梗阻时间愈长者，则肠内之积液较多。

梗阻肠袢中的积气有三种来源：①消化过程所产生的气体；②从血液弥散到肠管中的气体；③下咽的气体。梗阻肠管中的气体 68% 是咽下的空气，余 32% 是从机体自身产生(其中 70% 是自血液中弥散到肠腔中的，而其余的 30% 则主要是由碳水化合物和纤维素经肠道内的细菌分解作用而产生)。在疼痛时，食管上端括约肌可能发生反射性的松弛，于吸气时空气可通过食管吸进胃内而患者不自觉。胃内的气体大部分是咽下的空气。抽空下咽的空气，就可以解除手术后的肠道胀气。气体可自血液中弥散至肠腔内亦属事实。此因血液与肠腔中的气体可通过肠壁的弥散作用而互相交换，至两面的气体分压互相平衡为止，但所述的弥散作用仅限于具有弥散性的气体如氧、二氧化碳、硫化氢等，而氮的吸收作用则甚微，故肠腔中所存积的气体是以氮为主。

梗阻肠袢中的积液则全部来自消化道的分泌。据最近的研究，消化道每天的内源性分泌液：①唾液 1500(500~2000)ml；②胃液 1500(100~4000)ml；③胆汁 50~800ml；④胰液 100~800ml；⑤十二指肠液 100~2000ml；⑥小肠液约 3000(100~9000)ml。此外自口腔进入的液体平均约为 2000ml。上述的液体在正常情况下到达小肠末段时几乎已全被吸收，估计每天仅有 400ml 通过回盲瓣进入结肠。但在肠梗阻的情况下，这些液体便只能滞留在肠腔内，且肠梗阻的位置愈高，再吸收的液体量愈少，亦即体液损失之量愈大。临床观察到，肠道发生梗阻后消化道黏膜的分泌量将更增加，而吸收能力反而减退，故肠梗阻后在肠腔内积滞并随之丧失的液体量有时至为惊人。

2. 呕吐和脱水　肠腔中既积有大量液体，自然便将发生呕吐。积滞和呕吐的程度，决定于梗阻的部位和性质：梗阻的部位愈高，积滞和呕吐的肠液愈多，故丧失的液体量也将愈大，其所引起的水和电解质不平衡的情况自然也愈严重。因此肠梗阻无论在临床表现和生理变化等方面均有高位小肠梗阻、低位小肠梗阻及结肠梗阻之别。

体液在人体内的分布情况可以图 5-23 来说明。

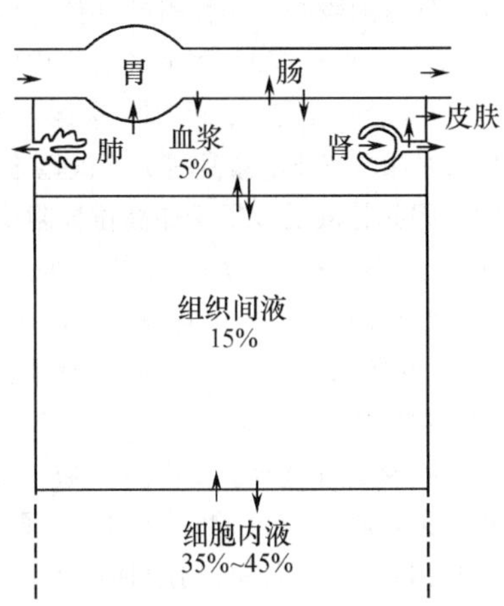

图 5-23　机体内体液的分布

Schioerb 等(1950)用重水稀释法测得体液占体重的比例，在男子为 61.8%±4.4%，女子为 51.1%±4.4%。全身体液总量中的改变部分是在细胞内液(约为体重之 35%~45%)，而细胞外液则占体重的 20%(血浆 5% 及组织间液 15%)。血浆与组织间液可自由调节，故组织间液的成分能反映机体内的平衡状况。脱水就使血液浓缩，而体液过多就会发生组织水肿

正常人的血容量约占体重的 7%，其中血浆为体重之 4%，血细胞为体重之 3%。正常的血细胞比容为 45%，血细胞比容每升高 1%，即表示细胞外液(占正常体重之 20%)减少 4%，亦即血浆和组织间液已各丢失 4%。在高位肠梗阻时，肠腔中淤积的大量胃肠道分泌液不能被吸收，等于丧失在体外，再加因呕吐频繁剧烈而有实际上的丧失，自可造成脱水现象。丧失的体液首先将自血浆中获得补充，血浆由此即变浓缩，其次就要抽调具有调节性的组织间液，临床上即出现脱水现象。惟在呕吐脱水之同时，丧失的液体中还含有电解质，因此细胞外液由于钠离子之减少而处于低渗状态，其结果细胞内液非但不被吸出，且细胞外液反而会进入细胞内。同时肾脏也会因细胞外液的低渗状态所引起的神经垂体抗利尿激素(ADH)分泌减少、促使肾小管对水的重吸收减少而加强排尿，进一步造成血浆浓缩和血容量减少，极易发生休克和衰竭。尿量在病变早期可能仍属正常，但在缺钠的情况下，由于肾上腺皮质的醛固酮分泌增加，肾脏保钠、排钾的作用更加显著，尿内氯化钠浓度则必然降低，尿液比重也很低，至最后则出现无尿，非蛋白氮则有所增高。

又消化道各种分泌液中的电解质总量虽与血浆内电解质的总值大致相等，但胃液中 Cl^- 比 Na^+ 多，而胆汁和胰液中则 Na^+ 比 Cl^- 多(图 5-24)。故在幽门梗阻时，因呕吐出来的胃液内丧失的氯离子较钠离子为多，因而易于产生碱中毒，其时血浆中重碳酸基增多，氯离子下降，CO_2 结合力增

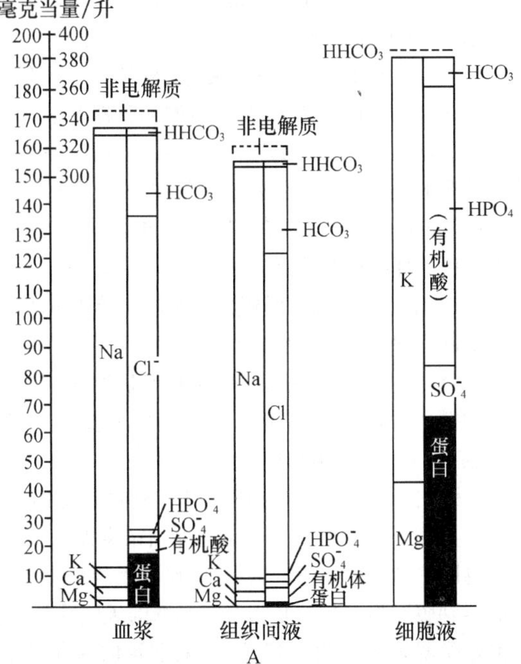

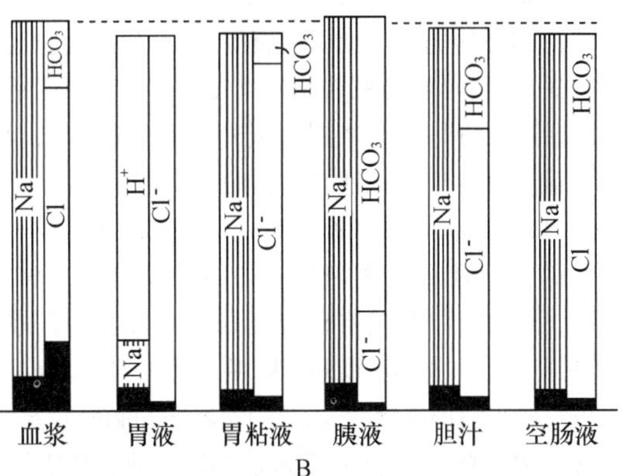

图 5-24　各种体液的组成成分

A. 血浆、组织间液及细胞内液的组成。钠是血浆和组织间液内的主要阳离子，而钾是细胞内液中的主要阳离子。氯离子是血浆和细胞间液中的主要酸性电解物，而磷酸盐是细胞内液中的主要阴离子。血浆和组织间液成分的显著差别为后者的蛋白质含量甚低；B. 血浆与消化道分泌液的离子分布情况。消化道分泌液内的电解质总量与血浆相等，但成分有所不同。从消化道液内不同成分的损失，可以预测氢离子的变化情况

加。高位空肠内分泌液的 pH 浓度与血浆甚相近似，梗阻后自呕吐物中损失的碱性与酸性离子几乎相等，而有大量胆汁和胰液损失时，甚至钠离子的丧失比氯离子多，故单纯空肠梗阻不易出现碱中毒，有十二指肠或空肠瘘时且以酸中毒较为常见，其中 CO_2 结合力应有明显降低。上述任何一种情况均可以补给生理盐水与葡萄糖溶液的办法矫正之。例如碱中毒时，如补充大量生理盐水，钠离子的补偿虽比氯离子为多而快，但过多的钠离子将由肾脏排出，终能恢复正常的体液平衡。酸中毒时，如补给大量的盐水葡萄糖溶液，其多余的氯离子也可由尿中排出。

高位肠梗阻呕吐时除造成钠离子的损失外，因胃液和肠液中含有两倍于血浆的钾离子，钾离子之损失也很严重。大量注射葡萄糖液也会使 K^+ 进入细胞内，从而造成低钾血症。严重的缺钾可以进一步引起肠壁的麻痹扩张，从而产生持久性的肠膨胀，并可引起肌肉无力和心律失常，甚至心室纤颤。在高位肠梗阻时，除注射生理盐水和葡萄糖溶液外，还需要注意补充钾的丧失。

近年来，对于胃肠道疾病时维持镁代谢的重要性已有进一步认识。镁是细胞内的第二个重要阳离子，血清镁正常浓度 0.80~1.20mmol/L。成人每天食物中供给的镁约为 200mg，其中 30% 将由空肠吸收，其余则从肠道排出。长期禁食和呕吐、腹泻可使镁的摄入不足，而胃肠减压、肠瘘或小肠的广泛切除可致镁的吸收不良。这些情况在高位肠梗阻都存在，其结果可导致缺镁状态。镁离子对神经、肌肉和心血管系统都有抑制作用，缺镁的主要表现：①在神经肌肉方面为全身乏力、肌肉震颤，手足搐搦和反射亢进，严重者可有精神错乱，甚至惊厥、昏迷；②在心血管方面为心动过速，室性期前收缩，血压升高，四肢厥冷；③在胃肠道方面为食欲缺乏，腹胀麻痹，或可有顽固腹泻。镁离子的主要作用机制是在它能与细胞中的某种物质结合以激活体内许多重要的酶，故在缺镁的情况下，由于三磷酸腺苷酶不能激活，钙和钾离子都将迅速通过肠道细胞而大量丢失在肠腔中，同时还会使甲状旁腺激素丧失活性，以致产生低钙血症现象。肠道中钙和钾盐的增加会引起腹泻，而腹泻又会引起镁的额外丢失，这样形成的恶性循环，将进一步造成钾、钙的负平衡。在这种情况下，单纯补钾或补钙将无济于事，而必须同时补镁才能全面纠正镁、钾、钙的平衡。因此，如患者的血清镁 <0.80mmol/L，或尿镁 <10mg/d，或临床上已经出现急性缺镁的症状时，应在补钾补钙的同时，以 10%~20% 硫酸镁 10ml 作肌内注射，或将硫酸镁 1g 加入液体中作缓慢静脉滴注，一日 3~4 次，连用 3~4 天，症状才可好转。

低位小肠梗阻时因呕吐较少，且由于膨胀的肠腔较长，以致其中滞留的液体较多，虽肠腔膨胀后的吸收作用有所减弱，但肠壁毕竟能吸收一部分体液，故一般不产生血液成分的明显改变。无论动物实验和临床经验也多证明，在低位肠梗阻时注射生理盐水的效果不如高位梗阻显著。结肠梗阻时多无呕吐，其胃肠道上段的肠腔中也无分泌液的滞留，故脱水现象更少发生。然而低位小肠梗阻时膨胀的肠袢不能因呕吐而排空，结肠梗阻时更因回盲瓣的作用使结肠内容物不能反流入回肠，是属闭袢性梗阻，故肠腔内的压力较大，因此在低位肠梗阻时，腔内压对肠壁之影响常是一个重要的病理因素。

3. 肠腔内高压的影响　肠梗阻的部位对梗阻所造成的后果关系重大。高位梗阻时，因呕吐而丧失的液体和电解质经用生理盐水适当补充后，即可维持相当时期的生命。但低位梗阻时，水和电解质的紊乱情况不很显著，血液成分之改变也甚微，因此补液的效果不如高位梗阻明显。又低位梗阻时的呕吐并不能排空回肠下端的积滞，而肠腔内滞留的分泌液会使肠腔膨胀而产生各种不利影响，其后果的严重性可直接用肠腔内压力增高的程度来衡量。

急性单纯性肠梗阻后肠袢的长度会缩短 20%~30%，但在慢性梗阻或绞窄性梗阻时，肠袢会增长 25%~50%，梗阻后肠管的重量则增加约 34%。人的小肠梗阻时，其腔内压约在 4~14cm 水柱之间，结肠梗阻时其腔内压在 12~25cm 水柱之间，而正常人的小肠壁崩裂所需的压力为 189~351cm 水柱，盲肠崩裂所需的压力为 108cm 水柱。在蠕动时崩裂所需压力则几乎增加一倍，而在有梗阻时崩裂所需的压力将会减少。由此可知肠壁崩裂所需的压力是取决于肠腔大小和肠壁厚薄两个因素。

在肠腔内压持续增高的情况下，将对肠壁发生如下几种严重的影响：

(1) 肠壁毛细管、静脉和小动脉的循环将减弱，如腔内压继续增高时可使循环完全停止。实验证明：如腔内压为 40cm 水柱持续 11 小时尚能耐受，过此将引起血浆向腹膜腔渗出，并形成肠壁坏死。

(2) 肠壁的吸收作用将减退。液体在无梗阻的回肠中 1 小时内可吸收 80%，但在梗阻的回肠袢中仅能吸收 9%。在动物实验时，梗阻的肠袢中如注入士的宁和组胺等毒素后均吸收缓慢，中毒轻微。相反，在腔内压增长的情况下，淋巴管的吸收则有增快的现象。这与静脉压增加时可以加速淋巴循环的理论是相符的。

(3) 肠管的膨胀对呼吸的影响较小，但有时横膈的抬高可引起气促。对循环系统则可引起显著的变化。患者下肢的静脉压显著增高，踝部的静脉压可高达 12~29cm 水柱，下肢的循环时间也延长，可达 35~52 秒(上肢为 12~22 秒)，头低位 30°后，病员的循环时间就显著加速。

总之，在低位小肠梗阻或结肠梗阻有肠膨胀时，因肠袢本身和下肢的淤血，可引起多量血浆丧失，特别是在低位小肠膨胀和肠壁缺氧的情况下，血浆无疑地会渗过毛细管而达到腹腔内。初期肠膨胀时肠壁的吸收作用虽较缓慢，但至晚期如肠壁的生机已失，各种肠道内的食物毒素、细菌毒素和坏死组织的分解毒素等就能透过肠壁、通过腹膜而吸收到体循环里，这可能是低位梗阻时致死的另一个重要因素。

(二) 绞窄性梗阻

在绞窄性肠梗阻时不但肠袢有阻滞现象，肠系膜血运也受到障碍，这种肠梗阻远较单纯性肠梗阻为严重，如不及时抢救，往往会发生血压下降，肠壁坏死，而患者迅速死亡。

在动物实验中，如将绞窄的肠曲予以切除吻合，大部分动物能免于死亡；如将绞窄的肠袢不予切除而单纯使之松解，则肠壁虽似有生机，但大部分动物都将死亡。这个现象可以有两种解释：①绞窄肠袢的切除手术可以制止肠袢的出血；②坏死肠袢切除以后可以防止毒物的继续吸收。进一步的实验证明阻塞肠袢血运所造成的病理变化是各不相同的：

（1）单纯结扎肠系膜的静脉后 3~5 小时，肠曲呈深紫色，肠壁肥厚，管腔扩大而充满紫血块，腹腔内也含有大量的血性渗液。这些动物血压显著下降，在 2~4 小时内即告死亡。如结扎肠系膜上静脉则死亡更快。由此可知绞窄的肠袢愈长，血压的降落愈甚，动物的寿命也愈短。

（2）单纯结扎肠系膜的动脉，或将动静脉同时结扎，其结果极为相似。肠袢亦呈紫色，但肠不扩张也不肥厚，管壁薄而脆，且大部分管壁都有一处或几处穿孔，因此腹腔内含有暗红色而具臭味的液体。而无穿孔的病例则腹腔内仅有少量的血性渗液，此等动物在 4~6 小时内血压可无变化，其平均寿命也可至 16~20 小时。

（3）如将整个肠袢及其动静脉同时结扎，像肠扭转一样使之成一个闭袢性的绞窄性梗阻，则其病理变化介于以上两类之间，但有偏向于单结扎静脉的变化，其血压在 3~7 小时内可能稍有下降，也可能保持正常。

从腹腔渗出液中蛋白质和血红蛋白成分的测定，以及坏死肠袢的重量测定，可以计算出肠袢失血的数量。在第一类单纯静脉结扎的动物，其肠袢重量增加 283%，动物平均失血量为 55%。第二类单纯结扎动脉或动静脉同时结扎的肠袢，其重量并无增加，腹腔渗液中的血红蛋白平均不超过 1%，但蛋白质的成分则接近血浆蛋白的数量，因而从这个基础上计算出来的失血量平均仍有 20%。第三类动静脉和肠袢同时结扎者，其肠袢的重量增加为 235%，其全身失血量平均为 35%。

综合上述实验的结果，可见绞窄性肠梗阻时的失血因素具有十分重大的意义，在肠系膜静脉单纯栓塞的病例尤为严重。由于腔内压增加影响静脉回流而引起的肠系膜静脉栓塞，在临床上较为多见，如肠扭转、肠套叠及环状绞窄等均属此类，若阻塞的肠袢较长，失血即可达相当数量而引起休克。

绞窄性肠梗阻的另一死亡原因为毒素吸收。在肠壁失去生机的同时，渗透力有所改变，肠内容物的毒素可以透过腹膜而被吸收，如肠壁已有穿破者，腹膜渗出液中毒素更多，大量吸收后更易致死。动物实验证实，绞窄肠段的渗液内确有毒素存在，并可有细菌生长，注射这些渗液于健康的狗，能引起血压的直线下降而使之不久死亡。渗液中能分离出组胺及胆碱。早期绞窄梗阻的渗液为粉红色，晚期绞窄梗阻且肠壁已经坏死的渗液为黑棕色，如注射红色渗液至狗体内并不发生损害，注射黑色渗液则有严重的中毒症状。将抗菌素注入实验动物的闭袢性的梗阻回肠内，可使死亡率从 91% 降到 16%。绞窄性肠梗阻的肠袢内确实存在有毒物质，这些毒素很可能是细菌、特别是肠道内的革兰阴性杆菌的产物，也可能是坏死组织的分解物，在绞窄性肠梗阻的肠壁已失去生机时，细菌和各种毒素均可渗透至腹腔内，并通过腹膜的吸收而引起全身的中毒症状和休克现象，为绞窄性肠梗阻的另一重要死亡原因。

总之，在单纯性肠梗阻，体液的丧失和肠管的膨胀是危害最大的病理生理变化，在绞窄性肠梗阻，则血浆损失引起的休克和肠壁坏死造成的中毒现象是生命的最大威胁。这些病理生理变化虽是肠梗阻所引起，但如发展到一定的程度，即使肠梗阻能解除，生命仍难挽救。因此在肠梗阻的处理上，及时预防和矫正这些病理生理变化有极重要的意义，有时甚至较梗阻现象的解除更为迫切。

肠梗阻之病理生理变化，可概括地用表 5-3 来说明。

三、临床表现

各种不同原因所致的肠梗阻各有其特殊的表现，单纯性肠梗阻与绞窄性肠梗阻、机械性肠梗阻与动力性肠梗阻、高位肠梗阻与低位肠梗阻、急性完全性肠梗阻与慢性不完

05

表 5-3　肠梗阻之病理生理变化

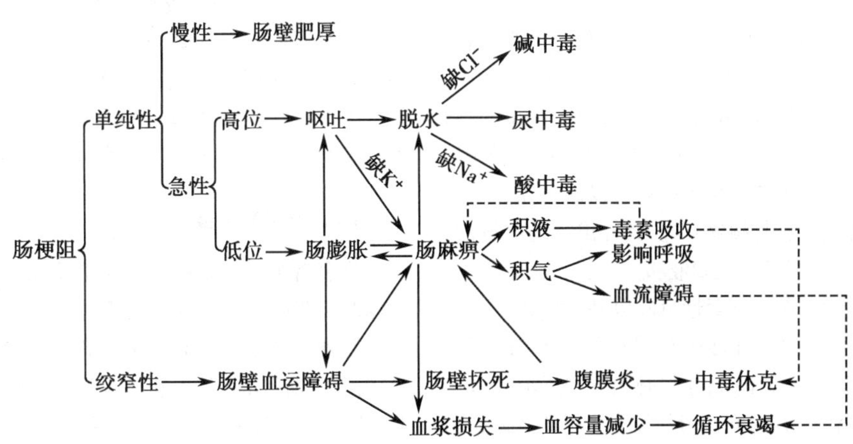

全性肠梗阻，在临床上也有差别。但肠道有梗阻致肠内容物不能顺利通过时，某些临床表现总是一致存在的，这就是各类肠梗阻的“共性”，掌握了这些“共性”，才可能对不同原因、不同性质的肠梗阻作进一步的辨认。

各类肠梗阻的共同表现为：腹痛、呕吐、腹胀和排气排便的障碍。这些症状虽与一般急腹症的表现大致相同，但如进一步研究即可发现其特殊之处，亦即肠梗阻与一般急腹症可以鉴别之点。

1. 腹痛 肠道的正常蠕动受到阻挡而不能通过时，必致蠕动加剧而发生绞痛。因肠蠕动有节律，故蠕动加剧时引起的绞痛亦为阵发性。阵痛往往骤然来临，但开始时较轻，逐渐加重达高峰，持续1~3分钟后再逐渐减轻以至消失，间歇一定时间后绞痛又重新发作，一般是有增无减。在肠绞痛发作之同时，一般还伴有肠蠕动亢进的体征：望诊时有可见的肠型或蠕动波出现，听诊时有高亢的蠕动音，此肠蠕动音在肠道有大量积气时呈高调的金属音，有时作“叮铃”声，如气体与液体同时存在时，则其音为鼓泡音，或呈“气过水”声。上述阵发绞痛和亢进肠鸣音的同时存在，是肠梗阻的主要症状。

在有机械性肠梗阻时，肠绞痛几乎经常存在。此外，患者还常自觉有“气块”在腹内窜动，到达一定部位受阻时腹痛最为剧烈，至感觉气块能够通过并随后有少量气体自肛门排出时，则腹痛可以立即减轻或完全消失。此种“气块”的出现，亦为肠梗阻患者所特有，更是慢性不完全性梗阻并有急性发作时所常见。

05

如病变为绞窄性者，因肠系膜的牵扯或肠曲之高度痉挛，其腹痛可为持续性并有暴发性加剧：发作突然，疼痛剧烈，阵发频繁，但剧痛消失后一般仍有隐痛，且可不及有高亢的肠蠕动音，甚至蠕动可以反而减弱。至后期因腹腔内积存有渗液，腹痛将为持续性，并有局部压痛。

在麻痹性肠梗阻时，腹痛不是显著的症状，甚至可以完全不感疼痛，但在腹部高度膨胀时，患者也有腹部胀满不适。听诊时肠蠕动音几乎完全消失，有重要的诊断意义。幽门梗阻或胃十二指肠吻合的梗阻，一般也无明显的腹绞痛。任何有腹痛的病员在未作出确定诊断以前，应禁止使用麻醉药物，以免掩盖真相而延误诊断，这是非常重要也是众所周知的。

2. 呕吐 也是肠梗阻的一个主要症状，但它和其他急腹症患者的呕吐有所不同。在梗阻的早期，呕吐为反射性，吐出物为发病前所进食物，以后则呕吐将按梗阻部位的高低而有所不同。进食或饮水可以引起呕吐。绞痛最剧烈时也往往会发生呕吐，而呕吐以后疼痛一般可以稍为缓解。

高位的小肠梗阻可引起频繁呕吐，其吐出物的容量甚多，主要为胃液、十二指肠液以及胰液和胆汁。

低位小肠梗阻除初期的反射性呕吐以外，可以有一个相当长时期没有呕吐，而要等到肠腔膨胀显著，肠内充满积气和积液，至引起肠袢逆蠕动时，才将肠内容物反流入胃，然后引起反逆性的呕吐，这时吐出者往往先为胆性液体，其后即为具有臭味的棕黄性肠液，即所谓“呕粪”的症状。粪汁样的呕吐多见于低位小肠(回肠)梗阻，单纯的结肠梗阻一般无此现象。

结肠梗阻时一般并无明显呕吐，虽然患者腹胀得很厉害也往往很少呕吐，用胃管抽吸时胃内也多无积气积液，这是因回盲瓣起了活瓣作用，小肠的内容物可以进至结肠，而结肠的内容物不能反流入小肠的缘故，但如结肠梗阻存在的时期较久，回盲瓣的单向活瓣功能可能失效，此时结肠内容物也可以逆流入小肠而引起呕吐。

3. 腹胀 为肠梗阻患者出现较晚的一个症状，其程度则与梗阻的部位有关。高位空肠梗阻时，由于呕吐频繁，肠腔内积气、积液甚少，一般无明显腹胀；低位小肠梗阻的腹胀主要是在腹中部或小腹部；而结肠梗阻则常为全腹胀，但以上腹部最为明显。麻痹性肠梗阻的影响往往累及全部小肠，故其腹胀也是全腹性的，且有时非常严重。闭袢性肠梗阻时，因受累的肠袢胀得最为明显，因此临床上常表现为不对称的腹胀，在病变处可显得特别隆起，有时并能扪到该高度膨胀的肠袢，在确定诊断上有重大价值。

4. 便秘 由于肠道梗阻，肠内容物的运行发生障碍，这就影响到肛门的排便和排气情况，但其影响的大小将视梗阻的程度和部位而异，梗阻程度愈完全者影响愈大，梗阻部位愈低者停止排便的情况也愈显著。

完全性梗阻可能全无排便排气，因此可以视为急性肠梗阻的一个特点。但要注意，在病程的早期，尤其是高位的肠梗阻，梗阻部位以下在梗阻发生以前积存的粪便仍可排出，因此在腹痛发生以后曾有排便排气史者，不排除完全性肠梗阻的可能，更不能排除肠梗阻的诊断。但在灌肠使宿便排出以后，如为完全性肠梗阻患者，理应不再继续排便排气，否则至少为不完全性梗阻。

在某些绞窄性肠梗阻如肠套叠，低位梗阻如结肠或直肠癌等，有时可能出现排便不尽及便意频数的现象，同时经常地可自肛门排出少量血性黏液或液体，遇到这种情况需要提高警惕，方不致延误诊断。

5. 一般表现 在单纯性肠梗阻的早期，患者外貌既无特殊异样，全身情况亦无明显变化。呼吸和血压均呈正常，脉搏和体温可能略为增高，除腹痛和呕吐外，其他症状并不严重。惟至晚期，由于脱水和全身的消耗，将表现为极为虚弱、脉搏微细、眼眶深陷、四肢冰冷发绀等现象。如属绞窄性梗阻，在早期全身情况虽也无显著变化，但腹痛程度较单纯性为重，不久因绞窄肠袢中失血较多，且因肠壁坏死而致有腹膜感染和毒素吸收，患者全身情况将迅速恶化。

四、诊断和鉴别

许多有关肠梗阻的文献在论及死亡原因时，常指出有因诊断不明而致延误治疗，以致患者终于不治身死的情况，可见肠梗阻的早期诊断有重大意义。然而应该指出：虽然肠梗阻的诊断有时并不容易，特别在病变早期无明显体征时，诊断往往不易确定，但如根据一定的诊断步骤，运用正确的思维方法，则一般不仅能决定患者是否有肠梗阻的情况，还可能对肠梗阻的性质、部位、程度等细节作出精确判断，从而为肠梗阻的正确处理立下基础。

在肠梗阻的诊断过程中，实际上需要解决下面一系列的问题：①肠道是否有梗阻存在；②梗阻的性质是单纯性或绞窄性；③梗阻的类型是机械性或动力性；④梗阻的部位是高位或低位小肠，还是结肠；⑤梗阻是急性、完全性的，还是慢性、部分性的；⑥引起梗阻的可能原因是什么。兹就上述问题依次分别讨论如下：

1. 是否有肠梗阻存在　这第一个问题当然是一个根本性问题。但解决这个问题并无捷径可循，也要和其他疾病的诊断步骤一样，从病史询问和体格检查入手，详细分析其临床表现，再结合实验室和X线的检查，方能获得正确答案。

(1) 症状分析：前已论及，肠梗阻的主要症状有腹痛、呕吐、腹胀和便秘等，因此在临床工作中遇有上述症状的患者，应考虑到有肠梗阻存在的可能。但肠梗阻患者有时不一定上述的四症俱全，例如高位梗阻特别是在早期仍可能有正常的排便，结肠梗阻者则多无呕吐，而另一方面，除肠梗阻以外的其他急腹症却也常有腹痛、呕吐，甚至腹胀的现象，因此都需要仔细予以鉴别。

如前所述，有阵发性腹绞痛并伴有肠蠕动亢进现象者，为机械性肠梗阻的特有症状，有反复呕吐甚至吐粪样液体者，更为小肠梗阻的明显象征。惟在病变初期，需要与他类疾病相鉴别：①其他有绞痛的病变如胆道或泌尿系统的结石绞痛，以及卵巢囊肿扭转等；②某些炎性病变如急性胰腺炎、急性胆囊炎或阑尾炎；③肠炎、食物过敏或饮食不调等。关于这些问题下面还将详细地谈到。

(2) 化验检查：常规化验检查对肠梗阻的诊断并无特殊价值。反复呕吐所致之脱水现象和血液浓缩，可以引起血红蛋白、红细胞和白细胞数值增加。小便量一般减少，内中可含蛋白质和圆柱体，但在注射适量盐水以后，尿内的异常即可消失。血浆非蛋白氮和二氧化碳结合力增加，氯化物减少，只在幽门梗阻或空肠高位梗阻时方有出现，而在低位梗阻时多没有这种血液化学变化。故血液化学的测定，并不具有重大的诊断意义，惟在已知的高位梗阻患者，上述测定可以作为脱水已否纠正，水和电解质的平衡已否恢复正常的指标。

(3) X线检查：临床诊断有疑问时，X线检查具有重要的诊断价值。从肠道充气的程度、范围和部位上，可以找出不少证据来帮助确定诊断。在正常情况下，腹部X线片上仅见胃和结肠中有气体，因食物和肠内容物在这两个器官内要滞留一定时间，所以就能显出气体阴影。小肠内虽也有气体存在，但因气体与液体密切混合，加以肠内容物向下运行得很快，故在X线片上就看不到气体的阴影。一旦肠内容物因肠道的机械性或麻痹性梗阻而不能运行时，气体与液体就可各自分离，气体就易于在X线片上显示出来。因此，如X线透视或摄片检查发现小肠内有气体或气液面存在时，即为肠内容物有运行障碍、亦即是有肠梗阻的证据。用动物做实验时，发现小肠梗阻4~5小时后，X线片上就会出现气液面，所以在病程早期也有诊断价值。惟需注意：三岁以下的婴儿即使在正常情况下也可看到小肠内有气体，故不能单凭X线检查作出同样的结论。

为了确定肠梗阻的诊断，不论透视或拍片，都应在直立位（或侧卧位）和平卧位同时进行。如有肠梗阻存在时，于直立位（或侧卧位）片上可以看到肠腔内有多数的液平面，液平面上即是气体。但直立位置的检查不能确切地显示出胀气肠袢的分布情况和扩大程度，而这些情况在平卧位片上却可以更好地显示出，从而决定梗阻的部位所在，并根据肠袢扩大情况推测出梗阻的严重程度。因此，一般仰卧位的大型平片最具诊断价值。惟需注意，平片上所显示的肠袢扩大，较之肠腔的实际直径可能已放大了25%~35%。临床医师掌握了这个放大倍数的比例，就能根据X线片上投影的大小，来估计气胀肠袢的实际情况。在胃肠解压等非手术疗法的前后，比较气胀肠袢阴影的大小，还可以衡量管腔已否缩小，治疗是否有效。

一般而论，在急性小肠梗阻时忌作钡餐X线检查，因钡餐后有加重梗阻的危险，且使以后的手术处理亦感困难，故需注意避免。惟有时可用稀释钡剂做灌肠检查，以区别低位小肠与大肠的梗阻，并确定结肠梗阻的部位和性质。

(4) CT检查：除能诊断肠梗阻外，在鉴别梗阻的原因与梗阻的部位时，是最为有效的辅助手段之一，特别在体征危重，需要手术干预的病例，但又不明确病因及病变部位时。肠梗阻在CT片上有特殊的征象。做钡剂灌肠与吞钡检查后再做CT检查，可对完全性梗阻的检查敏感性达100%，但钡剂的使用，在有梗阻的肠管中有一定的危险性，故现改用气体灌肠，可达到相同或更佳的效果。

(5) MRI检查：通过此技术可减少由于肠蠕动导致的放射性检查的局限性，在对梗阻的原因与定位上可能比CT更为精确。

其他检查方法还有复式多普勒超声，使用不通透X射线的标记物，腹腔镜检查等，不一一赘述。

2. 梗阻是单纯性或绞窄性　在肠梗阻的诊断初步确立以后，首先应决定梗阻的病理性质是单纯性或为绞窄性。这个问题较之决定它是机械性梗阻或麻痹性梗阻更为重要。因从治疗角度看，绞窄性梗阻必须手术，且应尽早手术，而单纯性梗阻即使是机械性的，有时也可不必手术，即使需要手术也可以在一定时期的准备治疗或非手术治疗（包括胃肠解压和输液等）以后，再行手术更为有利。故区别梗阻是属单纯性或绞窄性是一个极端重要而迫切的问题，而确定梗阻是属机械性或麻痹性尚在其次。

临床上鉴别单纯性梗阻与绞窄性梗阻并非易事。今当先述单纯性梗阻与绞窄性梗阻一般的鉴别之点，再列举可以引起诊断困难的情况，以资警惕。

绞窄性梗阻较之单纯性梗阻有如下的特点：

(1) 腹痛发作急骤，起始即甚剧烈，而且持续不停，可有频繁的阵发加剧，但无完全的休止间歇，亦不因呕吐而有所减轻。有时患者不仅有腹痛，且感腰背部也有疼痛，亦属绞窄性肠梗阻的特点。

(2) 呕吐出现较早，亦为持续性，且腹痛、呕吐与肠蠕动亢进并无直接关系，即使在腹痛甚为剧烈或呕吐极为频繁时，也未必能察得有何显著的蠕动亢进现象。肠蠕动在绞窄性梗阻时不一定亢进，有时甚至完全消失，此点极为重要，但需反复检查、静听 5~10 分钟之后，方能肯定结论。

(3) 除晚期的肠系膜血管栓塞性肠梗阻外，其他的绞窄性梗阻腹胀一般不甚显著，即使存在也常为不对称性。于腹部扪诊或作直肠、阴道指诊时可能触及具有压痛的肿块，即为绞窄的肠袢。

(4) 患者常有明显的腹膜刺激征，表现为腹壁的压痛和强直，是绞窄的肠袢所渗出的体液对腹膜刺激的结果。但上述刺激不像溃疡穿孔或腹膜炎等病变那么剧烈，故腹壁压痛和腹肌强直的程度，一般也不如上述情况严重。反跳痛现象也可能出现。

(5) 试做腹腔穿刺时常可抽得血性浆液，肛管指诊时也可能发现血性黏液，均为绞窄肠袢有血性渗出的结果。

(6) 患者常表现重病危急的外貌，早期即出现休克现象，虽经抗休克治疗，而改善亦不显著。

(7) 患者因腹痛剧烈，常辗转反侧，不能安眠，需给予止痛药物以资缓解。有时患者可能采取较舒适之侧卧位，而单纯性梗阻者大多可仰卧。

05

(8) 在继续观察下，患者可能有体温升高、脉搏增快和白细胞增多的现象，惟这些变化不是特殊性的，绞窄性梗阻有时可能没有这些表现，而单纯性者反可能有此现象。

(9) 有些绞窄性梗阻的 X 线片上有特殊显示，如闭袢型的小肠梗阻，可见梗阻肠袢呈马蹄形状充满气体，而肠袢间因为有水肿的肠壁组织间隔，多呈条形阴影。绞窄型梗阻的胀气肠管还有固定性，这种肠袢往往比较短小，即使改变患者的体位，也不能移动气胀肠管的阴影。又绞窄的肠腔内往往积液多而积气少，故肠袢内所显示的液平面一般比较阔，这种肠袢夹在其他的肠袢间往往显得很突出，可视为 X 线检查的特征而借以诊断绞窄性肠梗阻。

(10) 绞窄性梗阻用各种保守治疗加输液及胃肠减压等措施大多无效，脱水与血液浓缩等现象既难好转，腹痛、呕吐亦无改善。

绞窄性肠梗阻虽有上述各种特点可以与单纯性梗阻相鉴别，但有时仍可能因鉴别困难，致过久地采用非手术疗法如胃肠减压等措施，而造成肠袢坏死和患者死亡的不幸结果。亦有病变实非绞窄性梗阻但因误诊而致不适当地进行了手术，这种情况也应尽可能避免。下列各种情况应特别慎重考虑：

(1) 已有绞窄性梗阻病变存在，但因临床表现不典型，致延误诊断者。通常的绞窄性梗阻有两个基本病变，既有肠腔梗阻，又有血运障碍。在临床表现方面遂有剧烈的腹绞痛和频繁的呕吐，同时因浆液渗出而有腹膜刺激的体征。但病理变化不典型时，其临床表现也可能不突出，因而造成诊断上的困难。

因腹膜粘连和索带所引起的梗阻，在开始时多是单纯性，但如梗阻不能解除而肠腔扩大受压时，有时可以转化为绞窄性，特别是索带很易造成肠壁的部分压迫坏死。此等病例可能自始至终有阵发性的腹绞痛，肠鸣音亦始终存在，而腹膜刺激现象则直至肠壁坏死穿破前亦不明显，容易误认为是单纯性梗阻而持久地采用非手术疗法。目前对肠梗阻的非手术疗法已积累了不少经验，且已取得一定成果，不少单纯性梗阻在中草药等综合治疗下能获得缓解或痊愈，外科工作者应该有足够的信心继续推行此种非手术治疗。但正因如此，对于单纯性和绞窄性梗阻的鉴别就显得更有必要。单纯性梗阻可以保守治疗，绞窄性梗阻原则上仍需早期手术，如果误将绞窄性梗阻作为单纯性梗阻而例行中草药治疗，将难免造成若干不良后果，是不可不引以为戒的。

有时，仅有轻度腹绞痛但有明显腹膜刺激征（腹壁压痛、反跳痛）的绞窄性梗阻病例，与不典型的急性炎性病变所致的麻痹性梗阻也非常难于区别。例如在肠系膜根部发生扭转，特别是仅有静脉的回流障碍时，肠管本身可以不发生机械性的梗阻，因而此等患者在早期可以并无剧烈腹痛，呕吐亦不严重，而腹胀也不显著。对此需引起警惕。

肠套叠患者发生绞窄后，因套入部分受到外层正常肠壁的包围，腹壁刺激症状也不甚明显，腹壁亦不紧张。所幸套叠病例常可摸到特异的肿块，有典型的腹绞痛，且痛发时腹肌强直，而间歇期则强直缓解，大便中亦时有血性黏液或血液，鉴别上尚比较容易。

仅有部分肠壁被绞窄的 Richter 疝，虽肠壁已经坏死而肠腔尚无梗阻，临床上也需格外注意。

(2) 非绞窄性梗阻病例，但亦需手术治疗者。临床上有时可把其他的腹部急性病变误诊为是绞窄性梗阻而进行手术，主要是因为这些病变同样有腹绞痛、呕吐和腹壁压痛等表现。属于这类的病变大概有下列几种：①具有绞痛症状的病变如胆道结石或泌尿系统结石，以及卵巢囊肿扭转或睾丸扭转等；②某些炎性病变如急性胰腺炎、胆囊炎、阑尾炎、输卵管炎及穿孔性腹膜炎等。

上述诸种病变若能获得正确诊断，即可避免手术。如急性胰腺炎、急性输卵管炎等一般可以无需手术，胆道结石和泌尿系结石目前也大多可用药物治疗。炎症病变并发轻度梗阻现象者，一般也应先采取保守疗法，待炎症局限化后再于必要时切开排脓。过早的手术有使局限的脓性感染重新扩散而致病情恶化的危险。当然，在穿孔性腹膜炎的早期应行手术修补，卵巢囊肿等扭转更应及时手术。

(3) 既非绞窄性梗阻，又无手术指征的内科疾患。除上述两类病变以外，另有若干病变同样可能有剧烈腹痛，甚至有显著呕吐，因而可被误诊为急腹症并且极似绞窄性梗阻，其实这些病变基本上是内科病，手术非但无益，且属有害，有时甚至可危及生命。属于此种性质者有急性胃肠炎、胸膜炎、心绞痛、紫癜病，甚至恶性疟疾等。其中急性胃肠炎在早期仅有腹痛呕吐而尚无腹泻时，误诊的机会尤多。

钱礼教授曾见过一例过敏性紫癜病（Henoch）误诊为绞窄性肠梗阻（肠套叠）而进行手术，至今印象尤极鲜明。患者为7岁女孩，因剧烈的腹绞痛伴有呕吐而入院，腹肌亦有明显的紧张和压痛，皮肤未见紫癜。当切开腹壁时尚未见有明显的出血现象，腹腔内有少量血性渗液，肠系膜表面仅见少数出血斑点，但经将肠袢稍加搬弄检查，不久即见出血斑点逐渐增多，至成大片瘀斑，此时方考虑到是过敏性紫癜，乃即缝闭腹腔。术后幸经输血等多方抢救，乃告痊复，然而已几乎危及生命。

由此可见，肠梗阻病例需要辨别其为单纯性或绞窄性的重要意义，同时亦可见两者的鉴别有时并非易事，因此必须对病例反复观察，审慎思考，方不致造成不幸的误诊。

3. 梗阻是机械性或动力性　对肠梗阻患者除了首先要鉴别它是单纯性的或绞窄性的以外，几乎同等重要的是需确定其究为机械性或麻痹性（或痉挛性）。因机械性梗阻多数需要手术治疗，而麻痹性（或痉挛性）梗阻通常仅适用非手术疗法。机械性梗阻与麻痹性梗阻的鉴别一般并无困难，因机械性梗阻多有阵发性的腹痛，同时伴有肠鸣音亢进的现象而麻痹性梗阻者腹痛既不显著，蠕动反而减弱，有时甚至完全消失。机械性梗阻者呕吐较为剧烈而腹胀较不明显，而麻痹性梗阻者呕吐并不显著但腹胀却多严重。

但必须注意，在机械性梗阻的晚期，有时可能发生继发性的肠麻痹，这因为在梗阻早期，肠壁为了克服障碍、蠕动有所增强，但至晚期梗阻经久不能解除时，肠壁便将瘫痪，于是蠕动反而减弱，而肠腔则有扩大。一旦此种情况出现时，腹痛便可减轻，而腹胀则反剧增，与其他反射性或中毒性的麻痹性梗阻鉴别有困难。

然而上述的几种情况却又有本质上的区别：继机械性梗阻后继发的肠麻痹必须尽快手术以解除梗阻，继弥漫性腹膜炎后并发的肠麻痹或须进行引流以减少刺激，而对反射性的肠麻痹则不需要手术治疗，因此这些情况的鉴别有其临床的实际意义。详细询问病史可以帮助鉴别病变早期是否有腹膜炎症或机械性梗阻。必要时可试做腹腔穿刺以证明有无腹膜炎存在。X线检查也有一定诊断价值，因腹膜炎所致的肠胀气常累及小肠和结肠的全部，而且气胀的程度各部分大致相等，机械性梗阻即使已至肠麻痹期，肠袢气胀程度的也多不一致。至于腹腔炎症以外的疾患所致的神经反射性肠麻痹或痉挛性肠麻痹，则多为暂时性，且经肾周围利多卡因封闭或针灸等疗法后，梗阻症状多可迅速消失。这种封闭或针灸既是一种治疗，又可作为一种鉴别诊断的方法。

4. 梗阻部位是在高位小肠、低位小肠或是结肠　不同部位的梗阻往往需采用不同的治疗方法，例如结肠梗阻因其常为闭袢性，治疗上单用胃肠解压的办法多不满意，因而就要施行紧急的结肠造瘘减压，以免结肠壁发生坏死，而小肠梗阻则大都可先试行输液及胃肠解压等保守疗法。故辨认梗阻的部位在临床上也有一定的重要性。

确定肠梗阻存在以后，要决定是高位小肠梗阻或低位小肠梗阻比较容易：因临床上高位小肠梗阻有剧烈的呕吐而腹胀不明显，腹绞痛的程度也比较缓和；低位小肠梗阻则呕吐的次数较少，但可能有吐粪现象，腹胀一般比较显著，而腹绞痛的程度也较严重。

区别低位小肠与结肠的梗阻有时比较困难，但一般还是可能的：因回盲瓣起着单向活塞的作用，在结肠梗阻时，肠内容物只能向下运行而不能逆流，所以胃肠腔内并无滞留，也不发生呕吐，更没有吐粪现象。如用十二指肠导管减压，仅能抽出气体和少量胃液，而结肠则充气膨胀的现象非常显著。只有在结肠梗阻的早期，可能发生反射性的呕吐，或者回盲瓣的功能不全时，肠内容物也会反流到小肠中去。结肠梗阻时腹绞痛的程度极为轻微，有时甚至完全不感疼痛而仅有腹胀，也属特殊之点。

腹部X线检查结合临床所见，对肠梗阻部位的确定帮助很大。在X线片上鉴别小肠与结肠的积气是容易的：因在急性结肠梗阻，积气仅限于结肠本身，充气的肠袢多位于腹部的两侧，它的长轴是垂直的，肠壁较厚，并可见到结肠袋。典型的小肠梗阻所造成的气胀阴影是阶梯式的，常位于腹部的中央，气胀的长轴是横贯的。若肠管气胀得很厉害时，肠袢间壁就仅存在一条极为菲薄的阴影。惟空肠与结肠扩张后的阴影有时极为相似，因空肠的环状皱襞（Kerkring）的阴影很像结肠袋的阴影，故诊断上可能发生错误。这就需要结合临床表现，必要时可用稀释的钡剂低压灌肠检查，以资鉴别（图5-25）。

至于小肠梗阻要在X线片上确定其确切的部位就不大容易，仅可从Mall描述的各种小肠特有的皱襞形态及其分布部位来决定梗阻是在小肠的上段、中段或是下段（图5-26）。

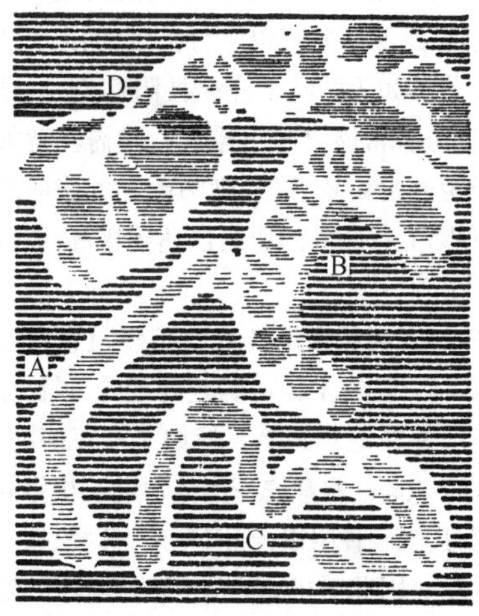

图5-25　各种肠曲的充气造影

A. 轻度充盈气体的空肠，示黏膜皱襞；B. 空肠中度扩张后的充气阴影；C. 回肠因黏膜皱襞不齐，故充气后的造影也不整齐；D. 结肠的阴影，示结肠袋的充气情况。注意空肠与结肠扩张后阴影极相似，故诊断上可能发生错误

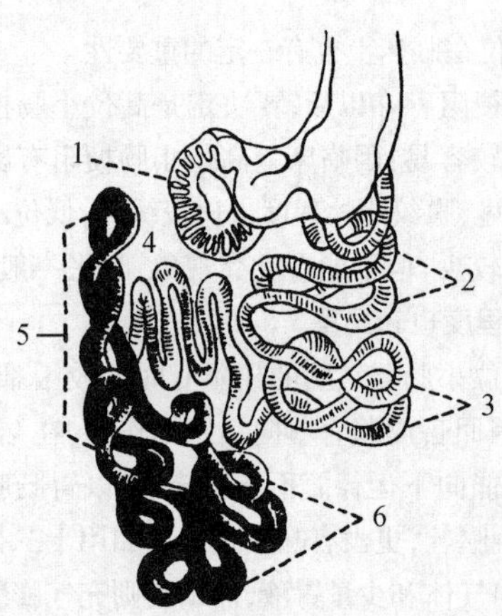

图 5-26　小肠肠曲的分布情况(仿 Mall 解剖分布部位)。自上而下的各段肠袢以数字代表

1. 十二指肠;2. 空肠上段;3. 空肠下段;4. 回肠上段;5. 回肠中段;6. 回肠下段

5. 梗阻是急性完全性,还是慢性不完全性的　肠道完全梗阻者其临床表现必然呈急性,不完全梗阻者多属慢性,二者的区别可从临床症状方面得一梗概,并可以肠曲膨胀的大小作为梗阻程度的一种标准,其诊断比较正确,但亦非绝对可靠。

判断是否为小肠的完全性梗阻,可以从 X 线片上结肠的充气程度(清洁灌肠后所摄腹部平片)来决定。如在清洁灌肠后,腹部摄片上发现小肠胀气十分明显而结肠中全无气体,则可诊断为小肠的完全梗阻;如小肠充气以外结肠也有气体影像时,则患者所患为小肠不完全梗阻。上面的结论是从两种事实推断出来的,即肠道的气体主要是咽下的,梗阻以下的肠道中不会产生气体,同时梗阻以下的肠管在解剖及生理上均属正常,并无回盲瓣关闭不全现象,所以小肠内的气体也不可能是由结肠反流的。

至于结肠的梗阻,因回盲瓣及其括约肌关闭后形成闭袢性完全梗阻,结肠腔常变得十分扩张,而以富于伸张性的盲肠最为显著。如为结肠不完全梗阻病例,则结肠的扩张并不严重,且患者常能自肛门排气。惟需注意如梗阻部位是在升结肠距回盲瓣较近处,则临床上气胀的现象也可以不明显,而实际上盲肠内的压力已达到极高的程度,甚至可引起盲肠穿孔。

6. 梗阻的真实原因是什么　肠梗阻患者解决了以上的几个问题以后,基本上已可确定处理的方针,梗阻原因的确实诊断一般并非绝对必要。但如能有正确的诊断,则对于决定手术的方式也能有进一步的帮助。根据各家对发病原因的统计,我国肠梗阻以外疝、粘连、套叠、扭转及蛔虫梗阻等最为常见。因此对机械性梗阻的患者,应先详细检查各种疝的发生部位。凡以往有过腹部手术的历史、其他腹部意外损伤或炎症的病史者,应考虑到有腹膜粘连或索带存在的可能。新生婴儿的肠梗阻多为肠道的先天性畸形所致,2 岁以下的幼儿肠梗阻常由于肠套叠,儿童则应考虑蛔虫所引起的肠梗阻,特别是在肠蛔虫病流行的地区(现在国内蛔虫性肠梗阻已经罕见),而在老年则以结肠癌,粪便堵塞等的可能性最大。此外有肺结核病者应想到结核性腹膜炎或肠结核的可能,有心血管病者可能为肠系膜血管栓塞。有时根据特殊的临床症状,很多特殊原因所引起的肠梗阻也可以得出正确的诊断。

五、治疗

(一) 治疗的一般原则

肠梗阻的治疗方法和步骤决定于梗阻的性质、类型、部位、程度,以及患者的全身情况。治疗有手术与非手术两类的不同措施,前者的目的在于解除肠道的梗阻,而非手术疗法主要在于矫正因肠梗阻而引起的生理紊乱。在无需手术治疗的情况下,非手术治疗也是解除梗阻的基本方法,而在需要手术治疗时,又是一种不可缺少的术前准备措施。近年来肠梗阻病例的死亡率已有所降低,此种辅助治疗的合理运用当为重要因素之一。而不少单纯性梗阻能在非手术治疗下获得缓解,更说明非手术疗法在肠梗阻治疗方面已渐占重要的位置。

1. 非手术疗法　一般外科医师对绞窄性梗阻,除极少数的情况以外,几乎都同意早期手术,仅在术前需适当补液、输血,并插入胃管以备胃肠减压。但如梗阻是属单纯的机械性梗阻,对于如何正确处理这类梗阻,目前外科医师的意见尚有分歧,许多有经验的医师认为机械性梗阻是否已有绞窄,临床上无法绝对肯定,因此主张在插入胃管并开始补液后尽早手术,效果更为确切。另有若干医师则认为如临床上能合理地排除绞窄的可能性时,应即先予胃肠减压并合理输液,配合中医疗法,然后密切观察其疗效。如绞痛和腹胀的现象能逐渐好转,水和电解质的平衡能得渐次恢复,则此种非手术疗法可以继续使用,直至梗阻现象完全解除,患者已不感腹痛、不再腹胀、不复呕吐时,胃肠解压管即可拔去,如胃肠减压措施已经开始生效,而 12 小时后患者仍有剧烈之腹绞痛者,则可能非为单纯性肠梗阻病例,或已有绞窄现象存在,应即行手术疗法。

后一种处理可能更合理一些,应该承认绞窄性梗阻的确切诊断有时非常困难。但也应该看到确实有很多的肠梗阻病例采用非手术疗法获得了痊愈,因而避免了不必要的手术。因此正确的态度应该是努力提高诊断的正确性,遇有绞窄可疑病例宁愿开腹探查,但对已经合理诊断为单纯性机械性梗阻的患者,则应该给予一个时期的非手术治疗,同时严密观察。只有在保守疗法不成功,或病变已有不利的发展趋向时,才行最后的手术疗法。同时也应注意防止手术的过于拖延,以免肠袢发生坏死,或全身生理情况遭受严重影响。这就需要医师有高度的责任感,并需具有丰富的临床经验方能作出正确的判断。

兹当依次阐述各种非手术治疗的理论依据、临床价值及其应用方法。

(1) 输液:肠梗阻患者因有呕吐而致丧失大量液体和电解质者,输给生理盐水能改善患者的一般情况已无疑议。

05

实验动物(狗)有高位梗阻时,经注射生理盐水能显著延长生命,无数的临床实践也证明生理盐水对高位梗阻者确具特效,但对低位梗阻则不然,因生理盐水虽可矫正脱水现象,但不能影响低位梗阻的疾病过程。

机体因高位梗阻而发生呕吐后,其丧失的体液将首先抽调血浆中的液体来补充,血浆由此就变得浓缩;其次就要抽调具有调节性的组织间液,在组织间液丧失以后临床上即将出现脱水现象,而细胞内液则一般影响甚微。至病程晚期,尿量将有减少,而尿比重则有增加,有时可能发生尿闭。又在呕吐脱水的同时,电解质也有失调,故肠梗阻患者有呕吐或曾用十二指肠管减压者,应每天测定血浆的氯化物及二氧化碳结合力,尿量不足者应化验其非蛋白氮数值。一般肠梗阻患者虽不需要常规地测知血浆钠、氯、钾,但在严重脱水且有逐渐平衡失调者应作一、二次测定,对了解电解质平衡情况和决定体液补充方针大有帮助。总之,输液所需的容量和性质,要根据病史中呕吐的情况,脱水的体征,尿的排出量和比重,血液的浓缩程度,并结合血浆中钠、氯、钾的浓度及二氧化碳结合力的测定结果而定。

临床上判断脱水的程度,并无绝对可靠的标准,仅能根据口渴、皮肤干燥和组织弹性消失等情况来大约衡量。凡临床上已有脱水之显著表现者,患者大多已经损失约当其体重的6%左右的水分,需要予以等量的补给。例如体重60kg,因小肠梗阻不能摄入水分同时伴有呕吐和出现脱水现象者,应于最初24小时内输给3600ml水分始能补偿此6%的体重消耗。此外,为维持患者每日水分平衡,尚需逐日补给按下表所列的液量:

表5-4　维持患者每日水分平衡的补液

	补液需要量
甲:一般病例	
1. 补充小便(比重应为1.010~1.020)所需水分	1000ml
2. 补充皮肤及肺蒸发所需水分	1000~1500ml
总量	2000~2500ml
乙:特殊病例(发热、肠梗阻、甲亢或胃肠减压等病例)	
1. 补充小便丢失量	1000~1500ml
2. 补充皮肤及肺蒸发所需水分	2000ml
3. 呕吐、胃肠减压、胆瘘、肠瘘、失血、渗液等	×(不定量)
总量	3000~3500ml+×

上述为单纯水分的需要,而实际补给时还需给予适量的氯化钠以恢复电解质平衡。机体如有缺盐情况存在时,尿中盐分排出量将减少或停止。但最正确的是测定血浆氯化钠的含量,正常细胞外液的 Na^+ 量为142~145mmol/L,需要补充钠盐量一般可按下列公式计算:需补充的钠盐量(mmol/L)=[血钠正常值(mmol/L)-血钠测得值(mmol/L)]×体重(kg)×0.60(女性-为0.50)。例如一个体重55kg的女性患者测得血 Na^+ 为118mmol/L,则需要补充的钠盐量=(142-118)×55×0.50=660mmol/L,按17mmol/L Na^+=1g钠盐计算,则660mmol/L Na^+ 约为39g氯化钠,当天应给需补充的钠盐量的一半(19.5g)和日需要量4.5g,共计24g,再根据患者的总需水量,调整补液中不同浓度的氯化钠输给,然后监测 Na^+、K^+、Cl^- 或二氧化碳结合力,作为进一步治疗的参考。也可以通过血细胞比容的测定作为补液的标准。如前所述,细胞外液的总量约为体重的20%,其中组织间液占体重的16%,血浆是体重的4%,例如一个体重60kg的人,其组织间液约为9600ml,血浆量约为2400ml。正常人的血细胞比容约为45%,血细胞比容每升高1%,相当于丢失组织间液和血浆各4%。如果测得血细胞比容为55%,则其血浆的丢失量当为:

$$(55-45)\times 4\% \times 2400\text{ml}=960\text{ml}$$

其组织间液的丢失量应为:

$$(55-45)\times 4\% \times 9600\text{ml}=3840\text{ml}$$

通常在开始治疗的第一天内,可以先输给血浆或右旋糖酐960ml(或1000ml)以纠正血容量,然后补给丢失的组织间液的半量,即1920ml(或2000ml)生理盐水,以部分纠正细胞外液中钠的损失,同时用碱剂纠正酸中毒,并在尿量恢复正常后再补给适量的KCl,总之应保证机体能排出一定量的小便,同时血液浓缩及血浆低氯能很快恢复为度。一般言之,凡患者经补液以后每日能排出一定容积的尿量(1000~1500ml),其中含有一定量盐分(2~3g),而比重又在正常数位(1.012~1.020)之间者,则表示体内水与电解质已经达到平衡的程度。逐日测量患者的体重也可作为补充体液的良好标准,在补充水分时,只要保持患者的体重不使上下波动,即可认为补液已达到要求,其准确性可达100ml左右,实是一种简便而又精确的方法。

同时要注意,脱水对机体虽然有害,但水分过多亦属无益,特别是盐分过多时。虽然盐分一般能从肾脏排出体外,但如肾功能因脱水或手术影响等其他因素而受到损害时,就易于引起盐分与水同时滞留,出现肺水肿及心力衰竭等现象,而对老年患者和心脏循环负荷能力较差者尤为不利,故不可不慎。所以肠梗阻患者在其血液循环量已补足后,再纠正其总失液量时必须是逐步的、分次的补液,否则由于细胞内液代偿地向细胞外转移,同时肠管也可能因胃肠减压而恢复了再吸收能力,过多的补液极易造成与新的内环境不相适应的不良后果。一般肠梗阻已有脱水现象者,开始时可用5%葡萄糖盐水补给,至小便中已出现氯化钠后,即可改用10%葡萄糖溶液注射,一方面可以纠正因饥饿而引起的疾病,另一方面也可增加更多的热量。另外,根据胃肠道分泌液损失的种类,其所需补充的溶液总量可按比例予以分配。

一般患者在脱水的同时所并发的轻度酸、碱平衡失调,经过输给葡萄糖盐水溶液、特别根据胃肠道分泌液损失的情况补给以后，多能自动恢复正常，不需要特殊处理。但如患者酸、碱平衡失调严重，需及时纠正。

比如对于血浆 HCO_3^- 低于 10mmol/L 的重症酸中毒的病人，应立即输液和用碱剂进行治疗。常用的碱剂药物是碳酸氢钠溶液。该溶液进入体液后即离解为 Na^+ 和 HCO_3^-。HCO_3^- 与体液中的 H^+ 化合成 H_2CO_3，再离解为 H_2O 及 CO_2，CO_2 则从肺排出，从而减少体内 H^+，改善酸中毒。5% 碳酸氢钠每 100ml 含有 Na^+ 和 HCO_3^- 各 60mmol。在估计输给 $NaHCO_3$ 用量时，有公式可以计算：

HCO_3^- 需要量（mmol/L）=［HCO_3^- 正常值（mmol/L）–HCO_3^- 测得值（mmol/L）］× 体重（kg）× 0.4

一般将计算值的半量在 2~4 小时内输入。但是，公式计算法的实际价值不大。临床上是根据酸中毒的严重程度，补给 5%$NaHCO_3$ 溶液的首次剂量可 100~250ml 不等。在用后 2~4 小时内复查动脉血气分析及血浆电解质浓度，根据测定的结果再决定是否需要继续输给及输液量。边治疗边观察，逐步纠正酸中毒，是治疗原则。5%$NaHCO_3$ 是高渗性溶液，过快输入可致高钠血症，使血渗透压升高，应注意避免。在酸中毒时，离子化的 Ca^{2+} 增多，故即使病人有低钙血症，也可以不出现抽搐。但在酸中毒被纠正以后，离子化的 Ca^{2+} 减少，便会发生手足抽搐。应及时静脉注射葡萄糖酸钙以控制症状。过快地纠正酸中毒还能引起大量 K^+ 转移至细胞内，引起低钾血症，也要注意防治。

此外，肠梗阻患者从损失的肠液中同时丧失钾离子，如补液时无钾离子的摄入，则血浆和细胞外液必致缺钾，碱中毒时虽经注射盐水而血浆中有时仍出现低氯血症者，可能也是缺钾所致。需注意者，尽管肠梗阻患者大量失钾（因消化液中的损失，饥饿和细胞内液的转移等），但当血液浓缩、pH 偏低时，血钾可无改变，甚至反可偏高，而当通过适当补液纠正血液浓缩、增加尿量、特别是补充碱化物纠正酸中毒以后，血钾浓度将突然下降。此等患者临床上常表现为淡漠无情、四肢无力、嗜睡、腹胀、血液浓缩、尿量减少等症。而心电图上常有典型的 T 波降低，S-T 段低抑或房室间传导部分阻滞的表现。此等病例在氯化钠充分补足、肾脏开始正常排尿、尤其是酸中毒纠正以后，必须及时补钾。一般对高位梗阻有碱中毒者，可以每 6 小时静滴氯化钾 1g，低位梗阻有酸中毒者，除静滴氯化钾外还需补给乳酸钠。如患者可以口服，则以口服氯化钾最为安全（每日 4~8g），或则根据血钾的实际测定值，补给适量的氯化钾，使钾离子得到平衡。正常人每日氯化钾之需要量约为 3g

(2) 输血：绞窄性肠梗阻患者若受累的肠袢很长，其失血量可能很多，这些血液既丧失在肠腔内，也渗透到肠壁组织间，以及浆膜外腹腔中。单纯性肠梗阻的晚期也可有类似的消耗。慢性肠梗阻患者因长期营养不足，其血液的总容量也时有减少。这些情况都需要输入全血或血浆以补不足。

(3) 浓氧吸入：吸入浓氧可以改善肠道的气胀情况，对机械性和麻痹性肠梗阻都有疗效。根据气体弥散的规律，患者吸气时如以纯氧代替，则理论上肺泡内的氮分压将为零，而肠管内的氮（占腔内气体总量之 7%）就可从高压处弥散到低压的肺泡内而排出体外。经过一段时间，肠内气体定能被吸收，从而气胀可以获得缓解。

呼吸气体在 760mmHg 38℃时，每 100ml 血浆所含气体的成分和份量为：CO_2=54.1ml，O_2=2.3ml，N=1.2ml，氮的气体播散系数甚少，因此吸入浓氧不一定有效。实验动物（狗）如用 95% 纯氧连续吸入，将引起肺组织发生炎性病变，肝细胞也将坏死。故浓氧吸入在临床上实际应用者甚少，即使使用也一次不超过 4 小时。

(4) 胃肠减压：自鼻腔将一支单腔或双腔的长橡皮管插入胃或肠内，用连续吸引法将肠管中的积气和液体抽出。有效的胃肠减压在机械型或麻痹型的肠梗阻病例可能恢复肠腔的通畅，即使需要手术的病例用减压的方法使腹胀减轻后也可以大大减少手术时的困难，增加手术的安全性。

如前所述，吞咽的空气和积聚的胃液、胆汁及肠液，是造成肠梗阻膨胀的主要原因。若肠道一旦受阻，肠袢内积滞的内容物就会反流至胃和空肠内，很容易用橡皮导管抽出，惟小肠下段的膨胀，单用胃管抽吸疗效不明显，因小肠是一条曲折的管道，特别是肠腔内的气体与液体多相互混合，要将这些内容物吸出来就比较困难。因此，胃肠减压时最好使导管通过幽门插到肠腔以内，单纯利用虹吸作用来抽吸往往无效，因肠腔内的气体会阻断虹吸的作用，而必须设法使用连续的负压吸引。临床上现在最常用的是三瓶吸引装置（图 5-27），或医院内整体安装的持续负压吸引装置。减压最适用的负压为 75cm 水柱，过高的负压可能使胃或

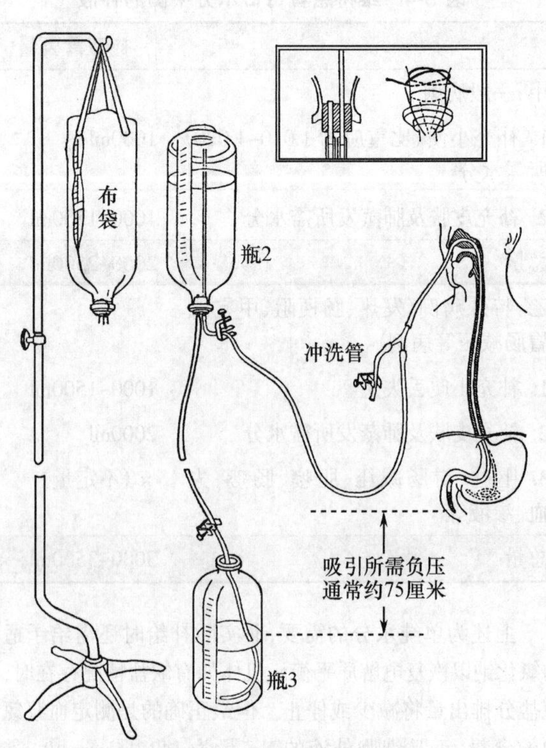

图 5-27　胃肠减压用的三瓶连续吸引式装置

小肠的黏膜吸入橡皮导管的小孔里反而引起堵塞。减压吸出的气体和液体的多少，视梗阻的程度而定，而与管端的位置并无直接关系。梗阻愈严重，则被吸出的气体液体愈多(假定吸引装置是属有效，导管未被堵塞)，相反如梗阻已经解除，则吸出的内容物将逐渐减少而最终停止。因此根据吸出量的多少，可以估计梗阻情况是否已有好转。有时肠腔内气体与液体的间隔分布，也可能阻挡吸引，而有碍于内容物的排除，但通过肠袢本身的蠕动作用，以及改变患者体位，或用手法从腹壁上挤压肠袢，都有利于肠内气体与液体的重新分布，从而促使继续减压。

目前临床上常用的减压管大概分为两种：一种是较短的单腔管，如长导尿管式的 Byle 管，可以放入胃或十二指肠内。这种减压管使用便利，对预防腹胀和小肠高位梗阻的减压有效，但对低位小肠梗阻的减压效果则不佳，因管端一般不能到达低位梗阻的部位。另一种为较长的双腔管，管下端附有一个薄膜囊，如最常用的 Miller-Abbott 管(图 5-28)，囊内可充空气或注入小量稀钡，借肠壁的蠕动力或钡剂的重力作用将导管逐渐带至小肠内，使达梗阻部位，对低位梗阻也能发挥良好的减压作用，但要使导管通过幽门进入肠道有时相当困难，即使在 X 线透视下运用各种手法仍不能使管端通过幽门，因此临床应用时可能达不到预期的效果。

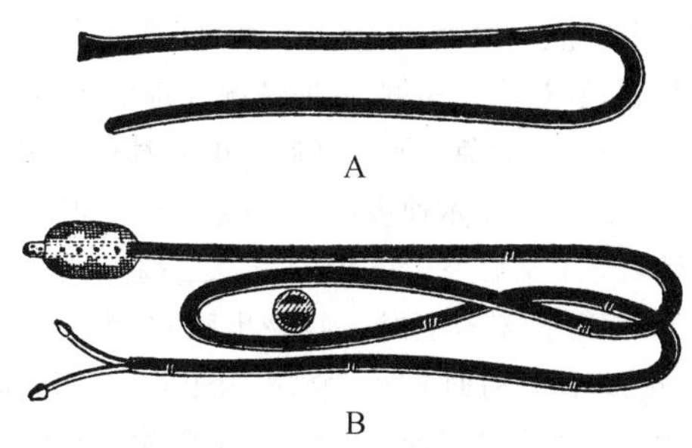

图 5-28　胃肠道用之导管

A. Ryle 单腔管；B. Miller-Abbott 双腔管

双腔导管(M-A 管)虽有上述缺点，但如能使用成功，对某些机械性肠梗阻病例仍不失为一种良好而有效的疗法。在胃肠减压后，常见腹痛消失，膨胀减轻，肠道已无滞留，故经由导管吸出的体液将逐渐减少，X 线检查时可见结肠中已有气体阴影存在，表示小肠梗阻已经解除而气体已能进入结肠，且于减压暂时停止后患者亦不再复发腹痛，是表示治疗已告成功。

胃肠减压措施除导管不能进入肠道，因而疗效不著或根本失败以外，有时还可引起某些并发症如喉头疼痛、食管溃疡以及中耳炎等，均为长时间应用导管后可能发生的结果。长期应用导管容易引起耳咽管炎，感染继而播散到中耳引起中耳炎，此在婴儿尤有可能。这些并发症均要求护理人员经常注意口鼻腔的清洁，并间歇地用油剂或可卡因溶液滴入鼻腔以资预防。有时导管插入过多，但不能及时进入肠道，可在胃中打结，以致必须手术取出，是不可不慎。因导管的存在而引起的饮食障碍，体液的抽出而造成的水、电解质平衡失调，也都要注意予以补充和调整。

(5) 其他治疗：腹部感染通常是多菌性混合感染，各种广谱抗菌素在肠梗阻的治疗上有一定的作用，不论在手术前后，可以减轻细菌的感染和毒素的产生。各种镇静剂如巴比妥及溴化物，可以减轻患者的恐惧，加强对治疗的信心。麻痹性肠梗阻时用针灸疗法及肾周围普鲁卡因封闭疗法，痉挛性肠梗阻时用抗痉药物如阿托品等，均有一定的辅助作用。

2. 手术疗法　上述的各种非手术疗法特别是补液、胃肠减压和中药治疗，对某些机械性梗阻及麻痹性梗阻有时虽有肯定疗效，但有些病例仍然需要手术治疗，特别是对绞窄性梗阻以及并有极度膨胀的急性结肠梗阻更需要紧急手术治疗。单纯性梗阻病例其梗阻原因估计需用手术方能解除者，亦应尽早作外科手术。例如新生儿的先天性肠道狭窄或直肠肛门闭锁症等。其他的单纯性梗阻虽可以进行一个时期的非手术治疗，但时间不宜超过 12~24 小时，最多 48 小时，如症状不能好转、梗阻不能解除者，仍以施行手术为宜，以免将绞窄性梗阻误为单纯性梗阻，因而延误了治疗时机。粘连性肠梗阻在手术前平均的保守治疗是 2 天，在保守治疗 5 天后，肠梗阻未能恢复，则手术治疗不可避免。

肠梗阻的手术方法是有多种多样的，其选择主要是决定于如下的两个因素：①梗阻的时间，是早期或晚期；②梗阻的性质，是单纯性或绞窄性。在任何情况下以保证患者的生命安全为主，其次则以解除梗阻成因为首要任务。

(1) 单纯性肠梗阻如能早期诊断，则患者一般情况应属良好，手术可以从容进行，在查明梗阻的部位与性质以后作根治性手术以直接解除梗阻的原因：如梗阻为肠腔以外的粘连者可作粘连分离术，有管腔内的阻塞或肠壁本身的病变者，则需切开肠腔取出肠腔内的嵌顿物、或将病变部分切除后行肠袢之一期吻合术。惟需注意，不论穿刺肠腔以吸引减压，或切开肠腔以除去异物，或行病变肠袢的切除吻合术，均必须在极端严格的无菌条件下进行，并小心保护腹膜不使玷污，以免发生腹膜炎而危及生命。

对晚期的单纯性梗阻，应考虑到患者的全身情况，病变的性质和程度以及手术的范围和大小：如肠袢胀大较严重而病变本身又不能轻易彻底解除者，应设法在最短的时间内用最简单的方法解除梗阻或者在梗阻近端行小肠造瘘术，或者在梗阻部位两侧的肠袢间作捷径吻合术，而不一定要根除梗阻的病因。需知手术范围愈小，愈能为患者耐受，而反复的探查和搬弄胀大肠袢，则很难为一般急性肠梗阻患者所耐受。如不论阻塞的原因、不管患者的体力，而坚持在任何情况下企图进行病灶的根除手术，则往往导致患者死亡，是不可不引以为戒！相反地，若仅做简单的减压手术或捷径吻合术不仅对患者的损害甚微，且于梗阻现象解除后病变本身往往也就消失，可收事半功倍之效。如病变部分肠袢必须施行根治性切除者，宁以一期切除及吻合为佳，只有当患者体力极差时，方可考虑分期手术（第一期作肠造瘘以解除梗阻，第二期再作粘连分解或梗阻部分的切除手术）。除非患者情况极为严重，不主张作肠外置手术，因其死亡率很高，特别是小儿患者及高位梗阻，尤属不宜。故如遇上述情况，仍以争取一期切除吻合为宜。

(2) 绞窄性肠梗阻也需根据肠壁的病变情况而定其手术方式。一般先解除其梗阻的原因，然后再确定肠袢的血运是否良好，肠壁的生机是否保存。如肠壁血运尚无不可恢复的障碍者，仅需解除其梗阻即可，而对已失去生机的肠袢则必须予以切除。有后者之情况出现时，又需视患者的全身情况是否良好，再决定手术的步骤：全身情况良好者，可将坏死肠袢一期切除吻合；全身情况不佳或肠袢是否确已坏死难于判断者，可将病变的肠袢暂时外置，必要时在病变近端的肠袢上作肠造瘘，至全身情况已有好转后再行第二期手术。

由上可知，如何辨认肠袢的血运情况，并合理判断其生机是否良好，为正确处理绞窄性肠梗阻的基础。因其关系重大，住院医师必须对此具有完备的知识，方可在临床工作中不致因判断错误而造成不幸，否则，如将可以恢复生机的肠袢行不必要的切除，或将实已丧失活力的肠袢纳回腹腔，均必然给患者带来损害，甚至危及生命，必须力求避免。至于鉴定肠壁生机的标准，则主要观察肠壁的色泽，肠系膜动脉的搏动，及肠壁受刺激后的收缩能力而定。凡肠袢的绞窄已经解除以后，用温热的盐水纱布湿包约 5~10 分钟，必要时并可在肠系膜根部用 0.5% 普鲁卡因（或用血管扩张药如甲基磺酸非托拉明，regitine）行封闭注射以解除其可能存在的血管痉挛现象。如仍有下列现象存在者可视为肠袢已经坏死或已失去生机的证明：①肠壁颜色仍为暗黑色或紫黑色而无好转者；②肠壁已失去蠕动能力，用血管钳等稍加挤压刺激亦仍无收缩反应者；③仔细观察进入该段肠袢的终末动脉无搏动可见者；④肠袢之浆膜面已失去正常光泽，肠管已呈现瘫痪扩大现象者；⑤有人主张用热电器测定绞窄肠袢的温度，或将肠袢浆膜作表浅切开以观其是否有出血，亦为测定肠袢生机的一种方法；⑥根据缝针在肠壁组织上所遇阻力的大小，有时可以判断出肠壁的生机是否良好。已经坏死或失去活力的肠壁其黏膜下层间所形成的水肿，是造成阻力的主要原因，在缝针穿过肠壁时将有一种特别的阻力感，而正常的肠壁上则无此种感觉。但这种鉴别方法要医师有一定的经验方可得出正确结论。

总之，正确判断肠袢的生机是否良好，在处理绞窄性肠梗阻时关系十分重大。通常根据上述的几个标准，不难作出正确的结论，但在界限不清的病例，则任何方法亦难于辨别，临床上有时不得不作出权宜的处理办法。如受累的肠袢不长，切除吻合术不致使手术死亡率明显增高者，则宁以切除为佳，这是比较安全的办法。但如受累的肠袢长度较长，切除手术不十分安全，而对肠袢是否已经坏死又一时不能肯定者，则可先作肠外置术。如以后肠袢的色泽转佳，其生机肯定已恢复者，便可将之回纳腹腔，否则等待坏死肠袢的分界线更加明确以后再可作适当的截除吻合术（Mikulicz 法）。更为妥善的办法是在手术台上延长观察的时间：在肠袢的绞窄已经解除以后，或者将受累肠袢置于腹壁上用温热的盐水纱布继续湿包，或者甚至可将受累的大段肠袢放回腹腔内继续观察，经过半小时、一小时、乃至二、三小时或者更长的时间，必能对可疑的肠袢是否已经坏死或已痊复作出肯定的判断，从而进行适当的处置。在上述观察的时间内，患者仍在接受输血、补液等各种支持疗法，一般情况也可借此挽回好转，即使需要进一步作截除吻合手术，也多能较好地耐受。

(3) 至于结肠的梗阻，如为急性完全性，因回盲瓣及其括约肌的作用，特使此类病成为闭袢性的阻塞，腔内压力极高，肠壁血运受阻，一般应按梗阻的部位先作盲肠或横结肠造瘘（通常盲肠造瘘的效果不如横结肠造瘘），以后再行第二期手术解决结肠本身的病变（如肿瘤）。如梗阻的结肠已有绞窄坏死者，则应将结肠行 Mikulicz 外置切除术，第二期再闭合肠瘘较为安全。

（二）常用的手术方法

各种不同情况的处理原则已如上述，今当对肠梗阻病例所常用的几种手术方法略加叙述。除各种特殊肠梗阻需用特殊的手术方法以外，常用的手术方法不外下列几种：

1. 剖腹探查术　对病因不明的急性肠梗阻需行开腹探查术。手术的目的，是在保证患者安全的条件下尽可能找出梗阻的性质和原因，并设法予以纠正与解除。因为这一类病例，特别是晚期病例，一般情况大都不佳，故手术时应尽量操作轻柔，避免对胀大和脆弱的肠袢作过多而粗暴的翻弄。单纯追求手术速度而忽视轻柔这个原则，常易引起肠袢破裂等不幸后果。开腹以后应尽量避免胀大的肠袢膨出至切口以外，需知肠袢一旦膨出腹腔，将迅速损失体液，增加扩张，而以后回纳时定将感到困难。开腹以后当首先观察腹内有无血性渗液，后者表示有绞窄性梗阻存在的可能，是需在手术时找出绞窄的地点和原因，并随即设法解除，同时再根据受累肠袢的生机作出相应的处理。如并无绞窄现象者，首先要设法确定梗阻的部位，然后找出梗阻的原因，最后则设法消除梗阻的直接病因或减轻肠膨胀的情况。

在肠袢极度扩张时，有时甚至难于确定其为结肠或小肠，因结肠胀大时其结肠带可能变得极薄而难于辨认。但横结肠上附有大网膜，乙状结肠上有肠脂垂，而小肠系膜上有特殊的血管网，当可用于识别。此等情况下，常先在右下腹找到盲肠，如盲肠胀大者则梗阻必然是在结肠，相反，如盲肠未见扩大者其梗阻必然是在小肠。当然，术前通过病史与 X 线的检查，大多数已可确定梗阻部位，手术时一般不难按此线索找出病变所在。

如梗阻部位是在结肠而又为非绞窄性，开腹时并无血性渗液可见，则通常只能作横结肠或盲肠造瘘术以解除结肠之极度膨胀。只有在肠膨胀的情况解除以后才有可能成功地对结肠本身的病变作根治性处理。如结肠梗阻是属绞窄性，当然要找到绞窄的部分，解除其绞窄的原因，然后再密切观察绞窄解除后的肠袢生机是否良好。若肠袢生机良好者就不需要特殊处理，生机可疑者应将受累的肠袢外置继续观察，能够恢复者可重新纳入腹腔，确已坏死者再根据患者情况考虑是否能行一期的切除吻合，或依 Mikulicz 外置截除法分期施行。

如梗阻的部位初步决定是在小肠，则习惯上均自回盲部向上追踪观察，在萎陷肠袢与胀大肠袢交界之处，即是梗阻的病变所在。这种系统的检查极为重要，较之盲目地在腹腔中胀大的肠袢间乱翻一阵，企图一下找出病变部位者为确切有效，乱翻一阵必致对肠袢的检查有时遗漏，有时重复，是欲速不达的办法。又追踪观察时必须自萎陷的肠袢向上找，不应沿胀大的肠袢向下寻，其理自明，不需要赘述。梗阻部位和原因一旦确定以后，即可根据患者的全身情况和病变的局部性质，以及梗阻的时间、腹胀的程度等具体条件，或者设法去除梗阻病因，或者在梗阻上、下肠袢之间作捷径吻合，或者将病变部分行一期或分期的切除吻合，要注意患者的情况有时极为虚弱，若估计不耐在胀大的肠袢间长时间寻找以确定梗阻的确切部位与原因者，则除非疑是绞窄性梗阻，否则应牢记手术的第一要义为保全生命和解除梗阻，不宜过于热衷于企图一次解决梗阻的全部问题，而应以暂时的肠造瘘为满足，切忌因手术时间过长、对肠袢拨弄过甚而致危及患者的生命。当然，对有绞窄性梗阻存在可能的患者又当别论，一般均应努力寻出绞窄部位和确切病因而予以相应的处理，以免导致患者死亡。不应仅作单纯的肠造瘘而至少需行受累肠袢的外置术。

2. 肠造瘘术　肠造瘘术对单纯性的机械性肠梗阻有时仍不失为一种有效的外科疗法。有些医师不顾患者的一般情况及病变的局部性质，企图在任何情况下努力解除梗阻的病因并重建肠管的连续性，动机虽好，但结果往往造成病变肠袢之穿破，特别是梗阻肠曲有紧密粘连的病例，应引以为戒。惟病变如在高位小肠时，特别是梗阻属完全性时，因造瘘后肠液丧失极为严重，肠造瘘是属不宜而应力求避免，即使小肠上部已发生坏死时，也不宜将肠袢外置，最好行一期切除吻合术。Gross 对小儿的回肠闭锁症主张行肠外置术，认为较一期切除吻合为佳。但钱礼教授的体会则不然，在外置造瘘后不仅体液与营养维持困难，且腹壁切口亦难免感染，故认为小儿患者最好也争取作肠一期切除吻合。

造瘘的部位应尽量选择梗阻附近（上端）的胀大肠袢，因瘘口越近阻塞部分，解压作用越彻底。至于引流量的多少，则视梗阻程度而定。造瘘的方法，或者采用 Witzel 法，或采用 Marwedel 法；一般以 Witzel 法比较常用（图 5-29）：将选定的胀大肠袢提出腹腔外，用手指将肠内容物尽量排空，然后以肠钳夹着两端，再取针筒吸尽肠管内的残余物质，务使肠管萎陷无物，此时因肠壁的收缩作用，肠壁必然逐渐增厚，至可以安全地进行浆膜肌层的缝合，不致穿透肠腔。取 14 号橡皮导管一条，安置于萎陷肠袢的纵轴上，用细丝线

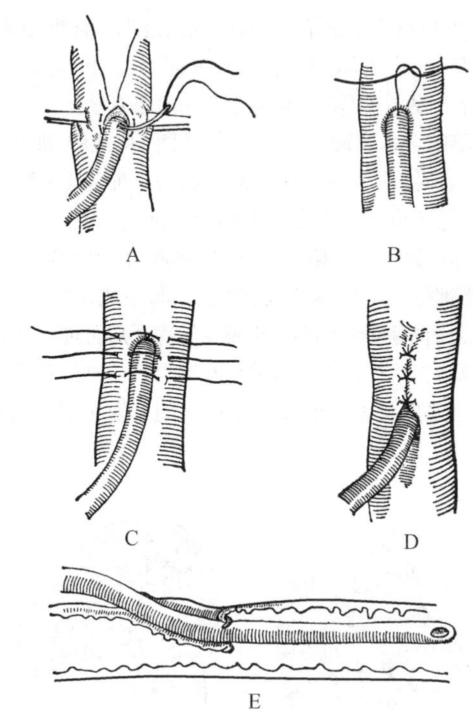

图 5-29　Witzel 肠造瘘术

A. 在肠袢对系膜面上作一荷包缝线，缝线中作一戳孔，插入导管，并另用针线把导管缝固在戳孔边缘上；B. 荷包缝线已收紧打结，正在结扎固定缝线。注意肠壁在荷包缝线收紧时已内翻；C. 作一系列 Lembert 缝合，使导管埋在肠壁所形成的隧道中，长约 5cm；D. 示导管已安放完毕；E. 肠管的切面，示导管的位置

以 Lembert 浆膜肌层缝合法将部分导管埋藏在肠壁所形成的隧道内，长约 5cm，然后取尖头刀将肠壁戳一小孔，将导管头部经由此孔插入肠腔近端，其导管露在肠外的部分可再以丝线用荷包缝合法缝闭之。至此肠造瘘即告完成，整个肠袢即可纳回腹腔，而导管则可自腹壁的原创口中引出，导管所在处的肠袢可略与腹膜缝固一、二针，而皮肤亦需与导管适当固定。

肠造瘘术成功的关键，有赖于细致的操作，应努力防止腹腔不为肠内容物所污染。术后应注意保持导管的通畅，必要时可用温盐水冲洗之。一般在造瘘后 1~2 星期，导管即自行松脱，此时导管即可拔去，而所造瘘管大都能迅速愈合。惟如所用导管太粗或肠壁因折叠过多而致管腔变得太小，瘘管与肠腔的相对比例显得过大的，导管拔出后所遗瘘管有经久不愈、形成粪瘘的可能。

3. 肠袢的短路吻合术　当梗阻病灶不可能解除，而梗阻部位上、下端肠袢的生机是属良好时，可以考虑在梗阻部位上、下肠袢之间作短路吻合以解除梗阻现象，这种短路手术可以作为治疗肠梗阻的一种永久性手术，也可以视为第二期病灶截除术前的准备手术。对急性肠梗阻伴有极度气胀的病例，短路吻合不如肠造瘘简单安全，但对不适用肠造瘘或一期切除的病例，短路手术却极为有效。例如胃部分

切除行 Billroth Ⅱ式吻合后，有时发生近端肠袢梗阻现象，此时与其对梗阻部位（吻合口）作任何直接的处理，不如在输入与输出肠袢间作侧 - 侧吻合更为简单有效。

短路吻合术有两种形式：一种是侧 - 侧式的，即在梗阻部位近、远端的肠袢间作侧 - 侧吻合；另一种是端 - 侧式的，即先将梗阻近端胀大的肠袢截断，远切端予以缝闭，近切端与梗阻部位以下的萎陷肠袢作端 - 侧吻合（图 5-30）。上述两种短路吻合术的优劣得失，颇难评价，一般认为侧 - 侧式吻合较为简单而同样有效，但侧 - 侧吻合后可能发生一种远期并发症，即在近端空肠袢中自吻合口至梗阻部分之间的一段可发生膨胀和阻塞的情况，有时甚至可引起溃疡和出血。

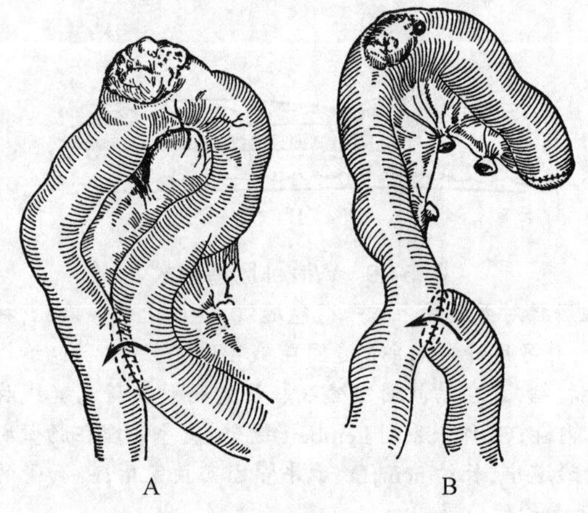

图 5-30　肠梗阻的捷径吻合

A. 侧 - 侧吻合法；B. 端 - 侧吻合法

吻合方式的选择需根据病变的情况决定。如患者情况较差，手术单以解除梗阻现象为目的，而对病变本身不拟再作进一步的处理者，侧 - 侧式短路吻合较为简便而安全有效；如患者情况尚佳，可以耐受较长时期的手术，同时病变本身有可能作进一步的截除者，则可考虑行端 - 侧吻合术。又如梗阻为完全性者应以侧 - 侧式吻合为宜，以免在端 - 侧吻合后梗阻近端的肠袢盲端有胀破的可能。实际上，不论作何种吻合，只要病变尚未引起完全梗阻，而吻合口离梗阻部位不太远（闭置肠袢不致过长），其疗效并无显著差别，但侧 - 侧式吻合操作比较简单。

4. 梗阻病灶的一期切除和吻合　肠梗阻时企图不顾一切地直接对梗阻病灶行根治手术的利弊，前已有所论述。粘连甚多的单纯性梗阻伴有严重的肠胀气时，如企图对紧密粘连的肠袢强行剥离，易于撕破肠管而造成腹膜炎等不良后果。结肠因肿瘤等病变而有急性梗阻时，如企图行一期的切除吻合，死亡率也很高。上述情况如先行肠造瘘或捷径吻合，可以有效地解除梗阻现象，并创造条件使以后的根治手术更为安全可靠。惟另有若干情况则必须行一期的根治性手术，例如因蛔虫团块引起肠梗阻时，有时需切开肠腔取出蛔虫方能解除梗阻。梗阻病变已经引起肠壁坏死时，应立即进行一期切除吻合。其他如肠袢的生机已经丧失而范围又较大的病变，如小肠的扭转或肠系膜血管栓塞等，也亟宜行一期切除吻合。病变处在空肠上段者，一期手术尤为必要。一般言之，如一期切除吻合的危险性不比造瘘术或肠捷径吻合术为大时，应尽量避免后法而采用一期切除和对端吻合，其效果远较非根治性的手术为优，有一定技术水平的外科医师，采用一期切除吻合的危险性并不比其他方法为大。

对极度气胀的肠袢行肠造瘘时，已经强调指出必须先将肠内容物排挤抽空，并用肠钳夹住肠袢的两端，使肠管萎陷变厚后，始可用缝线贯穿肠壁，再妥善地安置导管，如此方可避免缝针穿透极薄的肠壁，导致穿孔并污染腹膜。同样在行梗阻病灶的一期切除时，如梗阻以上的肠袢过度膨胀者，亦必须在术前予以减压。膨胀的肠袢减压后，不仅有利于切除缝合的操作，且便于确定梗阻部位和病变性质，对一期切除吻合的进行非常重要。

梗阻病灶行根治切除前的减压方法，有时仅需用针头多次抽吸即可达到目的，但需注意避免刺伤对侧的肠壁，并防止污染腹腔。切开肠壁的无菌插管减压法，是先将扩张的小肠排空后用肠钳夹住，然后用细丝线在肠壁上安置荷包缝线，在缝线内切开肠壁，用一根脓胸穿刺用的套管连同配好的一根 14 号橡皮导尿管插入肠腔内。此导尿管外面套有一段薄橡皮管，薄橡皮管的一端缚住在橡皮导尿管上，一端固定在脓胸穿刺管的侧管上，如此借着薄橡皮管的伸缩及保护作用，减压导尿管可以将扩张的肠袢逐段减压，并可以更换方向使近端的扩张肠段也得以减压，且在拔出套管与导尿管时可以减少污染机会，不致污染手术者的手套与腹膜（图 5-31）。注意经过此种无菌插管减压的病例如在手术后仍需考虑行小肠造瘘术者，不可再在原处施行，而需另行选择适当部位造瘘，并另用一个清洁的导尿管作为造瘘之用。

至于病变切除后的吻合方式，自以对端吻合最为理想。切线应向肠管的对系膜侧稍稍倾斜，以保证切端有良好血运，并使吻合口得以稍为增大而避免狭窄。吻合的方法过去不少作者如 Parker、Kerrr 及 Rankin 等曾倡行闭式的无菌吻合法。闭式吻合为一种单层的吻合法，操作时需细致从事。此法一般虽亦安全可靠，但需应用特种的肠钳，且在缝合时缝得过浅则不牢固，缝得过深就有缝住对侧肠壁之虞，故不如开放式吻合法的确切可靠。目前由于抗菌素的广泛应用．即使采用开放吻合法，其感染的机会亦未见有所增加，故多数外科医师一般都采用开放吻合法。

六、预后

急性肠梗阻病例的治疗，近年来虽已获得不少的进步，但目前的死亡率仍然较高，一般约在 5% 左右。急性肠梗阻患者在使用胃肠减压 12 小时后如无明显疗效，即行手术探查以确定诊断，并可使需要外科治疗的病例不致有所延误。无限期的保守治疗可使肠管异常膨胀，且肠管变得脆弱无力，有时并可使原为单纯性的梗阻发展为肠壁的缺血

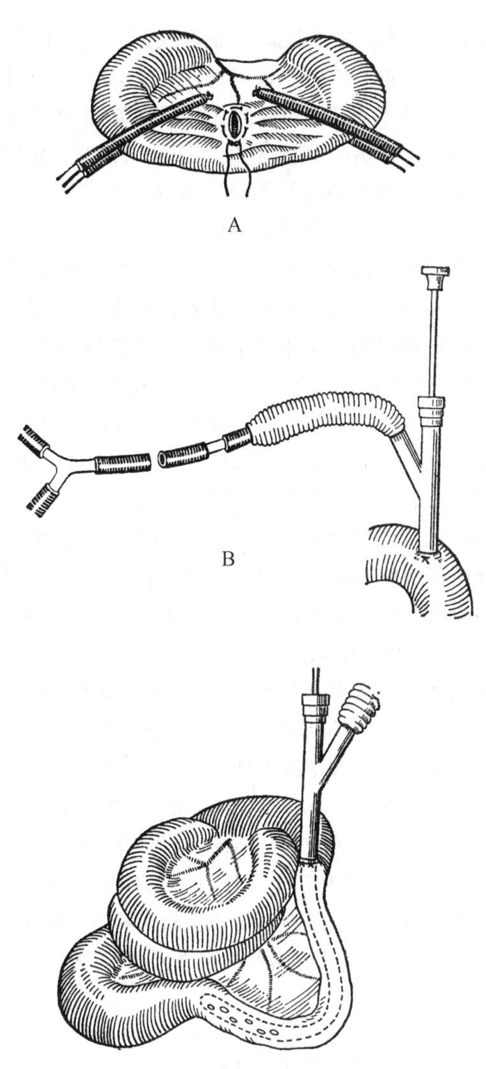

图 5-31 肠袢的无菌插管减压法

A. 梗阻上端的肠袢用肠钳夹住后安放荷包缝线；B. 从荷包缝线的戳孔中插入胸腔穿刺套管，此套管的侧管上缚有一薄橡皮管，其中有一胃肠减压管，而薄橡皮管之另一端即缚紧在解压管上；C. 示解压管在肠腔内行抽吸解压之状；因解压管之外有薄橡皮管的保护，在反复推进和抽回解压管以进行抽吸时可无污染手术野之虞。解压完毕拔出套管时，即可抽紧原有的袋形缝线，并再用另一道 Lembert 间断缝线加固之

坏死，不但以后手术时的技术操作十分困难，且使患者的病理生理变化超过耐受的限度，结果均可增加患者的死亡率。

造成肠梗阻死亡的重要原因归纳如下：

1. 延误诊断。

2. 延迟处理 ①没有及时发现梗阻；②没有正确认识梗阻的类型；③过久地采用胃肠减压等保守疗法。

3. 手术准备不足 ①水与电解质的补偿不足；②对绞窄型肠梗阻患者输血不足，未能恢复血容量。

4. 治疗方针上的错误 ①长型导管未能进入小肠下部，以致解压失败，又未能及时改用手术治疗，致丧失适当的治疗时机；②根本不适应或仅稍有适应证的病例，无限制地长期使用胃肠减压等保守疗法；③不需要手术的病例误用手术疗法。

5. 技术操作上的错误 ①对肠袢极度膨胀的病例未作严格的无菌穿刺减压手续；②采用不适当的手术方法，例如对广泛粘连的病例企图勉强剥离，对不能一期切除的病例进行一期切除，或对已经坏死的肠段反而未能截除等；③其他技术上的错误。

6. 不易控制的因素 ①基本上是比较难处理的病变如肠道的先天性闭锁，肠系膜血管栓塞等；②年老体弱者；③极度膨胀的肠袢；④绞窄形成后肠壁已广泛坏死者。

由此可知，除上述第 6 项所列各种情况如先天性肠闭锁，肠壁已有广泛坏死的绞窄性梗阻，及肠系膜血管栓塞性梗阻等几种特殊病变死亡率必然很高外，如能对急性肠梗阻病例作出早期的正确诊断，对肠梗阻所产生的一系列病理生理变化能有正确认识和及时纠正，合理采用中医综合治疗和胃肠减压措施，必要时又能及时采用手术治疗，包括合理的术式选择与正确的技术操作必然可以提高治疗效果。对广泛粘连性肠梗阻，例如多次手术后所造成的广泛粘连和极度腹胀，或者像血吸虫病变所造成的腹内广泛粘连，此类病例由于一般健康状况极为不良，求治时间很晚，以致处理上确实感到困难，但通过简单的肠造瘘术也多可渡过急性梗阻的阶段而获得好转。

根据对急性肠梗阻患者死亡病例的分析，急性肠梗阻的预后其有关因素约有下列各项：

1. 病变的性质和种类 肠梗阻的预后与病变性质有密切关系。一般言之，血管性梗阻的预后最劣，麻痹性梗阻的疗效一般较佳。如以病种而言，则以先天性肠闭锁，小肠扭转，肠系膜血管栓塞及并有腹膜炎的肠梗阻死亡率最高。

2. 病变的程度 急性梗阻的病变程度愈深者死亡率也愈高，若已发生肠管膨胀或肠壁坏死，死亡率就随之增高。

3. 病程的长短 此与上述病变的程度有密切关系，病程愈长，当然肠管的膨胀或肠壁的坏死程度愈严重。一般患者就诊的时间愈早，则死亡率愈低。

4. 年龄的关系 年龄愈高，肠梗阻的死亡率也愈大。

死亡的原因，最重要者为腹膜炎、治疗失败及肺部并发症三类。有的腹膜炎在术前已经存在，有的是因手术时的污染所引起。抗菌素对腹膜炎的治疗虽有帮助，但不能起决定性作用，故在手术时亟应严格遵守无菌操作原则，防止肠内容物沾染腹腔。治疗失败包括过久地使用胃肠减压、中药治疗等保守措施，在术中未能发现梗阻或坏死，在极度肠胀时不适当地施行肠切除，或对已经坏死的肠袢未能切除，以及其他由于病变已深不能治愈的病例，其中不少也是可以避免的。肺部并发症中包括肺栓塞、肺炎及肺不张等，其中尤以肺栓塞在老年患者或晚期癌症患者最常出现，若发现病程恢复的日期有所延迟，应考虑用抗凝血剂以预防此症。此外如水和电解质的平衡失调，麻醉时的意外等，亦有时为死亡原因，而需注意防止。

七、各论

(一) 粘连性肠梗阻

【发病率】 因腹腔内肠袢间的粘连或索带而引起的肠梗阻是常见的一种，但在不同的报道中其发生率稍有不同，通常约占肠梗阻病例总数之 20%~30%，平均约占总数的 25%。其中 80% 是手术的原因。由于箝闭性疝的发生率将日渐减少，而腹部手术的病例将日渐增多，可以预见以后粘连性肠梗阻的发病率还会有所增高。在目前估计手术后肠粘连约占慢性肠梗阻的半数或以上。

【病因和病理】 腹腔内粘连或索带的来源有二：一为先天性的，多由发育异常或胎粪性腹膜炎所致，前者多为粘连带，常位于回肠与脐或回肠与盲肠之间，是 Meckel 憩室或肠回转不全等病变的结果，而后者为胎粪所致无菌性腹膜炎的结果，常为部位不定的广泛粘连。另一类粘连的原因是后天性的，多因腹膜受手术、炎症、创伤、出血、组织坏死、异物、肿瘤等刺激而产生，可以为广泛的粘连，也可以呈索带状。

临床上所见的粘连性肠梗阻绝大多数是后天性的，且多数是继手术后发生的，尤其是在阑尾切除术后（特别是继穿孔性阑尾炎的切除和腹腔引流后）或盆腔手术后（例如子宫及其附件的切除术），并发粘连性肠梗阻的机会最多。其他如继结肠、胃与十二指肠、胆道等手术后，特别是有消化道液体漏出的病例也可以并发粘连性肠梗阻。

05

各个患者对腹膜损伤或损害的反应是不同的。有的病例在一个完全清洁且极细致的手术后可以发生很广泛的腹内粘连，或者继轻度的腹膜炎后也是如此，也有的患者在严重的腹膜炎后却可以完全不发生粘连。有的病例在腹膜的炎症或损伤后初时虽曾有过较多的纤维素性的软性粘连，但不久就被完全吸收而不留痕迹，也有的这些柔软的纤维素粘连逐渐机质化而成为纤维性的膜样粘连或束带，因而产生愈来愈严重的梗阻症状。然而应该指出，现时我们虽无法在手术时采取某种特殊有效措施，以绝对防止在手术后不发生粘连，但如在手术时操作轻柔，注意止血，防止手套上的滑石粉沾污腹膜和纱布等其他异物遗留于腹腔，避免因大块结扎和过紧缝合而造成腹内组织的绞窄缺血，在一定程度上仍有预防发生粘连的作用。浆膜面完整性的损伤，不一定是产生纤维粘连的主要原因，它不同于皮肤缺损的瘢痕愈合，浆膜缺损一般可不经纤维组织的增生能自行修复。真正形成纤维组织的原因主要有二：①异物所引起的肉芽肿容易导致粘连；②缺血组织所引起的炎症反应也会造成粘连，通过粘连可以重建血运。所以，大块结扎和过紧缝合所造成的组织缺血应力求避免，滑石粉、棉花纤维和缝线结头等也应尽量防止遗留在浆膜面上。至于对有浆膜缺损的创面，可按具体情况处理，能把缺损的浆膜面相互缝合、或以腹膜或大网膜加以掩覆者自可酌情为之，但切忌为了要修补腹膜缺损而勉强将周围组织拉拢缝合，以免组织在过高张力下形成缺血状态，反而导致更多的粘连形成。

粘连组织的存在是引起粘连性肠梗阻的根本原因，但粘连的存在却不等于必然会发生梗阻现象，事实上常需在一定的条件下方始产生急性梗阻症状。又广泛的粘连与纤维束带所致的肠梗阻也是不同的，前者一般均为单纯性的梗阻，而后者往往引起绞窄性梗阻。

有广泛的粘连存在时，肠袢的位置大多是相对地固定的，肠管本身可被折叠或曲折，或者肠腔被压而变得狭小，其所致的梗阻起初多是不完全的，虽可能有多次反复的发作，其性质也总是单纯的。但如患者偶因暴饮暴食、或遇食物过敏、或肠道发生其他炎症，而致肠内容物异常增多、肠黏膜水肿、肠蠕动增剧时，可以使肠管的曲折度增加、肠腔的狭窄度更加严重，而内容物的通过障碍也更加显著，终至形成急性完全性的梗阻。而有此种梗阻时，如能采用胃肠减压或中药治疗等措施，使腹胀的情况得以减轻者，则肠道往往可以再度获得相对的通畅，即使粘连本身未经处理，梗阻症状也可以由此解除。

如粘连为纤维性的带状组织或者粘连仅附在肠壁或系膜上的一点而另一端则附着在腔后壁或侧腹壁上，则肠管最初可被压迫而引起单纯性梗阻，但随后肠壁往往可发生压迫性坏死。或者一个肠袢在粘连带下所形成的环洞中被箝闭成一个闭袢性肠梗阻，或者一个肠袢以粘连点为支点而发生扭转，其结果均引起绞窄性的肠梗阻（图 5-32）。如患者因饮食过度而致肠内容物增多和肠袢重量加大，或肠袢的蠕动因某种刺激而加剧，或患者因剧烈的运动和体位

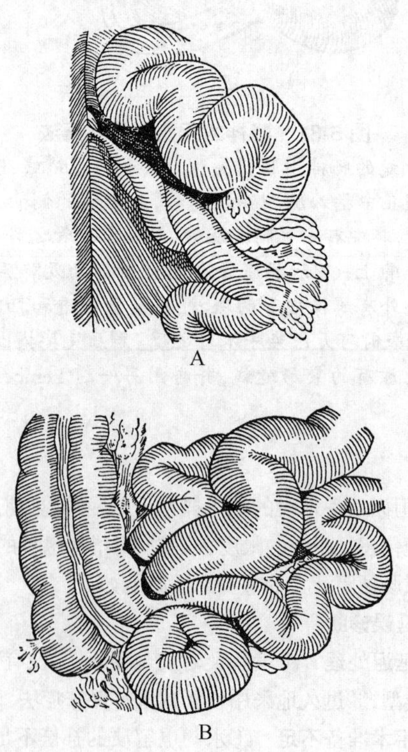

图 5-32　粘连索带引起绞窄性梗阻的机制

A. 肠袢粘连于一点，并进而发生扭转；B. 粘连索带引起一个肠袢的闭袢性梗阻，可引起肠管的切压坏死

的突然改变而致肠袢位置也有突然改变时，均可促使上述各种绞窄性梗阻的发生。

【症状和诊断】 粘连性急性肠梗阻的症状与一般小肠的机械性梗阻的表现基本相似，由于患者过去多曾有腹腔手术或感染的病史，诊断在大多数的情况下亦并无困难。患者有气胀腹痛，伴恶心呕吐，腹部膨隆，但无压痛，过去有过同样的发作史，且于多年前曾行过阑尾切除或妇科手术，这是粘连性梗阻的典型病史。但要注意：过去未做过腹部手术的，同样可发生肠粘连性梗阻，而在手术后发生肠梗阻现象时，应排除手术后早期的麻痹性梗阻和晚期痉挛性梗阻的可能。至于已经确定为粘连性梗阻时，尚应仔细辨别是广泛粘连所致的单纯性梗阻或为粘连束带所引起的绞窄性梗阻。

如前所述，粘连性肠梗阻虽多数是继手术后引起，但有时粘连的发生也可能是先天性的，或是继炎症、外伤等非手术因素所造成。因此。无过去手术史者并不能排除粘连性肠梗阻的可能性，有结核性腹膜炎、肠系膜淋巴结炎和腹部外伤等病史者，如诊断为单纯性的机械性肠梗阻，亦应考虑到可能有腹内粘连存在。好在实际临床工作中，只要能确定梗阻的性质为单纯性、梗阻的种类为机械性，则不论致病的原因是粘连或为其他，在治疗上并无多大分歧。

继手术后并发的粘连性肠梗阻可能在手术后任何时候发生，但临床上基本可分两种类型：一种是继手术后近期发生的，大多数发生在术后的1~2星期内，有的甚至在术后3~4天即可发生。这种术后早期发生的粘连性肠梗阻，必须与下列情况相鉴别：

1. 手术后的肠蠕动共济失调 腹腔手术时因肠管长时间暴露在空气之中，又受手术的拨弄和麻醉的影响，于术后常有短时间的麻痹现象：此种手术后的肠麻痹在恢复期由于肠蠕动的共济失调，常出现不规则收缩而致有腹痛产生。一般在手术后之1~2日，肠蠕动几乎完全消失；至术后2~3日，不规则的蠕动开始恢复，患者常感有气块在腹中转动，而不易自动排出，因此稍感疼痛不适；这种情况一般在术后3~4天即能自动改善，肠蠕动恢复正常，患者能自动自肛门排气。但如在术后3~4天后腹部仍有持续绞痛，肛门仍不能自动排气，即应疑有肠粘连存在。如手术后已经顺利自肛门排气以后又再度出现腹胀和腹绞痛的现象时，则粘连性肠梗阻的可能性就更大。

2. 手术后的麻痹性肠梗阻 有时手术后的肠麻痹如不能在术后2~3天内恢复正常，相反地却继续发展为真正的麻痹性肠梗阻，特别是腹内有某种感染性病灶存在时可能性更大。这种梗阻需仔细与粘连性梗阻相鉴别，因两者治疗的原则和方法完全相反：前者一般适用非手术疗法，再度手术非但不能改善情况，有时反而使肠麻痹更加严重，而粘连性肠梗阻如经短期的非手术疗法无效时，即应考虑手术治疗。两者的区别有时亦颇困难，但通过对症状的仔细分析，再进行仔细的腹部听诊，必要时行X线的透视检查，一般亦可得出正确的诊断，其可资鉴别之点如表5-5所示：

3. 术后早期出现的其他非粘连性的机械性肠梗阻 手术后早期出现的肠梗阻，有的虽亦为机械性，却非由于粘连所致，亦需考虑在内。例如在胃大部切除和胃肠吻合术以后，特别是采用Billroth Ⅱ式者，术后常可发生近端空肠袢或吻合口等处的梗阻现象。一般肠切除吻合后也可以因吻合口水肿或肠壁内翻缝合过多而有梗阻。直肠癌经腹会阴联合切除术后，小肠可能穿过未经严密缝合的盆腔腹膜间隙中，或者嵌顿在结肠瘘口旁沟内，形成内疝而发生梗阻。偶尔在手术后还可以意外地发生肠套叠和肠扭转等非粘连性的梗阻，更需要注意鉴别。

另一类粘连性肠梗阻是发生在手术后的远期，自术后两星期至十余年不等，多数在手术后两年左右。这种继手术或腹膜炎后并发的远期粘连性梗阻，一般诊断并不太困难：患者过去有手术或腹膜炎史，术后曾有多次轻度发作，表现为轻度的腹绞痛或腹胀，短期的呕吐或便秘，往往服轻泻剂或灌肠排便后即行缓解，以后发作的次数愈加频繁、症状亦渐趋严重，终至形成完全性梗阻。对粘连所致的慢性肠梗阻可以用双腔管插管法帮助诊断：双腔管端附有水银袋，插入肠道后在透视下可见水银袋停止在梗阻部位，管的前端呈卷曲状，如无卷曲现象可见，则可注入稀钡继续观察，一般可见钡影混乱地聚积在一处，积聚愈多者表示梗阻愈严重。

有时此种粘连性梗阻与肠功能性疾患的鉴别颇为困难，后者常为一种肠痉挛，表现为较剧烈的腹痛、呕吐、腹胀

表5-5　粘连性与麻痹性肠梗阻之鉴别

	粘连性肠梗阻	麻痹性肠梗阻
发病情况	一般于术后已有一段时期恢复正常，以后再发生梗阻现象	无明显绞痛，仅因极度的腹胀而表现为持续的胀满不适
腹痛方式	为绞痛型，有明显的阵发加剧	无明显绞痛，仅因极度的腹胀表现为持续的胀满不适
呕吐、腹胀	呕吐明显，腹胀不显著	腹胀严重，而呕吐一般不显著
腹部听诊	有肠鸣音亢进，阵发绞痛时尤甚，在梗阻部位更明显，有时并有肠型可见	肠鸣音减弱或消失，一般无肠型可见
X线检查	肠胀气是局限性的，有时能确定出梗阻的确切部位	通常整个肠道均有胀气，且极为严重

等症状，与机械性的肠梗阻颇相似。然而痉挛性的肠梗阻症状持续时间较短，一般不超过数小时，症状消失迅速，消失后无任何不适，发作时甚少呕吐，即使呕吐也仅吐胃内容物，更无腹胀或"吐粪"现象。X线检查时无小肠胀气和肠袢扩大症，相反，钡剂灌肠后有时可见结肠痉挛现象。患者发作时经注射止痛剂或抗痉挛药物后常可缓解，全身营养情况亦无不良改变。但由于术前诊断有时不易，不少患者曾因此而进行了不必要的手术。

至于已经诊断为粘连性肠梗阻的病例，有时还需要进一步确定其为广泛粘连或束带梗阻，因广泛粘连所形成的梗阻多数是单纯性的，一般可试用一个时间的保守疗法，而束带所造成的梗阻多为绞窄性，常需要早期进行手术治疗。这两种不同类型的粘连有可资鉴别之点，例如广泛粘连引起的梗阻常是不完全性的，且往往有反复发作史，而束带所致的梗阻多为急性发作，过去很少相似的发作史。有时在束带绞窄或困束的部位有明显压痛。然而，有时二者的鉴别仍属困难，事实上单纯粘连性梗阻到了后期有时也可能转化为绞窄性梗阻，因此对任何粘连性肠梗阻如采用保守疗法一时无效，均应考虑改行手术治疗。

【预防】 腹内脏器(特别是肠袢)之间粘连的形成，是发生粘连性肠梗阻的主要原因。因目前，多数的肠粘连是继手术后发生的，所以要减少粘连性肠梗阻的发病率，就首先要研究如何预防肠粘连的问题；这可以从下面几方面加以探讨：

05

1. 手术中的注意事项 腹腔内形成的粘连，本质上是缺血组织或腹内异物对其周围组织所引起的刺激或血管反应的后续变化。当然，在手术时必须注意严格的无菌术和严密的止血法，手法轻柔，尽量避免腹内组织受到不必要的损害，操作仔细，努力保持肠袢和其他脏器表面的完整性，这对防止腹内粘连仍有一定的意义。但最主要的措施可概括为两个方面：①防止任何腹内组织形成缺血状态；②防止各种异物污染或刺激腹腔。

任何情况下腹腔内的组织一旦发生缺血现象，将不可避免地在其周围形成广泛粘连，并有血管进入病变组织，以代偿其缺血状态。因此，大块的结扎、过紧的缝合、组织的绞窄和挤压损伤，都可能造成腹内粘连而必须努力避免。肠袢切除吻合时如其切端之血运不足(由于系膜血管受到损伤或吻合缝线过于紧密)，严重者足以导致组织坏死、形成吻合口瘘，轻发者也往往可使受累脏器产生粘连，或者形成吻合口的瘢痕狭窄。

手套上的滑石粉、纱布上的棉花屑，缝线的结头和引流的管子，以及一切有意或无意中置入腹腔内的异物，也可能引起腹膜刺激并形成腹内粘连。滑石粉和纱布、棉花屑在腹膜上首先引起小肉芽肿，继之形成粘连。吸收性明胶海绵或氧化纤维素等止血物质置入腹内以后，在实验动物也常见有肉芽肿和粘连形成。磺胺类药的粉剂置入腹腔内造成脏器间的粘连，但其水溶剂则基本无害。

总之，无论是腹腔手术或腹内炎症和创伤，一般在几小时内就会在肠管及其他脏器的表面上产生早期的纤维蛋白性粘连，这些纤维蛋白通常可被重新吸收，但如腹内有组织损伤或异物存留，纤维蛋白粘连就不能吸收而机质化。所以在手术时应注意防止腹内组织有缺血现象，尽量减少腹内有异物存留，对预防手术后的腹内粘连有重要意义。

2. 浆膜面的完整修复 过去认为腹内创面一经有正常的浆膜掩覆就能防止粘连的产生，故手术时曾十分注意将一切粗糙面用浆膜覆盖。例如在直肠、膀胱等切除后常将盆腔腹膜努力修复完整，结肠、胰腺等切除后也尽量将后腹膜重新缝合，任何腹腔手术完毕后还必须将前腹壁的腹膜仔细缝合，以免小肠与腹壁切口发生粘连。粘连性肠梗阻手术时将粘连分离以后，也常将肠袢上已经损伤而显得粗糙的浆膜面设法予以掩覆，以防止粘连再度形成，肠袢的顺序折叠(Noble 术)，在一定程度上也具有掩覆粗糙面以防止粘连再生的意义。

但需要指出，近年来的临床实践和实验研究已充分证明，腹膜的缺损一般是可以迅速愈合而不会有瘢痕或粘连形成的，它的愈合既不需借助于浆膜的移植，也未见从腹膜缺损的周围有新生细胞进入缺损部位。

3. 促进肠蠕动的尽速恢复 腹部手术后肠袢均有一时性的麻痹，以后蠕动虽逐渐恢复，但节律紊乱需待2~4天后始趋正常。在此期内如有炎性纤维素产生，静止的肠袢易被困束，而以后即成为粘连。所以术后如能促使肠蠕动迅速恢复，在一定程度上有防止肠粘连梗阻的作用。在手术后立即给患者口服中药"扶正理气汤"，已证明不仅肠蠕动能迅速恢复，对胃肠道吻合口的愈合亦无不良影响，这样，患者可免受胃肠插管减压及静脉输液的痛苦，对预防肠粘连的发生也起着有利作用。手术后注射各种刺激肠蠕动的药物，如毒扁豆素、垂体后叶素、新斯的明等，在实验动物中证明均有一定疗效。维生素 B_1 缺乏的患者，肠蠕动常弛缓无力，进行腹部手术前应给患者足量的维生素 B_1，有预防肠蠕动弛缓、从而防止肠粘连的功效。缺钾的作用亦然，故手术后应注意补给适量的氯化钾，对有多量肠液损失的患者尤有必要。

4. 防止粘连的其他方法 无论在动物实验和临床工作中，迄今已用过很多方法或多种物质来预防粘连的形成，但很多报道的结果相互不很一致，有的且相互矛盾。对这问题都曾有过详细的综合报道，大致可归纳如下：

(1) 预防纤维蛋白的沉积：应用枸橼酸钠、肝素或其他抗凝剂来预防手术后腹腔内的纤维蛋白沉积，在1940—1950年间曾一度热衷推行，其中尤以肝素的效果较为显著。近年来这类药物的应用已基本淘汰，显然是因抗凝剂引起出血的危险远超过它预防粘连的作用之故。

(2) 清除已沉积的纤维蛋白：试图通过清洗、稀释，以及用消化酶来消化或用透明质酸酶来溶解纤维蛋白，以防止肠袢被粘连在一起，也曾引起人们的注意。生理盐水，中分子右旋糖酐已使用多年，而其实际效果并不理想，是因这类溶液可被迅速吸收之故。长期做腹膜透析的患者也有时会产生腹内粘连，可见冲洗稀释并不能完全防止粘连的发生。各种消化酶如胃蛋白酶、胰蛋白酶和从番木瓜提取的番木瓜蛋白酶(papain)，其腹腔内的应用也已有较长历史，但这些物质同样会被腹腔渗液稀释中和而失去作用。

许多强有力的溶纤维蛋白药物如链球菌激酶(streptokinase)、链球菌溶纤酶(streptodonase)、肌蛋白酶(actase)和尿激酶(nrokinase)等也曾引起广泛的兴趣。其具体效果均有待斟酌。

透明质酸酶能够水解透明质酸，后者是构成细胞间质的一种黏多糖。据研究，腹内应用该酶可以增加乳化脂肪的吸收，而透明质酸酶之所以能防止粘连的发生，正是由于脂肪的乳化。也有人认为透明质酸酶能减少粘连的实质只是在大剂量腹腔内应用后使粘连比较容易分离而已。

(3) 抑制成纤维细胞的增生：鉴于抗组胺药物对实验性创伤有减少纤维增生的作用，实验中用苯海拉明(methpyrillene)作肌内注射，10天为一疗程，证明对鼠的壁腹膜通过强摩擦所造成的粘连有预防作用，较之对照组用盐水注射的粘连发生率和致密度都有减少。口服保泰松(oxyphenbutazone)对兔的腹壁和盲肠表面的浆膜损伤也有减少粘连的作用，这种疗效是由于药物能阻止局部炎症过程，并减少纤维蛋白渗出的结果。

(4) 脏器表面的隔开：前面已提到有很多物质曾被放入腹腔内以分隔肠管、防止粘连。每一种都曾被热烈推荐过，但以后又在动物实验中发现，实验组似比对照组能造成更多的粘连和肉芽肿。明胶和右旋糖酐溶液是高分子物质，注入腹腔后在吸收前有大量液体向腹腔渗出，或者因此而有治疗作用，不过这些高分子溶液在稀释成等渗液后很快就被吸收，所以其作用也只能是暂时的。

至于外科医师试图将肠袢相互隔开、以防止粘连而应用的物质更是不胜枚举，如空气或二氧化碳，橄榄油或液体石蜡，苗麻油酸钠或糜蛋白，人的羊膜或牛的腹膜，鱼的气膘或鲤鱼的腹膜等，但这些东西在目前来说都已成为历史陈迹，因为无论动物实验或临床应用都已证明这些物质(或方法)所形成的粘连甚至比对照组更多。

总之，企图在腹腔内注入各种物质以防止粘连的想法，虽已作过不少尝试，但至今尚无满意结果。从根本上说，防止皮内粘连的最好办法，首先在于手术中要操作轻柔，注意避免将异物带进腹腔，并需防止腹内组织有缺血现象。其次在手术后应及时用中、西药物和胃肠减压等措施来恢复肠蠕动，防止静止的肠袢有被粘连在一起的机会，而对复发性的腹内广泛粘连，则最好在粘连分离以后将肠袢按Noble法顺序折叠，以避免它再发粘连性肠梗阻的可能，也可以把受累肠袢予以切除，或作侧-侧吻合使形成短路以解除梗阻。如果想通过腹腔内放置某种药物来达到预防粘连的目的，则一般来说失败的机会比成功的可能大得多。

【治疗】 如上所述，手术后早期服用中药或酌情使用胃肠减压等其他措施，促使肠蠕动早日恢复正常，不仅能减少腹胀，且可以防止粘连，因为早期的粘连多为柔软的纤维素性，只要肠袢蠕动正常而不静止固定，一旦新鲜的纤维素部分或全部被吸收以后，肠梗阻就无从发生。

但手术后早期的粘连有时也可能为绞窄性而需手术治疗，需密切观察病情，认真鉴别分析，才能不误手术时机。

发生在手术后期的粘连性梗阻，初起时虽也可试用中药治疗或胃肠减压等保守疗法，但一般往往需要行手术治疗，有束带所致的绞窄性梗阻的可能者，更需及时手术。

手术的方法需按粘连病变的具体情况而定。怀疑病变已经发生绞窄时，应先检查病变部位以确定绞窄的机制，确定肠袢是否已坏死，然后根据具体情况，将粘连束带予以切断，或将束带所引起的嵌顿或扭转予以复位，必要时再将坏死的肠管予以切除并一期吻合，或者仅将小块的坏死肠壁用Halsted或Lembert缝法使之内翻缝合，如图5-33所示，是谓Summer缝合法，较之坏死组织的切除缝合更为简便。

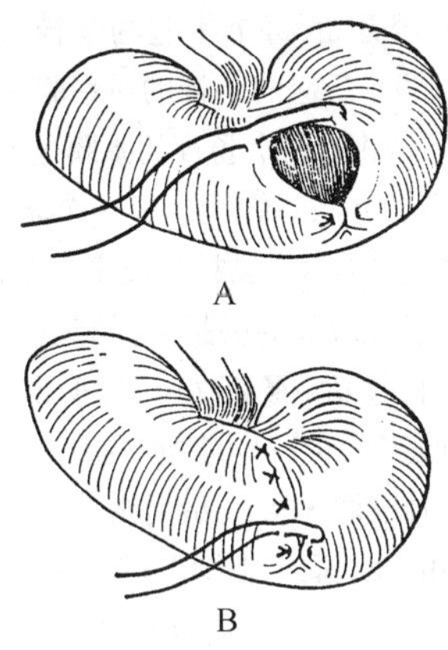

图5-33　小肠壁小块坏死的Summer缝补法

A. 用Halsted缝法使坏死组织内翻，亦可采用较简单的lembert缝法。注意坏死组织不需要切除；而在缝线两端最好多缝2~3针以利用缝合口的紧密闭合如图；B. 缝线完成后的情况

如为单纯性的粘连，则需视粘连的范围和病程的早晚而采取不同措施：小片的粘连或粘连带可以进行简单的分离或切断，梗阻随即可以解除。如粘连较为广泛而致密，则一般不宜直接剥离粘连，否则分离手术将漫无止境，终将穿破肠壁，形成严重的腹膜污染或腹膜炎，往往危及患者生命。在上述情况下，特别是晚期的单纯性梗阻已有明显腹胀者，最好先作小肠造瘘术，不但手术比较简单，且同样能解除梗阻，使患者迅速恢复健康，即使梗阻病灶依然存在，以后仍可进行二期手术以根治梗阻的原因。如手术时一般情况尚属良好，肠气胀的情况不十分严重，受累肠袢并不过长者，可以考虑行近远端肠袢间的捷径吻合，或者最好将病变和粘连的肠瘘行广泛切除和一期吻合。注意在行肠袢间的捷径手术或受累肠袢的切除吻合前，必须考虑在无菌条件下先将胀大的肠袢行导管吸引减压，务使膨胀肠袢的内容物排出殆尽，病灶附近的肠管已趋萎陷，然后方可进行探查，以期发现梗阻原因，并决定处理方式。

上述诸种处理广泛粘连的方法，以将病变肠袢彻底切除的效果最为可靠。若是肠袢之间已发生紧密粘连而不易分离时，勉强分离不仅有肠穿孔之危险，且分离的肠袢不久又会重新粘连，甚至粘连得更加严重而需再次手术治疗。临床上对于此种反复发作之粘连性肠梗阻，且曾多次施行手术治疗的病例，处理上颇感棘手，因有时受累之肠袢范围极广，切除手术既危险而不切实际，短路手术的疗效也不会满意，术后可能引起严重的营养障碍。又如捷径吻合口隔出的梗死肠袢过长，肠梗阻的症状仍将存在，而且肠内容物淤积在梗阻的肠袢中可以引起黏膜之炎症和溃疡，甚至会发生肠壁穿孔和全身中毒。在上述情况下，Noble 倡导的肠袢折叠法有时颇有价值。其法将粘连的肠袢小心剥离以后，将部分或全部的小肠顺序折叠排列(图 5-34)，并用适当的缝线将肠袢固定在一定的位置，如此可以减少粘连的形成，且可避免肠袢粘连在易于引起梗阻的位置。通常折叠缝固的手术可自回盲部开始，每个折起的肠袢长约 15cm，缝合时除用细肠线将两个折起的肠袢的对系膜缘肠壁予以适当的间断缝合外，还需将这两个肠袢的系膜也予以连续缝合至系膜根部为止，以防止在系膜间形成一个陷窝，而有诱发内疝的可能。这样缝好的两个肠袢构成第一个折叠，其余的肠袢即可顺序缝到已经缝好的肠折上，如此反复相连，直到全部肠袢完全顺序折叠到空肠部为止。用几根缝线穿过各个肠袢的系膜无血管区，也可以使肠袢折叠固定在适当的位置，且方法更为简便(图 5-35)。最后则需将全部折叠起的肠袢缝固在腹腔内的某些固定组织上(例如横结肠)，以免全部小肠有可能发生扭转。Noble 肠袢折叠法各家施行已久，对某些复发性的肠粘连病例颇有疗效，有成功的报道，认为只要患者的情况允许进行此种手术，则几乎一切粘连性梗阻均可应用此法处理。

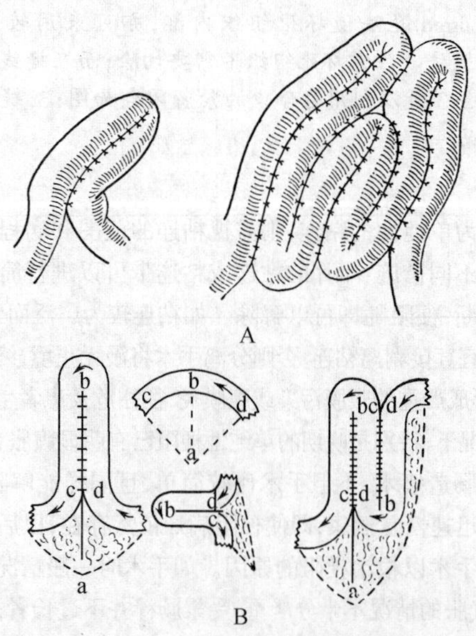

图 5-34　广泛粘连性梗阻的 Noble 折叠术

A. 示肠袢折叠缝合后的情况；B. 示折叠缝合的方法。注意 a 为肠系膜近根部之一点，b 为肠壁上的一点；在将一段肠袢 cd(长约 30cm)以 b 为顶点折叠缝合时，应同时将 ac 和 ad 线上的肠系膜也予缝闭，以防止在系膜中形成一个陷窝而可能发生内疝

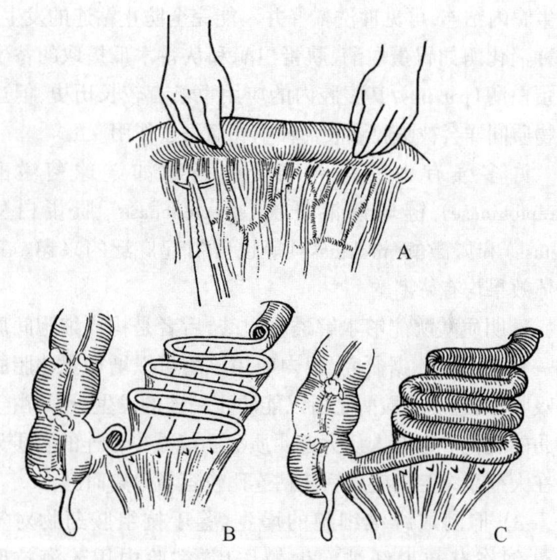

图 5-35　肠袢折叠术的另一种方法

用几根缝线穿过各个肠袢系膜的无血管区，就可以将肠袢折叠缝合在适当位置，操作比较简单而效果同样可靠。A. 示穿过一个肠袢无系膜区的进针法；B. 示若干肠袢折叠排列后经系膜作贯穿缝合的位置和方法；C. 示贯穿缝线收紧后肠袢折叠排列的情况

有时在肠袢广泛粘连分离以后也可采用另一种固定法：术前将胃肠减压管(M-A 管)自鼻腔插入胃、并经幽门送入十二指肠以后，在手术台上再用手法使之运行通过粘连部分，如粘连的部分位置较低者，也可以通过空肠上段的造瘘，将胃肠减压管直接插入肠腔，并按照上述的折叠法将肠袢有规则地排列，亦可逆行插入肠腔，常用的方法为切除阑尾，以阑尾残端插入导管。这样，由于肠腔内有导管固定，肠袢不致过分移动，而且由于导管的支撑作用，肠管也不致有锐角的曲折，至术后 7~10 天拔出导管时，肠袢已经固定，以后可不致再发生粘连性梗阻。上述办法较之 Noble 折叠缝固法更为简便，且同样有效(图 5-36)。

有时全部或大部分肠袢可被致密的纤维组织粘连，而成为一个不可分离的大团块，整个肠袢外面被一层极厚的膜包裹着。这时分离、切除既不可能，捷径手术也因无法找到其输入和输出袢而难于下手。在此情况下，有时仅能作一单纯的肠造瘘术，但效果往往不佳，因粘连所形成的梗阻部分可能不止一处。上述情况可能是粘连性肠梗阻中最难处理的，继血吸虫病后引起粘连有时即是如此，偶然结核性腹膜炎也能造成相似的情况。

(二) 堵塞性肠梗阻

堵塞性肠梗阻是一种单纯性梗阻。发生梗阻的原因除肠内容物有异常、致不易顺利通过肠道外，同时还可能并有肠管本身的狭窄或功能的异常，使肠壁痉挛或蠕动紊乱，因

05

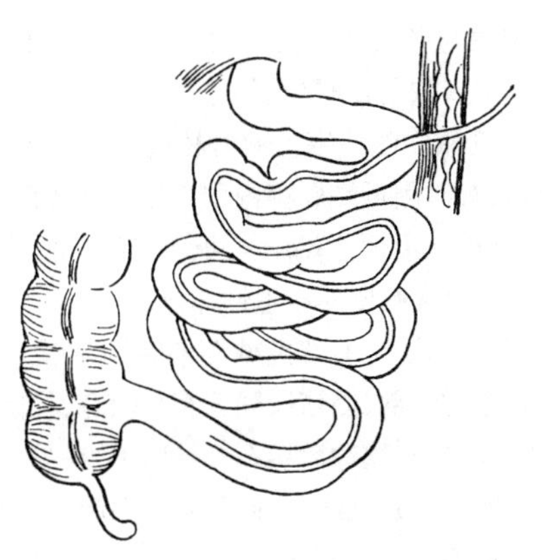

图 5-36　肠袢之肠腔内插管排列固定法

肠粘连位置较低者，有时在手术时可通过空肠造瘘插入一支 M-A 管，然后将肠袢有规则地作折叠排列；由于肠腔内有导管固定，肠袢可不致过分移动；通过此肠内导管，还可以进行肠道减压。7~10 天后拔管，以后不致再发生粘连性肠梗阻

而肠内容物的通过更加困难，造成梗阻现象。

可引起肠道堵塞的原因很多，最常见的有下列几种：

1. 蛔虫堵塞　在我国临床工作中所见堵塞性肠梗阻病例，曾以蛔虫堵塞最为多见。蛔虫性肠梗阻最多见于儿童，特别以 5~20 岁的学龄儿童和青少年发病率最高，约占蛔虫性梗阻全部病例的 80%，或因这等年岁的儿童肠蛔虫症的发病率较高，肠腔又较狭小之故。梗阻的原因主要是由于较多的蛔虫在肠管内扭结成团，因而形成了机械性梗阻。钱礼教授曾见一 7 岁女孩在手术时切开肠腔取出成虫 700 条之多，整个肠道几已完全为蛔虫所堵塞。但有时也可发现肠腔内的蛔虫并不多，亦无机械性的梗阻存在，这恐是由于蛔虫所产生的毒素刺激肠壁引起了痉挛的结果。

单纯的肠蛔虫病并不引起梗阻症状，故发生梗阻必有某种诱因。一般而言，如患儿偶有发热不适，或因食物的刺激和肠道的感染而有肠道功能紊乱与蠕动加剧，特别是继驱虫治疗以后，可能引起肠道内在环境的改变，因而使蛔虫受到刺激而扭结成团，或者同时引起肠壁痉挛，促成梗阻的现象。通常蛔虫梗阻多为一种不完全性梗阻，梗阻部位以回肠下段为多见。

临床主要表现为阵发性的腹痛和呕吐，有时并可吐出蛔虫。腹胀一般不甚显著，亦无腹肌强直现象，但在阵痛发作之时，常可听到有肠鸣音的亢进，甚或看到有蠕动波的出现。约 2/3 的病例腹腔内还可能摸到条索样的肿块，这肿块还能随肠管的收缩而改变其形态，在这团块内有蛔虫钻动的感觉。体温和白细胞则可以正常或稍增高，但患儿精神倦怠的现象则甚显著。临床诊断一般并不困难，有典型的不完全肠梗阻表现、结合过去有肠蛔虫病及发病前有不正规的驱虫史，体检时腹内能摸到明显不压痛的团块、且有蛔虫钻动的感觉者，蛔虫性肠梗阻的诊断即能成立。惟蛔虫性肠梗阻需要与肠套叠相鉴别，但后者常有黏液血性便，其肿块多在右下腹及升结肠的部位，年龄亦以 2 岁以下婴儿为多。必要时还可以进行 X 线检查，在蛔虫性梗阻时，可能看到肠腔内有蛔虫阴影，特别是在小量钡餐以后，蛔虫将因吞食钡剂而可能显出明显的条状阴影，而肠套叠时在钡灌肠后尚能看到典型的新月形或杯状充盈缺损。

注意饮食卫生，不吃生冷不洁食物，发现有肠蛔虫病时积极治疗，并采用正确的驱蛔方法，是预防蛔虫性肠梗阻的主要措施。蛔虫性肠梗阻在国内已基本没有报道。

2. 粪便堵塞　在堵塞性肠梗阻中，次于寄生虫性梗阻者，以粪便堵塞引起之梗阻较为常见。粪便堵塞性梗阻临床上有下列三种不同的表现：

(1) 胎粪性肠梗阻是新生儿的一种肠梗阻，因胎粪异常稠厚，淤积在肠道不能排出所致，临床较为罕见。

胎粪之所以变得异常稠厚，据研究，认为基本上是由于胰腺的一种纤维囊性病变所引起：胰腺腺体细胞萎缩，腺体与小叶间之纤维组织反有增生，而胰岛细胞则属正常，结果因胰腺分泌减少与胰蛋白酶缺乏，而致胎粪变成稠厚的胶样物质。此外，患者呼吸道与消化道的黏液分泌细胞也有变化：细胞的空泡形成减少，黏液的分泌则因此变得异常稠厚，遂使胎粪不易排出而形成梗阻。

梗阻自然是单纯性。梗阻部位多在回肠下段，而回肠上段的胎粪往往还呈液态。梗阻范围有时仅极短一段，但多数可累及回肠末段 10~30cm。梗阻近端的肠袢常有肥厚和扩大，而远端的肠袢则可能正常或较狭小，常含有几粒坚硬的干燥胎粪块。梗阻近端的肠袢有时可以形成扭转，或更多的发生穿孔。如肠穿孔是发生在出生以前，则将形成所谓胎粪性腹膜炎，可以形成极为广泛的粘连，如穿孔发生在婴儿出生以后，则将产生严重的弥漫性腹膜炎，结果婴儿殆均死亡。

由于胰腺外分泌不足，婴儿除肠梗阻外常有营养障碍，致患儿有明显的消瘦和腹胀。因呼吸道黏液分泌有障碍，气管纤毛运动亦将受累，因此患儿也易患呼吸道感染。

胎粪性肠梗阻的临床表现与新生儿的其他先天性肠梗阻甚相近似。呕吐和腹胀为主要症状，肠蠕动亢进现象也属常见，此外因末段回肠内积有大量稠厚胎粪，有时能在右下腹摸得条状肿块，对诊断颇有价值。X 线检查也颇有帮助：在平片上能看到小肠内有积液和积气，表示有梗阻情况存在，同时在直立位平片上有时能看到弥散性的小钙化点，表示婴儿曾有过胎粪性腹膜炎，故可诊断为胎粪性肠梗阻。又胎粪阴影间有时可看到夹杂的气泡。

手术时如证实此种病变，可用多种方法处理：

1) 在梗阻部位以上的肠壁上插入橡皮导管作临时的肠造瘘，然后通过此导管用盐水加以冲洗，使稠厚的胎粪逐渐溶解。此法之缺点是有时胎粪过于稠厚，不可能单纯用盐水冲洗软化溶解。有人主张用含有胰腺分泌素的溶液冲洗，术后并继续口服胰分泌素，但用胰酶溶液冲洗时如漏入腹腔，有引起剧烈组织反应的危险。

2) 将肠道内的胎粪挤到回肠末段的一个小部分内，然后切开肠腔将胎粪挤出，以后再将切口缝合，或者将该小段的肠袢切除后予以对端吻合。

3）将梗阻的肠袢用Mikulicz法切除后，作双筒式肠造瘘。4天以后即可将双筒瘘口之间的肠壁用钳夹毁打通，使来自近端肠袢的内容物逐渐流入远端肠袢中，3星期后再将外置的回肠瘘口封闭缝合。此等患儿的肠道分泌液中缺乏胰酶，故瘘口周围皮肤无腐蚀之虞。

术后阶段需注意调节饮食并给予适当的消化酶以维持良好的营养状态，并需给予某种抗菌素以控制呼吸道和消化道感染。

(2) 先天性巨结肠症所致的粪便堵塞：于相关章节另作讨论。

(3) 习惯性便秘：年老体弱，食物过于粗糙等情况，偶尔也可引起积粪堵塞、发生结肠慢性梗阻现象，甚至可引起急性梗阻。此等情况自然需仔细排除直肠狭窄、直肠肿瘤等病变，以免发生诊断和治疗上的错误。如确诊为粪便堵塞时，可以通过多次灌肠，注射甘油于直肠使粪块软化，或用手及器械等将粪块挖出。

3. 异物堵塞　儿童因不慎咽下的各种异物，如圆滑的玻璃珠、果核、钱币或纽扣等，有时可能引起异物性肠梗阻。但尖锐的异物往往停留在食管，较长的往往停留在胃内。凡异物一经通过幽门进入肠道，绝大多数可由肛门自行排出体外，临床上一般不致产生任何症状。精神失常或癔症患者，则可能吞下各种奇怪而且大量的异物，如别针、铁钉、螺丝、玻璃等，可以引起肠梗阻，或者导致肠壁的穿孔和腹膜炎。

05

在正常的成年人肠道的异物堵塞多为食物积成的团块所致，果皮、果核、植物纤维、人发、羊毛、纱线等都可以成为食物团。尤以柿子最易形成食物性的肠梗阻，柿子内含有一种胶性物质，经胃酸沉淀后其核和植物纤维即易于凝集成团而引起梗阻。过于粗糙的食物如麸皮、米糠等吃得太多，也可能引起肠梗阻。曾报道过因连续7天使用氢氧化铝胶性溶液鼻饲法治疗溃疡病痛，引起药物性肠梗阻而丧命的病例。

各种异物堵塞性梗阻除金属异物可在X线片上发现外，诊断仅能在手术时证实，治疗的方法一般是切开肠腔、除去异物，但如肠壁已有损伤者则需将这段肠袢连同其中的异物一并截除。

4. 结石堵塞　肠道的结石性梗阻在临床上比较罕见。可以引起肠梗阻的结石，基本上有两个来源：一种结石是来自胆道，另一种结石是肠道自行聚结而成。

(1) 胆石性肠梗阻：胆道结石进入肠道引起梗阻的情况在我国较为罕见。胆石之所以能进入肠道，一般并非是经由乳头部（Oddi）括约肌，而是因有胆道与肠道间的内瘘存在之故，特别好发在胆囊与十二指肠之间，为慢性胆囊炎的结果。偶尔内瘘也可存在于十二指肠与胃、空肠、回肠与结肠之间，或者较大的胆石确是经由扩大的乳头部排出。因胆石症多见于女性，故胆石性肠梗阻的发生率也以女性为高，尤多见于中年或老年妇女。

虽然胆道与肠道间的内瘘大多是在肠道上部，但胆石梗阻的部位却多数是在回肠下部。其梗阻一般是属单纯性，仅肠腔受到机械性的堵塞。通常核桃大小的球形胆石，即能引起梗阻，有时因近端肠袢内积累过多液体而增加重量，可能并发肠扭转。有时上端肠袢可因过度扩张而发生穿孔，偶尔胆石也可引起肠壁的压迫性坏死。

临床表现为急性小肠机械性梗阻的症状。胆石可能先梗阻在肠道的上部，因该段肠管直径较宽，梗阻症状可能较轻，但经一次剧烈蠕动后结石被推向下，在另一部位又可以发生新的梗阻，最后嵌顿在回肠末段引起完全性的梗阻。所以症状可以有间歇性的发作，且一次比一次剧烈。偶尔患者还可以有复发性的胆石梗阻，即第一次引起梗阻的胆石已经自动排出或已经手术取出，但由于有新的胆石进入肠道，又可以重新发生梗阻，或者胆石虽同时进入肠道，但引起梗阻的时间则有先后。

确定病因诊断比较困难。如已知患者有胆石症，经过一次剧烈的发作或服用排石汤后随即出现小肠梗阻现象时，当然需要考虑到胆石性肠梗阻的可能，但这种典型的病史比较少见，一般仍需与粘连性梗阻或局部脓肿引起的压迫性梗阻相鉴别。X线检查对本病的诊断有很大帮助：不但有时能看到肠腔内胆石的阴影（必要时通过钡餐造影，结石显影可以更加清楚），并且还能在胆道内看到积气，表示有胆道内瘘存在（钡餐造影时更可看到钡剂直接进入胆道），反证有胆石性肠梗阻的可能。若患者过去曾做过胆囊X线造影检查，原片上有结石阴影，而此时X线片上胆囊的结石阴影已不存在时，更可以确定胆石性肠梗阻的诊断。

少数病例经中药治疗和胃肠减压等保守疗法有成效者，胆石可自行排出而不需要手术治疗。但多数病例仍以尽早采用外科手术疗法为宜，切开肠腔，取出结石以解除梗阻。少数病例也可单纯将胆石在肠腔内压碎，或者将结石推送入盲肠内以解除梗阻。如决定行切开取石术，有可能时最好将结石推入远端肠管，最为理想，否则可将胆石挤至近侧扩大的肠腔内，再行切开肠壁取石，其愈合应较在嵌顿的肠壁上直接切开为佳。如结石已经嵌顿不能移动，或肠壁已经坏死，则在切开取石以后，必须将坏死肠壁切除部分后再行仔细缝合，且应十分注意无菌操作，不使腹腔遭受污染。又在摘除肠道内的胆石时，对存在的胆道瘘最好不要同时处理，而以分期手术为宜。处理肠道结石时，还必须仔细探查近端肠袢，包括十二指肠后腹膜部分，以免遗留残余结石，致重发梗阻症状。

(2) 肠石性肠梗阻：马的肠道内常有肠石，而人的肠石则属罕见。在人类，仅阑尾内常有小块肠石形成，是阑尾发生阻塞而引起炎症的原因。

引起肠梗阻的肠石可分为三种：即真性肠石，混合性肠石（植物性毛肠石）和药物性结石。真性肠石都有一个核心，由肠道黏膜的上皮、小型肠石、果核或胆石所组成，也可为肠道的其他异物所组成，而经钙、磷、镁等碱性盐类成分沉积后形成结石。肠石因仅能在肠道有壅滞的情况且在碱性溶液内形成，故常产生在结肠或小肠的下部，特别好发在肠道的各种温室内。混合性结石也是一种由果壳或麸皮为核心、经肠道碱性内容物沉积在外而结成的结石，故也常发生在盲肠和回肠末段。药物性结石则是长期口服钙、镁或铋的化合物后在肠道形成的。在油漆工或人造涂料技工的肠内，也报道过有由漆料组成的肠石。

肠石性梗阻的临床症状与胆结石或异物性肠梗阻的表现大致相同。因多数肠石可透过X线，故其病因诊断在术前更属困难。其治疗也与胆石梗阻相同，一般需行肠壁的切开取石。

(三) 肠套叠

一段肠管套入其邻近的肠腔内而致有梗阻现象者，称为肠套叠。

【发病率】 肠套叠是引起肠梗阻的一种重要病变，在我国约占肠梗阻总数的20%，占绞窄性梗阻之40%，为导致梗阻的第三种最重要的病变。本病患者绝大多数为婴幼儿，约75%的病例见于2岁以内，其中尤以4~10个月的婴儿最多见，余25%的病例则可为不同年龄的患者。

【病因学】 肠套叠大概可分为两型，即成年型与婴儿型。

婴儿型的套叠多是原发性的，即并无明显的病因可寻，患者多为健康小儿。95%左右无明显病因，而其余的5%则由Meckel憩室和肠息肉所致。但所谓并无明显原因的原发性套叠，亦并非是全无原因的，肠道因受到某种刺激而发生蠕动紊乱或形成痉挛，极可能是促成套叠的基本因素。鉴于绝大多数婴儿套叠是发生在断乳前后、或在突然改换食物性质之时，此说法当属可信。另外因为肠套叠多发生在夏秋之季，此时易有上呼吸道感染及全身淋巴结肿胀，认为肠壁上的淋巴结肿大也可能阻碍肠管的正常蠕动，导致套叠。有时在急性肠炎以后，特别是末段回肠的淋巴结已有肿大者，或有食物过敏及滥用泻药等情况，凡能促使肠道异常蠕动者，均可引起肠套叠。

除婴儿型外，其他年龄的套叠常有某种较明显的病因，是称继发性套叠。肠道的息肉、平滑肌瘤、脂肪瘤、纤维瘤以及肿瘤等，均可引起肠套叠。这是因为回盲部或其他肠段如有肿瘤存在，就会影响到蠕动的正常进行，因而引起套叠现象。成人肠套叠中40%的患者是由于肿瘤，值得注意。

【病理学】 肠套叠不论发生在何部，其病理变化大都相似。肠管已经发生套叠以后，很像一段略带弯曲的香肠，切开以后可见是由三层管腔组成(图5-37)：外层称为鞘部，内二层称为套入部，其最内层是进入的肠管，而中层则是回出的肠管。进入与回出两层肠壁相交之处称为头部，是套叠最远之处，鞘部与中层相会之处则称颈部。在罕见的情况下，套入部可以包括4层或6层肠壁，是称重复套叠(双重套叠或三重套叠)。

当套叠一旦开始，即套入部开始套入鞘部以后，初时仅有套入的肠管受到挤压，特别是在颈部可能因肠壁的痉挛收缩而发生不完全性梗阻。其后因套入部强烈蠕动而迅速

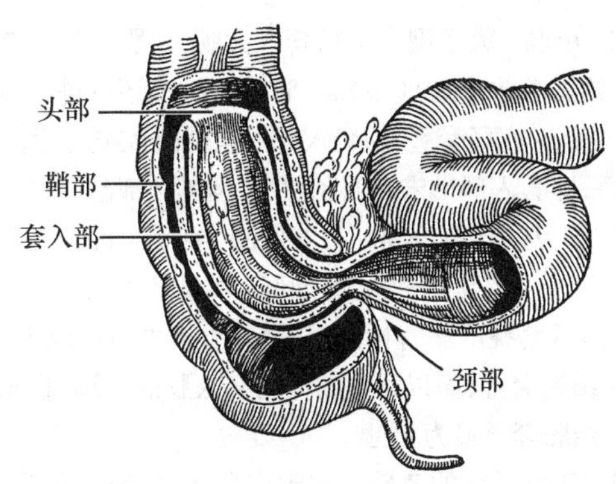

图5-37　肠套叠的病理解剖(回肠结肠型)

前伸，附着在肠壁上的肠系膜也套入愈深，结果将造成套入部的水肿和充血，尤其是套入部的顶端将变得肥大而硬化，遂使自动复位变得不可能，而当套叠向前进展时，主要是鞘部受累，即鞘部的肠壁逐渐变为套入部的回出壁。在套叠逐渐进行时，附着在肠壁上的系膜有时可起限制的作用：肠系膜愈长，套入可以愈深，反之较短的系膜则不会引起很长的套叠，但在婴儿期，盲肠和升结肠与后腹膜之附着不固，结肠系膜仅附着在结肠中部而可以自由活动，故在婴孩的回盲肠型套叠时，其阑尾也可通过回盲瓣，甚至头部可直达肛门而脱垂于肛门外。

急性肠套叠最主要的病理变化是在套入部分：初时仅为套入部的水肿充血，并有血性渗液排入肠腔，同时肠壁血运受阻后腺体的分泌旺盛，故粪便中会出现黏液；至绞窄情况逐渐严重时，黏膜可以发生溃疡，肠壁也可坏死穿孔。但套叠的鞘部一般较少变化，仅稍有纤维索沉着，或呈局限性腹膜炎性病变。偶尔，如果套入部肿胀过甚，鞘部也可以发生穿孔。在慢性套叠病例，鞘部还可以变得很肥厚。至于肠管的部分阻塞在套叠时虽属难免，但却不一定会发生完全阻塞，故在肠壁变化不严重的慢性套叠病例，其近端与远端肠道的连续性如未中断，仍可保持肠内容物的顺利排出。偶尔，即使套入部已绞窄至肠壁坏死的程度，肠管仍可保持一定程度的通畅。钱礼教授曾见过一例老年妇女的急性套叠，其套入部坏死后自肛门中排出长约一尺之多(经病理切片证实为坏死肠袢)，该例未引起完全性梗阻，亦未发生腹膜炎，竟未经手术而自行痊愈出院，实属罕见。阻塞部以上的肠袢，则视梗阻是急性还是慢性，而呈急性扩张或慢性肥大。

上述的病变一般都是近端肠管套入远端肠管后的结果，即所谓下行套叠或顺行套叠，但偶然由于强烈的逆蠕动，远端肠管也可能套入近端肠管内，称为逆行性套叠(占0.5%)。套叠在绝大多数病例仅发生在肠道的一处。但有时也可以在二、三处同时发生，称为多发性套叠(占1%)。

按照病变发生的部位，肠套叠有以下各种类型：

1. 小肠型　小肠套入小肠内(空肠-空肠或空肠-回肠)，临床罕见，约占5%~10%。

2. 大肠型　大肠套入大肠内，更罕见，约占3%。

3. 小肠 - 大肠型 小肠套入大肠，在婴儿肠套叠中最常见，约占总数之 85%~90%。这一个类型还可进一步区分为：①回肠 - 盲肠套叠，即套入部的顶是回盲瓣；②回肠 - 结肠套叠，即套入部由末段回肠组成，但其顶部已通过回盲瓣进入结肠，甚至可直至肛门；③回肠 - 回肠 - 盲肠套叠造或回肠 - 盲肠 - 结肠套叠，先有回肠 - 回肠套叠或回肠 - 盲肠套叠，然后套叠的肠管再嵌入升结肠，推之向前成为回肠 - 盲肠 - 结肠套叠，而以回盲瓣作为套入肠的顶端，临床上以回肠 - 结肠套叠最为常见。

4. 其他罕见的套叠 如阑尾套叠、盲肠袋套叠、乙状结肠直肠套叠，或空肠经胃 - 空肠吻合口套入胃等。

【临床表现】 急性肠套叠有四大症状，即肠绞痛、呕吐、黏液血便和腹部肿块。

1. 肠绞痛 几乎每个病例都有腹痛和呕吐两种症状，尤以腹痛几乎是 100% 存在。婴儿大多平素健康，突然发作急剧的阵发性腹痛。小儿不能自诉腹痛，但在发作时可见患儿低声呻吟以至啼哭不止。哭时患儿面色苍白、出汗、下肢屈曲，或用手按抚腹部，较大的儿童往往取翻身屈膝的姿势。转瞬间患婴又可恢复原状，面呈喜容而照常活动游戏。一时间阵痛复发，婴儿又重新啼哭不止，然后又来一个间歇期，如此交替发作，反复不止。此种反复发作而中间有歇息期的腹绞痛是本病的特征，通常每次阵发绞痛持续仅约 2 分钟，其周期性很像分娩时的阵痛一样。

05

2. 呕吐 在阵痛发作的初期，约 90% 患婴常有呕吐，吐出物多为胃内容物。但一般至起病 12~24 小时以后呕吐即可逐渐停止，很少有持续性的呕吐。除呕吐外，患儿常有拒绝哺乳或拒绝饮食的现象，特别是在阵痛发作时期。

3. 便血 便血和黏液是肠套叠的早期症状。在腹痛发作以后，可能有一、二次正常大便，但约 85% 的病例不久（平均约 2~10 小时内）便出现黏液和血便。典型的肠套叠患者排出的大便中仅含血和黏液，而不含粪便，或者在直肠指诊时发现手套上有黏液和血液，但也缺乏粪便臭味。黏液血便的有无及出现的早晚，与病变部位有关：回结肠型的病例常在早期即有便血，但小肠型套叠则未必有便血症状，即使有便血和黏液亦为量甚微，且出现较晚，因此肠套叠病例不应该等到便血症状出现以后才作出诊断。一般肠套叠患儿的大便在发病前多是正常的，但少数肠套叠也可发生在腹泻或痢疾等病变以后，且有里急后重的现象，则更应注意鉴别。肠套叠患者肛门指诊后手套上缺乏粪便臭味，是具有诊断意义的。

4. 肿块 多数患婴可扪及套叠的肿块，但不一定都能检查出。肿块的阳性率在 60% 左右。通常在病程早期，腹部尚柔软而无明显胀气时扪得肿块的机会较多。在诊断有怀疑时，可从肛门灌入 1~1.5g 的水合氯醛溶液，使患婴腹肌松弛，以增加肿块扪及的阳性率。又如扪诊时同时进行肛管指诊，有时也可摸到腹部单独触诊所检查不出的肿块。偶尔肿块还可能脱垂至肛门之外。

回盲肠型套叠的肿块，多呈香蕉或腊肠样，表面光滑，稍可移动，常位于右上腹部，一般在右侧肋弓之下，而右下腹则反有空虚感，但肿块有时也可像回结肠型一样出现在左腹部，甚至在肛管直肠内也可触及，而产生像子宫颈一样软度的感觉。结肠型套叠的肿块常位于左侧腹部，相当于降结肠的位置。小肠型套叠的肿块则比较短小，常在脐部周围，活动度较大。

肿块通常较为柔软，但在阵痛发作时期因蠕动增强，故肿块往往可变得硬些，至弛缓后又恢复原状。每发作一次，套叠向前推进一步，肿块也就逐渐增大但腹肌一般是弛缓的，因套叠鞘部的肠壁血运无碍，故即使套入部已发生坏死，婴儿亦常无明显的腹壁压痛和腹肌紧张，仅在绞痛骤发之际，由于刺激腹膜的关系而腹肌可有中等度的强直。在腹痛发作时，用听诊器可以听得增强的肠鸣音，至肠套叠的晚期，可出现腹部膨胀的现象。此外，至病程晚期患婴还常有精神不振，高度脱水以及休克等征象。

除急性梗阻以外，肠套叠也可表现为慢性型。慢性肠套叠多见于成人，其发病原因常与肿瘤或 Meckel 憩室等肠管的病变有关，因此又称继发性套叠。慢性套叠的肠壁血运可不发生障碍，其套入部仅有不完全梗阻或完全没有梗阻，且套叠有时能自行复位，有时则又可再发。

慢性肠套叠的症状颇不典型，但多数病例也有像急性套叠一样的急性发作，并可伴有呕吐和恶心。在最初几次大便中可有少量的黏液和血液，但也可完全正常。腹部肿块在发作时可有出现，在阵痛发作期特别变硬，但在阵痛的间歇期能恢复原状，或者在套叠自行复位后完全消失，这对套叠的诊断甚有帮助。因梗阻是属慢性，在发作时常可看到肠型，或能扪得肥厚的肠曲。慢性肠套叠的反复发作史，文献中记载有长达 10 年以上者。

【诊断和鉴别】 婴儿如有突发的阵发性腹绞痛，同时伴有呕吐，直肠指诊时有血性黏液发现，加以腹部存在柔软的肿块，即可诊断为肠套叠。静听母亲诉述病史，仔细检查患儿腹部和直肠，耐心观察他的一切表现和活动，一般不难作出正确诊断，但有时仍需与下列情况相鉴别：

1. 急性肠炎 发病初期即有发热和全身中毒症状，排出的血与粪便多相互混合，且带有臭味。

2. 阑尾炎 2 岁以下的婴儿很少患急性阑尾炎，即使患阑尾炎亦无血便症状，且其肿块的发生较肠套叠为迟。

3. 腹紫癜病 Henoch 紫癜患者年龄一般较长（5 岁以上），除发病时有腹痛、呕吐、便血等症外，并有皮疹、关节痛、血尿等现象。患者腹部不能扪到肿块。惟需注意 Henoch 紫癜患者有时可并发肠套叠，使诊断更加不易肯定，此种情况应行早期手术治疗，以免贻误病情。

4. 肠系膜血管栓塞 多发生在成人，腹部无肿块，便血也比较少见。

5. 直肠脱垂 与套叠二者均可有肠黏膜脱出在肛门之外，但肛门脱垂在作指诊时手指不能插入脱出肠段与肛管之间，而在肠套叠时手指可以插入其间。

临床诊断不能肯定时，用空气或钡剂灌肠后作 X 线检查可有很大帮助，尤以空气灌肠之诊断率为高。凡套入部已进入结肠者，注入之空气到达套入部即受阻不再前进，可以清楚地看到肠套叠所致团块的杯状阴影，并可由此确定套叠的部位和发展情况。一般肠套叠所致团块的阴影有四个特点：①腔内性：即团块阴影的最大宽径不超出充气的结肠外鞘；②中心性：即肠腔内的空气包围在套入部周围，致使杯状的团块阴影居于鞘部肠腔中心；③近端连贯性：由于套入部近端沿颈部返折而与鞘部相连，故凡属肠套叠所致之结肠内块影，其近端并不完全离断，而是在结肠腔内形成一"半岛状"；④退缩性：在注入空气的压力下，可见套入部渐向近端退缩。此外，作空气灌肠时借助于空气的阴性对比，还可使套入部与鞘部肠壁清楚地分离开来，因而可对鞘部内壁和套入部表面的形态进行仔细观察，这样就能根据其动态变化及彼此的关系，对常见的几种不同型肠套叠作出较正确的判断。而如用钡剂灌肠，由于钡影的掩盖，常使套叠的头部细节辨认不清，当套入部退缩至回盲部时也难以仔细观察回盲瓣与盲肠袋之间的关系，故空气灌肠实较钡剂灌肠远为优越，现已完全取代钡灌肠作为肠套叠之常规检查法。

成人的慢性肠套叠有时可被误诊为阑尾炎或肠癌，但一般可从其急性发作及肿块情况作出正确诊断。对可疑病例可用钡剂灌肠检查加以证实。

【预防】 在婴儿哺乳期，勿给硬质不消化食物，即使断奶时也要逐渐加入奶糕、米糊等半流质，务使肠道不受刺激而能逐步适应。在上呼吸道感染流行时期注意防止感染，不使肠袢淋巴结肿大，对预防肠套叠也有一定意义。

【治疗】 如何正确处理急性肠套叠患儿，目前仍有某些不同的看法，主要是对手术疗法与非手术疗法的利弊得失方面，意见略有分歧。但临床家对肠套叠患者一般都主张早期治疗，且认识到不论采取手术或非手术疗法，其成功的关键在于争取时机，不稍拖延，则是完全一致的。

新中国成立后对回盲部急性肠套叠的治疗，大体上已经过了四个阶段：① 20 世纪 50 年代初期对本病几乎全靠手术治疗，钡剂灌肠主要用以辅助诊断，钡灌肠整复尚未被推广使用；② 20 世纪 50 年代后期，钡剂灌肠整复已获推广，但手术治疗仍然经常结合使用，而空气灌肠则尚未被应用于临床；③20 世纪 60 年代初，上海交通大学医学院（原上海第二医学院）附属瑞金医院（佘亚雄，1961）介绍了用空气灌肠法整复小儿肠套叠的经验以后，各地开始推广应用，但总的说来仍以钡剂灌肠法为主，空气灌肠为辅；④至 20 世纪 70 年代，情况发生了根本性的变化，国内多数地区普遍开展空气灌肠法，作为诊断和治疗急性肠套叠的主要方法，目前对回盲部的急性肠套叠（占肠套叠的 90%），空气灌肠复位已基本上取代了手术治疗，共整复率约在 90% 左右。

1. 非手术治疗　在一定压力下（一般为 100cm 水柱）将液体或稀钡剂（通常婴儿用量约为 250~500ml）自直肠注入以后，有时确有可能将套入部挤出鞘部，因而使套叠复位，其法颇为简便有效。下列情况可表示套叠已经完全复位：①钡剂已能进入小肠；②钡剂排出时有大便和气体同时排出；③原先能够扪得到的肿块已经突然消失；④患婴情况好转，常能自然入睡；⑤以后有不含黏液的正常大便排出，或在复位完毕后给予少量骨炭，而大便中不久就能看到骨炭的出现。

稀钡加压灌肠复位虽有成功的机会，但缺点也不少：①不能保证完全复位，多数病例的整复虽可达盲肠部位，但复位未必完全，是因套入部的顶端多已肥厚变硬之故；②有时肠壁已有坏死，加压灌肠复位有引起穿孔之虞；③如有某种病原性损害存在，如肿瘤、息肉或 Meckel 憩室等，加压复位法将不可能及时发现；④一旦加压复位失败而仍需手术治疗，治疗之有利时机或已丧失，因而加重了手术的危险性；⑤如套叠是在回盲瓣以上的小肠段，加压复位法完全无效；如为回肠 - 回肠 - 结肠型的套叠，完全复位也极困难。

行加压灌肠复位时，应设法不使钡剂流出肛门外，以便钡剂能充满结肠并直达盲肠部位，产生足够的肠腔内压，以便套叠部逐渐复位，但同时又应避免灌注压力高于 100cm 水柱，以免肠壁有破裂的危险。加压复位时也可并用腹部推压按摩的手法，但需十分小心，否则有增加肠壁穿破的危险。

除钡剂灌肠复位法以外，也可用加压空气使套叠复位，而且更为优越。用加压空气灌肠时可用一种空气灌肠器（图 5-38）。先将带有气囊的双腔导管插入肛管内，用针筒注气使气囊胀大，至肛门完全堵塞后，就可以开始做诊断性空气灌肠。将控制标志拨到 60mmHg，压迫橡皮球将空气注入结肠，在荧光透视下可见空气到达套入部即停滞不前，并可显出套叠头部之杯状阴影。有疑问时应摄片以确定诊断。随即可开始治疗性的加压灌肠，将压力控制器拨到 80~100mmHg，继续注气加压，套入部即可逐渐退出，阴影逐步消失，至套叠完全复位时不仅阴影完全消失，且可见空气突然大量窜入末段回肠中。用加压空气使套叠复位之法较之水压灌肠法似更简便有效，压力调节较之水压易于控制，因而并发肠破裂之可能性较少，万一发生穿孔时空气进入

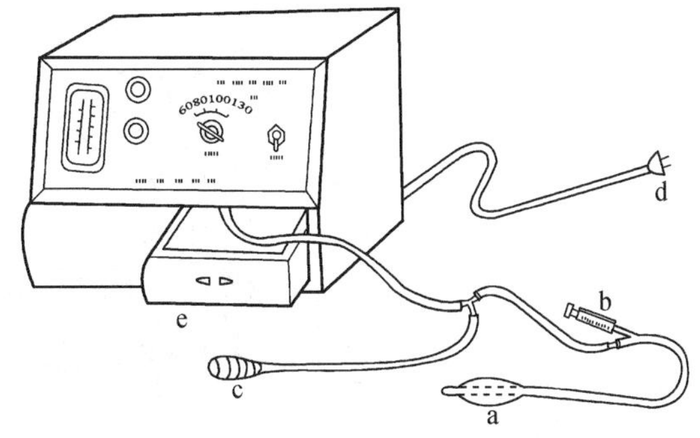

图 5-38　肠套叠复位时所用之空气加压灌肠器

a. 为插入肛门的双腔管，管外的气囊注气扩张后可以塞住肛门不致漏气；b. 为注气使气囊扩张用之针筒；c. 为注气入结肠用之手压气囊，空气一面通过双腔管入结肠，一面进入测压器 e；d. 测压器之电源；e. 测压器；中部之调节开关可任意调节空气之压力，左侧之水银表可指示肠腔内压力之大小

腹腔的危险性也较小，故空气灌肠目前几已完全取代水压灌肠，成为复位的主要方法。

作肠套叠的空气加压复位时，当然希望能提高整复率，同时又必须避免肠穿孔，这除了选择适当的病例、注意掌握正确的方法以外，下面诸点可望有助于提高治愈率，减少并发症：①一次加压复位不成功者，可间隔 1/2~1 小时后再做空气灌肠。惟在第二次操作前一刻钟最好肌注东莨菪碱（不满 1 岁用 0.15mg，1~2 岁用 0.3mg），当能使患儿安静，并解除肠痉挛，同时可改善套叠部的肠壁血运，使水肿消退，以利于整复。②如通过上述方法见套入部退缩到回盲部后仍未能完全复位者，可先予补液，并局部热敷，再酌情给予基础麻醉（硫喷妥钠肌内注射），待全身情况和局部水肿好转后往往可自行脱套。③必要时可请麻醉科医师在基础麻醉下协同外科医师再作一次空气灌肠整复，同时施行腹壁按摩，将肿块之远端部向近端作间歇推挤，一般多能成功，但任何时候婴儿的空气加压不应超过 80mmHg、成人也不应超过 100mmHg，加压时间亦不宜过久。如果最后一次空气灌肠复位不成功，应即改行手术治疗，其经历的时间（从入院到手术）一般应不超过 3~4 小时。

加压灌肠复位法总的经验认为：①如果套叠时间尚未超过 12~24 小时；②患儿精神饱满，无明显脱水和脉率增速现象；③腹壁并不紧张，肿块并无压痛；④排出的黏液血便不多；⑤套叠为结肠型或单纯的回盲肠型时，应该采用空气加压灌肠法试行套叠的复位。但有如下情况：①患者不符合上述条件；②虽经试行加压复位而未能成功，或虽有大部分复位而不能保证完全复位；③在加压复位时突然发现有钡剂或空气外流，或有腹肌紧张现象，表示肠壁已有穿孔者，应立即行剖腹检查及手术复位术。要强调指出，不论是水压或空气加压复位法，虽方法简便而疗效亦颇可观，但复位后必须加强观察病情是否确有好转，不能单凭 X 线下的复位迹象作为复位确已解除的依据。

2. 手术疗法　急性肠套叠患者一经作出正确诊断，且经过非手术疗法后已证明治疗无效或疗效可疑者，应即行手术治疗。一般而言，手术的时间愈早，其疗效亦愈好。

手术前均应先行适当的术前治疗，包括胃肠减压和适当的输血、补液。虽然肠套叠是一种亟需手术处理的急性病害，不允许因过长的术前准备而延误手术时机，但如患婴已有严重的脱水和休克现象者，不经术前的适当治疗而立即施行手术亦属不智之举。一般的术前准备治疗应争取在 1~2 小时内完成，尤其是休克的情况应先得到矫治，然后进行手术。

手术通常是在全麻下进行，可使腹壁得到完全的松弛。切口以右下腹直肌切口为最佳，不论套叠肿块的部位何在，最难复位的地点是回盲部，需要行肠外置或肠切除的亦是回盲部，故切口应以能供回盲部之最佳暴露为原则。至于进一步的处理方法，当视肠袢是否已经坏死或套叠能否复位而定，大概有下列几种处理方法：

(1) 套叠的单纯复位：早期病例一般均可用手法复位成功。腹壁切开后略经探查，即可发现套叠已进行至何部位。用手在套叠的远端将套入部逆行挤出，而避免将套入部自鞘内拉出和拉破肠管，在多数情况下可使套叠完全复位。

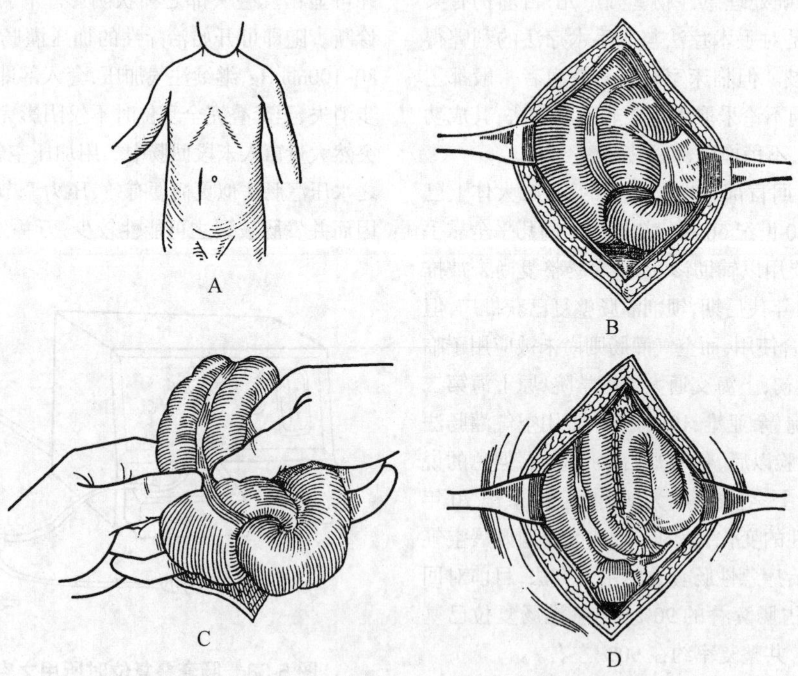

图 5-39　回结肠套叠之手术复位法

A. 常规的右下腹直肌切口；B. 示回肠套入结肠之状；C. 用手挤在套入肿块的远端部，轻柔地将套入部挤出；至套入部已复位至颈部时，通常复位比较困难，此时应将盲肠拉出切口外，并对套入部略做牵引，方能复位；D. 复位后之情况；必要时可将末段回肠与升结肠内侧壁稍予固定，以免再发套叠整个的复位手法应在腹内进行，所用的挤压手法也应十分轻柔。复位有困难时可延长切口，或将套叠肠袢提出腹外进行复位，或在复位到最后部分时对套入部略加牵引。盲肠处套入部的复位最为困难，以在直视下进行为妥，故有时需扩大切口，方能将盲肠取出腹外，有的适当的牵拉也属必要，需用较大的力量方可将盲肠处套叠的最后部分完全整复(图 5-39)。

如用上法复位仍有困难，可以用一个小指尖伸到颈部的狭窄环内，略使扩大，并将套入部进入与回出两个肠袢间的粘连略加分离，用这种方法或可使以后的复位较为容易。必要时，将鞘部的环纵向剪开，至套入部完全复位后，再将肠壁上的切口予以单层褥式缝合(图 5-40)。一般地说，应尽可能避免应用鞘环切开法，并需提防将肠壁撕破，如不幸肠壁已经撕破(通常仅有浆膜被撕裂)，则可用细丝线缝补之，其预后尤较肠切除为佳。

套叠已经完全复位以后，应即仔细观察肠壁的生机是否尚属良好。如肠壁并无坏死情况，手术即告完毕，通常不需要再做任何进一步之处理。虽然将回肠末段缝固在升结肠内侧壁上的办法可以防止复发，但一般无此必要，惟对复发性的套叠有时也可将末端回肠固定在升结肠上。一般套叠复发者不超过 2%，而固定术又可能引起肠梗阻或肠穿孔等并发症，并延长手术时间，故不宜作常规固定。阑尾除非已有明显损害，也不应常规地切除，否则有引起腹腔或切口感染的危险。如有 Meckel 憩室或其他肿瘤、息肉等病变存在者，则除非患者的一般情况极为良好，或者这些病灶已有

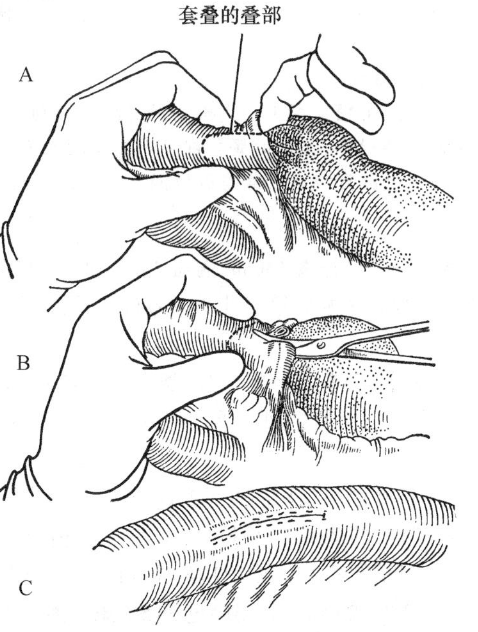

套叠的叠部

A

B

C

图 5-40　肠套叠的手法复位(Brown 鞘环切开法)

A. 用手指插入套叠颈部之狭窄环将它扩大，并将套入部进、出两层肠壁间的粘连略加分离，可使复位比较容易；B. 复位仍有困难时可将套入处颈部的狭窄环略予切开，可更便于复位；C. 示切开的腹壁缝合后的情况

坏死，否则也不宜即期切除，而宁愿隔一二星期以后再次手术切除。总之，手术应以保证患者的安全为原则，而不要画蛇添足，弄巧成拙。

(2) 套叠的切除疗法：如不能将套叠复位或复位后发现肠壁已有坏死，则需要将坏死肠袢切除后作肠吻合术。

套叠是否能成功地被复位，即使有经验的医师有时也很难断定。持久的努力有时可使复位获得成功，因而避免了肠切除的必要，但另一方面如经持久复位仍不能成功者，将使病婴更加困顿，而手术切除的危险性也更大。故一般原则认为：①如患者情况较为危急，需要采取果敢的步骤以期能“速战速决”；②肠壁已经穿孔者；③肠壁已经坏死或其生机可疑者，上述三种情况者，应即进行肠切除术而不宜再试作复位；④如套叠的范围甚大，显然已不可能复位者，虽在原则上应行切除，但如患者的情况尚佳，可以在切除前先试行复位，使大部分的套入部得以退出，以减少切除的范围。

常用的切除法有下列几种：

1) Jessett 切除法：对不可回复的套叠病例，先将鞘部与套入部在颈部缝合一圈，然后纵行切开鞘部、露出肠腔内的套入部，将套入部在距外层缝线约 1.5cm 处截一段后，即可将套入部之进、出两层肠壁作间断缝合，最后再将鞘部的切开线予以缝合(图 5-41)。此法并不实用，因腹腔污染的机会太大，同时在操作上也未必比正规的切除简便，故现时几已摒弃不用。而其他类似的变法也已基本不用。

2) Mikulicz 外置切除法：Mikulicz 的外置切除法，手术快，休克少，能迅速减压而无腹腔污染。通过右下腹直肌切口，先将套叠的肠袢系膜切断，然后将该段肠袢拖出腹腔外置，而将腹壁分别在引出的结肠和回肠周围缝合。该引出的结肠和回肠，在引出腹壁之前可略为彼此缝并在一起约 3~5cm。腹壁完全缝合以后，套叠的肠袢即可在钳子的紧夹下予以切除。以后夹在回肠上的钳子可以稍微放开部分，以容纳一导管插入，使回肠得以立即减压，但这两把钳子应继续夹紧在肠壁上，直待肠壁已与腹壁紧密粘连为止(图 5-42)。通常 4~5 天后即可用钳紧夹两个造瘘肠袢之间的网膜，使其坏死后两个肠袢得以部分相通，10 天左右即可进一步将接口完全缝闭，如此婴儿可不致因肠液损失太多，而有严重的水与电解质平衡失调。

对重症病例有人主张在需要截除部分的近、远端肠袢间先做一个侧 - 侧吻合，而在病变部分切除以后，两把钳子始终夹在切端上不予除去，以防止肠液之损失。至患婴情况好转以后，即可除去钳子而两个切端分别予以内翻缝闭，并使纳回腹腔，而后将腹壁予以缝合。

3) 一期切除吻合术：将套叠部分连同其上、下端健康的肠管一并切除后继以对端吻合，是切除术中比较理想的办法。

婴儿套叠患者对肠切除吻合之耐受力较差，如情况过于恶劣者，Mikulicz 外置切除是比较安全的办法。但钱礼教授认为作外置切除后由于有肠瘘存在，不易维持体液平衡，

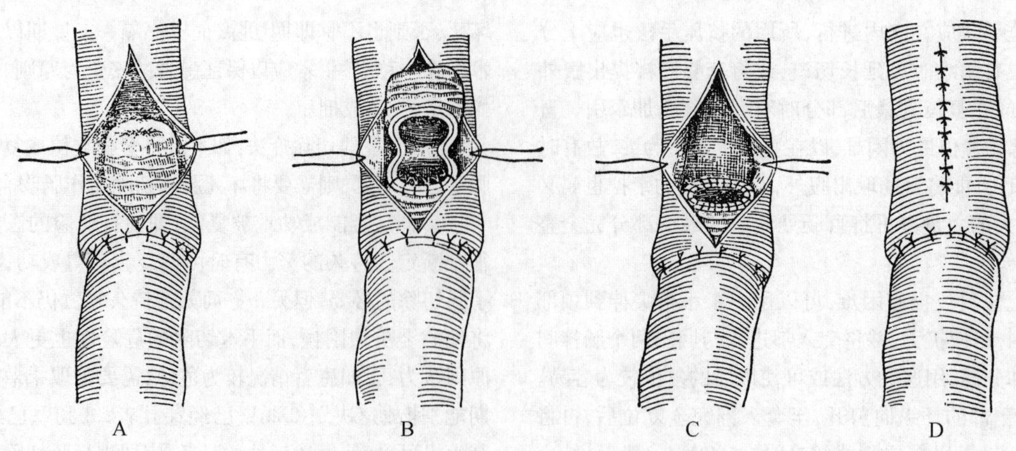

图 5-41　肠套叠的 Jessett-Barker 切除法

A. 先将鞘与套入部在颈部缝合一圈，继纵行切开鞘部、暴露和挖出肠腔内的套入部；B、C. 将套入部在距外层缝线约 1.5cm 处截除，边切断边缝合，至套入部截除为止；D. 最后再缝合鞘部肠壁上的切口

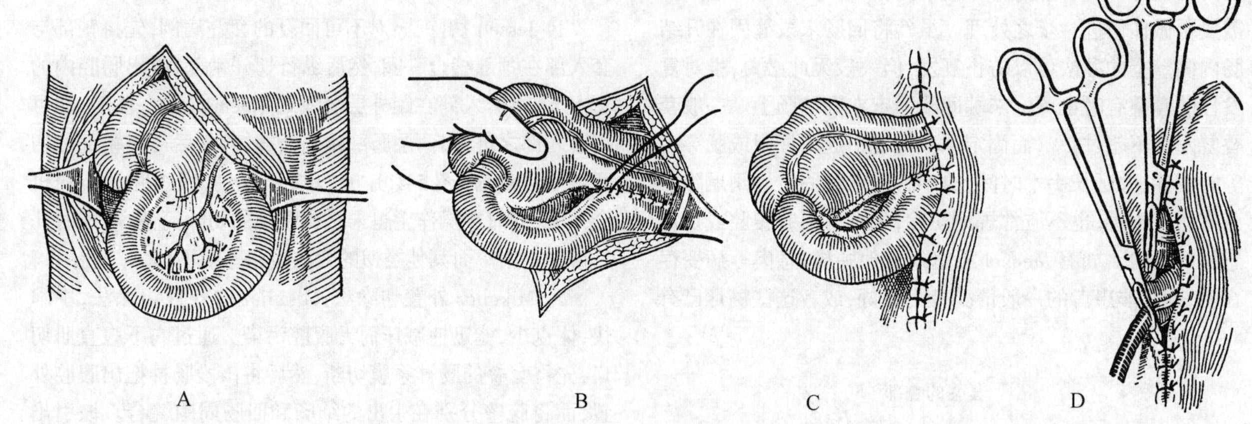

图 5-42　肠套叠的 Mikulicz 式切除法

A. 右腹直肌切口，将套叠的回肠和结肠提出腹壁外，虚线示肠系膜切断之处；B. 将末段回肠与升结肠并拢缝合约 3~5cm，有时两个肠袢间也可以先做吻合以代替并拢缝合；C. 将腹壁在引出的肠袢周围缝合，套入的肠袢即可在钳子的紧夹下予以切除；D. 近端回肠的钳必要时可稍为放松，插入导管以资暂时减压；但钳子完全放开应在肠管与腹壁间已有粘连以后

不易保持皮肤干燥。故如有可能，作一期切除吻合。

4）肠套叠的其他切除疗法：对不能复位或已经坏死的套叠，除切除以外，尚有其他多种不甚通用的疗法：如在套叠部位上、下端肠袢间先作侧 - 侧吻合，以后再行二期切除，或先行近端回肠造瘘后再行二期切除，或仅行侧式吻合，而以后不再切除病灶，希望套入部在鞘内自行坏死脱落。此等方法治疗的套叠死亡率高，远不如切除疗法，故上述诸法现已少用。

不论采用何种手术方法，原则上均要求：①动作迅速；②切除彻底；③能同时解除梗阻；④能防止体液丧失；⑤且需尽可能早期恢复肠道的畅通。手术时需尽一切可能防止休克及腹膜污染。手术后亦需注意胃肠道的吸引减压，通过适量的输血补液以维持体液的平衡，给予某种适当的抗菌药物，并需有良好的护理，然后方能有满意的结果。注意输血补液之量不应过多，以免增加婴儿的心脏负担，通常每公斤体重每天可补液 150ml、输血 20ml，如无特殊损耗，已可维持平衡。手术后给婴儿 90%~95% 的氧气吸入，亦属有益。

【预后】 套叠之时间愈久，受累的肠袢必然较长，而肠壁的绞窄也可能更加严重，故预后必然成比例地更为恶劣。

手术前体温与预后的关系亦甚密切，因发热是肠壁水肿及毒素吸收的结果，亦是肠壁血运已有严重障碍的表现。凡术前体温正常者大都预后良好，体温在 37.5~38.5℃ 患者死亡率有 20%~25%，而体温超过 38.5℃患者预后更差。术后患婴的体温大都有所增高，不超过 39.0℃者属正常反应，超过 39℃者预后不佳。

目前对肠套叠的患婴采取手术疗法的死亡率已大为降低。与早期诊断、适当的术前输血补液，以及技术操作之进步有关。

(四) 肠扭转

一段肠袢以其系膜为长轴发生旋转,因而肠管有梗阻现象者称为肠扭转。有时肠管也可沿其本身的纵轴旋转,或肠管本身结成一扣,亦可称为肠扭转。但一般所谓肠扭转是指前者而言,后者比较少见。

【发病率】 肠扭转在俄罗斯、波兰、芬兰、瑞典等国最为常见,有时可占肠梗阻总数的 50% 以上,且扭转者大多是乙状结肠。但在英美等国,肠扭转却比较少见,且英美的肠扭转病例主要是在小肠。

我国的肠扭转亦不大多见,在肠梗阻的病因中占第四位,扭转多数发生于小肠(约 80%),其次为乙状结肠,再次则为盲肠。男性患者较女性为多,约为(2~3):1。

【病因和病理】 肠袢所以能发生扭转根本的是内因,也有发病的外因。

根本的内因是肠袢及其系膜的长度,比之肠袢两端间的距离相对地显得过长,致其活动度较大,因而容易发生扭转。肠袢及其系膜的过长一般是由于先天的异常,例如乙状结肠的系膜有时可以过长而升达脐部以上,盲肠也可能因缺乏固定或具有较长的系膜而能过度地活动,此种情况自然容易引起扭转。有时肠系膜的长度虽在正常范围,但如其一个肠袢两端间的距离因解剖异常或炎性粘连而过短,也可能发生扭转。例如先天性中肠旋转不全而肠系膜尚未固定于后腹壁的患者,可能发生小肠的全部扭转。肠系膜因有炎性粘连而致系膜根部有缩窄者,亦可引起一个肠袢的部分扭转。一个肠袢因索带状的粘连而固定在腹壁的某一点者,也易于导致肠袢的扭转。

除了上述的根本内因(解剖因素)以外,一般还需某种发病因素才能促使扭转的形成,此种发病因素主要是肠袢的重力作用或体位的突然改变所造成的惯性运动。肠袢本身的重量有所增加时,不仅容易促使扭转发生,且发生后也不易自行复位。故临床上肠扭转常发生在饱餐以后,或食物中纤维残渣过多,或肠腔中大便秘结和蛔虫团块等的积滞而重量有明显增加时,这是肠扭转的一个重要诱因。另一种重要的诱因是惯性作用,虽然肠管本身的重力和剧烈的肠蠕动有时已足够促使肠袢的位置发生改变而引起扭转,但体位的突然改变常能进一步促使扭转的发生,这对小肠扭转尤为重要。例如在劳动中身体前俯时,已有可能使肠袢向某一个方向旋转而发生轻度的扭转,而当身体突然直立时,由于惯性关系,肠系膜不但不能复位,相反地,反而增加了旋转的程度,造成真正的肠扭转。按临床经验,肠扭转常在饱餐之后从事剧烈劳动或运动的情况下发生,可以说明肠扭转发生的全部机制。至于肠扭转后是否发生梗阻,还需决定于受累肠曲的长度。一般扭转肠袢的旋转度,是其系膜旋转度的两倍。如肠袢短小,扭转后管腔极易闭锁,如肠袢较长,则轴心虽已旋转,而肠袢的旋转仍不明显,亦不发生梗阻症状。有时肠袢要旋转几周才能产生肠梗阻的现象。

扭转的方向,不论是小肠或盲肠,一般是顺时针向,但也有逆时针向扭转的。乙状结肠则以逆时针方向扭转较为多见. 扭转的程度,一般是在 180°~360°之间,但盲肠和小肠的扭转有时可达 540°~720°。扭转至一定程度(超过 180°)时,不仅肠腔必然发生狭窄和梗阻,且肠系膜亦随之发生旋转,肠管还可以因系膜血管的受压而发生绞窄,但肠壁是否发生坏死则不仅决定于扭转度数的多少,还需视扭转的松紧程度而定,与肠腔内的压力大小也有直接关系。

肠袢已有扭转以后,其内容物的性质常视扭转的程度而有所不同。如为慢性扭转引起的不完全梗阻,则肠袢内积气和积液常同时存在。如扭转为急性完全性,则因其梗阻是属闭袢性,咽入上段肠管内的气体被阻断后而进入不了梗阻的肠腔,故梗阻的肠袢内积液较积气为多,该段肠管将有高度扩张,远较梗阻部位以上的肠管为大。此种肠腔的过度膨胀,可以造成肠壁的张力性损害,再加肠系膜血管本身已发生血运障碍,结果可造成肠袢出血、肠壁坏死、腹腔漏液,甚至穿孔性腹膜炎等一系列的不良后果。根据力学中的 Laplace 定律(张力 = 压力 × 直径 × π),肠壁上的张力与该肠管的直径成正比,由于盲肠的直径较乙状结肠之直径为大,故盲肠一旦发生扭转时肠壁最易坏死和破裂。

【预后】 肠扭转是一种严重的机械性肠梗阻,因病变的性质有发生绞窄并形成闭袢性梗阻之势,肠壁易致坏死,其他并发症也较多,故其预后亦较严重。

05

我国的肠扭转病例多数是小肠扭转,且受累的肠袢一般较长,故情况亦颇严重。早期诊断和及时手术则是降低肠扭转死亡率的关键所在。

【不同类型的肠扭转】

1. 小肠扭转 小肠扭转可发生在任何年龄,在儿童多为肠道的先天性畸形所致,因肠系膜与后腹壁固定不全,常为全部小肠扭转,在青壮年则多在某种病理变化以后继发,如手术、局限性腹膜炎、或结核性肠系膜淋巴结炎等病变后发生的粘连,可以引起肠系膜的狭窄或明显扭曲,一旦再因蠕动加剧或剧烈劳动而致肠袢位置有异常改变,肠扭转的情况随时可以发生。小肠的扭转多数是顺时针方向扭转。

(1) 诊断:小肠的扭转在临床上主要表现为一种急性机械性梗阻。腹绞痛很剧烈,多位于脐周围或小腹部,为持续性而有阵发加剧;由于肠系膜的牵拉,腰背部也可能感到疼痛。如扭转累及全部小肠,则呕吐可能很剧烈而腹胀反而不显著;如扭转仅累及一个肠袢,则该肠袢可有高度膨胀且局限于一处,有时隔着腹壁也可扪及稍有压痛的肿块。叩诊呈鼓音,但有时可叩得移动性浊音。腹膜刺激征时常存在。至晚期并常出现休克状态。

作 X 线检查时,如为空、回肠交界处以下的小肠全部扭转,则膨胀仅见于胃和十二指肠,而小肠积气不多。如为部分扭转,则并无典型的 X 线征,有时需用钡剂来确定诊断,钡剂停留之处即是扭转所在。CT 检查可发现扭转的肠系膜。

对婴儿患者需与先天性肠道闭锁相鉴别,对成人则需与肠系膜血管栓塞、腹内疝及急性阑尾炎穿孔性腹膜炎、急性胰腺炎等相鉴别。通常先天性肠道闭锁几乎一出生即开始有呕吐,而扭转往往在出生后几星期才出现,前者无腹膜刺激征,而后者常有腹壁压痛。急性胰腺炎和阑尾穿孔等常伴有白细胞明显增高、而无肠蠕动亢进症状,但肠扭转则与此相反。至于肠扭转、肠系膜血管栓塞与腹内疝等因在病理上同为绞窄性肠梗阻,临床上均有腹绞痛、腹壁压痛和腹肌强直等症状,故鉴别诊断较为困难,但这些病变均应行紧急的手术治疗,故术前的病因诊断亦非必要。

(2) 治疗:一经诊断为肠扭转或其他的绞窄性梗阻,应立即进行紧急的手术治疗。切开腹膜以后,可将膨胀而发绀的肠袢完全提出腹腔外,并用温盐水纱布垫小心包好,然后仔细检查其肠系膜。待查明其扭转方向后,随即进行复位手术。注意在将胀大的肠袢完全提出腹壁外时,应防止对肠系膜作过度的牵拉,以免撕断系膜血管。腹腔内的渗液在早期多为淡黄色,晚期则有时呈血性,应予吸净。系膜根部或肠壁上有束带状的粘连和绞窄环者,应将粘连切断。系膜根部固定不佳者,应将系膜作扇形固定于后腹膜,以防止扭转复发,同时并作肠系膜根部之神经封闭以减少休克。然后将外置的肠袢逐段检查后顺序放回腹腔。如肠壁的生机已失,应将坏死的肠袢切除,并作端 - 端吻合。在多数情况下,对小肠广泛坏死的病例,宁愿行一期切除吻合术,较之肠外置法为妥善。但一期切除吻合在老年或幼儿的死亡率均甚高,病程愈久者预后亦愈劣。

05

需要强调指出:对肠扭转患者而且肠袢已经绞窄坏死者,原则上虽应行坏死肠袢的广泛切除和一期吻合,但并不是说对任何可疑的肠袢都要贸然予以切除。须知受累肠的袢长度愈长者,不仅术前情况大都不佳,且切除手术的创伤愈大,术后的生理紊乱愈严重,总的手术死亡率必然愈高。因此,对受累肠袢范围不大者可以积极地争取切除和一期吻合,但对范围广大的可疑肠袢却要谨慎处理。特别是对小肠扭转的病例,常见扭转是在肠系膜根部,受累范围几及全部小肠,此时在扭转复位后宁愿采取在手术台上长期观察的办法,必须确定肠曲是属毫无生机者乃可截除,如此当可避免许多不必要的截除,或使截除限于最小的范围。

在我国若干基层卫生单位中,有对早期的小肠扭转采用非手术复位法而获得成功的报道。据称在小肠扭转的早期(不超过 24 小时),肠袢无坏死症状者(无明显腹胀和压痛),如使患者在肘膝位下用手法按摩或颠簸腹部,可能使肠扭转得到复位。由于并发症多、延误治疗等故,此类方法早已废弃。

2. 乙状结肠扭转

(1) 病因与诊断:乙状结肠扭转常多见于乙状结肠冗长,有便秘的老年人。患者有腹部持续胀痛,逐渐隆起,患者有下腹坠痛感,但无排气排便,左腹部明显膨胀,可见肠型,叩诊呈鼓音,压痛及肌紧张均不明显。X 线片可见巨大双腔充气肠袢,且有液平面,这在乙状结肠较为常见,并且可反复发作,另有一些患者呈急性发作,腹部有剧痛、呕吐,腹壁有明显压痛和肌紧张,显示扭转重,肠管充血缺血明显,如不及时处理可发生肠坏死。

当已有乙状结肠扭转尚无腹膜炎症状时,可考虑应用钡灌肠以明确诊断,结肠出现阻塞,尖端呈“鸟嘴”或锥形,可明确为乙状结肠扭转。

(2) 治疗:乙状结肠扭转在早期可试行纤维结肠镜检查并复位,但必须细心处理以防引起穿孔。无法保守治疗的复位,再考虑手术,坏死乙状结肠予以切除,切除端应明确有良好的活力,可以作一期吻合也可作外置造口,然后行二期手术。无坏死的乙状结肠患者,多有乙状结肠冗长,便秘,复位后可择期行冗长部切除,以除后患。

3. 盲肠扭转 患者多为男性,与女性之比约为 3∶1,年龄大都在 20~40 岁。严格地说,盲肠扭转这一名词是不很恰当的,因为在盲肠扭转时,其附近的回肠和升结肠几乎无例外地同时也有扭转,而很少有单纯的盲肠扭转。但目前在习惯上仍沿用盲肠扭转这一名词,实际上是指盲肠连同末段回肠和升结肠之一并扭转。

盲肠之所以能发生扭转,是因在胚胎发育的第三阶段,盲肠的固定及其系膜之消失不全,致盲肠和升结肠的系膜过长而活动度过大,因此容易发生扭转。本病虽属罕见(约占全部肠梗阻的 1%,2002 年报道中占结肠扭转的 10%~40%),但其危险性则甚大。经过手术治疗的死亡率约在 50%~60% 之间,而未经手术者几乎 100% 死亡。

(1) 诊断:盲肠扭转虽有上述的基本病因,但扭转的真正开始,常有饮食过多、用力过度以及腹内粘连等作为诱因;也有认为手术时对盲肠部拨弄过多,或将腹腔内所垫的纱布抽出时用力过大,也可促成腹腔粘连甚或盲肠扭转。盲肠扭转的患者往往都有腹部手术病史,故也可以认为是手术后的一种并发症。

盲肠扭转的临床表现有急性、亚急性与慢性之别。急性扭转者常表现为下腹部突然绞痛、呕吐、便秘,继以明显的腹胀。亚急性和慢性病例则主要表现为右下腔的疼痛不适、压痛和程度不同的腹胀,可能有反复的发作,有时在右下腹并可扪得肿块。

X 线片检查时可见肠道有明显气胀,充气阴影有时可达左下腹,钡剂灌肠后常见钡剂被阻在横结肠的肝曲部位,诊断即可由此确定。

CT 提示存在旋转征,放射线检查可诊断出 90% 的盲肠扭转患者,但需与其他肠扭转及结肠梗阻相鉴别。

(2) 治疗:一经诊断是盲肠扭转,急性者固然应行紧急手术,即使是亚急性或慢性病例也要抓紧时机手术,因其随时有转为急性之可能。据统计,盲肠扭转后坏死的比例 23%~100% 不等。

腹腔通常可自右旁正中切口进入,如肠袢已有严重气胀,应先行肠袢的无菌穿刺减压,以免在进行下一步操作时肠管破裂。减压以后即可检查扭转的情况,并按扭转的相反方向使扭转复位。如肠壁并无坏死,可将盲肠缝固在侧腹壁上以防止扭转复发,随即缝闭腹腔,一般不需要引流。肠固定术是安全的方法,死亡率低,但有较高复发率的缺点。

如肠管的生机已失，则坏死部分必须切除。比较妥善的办法还是行 Mikulicz 的外置截除术，其所遗留的双筒瘘口可等到一般情况好转后再行吻合。如患者情况较佳、肠袢胀气亦不严重，可考虑行一期的右半结肠切除（包括回肠末段、盲肠、升结肠、及肝曲），继以回肠与横结肠的吻合。一期切除吻合的危险性虽较大，但术后护理比较简单。住院的日期可以缩短，患者的痛苦也较少，与 Mikulicz 外置切除术相比各有利弊，要根据患者的具体情况细加分析，方能作出正确的选择。

（五）腹内疝

凡腹内脏器自其原来的位置通过腹腔内一个正常或异常的孔道或裂隙而进入一个异常的腔隙中者，称为腹内疝。发生腹内疝时受累的脏器多数是肠管，并常发生某种梗阻现象，但总的说来，肠梗阻由于内疝引起者不多见。在我国的文献中，内疝大约仅占肠梗阻总数的 0.5%，国外的报道约占肠梗阻的 1%~2%。腹内疝发生的男女性别比是 3∶2，多发生在 40~50 多岁。

腹内疝大致可有膈疝、小网膜孔疝、腹膜隐窝疝（十二指肠旁疝、盲肠旁疝、乙状结肠窝疝）、肠系膜裂隙疝及其他。以下就部分类型分别叙述之：

1. 膈疝 腹内脏器经由膈肌上的先天性缺损或损伤性裂口而脱位至胸腔者，称为膈疝。

【病因和分类】 膈疝之所以形成，主要是由于两种原因：①横膈的先天性发育不全，致膈肌上出现缺损或弱点；②有时则因外伤、炎症等病变造成横膈的裂口或缺损，然后腹内脏器遂可脱出至胸腔内。当然，脏器之所以脱出，还需有较高的腹内压促成之。因此，如腹部的打击、过度的负重、剧烈的运动、乃至超量的饮食等均可为膈疝的诱因。

膈疝的病因既异、类型亦多。根据胚胎发生、病因、病理、膈肌缺损的位置等，膈疝可以有不同的分类法，但临床上最常用的分类法还是以结合病因的分类最为恰当，一般可分为两大类：

（1）非损伤性膈疝：这类膈疝主要是先天性的，多是由膈肌的先天性缺损所引起。膈肌在解剖上是由三部分肌肉组织（胸骨部分、肋骨部分和腰椎部分）汇合于中心腱而构成。因膈肌的形成十分复杂，在发育过程中如出现某种障碍，即可在膈肌上留下各种不同的缺损或弱点，为以后发生膈疝的根本原因，常见的有下列几种（图 5-43）：

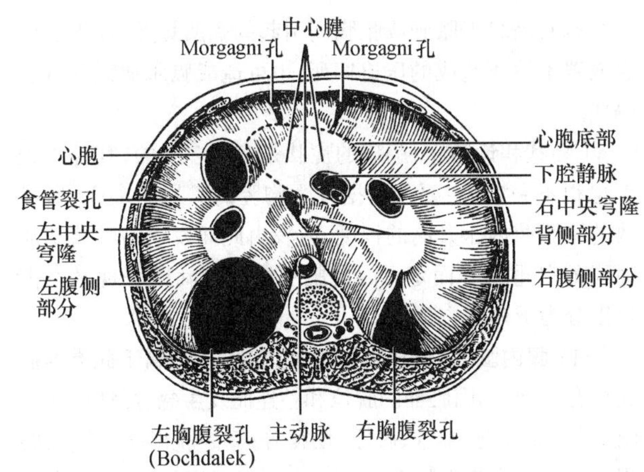

图 5-43 横膈的胸内面观，示新生儿横膈的组成部分及几个部分的融合。各个先天性的裂隙和缺陷部分均为膈疝可能发生之处

1）食管裂孔疝：此种膈疝最为常见，约占 70%。多数患者（2/3）是女性，多在中年或老年开始。食管裂孔周围的组织原比正常疏松，随着年龄的增长，膈肌组织的弹性更加减退，胃贲门部或胃底部遂有可能由此进入胸腔而形成食管裂孔疝或食管旁疝，临床上又可分为三种类型：①滑动性食管裂孔疝：因食管裂孔较松弛，腹内压较高，遂使胃贲门部被推入后纵隔中，以后食管本身也可以有继发性的短缩。这种食管裂孔疝最多见。②食管旁疝：食管贲门的位置正常，但部分胃底在食管旁侧自食管裂孔中脱出至左胸内，有时也可能向右侧脱出。病变严重者几乎大部分的胃底和胃体可脱出至胸腔内，因而胃的形态几乎是倒挂的。③先天性短食管：食管较短，胃贲门部呈圆锥状，而横膈的食管裂孔是在食管贲门交界处以下数厘米处。此种畸形可能因在胚胎发育过程中，前肠未能随着横膈的下降而相应地增长的结果。

2）胸腹裂孔疝：本病是初生儿的疾患，为膈肌发育不全、致横膈之后外侧部分有缺损的结果。横膈在胚胎发育中是由横中膈、背肠系膜及胸腹膜三部分组成，如该三部分组织未能正常融合，即将有裂孔出现，称为 Bochdalek 胸腹裂孔疝。此裂孔如果存在，一般多较大，因此胃、左结肠、脾、小肠等均可进入胸腔，其后果非常严重，大都不能治疗。

3）胸骨旁疝：裂孔在胸骨旁或胸骨后，称 Morgagni 孔，原为内乳血管及淋巴管等通过之处；如裂孔较大，亦可成疝，一般以女性较多，但亦罕见。

4）穿过膈肌圆顶部的疝。

5）膈肌完全缺失。

6）横膈膨出：膈肌的一部或全部肌纤维发育不全，致形成一层薄膜样组织而抬顶得很高，腹内脏器因此可以突入胸腔，引起心、肺压迫症状及胃肠道的功能障碍。X 线检查可见当膈肌收缩时，其膨出部分开始上升，但最后仍下降，此与肠神经麻痹后所引起的膈肌反常运动不同，但有时与膈肌圆顶疝不易鉴别。

（2）损伤性膈疝：胸部或上腹部的闭合性损伤，或者是刺伤和枪弹等穿透伤，均有可能造成横膈的撕裂或穿孔，因而形成损伤性的膈疝。

上述的横膈损伤多数位于左侧横膈之中央腱部，有时并可向食管裂孔裂开。受伤初期或因患者的一般伤势甚为严重，致未能注意到横膈的损伤，或因胸部同时有出血和渗血现象，致在体检或 X 线检查时未能发现，其结果往往使得膈疝的临床症状，在受伤后一个长时期后才继发出现，主要是肠梗阻、肠绞窄和胃溃疡的症状。

05

有时因膈下脓肿或脓胸而引起的膈肌坏死，加上引流管放置不慎所造成的压迫坏死，也可造成膈肌缺损而继发膈疝。

【症状和诊断】 膈疝的症状是多种多样的，其轻重程度也很不一致，主要是依据进入胸腔的脏器的多少、所导致的胸膜腔内压升高的程度，以及由此而发生的脏器功能障碍的严重性等而定。因此膈疝患者的临床表现基本上可以分为下列三方面：

(1) 腹内脏器因脱位而发生的功能障碍：属于此类的症状可有几种：①因脏器的脱位和粘连而发生急、慢性的肠梗阻症状，如腹痛、呕吐、腹胀、便秘等；②因脱出而被嵌顿的胃肠道黏膜发生腐蚀和溃疡而有不同程度的呕血、便血现象；③因胃酸的反流刺激引起食管的黏膜炎或消化性溃疡，而致有胸骨后或心窝部的疼痛。肠道部分梗阻时也可以引起心窝部疼痛。偶尔膈疝还可以并发胃扭转，则梗阻绞窄的症状将更加剧烈。

(2) 胸内脏器受压后引起的生理变化：如脱出至胸内的脏器数量不多，可以不致引起胸内的严重压迫症状。但在某些先天性和损伤性膈疝，大量腹内脏器可能进入胸腔，将会压迫心、肺，并使纵隔移位，因而引起呼吸、循环功能障碍，表现为呼吸困难，面色发绀，心率加速及循环衰竭等症状。

(3) 腹内脏器脱出至胸腔所引起的体征：大多数的膈疝是发生在左侧，脱出至胸腔内的器官一般是胃和结肠，有时则小肠和脾脏也可进入胸内，故体检时常可发现左胸呼吸音减弱，叩诊呈鼓音，听诊时在胸部听到肠鸣音，腹部则非常柔软、平坦。有时心脏和纵隔向右移位的情况十分显著。

膈疝除根据上述的症状和体征可以作出合理诊断外，在胸内如能听到有肠鸣音时更具有诊断价值。X线腹部平片如显示横膈以上有气体存在，钡剂灌肠后如发现结肠是在横膈以上，也有决定诊断之意义。少数病例于人工气腹后再作X线检查，更能有助于诊断的确立。

【治疗】 膈疝的治疗原则应为腹内脏器的复位和膈肌缺损的修补。但如为外伤性膈疝而有肠梗阻症状者，一般不应直接处理胸腔内的绞窄肠袢，而首先应解除其梗阻原因。这是因为膈疝的颈部为有伸缩性的肌肉组织，不像绞窄性外疝的囊颈部分毫无扩张余地，故膈疝发生绞窄坏死的机会较少，因而处理时可先用十二指肠导管减压、或作盲肠造瘘，然后在二期手术时再将肠袢复位，并修补缺损。但如患者情况一般良好，也可行一期的手术复位和横膈的缺损修补，这是一种比较直接的疗法。具体的手术方法应按照患者的个别情况而定。一般婴儿的先天性膈疝最好在出生后48小时内即进行手术，否则将因呼吸循环的障碍而造成很高的死亡率；损伤性膈疝最好在损伤所引起的急性症状消失后施行，而已有绞窄的膈疝应迅速准备条件，尽早施行手术。

手术的切口应根据具体情况决定，但充分暴露是修补膈疝的成功要诀。不少作者认为腹部切口于术后并发症少，又能供同时处理腹内其他病变之用，虽暴露较差，仍适用于食管裂孔疝及先天性膈疝。胸部切口则暴露良好，适用于损伤性膈疝的修补。原则上对食管裂孔疝的修补一般采用腹部正中切口，修补损伤性膈疝则多采用胸腹联合切口，暴露最为良好。

手术时应先将胸内脏器复位，然后将横膈的缺损边缘用丝线作间断的缝合修补。如果缺损过大无法直接缝合时，可用周围组织如肾周围筋膜盖在修补后所剩余的裂孔之上，或者即将胃底部缝在裂孔上，直接利用胃壁填补膈肌之缺损。

手术后应注意尽量清除胸内的积气和积液，以促进纵隔复位和肺的再张，从而保证呼吸和循环功能的及早恢复。同时还应施行胃肠减压，以防止因腹胀而影响膈肌愈合。

2. 网膜孔疝　游离的小肠和部分结肠有时可能通过网膜孔（Winslow孔）进入小腹膜腔内，是称网膜孔疝。本病较罕见，男性多见，各个年龄段均可发病。

【病理】 小肠系膜过长是网膜孔疝发生的根本原因。嵌顿在小腹膜腔内的肠袢，长短有时差别很大，有时全部小肠及大部分结肠（如阑尾、盲肠、升结肠、横结肠等）均可进入网膜孔内，有时则仅累及一小段肠袢。但因疝囊口前壁肝胃韧带内有胆总管、门静脉和肝动脉，其后壁又为下腔静脉和脊柱，这些结构很容易压迫肠袢，故多数病例可产生绞窄现象。

肠袢也可以从胃结肠韧带上的裂孔进入小腹膜腔。少数病例肝胃韧带有裂开者，肠袢也可以由此进入。

【诊断】 本病有肠梗阻症状，发展大都比较缓慢。一般自症状开始到有明显体征，以至进行手术，中间大都要经过一个很长的时间。有些病例疼痛虽剧，但极少呕吐，因小肠既被疝囊所压迫，故胃和十二指肠的内容物一经吐出，肠内容物即不再能逆流而发生呕吐。但网膜孔疝一旦发生绞窄，则失血量可能很多，有时可迅速导致休克死亡。

网膜孔疝在手术前是可以作出诊断的，钡剂检查如发现胃附近有充盈气体的圆形阴影，应想到有此病可能。早期诊断是处理这种严重病变的主要关键，然后方可进行及时的手术治疗。

手术时如发现腹腔内缺少肠曲，而右上腹则有囊性的肿块，即可诊断为此病。少数病例用手法牵拉嵌入的肠袢，即可使之复位；而在另一些病例，则需先经肝胃韧带对嵌顿肠袢做穿刺减压后，始可将肠袢从网膜孔还纳到腹腔内。偶尔也可以先将网膜孔予以扩张，使绞窄肠袢松解，然后才能复位。先在十二指肠上缠绕的肝胃韧带上作一横形切口，将肝动脉和门静脉向左牵开，将胆总管向前牵开，十二指肠后的组织即可开始松弛，网膜孔就可获得扩大，而有利于进行复位。如肠曲已经坏死者，应做切除手术。切除的肠袢可以从肝胃韧带左侧移出体外。

3. 腹膜隐窝疝　正常的后腹膜本来有若干隐窝，但一般都很浅小，不致引起何种病理现象。但如隐窝较深，则小肠即可进入形成内疝，且形成的趋势一经开始，疝可以逐渐增大,以致大部分小肠都可以进入疝内,即被包裹在一层后腹膜囊中。腹膜隐窝疝虽属罕见,但发生的部位却可以有下列三种(图 5-44):

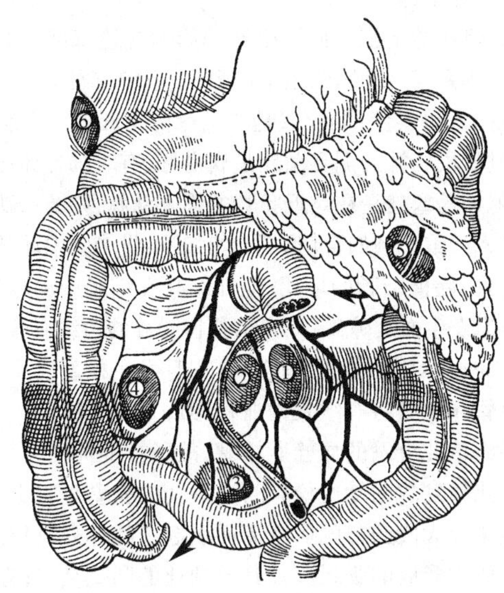

图 5-44　可能发生腹内疝的部位

1. 左侧十二指肠旁疝,可进至降结肠后方;2. 右侧十二指肠旁疝,可进至肠系膜后甚至升结肠后;3. 肠系膜裂孔疝,最多发生在末段回肠的系膜中;4. 升结肠系膜后疝;5. 大网膜的裂孔疝;6. 网膜孔(Winslow)疝进入小腹膜腔内

(1) 十二指肠旁疝:据报道,后腹膜的隐窝能形成各种内疝者有 13 处之多,其中 9 处是在十二指肠空肠附近,而另 4 处是在盲肠附近。十二指肠旁疝是因胚胎发育过程中,肠系膜与后腹壁的融合有部分不全,在十二指肠空肠交界处的下方形成隐窝,致小肠可能进入而发生内疝。根据解剖特点,此处的疝又有左侧与右侧之分,而以左侧疝更为多见。

左侧十二指肠旁疝,其隐窝的开口向右,而疝囊是向左伸展在降结肠及其系膜的后方,这个隐窝又称 Landzert 隐窝,隐窝入口的前壁或下缘为肠系膜下动脉和静脉经过之处,因此如内疝发生绞窄而需要将疝囊颈切开时,必须注意避免切开切口之前、下缘,以免伤及肠系膜下动脉而引起结肠坏死。

右侧十二指肠旁疝,其隐窝的开口向左,而疝囊是向右伸展在肠系膜和升结肠的后面、有时并可伸展到横结肠的后方。这个隐窝又称 Waldeyer 隐窝,右侧十二指肠旁疝即是肠袢嵌入该隐窝内形成。隐窝入口处的前壁为肠系膜上动脉经过之处,手术时也要同样注意,以免在企图扩张疝囊口使疝内容物复位时伤及血管。

十二指肠旁疝患者,有时可以完全没有症状,仅在手术时偶然发现,或在尸体解剖时才证实它的存在。一旦发生症状即表现为急性、慢性、或反复发作的完全或不完全的肠梗阻现象。多数有腹痛和恶心呕吐。如一旦发生绞窄,则便血的症状也可出现,有时并有白细胞增多。X 线钡餐检查可能对诊断有帮助,主要表现为一团小肠聚集在异常部位,肠袢不易分离,与装在口袋内相似.而整个的边缘呈圆形;胃和结肠有移位,下腹部和盆腔内的小肠甚少,而末段回肠则仍在疝囊以外。

治疗应以手术复位为原则,并需闭合疝囊口以免复发。手术时最重要的是注意避免疝囊口重要血管的损伤,如不幸伤及肠系膜上动脉或下动脉,则将引起严重后果。平时在手术时(特别是在胃切除后行 Billroth Ⅱ式吻合时)如遇有十二指肠旁隐窝存在,应加以手术修补,以预防内疝发生。疝囊的囊壁不需要切除,单纯将囊口缝闭,虽有可能以后形成囊肿,但根据以往经验,并未发现有何不良后果。

(2) 盲肠旁疝:回盲部有三个隐窝:①回结肠窝在升结肠内侧、回肠上方;②回盲肠窝在阑尾内侧、回肠的下后方;③盲肠后窝。解剖上这些窝都是在回肠动脉分支时,腹膜发生褶皱形成的。临床上仅前两个窝内可以发生肠嵌顿。确实的诊断只有手术时方能证实。治疗是手术复位,并闭合疝囊口。

(3) 乙状结肠窝疝:正常人约 65%~70% 有乙状结肠窝的存在,经常出现在儿童期,但至成年后即渐消失。此窝是在乙状结肠系膜的左侧,其入口呈圆形,而窝呈漏斗形,以向下、向左的方向延伸。囊前壁为乙状结肠系膜,内含供养乙状结肠的血管,囊后壁即为后腹膜,下即为左髂总动脉、静脉及输尿管。乙状结肠窝疝极为罕见,其诊断多需待手术时方能确定,而治疗亦为单纯复位和囊口修补。

4. 肠系膜裂孔疝及其他　小肠系膜上有时可有先天性的缺损或裂孔,因而另一个小肠袢可穿过此裂孔而发生箍闭现象,是称为肠系膜裂孔疝。系膜缺损也可以发生于横结肠系膜或胃结肠系膜,因而发生相似的内疝。严格说来,这些情况均不能称疝,因为它们都不具有疝囊。小肠穿过此种裂隙以后容易发生绞窄,临床表现为急性机械性肠梗阻,与粘连带所致的梗阻极为相似;诊断只在手术时方能证实,治疗为手术复位,并缝闭系膜裂孔。

和肠系膜裂孔疝相似的情况临床上还有多种。这些内疝都是继手术后形成的,手术时如能注意及此就可预防其发生。

(1) 胃切除术(Billroth Ⅱ式吻合)或胃肠吻合术后,特别是结肠前吻合,如输入肠袢较长者,可能发生此并发症。

(2) 直肠腹会阴联合切除后,或其他情况下的结肠造瘘,若不注意将造瘘肠袢固定在侧腹壁上,小肠即可钻入造瘘口的旁侧,引起内疝。

(3) 直肠根治切除后盆腔底的腹膜缝合不严密而形成空隙,小肠也可能进入此空隙发生绞窄。

(4) 子宫脱垂行悬吊术后,如阔韧带发生撕裂,肠袢也可能嵌入此阔韧带缺陷内。

(5) 胆总管经 T 形管引流后,或胃、肠道用导管造瘘后,如导管的位置放得不妥当,肠袢也有可能钻入这些引流管周围发生梗阻。

(六) 肠系膜血管阻塞

肠系膜血管由于不同原因发生阻塞后,肠壁的活动功能或蠕动能力将受到障碍,不久肠壁组织还将缺血坏死,其表现与一种绞窄性梗阻颇相似。但这种情况与一般的绞窄性肠梗阻有所不同,其肠腔和血管都没有受到外力的机械性压迫,因此机械性梗阻的症状不太突出,而血运的障碍却更为直接,肠壁的坏死将更为广泛而迅速,故其预后较之一般的绞窄性肠梗阻更为严重。

【发病率】 肠系膜血管阻塞在临床上较之肠扭转尤为罕见,其发病率仅占肠梗阻总数的0.23%~0.7%。本病甚少发生在儿童期,最易罹患者为30~70岁的成人,发病率最高是在50岁左右。男性多于女性。

【病因和病理】 肠系膜血管阻塞时,受累者可能是动脉、静脉、或动静脉同时受阻;阻塞的原因是血栓形成、栓塞、或由外伤所致;受累的血管是肠系膜上血管及其分支,或为肠系膜下血管。一般而言,动脉阻塞的发生率较静脉阻塞为高,动脉阻塞的原因以栓塞的机会为多,而静脉阻塞则几乎全部由于血栓形成。肠系膜上血管及其分支的阻塞,远较肠系膜下血管阻塞的机会为多。

受累血管究竟是动脉或静脉,特别是动脉的阻塞究竟是由于血栓形成或栓塞,其发生率以何者为高,有时颇难断言。一般认为,静脉的栓塞几乎都由于血栓形成,而动脉的阻塞则大部分是由于栓塞,小部分是因血栓引起。静脉血栓形成的机会亦比动脉栓塞的发生率高。静脉的阻塞几乎完全是由于血栓形成,此种血栓常继发于:①肝硬化或肝外压迫所引起的门静脉阻塞或血液淤滞;②门静脉系统所支配的内脏感染,如阑尾炎、溃疡性结肠炎、绞窄性疝、痔疮等;③外伤引起的肠系膜血肿、或脾切除等手术引起的静脉损伤;④有时肠系膜静脉之血栓形成不能查出其发病诱因,故可称之为原发性的肠系膜静脉血栓。

05

动脉阻塞则多数是栓塞的结果,栓子的来源由于:①心内膜炎患者其左心瓣膜上赘生物的脱落,或心房纤维性颤动患者左心房中先有血栓形成,均可引起肠系膜动脉的栓塞;②肺脓肿或脓毒症患者带菌的栓子可通过肺而进入血液循环;③动脉硬化、动脉粥样变等患者的动脉栓塞脱落;④在手术中可来自内脏或腹壁的血管。但肠系膜动脉也可有血栓形成,这大都是在动脉本身已有病变的基础上发生,如动脉硬化、动脉粥样变、动脉瘤、或血栓闭塞性脉管炎等,不过此等病例在我国似极为罕见。又如动脉因其近端有栓子脱落而被栓塞时,常在栓塞的远端血管中有继发性血栓形成,致使末梢血管的侧支循环不能建立,影响极大,而在病理上有时很难区别是栓塞或血栓形成的结果。

由于肠系膜上动脉自主动脉分出较早,且与主动脉直接相连通,故肠系膜上动脉栓塞的机会较下动脉为多。

至于肠系膜血管阻塞后的后果和变化,则将决定于阻塞的性质、部位、范围、及发生过程的快慢等具体条件。兹分论如下:

1. 阻塞的部位 肠系膜上动脉及其分支阻塞的机会不但远比肠系膜下动脉多(9∶1),且肠系膜上动脉或其分支阻塞后的结果亦更为严重,多数病例的肠袢将因血运障碍而发生坏疽;而在肠系膜下动脉,因其各个分支与体循环动脉间的侧支循环均十分丰富,即使下动脉发生栓塞,肠袢亦不一定发生坏死。因此临床上左侧结肠因动脉阻塞而致坏死者较为罕见。

2. 阻塞的范围 血管阻塞的影响视栓塞部位的高低而异:如肠系膜上动脉的主干被阻,则小肠与右半结肠的缺血坏死殆不可避免;如栓塞是在动脉的下段或一个肠袢的分支、且该段肠袢的侧支循环是属良好,有时肠袢坏死可以避免;但如栓塞处是在靠近肠管的终末动脉,则肠壁缺血的情况又将严重。例如胃切除手术时若误将结肠中动脉结扎切断,将引起横结肠的坏死;但如结扎在结肠中动脉根部,并不一定发生血运障碍;只有结扎在肠袢的边缘血管时,肠壁方始缺血坏死。惟肠系膜血管一旦发生栓塞以后,其远端的血管床中必将有继发性血栓形成,结果肠袢的终末血管弧终将被此继发的血栓所堵塞,故肠袢的坏死亦是迟早之事。此继发的动脉血栓有时比最初的栓塞危害更大,因其可能累及大段肠袢的血管床而引起广泛坏死;只有及时将已有血栓形成的肠系膜及其已梗死的肠壁截去,方可有效地防止栓塞的继续发展。

3. 阻塞的性质 肠系膜血管闭塞后可能引起两种变化,即缺血性坏死和出血性梗死。就肠袢的血运障碍而言,动脉栓塞的结果自然比静脉血栓形成更为严重,因后者的演变较慢,有时间形成侧支循环。除非动脉原先已因病变发生狭窄,否则缺血性坏死是属罕见。而不论肠系膜血管被阻塞者是动脉或静脉,其结果大都造成肠壁的出血性梗死。肠壁通常多显得水肿、充血,肠壁间、肠腔中和腹腔内部有大量血性渗液,蠕动消失,肠袢膨胀,其系膜也变得肥厚而有溢血。透过浆膜可见静脉因血栓形成变得黑而粗大,最后肠壁也将变黑而完全坏死,其浆膜也逐渐失去应有的光泽。

4. 阻塞的速度 静脉阻塞因血栓形成的过程较慢,肠壁坏死的危险较小,已如前述。如肠系膜动脉的阻塞是因血栓所致而过程缓慢者,即使位置较高,肠袢也不一定发生坏死,因侧支循环可以渐次建立,以代偿其功能。即使是大动脉的主干,只要阻塞是慢性的,远端的组织也不一定坏死。

总之,肠系膜血管阻塞后的影响是多方面的,但一般而论,其结果常可引起肠袢的出血性梗死,特别是肠系膜上血管的阻塞,后果尤为严重。

【症状和诊断】 由于肠系膜血管阻塞的性质、部位、范围和发生的缓急各有不同,所以患者的临床表现也颇不一致。一般而论,发展的过程愈快,病变的范围愈广,病征也愈严重。动脉栓塞的症状较静脉血栓形成者为重,前者起病急骤、症状剧烈,而后者起病缓慢,其发展也较慢。因此临床上肠系膜血管阻塞可分两种类型,即急性和亚急性或慢性。急性的一般诊断较易,而慢性的却往往被误诊,因而造成严重后果。

多数病例起病急骤,有剧烈的腹痛、呕吐、腹泻、腹胀及休克等表现。腹痛在发病初期颇为剧烈，常为持续性而有阵发加剧，似与轻微的体征不相称，至病程后期始略趋缓和。呕吐物和粪便中有时含血液，呕吐物常为一种不含血块的暗红色混浊液体，而粪便则多呈黑色。腹泻常是一个主要症状，但偶尔也可有明显的便秘。休克常在早期出现，是失血的结果，故脉搏常细速而不规则，体温则正常或略低，但有时在病程的早期即有发热。

发病初期可无明显体征，腹部平坦，柔软，肠鸣音存在，至肠袢已有坏死时，腹部可逐渐膨隆，但程度一般不太严重，而范围则比较广泛，仅至病程的晚期，腹胀乃趋显著。腹壁压痛、腹肌强直等腹膜刺激征在肠袢已坏死后可能出现，但程度轻重不一。约5%~10%的病例可在脐部、下腹部、或左髂部等处摸到梗阻肠袢所形成的肿块。肠鸣音一般减弱，有时可完全消失。血象往往有白细胞增多及血液浓缩表现。

X线片上可见小肠和结肠均有扩大胀气的现象。

目前，动态提高对比度的CT检查，能提高诊断的敏感度到64%，特异度到92%，多薄层技术引入到CT血管造影检查，更进一步提高了CT对肠系膜血管栓塞的诊断率。

对没有作剖腹探查术临床指征的患者，作肠系膜血管造影术，以排除血管栓塞。其他，如多普勒超声、MRI、放射核素检查技术的阳性率不高。

少数亚急性或慢性肠系膜血管阻塞病例的发病过程比较缓和，一般要经过一星期左右方逐渐显示病变的严重性。这些发展较慢的病例，早期仅有不全阻塞，往往仅表现有轻度的机械性肠梗阻的症状，略有不明显的腹痛和轻度腹胀，至后期肠壁方有坏死，可能出现某种程度的虚脱现象。此种不典型的慢性肠系膜血管阻塞，其发病率几与急性型者大约相等。

术前的肯定诊断一般认为是比较困难的。对于急性病例，因为肠系膜血管阻塞既是一种绞窄性病变，受累的器官又是肠道，患者还很可能有某种可以发生栓塞或形成血栓的其他病变同时存在，在这种情况下应充分考虑到此种可能性。当出现症状时，24小时内诊断明确，生存率约50%，如果诊断延误，生存率将降至30%以下。要能认识到腹内有某种严重的急性病变存在，以便立即进行手术探查。在这个意义上，则诊断更不应有所延误。

一般而言，凡中年以上的患者，突然发生急性腹痛、但并非典型的肠绞痛，随即有血性呕吐或大便，且有面色苍白、体温稍低、脉搏细速、血压下降等休克现象，体检时发现腹部稍有膨胀，肠鸣音减低或消失，有腹壁的普遍压痛及肌紧张，且腹腔穿刺有血性渗液者，应即疑有肠系膜血管阻塞的可能。如患者有心内膜炎、心房纤维颤动、糖尿病坏疽、肝硬化、血液病、或急性阑尾炎等发生栓塞或形成血栓可能的病变者，诊断更可确定。

鉴别诊断方面则应排除下列情况：

1. 一般急腹症 如急性胰腺炎、溃疡穿孔性腹膜炎和脓性阑尾炎等。此外还需考虑急性缺血性肠炎，即一般所谓的急性出血或坏死性肠炎，虽然两者在本身上并无明显区别。但肠系膜血管阻塞主要累及肠系膜上动静脉，缺血性肠炎主要累及肠系膜下动脉。

2. 某些绞窄性病变 如肠扭转、肠套叠、卵巢囊肿扭转和异位妊娠等。

【治疗】 早期施行手术以切除所有受累坏死的肠袢及其有关的系膜，是唯一可以挽救生命的方法，但文献中也有报道，剖腹后因见全部小肠色泽发绀故未做手术切除，而患者竟能自愈的病例，甚至主张有意识地行内科疗法而获得成功的。

1. 外科治疗 根据肠系膜血管栓塞的时间、病变的程度以及其他具体条件，手术时可作各种不同的处理：

(1) 肠袢切除术：如肠袢因肠系膜血管栓塞而已有坏死，则无疑肠切除是唯一合理的办法。即使肠袢是否已经失去活力尚有疑问，只要受累的肠袢并不太长，估计切除后能顺利恢复者，亦以一期切除吻合为妥。决定肠系膜血管是否已有栓塞或肠袢是否已经坏死的最可靠指标，是直接观察肠壁上的末梢血管或肠系膜血管的末梢直血管是否尚有搏动，而单纯观察肠袢的色泽和蠕动是否正常有时并不可靠，因系膜血管栓塞后不久，肠袢仍可能尚有正常的色泽和蠕动，忽视了消失的搏动，便可能作出错误的判断，造成严重的后果。

这类小肠切除术的死亡率一般都很高，一方面因受累的肠袢往往很长，切除手术本身的创伤很大，患者在术前往往已处于深度的休克中毒状态，对手术的耐受性也很差，另一方面大段小肠切除后影响到营养和水分的吸收，患者的代谢很难维持平衡。所以对于大段小肠的切除，始终存在切除的时机和范围问题。不少病例证明：术前大量输血和其他的抗休克治疗虽很重要，但其反应往往并不甚佳，只有在手术切除了坏死肠袢、并吸除了肠腔内外的血性渗液以后，患者的休克才能好转。故过于延长术前准备的时间，希望休克好转、血压回升以后再行手术的意图，往往是事与愿违，徒然延误手术时机，以致病情更加恶化的不切实际的想法。

至于切除的范围，已经肯定坏死的肠袢自然最好予以一期切除吻合，但如患者的一般情况过于恶劣，也可以考虑将坏死肠袢暂时外置(放在一个尼龙袋内，外用温盐水纱布加以保暖)，待情况好转后再予切除，最后再将切端吻合。最难的是可疑肠袢的处理问题，特别是肠系膜血管内的栓塞摘除后对可疑肠袢的处理问题。一般说来，如果受累的肠袢范围不大者宁愿即予切除，但受累肠袢较长者却绝不能贸然从事。对于不能立即决定应否切除大段肠袢的病例，宁愿采取在手术台上长期观察的办法，一般至多2~3小时便可根据肠系膜末梢血管的有无搏动，作出应否切除肠袢的决定，较关腹24小时后再开腹探查更为有利。

(2) 血栓摘除术：近年来由于血管外科的进步，对肠系膜血管的栓塞已有较多血栓摘除术获得成功的经验，文献中更已屡见不鲜。栓子摘除可使原来可能坏死的肠袢得以保全，有利于患者的顺利痊愈。

作肠系膜上动脉栓子摘除时，先需将横结肠及其系膜上翻，把小肠系膜下拉，在 Treitz 韧带的内侧找到肠系膜上动脉，伴行静脉是在动脉右侧。动脉内的栓子常呈硬索状，其远端的搏动多完全消失，一般不难辨认。将受累动脉及其分支剖出以后，先用血管夹暂时控制血流，继即纵向切开动脉摘除其中的栓子，随即可用 6-0 号无创缝线予以缝合。栓子摘除以后应即密切观察肠袢的情况，无疑已坏死者，应即做肠切除术，无疑尚存活者自不需要再作任何处理，惟术后应考虑作抗凝治疗。

(3) 栓塞动脉的切除移植或短路吻合术：偶尔，栓塞的肠系膜上动脉可以整段切除后作血管移植，或者用血管的短路吻合术来灌注栓塞远端的动脉支。方法有：①肠系膜上动脉主干之栓塞作回结肠动脉与腹主动脉的吻合；②回结肠动脉与右髂总动脉的吻合；③在腹主动脉与肠系膜上动脉间作桥式吻合；④脾切除后将脾动脉与肠系膜上动脉作吻合者。但此类手术规模较大，非对血管外科有经验者不宜轻于尝试。

为防止手术后继续形成血栓，术后可以考虑给予抗凝药物治疗。下列措施作为术后辅助疗法：

(1) 继续胃肠减压，直至患者能自动由肛门排气为止。

(2) 口服或自胃管内注入琥珀酰磺胺噻唑或金霉素（每次自胃管注入后应将胃管夹住 1 小时）。

(3) 手术时应在腹腔内注入青霉素或链霉素，术后则继续肌内注射，至体温正常为止。

(4) 手术完毕即给予肝素 50mg，直至能口服双香豆素为止。双香豆素的剂量应根据凝血酶原时间的测定值来决定，服药时间约需持续 10~24 天。

(5) 术后还应每 4 小时注射罂粟碱，约 1~2 天，以控制动脉的痉挛。

(6) 此外，当然还需作适量的输血及补液，以维持血压及水、电解质的平衡。

患者恢复后因大部分小肠已经切除，多数有腹泻、消瘦、营养不良及巨细胞性贫血等现象，尤需注意调节饮食，进行其他的内科治疗，以维持患者的一般健康状况。高蛋白、高碳水化合物及低脂肪食物，辅以钙剂及维生素 B 等口服，一般可以维持患者适当的营养。

2. 非手术治疗　迄今为止，文献中不乏报道在剖腹手术后因见全部小肠已经发绀，未作其他手术而患者竟获自愈的病例。一旦确定为肠系膜血管阻塞以后，即使手术切除，很可能血栓再度形成，而采取非手术疗法者只要能维持患者生命，能避免肠道膨胀，则梗死的肠壁大都能获得侧支循环的供给，而免致坏死。

大量输血（2000~3000ml）以补充失血和维持血压；每 6 小时静脉注射肝素 100~125mg 使血液充分肝素化；持续进行胃肠减压以避免腹胀现象；而休克恢复后可继续输液以维持水、电解质的平衡。

此种疗法显然只能适用于血管不全梗死及肠壁尚未坏死的病例。由于肠袢是否已经坏死在剖腹前是无法绝对确定的，故对任何病例采取保守疗法似非万全之策。手术探查后，如发现受累的肠袢并不太长者，手术切除亦较保守疗法更有把握。故姑息疗法仅适用于情况过于严重而不耐手术的病例，或病变范围过大、手术切除显然无济于事的病例，以及在手术切除以后作为一种辅助疗法。

【预后】 肠系膜血管阻塞的患者预后恶劣，死亡率甚高。一般死亡率均在 30%~50%。但争取早期手术，及时将栓子摘除或将受累肠袢及其有关系膜予以切除，同时注意加强抗休克的治疗及抗凝剂的应用，仍然可能挽救不少病例。

另一问题值得提出讨论，即肠系膜血管有栓塞或血栓形成而需切除时，切除大段小肠所带来的后遗短肠问题。由于肠管的伸缩性很大，正常的、坏死的和已经固定的肠管其长度的差异尤多，故实际上不可能很精确地计量出所切除与尚剩留的肠管的正确长度，且各人肠道的长度既不尽相同，患者对大段小肠切除后的反应亦颇难预料，故精确计量切除多少或剩留多少肠管在实际上恐无多大价值。一般而言，成人的小肠广泛切除后尚剩留 200cm 以上者可无害于健康，保留小肠在 100cm 以上者可以代偿，剩留不到 100cm 者即难以代偿而有危及生命之可能，必须采取措施给患者以严格的饮食监护、胃肠外营养支持，甚至全胃肠外营养(TPN)。由于短肠患者肠外营养或长期 TPN 价格昂贵，有时尚需做某种矫治手术使肠内容物通过缓慢以增加吸收。小儿对小肠切除的耐受性更差，广泛切除的安全范围约为 50%，但如能渡过手术的难关，则小儿的代偿能力一般比成人为强。

【附】 短肠综合征的手术疗法

因肠扭转、肠系膜血管栓塞以及严重的腹部损伤或恶性肿瘤等疾患而切除了大段小肠以后，若剩余的小肠不能维持机体的消化吸收功能，致患者发生严重的腹泻或脂肪泻，因而造成脱水、贫血（大细胞性）、体重减轻、维生素缺乏，出现明显的代谢障碍者，称为短肠综合征。如前所述，如小肠广泛切除后剩余的肠袢尚在 100cm 以上，且回盲瓣的功能尚保持完整者，只要通过支持疗法渡过一段时期，患者大多能发生代偿变化，逐渐恢复吸收功能，这包括小肠袢的代偿性扩张和延长，黏膜增生，运动变慢，从而增加吸收面积、延长排空时间，同时胃的消化作用也会加强，结肠也会增加吸收，从而可以代偿部分小肠的功能。但如小肠广泛切除后剩余肠段在 100cm 以下者，单靠内科治疗往往难见成效，而必须借助于某种矫治手术，才能延长保留肠袢的排空时间以增加吸收。而如末段回肠切除后作空肠横结肠吻合，以致回盲瓣处于失用状态者，术后之腹泻将更为严重，尤其有必要作某种矫治术以延长小肠的排空时间。不言而喻，凡末段回肠切除较多，术后有可能因排空加快而发生腹泻者，最好避免做小肠与横结肠的端 - 侧吻合，争取做上段小肠与末段回肠或盲肠的端 - 端吻合，务使回盲瓣能发挥其调节作用，以免肠内容物排空过速而影响吸收。如盲肠必须切除者，也以做末端回肠与升结肠之吻合为佳，可使升结肠有小肠化的机会。

小肠广泛切除后，如残留小肠袢不足 100cm 而有短肠综合征时，可考虑作下述矫治手术：

1. 肠管的倒置吻合 将剩余的末段小肠切断一小段，小心保存其血供，制成的带蒂肠管长约 5~10cm，一般长约 8cm，使之倒置后再作端 - 端吻合以恢复肠道的通路。注意倒置时必须保持肠管的良好血运。利用倒置肠管的逆蠕动，可延长排空时间，增加吸收机会（图 5-45，A）。

动物实验证明，小肠切除 80% 后只要将残留小肠的末段（长约 1~2 英寸）切断倒置，全部动物都能生存 2 年以上，即使切除 90% 小肠的动物经小段小肠的倒置吻合后，也有半数能存活 2 年以上。

2. 肠袢的圈形吻合 将残留的空肠端与其上段肠管作端 - 侧吻合，使形成一个肠袢圈，然后再将末段肠管的断端与空肠袢圈作吻合。这样可使肠内容物在肠袢内打转，延长其排空时间，增加其吸收机会（图 5-45，B）。

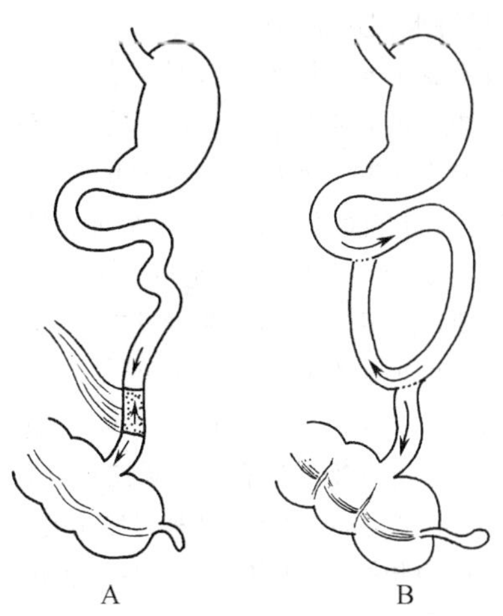

图 5-45 短肠综合征的手术疗法
A. 肠管倒置吻合；B. 肠袢圈形吻合

3. 肠管倒置和肠袢圈形吻合的联合应用 先将残留的回肠在距回盲部 5~10cm 处予以切断，将新切断的近切端倒置后与残留的空肠端（或十二指肠端）作端 - 端吻合，然后在吻合口以下约 5cm 处行回肠间的端 - 侧吻合使形成一个圈形的回肠袢，最后再将回肠之末端（即远切端）与肠袢圈作端 - 侧吻合。本法在动物实验中结果尚称满意，实验狗在切除了 85% 的小肠后仍能恢复术前体重，并有半固体大便，但并未见临床应用的报道。

4. “胃管”的倒置吻合 对于除十二指肠外小肠已全部切除的病例，无残留空肠或回肠可以倒置者，利用胃大弯的前后壁缝成“胃管”，然后以逆蠕动方式分别与十二指肠和结肠作吻合。“胃管”的反蠕动作用可使分泌的胃酸在进入结肠之前就已被碱性的胆汁、胰液和十二指肠液所中和，不致引起结肠溃疡。可能起到一定的效果。

5. 小肠移植 对于剩余小肠极短（成人小于 60cm，儿童小于 30cm），小肠移植将是一个理想的手术方法，当然不少病例是在使用 TPN 发生并发症时再考虑行小肠移植或肝肠联合移植，均属可行。美国 Pittsburgh 移植中心的报道，肠移植后 1 年的存活率 72%，2 年 53%，3 年 42%。患者做小肠移植后可不再持续用 TPN，成功病例能恢复到较佳的小肠功能。（见相关章节）

此上诸法中，小肠移植将是治疗短肠综合征最有发展潜力的手术方法，但目前小肠移植后的严重排斥反应尚未得到理想解决，需要临床医生和科研人员不断努力。而肠管倒置吻合术较为简便，而效果亦已为临床所证实，小肠广泛切除后如其残留肠管在 100cm 以下，且已发生严重的短肠综合征者，争取作此矫治术可以延缓排空并增加吸收，有利于患者之痊复，应该承认迄今尚有一定的应用空间。惟鉴于大段小肠切除后其功能恢复的情况是因人而异，难于预知，因此末段肠管的倒置吻合术只能试用于严重的短肠综合征发生以后，而不宜在第一次切除术时就作预防性的带蒂小肠倒置吻合术。

（七）麻痹性肠梗阻

凡肠管因其交感神经之过度兴奋而出现蠕动抑制，致肠内容物不能有效运行而形成梗阻现象者，称为麻痹性肠梗阻。

【病因】 肠麻痹可以在多种情况下产生，常见的诱发因素有下列几种：

1. 继发于任何腹部手术以后，患者在手术后常有胀气而不易自动排出，等到肠壁开始恢复蠕动但尚未具有正常节律时，患者往往有“气块”在腹内往返窜走，因而感到腹痛。一般应待术后 2~3 天，始能恢复蠕动的正常节律，于是气液体乃能排出体外，腹痛亦随之消失。

2. 继各种类型的腹膜炎以后，特别是在穿孔性、弥漫性腹膜炎后，也常发生肠麻痹和腹膨胀。

3. 各种绞窄痛如肾石绞痛、胆囊绞痛、网膜扭转发生的绞痛、卵巢囊肿扭转或精索绞窄以后，也都能发生反射性肠麻痹。

4. 腹部的钝性挫伤、长时间的乙醚麻醉、肋骨骨折、胸廓成形术、过度伸直的石膏背心固定等，偶尔也可导致肠瘫痪和腹膨胀。

5. 脊柱或中枢神经的损伤，肠系膜血管的栓塞或血栓形成，也常并发肠麻痹。

6. 腹膜后的感染、出血，甚至肿瘤，以及发热感染如脑膜炎、肺炎或各种败血症等，也能引起程度不同的肠麻痹现象。

【病理】 因肠瘫痪而产生的扩张，常累及全部肠道，其扩张的程度则轻重不一，但有时病变也可以仅累及一段小肠或大肠。瘫痪的肠道内有大量的气体、液体存在，因此肠腔扩大而肠壁变薄。由于淤血关系，肠壁常呈暗红色，其表面可见扩张的静脉，但极少发生坏死和穿孔。在腹膜炎病

05

例，肠壁的浆膜由于炎症可显充血，表面可有纤维素性的沉积物，腹腔内亦有浆液性或混浊的渗液。但在其他反射性的肠麻痹，则腹腔内既无游离渗液，肠壁本身和脏腹膜也均正常。

麻痹性肠梗阻时肠管膨胀的结果，与机械性梗阻所致的大致相同。由于肠腔内有大量的积气、积液，腔内压有持续增高，在晚期病例其肠壁也可以像机械性梗阻一样发生缺血和缺氧，甚至危及其生机。肠壁瘫痪以后，肠壁毛细血管也渗出大量的血浆蛋白，而其再吸收作用则因肠壁之损害而大为减少，结果将引起大量的血浆蛋白的丧失。至于腹部膨胀后因下肢血液回流不畅可导致循环障碍，因横膈抬高压迫心、肺可引起呼吸和循环障碍，已如前述，兹不赘言。

【诊断】 麻痹性肠梗阻的临床表现颇为突出，患者经常有明显腹胀。其腹胀的发生有时颇为迅速，特别是反射性的肠麻痹，膨胀的范围也往往累及全腹，是与机械性梗阻的膨胀有所不同。腹胀以后经常伴有呕吐，惟其呕吐多为反胃性呕吐，呕吐物亦无粪味。患者无腹绞痛现象，即使有时感到腹痛也多是一种胀痛而不是绞痛，腹壁压痛也多不显著。听诊时常可发现肠鸣音已完全消失，或者仅偶有微弱的肠鸣音或气过水声，但整个腹部却常可听到心音甚或呼吸音，这是因腹腔内或肠腔内有大量积液时传音较好的缘故。

因腹部极度膨胀之故，患者常有呼吸困难，不仅节律快而浅，且主要是胸式呼吸。脉率也细速而微弱。患者极度口渴，而咽下的水则全部呕出，以致尿量减少，补充大量体液后又易发生水肿。患者的一般情况虽甚严重，但表情却无苦痛，往往平静若无其事。灌肠后可能有少量气、液体排出，也可以毫无效果。

X线直立平片检查时，往往全部肠袢(包括小肠和大肠)有气胀现象，并见肠腔内有多数液平面，是为麻痹性肠梗阻的特征。偶尔也可遇见只有少数肠袢发生局限性的肠麻痹，则需与机械性梗阻及绞窄性梗阻相鉴别。

【预防】 手术后并发的肠麻痹多数是可以预防的，且其预防亦有实际上的重要性。手术前，如无必要，避免使用泻剂；手术时，对腹内脏器轻柔处理，仔细止血，避免污染；术后肠蠕动未恢复正常前，避免有渣食物，在很大程度上可以防止术后发生肠麻痹现象。通常在术后呕吐尚未停止以前应该禁食，但在呕吐停止以后便可饮用少量流质，可以刺激肠道恢复其正常活动。术后早期口服中药“扶正理气汤”，对促使肠蠕动早日恢复也有明显作用。

【治疗】 在治疗麻痹性肠梗阻时，应注意解决两个问题：①处理发病原因；②治疗麻痹肠袢。这两方面的关系甚为密切：因病因处理以后，有时肠麻痹的现象能自行好转，例如像卵巢囊肿扭转等所致的反射性肠麻痹，常于绞窄病变解除以后肠麻痹就能自行痊愈。另一方面，肠麻痹、扩张的现象纠正以后，对病因的处理也属有利，例如继腹膜炎后并发的肠麻痹，经胃肠减压以后一般情况可大为好转，手术可延迟至炎症已局限成脓肿以后，将使治疗更为简单而有效。因此，就处理发病原因而言，若原发病灶为腹膜后脓肿者应予切开引流，腹膜后有出血者应手术止血，肋骨骨折者应固定止痛，石膏背心过长者应予拆除，各种绞痛性病变应予止痛或给予病因治疗。总之，以能解除发病的诱因为原则，同时需对肠麻痹本身进行对症治疗，以解除麻痹并纠正其不良后果。这在大多数情况下是各种非手术的保守疗法，但偶尔也可以考虑用手术疗法。

1. 非手术疗法 各种非手术的保守疗法是麻痹性肠梗阻的主要疗法，经长时间的试用，已充分证明它们都有一定的疗效。具体措施包括下列各方面：

(1) 应用中药促进肠蠕动：腹部手术后胃肠道受到麻醉和手术的刺激，其蠕动、消化、吸收和排泄等功能都处于暂时的抑制状态。这种抑制状态在一方面看来似乎是机体的保护性反应，有利于腹内创伤或胃肠道吻合口的愈合。但从另一方面看，这种抑制状态也给机体带来了很多不利：胃肠道内咽下的气体和分泌的消化液不能吸收运行，将影响机体的水、电解质平衡和营养状态，由此造成的腹胀还可能影响到机体的呼吸和循环，而为了解除腹胀，需要进行胃肠减压，为了维持水、电解质平衡，又要进行静脉输液，这些都给患者造成不少痛苦。此外，由于胃肠道的相对静止，也可能造成术后更多的肠粘连。这许多矛盾的出现，都是由胃肠道的抑制状态引起。所以从整体来考虑，胃肠道的暂时性抑制，其有利的方面可能仅是次要的，而它带来的有害作用一般却是主要的。因此，适当地应用中草药可望刺激肠道恢复其蠕动，降低肠粘连或梗阻的发生率。

(2) 应用西药刺激肠蠕动：各种副交感神经兴奋剂如毒扁豆碱(Physostigmine)、新斯的明(Prostigmine)及垂体素(Pitressin)等，对预防及治疗麻痹性肠梗阻也有一定疗效。乙酰胆碱(acety-choline)为副交感神经作用的中间药物，自亦能有效地刺激肠蠕动，正如交感神经活动的中间药物肾上腺素能抑制肠蠕动一样。但要注意此类药物虽有刺激肠壁蠕动的功效，一般只能应用于反射性肠麻痹的病例，如为继腹膜炎后并发的肠麻痹，则过于刺激肠蠕动的结果将引起腹内感染的扩散，对患者是属有害，临床应用时不可不慎。其他，如非甾体类抗炎药，前列腺素类药物等，也能有效地提高肠蠕动的功能。

(3) 进行胃肠解压以解除肠膨胀：在应用中、西药物刺激肠蠕动疗效不显著、或者根本不宜强使蠕动亢进(如腹膜炎或腹内脓肿等)的情况下，如肠麻痹和腹胀很明显，影响到患者的呼吸和循环，则胃肠减压仍不失为一种有力措施，应即自鼻腔插入到十二指肠，并给予连续的抽吸减压。如能插入一支长型的双腔导管(如M-A管)，则减压当更为有效，但导管有时不易通过幽门。胃肠减压也是处理肠麻痹的有力武器，如导管一经成功地插入并通过幽门，应即持续使用至肛门能自动排气、腹内能听肠蠕动音为止。至腹胀已消退时，还可自导管注入30ml蓖麻油，如能引起剧烈的肠蠕动、且有大便自肛门自动排出，则表示肠麻痹的现象已经解除，胃肠减压导管方可拔出。

然而必须指出，对于一般的腹部手术患者，如能在术后 12 小时内口服轻泻剂或理气汤，则术后 12~24 小时即可进流质饮食，行胃肠切开术者或需迟至 48 小时后乃可进食，一般不致发生严重的肠麻痹。如果情况表明在术后 24~48 小时仍不宜进食者，可于口服稀钡剂 15~30ml 后隔 2 小时在床边作腹部透视检查，如钡剂已见从胃内排空进入肠道，即说明胃肠道的蠕动已经恢复，患者可开始进流质饮食。

(4) 试用脊髓麻醉或腰交感神经的阻滞：肠麻痹经用胃肠减压无效时，可试用腰椎麻醉阻滞法，或可获得效果。动物实验证明：在将支配小肠的内脏神经切断或用脊髓麻醉阻滞其内脏神经后，交感神经的抑制作用即可解除，肠道即能恢复蠕动并排出其内容物。临床上使用脊髓麻醉治疗麻痹性肠梗阻的结果大多有一定疗效，但此种内脏神经的抑制仅为暂时性的，并无持久的疗效。

(5) 其他可以刺激肠蠕动的方法：口服热水能刺激整个肠道的蠕动，但腹壁的热敷似稍有抑制作用。相反，冷饮对肠道稍有抑制作用，而腹壁的冷敷能引起剧烈的肠蠕动，因此在肠麻痹时采用腹壁冷敷或可获得效果。

高渗食盐溶液静脉注射时有刺激肠蠕动的作用，成人可注射 10%~15% 的溶液 75~100ml，但有时能引起静脉的血栓形成，故现时应用似不普遍。高浓度的盐水灌肠，通常用 10% 的盐水 300ml，也有刺激肠蠕动的作用，但这些方法在腹膜炎的病例也不宜使用，因感染有扩散危险。

(6) 其他的辅助疗法：麻痹性肠梗阻的病例常伴有血浆氯离子的减少，因此肠壁对新斯的明一类刺激肠平滑肌的药物不起反应。钾离子的缺乏可使肠壁肌肉松弛，引起肠壁的无张力状态，严重者尚可累及膀胱壁肌肉。如患者给予生理盐水注射以恢复其血浆氯离子后，药物的收缩作用亦能恢复，故处理麻痹性肠梗阻时，应首先注意血浆的水电解质平衡。

2. 手术疗法 早期的文献中对麻痹性肠梗阻病例有主张行手术治疗者，即将膨胀得最厉害的肠袢行造瘘减压。但自胃肠道插管减压等近代疗法广泛推行以来，手术造瘘不仅无此必要，且经验证明肠造瘘的疗效也大都不佳。因造瘘术后所能引流减压的肠袢仅有一小段，而较远的肠袢往往因肠腔的曲折而得不到有效的减压。目前在临床上需用肠造瘘等手术治疗的场合已大为减少，只有在胃肠减压插管等保守疗法失败的病例，或不能排除有机械性或绞窄性梗阻存在可能的病例，偶尔可以考虑剖腹探查并行肠造瘘术。

(八) 痉挛性肠梗阻

肠管肌肉因有痉挛性收缩而致肠内容物不能运行者，称为痉挛性肠梗阻。临床上虽属罕见，但确有存在。痉挛性梗阻又称“动力性”梗阻，如麻痹性梗阻可以称为“无力性”梗阻。

【病因】 痉挛性肠梗阻的病因可归纳为下列四类：

1. 肠腔内的因素 如肠腔内的异物、寄生虫、刺激性食物，肠壁的溃疡及血运障碍等，有时可以引起肠壁痉挛。

2. 反射性因素 腹部的外伤或手术，腹内其他脏器的病变如肠套叠等，通过腹腔神经丛及肠系膜下神经丛的反射作用，也可引起肠管痉挛。

3. 通过中枢神经的作用 如癔症、脑瘤、尿毒症及各种腹绞痛等患者，偶然也有肠痉挛现象。

4. 食物过敏及其他不明原因

由上可知，对一个痉挛性肠梗阻患者要确定其致病的正确原因，有时是很困难的，而痉挛产生的真正机制，有时也同样很难理解。例如在胆石性肠梗阻或蛔虫性肠梗阻时，胆石的直径或蛔虫团块的大小有时并不足以堵塞全部的肠腔，此时肠壁的痉挛可能为导致梗阻的一个重要因素，而肠壁之所以能对此异物产生痉挛反应，或为肠壁的神经装置被刺激后、引起了肠壁肌肉收缩之故。痉挛性梗阻也曾多次出现于流行性感冒以及其他各种传染性发热疾病之后，此或为延髓有退行性病变所致。一般而言，虽痉挛性梗阻有时已多次发作而仍不明其发病原因，但通常经多次观察不难发现其诱因。

【病理】 痉挛性病变可累及大肠或小肠的任何部分，大肠受累的机会较多。受累范围可限于肠管的一点，致肠管有环状狭窄，也可累及整个大肠，成为一条坚硬的索状物。偶尔痉挛的情况也可以同时累及肠道的多处，形成节段性的狭窄。然而最常受累之处在大肠是降结肠和乙状结肠，在小肠是末段回肠。痉挛的肠管常呈苍白、贫血状，肠管细小而坚硬，与其上、下正常的肠壁之间有明显的分界线，如痉挛的时间较久，其近端的肠管可能有继发性的扩大。多数的肠痉挛在手术时由于麻醉的作用可见其逐渐弛缓，肠管的直径也渐见增大，但有时肠壁的痉挛不仅手术时不能弛缓，且至死后亦保持其痉挛状态。偶然痉挛部分近端的肠管可因扩大而致穿孔，曾有报告过结肠的自发性穿孔病例，认为可能是由于盆腔结肠发生痉挛性肠梗阻所致。

【诊断】 痉挛性肠梗阻一般虽认为好发于神经质的女子，但其实男女的发病率大约相等，虽然患者以中年为多，但幼年和老年并不例外，无年龄的限制。

本病的临床表现极像机械性肠梗阻患者，均有明显的腹绞痛，病变在小肠者有恶心、呕吐，在结肠者有显著便秘，阻塞较久的甚至在腹壁上可看到和扪到肠型。肠鸣音亢进的现象更属常见，且可逐渐出现腹胀现象，因此临床上常被误诊为是机械性梗阻、特别是粘连性肠梗阻而多次进行剖腹手术。

痉挛性肠梗阻与机械性肠梗阻的鉴别有时极为困难，如痉挛的部位是在降结肠，常被误诊为结肠癌。过去的发作史有时对诊断可能有帮助，例如急性肠梗阻发生在腹部外伤以后、或在肾绞痛的同时，就应疑有肠壁痉挛的可能。过去曾有相似的发作史而后能自行缓解者，亦应疑有此病的可能。X 线检查对结肠痉挛的诊断有时也有帮助，因在

05

钡灌肠后不像结肠癌那样能看到充盈缺损或其他机械性的梗阻病灶，但对小肠痉挛则大都难作肯定鉴别。有不少病例与机械性肠梗阻几乎无法鉴别，必须通过剖腹探查方能明确。

【治疗】 如痉挛性肠梗阻的诊断可以肯定，一般应采用各种保守疗法，包括阿托品、颠茄、亚硝酸戊酯等镇痉药物，腹部热敷，及镇静剂等。有腹胀现象者可应用长型导管作胃肠减压。经过如上措施，大都可以解除梗阻。由外伤或感染引起的肠痉挛，经用保守疗法后痊愈的机会尤多。上述保守疗法如果无效，则在手术前还可试用脊髓麻醉，有些痉挛性肠梗阻病例在脊髓麻醉后可能自动排气，梗阻亦随即解除。

如各种保守疗法均告无效而患者已出现明显腹胀时，或者因诊断不能肯定而疑有机械性梗阻存在时，则应行手术探查。前者的主要目的在于解除腹胀，而后者的目的在于确定诊断。通常在剖腹后不难找到肠袢的痉挛狭窄部分，在麻醉的影响下稍加拨弄，可见肠管能逐渐松弛、扩大，并恢复至正常形态，此种情况证实了肠痉挛的诊断，不需要再作进一步的处理。有时痉挛的肠壁显得异常苍白，是由肠系膜血管的痉挛所致，则在肠系膜中注射普鲁卡因溶液封闭以后，常可见肠壁的色泽有所好转。

如因腹胀严重而施行手术者，在多数情况下应在痉挛肠袢的近端作小肠造瘘，一旦此扩张的肠袢获得减压，几天以后其痉挛梗阻的部分一般亦可自行消失。如发现有局部因素可能为肠痉挛的病因者，例如肠腔内的异物等，则在手术时如属可能，自应一并设法将其除去。

痉挛性肠梗阻不论采用保守的或手术的疗法，均不能保证不复发。对于此种反复发作的病例，多次手术显然不是办法，因此再次手术必须慎重考虑有无必要。对于此种病例，必须努力设法找出其致病的原因而消除之，方能达到根治的目的。

（九）术后早期炎性肠梗阻

腹部手术后并发的肠梗阻有多种类型，并且术后不同时期所发生的肠梗阻原因也不相同。术后早期炎性肠梗阻（early postoperative inflammatory ileus，EPII，又名 early postoperative inflammatory small bowel obstruction，EPISBO）发生在腹部手术后早期（一般指术后2周），系指由于腹部手术创伤或腹腔内炎症等原因导致肠壁水肿和渗出，形成的一种机械性与动力性同时存在的粘连性肠梗阻。腹部手术创伤指广泛分离肠管粘连、长时间的肠管暴露以及其他由于手术操作所造成的肠管损伤。腹腔内炎症指无菌性炎症，如腹腔内积血、积液或其他能够导致腹腔内无菌性炎症物质的残留。在诊断EPII之前必须排除机械性梗阻和继发于腹腔内或腹膜后的感染、电解质紊乱等原因造成的麻痹性梗阻。这种肠梗阻既有机械性因素，又有肠动力障碍性因素，但无绞窄的情况。EPISBO并不是一种新型肠梗阻，仅仅是为了突出其特点及更准确地进行治疗，南京军区南京总医院黎介寿将其称之为“术后早期炎性肠梗阻”。

【特点】

EPISBO的特点：发生在术后早期，肠蠕动曾一度恢复，部分患者已恢复饮食，此病大部分出现在术后2周左右；症状以腹胀为主，腹痛较轻或无腹痛；虽有肠梗阻症状，体征典型，但很少发生绞窄；与腹腔内炎症所致广泛粘连密切相关；X线片发现多个液平面，并有肠腔内积液的现象，腹部CT扫描可见肠壁增厚，肠袢成团；非手术治疗大多有效。国外没有EPISBO这一概念，有人将此类肠梗阻归入术后早期肠梗阻的特殊类型——冰冷腹（“frozen” abdomen）。此类肠梗阻难以处理，特点是腹腔内多处致密、血管性及不易分离的粘连，外科医师应在行多处肠切除前，停止徒劳无益的肠粘连分离，而应进行数日至数月的全肠外营养（TPN）治疗。值得强调，术后早期炎性肠梗阻不等于术后早期肠梗阻，“术后早期肠梗阻”这一概念为国内外学者所接受。国际权威外科专著 *Sabiston textbook of surgery*：*The biological basis of modern surgical practice*（17版）及 *Surgery*：*Basic science and clinical evidence* 在论述肠梗阻时均已将“术后早期肠梗阻”作为机械性肠梗阻的特殊类型进行论述，强调术后早期肠梗阻在肠梗阻治疗中的重要地位。Ellozy等认为术后早期肠梗阻是指术后30天内肠蠕动恢复后，再次出现腹痛、呕吐及影像学存在肠梗阻的证据，这一概念得到多数学者的认可。其诊断应具备2个条件：①术后肠功能恢复后再次出现肠梗阻的症状、体征及X线影像学肠梗阻的证据；②经手术或X线证实为机械性肠梗阻。Pickleman等认为，术后早期肠梗阻诊断应依赖于症状和体征，主要发生在术后7~30天内。

术后早期肠梗阻既可以是肠麻痹、腹内疝、肠扭转、吻合口狭窄、肠壁血肿等机械因素造成，也可以是手术操作范围广，创伤重或已有炎症，特别是曾进行手术的病例，腹腔内有广泛粘连，剥离后肠浆膜层有炎性渗出，肠袢相互黏着，即术后早期炎性肠梗阻。由此可见，EPISBO是术后早期肠梗阻的一种特殊表现形式，因此，并非发生在术后早期的肠梗阻均是EPISBO。

【鉴别诊断】 EPISBO因肠袢广泛粘连水肿，因此肠管扩张不明显，亦见不到肠型或蠕动波，触不到明显的肠袢或腹部包块；腹胀或膨隆不重，叩诊多为实音；因并存机械性和动力障碍性因素，故肠鸣音减弱、稀少，甚至消失，更听不到气过水声或金属音。全腹CT对EPISBO的诊断具有重要价值，CT显示肠壁水肿、增厚粘连、肠腔积气，此外CT还可以排除其他腹部疾患，动态观察有助于了解病变进展情况。术后早期肠梗阻和EPISBO二者的临床表现有一定的相似性，即均发生在术后早期，肠蠕动恢复后再次出现肠梗阻的症状，但术后早期肠梗阻中，除了EPISBO，其他原因导致的术后早期肠梗阻有典型的机械性肠梗阻的临床症状和体征。

在已发表的文章中，将术后早期出现的肠梗阻存在肠鸣音亢进、气过水声作为EPISBO的主要临床表现和诊断标准之一，这种观点是将术后早期肠梗阻和EPISBO混为一谈。有关 EPISBO 另一个错误的认识是：只要发生在术后早期的肠梗阻，且经非手术治愈后，特别是经过生长抑素治疗后痊愈即是 EPISBO，实际上非手术治疗是 EPISBO 的主要治疗方法，但并非是其诊断标准。

【治疗】 术后早期肠梗阻 90% 以上为粘连性肠梗阻，而由肠扭转、内疝和脓肿压迫所致者不足 10%，因此，术后早期肠梗阻应以非手术治疗为主。Pickleman 等提出"术后早期肠梗阻多数是由于黏着与炎症引起，宜先行非手术治疗"。Ellozy 等前瞻性地观察了 242 例腹部手术患者术后 9 个月的情况，术后早期肠梗阻的发生率为 9.5%（23/242），其中 20 例（87%）患者经鼻胃减压治愈，3 例（13%）患者非手术治疗无效而采用手术治愈。

腹部手术后都会发生不同程度的腹腔内粘连，而腹腔内粘连有其发生、发展、吸收、部分以至完全消退的过程。故术后早期粘连性肠梗阻的患者中必然有一部分随粘连的消退而自愈。如果对此无明确认识，一味强调早期手术治疗，势必造成大量不必要的手术。EPISBO 的出现表明肠粘连及炎症正处于较严重的阶段，此时手术难度很大，不仅难以确定梗阻部位，手术时易导致肠管损伤、手术范围扩大，造成术后出血、感染、肠瘘等并发症，甚至再次发生肠梗阻，反而加重病情、延长病程。EPISBO 的治疗方法主要是肠外营养，同时辅助生长抑素，必要时加用糖皮质激素，在肠蠕动恢复阶段还可应用肠动力药，以促进梗阻肠道运动功能的恢复。对于 EPISBO 来讲，手术应该是其禁忌证。在南京军区南京总医院收治的 605 例肠外瘘患者中，有 35 例是 EPISBO 手术所致，无 1 例在术时解除了梗阻；收治的 46 例短肠综合征中，8 例是 EPISBO 广泛剥离后被迫切除大量小肠造成。在认识此病以后，本单位收治的 72 例患者均采用非手术方法治疗获得成功。EPISBO 的病程较长，72 例患者平均治愈时间（26.4 ± 11.6）天，近来我们收治的一例炎性肠梗阻患者，非手术治疗 5 个月余。在发表的论文中，有不少文章提到应用抗生素，甚至广谱抗生素及抗厌氧菌药物，实际上 EPISBO 是一种非细菌性炎症，并不需要应用抗生素，由于梗阻肠袢内细菌过量生长产生盲袢综合征时可短期应用抗生素。

肠狭窄主要发生在腹内疝或腹腔镜手术套管针部位，Sajja 等总结了 294 例术后早期肠梗阻表明，患者肠狭窄发生率为 2.4%，50.7% 的患者需要再次手术，因此，手术仍是术后早期肠梗阻患者重要的治疗方法，这一点有别于 EPISBO。

（尹路）

第七节　肠瘘

胃肠与其他空腔脏器、体腔或体腔外有异常的通道，肠内容物将循此进入其他脏器、体腔或体外，并将由此而引起感染、体液丧失、内稳态失衡、器官功能受损、心脏营养不良等改变称为肠瘘，漏出体表者称外瘘，通入另一肠袢或其他空腔脏器者称内瘘。

一、肠道的外瘘

【病因】 肠外瘘形成的原因很多，约有下列各种：

1. 先天性因素　较罕见，如脐卵黄囊肠管未闭，先天性周期性白细胞减少因右下腹部炎而形成肠瘘。

2. 外伤性因素　包括开放性和闭合性外伤。

3. 放射损伤　近年来因腹部肿瘤行放疗而并发肠瘘者逐渐增加，部分是由于肿瘤复发引发肠瘘，部分是由于放射损伤引起放射性肠炎致肠梗阻再次手术后致肠瘘，最后才是放射损伤造成肠瘘。南京军区南京总医院在 1986 年总结 356 例肠瘘的治疗经验时，与放射损伤有关的肠瘘只有占 0.78%，而 2002 年在总结 1250 例中上升至 3.1%。

4. 手术　在平时，手术后并发的肠瘘最常见，南京军区南京总医院 1971—2001 年收治的 1250 例患者中 72.6% 是手术后并发症。腹腔内粘连导致手术野显露不良是误伤肠壁或肠系膜血管的常见原因，其次是胃肠道切除吻合术后产生的瘘，原因很多，主要是感染、肠壁组织不健康与吻合技术的错误。

5. 炎性疾病　包括化脓性感染，炎性肠道疾病（IBD）以及特异性感染。化脓性感染主要的病因有急性阑尾炎穿孔和胃十二指肠溃疡急性穿孔。IBD 在西方国家较多，我国以北方多见，南京军区南京总医院收治的 40 例 IBD 肠瘘均为北方人。IBD 包括 Crohn 病、肠白塞病如溃疡性肠炎，以 Crohn 病发病率高，易致瘘。特异性感染包括结核、伤寒、阿米巴痢疾、肠放线菌感染等，均可致瘘。

6. 肠梗阻　急性完全性肠梗阻以及闭袢性肠梗阻时，肠壁血供障碍，易发生肠破裂、坏死和严重的腹腔感染，并发肠瘘的机会甚高。肠梗阻术后发生肠瘘的机会亦较高，主要是处理不当的结果。

7. 肿瘤　包括肠道本身的和非肠道的腹腔、盆腔肿瘤的侵犯，使肠道和腹壁溃破成瘘，其他还有肿瘤患者因手术、放疗等治疗后并发肠瘘等。

8. 其他原因　报道有人工流产、纤维结肠镜或直肠、乙状结肠镜检查误伤肠管致瘘并不少见。

多数的肠瘘在发生后 3~6 个月能自行愈合。凡肠外瘘不能自行愈合者必然有其特殊的原因，这些原因必须通过手术或其他方法进行矫治，然后肠瘘才有愈合的可能，这些情况大约为：

1. 瘘口较大，几与肠管的口径相等，甚或超过肠管的直径，致肠内容物的大部分甚至全部自瘘口流出者。

2. 瘘口远端的肠道有梗阻情况存在，或肠管在瘘口处已曲折成隔膜状者。

3. 瘘内口很靠近腹壁，致肠管的黏膜已有翻出，或瘘管内已有皮肤的上皮组织生长者。

4. 肠瘘的内、外口之间尚有脓腔存在而引流不畅，瘘管过长而且曲折，瘘管周围瘢痕组织过多，或瘘管附近有弹片、子弹、线头及肠石等异物存在者。

5. 有特殊病理性的肠瘘，如肠肿瘤、肠结核、局部性肠

05

炎等继发的肠瘘而不能自愈者。肠瘘存在三个月以上尚无愈合的倾向者必须研究其原因，且多需采用手术治疗。

【病理】 由于肠瘘形成的病因不同，瘘口的大小和瘘管的长短亦有很大差别，结果瘘管有不同的形态，大概可分为：

1. **完全瘘** 又名断端瘘，为因某种治疗的目的而由手术所造成，肠腔的口径完全露在腹壁外，肠内容物的全部或绝大部分由瘘口流出。

2. **唇状瘘** 多为创伤所造成，肠管紧贴腹壁，肠黏膜的一部分翻出在瘘口处，与皮肤愈着而形成唇状，部分肠内容物由外口流出，另一部分仍流入远端肠管内。

3. **管状瘘** 多为病理性或继手术后并发，往往瘘口很小而瘘管较长，肠内容物大部分是流入瘘口远端的肠道内，仅小部分由瘘口流出体表，有时仅有少量分泌液流出，有时甚至只有气体偶尔自瘘孔排出，而不见有何肠内容物流出。

肠壁上的瘘内口可以为单个，亦可有多个。腹壁上的瘘外口也可为单个或多个。特异性病变如结核、局限性肠炎所造成的肠瘘，往往肠壁上是单个瘘而腹壁上的瘘管极为复杂，且外口不止一个。手术或外伤所引起的肠瘘，虽然初起时多为单个瘘，但有时因腹壁切口崩裂而肠袢暴露在外，肠壁常因感染或损伤而自行穿破成多发性瘘。

依据瘘内口所在肠袢的部位，肠瘘又有高位和低位之分。习惯上常以十二指肠、空肠交界处为分界，在此以上的为高位瘘，包括胃和十二指肠瘘，在十二指肠悬韧带以下的为低位瘘，包括空肠、回肠和结肠瘘。但实际上空肠上段的瘘也是高位瘘，因为高位空肠瘘（距十二指肠悬韧带100cm范围内者）与胃、十二指肠瘘一样，能流失大量电解质和消化酶，易致水、电解质的平衡紊乱和营养物质的代谢障碍，而回、结肠瘘的生理紊乱和营养流失一般虽不明显，但其感染程度则常较高位瘘为严重。

肠瘘发生后，根据瘘口大小和肠内容物流出的多少，同时因瘘内口的位置不同，对身体的影响也有差别，因而其病理变化是多种多样的。一般而言，肠瘘发生后，如有大量的肠液丢失者，一方面可引起水、电解质和酸碱平衡失调，循环血量减少，导致周围循环衰竭，或者发生肾衰竭、产生氮质血症而死亡，另一方面因消化吸收障碍引起营养不良、体重急剧下降，肌肉和各个器官明显消瘦萎缩，长期的维生素缺乏也将引起某些变化，患者最终也可因恶病质而死亡。前一种改变较为迅速，往往肠瘘发生后短期内就可出现，而后一种改变较为缓慢，需至病程晚期乃见。当然，瘘的位置愈高、口径愈大者，它对机体的危害性也愈严重，故肠瘘中以大型的十二指肠瘘和高位空肠瘘最为危险。

从高位肠瘘外溢的肠液中含有大量消化酶，对瘘管周围组织还有腐蚀、消化作用，它可引起瘘口周围皮肤的糜烂、疼痛，也可能导致瘘管周围组织如肠系膜血管的破裂、出血，同时因肉芽组织生长不良，瘘管也不易愈合。此外在肠液腐蚀的基础上，常有细菌的继发感染，往往在局部形成腹内脓肿，也可由此导致全身性感染，如败血症、肝损害或肺炎、脑炎等，所以继发感染（主要是大肠埃希菌）常是肠瘘患者继早期的水、电解质紊乱以后，使机体产生一系列严重病理生理改变的另一主要原因。上述这些病理变化到病程后期又可以相互影响，其结果必将使病情十分复杂，治疗非常棘手。

【诊断】 如有肠瘘存在，则在多数的情况下将有肠内容物自瘘口流出，根据流出物的性质和量，可以推知瘘口的位置高低与口径大小。十二指肠瘘流出者为含有胆汁、胰液的肠液，每日流出量可多至4000~5000ml，如患者进食以后，亦可见有全未消化的食物于食后不久即自瘘口流出。瘘口周围皮肤受消化酶的消化腐蚀，常有广泛的糜烂，患者可感极度的痛苦。由于大量肠液的损失，患者将迅速出现脱水与酸中毒，并有明显的消瘦与衰竭，如无适当治疗将于短期内死亡。上段空肠瘘同十二指肠瘘相似。下段空肠瘘所流出者为淡黄色的稀蛋花样液，其所致的体液损失、营养消耗或皮肤糜烂等情况虽较十二指肠瘘稍好，但仍相当严重。回肠瘘的流出物多半呈稀糊状，且已具有粪样臭味，对全身与皮肤的影响亦较小。结肠瘘排出者多为半成形或不成形的粪便，如瘘口很小则可能仅有气体排出而不见粪便，对全身健康并无妨害，对皮肤亦不致引起刺激。一般由瘘口流出的肠内容物愈多，则通过肛门排出的大便将愈少，甚至可以完全停止排便，故根据肛门排便的次数与排出量的多少，亦可以间接推测瘘口的大小，估计是否有渐趋好转或自行愈合的可能性。

有时因肠壁上的瘘孔较小、肠内容物较干燥，致瘘管中不见有粪样物排出，因此不能确定是否有肠瘘存在，或者不能肯定肠瘘是否已经愈合。即使肯定是有肠瘘，在进行手术治疗以前还需了解肠瘘的内口是在肠道的哪一段，肠管本身是否尚有其他病变，瘘口远端的肠道是否有狭窄，瘘道中是否有引流不畅的脓肿，或瘘道附近有无金属异物或死骨、结石等存在。为此，除进行仔细的临床观察外，可按具体情况进行下列各项检查：

1. 口服骨炭或亚甲蓝后，注意观察在瘘口的排出物中是否有出现，以及自口服至从瘘口排出的相隔时间，如此往往可以确知肠道是否有瘘，以及瘘内口的大约部位。这个方法一般适用于肠瘘形成的初期。

2. 在瘘管中插入一小导管，在X线透视下注入碘油或其他对比剂，由此可以观察瘘道的曲折情况，瘘道进入肠腔的部位，瘘孔的大小以及瘘道中有无脓腔等。此种瘘道的造影一般适用于瘘道的晚期、瘘管较为细小的病例。

3. 通过钡餐或钡灌肠检查，可以更可靠地确定肠管有无病变，肠腔是否狭窄，如见到肠壁上的瘘孔中有钡剂漏出，则可以更精确地决定内口之位置，必要时还可同时行瘘管造影，以进一步确定内口的部位。

4. 从瘘管内采取组织作病理切片检查，可以发现有无结核、放线菌或肿瘤等病变存在。

5. B超及CT检查，可帮助发现深部脓肿、积液或占位，对持续高热、疑有腹部脓肿者可行此检查，必要时可在B超引导下细针穿刺证实。

6. 手术探查。

【治疗】 肠瘘的治疗可分全身治疗和局部治疗两个方面，其具体措施则是多种多样的。在全身治疗方面，包括水、电解质失衡的纠正，贫血和营养的补充，感染的控制和并发症的防治。在局部治疗方面，则有急性肠瘘的处理、腹内脓肿的引流和瘘管本身的手术治疗等。无数的临床实践证明：在肠瘘引起的许多复杂矛盾中，瘘口本身的存在常是主要矛盾，所以肠瘘的局部处理在多数情况下应该在肠瘘的整个治疗中占主导地位。瘘口如处理得当，营养失调等并发症就可以不致发生或比较容易处理，反之，如瘘口本身处理不善，则必致引起一系列并发症，治疗时往往顾此失彼，局面将十分被动。当然，我们在注意肠瘘本身治疗的同时，也不应该忽视全身治疗，因为在一定条件下次要矛盾可能转化为主要矛盾，甚至危及患者的生命。

1. 局部处理 要对肠瘘作出正确的处理，必须先了解肠瘘发生后的发展规律。一切治疗措施都必须符合这个客观规律，才能收得预期效果，促使肠瘘愈合，否则必然会导致相反的结果。肠瘘特别是手术后继发的肠瘘发生以后，其确定诊断一般都在术后2~3天，此时由于组织的炎症、水肿，瘘口是处于“由小到大”的发展阶段。以后炎症水肿逐渐消退，局部组织开始修复，瘘管周围组织发生瘢痕收缩，这是肠瘘“由大到小”的好转阶段，如无妨碍愈合的因素存在，肠瘘最终都能自行愈合。治疗的目的，虽然总的说来要求缩短肠瘘的发展过程，最终使它完全愈合，但在具体的治疗措施上，则在早期要防止它“由小变大”，在中期要加速它的“由大变小”，最后在必要时再通过手术消除经久不愈的瘘管，促使肠瘘完全愈合。因此，肠瘘的局部处理可以概括为三个阶段措施：①早期“吸引”；②中期“堵塞”；③晚期“修补”，现分别予以说明：

(1) 肠瘘的吸引疗法：在肠瘘发生的早期，瘘口是处于“由小变大”的阶段，瘘管周围组织的炎症水肿一般都很严重，如在此期妄图进行手术修补或堵塞疗法，常致肠瘘再发，甚至瘘口更加扩大。故此期最稳妥的办法是在瘘内口附近放置导管，然后加以持续的或间歇的负压吸引，必要时还可在吸引导管的附近再放一支滴注冲洗管，使其起冲洗和稀释漏出肠液的作用。这样及时地稀释和吸除漏出的肠液，可减少它对周围组织的刺激，有利于炎症水肿的消退和肉芽组织的生长。同时负压吸引有向心收缩的作用，可以防止瘘口“由小变大”，促使肠瘘的相对稳定和自行愈合。吸引时应注意：①吸引管开始时不妨稍粗，以后可逐渐换细；②吸引管的外面最好有一支多孔的套管以资保护，免得导管直接吸住瘘管周围组织，导致出血或发生堵塞；③吸引管的顶端最好放在瘘内口附近，但不应插入瘘口之中，如未能发现内口，则吸引管的顶端可插到肠液流出道的最深处；④吸引管应避免直接压在肠管或其他脏器上，最好能放在肠袢间隙中，以免日后在瘘管周围形成过多瘢痕而引起肠梗阻，或因压迫过久而发生脏器损伤；⑤吸引管最好从另一戳孔引出腹腔，并应注意不使导管发生曲折。

有高位肠瘘存在时不仅肠液的量损失很大，常致水、电解质和酸碱平衡发生严重紊乱，且漏出的肠液有时不能完全排出体外，在腹腔内有形成脓肿的危险，而排出的肠液又将使瘘口周围的皮肤受到严重刺激，往往引起皮肤糜烂而使患者十分痛苦，经此吸引疗法以后，腹内脓肿的危险当可避免，瘘口周围皮肤的糜烂和炎症也可迅速好转。为了防止少量肠液仍可外溢侵蚀皮肤，可再用复方氧化锌软膏涂在瘘口周围皮肤上以资保护。吸出的肠液应收集在消毒瓶内，不但可根据其容量作为补液的参考，必要时还可通过胃肠减压管重新注入瘘管远端的肠道内，以维持其消化作用。

通过负压吸引，一般肠瘘先形成瘘管，然后在吸引管逐步换细的情况下瘘管也逐渐缩小。当瘘管缩小到一定程度时，随着肠液流出的阻力逐渐加大，流出的容量将逐步减少，最后整个瘘管可自行愈合。小的肠瘘往往经过1~2周的负压吸引就能愈合，大的肠瘘如无其他特殊情况(如唇状瘘或远端肠道梗阻)，有时吸引时间长达2~3个月后也有可能愈合。

(2) 肠瘘的堵塞疗法：在肠瘘经过一个阶段的吸引治疗(一般约2~3个星期)、瘘管已初步形成的条件下，为了减少肠液的损失，简化瘘口的处理，可以考虑改作堵塞疗法。所谓堵塞疗法系采用机械的方法将瘘管封闭，使肠液不再外漏或减少外漏。这可以更好地维持营养，减少肠液对周围组织的刺激，促使瘘口愈合，也可以赢得时间，以利于腹腔内炎症的消退和粘连的松解，为下一步的手术治疗创造必要的条件。必须注意：在肠瘘的早期急性阶段切不可作堵塞疗法，否则瘘口将愈堵愈大，因为堵塞有使瘘管向外扩张的力量，在瘘管没有稳定以前，堵塞的结果将适得其反。因而堵塞疗法与其行之过早，毋宁失之较迟。堵塞的方法有两种：一种是“外塞”，另一种是“内堵”。

1) 外塞法：所谓外塞是在坚实的瘘管已形成以后，应用一些物件在瘘内口的外面将瘘管塞住，使肠液不致外溢。常用的物质为医用粘合胶、橡胶管或塑料管、水压等，都很简便有效。如肠瘘的瘘管较长、且直径小于1cm者，可先用抗菌素溶液将瘘管冲洗干净，然后注入空气排出瘘管内的积液，再将医用粘合胶迅速挤入瘘管内，粘合胶具有迅速凝成固体的性能，可以在瘘管内凝成塞子。经2~3周后，凝固的胶塞可自行从瘘管中排出或被取出，瘘管随即可以愈合，但有时需重复外塞2~3次始能成功。如瘘管的口径大于1cm者，可先用塑料或橡皮薄膜贴在瘘外口上，以胶涂于薄膜与皮肤之间使其相互黏着，也能阻止肠液外溢，瘘口则逐渐缩小愈合(图5-46,A)。有时也可以用顶端封闭的一般橡胶管或塑料管代替吸引用的双套管，将它插入瘘管深处使其起堵塞作用，以后每隔3~5天更换一次管子，口径逐渐缩小，至相当于14~16号导尿管的粗细时便可拔除，瘘管也可能愈合。

2) 内堵法：外塞法仅适用于瘘管较长、瘘口较小的病例，对于瘘管较短、瘘口较大的肠瘘特别是唇状瘘即不适

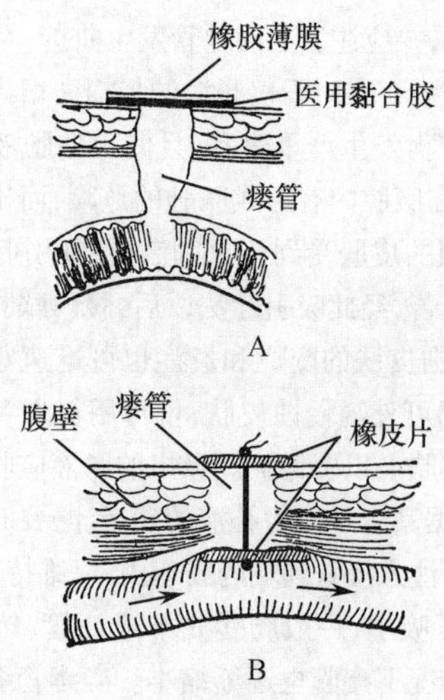

图 5-46　肠瘘的堵塞疗法

A. 外塞法；B. 内堵法

用。在后者的情况下，应用橡皮片作内堵疗法，从肠腔内封闭瘘口，既可以使肠液不外溢，又能让肠内容物通向远端，如果应用得当，则不仅营养可以维持，而且瘘口也能缩小，实是一种颇为理想的疗法。其法先选取厚约 2mm 的橡皮片，剪成比瘘口直径约大 2~3 倍的圆片，边缘锉薄，中心部位穿过一根粗丝线，将此橡皮片卷成小卷用血管钳夹住，然后经瘘孔放入肠腔内，使它展开平贴在瘘管内口上，注意橡皮片要安放在瘘口的同心位置，务使瘘口完全封闭而肠液不致外溢。然后将丝线再穿过另一较大的橡皮片，适当予以结紧，使两片橡皮片形成铆钉式，外面再加敷料包扎或用火棉封闭，这样皮面的橡皮片就可紧贴在瘘外口上不致移动，肠液可不漏出或漏出很少，瘘口也能逐渐缩小(图 5-46，B)。至瘘口将近愈合时，小的橡皮片可剪断其牵引丝线、让它在肠腔内自行排出，大的橡皮片可用血管钳夹住其边缘、再用剪刀像削果皮那样将橡皮片剪成螺盘状，边剪边拉、逐步取出。

总之，适时地应用堵塞法来控制肠瘘，确具优点，但其成功的关键在于：①适当选择堵塞时机：无论外塞或内堵，都只能在瘘管已经过一段时间的冲洗吸引，瘘管周围组织已比较坚实，感染已得到控制以后才能成功，否则必致瘘口愈堵愈大，感染也将愈趋严重。②适当选择堵塞病例：一般瘘管长而瘘口小的管状瘘宜予外塞，瘘管短而瘘口大的唇状瘘宜作内堵，如果病例选择不当，堵或塞的效果必然不佳。③正确运用堵塞方法：外塞法比较简单，只要外塞的病例和时机选择得当，一般很少发生并发症。内堵就需要特别注意：橡皮片的大小，安放的位置和所用的拉力等都应该恰到好处，否则便可因橡皮片过小而易于脱出，因橡皮片位置不正或牵拉力量不足而仍有肠液漏出，也可能因拉力过大而致肠黏膜出血坏死，或者橡皮片脱出在肠腔外、并嵌顿在瘘管周围组织中，以致肉芽组织被腐蚀成一个空腔，引起炎症和脓肿。有时，由于饮食不当引起腹泻、腹胀，也可因肠蠕动增加而导致橡皮片移位，同样可使肠液漏出增多或肠黏膜被擦伤出血。遇有上述情况，都必须及时进行处理，或者重新更换橡皮片。

(3) 肠瘘的手术修补：应用上述的吸引和堵塞疗法以后，大多数的肠瘘可以自行愈合而无须手术治疗。然而有下述情况的肠瘘因无自行愈合的可能，却有明显的手术指征：①大多数的大型唇状瘘；②伴有远端梗阻的肠瘘；③瘘管周围瘢痕组织过多、瘘管内已有上皮增长、或瘘管周围有异物存留；④同时存在两个以上的多发性瘘；⑤偶尔，对某些高位肠瘘伴有多量肠液损失者，为了改善营养和简化肠瘘的处理，也可以考虑作某种姑息手术如肠造瘘术或肠袢间的捷径吻合术；⑥继发于特种病变如肿瘤、结核或局限性肠炎等的肠瘘，也多需手术治疗；⑦肠瘘附近有脓腔，引流不畅。

手术治疗的原则一经决定，还必须善于选择手术时机，然后才有成功希望，否则很可能反而给患者带来更多的痛苦，甚至使病情复杂化，给治疗造成更多的困难。一般说来，手术的时机决定于几种因素：

1) 患者的全身情况，手术前必须先纠正患者的脱水和贫血现象，改善一般的营养状态。这点有时会成为一种矛盾，因为正是由于肠瘘患者的痛苦很大，营养不能维持，容易促使人们急于进行手术处理。由于患者的营养不良，腹内感染严重，组织发炎水肿，过早的手术(有时是在肠瘘发生后 1~2 周内，甚至是一次再次的手术)其结果常是事与愿违，往往一瘘修补未成，反而造成更大或更多的瘘。反之，如能对肠瘘患者先作适当处理(冲洗和吸引，外塞或内堵)，同时充分利用可以利用的肠道功能，瘘口以上的肠道通过口服，瘘口以下的肠道通过注入营养品，再通过静脉补充一些肠外营养制剂(参阅“全身治疗”节)，常能使患者的消耗与吸收获得暂时平衡，甚至有所好转。这段时间的争取，还可使腹内感染得到控制，腹内粘连有所松解，然后选择适当的手术时机，一般是在肠瘘发生后 3~6 个月或者更久，常能一次手术就解决问题。所以应该强调不要再犯这样的错误，即怕营养得不到维持，或因炎症感染给患者的痛苦很大，因而不顾其他条件，过早地进行手术治疗，这种屡试屡败的教训，值得切实记取。

2) 腹内的感染和粘连程度：腹内的严重感染将使无论是瘘口缝补或肠袢切除都不易成功。那种认为只有通过手术消除了肠瘘以后，才能控制感染的想法并不符合事实，相反通过对肠瘘的局部处理，完全有可能使腹腔内的急性化脓性感染减轻或消灭。同样，腹内的广泛粘连也不利于进行手术，即使勉强分离了粘连也往往给患者带来很多损害，而如能加强肠瘘的局部处理，维持患者的全身营养，则必可赢得时间使炎症消退和粘连松解。一般肠瘘最好在发生后 3~6 个月左右进行手术，而感染严重、粘连广泛、手术范围较大的或需等待更久时间方可手术。

3) 肠瘘的病理情况：在对肠瘘进行手术治疗以前，必须充分了解肠瘘的病理情况，通过各种检查明确肠瘘发生在哪一段肠袢上，它与邻近脏器的关系如何，瘘的近、远端肠袢情况又怎样，然后才能决定通过什么切口和施行何种手术，遇到意外情况又将作何种善后处理。只有经过了这样的准备，才可以认为手术的时机已经成熟。

手术的方式大概有下列几种：

1) 瘘管切除和瘘口的单纯缝合术：如瘘管较短，肠管本身并无特殊病变，瘘口远端的肠道亦无狭窄者，则瘘管切除和瘘口缝合可有甚大的成功希望。手术开始前可先自瘘外口注入亚甲蓝约 5ml 使瘘管染成蓝色，以便于手术时辨认。或自外口插入一支细导管或探针，作为手术时寻找瘘内口的依据。瘘外口还可以用荷包缝线先行缝闭，以减少手术时污染的机会。

先在瘘外口周围作一菱形切口，逐层深入至腹膜层，通常可先自一点切开腹膜，然后用一个示指伸到腹腔内稍作探查与分离，使肠管与腹壁完全游离，即可大胆将腹壁连同其中的瘘口作一梭形切除而不致伤及腹膜下粘连的肠壁。此时即可见到瘘管另一端的肠壁入口，随即可将瘘管完全切去，而肠壁上的创缘亦可予以缝合。由于创口难免污染，故肠壁的缝合线附近最好放一橡皮片作引流。腹膜的缝合用细肠线，皮肤则用丝线缝合(图 5-47)。

这个方法并不严重地扰乱腹腔内的脏器，手术仅在有粘连的肠袢的表层进行，所以又称“腹膜外”瘘管切除术。但如肠壁的缺损较大，手术时需将受累肠管充分游离，务使缝合线不至感受张力，手术乃可进行。又在瘘管形成的急性时期，肠壁组织水肿而脆弱者，此种单纯缝合术成功的机会很小，应继续进行保守疗法，至全身情况好转后再行瘘口的修补术。

2) 受累肠管的切除与吻合术：较大的唇形瘘，病理性瘘，伴有肠腔狭窄的瘘，以及其他不能用修补的方法处理的肠瘘，适用肠管的切除吻合法。

这个手术需要将受累的肠管充分游离后再做切除与吻合，故通常需在距瘘外口较远的部位作一较长的腹壁切口，以便能充分暴露腹内脏器，同时又需与瘘内口距离不太远，以便受累肠袢易于处理。切除手术可以一期完成或分二期进行。一期切除者在通过上述的主要切口完成受累肠袢的切断与吻合以后(先在瘘口近、远端的正常肠袢上分别切断肠管，近瘘的两切端可暂用肠钳夹住，其他两切端则作对端吻合)，即可沿着瘘道追踪分离到腹壁上．然后将瘘管结扎切断并除去带瘘的肠段，最后再将瘘外口附近的腹壁作一菱形切口，以除去腹壁内的瘘道。如受累肠袢附近有急性炎症存在而不宜作一期切除时，则手术也可分两期进行：

第一期将瘘上、下端的肠管分别予以切断，将近瘘的两切端暂时予以闭合，其他两切端作对端吻合，如此肠液的丧失已可制止，全身情况可以好转，瘘周围的炎症亦可消退，以后可再择期行带瘘肠段的截除术。

3) 瘘口的贴补术，或瘘口、空肠吻合术：对于无法进行瘘口单纯修补或不能将受累肠管予以切除、吻合的患者，例如胃大部切除后并发的十二指肠残端瘘，可以考虑作瘘

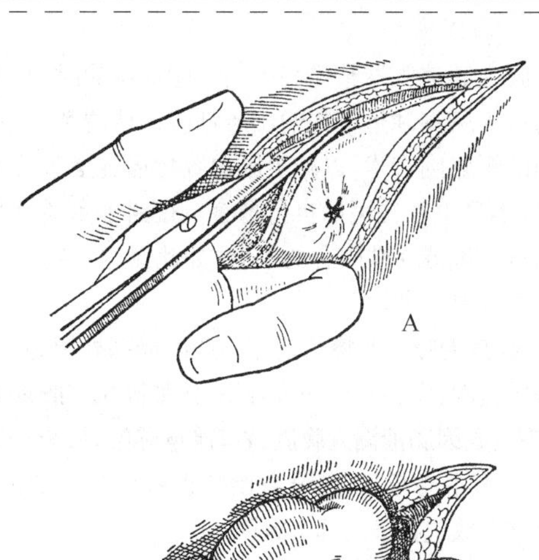

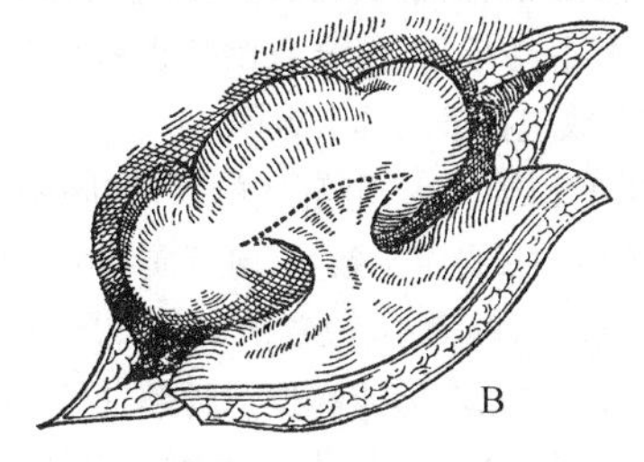

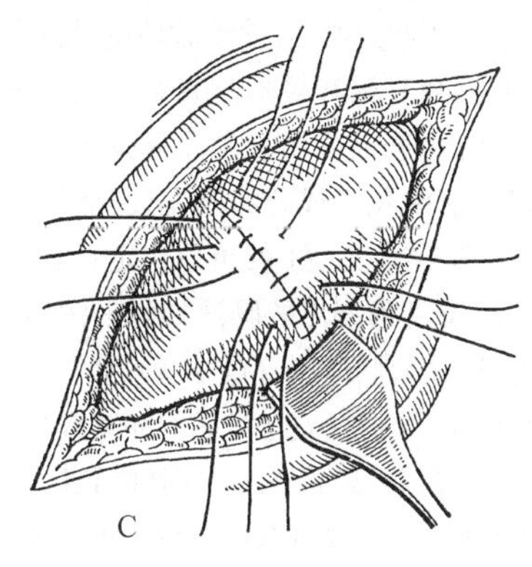

图 5-47 肠瘘的切除与瘘口的缝合术

A. 肠道与腹壁间有瘘管。第一步在瘘口周围作梭形切口，先自一点进入腹腔，然后用手指伸进腹内探查并分离粘连，即可完成腹壁的切口而不致伤及肠袢；B. 示瘘管通到肠袢之状。虚线示瘘管的切除线；C. 示肠壁的切口作双层缝合之状

口的贴补术，或者作瘘口、空肠的吻合术，常能取得预期的疗效。

贴补法比较简单，对于不能切除的肠瘘，可以选取一段邻近的肠袢贴在瘘口上，用两圈间断缝线将瘘口周围的肠壁与贴上去的肠管相互吻合，这样缝补后肠液即不致外溢，而瘘口就能自然封闭。偶尔，也可以考虑切取一小段带蒂的肠管，将此肠管在对系膜缘予以剪开，其边缘部分的黏膜予以剔除，而中心部分则可以保留一块与瘘口相等大小的黏膜，然后将此带蒂的肠壁贴在瘘口上作两圈间断缝合，也可以很好地将瘘口补起。

4) 空肠与十二指肠瘘 Roux-en-Y 吻合术：将空肠切断后，以其远切端直接内翻缝合在瘘口周围的肠壁上，十二指肠液就可以直接流入空肠而不致外溢，近切端则与远端肠袢作 Y 式吻合。

5) 瘘口上、下肠袢间的短路吻合术：如带瘘的肠袢与

腹壁或腹内其他脏器粘连甚牢而不能被截除时，只要瘘管近端的输入肠袢和远端的输出肠袢能辨认清楚，可行各种肠袢间的短路吻合术，以减少肠内容物通过瘘管排出的机会，瘘管本身也往往可以自行愈合。短路手术最好采取近远端肠袢切断端 - 端吻合的形式：如此肠内容物可以完全避免从瘘管中流出。

2. 全身治疗 肠瘘的治疗一般以局部处理为主，全身治疗常居其次，但在一定的条件下，例如高位空肠瘘有大量肠液丧失，或因肠液漏入腹腔致有严重感染时，全身性的影响往往成为主要矛盾，而全身治疗也就成为成败的关键。全身治疗大致包括下列几个方面：

(1) 纠正和维持水、电解质的平衡：肠瘘发生以后由于大量肠液的丢失，自将导致水、电解质和酸、碱平衡失调，其严重程度与瘘口的大小、位置的高低和肠液损失的多少有关。在大的十二指肠瘘或高位空肠瘘，每天损失的胆汁、胰液可达 4000~5000ml 以上，如不及时予以补充，将迅速造成脱水、酸中毒和低钾血症，导致循环血量减少和周围循环衰竭，也可能因肾衰竭和氮质血症而死亡。精确估计损失体液的多少（计量肠液漏出量和小便排出量），测定血液浓缩的程度以及血液化学成分的改变（包括钠、氯、钾等离子浓度和二氧化碳结合力等），便可以决定每天应予补液或输血的总量。高位肠瘘漏出的肠液如尚未污染，必要时可以收集过滤后，通过胃肠减压管重新注入瘘口远端的肠道内，这是一种既简便、经济又安全可靠的补液方法。

(2) 维持营养、纠正贫血：自高位肠瘘中外溢的肠液含有大量消化酶，其丢失可造成一种高度营养不良状态，口服的食物也可能大部分自肠瘘中流出，患者往往迅速消瘦，其体重有时可减轻一半甚至更多。蛋白质和维生素的大量丢失还可引起肝、肾等主要脏器的功能衰竭，患者抵抗力减退，易致全身感染、组织水肿、局部生长困难。上述情况一经出现，不仅将使一切手术治疗难有成效，而且再要纠正这种恶病质现象也往往事倍而功半。因此，在肠瘘发生的早期就应该重视营养问题。补充的原则应该是"口服为主，肠灌其次，静滴为辅"。

口服饮食应该是维持和补充营养的主要途径。但在肠瘘的早期，口服饮食后常会出现肠液丢失增多的现象，有时甚至大部分食物会从瘘口流出。为此，以往多采用禁食、胃肠减压等措施来减少肠液的漏出，而营养则不得不从静脉补充。这在肠瘘发生的早期，原是可行的办法，但如长期这样处理，必然会导致严重的营养不良，并出现一系列并发症。所以这个表面上的矛盾现象必须加以深入的分析，以期能够突破这种矛盾而彻底解决营养问题，切忌思想僵化或无所作为。鉴于某些大段小肠切除病例最初也是大便次数多而排出快，但以后由于机体的代偿，却可以逐渐恢复正常，营养得以维持，体重逐渐增加，则不难想象肠瘘患者也可能会有这种代偿。事实也确实如此，常见有这样的情况，一个高位肠瘘患者开始口服时，即使进入少量流质，也会引起大量肠液漏出，但在继续进食的情况下，往往肠液的流出量会逐渐减少，漏出液的性质也由稀到稠，即使食物由半流改为固体，其残渣也会由粗到细，营养会得到改善，体重会逐渐增加。所以肠瘘患者的进食量与肠液漏出量，其关系并不始终是机械地进得多就出得多，而是在肠瘘的早期吃得少、漏得多，以后由于机体的代偿和瘘口的缩小，食物的消化吸收量逐渐增加，进入量与漏出量的关系将逐步变为吃得多、漏得少。总之，肠瘘患者的进食量与肠液漏出量，有一个"少吃多漏，多吃多漏，多吃少漏"的辨证发展过程，其发展的快慢与瘘口的大小和位置的高低有关，一般大约需要 2~3 周时间，就可从"进得少、漏得多"转变为"进得多、漏得少"。如果我们在加强肠瘘的局部处理（吸引、堵塞）的同时，小心地使进食量由少到多，性质由稀改稠，早期（病后 3~7 天，瘘口正在由小到大）不吃或少吃，中期（发病 1 周以后，瘘口开始由大变小）试着吃，后期（瘘管已定形，或堵塞已成功）正常吃或大胆吃，必要时再以牛奶、鸡蛋、肉泥、菜泥、油脂、盐、糖和维生素等制成食糜，连同收集的肠液通过原来的瘘口或空肠造瘘注入肠道，浓度由稀到稠，容量由少到多，开始时用 24 小时连续滴入法，待肠道功能恢复后可逐渐增加到 1~2 小时灌入 100~200ml，一般多能使患者的营养维持在较好水平。

肠外营养即是将机体所需的营养素按一定的比例含量配制形成的可供静脉输注的注射剂，能供给机体足够的能量以及合成和修复组织所必需的氨基酸、脂肪、维生素、电解质和微量元素。在肠瘘的某个阶段，患者还无法从胃肠道获得全部的营养和电解质时，通过静脉补充部分电解质和蛋白质也是完全必要的。从颈内、颈外或锁骨下静脉插管至上腔静脉或偶尔从股静脉插管到下腔静脉，然后输入肠外营养制剂，足以维持机体的氮平衡，代替口服营养。从深静脉插管补充营养时，因深静脉的管腔粗，流量大，输入的液体立即被稀释，导管和高浓度液体对静脉壁的刺激相对减少，故产生静脉炎和栓塞的机会也随之降低。惟在整个过程中应严格掌握无菌技术，注意防止空气进入静脉。由于所有营养物质都从静脉补充，胃肠道的分泌将为之减少，肠瘘的漏出量也随着减少，有利于肠瘘的愈合。

(3) 消除腹腔脓肿，控制全身感染：除手术所做的完全性肠造瘘以外，其他的肠瘘在瘘口发生后直到引流或破溃到腹壁外以前，大都经过一个腹内脓肿阶段。尤其是继腹腔手术后并发的肠瘘，由于手术后 3~5 天内切口中当无肠液或气体逸出，而患者所表现的腹痛、腹胀和发热等又易与手术反应和肠麻痹相混淆，以致有时腹内积脓已达数百毫升甚至 1 升以上，尚未能及时诊断和引流。即使在腹内脓肿引流以后，由于引流不畅还可能在日后反复形成腹内脓肿，甚至为多个脓肿。由于肠瘘对瘘管周围组织的腐蚀作用以及肠黏膜所产生的糜烂和溃疡（应激性溃疡），不仅可导致出血，且可由此导致全身性感染如败血症、中毒性肝炎或肺炎、脑炎等，并会加重贫血和恶病质。所以感染在肠瘘患者常是继早期的水、电解质紊乱以后，或在晚期的营养失调和恶病质之前,使机体产生一系统严重的病理生理改变的主要原因。对于腹内脓肿和瘘管周围感染,除了应该多方检查(临床、X线、B超等),及时切开和彻底引流以外,还必须对脓肿进行适当的持续冲洗和负压吸引,而正确的瘘口局部处理,又是消除感染的根本措施。由于肠瘘的感染常以革兰阴性杆菌为主,适当应用一些敏感的抗菌药物也属必要。

(4) 其他并发症的防治:肠瘘患者除腹内脓肿以外,其他的并发症以中毒性肝炎(黄疸)、肠道出血和肺炎、脑炎等较常见。

1) 中毒性肝炎:肠瘘患者并发黄疸者并不罕见。黄疸出现的主要原因是由于严重感染所产生的溶血,或因门静脉炎和肝细胞损害所致。由于肠瘘的感染灶是在腹腔,且多为革兰阴性杆菌引起,故细菌的毒素通过门静脉对肝脏的损害,较其他部位、其他细菌的感染更为严重,多有转氨酶和碱性磷酸酶的增高。因此肠瘘患者出现黄疸时,除保肝疗法以外,还必须设法寻找感染灶加以引流。

2) 胃肠道出血:胃肠道出血是肠瘘的另一严重并发症,可表现为呕血、便血或瘘管出血,有时出血量较大,且不易自行停止。出血的原因主要是由于漏出的肠液侵蚀瘘管周围组织而导致了血管破裂,也可能由于革兰阴性细菌感染而产生了胃肠道黏膜的糜烂出血(应激性溃疡)。对漏出的肠液及时引流,并严格控制感染是预防胃肠道出血的主要措施。一旦已并发出血,其治疗应限于止血,企图将出血病灶和瘘口一并切除的办法,常不切实际,而且弊多利少。在控制感染的基础上作间断的胃肠道冲洗,局部应用血管收缩药和止血剂,可能对出血有较好的作用。

3) 肺炎和脑炎:由于长时间的营养消耗,机体的抵抗力日趋下降,肠瘘患者在腹腔以外的脏器也易有感染,肺炎就是最常见的一种。偶尔也可以并发脑炎、脑膜脑炎,表现为急性脑压增高,昏迷、抽搐或癫痫样发作,脑脊液内可有脓细胞等。有上述并发症者,除相应的对症疗法以外,积极控制感染和改善机体情况常属必要。

二、肠道的内瘘

一个肠袢如与其他的肠管之间有一异常通道,或肠袢与其他空腔脏器如膀胱、阴道、胆囊及胆道等器官之间有异常通道,是称为肠道的内瘘。

肠道内瘘形成的原因亦不外损伤、感染与肿瘤浸润等几种,与外瘘的病因大致相同。肠道与肠道之间的内瘘有时可以毫无症状,亦不需要外科治疗。但有时肠道间的内瘘却可引起严重症状:如腹泻,急性感染,显著的营养障碍及体重减轻等。肠道与其他空腔间的内瘘则大都有明显症状,主要是因肠内容物流入该受累脏器、引起严重感染的缘故,且由此可以引起一系列的不良后果。上述这些情况均需行手术治疗。

肠内瘘的手术方法一般较处理外瘘为困难,因内瘘的位置较深,其确切部位在术前既不易用X线检查等方法加以肯定,手术时因粘连较多也不易被发现。但手术的原则却与处理外瘘相同,即瘘道应予切除、肠壁与其他脏器上的瘘孔应予缝闭,肠道本身应无狭窄或其他慢性病变,其他脏器的引流也应通畅无阻。

手术可以一期或分二期完成。

1. 一期手术法　进入腹腔以后,首先找到带瘘的肠管并认清其输入与输出两端,将此两个肠袢略加牵引分离,即可帮助找出瘘管的部位。然后将进入肠道或其他脏器的瘘管在入口处分别切断,并将创缘分别用丝线作双层间断的浆膜肌层缝闭。如受累者是膀胱,常需要同时放置留置导尿管或行膀胱的耻骨上切开引流,以避免膀胱胀满而发生缝合口漏。

如瘘管切除后发现肠壁上的创孔不宜单纯缝闭者,也可以将带瘘的肠管切除一段后行端-端吻合。如瘘管是在邻接的两个肠袢之间,则有时可将瘘管近端的肠袢在其近端切断,再将瘘管远端的肠管在其远端切断,然后将中间一段带瘘的肠管切除后移出手术野,最后将剩余的两切端做侧-侧或对端吻合。如瘘管是发生在一个高位与一个低位的肠袢之间,而瘘管切断后肠壁上的瘘孔又不宜单纯缝合者,则应分别将两个瘘孔附近的肠管切除一段后作端-端吻合,这样虽需作两个肠袢的切除吻合,但可避免牺牲过长的肠管,不致影响术后的营养吸收。

2. 二期手术法　有时在开腹后发现瘘管附近的组织炎症极为明显,其分离、切除有危险者,可以分二期进行处理。

如内瘘是累及末段回肠者,可将瘘管近端的肠管提出作完全性的临时造瘘,如受累的肠袢位置较高者,可以暂在瘘管上、下端的肠管间作侧-侧吻合,瘘管本身暂时不予处理。三个星期(或更久)以后再度开腹时,常见炎症已大部消退,就可将瘘管予以切除、并将两个瘘口分别予以修补,或切除一段带瘘的肠管后作端-端吻合。至于第一次手术时所做的末端回肠造瘘或肠袢间的侧-侧吻合,则可根据具体情况决定:或将末端回肠的造瘘予以缝闭,或将两个肠袢间的捷径吻合予以拆除,使肠道恢复正常的通路,也可将这些处理延至第三次手术时施行,一般距第二次手术约10~14天,这样可使接口的缝合线愈合更加可靠。

总之,肠瘘的处理法与肠造瘘术后所遗留的瘘口虽在原则上相同,但因肠瘘大都伴有明显的炎症和多量的粘连,瘘管的径路亦较复杂,故其处理一般是较肠造瘘术后所遗留的瘘口更为困难,而以内瘘为尤甚。瘘管不能自行愈合或虽经手术处理后仍然复发者,必然有其根本的原因,最常见者为肠壁本身有特殊的病变如结核、肿瘤、放线菌病及局部性肠炎等,或者瘘管附近及其远端的肠管有狭窄现象。此外如肠黏膜的翻出、皮肤上皮的伸入、异物的存留或脓肿的引流不畅等,均可能为瘘口不能愈合的因素,手术前必须对此等因素有足够的了解,手术时又能设法予以纠正,瘘口乃有愈合的可能。术后应注意控制饮食,防止腹胀,并预防感染,此对保证肠瘘手术的成功也有一定作用。

【附】空肠 Roux-Y 式吻合术在腹部外科临床中的应用

18 世纪末，Roux 首先将近端空肠予以切断（一般距 Treitz 韧带约 20~30cm），以其近切端吻合到远段空肠的侧壁上（距空肠远切端约 30~40cm），而将远切端与胃后壁相吻合以解除幽门梗阻。这种吻合方式称为 Roux-en-Y 吻合，简称 Y 式吻合，在近代腹部外科临床中已得到广泛应用。腹部外科医师如能掌握其规律，引申其运用，可以治疗多种腹部外科中的复杂情况，取得较好疗效。为了帮助青年医师迅速掌握此种术式的临床应用，特综合介绍并略加评论。

【Roux-Y 式吻合的吻合方式】 Roux-Y 式吻合有顺蠕动和逆蠕动两种吻合方式：将距屈氏韧带约 20cm 的空肠切断后，以空肠近切端吻合到远段空肠袢的侧壁上，而以空肠远切端与另一空腔器官相吻合者称为顺蠕动吻合。相反，如将空肠远切端吻合到近端空肠侧壁上，而以其近切端与另一空腔器官吻合者称为逆蠕动吻合。作逆蠕动吻合时，如近端空肠袢上两个吻合口的距离不超过 30cm，其内容物一般仍可获得较好的引流，但如近端空肠袢的长度过长，肠袢逆蠕动的力量过大，另一空腔器官的内容物很可能引流不畅，所以在一般情况下最好常规做顺蠕动吻合，本节介绍的也均以顺蠕动吻合为准。

【Roux-Y 式吻合的临床应用】 应用 Y 式吻合的原理，可以治疗或处理多种腹部外科中的复杂情况。下列病变应用 Roux-Y 式吻合均可获得满意疗效：

1. 全胃切除后的消化道重建 全胃切除后除偶尔可作食管十二指肠吻合外，过去最常应用的是各种食管空肠袢的端 - 侧吻合（Iahey，Graham 或 Longmire 等法）。食管空肠袢端 - 侧吻合的最大缺点是：空肠袢的系膜有时较短，以致吻合口的张力可能较大，有发生吻合口瘘的危险，再则由于胆汁、胰液的反流刺激，有导致食管炎和吻合口狭窄之虞，即使辅以空肠输入、出袢之间的侧 - 侧吻合（Braun 法），有时仍难完全避免。而作食管空肠的 Y 式吻合后，上述两个缺点可完全避免，且通过空肠空肠吻合口以上那段肠袢的不同处理，还可以发挥其特殊作用。

(1) 食管与单袢空肠的对端吻合（图 5-48，A）：这是最简单的一种 Y 式吻合。通过对远段空肠系膜的处理，切断若干系膜血管而保存其边缘动脉弧，可使远段空肠袢有足够

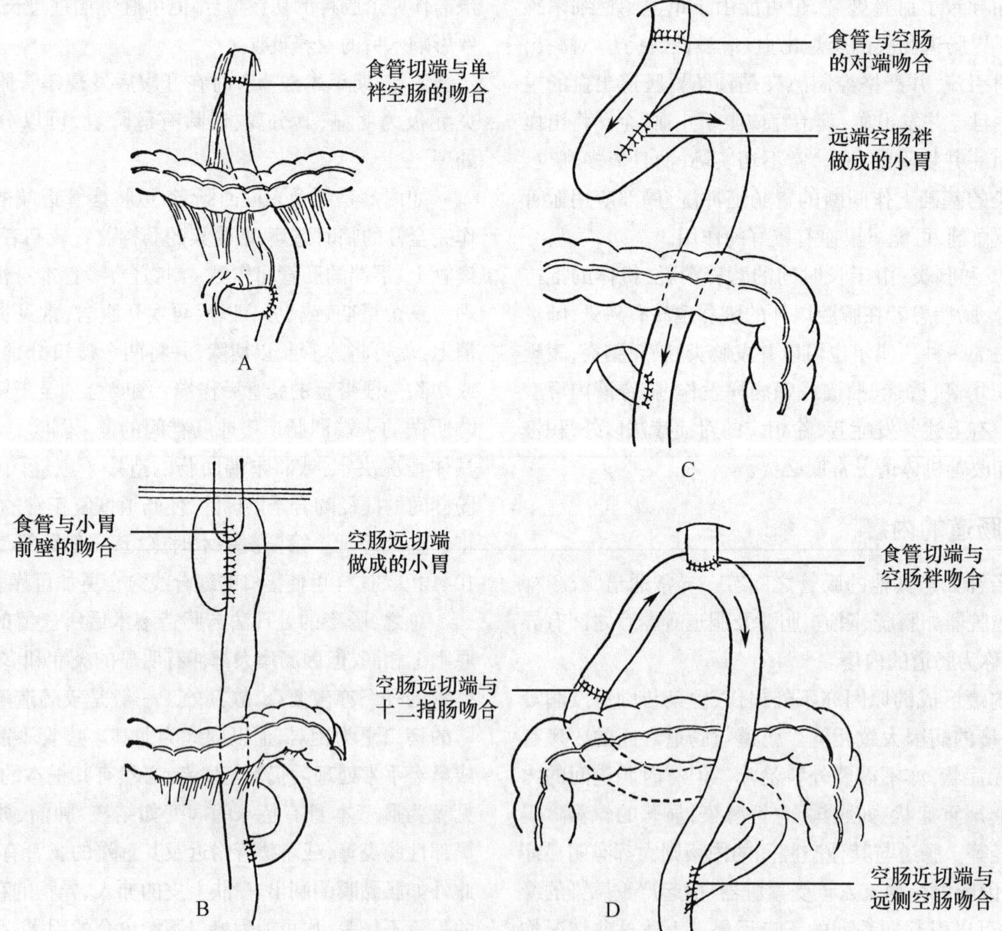

图 5-48 全胃切除后应用 Roux-Y 式吻合以重建消化道

A. 单袢空肠与食管的对端吻合（Roux-Y 式）；B. 双袢空肠与食管的吻合（Kalamba 法，1974）；C. 食管空肠对端吻合并行小胃成形（钱礼，1976）；D. 循环式的食管空肠吻合（Yasuo Kuvoyaniga 法，1977）

的长度，不致造成吻合口的张力过大，又食管空肠的对端吻合较食管空肠袢的端 - 侧吻合操作简单而且安全可靠，故一般不会发生吻合口瘘。

(2) 食管与双袢空肠的吻合(图 5-48，B)：单袢空肠与食管的对端吻合虽有 Y 式吻合的固有优点，但术后因食物通过迅速，常有并发小胃综合征和倾倒综合征之可能。此时可考虑将远端空肠折叠成 U 形，将两个肠袢合而为一，做成小胃，食管则与小胃前壁的开口相吻合，空肠近切端仍按 Y 式吻合的原则吻合到输出空肠的侧壁上，可以减少术后发生小胃综合征和倾倒综合征的机会(Kalamba 法)。

(3) 食管与空肠对端吻合，并行空肠的小胃成形术(图 5-48，C)：Kalamba 的术式虽可减少术后的小胃综合征和倾倒综合征，但在贲门胃底癌需要切除食管下端时，食管残端往往无法与空肠合成的小胃相吻合，而且所建成的小胃由于其直立的位置，仍然不能防止食物下降过速而有倾倒综合征之发生。有鉴于此，可先将远端空肠袢做成小胃，然后将食管与小胃的入口作对端吻合，小胃的输出袢可适当固定在横膈上。这种术式不仅保留了 Y 式吻合的优点，可使胆汁肠液不致反流刺激食管下段，而且它的操作比 Kalamba 手术简单，术后并发倾倒综合征的机会也较少。

(4) 循环式的 Y 型吻合(图 5-48，D)：全胃切除后作食管空肠吻合，可因十二指肠的旷置而有消化、吸收不良的可能，因而有人主张可作循环式的 Y 型吻合：将空肠切断后以其远切端在横结肠前与十二指肠残端作对端吻合，食管与空肠袢作端 - 侧吻合，最后再将空肠的近切端吻合到食管空肠吻合口以下约 40cm 的空肠侧壁上。在理论上，这种吻合法可使部分食物通过十二指肠以利其消化，胆汁胰液也不致反流引起食管炎，而食管与十二指肠切端间的一段空肠，对通过的食物来说是逆蠕动的，将会延续下降的速度，起到小胃的作用。但大部分食物恐仍将经顺蠕动的空肠袢迅速下降，术后是否有“小胃”作用殊属可疑。

以上四种术式均为 Roux-Y 式吻合的变法，如能根据全胃切除病例的不同情况选择应用，都可能获得较好的疗效。其中食管空肠对端吻合并行空肠袢小胃成形术，既简便而又有多种优点，一般情况下均可应用。

偶尔，食管下段或贲门胃底癌已有梗阻症状而探查后又无法切除者，为了解除梗阻．延长患者生命，也可以考虑应用 Roux-Y 式吻合的原理，作姑息性的食管空肠分流术，不过此种分流术实际上恐未必真能延长患者寿命，只有在食管已有严重梗阻时才不得已而为之，其疗效或较单纯空肠造瘘略胜。

2. 胃大部分切除后的吻合口瘘或十二指肠残端瘘　溃疡病患者行Ⅱ式胃大部切除后 3~5 天内，有的可突然发生急性腹膜炎症状，或腹壁切口中有多量肠液流出，即可确诊有吻合口瘘，需要紧急处理。较小的吻合口瘘可以单纯予以修补，有时也可获得痊愈。但对较大的吻合口瘘，特别是瘘口周围组织充血水肿较严重者，单纯修补大多不易成功。此时最可靠的办法是应用 Roux-Y 式吻合的原则，将吻合口的输出肠袢切断后以其远切端缝合到瘘口周围组织上，使漏出的胃内容物全部流入远端空肠袢，而空肠近切端则吻合到远端空肠袢侧壁上，往往可以获得成功，将空肠远切端缝闭后再与瘘口周围组织相缝合，有时也有效(图 5-49，A_{1-2})。

毕Ⅱ式胃大部切除后并发的十二指肠残端瘘，过去常采用负压吸引和禁食等保守疗法，或者采用一次，或再次单纯修补的办法。事实证明，保守疗法无效者单纯修补也很难成功。此时可应用上述的同样方法，将输出空肠袢切断后以其远切端缝在瘘口周围的正常组织上，或将整个十二指肠残端植入到空肠切端中，可使漏出的十二指肠液全部流入肠腔，水、电解质的紊乱从此得到纠正，腹膜炎和皮肤糜烂也能迅速好转。这是温州医科大学附属第一医院曾经屡试屡效的一种有效疗法(图 5-49，B_{1-2})，值得介绍。

3. 胃大部切除后之吻合口溃疡或反流性胃炎　溃疡病患者作胃大部切除术后并发的吻合口溃疡，如保守疗法无效而需再手术时，除了作选择性迷走神经切断术外，也可以将吻合口溃疡及其相连组织切除后改作 Y 式吻合：先切断吻合口之空肠输入、输出段，继将残胃之远端部分连同吻合口溃疡和空肠段一并切除，然后将空肠远切端与胃切端

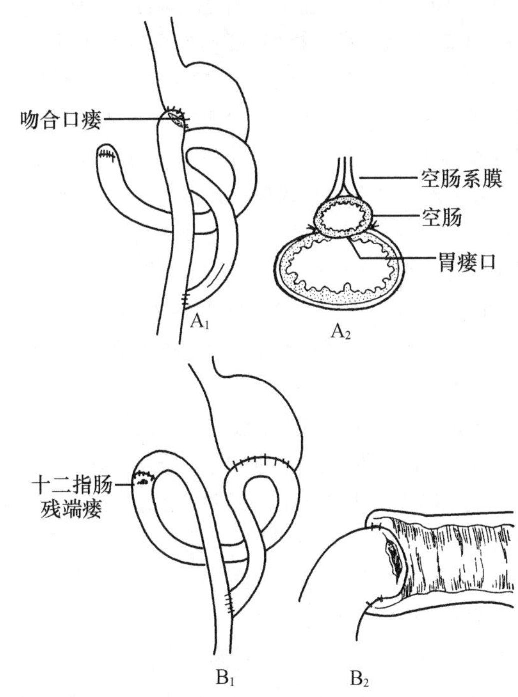

图 5-49　胃大部切除后并发吻合口瘘或十二指肠残端瘘之手术矫治

A_1. 较大的吻合口瘘不易单纯修补者，可切断吻合口的空肠输出袢，以其远切端缝在瘘口周围的正常组织上，使漏出液全部流入远端空肠，最后完成空肠之 Y 式吻合；A_2. 示空肠切端缝闭后填补在瘘口之上，同样可以成功；B_1. 较大的十二指肠残端瘘，也可以用同样方法先切断Ⅱ式吻合的输出空肠袢，然后将其远切端套缝在瘘口周围，最后完成空肠之 Y 式吻合；B_2. 示整个十二指肠残端已完全植入空肠袢中，同样可以成功(注意两个吻合口相距须 30cm)

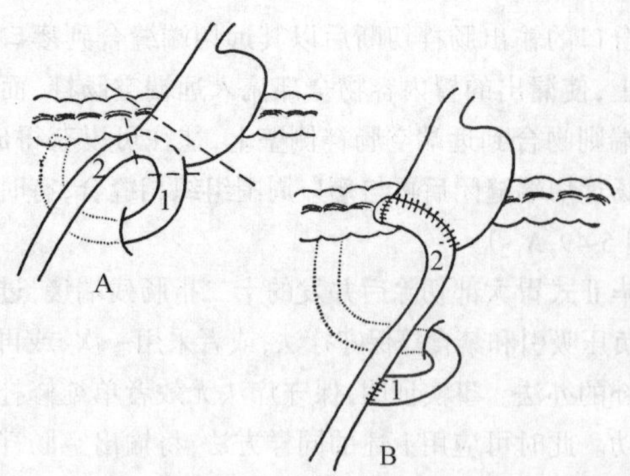

图 5-50　胃大部切除后并发吻合口溃疡或反流性胃炎之手术疗法

A. 吻合口溃疡及其相连组织应切除之范围。对反流性胃炎也可以用同法处理；B. 改 Billroth Ⅱ式吻合为 Roux-Y 式吻合

相吻合。最后完成空肠之 Y 式吻合(图 5-50)。

胃大部切除后因为失去了胃窦部和幽门括约肌的调节作用，有时胆汁和肠液可反流入胃引起胃炎，这在Ⅱ式吻合后较为多见。如果保守治疗无效，也可以考虑做手术治疗：将原来的胃肠道吻合予以切断，改作胃与空肠的 Y 式吻合，使胆汁不再可能反流入胃，可以迅速改善胃炎之症状。

4. 十二指肠之严重损伤，肠壁损伤或完全断裂　因车祸或枪伤引起的十二指肠严重缺损或完全断裂，非单纯修补或直接吻合所能奏效者，处理非常困难。伴有严重胰腺损伤的患者需考虑作十二指肠和胰腺的根治切除术(Whipple 手术)。如果胰腺尚属完好，则胰十二指肠切除应予避免，此时应用空肠 Y 式吻合的原则来进行修补，往往可获得较好的疗效。无论是十二指肠降部或横部的创伤性缺损，可将空肠之远切端(有时需将空肠之对系膜肠壁适当剪开)制成一个带蒂的肠壁，镶补在十二指肠缺损处，然后完成空肠之 Y 式吻合。

如果是十二指肠的完全断裂而又无法直接吻合者，则一般有两种方法可供选择：①缝闭十二指肠损伤之远断端，选择一段空肠袢与十二指肠之近断端作端 - 侧吻合，再在此吻合口以远约 30cm 处作胃与远端空肠之侧 - 侧吻合。②缝闭十二指肠之远端，切断空肠后将其远切端与十二指肠之近侧断端作对端吻合，再完成空肠之 Y 式吻合。以上两法均属可行，但以作 Roux-Y 式吻合为佳，因做前一种手术后，食物和胆汁胰液仍可能积聚在输入空肠袢中，导致盲段中之压力过高，十二指肠断端有崩开的危险(参阅“十二指肠的损伤”)。

5. 胆总管结石或胆(肝)管残留结石　经验证明，胆总管的原发性结石或胆(肝)管内的残留结石，特别是泥沙样的胆色素结石或胆总管已明显扩张至 2.5cm 以上者，单纯胆总管的切开取石和 T 管引流疗效不佳，术后易致胆石复发，最好做某种形式的胆肠吻合或 Oddi 括约肌切开、成形术，以利胆道之引流。在各式胆肠引流术中，以胆总管与十二指肠后吻合最为简便易行，吻合口亦能保持通畅而不致再度狭窄，远期疗效较好。但有不少外科家主张作 Roux-Y 式的胆总管空肠吻合术，认为可以避免一般胆肠吻合术后易于并发的胆道上行感染，又能得到通畅的胆道引流，确也有其优点。不过 Roux-Y 式的胆肠吻合在操作上较胆总管十二指肠之后吻合为复杂，不易为危重患者所耐受，临床医师应根据患者的具体情况选择施行。

肝外的胆管空肠 Y 式吻合有端 - 端和端 - 侧等形式。一般说来，在上述情况下以胆管空肠的端 - 端吻合最为理想，能够保证胆汁的引流，不存在胆总管下端的盲段，但在粘连严重的病例，分离和切断胆总管有时有一定困难。所谓端 - 侧吻合一般是指空肠切端与胆总管侧壁的吻合，其优点是胆总管不需要离断，仅需将胆总管的前壁沿其长轴纵向切开，便可与空肠切端进行吻合，因此最适用于胆道再次手术的患者、免受强行分离粘连而致损伤门静脉的危险，不过吻合口远端的胆总管下段，有时可因括约肌挛缩而引流不畅，以致会发生炎症和再生结节，称为盲端综合征，是其严重缺点。单纯将一个空肠袢与胆管侧壁作侧 - 侧吻合而不采用 Y 式吻合，术后易致胆道上行感染，更不足取。

6. 恢复肝外或肝内胆管的通畅引流　对伴有肝外胆管狭窄的胆石症病例，在将一侧的肝管、肝总管或胆总管的狭窄部分沿其长轴充分切开(包括狭窄段上、下端的正常部分)，并除尽其中的胆石以后，也可以将切开的胆管与空肠切端作吻合，以矫治胆管的狭窄和恢复胆汁的引流。肝内胆管如有多发结石或良性肿瘤经肝叶(一般为左叶或左外叶)切除以后，如欲对肝管切端加以引流，也可将空肠远切端吻合到肝脏切面上，使切断的肝管开口到空肠腔内，以防止术后发生胆汁瘘或胆汁性腹膜炎(Longmire 法)。吻合时如在肝管切端内插入一段小导管作支架，更可以做到肝管黏膜对肠黏膜的精确吻合，预防吻合口的狭窄。

肝外胆管有广泛的狭窄、缺损，或肝门外有严重的瘢痕、粘连，致无法进行修补、矫治，或根本不能找到肝外胆管时，也可切除肝左外叶，在肝实质内找到扩大的胆管，与空肠袢作 Y 式吻合以引流左肝管，并使整个肝管系统得到减压引流。

7. 胆总管的囊性扩张的最佳治疗方法是囊肿空肠的 Y 式吻合　单纯做囊肿与空肠袢的侧 - 侧吻合疗效不佳，术后容易发生囊肿内的感染。注意作此囊肿与空肠袢的 Y 式吻合时，吻合口应置于囊肿的最低位，所以一般以结肠后吻合为佳。如囊肿之容积过大者，吻合口还必须有相应的宽度，因此空肠袢的切端宜略为纵向切开，以扩大吻合口的口径。囊肿与空肠的吻合实际上类似于侧 - 侧吻合。如果囊肿内已有感染，胆汁有臭味或呈脓性，则在内引流的同时还可以附加囊肿的外引流，但一般并非必要。

8. 胰腺囊肿　无论是胰腺的真性囊肿或假性囊肿，小的可以整个予以摘除(有时需连同部分胰腺体、尾部一并切除)，巨大的囊肿因粘连较多，整个切除比较困难，一般也可应用 Roux-Y 式吻合，使囊内液体引流到肠腔中去，既可使囊肿归于消失，又可使囊内的胰液协助消化，实为一举两得的合理疗法。由于囊肿与横结肠大多粘连较紧，不易分离，因此囊肿与空肠远切端的吻合大多做在横结肠前，空肠切断的位置则需较高（约距 Treitz 韧带 10~20cm）。

9. 慢性复发性腹膜炎　因胰管的结石、肿瘤或其他原因引起的胰管狭窄，致末端胰管已呈囊状扩张的慢性胰腺炎，有时需将胰体或胰尾作部分切除，或将胰管完全切开并除去结石。然后与空肠作 Y 式吻合，切断的胰尾与空肠的远切端可作套式吻合或将切开的胰管与纵向剪开的空肠远切端作侧 - 侧吻合（参阅“慢性胰腺炎”的治疗），往往可以获得满意的疗效。

10. 壶腹部周围癌的术前准备　壶腹部周围癌患者如果一般情况较差，不能耐受一期的胰十二指肠根治切除术者，可以先行胆囊与空肠的 Y 式吻合，以消除黄疸并改善全身症状，为第二期手术创造有利的条件，而不影响二期手术时的暴露和解剖。但对于不适应作根治切除的患者，一般仅需单纯作胆囊空肠袢侧 - 侧吻合，因无法根治的患者，作胆囊空肠的 Y 式吻合并不能比侧 - 侧吻合存活更久。

【Roux-Y 式吻合的优缺点】　从上述各种 Roux-Y 式吻合的应用情况来看，可见空肠的 Y 式吻合可以作为食管或胃 - 肠道、胆管 - 肠道和食管 - 肠道等的桥梁或通道，以达到管道的重建联系、管腔的引流减压，以及防止其他空腔器官的逆行感染等目的。总的说来，空肠的 Y 式吻合具有下列优点：作任何空腔器官与肠道的吻合时，由于空肠的活动度较大，只要注意保留肠袢的边缘血管弧，其肠袢长度几乎可以任意延长．因此吻合口的张力和发生吻合口瘘的机会可以大为减少，成功率一般在 95% 以上。

1. 胃瘘、肠瘘或胰瘘，应用空肠的 Y 式吻合可使外瘘变为内瘘，从而可防止水、电解质的损失，腹膜炎的情况也由此可以获得改善。

2. 在全胃切除后，利用空肠袢可以做成小胃，防止一般食管空肠吻合后常见的倾倒综合征，而 Y 式吻合本身则可以纠治反流性食管炎，也可以纠治反流性胃炎。

3. 在胆管肠道作 Y 式吻合，可以防止胆道的上行性感染，保证胆道的通畅引流，减少胆石症的复发机会。对于胆管的缺损或狭窄，作胆道空肠的 Y 式吻合有时是恢复胆道引流，挽救患者生命的唯一有效措施。

4. 某些病变如胰腺囊肿或慢性胰腺炎，作胰 - 肠之间的 Y 式吻合有时也是加强引流的唯一有效疗法。

Roux-Y 式吻合也有其缺点：

1. 手术操作较费时，垂危病例或年老体弱者有时不能耐受。

2. 溃疡病患者在胃大部切除后一般不宜作 Y 式吻合，因胆汁和胰液不能流经空肠 - 空肠吻合口以上的空肠袢，有导致胃肠吻合口发生吻合口溃疡的可能。

3. 在胆管空肠的 Y 式吻合后，远端空肠袢内之细菌易于淤滞繁殖，致使正常结合型的胆酸降解为游离胆酸，患者在术后易有脂肪吸收不良。

【Roux-Y 式吻合的成功关键和注意事项】

1. 肠袢的血供必须保持完整。一般先在距 Treitz 韧带 20cm 处剪开空肠系膜，选择形成第一个动脉弓的两支动脉、并在二者之间切断空肠，注意勿损伤空肠系膜边缘血管，才能保证远端空肠袢有充分的血供。

2. 远端空肠袢应游离或伸展至足够的长度，保证第一个（近端的）吻合口没有任何张力，才能避免吻合口瘘的发生。

3. 为了防止肠内容物的逆流，一般应采取顺蠕动吻合，同时空肠空肠吻合口以上的远侧空肠袢不宜太短，两个吻合口的距离一般应不少于 20cm，否则仍有逆流的机会。

4. 为了进一步防止肠内容物自第二个（远侧的）吻合口逆流上行，除采取顺蠕动吻合并加大两个吻合口之间的距离（应不小于 30cm，可考虑 30~40cm，但不宜超过 50cm，否则近侧空肠袢可因过长而发生折叠，易致肠内容物通过不畅或发生滞留），还可以考虑附加两个额外措施：

（1）将近侧空肠的末端与远侧肠管相互紧贴缝合约 8~10cm（缝线需有两排，约在周径之 1/3 线上），使远侧吻合口以上的两个肠袢呈锐角或平行状态，吻合口后方的肠袢就可以起活瓣作用，食物或肠内容物进入远端空肠时便可顺着肠蠕动直接下行，大大减少向上逆流的机会（图 5-51，A）。

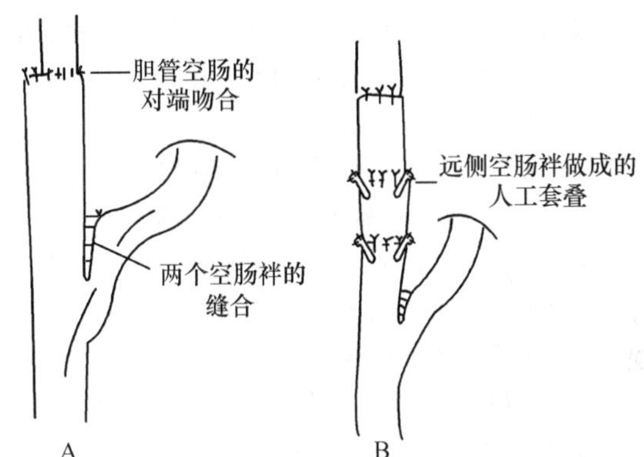

图 5-51　防止胆管空肠 Roux-Y 式吻合后发生逆流的方法
A. 将构成第二个吻合的两个空肠袢紧贴缝合约 8~10cm，可使食物以接近 180° 的角度径直顺蠕动排入下段空肠；B. 在第一个吻合口以远的空肠袢上做成人工套叠，也能有效防止食物的逆流

（2）或将第一个吻合口以远的空肠袢，用间断缝线做成人工套叠（套叠最好有两个，每个套叠套约 1.5cm），也可有效地防止食物或肠内容物的逆流（图 5-51，B）。但如吻合是取顺蠕动方式，两个吻合口的间距又在 30cm 以上，以上两个附加措施一般并无必要。

第八节　肠内、肠外营养

营养支持素为临床医生所重视，但在 20 世纪 70 年代以前，因无有效的肠外营养支持措施，当患者的肠道功能发生障碍时，营养支持很难以实现。1968年Dudrick与Wilmore提出“静脉高营养”(intravenous hyperalimentation)的方法并在临床得以实施后，临床营养支持出现了一个转折点。当肠道不能消化吸收营养时，肠外营养可提供必要的营养物质，维持机体所需，有利于继续治疗。以此为基础，有关临床营养支持的方法与各类患者的代谢改变在20世纪的最后30年有迅速的发展与进步。在20世纪80年代中期，人们认识到肠黏膜具有屏障功能，肠黏膜屏障功能的障碍有可能发生肠道内细菌易位(enteric bacterial translocation)。肠内营养支持的应用、研究的崛起，大有替代全肠外营养之势。目前营养支持的目的已从维持氮平衡、保持瘦肉体，深入到是维护细胞代谢、改善与修复组织、器官的功能，调整生理功能以促进患者的康复。

一、营养评价

营养评价是根据机体营养组成的改变来预测手术治疗的危险性。虽然目前已经建立了预测大宗的严重营养不良人群的手术危险性的一些方法，但评价某个患者的危险程度却并不容易准确。理论上讲，应该从功能上对瘦体组织群进行监测，即应包括对肌肉、呼吸、心脏、肝脏、肾脏和免疫防御功能的评价，但常用的中臂肌围和身高体重之比表示的是组织的贮存情况，并非功能状态。三角肌皮褶厚度反映的是脂肪储备，也与功能几乎无关。除了以皮肤超敏反应测定的细胞介导的免疫反应以外，中性粒细胞功能测定是评价免疫功能的一个指标。

05

可靠的研究设计应该符合随机、前瞻和连续性原则。若以此为标准，几乎没有哪项研究达到要求。已发表的绝大多数文章是回顾性研究，对病例也有选择性，一般常选重症患者。有的研究偏重监测肝脏合成急性相蛋白和免疫相关蛋白的能力以及中性粒细胞功能，这些对判断发生感染的危险性更有帮助。宾州大学研究小组提出了预后营养指数(prognostic nutritional index)，但病例不是连续的，同样也是回顾性研究。前瞻性连续病例的观察，还不能判断出高危患者组。有经验的医生经仔细观察，其评判营养不良的准确性和通过大量检查所得结果可完全一致。仔细地询问病史，特别是功能状态的变化，有助于准确地判断出哪些是高危患者。一旦鉴别出高危患者，应注意弥补其已存在的缺陷。在美国退伍军人医院进行的多中心研究中，给处于高危状态的严重营养不良患者进行围术期的TPN治疗，可降低术后并发症。评价了所有的研究结果后，判定高危患者可以参考以下几点：①近期体重下降超过10%或体重占理想体重的80%~85%；②无脱水的患者血浆白蛋白小于3.0g/100ml；以上两项简单的指标可界定患者处于高危状态。其他的指标还有：③皮肤超敏反应阴性；④实测转铁蛋白小于200mg/100ml；⑤握力或肌肉对神经刺激的反应明显减退。

营养支持的适应证：营养支持的适应证应从以下几个方面考虑：①病前状态；②营养状态；③患者年龄；④饥饿时间；⑤疾病的严重程度；⑥是否可在短期内恢复饮食；⑦体重下降15%；⑧血浆白蛋白小于3.0g/100ml。转铁蛋白小于200mg/100ml，皮肤超敏反应阴性，也对提示发生感染的可能性有意义。如果患者存在上述情况，感染的发生率可达60%。

医生应该根据每个患者的具体情况，选择评判营养不良的指标。例如，老年患者的瘦体组织和脂肪储备减少，但瘦体组织占整个机体的百分比增加。60岁的患者可以耐受饥饿12~14天，时间再长则会造成损害。而70岁的患者是7~8天，80岁则为5~6天。

二、肠道营养

全肠外营养于20世纪60年代末应用于临床，肠内配方饮食(formula defined diet)也于同期产生。但由于当时人们高度赞扬全肠外营养这一新技术的优点，同时，肠外营养在临床应用的时间尚短，其不足之处尚未暴露，致肠外营养支持占据主要的地位。随着时间的推移，临床实践的增多，研究的深入，其不足之处渐为呈现，特别是在20世纪80年代中期，人们认识到肠黏膜具有屏障功能，它的失功将导致肠道内细菌易位。应用全肠外营养时，肠黏膜将失用、萎缩，屏障功能发生障碍，相反，肠内营养却有促进肠黏膜细胞的增生、修复，起维护肠黏膜屏障功能的作用。再者，全肠外营养的不足还有营养不全面，营养因子不经过肝脏，导管与代谢引起的并发症较多等。肠内营养支持的应用、研究为之崛起，大有替代全肠外营养之势。

肠道营养是指人的胃肠道具有一定的消化吸收功能，但因病理影响或因某些治疗需要，而需从鼻饲管或胃肠造口管输入营养物质的一种营养治疗法。它的优点是：①由于营养物质经门脉系统吸收入肝脏，这对某些脏器，特别是肝脏的蛋白质合成和其他物质代谢过程的调节更为有利；②营养物质经肠道消化吸收，对胃肠道黏膜有直接营养作用，可以改善和维持肠道黏膜细胞结构和功能的完整性，因而避免了肠外营养时肠道缺乏食物刺激和肠黏膜所需营养素(如谷氨酰胺、短链脂肪酸)供给不足导致的肠黏膜萎缩及消化酶活性退化，防止肠道屏障功能受损所致的肠道细菌易位；③肠道营养时可增加门脉血流量，促进肠蠕动及胃肠道的内分泌功能；④在同样热量和氮量水平的治疗下，胃肠内营养时体重的增加和氮平衡均优于肠外营养；⑤肠道营养对技术和设备的要求较低，使用简单，易于临床管理，费用仅为肠外营养的1/10左右。只要患者的胃肠有一定功能，就应尽可能选择肠道进行营养支持，只有在患者因肠道解剖结构异常或消化吸收障碍不能维持机体营养需要时，才选用肠外营养。

为了更好地、安全地实施肠道营养支持，必须充分了解机体的营养物质吸收特点，严格掌握肠道营养的适应证，合理选择营养配方，并严密监测机体营养和代谢指标变化，以利及时发现可能产生的并发症。

(一) 肠道营养的适应证与禁忌证

实施肠道营养的基本要求是胃肠道可以安全有效地利

用。肠道营养的禁忌证包括:①机体有严重应激、腹腔感染、休克时;②复杂消化道瘘;③肠梗阻;④有功能小肠的长度不足 50cm;⑤处于急性炎症期的炎性肠道疾病,有严重腹泻;⑥严重营养不良以及肠壁水肿及衰弱的患者,在肠道营养前,需要一段时期的肠外营养,以便使肠道的消化酶及细胞代谢得到改善。

(二) 肠道营养的成分

目前,已有不同类型的肠道营养配方在临床应用,以满足不同患者和疾病状态的需要。临床医生必须熟悉各种配方的特点。根据患者胃肠道的消化吸收能力,选择合适的配方,使患者能最大限度地利用这些成分。所有肠道营养配方均由蛋白质、碳水化合物和脂肪组成,然而,不同配方的成分及比例各异。

1. 蛋白质　蛋白质的来源不同,但都是肠道营养最关键的成分。肠道营养成分根据蛋白质的完整程度分为：

(1) 整蛋白物质:主要有鸡蛋、牛奶、肉泥等完整的营养物质,这些配方与匀浆饮食相同。此类营养物质需经胃肠道消化吸收,需要正常的胰酶分泌,将其分解为小分子多肽和游离氨基酸。以牛奶为基础的配方,其蛋白质来源于浓缩的脱脂牛奶或全脂奶粉。

(2) 水解蛋白制剂:水解蛋白的来源是水解乳清蛋白和肉类,含必需氨基酸的大豆、短链肽、水解酪蛋白等。虽然这些提前消化的蛋白质(已消化成三肽、二肽和游离氨基酸)不需要或仅需要简单的进一步消化,但仍必须吸收入血流,因而,胃肠道必须有合适的吸收能力。

(3) 结晶氨基酸制剂:通常含 30%~50% 的支链氨基酸(BCAA),BCAA 不需消化,通过肠黏膜转运入血。这类制剂主要由氨基酸和碳水化合物组成,含极少量脂肪,但氨基酸制剂无刺激肠道的的作用。

有肝、肾功能损害的患者可给予含不平衡游离氨基酸的配方。尿毒症患者可给含必需氨基酸而蛋白质含量低的配方,由碳水化合物和脂肪提供热量,热氮比例高,以减缓血、尿氮的升高,因而减少或延缓透析的需要。肝性脑病的患者则应限制蛋白质摄入,特别是芳香族氨基酸,配方以 BCAA 作为蛋白质来源,减少蛋白质入量,使热氮比升高。

2. 碳水化合物　在肠道营养配方中,碳水化合物是主要热源,占 40%~90%。多数碳水化合物主要在肠黏膜刷状缘水解、吸收,因此选择碳水化合物的种类时应考虑黏膜的吸收和消化能力。如果患者有完整的黏膜刷状缘和足够的小肠吸收能力,肠道营养中的碳水化合物容易被消化。各种配方中的碳水化合物形式、浓度不尽相同,其中有淀粉(水解谷类、面粉、水解玉米淀粉和纤维)、多糖或低聚糖(麦芽糊精、玉米糖浆、葡萄糖低聚糖)、双糖(蔗糖、乳糖、麦芽糖)、单糖(葡萄糖、果糖)。

碳水化合物代谢依赖于正常血浆胰岛素、胰高血糖素、肾上腺素及去甲肾上腺素水平,还必须供给合适的维生素和矿物质等营养物质,否则碳水化合物不能被利用,将导致腹泻、腹胀及恶心等症状。若肠道营养由葡萄糖或蔗糖等构成,其渗透压较采用淀粉、糊精和低聚糖等复杂碳水化合物高,高渗可导致腹部不适、倾倒综合征等现象。低聚糖是含 2~6 个单糖分子的多聚体,可被肠黏膜内酶水解,不需要胰淀粉酶。低聚糖和复杂碳水化合物无甜味,对厌甜食者相宜。

3. 脂肪　脂肪提供的热量高,并可携带脂溶性维生素,补充必需脂肪酸。脂肪还可改善营养配方的味道。肠道营养配方中的脂肪含量差别很大,从占总热量的 1% 以下到 47%。脂肪的消化吸收通常需要胰酶、胆盐、完整的肠壁和正常的肠道菌群。然而,中链甘油三酯(MCT)的吸收不依赖胰酶或胆盐,它直接经过肠上皮进入门脉系统而不通过淋巴循环。

肠道营养配方中的脂肪形式有短链、中链或长链脂肪酸,中链脂肪酸多为饱和脂肪酸如椰子油,长链脂肪酸多为聚不饱和脂肪酸如玉米油、红花油、大豆油,还包括磷脂和甘油酯。

在消化吸收功能正常者,长链脂肪酸的吸收很快。如有明显消化吸收障碍,则低脂或含 MCT 的配方较有利。一般认为,脂肪摄入量应占总热量的 30%,其中 1/3 应由聚不饱和脂肪酸提供。

4. 维生素和矿物质　一般来讲,这些物质的需要量小,但在肠瘘患者,特别是营养缺乏时间较长、有较大量额外丢失、机体伤口愈合需要量增加时,其需要量增加。多数市售配方中,仅含推荐的每日需要量,所以在临床使用时应予注意,需要时,添加额外量。

5. 膳食纤维(dietary fiber,DF)　膳食纤维在 20 世纪 50 年代被认识到对健康与预防疾病有重要的作用,DF 是指不能为人体消化酶水解的植物多糖(除淀粉以外的多糖)与木质素之和。这些都是植物细胞的组成成分。除麸皮以外的植物性食物在未木质化以前即被食用,故木质素含量极微,事实上 DF 即非淀粉多糖(non-starch polysaccharide,NSP)、DF 包括可溶性 DF(soluble dietary fiber,SDF)及不可溶性 DF(insoluble DF,IDF)总称为总 DF(total dietary fiber,TDF)。

DF 的生理作用根据所含 SDF 与 IDF 不同而异。SDF 可增加肠道过渡时间,减少葡萄糖吸收及降低血清胆固醇,它在结肠经厌氧菌酵解后产生短链脂肪酸(SCFA)、乙酸、丙酸与丁酸,丁酸是结肠细胞的重要能源,并能促进黏膜的增生与水及电解质的吸收。IDF 可减少肠道通过时间及增加粪便体积。DF 具有重要的生理作用,曾被称之为第八营养素,在现有的市售肠内配方营养中,有的加有 DF,美国实验生物学会联合会推荐 DF 中 IDF 应占 75%,SDF 应占 25%,美国食品与药物管理局(FDA)推荐成人每日 DF 摄入量为 20~35g。

6. 水分和热量密度　肠道营养产品多标有热量密度(即每单位容量的热量数量),变化范围为 0.2~6kJ/ml。热量密度高的产品,其所需容量小,然而其渗透压亦随之升高,而易导致腹泻;热量密度过低者,对所需容量大、需限制水分的患者不利。在临床应用中，必须根据患者的液体需要量、丢失量、心脏及肾脏功能，合理调整热量密度和水分量。

7. 渗透压　接受肠道营养的患者选择合适配方时，渗透克分子浓度是重要因素。等渗配方的渗透压与血浆相近，为280~300mmol/L，等渗配方在开始输注时即可为全浓度，根据其耐受程度调整输注速度。一般来讲，肠道营养愈接近等渗，出现腹泻、倾倒综合征、恶心和呕吐等并发症的可能性愈小。然而，等渗配方并不能保证所有患者不出现并发症。

高渗配方的渗透压约在400~1100mmol/L，远远大于血浆渗透压。这类配方在输注时，或以全浓度低流速(20ml/h)，或以一半浓度、40ml/h流速开始。在浓度和容量调整时，可先调整1项，而不要2项同时改变。

含单体营养物质如单糖、氨基酸等的配方渗透压较高，不易为患者耐受，患者多有胃排空障碍、严重腹泻、电解质丢失和严重脱水。如患者有感染、气管切开、消化液引流等情况，则可加重其并发症。在防止并发症方面，喂养技术常常比营养液的渗透压更重要，对高渗液的耐受性可逐步建立。

8. 残渣　健康成人每天排泄粪便75~170g，其中70%是水分，其余是各种有机物和无机物。在消化吸收正常的人，每日粪便中排出氮量仅1g左右。粪便的成分与食物种类有关。少渣食物可使粪便量及排便次数减少，粪便通过时间延长。含水解蛋白及氨基酸类的配方含残渣较少，可用于低位肠瘘患者，但对长期接受肠道营养的患者，配方中的残渣量应与正常饮食接近。

9. 肾溶质负荷　肾溶质负荷指肾脏必须排泄的营养液中粒子数。肾溶质负荷愈高，肾功能负担愈大。肾溶质负荷主要取决于蛋白质(以尿素为终产物)及钠、钾、氯等电解质。一般讲，每克蛋白质在幼儿为4mmol/L，在成人则为5.7mmol/L。

健康成人的肾脏通常能将尿浓缩到约1200mmol/L。危重患者可有肾浓缩功能受损，因此需要大量水分才能排泄溶质。在需限水分的患者，可通过调节配方中电解质和蛋白质的量来控制肾溶质负荷。

10. 热氮比　蛋白质、脂肪和碳水化合物组成肠道营养的热源。总热量即为蛋白质、脂肪和碳水化合物共同提供的热量，脂肪和碳水化合物提供的是非蛋白质热量。对单纯营养不良的患者，蛋白质主要用于蛋白质合成，而不作为热量提供能量。因此，热氮比系非蛋白质热量(NPC)与氮(N)之比。对处于正氮平衡的健康人，热氮比(NPC∶N)可为150∶1；而对于重症患者，因其蛋白质需要量增加，热氮比应为100~150∶1。

(三) 肠道营养产品

大体上可分为完全营养和不完全营养两类，主要用于完全营养支持或营养补充。

1. 完全营养配方能够提供足量蛋白质、碳水化合物、脂肪、维生素和矿物质，以完全维持正常机体营养状态的肠道营养配方，称为完全营养配方。大体分为下面三类：

(1) 混合配方：又称匀浆饮食，这种肠道营养配方是混合成液状的普通食物，含有自然食物中所有营养素，是所有肠道营养产品中纤维含量最高的。通常用于消化道功能良好而不能经口摄食的管饲患者，对长期肠道营养支持的患者尤为适宜。在临床上，可由临床医生计算出每天患者的蛋白质、热量等营养物质需要量，由医院营养室的营养师折算出相应的食物量，一般选用牛肉、猪肝、鸡蛋、豆制品、面包、水果汁和蔬菜等食物，加工处理后用食品粉碎器研磨搅匀制成匀浆饮食，其作用与市售产品相同。缺点是稠厚，不能经管饲持续输注，且易污染。

另一种混合配方是以奶为基础及不含乳糖的配方，主要用于成人，需有消化吸收功能，适用于不能吞咽、咀嚼或食欲缺乏的患者进行完全营养支持，或摄食不足的患者进行营养补充。可口服或管饲。优点是可口、价廉、成分标准化、预先已消毒、不黏稠、流动性好，可经细管饲喂。缺点是只能用于消化吸收功能健全的患者，其成分标准化，不能用于对其中某一成分不耐受者。在临床上，有用牛奶、豆浆、鸡蛋、白糖、奶糕及植物油等配制成的混合奶。配制时将鸡蛋、白糖、奶糕、植物油用少量水调成糊状，慢慢加入已煮沸的牛奶与豆浆中，随加随搅，使之不成凝块。将制成的混合奶过滤去渣即可装瓶备用。这样配成的混合奶每100ml含400kJ热量，4.4g蛋白质。热量∶氮为573kJ∶1g。一般患者每日输入2000~2500ml即可满足能量与蛋白质的需要。混合奶在肠腔内形成的残渣及对胃肠道的刺激均小于匀浆饮食。

(2) 要素膳：又称化学定方膳，其氮源为各种纯氨基酸或含游离氨基酸与短肽的蛋白质水解物，其能源主要来自葡萄糖、双糖、低聚糖与糊精，脂肪可用来提供必需脂肪酸和作为脂溶性维生素的溶剂，大多数产品提供的热量仅占1%~2%，但也有由脂肪提供热量占30%的制品。此外，还含有常量及微量元素与多种维生素。

2. 不完全营养配方　这种肠道营养膳只提供一种或多种营养素，不足以维持健康成人的正常营养状态，主要用于营养补充，或为肠黏膜提供营养物质和局部刺激。多数配方主要含两种营养素，如蛋白质和碳水化合物，脂肪和碳水化合物。有些则含微量营养素，如维生素、矿物质等。在临床上，我们可用葡萄糖或葡萄糖氯化钠液经肠道输入，提供部分能量、水分和电解质。

3. 组件膳　以单一营养素组成，如蛋白质、脂肪、碳水化合物、维生素等，根据患者的需要添加，以补充配方营养制剂中的不足。

(四) 肠道营养的输入途径及输注方式

肠道营养的最佳途径是口服，但是，现有的营养配方中，除少数制剂如安素、能全素等整蛋白质配方含有调味品，口感较好外，其他制剂的口味均差，患者难以耐受，对于不能口服的患者可考虑经管道输入营养制剂，根据使用肠道营养时间的长短及肠瘘部位等因素，选择进入途径。临

05

床常用的有鼻胃管、鼻十二指肠管、鼻空肠管、胃造口或直接经高位胃肠瘘置管等，使用时间短的选用置管法，使用时间长的选用造口法。

1. 鼻胃插管喂养途径　鼻胃插管的优点在于胃的容量大，对营养液的渗透压不敏感，适用于混合配方、要素膳的输注。缺点是有反流和误吸的危险，对容易产生这种情况的病例，宜用鼻肠管喂养。导管选择的标准应是质地柔软、对消化道无刺激、患者无异物感。早期采用的粗硬橡胶管或聚氯乙烯管，长期使用对黏膜有刺激而易引起坏死、食管狭窄或食管炎。现改用硅胶或聚氨酯材料的喂养管，由于管细质软，患者感觉舒适，容易耐受。为了便于放置及确定位置，管端可带有金属球，或附有金属或尼龙导丝或特制成螺旋环状。导管的管径是根据营养液的黏稠度选择的，黏稠的营养液选择较粗的导管，以免堵塞管道。一般情况下，管径 2~4mm 可满足要求，长度为 60~100cm 。

细管径喂养管放置前需向患者说明有关事项，减少患者的顾虑与紧张而得到合作。插管步骤：①将质软的喂养管(7~8F)置于小冰块上使其变硬，硅胶管可以放入导丝，将管端部分弯成弧形，外涂润滑剂。②测量鼻尖至耳垂的距离，加上耳垂至剑突的距离，即为喂养管到达胃内应有的长度，作一记号。有些商品喂养管距管端 55cm 处有一记号，表示在成人胃中，再进 30cm 则示进入十二指肠内。③患者以纱布遮住鼻孔并捏鼻子，将喂养管端弧形向前，自鼻孔进入咽部，转动管身 150°，使管端偏离气管而易进入食管，吸饮少量水以压制呕吐反射，喂养管即可顺利下移。④喂养管插至记号处，以注射器注入少量空气，藉听诊器确定管端位置，不透 X 线的喂养管端则可在荧光屏下定位。⑤固定喂养管。⑥管端封有金属粒的喂养管，如需进入十二指肠或空肠，喂养管进胃后，嘱患者右侧卧位，24~48 小时后可进入空肠。

细管径喂养管在液体较稠或混有压碎的药片时易于堵塞，输注匀浆饮食和混合奶应选用管径较粗的喂养管。如患者不合作或神志不清时，可放置有金属导丝的喂养管，但应注意导丝容易刺破管壁或从管端漏出，以致损伤消化道。喂养管放置后，如需调整，切勿用导丝协助，最好拔出重插。

2. 空肠造口喂养途径　临床肠道营养支持最普遍应用的是空肠造口喂养途径，其优点有：①因液体饮食反流而引起的呕吐和误吸发生较少，这是肠道营养支持最易发生的严重并发症之一；②肠道营养支持与胃十二指肠减压可同时进行，对胃十二指肠外瘘及胰腺疾病患者尤为适宜；③喂养管可长期放置，适于需长期营养支持的患者；④患者能同时经口摄食；⑤患者无明显不适，机体和心理负担小，活动方便。

空肠造口有两种手术方法，即针刺插管空肠造口(图 5-52)与切开插管空肠造口，前者是经内径 2mm 的导管针将聚乙烯管引入肠腔，其技术要点是导管针在肠壁内斜向潜行穿刺以形成一个抗反流的隧道。

由于这样插入的喂养管管径细小，为避免管腔堵塞，对液体饮食的质量要求较高，并需输液泵提供输注动力，目前在我国尚难以普遍应用。如手术操作和术后管理适当，空肠切开插管可以满意地实现长期肠道营养支持的目的，亦无明显并发症。为了充分利用小肠功能并减少腹泻，插管部位距屈氏韧带 15~20cm 。在对系膜肠壁作戳孔插入远端肠腔 15~20cm，围绕肠壁戳孔作双重荷包缝合固定喂养管，再作 3~4cm 肠壁浆肌层缝合包埋喂养管的隧道。在切口外侧另作腹壁戳孔引出导管，将导管出口处空肠与腹膜缝合悬吊固定。最后一步特别重要，可防止导管脱位致液体饮食流入腹腔，同时亦利于必要时后期换管。

3. 鼻肠管的置入　鼻胃管的应用有时受到胃排空障碍，易受反流、误吸等因素的限制，有时在高位管状瘘如十二指肠瘘或高位空肠瘘，饲养管可跨越瘘部进入下段肠管实行肠内营养灌注，能获得满意的效果。可用径细(5cm)的长鼻肠管借胃镜的帮助送入十二指肠远端或上段空肠。

4. 经皮内镜胃造口 / 胃空肠造口术　不能长期耐受鼻

05

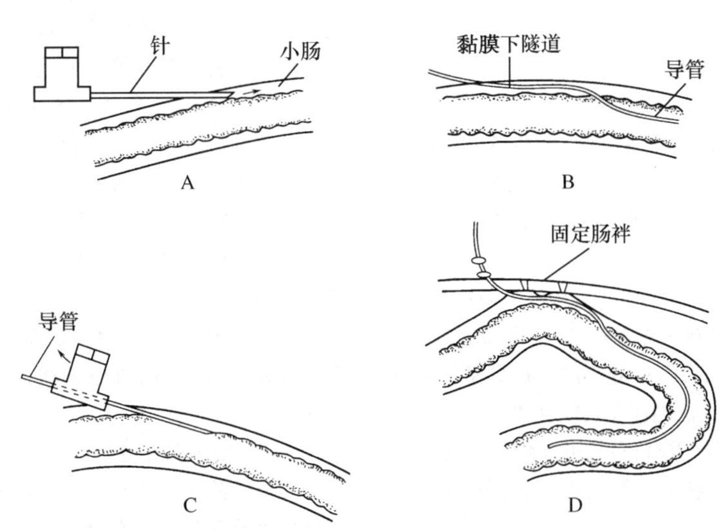

图 5-52　空肠穿刺造口示意图

胃管或鼻肠管的患者,尤其在老年患者,长期经鼻腔放置导管易有肺炎、误吸等并发症发生,可以在胃镜辅助下经皮穿刺放置胃造口管,需要时还可经胃造口处放置空肠管进行灌食(图 5-53),效果良好。

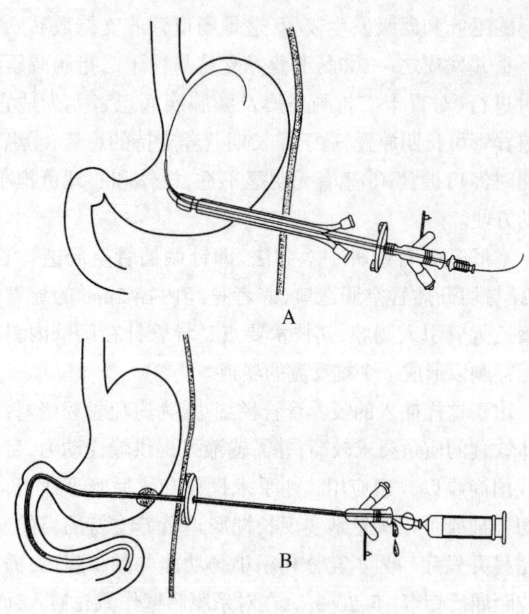

图 5-53 经皮内镜造口示意图

A. 胃造口;B. 经胃造口放置空肠管

为确保肠道营养安全输入,应根据病情、配方种类、以往摄食情况和输入途径,决定肠道营养的用量和浓度。已有几周未摄食或几乎未摄食的严重营养不良患者,需经一段适应期才能耐受全浓度和全量。肠道营养应以等渗浓度开始。管饲一般从 20ml/h 开始,若能耐受,则增加速度。经胃管输入者,可先增加浓度,再增加量。经小肠输入者,只要能耐受,以每 8~12 小时递增 20ml/h 的速度增加用量,然后增加浓度。速度和浓度不应同时变动。对不耐受者,可将速度或浓度减到能耐受的水平,再逐渐增加,并对每次加量给一定的适应期。

输注方式有三种:

1. 一次性投给 将配好的液体饮食借注射器缓慢地注入胃内,每次 200ml 左右,每日 6~8 次。多数患者难以耐受此种方式,因易引起腹胀、腹痛、腹泻、恶心与呕吐,部分患者经过几天的适应亦可耐受。此投给方式适用于鼻饲法注入匀浆饮食。

2. 间歇重力滴注 将配好的液体置输液吊瓶内,经输液管及莫菲滴管与肠道营养喂养管相连,缓慢滴注,每次 250~500ml,30ml/min,每次持续 30~60 分钟,每日滴注 4~6 次。此投给方式适用于鼻饲法输注要素饮食和混合奶。如患者胃肠道正常或病情不严重时,多数可以耐受。此种方式较为常用,其优点较连续输注有更多的活动时间,并类似正常膳食的间隔时间。

3. 连续输注 与间歇重力滴注的装置相同,通过重力滴注或输注泵连续 2~24 小时输注。除输注匀浆饮食者,目前多主张用此种投给方式,特别适用于危重患者及空肠造口喂养患者,如果胃内连续输注,注入的体积、浓度与速度必须从低值逐渐调节至能为患者所耐受。速度与浓度不可同时增加。如系小肠内连续输注,宜用等渗液饮食,速度宜慢(40~60ml/h),以后增至 80ml/h,待 3~5 天后可达 100ml/h,再逐渐增加浓度,直至达到能耐受并满足营养素需要的浓度、速度及体积,通常需 7~10 天时间。

(五)肠道营养的监测

给予肠道营养时应像输注静脉营养一样予以监测。首先应对导管位置及输注系统予以注意,定期观察,以避免导管异位或输注过快及过慢导致的并发症;其次对输注液体后患者的消化道反应进行观察,对腹泻、恶心、呕吐、肠痉挛和腹胀等消化道不能耐受的症状,应及时记录并给予相应的治疗,最后对输注肠道营养后机体代谢改变予以监测,其中包括内稳态维持情况,应定期查血电解质,血、尿渗透压,血、尿糖,液体出入量等;机体合成情况,定期记录体重、氮平衡、内脏蛋白合成等营养评定指标;脏器功能,定期检查肝、肾功能、血气分析、凝血酶原时间等。

(六)肠道营养的并发症及其防治

与肠外营养相比,肠内营养有较高的安全性,然而,它也有相关的并发症,虽然处理相对容易,但有些并发症如吸入性肺炎、导管放置时导致的肺损伤也是致命的。肠内营养的并发症有机械性、胃肠道及代谢性并发症。

1. 机械性并发症

(1) 喂养管堵塞:喂养管堵塞使营养液输注中断,因而影响治疗,更换导管给患者带来不适及费用增加。其原因有膳食太稠厚或未调匀,喂养后未冲洗,喂入的药品未压成粉末等。发生堵管后,可用水加压冲洗,如为蛋白质凝固,亦可用胃蛋白酶、胰蛋白酶来冲洗,但首先必须确定导管位置正常。冲洗不能通畅时再更换导管。每次喂养饮食后,应定时冲洗喂养管,以预防堵管。

(2) 导管位置异常:放置鼻胃管时,喂养管可误入气管,尤其是昏迷或神志不清的患者咳嗽或呕吐反射异常;放置带导丝的细管径喂养管时可损伤胸膜,此时患者可出现气胸、胸膜炎、肺炎、支气管胸膜瘘或肺出血等。如果导管异位未被及时发现而输入营养液,患者可出现吸入性肺炎、胸腔积液等严重后果。所以,在喂养管放置后,应该经抽吸、注气听诊、X 线等证实是否在消化道内。如出现并发症应给予及时、准确的处理。导管放置不当造成消化道穿孔是另一严重并发症,临床上已有硬质粗管压迫导致十二指肠和空肠穿孔的例子,聚氯乙烯导管长期使用会变硬,易引起并发症,应采用质地柔软、稳定性好的喂养管,谨慎插管。

(3) 误吸:常见于虚弱、昏迷患者,有食管反流者尤易发生。由于患者胃肠功能低下,胃肠蠕动缓慢,输入的营养液潴留在胃肠道内,或突然增加输注速率而引起腹胀,发生呕吐也易造成误吸。由于要素膳的 pH 较低,对支气管黏膜刺激较强，一旦发生吸入性肺炎，后果严重。所以，应注意喂养管的位置，对这类患者导管尖端应超过幽门，同时应注意灌注速率。床头应抬高 30°，避免夜间灌注。经常检查胃充盈程度及胃内残留量，若胃内残留量超过 100~150ml 时，应减慢或停止输入。如发生吸入性肺炎应予积极处理，首先立即停止输注，抽吸胃内容物，防止再次吸入。定期行气管内吸引、刺激咳嗽，以排出气管及支气管内的分泌物，必要时行支气管镜检查及气管冲洗，或给予间歇性正压通气。应行 X 线及痰液检查，并给予抗生素治疗。对有误吸可能的高危患者，宜采用 PEJ 方法将导管经胃或直接进入到空肠，导管不经过鼻咽部，灌注的营养液亦不在胃内停留。

2. 胃肠道并发症

(1) 腹泻：肠道营养患者腹泻原因很多，可能与伴随的药物治疗（如抗生素、H_2 受体阻滞剂等）、营养不良所致的低蛋白血症（<25g/L）、营养液渗透压过高、含乳糖配方的应用、脂肪含量过高、营养液温度过低、细菌污染等有关。腹泻通常发生于肠道营养开始及使用高渗饮食时，临床上重要的是对腹泻的原因作出评估，以避免疏漏潜在的胃肠道病患。腹泻通常易于纠正，输注的饮食应新鲜配制并低温保存，减低饮食浓度，或放慢输注速度以及在饮食中加入解痉剂或收敛药物可控制腹泻。因为血清白蛋白有助于维持胶体渗透压，增加肠绒毛毛细血管的吸收能力，所以血清白蛋白水平降低，可使绒毛吸收能力下降，导致吸收障碍和腹泻，可在肠道营养的同时经静脉补充白蛋白。处理无效的严重腹泻患者应停止使用肠道营养。

(2) 消化道功能失调：症状包括肠痉挛、腹胀、胃排空延迟及便秘等。采用适当配方，持续滴入，多可避免上述并发症的发生。营养液维持在室温，不应赶速度，必要时减慢滴速，可缓解痉挛。有恶心时，应停止输入，并检查胃内残留量。一般停输 1 小时或减慢速度，即可使恶心缓解。对胃排空延缓的患者选用低脂肪、等渗的营养液，而对便秘的患者，可用含多量纤维的配方。

3. 代谢性并发症　由于胃肠道具有缓冲作用，肠道营养引起的代谢并发症不如肠外营养严重，而且经合理的监测，容易预防。

(1) 血糖紊乱：低血糖多发生于长期应用要素饮食而突然停止者，此类患者肠道已经适应吸收大量高浓度的糖，突然停止后，再加上其他形式的补充糖不够充分时，容易发生低血糖。缓慢停止要素饮食，或停用后以其他形式补充适量的糖，就可避免低血糖。高血糖症主要发生于老年或胰腺疾病患者的使用过程中，偶可发生高渗性非酮性昏迷，对此可以使用少量胰岛素控制。

(2) 电解质、微量元素和维生素异常：电解质、微量元素和维生素异常的原因是肠道营养供给的液体不足或过多、患者的消化液大量丢失、经肾脏的丢失、配方中的成分过多或不足等，结果可导致电解质异常，以及维生素 K 不足导致的凝血酶原时间延长等。必须在肠道营养支持开始前，对患者的营养状况及内稳态情况有一全面了解，计算需要量时，应将额外丢失及组织合成所需的量考虑在内，治疗过程中应严格记录出入量，定期检查血、尿电解质，有条件的可检查血清微量元素及维生素水平，以指导临床补充。应用配方营养制剂时，应考虑到其内所含的电解质、微量元素与维生素等是以正常人日需推荐量而定，当患者存在丢失与吸收不足两重因素时，需额外补充较大的量。

(3) 管饲综合征：主要表现为脱水、高钠、高氯血症及氮质血症，主要原因是摄入过多的蛋白质，而水分摄入不足，还可因肾小管功能异常、高龄、肾上腺皮质激素浓度过高等，可通过监测血清电解质、血尿素氮和血细胞比容来预防，合理地选择营养配方及增加输入液体量可以纠正已出现的异常。

(4) 高碳酸血症：肠道营养配方中碳水化合物含量均较高，最高可达 69%，输入机体后经代谢可产生大量二氧化碳，这将加重患者的肺脏负担，特别是对高龄患者及有限制性肺疾患的患者，所以对有肺功能障碍的患者，应选用低碳水化合物、高脂肪含量的配方。在使用肠道营养时严密监测血气分析和呼吸熵，当 $PaCO_2$ 升高及呼吸熵超过 0.8 时，说明二氧化碳产生过多，应调整非蛋白质热量、糖与脂肪的比例，降低碳水化合物的供给量。

三、肠外营养

当肠道功能有障碍时，肠外营养仍是主要的营养支持途径，它将与肠内营养支持长期并用。肠外营养支持的原则与肠内营养支持相同。表 5-6 比较了肠道营养与肠外营养的优缺点。

肠外营养中使用的制剂可提供各种营养物质，包括碳水化合物、蛋白质、脂肪、电解质、微量元素、维生素和水分，但这些制剂多属高渗，其渗透压约为正常血浆的 3~8 倍。如经周围静脉输注，则因其管腔及血流量小，易发生静脉炎及静脉栓塞，而且还可能发生溶血。从营养支持治疗及补充电解质的角度来看，由于周围静脉输液不能满足机体的需要，特别是在患者处于大量消化液丢失、严重感染、分解代谢加速及需求量增加的阶段时，腔静脉管径粗，血流速度快，血流量大，输入的液体能很快被血液稀释，不引起对血管壁的刺激。因此经腔静脉置管输液不受输入液体浓度和速度的限制，而且能在 24 小时内持续不断地输注液体，这就能最大限度地依据机体的需要，较大幅度地调整输液量、输入液体的浓度和输液速度，以保证机体需要，还能减少患者遭受反复周围静脉穿刺的痛苦，避免表浅静脉栓塞、炎症等并发症。对肠瘘患者因肠道连续性和功能异常所致的较长时间胃肠道不能利用、额外丢失增加及机体需求量增加，经腔静脉 置管输液就更显出其必要性与优越性。但静脉通路应容易建立，易被患者接受，能保持较长时间，不限制关节运动，不影响患者活动。

经外周导入中心静脉置管（peripherally inserted central catheters，PICCs）可建立通畅的静脉通路，置管时间长，并发症低。与传统的深静脉置管技术相比，PICC 是一项方便、

05

表 5-6 肠道营养与肠外营养优缺点比较

比较项目	肠道要素饮食	完全胃肠外营养
医护小组	不需要	需要
使用条件	患者需要有 100cm 的空肠或 150cm 长的回肠进行正常工作,才能应用要素饮食	不受消化道功能的限制,能暂时替代消化道的作用
设备、器械、使用方法	设备简单、无需特殊器械,易学易用,易普及推广	操作不易掌握,不易普及
补充途径	经消化道补充	经腔静脉或周围静脉补充
达到营养维持的快慢	较慢	能较迅速发挥作用
无菌要求	无菌要求低	无菌要求高
营养液来源	来源较方便	品种较多、比较麻烦
过敏反应	几乎不引起	有引起的可能性
营养液补充的成分	所需营养成分均能补充	已知的所需营养成分均能补充
由于操作引起血胸、气胸、血管损伤	无	有
脓毒症	无	有
高血糖症或低血糖症	有	有
腹痛、腹泻、呕吐、误吸等并发症	有	无
静脉栓塞、空气栓塞	无	有
效果	效果好,可长期使用	营养效果显著,长期使用有一定困难
经济负担	价格比静脉营养便宜,但仍比自然饮食贵	价格昂贵
安全可靠程度	可靠	危险性多,并发症较多
技术操作要求	无需特殊操作技术	操作技术要求高
推广程度	可推广应用,但不能滥用	应严格掌握适应证

有效、创伤小、安全性高的置管技术,在肿瘤患者的化疗、抢救和高营养治疗中有较高的临床价值,减轻了护理工作量,提高了患者满意度,值得广泛推广使用。

随着知识的增长与物质条件的改进,肠外营养支持的作用与范围为之扩大。最初仅是作为供给营养,用于营养不良或是不能经肠获得足够营养的患者。其后,肠外营养支持成为治疗的一部分,进而成为治疗某些疾病的有效方法。在我国,它首先被用于肠功能障碍的病例,南京军区南京总医院 1971—1998 年治疗肠外瘘 960 例,治愈率为 92.8%,较之 20 世纪 60 年代末使用肠外营养前国际文献报道的死亡率(50%~60%)有非常明显的提高。上海市中山医院应用家庭肠外营养使 1 例全小肠与右半肠结肠切除、十二指肠与横结肠吻合的女患者至今已存活 14 年,并于 6 年前分娩一正常女婴。南京军区南京总医院应用经肠营养治疗短肠综合征 64 例,其中 2 例残留小肠 28cm 与 30cm,均恢复健康与工作已 14 年与 9 年,后者为一女患者,也于一年前分娩一健康女婴。近年来联合应用生长激素,含谷氨酰胺及食物纤维的经肠营养更使许多短肠综合征患者可以经口服饮食恢复健康。残胃排空障碍与术后早期炎性肠梗阻由于有了肠外营养支持赢得了自行缓解的时间,避免了因营养无法维持而采取手术治疗,与因手术而导致的肠外瘘等严重并发症。

肠外营养支持也被广泛应用于危重患者的治疗,它是重症急性胰腺炎治疗中的一项重要治疗措施,帮助患者渡过危险而漫长的病程。烧伤是一高代谢创伤,需要有较多的能量与氮的供给,以往,由于缺乏有效的营养支持,在治疗后期出现营养不良、低蛋白血症、创面愈合不良。肠外营养支持改变了这一情况。第三军医大学烧伤研究所的研究结果认为,早期肠道营养能降低高代谢,提高免疫功能与改善内脏循环。肠外营养支持已成为监护治疗病房中不可少的一种治疗措施,它能改善呼吸功能障碍患者的膈肌等呼吸肌的力量,缩短了使用呼吸机的时间,同样,它也可改善慢性肺阻塞疾患患者的治疗效果。广州呼吸病防治所配合其他治疗措施,重视经肠营养的供给,改善了患者的整体情况与免疫功能,治疗效果有明显提高。肠外营养支持也帮助改善慢性消耗性疾患患者的状况,是肿瘤患者的围术期与抗癌治疗的有效辅助治疗,它能改善功能未失代偿的肝病、肾病患者的营养状况。

肠外营养支持在围术期的使用,不但降低了营养不良患者日常手术的手术死亡率与并发症的发生率,也为复杂手术提供了保证。南京军区南京总医院、华中科技大学同济医学院附属同济医院、哈尔滨医科大学附属第二医院分别报道了肠外营养支持应用于小肠移植、肾移植与肝移植,促进了移植受者的康复。

在临床应用肠外营养支持的同时,对肠外营养支持的方法、各类疾病的代谢作了相应的研究。近年来,在一般营养不良患者的肠外营养支持取得较好的临床效果后,重点研究了对危重患者的代谢与营养支持,如较广范围地研究了生长因子对代谢的调理作用等。

当前,一般营养不良患者的肠外营养支持能获得好的效果,但在危重、应激患者,机体呈高分解代谢状况,组织蛋白质处于自身分解,对外源性营养有不应性,因此,在这一类患者,肠外营养支持的效果不满意。20世纪80年代以后,虽有从营养物质的含量与质加以调整的代谢支持(metabolic support)与从调整分解代谢激素的分泌与改进合成代谢的代谢调理(metabolic intervention)的学说与方法,但尚不能达到临床应用满意的程度,从调整分解代谢与合成代谢的比例着手,以提高危重患者肠外营养支持效果的设想是合理的,也有着良好的应用前景,但需研究与调整激素的分泌,细胞因子与介质对代谢的影响,而不是单纯地研究营养底物的量、质与配比。

(尹路)

第六章 阑尾

06

第一节 解剖和生理

阑尾是附着于盲肠后内侧的一条管形器官，一般长约6~8cm，直径大约0.6~0.8cm。但其长短粗细差别很大，最长可达20cm，直径大于1cm，最小者长不到2cm，粗不过0.3cm。文献中报道有阑尾先天性缺失者，但较罕见。阑尾腔的远端为盲端，近端则与盲肠腔之内侧相通，二者交界处有一半月形的黏膜皱襞，称为Gerlach瓣。该黏膜瓣如缺失或闭合不全，粪便即可进入阑尾腔内。成人的阑尾腔直径一般仅约0.2~0.4cm，其基底部可能更为细小，但在婴幼儿则基底部常较宽大，因此阑尾多略呈漏斗形。

阑尾壁的结构与盲肠壁基本相同，在胚胎学上阑尾仅是盲肠的一个部分。只是阑尾壁的纵形肌不像盲肠那样集合成三条纵带，而是平均分布在环形肌的外面，但其肌纤维仍与盲肠之结肠带相连续。因此如沿结肠带向回盲部追踪，即可到达阑尾根部，是手术时找寻阑尾的一个常用方法。有时阑尾壁的肌层组织在某个位置不发达，黏膜仅隔着少许纤维组织与外层的浆膜直接相连，可以形成黏膜之憩室，一旦发生炎症时容易向腹腔扩散。

阑尾有完整的浆膜层，且有多余部分形成阑尾系膜。该系膜与末段回肠之系膜相连，在末段回肠的后面与之合而为一。阑尾系膜常呈三角形，其间含有分布至阑尾之血管、淋巴管和神经等组织（图6-1）。

阑尾动脉是回结肠动脉的一支，自回肠末端的后面向阑尾行走，并在途中分出几条终末血管。当阑尾发生扭结时，阑尾动脉易有血运障碍而致阑尾坏死。

阑尾静脉则引流至回盲静脉后再注入肠系膜上静脉。化脓性阑尾炎并发静脉炎时，其带菌之栓子能经门静脉而上行入肝，引起门静脉炎和肝脓肿。

阑尾有丰富的淋巴组织，在黏膜下层有甚多的淋巴滤泡集合，壁内有丰富的淋巴网，常沿阑尾系膜内血管的方向汇入回盲角处之回盲肠淋巴结，也可以汇入盲肠后的淋巴结。

阑尾神经源于肠系膜上动脉周围的交感神经。

阑尾基底与盲肠的相对关系虽固定不变，但因盲肠本

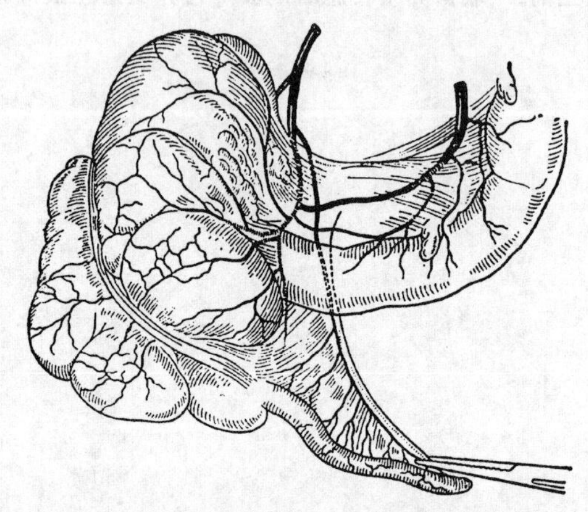

图6-1　阑尾系膜的构成和阑尾血管的分布

三角形的阑尾系膜，在末段回肠的后面与回肠系膜合而为一。系膜中的阑尾动脉是回肠结肠动脉的一支，自回肠末端的后面行走，分出几条终末血管分布到阑尾

身在体内的位置可有变异，阑尾系膜的宽窄又有较大差别，且阑尾之长短又甚不一致，故阑尾在腹腔内的实际位置和活动范围也就有很大的变异，一旦发生阑尾炎，其临床表现亦因之有所不同。阑尾在腹腔内的位置主要决定于盲肠的位置。盲肠一般位于右侧髂窝内。故阑尾的基底部通常在麦氏（Mc Burney）点上，即髂前上棘与脐部连接线之外1/3处，但实际上阑尾基底的位置也可能略有高低或稍偏左右（图6-2）。

如盲肠本身位置不正常，则阑尾的位置可随之而有如下变异：

1. 盲肠未降　盲肠在腹腔右侧较高的位置，有时甚至即在肝下部，此时阑尾亦居于高位，阑尾炎之症状颇像胆囊炎。

2. 活动盲肠　盲肠系膜过长，能在腹腔内自由活动，阑尾亦可随之移动而远离右下腹。

3. 内脏反位　因胚胎转位的错误，全身内脏均在相反的位置，盲肠和阑尾亦在左下腹，阑尾炎之症状极似结肠之憩室炎。

4. 盲肠左旋　此与内脏反位不同，乃胚胎发育时中肠未能旋转，致盲肠和升结肠仍在腹腔左侧，降结肠也在左

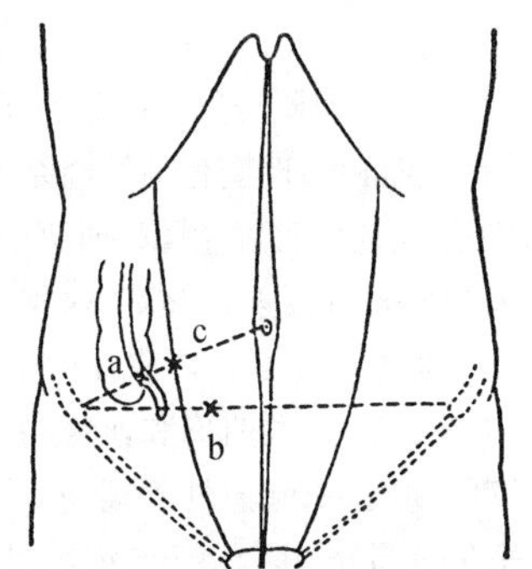

图 6-2　阑尾基底部的位置和其在腹壁上的定点

a. 麦氏（Mc Burney）点：在髂骨右前上棘与脐部连结线的外 1/3 点上，此为阑尾基底最常见的位置；b. 伦氏（Lanz）点：在左、右两前上棘间连结线的右 1/3 点上；c. 苏氏（Sonnenberg）点：在右前上棘脐连结线与腹直肌外缘的交点上。后二种位置不常见

侧，此时阑尾亦可远离右下腹。

阑尾基底与盲肠壁之相对位置虽固定不变，但因阑尾之系膜宽窄不定，因此阑尾之尖端可以指向不同方向。阑尾可能有多种不同的位置（图 6-3），但最常见者为下列几种：

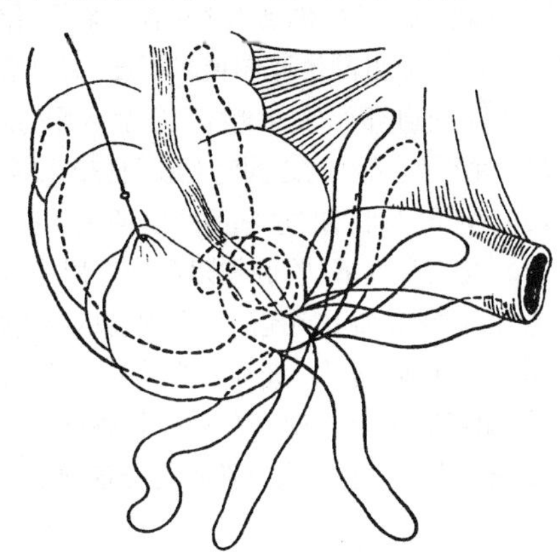

图 6-3　阑尾的几个不同位置

1. 盲肠内侧　胚胎时期阑尾之基底原在盲肠正下端，但在发育过程中，因盲肠外侧壁生长较快，乃使阑尾转向内后侧，居于末端回肠之前方或后方，尖端指向左上方脾脏。

2. 盲肠下方　阑尾下垂指向髂窝或盆腔。短的阑尾在骨盆的入口边缘，尖端指向内侧或外侧；长的阑尾可垂入盆腔内。

3. 盲肠后位　阑尾在盲肠和升结肠的后面，尖端指向上方。在此位置时阑尾多数仍在后腹膜的前面，称为盲肠后阑尾。偶尔阑尾可部分或完全位于后腹膜的后面，如不切开侧壁腹膜将盲肠牵向内侧，则难以见到阑尾。此种阑尾称腹膜外阑尾。

4. 盲肠外侧　阑尾尖端亦向上，但沿盲肠外侧上行，此种阑尾常与后腹膜有粘连。

由于盲肠的位置可能有变异，而阑尾之相对位置及其长短、大小差别又大，故阑尾炎在临床上可有不同的表现。

（尹路）

第二节　急性阑尾炎

急性阑尾炎不仅是阑尾最主要的病变，且在外科急腹症中也是最常见的疾患。据统计，急性阑尾炎常占一般医院中急腹症之首位，约占普外科住院患者的 10%~15%。目前急性阑尾炎的死亡率虽较以往已大为降低，但仍有 0.1%~0.5%，且其诊断有时并不容易，处理上有时也较为复杂，仍可发生严重的并发症，甚至造成死亡，因此急性阑尾炎在临床上依然是一个重要问题。

【发病率】　急性阑尾炎之发病率一般估计约为 1∶1000，即每一千个居民中每年约有一人患急性阑尾炎。患者大多为青少年，尤以 20~30 岁间发病率最高，几占病例总数之 40%（约 85% 的病例年龄在 10~40 岁之间），5 岁以下和 50 岁以上的患者少见，但任何年龄亦不例外。通常男性患者较女性为多，其比例约为 2~3∶1。

【发病机制】　急性阑尾炎在病理解剖上均表现为阑尾壁的细菌性感染，但其真正的病因和发病机制则有不同的学说，主要有下列三种：

1. 阑尾腔梗阻学说　认为阑尾腔的机械性梗阻是诱发阑尾急性炎症的基本原因，而细菌感染则是继发的。由于阑尾腔细而长，极易为粪石或其他异物堵塞，其一端为盲端，故在梗阻之远端部分即形成一个两端闭合的管腔，而使阑尾黏膜所产生的分泌物积滞在此死腔中，致腔内压不断增高，而阑尾壁的血运终将受到障碍。在管腔内压力逐渐增高时，最初仅影响到阑尾壁的毛细血管和静脉回流，而动脉尚未受阻，结果将使阑尾壁更加充血水肿，患者感到局部疼痛并逐渐加剧。当管腔内压力增高至超过动脉压时，黏膜将发生溃疡，神经末梢将遭损坏，整个阑尾壁亦将坏死并发生穿孔，此时疼痛可能反而稍有减轻。局部组织缺血坏死时，阑尾腔内的细菌即乘机侵入阑尾壁内，使后者进一步发展为急性化脓性阑尾炎，结果将使病变加剧，形成整个阑尾的迅速坏死。

临床观察证明大多数急性阑尾炎与阑尾腔的梗阻确有一定关系。很多阑尾炎患者其腹痛为绞痛性，是阑尾腔有梗阻的表现。切除的阑尾标本中常可发现阑尾腔内有梗阻现象，且阑尾发炎部分常仅限于梗阻的远端，有时并可见阑尾的坏死部分也明显地局限在梗阻远端。偶尔，当梗阻阑尾腔的粪石或异物自动排出至盲肠以后，绞痛可以突然停止，病变亦可迅速消退。

据文献统计，在坏死性和穿孔性急性阑尾炎病例中，约 70% 可以发现有不同原因的阑尾腔梗阻存在。梗阻的原因依其常见的次序有下列几种：

（1）粪石堵塞：粪石是由粪便、细菌和阑尾的分泌物混合浓缩而成，其中可能有植物纤维或其他异物为核心。粪石一旦在阑尾腔内形成，虽不一定会引起梗阻并诱发急性阑尾炎，但当粪石偶然嵌顿在阑尾腔的狭窄部分、或阑尾壁有一时性的痉挛时，梗阻即可发生。

06

(2) 管腔狭窄:急性阑尾炎已有黏膜溃疡者,经保守疗法治愈以后常形成阑尾腔的瘢痕性狭窄,再加周围粘连所造成的阑尾本身的曲折,阑尾腔常易致梗阻,往往引起急性阑尾炎的反复发作。

(3) 阑尾扭曲:阑尾系膜过短时常致阑尾本身的曲折、扭转,容易引起阑尾腔梗阻,先天性的索带或病理性的粘连,也可能压迫阑尾使其发生曲折。

(4) 寄生虫刺激:常见阑尾腔内有寄生虫(如蛲虫、蛔虫)或寄生虫卵(如蛔虫卵、血吸虫卵)。它们的存在并不意味一定是急性炎症的病因,但有时寄生虫或虫卵确可促使阑尾腔梗阻,这与急性阑尾炎的发病有密切关系。蛔虫钻入阑尾腔内可引起类似阑尾炎的腹痛,虽然在病变初期阑尾本身可能并无急性炎症,但由于阑尾腔的阻塞和黏膜的损害,急性炎症终难避免。在血吸虫病流行地区,阑尾壁的黏膜下层中常有大量虫卵沉积,引起异物反应、慢性炎症以及纤维组织增生,致使阑尾壁增厚、管腔狭窄,成为急性阑尾炎的发病原因,偶尔虫卵还可直接引起急性炎症及阑尾壁内多数小脓肿的形成。

(5) 淋巴组织增生:阑尾黏膜下层有丰富的淋巴组织,且常增生而使黏膜隆起呈颗粒状,因此管腔更为狭小,在有全身性感染(如上呼吸道感染)或其他情况(如注射疫苗)而致淋巴组织普遍发生增殖性肿胀反应时,更易使阑尾腔发生梗阻。阑尾壁内的淋巴滤泡在青少年时期生长最为旺盛,30 岁以后即渐退化,故阑尾炎以青少年患者最多,或与此有关。

(6) 盲肠的其他病变:盲肠结核或肿瘤如位于阑尾基底附近,可引起阑尾引流不畅,以致并发急性阑尾炎。末段回肠的病变如局限性肠炎等,有时也可累及阑尾基底部导致急性阑尾炎。

2. 细菌感染学说 如在切除的阑尾标本中未见有管腔梗阻的现象存在,则阑尾炎的发生可能是细菌直接感染的结果。细菌侵入阑尾壁的方式有下列几种:

(1) 直接侵入:正常阑尾腔内含有各种肠道固有细菌,如结肠杆菌、链球菌和厌氧菌等,在阑尾黏膜受到损伤而致破溃时,细菌可由损伤处侵入阑尾壁引起急性炎症,终致形成整个阑尾的急性化脓性感染。

(2) 经由血运:有时细菌亦可经血液循环到达阑尾。由于阑尾壁内淋巴组织丰富,血液中的细菌不易滤过而常停留在阑尾壁内,引起急性炎症。在上呼吸道感染特别是流行性感冒以后,急性阑尾炎的发病率可有显著增加,一些急性阑尾炎患者在发病前也曾有急性扁桃体炎或有扁桃体切除术的病史,有些急性阑尾炎的切除标本中并无梗阻现象存在,而在阑尾壁内可能有局限性的急性化脓性炎症。这些事实都被认为是急性阑尾炎的血源性感染的证据。

(3) 邻接感染:有时急性阑尾炎是因阑尾周围其他脏器的急性化脓性感染而继发,例如在右侧急性化脓性输卵管炎时,其脓液常使阑尾被浸渍而发生急性炎症,则细菌显然自浆膜外侵入阑尾壁,炎症亦先自浆膜层开始而后累及阑尾壁全层。

3. 神经反射学说 阑尾与其他内脏一样,受神经系统支配,因此阑尾的生理和病理变化与神经系统的活动也有密切关系。当胃肠道功能活动发生障碍时(如便秘、腹泻等),常伴有阑尾肌肉和血管的反射性痉挛,这种反射伴痉挛在多数情况下仅是一时性的,不致造成任何解剖上的变化。但在某些特定的条件下,这种肌肉和血管的一时性痉挛也足以导致阑尾壁的损害,引起急性阑尾炎。如肌肉痉挛可使阑尾腔内已存在的部分梗阻(粪石、狭窄、曲折等)变为完全性梗阻,随之出现阑尾腔完全梗阻的一系列变化,血管痉挛也可导致阑尾血管内血栓形成,并使阑尾壁的血运供给发生障碍,造成局部黏膜或整个阑尾壁的损伤、坏死,真正的细菌性感染也随之而起。

总之,急性阑尾炎虽一般表现为阑尾壁的细菌性感染,但其发病机制却是一个复杂的过程。多数情况是阑尾腔内先有梗阻存在,致梗阻远端的腔内压有所增高而阑尾壁的血运因此受阻,细菌随之侵入阑尾壁内引起急性阑尾炎。有时细菌亦可直接侵入阑尾壁内,不必有先驱的梗阻存在。在某些情况下,通过神经反射所引起的阑尾肌肉和血管的痉挛,在急性阑尾炎之发病机制中也可能起着主导作用,因阑尾的肌肉痉挛可加重阑尾腔内梗阻程度,而血管痉挛更直接增加了组织缺血坏死的可能性。管腔梗阻、细菌感染和反射痉挛三个因素又可能是同时存在,且相互影响的:阑尾管腔的梗阻和肌肉血管的痉挛所引起的组织损害,有利于细菌感染的发生和发展;管腔梗阻和局部感染也可以刺激阑尾壁的内感受器,加重阑尾肌肉和血管的反射性痉挛;而感染所引起的浸润、水肿、充血等反应以及反射性的痉挛,也势必增加管腔梗阻之程度和动静脉血栓的形成。如此相互作用,相互影响,遂造成急性阑尾炎各种不同的病理变化。

还应该指出,上述各种致病因素在有利条件下也可以相互影响,在病程的早期并可使病变逐渐好转,以至炎症得以完全消失。例如管腔的梗阻一旦获得解除,既可使神经反射性的肌肉血管痉挛状态得到缓解,阑尾壁的血运改善以后也有利于细菌感染之控制。同样,细菌感染控制后,也可减轻由于恶性刺激所引起的反射性肌肉血管痉挛现象,并由此可使阑尾腔获得重新通畅的机会,而恶性刺激的向心传导如能予以抑制,反射性的肌肉血管痉挛现象如能使其缓解,更有可能使管腔不致完全梗阻,血运得以逐渐好转,感染亦能逐渐被控制,而阑尾的炎症变化亦可逐渐消失。

【病理和转归】 急性阑尾炎在病理解剖上可分为单纯性、化脓性和坏疽性三种类型。这些不同类型可以是急性阑尾炎在其病变发展过程中不同阶段的表现,也可能是不同的病因和发病机制所产生的直接结果。

1. 单纯性阑尾炎 阑尾轻度肿胀,浆膜表面充血,常附有少量纤维素性渗出物,因而失去了正常的光泽。阑尾壁各层组织间均有水肿和中性粒细胞浸润,以黏膜和黏膜下层为最著，黏膜上可能出现小的溃疡和出血点，阑尾腔内可能有少量渗出液，但渗出物的细菌培养大多仍属阴性。这种阑尾炎的切除标本常不能发现有何明显的梗阻情况，细菌感染现象亦不严重，它一般代表急性阑尾炎的早期变化，也可能是单纯神经反射性阑尾炎的主要表现。

2. 化脓性阑尾炎 亦称蜂窝织炎性阑尾炎。阑尾肿胀更为显著，浆膜高度充血，表面上常有多量纤维素和脓性渗出物，阑尾周围亦常有少量脓性渗出存在。阑尾与周围组织可能已稍有黏着，有时整个阑尾可完全被包裹在大网膜内。阑尾各层组织间除有大量的多核白细胞浸润外，常见有小脓肿形成，黏膜面的溃疡坏死也更严重，而阑尾腔内常充满着稀薄脓液。这种阑尾炎一般也无明显的管腔梗阻情况，而急性脓性的炎症表现则极为显著。其脓液的培养常有链球菌和大肠杆菌混合感染，偶尔也可能得到上述两种细菌任何一种的单纯培养，少数蜂窝织炎性病变极为严重的病例还可能培养得某种厌氧菌，特别是产气荚膜杆菌。这些细菌大多是肠腔内的自然菌，但链球菌则可能自扁桃体等病灶经由血运进入阑尾。

3. 坏疽性阑尾炎 阑尾全层坏死，坏死范围可仅限于阑尾的一部分或竟累及整个阑尾。前者阑尾腔内常有粪石等梗阻情况存在，坏死部位常在粪石嵌顿的远端，或者即在粪石嵌顿之处，而广泛的坏死则多为上述化脓性蜂窝织炎的后期变化，亦可能是阑尾血管被栓塞之结果。坏死部分常呈紫黑色或暗绿色，可能已并发穿孔，黏膜大部分已糜烂，腔内常充满血性脓液。阑尾周围也有脓性渗出液和大网膜包裹现象，但其多少程度则可有不同，脓液培养多阳性。

前已述及，上述三种急性阑尾炎可能是一个病变在不同阶段的表现，也可能是不同的病因和发病机制所引起的不同结果。实际上由于不同发病原因之间互有联系且相互影响，故阑尾炎的病理变化也绝不是孤立或静止的，而是可以演变的，它们随机体的防御反应的强弱和治疗措施的是否正确及时而有不同的转归。

在阑尾急性炎症病变过程中，全身和局部均将出现防御反应。全身反应表现为发热和血液中白细胞数增多，局部反应为阑尾与周围组织的粘连，以及肠袢的蠕动减弱，使炎性病灶易于局限化。其结果可能使某些病变发展至某个阶段后趋向好转，有的甚至可以完全痊愈，但相反地由于病因不同，病变各异，机体的防御能力强弱不等，治疗措施可能不恰当，不少病变亦可恶化，造成感染扩散甚或机体死亡。

急性阑尾炎可能形成的结局如下：

1. 炎症消退 一般单纯性急性阑尾炎，即使通过非手术疗法炎症也可逐渐消退，且可以不留任何解剖上的痕迹。但如黏膜已有溃疡，炎症消退后将留有瘢痕，可以形成阑尾腔的狭窄而易于引起急性炎症的复发。少数化脓性阑尾炎不经手术切除也有可能使炎症逐渐消退，但多数病例则发展成局限性脓肿，以后即使炎症得以消退，常引起管腔部分或全部闭塞，有时可以形成阑尾之黏液囊肿，或者因阑尾周围的粘连而成为慢性阑尾炎。

2. 阑尾穿孔 不少化脓性阑尾炎和多数坏疽性阑尾炎可以发生穿孔。穿孔大多发生在病程的晚期，但少数病例特别是梗阻性阑尾炎也可在早期即发生穿孔。根据穿孔时期的早晚，以及炎症是否已局限化的情况，穿孔后可以形成两种不同的后果。

(1) 阑尾周围脓肿：如阑尾在穿孔前已为大网膜或其附近的肠袢所包裹，则穿孔后感染将局限于阑尾周围而形成脓肿。一般化脓性阑尾炎如无管腔梗阻，在阑尾壁坏死穿孔前大多已周围组织部分粘连，穿孔后多数会发生局限性的腹膜炎和阑尾周围脓肿。据国内文献的综合统计，约10%急性阑尾炎患者在就诊时已有阑尾周围脓肿形成，表现为右下腹边缘清楚、压痛明显的肿块。

阑尾周围脓肿形成后，如不经手术治疗任其自然发展，可以有三种不同的结局：①少量脓液可以完全被吸收，肿块消失，炎症消退；②脓液继续增多，脓腔压力增高，致脓肿突然溃破，造成弥漫性腹膜炎，或者脓液溃破侵入其他内脏（其他肠袢或膀胱、阴道等），形成各种内瘘，或者脓液侵入腹壁后再破出体表，形成腹壁窦道；③脓液部分被吸收，周围纤维组织日益增生，形成厚壁的慢性脓肿，在右下腹存留一硬块，极似盲肠肿瘤。

在某些化脓性阑尾炎病例，即使不发生穿孔，细菌也可透过阑尾壁引起脓性的阑尾周围炎，最后同样形成阑尾周围脓肿或弥漫性腹膜炎。

(2) 弥漫性腹膜炎：急性阑尾炎是一个逐渐发展的病理过程，阑尾穿孔以前已存在一定的防御性变化，所以阑尾穿孔后引起全腹膜炎者较之胃、十二指肠溃疡穿孔或创伤性肠穿孔后所引起者少见。但如阑尾腔有高度梗阻，或腔内有粪石直接压在阑尾壁上，致阑尾有早期穿孔时，由于阑尾周围尚无足够的粘连反应，穿孔后大多引起弥漫性腹膜炎。婴幼儿的阑尾壁组织较薄，其盲肠之活动度又较大，特别是其大网膜较短而不发达，故其阑尾不仅穿孔轻易，且穿孔后多数形成弥漫性腹膜炎。阑尾组织已有一定程度炎症坏死而患者又口服泻药时，不仅有导致穿孔的危险，且每因肠袢的蠕动亢进而破坏了局部的防御结构，穿孔后往往引起弥漫性腹膜炎，这种情况在小儿尤其如此。偶尔，已经局限化的阑尾周围脓肿如遇患者的防御功能不佳，或者处理不当（服用泻药、扪摸过重、手术引流不恰当），也可使防御功能遭到破坏而使感染再度扩散，形成弥漫性腹膜炎。

弥漫性腹膜炎病情严重，患者有全身性感染、中毒和脱水等现象，有全腹性的腹壁强直和触痛，并有肠麻痹的腹胀、呕吐等症状。如不经适当治疗，死亡率很高，即使经过积极治疗后全身性感染获得控制，也常因发生盆腔脓肿、膈下脓肿或多发性腹腔脓肿等并发症而需多次手术引流，甚至遗下腹腔窦道、肠瘘、粘连性肠梗阻等并发症而使病情复杂、病期延长。偶尔，患者经过适当治疗后也可获得痊愈，不留后患。

3. **感染扩散** 急性阑尾炎除因穿孔而引起感染的腹腔播散外,还可经由血运而使感染侵及门静脉系统或者全身,此在化脓性或坏疽性阑尾炎患者尤有可能。

(1) 化脓性门静脉炎:当炎性病变累及阑尾系膜的小静脉、引起阑尾静脉的栓塞性静脉炎时,带菌的栓子即可沿回结肠静脉、肠系膜上静脉上行至门静脉主干,最后至肝内引起多发性肝脓肿。在磺胺药和抗菌素普遍应用的情况下,化脓性门静脉炎和多发性肝脓肿之发生率虽已大为降低,但此种并发症仍有其严重性,可能导致患者死亡。此种并发症仅见于阑尾急性化脓或坏死的病例,主要表现为寒战、高热、出汗、黄疸、肝大压痛以及全身中毒症状等。

(2) 脓毒败血症:急性化脓性阑尾炎的感染偶尔也可侵及髂静脉和下腔静脉,从而带菌栓子入肺引起肺脓肿,或者进而引起全身性的脓毒败血症。

总之,急性阑尾炎的临床过程,也是机体的防御能力和炎症的扩散趋势相互斗争的过程,矛盾的双方贯穿于整个阑尾炎的过程中,在一定的条件下可以相互转化,遂使阑尾炎症有不同的表现和转归。如在病变初期,机体防御力强或治疗及时有效者,可使炎症消退,有脓肿形成者也可以逐渐缩小,以至完全吸收;相反,在机体防御力弱或治疗不恰当时,炎症扩散的趋势超过病灶局限化的能力,将使阑尾发生化脓、穿孔或坏死,病变不仅不能局限化,还可能扩散为局限性或弥漫性腹膜炎。有脓肿者可继续增大,甚至破裂形成弥漫性腹膜炎。

06

急性阑尾炎从病理的角度来看,虽有单纯性、化脓性和坏疽性的不同区别和不同转归,并可相互演变;但从临床的角度着眼,则不论在临床表现、鉴别诊断,或在治疗的原则和方法方面,基本上可以分为三种类型(或是三个阶段变化):即未穿孔的急性阑尾炎、急性阑尾炎并有阑尾周围脓肿、急性阑尾炎并有弥漫性腹膜炎。本节将就此三种不同类型重点叙述其临床表现、鉴别诊断和治疗方法。

一、未穿孔的急性阑尾炎

【临床表现】 急性阑尾炎不论其病因是否由于阑尾腔的梗阻或单纯的细菌感染,亦不论其病理变化为单纯性、化脓性或坏疽性,在阑尾未穿孔、坏死或并有局部脓肿以前,临床表现大致相似。多数急性阑尾炎都有较典型的症状和体征。当然,这些所谓典型的症状和体征在某些病例也未必一定具备但大多数急性阑尾炎却借此可以确定诊断。

1. **症状** 急性阑尾炎一般发病急骤,常在“喜怒无常、饮食无度、寒暖无节”以后突然发生腹部疼痛不适,同时可能有肢体无力、食欲缺乏、头痛、便秘等前驱症状。其主要症状一般表现在三方面:

(1) 腹痛不适:腹痛是急性阑尾炎最常见、最显著、且是最早出现的症状。典型的急性阑尾炎腹痛开始时多在上腹部或脐周,有时为阵发性,并常有轻度恶心或呕吐,经过几小时或十几小时后,腹痛即移至右下腹阑尾所在部位,同时疼痛也多转为持续性。这种腹痛的部位转移是急性阑尾炎的特征,约70%~80%患者有此转移性腹痛病史,临床诊断上有重要意义。但也应该指出:不少患者其腹痛可能开始时即在右下腹,不一定有转移性腹痛。慢性阑尾炎急性发作时其腹痛大多起始即在右下腹部,往往不再有初次急性发作时之转移性腹痛。一般认为,早期的上腹部或脐周围痛是内脏神经的反射痛,患者常不能确切地辨明疼痛的部位,而右下腹疼痛是炎症已发展至阑尾浆膜层后,刺激了壁腹膜神经之结果,系阑尾周围炎之表现。此时患者常能正确地指出疼痛之所在,亦即为病灶之部位。

腹痛的轻重程度与阑尾炎的严重性,两者之间并无直接关系。虽然腹痛的突然减轻一般显示阑尾腔的梗阻已解除或炎症在消退,但有时因阑尾腔内压过大或组织缺血坏死,神经末梢失去感受和传导能力,腹痛也可减轻。有时阑尾穿孔以后,由于腔内压随之减低,自觉的腹痛也可突然消失,故单纯的腹痛减轻并不一定是病情好转之现象。在后者情况下,自觉的腹痛虽有减轻,但腹膜刺激的体征必然继续存在,甚或反而加重,体温、脉搏等全身症状也必然更加恶化,而且不久将重新感到腹痛,表示腹膜之刺激有新的发展。故腹痛之减轻,必须伴有体征之消失,方可视为是病情好转的证据。腹痛已局限于右下腹后又向周围扩散者,更表示阑尾已有穿孔,病变已自单纯的阑尾炎发展至腹膜炎阶段。

(2) 胃肠道症状:恶心、呕吐、便秘、腹泻等胃肠道症状是急性阑尾炎患者所常有。恶心、呕吐虽为仅次于腹痛的常见症状,但一般仅见于病程早期,可能由于反射性的胃痉挛。偶然于病程晚期亦见有恶心、呕吐者,则多由腹膜炎所致。食欲减退,不思饮食,则更为患者常见的现象。

约半数患者可有便秘或腹泻,但此等现象一般并不突出。通常便秘之机会较多而有腹泻者较为罕见,但性质则以腹泻更为严重。患者在腹痛开始前便解大多正常,至腹痛开始后始因反射性肠抑制而有便秘现象,后期更因腹膜炎所致之肠麻痹而便秘更为显著。腹泻现象较罕见,可能与肠蠕动之亢进有关,其性质则一般多较严重,因患者有明显腹泻者不但易被误诊为“肠炎”,因而延误阑尾炎的及时治疗,且因肠蠕动亢进之故,炎症不易被局限化,常有并发穿孔性腹膜炎的危险。在病程晚期,如有排便次数增多者,常是盆腔腹膜有炎症和积脓的表现,为直肠受刺激之结果,此时患者常有排便不畅、便次增多、里急后重及便中带黏液等症状。

(3) 全身反应:急性阑尾炎患者的全身症状一般并不显著。寒战极为罕见,仅在急性阑尾炎并发穿孔或栓塞性静脉炎时可有出现。发热虽属常有,但一般都不高,通常在37.5~38℃上下而很少高过38.5℃,偶尔体温高于38.5℃者,亦多表示已有腹膜炎或栓塞性静脉炎等并发症。惟同样程度的病变在小儿患者常可引起较高的体温,因此小儿患急性阑尾炎时其体温常可高于38.5℃,诊断时应加注意。

总之,急性阑尾炎的症状是以腹痛为主,其腹痛每具有转移性的特点,特别是初次急性发作时为然。其余胃肠道症状和全身反应虽属常有，但通常并不显著，特别是成年患者，且此等症状多在腹痛以后渐次发生，故凡患者于起病之初即有明显的呕吐、腹泻或高热者，急性阑尾炎之可能即甚微。

2. 体征 急性阑尾炎的体征在诊断上较之自觉症状更具重要性。它的表现决定于阑尾的部位、位置的深浅和炎症的程度，因此，总的体征虽可有多种表现但同一患者不可能具有全部体征。常见的体征有下列几类：

(1) 患者体位：不少患者来诊时常见弯腰行走，且往往以双手按在右下腹部。在床上平卧时其右髂关节常呈屈曲位。祖国医学文献中统称右下腹之急性炎症(包括急性阑尾炎)为“肠痛”，因患者右腿常收缩呈屈曲位置，故有“缩脚肠痛”之名，是对患者体位最好的描绘。

(2) 病灶触痛：为腹膜受炎性刺激的表现，是急性阑尾炎最常见且最重要的体征。根据阑尾所在位置不同，不同部位可有特殊触痛，临床上有多种方法可以测试。

1) 右下腹触痛和反跳痛：一般阑尾均位于右下腹髂前上棘的内侧附近，故在麦氏点上常有明显触痛。但实际上阑尾炎的触痛点有时并不一定正在麦点上，例如有时压痛最明显处是在 Lanz 点上，即在左、右两个前上棘间连线之右 1/3 处，而有时则在 Sonnenberg 点上，即在右前上棘脐连线与腹直肌外缘的交叉点上(图 6-2)。虽然压痛位置可能略有偏移，但一般总在麦氏点附近，至少在右下腹某点有一个局限性的压痛点，表示发炎的阑尾位置所在。压痛点具有重大诊断价值即使患者自觉腹痛尚在上腹部或脐周围，体检时往往已能发现在右下腹有明显的压痛点，常依此可获得早期诊断。至于炎症已扩散至阑尾以外，甚至已因穿孔而有弥漫性腹膜炎时，虽然腹壁压痛的范围也将随之扩大，但阑尾部位的触痛仍最为显著，由此亦可以确定腹膜炎之真正原因。

身体肥胖和腹肌发达的患者，或阑尾位置较深且处于盲肠后位时，腹壁之压痛可能不显著。但如用手指在阑尾部位渐次缓慢压迫至于深处，然后迅速放松手指，患者常感剧烈疼痛，是为反跳痛阳性，亦称 Blumberg 征，证明有腹膜刺激现象，于诊断上亦具有一定意义。

2) Rovsing 征：用手按压左下腹降结肠，肠内积气将被挤入盲肠内，并窜入阑尾腔刺激发炎的阑尾，引起右下腹疼痛，是为阳性的 Rovsing 征(图 6-4)。Rovsing 征阳性可表示炎性病变与结肠或盲肠有关，一般即是急性阑尾炎，可与输尿管结石等相似部位的疼痛相鉴别，亦具有重要的诊断意义。但如结肠内有粪块阻塞，或阑尾根部已有穿孔时，虽然压迫降结肠亦不能驱使气体窜入阑尾腔内引起刺激痛，则 Rovsing 征将为阴性，故阴性的 Rovsing 征并不能除外急性阑尾炎。

3) 直肠内触痛：如阑尾位置较低而在盆腔内者，腹壁压痛可能不明显，而直肠指诊往往可以发现在直肠前壁右侧有触痛，有时甚至能触得肿痛的阑尾呈索条样的感觉。

右下腹的压痛和反跳痛、阳性的 Rovsing 征或直肠指诊之阳性发现，为急性阑尾炎患者最常有的体征，对每一个疑是急性阑尾炎的患者，上述检查为不可缺少的步骤。

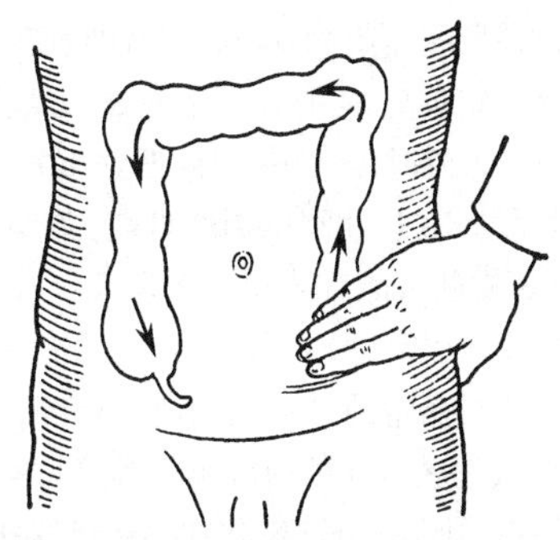

图 6-4 急性阑尾炎之 Rovsing 征

用手指挤压左下腹降结肠时，右下腹如感到疼痛，表示炎性病变与结肠有关，一般即为急性阑尾炎的表现

4) 腰大肌试验和举腿试验：有时阑尾是在盲肠后位，因此前腹壁的压痛不甚明显，以致诊断发生困难。此时可令患者取左侧卧位，使右腿伸直或过度后伸，倘发炎的阑尾是在盲肠后位，则腰大肌将受刺激而患者将感疼痛。又患者平卧时，如检查者用手指按在患者右腰部有压痛的位点，则在患者伸直膝关节并将右腿高举时将感疼痛加剧。上述试验均表示阑尾是在盲肠后位，因此才产生腰大肌的刺激症状。

5) 闭孔内肌试验：若发炎的阑尾指向盆腔且较长，则闭孔肌的肌膜将发生刺激、粘连，此时如令患者平卧、右腿屈曲并内转其髋关节，将引起下腹部之疼痛。

腰大肌试验和闭孔内肌试验，只有在发炎的阑尾刺激并粘连到该肌肉时，方有阳性表现。因此，凡一般阑尾炎于前腹壁有明显压痛者，腰大肌试验和闭孔内肌试验既不必要，亦必然仅能获得阴性结果。即使盲肠后位的阑尾或深达盆腔的阑尾，如不直接刺激腰大肌和闭孔内肌，试验亦将为阴性，因此阴性试验亦不能除外阑尾炎之诊断。唯当上述试验为阳性而其他的临床表现又指示合阑尾炎可能的，则阳性试验有肯定诊断之价值。

(3) 腹肌强直：腹肌强直是腹壁腹膜受刺激、腹肌反射性收缩的结果，为机体的一种防御性反射现象。当阑尾的炎症尚未累及阑尾的浆膜时，一般并无显著的腹肌强直表现，出现明显的腹肌强直，则表示炎症已扩散至阑尾的浆膜及其周围，多见于阑尾周围炎较剧烈或阑尾已坏死、将穿孔的病例。腹肌强直一般较病灶的局部压痛出现较晚，但腹肌强直与腹壁压痛的部位则大概是相符的。腹壁压缩最显著的地点，亦为腹肌强直最明显的部位，而强直的范围则一般较压痛的区域大。体检时应以轻柔的手法自腹壁的正常部位(无痛区域)开始，左右、上下，相互比较，方能于病变部位感到腹壁的强直或紧张现象。身体肥胖、年老体弱、肌肉消瘦的患者，其腹肌的紧张度较不明显，有时需反复检查，左右对比，才能确定腹肌强直现象的存在。感觉过敏者和幼年儿童，虽较小的刺激也能引起显著的腹肌收缩反应，或有主动的防御性紧张，有时很难与病理性腹肌强直相鉴别，则检查者需有一定技巧，耐心详细地检查，方能得出正确结论。阑尾炎患者入院时，约70%有腹肌强直的体征存在。

(4) 过敏反射：在急性阑尾炎的早期，尤其是阑尾腔有梗阻时，右下腹皮肤可能有感觉过敏现象。过敏的皮肤限于胸椎第10、11、12神经分布范围内，通常称为Sherren三角区(图6-5)，即在髂嵴最高点，右耻骨嵴和脐构成的三角形区域内。皮肤过敏是一种内脏躯干神经反射的表现，不因阑尾位置的不同而有何改变，但在阑尾已穿孔或坏死后，皮肤过敏现象往往随即消失。

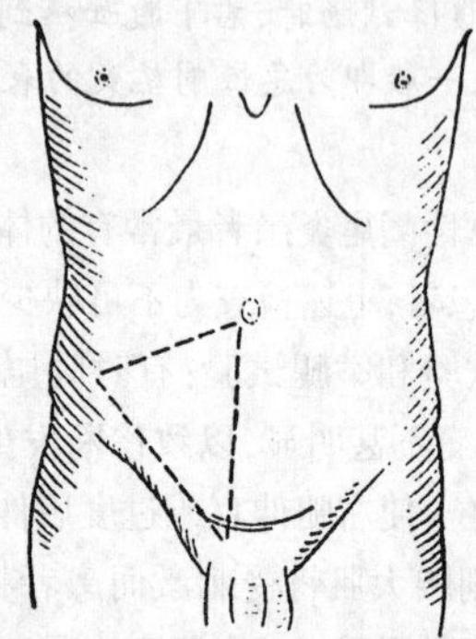

图6-5 Sherren三角区的过敏现象

在急性阻塞性阑尾炎时，三角区内的皮肤有过敏现象，为一种内脏躯干神经的反射表现，一旦阑尾穿孔或坏死，过敏现象多随之消失

06

有时加压麦氏点，如阑尾已坏疽者可见右侧睾丸有向上收缩现象，压力继续维持不动，睾丸收缩现象亦始终存在，一旦麦氏点的压力解除，睾丸亦即退回原位。

上述皮肤过敏试验及睾丸收缩试验在临床上较少被注意，因并非所有急性阑尾炎患者都有这种阳性反射现象，但在临床症状不典型而诊断有疑问时，这些阳性反射试验的出现对诊断可能有帮助。

【化验和其他检查】

1. 化验检查 急性阑尾炎患者的血、尿常规检查有一定重要性。一般患者均有白细胞数增高，多数在(10~15)×10^9/L之间，中性粒细胞之比例也增高。在体征不明显而诊断不能确定时，白细胞的检查有一定帮助，但少数年老体弱患者即使阑尾炎已发展至坏疽阶段，其白细胞数亦可能仍属正常，因此临床上疑是急性阑尾炎时，正常的白细胞计数不能否定临床诊断。白细胞数高于20×10^9/L以上者，大多表示已有穿孔、腹膜炎或静脉炎等并发症存在。

急性阑尾炎患者的尿液检查一般并无特殊发现，但有时亦有鉴别诊断上的意义。例如输尿管结石与急性阑尾炎的症状有时颇相似，但前者尿内常有红细胞或白细胞，往往通过尿液的常规检查可以获得诊断线索。少数急性阑尾炎患者由于发炎的阑尾接近输尿管或膀胱，尿内也可能有少量的白细胞和红细胞，故尿液检查所见也必须结合其他临床表现，才能正确地评价其在诊断上的意义。

2. X线检查 一般在急性阑尾炎的诊断方面并无帮助，但有时也有在鉴别诊断上除外其他类似急性阑尾炎病变的作用，例如溃疡病穿孔、急性胆囊炎或肾盂肾炎等。

3. 超声 右下腹扫查可见到纵断面呈管状、横断面呈“靶环”或“同心圆”的结构，中央为无回声区，管壁增厚，腔增大，部分患者可见粪石或气体形成的强回声。施压可引起疼痛。

4. CT 可以直接显示增粗、肿胀的阑尾，在增强扫描阑尾有明显强化。

【鉴别诊断】 典型的急性阑尾炎一般诊断并不困难，约70%~80%患者常有典型突发的上腹部或脐部周围疼痛，随即转移至右下腹，并在该处有明显局部触痛，腹肌亦有紧张强直现象，是诊断急性阑尾炎的可靠依据。但在另一部分病例，由于临床症状并不典型，诊断相当困难，有时甚至诊断错误，以致采用错误的治疗方法或延误治疗，产生严重并发症，甚至死亡。

造成误诊的原因，一方面是因急性阑尾炎有时临床表现不典型，诊断本身有困难，另一方面则因急性阑尾炎最为常见，一般诊断又并不困难，外科医师在思想上可能麻痹大意。为此，外科医师必须熟知急性阑尾炎可能发生的各种非典型表现和鉴别诊断，以加强自己的诊断能力，同时对急腹症的诊断应取严肃认真态度，这样才能避免或减少诊断上的错误。

需要与急性阑尾炎相鉴别的疾患很多，几乎一切具有“腹痛”症状的疾患，均可构成急性阑尾炎的鉴别诊断问题。但总的说来，需要与急性阑尾炎相鉴别的病变大致可以分为三类：

1. 根本不应手术的疾患 这类疾患虽也有腹痛症状，但纯属内科范围，一旦误诊为急性阑尾炎而施行手术，对患者不仅无益而且有害，有时甚至可以危及生命。外科医师对之必须慎重考虑。

2. 不需紧急手术的疾病 这些疾病发展至某个阶段虽也可能需要手术治疗，但在早期却大多无需手术，且这些疾患经过非手术的保守治疗以后，多数可望好转。因而对这类疾病如误诊为急性阑尾炎而行紧急手术，既不必要，亦属错误。

3. 同样需要紧急手术的疾患 有些疾病虽非急性阑尾炎，仅同属急腹症而需行紧急手术。对这类疾患，虽则误诊关系不大，但由于术前的准备、麻醉的选择、切口的部位、手术的规模等各有不同，故术前的正确诊断还是需要的。

兹按上述三类不同性质的疾患，较常见者略述其鉴别要点。

1. 根本不应手术的疾患

(1) 肺炎或胸膜炎：右侧下叶肺炎或胸膜炎有时也可有右腹牵涉性疼痛，甚至腹壁可有腹肌强直现象，特别是在病变早期、肺部阳性体征尚未明显出现前，易与急性阑尾炎混淆，在小儿患者，更需注意鉴别。

一般肺炎在发病初期有明显的伤风咳嗽史。患者常有面色潮红、呼吸急促、鼻翼翕动等症状，除腹痛外常感胸部不适，呼吸咳嗽时尤甚。患者早期即有体温升高，呕吐则不多见。体征方面，患者常喜卧于右侧以减轻呼吸时胸痛。胸部听诊常可发现有摩擦音、啰音或呼吸音之减弱。腹部触痛范围较为广泛，但常以右上腹部为限，且深部触诊时不比轻触时更痛。腹肌紧张不明显，而且右下腹反较右上腹柔软，亦无反跳痛现象。Rovsing 征和肛门指诊当然阴性。

(2) 急性胃肠炎：急性胃肠炎有腹痛、呕吐、腹泻及腹部触痛等症状，而急性阑尾炎有时也可有明显腹泻，这时鉴别就有一定困难。

一般急性胃肠炎发病前常有饮食不慎或食物不洁史。症状虽亦以腹痛、呕吐、腹泻三者为主，但通常以呕吐或腹泻较为突出，有时在腹痛之前即已有吐泻，而急性阑尾炎患者即便有吐泻，一般也不严重，且多发生在腹痛以后。急性胃肠炎的腹痛有时虽很剧烈，但其范围较广，部位较不固定，更无转移至右下腹的特点。其腹痛常为阵发性绞痛，往往伴有排便感觉，且于排便后常有暂时缓解。大便中常含有不消化食物，镜检可发现粪便中有脓细胞。体征方面，急性胃肠炎患者并无明显的腹部触痛，至少不像急性阑尾炎有固定的压痛点，腹肌也无紧张。听诊时则有明显的肠鸣音亢进，特别当腹痛有阵发性加剧时肠鸣音亢进最显著，而急性阑尾炎患者的肠蠕动多减弱。直肠指诊无阳性发现。

(3) 过敏性紫癜症：因摄入对患者过敏的食物或药物而引起的毛细血管出血，可累及腹膜及肠壁的浆膜而引起腹痛，并可伴有腹肌紧张和腹壁压痛，故易误诊为急性阑尾炎，特别当腹痛仅局限于右下腹者，诊断更为困难。

过敏性紫癜症患者大多有食物或药物过敏史，或过去曾有同样发作史。发病初期患者每伴有明显呕吐，吐出物中可能含有血液，有时大、小便中也有出血。腹痛一般颇为突然，其范围较广，不一定局限于右下腹。除腹痛以外，常伴有关节痛，更为此病之特殊表现。体征方面，如仔细检查，不难发现在腹壁和关节附近的皮肤上，以及口腔和齿龈的黏膜上有小淤点，有时并伴发有多形红斑、水疱样病变、荨麻疹或水肿现象。腹壁压痛和腹肌紧张一般也很显著，且范围较广，往往不仅局限于右下腹。Rovsing 征与直肠指诊则为阴性。

(4) 铅中毒：铅中毒者有时可突然发生阵发性腹绞痛。虽然典型患者有明显的职业性受毒史及齿龈的蓝色"铅线"出现，但有时腹绞痛可发生在最后一次铅接触后若干年，口腔平时能保持清洁者，即使是铅中毒也不一定有蓝色铅线出现，有时铅中毒者也可以发生真正的急性阑尾炎，则其腹痛究是由于铅中毒抑或急性阑尾炎，更需详加鉴别。

如上所述，虽然有铅中毒史者并不能除外急性阑尾炎，但明显的中毒史仍有诊断上的参考价值。就症状而言，单纯铅中毒患者并无炎症反应，体温应正常，白细胞亦不高，其腹痛为突然的阵发性绞痛，绞痛虽以脐部为中心，但多波及全腹，且在绞痛过后患者可以毫无痛苦。急性阑尾炎患者至少有轻度或中度全身炎症反应，腹痛虽也可有阵发性加剧，但基本上是一种持续性的炎性疼痛，位置亦应在右下腹。在体征方面，齿龈的"铅线"虽无绝对的诊断价值(铅中毒者可以无"铅线"表现，而有"铅线"者也可以患急性阑尾炎)，但"铅线"的存在仍可作为诊断时之重要参考。又单纯铅中毒患者即使在阵发性腹绞痛发作时，其腹壁亦无压痛，而腹绞痛过后腹壁更是柔软如常，其余如腹壁反跳痛等腹膜刺激征当然也不会存在，Rovsing 征或直肠指诊结果均为阴性，都是鉴别上的重要依据。此外，铅中毒患者尚有许多特有的表现，如贫血、血细胞中有碱性点彩及腕下垂等现象，更可作为诊断铅中毒的有力佐证。

2. 不需紧急手术的疾患

(1) 急性肠系膜淋巴结炎：本病有时与急性阑尾炎颇难鉴别，因此诊断不能肯定，特别是小儿患者宁可开腹探查，否则让已有急性炎症的阑尾留在腹腔内可能有危险。但有时急性肠系膜淋巴结炎有如下特点，可供与急性阑尾炎鉴别。

急性肠系膜淋巴结炎多见于儿童，3 岁以后发病率即渐次增高。患者过去大多有同样腹痛史，且常在上呼吸道感染后发作。起病初期，于腹痛开始前后往往即有高热，此与一般急性阑尾炎不同，而呕吐则少见。腹痛初起时即位于右下腹，而无急性阑尾炎之典型腹痛转移史。其腹部触痛的范围亦较急性阑尾炎为广，部位亦较阑尾的位置高，并较靠近内侧。腹壁强直不甚明显，反跳痛亦不显著。有时在腹内可摸得不止一个肿大的淋巴结，则有助于诊断。Rovsing 征和肛门指诊当然都是阴性。

(2) 急性髂窝淋巴结炎：会阴、臀部或下肢等处的急性炎症，有时可引起髂窝深处的淋巴结炎，甚至发展为髂窝脓肿。本病除右下腹有疼痛外，右下肢活动常受限制，或因腰肌痉挛而髋关节呈屈曲位，其压痛点位置较低，常在靠近腹股沟处，而有关区域的皮肤软组织常同时有明显的急性感染灶存在，尤有助于诊断。

(3) 输尿管结石：盲肠后位的急性阑尾炎与输尿管相邻近，有时也可引起输尿管绞痛和血尿等症状，致与右侧输尿管结石难于鉴别。

典型的输尿管结石在移动时所引起的绞痛常明显地向大腿内侧或阴囊放射，其绞痛一开始即很剧烈难忍，与急性阑尾炎的转移性腹痛且逐渐加重的情况不同。通常绞痛部位多在右腰部，该处常有明显的叩击痛，深压时亦可有压痛，而右下腹则既无压痛，亦不感肌紧张。患者泌尿系统的症状常较明显，时伴有尿痛、尿频等现象，具有重大诊断意义的是尿中常有多量红细胞或少量白细胞。急性阑尾炎患者尿中虽有时也有红细胞，但通常为数不多，相反有较多的白细胞。输尿管结石患者一般并无全身炎症反应，其体温和白细胞多属正常。如诊断尚不能肯定，可作 X 线检查，约 90% 结石患者在 X 线片上可显示阳性的结石阴影。

(4) 右侧肾盂肾炎：右侧肾盂肾炎可引起范围不等的疼痛和压痛，一般在肋骨脊柱角处最为明显，但有时也可累及右腰部，伴有恶心、呕吐、发热和腹胀等现象，颇似急性阑尾炎。但肾盂肾炎患者之体温和白细胞数较急性阑尾炎高。

06

其腹痛不会起始于上腹部或脐部，也极少局限在右下腹的一点上，无腹肌强直及反跳痛等腹膜刺激现象，直肠指诊亦属阴性。患者尿中含有多量脓细胞，并常有大肠杆菌等病原菌发现，更可与急性阑尾炎相鉴别。肾盂肾炎多见于儿童或妊娠妇女，亦值得注意。

(5) 急性输卵管炎：急性输卵管炎虽多数由淋病奈瑟菌引起，但其他化脓性细菌甚至结核分枝杆菌也可致病，故患者不一定有不洁性交史，且常有白带过多史。其急性发作多在月经来潮前、盆腔充血较显著时，值得注意。起病时，无上腹部或脐周痛及随后转移至右下腹的现象，相反腹痛多始于下腹部，部位亦较阑尾为低，且有向上扩散至腰部的情况。又其腹痛虽可能以右侧为著，但一般两侧均有波及。体检时腹部触痛的位置也较阑尾为低，且左右两侧可能均有触痛。肛管或阴道指诊时有更多阳性体征，阴道内常有多量脓性分泌物(涂片检查可能发现淋病奈瑟菌)，两侧穹隆均有浸润触痛，且于推动子宫时疼痛加剧，有时并可摸得肿胀的子宫附件。患者的一般反应亦较急性阑尾炎为严重，往往在发病初期即有明显的体温升高和白细胞增多，血细胞沉降率也常升高，与急性阑尾炎有区别。

(6) 卵巢滤泡或黄体的破裂出血：卵巢滤泡或黄体排卵破裂时，有时可能发生较多的出血，致刺激腹膜引起腹痛，其发生于右侧者需与急性阑尾炎相鉴别。

本病大多发生在行经不久的少女。发病时期当然与经期有密切关系。卵巢滤泡破裂多在二次月经的中期，即第一次月经后 12~14 日，黄体破裂则在月经中期以后，即下次月经来潮前 14 日以内。滤泡或黄体破裂时所致之腹痛多为突发性，起始即在下腹部，开始时较剧烈，随后可能减轻。腹痛一般为持续性，但也可能有阵发性加剧，有时并可能放射至肩部，但一般不伴恶心和呕吐。因血液存积在直肠陷凹内，故患者常有便意和下垂感而无大便解出。偶尔患者尚可有少量阴道流血。体检可以发现下腹部有较广泛压痛，而不限于阑尾部位，腹肌紧张一般并不明显，但直肠指诊可能发现前壁有触痛。如诊断尚有怀疑，可试做腹腔穿刺，一旦获得血液即可证明。在多数情况下，滤泡或黄体破裂之出血可自行停止，因此如诊断确实，可以不必手术，但如出血过多或出血原因不明，仍以剖腹探查为是。

(7) 局限性回肠炎：典型的局限性回肠炎常有多次发作的腹痛，有腹泻和便中带血的症状，腹内可能摸得条状肿块，患者因长期发热、腹泻、便血、贫血而致一般状况显著不佳，不难与急性阑尾炎相鉴别。但患者在急性发作时，因有右下腹的腹痛、触痛、发热和白细胞增高等现象，可与急性阑尾炎的症状十分相似而难于鉴别。

局限性回肠炎急性发作时的腹痛多为阵发性绞痛，类似肠梗阻，而与急性阑尾炎的持续性痛不同，其位置虽亦在右下腹，但不似急性阑尾炎之有转移性，且其范围一般亦较广泛，可累及左侧或上腹部。检查发现腹壁触痛和腹肌强直也不限于右下腹，有时并能摸得条状肿块。临床诊断不能除外急性阑尾炎而行手术探查时，如发现阑尾正常，即应检查末段回肠，观察肠袢有无节段性红肿、肠系膜有无肥厚、系膜淋巴结有无肿大等现象。

(8) 结核性腹膜炎：早期的结核性腹膜炎如在右下腹壁腹膜上有多数结核结节，可致患者时感右下腹疼痛，门诊时亦有触痛，甚至有腹肌紧张，需与急性阑尾炎鉴别。这些患者大多同时有肺或其他器官的活动性结核，其腹部症状则进展缓慢，腹痛为渐起，开始时即在右下腹，程度不剧烈，亦无明显的局限性触痛点，一般不难与急性阑尾炎相鉴别。惟结核病者有时也可患急性阑尾炎，故一旦发生右下腹痛，也不可疏忽大意，致忽略了急性阑尾炎的诊断。

(9) 急性精索炎：右侧急性精索炎有时可以引起右下腹疼痛和触痛，需与急性阑尾炎鉴别。但急性精索炎患者常同时有尿道炎、附睾炎，前列腺炎等病症，因而时有排尿疼痛或困难的症状，阴囊触诊可发现附睾肿大，直肠指诊可发现前列腺肿大触痛，且牵引睾丸时可以引起明显的疼痛加剧。

(10) 腹壁挫伤：腹壁挫伤后所致的局部疼痛、触痛和腹肌痉挛现象，有时与急性阑尾炎颇相似。但前者常有明显外伤史，腹壁皮肤和软组织可有挫伤表现，腹壁触痛一般极为表浅，而肌痉现象则颇显著，全身无炎症反应，直肠指诊和 Rovsing 征亦属阴性，凡此不难与急性阑尾炎鉴别。惟有时右下腹挫伤后可诱发或并发急性阑尾炎，致两种情况可以同时存在，须提高警惕方能获得正确诊断。

3. 同样需要紧急手术的疾患

(1) 溃疡病急性穿孔：位于十二指肠前壁的小溃疡穿孔后，肠内容物有时可沿升结肠旁沟流入右髂窝内，因而右下腹受刺激特别显著，极似急性阑尾炎，而急性阑尾炎在起病时又常先有上腹部疼痛，以后才转至右下腹，故急性阑尾炎与溃疡病的早期穿孔症状颇相似。在急性阑尾炎已穿孔发生腹膜炎后，也易于误诊为溃疡病穿孔。

溃疡病穿孔患者多数有慢性溃疡史，穿孔大多发生在溃疡病的急性发作期。溃疡穿孔所引起的腹痛，虽亦起于上腹部并可累及右下腹，但一般均迅速累及全腹，不像急性阑尾炎有局限于右下腹的趋势。腹痛发作极为突然，程度也颇剧烈。体检时，右下腹虽也有明显压痛，但上腹部溃疡穿孔部位一般仍为压痛最显著地方，腹肌的强直现象也特别显著，常呈“板样”强直。腹内因有游离气体存在，肝浊音界多有缩小或消失现象。X 线透视如能确定膈下有积气，可以有助于诊断。

(2) 急性胆囊炎：典型的胆囊炎一般不难与急性阑尾炎相鉴别。但当胆囊已有明显肿大时，其疼痛和压痛的位置有时可达脐部以下，而腹肌的强直亦可累及右下腹，高位阑尾所致的疼痛和压痛，有时又可累及右上腹，与急性胆囊炎之症状颇相似。特别是急性阑尾炎已伴有门静脉之上行性感染，也可以导致肝大并产生黄疸，此时两者之鉴别将更感困难。

一般急性胆囊炎患者过去多有相似发作史，伴有胆石症者并可有黄疸史，患者平时常感消化不良，且特别厌食油

06

腻。发作时,腹痛位置多在右肋缘下,常向右肩放射,且腹痛开始时即甚剧烈,呈持续性而有阵发性加剧。恶心呕吐的情况也比较严重。体检时可以发现腹壁压痛和腹肌强直现象主要在右肋缘部胆囊区域,往往可摸得肿大的肝脏或胆囊,且有明显的 Murphy 征。即使因肝脏和胆囊的肿大而致疼痛和触痛的区域扩大至右下腹,但仔细检查仍可发现触痛区域是与肝缘相关,或自右上腹向下延伸的。Rovsing 征和直肠指诊之阴性结果,亦有助于鉴别诊断。如 X 线检查能发现胆石存在,对诊断亦有帮助。

(3) Meckel 憩室炎:Meckel 憩室与阑尾的位置相近,因而急性阑尾炎与急性憩室炎的临床表现大致相似,鉴别非常困难。临床上如诊断为急性阑尾炎而手术中发现阑尾正常者,应即检查末段回肠至少约 100cm,以视有无 Meckel 憩室炎,免致遗漏而造成严重后果。

一般憩室炎起病时即感右下腹痛,不像急性阑尾炎之腹痛具有转移性。腹痛位置多在脐部较近腹中线,压痛点亦如此,均与典型的急性阑尾炎之麦氏点压痛稍有不同。因 Meckel 憩室在病理上常伴有先天性的粘连带存在,故患者常有小肠梗阻症状,其病程之进展亦较快,往往不久即发生穿孔,且穿孔后多形成弥漫性腹膜炎,不易形成局限性脓肿。在憩室炎,Rovsing 征和直肠指诊均为阴性。但因憩室炎与阑尾炎之体征如此相似,多数病例无法鉴别,只有剖腹探查后方能真相大白。

(4) 急性肠穿孔:因伤寒、痢疾、单纯溃疡、局限性肠炎等病变而引起的肠穿孔,由于穿孔位置大多在回肠末段 100cm 以内,与阑尾部位很近,且临床症状亦多为右下腹疼痛、压痛和腹肌紧张,故极易误诊是急性阑尾炎穿孔。但上述病变穿孔前都具有各自的特殊表现:如伤寒患者有低热、头痛、全身倦怠、食欲缺乏等明显前驱症状,痢疾患者有慢性腹泻及黏液便,穿孔时所引起的腹痛极为突然,虽开始是在右下腹,但所形成者多是弥漫性腹膜炎而甚少局限化倾向,腹腔内往往有游离气体和较多量渗出液存在,不少病例仍能作出正确之诊断。如诊断为急性阑尾炎而手术时发现阑尾正常,稍加探查亦不难发现真正之病变所在,随即可以作出相应处理。

(5) 异位妊娠破裂:异位妊娠破裂可以有腹内出血,因而导致腹膜刺激征。如出血量较大,内出血的症状很明显(面色苍白、脉搏细速、血压下降、腹内有移动性浊音),诊断一般并无困难,如出血量少,仅有右下腹局部刺激症状者,则有时与急性阑尾炎很难区别。但如注意询问月经史,详细进行妇科检查(必要时请妇科会诊),并行阴道后穹隆穿刺抽血,诊断一般亦不难肯定。

异位妊娠患者常有月经过期或近期不规则史,在腹痛发生以前,可有阴道不规则的流血史。其腹痛之发作极为突然,开始即在下腹部,并常伴有会阴部垂痛感觉。全身无炎症反应,但有不同程度的出血性休克症状。妇科检查常能发现阴道内有血液,子宫颈柔软而有明显触痛,一侧附件有肿大且具压痛,阴道后穹隆穿刺能抽得血液。必要时可作妊娠试验,阳性结果更可确定诊断。

(6) 卵巢囊肿扭转:右侧卵巢如有囊肿且发生扭转,其所致的血运障碍可使囊肿发生狭窄坏死并产生血性渗液,引起腹膜的刺激症状,有时与急性阑尾炎颇为相似。

通常卵巢囊肿扭转所致的腹痛发作较为突然,性质为阵发性绞痛,程度上也较阑尾炎剧烈,有时甚至可以引起轻度休克。体检除腹壁有紧张压痛外,在压痛最明显的部位常能扪得球形肿块,必要时行阴道腔壁双合诊检查,常可发现在触动宫颈时有疼痛加剧现象,且该肿块是与子宫相连,对诊断有决定性意义。

总之,急性阑尾炎的诊断必须根据详细的病史、全面的体格检查和必要的化验室检查,客观地予以思考和分析,才能获得正确的结论。单凭右下腹疼痛和局部压痛,便主观地认为是急性阑尾炎而匆忙地进行手术,虽然多数病例可能正确,但也必然有机会造成错误和不幸,必须引以为戒。

如根据病史和体检等所获资料进行分析的结果,是属一种同样需要手术的疾患,则一般即可进行手术探查,不必为了争辩诊断正确与否而延误治疗。如鉴别对象属于第二类无需紧急手术的疾患,则一般可先严密观察一段时期,按病情发展再作决定,必要时也可进行手术探查。如鉴别的对象属于第一类不应手术的内科疾患,则除非诊断肯定是急性阑尾炎,否则应以保守观察为主,不应轻率进行手术,以免造成严重不幸。

【治疗】 单纯性急性阑尾炎一般都作阑尾切除,但在少数情况下也有时行保守治疗。

1. 保守疗法 急性阑尾炎最好是行手术治疗,只有在没有手术条件的情况下才行保守治疗。通过禁食、休息、抗菌、止痛等措施,有时也可以达到炎症消散或病变局限化之目的。

2. 手术疗法 1886 年 Fitz 发现一般的所谓盲肠炎实际是急性阑尾炎,并首先应用阑尾炎这一名称,且主张急性发炎的阑尾应予切除。自此以后,近代外科对急性阑尾炎的治疗,不论阑尾腔有无梗阻(临床上无法肯定),亦不论是单纯性、化脓性或坏疽性(手术前亦难于断言),只要诊断确定为急性阑尾炎,无周围脓肿或弥漫性腹膜炎等并发症,且患者亦无手术禁忌者,均主张尽早作阑尾切除,已成为近代外科的一项准则。

(1) 阑尾切除术:阑尾切除术目前仍是腹部外科中经常施行的一种手术。手术一般虽不复杂,但有时也可能很困难,特别是当阑尾的位置有异常,阑尾周围有过多的粘连,或阑尾组织已因急性炎症、穿孔、坏死而致组织十分脆弱时,则阑尾的寻找、分离和切除均可能有一定困难,至于阑尾切除后是否需行引流,其决定也需要较多的临床经验。

1) 适应证:一切急性、慢性或慢性病例有急性发作的阑尾炎,经非手术治疗后疗效不佳者,是阑尾切除术的主要指征。过去曾经穿孔而未能切除者,应在引流术后 3~6 个月内将阑尾切去,遗有黏液或粪瘘的阑尾亦应同样切除。阑尾的其他病变如黏液囊肿、类癌或其他肿瘤亦需行阑尾切除术。惟在患有局部性回肠炎的患者，除非阑尾本身确已有急性炎症，否则不宜行阑尾切除，因术后有形成粪瘘危险，其余如盲肠结核和阑尾放线菌患者亦然。临床上疑为急性阑尾炎而手术时发现阑尾正常者，应仔细检查末段回肠有无急性 Meckel 憩室炎存在。

2) 术前准备：患者住院后经详细检查肯定诊断并决定手术后，即可给予哌替啶 50mg 和东莨菪碱 0.3mg，以减轻患者痛苦，并解除其焦虑。手术前应禁止口服食物，但不必灌肠，如不能自行小便者可以导尿。如有脱水和中毒现象存在，可给予输液，术前应用抗生素。

3) 麻醉选择：阑尾切除术可在局部麻醉下进行，以用腰麻或硬脊膜外麻醉为佳。小儿患者则需全身麻醉。

4) 切口部位：常用的切口有下列几种：

A. 麦氏(McBurney)切口：此为阑尾切除术最常用的切口，如单纯性阑尾炎之位于右髂窝内者都可用之。皮肤切口长约 6~8cm，在髂前上棘与脐部连线之外 1/3 同中 1/3 的交接点上，并与之相垂直，切口之 1/3 在连线之上方，2/3 在连线之下方。将腹外斜肌腱膜沿其纤维方向切开，并将腹内斜肌和腹横肌作钝性分开，最后横向切开腹膜，即可暴露盲肠，找到阑尾。

如上述切口尚不能供给良好的暴露和足够的操作空间，则麦切口还可予以扩大。先将皮肤与腹外斜肌腱膜的切口酌量顺其原切口方向稍加延长，主要的是把腹内斜肌和腹横肌之横切口向内侧延长、直达腹直肌之外侧缘，然后将腹直肌前鞘横向切开，腹直肌向内侧牵引，再将腹直肌之后鞘和腹膜也横向切开加大切口，如此常可使盲肠部位的暴露十分满意。

麦斜行切口有许多优点。切口虽不大，但一般暴露良好，切口偏于一侧，即使阑尾周已有积脓，术时也不致污染腹腔其他部分。各层组织仅按腱膜和肌肉纤维方向分开，很少伤及腹壁之神经血管，因此切口愈合比较牢固，即使需要在切口内放置引流或切口发生感染，手术后形成切口疝的情况也较罕见。

虽然目前大多数急性阑尾切除都采取麦切口，但麦斜行切口愈合后之瘢痕常不够细致，因此曾沿右下腹壁皮肤之天然皱纹(Langer 线)作横切口，其他各层组织之分离切开则一如常法，暴露同样满意，而所形成之瘢痕则较为纤细。

B. 右下腹旁正中或经腹直肌切口：如估计阑层位置较近中线或深入盆腔，可采用右旁正中或经腹直肌切口。小儿患者大多采用上述切口。诊断不十分肯定需行腹部一般探查者，亦以近中线之纵向切口为宜。

C. 腹直肌旁(Battle)切口：通过右下腹直肌旁切口以切除阑尾，一般也可获得较好暴露。这种切口较短者暴露不如经腹直肌切口或旁正中切口好，切口较长者又有损伤多数腹直肌运动神经而致肌肉萎缩之可能，故不能视为良好的切口。

5) 手术步骤(图 6-6)

A. 选择适当切口进入腹腔后，先在髂窝内找到盲肠，再进一步找到阑尾。寻找阑尾是阑尾切除术的一个关键问题。单纯的病例在切开腹膜后阑尾可能从伤口中“跳出”，或者用手指略加探查即能钩出阑尾，但如阑尾周围已有粘连者，还需先找到盲肠后才能找到阑尾。

盲肠位于右髂窝内，其色苍白，直径较粗，肠壁上有明显的结肠带，可与小肠相区别。又盲肠不像横结肠有大网膜附着，也不像乙状结肠附有长圆形的肠脂垂，故其辨认一般无困难。找到盲肠以后，如阑尾因粘连而不能立即辨认，可先寻找阑尾根部所在，再从根部追寻整条阑尾的位置。通常有几个方法可以帮助寻找阑尾根部：①沿盲肠壁上的结肠带追寻，三条结肠带汇合于盲肠顶端之点即为阑尾根部。②沿末段回肠追踪到盲肠，在回肠与盲肠交界处之下方，即是阑尾基底部位。③沿末段回肠盲肠系膜追寻，该系膜在末段回肠的后侧延伸成为阑尾系膜，找到阑尾系膜即可找到阑尾。

B. 将盲肠连同附着的阑尾一并轻轻拉至切口外。如盲肠比较固定，阑尾亦因有粘连而不能提出腹腔外者，应即用长条纱布小心地将周围的小肠和大网膜等隔开。如此不仅可使阑尾得到更好的暴露，且如阑尾腔内或阑尾周围有积脓现象时，即使操作过程中脓腔破裂，也不致污染腹腔的其余部分和腹壁组织。

C. 于是可先切断阑尾之系膜并结扎其血管，再结扎阑尾根部并在结扎线之远端切断阑尾，将切除的标本移出手术野。在作此步操作时，应注意手法十分轻柔，且除在阑尾根部切断处外，应尽量避免用血管钳直接钳夹发炎的阑尾，以防止阑尾腔内的感染物因阑尾壁之被压窄而致扩散。

阑尾系膜及其基底之切断步骤，一般可根据阑尾粘连之情况，或者自阑尾之末端开始，或者自阑尾之基底部开始。如阑尾粘连不多，稍加分离即可将整条阑尾完全暴露和提出腹腔外者，其系膜之切断和结扎可自阑尾之末端开始，直至阑尾根部，然后再结扎并切断阑尾根部。对盲肠后位阑尾或阑尾粘连较多，一时不易暴露整条阑尾者，则一般可用逆行法切除之：即先在阑尾根部切断阑尾，然后钳住其根部逐步逆行切断其系膜，直至阑尾末端也完全游离后方将标本移出手术野(图 6-7)。

在结扎切断阑尾根部时，一般先用直血管钳在阑尾根部与盲肠壁交界处钳夹一条压迹，然后放松钳子并用细丝线或肠线在挤压线上予以结扎，最后再用另一把直血管钳夹在结扎线的远端约 0.3~0.5cm 处，用刀紧靠血管钳的近侧面切断阑尾。如此，所留阑尾残株约长 0.3~0.4cm，既不太短致结扎线有脱落危险，也不过长致有多量坏死组织存留，而切除的阑尾根部用钳子夹住后也可防止阑尾腔内容物流出而污染手术野。阑尾切除后，其残端常规用小棉签依次涂以苯酚和酒精，以资消毒，惟应小心勿使苯酚灼伤附近肠壁浆膜，以免术后产生过多粘连。

D. 最后可在阑尾残株周围之盲肠壁上作一荷包缝线，将阑尾残端纳入，抽紧荷包缝线，即可将残端埋入盲肠腔

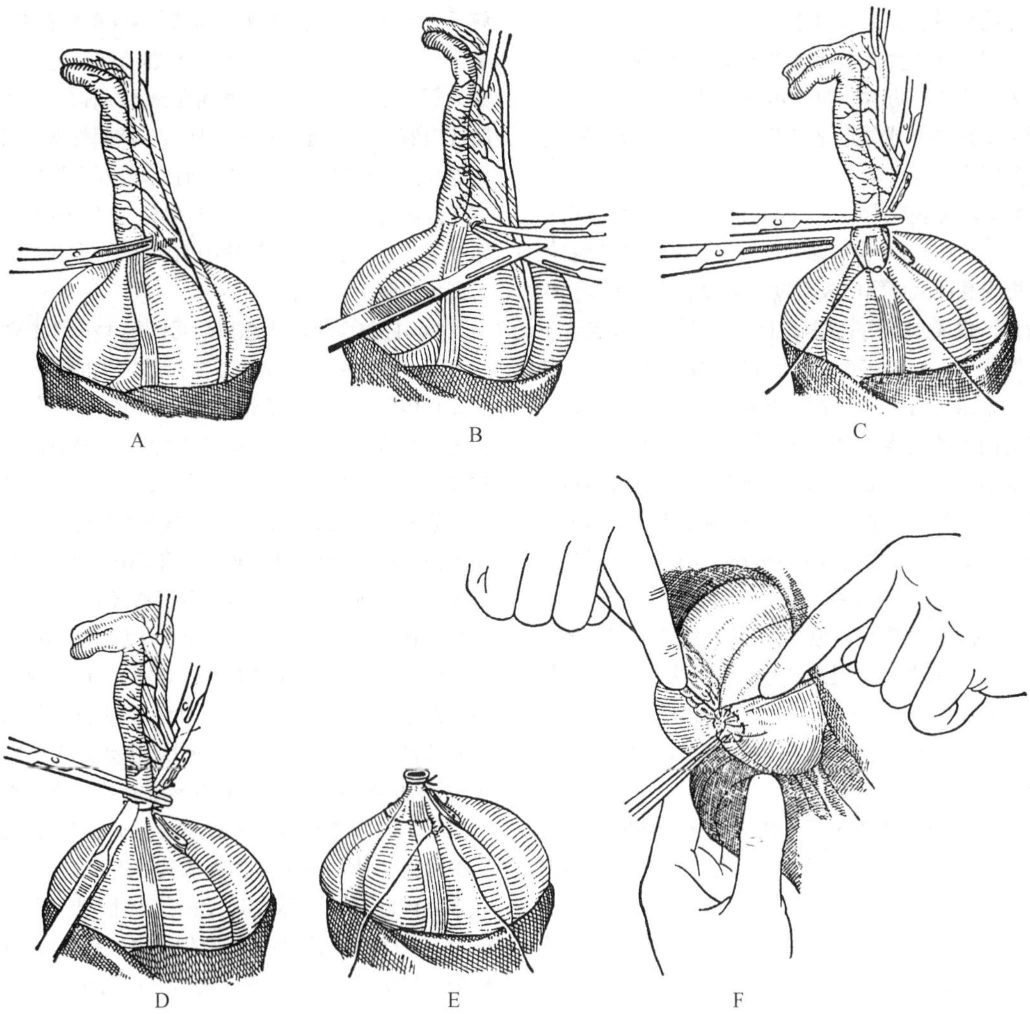

图 6-6 阑尾切除之步骤

A. 找到阑尾，用血管钳夹住阑尾尖端之系膜，将阑尾提出切口外，另一血管钳穿过阑尾根部的系膜，以备结扎系膜血管；B. 系膜血管在两把血管钳之间切断，系膜残端予以缝贯结扎；C. 在阑尾根部先用钳夹一压痕，在此压痕处用细线结扎；D. 在结扎线之远端约 0.3~0.5cm 处再夹一把血管钳，并沿此钳之近侧面切断阑尾；E. 阑尾残端用苯酚等消毒后，在其周围用丝线作荷包缝合；F. 示荷包缝线结扎时，将阑尾残端推进荷包缝线内埋藏之状

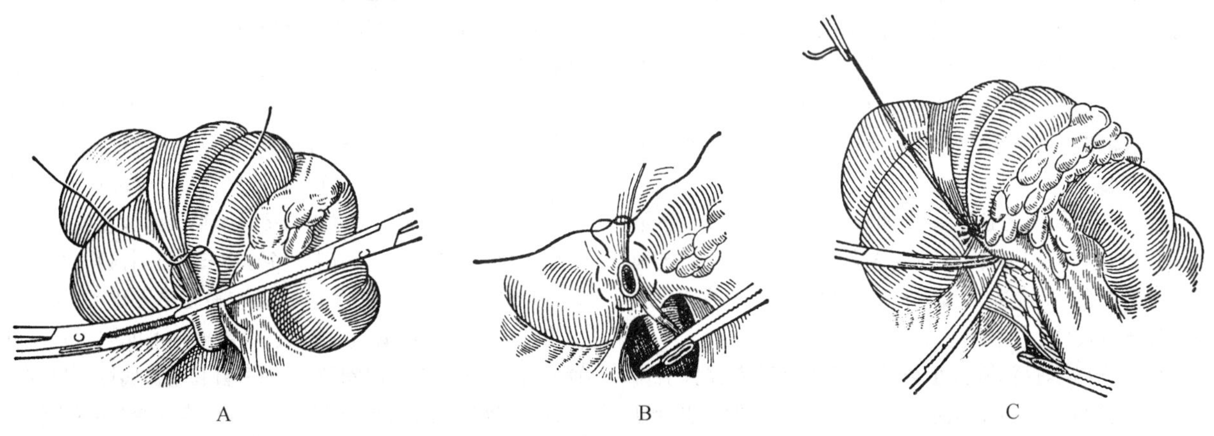

图 6-7 盲肠后位阑尾之逆行切除法

A. 先沿结肠带找到阑尾根部，用血管钳在阑尾系膜间穿过，然后用丝线结扎阑尾根部（在此根部结扎线之远端，已用血管钳夹住，以备切断阑尾）；B. 阑尾根部已切断，其残端消毒后准备包埋于荷包缝线内；C. 残端包埋完毕，用直血管钳夹住阑尾根部加以牵引，逐步在弯血管钳之钳夹下切断阑尾系膜，直至阑尾尖端，即可将阑尾切除

内。注意作荷包缝合时荷包口不宜过大，盲肠壁上的缝线不应缝得太深，荷包缝线也不宜抽得过紧，否则荷包内的盲肠壁有坏死的可能。有时也可不做荷包缝合，仅在残端单纯结扎后用阑尾系膜或邻近之脂肪组织覆盖残端。至此，阑尾之截除部分即告结束。

阑尾残端的处理有不同方法。有的主张单将残端内翻缝合而根部不予结扎，认为不结扎可能发生出血的危险，较之结扎后再内翻埋藏可能形成荷包内脓肿的机会为少。也有人认为残株仅需单纯结扎即可，即使不做荷包埋藏也不会发生泄漏现象。一般认为，急性阑尾炎常规做根部结扎后的荷包埋藏，对炎症已累及阑尾基底周围的盲肠壁、致肠壁僵硬脆弱而不能内翻者，则单做残端结扎而不勉强做荷包埋藏。偶尔阑尾根部组织已坏死而不耐结扎者，则在阑尾切除后须小心将盲肠壁用间断的 Lembert 缝合法内翻缝补之。现已有不少单位用电刀烧灼残端，且多不荷包缝合，操作相对省时，并发症亦不多。

E. 腹腔的引流和腹壁之缝合：单纯性急性阑尾炎于阑尾切除后无需引流，如阑尾周围已有少量混浊液者，仅需将渗出液吸尽后即可缝合腹壁。惟如有下列情况存在，应即考虑在腹腔内放置卷烟式引流，不能决定是否需要引流者，亦以放置引流较为安全。

① 阑尾周围组织的炎症、充血、粘连较为剧烈，手术时操作极为困难，且阑尾切除后手术野继续有少量渗血出现者。

06

② 阑尾根部和盲肠壁炎症坏死较为严重，不仅荷包缝合不可能，且残端的单纯结扎亦因组织脆弱而不可靠者。

③ 阑尾周围已经形成脓肿（特别是盲肠后位的阑尾），致盲肠后已有脓液存在者。

④ 阑尾因坏疽严重或粘连过多，致可能切除不完全而有部分坏死组织遗留腹内者；或阑尾周围的纤维脓性沉积很多，且已呈绿黑色坏死状态者。

⑤ 手术时伤及后腹膜，致腹膜后组织有严重污染者。

对早期阑尾穿孔和手术中阑尾发生穿破的病例，或阑尾已经坏疽，但本身尚无穿破，周围亦无脓肿形成的病例，则可不作腹腔引流，但为防止发生腹壁感染，亦可考虑在腹壁内放置引流物。如腹腔内已有明显脓液但尚未形成脓肿者，于吸除脓液后仍可缝合腹膜，但切口的其他各层组织可作延期缝合。

至于腹壁切口之缝合，则一如常法：创口不至发生感染者可用细丝线分层缝合，有感染危险者一般可用薇乔抗菌缝线缝合腹膜、肌层组织和腹外斜肌筋膜，用细丝线或皮肤缝合器缝合皮肤。

6）术后处理：单纯急性阑尾炎于切除后未放置引流者，术后处理同一般剖腹探查术，不需要特殊处理。患者可置于半坐位或任何可使患者舒适的位置。最初 24 小时内除少量饮水外勿给食物（特别是固体食物应禁忌，以免发生腹胀），待肠子开始蠕动后方可逐步恢复正常饮食。如术后初期因呕吐而不能饮水，可适量给予静脉注射以维持水、电解质之平衡。呕吐、腹胀严重者，不仅需要补液，有时还需插入胃管进行胃肠减压，直至肠蠕动恢复为止。至第三日如尚无大便解出，可给予甘油灌肠，惟应避免用大量液体灌肠或口服泻药。抗生素主要针对革兰阴性菌和厌氧菌。放置卷烟式引流的病例，其引流时间需视不同情况而异，除阑尾周围脓肿引流时间需要较长以外，一般因组织渗血、残端结扎不牢、后腹膜污染等原因引流者，大多在术后 24~48 小时即可拔除引流物。

7）并发症：阑尾切除以后可能发生下列并发症。

A. 切口感染：为阑尾手术后最常见的并发症。患者术后数日体温仍高或有升高趋势，伤口有烧灼样痛或胀痛感，检查时可发现切口附近有红肿触痛，有时炎症现象仅限于切口的一侧。感染多数是在皮下组织层，但有时也可在腹外斜肌筋膜下或更深处。将皮肤缝线拆除一、二针，用换药镊子稍使创缘分离，往往即可将组织内的积脓引出，此时如在创口内插入橡皮片或其他引流物，创口于感染控制后大多能迅速愈合。有时如感染位于深层组织中致引流不畅，或腹壁系用丝线缝合因而造成异物存留，则创口也可经久不愈而遗留一个腹壁窦道，需彻底清创、除去异物和加强引流后始能愈合。切口感染之原因，主要是手术中创缘遭到污染，或止血不善致在腹壁内形成血肿所致。预防的措施可在手术时用纱布或尼龙布小心保护切口创缘，在切断阑尾根部时勿使切端污染创缘或其附近组织，阑尾已有穿孔或腹腔内已有脓肿形成时，须按具体情况予以引流或延期缝合，而在缝合切口时应注意创面之彻底止血。此外，创口感染的可能性较大者，腹壁缝合时应避免用不能吸收的丝线，这对于预防腹壁感染和形成窦道也有一定意义。

B. 腹膜炎或腹内脓肿：前述应该引流的情况如不引流，则术后多并发腹膜炎和腹腔内脓肿。患者术后体温持续不退且继续升高，有腹痛、腹胀和中毒症状，腹部检查可以发现腹壁有压痛和肌紧张，并在腹腔穿刺时可抽得脓液以证实诊断。此类并发症出现时应即考虑作腹内脓肿之切开引流，并按腹膜炎之处理原则行一般的支持疗法。

C. 粪瘘：阑尾切除后有时形成粪瘘，分早、晚两种。早期形成的粪瘘多发生在术后 3~5 天，此时创口缝线往往尚未拆除。此种粪瘘之形成，多因阑尾基底部因炎症而致肿胀硬脆，甚或组织已有部分坏死，致阑尾根部结扎不牢之故，有时若所用引流物过硬（如橡皮管），所放位置不妥，也可压迫肠壁引起坏死而发生粪瘘。晚期粪瘘大多发生在切口已经愈合以后，不少病例且当初并未放过引流物，往往切口一期愈合，但若干日后，创口先有轻度感染化脓，继以粪瘘形成。此种晚期粪瘘之形成，少数虽亦可能因手术时处置不善，致先有阑尾周围脓肿，而后盲肠壁被腐蚀而形成粪瘘，但多数是因末端回肠或盲肠本身原有病变（如局限性回肠炎、盲肠结核、盲肠癌等）或因肠变形虫、放线菌等之继发感染而引起。

一般粪瘘形成时感染已局限在盲肠周围，故无弥漫性腹膜炎之危险，且粪瘘是结肠瘘，体液损失和营养障碍均不致十分严重。早期粪瘘通过保守疗法多数可以自愈，仅极少数因粪瘘的内口较大，需修补后方能愈合。晚期发生的有特殊病因的粪瘘往往经久不能闭合，此时应通过瘘口肉芽组织的病理检查、钡餐、钡灌肠或窦道造影等各种 X 线检查，确定病因和病变范围后方能决定治疗方法。

D. 出血：阑尾切除术后有时也可并发腹内出血。因急性炎症和广泛粘连而引起的手术时较多渗血，多可自行停止，且此等病例于手术终了时多数放置引流，一般危险不大。因阑尾残株结扎不牢而致断端出血者较为罕见，未曾结扎阑尾残端就将残端埋藏在盲肠壁上之荷包缝线内引起肠道出血者亦不多见，此等出血一般不很严重，多数可在非手术疗法下自行停止。

阑尾系膜血管结扎不紧或结扎线脱落所引起的出血，有时可达大量。且因系膜内脂肪较多，出血可能不被立即发现。对阑尾系膜血管之结扎应十分仔细，最好用缝扎而不作单纯结扎。术后如有腹痛、腹胀、休克、贫血等表现，应考虑有腹内出血可能，早做腹腔穿刺以确定诊断，争取立即输血和再次手术。少量出血如不发生感染，虽亦可能逐渐吸收，但出血是否会自行停止既无保证，而阑尾手术后形成的血肿继发感染的机会又很大，故阑尾手术后只要证明有内出血存在，就应该打开切口，取出血块，重新止血，并考虑引流。

(2) 腹腔镜阑尾切除术：近年腹腔镜阑尾切除术已经得到逐步推广。腹腔镜阑尾切除的手术原则与常规手术基本一样，但较常规手术创伤更小，寻找阑尾更方便，切口感染发生率较低，在诊断不能完全肯定但有手术指征时还有利于腹腔的全面探查。以往腹腔镜阑尾切除术的指征相对严格。随着科学技术的发展，微创已经是阑尾切除的常规术式，对经脐单孔腹腔镜下阑尾切除亦已经达到共识。已经有临床报道经自然腔道行阑尾切除。

二、急性阑尾炎并有阑尾周围脓肿

急性阑尾炎于其病变发展过程中，一方面炎症逐渐扩散，细菌透过阑尾壁或其穿孔而侵及阑尾周围组织，另一方面机体之抵抗力和防御反应又企图使炎症局限化，表现为阑尾周围之粘连形成和大网膜包裹，并进而使感染逐渐消失，炎症逐渐消退，整个临床过程即是炎症扩散与局限化两者斗争的具体表现。机体的防御反应占优势者，急性炎症可以逐渐消退，病变可以不留痕迹地自行痊愈，相反如感染不能控制，则可形成弥漫性腹膜炎或栓塞性静脉炎。至于局限性脓肿之形成，往往是两种趋势处于相对平衡的表现，感染源已扩散至阑尾周围组织，但由于有纤维素性粘连之形成和大网膜之包围，即使阑尾已经坏死或穿孔，也不致发生弥漫性腹膜炎，而仅在阑尾周围形成炎性肿块或局限性脓肿。

【临床表现】 阑尾周围脓肿常见于回盲部、盲肠后、升结肠旁或盆腔内等处，但其他地方也可形成。不同部位的脓肿可有不同的临床表现。

1. 回盲部脓肿 为急性阑尾炎并发局限性脓肿中最常见者。脓肿初期不明显，一般在急性阑尾炎发病 3~4 天后始逐渐出现。通常脓肿之外侧壁即为腰部腹膜，而内侧壁则由盲肠、升结肠、大网膜和小肠等组织粘连而成，因此临床上可在右下腹或髂凹内扪得一个不能移动且具触痛的浸润性肿块，全身则有较明显的持续发热和白细胞增多等反应。脓肿不大者，其少量脓液可能被吸收，肿块逐渐缩小以至消失，其他症状亦次第减轻，但如病变不能好转，其浸润性肿块将逐渐增大，腹壁亦可有水肿或红肿，触之可得波动感。这种肿块如不及时切开引流，则多数将自行溃破入肠道、阴道或膀胱等器官中，初时形成各种内瘘，而后亦可渐行自愈，少数脓肿也可向腹壁外溃破，形成腹壁窦道，亦可能向腹膜腔内破溃，形成急性弥漫性腹膜炎。

2. 盆腔脓肿 急性阑尾炎并发盆腔脓肿者亦颇常见。其脓肿之形成，或为盆腔位急性阑尾炎直接引起，或由回盲部脓肿蔓延而来，偶尔亦可为弥漫性腹膜炎的残余病变。脓腔之顶壁由小肠及大网膜粘成，其底壁系盆腔腹膜，脓液即在膀胱直肠窝内(Douglas 窝)。少量脓液在盆腔内可无特殊症状，但脓液较多时不仅有体温升高、白细胞增多等全身反应，且常有腹胀、里急后重、便中带黏液，或尿痛、尿频、尿急等各种局部刺激症状。临床上如继急性阑尾炎之症状后有上述现象出现，体检时于右下腹并无显著的腹壁压痛和腹肌紧张，而作直肠检查时却发现肛门括约肌异常松弛，直肠前壁黏膜有水肿触痛，且可触知有波动性之肿块存在者，则盆腔脓肿之诊断即可成立，必要时可通过直肠镜，在直肠内就波动部位做穿刺抽吸，一旦发现脓液即可确定诊断。

盆腔脓肿不易被吸收，但多数能自行向直肠或阴道内溃破而逐渐痊愈。少数盆腔脓肿也可破入膀胱，引起膀胱炎或直肠膀胱瘘；或者破入腹腔引起弥漫性腹膜炎；或者沿左、右两结肠旁沟向上蔓延形成腰部的脓肿或膈下脓肿。

3. 腰部或结肠旁沟脓肿 位于盲肠后外侧的阑尾炎一旦形成脓肿，其脓液可完全局限在升结肠旁沟内，也有时结肠旁沟内脓液是由盲肠周围脓肿或盆腔内脓肿蔓延而来。结肠旁沟内积脓后，其症状大多不甚明显，除非脓液积至相当多量时方见腰部有隆起，局部有压痛，皮肤也可能有水肿。

4. 盲肠后或腹膜后脓肿 盲肠后位急性阑尾炎所形成的脓肿可以在盲肠后，偶尔也可在后腹膜外，两处脓肿皆因位置较深而很难在临床上扪及清楚的浸润性肿块。但患者继急性阑尾炎后如有持续发热，局部深压痛，且腰肌有明显刺激症状，致大腿挛缩而不能伸直者，即可能有盲肠后位脓肿之存在。偶尔脓液可沿腰大肌下流，而在腹股沟韧带下大腿之前面表浅化，破溃后形成一个窦道，或者向上蔓延累及肾周围组织，形成肾周围脓肿，惟上述情况均不多见。

5. 膈下脓肿 高位的急性阑尾炎有时可在肝下或肠下直接形成脓肿，但多数膈下脓肿是继弥漫性腹膜炎后的一个残余病灶，或由阑尾周围脓肿及腰部脓肿等蔓延而来。

患者除有感染的一般性全身反应外，常有右上腹或右胸部疼痛不适、呼吸困难、膈肌上抬、肝大、肝区压痛及皮肤水肿等症状。

【鉴别诊断】 急性阑尾炎因穿孔、坏死等病变而形成局部脓肿时，由于病程早期有急性炎症表现，故诊断一般并不困难。但如病变过程缓慢，炎症表现较为轻微，则其形成的局部肿块可以疑是多种其他病变，需要仔细鉴别。所幸这些病变通常也需手术治疗，故万一术前发生误诊，尚不致造成严重后果。

1. 盲肠结核 患者常感右下腹疼痛，并能扪得肿块，病变已累及腹膜者，亦常有局部触痛和腹肌紧张，因而需与急性阑尾炎所形成的局部脓肿相鉴别。盲肠结核患者通常过去或现在有肺部或其他部位结核史，常有大便不规则和便中带黏液症状，并有较明显的贫血、消瘦、夜间发热盗汗、经常食欲缺乏等全身症状。局部检查除右下腹有触痛和肿块外，腹壁其他部分也可能有轻度压痛及柔韧感，有时甚至可摸得多数肠系膜淋巴结肿大，或发现有少量腹水存在。必要时作粪便结核分枝杆菌培养和钡餐 X 线检查，如能发现结核分枝杆菌和盲肠黏膜之不规则充盈缺损，诊断当可更加明确。但盲肠结核患者有时也可并发真正的阑尾炎，并进而发展成盲肠周围脓肿，故亦不可不慎重考虑。

2. 盲肠肿瘤 慢性阑尾周围脓肿有时仅表现为一局部肿块，起病时既无典型急性阑尾炎的症状，亦无明显疼痛和触痛，可与盲肠癌相混淆。虽然盲肠肿瘤患者一般年龄较大，常在 40 岁以上，其全身情况亦常因贫血消瘦而显得较衰弱，大便中亦时有潜血发现，但有时仍难确诊。惟钡剂灌肠后 X 线检查多能发现盲肠壁有明显的充盈缺损和黏膜不规则现象，常有助于作出鉴别。

其他如慢性局部性回肠炎、慢性肠套叠、回盲部放线菌病、髂窝脓肿、陈旧性异位妊娠破裂，甚至如腹壁的慢性血肿或脓肿等，均可与阑尾周围脓肿发生鉴别困难，需要通过仔细的病史分析和详细的体格检查，才能作出判断。

【治疗】 继急性阑尾炎后如右下腹出现肿块，它可能是单纯发炎的阑尾被大网膜或周围小肠等组织包裹的表现，也可能是已经穿破的阑尾所产生的脓液被局限为脓肿的结果，这都说明一方面炎症尚在进行，另一方面机体的抵抗力已经使之趋于局限化。其最终结果可能继续向好的方面发展，脓液吸收，炎症消退，也可能转趋恶化，致脓肿破裂而炎症再度扩散为弥漫性腹膜炎。因此，对于急性阑尾炎患者发病后已在右下腹出现肿块者，治疗上需要根据辨证的观点慎重从事：如炎症是在逐渐好转过程中，有继续局限化的倾向，并有自行痊愈的希望者，应采取保守疗法。不合时宜的手术非但因粘连过多、操作困难而致阑尾切除不易，且有破坏自然防御功能而使炎症反而扩散的危险。反之，如防御功能是在趋向崩溃，则继续保守治疗有引起脓肿破裂的危险，或者机体因中毒过深而有发生其他并发症之可能，此时果敢地进行阑尾切除或脓肿引流，是防止病情恶化的有效方法。由此可见，此等病例之治疗成效，不仅需视治疗措施的执行是否得当，更重要的是决定于治疗方式的选择是否正确，而正确的选择需根据临床表现辨证分析，才能作出结论。

这里也需要指出，随着中医疗法的迅速推广，对于伴有阑尾周围脓肿的患者用中药治疗近来也已取得一定成绩，不少患者在服药后局部肿块逐渐缩小，终至炎症完全消退，从而避免了手术。然而也有部分病例在保守治疗下病情未能好转，最终仍须手术治疗。所以在目前来说，中医疗法仅是保守治疗的一种新措施、新方法，它不能完全取代手术治疗，因此临床上仍需辨证地看待每一具体病例，方能正确地制订治疗方针。

1. 保守疗法

(1) 适应证：患者入院时罹病已在 48~72 小时以上，而有下列情况者，可行保守疗法。

1）患者已显然度过了急性发作，腹痛消失，肌痉挛和压痛亦已减轻，病情正继续好转者。

2）炎症虽未完全消退，但已完全局限化，表现为右下腹边缘清楚的肿块、压痛不明显而移动度很小，感染暂无扩散危险者。病变已经形成盆腔脓肿，且无波动感等表浅化现象者，也可先行保守治疗。

3）阑尾脓肿破裂不久（才不过 3~5 小时），患者一般情况极端恶劣，正处于休克状态者，不宜立即进行手术。但上述患者如经积极的抗休克治疗，情况大多可以好转，此时仍应抓紧时机进行切开引流，并根据具体情况考虑是否能同时切除阑尾。

4）阑尾脓肿破裂已久（已超过 3~5 天），患者一般情况已趋稳定，体温、脉搏近于正常，表示炎症已再度被局限化者，可以继续保守治疗，至新的脓肿形成后再行切开引流。此时阑尾多数已被严密地包围在粘连之中，不可能在切开引流时同时予以切除，而需留待以后再行手术。

(2) 具体措施：保守疗法主要用于晚期阑尾炎患者，其感染多已有消退或局限化的倾向。治疗之目的，在于帮助机体抵抗力进一步使炎症得以加速消退，或使感染局限化以保证此后手术能在更安全的条件下进行。必须强调指出，保守疗法应在医师严密观察下进行，任何时候发现有病情恶化之现象者，应即改用手术疗法，以免感染扩散。保守疗法之具体措施如下：

① 置患者于半坐位或斜坡卧位，使渗出液积聚在盆腔中，以免感染扩散。

② 入院后，最初 24~48 小时内应予禁食，以减少肠蠕动而增加炎症局限化之机会。48 小时后，斟酌情况可以开始给予流质食物，但固体食物应待大便正常且炎症已消失以后方可给予。

③ 右下腹进行热敷，以促使炎症消散。但加热敷后体温反而增高，表示有多量毒素吸收，或肿块反而增大，表示渗出加多者，应即停止热敷而考虑手术引流。

④ 注射抗菌药物以控制感染。

⑤ 逐日自静脉注射液体以维持水和电解质平衡，一般

06

以保证每日小便排出量在 1000ml 左右为度。

⑥ 患者腹胀严重者可以考虑插入胃管进行胃肠减压，但通常不宜任意灌肠，更忌服用泻药，因肠蠕动的亢进有促使感染播散的危险。如患者长期便秘不适，可于 3~5 天内给予甘油灌肠一次。

⑦ 除上述各项治疗措施外，护理人员还必须详细记录患者的脉搏和体温（每 4 小时一次）、出入水量及白细胞的计数等，以便医师能更好地掌握病情变化，及时修正治疗方案。

2. 手术疗法

(1) 适应证：下列情况，一般应行手术治疗，可能的时候行阑尾切除术，如因粘连过多而不易寻得阑尾，可先行脓肿的单纯引流，隔 2~3 个月后再行阑尾切除术。

1) 患者为儿童或老年人：儿童的急性阑尾炎不少起因于阑尾梗阻，病变进展一般较迅速，而局限化的趋向又较微弱，一旦发生穿孔性腹膜炎，毒素吸收亦较严重，患儿往往因此死亡，故儿童患者不论入院时距发病日已有多久，如无明显的手术禁忌，一般以即行手术切除为上策。老年人抵抗力较低，发炎的阑尾极易趋于坏死，保守疗法大多疗效不佳，亦以争取手术切除为是。

2) 诊断不能肯定：病变有可能为其他急腹症而需要手术治疗者（如 Meckel 憩室等），宁即手术为佳。患者身体肥胖，腹壁脂肪甚厚，即使腹内炎症已经恶化亦不易发觉，亦以早行手术为是。

3) 患者入院前曾服泻药，阑尾脓肿有破裂危险者；并有高热，表示毒素吸收严重者；已有全腹膜炎现象，而腹胀尚不明显，表示穿孔发生不久者，均应即行手术治疗。

4) 患者入院后经短期观察和保守治疗疗效不佳，而病势有恶化现象者，应考虑即行手术治疗。所谓病情恶化，大概表现为下列几种情况：①患者脉搏、体温和白细胞有继续升高和增多趋势，中毒现象日趋严重者；②局部疼痛和压痛转趋剧烈，腹肌的紧张度也日益加剧者；③肿块日益增大，或已出现波动感，脓肿有破裂危险者；④脓肿破裂，出现弥漫性腹膜炎的症状者；⑤患者出现反复呕吐，虽经胃肠减压等措施亦属无效，有肠梗阻现象存在者；⑥局部肿块经长时间保守疗法（5~7 天）仍不能吸收，亦未见缩小者。

(2) 具体方法：

1) 右髂窝阑尾脓肿：手术者于患者麻醉后应再度检查患者局部情况，切口应置于肿块最突出即脓肿最表浅部位。切开腹膜时应特别小心，因肠袢可能与腹膜有粘连。用拉钩将创缘小心拉开，并用纱布条将腹腔的其他部分隔开以后，即可用手指小心探查肿块最突出及波动感最明显的部分，然后以弯血管钳将粘连肠袢或大网膜略作分离，慢慢深入脓腔。一俟脓液流出，即用吸引器迅速吸尽。最后脓腔内可放置大小适中的软橡皮管引流，创口则可用肠线作少数的间断全层缝合。引流管在术后 48 小时内不必转动，以后则逐日略为转动并稍予剪短，约在术后 5~7 天内可完全拔除。惟须注意脓液较多者，引流管放置的时间宁愿较长，切勿拔除过早。

有的外科工作者主张对阑尾脓肿做穿刺抽脓，然后在脓腔内注入抗菌素溶液，认为可以避免手术，有时也能取得疗效。但这种穿刺难免刺伤肠壁，可能引起肠瘘，不如切开排脓安全有效。

2) 右腰部或盲肠后脓肿：此处脓肿可用“腹膜外进路”法引流。患者取左侧卧位以暴露右腰，在髂嵴与第 10 或第 11 肋骨顶端之间作一横切口或斜切口。将腹壁肌层分开以后即可暴露出水肿的腹膜。将腹膜略向内侧剥离牵开，即可暴露盲肠后间隙，此时用手指稍加分离，即可探入脓腔，引出大量脓液。将脓液吸尽后，同样可在脓腔内放置引流管，并稀松地缝合创口。

3) 盆腔脓肿：盆腔脓肿并不急需引流，一般宁愿等到脓肿较大且将近穿破时，引流最为安全。因盆腔脓肿有自动破入直肠或阴道之倾向，而破入腹腔之机会则较少，且过早地自直肠穿刺引流，有损伤其他肠袢之可能。盆腔脓肿已经向阴道突出者可自阴道后穹隆引流之，但一般以自直肠引流较为妥当。有时盆腔脓肿并不向直肠或阴道突出，而经过一段时间保守疗法后（5~7 天）亦无吸收好转之倾向者，应即考虑自腹腔引流，因脓肿如向直肠内突出不明显时，经直肠引流有伤及邻近肠袢之危险，不如经由耻骨上切开引流较为安全。

三、急性阑尾炎并有弥漫性腹膜炎

急性化脓性或坏疽性阑尾炎如不及时予以切除，则因阑尾炎之病理变化很快累及阑尾全层组织，机体防御反应在阑尾坏死穿孔前尚未能充分建立，局部粘连尚未形成，其结果常致细菌透过阑尾壁后迅速地累及大部分腹腔，形成弥漫性腹膜炎。有时急性阑尾炎穿孔后已经局限化甚或已形成阑尾周围脓肿，由于机体抵抗力之减弱或治疗上的错误，感染可再度扩散，脓肿又重新破裂，同样可以形成弥漫性腹膜炎。

【临床表现】 患者在发病初期大多先有急性阑尾炎的一般症状，表现为右下腹疼痛、局限性压痛和反跳痛，这段病程可有长短，病情可有轻重，其病势发展迅速者阑尾炎的一般症状也可以不很典型。待阑尾坏死穿孔后，腹痛往往暂时略有减轻，但呕吐则可能转趋频繁，脉搏多数更为快速。不久腹痛范围转趋扩大，往往遍及全腹或整个下腹部，渐至全身情况日趋恶化，中毒现象更加明显。此时检查患者，常可发现下腹部有明显腹胀，腹壁有广泛压痛和反跳痛，腹肌有不同程度的紧张，肠鸣音则有明显的抑制，腹腔内有移动性浊音，表示有多量渗出液存在。至病变晚期则腹部膨隆更加明显，肠鸣音可完全消失，是继弥漫性腹膜炎后已有肠麻痹之现象。此时患者往往呈重病容，面色苍白，皮肤憔悴，脉搏细速，呼吸急促，体温可能增高，但也可能增高不多，严重的病例甚至反而下降，白细胞一般也有明显增加，但病情严重、极度衰竭者其白细胞也可能增加不多，甚至反有减少现象，预后大多不佳。

【鉴别诊断】 急性阑尾炎之并有弥漫性腹膜炎者，其腹膜炎之诊断一般并无困难，但腹膜炎之真实原因，有时则不易确定。不过继急性阑尾炎后发生腹膜炎的患者，多数有阑尾炎的典型发病史，腹部的疼痛和压痛虽已遍及全腹，但仍以右下腹最为明显，一般不难作出肯定诊断，但有时仍需与溃疡病急性穿孔及其他急性肠穿孔(伤寒、蛔虫等)相鉴别，有时亦需与急性胰腺炎、异位妊娠破裂等非穿孔性病变相鉴别。幸而上述这些病变的治疗原则大多相似，一般多需手术治疗，差别仅在切口之选择，故临床上不至有重大出入。

【治疗】 急性阑尾炎之并有弥漫性腹膜炎者究应如何处理，意见颇不一致。有的主张在上述情况下尽早施行手术，阑尾能切除者应将阑尾切除，以除去感染扩散之根源，至少可在阑尾周围、盆腔和升结肠旁沟等处放置引流，以减少毒素之吸收。对急性阑尾炎并有弥漫性腹膜炎者，行阑尾切除术而不加引流的死亡率为2.5%，切除阑尾并予引流的死亡率亦大致相似，成效均称良好。有的外科学家认为感染既已扩散及于全腹，则阑尾本身的病灶是否除去已不关重要，而弥漫性的腹膜炎又非几个引流所能奏效，因而主张采取保守疗法以支持患者度过腹膜炎危险期，待一般情况好转且感染控制再手术为安全，立即手术之死亡率高达10.6%，而先行保守疗法的死亡率仅为1.4%。

此等病例之治疗原则，应针对各个病例的具体情况进行具体分析，方能作出正确决定。一般言之，决定采取保守治疗抑或手术治疗的有关因素，约有下列几点：

1. 患者的一般情况 急性阑尾炎已伴有弥漫性腹膜炎者，除非患者一般情况极为恶劣，中毒情况极为严重，原则上以采用手术治疗为宜。但如患者入院时脉搏细速不可扪及，体温降低，近于虚脱境界者，此时手术有可能加速死亡，则以暂行支持疗法为宜，包括输液输血、胃肠减压、腹壁热敷和抗菌素注射等。待患者恢复反应，再作最简单的引流，或可帮助患者度过最危险的阶段。

2. 腹膜炎形成的时间 急性阑尾炎之并有弥漫性腹膜炎者是否采取手术治疗，有时须视腹膜炎发生的时间而定。如阑尾或阑尾脓肿穿破不久，腹膜炎尚在早期阶段，无疑应早期手术。如穿孔不久，反应性休克现象仍然存在者，也可以先经短时间的支持疗法，但应争取在2~3小时内进行手术。如弥漫性腹膜炎存在已有多天而情况尚属稳定者，则可以考虑继续保守治疗。

3. 患者的年龄 对成年患者采取何种治疗方案有时难定，因利弊得失有时颇难判断。但对儿童患者，一般均主张行手术治疗，因小儿患者中毒现象多极严重，而感染局限性的能力又很差，保守疗法一般死亡率很高。对小儿患者在任何时期均采取手术治疗之死亡率为0.61%，而采取延迟手术者其死亡率高达18.7%。对小儿患者应采取手术治疗，且以尽可能切除阑尾为宜，同时主张行右髂窝和盆腔的引流。

4. 病变的性质 急性阑尾炎伴有弥漫性腹膜炎者虽都应该采取手术疗法，但究竟应否切除阑尾或单行引流，有时仍需视病变的性质而定。如弥漫性腹膜炎是继单纯的急性穿孔而起，手术时应争取阑尾切除并适当引流，有时甚至在脓液吸尽以后可以不引流。但如腹膜炎是继阑尾脓肿的破裂而起，则因阑尾周围有紧密粘连之故，切除常不可能，且患者一般情况多较恶劣，不能耐受长期手术，因而应满足于单纯引流，不宜在腹腔内过事拨弄，以增加手术的创伤。

总之，对急性阑尾炎并有弥漫性腹膜炎的病例，除非患者一般情况过于恶劣不耐手术，或者因病程已久且感染已有局限化的趋向而可以继续保守治疗外，一船以采用手术治疗为宜，特别是对小儿患者或弥漫性腹膜炎形成尚不久的患者，手术更属必需。手术时如能切除阑尾，则疗效一般应更满意，但如阑尾周围已有紧密粘连，则不宜过于勉强，而应以单纯引流为满足，其阑尾之切除可留待腹膜炎痊复后3~6个月内行之。

【预后】 急性阑尾炎的死亡率现时约为0.1%~0.2%，其预后决定于下列因素：

1. 性别和年龄 性别于预后无重大影响，但年龄的关系很大，一般15~30岁之间的死亡率最低，婴儿和60岁以上的老年人死亡率最高，约占死亡总数的75%。

2. 病期早晚和病变程度 病期愈早，死亡率愈低，在单纯性急性阑尾炎时即进行治疗者，预后最为良好(死亡率为0.1%~0.9%)，相反，如阑尾已有坏死穿孔.则死亡率较高，并发症亦较多。并有弥漫性腹膜炎的患者，死亡率自属最高(5%~10%)。

3. 术前治疗 术前治疗是否恰当，与预后有密切关系。通常最容易犯的错误是滥用止痛剂，以致掩盖了症状而延误了正确诊断。其次是滥服泻药或妄加灌肠，以致肠蠕动的亢进而导致阑尾穿破及感染扩散，这些都可直接增加死亡率。

4. 手术治疗 手术的时机是否适当，方式是否正确，方法是否完善，与预后自有直接关系。阑尾脓肿和弥漫性腹膜炎患者，如能引流数日，一般多可降低死亡率。对内科保守治疗无效的病例及时改行手术治疗也能改善预后。

(尹路)

第三节 急性阑尾炎的几种特殊类型

上节所述为成年人患急性阑尾炎的一般情况，但如患者为儿童、老年或妊娠妇女，则其临床表现即有所不向，其处理方式亦应有差别，兹分别予以叙述。

一、小儿急性阑尾炎

小儿患急性阑尾炎者并不少见，但其发病率较成人为低。据国内统计，在收治的急性阑尾炎患者中，12岁以下的小儿约占4%~5%。但小儿患者病情远较成人严重，不仅病程发展较快，且穿孔之机会较多，因而死亡率一般也较成人

06

为高,故有特别提出讨论之必要。

【病理特点】

1. 发病率虽较低,但并发症较多,死亡率较大。仅4%~5% 为 12 岁以下小儿,但就诊时小儿患者已因阑尾穿孔而形成阑尾周围脓肿或弥漫性腹膜炎者约有 30%~40%,死亡率一般约为 2%~3%,较成人患者平均约高 10 倍以上。

2. 腹痛是小儿常有的症状,一般多因便秘、肠寄生虫病及饮食失调等引起,因而在急性阑尾炎发病后,家长或医生常误认是上述原因所致,而予以泻剂、灌肠或驱虫药物等,不但延误治疗,且往往激起肠蠕动的亢进、促成阑尾的穿孔与感染的扩散。

3. 小儿阑尾壁薄,一旦阑尾腔发生梗阻或其血运受到障碍,极易引起坏死穿孔。在发病 24 小时以后就诊的患儿中,约 50% 已有穿孔,48 小时后就诊者,阑尾穿孔率约有 70%,均远较成人为高。

4. 儿童的大网膜发育尚未完全,因此炎症局限化的可能性较小,再加患儿多有误服泻剂和灌肠等的情况,感染扩散的机会更多。

5. 儿童的腹膜吸收力较强,一旦形成腹膜炎,中毒现象较为严重,而机体抵抗力则较弱,易因水、电解质和酸碱平衡失调而有严重的生理紊乱,故死亡率一般甚高。

【临床表现】 小儿阑尾炎的临床病象与成人患者基本相同,但由于小儿的解剖和生理上的特殊性,其症状和体征多不典型,常具有下列特点:

1. 小儿的急性阑尾炎在发病前常有上呼吸道感染、扁桃体炎或肠炎等为其诱发病因,因此急性阑尾炎的症状常以上述急性感染的症状开始,往往有寒战、发热、惊厥、恶心、呕吐、腹泻等现象,其发病情况可能很不典型,不一定以腹痛为最初症状。

2. 上述发热反应和胃肠道症状不仅出现较早,且程度较为剧烈,例如患儿发热往往可高达 39~40℃,呕吐频繁,有时并可有持续的腹泻,甚至在形成腹膜炎后仍有腹泻现象,是与成人不同。

3. 腹痛初起部位和腹痛转移病史亦不如成人典型。这是由于幼儿在回答病史询问时颇难完全正确,且小儿急性阑尾炎的腹痛也不像成人那样局限在右下腹,往往范围较广波及全腹。

4. 小儿患者因不能合作,腹部检查和直肠指诊时是否有触痛不易肯定,是否有局限性压痛更不易明确。一般说来,由于小儿的盲肠位置较高或移动度较大,其阑尾炎触痛的范围也较大,且部位较高而靠近中线。由于小儿患者就诊时多已有弥漫性腹膜炎,典型的局限性压痛也可能因此早已不存在。

5. 小儿腹肌较软弱,故腹肌强直现象多不明显,即使已有腹膜炎存在,也可能无明显的压痛与腹肌紧张现象。据国内文献统计,小儿急性阑尾炎患者约 20%~30% 无腹肌紧张的体征。

【诊断依据】 年龄较大的儿童患者诊断不难,但在幼儿尤其是婴儿,诊断较困难。下列措施可能有助于正确诊断,避免延误治疗:

1. 提高警惕。凡小儿有腹痛,甚至婴儿有呕吐、腹泻,以及不明原因的发热时,都应考虑到急性阑尾炎的可能。如腹痛持续 8 小时以上不能发现原因,或婴儿经常啼哭不安时,急腹症包括急性阑尾炎的可能性很大,应提高警惕,进行详细检查。

2. 腹部触痛和腹肌紧张仍是最重要体征。临床上如疑有急性阑尾炎可能,而屡次体检均发现右下腹有明显触痛,即应视为急性阑尾炎。

惟小儿患者检查时应有特别的检查技巧,一般应先取得患儿的信任和合作,避免在开始检查时即引起触痛,否则患儿将拒绝检查或检查不能满意,因而影响检查结果的可靠性。局部触痛是诊断小儿急性阑尾炎最可靠之依据,医师应尽一切可能确定患儿有无腹部触痛和触痛的确切位置。

3. 腹部检查不能获得满意结果时,应尽可能做直肠指诊。直肠指诊应在腹部检查后进行,否则一经直肠指诊幼儿感到痛苦害怕,甚至啼哭不止,以后的腹部检查也将无法进行。

4. 对腹膜炎可疑患者,常规作腹腔穿刺,抽取少量腹腔渗液作涂片检查。本法相当安全可靠,如能在渗液中检得脓细胞与细菌,即可确定腹膜炎之诊断。

5. 如诊断一时不能确定,应将患儿留院严密观察,注意腹痛是否持续,腹壁压痛和腹肌紧张是否转趋明显,体温和白细胞计数是否继续升高,有上述情况者急腹症存在的可能性即甚大,特别需要考虑急性阑尾炎。

在鉴别诊断方面,应特别注意非急性外科疾病,如肺炎、肾盂肾炎、急性胃肠炎等。急性肠系膜淋巴结炎和原发性腹膜炎,在小儿不罕见,与急性阑尾炎之鉴别有时亦十分困难。此外如右侧的急性髋关节炎、急性股骨骨髓炎、腰肌脓肿、腹股沟部或股淋巴结炎、肠套叠,Meckel 憩室炎和肠蛔虫病等,均有可能造成诊断上的困难。因此,在诊断为急性阑尾炎的小儿患者,于手术前常规作胸部透视以除外胸部病变,做直肠指诊和大便检查以除外肠道的炎性病变,行小便检查以除外肾盂肾炎和膀胱炎,可以避免不少诊断上的错误。

【治疗】 小儿急性阑尾炎与成人患者在治疗上亦稍有差别。由于儿童的病情发展较快,除非患儿全身情况极为虚弱而不耐手术,否则小儿急性阑尾炎几乎在任何时间均适宜手术治疗。惟小儿因呕吐腹泻、饮食减少以及高热等所引起的脱水和酸中毒较成人显著,故手术前应加强各种支持疗法,如输液输血和抗菌素之给予等。术后因麻醉等的影响容易引起肺炎,经常啼哭不安容易导致创口崩裂等并发症,因此术后护理也十分重要。小儿阑尾炎穿孔率高,并发症和死亡率也较高。其治疗原则是早期手术,并配合输液、纠正脱水,应用广谱抗生素。

二、老年急性阑尾炎

急性阑尾炎老年患者发病率虽不高,但并发症较多,死亡率较大。据统计,60 岁以上患者仅占急性阑尾炎患者的 1% 左右,40 岁以上的患者约占 10%,但却占死亡病例总数的 25%。可见老年急性阑尾炎有特殊的严重性。

【病理特点】 老年人急性阑尾炎其所以情况比较严重,大概有下述几种基本的病理原因:

1. 老年人血管大多已有硬化或其他退化性变,一旦发炎易致栓塞,可使阑尾迅速坏死。

2. 老年人的防御功能反应较弱,致急性炎症扩散轻易而局限化的机会较少。

3. 术后并发肠系膜血管血栓的机会较青年人为大,并发肺炎的可能性也较大。

老年急性阑尾炎一般病势发展较快,往往发病后第一天是急性炎症的表现,第二天即有阑尾坏死和局部腹膜炎,第三天即有穿孔和弥漫性腹膜炎,或有阑尾脓肿形成,第四天以后如患者仍能存活,则大多已有脓肿形成。

【临床表现】 老年患者其临床表现与青年患者大致相似,然而又常有下列特殊情况:

1. 整个说来,由于患者反应能力低,症状和体征多较轻,往往与阑尾实际的病变程度不相符合,很多患者已有早期腹膜炎存在,而患者犹自感无大病痛。

2. 起病不如青年人的突然,常仅感消化或其他方面的不适。腹痛多不剧烈,亦无明显的疼痛转移史,或者腹痛部位的转移极为缓慢。上述腹痛往往被认为是便秘的症状,因而患者在就医前常有服泻药的病史,结果大便次数可能增多,阑尾穿孔的机会也随之增加,而炎症局限化之倾向则反而减少。

3. 腹部检查一般仅能发现阑尾部位稍有压痛,有时压痛甚轻微,位置亦不太固定。因腹肌萎缩或脂肪过多之故,腹肌强直现象也多不明显。

4. 全身反应如体温、脉搏以及白细胞计数的变化也不如青年人明显,有时甚至完全正常。

总之,老年患者的临床病象既不明显,腹部不适、便秘、腹胀又可能为平时常有的现象,故急性阑尾炎发生后往往不引起患者注意,而且老年人症状不严重者大多不喜去医院诊视,以致诊断往往因此延误,而阑尾穿孔并发局部脓肿或弥漫性腹膜炎的机会亦自然增高。在鉴别诊断方面,老年人常患心血管病、肾脏病、胃肠道病、前列腺肥大症、慢性胆囊炎以及腹壁疝等,这些疾病的症状可能与急性阑尾炎的病象混淆,也增加了诊断上的困难。因此,正确的诊断只有在提高警惕的基础上方能获得,即使症状很轻微或不典型,亦应考虑有急性阑尾炎的可能。

【治疗】 急性阑尾炎的一般治疗原则也适用于老年患者。必须手术时,年龄本身并非手术治疗的禁忌证。由于老年人阑尾病变的程度常较临床表现为重,故凡症状已较明显者,及时手术切除阑尾更为必要。惟老年人对手术的耐受性较低,手术的操作应尽量减少,凡手术时发现阑尾已经坏死,周围已有明显粘连、水肿和充血,或已形成阑尾脓肿者,不必强行切除阑尾,单纯放置一根引流物,使坏死的阑尾逐渐自行脱落,较之勉强切除或更安全。手术前的全身检查和准备,以及麻醉的选择必须重视,手术后静脉输液和吗啡的使用必须防止过量;对肺部并发症和血栓性静脉炎的预防也很重要。

三、妊娠妇女急性阑尾炎

妊娠合并阑尾炎是较常见的妊娠期外科疾病,妊娠妇女急性阑尾炎的发病率国外资料为 0.1%~2.9%,中国资料为 0.1%~2.95%。妊娠各期均可发生急性阑尾炎,但以妊娠前 6 个月内居多。妊娠并不诱发阑尾炎,增大的妊娠子宫能使阑尾位置发生改变,增大诊断难度,加之妊娠期阑尾炎容易发生穿孔及腹膜炎,其发病率为非妊娠期的 1.5~3.5 倍,妊娠妇女患急性阑尾炎者其危险性也较一般成人患者为大。

【病理特点】

1. 在妊娠期,随着子宫的逐渐增大,盲肠和阑尾的位置也随之改变,因而病变部位与一般有所不同。妊娠 3 个月后阑尾之基底部位于髂嵴下二横指,5 个月后达髂嵴水平,8 个月后在髂嵴上二横指,分娩后 10 日始返回原处(图 6-8)。在盲肠向上移位的同时,阑尾向逆时针方向旋转,同时盲肠和阑尾亦时常向外向后移位,并有部分被胀大的子宫所覆盖。因此在妊娠的不同时期,病变的阑尾不仅是在不同位置而使临床表现有所不同,且阑尾因移位受压的结果,发病机会亦较多,妊娠愈后期,阑尾移位愈剧烈,发炎的机会亦愈大。

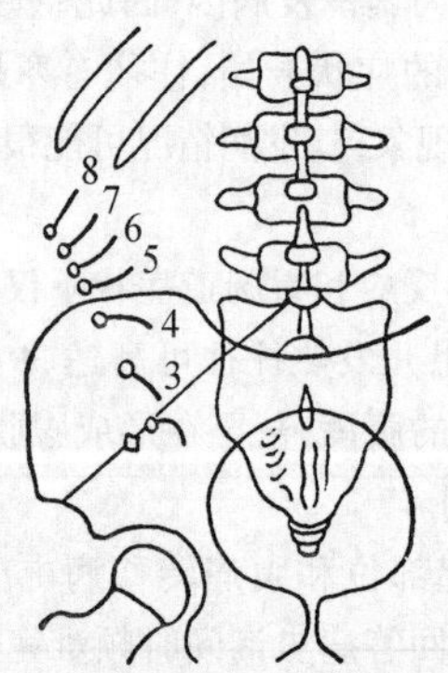

图 6-8 不同妊娠期阑尾位置之变异图

2. 妊娠后期,盆腔器官充血,不仅发炎机会较多,且炎症发展亦较快,急性阑尾炎穿孔、坏死的发生率也较一般为高。

3. 由于大网膜和小肠被胀大的子宫推向一侧,胎儿的活动又使子宫壁的部位经常改变,故阑尾穿孔后不易被局限,常引起弥漫性腹膜炎而使危险增大。在分娩或早产后,由于子宫骤然缩小,也可使已局限的感染再度扩散。

【临床表现】

1. 妊娠早期的急性阑尾炎,其临床表现与一般急性阑尾炎相同。但至妊娠中期和后期,由于子宫增大,阑尾位置改变,腹部疼痛和触痛的部位也将逐渐升高,至妊娠后期因

06

阑尾往往为胀大的子宫所覆盖，前腹壁的触痛可能不明显，而后腰部则可能有触痛。

2. 由于子宫胀大之故，阑尾相对地是在腹腔深处，腹肌的紧张不易查出。有时阑尾已经穿孔并发弥漫性腹膜炎，但因子宫将前腹壁掀起之故，前腹壁可以既无触痛亦无肌紧张，而触痛仅限于两侧。因此，妊娠后期的急性阑尾炎其体征的表现多不典型，一般较实际的病变程度为轻，易于延误诊断。

3. 正常妊娠妇女白细胞计数常在 10×10^9/L 以上，血细胞沉降率通常也是增高的，因此这些实验室检查的价值不如一般患者。体温和脉搏的变化有一定意义，而脉率的改变较之体温尤为显著，一般脉率增快的程度常超出体温之上。

【诊断要点】 由于妊娠的存在，急性阑尾炎的诊断和鉴别有时有一定困难，而延误诊断的危险性则较一般患者为大，不仅阑尾之穿孔率较高，且穿孔后并发弥漫性腹膜炎之可能性亦较大，既影响到妊娠妇女的安全，又关系到胎儿的生命，因此，早期的正确诊断十分必要，特别是在妊娠后期。注意下列各点，对诊断可能有所帮助：

1. 详细询问病史，以鉴别妊娠本身可能发生的并发症。如腹痛自上腹部或脐周围开始后转移至右腹者，或过去曾有急性阑尾炎发作史者，则急性阑尾炎的可能性即很大。

2. 注意妊娠后期急性阑尾炎的触痛点较一般为高，整个体征的表现较实际的病理变化为轻。检查腹部时，应注意触痛部位与子宫胀大后阑尾的相应位置是否相符。如患者取左侧卧位使其子宫向左移位，若触痛点似在子宫以外，或者触痛更为明显，则急性阑尾炎之可能性即较子宫本身或其附件病变的可能性为大。

3. 诊断一时不能肯定者必须重复检查。若右腹确有腹膜炎之现象，急性阑尾炎的可能性很大，若腹部两侧均有腹膜刺激现象，即使腹中部无阳性体征，亦多表示阑尾已穿孔，并有弥漫性腹膜炎。如能穿刺腹腔抽取少量渗出液作涂片检查，发现脓细胞或细菌，更有助于急性阑尾炎穿孔之诊断。

【鉴别诊断】 按照妊娠时期的不同，下列不同的情况需要鉴别：

1. 妊娠早期 妊娠妇女在其妊娠初期如患典型的急性阑尾炎，诊断尚无特别困难。惟妊娠妇女此时常有恶心、呕吐、食欲缺乏、大便秘结、腹部不适等现象，有时与急性阑尾炎的早期诊断一时不易鉴别。妊娠妇女有急性输卵管炎、卵巢囊肿扭转或早期异位妊娠者，亦须与急性阑尾炎仔细鉴别。

2. 妊娠中期 随着子宫逐渐增大，子宫本身及其附属器官原有的病变也可能发生进一步变化，例如子宫的肌瘤可以发生退化性变，卵巢囊肿可以发生扭转，因此而引起的腹痛和腹膜刺激征，有时也不易与急性阑尾炎鉴别。在此时期，急性肾盂肾炎也是常见的一种妊娠并发症，有腹痛、发热等症状，如在右侧者亦需与急性阑尾炎鉴别。

3. 妊娠晚期 临产时期发生急性阑尾炎，每常伴有子宫收缩，容易误诊为单纯临产先兆。分娩以后发生急性阑尾炎者可能误诊为产褥热。

【治疗】 妊娠妇女患有急性阑尾炎者，不仅是一个外科问题，也是一个产科问题，因此在诊断或处理上，外科医师应与产科医师密切合作，只有通过全面的考虑，才能作出正确的判断。在选择手术或非手术疗法时，除应从妊娠妇女本身的安全角度考虑外，还须考虑到是否有流产或早产的可能，以及胎儿是否能存活等问题。因此，不同时期的妊娠妇女，根据不同的病情，各有不同的处理原则：

1. 妊娠初期 妊娠后 1~3 个月的急性阑尾炎，治疗原则与无妊娠者大致相同，以手术切除阑尾为宜。有人主张对症状较轻者采取非手术治疗，因恐此时胚胎尚未很好固着，手术刺激易于引起流产。但必须认识到：①妊娠初期子宫不大，阑尾切除手术一般不致刺激子宫引起流产；②万一不幸发生流产，对妊娠妇女的危害也不大；③即使病变轻微，炎症可在非手术治疗下自行痊愈，但因距分娩期尚有半年之久，这段时期内难保急性阑尾炎不复发。与其至妊娠中、后期再急性复发，病情一般较严重而造成处理上的困难，不如早予切除为佳。

阑尾切除手术仍以麦氏切口为宜，可不影响子宫，非不得已时不作腹腔引流，以免引起流产。但术后仍应密切注意流产，多给止痛、镇静、黄体酮等安胎药物。流产多数在术后 1~3 天内发生，但少数病例在 2 个星期内仍有流产可能。

如症状较轻，患者不愿行手术治疗，也可考虑用非手术疗法。然而妊娠早期的急性阑尾炎应以手术为主要疗法，以免至妊娠中、晚期再有复发而处理更加为难。

2. 妊娠中期 妊娠 4~7 个月的妊娠妇女，如患急性阑尾炎，症状较轻者可以采用保守治疗，症状严重者亦应手术治疗。一般言之，在此时期行阑尾切除术，对子宫难免有刺激，而一旦早产不仅对母体影响较大，且胎儿亦难保全，反之如能使阑尾炎症消退，即使再发也多已在分娩以后，彼时处理上将大为简单。故除非估计阑尾炎病变已较严重，否则一般症状较轻的患者以用保守治疗为宜。

然而同时必须强调，对症状严重、估计病变不能好转者，仍应及时行手术治疗。此时应根据子宫的大小，选择压痛最明显的部位作右侧经腹直肌纵向切口。手术中先找到盲肠，再寻找阑尾，避免对子宫作过多的牵引刺激，以减少早产之可能。非不得已最好不作腹腔引流，必须引流时也应在右侧腹另作小切口，避免将引流物自原切口引出，以减少对子宫之刺激，且可防止切口发生崩裂或切口疝等并发症。手术后同样需要注意防止早产。

3. 妊娠晚期 妊娠 8 个月以上的妊娠妇女发生急性阑尾炎时，基本上多可采用手术疗法。手术后纵使发生早产，婴儿大多已能存活，对妊娠妇女影响不大。相反如听任阑尾穿破，则危险性较大，往往因此危及生命。但如阑尾炎的症状轻微，也可以待至分娩后，再决定是否需要切除阑尾。

如妊娠妇女已有临产先兆，而阑尾炎的症状又甚明显且有穿孔可能者，则究应先切除阑尾然后再待其自然分娩，还是应即行子宫下段的剖宫产术、随后再切除阑尾，是极难作机械的规定的。外科医师应与产科医师共同审慎研究，通力合作，方能作出合理的处理。妊娠期腹腔镜手术的安全问题在于气腹压力及 CO_2 过量吸收引起早产，胎儿可能出现缺氧、酸中毒等，处理上有些棘手。应用免气腹腹腔镜技术治疗妊娠期急性阑尾炎是一种好的选择。

（尹路）

第四节 慢性阑尾炎

【定义】 慢性阑尾炎在临床上是一个常用的名词，但这个名词的概念是不很明确的。从病理上说，慢性炎症应该是指一种炎性反应，具有淋巴细胞的浸润和纤维组织的增生，而没有明显的水肿和充血现象。若以此定论，则此种病变是否能产生临床症状殊属可疑。但如所谓慢性阑尾炎是包括下列两种情况：①反复发作的轻度或亚急性的阑尾炎；②阑尾周围因过去的急性炎症而遗留的慢性病变，则由此而产生的临床表现颇为常见。本节讨论的"慢性阑尾炎"乃指广义的阑尾和阑尾周围慢性病变所引起的某些表现，并不限于狭义的阑尾本身的所谓之"慢性炎症"反应。

【病因和病理】 凡是能够导致急性阑尾炎的各种病因，在慢性阑尾炎的发病机制中同样起着重要作用，因为这些因素有时可以导致阑尾轻度的、反复发作的亚急性炎症。在急性阑尾炎经保守治疗或自行痊愈后，有时遗留下的一些病理改变如阑尾壁的纤维组织增生、阑尾管腔的部分狭窄或全部闭塞，以及阑尾周围的粘连形成等，也常引起阑尾部位的慢性隐痛和炎症的多次复发。临床上诊断为慢性阑尾炎的患者，手术时大概可以发现阑尾有下列几种病理变化：

1. 阑尾壁的增殖肥厚 阑尾显得粗、短而坚韧，其系膜则短、厚且僵硬。此种纤维组织之增生是阑尾急性炎症以后的反应，主要在阑尾的黏膜下层和肌层组织之间，结果每使阑尾之肌肉纤维断为若干束，引起不规则的收缩而产生疼痛。有人认为慢性阑尾炎患者的阑尾壁内，神经纤维亦有增生，因此易于受到纤维组织的压迫而引起疼痛。

2. 管腔的狭窄或闭塞 狭窄或闭塞多因黏膜的瘢痕造成，也可能是阑尾壁有纤维组织增生的结果。大多仅累及阑尾的远端部分，但也可累及阑尾之全长。当阑尾管腔仅有部分闭塞而远端黏膜仍有分泌功能时，黏液可存积在阑尾腔内形成阑尾黏液囊肿，或者甚至促使阑尾形成憩室。

3. 阑尾周围的粘连 这些粘连少数可能是先天性的，但多数则为过去阑尾周围炎的结果，除阑尾周围有粘连以外，阑尾本身也常伴有纤维增生现象。粘连的结果可以导致阑尾本身发生屈曲和扭结，同样产生阑尾管腔的梗阻现象。

4. 阑尾腔内有一个或多个粪石存在。

5. 阑尾的其他病变 如阑尾腔内的异物和寄生虫（蛔虫）、阑尾壁内的虫卵存积（血吸虫）、淋巴组织增生、结核或类癌等，均可因管腔的阻塞、机械性的刺激或慢性的炎症而引起慢性阑尾炎症状。

【临床表现】 慢性阑尾炎的临床表现极为复杂，许多作者所描述的慢性阑尾炎，其症状和体征几乎与腹腔内任何一种慢性病的表现相似。但如仔细分析病史，可以发现慢性阑尾炎的临床表现不外两种类型：

1. 间歇发作的亚急性阑尾炎 患者过去大多有过一次较典型的急性阑尾炎发作史，此后平时多无明显症状，却常有间歇性的发作，但以后的发作往往不如初次剧烈，多表现为一种亚急性阑尾炎的症状。患者在亚急性发作时偶尔也有上腹部不适、反酸等类似溃疡病的症状，可能是反射性胃幽门痉挛所致，也可能有腹胀、便秘或大便次数增多现象，为反射性肠道功能紊乱所致，但最主要的症状却是右下腹的疼痛，而腹痛转移的情况往往不明显。体检常可发现右下腹有较明显的压痛，有时有轻度的腹肌紧张，偶尔也可在右下腹摸到一个条索状的肿块。

2. 经常发作的慢性阑尾绞痛 这类患者过去多无典型急性发作史，惟感右下腹有经常性的或反复发作的疼痛。疼痛的程度轻重不等，可以是较轻但是明显的绞痛，也可以是持续性的隐痛或不适。疼痛可无特殊原因而经常发作，但更常见的是于饮食不慎、剧烈运动或行走过久后激发、加剧。此种慢性阑尾绞痛，多因阑尾腔内有粪石、异物等所致的慢性梗阻存在之故，偶尔亦可能是过去的急性发作或其他病变引起了阑尾腔慢性狭窄的结果。

需要注意的是，右下腹经常性的疼痛如持续至数星期、数月、乃至数年，则大多另有原因而非慢性阑尾炎，持续疼痛时间愈长，慢性阑尾炎的可能性愈少。同样，慢性阑尾炎的压痛点应在右下腹阑尾所在处，如压痛范围很大，或腹部其他部位亦有压痛，则慢性阑尾炎的可能性也很小。

此外还应该指出，慢性阑尾炎的疼痛既多由阑尾腔的部分梗阻和阑尾周围的粘连所引起，则所谓反射性胃肠道功能紊乱现象一般不是慢性阑尾炎的主要症状。由于阑尾黏着部位不同，疼痛也可有不同性质。例如黏着在前腹壁者，除有不同程度的疼痛外，常有腹壁压痛和皮肤过敏现象；黏着在盲肠或小肠袢上者，可有轻度肠梗阻症状；粘连在腰大肌部位者，其疼痛可以放射到大腿内侧。但反射性胃肠道功能紊乱症状如上腹部不适、下腹部胀满、便秘、腹泻等现象一般并不多见，即使有这种症状出现，也很难据以诊断为慢性阑尾炎，只有在切除阑尾以后这些症状完全消除时，才能认为是慢性阑尾炎的临床表现。

至于体征方面，除局部压痛在诊断上有重要意义外，文献中曾记载有不少体征被描述为慢性阑尾炎之诊断依据，但这些体征都不是特殊性的，它们在诊断慢性阑尾炎方面并无特殊价值，唯有下述阳性体征时可以作为参考：

①Aaron 征——按压麦氏点时，于上腹部或心前区有疼痛和不适感；②Bastedo 征——在结肠充气时回盲部有痛感；③Reder 征——直肠指诊时阑尾部位有压痛；④Rovsing 征——压迫左侧腹部时，于麦氏点能感到疼痛。

【诊断和鉴别】 如患者以往曾有典型的急性阑尾炎发作史，随后又有持续的或反复的右下腹疼痛，体检时右下腹也有局限性压痛，而其他无阳性发现，则慢性阑尾炎的可能性很大。但临床上所见的慢性阑尾炎患者，有时过去病史中并无典型急性发作，仅诉右下腹有不规则疼痛或同时伴有其他胃肠道功能紊乱症状，右下腹的压痛也不很明显，如此则慢性阑尾炎的诊断很难肯定，对于此等患者，X 线检查可能有一定帮助。

需注意者，慢性阑尾炎本身并无典型的 X 线征可据以确定诊断，故 X 线检查结果必须与临床资料相结合，才能作出较为可靠的诊断，不能单凭一、二阳性 X 线征即诊断慢性阑尾炎。其次还应该对整个胃肠道作系统的检查，如能除外胃肠道其他器质性病变，即是间接地加强了慢性阑尾炎的可能性。至于慢性阑尾炎本身的 X 线征，约有下列各种表现：

1. 钡餐 X 线透视可见充盈后的阑尾有明显的压痛，特别是在移动阑尾时压痛点也随之有相应的移位。

2. 阑尾虽未见充盈，但盲肠内侧有局限性压痛，且当盲肠位置改变或移动时，压痛部位亦随之移动。

3. 累次检查均未见阑尾充盈或充盈不规则。

4. 阑尾充盈以后，隔 48 小时以上仍未见排空，有时排空之时间甚至可以延缓至 2~3 个星期以上。

5. 阑尾本身有固定或纠结的现象，或者盲肠和末端回肠有变形的表现，表示阑尾周围有粘连存在。

对于一些难以作出诊断的慢性阑尾炎来说，可以进行 CT 检查，主要征象有：

1. 阑尾壁不均匀环状增厚，外壁边缘不规则。

2. 阑尾腔闭塞或明显扩张。

3. 阑尾腔内可有结石。

4. 盲肠周围脂肪密度增高或呈条索状密度增高影。

总之，慢性阑尾炎的临床病象如右下腹疼痛和压痛以及胃肠道功能紊乱等，并不具有诊断上的特征，X 线钡餐检查也不易得出肯定结论，故慢性阑尾炎的诊断在很大程度上需借助于除外阑尾以外的疾患。必须对患者进行详细的病史询问、全面的体格检查和必要的化验检查，如疑有其他脏器病变时，尚应作进一步的特殊检查，然后方能避免误诊，防止不必要的阑尾切除。

在鉴别诊断方面，因症状相似而可能与慢性阑尾炎发生鉴别困难者，几乎不胜枚举，但大体上约有下列几类疾患：

1. 胃肠道疾病 胃和十二指肠溃疡病、慢性胆囊炎、十二指肠慢性滞留、局限性回肠炎、盲肠部位肿瘤、慢性结肠炎、结肠痉挛症、慢性便秘、肠道的憩室、内脏下垂等。

2. 盆腔器官疾患 慢性输卵管炎和盆腔炎、子宫位置不正、卵巢功能紊乱等。

3. 其他病变 慢性肠系膜淋巴结炎、肾盂肾炎或肾盂积水、脊柱关节炎、肠道寄生虫病、腹壁神经痛、胃肠道神经症等。

慢性阑尾炎可以有急性阑尾炎发作病史，但也可能症状不重也不典型。

【治疗和预后】 慢性阑尾炎一经诊断确实，应通过右下腹麦氏切口切除阑尾。如术前诊断正确，手术时可看到阑尾本身有肯定病变，或者阑尾周围有明显粘连，手术后患者应该感到症状完全解除，不再有腹痛或胃肠道功能紊乱的现象。反之，如手术时并不能发现阑尾有何明显病变，手术后症状亦未见减轻，则必然诊断上有错误，此种切除非但无益，且术后有引起粘连性肠梗阻、加重胃肠道官能性症状、甚或发生其他意外并发症的可能。因此，在对任何慢性阑尾炎患者行手术切除前，必须对患者作详细检查，并有足够的诊断依据。如诊断一时未能肯定，应针对可疑的其他病变先进行一个时期非手术治疗，至最后再考虑作阑尾切除术。在后者的情况下，如手术中发现阑尾有明显的病变，则可以预期手术后有较好的疗效；若阑尾外观正常，应尽可能检查附近器官（盲肠、末段回扬、小肠系膜、右侧输卵管等），必要时还可以另作一右旁正中切口，以探查胃、十二指肠和胆囊、胆道等有无其他疾患，并作相应的处理。手术后若症状依然存在，还需再作进一步检查。如认为阑尾切除是一个小手术，即使诊断错误也关系不大，因而对所谓慢性阑尾炎患者不经详细研究就轻率地决定手术，这种态度不是认真负责的，正是这种态度，才造成了许多诊断上的错误和不必要的手术，医务工作者应该竭力避免这一情况。

（尹路）

第五节 阑尾的其他病变

阑尾的其他病变较罕见，临床上具有一定重要性者包括：①阑尾的黏液囊肿和憩室，②阑尾的类癌和肿瘤；③阑尾的放线菌病。

一、黏液囊肿

阑尾的黏液囊肿罕见，占阑尾切除术的 0.1%~ 0.4%。该病可以合并肠梗阻，破裂后可以表现为腹膜假黏液瘤。

【病因】 所谓阑尾黏液囊肿，为阑尾腔末端因慢性炎症逐渐阻塞，致其黏膜分泌之黏液逐渐在腔内淤积而成。故其发生实有赖于三个因素：①阑尾腔部分阻塞；②阻塞部远端的黏膜仍能分泌黏液；③腔内并无细菌存在，不致并发感染。

【病理】 阑尾腔梗阻初期，阑尾壁往往反形增厚，日久以后其肌壁逐渐消失，代之以单纯的纤维组织，或者呈玻璃样变。其内容物多为一种假黏液，大概是黏膜的一种变性分泌，也可能是在分泌以后在细胞外逐渐转变而成。有时候黏液也可变得很稠厚，如胶冻状物。黏液囊肿大小不一，小的直径不过 1mm，大的有达 15cm×39cm 者。

囊肿一旦形成,有时可引起其他并发症。最重要的是囊肿穿破,致内容物溢出至腹腔,造成腹膜假黏液瘤,情况正像卵巢的假黏液囊肿。腹膜假黏液瘤之所以能形成,不仅单纯由假黏液自破裂的囊肿中溢出所致。溢出黏液中含具有分泌功能之细胞,此种细胞一旦黏附在腹膜表面仍能不断分泌,遂形成腹膜假黏液瘤。虽然在黏液内一般很难找到黏液细胞,但鉴于囊肿一旦破裂形成腹膜假黏液瘤,即使将阑尾和腹腔内之假黏液瘤一并彻底切除,假黏液瘤常有复发,患者可因一再手术而衰竭死亡,上说是可信的。此外,黏液囊肿尚可与小肠粘连引起肠梗阻,或者引起肠套叠或肠扭转。有时黏液囊肿可因继发感染而产生急性炎症,或者在囊内有继发出血而表现为亚急性阑尾炎的现象。

【症状】 阑尾黏液囊肿如较小而又无并发症,一般并无症状,多数是为其他情况手术时偶然发现。偶尔囊肿较大者可在右下腹表现为一肿块,需要手术探查以明真相。已经产生各种并发症的阑尾黏液囊肿,术前也大多诊断不明,至手术时方能明确其病理性质。

【治疗】 唯一的治疗是将阑尾及其囊肿一并切除。手术时必须尽最大努力防止囊肿破裂和黏液溢出,以免术后有并发腹膜假黏液瘤之危险,如囊肿已与其他小肠袢粘连,或已引起套叠、扭转等并发症,往往需将受累的肠袢一并切除。

二、憩室

06

阑尾憩室的发生率较黏液囊肿为高,一般认为约有0.5%~2%。不少穿孔的急性阑尾炎实际上恐即是阑尾憩室的穿孔,因憩室穿孔后较难辨认,故临床上诊断为阑尾憩室之病例不多。

阑尾憩室亦有真、假两种,后者是阑尾黏膜自其肌层之裂隙中向外突出的结果,因此假憩室壁仅有浆膜和黏膜两层组织,而真憩室则像阑尾壁一样具有完整之肌层组织。憩室可以单个性的,也可以是多发性的,其位置多在阑尾系膜面上,或者在阑尾之远端部分。

阑尾憩室的临床重要性有二:

1. 有憩室形成的阑尾,如一旦发生急性阑尾炎,该憩室部分极易早期破裂,以致病情迅速恶化,这是因为假憩室的壁层组织较薄,不能耐受较高的阑尾腔内压,且一旦发生炎症时亦易于坏死之故。

2. 憩室破裂后如同黏液囊肿一样,也有引起腹膜假黏液性病变之可能。因此对于已经形成憩室的阑尾,即使并无炎症等并发症,也应早予切除。

三、类癌

类癌是一种比较常见的阑尾肿瘤,阑尾又是整个胃肠道中类癌发生率最高的部位。

【病理】 类癌是病理上一个有趣的问题。其细胞呈小椭圆形,有一个大而圆的细胞核,其细胞质中含有某种颗粒体,用含铔的硝酸银溶液可染成黑色,故类癌又称嗜银细胞瘤,类癌细胞不仅在形态上有癌细胞的特征,且偶尔亦有浸润和转移的现象发生,但在临床表现上一般都较良性,如能及时切除,大多预后良好。

类癌可发生在胃肠道的任何部分,但与一般癌症有所区别,通常腺癌好发在胃和结肠,而类癌则仅以小肠和阑尾为多见。其中大多数为阑尾类癌。

阑尾类癌一般多累及阑尾远端部分,致阑尾之尖端肿大成一硬块,其切面则呈灰白色或特殊黄色。癌细胞主要是在黏膜和黏膜下层,但偶尔也可侵入肌层或浆膜下层。少数病例也可有区域淋巴结或肝脏之转移,但此等病例即使已有转移,其病程进展也较缓慢。类癌并肝脏转移也有长期生存的病例。

【临床表现】 阑尾类癌患者多为10~30岁的青少年,亦有老年人患此病者。有的报道女性患者稍多,但一般男女罹患之机会大致相等。患者并无特殊表现,但当类癌位于阑尾远端时,可能引起黏液囊肿之形成,少数(10%)位于阑尾根部的类癌则有时可导致阑尾的慢性炎症,故其临床表现不外为急、慢性阑尾炎的症状,事实上也多在手术切除后方能明确其病变之性质。

【治疗】 如病变仅局限于阑尾本身,单纯的阑尾切除即为一种恰当的疗法,术后疗效极为良好。偶尔类癌已侵及盲肠壁或已有区域淋巴结转移者,则应行右半结肠的根治性切除术。

四、癌

阑尾癌一般认为是罕见的,阑尾癌有两种不同的类型:

1. **囊肿型阑尾癌**　亦称恶性黏液囊肿。其外观与前述的良性黏液囊肿无异,但囊内的上皮细胞在病理切片中可见有乳头状的增生突起。这种恶性黏液囊肿的上皮细胞有时可以直接浸润到肠壁的浆膜上,并继续分泌黏液,形成腹膜的假黏液瘤。病理切片可见在大团的黏液中有少量上皮细胞或腺样结构悬浮,或者在上皮囊肿内有多量黏液积滞。这种病变与卵巢的假黏液性囊性乳头状癌颇相似。当病变尚局限在阑尾本身时,单纯的阑尾切除已属恰当,不必行右半结肠切除。

2. **结肠型阑尾癌**　此型阑尾癌最为罕见。其病变如结肠的一般腺癌,在黏膜上有溃疡或菜花状赘生物形成,至晚期则可有淋巴结或血运之转移。当肿瘤尚局限于阑尾时,亦可作单纯阑尾切除,但如肿瘤已侵蚀盲肠壁或有淋巴结转移时,即应行右半结肠切除。

（尹路）

第七章

结肠、直肠和肛管

第一节 解剖和生理

一、结肠、直肠和肛管的解剖

(一) 结肠

结肠起自回盲瓣,止于乙状结肠与直肠交界处,包括盲肠、升结肠、横结肠、降结肠和乙状结肠。成人长度平均为150cm(120~200cm)。结肠形态上有三个显著特点(图7-1):①表面有三条与结肠纵轴平行的结肠带,是由肠壁纵行肌增厚而形成的;②由于结肠带短于肠管,使肠管皱缩,形成囊状外突,称为结肠袋;③在结肠带附近有由浆膜包绕的许多大小不均的脂肪突起,称肠脂垂。但阑尾和直肠没有这些特点,这些特点也成为区别结肠与小肠的标志。结肠内则形成半月状的结肠半月襞,襞的外面正与结肠袋间的横沟相对应。结肠的肠壁由外向内分为浆膜层、肌层、黏膜下层和黏膜层。

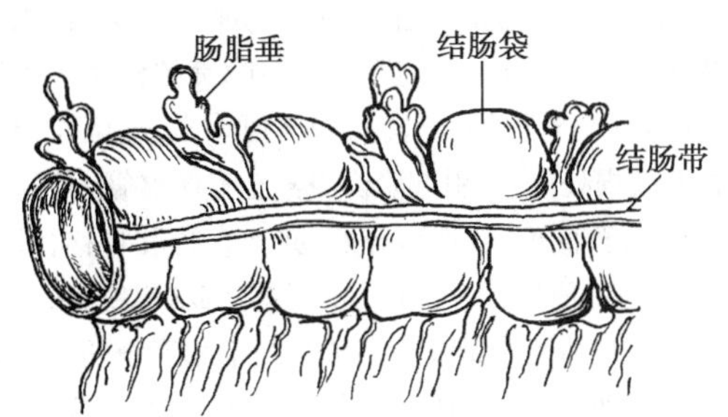

图7-1 结肠的外部特征

1. **盲肠** 长约6cm,直径约7cm,构成结肠的起始部。一般位于右髂窝,偶见于肝下或盆腔内,形成游离盲肠。盲肠的肠壁上三条结肠带的汇合处为阑尾的根部。末端回肠与盲肠交界处形成回盲瓣,由回肠的黏膜、黏膜下层及括约肌凸入结肠腔内形成,该括约肌具括约功能,其作用为防止结肠内容物回流至回肠,同时,也可控制食糜不致过快进入结肠,以使食糜在小肠内得到充分的消化和吸收。一般情况下,盲肠有腹膜包裹,并且可以有部分系膜,所以盲肠属腹腔内位器官,有一定程度的移动性。

2. **升结肠** 位于盲肠向上至结肠肝曲之间,长约15~20cm,上方有肾结肠韧带和肝结肠韧带悬吊,故升结肠较为固定。其后面紧贴于后腹壁上,无腹膜覆盖,故该处外伤穿孔可引起严重的腹膜后感染,但腹膜炎体征可不明显。升结肠系膜的右侧与后腹膜壁相贴而融合成筋膜,该处无血管走行,在升结肠手术时,沿此筋膜层分离,可不出血。升结肠内侧与十二指肠降部及小肠袢相邻,内后方有输尿管及精索血管,手术时应避免损伤这些脏器。

3. **结肠肝曲** 内侧有十二指肠第二段及右肾,后方无腹膜覆盖,后有肾,上与肝及胆囊底部相接近。

4. **横结肠** 位于肝曲和脾曲之间,长约45cm,横向位于腹腔中部,完全被腹膜所包裹,并形成横结肠系膜附于后腹壁上,该系膜内有中结肠动脉走行,在胃、十二指肠及胰腺等手术时应注意勿损伤。横结肠是结肠最活动的部分,其起始段与右肾和十二指肠第二段相邻。横结肠上方有胃结肠韧带与胃相连,下方则续连大网膜。

5. **结肠脾曲** 上邻胰腺尾部及脾脏,内后方为左肾,前内侧有胃及肝左叶。脾曲于第10或11肋处有膈结肠韧带与膈肌相连,内无血管,切断后可使脾曲游离。脾曲的位置高而深,手术游离时必须显露满意。

6. **降结肠** 从脾曲沿腹后壁左侧下降,至髂嵴平面以下延为乙状结肠的一段结肠,长约25~30cm,后面亦无腹膜覆盖,与升结肠类似,较升结肠细,活动性亦较小。降结肠内侧有左肾和输尿管,手术时应避免损伤。

7. **乙状结肠** 位于盆腔,呈"乙"字形弯曲,故名。在约平左髂嵴水平与降结肠相移行,在第三骶椎水平延为直肠。其走向由左下腹部至腹膜返折处,长短差异很大,一般为13~60cm,平均为38cm。除髂窝内的一小段无系膜外,其余均被腹膜包裹,因而具有较长的系膜,若系膜过长,特别是系膜的根部较窄时易发生肠扭转。

8. **回盲部** 是临床常用的一个名称,但其范围尚不够明确,似应包括:回肠末段(约10cm)、盲肠、阑尾和升结肠起始部(约1/3段)。回盲部是肠管的炎症、结核、肿瘤、套叠和溃疡的好发部位,临床上极为重要(图7-2)。

(二) 直肠

直肠的上端通常在第三骶椎平面上接乙状结肠,自此

07

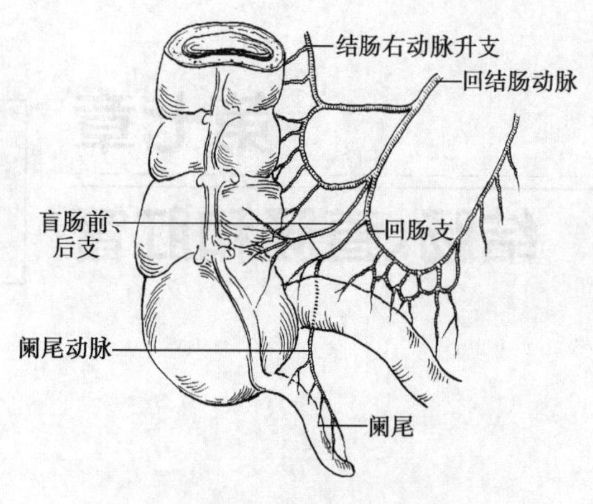

图 7-2　回盲部的结构

以下直肠即沿骶尾骨的腹面弯曲下行，穿过盆底部与肛管相接，并由肛门通至体外，全长 12~15cm。直肠上端与乙状结肠交接之处称为直乙交界段，其肠腔较小，是整个结直肠最狭窄之处；自此以下逐渐扩大，至骶骨前面凹窝处则直径最大，称为直肠壶腹部；至穿过盆腔底部变为肛管又再度变狭小。

直肠的上 1/3 段仅前面和侧壁有腹膜覆盖，此腹膜覆盖部分约占肠腔周长的 2/3，构成直肠的系膜而与乙状结肠系膜相连。在直肠的中 1/3 段，侧壁的腹膜返折到盆腔后壁，形成直肠旁窝，前面的腹膜在男性则向前返折到膀胱，构成直肠膀胱陷凹，在女性则向前返折到阴道和子宫，构成直肠子宫陷凹。直肠子宫陷凹的位置较直肠膀胱陷凹的位置低，但不论是子宫陷凹或膀胱陷凹，在直肠指诊时均可触及。胃癌患者如有盆腔转移时，癌细胞可种植在这些陷凹中，表现为陷凹底部的硬结，对诊断和判断预后有重要意义。直肠的下 1/3 段完全在腹膜以外，由盆腔脏层筋膜包裹，并连到盆壁上形成直肠的侧韧带，前壁隔 Denonvilliers 筋膜与精囊腺、前列腺或阴道相接。直肠系膜（rectal mesentery）是指直肠侧后壁由脏层筋膜包裹的内含动脉、静脉、淋巴组织及结缔组织的结构，后方与骶前筋膜（Waldeyer fascia）相邻，间隙有明显疏松的分界（图 7-3）（图 7-4）。

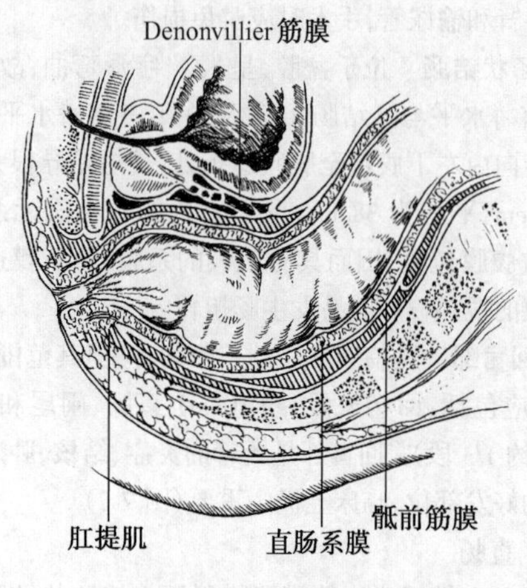

图 7-3　男性直肠的毗邻关系

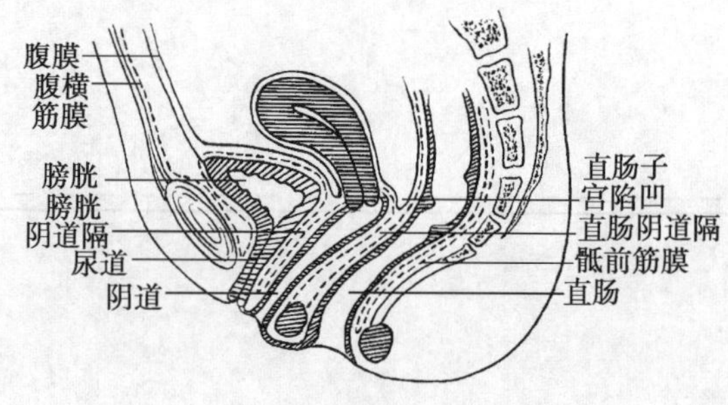

图 7-4　女性直肠的毗邻关系

直肠壁由四层组织构成，即浆膜层（腹膜）、肌层、黏膜下层和黏膜。

直肠的肌层组织与结肠相同，其下段与肛管相连处的环状肌特别肥厚，形成肛门内括约肌。

直肠的黏膜层较厚，是由单层或多层的柱状细胞组成，其表面较光滑，不像乙状结肠黏膜含有无数皱襞。但直肠黏膜上有三个半月形皱襞，其实是直肠壁的全层皱褶，称为 Houston 瓣。该瓣最高和最低的一个均位于左侧，中间一个位于右侧，中间一个黏膜瓣位置相当于腹膜返折的平面，距齿状线约 6~8cm。Houston 瓣的功能尚未肯定，但可能有使粪便回旋下行和使粪块得到支持的作用。正常的黏膜瓣在直肠镜检查时可见边缘锐利，当黏膜水肿时边缘即变钝，溃疡时粗糙不平，长期炎症而有瘢痕形成时即呈萎缩状。

直肠下段的黏膜与肛管相接处，有一条清楚的分界线，称为齿状线，线以上为直肠的黏膜，线以下是肛管的皮肤。齿状线上缘的直肠黏膜，通常形成 8~10 个纵行皱褶，称为 Morgagni 直肠柱，是肛门括约肌收缩的结果，至直肠再度扩大处皱褶即消失。直肠柱下端有半月形的黏膜皱襞，称为肛瓣，这些皱襞的表面常有少数小圆锥形纤维组织，称为肛门乳头；在肛瓣与直肠柱之间的肠壁黏膜，则形成向上开口的袋状小窝，称为 Morgagni 隐窝。该隐窝的作用为存储黏液，排粪时起润滑作用，隐窝易受粪便冲击，细菌常自此隐窝黏膜的破损处侵入，引起隐窝炎甚至直肠肛管周围炎。

肛垫位于直肠、肛管结合处，亦称直肠肛管移行区（痔区）。该区为一环状、纵长约 1.5cm 的海绵状组织带，富含血管、结缔组织、弹性纤维及与平滑肌纤维相混合的纤维肌性组织（Treitz 肌）。Treitz 肌呈网络状结构缠绕直肠静脉丛，构成一个支持性框架，将肛垫固定于内括约肌上。肌垫似一胶垫协助括约肌封闭肛门。

（三）肛管

肛管有两种不同的定位，长度各书亦描述不一。解剖学肛管的上端起自齿状线，下端即为肛缘，长约 1.2~1.5cm，其直径在排便扩张时约为 3cm。外科学肛管上端则自 Morgagni 直肠柱上缘算起，此处距齿状线约 1.5cm，则整个肛管即长达 3.0~3.5cm。现大多学者推荐使用解剖学肛管的概念，认为解剖学肛管的上界齿状线是两种不同来源组织结构的分界线，肉眼易识别，描述清楚，同时对直肠癌外科也有重要的临床意义（图 7-5）。

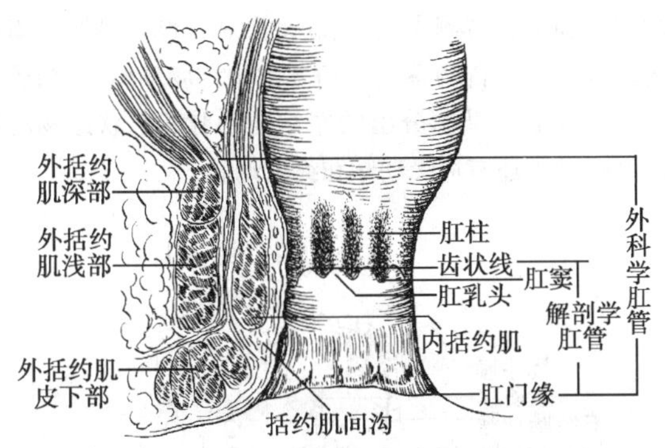

图 7-5　直肠肛管的解剖结构

解剖学肛管外观上可分为两段：上段包括齿状线以下约 0.6~0.9cm 的一段，其表面光滑发亮，且与下层组织黏着甚紧，因其上缘为齿状线，故 Stroud 称之为梳状带，此段披覆其实为柱状上皮渐变为移行上皮层。下段自梳状带下缘起，至肛缘（即肛门皮肤线）止，所披覆与皮肤无异，含有毛囊和脂腺。上、下段披覆上皮交界处，亦即梳状带下缘，称为 Hilton 白线，因其相当于肛管的内括约肌与外括约肌交界处，故又称为括约肌间线。胚胎时期齿状线是内、外胚层的交界处，故齿状线上下的血管、神经及淋巴来源都不同，在临床上有重要意义。齿状线上端产生的痔有黏膜披覆，称为内痔，其下端产生者则为皮肤覆盖的外痔。齿状线以上的黏膜，其淋巴引流汇向盆腔淋巴结；而齿状线远端的皮肤，其淋巴引流至腹股沟淋巴结。其他如血管和神经的分布，亦均以此齿状线为界。

肛门为肛管的外口，扩张时呈椭圆形，前后径较横径为大；其位置在会阴部之中线，且处于肛门三角之中心，周围有肛门的外括约肌和肛提肌等围绕固定。

二、直肠和肛管的附着及支持

直肠和肛管在盆腔及会阴部的位置，依赖于若干肌肉、韧带、筋膜及其他组织的支持和固定。其重要者有下列几种：

1. 括约肌　肛括约肌可分为内括约肌和外括约肌。

(1) 内括约肌：是一种不随意肌，是直肠的环状肌在肛管上部的肥大部分。直肠的肌层组织由内层的环状肌和外层的纵行肌组成，此环状肌在肛管上端特别肥厚，构成了围绕肛管的内括约肌。内括约肌既有交感和副交感神经的分布，又有肠系膜神经丛的分布，它是一种不随意肌，仅有协助排出粪便的功能，而与肛门的节制功能无关。

(2) 外括约肌：是一种横纹肌，由三个环形肌束组成，即外括约肌皮下环、浅环和深环（图 7-6）。皮下环就在皮下围绕着肛门，位置在内括约肌的外下方，与后者有一沟相隔，在肛管内壁可以摸到，恰与 Hilton 白线水平相当，皮下环本身无单独附着点，它的后方与外括约肌浅环相融合。皮下环在肛门手术时常易被切断，切断后也不致引起肛门失禁。外括约肌浅环围绕在内括约肌的外面，它的后面附着于尾骨形成肛尾韧带，前面则附着在会阴部的浅会阴横肌和球

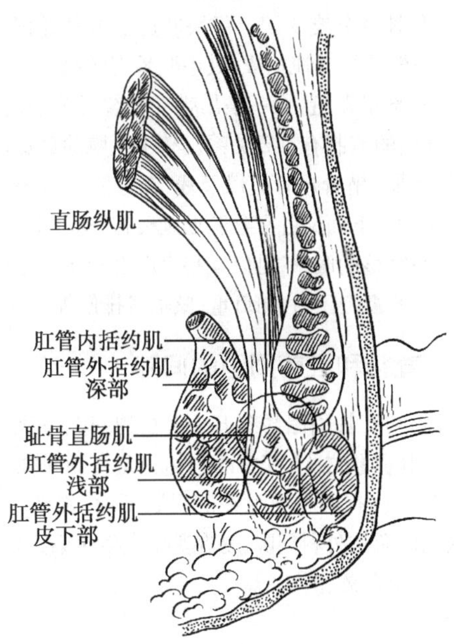

图 7-6　肛管外括约肌

海绵体肌上，或者附着在阴道括约肌和坐骨结节上。外括约肌深环在外括约肌浅环的上外侧，它的后侧并不附着在尾骨上，而是紧密地与肛提肌的耻骨直肠部连合，前面和肌纤维则交叉附着在对侧的坐骨结节上。由此可见，外括约肌的三个部分在肛门后侧缘均有一个 V 形缺陷，致肛门的后方不像前方保护严密，因此肛门在过度扩张时易于在后方裂伤。外括约肌是一种随意肌，由会阴神经的分支痔下神经、前括约肌神经、肛尾神经和第 4 骶神经会阴支控制。它平时使肛门处于收缩状态，排便时则括约肌松弛而帮助粪便排出。整个肛管直肠环是由部分直肠纵肌、内括约肌、肛提肌的耻骨直肠部、外括约肌的浅部和深部等组织构成，如手术时此环被完全切断，将致肛门失禁（图 7-7）。必须切断时也最好在后方正中线切断，因外括约肌断端附着在尾骨上不致收缩过甚，术后失禁的现象则比较轻，而在其他位置切断后因肌肉收缩过甚，整个肌环哆开明显。禁止在切开后用纱布填塞，或同时将肌环在多处切断，否则由于肌环的连续性受到严重损害会形成失禁现象。

2. 肛提肌　肛提肌是位于肛门左右侧两块坚韧的肌肉，除了肛门前面一部分外，它几乎构成盆底的全部。肛提肌亦属横纹肌，能随意收缩，由第 4 骶神经前支、部分痔下

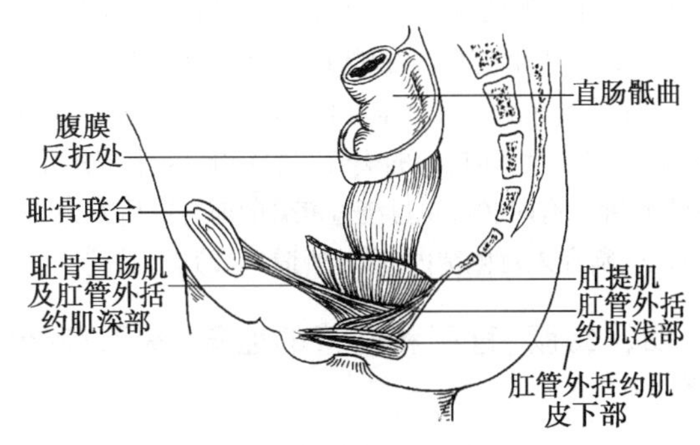

图 7-7　肛管直肠环

07

神经或会阴神经分支支配。每块肛提肌由耻骨直肠肌、耻骨尾骨肌及髂骨尾骨肌构成;其中耻骨直肠肌的位置最深,与直肠肛管部最贴近,像一条吊带一样绕过该部的外侧与后方,与肛门的节制有重要关系。整个盆膈除肛提肌外,尚有直肠尾骨肌、坐骨尾骨肌以及浅、深会阴横肌等组成,而在肛提肌的上、下面又各有盆腔筋膜覆盖,这样盆膈就成了一个坚韧而完整的底壁,足以支持直肠肛管于一定位置,并能耐受一定的腹腔压力,如负重、咳嗽或排便等。

三、直肠和肛管周围的间隙

在直肠和肛管周围共有五个潜在的间隙,三个在盆腔腹膜之下、肛提肌之上,其中两个称骨盆直肠间隙,一个为直肠后间隙;另有两个间隙在肛提肌下面,称坐骨肛管间隙。这些间隙总称外科间隙,易在其中发生感染、形成脓肿,有重要的临床意义(图 7-8)。

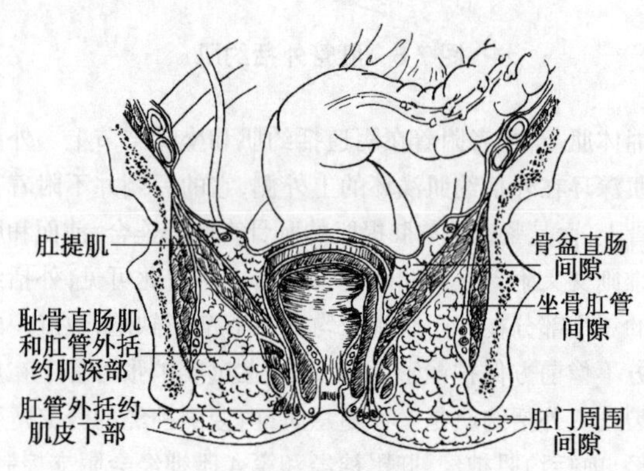

图 7-8　直肠肛管周围间隙

1. 骨盆直肠间隙　位于直肠侧面,左右各一。该间隙内侧为直肠壁,外下方为肛提肌的上面,顶为盆腔腹膜返折部;其前面在男性为膀胱、精囊腺及前列腺,在女性为阔韧带及子宫,而后面即为直肠骶前间隙。该间隙位置较深,而间隙的顶部和内侧又为软组织,因此一旦大量积脓亦可不被发现。

2. 直肠后间隙　位于直肠后方、骶骨前面,上为返折的腹膜,下为盆膈。间隙内含有骶神经丛和交感神经支,以及骶正中动静脉和直肠中动静脉等组织。

3. 坐骨肛管间隙　在肛管的两侧,左右各一,其上面为盆膈,内侧为肛管壁,外侧面为闭孔内肌及其筋膜。该间隙容量约为 50ml 左右,如积脓过多而致窝内张力过高时,脓液可穿破肛提肌进入骨盆直肠窝内。因肛提肌上下两个窝内的脓腔较大,而连通的瘘管一般较细,会形成所谓"哑铃状"脓肿。有时脓液也可绕过肛管的前方或后方,从一侧坐骨肛管窝穿入对侧窝内,形成所谓"马蹄形"脓腔。

四、结肠、直肠和肛管的血管、淋巴和神经分布

1. 动脉　右半结肠的动脉供应来自肠系膜上动脉分出的中结肠动脉右侧支、右结肠动脉和回结肠动脉。横结肠的动脉供应来自肠系膜上动脉的中结肠动脉,左结肠动脉来自肠系膜下动脉分出的左结肠动脉和乙状结肠动脉(图 7-9)。此外还有边缘动脉和终末动脉。

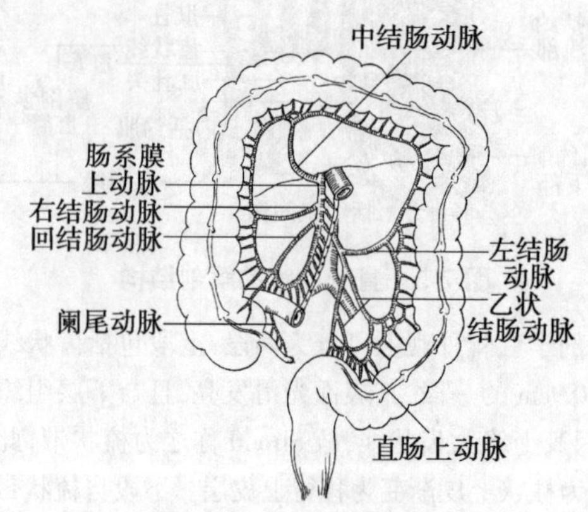

图 7-9　结肠的血管

(1) 肠系膜上动脉:起自腹主动脉,从十二指肠第三部与胰体下缘间穿出,在小肠系膜根部的二层腹膜中向右下方。其下行的过程呈轻度弯曲,弯曲的凸侧朝向左下方,弯曲的凹侧朝向右,肠系膜上静脉在其右旁伴行。弯曲的凸侧发出动脉 12~16 支供应小肠,而从其凹侧发出中结肠动脉、右结肠动脉及回结肠动脉供应结肠。

1) 中结肠动脉:在胰腺下缘起于肠系膜上动脉,在胃后方进入横结肠系膜,向下向前向右,分成左右两支。右支在肝曲附近主要与右结肠动脉的升支吻合,供应横结肠右 1/3;左支主要与左结肠动脉的升支吻合,供给左 2/3 横结肠。因其主干位于中线右侧,在横结肠系膜的左半形成一无血管区,常在此区穿过横结肠系膜进行手术。约 25% 无中结肠动脉,由右结肠动脉的一支代替,个别则有 2 条中结肠动脉。

2) 右结肠动脉:在中结肠动脉起点下 1~3cm 处,起于肠系膜上动脉,在腹膜后右肾下方,向右横过下腔静脉、右侧精索或卵巢血管和右输尿管,分成升降两支。升支主要与中结肠动脉的右支吻合,降支与回结肠动脉升支吻合。右结肠动脉供给升结肠和结肠肝曲。

3) 回结肠动脉:在右结肠动脉起点下方,起于肠系膜上动脉,有时与右结肠动脉合成一条主干。在十二指肠水平部下方腹膜后向下向右,分成升降两支,升支与右结肠动脉降支吻合,降支到回盲部再分成前后两支,与肠系膜上动脉的回肠支吻合,此动脉供应升结肠下段、回盲部、阑尾和回肠末段。

(2) 肠系膜下动脉:距腹主动脉分叉上方 3~4cm,对着十二指肠降段下缘,起于腹主动脉前面,向下向左,横过左髂总动脉,最后延续成直肠上动脉,其分支有左结肠动脉和乙状结肠动脉。

1) 左结肠动脉:在十二指肠下方由肠系膜下动脉左侧分出,在腹膜后向上向外,横过精索或卵巢血管、左输尿管

和肠系膜下静脉，行向脾曲，分成升降两支，升支向上横过左肾下极，主要与中结肠动脉的左支吻合，供给降结肠上段、脾曲和左1/3横结肠；降支与乙状结肠动脉吻合，供给降结肠下段。有的左结肠动脉与中结肠动脉之间无吻合，边缘动脉也很少，此处称为Pollan点，手术时应注意。

2）乙状结肠动脉：一般为1~3支，但也可多达7支，直接起自肠系膜下动脉，也有与左结肠动脉共干发出，乙状结肠动脉行于乙状结肠系膜内，每支又分为升支与降支，它们除彼此呈弓状吻合外，最上一支乙状结肠动脉的升支与左结肠动脉的降支吻合，最下一支乙状结肠动脉的降支与直肠上动脉的分支吻合。

各结肠动脉间互相吻合成的连续动脉弓称为边缘动脉，由回盲部到乙状结肠、直肠连接处，与肠系膜边缘平行，位于接近肠壁1~2cm的肠系膜处，这种吻合可由单一动脉接连，或由一二级动脉弓接连，这一血管构成供给结肠血流重要的侧支循环。如边缘动脉完好，在肠系膜下动脉起点结扎切断，仍能维持左半结肠血液供应充足。但边缘动脉保持侧支循环大小和距离不同，有的中结肠动脉与左结肠动脉之间缺乏吻合，有的右结肠动脉与回结肠动脉之间缺乏吻合。因此，结肠切除时应注意检查边缘动脉分布情况，结肠断端血供是否充足。

由边缘动脉分出长短不同的小动脉，与结肠成垂直方向到结肠壁内称为终末动脉。其短支由边缘动脉或由其长支分出，分布于近肠系膜侧的肠壁，长支由边缘动脉而来，在浆膜与肌层之间，到结肠带下方，穿过肌层，与对侧的分支吻合，分布于黏膜下层。肠脂垂根部常有终末动脉，切除肠脂垂时不可牵拉动脉，以免损伤。

2. 静脉　结肠壁内静脉丛汇集成小静脉，在肠系膜缘汇成较大的静脉，与结肠动脉并行，成为与结肠动脉相应的静脉。结肠中静脉、结肠右静脉和回结肠静脉汇入肠系膜上静脉入门静脉。乙状结肠静脉和结肠左静脉汇合成为肠系膜下静脉，在肠系膜下动脉外侧向上，到十二指肠空肠曲外侧转向右，经过胰腺后方入脾静脉，最后入门静脉。

手术操作的挤压可促使癌细胞进入血流，经回流静脉而播散。为了预防手术操作引起的血循播散，结直肠癌手术时要求早期结扎癌灶所在肠段的回流静脉。

直肠肛管的动脉供应来自1支直肠上动脉，2支直肠下动脉和2支肛管动脉，此外还有1支细小的骶中动脉分布在直肠的后壁（图7-10）。直肠上动脉是肠系膜下动脉的终末血管，它在直肠系膜的根部进入盆腔，继续在直肠后壁的中部下行至第三骶骨平面，然后分为左、右二支沿直肠两侧分布，在直肠下段的前壁相互吻合，并与直肠中、下动脉的分支在齿状线以上吻合。直肠上动脉与乙状结肠动脉最下支之间一般并无吻合，致该段肠壁血运较差，称为Sudeck临界点。在作该段乙状结肠或直肠切除术时，必须根据血管分布之具体情况，审慎决定直肠上动脉或肠系膜下动脉之结扎点，使其残端或吻合口无坏死和漏泄的危险。约22%人体存在直肠中动脉，其源自髂内动脉，随直肠侧韧带

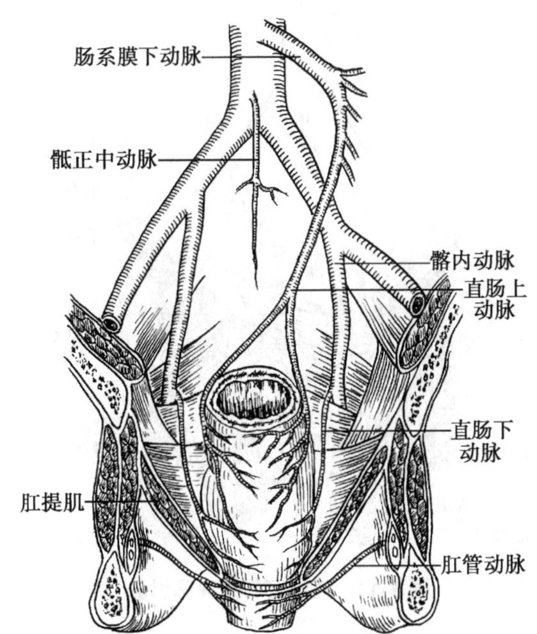

图7-10　直肠肛管的动脉供应

走向供应直肠下段。直肠下动脉为髂内动脉前支的一个分支，两侧各一。它在骨盆直肠间隙的上缘处到达直肠以后，主要分布于直肠下段的前壁，与直肠上动脉、肛动脉均有吻合。该血管一般很小，断裂后不致引起严重出血，但在10%的病例其出血也可能很剧烈，故手术时也应予以结扎。肛动脉在会阴部左右各一，是阴部内动脉的分支，后者则为髂内动脉后支的一个分支。该动脉经过坐骨肛管间隙时再分为数支，主要分布到肛提肌、肛门内、外括约肌和肛管。它与直肠上、下动脉和对侧的血管虽也有吻合支，但一般很细小，不致引起大出血。

直肠肛管的静脉分布状态和动脉相同，但这些静脉都来自两个静脉丛，即直肠上静脉丛和直肠下静脉丛，且分别汇入门静脉和腔静脉。直肠上静脉丛在齿状线以上的直肠黏膜下层中，从这个静脉丛汇成数支静脉，穿过直肠壁成为直肠上静脉，经肠系膜下静脉入脾静脉。这些静脉无静脉瓣，故门静脉高压症时因直肠上静脉内压力过高，静脉丛可曲张成内痔。直肠下静脉丛在齿状线以下的肛管肌层以外，由下段直肠壁外的静脉支及肛提肌的静脉支合成。它们最后又汇成两对大静脉：一为肛管静脉，进入阴部内静脉，一为直肠下静脉，直接流入髂内静脉，均属腔静脉系统（图7-11）。在上、下两个静脉丛之间有无数吻合支，为门静脉系统与下腔静脉系统之交通支；当肝硬化而有门静脉高压时，此交通支即为侧支循环通路。在直肠肛管部有炎症或肿瘤扩散转移时，亦按此静脉的分布而有一定的规律。

3. 淋巴组织　结肠的淋巴组织以回盲部最多，乙状结肠次之，肝曲和脾曲较少，降结肠最少，分为壁内丛、中间丛和壁外丛。

（1）壁内丛：包括结肠黏膜下层、肌间和浆膜下淋巴网。由小淋巴管互相交通，并与其上方和下方的淋巴网相连。

07

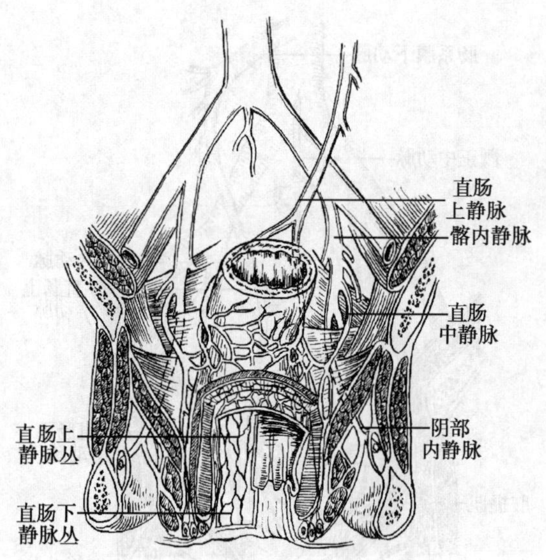

图 7-11　直肠肛管的静脉引流

其上下交通不如围绕肠壁交通丰富，因此，结肠癌围绕结肠壁环形蔓延比上下纵行蔓延快，容易造成肠梗阻。

(2) 中间丛：即连接壁内丛与壁外丛的淋巴管。

(3) 壁外丛　包括结肠壁外的淋巴管和淋巴结，这些淋巴结分成4组(图 7-12)：①结肠壁上淋巴结：在肠壁浆膜下方或在肠脂垂内，沿结肠带较多，在乙状结肠显著；②结肠旁淋巴结：在结肠系膜内，沿边缘动脉的终末动脉分布；③中间淋巴结：在结肠动脉与肠系膜上下动脉的主要分支之间；④主淋巴结：在肠系膜上下动脉起点周围。

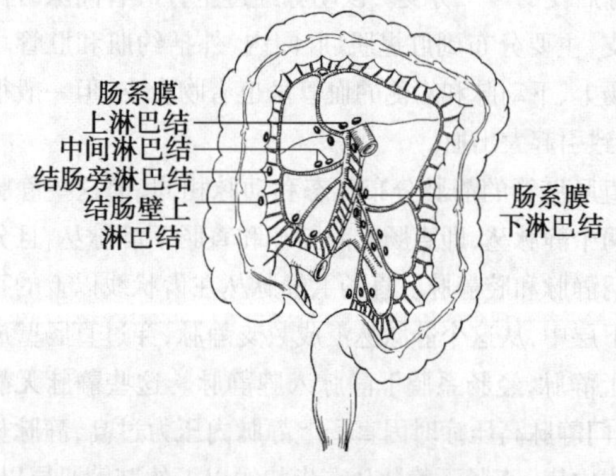

图 7-12　结肠的淋巴分布

各部结肠的淋巴引流是沿相应的动脉，并有一定的次序。常由壁内丛经过中间丛而到结肠壁上淋巴结，再到结肠旁淋巴结，然后经过各结肠动脉附近的中间淋巴结到主要淋巴结，有时可越过一组，直接到近侧淋巴结，特别是肝曲或脾曲癌可由结肠壁上淋巴结和结肠旁淋巴结，不经过中间淋巴结，直接到主要淋巴结。因此，广泛切除时必须注意这些淋巴结转移。晚期癌侵犯近侧淋巴结时，可发生癌细胞栓子逆行向远侧传播。另外右侧卵巢与回盲部淋巴结、肝曲与胃周围淋巴结、横结肠与网膜淋巴结、左1/3横结肠与脾曲和脾门之间都有淋巴管相连。

直肠肛管的淋巴组织分上、下两组，齿状线以上的直肠引流入骶髂部淋巴结者称上组，齿状线以下的肛管和肛门引流入腹股沟淋巴结者为下组。上组在齿状线以上，有三个引流方向。向上沿直肠上动脉到肠系膜下动脉旁淋巴结，这是直肠最主要的淋巴引流途径；向两侧经直肠下动脉旁淋巴结引流到盆腔侧壁的髂内淋巴结；向下穿过肛提肌至坐骨肛管间隙，沿肛管动脉、阴部内动脉旁淋巴结到达髂内淋巴结。下组在齿状线以下，有两个引流方向。向下外经会阴及大腿内侧皮下注入腹股沟淋巴结，然后到髂外淋巴结；向周围穿过坐骨直肠间隙沿闭孔动脉旁引流到髂内淋巴结(图 7-13)。上、下组淋巴网有吻合支，彼此相通，因此，直肠癌有时可转移到腹股沟淋巴结。

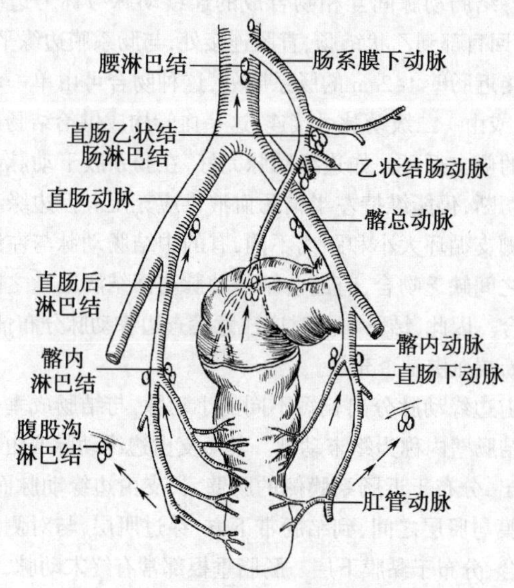

图 7-13　直肠肛管的淋巴引流

4. 神经分布　结肠的神经起源于交感神经与副交感神经，左右半结肠有所不同。其中来自 T_{10} 和 T_{12} 节段的交感神经，沿胸腔内脏神经到达主动脉前和肠系膜上神经丛，交换神经元后发出节后纤维，沿肠系膜上动脉走向，分布至整个右侧结肠。来自 L_1 至 L_3 节段的交感神经节前纤维在脊椎旁神经节交换神经元，分出节后纤维，沿肠系膜下动脉走向，分布至左侧结肠。

右迷走神经纤维经过腹腔神经丛后，沿肠系膜上动脉下行，最后再与肠壁神经丛交汇，支配右侧结肠和横结肠。主要来自 S_2 和 S_4 节段的副交感神经节前纤维，在盆腔两侧与下腹下神经丛形成至骨盆神经丛，构成盆神经进入肠壁神经丛里面，支配降结肠、乙状结肠以及直肠。

直肠的交感神经源自肠系膜下神经丛，该神经丛在腹主动脉前壁，约在肠系膜下动脉始点以下2.5cm处，自此神经纤维即伴直肠上动脉进入肠壁(图 7-14)。另一部分神经纤维自肠系膜下神经丛下行组成骶前神经，然后又在骶岬处分为左、右腹下神经，因其支配射精功能，故又称射精神经。双侧腹下神经再分别进入直肠侧壁上的盆腔自主神经丛，盆腔自主神经丛的部分副交感神经纤维支配阴茎(阴蒂)海绵体的勃起，故又称勃起神经。盆腔自主神经丛分支分

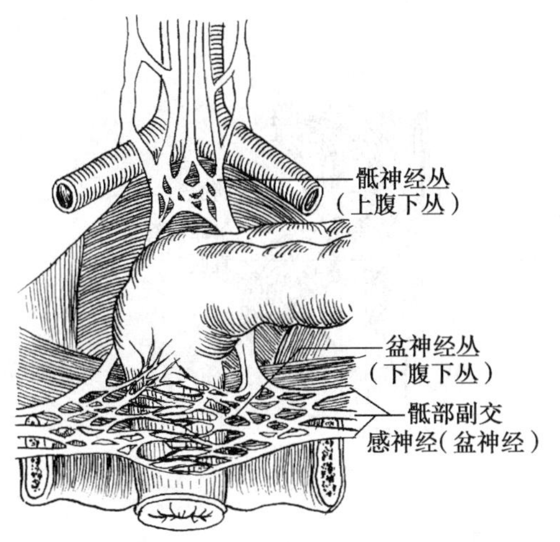

图 7-14　直肠的神经支配

布直肠的肌层和黏膜，同时分布至内括约肌。交感神经抑制肠蠕动和收缩内括约肌，故骶前神经被认为是内括约肌的运动神经。

直肠副交感神经源自 2~4 骶神经的前支，在盆腔自主神经丛内与交感神经纤维相混合后分布到直肠壁和内括约肌，另一部分神经纤维也上行至肠系膜下神经丛，并由此伴同左结肠、乙状结肠和肠系膜下动脉分布至各肠段。副交感神经的作用在于增加蠕动、促进分泌，并开放内括约肌。

梳状带以下的肛管和肛门，其分布神经为体神经系统的 2~4 骶神经的后支所组成的阴部内神经，并通过痔下神经分布至会阴前部和阴囊，以及肛提肌和外括约肌等肌肉，因此肛管和肛门周围的皮肤感觉异常敏锐，不像齿状线以上的直肠黏膜不具痛感，且肛门部的刺激还会引起肛提肌和外括约肌的反射性收缩。膀胱、尿道、前列腺、阴道、子宫等器官的刺激，也同样可引起肛提肌和外括约肌的反射收缩。

五、结肠、直肠和肛管的生理

结肠有消化、吸收、储存、分泌和排泄功能。结肠不产生消化酶，但含大量细菌，其消化作用是通过细菌的发酵来完成。结肠的吸收功能以右半结肠为主，主要吸收水分、电解质、葡萄糖、尿素和胆汁酸等。结肠黏膜，内含杯状细胞，分泌碱性的黏液，能保护黏膜，润滑大便，以利大便推进。结肠运动将结肠内储存的粪便向远端推进，结肠运动受进食、活动、年龄、睡眠等多种因素调节。

直肠和肛管的主要生理功能是排出粪便，但少量液体可被吸收，而黏膜上的杯状细胞可以分泌黏液以润滑通过的粪便。在正常情况下，粪便是储存在乙状结肠内，直肠中并无粪便，只是在排便前，先有结肠的不自主蠕动收缩，使大便进入直肠，胀满的直肠引起便意和内括约肌的反射松弛，再促使机体自主地松弛其外括约肌，同时增加腹内压使粪便得以排出体外。正常排便一次可使脾曲以下结肠中的粪便完全排空。如便意来得不恰当，则机体也可通过外括约肌的自主收缩，使排便或排气完全停止；过了一段时间，直肠中的粪便可逆蠕动回乙状结肠，如此便意即可暂时消失。反复地强行忍禁便意，将使此种感觉变得迟钝，可能是若干患者发生便秘的原因。

直肠的充盈感（便意）不仅在自然排便时有意义，且对直肠肛管手术后如何控制排便也有关系。单纯保留肛门括约肌而将直肠全部切除（如回肠肛管吻合术），术后控制排便的能力很差，至少将形成“部分失禁”现象。所谓部分失禁，可用排便控制的生理基础来解释：据 Gaston 研究，在直肠壁与内、外括约肌之间存在神经反射弧，其输入纤维和感受器在直肠上部较少，愈下则分布愈多，直肠全部切除后，直肠壁与括约肌间的反射弧就被破坏，于是手术后就缺乏“直肠感觉”（便意），须待粪便流出肛门外与皮肤接触以后，才引起括约肌的随意收缩，是即所谓“部分性失禁”。因此，Gaston 认为保留直肠下段 3~4cm 是保持正常排便控制的重要条件，此点在行各种保留肛门的直肠切除术时有指导意义。

（林锋）

第二节　直肠和肛管的先天性疾患

一、直肠和肛管的先天性畸形

直肠和肛管的先天性畸形，主要是指不同程度的狭窄或闭锁，有时并伴有某种形式的直肠瘘，是较常见的胃肠道先天性疾患，平均 1500~5000 个新生儿中即可能有 1 名患婴。此等畸形时常引起不同程度的肠梗阻症状，如不及时治疗，可导致婴儿死亡，而治疗的手术有时又非常复杂，需要具有完备的知识和熟练的技巧，否则预后大多不良，故此类疾病在临床上有一定的重要性。

【病因】 直肠和肛管的先天性畸形与胚胎发育过程中的异常有关。在胚胎的早期，尾肠和尿生殖窦共同形成一个泄殖腔。至胚胎第 7 周末，中胚层之泌尿直肠隔逐渐向下生长，将尿生殖窦与尾肠完全隔开，前者发育成为泌尿生殖系统的膀胱、尿道、阴道等器官，而尾肠则向会阴部伸展发育为直肠。当尾肠与尿生殖窦逐渐隔开时，在会阴部后来为肛门口所在部位又出现一个外胚层凹陷，称为原始肛道；此原始肛道逐渐向内嵌入，最后与尾肠相遇，中间仅有一膜状隔，称为肛隔。至胚胎第 8 周，肛隔逐渐消失，尾肠与肛道完全贯通成为正常的直肠和肛管（图 7-15）。

上述发育过程中如有异常，即可形成各种直肠和肛管的畸形：如尾肠和原始肛道发育不全，肛隔未完全消失，则将形成各种类型的直肠和肛门闭锁；如肛隔仅部分消失，则形成直肠与肛管交界处狭窄，如同时伴有尾肠与尿生殖窦的分隔不全，即可形成直肠与膀胱、尿道或阴道之间各式的瘘。肛管直肠畸形除了肛管直肠本身发育不全外，盆底肌肉、骶骨和神经也可有改变。高位畸形时，耻骨直肠肌向前

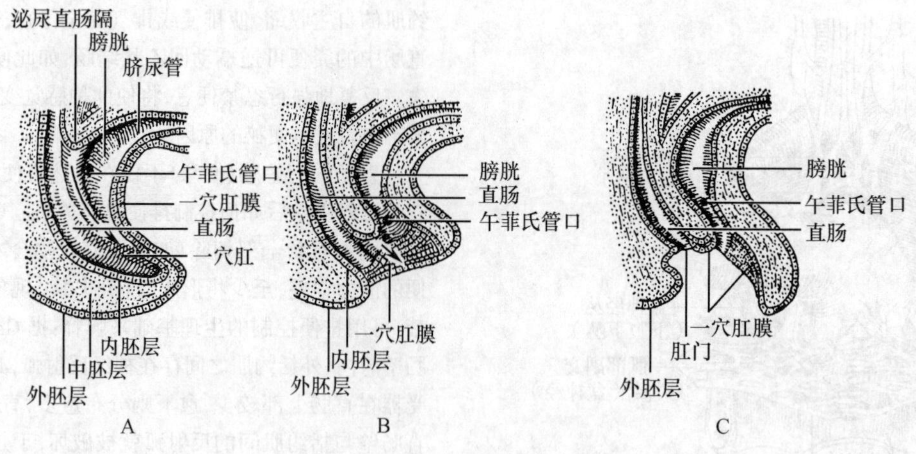

图 7-15　直肠和肛管的发育情况

A. 箭头所指为"泌尿直肠隔"向下(向一穴肛膜方向)生长情况;B. 泌尿直肠隔几乎已将肛穴分为泌尿系和直肠二部分;C. 一穴肛膜分隔完成,并已大部吸收。注意原始肛逐渐向内嵌入,与直肠连通,仅有一肛膜相隔

上方移位,内外括约肌均发育不全;中位畸形时内括约肌缺如或发育不全,外括约肌发育良好;低位畸形时内外括约肌均发育良好。

【病理】 1970 年在澳大利亚召开的国际小儿外科会议上制定的国际分类法,以直肠末端与肛提肌,特别是耻骨直肠肌的关系为基础,将肛管直肠畸形分为高位、中间位和低位三型,此分类方法为许多小儿外科医师采用。1984 年对该分类法加以修订形成 Wingspread 分类法。但也有人认为上述分类法并不实用,因为中间位的畸形通常按高位来处理,故其倾向于仅把肛管直肠畸形分为高位和低位。

表 7-1　肛管直肠畸形 Wingspread 分类法

男性	女性
(一) 高位	(一) 高位
1. 肛管直肠发育不全	1. 肛管直肠发育不全
(1) 并直肠尿道前列腺瘘	(1) 并直肠阴道瘘
(2) 无瘘	(2) 无瘘
2. 直肠闭锁	2. 直肠闭锁
(二) 中间位	(二) 中间位
1. 直肠尿道球部瘘	1. 直肠前庭瘘
2. 无瘘的肛管发育不全	2. 直肠阴道瘘
	3. 无瘘的肛管发育不全
(三) 低位	(三) 低位
1. 肛管皮下瘘	1. 肛管前庭瘘
2. 肛门狭窄	2. 肛门皮下瘘
	3. 肛门狭窄
(四) 少见畸形	(四) 一穴肛畸形
	(五) 少见畸形

目前较简便的分类是按照发育畸形的不同形态,直肠和肛道的先天性畸形大概可分为四类(图 7-16):

1. 直肠和肛门均无闭锁,仅某部分有不同程度的狭窄;多数狭窄是在肛门以上不远处,是肛膜不完全吸收的结果。

2. 肛门处仅有一凹陷,无肛管,肛门皮肤与直肠之间有膜样隔,亦即为一种膜样的肛门闭锁,是肛膜完全未吸收的结果。

3. 没有肛管,直肠盲端距肛门皮肤有较大距离。此类畸形最属常见,且常伴有某种形式的直肠瘘。

4. 肛门外观正常,也有肛管,但肛管与直肠之间有不同距离的间隔,此类畸形最少见。

先天性肛门闭锁和狭窄常伴有某种形式的肠瘘:在男婴多为直肠尿道瘘、直肠膀胱瘘,或直肠会阴瘘;在女婴则多为直肠阴道瘘或直肠舟状窝瘘。瘘的发生率约占畸形患婴之 50%~70%,女性并有瘘管者多于男性;绝大多数与第三类畸形同时并存,占患者之 60%~80%。瘘的大小不一,一般直肠与膀胱或尿道间的瘘较为细小,而直肠与会阴或舟状窝之间的瘘较大,足以容许软粪或稀粪通过,故畸形患婴 75% 有完全或近于完全的肠梗阻现象。

患有直肠肛管畸形的婴儿同时尚有其他先天性畸形者约占 30%~50%;此等畸形最多见者为先天性心脏病、其他肠道畸形、泌尿生殖系畸形,唇裂、腭裂和畸形足等亦属常见。

(一) 直肠或肛管狭窄

直肠或肛管的狭窄是因胚胎期的肛隔未完全消失所致。狭窄部位多在肛门以上,一般不伴有先天性的瘘管形成。

【症状和诊断】 此种畸形一般发现较晚,因患婴不一定有显著的肠梗死症状。通常患婴仅有排便困难或严重便秘,其粪便多较稀软,或呈带状和索状。后期患婴时有腹胀,但呕吐不常见。腹部 X 线检查可见结肠中有积气。

肛门的外观大多正常,指诊时可发现甚至小指尖亦不

07

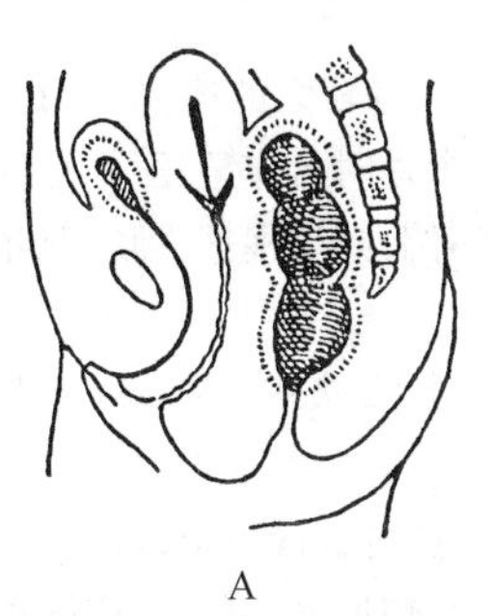
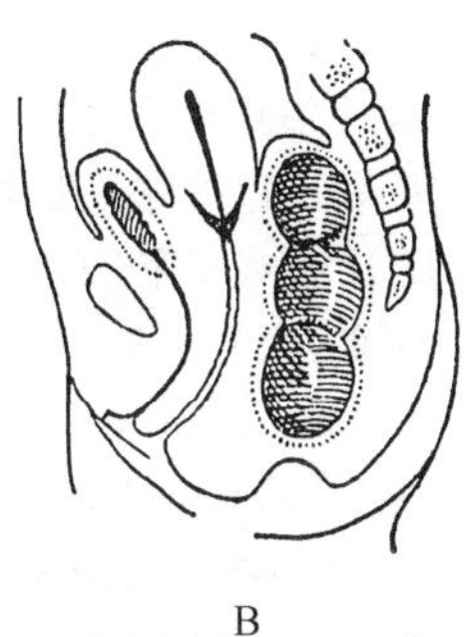
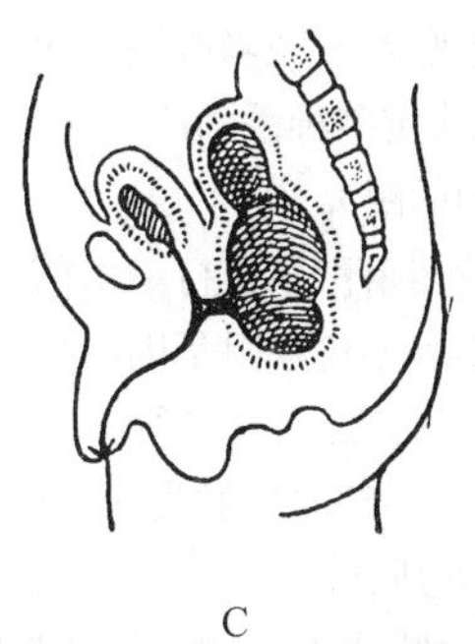
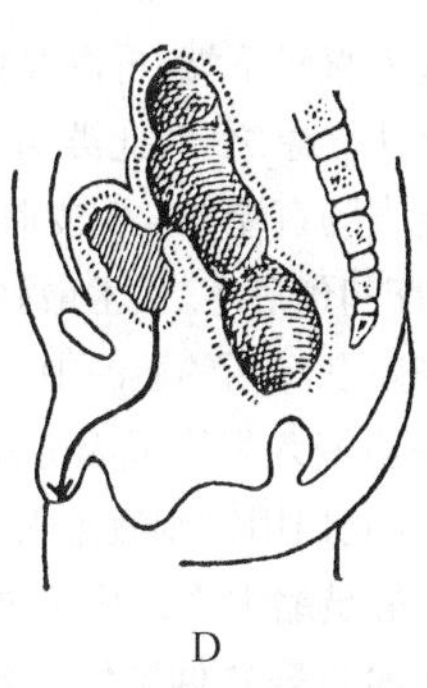

图 7-16　直肠肛管畸形的四种类型

A. 直肠或肛管狭窄：直肠或肛管均无闭锁，仅某部分有狭窄，是肛膜不完全吸收的结果；B. 肛门的隔膜型闭锁：肛门处仅有一凹陷，与直肠之间有一膜样隔，是肛膜完全未吸收的结果；C. 高位的直肠闭锁：亦是一种肛门闭锁，但与直肠下端尚有相当距离，常伴有某种形式之直肠瘘；D. 高位直肠盲端和正常肛管：肛门外观正常，也有肛管，惟与直肠之间有不同距离之间隔。也可能伴有直肠瘘

能插入肛管，或者即使能插入少许，但在肛管的较高部位又遇狭窄。狭窄程度不一，有的较正常稍为狭小，有的仅约 3~5mm。狭窄的范围也不等，多数仅是一种膜样狭窄，其隔膜甚为软薄而且具有弹性，但也有狭窄范围较长，呈管形者。

【治疗和预后】 直肠或肛管狭窄如用金属探子作单纯扩张，多数可获得满意结果。初时需每日扩张，且应逐日换用较大的探子，至狭窄处可以通过小指，患婴能顺利地排出正常大便为止。以后每周可用手指进行扩张 2~3 次；经过一段时期后，二次扩张的间隔时期可逐渐延长，至狭窄不再复发时即可停止扩张。初期扩张必须由医师亲自进行，操作时应小心，勿用力过猛，必要时尚需酌用麻醉剂；至狭窄处已能通过小指后，扩张即可用手指进行，并可在家由其亲人为之。

如狭窄处的口径极小，且属一种纤维隔膜样的狭窄，则可先将隔膜切开或切除一部分，然后再逐日进行扩张。

少数病例其狭窄环非单纯扩张所能解除，此时可以考虑将肛门周围的皮肤作一圆形切开，小心保留外括约肌环，将肛管四周进一步游离至狭窄部位，然后将已经游离的肛管向外拉出，并在狭窄部位以上切断，而将切断之黏膜断端与皮肤创缘仔细缝合。作此手术时应防止括约肌损伤，并应注意勿使黏膜翻出在肛门外，以免周围皮肤经常被黏液污染。伤口愈合后尚应长时间扩张新建的肛管，以防止再度发生瘢痕挛缩性狭窄。

偶尔狭窄范围较长，狭窄的肛管呈管形，且直肠的正常末端距肛门皮肤在 2cm 以上者，则最好先作横结肠造瘘以解除梗阻，待婴儿长大后再作进一步处理。

此类畸形因病变性质最轻，不论用单纯扩张或狭窄段的切除，效果大多良好。

（二）肛门的隔膜型闭锁

此类畸形因肛膜完全未被吸收，故肛门有完全闭锁；也有些病例肛膜已被部分吸收而成为纤维带状组织，此时肛门可仅有部分闭锁。一般来说，此类畸形较少见，通常不伴有瘘管形成。

【症状和诊断】 此类畸形多能早期发现。出生后无胎粪排出，常规检查身体和测量体温时发现肛门部仅有一凹陷，数日后患婴有明显的腹胀和呕吐，于是疑有肠道的先天性畸形，至直肠指诊时即可证实诊断。

体检时肛门的正常凹陷经常存在，但肛管则被隔膜完全闭塞。此种隔膜有时极薄，当患婴啼哭时可以看到它向外鼓出，且透过隔膜可以看到肛管内积滞的胎粪；在此情况下，将隔膜予以单纯切开即可使梗阻完全解除。

有时肛门凹陷不明显，但在婴儿用力啼哭时用手指扪诊可感觉到直肠下端的膨胀冲击感；虽不能确定直肠末端与皮肤间的准确距离，但一般在 1cm 以下。

为确定直肠末端与皮肤间的距离以作为制订治疗方案的依据，可用穿刺抽吸法：在肛门部位冲击感最明显处用较粗的针头缓慢刺入，边穿刺边抽吸，一旦抽得气体或胎粪，即表示针头已进入直肠末端，根据针头刺入的深浅即可确知直肠末端与皮肤间之距离，此法较 X 线检查更为简便可靠，也鲜有不良的并发症。所用针头宜稍粗，为了避免被胎粪阻塞，抽吸时患婴臀部宜稍抬高，使直肠内气体得以上升至盲端，针头刺入不宜太深（一般不宜超过 2.0cm），否则即应改用 X 线检查法。

X 线检查亦能测定直肠盲端与肛门皮肤间的距离。常用的方法是将患儿倒悬 1~2 分钟，使结肠内的气体上升充盈直肠盲端，并在肛门皮肤凹陷处放一金属物，然后在前后位和侧位摄片；金属物与充气直肠的距离即表示直肠盲端与皮肤间的厚度。通常侧位片较前后位片显示更为清楚。在侧位片上，从耻骨中点向骶尾关节划一线为耻尾线（PC 线），再于坐骨棘与耻尾线划一平行线为 I 线。如直肠气影高于耻尾线为高位畸形，低于 I 线为低位畸形，位于二者之间者为中间位畸形。出生后不到 12 小时婴儿，因下咽空气可能尚未到达直肠，X 线检查有时不准确，有可能被误诊为肠道其他部分的狭窄。全身情况极为衰弱的患婴，不能耐受倒悬过久，可将患婴置于头低仰卧位，用手在腹部加压，使空气进入直肠下端，再作 X 线透视检查，或者改用前述的穿刺抽吸法。总之，对此类病例在决定某种手术治疗前，必须先确定直肠盲端与会阴皮肤之间的距离。

【治疗和预后】 手术最好在全身麻醉下施行。术前应精确地确定肛门括约肌的中心位置。不论梗阻是因原始肛未能进一步嵌入发育或因肛膜未消失之故，其肛管大多发育良好，因此如用针刺激会阴皮肤使括约肌反射收缩，就可看到皮肤的皱缩中心，为肛门的位置所在。

手术时患婴置仰卧位。会阴皮肤消毒后，即可在闭锁的隔膜上作前后方向的切口，直至深入肠腔，有气体和胎粪排出为止。为避免括约肌损伤后可能引起的失禁，切口必须选在括约肌的中心，使不切断括约肌的前后缘。

隔膜切开，气体和胎粪排出以后，可用小指轻柔地扩张切口。通常出血甚少，无需特殊处理，但如出血较多者，可用细线结扎，或者用一小橡皮管包以凡士林纱布插入肛管约 24 小时以使止血，但一般无此必要。术后适当地扩张肛管，则常属必要。

如隔膜较厚或肛管发育不全，则在切开以后直肠盲端通过较长一段没有黏膜披覆的软组织才能到达肛门，此时为避免该段管道发生瘢痕挛缩，尚需将直肠盲端的黏膜拉出，使与肛门的皮肤切缘相缝合。但这样的缝合仅适用于间隔组织厚度不超过 1.0~1.5cm 的病例，超过这个限度即属第三类畸形，需改用其他方法处理。

(三) 高位的直肠闭锁

此类畸形最常见。因胚胎时期尾肠未能下降，原始肛亦未向内嵌入，故直肠末端和肛管完全不发育，而直肠盲端距肛门口皮肤有一定距离。这类畸形常并有某种形式的直肠瘘，致直肠盲端与泌尿系统之某部分或会阴部相通。在 Gross 报告的 507 例肛管直肠畸形中，有 87%(443 例)属于此型，而此型患者中的 80%(356 例)又并有不同的直肠瘘；在伴有各型瘘管的 362 例患婴中，98%(356 例)是此型的畸形。

【症状和诊断】 患婴如无并发的直肠瘘，则出生后不久就发生完全性肠梗阻，其症状与前述的隔膜型闭锁无异。如同时有直肠瘘存在，则梗阻的严重性将视瘘管的大小而定，且将因外瘘口的位置不同，而有阴道、尿道或会阴部排气排便现象。

检查患儿时，在正常的肛门口通常仅能看到稍微有凹陷，但在刺激皮肤使其收缩时，一般仍能看到皮肤的皱褶，表示外括约肌仍有发育。因直肠盲端与皮肤间的距离较大，故在婴儿啼哭时手指扪诊不易感到直肠下端的膨胀冲击感。如瘘口在舟状窝或会阴等处，则用弯探针从瘘口探入直肠，再将探针转向直肠下端，同时在肛门口部触摸针头，有时可有助于测定直肠盲端与皮肤间的距离。自瘘口注入碘油或其他造影剂，然后再摄 X 线片，也能达到同样目的。如无瘘口发现时，用单纯的倒悬摄片或针刺抽吸法也同样可以明确病变情况。无论如何，在手术前应设法了解直肠盲端下降的程度，以及盲端与皮肤表面相隔的距离是属必要。

【治疗和预后】 凡合并有较大的瘘，临床上无明显梗阻现象者，可待患儿 6~12 个月时再作整复手术。如并存的瘘不大，或属完全闭锁的病例，则须根据直肠盲端的高低作不同方式的处理：

1. 凡直肠盲端距会阴部皮肤在 1.5cm 以下者，一般可通过会阴部切口予以修复。

2. 直肠盲端距会阴皮肤在 2cm 以上，且患儿情况不佳或并有其他较严重的先天性畸形者，可先作横结肠造瘘，待 6~12 个月后再修补直肠和肛道。所作造瘘应为完全性，以免粪便进入并积滞在瘘口远端的盲管中。二期进行修补前，须对直肠盲端再行造影，有时可以发现盲端已较接近肛门皮肤，手术会较想象中简单。

3. 如直肠盲端距皮肤 2cm 以上，且患儿一般情况尚属良好，则可考虑经腹、会阴切口作一期整复手术；即先经下腹部切口游离乙状结肠和直肠盲端，再经会阴部切口将直肠拉下，将肠管缝合固定于肛门的皮肤切缘。这种手术创伤较大，且术后有可能发生小便或大便失禁现象，但可避免作结肠造瘘而手术可以一次完成，又能同时修补并存的瘘管，如手术成功，效果很好。

至于直肠瘘的处理，低位瘘在游离直肠下端时即可同时将它切断缝合；高位瘘细小者可暂不处理，待肛管闭锁现象解除后多能自愈；较大的高位瘘最好采用经腹会阴一期整复手术，在治疗闭锁的同时处理瘘管，较为理想。

(四) 高位的直肠盲端和正常肛管

这种直肠肛管畸形较罕见，在 Gross 报道的 507 例中属此型者仅 21 例。此种畸形发生时因原始肛道的向内嵌入属正常，故肛门的外观和肛管的发育亦属正常，但尾肠的下降不全，直肠下段形成盲端而与肛管不相通，遂致发生梗阻。此类畸形一般不合并有直肠瘘，故梗阻多属完全性。因直肠下段盲端均在较高的位置，故一般不可能自会阴部摸到。

【诊断】 患婴初生时不见异常，但无胎粪排出，且不久可发生完全性肠梗阻症状，有明显的腹胀、肠蠕动和呕吐等现象。 由于肛门外观正常，其梗阻常疑是较高位的肠道闭锁；但如作肛门指诊，即可发现肛管上端或直肠下端完全闭锁，此闭锁一般均在小指可及的范围内，故诊断并不困难。

【治疗】 如直肠盲端与正常肛道之间的分隔仅为膜样组织，则经由肛管将隔膜切开后再行扩张，有时即可解除梗阻。但多数情况下因闭锁位置较高，或者直肠盲端与肛管顶端之间相隔的组织较厚，经由会阴的修补术常较困难，而必须采用经腹、会阴切口的一期修补术。手术究竟是在出生后 1~3 天内、在腹部尚未明显胀满前施行，抑或先行结肠造瘘而于 6~12 个月后再行腹、会阴手术，需根据患婴的情况和医师的经验或判断而定。一般而言，分期手术较为安全，婴儿长大后直肠与肛管间的吻合亦较易，故临床上如不能作出正确判断，宁以分期手术为佳。此类畸形所行的腹会阴修补术与第三类直肠肛管畸形的手术相似，但在乙状结肠、直肠和肛管完全游离后，需经由扩大的肛门将肛管外翻、直肠下拉，然后将闭锁部分切除，并将直肠下端与肛管上端在肛门外作端 - 端吻合，最后再将肠管重新翻入盆腔内。

（五）手术方法

1. 低位直肠闭锁经会阴修补术

【适应证】 凡直肠盲端距肛门皮肤在 1.5cm 以下者，可采用此修补术。直肠盲端距会阴在 2cm 以上，或肛门括约肌发育不全者，则不应用此法修补；前者适用经腹、会阴切口修补，后者以单作结肠造瘘为宜。患婴的情况不佳者，亦以先作横结肠造瘘为安全。

【麻醉和体位】 在基础麻醉加局部麻醉下即可完成手术；截石位。

【手术步骤】 见图 7-17

(1) 患婴麻醉后置于截石位。插入尿管，以作为手术时辨认尿道和膀胱的标志。

(2) 自阴囊或阴道后缘至尾骨作一前后方向的正中切口，将外括约肌分为左、右两半，便可获得良好暴露。在肛门后方、尾骨前面作弓形切口虽亦暴露良好，但在游离直肠前壁时有伤及尿道之可能，且于直肠游离后仍需在肛门处另做切口以备拉出直肠盲端，故不如前后方向的纵向切口简便有效。

(3) 通过肛提肌的切口将直肠四周予以游离：后侧分离时可贴近骶骨，前面分离时应避免伤及尿道（留置导尿管有助于辨认尿道）。注意在游离直肠时应极端小心，以免弄破肠壁而致胎粪污染创口，以致组织辨认不清。

(4) 直肠充分游离后，可用牵引缝线将盲端自创口中拉出，并将两侧的肛提肌自前至后缝固在直肠周围，括约肌和会阴的皮肤也在突出的盲端前、后面重新缝合。注意直肠的游离必须充分，使其盲端在拉出时能无张力地超过皮肤平面，则以后黏膜不致回缩，否则缝线易于脱落而黏膜行将回缩，结果将导致肛管的瘢痕狭窄，使以后的矫治更为困难。括约肌和会阴皮肤在直肠盲端的前、后侧缝合也不应过紧，一般应使新成形的肛门较正常稍大，以免术后由于瘢痕的挛缩而形成肛门狭窄。

(5) 最后将突出于皮面的直肠盲端与皮肤切缘先缝固数针，然后切开肠腔并剪除其多余部分，而将直肠的切端用细肠线间断缝合到皮肤边缘，做成一个新的肛门。

【术后处理】 术后肛门如有缩小，需在 2~3 个星期后行肛门扩张。一般逐日用手指扩张一次，数月以后瘢痕可以自行软化，而肛门功能即能恢复正常。

2. 高位直肠闭锁腹会阴修补术

【适应证】 先天性高位肛管直肠闭锁畸形，直肠盲端在骶尾耻骨连线之上，骶尾入路不能完成肛门成形术者。新生儿先作结肠造口，待半岁后才做腹会阴修补术。

【麻醉和体位】 气管内麻醉，也可以用硬脊膜外麻醉；截石位。

【手术步骤】

(1) 左下腹旁正中切口进入腹腔。将乙状结肠和直肠周围腹膜剪开，钝性游离直肠后方，然后转至两侧及前方，一般在膀胱颈后尿道处可见到直肠膀胱瘘管或直肠后尿道瘘管。触摸导尿管位置确定瘘管无误后，距后尿道或膀胱 0.5cm 切断瘘管，平后尿道水平将瘘管结扎。游离直肠时宜紧贴肠壁

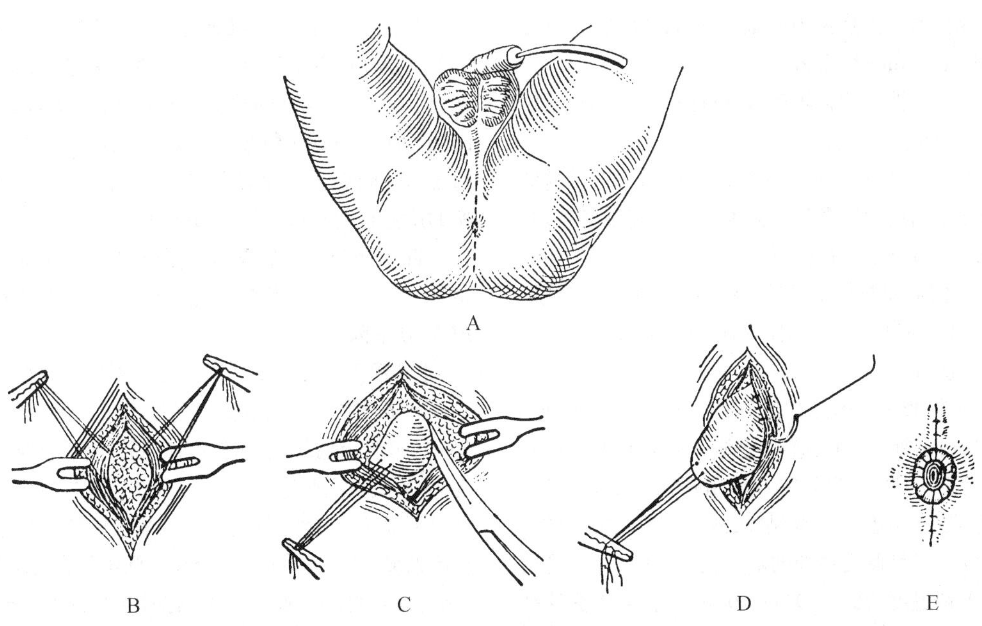

图 7-17 低位直肠闭锁的经会阴修补术

A. 婴儿截石位，放置导尿管；B. 正中切开会阴部，将括约肌分为左、右两半。分开的括约肌用丝线缝住其边缘，以资牵引，并便于以后缝合；C. 找到直肠盲端，小心地充分游离，并用丝线缝住后自分开的括约肌中向外牵出；D. 将牵出的直肠盲端与周围的肛提肌和皮下组织仔细缝合；E. 切开直肠盲端，将直肠黏膜与皮肤切口的边缘再仔细缝合

外膜，避免损伤盆腔神经丛，造成术后泌尿功能障碍。

(2) 游离乙状结肠系膜时，宜在直肠上动脉和乙状结肠动脉弓交叉点之上方结扎切断，保证直肠的血供良好又无明显张力。若直肠盲端明显膨大，则该段肠管可能有神经或肌肉发育不良，可将其切除。

(3) 腹腔内游离出直肠盲端后，沿骶前筋膜前方与尿道间隙之间钝性向下分离，直至接近肛门皮下。在肛门皮肤原凹处作 1.8cm 长的纵向切口，确定肛门括约肌中心，用直钳将括约肌中心撑开并逐步扩大，肌环隧道能通过 13F 号子宫扩条或术者示指，准确地与骶前间隙贯通。经括约肌中心环隧道插入一根导尿管至腹腔，将已游离好的直肠或乙状结肠末端轻拖出肛门，在无明显张力下作直肠肌层与皮下括约肌间断缝合 8 针，剪去多余的直肠盲端，行直肠全层与肛门皮肤间断缝合。

(4) 腹部组在盆腹膜返折处将腹膜及后腹膜固定于乙状结肠，按层次关腹。有直肠后尿道瘘或膀胱瘘者，可作耻骨上膀胱造口，不留置尿管，尤其对瘘管处理不够满意者防止尿瘘复发有帮助。

【术后处理】 腹会阴联合手术后一般需禁食 48 小时，禁食期间宜给静脉营养及预防感染。注意观察直肠黏膜色泽，有无发黑、坏死、回缩等并及时处理。术后第三周末开始扩肛，每天一次。初期可用小指作扩肛器，两个月后改用示指扩肛，一般宜坚持半年。

二、先天性巨结肠症（Hirschsprung 病）

07

先天性巨结肠是因乙状结肠下段或直肠上段肠壁缺乏神经节细胞，致远段结肠丧失蠕动力而粪便不能排出，近段结肠继发肥厚扩张。本病系 Hirschsprung（1886）首次详尽描述，故有 Hirschsprung 病之名。

【病因】 先天性巨结肠的病因，以往曾有许多错误说法，它们主要属于两个方面：

1. 将继发性巨结肠与先天性巨结肠混为一谈。这些继发性或假性巨结肠症患者都有某种原因引起结肠梗阻，于是上段结肠才有继发的扩张；但如这些原发病因不明显而仅见结肠扩张时（如慢性复发性乙状结肠扭转、直肠或肛管狭窄，甚至如痔疮和肛裂等引起的慢性便秘），便可误诊为原发性巨结肠病。

2. 将病因归罪于结肠的神经分布失调。肠道的运动神经纤维来自迷走神经，而交感神经则有调节幽门括约肌、回盲瓣和直肠乙状结肠交界处的 O'Beirne 括约肌等活动的作用；因迷走神经纤维仅达右侧结肠，故认为先天性巨结肠症患者其直肠乙状结肠交界处的缺乏正常弛缓，可能是由于交感神经兴奋过度所致。1927—1947 年间，曾用交感神经截除术来处理巨结肠症，结果疗效不佳，这就证实了交感神经过度作用的说法也是不正确的。

经过多年的研究，Whitehouse 和 Kerno-han（1948）首先证明，直肠肠壁内缺乏自主神经节细胞可以引起直肠运动功能的失调。Swenson 等（1948）将缺乏神经节细胞的直肠和左侧结肠切除以治疗巨结肠症，结果患者获得痊愈，于是先天性巨结肠的发病机制，始得正确阐明。现时学者几乎已一致同意，先天性巨结肠的基本病因，是由于乙状结肠下端或直肠上端肠壁肌层内 Auerbach 神经丛的自主神经节细胞有先天性的缺失或减少，遂致该段肠管丧失蠕动能力，于是粪便积滞在近端结肠内，日久引起了近端结肠的代偿性肠壁肥厚和继发性肠腔扩张。可见巨结肠的真实病理变化是在肠道远端的狭窄部分，而不在近端的扩张部分。由于粪便不能正常地进入并充盈直肠，缺乏激起排便反射的刺激，所以更使粪便积滞在上段结肠内，临床上遂表现为结肠的扩张和顽固的便秘。

Swenson（1950）曾归纳若干事实，证明上述发病机制是正确的：

1. 组织学的研究可以证实。巨结肠症患者其乙状结肠直肠段肠壁中无 Auerbach 神经丛，而结肠扩张部分的神经结构则正常。

2. 对巨结肠患者结肠活动状态的研究，亦发现扩张的肠段其蠕动力仍然完整，而乙状结肠直肠段则无蠕动。凡肠壁间的 Auerbach 神经丛被毁损者，该段肠壁便无蠕动能力，此为已知之事实。

3. 临床上粪便只积滞在左半结肠中，而直肠内则是空虚的。在作钡灌肠后之 X 线检查时，亦发现病变是在乙状结肠直肠肠段：乙状结肠直肠交界处多狭窄而不规则，而乙状结肠上段则扩大呈漏斗状。Swenson 曾指出 X 线检查之不易，强调在检查时必须将扩大的乙状结肠自盆腔中推开，患者取斜位，并一次灌入少量钡剂，才能较清楚地看到乙状结肠直肠肠段的畸形。

4. 凡巨结肠患者行结肠造瘘术后，3~6 个月内无论肠腔的大小或肠壁的厚度，均可逐渐恢复正常；但如将瘘口封闭，则肠管于 3~4 个月内又将再度扩张，从而可以证明近段结肠的病变纯属一种继发现象。Swenson 又曾对 52 例患者行乙状结肠直肠肠段切除术，均获满意之结果，更可证明真实的病变是在乙状结肠直肠肠段。

近年来分子生物学有关先天性巨结肠的基因研究取得进展，已有研究者发现先天性巨结肠患儿存在 *RET* 及 *EDNRB* 基因突变。

【病理】 先天性巨结肠最突出的病理改变，为乙状结肠上段和降结肠（全部或部分）的明显扩张，肠壁极度肥厚，并丧失柔软性，结肠袋也消失；有时肠黏膜也有充血、水肿和溃疡，为粪块长期刺激压迫所致。病变以左侧结肠最为显著，有时可限于乙状结肠段；如病变累及全部结肠，则一般在回盲瓣处多可终止。同样病变在乙状结肠直肠肠段也有明显的分界线，直肠一般无扩大，有时甚至较正常或反而狭小。显微镜检查可见扩张部分以下的一段肠壁肌层中 Auerbach 神经丛完全缺失或显著减少，为此病之特征。其上段肠壁则一般都有相应的扩张与肥厚，尤以环形肌纤维为甚。

先天性巨结肠患者有时还伴有膀胱肌肉的运动障碍和巨输尿管，表明肠道和尿道的神经分布都有异常。

【症状】 先天性巨结肠的症状一般在婴儿出生后不久就出现，患者多为男性，主要表现为顽固性便秘，无胎粪排出，或仅有少量排出，2~3 天后就出现腹胀，偶尔也可以有呕吐，但呕吐一般并不突出。这种患婴作肛门指诊时无异常发现，但当拔出手指时可以有不少胎粪排出，继而盐水灌肠又可以排出大量胎粪，腹胀也随之缓解或消失，此时可能误诊为胎粪性便秘。但过后不久腹胀、便秘又复出现，必须经常灌肠才能排便，有时甚至灌肠也不能解除腹胀，如不及时采取有效的治疗，约半数以上的患婴可在六个月内死亡。不少患儿在反复腹胀和灌肠的过程中可出现肠炎症状，每天大便次数反而增加，少则 3~5 次，多可 10 余次，排出物常为奇臭的粪水，一般不含黏液或脓血；这可能为结肠内存积的粪块刺激黏膜引起炎症，液态的大便从固体的粪块之间溢出所致。这种肠炎性腹泻，一般并不能使腹胀的情况有所减轻，反而会使患儿严重脱水，往往几天内即可导致死亡。也有时患儿可并发急性肠梗阻的现象，或者伴发乙状结肠的扭转，或者发生肠壁的急性穿孔，这些情况的发生都会促使患儿死亡。

少数患儿的顽固性便秘虽然也是从出生以后不久就出现的，但是程度较轻，往往每隔 4~5 天灌肠一次就可以使腹胀完全消失，就这样反复灌肠，仍可以维持生命；但这些患儿往往营养发育较差，易并发其他疾患，也有时严重的腹胀可引起呼吸困难和下肢水肿，或者乙状结肠内的粪块压迫输尿管而引起肾盂积水。少数患儿其病变的程度较轻，家长的护理得当，患儿营养发育仍属良好，至几岁或十几岁甚至成年后始来就医。

症状不明显者，患儿除腹胀外可无其他特殊体征，但情况严重的患儿多有慢性病容和营养不良，膨胀的腹壁上有扩张静脉，可见胀大的肠型和亢进的蠕动波，并常可扪及充满粪便的肠袢和听到亢进的肠鸣音。有时结肠中的粪便经屡次灌肠后大部可以排出，但在乙状结肠内仍可留下一个巨大的粪石。直肠指诊时则发现壶腹内既无粪块，亦无狭窄。

【诊断】 根据婴儿在早期即有便秘、腹胀及随后出现的典型症状诊断并不困难。如结肠内有大量粪便积滞，而直肠内空虚无物，亦无直肠的器质性狭窄者，先天性巨结肠的诊断即可成立。

X 线检查对诊断有一定的帮助。前后位和侧位的 X 线片摄影如显示结肠有显著扩张，即有初步的诊断价值。继而可行钡灌肠检查：患者取斜卧位，头稍低，先灌入少量钡剂，如为巨结肠患者即可见直肠上段或乙状结肠直肠肠段稍显狭小（或者正常），肠袢的形态不规则，蠕动紊乱（或者无蠕动）。再灌入若干钡剂后，即可见乙状结肠有明显扩大，而乙状结肠直肠肠段即被阴影重叠而不可见。至结肠完全充盈以后，又可见结肠的直径和长度均有明显增加，而结肠袋则平塌不见。结肠的排空情况亦需加以注意，在一定程度上也可以表示病变的严重程度。需注意的是，上述各种 X 线检查虽有助于确定诊断，但这种检查也不是完全无害的，因灌入的大量钡剂显然会增加患者的负担，如属婴儿更应小心从事，有时灌入的钡剂不能自动排出，会导致急性肠梗阻的发作。因此，在钡灌肠检查以后，必须继以清洁灌肠，使大部分的钡剂能立刻排出，有时还必须给患儿以轻泻剂。

根据先天性巨结肠的病理特点，有时还可以作狭窄段肠壁的活组织检查，如发现狭窄肠壁的肌间丛和黏膜下层丛缺乏神经节细胞，便可以证实诊断；但这需要从肠壁切取较深的组织，有引起肠穿孔、出血的危险，因而临床上并不常用。

由于病变肠壁内神经节细胞的缺乏，一方面肠壁的环形肌将不断被副交感神经节前细胞所兴奋，因而病变肠段常呈痉挛现象，另一方面副交感神经的兴奋会导致乙酰胆碱的释放；乙酰胆碱释放量多者，大多存在乙酰胆碱酯酶阳性神经的增生，而后者的增生又意味着先天性巨结肠痉挛段内有乙酰胆碱酯酶的活性升高。由此可见狭窄肠段的痉挛收缩与乙酰胆碱的释放有一定关系，利用酶的组织化学诊断法可作为鉴别先天性巨结肠的一种手段。Garrett 等（1969）发现在先天性巨结肠无神经节细胞的肠壁环形肌层内，其胆碱酯酶阳性神经的数量与临床症状之间有密切关系：症状严重者其环形肌内的胆碱酯酶阳性神经多，反之则少；而肌层内胆碱酯酶阳性神经纤维的多少，又与固有层内的含量呈平行关系，因此测定肠黏膜（包括固有层）内的胆碱酯酶活性的强弱，也可以作为判断先天性巨结肠梗阻程度的依据。直肠黏膜活检组织（距齿状线 3cm 和 6cm 各取一块米粒大黏膜）行乙酰胆碱酯酶染色（用亚铁氰化铜方法），根据所见胆碱酯酶阳性神经的相对数量、神经的粗细和染色的深浅，即可判断是否为先天性巨结肠症，并可估计病变的严重程度。正常直肠、结肠黏膜固有层内的副交感神经节后纤维较细较少，酶活性较低，用上述的酶组织化学反应不能显出。患者的狭窄肠壁内没有神经节细胞，不存在节后纤维，而节前纤维进入肠壁后则显著增生，所以会出现胆碱酯酶的阳性反应；这种患儿的病变肠壁黏膜层中增生的节前纤维（酶阳性），与正常儿童黏膜内的节后纤维之间酶反应的差别，就成为组织化学诊断的依据。

在鉴别诊断方面，先天性巨结肠主要需与继发性结肠扩张和习惯性便秘相鉴别；前者大多有结肠远端的狭窄或肿瘤等原发病变存在，而后者可据表 7-2 作出鉴别。

【治疗】 在 Swenson（1947）阐明本病之发病机制，并倡用乙状结肠直肠段切除和结肠直肠吻合术以前，各种疗法之疗效都属不佳，以致有些外科学家认为结肠的单纯造瘘，是处理巨结肠的唯一良法。自巨结肠之发病机制阐明以后，在处理上便有了合理的根据，目前对巨结肠的治疗，可分为保守和手术两方面。

保守疗法 在婴儿期和症状较轻者应尽量采取非手术疗法。单纯用保守疗法的患者约 2/3 可获满意疗效。保守疗法包括下列各项措施：

1. 调节饮食，应以少渣食物为主。
2. 经常口服润肠剂或缓泻剂保持每天排便。
3. 每天一次灌肠，使结肠中无多量粪块滞留。

07

表 7-2　先天性巨结肠与习惯性便秘的鉴别

	先天性巨结肠	习惯性便秘
年龄	多属婴儿或儿童，病史一般在出生后不久即出现	多属老年
腹胀	腹胀极为严重，除粪块外有时肠内有大量积气	腹胀虽有，但积气不多，常能在腹壁下扪及干结的粪块
肠蠕动	多明显可见	多不存在
肛门指诊	直肠内空虚无物，括约肌正常	直肠内也有大量积粪，肛门括约肌较松
X 线检查	乙状结肠直肠肠段狭小或正常，结肠则扩大，且结肠袋多平塌或消失	乙状结肠及直肠均有扩大，直至肛门以上，整个直肠肛管呈圆锥形

4. 如症状严重，上述各种非手术疗法无效，而患婴情况不佳，不能耐受根治性手术者，可作暂时的横结肠造瘘术，待 6 个月后情况好转，再作根治手术。

手术疗法　某些病例对保守疗法反应不佳，致影响患儿正常发育，或有引起其他并发症危险者，应考虑行根治手术。根治手术之目的是将乙状结肠下段与直肠上段之间的病变肠段（肠壁肌层缺少 Auerbach 神经丛者）予以切除，然后将乙状结肠或降结肠的近切端与直肠的远切端吻合；如此不仅可以恢复肠道的正常蠕动，而且直肠的正常排便反射也得以保存。

一般地，这种手术需解决 3 个矛盾：①手术的时机：患儿的年龄较小、病程较短者，其巨结肠症给患儿带来的病理生理变化（如营养不良、脱水消瘦等）尚不十分严重，应能较好地耐受手术；从这个角度看，似乎应早行手术为是。但新生儿显然又不能很好地耐受较大的直肠乙状结肠切除术，所以手术时机的选择甚为重要，一般症状不严重者最好过了半岁以后才进行手术。目前，不少医院在新生儿期施行根治术，死亡率较低，效果也满意。②切除的范围：在理论上，病变肠袢的切除必须有足够的长度，特别直肠上段和直肠乙状结肠交界处（病变最多发生的肠段）必须予以切除，否则术后疗效可能不满意。但在婴幼儿，切除范围较大者，需要将盆腔结肠和盆腔腹膜外的直肠作广泛游离，可能出现婴幼儿不能耐受，且术后易致肛门括约肌失禁、膀胱麻痹性尿滞留，甚至长大后还可能出现性功能障碍。因此，如何减少盆腔的解剖操作而又能保证病变肠段的切除，就成为手术所需要解决的问题。③结肠的造瘘：巨结肠病变严重，降结肠已极度扩张，反复灌肠仍不能清除结肠内的积粪，致使病变肠袢切除后作结肠直肠吻合不可靠，有时须考虑先作横结肠双腔造瘘，使瘘口远端的结肠能得到休息，肠壁的炎症得以消除，肠腔能逐渐恢复到正常大小，将来的吻合口愈合也较可靠。

（一）乙状结肠直肠经腹游离、经肛门外翻一期切除吻合术（Swenson 法，1948）

【术前准备】 巨结肠患儿由于长期反复出现不全性肠梗阻，多数一般情况较差。术前须经过充分的准备，以减少术后并发症的发生。术前 10~14 天开始每天用 0.9% 盐水冲洗结肠，使肠道通畅，腹胀解除。如合并有水、电解质紊乱应及时纠正，严重营养不良患儿可予静脉营养。术前 3 天行肠道准备，可口服庆大霉素 2000~4000U/（kg·d）和甲硝唑 15~30mg/（kg·d），分 3~4 次口服。术前夜及术晨各清洁灌肠 1 次，灌肠后用 0.5% 甲硝唑 30~50mg/（kg·d）和庆大霉素 4 万 ~8 万单位保留灌肠进一步清洁肠道，手术日灌肠后保留肛管进手术室，手术前拔出，以排净结肠内液气体。

【麻醉】 连续硬脊膜外腔阻滞 + 静脉复合麻醉，或气管插管吸入麻醉。

【手术步骤】 见图 7-18

1. 取仰卧头低位，两腿和膝弯曲外展，留置导尿管。腹部和会阴部手术野准备如常法。

2. 下腹正中线切口进入腹腔，检查乙状结肠直肠段，扩张的乙状结肠渐变为狭窄的直肠段即为病变所在。切除范围应包括狭窄段以上约 10~15cm 的结肠，可于游离开始前先用黑丝线在该段肠壁上作一缝结，作为以后切断的记号。

3. 切开乙状结肠系膜两侧的腹膜，充分游离乙状结肠，注意勿伤及两侧的输尿管。为使乙状结肠能充分活动，需将乙状结肠动脉支切断，其结扎切断处应靠近其起始点，如此才能保存血管弓，使肠壁有充分的血运。如需切除大部分降结肠，有时还要切断结肠左动脉。

4. 逐步游离乙状结肠和直肠，至内括约肌和肛提肌的平面。为避免伤及膀胱神经，游离直肠时应尽量靠近肠壁。在游离过程中所遇到的直肠上、下动脉，应予以结扎切断。

5. 切除乙状结肠直肠肠段，并行乙状结肠（或降结肠）与直肠吻合。Swenson 术原法是先将乙状结肠直肠肠段在上面切断，并分别缝闭其切端，然后将远段直肠自肛门翻转拉出，使其黏膜向外、浆膜层在内，继在翻转的直肠前壁上距皮肤黏膜线（齿状线）1.5~2cm 处作一横切口，并从此切口伸入一把血管钳将结肠的近切端也拉出。随即作内、外两个肠管的吻合，先以间断丝线缝合前半面的浆膜肌层，继将拉出的结肠近切端上翻、完全切断直肠，并再作两切端后半圈的浆膜肌层缝合；然后将结肠的多余部分剪去，并作内、外肠管切端的黏膜层间断缝合，最后将吻合好的肠管重新翻送回盆腔内。

【术后处理】 最重要的是防止泌尿道并发症，因此术后应放置留置导尿管，在 3~4 天内可任小便自行流出，以后作膀胱冲洗，直到术后第十天便可将导尿管拔去。有腹胀现象者可以放置肛管排气。术后发生急性肠炎者也时有所见，可用结肠冲洗法治疗。不少病例术后可有腹泻现象，

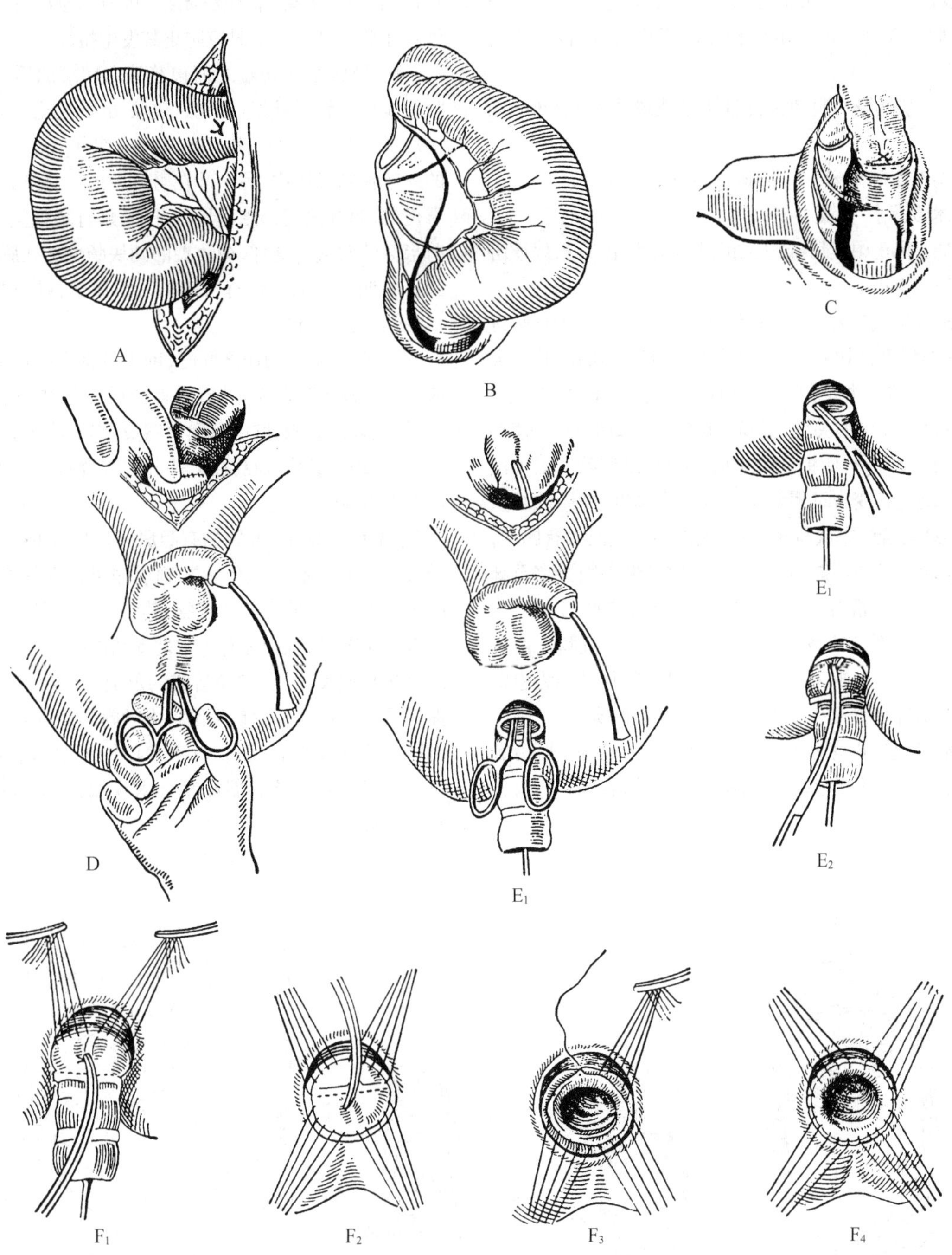

图 7-18　巨结肠症的经腹游离、经肛门一期切除吻合术（Swenson 法）

A. 左下旁正中切口，将乙状结肠提出切口加以检查；应切除之范围决定后，可在肠壁上用黑丝线作一缝结，作为以后切断之标记；B. 切开乙状结肠两侧的系膜和盆底的腹膜，充分游离乙状结肠和直肠，直至内括约肌和肛提肌的平面；C. 将扩大的乙状结肠切除后，两个切端均予暂时缝闭；D. 自肛门伸入一把长钳，把远段直肠的切端翻转拉出，使黏膜向外；E. 在拖出的直肠前壁上距齿状线的 3cm 处作一横切口，并自此切口再伸入一把血管钳，将结肠的近切端拉出，至原先在结肠壁上所作的黑线缝结也已拉出创口为止（E_1. 为直肠前壁切开之状，E_2. 为结肠近切端自直肠切口中拖出的情况）；F. 内、外两个肠管之间的吻合：F_1. 为前半面浆膜肌层的间断丝线缝合，F_2. 为将拖出的结肠上翻、并将直肠完全切断后所作的后半圈浆膜肌层缝合；F_3. 为将拖出的结肠残端切除后，先剪去一部分浆膜肌层缝线，并开始间断缝合内、外两肠管的黏膜；F_4. 为内层的黏膜间断缝合完毕之状需持续3~6个星期后始逐渐恢复正常。2个星期后患儿即可进一般饮食，亦毋需再给任何泻药。为防止吻合口收缩狭窄，术后2~3个月内应定期作肛门指诊，并进行适当的扩张。

（二）乙状结肠经腹切除、直肠后结肠吻合术（Duhamel法，1957）

【术前准备和麻醉】 同Swenson法。

【手术步骤】 见图7-19

1. 左下腹正中线切口，上端应至少在脐上3cm，以便游离降结肠和脾曲。

2. 充分解离降结肠、乙状结肠和直肠上段，在直肠进入小骨盆的稍高处切断，用双层缝线缝闭其远切端，将扩大的结肠尽量切除，并将结肠的近切端用荷包缝线暂时缝闭。

注意这一步骤的关键：直肠之切断在较高平面，可使远切端缝闭比较方便；而扩大的结肠则应尽量切除。因神经节细胞之缺失病变常可累及结肠至一定高度，增厚的肠壁上常有不易愈合的黏膜溃疡，且巨大的结肠拖出时有困难，在会阴部缝合时亦不能满意；因此多数病例必须游离至脾曲，切断结肠左动静脉，在拖出结肠时不至于有张力。

3. 用手指游离直肠后壁、直至盆腔底部，直肠之两侧壁和前壁则不需要游离。故此步骤较为简便，多能为患婴耐受，而且分布膀胱和生殖器的神经也可不被损伤。

4. 术者此时即可转至会阴部：先作肛门扩张，后沿黏膜皮肤交界线切开肛管后半壁，将肛管与外括约肌分开，直达直肠后间隙。

5. 用长弯血管钳通过肛管后壁切口探入直肠后间隙，夹住结肠近切端之荷包缝闭线，将结肠拉出肛管后壁切口外。注意在结肠拉下时应防止其发生扭转。

6. 松解结肠切端之荷包缝线。切端的后半圈用可吸收细线与肛管后壁切口下缘（皮肤切缘）缝合。前半面与直肠后壁平置贴住后，用两把Kocher钳作∧形钳夹；血管钳的一叶在结肠腔内，另一叶在直肠腔内，两把钳叶的头部是靠拢的，钳叶之后部则尽量分开，紧贴直肠后壁切口与结肠前半面的两端。这样，被钳夹的两块肠壁坏死脱落后，结肠和直肠便可接通。如有特制的舌形钳子，可使两层肠壁成片夹毁，更为方便。

7. 在会阴部操作之同时，助手可将直肠盲端与结肠前壁用Lembert缝合3~4针，使直肠后壁与结肠前壁紧密相贴，如此即使会阴、肛门部发生感染，亦不致向上蔓延。

8. 最后修补盆腔腹膜，并分层缝合腹壁。腹腔和骶前均不需引流。

【术后处理】 术后如有腹胀，可自肛门插入导管至结肠适当灌肠。术后7天左右，血管钳可自行脱落，直肠结肠即吻合贯通，形成永久性直肠；其前壁为具有排便反射感觉的直肠壶腹，后壁则为有正常蠕动功能的结肠。近年来，国内有多种改良术式，避免盲袋的形成，减少并发症的发生，提高了手术疗效。如首都医科大学附属北京儿童医院用环钳钳夹法代替缝合（张金哲手术），中山大学附属第一医院应用直肠结肠切除行斜端吻合术（赖炳耀手术），均获得较好的效果。

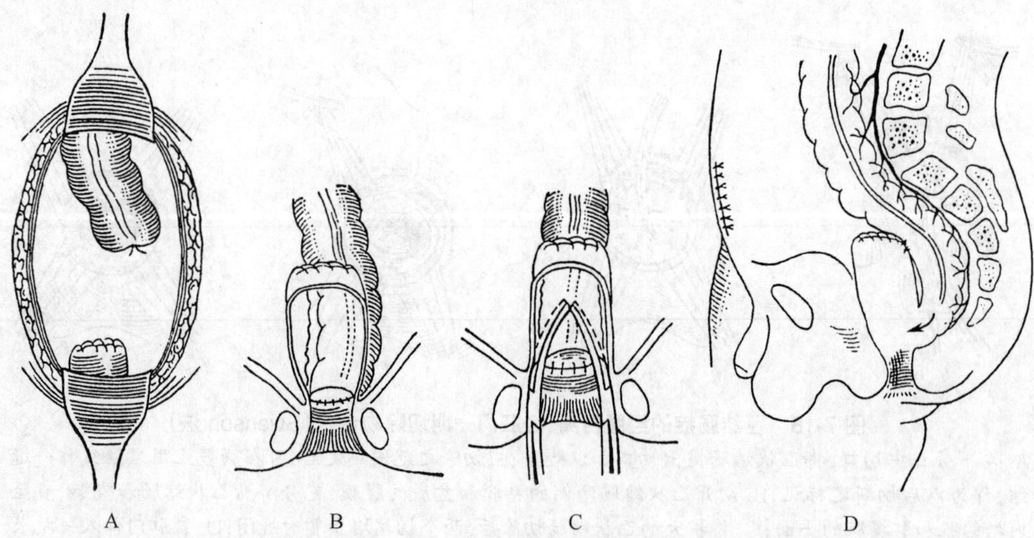

图7-19　先天性巨结肠之Duhamel手术

A. 示开腹充分游离降结肠、乙状结肠和直肠上段，并将直肠上段和扩大的乙状结肠切除后，直肠切端正规缝闭，降结肠切端用荷包缝线暂时封闭；B. 经腹游离直肠肛管后侧面后，通过肛门将直肠后半面沿齿状线切开，再自此切口将降结肠末端拖出，并将降结肠切端之后半面与肛管后壁切口之皮肤缘相缝合；C. 用两把弯Kocher钳夹住降结肠前壁和直肠后壁，使上述两层肠壁逐渐发生粘连并造成压迫坏死，两个肠腔就合而为一。注意钳夹时钳的一叶在直肠腔内，另一叶则在降结肠腔内；钳的头是靠拢的，而钳叶的后部则尽量分开靠近切口的两侧。D. 盆腔的矢状面，示术后有关组织的部位。直肠切端与结肠前壁已适当缝合

(三) 乙状结肠经腹游离、从直肠管内拖出吻合术(Soave法,1964)

本法对直肠不需要作任何游离,仅在盆底腹膜以上将直肠的浆膜肌层切开后剔除直肠之黏膜,然后将完全游离的降结肠和病变的直肠乙状结肠从直肠的浆肌层管中拖出肛门外予以切除,而不作结肠、肛管的直接吻合。本法优点为操作比较简单,盆腔未予扰动,术后能较好地控制大小便,无失禁之虞。

【术前准备和麻醉方法】 与Swenson手术相同。

【手术步骤】

1. 从下腹部的正中切口进入腹腔后,先确定病变的范围,充分游离扩张的降结肠和乙状结肠,直到狭窄的直肠乙状结肠肠段。在盆底腹膜平面以上用0.5%普鲁卡因在直肠的浆膜肌层下作环状浸润注射,然后将肿起的浆肌层小心切开直达黏膜下层(黏膜不应穿破),随即用剪刀和浸有肾上腺溶液的小纱布,逐步将直肠的黏膜筒与外层的浆肌层相分离,直到直肠肛管交界处(齿状线)为止。

注意作此直肠黏膜的剥离时不需要切开盆底腹膜,不会伤及盆腔神经,此为较Swenson法和Duhamel法优越之处。用浸有肾上腺溶液的小纱布球作直肠黏膜的分离解剖时一般出血很少,且新生儿或婴幼儿的黏膜剥离也比较容易,但如遇明显的出血点,仍应个别结扎,同时应小心勿将黏膜弄破。此黏膜剥离到直肠下段时,可用示指伸到肠壁的夹层中帮助分离,如其最下端分离有困难时,也可以留待会阴部操作时再继续分离。最后可在降结肠的拟行切断面上用黑线作一缝结,以便在会阴部的拖出切除时作为标记。

2. 转入会阴部操作,先将肛管用手指充分扩张,继用鼠齿钳夹住肛管与直肠黏膜的交界处,用剪刀或刀在齿状线以上约1cm处将已剖分的直肠黏膜筒予以切断;切断时如助手在腹腔内用手指沿着已剖开的直肠夹层向下解剖,则配合会阴部的操作将有利于黏膜筒进一步分离,同时也可保证在切断直肠黏膜筒时,其浆肌层和肛门括约肌不致受伤。

直肠的黏膜筒完全离断以后,就可夹住黏膜筒的上切缘向下牵拉,直到降结肠上缝结的黑线标记已露出肛门外为止。如果术前的清洁灌肠不够彻底,致有粪块存留在结肠内,其拖出可能有困难;此时可从肛门中插入一支粗导管再做灌肠,同时从上面慢慢将结肠稍加挤捏,使粪块软化后排出,而直肠乙状结肠和降结肠的拖出即无困难。

3. 将一支烟卷引流经腹插入直肠的浆肌层管与拖出肠管的夹层中,并从腹壁切口中引出体外,然后将直肠浆肌层管的切端与降结肠表面相缝合,最后缝合腹壁切口。

4. 按Soave原法,术者此时应根据患儿肛门的大小,换一根粗细适当的导管重新插入结肠腔内,并用线在结肠壁上标记缝结的平面以下将结肠结扎;如此,肠内的积气和内容物可随时从导管中排出,而在术后10~12天,拖出的结肠就可与直肠的浆肌层管和肛管相互黏着,术后15~20天就可用电灼法(辅以必要的血管结扎)将拖出的结肠切除,其断面不久就可以缩回肛门内。

【术后处理】 按上述操作,拖出的下段结肠未作缝合,仅与直肠的浆肌层相互黏合,但在结肠与肛管的交接处(相当于自然愈合线上),由于组织水肿往往会形成一个环状狭窄;这个环形狭窄起初需每天用手指加以扩张,以防大便在结肠内存积,但一般再隔6~12周就可逐渐吸收消失,结肠也可重新恢复蠕动。由于齿状线以上的黏膜保留了1cm长度,肛提肌和肛括约肌又都保持完整,再加盆腔的神经又未加扰动,患者在其新的直肠(即末段结肠)有大便充盈时,应有较好的反射而能自动控制排便。

(四) 经腹结肠切除、结肠直肠吻合术(Rehbein法,1960)

此术式优点在于完全不需分离盆腔,既保留了内括约肌完整性,又不损伤盆丛神经,术后不会发生肛门失禁。但是这种术式对病变肠段切除欠彻底,术后常有内括约肌痉挛和便秘复发,而且此术式需在盆腔内吻合,有造成盆腔感染等并发症之虞,故目前该术式已很少开展。

【术前准备和麻醉】 同Swenson法。

【手术步骤】

1. 腹腔探查、游离结肠等步骤同Duhamel术。

2. 向远端游离直肠,至距肛门约3~5cm(婴儿)或5~7cm(儿童),在此平面切断直肠,然后切除巨大结肠。

3. 直肠结肠对端双层吻合。

4. 经肛门放入橡皮肛管,其远端超过吻合口5~8cm,以保证术后排气排便通畅,使吻合口顺利愈合。

【术后处理】 术后两周内开始扩肛,3个月内每天一次,后逐渐减为隔天一次至每周一次。术后定期复查,如有便秘复发,应行内括约肌切除术,以免发生继发性巨结肠症。

(五) 直肠肛管背侧纵切、心形斜面吻合术(王果手术)

此术式手术步骤简洁、易于掌握,且基本上消除了伤口感染、吻合口漏、吻合口狭窄以及肛门失禁和便秘复发,目前国内已有较多医院开展此术式。

【术前准备和麻醉】 与Swenson手术相同

【手术步骤】

1. 下腹经腹直肌切口,上端超过脐孔3cm,下端达耻骨上缘。依层开腹。

2. 探查腹腔,了解狭窄肠管的部位、长度以及扩张肠管的范围。在近端预切断处缝一丝线作标记。必要时取全层肠壁作冷冻切片,以确定正常神经节细胞部位及切除长度。

3. 腹膜返折处紧靠直肠侧剪开腹膜,在直肠后间隙分离至尾骨尖(约为齿状线水平)。结扎切断上1/3直肠侧韧带。向上剪开结肠系膜的腹膜层,结扎切断降乙状结肠血管,注意勿损伤输尿管。游离左半结肠,使正常结肠端可无张力地拖出肛门吻合。

4. 扩张肛管,放入橄榄头扩张器,于直肠上端扩张器颈部,以粗丝线结扎结肠。将直肠、结肠套叠拖出肛门外,

07

切断直肠。然后拖出粗大结肠至缝有标记的正常肠段止，切除粗大结肠。腹部手术组可封闭盆底，修复腹膜，逐层关腹。

5. 直肠背侧纵向切开至齿状线上 0.5cm 处，切口两翼分开呈 V 形。在 V 形尖端结肠直肠浆肌层缝两针，3、6、9、12 点各缝一针并作为固定牵引线。注意 V 形尖端引线必须靠近齿状线，12 点引线直肠侧距肛门约 2~2.5cm。牵拉两根牵引线，缝合浆肌层一圈，缝线应距切口缘约 0.3cm。

6. 切除多余直肠、结肠，直肠结肠全层缝合。吻合完毕后，吻合口前壁距肛门约 3~4cm，后壁约 1.5~2cm。术毕放软橡皮肛管一根行结肠减压，4~6 天后拔除。

【手术步骤】 同 Duhamel 术

(六) 经肛门巨结肠手术

1998 年 Torre D L 经肛门巨结肠手术获得成功，此为近年来先天性巨结肠治疗的重要进展之一。该手术适合于短段及常见型巨结肠，狭窄段局限于乙状结肠远端以下者或切除病变及扩张肠管后，近段结肠可无张力地拖出肛门吻合者。经肛门巨结肠手术具有手术损伤小，恢复快，不需开腹，费用较低等优点。但此手术切除病变范围仅可达乙状结肠或降结肠以下处，故应严格掌握适应证，如估计切除病变肠管不够，应及时中转开腹手术。目前国内已有较多医院开展此术式。

【术前准备和麻醉】 与 Swenson 手术相同。

【手术步骤】

1. 取截石位，留置尿管，双下肢一并消毒包裹吊起。行扩肛并直肠腔冲洗消毒，肛周缝数针固定于小儿腹部拉钩上，充分暴露直肠肛管。

2. 在直肠黏膜下注射肾上腺生理盐水以使黏膜与肌层分离，齿状线上 1cm 处环形切开直肠黏膜，边分离直肠黏膜边缝线，向上分离黏膜管至 5~7cm 时，可见直肠肌鞘呈折叠袖套状环行脱出于黏膜管周围，表明已到腹腔的腹膜返折处，再向上稍加分离，即可使肌鞘拖出肛门。

3. 小心切开前壁肌鞘及腹膜，证实已进入腹腔后紧贴肠管将肌鞘全部切开，向下牵拉直肠，沿肠壁分离系膜并结扎系膜血管，至正常肠段时注意保留肠壁边缘的血管弓，直至正常结肠段可无张力地拖出肛门吻合。

4. 切除扩张肠段，必要时在正常肠段取肠壁组织冷冻活检，以保证吻合缘组织正常。在齿状线上 1cm 处纵向切开直肠肌鞘后壁，以防术后肌鞘收缩狭窄。将正常结肠与直肠肌层缝合一圈，切除多余结肠，再用可吸收线将结肠全层与直肠黏膜肌层缝合。

(七) 腹腔镜下巨结肠切除术

此手术由 Smigh B.M 于 1994 年成功施行(腹腔镜下 Duhamel 术)，由于该手术是把传统开腹操作转为腹腔镜下操作，具有创伤小，术后恢复快等优点，而且适合于各型巨结肠的治疗，目前在国内外开展较快。

【术前准备和麻醉】 与 Swenson 手术相同。

【手术步骤】

1. 仰卧位，腹会阴双下肢一并消毒，两小腿及足包裹置于无菌巾上，待转会阴部手术时，两足用巾钳固定于护架上。

2. 用 Veress 针在脐环上部穿刺腹腔，建立气腹(压力 10~12mmHg，流量 2.8L/min)，置入腹腔镜。右上腹、左上腹及右下腹置 5mm 套管，分别置入分离钳、超声刀、吸引器等器械。

3. 腹腔镜检查确定病变肠段及扩张段长度，在预切除结肠段近端作缝线标记。用超声刀游离降结肠乙状结肠，用钛夹钳闭结扎乙状结肠动静脉，注意保留肠壁血管弓，游离至使移行段近端正常结肠可无张力地拖至肛门吻合即可。

4. 腹腔镜下直肠游离的长度则取决于会阴部手术的术式，Duhamel 法需分离直肠后间隙至肛周齿状线上，同时用切割吻合器切断直肠；经肛门巨结肠手术则用腹腔镜分离直肠至腹膜返折部位即可；Swenson 法、王果手术则需游离直肠后间隙至齿状线上 0.5~1cm，将结肠用腹腔镜经直肠肛管推出至肛门外再转会阴部手术。

5. 会阴部手术可参考上述各式操作，在此不再赘述。

(陈肖鸣)

第三节　直肠和肛管的损伤

肛门直肠由于有骨盆的保护，平时损伤较为少见，其发生率约占腹部外伤的 0.5%~5.5%。但如果诊治不及时，可能发生严重的感染并发症。直肠损伤的死亡率可达 0~10%，并发症发生率达 10%~45%。直肠和肛管损伤有如下特点：①肠内容物含细菌多，易感染；②周围疏松组织多，血运差，感染易扩散；③常合并其他组织器官损伤，如骨盆骨折、尿道损伤、出血休克等；④发病率较低，易误诊、漏诊；⑤后期并发症多，治疗困难，预后欠佳。

【病因】 常见的结直肠肛管损伤的原因有：

1. **武器伤**　如弹片、枪弹等损伤，在战时最为常见。

2. **刀刺伤**　平时和战时均可发生。伤口小，伤道深。

3. **异物插入伤**　为木桩、竹刺、铁棍、工具柄等所致的损伤。或直肠内塞入玻璃瓶，铁钉或其他异物损伤直肠，此类损伤近年来有增加的趋势。

4. **骨折碎片刺伤**　暴力所致骨盆骨折碎片刺伤直肠。

5. **压榨伤**　当腹部受到突然挤压，如拳打脚踢或爆炸时的气浪冲击等，肠道内的气体可能挤压入直肠引起肠壁破裂。

6. **撕裂伤**　外力作用下会阴撕裂，裂口沿肛管向下，累及肛管、直肠。

7. **手术损伤**　盆腔、会阴手术均有误伤直肠的可能。

8. **器械损伤**　肠镜检查，组织活检，妇科刮宫，取环，膀胱镜检等可造成肠壁撕裂、穿孔。

分类

1. Robertson 按解剖位置提出的分类：①腹膜返折以上

的损伤；②腹膜返折以下，肛提肌以上的损伤；③肛提肌以下的肛管括约肌及周围皮肤损伤。

2. 美国创伤外科协会修订的直肠损伤按损伤程度分为五级：①部分直肠壁受损致血肿或裂伤为Ⅰ级；②直肠裂伤小于其周径的50%为Ⅱ级；③裂伤超过其周径的50%为Ⅲ级；④直肠全层破裂并伤及会阴部者为Ⅳ级；⑤直肠损伤且其血供受阻断为Ⅴ级。

【病理】 病理变化随损伤的程度、部位、范围、时间和有无脏器合并伤而异。轻者只有黏膜撕裂和肌层裂开，重者可出现肌层全层破裂和广泛括约肌损伤，若伴有大血管和骶前静脉丛损伤，可引起大出血休克，甚至死亡。腹膜返折以上的直肠损伤常引起化脓性腹膜炎，腹膜返折以下的直肠损伤可引起周围间隙感染，如盆腔蜂窝织炎、直肠后间隙和坐骨肛门窝感染。因这些间隙较大，加之厌氧菌混合感染和粪便污染，如处理不当，极易并发广泛坏死和毒血症、败血症，甚至死亡。医源性损伤性质轻微，范围小，多数仅有黏膜损伤，即使肠壁穿破亦仅限一处。因检查前多有肠道准备，故感染较轻。直肠外瘘、直肠膀胱瘘或直肠阴道瘘等则常为直肠损伤后的并发症。

【诊断】 及时、正确的早期诊断和早期处理是提高直肠肛管损伤疗效的关键。腹膜返折以下的直肠、肛门开放性损伤，根据外伤史及伤道情况易作出诊断。但在闭合性损伤而肛门外部无伤口时，早期临床表现常被其他脏器损伤症状所掩盖，易延误诊断。据文献报道，直肠和肛管的损伤延误诊断率可高达50%。

诊断时应重视外伤史及伤道情况。直肠和肛管的损伤的主要原因为高空坠落、工伤和交通事故伤，在农村则以摔伤、牛角顶伤为多见。一般来说，高空坠落、跌倒、打架或牛角顶伤等致直肠和肛管的损伤时，常有锐器或钝器从会阴部、肛门或臀部向上刺入，可伤及肛门直肠及其周围组织，甚至损伤到阴道、尿道和膀胱等盆腔脏器，伤情较为复杂，伤道周围组织损伤严重。常表现为伤口或肛门出血、腹膜炎，或伤口有粪便流出，甚至漏尿。此时，常可根据伤道情况来判断伤情并及早作出诊断。

注意有无休克、大出血等严重危及伤者生命的合并伤。若存在这些情况，应首先抢救处理，再作其他必要的检查，以免耽误伤情。车祸撞、挤、压伤，重物压伤和搅拌机搅伤等伤情往往较为复杂，创伤大，且合并伤较多，若不及时诊断，则可导致严重的不良后果。常见的合并伤有骨盆或下肢骨折，泌尿道、阴道、胸腔和腹腔内其他脏器等损伤。合并休克时，应注意有无腹腔内实质脏器损伤、腹膜后大血肿、大血管损伤或严重的骨盆骨折等。

在其他脏器损伤为主要表现时，也应排除有无直肠和肛管的损伤，若漏诊或延误诊断，可发生肛门直肠周围间隙感染、肛瘘或肛门狭窄等相应的并发症，使这些并发症的处理难度增大，甚至造成某些不可挽回的不良后果。因而必须作细致、全面的体格检查，必要时采用其他的辅助检查协助诊断。临床疑有直肠肛管损伤时，应常规行直肠指诊。有损伤时，指套上常有血污或发现肠腔内有血块，若损伤部位较低时，可以摸到破裂口。若指诊阴性，又疑有直肠和肛管的损伤时，在病情许可时可行直肠镜检查，常能明确损伤的部位和范围。

Burch等报道，直肠损伤肛门出血中80%指诊阳性，而直肠镜检查有88%为阳性，其中38%为肛门出血而直肠指诊阴性者；直肠指诊或直肠镜检查总的诊断率为85%。若疑腹膜返折以上直肠损伤或合并腹内其他脏器损伤时，应作腹腔穿刺，如果抽出粪性液体时有助于诊断。必要时可行X线检查，以便观察和分析有无直肠异物，尚可确定有无膈下游离气体和骨折等情况。

【治疗】

1. 非手术治疗　单纯的非手术治疗仅适用于少数伤者。Morken提出，直肠损伤保守治疗的标准为直肠损伤等级系统在Ⅱ级以下，损伤范围不大，没有大的合并伤，在伤后8小时内治疗，且生命体征稳定者。如直肠黏膜挫伤出血时，可先予保守治疗，包括禁食、补液、使用止血药物和抗生素治疗，必要时经肛门填塞缠绕油纱布的肛管压迫止血，一般不需要手术治疗。但应密切观察病情变化，一旦出现高热、会阴部肿痛等病情加重征象时应及时中转手术治疗，以免引起不良后果。

2. 手术治疗　绝大多数直肠和肛管的损伤都需要手术治疗，笔者所在的中山大学附属第一医院结直肠肛门外科收治的41例直肠和肛管损伤中，手术率达95%，效果良好。手术原则是优先处理严重合并伤(如颅脑损伤、血气胸和腹腔内实质性脏器破裂出血等)，再行直肠和肛管损伤的手术治疗。

处理直肠损伤通常安全的办法是在穿破直肠的近端行结肠造瘘术，使粪便转流，同时对破损肠壁进行修补。但有时也可按损伤的部位和范围、损伤后至治疗前相隔的时间等不同因素采用不同的方法，如破损处无法修补，可行Hartmann手术。医源性直肠损伤如直肠镜检查时直肠上段穿破后能及时发现，可以立即剖腹探查、并将穿破处作双层间断缝合，近端结肠可以不造瘘，腹腔一般也不需要引流，多数可一期愈合。

对于腹膜返折以上直肠损伤，除近端结肠造瘘外，如破损处范围不大，可将肠壁上的创口缝合，腹壁切口也一期缝合而不需引流。如穿破的位置过深不易缝合，或穿破的范围过大不能缝合者，则除近端结肠造瘘外还需在创口附近放置引流。

如穿破处在腹膜返折以下，创口一般不能经腹部切口缝合。这种情况下，除经由腹壁切口作乙状结肠造瘘外，最好再通过会阴部切口引流直肠周围间隙。通常是在尾骨前面作一纵向切口，切除尾骨，并自骶骨前凹探达直肠破损处，将异物或碎骨片取出后放置引流；也可以不切除尾骨，而经肛提肌达直肠旁间隙。直肠冲洗可减少污染机会，降低感染等并发症。Shannon等报道直肠损伤27例行直肠冲洗与不冲洗治疗对照，感染率与盆腔脓肿发生率分别为

15%、8% 和 46%、8%。创口经上述方法处理后，除继续应用抗生素外，引流管可以逐渐拔出。至肠壁上的创口完全愈合以后，再隔 3 个月后二期手术关闭造瘘口。

在直肠腹膜外穿破时，上述既作结肠造瘘，又行会阴部引流的方法，最为安全有效。单作结肠造瘘而不作会阴部引流，往往容易并发直肠周围脓肿；单作会阴引流而不行结肠造瘘，其创口愈合极为缓慢，多数会形成直肠外瘘。

肛管损伤虽多为外伤所致。但有时为了治疗的目的在肛门周围注射药物或施行手术，也能导致肛管损伤。肛门周围的药物注射量过多或用药不当可造成严重的组织坏死，引起严重感染，可导致括约肌的损伤、失禁和瘢痕狭窄。近年来同性恋患者或心理异常者肛管直肠损伤有增加的趋势。

如继肛管损伤后遗有括约肌失禁和瘢痕狭窄，可用整复手术治疗，根据外括约肌纤维损伤的多少，或者作括约肌环修复术，或者作括约肌重建替代术，但效果不一定满意，故预防这种情况的发生十分重要。

在括约肌功能已经丧失而又不能修复时，需要考虑作结肠造瘘——永久性人工肛门。

（林锋）

第四节　结肠扭转

一、乙状结肠扭转

乙状结肠扭转（sigmoid volvulus）是乙状结肠以其系膜为中轴发生旋转，导致肠管部分或完全梗阻，甚至血运发生障碍。乙状结肠是结肠扭转最常见的发生部位，约占 65%~80%，其次为盲肠和横结肠。60 岁以上的老年人是年轻人发生率的 20 倍。

【病因与病理】 乙状结肠常发生扭转的解剖学基础：①肠管有较大的活动度；②肠系膜较长，但系膜根部较窄，对造成扭转起着支点的作用；③肠腔内常有粪便积存，由于重力作用，体位突然改变或强烈的肠蠕动可诱发扭转。扭转以逆时针方向多见，扭转超过 180° 可造成肠梗阻；超过 360° 肠壁血运可能受到影响，扭转形成的肠梗阻为闭袢性肠梗阻（图 7-20）。

【临床表现】 乙状结肠扭转的主要症状为腹痛和进行性腹胀，临床上分为亚急性（约 80%）和急性（20%）两类。亚急性乙状结肠扭转多见于老年男性，常有慢性便秘史。部分患者曾有类似发作，并随排便排气而腹痛自行消失的病史。发病大多缓慢，主要表现为中下腹部的持续性隐痛、阵发性加剧和进行性腹胀。查体可见腹部明显膨隆，不对称，有时可触及有压痛的囊性肿块，无显著腹膜刺激征，主要为低位不完全或完全性肠梗阻表现。急性乙状结肠扭转多见于青年人，起病急骤，剧烈腹痛，呕吐出现早而频繁，腹胀反而较轻，主要为典型的绞窄性低位肠梗阻表现，查体可发现急性腹膜刺激征，腹胀不对称。

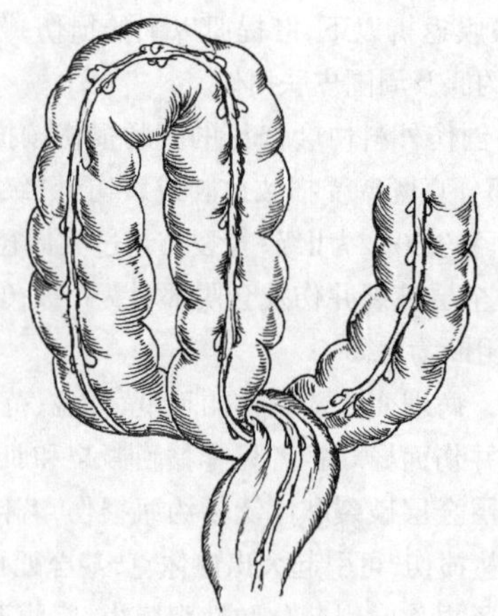

图 7-20　乙状结肠扭转 360°

【诊断】 对于男性老年患者，长期便秘或既往曾有类似腹痛史，低位肠梗阻表现，部分患者触及左中下腹囊性包块，应考虑乙状结肠扭转。腹部平片显示左中下腹充气的巨大乙状结肠肠袢，常可见两个处于不同平面的液 - 气平面，左、右半结肠可有不同程度积气。钡剂灌肠见钡剂在直肠与乙状结肠交界处受阻，尖端呈锥形或喙突状。患者有腹膜刺激征时常提示肠壁可能已出现缺血坏死，应禁行此项检查，以免导致肠壁破裂穿孔。纤维电子结肠镜对疑为乙状结肠扭转者可明确诊断，并对肠扭转进行复位，而且可排除诱发乙状结肠扭转的肠道病变。急性乙状结肠扭转的临床表现常与其他严重急腹症混淆，术前不易区别，常需急诊手术探查。

【治疗】 按肠梗阻治疗原则进行处理，包括禁食、胃肠减压、纠正水、电解质平衡失调等，同时应明确是否存在肠绞窄，以便采取不同的措施对扭转的乙状结肠进行处理。在发病早期无绞窄性肠梗阻表现时，可试用非手术复位。武汉大学人民医院涂庭山（1998 年）报道乙状结肠扭转 124 例，患者平均年龄 72 岁。分别采取乙状结肠镜插管、灌肠复位、乙状结肠内镜等非手术疗法成功治疗 66 例，成功率达 53%。

非手术复位方法有以下几种：①温盐水低压灌肠法：该方法对肠套叠的复位成功率较高，但对乙状结肠扭转只有 5%~10% 复位成功率。将 37℃的生理盐水与肥皂水混合均匀，灌进直肠和乙状结肠。水进入乙状结肠促使扭转复位，但压力不可过高，以免扭转肠管发生破裂。灌肠水不能进入乙状结肠时，复位不能成功。若 400~500ml 盐水无法灌进结直肠内，即说明乙状结肠可能存在梗阻。由于该方法操作简便，兼有诊断意义，临床上对病情较轻，无休克，扭转肠管无绞窄坏死的情况下可作为试验性方法使用。②乙状结肠插管法：取左侧卧位，将乙状结肠镜伸入直肠上方，可看到扭转部位多距肛门缘 15~25cm。如扭转部位的肠黏膜完好，可将直径 7mm，长 40~60cm 的涂有润滑剂肛管，经乙状结肠镜插入直肠，缓慢旋转管端，使之通过扭转处，插入扭转肠袢内。当排出大量气体和稀粪时，表示已经解除肠梗阻，扭转可自行复位。肛管留置于乙状结肠内2~3天，每天肛管冲洗，以免短期内再发生扭转。该方法复位率可达80%~90%。③纤维电子结肠镜复位：直视下边充气边缓慢插入纤维结肠镜，将镜头插入扭转上方的肠袢内，以盐水冲洗，吸出气体和粪便，使扭转复位，并可检查扭转上下方的肠壁情况。如黏膜完好，可在乙状结肠内放置肛管，固定于肛门周围。此法盲目性小，比较安全，成功率也很高。

无论是乙状结肠插管法或纤维电子肠镜复位，都应在进入直肠乙状结肠后注意肠黏膜的颜色变化，若黏膜颜色蓝黑、高度淤血水肿甚至溃疡糜烂则提示已有肠坏死，应迅速撤镜改行手术治疗。

由于乙状结肠扭转属闭袢性肠梗阻，且一旦出现绞窄性乙状结肠扭转则死亡率可达50%~70%；另一方面，非手术复位后的复发率可高达55%~90%，故多数学者主张对乙状结肠扭转采取手术治疗。手术适应证：①急性乙状结肠扭转有肠坏死及腹膜炎征象；②肠腔内出现血性肠内容物；③反复发作的乙状结肠扭转；④经非手术复位失败。

扭转复位加单纯的侧腹膜固定或系膜折叠术等并不能降低术后复发率，目前已很少采用。如患者一般情况尚好，术中可用大量生理盐水加抗菌素灌洗全结肠，然后行乙状结肠切除并一期吻合，临床上已证实为一行之有效的方法，可免除造瘘之苦。如术中见有肠坏死，或积粪较多，污染严重，患者一般情况较差，可行坏死肠段切除双腔造瘘术较为安全；若坏死肠段远端的直肠无法拉出造瘘，则行Hartmann手术。对复位后患者，由于复发的几率高，若能耐受手术，应在复位后1~2周择期开腹或腹腔镜下乙状结肠切除术。

二、盲肠扭转

Rokitansky于1841年首次报道盲肠扭转。临床上盲肠扭转少见，其发病率仅是乙状结肠扭转的1/10。

【病因与病理】 在发育过程中盲肠未固定于后腹壁，易与回肠末端一起成为游离肠袢，这种活动盲肠常是盲肠扭转的病理基础，Wolfer曾在125例尸解中发现11.2%的活动盲肠足以产生扭转。另外，腹腔内粘连、升结肠狭窄、肿瘤、肠蠕动异常和慢性便秘等因素可促使盲肠扭转的发生。盲肠扭转大多数以回结肠血管为轴，呈顺时针扭转360°或更多，这种扭转形成闭袢性肠梗阻，可合并有血运障碍。也有少数是活动盲肠向前向上翻转折叠而产生肠梗阻，但该情况一般不会出现血运障碍。盲肠壁薄径粗，闭袢性肠梗阻时肠壁承受的张力大，常易发生坏死穿孔。

【临床症状和诊断】 发病者多为青年，女性较多见，表现为急性机械性肠梗阻。发作急骤，右下腹绞痛，阵发性加剧。发病初期查体时，可在中腹或上腹部扪及胀气压痛的盲肠，肠鸣音亢进并有高调；后期腹胀明显，重度、不对称的腹胀是盲肠扭转的重要特征。可渐出现恶心、呕吐、肛门停止排气排便。X线腹部平片可显示单个卵圆形胀大肠袢，有液-气平面，肠袢的位置和形状提示有可能为胀大的盲肠，结肠无积气积液，小肠可有不同程度胀气。当上腹部的胀大盲肠严重积气积液时，常易被误认为是胃扩张，遇此情况应在透视下抽吸胃管，若影像无变化即可排除胃扩张。钡灌肠检查见钡剂停留在升结肠处不再下降，呈尖端锥形或喙突状，有时也可有少量钡剂进入扩张的盲肠内即可诊断，该方法的成功率达91%，但若疑有盲肠坏死即不宜作此检查。据统计，盲肠扭转坏死时并有腹膜刺激征者仅22%，因而不能把腹膜刺激征作为判断有否盲肠坏死的依据。盲肠扭转的早期诊断与治疗效果密切相关，由于该病较罕见，早期诊断殊为不易，临床上应提高警惕。

【治疗】 首先按肠梗阻治疗原则进行一般处理，包括禁食、胃肠减压、抑酸、抑制胃肠道分泌，纠正水、电解质平衡失调、应用抗生素等。盲肠扭转早期可试用纤维结肠镜复位，但不应期望过高。由于盲肠扭转约18%~29%发生坏死，诊断明确后应积极准备手术治疗。手术原则为解除梗阻、切除坏死肠段及防止复发。有以下几种方法：①若开腹后见盲肠无坏死，复位后将盲肠缝合固定在右下侧后腹壁即可。据统计，盲肠固定术后约有4%~7%的复发率，因而也有人主张加行盲肠内插管造口，不仅可收到术后肠管减压效果，还可使肠管造口部位的盲肠壁与腹膜形成粘连，防止复发。②若盲肠已坏死，应考虑切除盲肠后一期行回肠升结肠或回肠横结肠吻合术，必要时加行回肠插管造口术，可吸引减压吻合上方回肠，减少吻合处张力和瘫痪性肠梗阻，保证吻合口愈合。③若盲肠和结肠坏死并有小肠极度膨胀、病情危重的患者，手术目的是挽救患者生命。可切除坏死和血液循环不良的盲肠和结肠，行双腔造口术。④若复位后只有盲肠小块坏死，其他部分血液循环良好。可局部切除坏死组织，将盲肠切口边缘与腹膜皮肤缝合，行盲肠造口术。

（林锋）

第五节　直肠和肛管的炎性疾患

直肠和肛管的炎性疾患虽有各种表现，但彼此之间互有关联，一种病变可以视为另一种病变的延续。通常病变多始自肠壁内的隐窝炎和乳头炎，继而感染扩散至直肠、肛管周围，形成脓肿或肛瘘。

一、隐窝炎和乳头炎

【病因和病理】 系指肛管上端肛窦、肛乳头部的炎症，临床上较多见。位于齿状线上的Morgagni隐窝和半月瓣，因其解剖上的特殊性，在隐窝中最易存积粪便。如粪便过于干燥或含有粗糙异物，则擦伤隐窝黏膜的可能性甚大，尤以位于肛管后方中线附近的隐窝罹患机会最多，于是细菌便可侵入损伤部位，引起隐窝的急性炎症和隐窝底部腺体的感染。一旦发生感染和炎症，渗出液多滞积在隐窝袋内，以致引流不畅而感染经久不愈，形成慢性隐窝炎，或有间歇性的发作；甚至可扩散至直肠壁外，进一步发展成为直肠或肛管周围脓肿。长期炎症刺激后乳头可变肥大，甚至形成息肉,于排便时可突出肛门外,引起不适或流血。

【临床表现和诊断】 隐窝炎或乳头炎患者,肛门部常有不适或疼痛感,有时疼痛可涉及会阴部或骶尾部,且于排便时加重。有时排便时可见少量脓液或黏液,乳头肥大充血者则可混有少量血液。

诊断除症状外,主要依靠肛门指诊和肛门镜检查。肛门指诊时常有括约肌较紧的感觉,在肛管后方齿状线上常能摸到活动性硬结和压痛的发炎隐窝或肥大的乳头。用肛门镜检查时可见肛乳头肥大呈锥体形、三角形或圆形,炎症急性期则充血、水肿;慢性期则色泽灰黄,光滑不易出血。用探针探查时,探针在黏膜下可向上探,或者可见探针的弯钩能插入隐窝内,并可在肛管的皮肤下看到钩头,而在正常的情况下探针的钩头是不能插入隐窝的(图 7-21)。

【治疗】 在隐窝炎的早期急性炎症阶段,可试用保守疗法:每日热水坐浴 2~3 次,口服液体石蜡 1~2 次,并服用喹诺酮类药物,能使症状消失或减轻。如病变已成慢性或屡次复发,则大多需用手术治疗。通常可在局部麻醉下先将肛管括约肌适当扩张,继用探针的弯钩探入隐窝将黏膜向肛门稍为拉起,然后将黏膜作放射状切开或切除,使渗出液不致积滞在隐窝内(图 7-22,A)。术后需继续进行非手术治疗,并在 5~7 天内每日用手指扩张肛管,以免创面重新粘连妨碍引流。凡属有病变的隐窝均需一一依上法切开或切除,但正常的隐窝则不必切开。

如乳头已因慢性炎症而肥大充血,一般亦需将肥大的

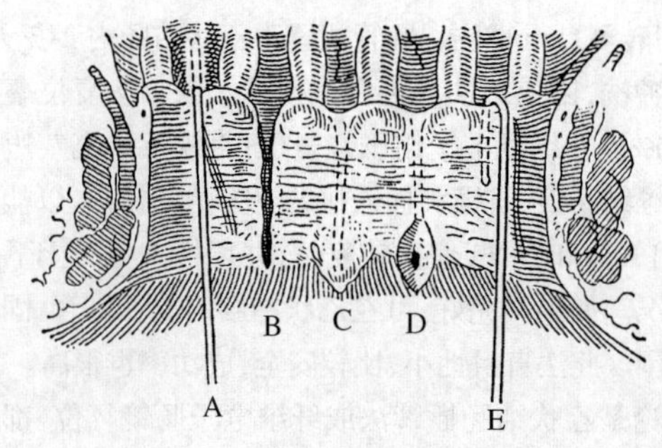

图 7-21　肛管隐窝炎的检查法

A. 探针在源自隐窝的黏膜下窦道中;B. 隐窝溃破后形成的肛裂;C. 隐窝内炎症引起的肛管皮下脓肿;D. 脓肿切开或溃破后形成的皮下瘘管;E. 用弯头探针可探入隐窝内或肛管皮肤下,为隐窝炎的证明

乳头切除。切除时,同样在局部麻醉下先将肛门扩张,继将肛管内的皮肤作一梭状切除,直至乳头基底部。当乳头的基底在血管钳的夹持下切去后,被夹住的组织即可缝贯结扎,肛管的皮肤创缘则无需缝合以利引流(图 7-22,B)。如乳头炎和隐窝炎同时存在,手术可将两种病变同时切除;当并有内痔或外痔时,手术切除也可一举两得。

二、肛裂

【病因和病理】 肛裂(anal fissure)是肛管内齿状线以下深及全层的感染性溃疡。是肛肠科的常见病和多发病,

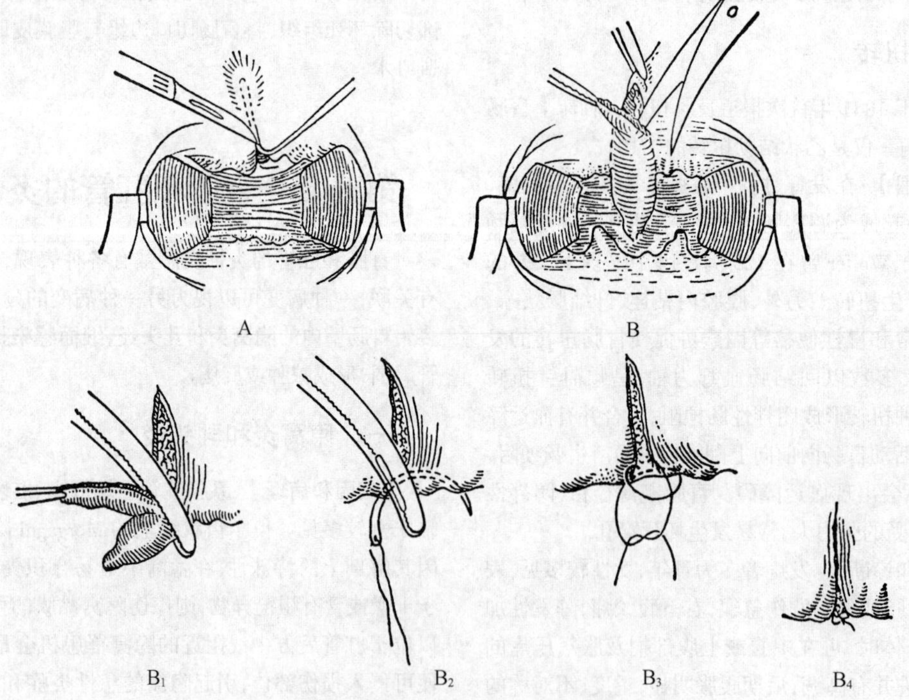

图 7-22　隐窝炎的切开和肥大乳头的切除

A. 有钩探针在有病变的隐窝内将黏膜和肛管皮肤稍为拉起,作放射状切开;B. 肥大乳头的梭形切除;$B_{1\sim4}$. 表示切除之步骤,注意乳头基底部在血管钳的夹持下切除后,仅在齿状线部位予以缝合,而肛管内的皮肤创口可以任其畅开引流

人群发病率为2.19%，占肛肠疾患的4.12%，在痔瘘专科门诊就医的患者中肛裂患者甚至占到14%，而且有逐年上升的趋势。

肛裂的病因主要有下列几种：

1. 外伤为最重要的因素。常见的致伤因素为硬结的粪便，其余如异物、手术、指诊或内镜检查等均可引起肛管皮肤损伤，女性在分娩后亦有将近10%发生肛裂。由于解剖上的特点，肛管后方的皮肤在肛门扩张时最易遭受创伤或发生撕裂，故形成的肛裂多在肛管后方。

2. 血栓性外痔如继发感染常形成溃疡。

3. 隐窝感染自隐窝向下蔓延形成肛管皮下脓肿，表面的皮肤如自行溃破或受伤破裂，也可形成溃疡面。

4. 特异性感染如结核、梅毒、Crohn病等病变亦可形成肛裂。

肛管皮肤因上述多种原因形成溃疡后，初时溃疡底浅而边软，其后因括约肌痉挛而致引流不畅，或因粪便的经常摩擦而致创面不能愈合，结果溃疡转为慢性，底部有较多的灰白色纤维坏死组织，边缘皮肤有潜行现象，溃疡的愈合便更困难。在溃疡的最下端，皮肤常因水肿而隆起，状似外痔，常称为“前哨痔”，而肛裂之上端则常与肥大的乳头相接。肛裂、“前哨痔”、乳头肥大常同时存在，称为肛裂“三联症”。如肛裂经久不愈，则以后因感染延及肛门周围，亦有并发肛门周围脓肿和形成肛瘘之可能，或者因慢性炎症而致肛管周围组织纤维化导致肛管狭窄。

少数肛裂位于肛管侧面者，常由结核、梅毒、Crohn病等病变所致，而非因外伤。肛裂一般均为单数，如同时有多数肛裂存在，大多有特殊病因。

肛裂与肛管的皮肤表浅裂伤有所不同，后者多因大便燥结擦伤所致，既不限于任何部位，也不仅在于一处，虽可引起暂时性的疼痛，但只要避免继续损伤很快就可愈合。血管造影显示正常人两侧肛门动脉的分支在肛后连合处吻合较好者仅有15%，Lund用组织学方法观察发现齿状线上下各1cm的间距内，后方的小动脉数明显低于前连合和两侧，形成乏血管区。而且，肛门动脉穿经内括约肌间隔处发出的小支与肌纤维呈垂直方向进入肌内，肌肉痉挛收缩压迫血管将加重肛后连合的缺血现象。因而临床所见肛裂绝大多数位于肛管的后正中部位（Hananel N报道976例，后正中线肛裂占73.5%），少数则在肛管前方。溃疡多呈梭形或椭圆形，但在肛管未扩张的情况下，外表似呈一个狭长的深裂隙，其实这个裂隙是由溃疡面折叠而成。

【临床表现和诊断】 肛裂多见于中年人，女性患者较男性为多。

肛裂患者有典型的临床表现，即疼痛（90.8%）、便秘和出血（71.4%）。最突出的症状是不同程度的周期性疼痛。疼痛多因排便引起，为一种剧烈的烧灼样痛，于排便后仍持续数分钟至2~3小时不等。排便时的疼痛是因肛管扩张及粪便刺激创面的神经纤维所致，而排便后的疼痛则是肛管括约肌持续痉挛的结果，需待括约肌因疲乏而再度松弛后疼痛始渐消失。疼痛消失以后患者多无其他不适，但下次大便时疼痛又将发生。这种疼痛有时非常剧烈，不仅患者极为痛苦，对工作亦有影响。又因患者惧怕疼痛，常忍禁不敢随意排便，结果粪便滞积在结肠内时间过久变为干硬，致下次大便时疼痛更加剧烈，形成恶性循环；或者患者为求粪便稀软，随意服用轻泻剂或润肠剂，因而大便习惯逐渐变得不规则。

排便时肛门出血是另一种症状，但不如疼痛常见。出血量一般不多，仅于排便时出现，颜色鲜红，仅见于在粪便之表面，有时仅在便纸上有一丝血迹。此外尚可出现肛门分泌物、肛门瘙痒等症状。

肛裂患者之周期性疼痛非常典型，故多数患者仅凭病史即能作出诊断，无此典型症状者即应怀疑不是肛裂或者至少不是一般的非特殊性肛裂。如需进一步检查，则轻轻牵开肛门皮肤，一般即可看到“前哨痔”，表示肛裂的下端位置。但“前哨痔”并非每个患者都有，特别是早期肛裂多数无此特征。直肠指诊或内镜检查均能引起患者剧烈疼痛，故如诊断已可确定，不必常规地勉强进行；必须进行时也最好用些局部涂敷麻醉药物（如3%丁卡因），且手指或肛门镜应沿肛裂对侧的肛管壁上轻轻插入，才可减轻疼痛。多发性肛裂或位于肛管侧壁上的肛裂，应排除结核等特殊感染之可能，且须予组织活检以资鉴别。

【治疗】 治疗之目的在于减少疼痛和促进创面愈合。急性肛裂多可自愈，急性或初发的肛裂可采用坐浴和润便的方法治疗；慢性肛裂可用坐浴、润便加以扩肛的方法；经久不愈、保守治疗无效、且症状较重者可采用手术治疗。

1. 非手术疗法 肛裂早期多采用非手术疗法。如保持排便通畅和避免粪便干结，每日在排便前后用热水坐浴，促使括约肌适当松弛，必要时再用镇静和解痉药物，便可以减轻疼痛。除上述措施外，在溃疡底部和两侧的肛管括约肌内注射0.25%普鲁卡因溶液10~20ml，每日一次，一般注射3~5次后，即可完全解除痛苦并促进肛裂愈合。如在普鲁卡因封闭后再用20%硝酸银处理溃疡面更可加速溃疡愈合。Gabriel推荐用长效油剂麻醉药注入肛裂两侧和底部之肛管括约肌内。方法是先用左手示指插入肛管内作为依据，继在距肛门约2.5cm之后方刺入针头，深至肛管括约肌内，然后在溃疡之两侧各注射麻醉药（油剂）3ml，在溃疡底部注射0.5ml。经此注射以后，止痛效果显著且疗效可持续1~2周，而在此期内肛裂亦多已自行愈合。Gabriel所用油剂麻醉药之成分为：①潘卡因（percaine）0.5%；②苯甲基酒精（benzyl alcohol）10.0%；③苯酚（phenol）1.0%。将上述药物溶于消毒的杏仁油中，制成安培。用时须在热水中微温。近年来，一些学者推荐应用0.2%硝酸甘油软膏（GTN，将0.5mg硝酸甘油片剂磨碎溶于10mg甘油凝胶即配成软膏）涂于肛周皮肤，每日3次，又称为“化学性括约肌切开术”，效果较好，张东铭报道可治愈80%的肛裂患者，无永久性括约肌损害，复发后再治疗仍有效。郁宝铭等对2001年2月以前应用GTN治疗肛裂的RCT资料进

07

行 Meta 分析后报道，GTN 治疗肛裂总的治愈率为 56.7%(177/312)，主要副作用为轻度头痛，总发生率为 41.3%。机制是硝酸甘油经代谢生成 NO，后者可使内括约肌呈浓度依赖性松弛反应，能降低平均肛管最大静息压，其扩张局部血管的作用则有利于血供改善并促进溃疡愈合。该种方法治疗肛裂存在复发的风险，但复发病例再用 GTN 治疗仍然有效。

此外，明显括约肌痉挛的患者可试行扩肛，方法是使患者侧卧位，局部麻醉后首先向肛门内轻轻插入一手示指，再缓慢插入另一手示指，将肛管扩开，再轻柔地依次插入两手的中指，逐渐增大手指扩张的力量，持续 4~5 分钟。

2. 手术疗法 病变存在已有 3 周以上的慢性肛裂，因肛裂之四周和基底部已有多量纤维组织生成，上述保守疗法(包括麻醉药物注射)大多无效，而应行肛裂切除术。

(1) 肛裂切除术：手术可于腰麻、骶麻甚至局部麻醉下施行。麻醉后患者置于截石位。肛管括约肌先用手指充分扩张然后插入肛门镜以暴露肛裂。病变情况观察清楚后，即可将溃疡连同"前哨痔"以及有关的隐窝和乳头一并作梭形切除；切除的深度需包括肛裂的肉芽底面，至露出括约肌纤维为度(图 7-23)。有时需将外括约肌的皮下环在后方正中线上垂直切断，出血点用细肠线结扎，创面则不予缝合。手术完毕时肛管内可塞入一个凡士林纱布卷以扩张肛管和压迫止血。术后第二天即可除去凡士林肛塞，并开始热水坐浴，同时继续其他的非手术治疗措施，至伤口愈合为止。一般术后 3~4 天出院，1 周后即可恢复工作。缺点为肛门脓肿、肛门狭窄和肛门失禁发生率高，现已较少使用。

(2) 肛管内括约肌切断术：肛管内括约肌为环形的不随意肌，它的痉挛收缩是引起肛裂疼痛的主要原因。切断一般选在侧方 9 点或 3 点处，若在后方切断，术后易发生沟状瘢痕化。前方切断则术后括约肌功能降低，易发生肛门失禁(约 30%)。手术可在局部麻醉、骶尾麻醉或硬膜外麻醉下进行。手术方法：①开放式内括约肌切断术：即在肛管一侧距肛缘 1~1.5cm 作小切口达内括约肌下缘，确定括约肌间沟后分离内括约肌至齿状线，剪断内括约肌，然后扩张至 4 指，电灼或压迫止血后缝合切口，可一并切除肥大乳头、前哨痔，肛裂在数周后自行愈合。该方法治愈率高、愈合快，但手术不当可导致肛门失禁。②皮下内括约肌切断术：摸到括约肌间沟，将尖刀刺入到内、外括约肌间，由外向内将内括约肌切断。优点是避免了开放式切口，但有切断肌肉不够完全、术后易出血的缺点。

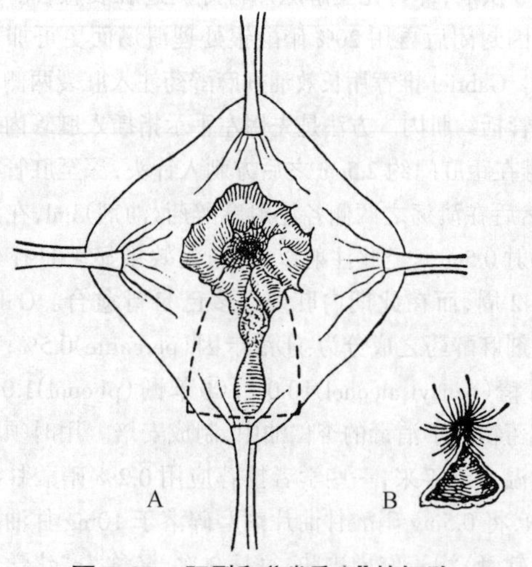

图 7-23 肛裂和"哨兵痔"的切除

A. 示肥大的乳头、肛裂的溃疡和"哨兵痔"的部位，以及切除的范围；B. 切除后遗留的创面。切口应深达括约肌，但不宜缝合

三、直肠肛管周围脓肿

直肠肛管周围充满脂肪和结缔组织，内有丰富的血管和淋巴，容易发生感染形成脓肿。根据脓肿位置的不同，直肠肛管周围脓肿(anorectal abscess)可有如下区别(图 7-24)。

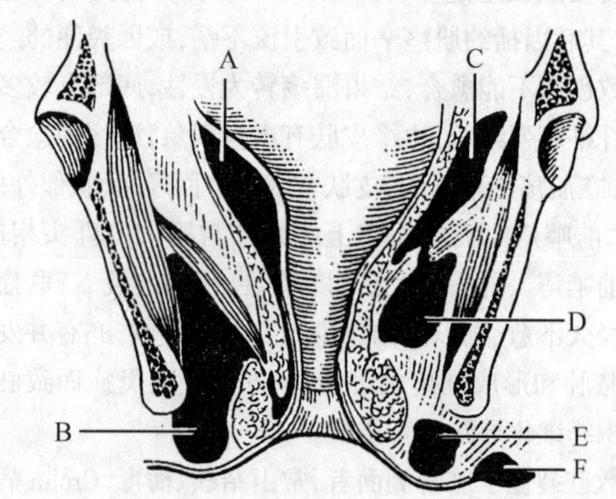

图 7-24 盆腔和直肠肛管之正切面，示直肠肛管周围脓肿之不同位置

A. 直肠壁内脓肿；B. 低位坐骨肛管窝内脓肿(A、B 两者可在内、外括约肌之间相通)；C. 盆腔直肠窝内脓肿；D. 高位坐骨窝内脓肿(C、D 两者可穿过肛提肌彼此相通)；E. 皮下脓肿；F. 皮内脓肿

【病因和病理】 直肠肛管周围软组织被肛提肌和盆隔筋膜分为上、下两个间隙，感染和脓肿在一般情况下常局限于一个间隙内，所以直肠肛管周围脓肿大致可以分为肛提肌上的脓肿和肛提肌下的脓肿。肛提肌上的脓肿主要又可分为两侧的盆腔直肠窝脓肿和直肠后窝脓肿；肛提肌下的脓肿可分为坐骨肛管窝脓肿和肛门旁皮下脓肿。据 Gabriel 统计：肛提肌下的脓肿远较肛提肌上脓肿为多，在 132 例直肠肛管周围脓肿中，仅 3% 属于肛提肌上脓肿。感染在一个区域内形成脓肿后，如不及时处理，可进而累及其他区域，以致直肠肛管周围可有两个或两个以上脓肿同时存在，彼此之间仅有一个狭小的连通，形成所谓"哑铃样"脓肿。直肠肛管周围脓肿又有浅深之分。浅脓肿是指皮肤深筋膜以外的脓肿，包括皮内小脓肿和一般的皮下脓肿；这些浅层感染与其他部位的皮肤化脓性感染无异，其感染源多数自外而入，即多由于局部不洁、表浅擦伤，或在肛门周围注射药物等所致。一般的所谓直肠肛管周围脓肿是指深部脓肿

而言，其共同特点是：感染大多从直肠肛管壁内直接蔓延或经淋巴管向外传播所致，其中隐窝炎更是直肠肛管周围脓肿最主要的病源，其他直肠肛管壁的破损如肛裂、异物损伤、手术误伤以及在直肠肛管壁上或壁外注射药物等，也可以是感染的原因。血源性感染虽亦可能，但不多见。此外，直肠肛管周围脓肿也可以是结核、肿瘤、盆腔炎症和尿路感染、尿液外溢以及其他与肛管相关的疾患所导致，诊断时不可不加注意。

【临床表现及处理】 直肠肛管周围脓肿因位置不一，故临床表现和处理方法也不同。下面就不同部位的脓肿分别叙述。

1. 肛旁皮内脓肿 肛门旁的皮内感染与其他部分的皮肤感染无异，也是由于皮肤的毛囊或皮脂腺的局部不洁或表浅擦伤所致。患者多无全身症状，一般仅表现为局部皮肤的小硬结，而不累及皮下组织；即使至化脓阶段也仅表现为一个小脓头。

皮内感染在未化脓前局部涂碘酊，多数即可自行消退。硬结稍大者可行热敷或热水坐浴，以促使化脓。已化脓者可将脓头摘去，或用细针蘸少许纯苯酚刺入脓头中加以烧灼，不久脓头溃破脱落，病灶即可痊愈。

2. 肛旁皮下脓肿 肛门旁的皮下脓肿又称边缘脓肿，可以发生在肛门周围的任何一处，但多数位于肛门两侧。其病因在少数病例虽可能是因皮内感染深入至皮下所致，但多数却是因肛管内的皮肤有破损(隐窝炎或肛裂)，致感染经外括约肌的皮下部向外蔓延的结果。脓肿的范围虽不大，但患者自觉局部有相当剧烈的跳痛，于大便、行走或坐下时更觉痛苦，其位于肛门前方的皮下脓肿并可能引起小便不适或小便滞留现象。检查时感染区有明显红肿、硬结和压痛，已化脓者并有波动感，但肛门指诊常呈阴性。皮下脓肿如不及时引流，多数可自行向皮外或肛管内破裂，有的甚至侵入坐骨肛管窝内，因此肛门旁的皮下脓肿一有化脓现象，应及早切开引流。

肛门旁皮下脓肿的切开引流最好在全身麻醉下施行；局部麻醉虽亦可用，但不能保证无痛。于波动最明显之处作足够长度之放射状切口(一般需与脓肿之内径等长)，必要时可将切口边缘的皮肤切除一部分，以保证充分引流。脓液排出以后，应用钝头探针探查脓腔有无内口存在；内口一般多在齿状线以上的隐窝内，探查时应轻柔小心，避免造成一个假口。一旦发现内口并将探针探入，即可沿探针将切口与内口之间的组织切开(可能需要切断外括约肌之浅部肌纤维)，创口暂用凡士林纱布填塞24小时，以后便可逐日换药以待愈合，如此可以避免形成瘘管和再次手术。如手术时不能发现脓肿内口，则脓腔单纯切开后用纱布松松填塞，以后逐日换药，其结果约有半数患者也有痊愈机会，但另半数患者将形成肛瘘，直至再次手术时发现内口并将其切除以后方得痊愈。因此，对于肛旁皮下脓肿的患者，手术前应预先告知以后有再次手术之可能。一般在瘘管形成后3周如还不能愈合，即留待再行瘘管切除术。

3. 坐骨肛管窝脓肿 在直肠肛管周围脓肿中，坐骨肛管窝脓肿最常见；其大多是隐窝炎引起的一种继发感染。此脓肿位于肛管与坐骨结节之间，在肛提肌的浅面，容积约有40~90ml。脓肿形成后如不及时引流，则一侧脓肿将穿破前方或后方的中隔而累及对侧，即绕过肛管的前方或后方形成一个马蹄形脓肿，或者脓液可穿破皮肤流出体外，但穿破肛提肌而累及骨盆直肠间隙或直肠后间隙者则不多见。

自觉症状除局部疼痛不适外，全身症状如发热、畏寒、四肢无力、食欲缺乏等均较明显。以后疼痛逐渐增剧，于大便、行走或坐下时更加显著。有时由于膀胱颈部之反射性痉挛，可有排尿困难的情况。局部检查肛门患侧红肿，双臀不对称；局部触诊或肛门指诊时患侧有深压痛，甚至波动感。坐骨肛管窝脓肿经穿刺抽吸获得证实，应予及时切开引流；不宜坐待出现皮肤潮红和波动感等浅部脓肿的症状，以免组织破坏过多及感染扩散的危险。

坐骨肛管窝脓肿之切开引流最好在全身麻醉或椎管内麻醉下施行，局部麻醉不仅不能保证无痛，且不能适应脓腔探查的要求，故一般都不使用。切口多取前后方向，大致与外括约肌纤维平行，且应在括约肌之外侧，即距肛门至少3cm，位于肿痛或波动最明显处。切口必须有足够长度，切口创缘之皮肤和皮下组织可切除少许，使创口不至过早闭合，以保持引流通畅。皮肤和皮下组织切开以后，即可用血管钳的尖端戳入脓腔中放出脓液；注意脓液之流出量超过90ml者，多表示脓肿可能已累及对侧坐骨肛管窝，或已累及肛提肌以上的骨盆直肠窝。脓液排出后，应再用手指伸入脓腔稍作探查，目的在于探查脓腔壁是否完整，或是否穿破而与其他腔隙相通，同时亦可分离脓腔中可能存在的纤维间隔，但需注意避免伤及横过坐骨肛管窝内的阴部内动脉，以免发生严重出血。

如脓腔系单个，尚未累及其他间隙，则经此引流后即可用纱布松松填塞创口，术后2~3天将纱布逐步抽出，同时进行坐浴并逐日换药。半数患者可望痊愈，其余患者将形成肛瘘，需隔3~6周后再行瘘管切除术。如脓肿已累及对侧，或已累及肛提肌上的骨盆直肠窝，尚需要在对侧另做切口引流，或扩大脓腔间的间隔使二腔合而为一，以便彻底引流。

需要提醒的是，脓腔引流以后最好再进一步用钝头探针伸入脓腔，轻轻探查肛管壁上有无原发瘘口存在，此时手指置入肛管触摸探针钝头有助于寻找原发瘘口的位置，不能找得内口者即可按上述方法用纱布填塞脓腔后结束手术。能找得内口者即可将内口与切口之间的组织完全切断，内口位置高者需慎重，必要时可改为挂线，使脓腔与肛管完全贯通，注意切断括约肌时切口必须与肌纤维相垂直。手术完毕时同样用纱布填塞脓腔，并用一根橡皮管包以凡士林纱布填入肛管中。此肛管内的橡皮管可于术后第二天拔去，脓肿中的纱布则在3~5天内逐步取出，以后逐日进行坐浴和换药。经由上法处理后，绝大多数患者可以完全愈合而不会遗留肛瘘。当然，对于经验不足的医师来说，第一次

07

手术时宁愿先行脓腔单纯引流，待瘘管形成后再行瘘管切除术较为安全。因在脓腔切开时企图同时寻得内口，经验不足者极易造成假内口，结果徒使括约肌遭到不必要的切断，而真正的内口依然存在。内口位置较低，在将脓腔与肛管切通时仅需切断外括约肌之浅部者，关系不大，但如内口位置较高，切通瘘管时需将外括约肌之深部切断者，则术后易致肛门失禁，应特别注意防止。

4. 骨盆直肠窝脓肿 骨盆直肠窝脓肿位于肛提肌以上、盆腔腹膜以下，后为直肠侧韧带，前为膀胱、前列腺和精囊（或为子宫和阔韧带），位置极深。多由肛腺脓肿或坐骨肛管间隙脓肿穿破肛提肌进入骨盆直肠间隙引起，也可由直肠炎、直肠溃疡、直肠外伤引起。低位腹腔内的感染，以及阔韧带或前列腺、精囊和尿道的感染，亦可累及此间隙形成脓肿。

患者全身症状一般比较显著，但自觉的局部症状多不明显，因此早期诊断常有延误。局部表现为直肠坠胀感，便意不尽，排便时尤感不适，常伴排尿困难。肛门检查多无异常，但直肠指诊可发现在直肠上部的前侧壁外有压痛、隆起甚至波动，必要时做直肠腔内超声检查或 CT 检查予以证实。于女性则作直肠阴道的双合诊最为明显。骨盆直肠窝脓肿如未能及时作出正确诊断并予引流，脓液可能穿破直肠、膀胱、阴道或坐骨肛管窝致病情复杂，但穿破至腹膜腔内的情况则属罕见。

骨盆直肠窝脓肿一经诊断确实，即应及时引流。在腰麻或全麻下进行，切开部位因感染来源不同而不同：①源于括约肌间的感染，应在肛门镜下行相应部位直肠壁切开引流，若经坐骨肛管间隙引流，日后易出现肛管括约肌外瘘。②源于经括约肌肛瘘的感染，应经会阴引流，若经直肠壁切开引流，易导致难以治疗的肛管括约肌上瘘。其他部位的脓肿，若位置较低，在肛周皮肤上直接切开引流；若位置较高，则应在肛门镜下切开直肠壁或经阴道后穹隆切开引流。皮肤切口应为前后方向，长约 2.5~3cm，距肛门缘亦需 3cm。以手指伸入肛管作为引导，用血管钳逐渐自切口中深入分开组织，至肛提肌时可能稍遇阻力，穿过此肌即可直入脓腔放出脓液。退出血管钳时应将钳叶分开，使肛提肌上的穿孔适当扩大以便引流。以后再伸入一指至脓腔中稍加探查，以分离腔内可能存在的纤维间隔。最后可在脓腔中放置若干烟卷引流。术后第 2 天即可逐步拔出烟卷引流，至 5~6 天后完全取出。也可在脓腔中放置管状引流，术后接负压吸引，必要时用 0.5% 的甲硝唑局部冲洗。坐浴亦可于术后第 2 天起开始，并逐日换药至创口愈合为止。

经上法处理后，半数患者可以痊愈，另有半数患者将演变为肛瘘；后者可于第一次手术 6 个星期后再行瘘管切除术。近年来也有较多文献报道应用切开引流加挂线术一次性治疗经肛窦、肛腺感染引起的直肠肛管周围脓肿，以期处理原发感染灶（内口），保持引流通畅，保证伤口愈合由深到浅，从里到外，防止皮肤过早愈合，可缩短疗程，避免肛瘘的形成和二期再次手术，该术式的关键是正确寻找并处理内口；对内口不清楚的病例则不应强求一次性根治术，否则将导致假瘘的形成并使病情变得更加复杂。

5. 直肠壁内脓肿 直肠壁内脓肿多在直肠下段，位于肠壁之黏膜层下，同样是继隐窝炎或黏膜破损后引起。这种脓肿一般都较小，如不及时引流大多自行破入直肠腔内，但也可破入骨盆直肠间隙、直肠后间隙或坐骨肛管间隙内。

临床症状大多不甚明显，主要是直肠内的钝痛或跳痛，于排便时可能加剧。直肠指诊时可于直肠壁上扪及具有压痛的肿块，有时可有波动感。如对诊断有怀疑，亦可在直肠镜下予以穿刺抽吸，但应特别小心勿刺透肠壁，以免感染扩散。诊断一经证实即应切开引流。因脓肿位于直肠黏膜层下，故切开时一般不需要麻醉，必要时可在局部涂敷麻醉药物。

首先插入一支适当大小的直肠镜以暴露脓肿，于肿胀最明显之处将黏膜纵向切开，继用血管钳的尖头自切口中刺入脓腔，放出脓液，再用血管钳扩大切口，并用剪刀将切口上下延长，至脓腔的直径完全切开为止。如切口边缘黏膜妨碍引流，还可将黏膜纵向剪除少许。通常将脓腔适当切开后不需要放置任何引流；但如脓腔较大且深，或有继续流血之现象者，亦可通过肛门填塞少许纱布条，以资引流和压迫止血，于术后 2~3 天后即可拔除。

6. 直肠后窝脓肿 症状与盆腔直肠窝脓肿相似。常有直肠坠胀感，骶尾部可能有钝痛，并可能放射至下肢。体检时在尾骨与肛门之间有显著的深部压痛，直肠指诊时在肠壁后方有压痛、隆起和波动感，如不及时引流，脓液也可向其他方向扩散。直肠后窝脓肿引流方法有向外和向内两条径路，以向外引流为妥。皮肤切口应更靠肛门边缘之后外方，然后以一手伸入直肠作引导，用血管钳向直肠之后方正中方向深入，直达直肠后窝。术后处理同骨盆直肠窝脓肿。

四、肛管直肠瘘

【定义】 凡肛管直肠与皮肤表面或邻近的空腔脏器之间有异常通道者，均可称为肛管直肠瘘（anorectal fistula）。肛管直肠与附近脏器之间的瘘管常以其所连通的器官为名，如直肠阴道瘘、直肠膀胱瘘、直肠尿道瘘等。

【病因与病理】 肛管直肠瘘或属先天畸形，或因外伤所致，亦可能是直肠肛管周围脓肿引起的并发症。先天性的肛管直肠瘘已于本章第二节中叙述；后天性的直肠膀胱瘘、直肠尿道瘘和直肠阴道瘘等病变，则分别属于泌尿科和妇产科范围，本书不拟详述。一般常见的肛管直肠瘘主要是指直肠肛管与皮肤间的一种异常瘘道，即临床简称的肛瘘，多由直肠肛管周围脓肿引起。直肠肛管周围脓肿在切开引流或自行溃破后，脓肿虽能逐渐缩小，但因肛管隐窝炎性成分和肠内容物仍可不断地进入脓腔内，且脓腔在缩小过程中常形成屈曲的管状腔道而致引流不畅，故脓腔往往不易愈合；日久更因腔道周围有多量瘢痕组织形成，进一步妨碍愈合，结果遂成慢性瘘道，即是肛瘘。通常肛瘘的形成都有三个过程；①肛管内的隐窝炎；②感染扩散形成直肠肛管周围脓肿；③脓肿引流后形成肛瘘。肛瘘大多数系一般化脓性感染所致，唐宗江(2001)报道200例肛瘘中，化脓性肛瘘占95.2%，结核性只占4.7%，溃疡性结肠炎(ulcerative colitis，UC)和克罗恩病引起者在欧美国家较多，约占10%。长期存在且有很多瘢痕组织的复杂性瘘，有时可能发生癌变。一般肛瘘都有一个内口和一个外口，称单纯性肛瘘。内口为感染源的原入口，最常见者是齿状线上的隐窝，位于后方正中线附近的约占80%；外口则多在肛门外皮肤上。偶尔，直肠肛管周围脓肿自行向直肠腔内破溃，或者原为一种直肠壁内脓肿经由黏膜切开向内引流，则肛瘘的原发口和继发口将均在直肠肛管壁上，而皮肤上无外口可见(图7-25)。肛瘘一旦形成，外口常有少量脓性渗出液流出；有时外口虽能暂时闭合，肛瘘似已痊愈，但因瘘管并未真正愈合，往往不久外口又重新溃破，再度流出脓液。偶尔也有肛瘘的外口确已愈合闭塞，而内口则仍然存在，或者内口已经愈合，而外口仍然开放。也有时候在外口暂时封闭时期，瘘道内因发生急性感染而重新形成脓肿，此脓肿自行溃破时又形成新的外口，而原有的外口也可再度溃破，结果成为具有两个甚至多个外口的肛瘘，偶尔则可形成两个或多个内口的肛瘘，称复杂性肛瘘，而其间的瘘道则成分叉状(图7-26)。

凡肛瘘既有原发口又有继发口，称为完全性瘘。如一个原发口在肠壁上，一个继发口在皮肤上者，称为内外瘘(亦称单纯性瘘)，最为常见。如原发口和继发口均在肠壁上者，称为全内瘘，较少见。

肛瘘仅有一个口而另一口已愈合者，称为不完全瘘或单口瘘，实际上仅是一个窦道。如外口已闭合而仅剩内口者，称为单口内瘘。如内口已闭合仅剩外口者，称为单口外瘘。肛瘘有两个以上的内口或两个以上的外口，致瘘道呈

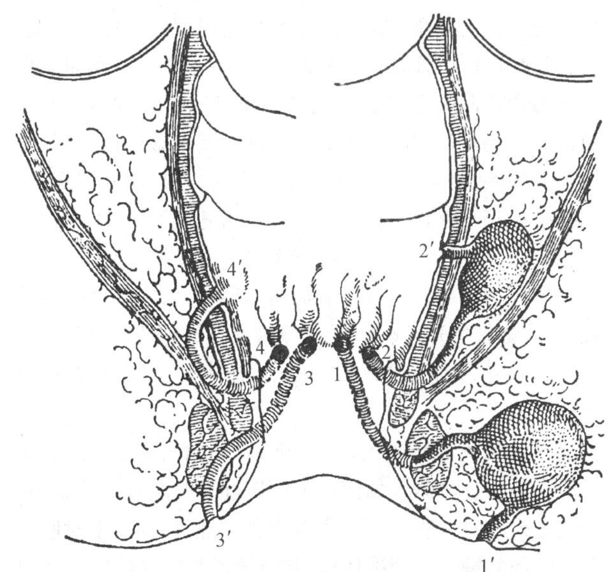

图7-25　全内瘘和内外瘘之形成

位于肛提肌上的脓肿多形成全内瘘，位于肛提肌下的脓肿多形成内外瘘(1，2，3，4为原发瘘口，1′，2′，3′，4′为续发瘘口)

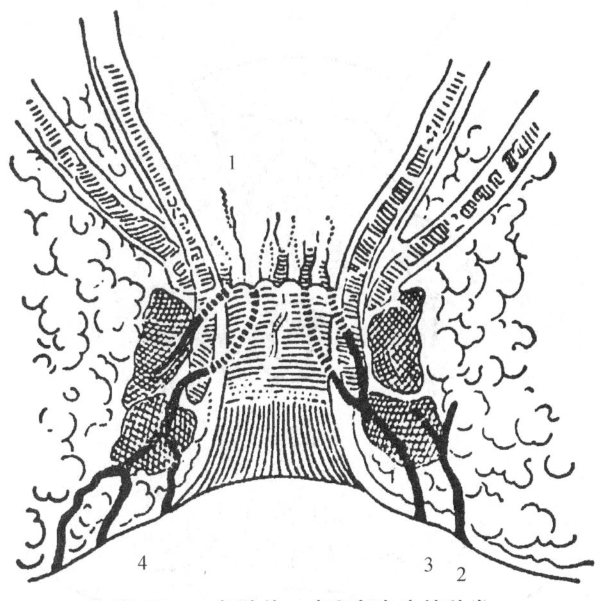

图7-26　各种单口瘘和复杂瘘的种类

1. 单口内瘘；2. 单口外瘘；3. 有两个内口的完全瘘；4. 有多个外口的完全瘘

分叉状者，称为复杂性瘘。需注意的是，如有两个以上内口和两个以上外口同时存在，可能是一个复杂性瘘，也可能是几个单纯性瘘同时存在的表现。

【分类】 肛瘘的分类方法很多，临床上较为重要的有以下两种。

1. 按瘘管位置高低分类　①低位肛瘘：瘘管位于外括约肌深部以下，可分为低位单纯性肛瘘和低位复杂性肛瘘。②高位肛瘘：瘘管位于外括约肌深部以上，可分为高位单纯性肛瘘和高位复杂性肛瘘。此种分类方法，临床较为常用。其中，凡肛瘘既有原发口又有继发口，称为完全性瘘。如一个原发口在肠壁上，一个继发口在皮肤上者，称为内外瘘(亦称单纯性瘘)，最为常见。如原发口和继发口均在肠壁上者，称为全内瘘，较少见。肛瘘仅有一个口而另一口已愈合者，称为不完全瘘或单口瘘，实际上仅是一个窦道。如外口已闭合而仅剩内口者，称为单口内瘘。如内口已闭合仅剩外口者，称为单口外瘘。肛瘘有两个以上的内口或两个以上的外口，致瘘管呈分叉状者，称为复杂性瘘。

2. 按瘘管与括约肌的关系分类　①肛管括约肌间型：约占肛瘘的70%，多因肛管周围脓肿引起。瘘管位于内外括约肌之间，内口在齿状线附近，外口大多在肛缘附近，为低位肛瘘。②经肛管括约肌型：约占25%，多因坐骨肛管间隙脓肿引起，可为低位或高位肛瘘。瘘管穿过外括约肌、坐骨直肠间隙，开口于肛周皮肤上。③肛管括约肌上型：为高位肛瘘，较为少见，约占4%，瘘管在括约肌间向上延伸，越过耻骨直肠肌，向下经坐骨直肠间隙穿透肛周皮肤。④肛管括约肌外型：最少见，仅占1%。这类肛瘘常因外伤、恶性肿瘤、克罗恩病引起，治疗较为困难。

根据Goodsall规律，凡肛瘘外口位于通过肛门中心之横线后方者，则其内口亦多在直肠肛管之后方，瘘道多呈

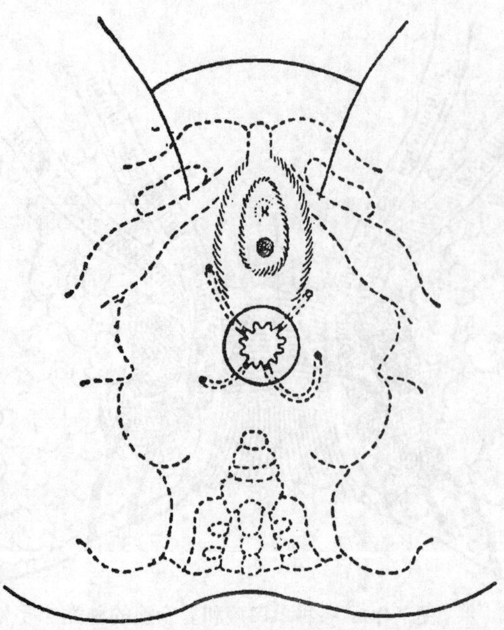

图 7-27　应用 Goodsall 规律推断肛瘘内口位置

Goodsall 规律：外口在肛门前方者，其内口也多在肛管前方，瘘管大多较短而直；外口在肛门后方者，其内口也多在肛管后方，瘘管大多呈弯曲状

弯型；若外口在此横线前方者，其内口亦多在直肠肛管之前方，瘘道大多数是直型，但有时亦有例外（图 7-27）。

【临床表现和诊断】 直肠肛管周围脓肿切开引流后，初时脓液逐渐减少，伤口日渐缩小，但以后形成狭窄的瘘管时，即不能再进一步愈合，而常有少量稀薄脓液自瘘口流出。有时外口似已完全愈合，但日后局部又有疼痛，随即又有脓液流出，或者需要再度切开引流。故经常性或间歇性的肛门周围脓性分泌，是肛瘘最常见的症状。急性发作的次数愈多，肛瘘的局部病变也愈复杂，急性感染复发的可能也愈大。除肛门旁的瘘口有脓性分泌外，患者有时尚自觉有气体自瘘口排出；肛门部的瘙痒亦较常见。上述症状的反复发作是肛瘘的临床特点。检查时可见肛门附近约 2~5cm 范围内有瘘外口，用手挤压瘘口周围组织即有少许脓液或浆液流出；有时瘘外口的位置稍远，可在会阴部、骶尾部甚或臀部。有时瘘外口已为一层上皮覆盖，实际上这种愈合仅是表面现象，用探针头略加刺探即易穿破，并可见有少量脓液流出。在瘘口至肛门方向的皮下常可摸到一条索状物，即为瘘管所在。

直肠指诊有时能摸到瘘内口，表现为直肠壁上的一个小硬结，其中心略显凹陷，并具轻微压痛；同时隔着肠壁也能摸到一条索状物。此时自瘘外口轻轻插入一支钝头探针，如系直瘘，针头常可在肠腔内摸到，并可自内口穿出；如瘘管为弯曲或复杂型，则不易触到探针，且可引起疼痛。

有时为了确诊肛门附近的瘘口是否为肛瘘，并求证有无内口及其部位所在，可自瘘外口注入 1% 亚甲蓝溶液 1~2ml，同时在肛管直肠内放置一白色的纱布条。若纱布上染有蓝色，即可肯定存在内口，从黏膜上的染色处也可以确定内口的位置。实际上从病史和肛门检查多可肯定诊断，一般无需证明是否有内口存在。寻找内口的目的主要是为了治疗上的需要，所以这个检查可以留待手术时在麻醉下进行。在没有麻醉的情况下用探针探查或注射亚甲蓝溶液，因肛管直肠内显露不佳，不仅增加患者痛苦，且效果也多不满意。

肛内瘘（全内瘘或单口内瘘）因为没有瘘外口，诊断比较困难。但患者曾有急性肛管内炎性疾患病史，此后并时有肛内不适及少量脓液随大便排出。肛门外观正常，但在肛门指诊和肛门镜检查时可发现在齿状线附近有一处稍有压痛充血，此即慢性发炎的隐窝位置；隐窝内可见有少量分泌液，用钝钩探针插入该隐窝内即能发现瘘道和继发口之所在。

【治疗】 肛瘘难以自愈，不治疗会反复发作直肠肛管周围脓肿，因此绝大多数需手术治疗。直肠肛管周围脓肿切开引流后，一般需隔一定时间（3 周以上）待急性炎症消退后，方可行肛瘘根治手术。慢性肛瘘在急性感染发作期，应先行热水坐浴和抗菌素治疗，必要时先作切开引流，至急性炎症消退后再行根治手术。

肛瘘的外科治疗曾经采用过多种方法，如瘘道搔刮、瘘管挂线、瘘管切开、瘘管切除及瘘管切开或切除后继以缝合或植皮等；非手术疗法则有瘘管内擦药、瘘管内注射硬化剂等。各种手术疗法中应用最多、疗效最好者当推瘘管切开或切除术，挂线疗法虽有其优点，但基本上也是一种瘘管的慢性切开术。

（一）肛瘘切开或切除术

肛瘘的治疗原则是将瘘管全部切开（瘘管切开术），或在必要时将瘘管周围的瘢痕组织同时切除（瘘管切除术），使创口敞开，引流通畅，然后再逐渐愈合。瘘管切开术与瘘管切除术并无根本不同，其区别仅在于瘘管底部的瘢痕组织是否同时切除（图 7-28）。手术应根据内口位置高低、瘘管与肛管括约肌的关系来选择。手术的关键是尽量减少肛管括约肌损伤，防止肛门失禁，同时避免瘘的复发。具体而言，应注意以下几点：①必须正确地找到瘘管内口，并予切开或切除，否则感染的入口仍然存在，伤口将不能愈合；②整个瘘管自外口至内口必须完全切开或切除，否则伤口不能愈合，即使暂时愈合，瘘管也将复发；③手术中必须防止对肛管括约肌环造成过多损伤，以免术后发生肛门失禁现象；④瘘管切开或切除后，应采取必要措施使创口的愈合自底部开始，防止创口边缘过早粘连闭合，以免重新形成瘘道。

寻找瘘管的正确内口，切开或切除整个瘘道，是肛瘘根治术的主要步骤。如何避免损伤过多的肛管括约肌环，以免造成肛门失禁，也是必须注意的要点，因而要求对肛管括约肌环的解剖有明确认识，并对瘘道与肛管括约肌环的关系有清楚了解。肛管直肠环的后方和侧面系由耻骨直肠肌构成，前方则由外括约肌之深部组成，此肛管直肠环再加外括约肌之浅部，共同维持着肛门功能的完整性。如瘘道

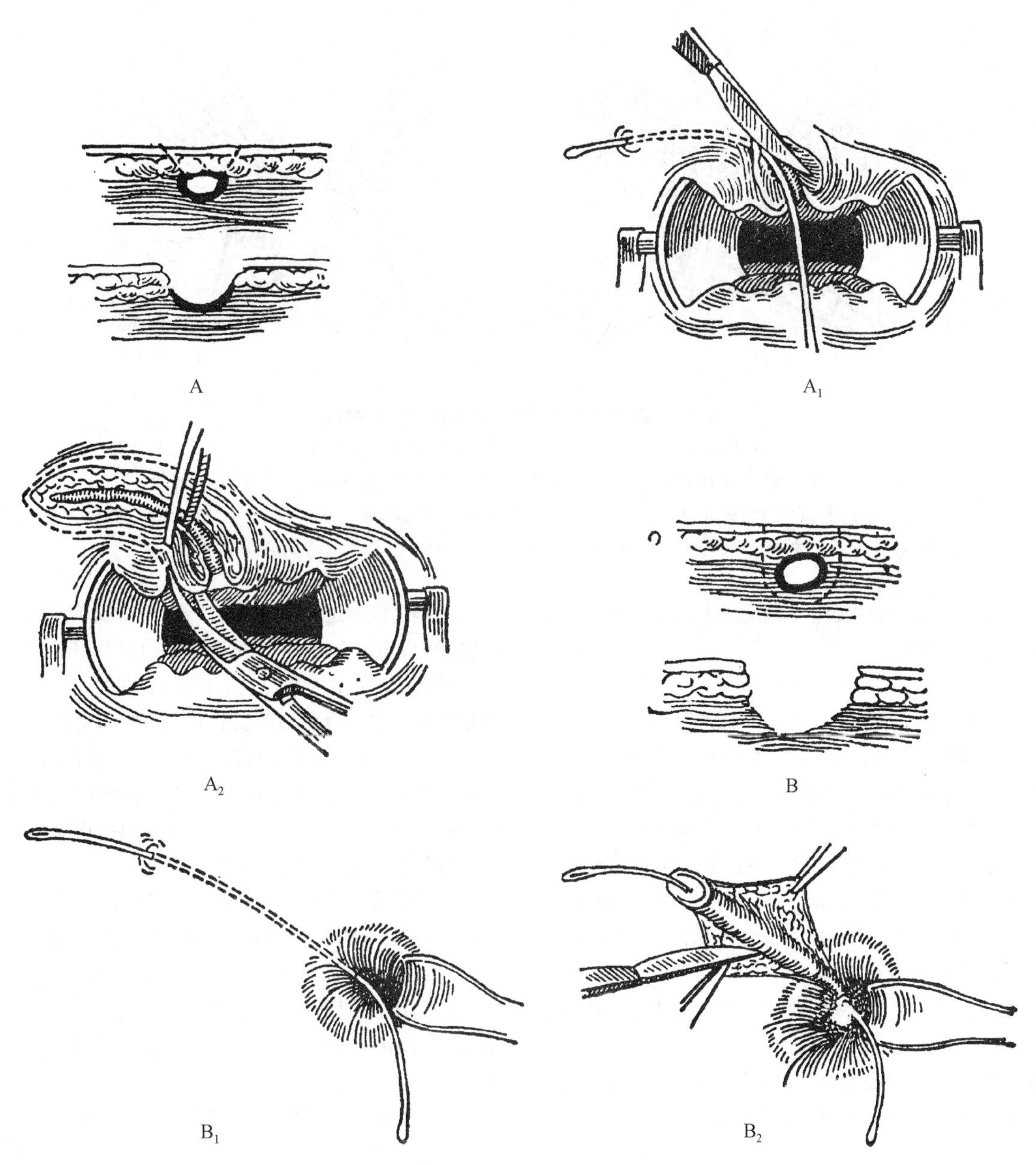

图 7-28　肛瘘的切开术和切除术

A. 肛瘘切开术：瘘管深面的瘢痕组织未予切除而仍留底部（A_1. 示探针通过内、外二瘘口，A_2. 示瘘管已完全切开），皮肤创缘应适当切除，以保证创缘不致过早愈合而重新形成瘘管；B. 肛瘘切除术：整个瘘管及其周围瘢痕组织一并切除（B_1. 示探针通过瘘道内、外口；B_2. 示整个瘘管组织沿探针周围完全切除）

仅穿过外括约肌的皮下部，瘘管切除时亦仅损伤了这部分浅层组织，则术后当不至引起失禁（图 7-29，A）。如瘘管穿过外括约肌浅部与深部之间，一般只宜作瘘管切开，瘘管周围组织则不宜切除过多，以免伤及外括约肌之深部，且切断方向需与肌纤维相垂直。此外，不能同时切断二处，亦不宜将括约肌切去一段，以免造成括约肌环之过多损伤。如瘘管有两个内口，或有两个瘘管同时存在而需在两处切断括约肌者，手术应分期进行，先切断一处，待括约肌断端之间已有瘢痕形成后，再施行第二次手术切断另一处括约肌，如此才可以避免发生肛门失禁现象。如瘘管内口在肛管直肠环之上，则在瘘管切开或切除时必致切断整个肛管直肠环，术后有失禁之危险。在这种情况下，需在瘘道切除以后将肛管直肠环重新修补缝合，或者采取分期手术：第一期切除瘘道和瘢痕组织并切开外括约肌之皮下部和浅部，待伤口愈合至只剩一短瘘时，再切开肛管直肠环（图 7-29，B）。也可同时配合挂线疗法。有时在肛管括约肌环部分切断后，如肛门中插入的肛门塞或伤口中填塞的纱布放置过久，切断的肌环分离过开，也会造成部分失禁的情况，因此术后放置的肛门塞应及早拔去（一般不迟于 24 小时），伤口内填的纱布也不宜过多过紧。此外，伤口的术后处理也关系到手术的成败，应保持伤口引流通畅，并由基底部逐渐向表面愈合。故凡手术完毕时伤口很深者，可将切口边缘皮肤和皮

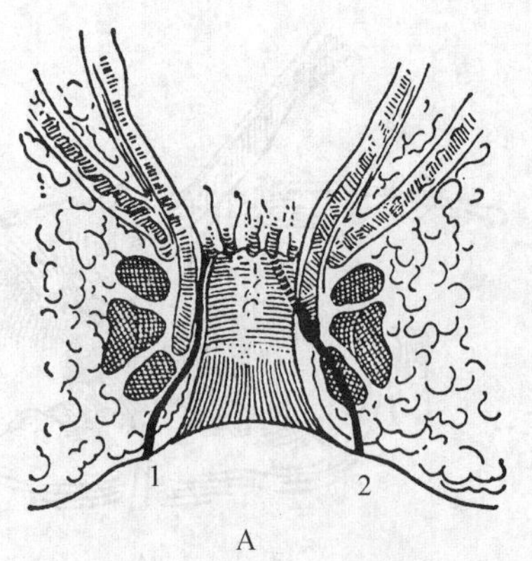

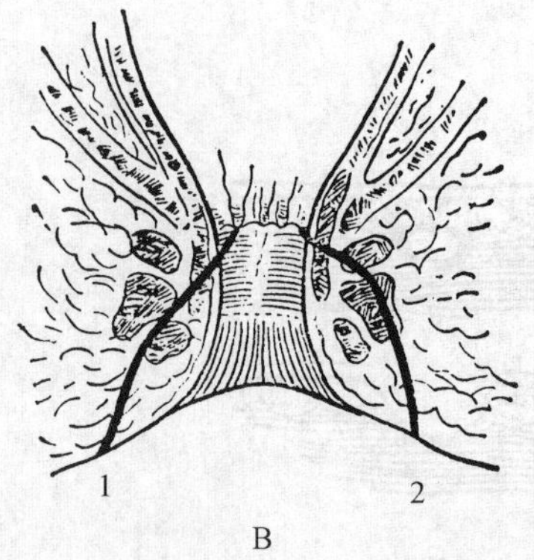

图 7-29　各种不同程度的内外瘘及其切除原则

A.(1)瘘管仅通过肛管皮下组织，不累及外括约肌；(2)瘘管仅通过外括约肌之皮下部。这两种瘘管切开或切除后不致引起肛门失禁现象；B.(1)瘘管穿过外括约肌浅部与深部之间；(2)瘘管累及整个外括约肌之浅、深部，甚至穿过部分内括约肌。这两种瘘管切开时应特别小心，最好采取分期手术，以免造成肛门失禁

下组织切除少许，使伤口成漏斗状，以保证引流通畅，也可以避免伤缘过早闭合。

有人主张在肛瘘切除后将伤口作适当的缝合或行片状的植皮。我们认为，深部瘘管切除后如肛管括约肌环切断较多，适当的缝合是可行的，这样可使伤口较浅，愈合较快，且可免致形成肛门失禁。浅瘘管切除后作片状植皮，由于该处污染严重，制动不易，失败机会较大，不应提倡。

肛瘘切开或切除术的适应证：理论上任何肛瘘均可行切开或切除术，尤其低位肛瘘，因瘘管在外括约肌深部以下，切开后只损伤外括约肌皮下部和浅部，不会出现术后肛门失禁。但在急性感染期不宜手术。瘘管因特异性感染如结核、克罗恩病或肿瘤等特殊病变所致者，不能行此手术。

手术步骤　应用吸入全麻、椎管内麻醉或静脉麻醉。因瘘管的病理情况不同，手术步骤有所差别。

1. 单纯瘘

(1) 患者麻醉后置截石位，先用手指将肛管括约肌环轻轻扩张，于肛门内塞入纱布一块，然后于瘘管之外口注入亚甲蓝溶液 1~2ml(有时溶液中可加入等量过氧化氢溶液)。若布上染有蓝色，表示有内口存在，从黏膜上的染色处可以确定内口的大致位置。有时可能发现内口不止一个。有几个外口者也可以由此显示彼此是否相通，或者是各具内口的不同瘘管。

(2) 将一支银质探针自瘘道外口轻轻插入，同时用示指伸入肛管中引导，仔细探到内口后将探针头自内口中引出。如探针在瘘管内不易前进，则运用 Goodsall 规律或可帮助决定探针头应该采取的方向。如同时有几个外口存在，则探针应自最初出现的一个外口插入，因这个外口常为瘘道的主要外口。

(3) 将自内口中引出的探针头弯转成钩，使伸出肛门外以免探针脱落，然后仔细观察和扪摸被探针所穿过的肛管括约肌的厚度。

如瘘道仅穿过外括约肌皮下部，则可以单纯切开瘘道，或将瘘管周围的瘢痕组织完全切除。切口可自外口部位开始，沿探针进行，直至内口也被切开或切除为止。瘘管切开或切除后需将创缘两边的皮肤和皮下组织切除少许，使创面敞开，不至在创底未愈合前过早闭合。通常高位肛瘘的手术应开放，保证引流通畅，使伤口由深部向外生长，肛管内部伤口应小，外部伤口较大，使肛管内部伤口先行愈合，防止浅部伤口生长过速，深部遗留死腔。

如瘘管穿过外括约肌浅部与深部之间，一般仅宜作瘘管的切开，而应避免切除过多的瘘管周围组织，以免伤及外括约肌深部。在切开瘘管时当然需要切断部分括约肌纤维；此时须注意肌纤维应垂直切断而勿斜切，且只能在一个地方切断，亦不应将肌纤维切去一段，以免术后造成失禁情况。

(4) 如内口一时找不到，探针不能贯通整个瘘道，可先将瘘道之外侧段切开；切开以后往往不难发现瘘道是以一定的角度进入肛管，即可重新用探针寻到内口，再切开瘘道的内侧段，以使手术得以完成。如内口仍然找不到，则可将瘘道的外侧段尽量切开，暂时结束手术以待创口愈合。此类患者大多需要二次手术，但此时瘘管仅剩了内侧段，较短且直，至第二次手术时大多不难找到内口所在。

(5) 瘘管切开或切除后所留之创口，可用纱布填塞，肛管内则可插入一支裹有凡士林纱布的橡皮管。术后 24 小时即可将肛塞除去，创口内的纱布也以及早除去为佳，以免肛管括约肌分开过多过久，影响术后功能。

2. 复杂瘘　手术原则与单纯瘘基本相同，技术上则稍有差别。

(1) 有多个外口者：可先按前法将一个外口与内口之间的瘘道全部切开，继用探针自其他外口分别探查。通常这些外口都相互交通，且多位于外括约肌的浅面，因而可将这些交通的瘘道分别切开，与首先切开的主要瘘道打成一片，以后将创口用纱布填塞，经过术后换药多能像单纯瘘一样

完全愈合。如果从这些外口向内深入的瘘道虽然相互交通，但有些瘘道是在括约肌的深处，则将主要瘘道和浅在的瘘道分别切开后，对其他的深瘘道可暂不处理，以免括约肌同时在二处切断。由于共同的内口已经切开处理，这个剩下的深瘘管大多也能自行愈合；必要时可待第一次手术创口完全愈合后，对剩余的窦道再作第二次切开或切除。

(2) 有多数内口者：第一次手术先将外口与一个内口之间的瘘切开，待创口内侧部愈合后再切开第二个内口及其瘘道；如此分期手术，是保证术后不致形成肛门失禁的唯一安全方法。如内口只有两个，则在手术时除切开瘘道和一个内口外，也可以考虑对第二个内口并行挂线疗法以避免二次手术的麻烦。中山大学附属第一医院近年来应用直肠黏膜前徙瓣术治疗多个内口的复杂性肛瘘 3 例(其中 1 例有 3 个内口和 8 个外口)，一年随访未见复发，取得满意疗效。具体方法是环行切除齿状线以上 2cm 黏膜层，并将黏膜下缘缝至齿状线以覆盖内口，瘘道外侧部予以搔刮、切开或切除后继以充分引流。该方法可作为在处理复杂肛瘘的手术选择之一。

(3) 后方的马蹄形瘘：先将一侧的外口与内口(多在直肠肛管线正后方稍偏的位置)之间的瘘道完全切开，继自对侧的外口用探针探查其是否与已切开的瘘道相通。如对侧的瘘道是在外括约肌的浅面与已切开的瘘道相通，则对侧瘘道也可同时完全切开。如对侧瘘道是在外括约肌的深面与已切开的瘘道相通，则仅能切开其括约肌以外的瘘道，而深入到括约肌内的一段应暂不处理，多数情况瘘管能完全愈合而无需再行手术。

(4) 前方的马蹄形瘘：处理方法与后方的马蹄形瘘相同，只是其内口不一定在前方的中线。前方的马蹄形瘘大多位于外括约肌浅面，因此手术一般较为安全。

3. 全内瘘 全内瘘的原发口亦在某一隐窝内，只是其瘘道多向上行，在直肠之前、后或两侧，或在黏膜下或在肠壁外，而其继发口则在直肠壁上。

手术必须在直肠腔内施行。除将两个瘘口之间的肠壁予以切开外，通常还需将切口边缘的黏膜剪去少许，使整个瘘道得以完全暴露。如此切开后创口内不必填塞纱布，术后亦无需换药。

4. 单口瘘 单口肛瘘只有一个开口，又称不完全瘘；其实只是一个窦道，严格上说，不能称之为瘘。

(1) 单口外瘘：可自肛门附近的外口插入探针，并尽可能将窦道之全长切开，但应注意勿将窦道开通到肛管内，以免反而引起继发感染。

(2) 单口内瘘：先通过肛门镜找到内口，用探针自内口插入窦道，其盲端一段多接近皮肤，然后将皮肤切开暴露探针头，这样就将单口内瘘转变为一个完全瘘。以后即可按单纯瘘的手术方法将整个瘘道完全切开。如内口位置是在括约肌的上面，则手术需按一般原则进行：或者将肛管直肠环切开后予以缝合，或者用挂线法逐步割断括约肌环，或者采用分期手术法。

(二) 挂线疗法

挂线疗法简便易行，系用橡皮筋自瘘管的外口穿入，经过整个瘘道而从内口引出，两端适当收紧，使缚线中的组织逐渐发生压迫性坏死，实际上这是一种瘘道的慢性切开术。其最大优点是切开与愈合过程几乎同时进行，即表面组织在逐渐受压坏死而被切开的过程中，基底创面已逐步开始愈合，因此肛管括约肌虽被逐渐切断，其断端不致因收缩过多而改变位置，发生失禁的可能性很小，而且不受一次只能切断一处的限制。无需特殊器械，操作简便安全，亦无出血现象，多数患者可以无需住院治疗。挂线疗法也有一定的缺点和限制：①由于缚线所引起的组织绞窄，常易发生局部水肿和剧烈疼痛；②有时结扎线脱落的时间较长，可有一定复发率；③如瘘道较弯曲，缚线有时无法穿过瘘道并自内口引出，将不能进行挂线疗法；④对于有多个外口且瘘道分叉较多的复杂性肛瘘，不剖开瘘道也将无法进行正确的挂线疗法。因此，挂线疗法最适用于治疗单纯高位直瘘；如在结扎前先切开皮肤至皮下括约肌浅层，即可减少疼痛并缩短脱线日期。对于复杂性的肛瘘，则需与外科手术合并应用，即将外口之间的瘘道和分支先行切开，再用挂线法处理内口，较为理想。

挂线疗法适用于距肛缘 3~5cm 内，有内外口的低位或高位单纯性肛瘘，或作为复杂性肛瘘切开、切除的辅助治疗。单纯性肛瘘，特别是内口位置较深，在括约肌环以上者，挂线疗法可避免术后发生肛门失禁。复杂性瘘在行肛瘘切开术的同时，也可以并用挂线疗法，特别是有两个内口的复杂性瘘，一个内口可以直接切开，另一个内口用挂线疗法，可免二次手术的麻烦。

手术步骤(图 7-30)

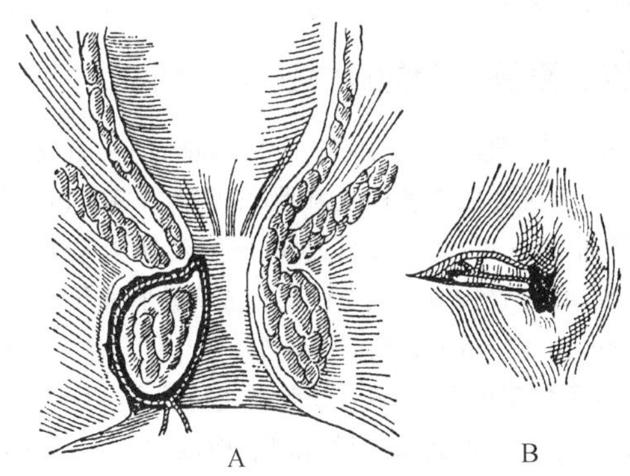

图 7-30 内外瘘之挂线疗法

A. 示丝线(最好用橡皮筋)已穿过整个瘘道，并在肛门外收紧结扎之状；B. 橡皮筋切压部位的皮肤可予适当切开，以减少痛苦并缩短脱线日期

(1) 先由肛瘘外口插入一支银质探针，使其经过瘘道自内口穿出。注意操作时切勿盲目用力，以免造成假瘘道和假内口。

(2) 将丝线穿在探针尾部的眼上，线上系着一条橡皮筋，然后将探针连同丝线和橡皮筋自瘘管的内口向外拔出，使橡皮筋贯通瘘道,一端在内口外,一端在外口外。

(3) 将上述橡皮筋的两头拉紧以后相互结扎,即可对被橡皮筋捆束的瘘管组织产生压迫,使其逐渐坏死分离。

(4) 为了减轻痛苦并缩短脱线日期.可将橡皮筋所压迫的皮肤予以表浅切开。术后如发现橡皮筋逐渐松脱,可随时予以收紧。一般在术后 5~10 天,橡皮筋即可完全切开瘘道表面的软组织而脱落,留下一个开放性的肉芽创面,再经过数天即可完全愈合。

【术后处理】 肛瘘手术术后可能发生若干并发症,其处理方法简述如下:

1. 出血 一般无大出血,单纯渗血可用纱布填塞法止住,出血点明显者需用肠线或其他可吸收线结扎。术后如创口深处有明显出血,最好回手术室重新处理。

2. 尿滞留 术后发生尿滞留者较常见,但多数患者一经将肛塞拔除并让患者起立自行排尿,滞留现象即可消除。腹部按摩、热敷、热水坐浴能解除膀胱括约肌之痉挛。必要时可停留尿管协助排尿。

3. 肛门失禁 大多由于外括约肌环被斜向切断或多处同时切断之结果;肛塞留置时间过久有时也能导致此种现象。前者属于手术时的失误,应竭力避免;而肛塞则一般应在术后 24 小时内予以拔除。

有时在术后不久发生的失禁现象多能在创口愈合和收缩的过程中逐渐改善,故对失禁之整复手术应待第一次手术创口完全愈合后隔一段时期再进行。

4. 伤口处理 肛门部虽易污染,但创口真正感染的情况并不多见。术后坐浴保持局部清洁,保持创口经常敞开,使创口的愈合自底面开始,同时避免在创口内填塞过多过紧的纱布,以免切断的括约肌纤维被分开过甚,是创口处理时应注意的内容。

07

五、直肠肛管的良性狭窄

【定义】 直肠肛管的良性狭窄(anorectal benign stricture),系指除恶性肿瘤以外各种原因所致的狭窄。其病变可累及直肠肛管之一处、多处甚至全部,原因可能为先天性的畸形、各种原因所致的损伤、炎性疾患或良性肿瘤等。本节主要讨论由炎症所致的直肠肛管狭窄。

【病因和病理】 导致直肠肛管狭窄的炎性病变种类很多。特异性者有淋巴肉芽肿、淋病、梅毒、结核、放线菌病、肠变形虫和血吸虫肉芽肿等;非特异性者有溃疡性结肠炎、直肠肛管周围脓肿和肛瘘等。其中,血吸虫肉芽肿、阿米巴肉芽肿、结核和溃疡性结肠炎等为主要病因,近年来性病性淋巴肉芽肿病因有明显升高趋势。

炎性病变所致的良性直肠狭窄,有的因病变在肠壁以外,其形成的狭窄常累及肠壁全层;有的病变在肠腔以内,所形成的狭窄往往仅累及黏膜和黏膜下层。炎性病变的范围虽然大多比较广泛,其所致的狭窄一般多呈管状,但有时也可形成环状狭窄,狭窄范围仅长 1cm 左右。性病性淋巴肉芽肿初期病变为小疱疹样溃疡、痘疹或脓疱,多位于阴道后穹隆或子宫颈唇等处。由于上述部位的淋巴引流与直肠淋巴管直接相通,故炎症极易累及直肠壁内的淋巴管和直肠周围、盆腔的淋巴结,随后在直肠周围化脓,形成窦道或瘘管,更继以纤维组织增生,以致造成直肠的炎性和瘢痕性狭窄。如此所形成的直肠狭窄,不仅广泛累及直肠全层和直肠周围组织,而且范围较大,常成管状。

直肠结核或原虫病变多由上段结肠的病灶蔓延而来。肠壁的黏膜下层受侵后不久即形成黏膜溃疡,炎性反应亦可侵入肠壁的肌层和浆膜层。此种结核性或原虫性溃疡愈合以后,往往留有瘢痕;若溃疡并列一处且沿肠壁环行,则所成瘢痕即为环状而可致直肠狭窄。如此所形成的直肠狭窄主要累及黏膜和黏膜下层,而肌层和肠壁周围组织大多很少变化。偶尔,溃疡病变也可穿破浆膜形成腹膜炎,或在腹膜返折以下形成直肠周围脓肿与肛瘘。

血吸虫卵随着门静脉血流的分布,可沉积在直肠黏膜下层组织中,不仅引起肠管的纤维增生,且可导致黏膜的肉芽肿病变,造成直肠狭窄。偶尔,增殖型的结核病变也可在直肠发生,肌层和黏膜下层因增生性的炎症反应而增厚和坚韧,黏膜上则可有较多的结核性肉芽肿形成。这两种病变不仅使肠管增厚而坚韧,且形成多量肉芽组织向肠腔中突出,形态上颇似癌组织。

【临床表现和诊断】 炎症性直肠狭窄的发病年龄通常在 20~40 岁之间。若将性病性淋巴肉芽肿除外,则患者男女之比大致相等。在大多数直肠炎性病例,当其病变已发展至狭窄阶段时,其全身症状一般多已不明显,仅少数病例仍可能有低热、消瘦、贫血等现象。多数患者因在直肠狭窄前局部有炎症病变存在,常感直肠内下坠不适,排便时里急后重,粪便中有黏液脓血,与肛门狭窄有显著区别。随着直肠狭窄之逐渐形成,患者将有进行性便秘、排便困难、粪便细小、便意不尽等症状。狭窄程度逐渐加重时,则粪便又将变稀而且经常混有脓血,每次排便量很少而便次则增多,腹部亦常有胀满不适,甚至出现腹部绞痛等肠梗阻现象。后期的临床症状更为明显:因肛管括约肌由于炎性硬结而有部分失禁,粪便和脓血经常可自肛门流出;因肛门周围皮肤常被浸渍,常出现皮肤炎症和肛门疼痛;部分患者尚可并发直肠周围脓肿或肛瘘。患者因排便困难十分痛苦,迁延日久,结肠可呈慢性梗阻扩张,形成继发性巨结肠,甚至出现中毒症状。此外,病程迁延的良性直肠狭窄也有可能癌变,特别是血吸虫病肉芽肿或溃疡性直肠炎的可能性更大。

良性直肠狭窄诊断较易。肛门周围有时可见瘘口或溃疡,肛门可因瘢痕收缩而有变形或呈开放状。指诊时可发现括约肌较松弛,肛管内有脓性分泌液,肛管壁和肛管括约肌则由于炎性硬结而失去正常的柔韧性,并呈漏斗状通向狭窄部。狭窄的范围和程度视病变的种类和病期的长短而不同。有时手指可能通过狭窄口,摸得狭窄之情况为环状或管状,狭窄部以上的肠壁黏膜上可能有溃疡面或肉芽组织;但当手指通过狭窄口有困难时则不宜强行插入,以免引起剧烈疼痛,甚至可能发生直肠撕裂和穿孔。内镜检查在距肛门不远处可见有一环状狭窄口，狭窄口以下的直肠黏膜大多平滑呈瘢痕状，少数可见黏膜表面粗糙不平，有时则有明显的肉芽肿，表面有水肿、充血、溃疡和易于出血的现象，有时并可见有稀粪和脓血黏液自狭窄口中流出。对手指不能通过的狭窄可考虑用稀钡灌肠后作X线摄片，了解狭窄的范围和程度，以及有无直肠瘘等并发症。

良性狭窄之诊断虽易，但确定其病因则有时较为困难，一般需通过下列步骤才能获得正确诊断：

1. 病史分析　可能引起直肠狭窄的各种疾患，均有其特殊的病史可循。淋巴肉芽肿患者有不洁的性交史，变形虫和溃疡性结肠炎有长期的痢疾腹泻史，直肠结核患者多有原发的肺结核或上段结肠的结核病史，血吸虫病患者则多有疫水接触史或急性感染症状。

2. 肛管检查　不同病因所致的直肠狭窄，其病变情况也略有不同，变形虫和溃疡型结核所致的直肠狭窄多为环状，范围一般不长，通常只累及黏膜和黏膜下层。淋巴肉芽肿和溃疡性结肠炎所致的直肠狭窄常呈管状，范围多超过3cm，整个肠壁呈僵直状，黏膜粗糙不平，且有多量脓血分泌，并发直肠周围脓肿和肛瘘的机会较多。增殖型肠结核和血吸虫肉芽肿所致的狭窄范围也较大，狭窄不仅是因肠壁的增厚，且主要是由于肉芽肿向肠腔内增殖之故，与菜花状直肠癌颇难鉴别。

3. 粪便检查　粪便常规检查对鉴别诊断有重要意义。变形虫病和血吸虫病都可以在粪便中检得原虫或虫卵，肠结核和肠阿米巴通过粪便的培养有时也能发现特殊的病原体。

4. X线检查　凡肛门指诊不能通过狭窄口的病例，稀钡灌肠摄片有助于对狭窄情况的了解；对狭窄以上的结肠病变如盲肠结核和慢性结肠炎等，X线检查也能提供确切的资料。

5. 病理切片　增殖型直肠结核和血吸虫病肉芽肿有时与直肠癌很难鉴别。在这种情况下应取组织作病理检查，在鉴别诊断上有决定性的意义。

【治疗】　炎症性直肠狭窄在治疗前，最好能明确病因诊断，进行针对性的治疗，然后才能根据直肠狭窄的范围和程度，进行相应的治疗。

1. 非手术疗法　如上所述，在对狭窄本身作某种手术矫治前，必须先进行下列各种非手术疗法：

(1) 解除病因：凡明确为特异性感染者，如变形虫、结核或血吸虫等，术前应给予一个疗程或重复的药物治疗，部分病例在病因解除后，由于炎症反应逐渐减退，狭窄的情况可以有所改善。

(2) 控制感染：某些直肠的炎性病变如淋巴肉芽肿或溃疡性结肠炎等并无特效的病因疗法，而任何病变又几乎都有继发的细菌感染，故控制继发感染对各种直肠炎性病变均有裨益。因此，对脓性血便较多的急性患者，术前可用抗菌素以控制继发感染；用温热的高锰酸钾溶液（1∶5000）作直肠灌洗，以减少直肠内炎性物的分泌；患者如有严重的里急后重现象，可用25%鱼石脂水溶液10~20ml灌肠，亦有明显疗效。在急性感染未控制前进行任何手术干预，存在导致黏膜出血、肠壁穿破、感染扩散或愈合不良等并发症的危险；而在感染控制、炎症消退以后，不仅肠腔有时可以再通，且手术之危险性也可大为减少。

(3) 支持治疗：此类患者全身情况大多欠佳，食欲缺乏和消瘦贫血现象比较常见。因此给予高热量少渣滓食物，对改善一般情况有重要意义；有便秘者还可酌情服液体石蜡等缓泻剂。　有贫血、低蛋白血症者，术前也应予纠正，给予多种维生素亦属必需。

(4) 单纯扩张：扩肛术是治疗轻度肛门直肠狭窄或直肠下端环状狭窄的基本方法，腰麻下可采用不同类型的扩张器（肛门镜、手指或气囊等），逐渐加大扩张器的直径或不断增加气囊的压力，直至狭窄的管腔扩开能容纳2指为止，以后隔天或每周2次，持续扩肛2~3个月。有时狭窄情况可获得改善，粪便得以顺利通过，不需要作进一步手术治疗。此法的优点是简单易行，但扩张时须极端小心，凡肠壁已因病变而失去柔韧性者，极易发生穿破，故一般仅适用于因变形虫或结核性溃疡所致的黏膜环形狭窄。扩张疗法的疗效是暂时性的，必须定期扩张方能维持疗效，一旦长期停止扩张，狭窄便可重新形成。国内有统计资料发现，肛门直肠狭窄长度超过1cm者常规应用扩张器治疗很难奏效，有赖于下述手术处理。

2. 手术疗法　一俟感染控制，炎症已经消退，即可根据狭窄的程度和范围，进行各种不同的手术治疗。

(1) 狭窄切开：黏膜的环状狭窄有时可以作直肠内狭窄的纵切横缝术，该术式尤其适用于先天性直肠会阴瘘或肛门异位（肛门前移位）及外伤引起的各种肛门狭窄。用长柄弯头小刀通过直肠镜在直肠后壁正中线之狭窄处由上而下纵向切开狭窄环和内括约肌，深0.5cm，然后在切开的直肠狭窄处填塞一根用凡士林纱布包裹的橡皮管，2~3天后将此填塞物取出，再继以扩张术。此法可使狭窄环迅速扩大，但如不及时或定期予以扩张，狭窄也会重新形成。此外，对直肠狭窄位置较高伴有肛门狭窄，显露直肠狭窄困难者也可试行截石位3、6、9点狭窄环基底部挂线切开术，术后再辅以扩肛。

(2) 狭窄切除：这是一种较为彻底的疗法，只要患者没有急性肠梗阻现象，没有直肠周围炎症如脓肿或瘘管的存在，不论狭窄的范围长短，位置高低，均可行狭窄肠段切除术。根据狭窄部位的高低和病变范围的长短，或者可将病变的肠段切除以后，作乙状结肠与直肠下端的前吻合术（Dixon手术）；或者可作直肠乙状结肠经腹腔低位切除、经肛门外翻拉出吻合术（Welch手术）；有时甚至须将直肠肛管全部切除后，在腹部作永久性人工肛门（Miles手术）。一般说来，由于直肠肛管周围的粘连较多，不易分离，故手术可能比同样部位的肿瘤根治还困难，死亡率也较高。也有学者报道对腹膜返折以下手指摸及的环状狭窄于3、7、11点三处分别切除0.5cm增厚的瘢痕环壁，并置外裹凡士林的橡胶管于扩开的狭窄部,48 小时拔除,术毕两周始,扩肛 3~6 个月,经随访和临床观察效果满意。

(3) 结肠造瘘:适应于肛门直肠管状狭窄伴完全或不全性梗阻者,或病变已并发多数瘘管,或患者一般情况极度衰竭者,一般仅可作单纯的结肠造瘘术以解除肠道的梗阻症状。造瘘位置可在乙状结肠或横结肠。术后不仅急性梗阻可获解除,且局部感染亦易于控制;有时在结肠造瘘前似乎不能切除的病例,造瘘以后可能比较容易矫治。

六、溃疡性结肠炎

溃疡性结肠炎是一种病因不明的结肠黏膜的慢性炎症和溃疡性疾患,由于长期炎症所造成的结肠解剖和功能上的紊乱,常严重影响身体的营养和健康,并可能出现肠穿孔、癌变等并发症。在内科疗法不能控制病情或产生并发症时,常需外科手术治疗。

【病因】 溃疡性结肠炎真正的病因和发病机制尚未完全明了。根据文献中有关本病的病因研究资料,本病的发病可能与下列因素有关:

1. 免疫学因素 目前认为本病是一种自身免疫性疾病,自身免疫介导的组织损伤是溃疡性结肠炎发病的重要因素之一。某些侵犯肠壁的病原体与人体大肠上皮细胞存在的交叉抗原或结肠上皮内发现的 40KD 的抗原作为一种黏多糖,作用于结肠、直肠黏膜细胞的细胞质以后引起了抗原抗体反应,导致结肠组织的破坏和炎症表现,被认为是溃疡性结肠炎发病的重要机制。此外,也有学者提出 CD95-CD95L 所介导的细胞凋亡据推论也可能是溃疡性结肠炎蔓延的可能原因之一。

07

2. 感染学说 部分病例应用抗生素治疗有效,提示人们考虑细菌或病毒在溃疡性结肠炎的发病中起重要作用。各种致病菌如痢疾杆菌、链球菌、大肠埃希菌、厌氧杆菌、真菌或病毒等与溃疡性结肠炎的关系至今尚未明确,其作为本病的确切发病机制还需要进一步的研究。

3. 食物刺激 牛奶、鸡蛋等可能加剧其黏膜反应,避免此等食物后部分患者症状可以减轻。因而有学者认为饮食因素也可能是溃疡性结肠炎的病因之一。

4. 精神作用 自主神经的过度兴奋所引起的肠管痉挛,肠壁充血和黏膜水肿,曾被多数学者认为是本病的发生基础。不过,精神紧张虽然能加重病情的发展,但至今未能证明单纯的精神因素能引起真正的溃疡性结肠炎。也有学者认为溃疡性结肠炎的精神因素不是本病的原因,更应是本病的后果。

5. 遗传因素 文献报道溃疡性结肠炎的发病与遗传因素密切相关。白种人的发病率明显高于黑种人,亚洲人的发病率最低,单卵双生双胞胎发病率比双卵双生者高,均提示遗传因素在溃疡性结肠炎的发病中占据一定地位。

总之,溃疡性结肠炎的真实病因虽然尚未确知,但精神刺激、食物因素和细菌感染等都可能造成结、直肠黏膜损伤,由此导致自身抗原抗体反应可能是产生溃疡性结肠炎的重要机制。

【病理】 溃疡性结肠炎累及结肠黏膜和黏膜下层,浆膜层一般较完整。病变可发生在结直肠的任何部位,但通常始于直肠并向近端蔓延,并以直肠、乙状结肠等左半结肠为主,但也可发生全结肠型,5%~15% 的少数病例可同时累及末段回肠。其病变特点通常呈连续弥漫性,但有时也可以只累及乙状结肠直肠或结肠的某一区段。受累肠壁黏膜和黏膜下层明显充血水肿,黏膜上有糜烂或多数小溃疡。当病程进展时,黏膜将剥脱或变得粗糙,慢性病例可见到黏膜皱襞消失,少数患者并可形成假性息肉。暴发性病例全层肠壁扩张变薄,黏膜广泛溃疡至完全脱落呈中毒性巨结肠表现。溃疡性结肠炎活动期的镜下表现为黏膜下层增宽,其内可见大量弥漫性炎细胞浸润,包括中性粒细胞、淋巴细胞、浆细胞以及嗜酸性粒细胞等。中性粒细胞浸润肠上皮,可导致隐窝炎和隐窝脓肿。炎症逐渐沿黏膜和黏膜下层纵深扩展,使该处组织坏死形成溃疡,向周围黏膜潜行则形成炎性息肉。

【临床表现】 患者年龄多在 20~40 岁之间,仅约 10% 的患者是儿童,但 50 岁以上的老年患者较罕见,男女之间的发病率大约相等。本病的临床表现在不同患者可能极不一致。有时起病急骤,症状严重,随后转为慢性过程;有时起病缓慢,症状轻微,突然又转恶化;有时病程进展很快,可于短期内死亡;也有时病程缓慢,仅有间歇性的症状发作。

多数患者以急性腹泻开始,便中带有血性黏液,病情剧烈者腹泻可日达 10~20 次,便中几乎全是脓液、黏液或鲜血。同时患者常有腹部绞痛及便意紧迫,病变累及直肠者有里急后重感。少数病例情况严重者可有明显的中毒性巨结肠症状,呈食欲缺乏、呕吐腹胀、高热不退及乏力虚脱等现象。此等急性发作病例其剧烈症状可持续 2~3 个星期,虽经治疗亦无效,可致死亡。

少数病例起病缓慢,病程迁延,无明显腹泻而仅有稀便,每天约 3~5 次,便中只含少量血性黏液,也无其他全身症状。这种病例可以发展为上述的急性病例,或者持续成为慢性病例,出现消瘦、贫血、水肿、腹水等慢性营养不良症状,偶尔出现急性发作。急性发作的原因不明,上呼吸道或身体其他部分的局灶感染,患者情绪或精神上的紊乱,饮食的失调,强烈的泻剂,均可能为急性发作的诱因。

在病变的长期过程中,约 1/3 患者尚可发生下列并发症:①中等或严重出血;②急性或亚急性穿孔,引起弥漫性腹膜炎或局部脓肿;③形成内瘘或外瘘;④急性或慢性肠梗阻;⑤形成息肉,并进一步癌变;⑥因直肠或肛管的僵直而致大便失禁。此外还有严重的毒血症,及并发肝病(硬化性胆管炎、肝硬化等)、关节炎、关节强直和皮肤脓疱病等可能。

在这些并发症中,最值得注意的是癌变倾向。溃疡性结肠炎属癌前状态,国外资料报道约有 10% 的溃疡性结肠炎患者最终因癌变或不典型增生接受手术治疗,国内统计其癌变率在 5% 左右,全结肠溃疡性结肠炎(UC)患者及病期超过 10 年者，发生结肠癌的危险性比普通人群高出 10~20 倍。溃疡性结肠炎发展为结直肠癌的风险因素包括伴随硬化性胆管炎以及结肠镜监测发现不典型增生。Leonard-Jones JE 报道若病变持续，累积癌变的机会估计 15 年达 3%，20 年达 5%，25 年达 9%。病程中如出现结肠的狭窄、穿孔、肠瘘、癌变等并发症时，将相应地改变其临床表现。

【诊断和鉴别诊断】 诊断的确定除依据上述脓血性腹泻史外，尚需借助于下列各种检查。

体格检查：慢性病例常可发现腹部有压痛及肿块，为结肠及其系膜有炎性浸润的结果。合并结肠慢性穿孔或内瘘形成者，肿块可能更加明显。

直肠指诊：有时可触知肛管及直肠黏膜的水肿及颗粒样感，有时可摸到假性息肉甚或肿瘤的存在。

结肠镜检查：黏膜上常见有脓性黏液和血性分泌物。黏膜本身充血显著，粗糙不平，易出血；病程长者可见黏膜上有多数溃疡，且有假性息肉形成。

钡灌肠检查：早期病例多无变化，部分病例可以看到黏膜粗糙不平、结肠袋形消失或肠腔扩张成"巨结肠"征。癌变的情况一般不易为 X 线检查所发觉，除非病变已甚显著，肠腔已有明显狭窄和充盈缺损，特别通过纤维结肠镜检查和多处取材活检，诊断才能肯定。但 X 线检查对乙状结肠以上的病变，特别是对右半结肠的节段性病变，仍有一定的诊断意义。除钡灌肠外，进行钡餐检查以观察末段回肠的情况，除外局限性回肠炎的可能，亦属必要。

需注意者，无论纤维结肠镜检查或钡灌肠检查，由于肠壁已因病变而有狭窄，肠壁又多脆弱，操作时应格外小心，否则有引起大出血或穿破的危险。

有典型脓血性腹泻而又有上述结肠镜检查及 X 线钡灌肠检查的阳性发现者，溃疡性结肠炎的诊断已可成立，惟尚需除外下列几种临床上相类似的情况：

1. 细菌性痢疾　临床表现可能相似，乙状结肠镜检查及 X 线检查所见也可能相仿。需反复作大便或黏膜溃疡拭子的培养以寻找病原菌，方能确定诊断。对各种痢疾杆菌作血清凝集反应，亦属必要。

2. 肠阿米巴病　肠阿米巴病的粪便通常呈果酱样，好发于盲肠和升结肠，病变特点为节段性，粪便中可查到阿米巴滋养体或包囊，肠镜下病变黏膜区域活检亦可找到阿米巴滋养体等可与溃疡性结肠炎鉴别。

3. 克罗恩病　两者同属炎症性肠病，症状和体征存在较多相同的地方，因而临床鉴别有时较困难。但克罗恩病多累及回肠末段，病变特点为全消化道多部位发病，节段性肠壁全层炎症改变，组织学特点可呈结核样非干酪样肉芽肿和裂隙状溃疡征等。

4. 先天性息肉症　本病有家族遗传性，患者多为孩童。息肉在切片下可见为腺瘤性，不像溃疡性结肠炎的息肉是属炎症性。

5. 癌性病变　单纯的结肠癌是局限性病变，易于鉴别；溃疡性结肠炎并发肿瘤者临床表现虽不突出，但在肛门指诊、直肠镜检及 X 线检查下常可见有狭窄及充盈缺损现象，必要时可作病理切片检查以资鉴别。

6. 结肠结核　溃疡型结核有时可累及结肠，但多数是在回盲部而很少累及乙状结肠直肠肠段，其病变所形成的溃疡不如溃疡性结肠炎之多而且大，黏膜的炎性变化亦不如后者剧烈。病变的确诊有待于细菌学的检查和病理切片的证明。

【治疗】 本病的治疗基本上属内科范畴，内科疗法无效或出现严重并发症时，则应考虑外科治疗。药物治疗虽然能使大部分溃疡性结肠炎患者的病情缓解，但复发率较高，据报道约有 1/3 的患者在其一生中需接受手术切除，大多数手术在最初诊断 10 年内施行。手术可切除全部病变肠段，因而认为溃疡性结肠炎是可以经外科治愈的炎症性肠病。其具体措施约有下列各项：

1. 急性时期需补液以维持水和电解质的平衡，有严重贫血及血浆蛋白过低者需适量输血。

2. 给予营养丰富的饮食，宜以高蛋白、高热量、富维生素（特别是 B、C）和少渣滓的食物为主，铁质和维生素 B_{12} 等亦需注意补充，以纠正贫血。

3. 对氨基水杨酸类药物如艾迪莎目前在临床应用较多，对轻、中度溃疡性结肠炎患者的病情缓解有效。喹诺酮类和甲硝唑是多数文献推荐应用于炎症性肠病的抗生素类药物。

4. ACTH 及泼尼松等在急性时期有缓解症状之效。重症患者通常可用 ACTH 20~30 单位每天二次肌内注射，或者每天用地塞米松 10~30mg 分次口服，也有主张以 40mg 氢化可的松加在 30~100ml 盐水中作保留灌肠者。部分患者用药后病变仍可继续，以后症状并有复发。

5. 硫唑嘌呤（Azathioprine，AZA）、6- 巯嘌呤（6-Mercaptopurime，6-MP）、甲氨蝶呤（Methotrexate，MTX）、环孢素（Cyclosporin，CsA）、他克莫司（Tacrolimus，FK506）和吗替麦考酚酯（Mycophenolate Mofetil）等免疫调节剂，多用于激素依赖或无效者。AZA 及 6-MP 对缓解后经常复发者（≥3 次 / 年）、重度 UC 需静脉使用 CsA 者和顽固性溃疡性直肠炎者有效率在 40%~70%。Lichtiger S（1994）也报道 20 例激素抵抗重度 UC 患者，11 例应用 CSA 4mg/d iv，结果 9 例明显好转，安慰剂组 9 例无 1 例缓解。

外科疗法　溃疡性结肠炎的外科治疗历史基本上经历了从肠道灌洗到重建式回肠贮袋肛管吻合术的逐渐演变，手术方法得到不断改进。其最早的外科治疗应追溯至 1893 年 Mayo-Robson 首先使用的结肠造口术，此后于 1909 年 Keele 和 Weir 开创了盲肠造口和阑尾造口术，这时造口的目的仅是用来冲洗病变肠段。再后有人提出应用转流性造口的手术方法，期望通过粪便转流帮助肠道炎症的恢复，此时期较有代表性的如 Brown 采用的永久性回肠造口和 Brooke 应用的结直肠切除 + 回肠末端造口治疗溃疡性结肠炎，后者更一度被评价为对溃疡性结肠炎的外科治疗具有划时代的意义，1952 年 Brooke 进一步改进造口技术，他将造口端回肠外翻以克服单纯回肠造口带来的高排出量及电解质丢失这两大并发症。尽管如此，外置造口给患者带来生活及社交上的不便问题仍很突出，导致造口为患者不接受的临床尴尬现象不容回避，于是学者们又纷纷对该术式进行了各种改良，直到 1972 年，Kock 设计节制性回肠贮袋造口术。该术式设计的套叠瓣具有有效的排便节制功能，并为回肠贮袋肛管吻合术的临床应用奠定了很好的基础，由此在 1978 年，Parks 和 Nicholls 设计了 S 形贮袋，并首次报道回肠贮袋肛管吻合术（ideal pouch-anal anastomosis，IPAA）应用于临床，引领了溃疡性结肠炎外科治疗由肠造口到保留排便节制功能的肠道重建术式的重大转变，开创了溃疡性结肠炎外科重建术式的新时代。它较好地解决了造口术后给患者带来的各种生活中的不便以及切除直肠导致的性功能障碍等并发症，患者术后生活质量提高显著，因而受到越来越多临床医生和患者的推崇，该术式是目前治疗溃疡性结肠炎较为理想的手术选择。

溃疡性结肠炎的手术治疗根据病情的不同分为两大类：急诊手术与择期手术。通常，急诊手术指征包括：大出血、中毒性结肠炎、中毒性巨结肠、肠穿孔和急剧的全身状态变化。择期手术指征则包括：内科治疗无效的病变广泛病例和慢性反复发作的顽固性溃疡性结肠炎、激素严重依赖且副作用危险性较大者、全结肠型病例、严重局部并发症（狭窄、梗阻、直肠阴道瘘）、严重肠外并发症、患儿明显发育障碍以及证实或疑有不典型增生或癌变者。

一般而言，具体选择哪一种手术方式需要依据以下几点：①患者年龄与全身状况；②病变的范围、程度和缓急；③是否存在不典型增生和癌变；④患者对排便节制的要求；⑤肛管括约肌功能；⑥疾病的确诊状况。其比较经典及目前临床应用较多的术式主要有：次全结肠切除 + 永久性回肠造口术；结肠切除 + 回直肠吻合术；结直肠切除 +Brooke 回肠造口术；结直肠切除 + 节制性回肠造口术；结直肠切除 + 回肠贮袋肛管吻合术；结直肠切除 + 回肠贮袋肛管移行区吻合术。下面予以分述：

1. 次全结肠切除 + 永久性回肠造口术 该种术式作为较为广泛的手术切除应用于最严重的溃疡性结肠炎已有几十年的历史。它适用于急诊条件、直肠病变轻微和不定型结肠炎患者。该术式要点是切除次全结肠，同时作回肠造口，远端肠管处理则依病变情况不同采用不同的手术：如远侧乙状结肠和直肠明显水肿、肠壁增厚变脆，可将乙状结肠或直肠断端牵出皮肤以纱布包裹，缝合腹壁，待术后 7~10 日切除突出的乙状结肠或直肠，作成黏液瘘；如直肠无狭窄、水肿或变脆，则可将乙状结肠或直肠断端缝合关闭并在腹部伤口下端固定于筋膜。该术式操作相对简单，不需游离直肠，避免了对盆腔组织的分离，从而避免伤及骶前静脉导致出血危险，也不会引起盆腔自主神经损伤后的阳痿和排尿功能障碍。因为保留了直肠，日后可通过二期手术恢复肠道的连续性。永久性回肠造口的缺点主要是需要额外的造口装置、造口周围皮肤容易溃烂和水电解质丢失等问题。此外，保留的直肠亦存在癌变的风险，有文献报道 20~30 年后癌变率分别在 13%~20%。

2. 全结直肠切除 +Brooke 回肠造口术 该术式始于 1931 年，过去是治疗溃疡性结肠炎的金标准，是最经典、最彻底的手术。全部结肠和直肠均被切除，因而无复发和癌变的顾虑，术后不需药物治疗。其优点表现为相对低的死亡率和没有类似回肠贮袋肛管吻合时的术后贮袋功能问题。但永久性的回肠造口给患者生活和精神带来的不便和压力同样也是显而易见的，难以为多数患者所接受。该术式一般适用于老年患者、合并直肠癌和不适宜作回肠贮袋手术者。合并硬化性胆管炎者结直肠癌变机会较大，因而主张全结直肠切除。

3. 全结直肠切除 + 节制性回肠造口术（Kock 贮袋） 为了改善回肠造口的排便功能，20 世纪 70 年代由 Kock 对传统回肠造口术进行改良，开创了节制性的回肠造口术（continent ileostomy），这种手术将回肠末端做成一个贮袋，包含 3 个回肠袢，远端由肠管折叠设计成一个乳头状套叠瓣，瓣膜的作用是阻止粪便外溢污染皮肤并能贮存肠内容物，它有一个可作冲洗的开口连于腹壁，该造口具备节制功能，不需要额外的辅助造口装置（通常影响患者的社交和娱乐活动），患者每日只需用一硅胶或塑料胶管插入造口排空贮袋 4~6 次。相对传统回肠造口而言，Kock 贮袋技术上有了较大的改进，但遗憾的是与套叠瓣相关的并发症仍经常发生，因而该术式在 20 世纪 70 年代虽曾风靡一时，但后来已逐渐被盆腔贮袋手术（IPAA）所取代，贮袋肛管吻合术的施行已极大地减少了该类术式的临床应用。目前该术式仅限应用于盆腔化脓症导致 IPAA 失败后需再次手术的病例，或因肛管括约肌功能不良而不宜作 IPAA 的部分患者。

4. 全结肠切除 + 回直肠吻合术 该术式 20 世纪 60 年代由 Stanley 首先施行，多数溃疡性结肠炎病变始于直肠的特点使该术式从一诞生即引起了激烈的争论。反对的主要原因集中于担心所保留的直肠会再度出现炎性病变甚至癌变的危险，但该术式保留肛管的节制功能，避免回肠造口，并发症较少，因而可归属于常用的姑息术式。手术要点是切除全部结肠，于骶骨岬水平行回肠直肠吻合。急诊条件下该术式被视为禁忌，因为吻合口瘘发生率较高。择期手术选用较为安全，Oakley 报道其吻合口瘘发生率 <2%、死亡率约为 1.4%。一般而言，青年人应慎行此手术，术后定期肠镜随诊活检了解直肠黏膜有无不典型增生异常尤为重要，而老年人可基本不考虑癌变问题。总的来说，本术式较适用于直肠病变轻微、老年或伴随疾病较多者、括约肌功能良好和愿意接受终生结肠镜监测的患者。严重直肠炎、合并肛周疾病、肛门失禁以及直肠病变不典型增生者禁忌行本术式。

5. 回肠贮袋肛管吻合术（IPAA） 该术式选用回肠贮袋与肛管吻合，改进术后排便节制功能，现已成为治疗溃疡性结肠炎和家族性腺瘤性息肉病（FAP）最常用和较为

07

理想的选择。通常一期完成，也有的作二期或三期手术。Heuschen UA（2001）等介绍手术要点是经腹切除全部结肠，距离盆腔腹膜返折下方 3cm 处环行切除全部或大部分直肠黏膜至齿状线上方 1.5cm 左右，保留完整的直肠肌鞘（3~5cm 为宜）及肛管括约肌，然后将回肠贮袋经直肠肌鞘拖出，与远段直肠或肛管行 2 层吻合。为避免出现术后排尿困难和性功能障碍，游离盆腔段直肠时，应注意沿骶前间隙的直肠侧分离，分离前壁时注意保护好前列腺被膜，处理直肠侧韧带尽量紧靠直肠侧断扎。同时为避免肌鞘与回肠之间产生积液以及"袖套状感染"的发生，可酌情放置胶片行鞘内引流，术后 48 小时再予以拔除。一般回肠贮袋由 2~4 个回肠袢组成，可与肛管吻合（回肠贮袋肛管吻合术）或与远段直肠吻合（回肠贮袋肛管移行区吻合术）。通常需要作临时保护性的回肠造口实现粪便转流以尽量减少吻合口瘘的发生机会，并有利于回肠贮袋与肛管吻合口的一期愈合，保护性造口可在术后数周或数月内关闭。但也有学者质疑结直肠切除后重建术式应用这类转流性回肠造口的必要性，他们认为从理论上讲，避免回肠造口可减少术后小肠梗阻的机会，患者也因此不再需要接受第二次手术。Grobler 报道一项前瞻性随机研究中，无激素治疗史的 45 例患者均未作转流性回肠造口，结果其术后化脓症的并发率无增加；相反，52% 的回肠造口患者出现造口相关并发症。Tjandra 的病例对照研究则报道 100 例接受贮袋肛管吻合术的患者未作回肠造口，结果其吻合口或贮袋瘘的发生率增至 3 倍，作者认为虽然转流性回肠造口不能完全防止吻合口瘘的发生，但它确实极大地减低了盆腔污染的机会。此外，既往有结肠次全切除的患者，70% 以上能够安全地进行贮袋重建而不需作保护性回肠造口术。一般而言，为策安全，以下几种情形通常建议还是尽量加作临时性的回肠造口为宜：严重营养不良或激素依赖患者、严重或中毒性结肠炎以及尚未生育的女性患者（肠瘘引起的盆腔瘢痕可能导致不育）。IPAA 这种肠道重建术式的优点是明显的，具体包括：①切除了病变肠段，完全剥除了直肠黏膜，理论上彻底消除了病变复发和癌变的风险；②术中不需分离盆腔，避免了损伤盆腔自主神经而导致术后排尿和性功能障碍的发生；③不需要永久造口；④保留了肛管括约肌，因而维持了肛管的排便节制功能等。从手术设计来看，该术式符合外科治愈溃疡性结肠炎所应追求的几乎所有目标，因此该术式是一种较为理想的术式。但其手术技巧比较复杂、术者经验不足时诸如小肠梗阻、盆底和肛周感染、贮袋炎、吻合口狭窄等早期和后期并发症率可高达 50% 左右。肥胖、身材较高者或盆腔较窄患者施行 IPAA 手术也较为困难。近年来随着吻合器技术在肛肠外科手术应用中的普及和不断成熟，一些极低位和狭窄盆腔内的 IPAA 手术得以顺利施行，并发症明显减少，肛门节制功能更接近正常，平均住院天数呈明显缩短，由此极大地促进了 IPAA 术式水平的完善和提高。多数观点认为这种重建式结直肠切除术安全性是令人满意的，其手术死亡率 <1%。手术预后较佳，通常术后 1~2 年内排便次数白日可控制在 5 次，夜间 1~2 次，疗效改善和术后对肠蠕动的控制能力也较为肯定。以下几种情形应视为 IPAA 的禁忌：肛管括约肌功能低下和远段直肠明显不典型增生或癌变需切除肛管括约肌者、急诊手术条件下以及克罗恩病患者。Pinna-Pintor M（2000）认为中毒性结肠炎或严重营养不良者不主张作一期吻合而应分期手术为妥。

（林锋）

第六节　结肠、直肠和肛管的肿瘤

一、结直肠息肉

结直肠息肉是指结直肠腔内的黏膜隆起病变，这些病变大小、数量不一，形态各异。数量上可分为单发和多发，形态上可分为有蒂和广基。临床上在未明确这些隆起病变的病理性质前均称为息肉。实际上不同类型的息肉在病理上区别颇大，生物学行为和预后也迥然不同。息肉的分类方案较多，由于肿瘤性息肉其恶变率较高（如管状腺瘤恶变率 2%~19.5%），而非肿瘤性息肉基本不恶变，故息肉分类的关键是要把肿瘤性和非肿瘤性的息肉分开，以便于临床治疗措施的选择和治疗效果的比较。其中较有代表性的是 1968 年 Morson 息肉分类方案，其根据单发或多发、新生性或非新生性的特点对息肉进行分类。其后，随着对结直肠息肉发生、性质和预后认识的深入，1975 年北条对 Morson 方案进行了修改补充，形成了北条方案。1981 年我国肠癌病理专业协作组会议在参考国外的结直肠息肉分类方法的基础上，对结直肠息肉进行了分类（如表 7-3），该方案基本与北条息肉分类方案一致。

表 7-3　结直肠息肉分类

	单发	多发
新生性	管状腺瘤 绒毛状腺瘤 管状绒毛状腺瘤	家族性结肠腺瘤病 Gardner 综合征 Turcot 综合征
错构瘤性	幼年性息肉 Peutz-Jeghers 息肉	幼年性息肉病 Peutz-Jeghers 综合征
炎症性	炎性息肉 血吸虫卵性息肉 良性淋病样息肉	假息肉病 多发性血吸虫卵性息肉 良性淋病样息肉病
化生性	化生性（增生性）息肉	化生性（增生性）息肉病
其他	黏膜肥大性赘生物	

结直肠息肉发病率统计受多种因素影响，各统计结果差异颇大。Welin 用气钡双重造影对近 2500 例的人群检查，发现 11.7% 的患者存在息肉，而 Ridevetol 用纤维肠镜和 X 线检查 7487 例的人群，结肠息肉的发生率约为 5.35%。多数的国外文献显示结直肠息肉发病率约为 2%~20%。我国结直肠息肉的发病率较低，部分地区直肠病变普查显示息

肉发生率约为 2.28%~4.4%，而尸检的结直肠息肉发生率约为 1.4%~2%。

（一）非肿瘤性息肉

增生性息肉 又称化生性息肉，是突出于肠道黏膜的半球形病变，广基，表面光滑，呈淡红或淡褐色，直径约 0.2~0.5cm，多发于老年男性的直肠和乙状结肠。1934 年 Westhues 观察到息肉的柱状上皮和小肠的吸收上皮相似，故冠名为“化生性息肉”；1962 年 Morson 揭示该息肉的形成是由于细胞更新周期的不平衡所致而非细胞核活动异常或细胞退化，以区别于结肠腺瘤，并将其更名为“增生性息肉”。镜下见息肉由大小不一的腺体组成，纵轴较正常腺体明显变长，腺管顶端呈囊状扩张，腺上皮向管腔内不规则增生突起成乳头状，腺管由高柱状上皮构成，上皮细胞间杯状细胞数量减少，以腺体上部明显。

绝大多数的增生性息肉无临床症状，只是在结肠镜检查和切除的结肠标本中偶然发现，由于息肉表现出有限细胞分裂和充分细胞分化的特点，表明其不会恶变，因而若诊断明确可不予处理。但是，鉴于增生性息肉在外形和组织结构上与管状腺瘤或微小腺瘤有相似之处，特别是息肉多发时，注意加以鉴别，应对其中具代表性的息肉切除活检，以排除管状腺瘤或微小腺瘤的可能。

幼年性息肉 多见于新生儿和 10 岁以下的儿童，尤以 5 岁左右为多。但是该种息肉也可见于成人，因而它并非先天性息肉。大多数幼年性息肉直径为 1~2cm，外形如球形、卵圆形、或分叶状，个别如桑葚样，暗红色或灰红色，多数有蒂。息肉蒂为正常的肠黏膜，在息肉体部即由肠黏膜转变成慢性肉芽组织。息肉间质丰富，主要由纤维血管组织构成，有浆细胞、嗜酸性粒细胞、淋巴细胞和中性粒细胞浸润。由于间质较多，腺体较少，分布散在且不均匀，间质内一般无平滑肌出现。其切面有特征性的小黏液囊肿，有人认为是因为黏膜慢性炎症，导致腺管阻塞、黏液潴留而形成。

基于幼年性息肉也可出现不同程度的上皮不典型增生，有学者对幼年性息肉的错构瘤性质有不同看法，认为是新生性肿物。国内外均有幼年性息肉发生癌变的报道，但是这种病例极少，目前尚无足够的证据认为幼年性息肉是一种癌前病变。

幼年性息肉常见的临床症状为便血和息肉从肛门脱出。便血多数见于儿童，为息肉蒂扭转和粪便摩擦所致，一般呈间歇性，出血量不多，色鲜红，与粪便不相混。息肉可在用力大便时脱出，便后自行回纳。若息肉较大，有时可引起肠套叠和不全性肠梗阻。

幼年性息肉诊断主要依靠直肠指诊和纤维结肠镜检查。鉴于幼年性息肉多见于远端 20 cm 的结直肠内，约 40% 息肉位于直肠指诊可及的范围，若仔细检查应可扪及。Mehmann 通过纤维结肠镜检查显示超过 50% 的患者有多枚幼年性息肉，且息肉可分布在结肠各处。若息肉数量超过 10 枚以上则称为幼年性息肉病，主要分布于左半结肠，偶见于胃和小肠。

处理上幼年性息肉不及腺瘤积极，在纤维结肠镜检查诊断的同时多可镜下切除。位于肛门直肠的息肉也可经肛门直视下切除，若位置较高切除有困难，则不必勉强，可予随访观察，因其常有自行脱落的可能。

炎症性息肉 因肠道慢性炎症增生而形成的病变。导致肠道炎症的病因较多，常见的有溃疡性结肠炎、克罗恩病、血吸虫、阿米巴、肠结核等。单发者称为炎性息肉，病理下可为肉芽肿或纤维组织，其一般无恶变倾向，有时在炎症痊愈后息肉可自行消失。若息肉继发于溃疡性结肠炎和克罗恩病，则病变呈多发，此为假息肉病。由于慢性炎症持续刺激，多发的肉芽肿中个别可发生恶变。慢性溃疡性结肠炎切除标本中约有 5.2%~8.1% 恶变，被认为一种癌前病变。克罗恩病继发息肉的情况较少，但也已有数十例合并肠癌的报道，Weedon 认为克罗恩病的结直肠癌发生率比正常人群要高 20 倍。虽然这些假息肉病可被视作癌前病变，但其对患者的实际影响却逊于炎性肠病的腹痛、腹泻、出血、梗阻等肠道并发症。纤维结肠镜下切除息肉是一可取的方法，但临床上有时要彻底切除多发的息肉却不容易，此情况下应加强随诊。若有息肉恶变的证据则是外科治疗的适应证，可因恶变息肉的具体情况，选择局部切除或肠段切除术。

血吸虫性息肉 是血吸虫卵沉积于结肠黏膜下，导致炎症反应和破坏腺管，导致组织增生而成。此种息肉常有上皮不典型增生，因而有恶变的可能，有人观察到上皮不典型增生的发生率与虫卵沉着数量和炎症反应程度呈正相关。在我国浙江嘉善县也观察到血吸虫的流行与结直肠癌发病率明显相关，因而多数人认为这是一种癌前病变。但血吸虫性息肉是通过形成腺瘤而癌变，还是由息肉上皮不典型增生直接癌变尚不得而知。血吸虫性息肉的处理原则和假息肉病相同，不再赘述。

良性淋巴样息肉 是结肠固有淋巴滤泡在肠道炎症时增生而形成的息肉样病变，好发于腹膜返折以下的直肠，单发多见，当息肉多发时即称为良性淋巴样息肉病。息肉呈广基的黏膜结节，白色或灰黄色，绝大多数直径在 1cm 下。镜下是细胞分化成熟、有清楚生发中心的淋巴样组织，无侵犯肠壁深层结构，息肉表面为正常的肠黏膜上皮覆盖，与恶性淋巴瘤易于鉴别。淋巴样息肉属炎症反应性增生的息肉，在原发病治愈后也可自行消退，本病无恶变倾向，在活检证实诊断后，一般无需行外科治疗。

（二）肿瘤性息肉

腺瘤 结直肠腺瘤是临床上最重要的一种息肉，也可称为上皮内瘤变，具有组织结构和细胞学上的异型性，换而言之，若没有组织结构和细胞学上的异型性则不能诊断为腺瘤。结直肠腺瘤与结直肠癌的关系密切，据统计，约 80% 结直肠癌源自腺瘤恶变。

Winawer 统计 9112 例具有不同主诉患者的纤维结肠镜检查结果，发现 28.9% 的患者存在结肠腺瘤。哈尔滨医科大学附属第三医院（哈尔滨医科大学附属肿瘤医院）潘琳娜（1999 年）报道 6940 例纤维结肠镜检查中，共检出结直肠腺瘤 1066 例(15.4%)。较多的报告证实,结肠腺瘤的发病率有性别和年龄差异,Williams 的报告显示低于 45 岁的男性结肠腺瘤发生率为 20%,而高于 75 岁的男性则升至 52.4%;相应地,在女性的发生率分别为 14.8% 和 32.8%。实际上,不同国家地区的人种构成和生活方式会有差别,结肠息肉的发病率也有所不同。

【病理】 经典的学说认为正常的结直肠管状腺体的细胞分裂始于腺管的下 1/3 部分,然后沿腺管向上分化为成熟的杯状细胞或吸收细胞,这种细胞的分裂、迁移和脱落处于一个动态平衡。当这一动态平衡被打破,细胞的分裂速度和迁移数量出现失控而最终形成腺瘤。腺瘤主要由管状腺体和绒毛状腺体两种成分构成,绒毛状成分的比例不仅影响腺体的大体形态,也决定了腺体的性质。

结直肠腺瘤组织学上可分为管状腺瘤(管状结构 >80%)、绒毛状腺瘤(绒毛状结构 >80%)、管状绒毛状腺瘤(管状和绒毛状结构均 <80%)和锯齿状腺瘤。部分绒毛状腺瘤的绒毛状结构内含有密集排列的小腺体,可称为绒毛 - 微腺性腺瘤。锯齿状腺瘤具有化生性息肉表面的锯齿状形态,腺隐窝拉长并且扩张、绒毛状结构较明显且分支更复杂、上皮胞质嗜酸性、缺乏增厚的上皮下胶原层、黏液分泌减少。细胞核拉长、核质比增大并有异型性、核仁明显,腺隐窝的上 1/3 甚至表面可见核分裂象。

结直肠腺瘤中以管状腺瘤最为常见,其比例在 70%~80%。大多呈圆形、类圆形或不规则状,表面光滑或有分叶,颜色较正常黏膜稍深,灰红或暗红色,质地通常较软,直径 >1cm 者多数有长短不一的蒂,<5mm 者常呈广基型。腺瘤蒂由正常黏膜延伸而成,内含纤维血管而无腺瘤结构,故当腺瘤恶变早期时,甚少侵及腺瘤蒂。大约 80% 的管状腺瘤为单发,约半数发生于乙状结肠和直肠。腺瘤大小不一,85% 的腺瘤直径 <1cm,一般而言,管状腺瘤越大,恶变的几率也越大,当直径 >3cm 时,恶变率可达 11%。镜下腺管的形态与正常肠腺相似,仅呈腺体轻度增生,可伴有上皮细胞形态与染色的不同程度改变和核分裂。若腺细胞呈明显的多形性及间质有浸润,即为高级别上皮内瘤变。

绒毛状腺瘤较管状腺瘤明显少见,据统计其发病率仅是后者的 1/10~1/5,好发于直肠和乙状结肠。呈绒毛团样或桑葚样,有时可见多个分叶,色灰红或暗红,表面可覆盖一层黏液,90% 为广基无蒂,质地较管状腺瘤软,表面若有溃疡或恶变则质地可变硬。镜下腺瘤组织由乳头状分支构成,中心为血管结缔组织,表面由单层柱状或假复层上皮和杯状细胞覆盖,腺体成分较少,腺瘤细胞分化可不一致。临床上发现多数的绒毛状腺瘤的直径在 1cm 以上,加上大多数腺瘤上皮组织可见低级别上皮内瘤变,因而被认为是一种癌前病变,其癌变率可高达 40%。

【临床表现】 大多数结直肠腺瘤无任何临床症状,只是在检查中无意发现。腺瘤出现的临床症状与腺瘤的大小、数量和部位有关。最常见的症状为便血,由于腺瘤多发于乙状结肠和直肠,一般出血量少,间歇性,常在便后出现,有时甚至有肿物突出肛门外,常疑为痔疮而就诊;若腺瘤位置较高,出血量较多,即可表现为下消化道出血症状,部分患者可由于长期少量失血而出现慢性贫血。腺瘤体积较大者,偶可出现腹部不适或隐痛,一般是在脐部或下腹部有轻微疼痛,解便时或便后加剧,这可能与腺瘤受到牵拉或蒂扭转有关。若有肠套叠或不全性肠梗阻时,腹痛可加剧,并伴有腹胀和呕吐等现象。部分患者可有大便习惯改变,便秘和腹泻交替出现,或肛门坠胀不适、里急后重。Mckittrick 于 1954 年首次报告了绒毛状腺瘤往往分泌的黏液较多,有时可由于黏液性腹泻而引起大量电解质丢失,事实上,这一特殊表现并不罕见,临床上应引起注意。

【诊断】 腺瘤一般通过直肠指诊、气钡灌肠双重对比造影和纤维结肠镜检查可获得诊断。由于腺瘤多发于乙状结肠和直肠,直肠指诊对于低位的腺瘤诊断有重要意义,指诊时应注意扪清腺瘤的位置、大小、质地和活动度,特别是腺瘤的质地,绒毛状腺瘤质地往往较软,不注意检查时易漏诊;若质地不均或变硬,应注意有否恶变。气钡灌肠双重对比造影对病变的定位准确,但对乙状结肠和直肠的腺瘤显示较差,相反地,纤维结肠镜可检查全结直肠的情况,但其对高位腺瘤的定位较差,临床上应注意二者检查的不足加以克服。腺瘤的诊断应注意几个问题:①检查者应避免在某一肠段发现单发病变后忽视全面的结肠检查,有约 15% 的患者腺瘤可呈多发,应注意勿漏诊。②腺瘤的恶变可仅仅是腺瘤的一部分,活检时需多点取材或完整切除后行连续病理切片方可确定有无恶变。如果腺瘤具有明显的细胞学异型性,但腺瘤细胞未突破基底膜,为高级别上皮内瘤变;如果腺瘤癌变伴有固有膜或黏膜肌层的浸润,但未侵犯黏膜下层,则为高级别上皮内腺癌;如果浸润黏膜下层则应诊断为结直肠癌。③若预计需开腹切除的腺瘤,术前最好进行准确定位并作标记(可用钛夹或注射染料),而不应过度依赖术中触诊,术中触诊探查结肠腔内的腺瘤是不容易的,应注意避免术中找不到病灶的尴尬局面。

【治疗】 结直肠腺瘤被认为是一种癌前病变,Winawer 报道腺瘤切除后可降低 76%~90% 的结直肠癌发生率,故腺瘤应在诊断后予以切除。大多数的腺瘤较小,在纤维结肠镜检查时并同时行镜下切除已成为腺瘤处理的首选方法。有蒂的腺瘤恶变往往不会侵犯肠壁,直径 <2cm 有蒂的管状腺瘤或直径 <1cm 的绒毛状腺瘤可行圈套电灼切除术。直径 <1cm 的广基腺瘤,恶变的可能性仍很小,可在多处活检后予电灼切除。直径 >1cm 广基腺瘤处理需慎重,若取活检确定为无恶变的管状腺瘤则予电灼切除,若活检为绒毛状腺瘤,因其基底与正常黏膜分界不明显且恶变率高,容易残留复发,则多主张改行外科手术治疗。

对于不适合纤维内镜下切除的腺瘤,可根据腺瘤的大小、数量、部位及有否恶变等情况,选择相应的手术方式。对于距肛缘 5~7cm 以下 >1cm 的广基腺瘤,可经肛门镜直视下局部切除包括边缘 0.5~1.0cm 正常黏膜的整块腺瘤组织;距肛缘 8~10cm 者,可考虑经骶骨后入路切除;若距肛缘 10cm 以上，则常需考虑经腹行局部切除或肠段切除术。近年发展起来的经肛门内镜下显微切除术（transanal endoscopic microsurgery，TEM），适用于距肛门 20cm 以内的早期腺癌或腺瘤切除，其克服了传统肛门镜直视下局部切除视野局限、位置不深、操作困难等缺点，保证切除足够的范围，创面可以缝合，避免术后出血、穿孔等并发症，但该设备较昂贵。

如腺瘤局部活检发现有恶变，则应按照早期结直肠癌的手术治疗方案进行处理。如腺瘤整个切除后发现有恶变，是否应加行广泛根治切除可考虑以下几点因素：①腺癌的恶性程度。分化差的腺癌转移较早，一般应作广泛的根治切除；相反，分化较好的腺癌转移较晚，即使切除后局部复发也先于淋巴或血运转移，故一般可采取密切随诊的方法。介于两者之间而难以决定应如何进一步处理时，可考虑其他因素再决定。②腺癌侵犯的深度和切除线与浸润界的距离。有蒂腺瘤恶变应注意检查蒂部有否癌浸润，广基腺瘤应注意标本平坦固定切片确定其浸润深度。结直肠黏膜无淋巴管，位于黏膜内的腺瘤恶变无淋巴转移的可能，此时则不需要加行手术，但是，若腺癌穿透黏膜肌层到达黏膜下层，则有淋巴转移可能，可考虑加行广泛根治切除术。③腺癌的位置。恶变腺瘤位置较低，在直肠指诊的可及范围内时，特别是广泛根治切除术可能需牺牲肛门者尤应慎重。

对于多发性的结直肠腺瘤，可先通过纤维结肠镜检查明确性质，若数量较少、体积较小、分布分散且无恶变，可在纤维结肠镜下电灼切除；若腺瘤数量较多，则应作病变肠段的结肠部分切除术或结肠次全切除术。值得提出的是，无论单发或多发结直肠腺瘤，切除后仍有 10%~15% 的再发可能，应注意随访观察，定期复查。

07

（三）家族性腺瘤性息肉病

家族性腺瘤性息肉病（familial adenomatous polyposis，FAP）是由于 *APC* 基因的 5q21 突变引起的常染色体显性遗传疾病，表现为结直肠腔内布满大小不一且有恶变倾向的腺瘤。Corvisart 于 1847 年首先描述家族性腺瘤性息肉病的临床表现；其后 Cripps 报道了该种疾病具有家族遗传性；1925 年 Lockhart-Mummery 证实了家族性腺瘤性息肉病具有恶变的特性。由于本病属常染色体显性遗传，外显率 95%，故患者后代中约半数有发病危险，而未患病的子女再遗传的可能性极小。无家族史人群的发病率约为 1/7000~1/10 000，此类患者与有家族史的患者在临床表现、发病年龄、发病部位和病程相似。中国人民解放军北京总医院李玉坤（1999 年）报告 13 例家族性腺瘤性息肉病中，平均年龄 31.5 岁。其中息肉无恶变 5 例，平均年龄 25 岁；恶变 8 例，平均年龄 36 岁。应该注意的是，家族性腺瘤性息肉病并非出生后即发病，而是在生长发育过程中随着肠上皮组织生长逐渐出现的，发病出现症状的平均年龄约为 20 岁，10 岁以前和 40 岁以后基本上不发病。

家族性腺瘤性息肉病的息肉数量在 100 个以上，通常 300~3000 个不等，平均为 1000 个左右，常以 100 个作为与非家族性结肠多发性腺瘤的数量分界线。息肉大量密集分布于全结肠，尤以乙状结肠和直肠多见。大小自数毫米至数厘米以上，随着年龄增长，息肉数目逐渐增多，直径增大，形态上从广基逐渐增大为有蒂，多形性明显，有半球形、梨形和不规则形，体积小者大多为管状腺瘤，体积较大者多为绒毛状或混合型腺瘤。镜下可见从单纯的腺体增生到腺体性肿瘤，细胞分化不一，甚至癌变。虽然家族性腺瘤性息肉最终会发生癌变，但实际上并非每个息肉都发生，而仅是在大量的腺瘤中有个别出现癌变。腺瘤是否发生癌变，与其体积大小、绒毛状成分多少和细胞间变程度密切相关。一般地，直径 >2cm、绒毛状成分较多或细胞重度间变者易发生癌变。

【临床症状】 家族性腺瘤性息肉病自然经过可分为临床前期、腺瘤期及肿瘤期三个阶段，其症状可分为两大部分，一是息肉所致肠道症状，二是肠道外病变表现。一般说来，婴幼儿期无息肉亦无症状，10 岁以后逐渐出现腺瘤性息肉，20~30 岁症状渐明显，30~40 岁则发生癌变。息肉主要症状是便血、黏液便或腹泻，有时可有腹痛，或由于反复少量出血而致慢性贫血，也有少数患者可因肠梗阻、肠穿孔而就诊，多数情况下如有明显症状时常提示已有息肉癌变。肠道外表现有：

（1）Gardner 综合征：1950 年 Gardner 较详细报道了家族性腺瘤性息肉病可合并有结肠外病变。该综合征可在息肉病发生前或发生后出现，多在 14 岁以后发病，男性多见。主要表现有：①骨瘤：多见于颅骨及下颌骨、上颌骨，常为多发；②表皮样囊肿：常发生于面部、头皮、肩部及四肢，还有皮肤纤维瘤、皮脂腺囊肿、平滑肌瘤、脂肪瘤等；③牙齿异常：阻生齿、齿囊肿、额外牙等；④结肠外恶性肿瘤：较常见于壶腹部、甲状腺、肾上腺、卵巢等；⑤约半数患者可见胃底腺瘤病，十二指肠降部和水平部可见多发性息肉；⑥先天性视网膜色素上皮肥大的发生率可达 87.5%~100%，表现为视网膜上卵圆形或圆形的暗黑色斑块。

（2）Turcot 综合征：指家族性腺瘤性息肉病同时合并有中枢神经系统恶性肿瘤。1959 年由 Turcot 首先报告了两例因家族性腺瘤性息肉病术后伴发中枢神经系统恶性肿瘤而死亡的病例，其后 Camiel 和 Baughman 也报道了类似的病例。也有报道 Turcot 综合征可并发肝和小肠肿瘤，诊断时应注意。

【诊断】 无论是否有家族史，若结直肠腺瘤数量 >100 个，一般即可诊断；若患者有家族史，腺瘤数量 >20 个也可诊断。家族性腺瘤性息肉病诊断主要靠纤维结肠镜检及硬管乙状结肠镜检查。镜检时应注意以下各点：①当诊断为家族性腺瘤性息肉病时应作详细的上消化道内镜检查，以免遗漏胃十二指肠多发息肉及壶腹部病变；反之，发现胃十二指肠多发息肉时，要考虑到家族性腺瘤性息肉病的可能。②发现 Gardner 综合征和 Turcot 综合征的各种肠道外病变时，应进行结肠镜检查以排除家族性腺瘤性息肉病的可能。③结肠镜检发现多发息肉时，应想到家族性腺瘤性息肉病的可能；诊断明确后，应对患者家系成员进行镜检及随访以发现临床前期患者。在病例筛查方面，鉴于先天性视网膜色素上皮肥大的发生率很高，该病变对家族性腺瘤性息肉病诊断的特异性几乎达到100%，目前已被作为患者亲属筛查的指标。最近有报告应用限制酶片段多态性分析，可较准确识别APC基因的突变，以早期诊断家族性腺瘤性息肉病。

【治疗】 家族性腺瘤性息肉病出现症状的平均年龄为20岁，腺瘤癌变的平均年龄为35~40岁。虽然20岁前出现癌变者极少，但一旦确诊仍应及早手术，手术时机宜选择在青春期内进行。手术的方法可分为彻底性和非彻底性手术两类，彻底性手术包括：①结直肠全切除回肠造口术；②结肠全切除、直肠黏膜剥除、回肠袋肛管吻合术。非彻底性手术则包括：①结肠全切除、回直肠吻合术；②结直肠次全切除、升结肠直肠吻合术。手术方式的选择，应根据患者息肉的分布部位、有否息肉癌变、是否具备密切随诊的条件、术者的操作水平等具体情况选定。

结直肠全切除回肠造口术是早期的经典手术，彻底性最好，但患者需行永久性回肠造口是其最大的缺点，一般患者难以接受。实际上，这一术式对绝大多数患者是不必要的，故基本上已被摒弃，仅在低位直肠腺瘤癌变且已侵犯肛提肌而无法保留肛门的个别情况下适用。结肠全切除、直肠黏膜剥除、回肠袋肛管吻合术是近年发展起来并渐被广泛接受的术式（图7-31），它具有彻底性而无需永久性回肠造口，虽然并发症发生率可能较高、术后肛门控便功能不及非彻底性手术，但从临床实际效果来看，不失为一较理想的手术方式。该术式应特别注意把齿状线以上的全部直肠黏膜彻底剥除，以免残留的黏膜再发生腺瘤；另外，回肠储袋的方式有多种，目前以双折叠J形回肠储袋操作简便、效果良好而应用较多，应注意回肠储袋不宜太小，长度以15~20cm为宜。是否行保护性回肠造口需根据术者具体情况而定，一般地，保护性回肠造口是一种较稳重的选择。若术者具有较丰富的手术经验，回肠储袋肛管吻合顺利，检查吻合口无漏，吻合器切割的肠壁环完整，也可不作保护性回肠造口。

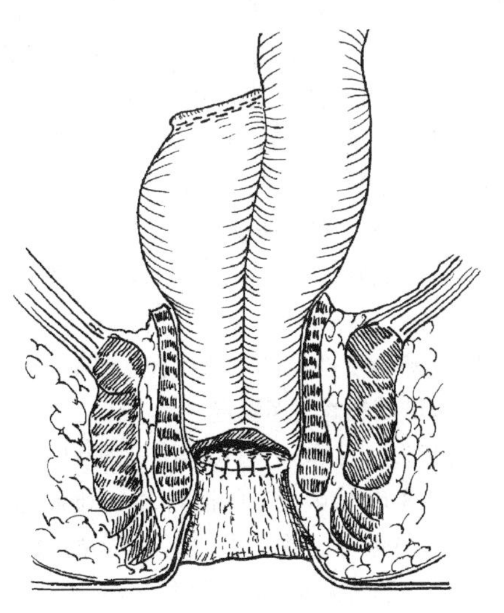

图7-31　回肠储袋肛管吻合

无论是结肠全切除回肠-直肠吻合术（图7-32）或结直肠次全切除升结肠-直肠吻合术，由于保留了直肠甚至部分盲肠升结肠，家族性腺瘤性息肉病的靶器官并未彻底去除，仍有再发的可能，但该术式具有手术较简单、术后肛门控便功能基本不受影响的特点，故对于直肠中下段及盲肠升结肠腺瘤小、数量不多的患者较为适用。该术式须将保留的结直肠段内所见的腺瘤完全电灼切除；另外，保留过长或过短的直肠均是不宜的，一般地，保留直肠远端7~8cm即可具有良好的控便功能，也不会损伤腹膜返折以下的盆自主神经。若保留回盲部作结、直肠吻合者，其术后排便次数会较回、直肠吻合减少，但保留的盲肠升结肠也不宜过长，否则腺瘤性息肉复发的可能性则可相应增大。保留直肠的患者癌变率约为10%，Iwama统计1050例家族性腺瘤性息肉病，其中保留直肠者322例，术后10年44例发生侵袭性直肠癌。因此，对于非彻底性手术均应强调术后注意随访，术后每0.5~1年复查1次，以便对再发腺瘤或癌变及时处理。

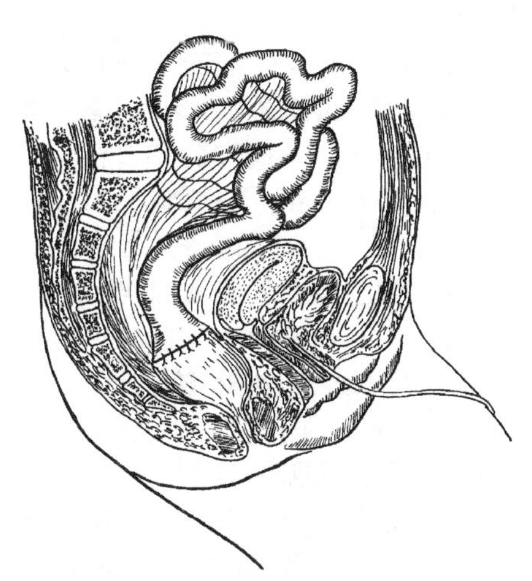

图7-32　回肠-直肠端-端吻合

（四）Peutz-Jeghers综合征（黑斑息肉综合征）

Peutz-Jeghers综合征是一种伴有皮肤黏膜色素沉着的胃肠道多发性息肉病，故又名黑斑息肉综合征，属常染色体显性遗传，是一种家族性非肿瘤性肠息肉病。Peutz于1921年首次报道该综合征，1944年Jeghers对该病进行了详细系统的描述。Peutz-Jeghers综合征较少见，发病率约为家族性结肠腺瘤性息肉病的1/10。Jenne通过基因扫描确定该综合征的基因定位于染色体19p13.3上，基因的外显率较高，患者家系成员的患病率约为30%~40%，也可隔代患病。据统计约半数的患者有家族史，另一半的患者则源于基因的新突变。

患者常在儿时即可出现色素斑，多见于口唇皮肤和颊部黏膜，另也可见于手指、手掌、脚趾、足底，极少数可见于胸腹壁、会阴、肛周直肠黏膜。多数色素斑直径<5mm，分布

不均，色泽深浅不一，仅表现为色素沉着，不高出皮面，皮肤的色素斑随年龄增长可逐渐消退，但黏膜色素斑则终身存在。上海长海医院张卫（2002 年）报告 27 例 Peutz-Jeghers 综合征，有家族史者 15 例，占 56%。发病年龄 2~34 岁，平均 15 岁；黑斑出现年龄 1~13 岁，平均 4 岁。Peutz-Jeghers 综合征的胃肠道息肉多发于小肠，十二指肠、结直肠次之，胃最少。息肉大小不一，数十个至数百个不等，灰红或灰黄色，质软可有或无蒂。息肉的镜下表现不同于腺瘤性息肉，它由正常的黏膜腺体构成，其间有平滑肌束，有人认为是黏膜肌层的异常过度增生所致，属错构瘤性息肉。少数患者可终生无肠道症状，多数肠道症状出现在青少年时，可表现为腹痛、便血和息肉脱出肛外。腹痛最为常见，多为可复性肠套叠所致，偶有出现腹胀、呕吐等肠梗阻症状。

胃肠道气钡双重造影、钡灌肠等检查可显示多发性息肉，纤维胃镜、小肠镜、结肠镜可以进一步观察并对这些息肉进行活检。符合下列条件之一者即可诊断 Peutz-Jeghers 综合征：①3 个或以上的 Peutz-Jeghers 息肉；②任何数量的 Peutz-Jeghers 息肉并有家族史；③特征性皮肤黏膜色素沉着并有家族史；④任何数量的 Peutz-Jeghers 息肉伴有特征性皮肤黏膜色素沉着。

过去认为 Peutz-Jeghers 综合征的胃肠道多发息肉属于错构瘤性质，没有过度生长的现象，因而一般不会癌变；目前的观点认为，Peutz-Jeghers 综合征患者多脏器的癌变率均明显升高，息肉可以存在错构瘤—腺瘤—腺癌的过程或错构瘤—腺癌途径，癌变率可达 2%~3%。由于癌变率较低，Peutz-Jeghers 综合征息肉治疗上不如家族性腺瘤性息肉病积极。一般地，个别的息肉可在肠镜下切除；数量较多而又无肠道症状或癌变证据的息肉可予随访观察。外科手术主要针对胃肠道息肉产生的并发症，可依患者具体情况选择息肉切除术、肠段切除术或肠部分切除术。手术时注意避免切除过多肠管，息肉无症状的肠管应尽量保留，因患者术后有再发需再次手术的可能。鉴于 Peutz-Jeghers 综合征患者术后仍有发生息肉恶变的可能，因此应间隔 1~2 年行胃镜检查、全消化道钡餐或肠镜检查各 1 次，复查时还应注意检查肝脏、胰腺、子宫、卵巢或睾丸情况，因这些脏器的癌变率较正常人群明显升高。

二、结、直肠癌

（一）概述

结、直肠癌（carcinoma of colon and rectum）是常见的恶性肿瘤，在欧美等西方国家，结、直肠癌占恶性肿瘤死因的第二位，据 2001 年中国卫生事业发展情况统计公告，结、直肠癌发病率在我国位于恶性肿瘤的第三位，死亡率 10.25/10 万，位于恶性肿瘤致死原因的第五位。流行病学方面，中国人结、直肠癌与西方人比较有三个特点：①直肠癌比结肠癌发病率高，约（1.5~2）：1；②齿状线以上 5cm 以内为下段直肠癌，5~10cm 为中段直肠癌，10cm 以上为上段直肠癌。我国低位直肠癌在直肠癌中所占比例高，约占 60% 以上，大多数直肠癌可在直肠指诊时触及；③青年人（<30 岁）比例较高，约占 12%~15%。但近几十年来，随着人民生活水平的提高及饮食结构的改变，结肠癌比例亦逐渐增多。直肠癌的发病率比较稳定，而结肠癌的发病率上升较快。

近年来我国结直肠癌的治疗水平明显提高，主要表现在手术切除率、根治切除率、术后生存率的不断提高，以及术后并发症的减少。结直肠癌的外科治疗目标亦从单纯追求“肿瘤根除，挽救生命”变为“根除肿瘤，改善生活”的双重标准。如上所述，我国的直肠癌尤其是低位直肠癌比例较大，这一特点对于实现上述治疗目标增加了困难。腹会阴联合切除术（Miles 术）曾经是治疗低位直肠癌的金标准手术，但 Miles 术后人工肛所带来的不便影响了患者的术后生活质量。因而采取何种治疗手段来增加保肛手术的可能性和成功率，提高患者的术后生活质量成为目前结直肠癌治疗的热点。随着对直肠解剖、直肠癌的生物特性及淋巴转移规律认识的深化、术前诊断、手术技巧和方法的改进以及外科器械的发展，保留肛门手术的应用正逐渐增多。低位前切除保肛术治疗中低位直肠癌疗效满意。Miles 术已从“金标准术式”沦为低位直肠癌患者的最后选择，应该说这是近年来直肠癌治疗中最重要的发展。结肠癌根治性切除术后总的五年生存率在 60%~80% 之间，直肠癌在 50%~70% 之间。Dukes A 期患者根治性切除术后的五年生存率可达 90% 以上。而 D 期患者转移灶能够完整切除或得到根治性治疗者，可获得 20%~30% 的五年生存率，远处转移灶未得到根治性治疗，而仅仅采用辅助性放化疗的，五年生存率小于 5%。

【病因】 结、直肠癌的发病原因尚不清楚，可能与下列因素有关：

1. 饮食与致癌物质 结、直肠癌发病率高的国家，其人均动物蛋白质、动物脂肪的消费量大，二者呈正相关。高脂、高蛋白食物能使粪便中甲基胆蒽物质增多；动物实验已表明甲基胆蒽可诱发结、直肠癌。饮食纤维与结、直肠癌的发病率也有密切关系。结、直肠癌高发区人的每天平均粪便重量比低发区轻。饮食纤维中的戊糖具有很强的吸水能力，所以高纤维饮食的摄入可增加粪便的体积重量，使得粪便通过肠道速度加快，减少肠道中有害物质的形成及活性，缩短致癌物质与肠黏膜的接触时间。动物实验表明，二甲基肼可以诱发大鼠的结、直肠癌。肉类、鱼类食物高温烹调产生的热解物中含有多种能诱发大鼠结、直肠癌的诱变剂和致癌物质。流行病学研究发现，人群钙和维生素 D 摄入量与结、直肠癌发病存在负相关。

2. 结、直肠的慢性炎症 如溃疡性结肠炎、血吸虫病使肠黏膜反复破坏和修复而癌变。

3. 遗传因素 日本、中国人移居美国和欧洲后，结、直肠癌发病率明显上升，因此可以推测结、直肠癌的发生主要与环境有关。但也有为数不少的结、直肠癌家族被发现。原因可能是抑癌基因突变和遗传不稳定性。

4. 癌前病变 如结、直肠腺瘤，尤其是绒毛状腺瘤更为重要。人们已逐渐接受了结、直肠癌并非是在结、直肠黏膜上突然发生的病变的观点，而是通过正常黏膜 - 腺瘤 - 癌变这样一种顺序发展的规律。

5. 其他 以往曾患结、直肠癌的人群再次患结、直肠癌的风险较正常人高。在女性曾患乳腺癌、卵巢癌和宫颈癌的患者中，发生结、直肠癌的风险亦较正常人高。妇科肿瘤患者接受过放疗者发生结、直肠癌的机会较正常人高2~3倍，且40岁以后逐年上升。

【病 理】

1. 大体分型 有隆起型；溃疡型；浸润型；胶样型。其中隆起型较多见于早期阶段的肿瘤，浸润较浅，随着肿瘤体积增大，中央形成深浅不一的溃疡，同时向肠壁深层浸润，遂呈现盘状或局限溃疡型的外观。浸润溃疡型则常为浸润型的后期表现。右半结肠的肿瘤以隆起型及局限溃疡型为多见，而左半结肠癌则以浸润型为多见，且常可导致肠管的环形狭窄。

2. 组织学分类

(1) 腺癌：结、直肠腺癌细胞主要是柱状细胞、黏液分泌细胞和未分化细胞，进一步分类主要为管状腺癌和乳头状腺癌，占75%~85%，其次为黏液腺癌，占10%~20%。①管状腺癌：最为常见的组织学类型。癌细胞排列呈腺管或腺泡状排列。根据其分化程度可分为高分化腺癌、中分化腺癌和低分化腺癌；②乳头状腺癌：癌细胞排列组成粗细不等的乳头状结构，乳头中心索为少量血管间质；③黏液腺癌：由分泌黏液的癌细胞构成，癌组织内有大量黏液为其特征，恶性程度较高；④印戒细胞癌：肿瘤由弥漫成片的印戒细胞构成，胞核深染，偏于胞浆一侧，似戒指样，恶性程度高，预后差。

(2) 腺鳞癌：亦称腺棘细胞癌，肿瘤由腺癌细胞和鳞癌细胞构成。其分化多为中度至低度。腺鳞癌和鳞癌主要见于直肠下段和肛管，较少见。

(3) 未分化癌：癌细胞弥漫呈片或呈团状，不形成腺管状结构，细胞排列无规律，癌细胞较小，形态较一致，预后差。结直肠癌可以在一个肿瘤中出现两种或两种以上的组织类型，且分化程度并非完全一致，这是结直肠癌的组织学特征。

3. 组织学 Broders 分级 按癌细胞分化程度分为四级。Ⅰ级，75%以上癌细胞分化良好，属高分化癌，呈低度恶性；Ⅱ级，25%~75%的癌细胞分化良好，属中度分化癌，呈中度恶性；Ⅲ级，分化良好的癌细胞不到25%，属低分化癌，高度恶性；Ⅳ级，为未分化癌。

【扩散和局部复发】

1. 扩散途径

(1) 直接浸润：结、直肠癌向三个方向浸润扩散，即肠壁深层、环状浸润和沿纵轴浸润。结肠癌向纵轴浸润一般局限在5~8cm内，直肠癌向纵轴浸润发生较少。多组大样本临床资料表明：直肠癌标本向远侧肠壁浸润超过2cm的在1%~3%之间。下切缘无癌细胞浸润的前提下，切缘的长短与5年生存率、局部复发无明显相关，说明直肠癌向下的纵向浸润很少，这是目前保肛术的手术适应证适当放宽的病理学依据。对结肠癌一般要求手术切缘距肿瘤边缘10cm以上，而直肠癌根治术时要求切除肿瘤下缘>2cm已足够。大宗病例随访调查也证实，中低位直肠癌患者施行达到根治性切除要求的低位前切除术（Dixon术）和腹会阴联合切除术（Miles术）的五年生存率并无统计学差异。随着近20年来消化道管状缝合器在中国的广泛应用，以及对直肠癌浸润、转移规律的进一步研究，导致了直肠癌低位前切除术应用的增加，使得直肠癌低位前切除手术率从20世纪80年代的50%逐步上升到目前的80%以上。约有半数左右的中低位直肠癌按原标准需行Miles手术者得以行Dixon手术，保留了原位肛门，改善了生活质量，这是近20年来直肠癌外科治疗方面患者最受益的进展。肿瘤的水平环形浸润一般较慢，浸润肠壁1/4周径约需6个月，浸润肠壁一圈约需1.5~2年。直接浸润可穿透浆膜层侵入邻近脏器如肝、肾、子宫、膀胱等。下段直肠癌由于缺乏浆膜层的屏障作用，易向四周浸润，侵入附近脏器如前列腺、精囊、阴道、输尿管等。

(2) 淋巴转移：为主要转移途径。引流结肠的淋巴结分为四组：①结肠上淋巴结，位于肠壁，常沿肠脂垂分布；②结肠旁淋巴结，沿边缘血管弓和从弓上发出的短直终末血管排列；③中间淋巴结，分布于边缘血管弓和结肠血管根部之间；④中央淋巴结，位于肠系膜上、下动脉根部的周围，前者汇合升结肠、横结肠的淋巴引流，后者汇合降结肠、乙状结肠的淋巴引流，再引至腹主动脉周围的腹腔淋巴结。通常淋巴转移呈逐级扩散。

直肠的淋巴引流有三个方向，①向上引流：由直肠肠上、直肠肠旁淋巴结至系膜内淋巴结，然后沿直肠上动脉旁、肠系膜下动脉旁淋巴结达主动脉旁淋巴结，最后汇入胸导管，这是直肠最主要的淋巴引流途径；②向侧方引流：为沿直肠侧韧带中淋巴结至髂内淋巴结和闭孔淋巴结；③向下引流：穿过盆底肛提肌和坐骨肛门窝淋巴结引流至腹股沟淋巴结和髂外淋巴结。腹膜返折以上的直肠癌主要向上方转移，极少发生逆行性转移，除非向上方引流的淋巴结发生癌转移且流出道受阻时，才会发生向侧方和下方的转移。腹膜返折以下的直肠癌的淋巴引流主方向仍然是向上方引流，但可以同时有侧方的转移。齿状线周围的肿瘤才可能出现三个方向的转移，因此理论上讲，齿状线周围的癌（非原位癌）才是腹会阴联合切除术的绝对适应证。

(3) 血行转移：可以通过淋巴转移经胸导管入血播散，也可以直接侵犯血管引起转移，多数情况下肿瘤侵入静脉后沿门静脉转移至肝；也可转移至肺、骨和脑等。结、直肠癌手术时约有10%~20%的病例已发生肝转移。结、直肠癌致结肠梗阻和手术时的挤压，易造成血行转移。

(4) 种植转移：腹腔内播散，最常见为大网膜的结节和肿瘤周围壁腹膜的散在砂粒状结节，亦可融合成团块，继而全腹腔播散。在卵巢种植生长的继发性肿瘤，称

07

Krukenberg 肿瘤。腹腔内种植播散后产生腹水。结、直肠癌如出现血性腹水多为腹腔内播散转移。直肠癌种植转移的机会较少，种植转移是肿瘤浸润穿透肠壁浆膜层后癌细胞脱落而造成。由于直肠相对固定、游动性小，所以肿瘤穿透肠壁全层后多发生与邻近脏器的直接浸润。切口种植、吻合口种植、会阴部复发亦属种植转移的一个类型。

(5) 前哨淋巴结：1977 年 Cabana 用淋巴管造影证实引流原发肿瘤的第一个淋巴结，是最可能发生肿瘤转移的淋巴结，称为前哨淋巴结(sentinel lymph node，SLN)。结、直肠癌 SLN 的测定以及就此开展的微阵列分析为术中、术后提供了一种有效的超分期方法，方法可采用术中或术后切除标本 30 分钟内在结直肠癌标本的 4 个象限的黏膜下注射亚甲蓝，然后在肠系膜内辨认蓝色淋巴管并追踪至蓝染的 SLN。在结直肠癌根治性切除术时，因淋巴清除是按淋巴引流的区域规范化清扫的，故前哨淋巴结在结直肠癌手术中的意义值得探讨。

2. 直肠癌的局部复发　直肠癌的局部复发包括吻合口的复发和手术产生的种植、残留而复发。吻合口的复发多为切除肠段不够，残留癌组织而引起，也有资料表明，直肠癌手术过程中挤压脱落的癌细胞在吻合时种植于吻合口而致复发，吻合前大量蒸馏水或碘附液冲洗远端肠腔应有益处。盆腔内的复发与手术时的种植或转移淋巴结的残留有关。Heald 于 1982 年提出全直肠系膜切除是指完整切除盆筋膜脏层所包裹的直肠背侧脂肪及其结缔组织、血管和淋巴组织。大部分直肠癌局部侵犯和淋巴转移都局限在直肠系膜内，残存的直肠系膜是直肠癌术后局部复发的重要原因。盆腔内复发常引起剧烈、难以耐受的疼痛，生活质量极差，为了减轻患者死亡之前的痛楚，应尽量争取姑息性切除。虽然不能延长生命并增加了医疗费用，但生活质量得到一定程度的改善。

07

【临床分期】　结直肠癌的病理分期是判断患者预后的重要指标，准确的分期对患者的治疗选择、术后随访计划的制订和临床研究的开展都十分关键。为此，分期方法必须简便而科学。至今已有许多不同的结直肠癌分期标准，与其他胃肠道肿瘤一样，结直肠癌分期以 Dukes 分期和 TNM 分期系统最为常用，但因各自存在的缺点，目前仍未建立一个国际统一的结直肠癌分期标准，以使得各个学科的临床专家都能够理解并掌握。自 1987 年美国癌症联合会(American Joint Committee on Cancer，AJCC)和国际抗癌联盟(International Union Against Cancer，UICC)推出结直肠癌 TNM 分期系统以来，经过不断修改，至 2002 年已提出结直肠癌第 6 版 TNM 分期系统。该分期系统一直被美国病理学家学院、皇家病理学院、美国外科学院癌症委员会和美国国立癌症研究所所推荐。同时也广泛地被各个国家和地区的研究者以及全球各地的肿瘤登记机构所采纳。该系统有三个明显优于其他分期系统的特点：首先，由专家根据最新的研究数据归纳总结并且在不断更新；其次，有完备的系统使用说明和规则解释以保证该分期在全球应用的一致性；第三，该系统是多学科合作的结果，系统包括了各种现代的分期评估技术。该 TNM 分期较 Dukes 分期更准确详细地反映临床和病理情况，并强调肿瘤局部浸润深度、淋巴结转移的数量和部位以及是否有远处转移。最近 O'Connell 等对美国 NIH-NCI 监测、流行病学和最终结果(SEER)数据库中 119 363 例结肠癌患者的生存率进行了比较，发现第 6 版结直肠癌 TNM 分期系统可以对患者预后进行更准确的评估。同时发现Ⅲa 期患者的生存率反而高于Ⅱb 期患者，可能与临床治疗策略不同(Ⅲa 期患者接受辅助化疗而Ⅱb 期患者通常没有)相关，从而提出“Ⅱ期结肠癌患者是否也应接受辅助化疗”这个有争议的问题。由于该分期较复杂，临床应用不如 Dukes 分期普遍。在此我们详细介绍第 6 版结直肠癌 TNM 分期系统。

(1) 有人通过前哨淋巴结或者常规清扫淋巴结免疫组织化学来检测淋巴结的微小转移，使部分Ⅰ期或Ⅱ期结直肠癌患者肿瘤分期升高。然而，目前尚无明确的证据证明，结直肠癌治疗策略的选择可以根据淋巴结微转移来确定。因此，AJCC 和 UICC 继续推荐阳性淋巴结的评估应通过传统的 HE 染色方法来确定。此外，第 6 版分期系统中还为将来可能出现的结直肠癌分子或者遗传分期留下了空间。

(2) 息肉切除后的结直肠癌：恶性息肉指肿瘤已经穿透黏膜肌层进入黏膜下层，包括息肉样癌(头部全部为癌细胞占据的息肉)。局限在上皮层或黏膜内的癌并不包括在恶性息肉中，因为这些癌不引起远处转移。恶性息肉作为早期癌(pT_1)，常由内镜下行息肉切除。然而，恶性息肉仅予内镜下息肉切除，由肿瘤残留引起局部复发或淋巴结转移的发生率约在 10%~20%。因此，息肉切除后的病理评估十分关键。以下情况者需作进一步的处理：①低分化腺癌、印戒细胞癌、小细胞癌或未分化癌；②肿瘤切缘 <1mm；③癌细胞浸润薄壁小血管或淋巴管。

(3) T 分期问题：原位癌(pTis)一般是指尚未穿透基底膜的恶性上皮性肿瘤。但在结直肠癌，原位癌和浸润癌的概念与其他上皮性肿瘤有着明显差别。在其他上皮性肿瘤，如癌细胞已穿透基底膜进入基质，则意味着癌细胞可能已通过基质内的血管、淋巴管扩散转移。而在结直肠，定义原位癌的界限在黏膜肌层而不是上皮基底膜。因为只要结直肠癌仅浸润黏膜层而不进入黏膜下层，并不会增加发生局部淋巴结转移的风险。结直肠癌通过浆膜或结肠系膜(如盲肠侵及乙状结肠)侵犯邻近组织器官或其他肠段时归为 pT_4。但是沿肠管纵轴侵入邻近肠管(如盲肠癌侵入小肠，直肠癌侵入肛管)均不影响 pT 分期。

(4) N 分期问题：结直肠癌的很多淋巴结转移出现在较小(直径≤5mm)的淋巴结，因此，手术标本的仔细检查十分必要。如要确定结直肠癌患者淋巴结阴性，则至少必须检查 12~18 个淋巴结。AJCC 和美国病理学家学院建议在术中至少提供 12 枚淋巴结。如经仔细检查找到淋巴结仍小于 12 枚，则应考虑行脂肪清理以增加淋巴结检出，也可肉眼观察阴性或尚难确定的所有淋巴结均行镜下检查。

AJCC/UICC 认为,任何直径的肠壁外光滑肿瘤结节均可看作为被癌细胞替代的淋巴结。在 pN 分期时,每个结节均可算做阳性淋巴结。第 6 版分期系统提出此观点是基于任何大小的肠周肿瘤结节都预示着较短的生存期,且肠周肿瘤还是独立于正规区域淋巴结的预后因素。同时也有证据表明,肠周肿瘤结节的数目与无病生存呈负相关。此外,原发肿瘤的区域淋巴结检查阴性,但受侵犯的邻近器官的区域淋巴结检查阳性,则受侵邻近器官的区域淋巴结也应归入 N 分期。近年来肿瘤的微转移也越来越受到关注。所谓孤立肿瘤细胞(isolated tumor cell,ITC)是指只能用特殊技术才能观察到的少量肿瘤细胞或组织学检查癌灶≤0.2mm。因为 ITC 是否具有恶性生物学特性仍未得到证实,将 ITC 归类为 N_0 或 M_0。微转移病灶直径≥0.2mm,但≤2.0mm,应归类为 N_1 或 M_1。

(5) M 分期问题:在结直肠癌,pM_1 包括肿瘤转移到非区域淋巴结、远处组织器官和(或)体腔膜。细胞学阳性的腹水和远处部位淋巴管癌细胞浸润均可归为 pM_1。邻近结直肠限于黏膜或黏膜下层的肿瘤灶(亦称卫星灶或跳跃转移灶,需排除同时原发病灶)均不能归类为 pM_1。

(6) 多原发肿瘤的病理分期:结直肠癌如为同时多原发,应把结肠和直肠看作一个器官。同时多原发结直肠癌的 T 分期,应记录 T 分期最高者,并可在括号内标出总病灶数或标以(m)。同时多原发可能包括多个非浸润癌或多个浸润癌或非浸润和浸润癌混合存在。如患者在诊断结直肠癌后 2 个月内发现新的原发灶,应视作同时多原发癌。

(7) 新辅助治疗后切除标本的分期:因为 TNM 分期的数据来自于未经治肿瘤,TNM 分期系统一般应用于未经治疗的肿瘤。肿瘤经过新辅助治疗后,其分期与预后的关系与治疗前已不同。但仍然可以用 TNM 分期系统来评估经治后的肿瘤。在记录经治疗后肿瘤的 TNM 分期时应标以 y。对于病理医生,肿瘤切除标本是否经过放化疗等治疗是很重要的。经治疗后肿瘤的分期仍能反映预后,并有助于评估术前治疗的疗效。

【临床表现】 结、直肠癌早期无明显症状,肿瘤生长到一定程度,依其生长部位不同而有不同的临床表现。

1. 右半结肠癌的临床表现

(1) 腹痛:右半结肠癌约有 70%~80% 患者有腹痛,多为隐痛。

(2) 贫血:因癌灶的坏死、脱落、慢性失血而引起,约有 50%~60% 的患者血红蛋白低于 100g/L。

(3) 腹部肿块:腹部肿块亦是右半结肠癌的常见症状。腹部肿块同时伴梗阻的病例临床上并不多见。

2. 左半结肠癌的临床表现

(1) 便血、黏液血便:70% 以上可出现便血或黏液血便。

(2) 腹痛:约 60% 出现腹痛,腹痛可为隐痛,当并发肠梗阻时,亦可表现为腹部绞痛。

(3) 腹部肿块:40% 左右的患者可触及左下腹肿块。

3. 直肠癌的临床表现

(1) 直肠刺激症状:便意频繁,排便习惯改变,便前肛门有下坠感,里急后重,排便不尽感,晚期有下腹痛。

(2) 肠腔狭窄症状:肿瘤侵犯致肠管狭窄,初时大便变形、变细,严重时出现肠梗阻表现。

(3) 肿瘤破溃感染症状:大便表面带血及黏液,甚至脓血便。

直肠癌症状出现的频率依次为便血 80%~ 90%;便频 60%~70%;便细 40%;黏液便 35%;肛门痛 20%;里急后重 20%;便秘 10%。肿瘤侵犯前列腺、膀胱,可出现尿频、尿痛、血尿。侵犯骶前神经可出现骶尾部持续性剧烈疼痛。

【诊断】 在最初诊断结直肠癌时,A 期患者仅 15%,B 期 20%~30%,C 期 30%~40%,D 期 20%~ 25%。检查应遵循由简到繁的步骤进行。常用方法有以下几项:

1. 大便潜血检查 大规模普查时或对高危人群作为结、直肠癌的初筛手段,阳性者需作进一步检查。

2. 肿瘤标记物 对结、直肠癌诊断和术后监测较有意义的肿瘤标记物是癌胚抗原(carcino — embryonic antigen,CEA)。但 CEA 作为早期结、直肠癌的诊断缺乏价值。血清 CEA 水平与 Dukes 分期呈正相关,Dukes A、B、C、D 期患者的血清 CEA 阳性率依次为 25%、45%、75% 和 85% 左右。CEA 主要用于监测复发,但对术前不伴有 CEA 升高的结、直肠癌患者术后监测复发亦无重要意义。CA19-9 在胃肠道肿瘤、胰腺癌、肺癌、乳腺癌均有一定比例的升高,结直肠癌患者约有 50% 左右有不同程度的升高。

3. 直肠指诊 是简单而重要的检查方法,对及早发现肛管、直肠癌意义重大。据统计 75% 的直肠癌可在直肠指诊时被发现,而直肠癌延误诊断的病例中,85% 是由于未作直肠指诊。因此,凡遇患者有便血,大便习惯改变,大便变形等症状均应行直肠指诊。

4. 内镜检查 包括直肠镜、乙状结肠镜和结肠镜检查,目前直肠指诊与纤维全结肠镜检是结、直肠癌最基本的检查手段。临床上应用纤维电子结肠镜检查较广泛。内镜检查的同时可取病理活检明确病变性质和治疗,同时纤维全结肠镜检可避免遗漏同时性多源发癌和其他腺瘤的存在。但应注意,纤维电子结肠镜在肿瘤定位上欠准确。作者在临床上曾遇见数例纤维肠镜报告为横结肠癌、结肠肝曲癌,手术探查却为结肠脾曲癌、乙状结肠癌的情况,故在临床上仅仅以纤维或电子肠镜定位是不够的。对术前行内镜检查发现的体积较小的肿瘤或切除后还需外科处理的恶性息肉,建议手术当日行肠镜检查,在肿瘤边缘或原切除灶边缘行钛夹定位,便于术中寻找。

5. 影像学检查

(1) 钡剂灌肠:是结肠癌的重要检查方法,对低位直肠癌的诊断意义不大。术前钡剂灌肠同时结合纤维或电子肠镜钛夹定位可以帮助选择较好的手术入路。

(2) 腔内超声:用腔内超声探头可探测肿瘤浸润肠壁的深度及有无侵犯邻近脏器。在直肠癌、肛管癌的术前分期

07

有重要意义。

(3) CT:可以了解直肠盆腔内扩散情况,有无侵犯膀胱、子宫及盆壁,是术前常用的检查方法。也可判断肝、腹主动脉旁淋巴结是否转移。对直肠癌的诊断、分期、有无淋巴转移以及向外侵犯的判断有重要意义。

(4) MRI:在判断直肠肛管癌浸润扩散范围、正确分期以及术后复发的鉴别诊断方面较 CT 优越。

(5) 正电子发射断层扫描(positron emission tomography, PET):并非结、直肠癌的常规检查方法,但其对肿瘤复发诊断有重要价值。

尽管已经证明某些方法对于筛查结、直肠癌有效,但是结、直肠癌筛查的发现率仍然比较低。2003 年美国胃肠病协会更新了结直肠癌筛查和监测指南。关于筛查,新的指南提出对高危人群应增加气钡双重造影及结肠镜检查的频率。关于监测,建议在 5 年内对有息肉病史的低危人群重复进行结肠镜检查。

【外科治疗】 手术切除仍然是结、直肠癌的主要治疗方法。结肠癌手术切除的范围应包括肿瘤在内的足够的两端肠段,一般要求距肿瘤边缘 10cm 以上,还应包括切除区域的全部系膜,并清扫主动脉旁淋巴结。直肠癌切除的范围包括肿瘤在内的两端足够肠段(低位直肠癌的下切缘应距肿瘤边缘 2cm 即可)、全部直肠系膜或至少包括肿瘤下缘下 5cm 的直肠系膜、周围淋巴结及受浸润的组织。在直肠癌特别是低位直肠癌手术治疗方面,已不再满足于单纯的术后长期生存,对术后正常的生理功能和生活质量提出了更高的要求。由于近年来保留盆腔自主神经(pelvic autonomic nerve preservation, PANP)、全直肠系膜切除术(total mesorectal excision, TME)等新观念的融入,以及直肠癌浸润转移规律的重新认识和吻合器的广泛使用,直肠癌的保功能手术得到不断完善和发展。解决好手术根治与保留功能间的关系,保证根治的前提下,最大限度保留排便、排尿及性功能符合现代直肠癌外科研究和发展的趋势。在根治基础上尽可能保存患者的各种正常功能以提高生存质量,已成为直肠癌根治术的重要原则之一。

1. 术前评估 术前判断肿瘤病期,可为术式选择和决定综合治疗方案提供参考。直肠指诊、直肠腔内超声扫描(EUS)和盆、腹腔 CT 扫描是术前判断肿瘤浸润程度的主要手段。电子结肠镜下肿瘤活检以了解细胞分化程度则是判断肿瘤生物学行为(恶性度)的最主要方法。文献报道指诊检查与病理分期对照的准确性可达 50%~60%,指诊一般只限于插入直肠 7~8cm 或更短的范围;直肠癌术前分期中,CT 敏感性为 70.4%,特异性为 50.3%,阳性淋巴结检出率为 50%;腔内超声与病理分期对照,Dukes A、B、C 三期低位直肠癌分期的准确性为 84.8%,癌性淋巴结阳性率为 73.6%。对于有经验的结直肠外科医生,对低位直肠癌,通过直肠指诊,根据其溃疡深度、硬度、移动度多能判断肿瘤的浸润深度。

此外,虽然结直肠癌外科治疗的总体效果无疑已比过去有了明显提高,在长期疗效和生活质量上均有较大进步,但早期发现、早期诊断水平的滞后仍是制约该学科整体水平进一步发展的瓶颈因素,如何努力提高早期发现率和诊断率仍是我们应该关注的重要问题。

2. 结、直肠癌根治观念及方法的更新 以往的结肠癌根治术认为应切除肿瘤所在的肠段及区域的转移淋巴结等肉眼所能看到病变;而现在的观点认为,根治手术时应切除区域的系膜至根部,并清扫腹主动脉旁的淋巴结。

常规的直肠癌根治性切除的范围应包括包含肿瘤在内的两端足够肠段、系膜、周围淋巴结及受浸润的组织。1982 年 Heald 等报道认为直肠癌根治术时切除全部直肠系膜,至今,直肠系膜全切除术(TME)已被公认为直肠癌根治术所必须遵循的一个操作原则。施行 TME 后直肠癌术后的复发率确实有了明显降低,但淋巴和血运播散仍被证明是局部复发的另一高危因素。日本的学者研究认为直肠癌侧方转移率在 12%~20% 之间,主张积极进行侧方淋巴结清扫。而 Grinnell 的研究发现直肠癌侧方转移率仅为 1.9%,因而认为没有侧方清扫的必要。两者之间形成了明显的对照。关于已经发生侧方淋巴结转移的直肠癌,在欧美等国家多认为已失去手术根治的意义,即使进行了侧方淋巴结清扫,效果也较差;在日本,主张进行淋巴组织的廓清,而且尤其强调了侧方廓清的重要性,但侧方淋巴清扫应包括哪些部位的淋巴组织仍没有确定。国内的学者认为,髂内和闭孔淋巴结是侧方淋巴转移最易发生的部位,侧方淋巴结的清扫范围应包括髂总淋巴结、髂间淋巴结、髂内淋巴结、闭孔淋巴结、直肠中动脉根部淋巴结、直肠中淋巴结、直肠下淋巴结和部分膀胱下淋巴结,必要时合并切除髂内动脉。日本的资料表明,侧方淋巴结清扫后,Dukes C 期的直肠下段癌的 5 年生存率自 40.2% 上升到 54.7%,局部复发率由 31.6% 下降到 6%~14.3%。但侧方淋巴结的清扫严重损害了患者的排尿功能及性功能,为此,日本学者又极力倡导在行侧方淋巴清扫的同时保留自主神经,以改善术后排尿和性功能;但否定的观点认为侧方淋巴结阳性时保留自主神经者的 5 年生存率(27%)明显低于未保留自主神经者(53%),因而得不偿失。

对于直肠癌侵犯膀胱等周围脏器者,如肿瘤尚可以切除而患者全身情况可以耐受时,可行全盆腔清扫术,切除肿瘤及受累脏器,行结肠造口,回肠代膀胱。全盆清扫手术创伤大,术中失血多,而且术后须行粪便、尿液造口,给术后的生活带来诸多不便,因而须严格掌握手术指征。

3. 结、直肠癌的内镜治疗 近年来随着结肠内镜的普及,早期结直肠癌被大量发现,经内镜治疗结、直肠癌已占有重要地位。早在 1969 年,Shimya 就开始试用高频电流来进行息肉切除。经内镜切除包括电切、套圈、黏膜切除及分块切除等。①电切,适用于 <5mm 的黏膜内癌,使用的钳子内部是绝缘的,切除的组织送病理检查;②套圈切除,适用于有蒂、亚蒂、或无蒂的早期结、直肠癌,亚蒂病变如果其颈部切除部分 >1.6cm 时应慎重,否则易引起意外。无蒂病变直径超过 2cm 时肌层有灼伤的可能；③黏膜切除，适用于表面型病变，特别是平坦、凹陷型病变。小于 1cm 的凹陷型病变才适用黏膜切除法；④分块切除，对于广基性隆起型病变，当一次圈套不能切除时，分 2~3 次将肿瘤切除；⑤分块黏膜切除法，适用于大于 2.5cm 的扁平隆起型病变及侧方蔓延型。先于黏膜下注入生理盐水后，再用套圈器将黏膜分块切除。⑥内镜的显微外科手术（transanal endoscopic microsurgicery，TEM），这是近几年发展起来的经肛门内镜下显微切除术。适用于距肛门 18cm 以内的早期直肠癌及腺瘤。优点是切除后，创面可以缝合，避免了术后出血、穿孔等并发症，且可以达到较深的部位。

早期结直肠癌可以在内镜下经高频电灼切除，切除后的病理标本经连续病理切片提示切缘无癌细胞浸润且肿瘤未浸润黏膜下层可不追加外科手术。浸润范围超过黏膜下层的结、直肠癌根据肿瘤部位、分期、细胞分化程度而采取不同的手术方式。

直肠内超声检查的开展使术前明确早期结、直肠癌的浸润深度和范围成为可能，为结、直肠癌的内镜治疗的选择提供了依据。

4. 保留盆腔自主神经的直肠癌手术 行直肠癌根治性切除术时，常需清扫侧方淋巴结。侧方淋巴结清扫扩大了手术范围，在改善患者术后生存期和局部复发率的同时，由于易伤及盆腔自主神经使得术后性功能障碍的发生亦有所增加。如术中不采取特别的保护自主神经的措施，直肠癌扩大淋巴清扫术后出现的性功能障碍可达 40%~100%，其中又以 Miles 术后发生永久性阳痿更为常见，发生率常高于 40%。因此，在直肠癌扩大淋巴清扫术中保留盆腔自主神经已成为直肠癌临床外科的新追求。在欧美国家，由于更加注重功能保护特别是性功能的保护，侧方淋巴结清扫开展得较少。在日本，在扩大手术清扫范围的同时亦注重盆腔神经的保护，Dukes C 期直肠癌侧方淋巴结清扫时开展保留全盆腔自主神经的手术也较为普遍，术后排尿及性功能效果较好，且未增加局部复发率。国内施行此类手术主要局限在少数大医院，有待于进一步推广和规范。中山大学附属第一医院比较分析了两组 Dukes A~C 期的 60 岁以下男性直肠癌患者，发现术中将盆腔自主神经游离并加以保护者，术后勃起功能障碍、射精功能障碍的发生率明显低于另一组不游离盆腔自主神经而常规分离切除者，两组局部复发率无差异。Kneist 等通过多变量分析发现患者性别、是否行多脏器切除、手术医生经验（25 例 PANP 手术经验）、肿瘤位置均是能否完整保留盆腔自主神经的独立因素；在行 TME 时，保留盆腔自主神经可明显降低术后神经源性膀胱引起的排尿紊乱，因此神经源性膀胱可作为评价直肠癌 TME 手术效果的一个有效参数。Junginger 等研究发现患者性别、手术者的 PANP 学习曲线及肿瘤的 T 分期是影响直肠癌根治术中识别和保护盆腔自主神经的独立因素。何建苗等报道患者年龄和手术方式对性功能、排尿功能障碍发生率有直接影响；保留自主神经的直肠癌根治术可有效地减少患者术后性功能和排尿功能障碍。有学者报道了一种研究和证实盆腔副交感神经功能的简单有效的方法，即在直肠癌 TME 术中通过电刺激仪刺激副交感神经，引起膀胱收缩，并用压力计测量膀胱内压力变化情况。

(1) 保留盆腔自主神经的手术方式和手术适应证：保留盆腔自主神经的直肠癌根治术首先应该保证肿瘤的根治性，在此前提下尽可能保留盆腔的自主神经，以保护患者的排尿和性功能，提高生存质量。手术方式按保留盆腔自主神经的部位及数量有多种分类方法。现以日本学者北條庆一分型法较为常用。

完全保留盆腔自主神经 完整保留上腹下神经丛、双侧腹下神经、盆内脏神经、盆丛以及发出的除直肠支外的各器官支。手术适应证为：直肠癌 Dukes A 期；高中分化腺癌直肠深筋膜未被侵犯、直肠旁淋巴结无明显转移。肿瘤若侵及直肠深筋膜或直肠旁淋巴结已有转移时，盆丛多被侵犯，一般不适应此手术。

部分保留盆腔自主神经 ①保留单侧盆腔自主神经：指完整保留一侧腹主动脉丛、腰交感干、上腹下丛及一侧的腹下神经、盆内脏神经、盆丛以及除直肠支以外的其他神经分支。适用于肿瘤已侵出直肠深筋膜，但偏于一侧，仅一侧的盆神经丛被侵及，此时可尽量保留健侧盆丛，上腹下丛多能完整保留。如上腹下丛被侵犯，以保证根治性为目的，也可完全切除上腹下丛，但需特别注意保留单侧或双侧的盆内脏神经、盆神经丛及传出支。②保留盆内脏神经：在盆腔自主神经中，副交感成分（盆内脏神经）占有更重要的作用。保留单侧或双侧的盆内脏神经，一般可维持排尿和勃起功能，因此应予重点保护。保留的神经范围包括一侧或两侧骶 2~4 的盆内脏神经。盆神经丛的后下角、前上角及两者之间的条索状神经纤维及盆神经丛的传出支，此术式一般能适应大部分 Dukes B、C 期的病例。在进行彻底的侧方淋巴结清扫同时也能保持一定的排尿功能和性功能，但手术操作较为复杂，术野显露难度亦较大。③保留骶 4 盆内脏神经：从解剖学角度而言，构成盆丛的盆内脏神经以骶 3~4 比较恒定，且较粗大，实验表明骶 4 对排尿功能最为密切，由于骶 4 盆内脏神经位置偏外，被侵犯的机会最小，因此 Dukes C 期肿瘤即使侵犯较广泛，但只要骶 4 盆内脏神经未被侵犯，仍可将骶 4 盆内脏神经连同经盆丛的相应传出神经保留。

在盆腔脏器切除术中保留盆腔自主神经，不仅适应于 Dukes A 期直肠癌，也适应 Dukes B、C 期病例，尤其是 60 岁以下的男性患者。近年来更强调通过腔内超声和 CT 等做好术前评估，手术中结合肿瘤的部位，局部浸润情况以及与神经、神经丛的关系等多因素分析，选择保留单侧还是保留双侧或选择性保留盆内脏神经和盆丛，以及仅仅是保留骶 4 盆内脏神经（也即只保留排尿）。一般情况下，对姑息性手术病例则尽量避免损伤盆腔所有的自主神经。

(2) 保留盆腔自主神经的手术要领：在盆腔脏器切除术中保留盆腔自主神经的关键是解剖层次清晰，术野干净，熟

07

记神经的分布和走行。围绕直肠的有两层筋膜，内层筋膜为盆腔脏筋膜，是腹后壁的腹膜下筋膜的延续，它包裹直肠后壁的筋膜称之为直肠深筋膜，在直肠前壁包裹直肠的筋膜为 Denonvillier 筋膜，此两筋膜在直肠侧方融合。在直肠深筋膜的深面为盆筋膜壁层，盆腔筋膜与脏筋膜均较薄，两层筋膜在直肠后间隙有疏松结缔组织相连，较易分离，壁层筋膜覆盖盆壁肌肉表面且与骶骨及尾骨骨膜相黏，难以分离，直肠全系膜切除就是在壁层筋膜和脏层筋膜之间进行锐性分离，腹下神经、盆神经丛都在此两层筋膜内，盆内脏神经从骶前孔发出，穿出壁层筋膜进入盆神经丛。在直肠癌切除游离直肠的过程中，一定要在脏壁层筋膜中进行，可清楚地显露神经丛和神经，并加以保护，这就是盆腔脏器切除术中的盆腔自主神经保护。

1）上腹下神经丛和腹下神经的保护：在腹主动脉右侧 1.5cm 左右剪开后腹膜，在后腹膜深面向左侧游离，清除疏松结缔组织和淋巴结，至肠系膜下动脉时，远离动脉根部 1~2cm 结扎肠系膜下动脉，以保护肠系膜下动脉神经丛。在腹主动脉分叉处自右向左剥离腹后壁腹膜，提起乙状结肠系膜，在分叉处下方可见灰白色条索状结构，此为上腹下神经丛，神经丛不需解剖和分离，神经丛的两个下角发出束状的约 3mm 粗细的腹下神经。腹下神经可稍加游离，并可用细导尿管提吊牵引，以便显露。牵引腹下神经后可清楚看到神经干走行，分离直肠侧后壁时予以充分的保护，一般情况下右侧腹下神经不易损伤，左侧由于乙状结肠系膜和直肠上段系膜主要偏左侧，牵引乙状结肠时，容易将左腹下神经也一并提起，稍不注意极易锐性剪断左腹下神经，术中应予以充分的注意。

07

2）盆内脏神经的保护：在第 2 骶椎高度以下，直肠侧韧带的深面，相对于直肠侧壁髂内动脉附近的外侧可见骶$_{2\sim4}$的盆内脏神经，在处理直肠侧韧带，游离直肠侧后壁时，应在盆筋膜的壁层的浅面进行，尤其在靠近会阴部时，切勿将筋膜从骶骨掀起，并避免广泛分离肛提肌，一般情况下，盆内脏神经不易损伤，术中如能完好地保留盆丛，盆内脏神经就不易损伤。

3）盆神经丛的保护：盆丛位于直肠壶腹的两侧，腹膜返折以下到肛提肌的间隙中。借结缔组织紧贴髂内动脉和骨盆侧壁，与直肠有一层致密的直肠筋膜（直肠深筋膜）相隔，该筋膜与盆丛连接较紧密，与直肠壁则较远，在处理直肠侧韧带时应远离盆壁而靠近直肠，一般在直肠侧壁外 1~2cm 范围处理直肠侧韧带是安全的。另外在盆丛中有直肠中动脉穿过，在结扎处理此动脉时应注意盆丛的保护。

4）盆丛传出支的保护：直肠癌手术时对盆丛传出支的保护重点是保留膀胱支和前列腺精囊的分支。在分离直肠膀胱间隙时，要保存前列腺包膜，需在 Denonvilliers 筋膜的后面游离直肠前壁，并应注意在精囊后方分离结扎血管时保护其表面次级的神经丛。分离直肠前侧壁时，应尽量保持精囊包膜的完整性，避免损伤次级的神经丛。

在选择直肠癌手术方案时永远是生命第一，功能第二。在保证根治的前提下，尽可能地保留患者的正常生理功能，是现代直肠癌外科治疗的最大进步。如果已不能达到根治性切除时，生命质量则应放在首要的位置来考虑。近年来青年人直肠癌发病率有所增高，直肠癌的保功能手术实属必要。

5. 结、直肠癌术后复发问题　结、直肠癌根治性切除的复发率 80% 左右发生于术后头 2~3 年内，5 年后复发率不足 5%，因此术后 2~5 年内定期随访至关重要。影响结直肠癌术后复发的因素有：①肿瘤本身因素，包括肿瘤分期、分化类型、肿瘤所在部位及是否合并梗阻和穿孔等。文献报道直肠癌较结肠癌复发多见，其中下段直肠癌的局部复发率又高于上段直肠癌，其原因可能是下段直肠无浆膜，且盆腔下部的间隙更小，肿瘤易浸润周围组织且不易清除干净，故造成局部复发率高；②医源性因素，手术操作不规范、无瘤原则遵循不好以及术后缺乏综合治疗措施，外科医生获得阴性切缘的手术技术和能力是减少局部复发的重要因素。

目前的观点是，结直肠癌复发应首先考虑再手术。文献报道直肠癌术后局部复发能切除者 5 年生存率仍达 27% 左右。原来保肛手术者，局部复发时可作 Miles 手术；原来作 Miles 手术应根据复发位置及受累脏器则施行全盆腔脏器切除和（或）骶骨切除。Miles 术后的盆腔内或会阴部复发，多伴有剧烈的疼痛，以往多以三阶梯止痛疗法为主。实际上会阴部的复发到患者死亡往往有较长的时间，而且有相当一部分患者死后经尸解发现肿瘤仍在盆腔内，所以积极的外科手术干预是非常必要的。中山大学附属第一医院结直肠肛门外科对盆腔内和会阴部复发的病例如估计尚能手术切除的，均应积极手术切除。目前普遍认为：盆腔或会阴部的复发患者的死亡特征是极度痛苦和生活质量极差，不论何时都要尽可能采取姑息性切除。残余肿瘤可予术中、术后局部放疗。复发肿瘤切除术后的综合治疗措施如放、化疗、射频治疗等应予重视。对不能切除者亦应采取积极的对症、支持处理，提高患者生活质量。

6. 晚期结直肠癌的手术治疗　约有 30% 的结直肠癌患者在作出临床诊断时已发展到晚期。绝大部分的晚期结、直肠癌患者已失去根治性手术治疗时机，但手术切除瘤体仍是患者获得长期生存的唯一机会，手术主要包括两种。

（1）结直肠癌原发病灶的手术治疗：结直肠癌发展到晚期，局部并发症明显增多，如结肠梗阻、肿瘤破溃后引起下消化道出血、肿瘤向外浸透肠壁后造成穿孔及向周围邻近脏器转移，对于以上情况，临床上治疗起来比较棘手，手术死亡率高，术后并发症多，预后差，以往常常采取消极保守的态度，现在因为手术技术及围术期处理水平的提高，多主张在患者全身情况许可的情况下，扩大整块切除原发病灶及浸润的脏器、区域淋巴结。姑息性手术切除结、直肠癌原发病灶虽然不能延长患者生存时间，但能减轻患者的疼痛、出血症状、明显地提高患者的生活质量，同时减少了肿瘤负荷，为以后采用其他治疗方法创造了条件与机会。

(2) 结直肠癌转移病灶的手术治疗：晚期结、直肠癌的肝转移率高达 50%，其他常见转移部位有肺、脑、骨等，尸检时各部位的发生率分别为 25%~40%、5%~10%、1%。结、直肠癌原发灶的部位不同，肝转移的发生率也不同。文献报道结、直肠癌首次诊断时肝转移率为 15%~25%。盲肠、横结肠、乙状结肠的肝转移发生率较高，在 20%~35% 之间，这可能与盲肠癌多数发现较晚、瘤体较大，而横结肠、乙状结肠活动度大、肿瘤易受到挤压、移动而引起细胞脱落进入门静脉有关。另外，伴有肝硬化的肝转移率低，非肝硬化的肝转移率高，相差约 1 倍，其发生机制尚不清楚。

原发结直肠癌患者若仅有同时存在的肝内孤立或数个小的转移灶而无其他部位转移者，手术切除仍有治愈可能。但左肝转移且超过 3 个结节者，手术效果差，复发率高。肝叶切除在可能的情况下是治疗肝转移癌的“金标准”，但其术后总的生存率仍只在 30% 以下。原发灶未能控制，肝脏广泛转移，切除后肝功能难以维持者，应列为肝叶切除术的禁忌。

一般情况下，只要患者能耐受手术，可尽量一期切除肝内转移灶；若采用分期手术，则应在原发癌根治术后 4~6 个月，检查排除肝外转移，待肝内隐性转移灶明显后再行二期手术。如何选择解剖性切除(标准肝叶、肝段切除)或非解剖性切除(楔形切除、摘除等)尚无定论，但一般主张切除范围应包括肿瘤外 1.0cm 的正常肝组织。若多发病灶尚可切除，其长期生存机会仍可望较不切除者大一些。肝切除术后约有 50%~70% 的患者再次复发，肝脏仍是常见的复发部位，如果病情允许，仍可再次进行肝切除术。对有 4 个以上的转移病变，如部位较深，切除困难的癌结节，可用无水酒精注射，也可行肝动脉结扎，或胃网膜右动脉插管至肝固有动脉，作术后肝动脉化疗。孤立性肺、脑转移瘤的切除亦能取得良好的效果。

中山大学附属第一医院结直肠肛门外科对 2 例结直肠癌患者经 B 超、CT 和 PET 等检查明确除肝脏外无其他远处转移后，行一期结直肠癌根治，二期肝移植术，术后一例已无瘤生存 1 年，仍在随访中，目前各项功能检查正常；另一例术后死于肝排斥反应。目前国内外在肝移植术结合根治术治疗结直肠癌伴肝转移的经验很少，均在积累病例及总结经验。

7. 微创手术及其在结、直肠外科中的应用　腹腔镜结直肠手术出现在 20 世纪 90 年代，首先应用于炎性肠道疾病和憩室病的治疗获得成功，近年来已有用于结直肠肿瘤治疗的报道。其分为全腹腔镜手术和手辅助腹腔镜手术两种。用于结直肠良性疾病时目前并无争议，但用于恶性肿瘤时则面临以下问题：术中无法触摸淋巴结的转移情况且遗漏结肠同时性(多源)肿瘤的机会可能增加；此外，其用作治疗肿瘤的最大分歧在于创戳部位(trocar sites)或开窗部位(port sites)肿瘤细胞种植(1.5%~4%)的可能性。有学者认为，腹腔镜下行 Miles 和 Dixon 手术对淋巴结清扫、周围受侵脏器的处理比较困难；但也有作者综合分析 1999 年以前 52 篇英文文献资料显示，腹腔镜和剖腹结直肠癌切除手术中，未见总手术并发症、总复发率、无瘤生存率、围术期死亡率和长期生存率的显著差异。无论如何，作为一种先进的治疗手段，腹腔镜治疗结直肠癌是值得提倡的，但同样重要的一点是，要明确腹腔镜治疗的优点，单纯局限于术后疼痛少和恢复快是远远不够的，该领域的研究仍有大量工作需要我们去深入探讨和总结。随着经验的不断积累和大样本随机前瞻研究的陆续报道，腹腔镜手术必然会成为结、直肠癌外科的主要术式。

【辅助治疗】

1. 化疗

(1) 术前化疗：已有许多报道显示，在术前化疗联合放疗可使肿瘤缩小和降低分期，有利于提高保肛手术成功率，降低局部复发率，且对生存期无不利影响。但目前临床上，术前全身性化疗较少使用，因可能抑制骨髓，增加手术的危险性，但据报道，动脉灌注化疗用于直肠癌术前化疗可取得良好效果。术前动脉灌注化疗(PAIC)是采用 Seldinger 法经皮股动脉插管，导管插入肠系膜下动脉近端，行血管造影以明确载瘤肠段血管的分布。用氟尿嘧啶(5-FU)1000mg，丝裂霉素 12mg，加栓塞基质制成血管栓塞剂，做选择性肠系膜下动脉及直肠上动脉或髂内动脉灌注给药。目的是通过局部高浓度的化疗药物，杀伤癌细胞，使肿瘤体积减少，控制远处转移，使手术切除肿瘤成为可能，从而提高术后患者的生存时间。PAIC 具有以下几个优点：①经载瘤肠段造影能清晰地显示肿瘤的大小、形态、浸润程度及毗邻关系，有利于术前制订手术方案；②选择性动脉灌注化疗药物具有准确的靶向给药，使高浓度的抗癌药物集中于肿瘤局部，有效地杀伤瘤细胞，提高手术切除率及手术效果；③消化道反应小，骨髓毒性低，肝肾损害轻，临床症状改善明显，容易为患者接受；④方法简便、安全，对结、直肠癌术前治疗或不能切除的结、直肠癌治疗是一种有效的方法，具有广阔的应用前景。

(2) 术中化疗

1) 肠腔化疗：1960 年 Rousselot 等首先倡导使用术中肠腔内灌注 5-Fu 化疗作为辅助治疗。在手术时，将拟切除肠段的两端各距肿瘤 8~10cm 处用布带环扎肠管。如为直肠癌，远端用心耳钳夹住或封闭肛门，然后在肠腔内注入 5-FU 30mg/kg 体重(溶于注射用水 50ml 中)，暂停手术 30 分钟后，按常规手术步骤完成手术。其报告 Dukes C 期患者 5 年生存率为 65%，8 年生存率达 56%。

2) 门静脉化疗：肝脏是结、直肠癌最常见及最早发生转移的远处脏器。预防肝转移是提高结、直肠癌术后 5 年生存率的关键。具体方法是经肠系膜上静脉分支或胃网膜右静脉插管，手术当天起 24 小时缓慢滴入 5-Fu 1g(加入 500ml 盐水中)，连用 7 天后拔管。

3) 术中温热灌注化疗(IPHP 化疗)：结、直肠癌术中腹腔内温热灌注化疗近年受到国内外的重视。在 43~47℃的温热环境中，恶性肿瘤内的微血管对温热极为敏感，癌细胞

07

最易受到破坏。热损伤是由于温热抑制 DNA、RNA 和蛋白质的合成，从而加速细胞膜的破坏。温热与化疗药物并用可使化疗药物更容易接近和进入靶细胞，提高肿瘤内药物浓度，延长药物作用时间。IPHP 旨在杀灭已播散、种植腹膜的癌巢，或术野中的癌细胞。术中配合 IPHP 化疗是治疗结、直肠癌的新进展之一。常用的药物为丝裂霉素、顺铂（DDP）和 5-FU 等。研究表明术中 IPHP 化疗减少了肿瘤术后的复发及转移。IPHP 化疗是在完成根治性手术后，腹腔内置三条硅胶管，一条作灌注用，两条作引流。通过灌注仪不断灌注加温的含有化疗药物的液体维持腹腔内温度。灌注时间 60~90 分钟，腹腔内温度维持在 43℃左右。

(3) 术后化疗：对 Dukes C 期的根治性切除术后患者应采用辅助性化疗。化疗方案有多种，目前推荐的一线用药方案为铂剂 +5-Fu+ 亚叶酸钙。对 Dukes B 期术后患者的辅助性化疗的有效性尚有争议。

2. 放疗　结、直肠癌的放疗主要是针对直肠癌而言。直肠癌大多数为腺癌，虽不属放疗敏感的肿瘤，但属放疗有效的肿瘤之一，放射治疗主要用于：①根治术的术前辅助治疗，以达到降低分期的目的；②体外照射加近距离照射用于有禁忌或拒做手术的直肠癌患者；③姑息性体外照射治疗用于晚期直肠癌缓解疼痛、改善症状。但术后放疗有引起放射性肠炎、吻合口狭窄、瘘及粘连等副作用，故目前较多倾向采用术前放疗。

一系列的临床研究均显示，术后放射治疗能降低局部复发率而不能改善生存率。另外，术前放疗的数据更有前景。术前放疗可以提高手术切除率，增加 Dukes B 期肿瘤的淋巴结及血管被封锁而减少术中的转移，明显地降低了患者的术后复发率。尤其是对低分化腺癌及未分化癌更有效。术前放疗效果优于术后放疗的原因仍未知，可能与术前放疗时肿瘤血供更好，能够改善放疗的敏感性有关。在美国辅助性放疗作为 T_3 期以上或淋巴结阳性患者的标准治疗，其中术前放疗的运用呈增长趋势。

目前常用的方法是“三明治”疗法（sandwich therapy），即术前外照射 + 手术 + 术后外照射。术前 24 小时给予低剂量放疗（5GY）术后再给予 45GY/4 周。临床上取得较满意的效果。

齿状线周围恶性肿瘤（包括直肠癌）的放疗越来越得到重视，由于部分患者对人工肛门的拒绝而采取放疗，经一定样本的病例积累后，发现其五年生存率与 Miles 手术相近，引起了人们的关注，有可能成为肛门周围癌的一种主要治疗方法。

3. 其他辅助治疗　免疫治疗、导向治疗、基因治疗目前仍处于实验室和临床研究阶段，有着良好的应用前景。

(1) 免疫治疗：理论上讲，可将免疫治疗分为特异性主动免疫治疗、特异性被动免疫治疗和非特异性生物调节反应等三类。特异性主动免疫治疗是采用肿瘤细胞或其特异性抗原来免疫患者，使其产生或增强特异性免疫力。特异性被动免疫治疗是将人癌细胞的抗血清输注给患者。特异性细胞免疫治疗是给宿主输注特异性的免疫活性细胞或其产物，又称过继免疫治疗。非特异性免疫治疗是通过增加患者的总体免疫功能来达到治疗的目的。早在 20 世纪 70 年代，非特异性免疫刺激剂卡介苗就用于结、直肠癌的治疗；20 世纪 90 年代，左旋咪唑与 5-FU 合用成为治疗中晚期结、直肠癌的标准疗法；IL-2、干扰素、单克隆抗体 17-1A 等的临床应用均得到一定效果，它们在临床上的推广应用还有待于进一步的研究。

(2) 导向治疗：是指能特异性地识别肿瘤组织的单克隆抗体为载体，交联抗肿瘤药物到达肿瘤部位，以特异性、选择性地杀伤肿瘤细胞的治疗方法。导向药物有三部分组成：载体、杀伤剂及两者之间的化学交联键。作为载体应具有以下几个特点：①对靶细胞有特异性；②在体内运转过程中不被灭活；③连接药物后不丧失自身的特异性；④到达靶细胞后释放活性药物；⑤载体应无异源性，并具有穿透各种生理屏障的能力。导向治疗提高了药物的杀伤效应，同时由于药物用量较少，从而减少了药物的毒性作用。

(3) 基因治疗：结直肠癌的基因治疗是手术、化疗和放疗的有效补充，目前基因疗法治疗结、直肠癌尚处于实验阶段，结、直肠癌在细胞因子基因治疗、自杀基因治疗、抑癌基因治疗、抗血管内皮生长因子（VEGF）基因治疗及反义基因治疗方面均取得较大进展，显示结、直肠癌的基因治疗有着良好的应用前景，它们为结、直肠癌的彻底治愈带来希望。但目前基因治疗亦存在不少问题，如目的基因靶向性差、基因表达不稳定且水平低、作为载体的病毒可能与内源性病毒重组而损害机体、技术要求高以及费用昂贵等，均限制了其临床应用。

（二）结直肠癌的手术方法

1. 结肠癌的手术　结肠癌手术的基本原则是：①整个手术过程采用“无瘤隔离技术”，如切口隔离、肿瘤隔离等；②合适的肠段切除；③规范的淋巴结清扫；④适当的术中化疗。在实际手术操作中，每例结肠癌切除的范围须按肿瘤的部位、病变浸润程度及淋巴转移范围等具体情况而定（图 7-33）。

(1) 右半结肠切除术：右半结肠癌的切除范围包括回肠末段 15cm，盲肠、升结肠、结肠肝曲和横结肠右半及相应的系膜。淋巴结的清扫范围至肠系膜上动脉根部旁淋巴结。肿瘤若侵犯胆囊、右肾或右侧输尿管，可行相应的扩大根治术。结肠癌直接浸润周围脏器，若能完整切除亦能取得较好的效果。

手术指征：①盲肠癌、升结肠癌或结肠肝曲癌；②侵及盲肠或有淋巴结转移的阑尾腺癌；③盲肠或升结肠严重损伤；④回盲部结核、慢性回盲部套叠、盲肠扭转及右侧结肠多发性息肉等。

术前准备：①贫血或低蛋白血症应予纠正；②完善有关检查，常规行肝脏 CT 或 B 超检查，了解有无肝脏转移。如果患者有糖尿病，应将血糖控制在基本正常范围，心肺肾功能不全者应积极处理；③肠道准备见结、直肠手术前的肠道准备；④术前留置胃管和尿管；⑤麻醉诱导期开始，静脉注射中长效广谱抗生素。

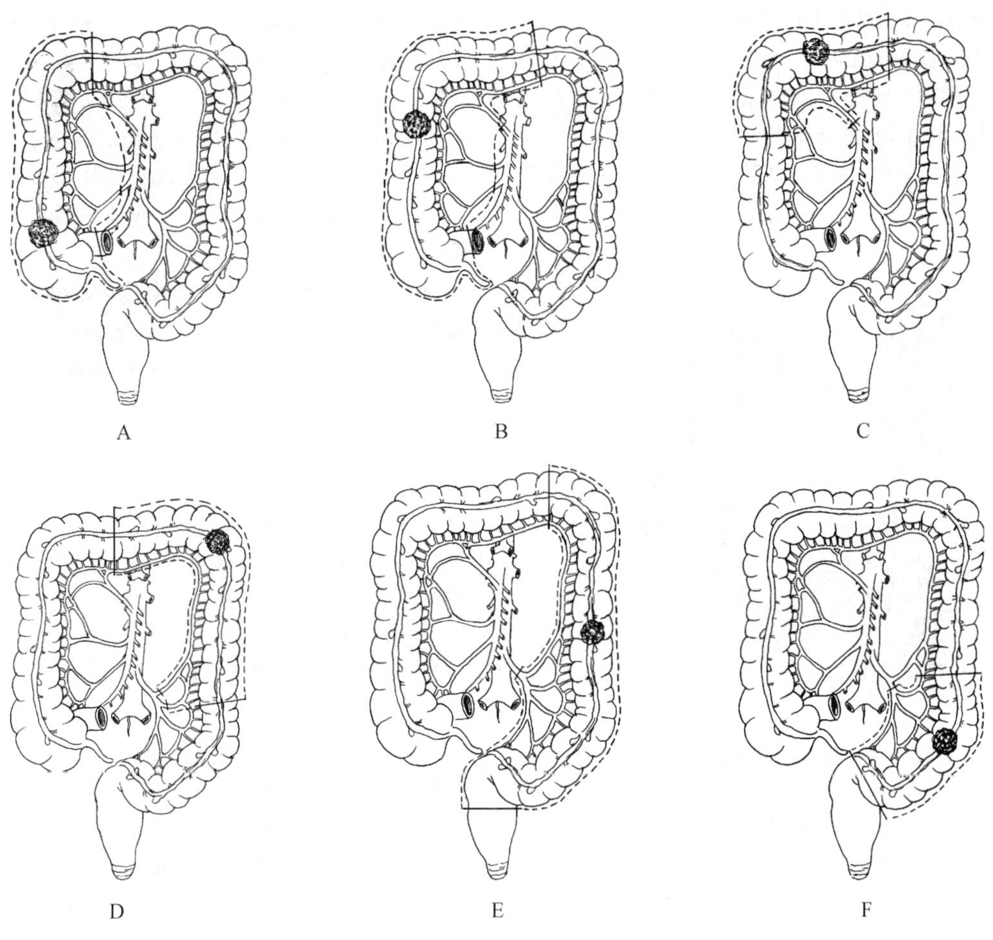

图 7-33　不同部位结肠癌的切除范围

A. 盲肠及升结肠癌的切除范围；B. 结肠肝曲癌的切除范围；C. 横结肠癌的切除范围；D. 脾区结肠癌的切除范围；E. 降结肠癌的切除范围；F. 乙状结肠癌的切除范围

麻醉与体位：气管内插管静脉复合麻醉或持续硬膜外麻醉；仰卧位。

手术步骤：

1）切口：取正中切口，右侧绕脐。

2）探查并显露右侧结肠：探查前用切口保护圈保护切口。进腹后先探查有无腹水；肝脏、盆腔及肠系膜淋巴结有无转移，从直肠开始触摸结、直肠，以免遗漏多源瘤；最后再检查原发病灶大小、活动度以及与邻近器官的关系，以判断切除病灶的可能性。若肿瘤侵犯至其他脏器，可能时应将其一并切除。探查完成后，用温生理盐水纱布垫保护小肠与大网膜，并用深部拉钩向中右侧线拉开，显露右侧结肠。

3）病变部隔离：预定切断的横结肠及距回盲部 15cm 左右用两根细纱带分别结扎横结　肠和回肠，边缘血管亦一并结扎在内。如果肿瘤可疑侵及浆膜层，需用干纱布垫包裹肿瘤，将肿瘤予以隔离。

4）术中化疗：在结扎肠段内注入 5-FU 1.0g。

5）游离右半结肠：将盲肠及升结肠牵向左侧，沿右结肠旁沟自髂窝结肠肝曲切开升结肠外侧后腹膜，自回盲部至升结肠将右侧结肠与结肠系膜向中线牵拉，此时需注意避免损伤十二指肠与输尿管。然后将肝结肠韧带结扎切断，分离结肠肝曲。将胃结肠韧带右侧切开，分离横结肠右段。

6）阻断血供：切开横结肠中段和回肠末段（距回盲瓣 10~15cm 处）的系膜，将结肠右动脉、静脉，回结肠动脉、静脉和结肠中动脉、静脉的右侧分支分离、结扎并切断，注意血管近端须双重结扎（图 7-34）。

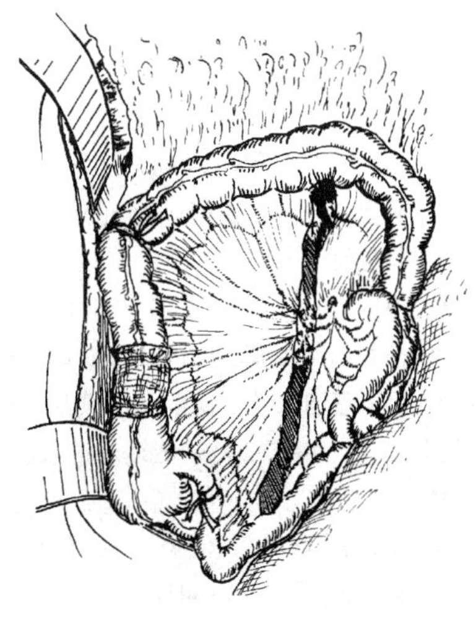

图 7-34　结扎、切断肠系膜血管

7）切除病灶：于横结肠拟切除处（距肿瘤边缘 10cm 以上）和末段回肠（距盲肠 15cm 处）钳夹肠管，其中回肠末端应斜行钳夹。切除端肠管用十二指肠钳（或全齿直止血钳）夹住，保留端肠管以无损伤肠钳夹住，分别切断末段回肠和横结肠（图 7-35）。至此，将末段回肠、盲肠、升结肠和右半横结肠连同系膜、右半部大网膜、腹膜后脂肪及淋巴组织一并切除。

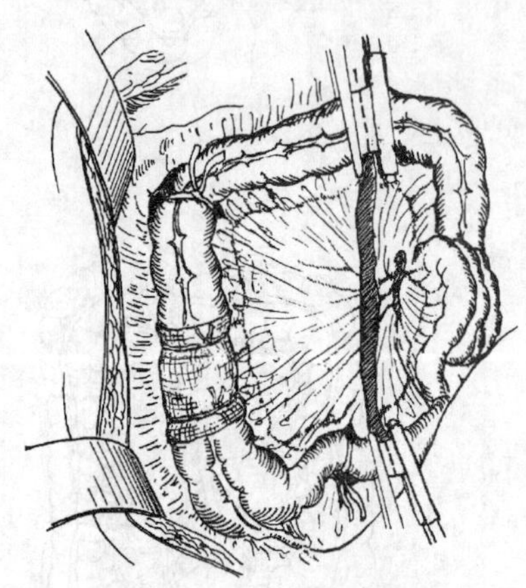

图 7-35　切断右半结肠

8）消化道重建：将回肠、横结肠行端 - 端吻合术。先用 1 号丝线于后壁两端各缝 1 针牵引线，间断缝合后壁浆肌层和全层，最后缝合前壁全层和浆肌层。吻合完毕后，关闭系膜裂孔，右侧腹后壁腹膜裂口缺损较大时，应尽量缝合减少创面或用回肠系膜加以覆盖固定。回肠和横结肠的吻合，亦可以采用端 - 侧吻合或侧 - 侧吻合。

07

9）关腹：温蒸馏水反复冲洗腹腔后再次止血，逐层缝闭腹壁各层。一般不放引流，创面若渗血较多，则置腹腔引流管，自切口旁引出。

术中注意要点：

1）手术过程中要严格执行“无瘤技术”，最大限度地减少术中肿瘤细胞的“医源性播散”可能。如果为良性病变，为了便于手术，可先游离盲肠及升结肠，对系膜则不作过多切除。

2）游离右半结肠时，注意勿损伤十二指肠、右肾、性腺血管和输尿管。

为避免术后吻合口瘘的发生，吻合回肠、横结肠时，吻合口应无张力，肠管断端血运要好。若回肠过细，可沿回肠对系膜侧切开，以保证与横结肠断端对合准确，或行回肠 - 横结肠端 - 侧或侧 - 侧吻合。向左侧游离大网膜，结扎、切断胃网膜左血管时，应切断脾结肠韧带，以免撕破脾被膜。手术完毕时，温无菌蒸馏水冲洗腹腔和腹膜后，吸净积血及血块，最后用 5-FU 1.0g 溶于 200ml 蒸馏水冲洗腹腔。

术后处理：

1）术后当日吸氧，取仰卧位，密切观察血压、脉搏、呼吸和体温，待血压、脉搏平稳 24 小时后改半卧位。

2）术后禁食、静脉补液，必要时输血，禁食期间注意口腔护理。继续胃肠减压，待肛门排气（多数患者在术后 3~5 天恢复）后，若患者不感腹胀即可拔除胃管。拔管后可进流质饮食，并鼓励下床活动，术后 2 周内禁直肠镜检和灌肠。

3）积极控制感染，应用广谱抗生素。

4）术后留置尿管，一般情况下术后 24 小时可以拔除。

5）创口疼痛术后 48 小时内最剧烈，可给予适量镇痛剂。

6）术后根据患者的全身情况、肿瘤分期，决定是否行辅助化疗。

7）术后定期复查 B 超、肠镜、CEA 等，以早期发现转移或复发病灶。

(2) 横结肠切除术

手术指征：横结肠中部癌。

术前准备：同右半结肠切除术。

麻醉与体位：气管内插管静脉复合麻醉或持续硬膜外麻醉；仰卧位。

手术步骤：

1）切口：取上腹部正中切口。

2）探查：进入腹腔后，首先隔离保护切口，然后由远至近探查。先探查盆底有无结节，然后探查肝、胆、脾、胃、小肠、结肠和直肠、肠系膜和腹主动脉旁淋巴结，最后探查原发病灶的大小、活动度以及与周围器官的关系。

3）病变肠腔隔离：如果肿瘤可疑侵及浆膜层，需用干纱布垫包裹肿瘤，将肿瘤予以隔离，然后分别在距肿瘤边缘 8cm 的近、远侧，分别用纱带结扎横结肠肠腔，将边缘血管一并结扎在内。在肿瘤两侧横结肠的隔离腔内注入 5-FU 1.0g。

4）游离病变肠段：由胃网膜血管弓上开始，先向左游离左半侧大网膜至结肠脾曲，分离、结扎、切断胃网膜左血管和脾结肠韧带。结肠脾曲游离后，再沿胃网膜右血管弓游离右半大网膜，结扎、切断胃网膜右血管，在十二指肠第 2 段前面及腹侧壁向下分离直至结肠肝曲，将横结肠和结肠肝曲完全有游离。

5）V 形切断横结肠系膜，向前上方牵开横结肠，切开横结肠系膜与胰腺下缘交界处，向下分离，显露结肠中动脉及静脉，分离后于根部双重结扎并切断，并清除其周围淋巴结（图 7-36）。

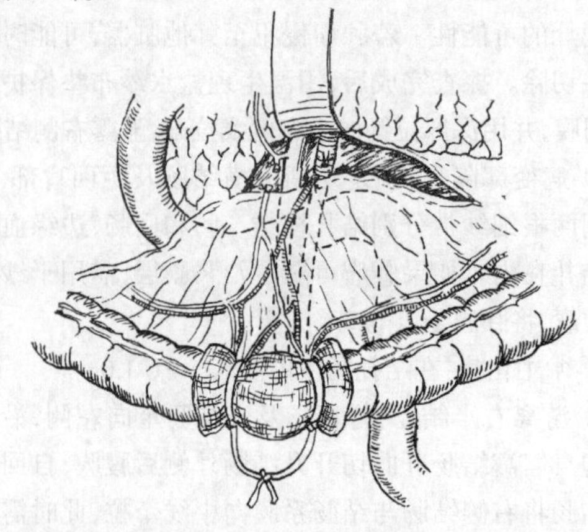

图 7-36　结扎切断横结肠中动脉及其静脉

6）肠管离断：在预定切除水平将两端结肠切断。

7）整块切除肠管及相应系膜：分别将横结肠边缘血管结扎、切断，整块切除包括全部大网膜、相应横结肠及其系膜和淋巴结。

8）消化道重建：将升、降结肠作端 - 端吻合，吻合完毕后缝闭系膜缺损处。

9）无菌温蒸馏水冲洗腹腔后逐层关腹，若肿瘤侵及浆膜层，可行腹腔化疗。

术中注意要点：

1）手术过程中要严格执行"无瘤技术"，最大限度地减少术中肿瘤细胞的"医源性播散"可能，提高手术效果，改善术后长期生存率。

2）游离结肠脾曲时，不宜用力牵拉以免撕破脾包膜。肝结肠、脾结肠韧带均需逐一结扎切断。

3）肠道端 - 端吻合不应具有张力，估计吻合口张力过大时，可进一步游离右半结肠或脾曲以利对拢。吻合时针距不宜过疏或过密，系膜不能扭曲，并且处理好近吻合口的肠脂垂。如吻合两断端口径大小有差异时，应采用先缝两侧缘，再缝中点方法，使"一端伸，一端缩"，最终同步完成缝合。此外，注意建立的吻合口应宽大、畅通。

4）术中若见副中结肠动脉应一并于根部结扎切断。

术后处理：同右半结肠切除术。

(3) 左半结肠切除术

手术指征：①结肠脾曲、降结肠及乙状结肠的恶性肿瘤；②降结肠和乙状结肠的多发性憩室，尤其是出现并发症时；③乙状结肠扭转发生血供障碍者。

术前准备：同右半结肠切除术。

麻醉与体位：气管内插管静脉复合麻醉或持续硬膜外麻醉；仰卧位。

手术步骤：

1）切口：取正中切口，由于需游离脾区，切口应足够长。

2）探查：进入腹腔后，首先隔离保护切口，然后由远至近探查。先探查盆底有无结节，然后探查肝、胆、脾、胃、小肠、结肠和直肠、系膜和腹主动脉旁淋巴结，最后探查原发病灶的大小、活动度以及与周围器官的关系。

3）显露左半结肠：用温盐水纱布垫保护小肠与大网膜，用拉钩向两侧拉开，显露左侧结肠。

4）病变部隔离：在横结肠近脾脏水平和乙状结肠远端水平分别用纱带结扎结肠肠腔，将边缘血管一并结扎在内，如果肿瘤可疑侵及浆膜层，需用干纱布垫包裹肿瘤，将肿瘤予以隔离。再分别在降结肠和乙状结肠的隔离腔内注入 5-FU 1.0g。

5）游离左半侧大网膜：从胃网膜血管弓上开始切开大网膜，并向左游离，结扎、切断胃网膜左血管和脾结肠韧带，游离结肠脾曲。然后沿降结肠后外侧腹膜将降结肠完全游离。降结肠与升结肠虽同为腹膜间位器官，但降结肠直径小，所以所占腹膜间位少，游离较容易。

6）处理血管：沿横结肠系膜根部与胰体下缘交界处切开后腹膜，将十二指肠第三段向上牵开，即可显露腹主动脉及肠系膜下动脉根部，将其周围的脂肪淋巴组织全部清除，并结扎、切断肠系膜下动脉（图 7-37）。然后在肠系膜下动脉左侧结扎切断肠系膜下静脉，或保留直肠上动脉，在左结肠动脉的起始部结扎、切断左结肠动、静脉。

7）切除相应系膜：提起拟切除肠段，注意保留吻合部位的血管弓，直视下避开左输尿管和生殖血管，分离系膜至拟行吻合之结肠处。

8）病变部整块切除：切断横结肠和乙状结肠结扎带远

07

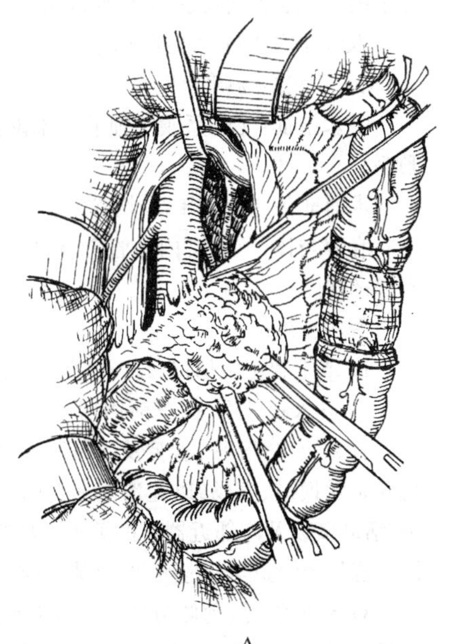

A

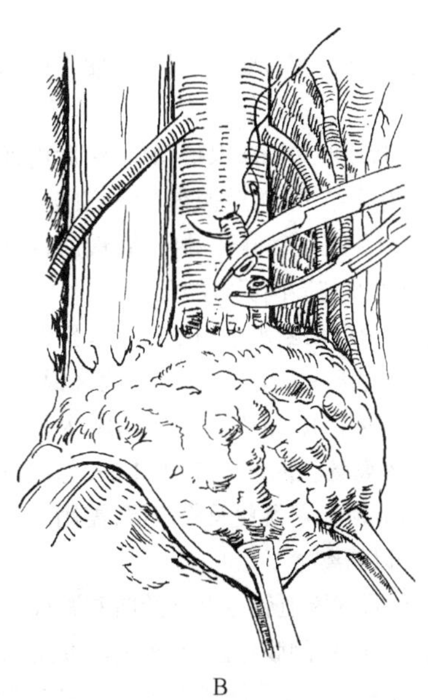

B

图 7-37

A. 清除腹主动脉旁和肠系膜下动脉根部的淋巴脂肪组织；B. 结扎切断肠系膜下动脉

侧之肠管，将包括大网膜、横结肠左半、脾曲和降结肠及其系膜和淋巴结作整块切除。

9）消化道重建：横结肠-乙状结肠或直肠端-端吻合，肠腔的吻合应采用间断吻合，连续锁边吻合易引起吻合口狭窄。然后缝闭系膜缺损。

10）引流与缝合：冲洗腹腔后，如果肿瘤已侵及浆膜层，可行腹腔化疗，然后于左侧腹膜游离处放置一引流管，从切口外侧另戳孔引出，分层关腹。如果行腹腔化疗，引流管应在术后2~4小时才开放。

术中注意要点：

1）手术过程中要严格执行"无瘤技术"，最大限度地减少术中肿瘤细胞的"医源性播散"可能，提高手术效果，改善术后长期生存率。

2）游离结肠时，注意不可用力过猛地牵引结肠，以免撕裂脾脏；将左半结肠系膜从后腹膜壁层分离时，应常规显露左侧肾脏、输尿管和生殖血管，避免损伤诸脏器。

3）横结肠-乙状结肠或直肠端-端吻合不应具有张力，而且缝扎松紧要合适，否则，有发生吻合口瘘的可能；若张力较大，可游离结肠肝曲部位以松解之。

4）对于左半结肠的良性病变，或全身情况较差者，可采用保守的切除方法，只切除病变下方5cm，上方15cm的肠管，并V形切除肠系膜。

术后处理：同右半结肠切除术。

(4) 扩大右半结肠切除术

手术指征：横结肠近端癌和结肠肝曲癌，或者为肠道准备不良，有大量积粪的横结肠癌、结肠肝曲癌及某些梗阻性左半结肠癌。

术前准备：同右半结肠切除术的术前准备。

麻醉与体位：气管内插管静脉复合麻醉或持续硬膜外麻醉；仰卧位。

手术步骤：

1）切口：取腹正中切口，切口要足够长，以便术中暴露良好。

2）探查：进入腹腔后，首先隔离保护切口，然后由远至近探查。先探查盆底有无结节，然后探查肝、胆、脾、胃、小肠、结肠和直肠、肠系膜和腹主动脉旁淋巴结，最后探查原发病灶的大小、活动度以及与周围器官的关系。

3）病变部隔离：在预定切断水平用纱布带分别结扎横结肠和回肠末段，边缘血管一并结扎在内，一般来说，应距离肿瘤边缘上、下方不少于10cm作为肠管切断水平。再分别在结肠和小肠的隔离肠腔内注入5-FU 1.0g，总剂量按30mg/kg体重计算。如果肿瘤可疑侵及浆膜层，需用干纱布垫包裹肿瘤，将肿瘤予以隔离。

4）分离大网膜：由胃网膜血管弓上开始向左游离左半侧大网膜，分离、结扎、切断胃网膜左血管，根据需要游离或不游离结肠脾曲、降结肠。然后沿胃网膜血管弓向右侧游离横结肠及结肠肝曲。从回盲部开始显露右结肠旁沟，直视下剪开右后外侧腹膜，游离盲肠和升结肠，至此拟切除部分肠管已完全游离。

5）处理血管和系膜：在胰头前面解剖出胃-结肠静脉共同干，将共同干的结肠支（结肠右静脉）结扎、切断，一并清除血管周围的脂肪淋巴组织。于胰腺钩突部内侧、胰腺下缘水平解剖出肠系膜上血管和结肠中血管，将结肠中血管根部的脂肪淋巴组织亦清除，并结扎、切断结肠中血管根部。然后，沿肠系膜上血管方向剪开后腹膜，分离、解剖结肠右血管和回结肠血管，先后在诸血管根部予以结扎、切断。将拟切除肠段和相应系膜从根部至肠缘分离、结扎。期间可提起肠管，观察血管弓的走行，保证吻合口有充足的血供。

6）病灶切除：于横结肠左1/3或更远处和末段回肠钳夹、切断肠管，移除回肠末段、盲肠、升结肠、横结肠及其系膜。

7）消化道重建：将回肠、横结肠断端行端-端吻合，吻合方法同右半结肠切除术。再将系膜缘对合缝闭。

8）关腹：用温生理盐水和抗癌药先后冲洗腹腔，逐层缝闭腹壁。可不置引流。

术中注意要点：

1）手术过程中严格执行"无瘤术原则"。包括遵守探查顺序，用纱布带阻断远、近端肠管并注入5-Fu、阻断肿瘤血供等。

2）整块切除右半结肠时，应特别注意十二指肠和右侧输尿管的解剖关系，避免损伤十二指肠第3段及右侧输尿管。

3）向左侧游离大网膜并结扎切断胃网膜左血管后，应切断脾结肠韧带，以避免撕破脾脏包膜。

4）结肠肝曲癌可向胃大弯右侧淋巴结和幽门下淋巴结转移，故应将胃网膜右血管连同右半侧大网膜一并切除，并于根部切断胃网膜右动脉，清除幽门下淋巴结。

术后处理：同右半结肠切除术。

(5) 乙状结肠切除术

手术指征：无肠系膜下血管根部淋巴结转移的乙状结肠癌。

术前准备：同右半结肠切除术。

麻醉与体位：气管内插管静脉复合麻醉或持续硬膜外麻醉；仰卧位。

手术步骤：

1）取下腹正中切口，1/4在脐上，3/4在脐下。

2）进入腹腔后，探查前用切口保护圈保护切口。然后探查有无腹水；肝脏、盆腔及肠系膜淋巴结有无转移，从直肠开始触摸结、直肠，以免遗漏多源瘤；再检查原发病灶大小、活动度以及与邻近器官的关系，以判断切除病灶的可能性。若肿瘤侵犯至其他脏器，可能时应将其一并切除。

3）在肿瘤近、远侧分别用纱布带结扎乙状结肠肠腔，系膜边缘血管一并结扎在内。再分别在隔离肠腔内注入5-FU 1.0g。如果肿瘤可疑侵及浆膜层，需用干纱布垫包裹肿瘤，将肿瘤予以隔离。

4）提起乙状结肠向内牵拉，切开乙状结肠左侧的后腹膜，上至降结肠，下达直肠腹膜返折处，显露腹膜后组织，注意保护左侧的输尿管和生殖血管。

5）在横结肠下近 Treitz 韧带处切开腹主动脉左侧缘的后腹膜，用 S 形拉钩将十二指肠第 3 段向上牵开，即可显露腹主动脉及肠系膜下动脉根部（在腹主动脉分叉的近端约 4cm），清除周围淋巴脂肪组织，于肠系膜下动脉根部结扎切断，同法处理肠系膜下静脉（图 7-38）。

6）扇形分离拟切除的乙状结肠系膜，注意血管弓的走行，保证吻合口有充足的血供，再分别切断乙状结肠近、远侧的肠管，整块切除病变乙状结肠及其系膜和淋巴结（图 7-39）。

7）消化道重建：降结肠和直肠端 - 端吻合，缝闭系膜缺损。

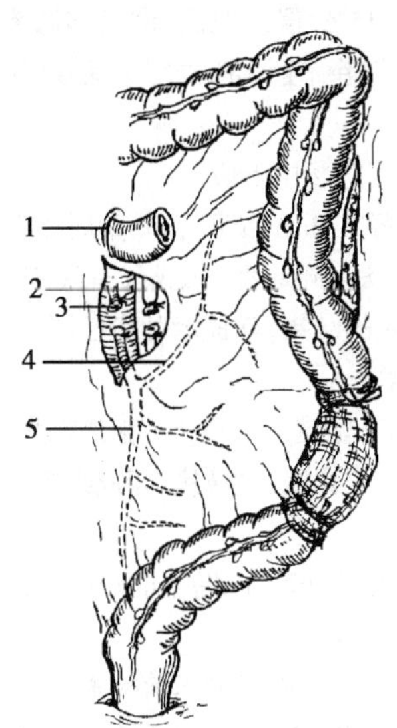

图 7-38　结扎肠系膜下动、静脉

1. Treitz 韧带；B. 肠系膜下静脉；3. 肠系膜下动脉；4. 左结肠动脉；5. 直肠上动脉

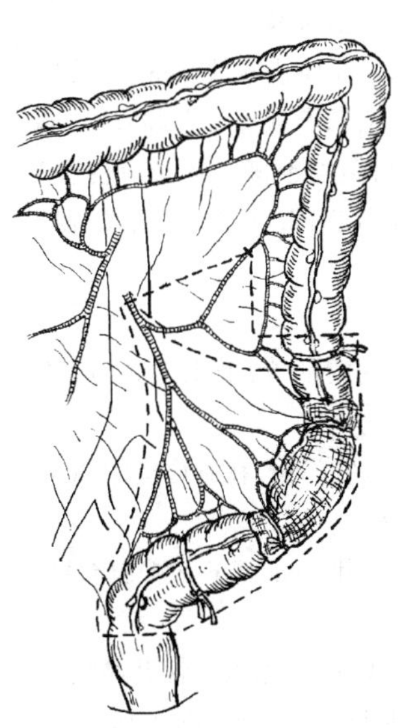

图 7-39　乙状结肠的切除范围

术中注意要点：

1）手术过程中要严格执行“无瘤技术”，最大限度地减少术中肿瘤细胞的“医源性播散”可能。

2）有时输尿管可能紧靠肠系膜下动脉起始处，在将乙状结肠及其系膜从后腹膜壁层分离时，须常规显露并妥善保护左侧输尿管和生殖血管，以避免对这些脏器的损伤。

3）降结肠 - 直肠端 - 端吻合不应具有张力，否则应切开降结肠旁沟的侧腹膜，游离部分降结肠加以松解。

4）乙状结肠癌，若见肠系膜下动脉根部淋巴结转移阳性，则行左半结肠切除术。

术后处理：同右半结肠切除术。

（6）梗阻性左半结肠癌的手术：结肠癌性梗阻的外科治疗目的有以下几点：一是解除梗阻，二是切除肿瘤，三是恢复肠管的通畅。对于右半结肠癌性梗阻行一期结肠切除吻合，意见基本一致；左半结肠癌所致梗阻的手术采用的术式选择有以下几种：①肿瘤一期切除一期吻合；②一期切除吻合，近侧结肠造瘘，二期闭瘘；③Hartmann 造口术，即一期根治性切除肿瘤后，直肠远端封闭，结肠近端造口，需要时尚可二期闭瘘恢复肠道连续性；④采用扩大右半结肠切除术治疗左侧梗阻性结肠癌，行回肠 - 乙状结肠或回肠 - 直肠吻合；⑤一期造瘘，二期切除吻合，三期闭瘘；⑥对于不能切除的肿瘤，施行单纯造瘘或回结肠吻合的捷径手术。术式选择不一，各有利弊，应根据患者的全身情况、肿瘤局部浸润情况及手术者的技术水平进行选择。随着术中肠道灌洗术的临床应用、新型抗生素的预防性应用及临床医生手术技术的提高，越来越多学者倾向于在适宜条件下对梗阻性左半结肠癌患者行一期切除吻合术。大量的临床资料表明，只要术中正确应用灌洗技术和熟练的吻合技术，左半结肠癌梗阻行一期切除吻合术后 5 年存活率远高于分期手术，且术后吻合口瘘与切口感染率并不高。本节即以一期切除吻合手术为重点作一介绍。

手术指征：

1）患者无严重心肺及其他脏器疾病，能耐受根治性切除者。

2）肠道梗阻时间短，肠壁无浆肌层撕裂，血运良好。术中肠道灌洗理想，除去粪便充分者。

3）估计吻合口松弛无张力，血运好，达到吻合口近端空、远端通的要求。完全性梗阻者，在保守治疗 4~6 小时不缓解；不完全性梗阻者，也应在保守治疗 24 小时不缓解的。

4）梗阻合并中毒性休克者，则应在抗休克同时及时手术，去除病因。

术前准备：

1）纠正水、电解质、酸碱失衡。

2）禁食、胃肠减压。

3）控制感染，选用抗厌氧菌及革兰阴性杆菌为主的抗生素，如甲硝唑、阿米卡星等，以大剂量静脉给药为佳。

4）肠道准备　急性完全性肠梗阻术前禁用肠道灌洗和口服泻剂；对不完全性肠梗阻术前可服缓泻剂，但不能用甘露醇、蓖麻油等泻剂，以免因癌组织水肿而导致完全性肠梗阻。

5）术前留置导尿管。

麻醉与体位：气管插管的静脉复合麻醉；仰卧位。

手术步骤：

1）切口：取足够长腹正中切口。

2）探查：探查前用切口保护圈保护切口。进腹后先探查有无腹水；肝脏、盆腔及肠系膜淋巴结有无转移，从直肠开始触摸结、直肠，以免遗漏多源瘤；再检查原发病灶大小、活动度以及与邻近器官的关系，以判断切除病灶的可能性。按左半结肠切除术常规切除病灶。

3）经阑尾或回肠末段切口插管行术中肠道灌洗，病灶远端肠腔亦行生理盐水灌洗。具体内容详见术中肠道灌洗章节。

4）灌洗完毕后，再用1%甲硝唑200ml灌洗，用碘附反复擦拭结肠两断端，行端-端吻合，缝闭系膜缺损。

5）冲洗腹腔：用0.1%苯扎溴铵或3000~4000ml温生理盐水冲洗腹腔，梗阻性结肠癌多已侵及结肠一周及全层，应行腹腔化疗。

6）吻合口旁放置引流管 从侧腹壁另戳口引出，逐层关腹。

术中注意要点：

1）一期切除吻合术中对吻合口的处理原则是“上要空、口要正、下要通”。①保证吻合口近端结肠腔的粪便洗净，抗生素冲洗，必要时行有效的盲肠造瘘术；②要保证吻合口无明显炎症、水肿，有良好的血运，没有张力；③吻合口两侧肠腔口径大小相似，行端-端吻合为主；④注意肠管吻合时无机械性狭窄、扭曲，也无功能性障碍。

2）梗阻近端的肠管可多切除一些，如行扩大右半结肠切除术，可连同受累的回肠末段一并切除。尽量选择血运良好、水肿较轻，肠壁脆性小的地方作切线离断肠管。

3）操作中注意用纱垫保护好术野，避免粪便污染。

4）术中分离结肠时，注意勿损伤输尿管、肾脏、膀胱等器官。

5）引流要放在吻合口附近，但不能压住吻合口，引流管要求柔软，但不致被压瘪。

术后处理：

1）术毕即给予扩肛，持续5~10分钟，除去肛门括约肌正常张力，以后每日扩肛1~3次，至肛门自动排气为止。

2）肠道恢复排气排便后可进流质，逐步恢复正常饮食。

3）留置导尿管，观察尿量和尿的颜色，注意有无血尿情况，一般术后1~2天可拔除。

4）术后继续抗生素及营养支持疗法。

5）保持术后引流管通畅，认真观察引流物的量和性状，及时发现术后吻合口瘘或腹腔内出血等并发症。该引流属于安全引流，一般无需负压吸引，至多为低负压吸引。待自肛门正常排气排便，日引流量低于30ml，引流液性质无异常时可考虑拔管。一般情况下，该手术引流管拔除可以比常规手术延迟1~2天，应更慎重些。

2. 直肠癌的手术

（1）直肠癌的局部切除术：直肠癌的局部切除术主要有三种途径：①经肛门局部切除术；②骶尾入路直肠癌局部切除术；③经括约肌局部切除术。直肠癌局部切除术提出的“争取最好的根治效果，同时最大限度地保留功能”的观点是肿瘤现代外科治疗观点在直肠癌治疗中的体现，是对直肠癌根治术的一个改良。近年来随着对结、直肠癌的重视，疾病普查在城镇逐渐开展，早期直肠癌的确诊率也逐渐增高。对直肠癌患者也应实行个体化治疗，如果肿瘤局限于黏膜层，虽然不清扫区域引流淋巴结，也有根治性切除的含义，能否采取局部切除术主要依据是肿瘤的浸润深度。浸润深度与淋巴转移有明确的关系，肿瘤侵及黏膜下层，淋巴转移率为10%~15%，侵及肌层，淋巴转移率为30%~40%。故理论上，局部切除术适用于局限于黏膜层的直肠癌。

手术指征：

1）肿瘤位于直肠中下段。

2）肿瘤直径在3cm以下，占肠壁周径应<30%。

3）大体形态为隆起型，无或仅有浅表溃疡形成，溃疡形成是肿瘤坏死的结果，常提示肿瘤已侵及肌层，多认为不适于局部切除术。

4）肿瘤位于黏膜下层以内；组织学类型为高、中分化肿瘤，低分化、未分化癌、黏液癌、印戒细胞癌都不适应行局部切除术。

5）高龄体弱，一般情况差不能耐受根治术而施行姑息性直肠癌局部切除术。

术前准备：局部切除术的术前检查、术前准备与大肠手术前准备相同，这里特别建议直肠腔内超声可以了解浸润深度以及区域淋巴结有无肿大，是术前很有意义的客观指标，对手术方式的选择具有指导作用，应列为常规的术前检查项目。

A. 经肛局部切除术

适应证：适用于距齿状线6cm以内的T_1和T_2期直肠癌。

麻醉与体位：骶麻或连续性硬脊膜外麻醉；也可采用气管内插管的静脉复合麻醉。体位应视病变部位而定，位于直肠前壁的肿瘤宜采用折刀式俯卧位，侧壁、后壁的肿瘤采用截石位。

手术步骤：

1）根据病变的部位，采用合适的体位，充分扩张肛门至四指。

2）旋转置入肛门镜，在肿瘤周围2cm注射1∶300 000的肾上腺素溶液。

3）在肿瘤周围2cm缝6~8根缝合线，以牵引瘤体（图7-40）。

4）在牵引线外侧，用电刀切开黏膜、黏膜下层和肌层，盘状全层切除肿瘤及直肠壁（图7-41）。

5）肿瘤切除后，可见肠壁外的脂肪组织，否则表示未

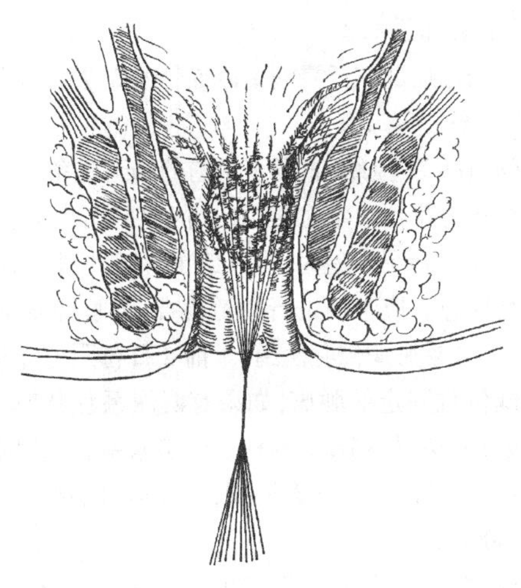

图 7-40　距离肿瘤周围 2cm 缝合牵引线 6~8 针，牵引瘤体

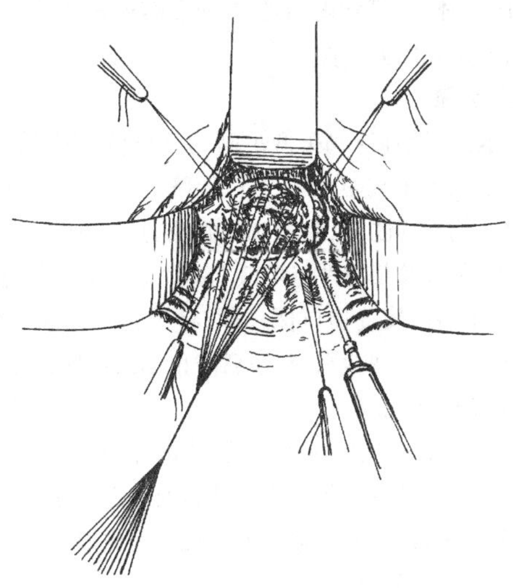

图 7-41　在牵引线外侧全层切除肿瘤

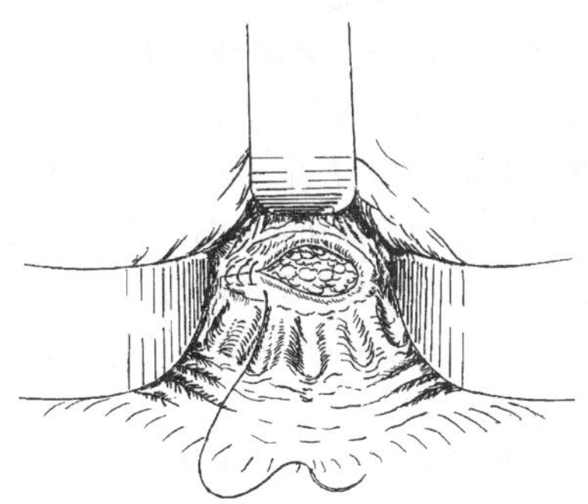

图 7-42　肿瘤切除后，缝合直肠壁

全层切除（图 7-42）。

6）肠壁缺损对缘横行全层缝合（图 7-43）。

术中注意要点：

1）肿瘤切除后，止血要彻底。

2）盘状全层肠壁切除后，应用大量的蒸馏水和抗肿瘤药液冲洗后再缝合，因肠腔内可能有肿瘤细胞的脱落。

3）手术野显露要好，扩肛后，肛周缝合 6~8 针固定在

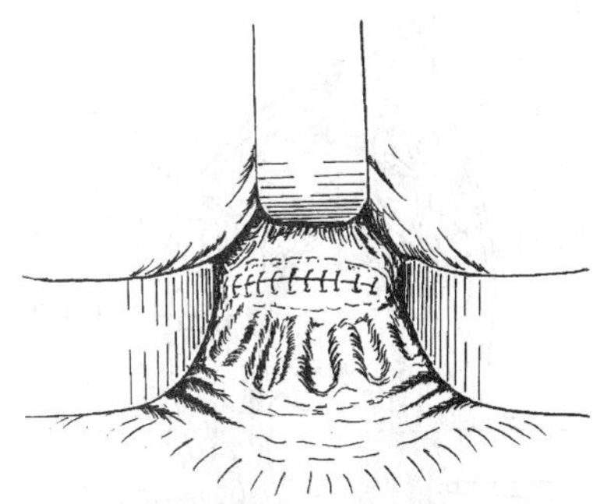

图 7-43　直肠壁缺损对缘横行缝合

小儿圆形腹部拉钩上，然后再使用小拉钩，手术视野将更为清晰。

4）肿瘤切除后，要标明肿瘤的上下左右各个方向，并送病理检查以决定下一步的治疗方案。

术后处理：

1）术后继续应用抗生素。

2）术后流质饮食 3 天，然后以低渣饮食 4 天。

3）术后要定期随访。

B. 骶尾入路局部切除术

适应证：适用于距齿状线 10cm 以内的早期直肠癌。

麻醉与体位：气管内插管的静脉复合麻醉或连续性硬脊膜外麻醉；折刀俯卧位。

手术步骤：

1）切口：骶尾部纵向切口，长约 8cm，距肛门缘 2cm，依次切开皮肤、皮下组织达骶尾骨（图 7-44）。

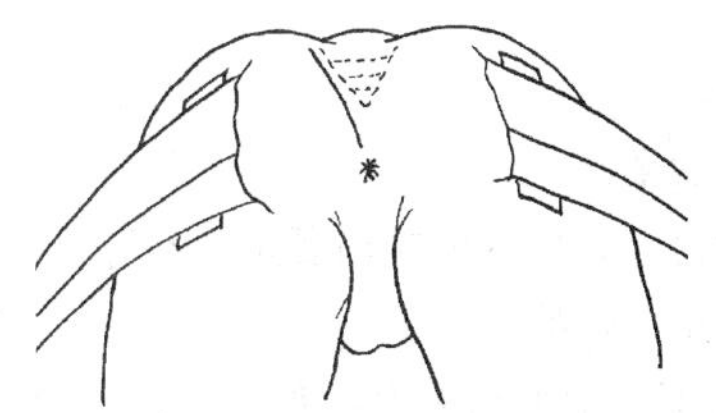

图 7-44　折刀俯卧位，骶尾部纵切口

2）切开骶骨膜，分离骨膜，切开附着于骶尾骨侧缘上的腱膜，用咬骨钳咬除尾骨和骶骨，纵行切开骶前筋膜，此时可以看到直肠。

3）在直肠后壁缝合 2 针牵引线，纵行切开直肠后壁，即可以看到肿瘤。用碘附消毒直肠肠腔后，距肿瘤边缘 2cm 围绕肿瘤缝合 6~8 针，在缝合线外侧切开直肠全层，直至看到直肠外脂肪组织，全层盘状切除肿瘤和部分直肠（图 7-45）。

4）肿瘤切除后，间断全层横行缝合直肠壁。然后缝合切开的直肠后壁和直肠外的软组织，切口完全缝合，不放置引流。

5）有时需要切除的范围较大，此时应该游离直肠的中、下段（图 7-46）。

6）距肿瘤上下端 2cm，楔形切除肿瘤所在的部分直肠。

7）肿瘤切除后，行直肠端 - 端吻合。然后逐层缝合切

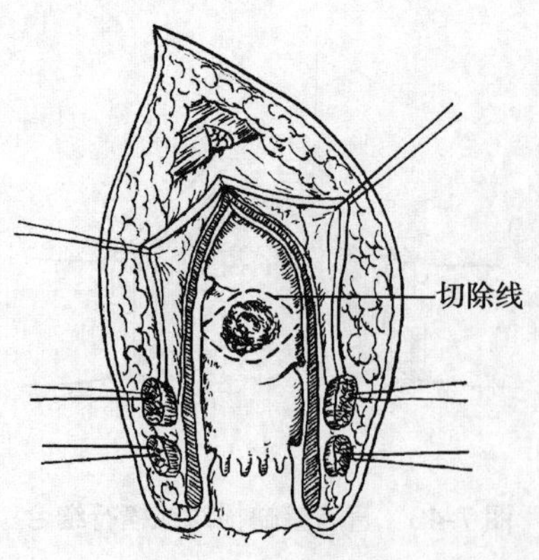

图 7-45　切开直肠壁后，显露肿瘤（虚线为肿瘤的切除范围）

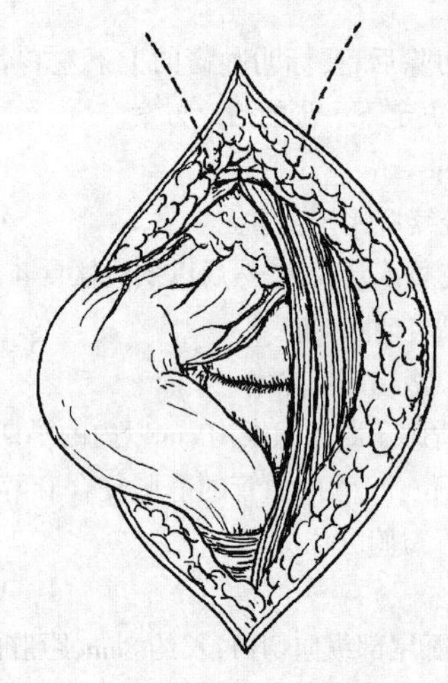

图 7-46　直肠中下段的游离

口各层组织。

术中注意要点：

1）游离直肠时，避免损伤骶正中动脉，以免损伤后动脉回缩导致止血困难。

2）切开肠腔时要用碘附纱布擦拭肠腔，肠管吻合完毕时用稀碘附溶液冲洗局部。

3）术中止血要严密，根据手术野渗血情况，可酌情留置引流管。

术后处理：

1）术后继续应用抗生素。

2）术后流质 3 天，少渣半流质 4 天。

3）骶尾部伤口两周拆线。

(2) 腹会阴直肠癌切除术

手术指征：

1）巨大的、浸润性的或分化差的距齿状线 5cm 以内的直肠癌（直肠下段癌）。

2）距齿状线上 3cm 以内的直肠癌。

3）肛管癌经局部切除加化疗失败的患者。

4）肛管及肛门周围癌。

禁忌证：

1）高龄、体弱、全身情况太差或因伴发其他严重疾病无法耐受麻醉和手术者。

2）直肠癌局部广泛浸润呈冰冻骨盆无法切除者。

术前准备：

1）肠道准备：见结、直肠手术前的肠道准备。

2）纠正低蛋白血症和贫血：一般血红蛋白应在 100g/L 以上，如果全身情况较差时，可以给予胃肠外营养治疗。

3）女性患者应常规进行阴道检查，了解肿瘤是否侵犯阴道后壁。如果肿瘤侵犯阴道，术前 2 日行阴道冲洗。

4）低位且固定的肿瘤，如果有泌尿系症状时，应该行膀胱镜检查或泌尿系造影检查，了解泌尿系有无侵犯。

5）术前留置胃管、气囊尿管，做好造口的标志，备同型血 800~1000ml。

6）向患者解释清楚手术的必要性，以取得患者的配合。

麻醉与体位：气管内插管、静脉复合麻醉或连续硬膜外麻醉；头低足高的截石位。

手术步骤：

1）体位与切口：取头低足高的截石位，下腹部正中切口向右绕脐，自耻骨联合向上止于脐上 3~4cm。切开腹膜时，应向一侧推移膀胱，沿膀胱外侧缘剪开腹膜。如为女性患者，可将子宫及其附件与切口下部固定以利于暴露。

2）入腹后，放置切口保护圈，将小肠移出腹腔装入保鲜袋，加入适量生理盐水，并注意防止小肠扭转或系膜根部受压发生缺血坏死。

3）腹内探查，按照从远到近，从正常到肿瘤的顺序，探查肝脏、腹主动脉旁及肠系膜下动脉处淋巴结是否有转移，肿瘤有无浸润膀胱、前列腺或子宫及其附件，根据探查结果决定手术的切除范围。

4）估计肿瘤能切除后，在肿瘤近端用纱布带结扎肠腔，并向远端注入 5-FU 1.0g。

5）游离乙状结肠：提起乙状结肠，切开其左侧后腹膜，将乙状结肠系膜从后腹壁游离，显露腹膜后组织，注意保护左侧输尿管及性腺血管。剪开盆底腹膜至膀胱直肠陷凹处（或直肠子宫陷凹）。再分离切除左髂动、静脉前的脂肪淋巴组织。同法游离乙状结肠系膜的右侧，注意保护右侧的输尿管及性腺血管。右侧盆底腹膜剪开线与左侧剪开线在膀胱直肠陷凹处汇合。

6）乙状结肠系膜游离后，提起乙状结肠，在肠系膜下动脉根部结扎切断肠系膜下动脉及其伴行静脉，近端双重结扎或缝扎（图 7-47）。在十二指肠水平段以下分离切除腹主动脉旁疏松结缔组织，注意保护下腹上神经。

7）直肠后壁的游离　提起乙状结肠和系膜，用长弯剪刀剪开直肠后与骶骨间的疏松组织（图 7-48），进一步用长弯剪或电刀在骶前筋膜脏、壁两层之间直视向下锐性分离达尾骨尖水平（图 7-49）。分离时应注意解剖层次，不可深入骶前筋膜壁层背面，以免损伤骶前静脉丛和盆腔神经丛，引起大出血或术后出现性功能障碍。

8）分离直肠前方：向前牵开膀胱或子宫，向上牵拉直

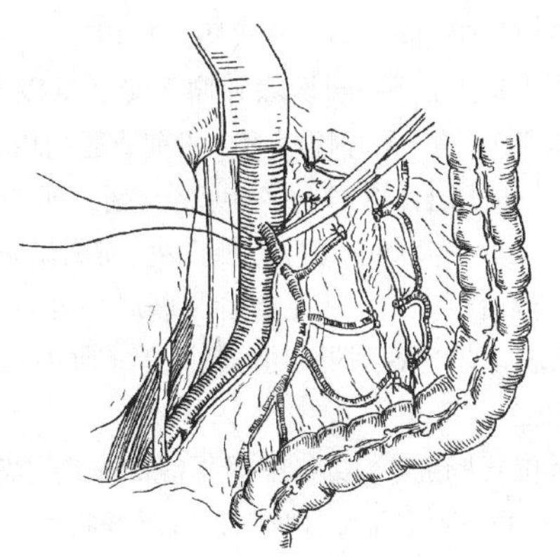

图 7-47　于根部结扎切断肠系膜下动脉

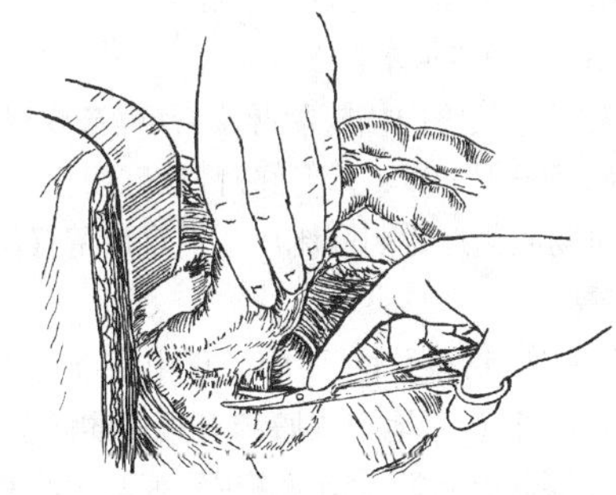

图 7-48　自骶前向下游离直肠后壁

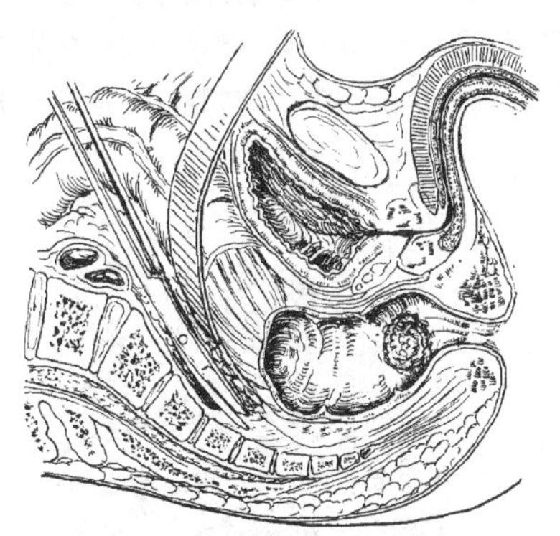

图 7-49　直肠系膜的游离

肠,在直肠与膀胱或子宫之间剪开 Denonvilliers 筋膜,分离直肠前壁。操作时不能过于向前或向后,向后则易分破直肠前壁污染腹腔,向前易损伤男性前列腺、精囊腺及支配泌尿生殖的神经分支。

9）游离直肠两侧:直肠的前后壁游离完毕后,只剩下直肠两侧。用右手推开右侧侧韧带上下疏松组织,将直肠向左侧牵拉,显露右侧侧韧带,如果肿瘤未浸润直肠侧壁浆膜层,可靠近直肠壁用长弯血管钳钳夹、结扎切断,如果肿瘤浸润浆膜层,可紧贴盆壁结扎切断直肠侧韧带。同法处理左侧直肠侧韧带。至此,直肠已游离完毕。

10）于适当的部位切断乙状结肠及其系膜,远端粗丝线双重结扎后,外裹手套扎紧,放于盆腔内直肠后方。在左下腹脐与髂前上棘连线中点处作一直径约 2.5~3cm 的圆形切口,切除皮肤和皮下组织,“十”字切开腹直肌前鞘,分开腹直肌,切开腹膜,腹壁切口能容纳两指而不致过紧即可,将近端拉出于左下腹切口平面约 2~2.5cm 作人工肛门。造瘘肠管浆肌层分别与腹膜、腹直肌前鞘、皮下缝合固定,肠管断端全层外翻与皮肤缝合。缝合造口乙状结肠与侧腹壁之间的间隙,防止发生内疝。

11）会阴部手术组:重新消毒会阴部(女性同时应消毒阴道)、肛门,粗丝线荷包缝合关闭肛门,留长线头作牵引用。按长径为前后方向的椭圆形切开皮肤和皮下组织,前达尿道球部至肛缘的中点,后至尾骨尖,切口两侧距肛缘 3cm。如为低位直肠癌,可适当扩大切口,皮肤皮下组织切除范围可更大。女性患者,如果肿瘤浸润阴道后壁,可同时切除阴道后壁的部分或全部。清除坐骨肛门窝内的大部分脂肪组织,将肛门向前上方牵拉,在尾骨前切断肛尾韧带。

12）切断肛尾韧带后,用左手示指从切口下方分离肛提肌,直至直肠后间隙,达肛提肌深面,在腹部组术者的协助下,用血管钳或手指与盆腔贯穿会师,然后向左侧分离肛提肌结扎切断。同法切断另一侧肛提肌。

13）探查骶前间隙,估计能通过切除之直肠标本后,伸入卵圆钳,钳住乙状结肠远切端后,将游离切断的远端乙状结肠、直肠从骶前拉出(图 7-50)。

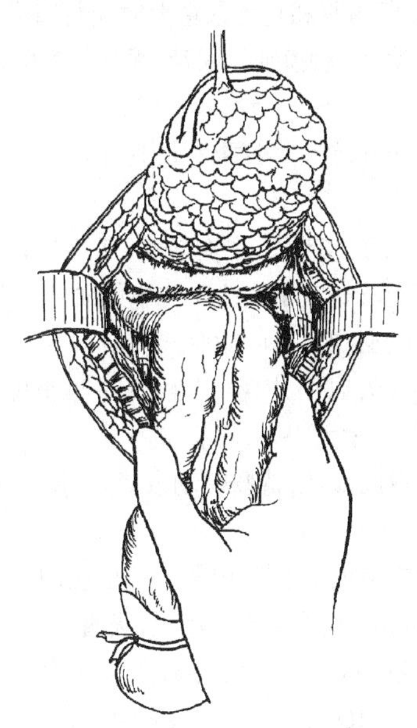

图 7-50　经会阴部切口拉出乙状结肠和直肠

14）切断一侧的耻骨尾骨肌和耻骨直肠肌,同法结扎切断另一侧的肌肉。然后沿前列腺基底部平面,切断直肠尿道肌,移去直肠。女性患者在切除阴道后壁时,应边切开边钳夹,减少出血。游离直肠前壁时始终在会阴部横肌的后面进行,防止损伤尿道。

15）切除直肠后,用大量的温蒸馏水经腹腔冲洗盆腔,使液体从会阴部切口流出,彻底止血。腹腔手术组清理腹腔,缝合盆底腹膜,关闭腹部切口,腹腔一般不放引流。切开的阴道后壁连续缝合止血，会阴部手术组于骶前留置引流管，从会阴部切口引出。分层缝合会阴部切口。

16）术毕，分别包扎腹部及会阴部切口，造瘘口一期开放，安放人工肛袋。

术中注意要点：

1）切开腹膜下部时，要先推开膀胱勿损伤之。

2）进入腹腔后要先在肿瘤近端结扎阻断直肠腔，并向远端肠腔注入 5-FU1.0g，减少肿瘤细胞的脱落、播散和种植。

3）术中应将双侧输尿管仔细显露加以保护。

4）进入骶前间隙，分离直肠后方时，应在直视下看清间隙进行锐性分离，以直肠全系膜切除的原则分离骶前间隙。尽可能保留骶前神经丛，切忌暴力、钝性分离。

5）分离直肠前壁时，应在直肠深筋膜和 Denonvilliers 筋膜之间进行，注意勿损伤前列腺和精囊。

6）分离结扎、切断直肠侧韧带时，靠近直肠侧以免损伤盆神经丛。同时应注意牵开和保护同侧输尿管。

7）结扎切断肠系膜下动脉或直肠上动脉时，应注意牵开其后方的左侧输尿管，以免损伤。

8）会阴组游离直肠后壁进入盆腔后，腹部手术组应给予指导，防止盲目分离撕破骶静脉丛引起大出血。

9）会阴组分离直肠前壁时，应从会阴浅横肌后缘进行，切断骶骨直肠肌和直肠尿道肌时应将直肠从骶前拖出后，向下牵引直肠，触摸到导尿管，逐钳分离切断，注意避免损伤后尿道。

10）造口的位置、大小要适中，防止出现造口并发症。

术后处理：

1）直肠癌手术较大，失血较多，术后应该严密观察生命体征，注意有无休克的发生和水电解质的失调，维持稳定的血压和尿量，必要时可以输血。

2）平卧 5 天以上，因盆腔空虚，过早坐位，内脏下移，对盆底腹膜压力增大，易引起盆疝。

3）持续胃肠减压，待肠蠕动恢复后，拔除胃管，并逐步恢复饮食。

4）术后应用抗生素控制感染，一般应用 3~5 天。

5）术后应留置尿管 5 天以上，拔管前先夹闭 1~2 天，每 4 小时开放一次，以恢复膀胱的排尿功能。同时测定残余尿，如果小于 100ml，可以拔除尿管，如果大于 100ml，应该更换尿管，继续留置。

6）盆腔引流管引流 3~5 天，连续 48 小时无吸出液即可拔除引流管。

7）会阴部切口术后要更换外层已经渗透的敷料，如果切口愈合良好，术后 14 天可以拆除缝线。

8）严密观察造口，及时发现和处理并发症。

(3) 直肠低位前切除术

手术指征：

1）乙状结肠和直肠上段癌，实际上这个部位的肿瘤所施行的是高位前切除术，切除这一位置的肿瘤没有必要广泛游离直肠的中下段和实施全直肠系膜切除。

2）中下段直肠肿瘤，切除肿瘤下缘 2cm 以上后，肛直肠环（肛提肌）完整，无肿瘤浸润。术前直肠指诊，肿瘤下缘距齿状线 4cm 以上，技术上多能吻合，括约肌功能亦不会有大的影响，因为直肠壶腹癌在骶凹处，游离出来的可延长 3cm 左右，能否行 Dixon 术还要看肿瘤局部浸润程度、组织学分化情况以及肛管括约肌功能状况等多种因素。

禁忌证：

1）低位直肠癌，当切除肿瘤下缘 2cm 时，需一并切除肛管直肠环者，因横断或切除肛管直肠环将不可避免地导致肛门失禁。

2）中下段直肠癌已侵犯周围组织，盆壁有浸润或转移，直肠肿瘤虽能切除，但复发可能性较大者。

术前准备：同 Miles 术。

麻醉与体位：气管内插管静脉复合麻醉，或双管持续硬脊膜外麻醉；截石位；消毒会阴部时，从肛门塞入碘附纱布一块，以防止肠腔化疗时药液流出。消毒后留置尿管。

手术步骤：

1）体位和切口：截石位，下腹部正中切口，右侧绕脐。

2）剖腹后，有步骤地探查腹腔有无肿瘤转移。首先触摸肝脏有无转移结节，胆囊有无结石，脾脏大小和质地，胃十二指肠有无肿瘤和溃疡，大网膜有无转移结节，然后检查主动脉前、肠系膜下血管和髂内血管附近淋巴结有无转移。探查所有结肠，最后查明肿瘤的部位、范围和周围浸润的情况。下图为直肠低位前切除的清扫范围（图 7-51）。

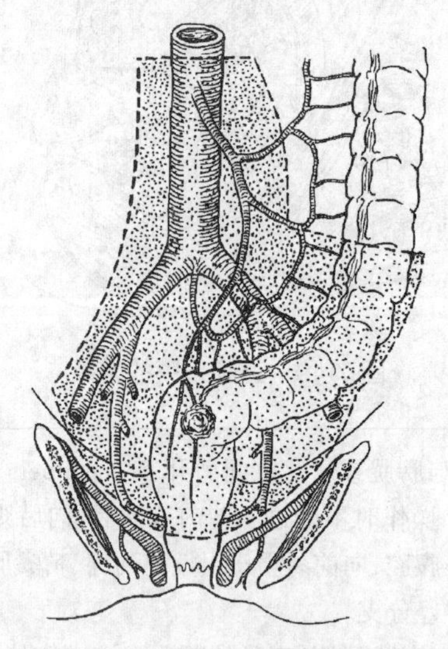

图 7-51　直肠前切除的清扫范围

3）肿瘤上方 8~10cm 用纱布带结扎乙状结肠肠腔，肿瘤下方可用无损伤血管钳夹闭肠腔，然后在肠腔内注入 5-FU 1g 进行肠腔内化疗。

4）助手提起乙状结肠向右侧牵拉，显露左侧结肠旁沟，用剪刀剪开左侧壁腹膜至膀胱直肠陷凹（男）或直肠子宫陷凹（女），注意保护左侧输尿管和性腺血管。

5）向上提起直肠和乙状结肠，自右侧从上向下分离腹膜，并与左侧腹膜切开线汇合。清扫腹主动脉周围的脂肪结缔组织和淋巴结，于肠系膜下动脉根部结扎切断，近端双重结扎，必要时可缝扎。

6）清扫腹主动脉周围的脂肪结缔组织和淋巴结，于肠系膜下动脉根部结扎切断，近端双重结扎，必要时可缝扎。

7）向前牵拉直肠，用长弯剪刀自骶岬处开始分离直肠后间隙。向下剪开骶前筋膜，直视下在脏、壁两层筋膜之间用剪刀或电刀进行锐性分离，达到尾骨尖水平，将直肠系膜全部切除（图 7-52，图 7-53）。

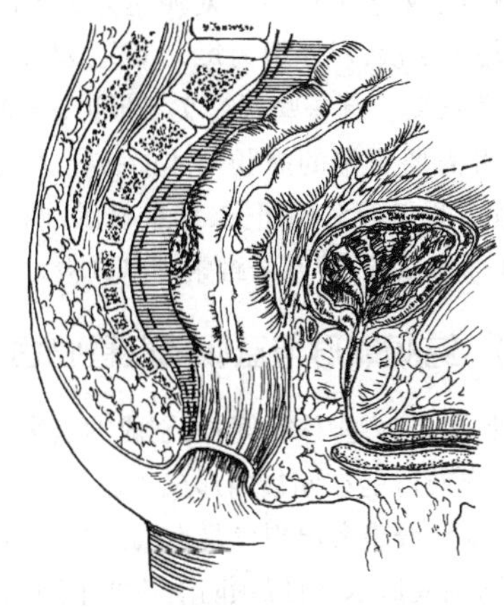

图 7-52　全直肠系膜切除范围示意图

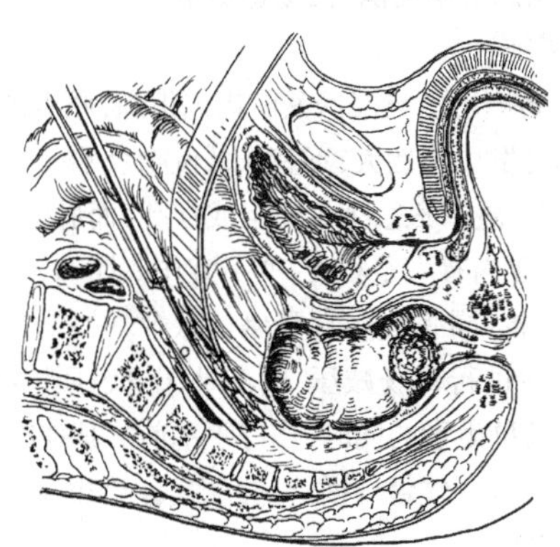

图 7-53　切除直肠系膜

8）分离直肠至尾骨尖水平后，术者将手插入直肠后辨认两侧的直肠侧韧带。然后将直肠向后向上牵引，在 Denonvillier 筋膜和直肠深筋膜之间锐性分离直肠和膀胱之间的联系。

9）向上牵拉双侧精囊，分离精囊、前列腺和直肠之间的界面。用剪刀剪开 Denonvilliers 筋膜（直肠膀胱膈）时不应过于向两侧扩展，以免损伤男性性功能的神经。直肠和精囊分离完毕，此时直肠前后壁已经完全游离。

10）直肠前后壁游离后，靠近直肠侧壁分离、结扎、切断两侧直肠侧韧带，避免损伤盆神经丛。结扎侧韧带时，要注意辨认两侧的输尿管和腹壁下神经，防止损伤。两侧侧韧带结扎切断后，直肠两个弯曲被拉直，使得直肠被伸长 >3cm，有利于低位前切除。

11）在肿瘤远侧夹一把大直角钳或无损伤钳，自肛门插入胶管用碘附液冲洗约 500~1000ml，然后再用 0.5% 5-Fu 液或 1%Gtrimide 液冲洗。目的是机械冲洗和化学杀灭脱落的癌细胞，避免吻合口种植。

12）冲洗完毕后，如用手法吻合，距远端切除肠管 2.0cm 处夹一把无损伤血管钳和支气管钳，在两钳之间切断。近端夹两把 Kocher 钳，在两钳之间切断，移除已切断的肠管。

13）手法吻合：直肠远端夹一把无损伤大血管钳，以牵引远端直肠，近端夹一把肠钳，避免肠内容物流出，吻合口两侧各缝一针牵引线，细丝线间断缝合后壁浆肌层，再用可吸收线缝合后壁全层。

14）间断内翻缝合前壁全层，浆肌层缝合加固。

15）吻合完毕，检查吻合口有无狭窄和漏缝，温无菌蒸馏水冲洗盆腔，彻底止血后，盆腔留置引流管自切口旁引出，缝合盆底腹膜并关闭腹壁各层组织。

【附 1】 应用吻合器的直肠癌低位前切除术

1. 单吻合器的直肠癌低位前切除吻合

⑴ 乙状结肠和直肠的游离同上，切断直肠后，直肠残端手工荷包缝合。亦可以应用荷包器进行荷包缝合。

⑵ 在结肠的近端夹一把荷包缝合器，穿入缝线，荷包缝合后，用三把皮钳牵引断端，将抵针座置入结肠肠腔。收紧荷包缝合线并打结于中心杆上。

⑶ 经肛门插入不带抵针座的管型吻合器直达直肠荷包缝合处，松开荷包缝合线，逆时针转动调节螺杆，露出中心杆。收紧荷包缝合线并打结于中心杆上。此时两个荷包线都已收紧，准备将中心杆对合（图 7-54）。

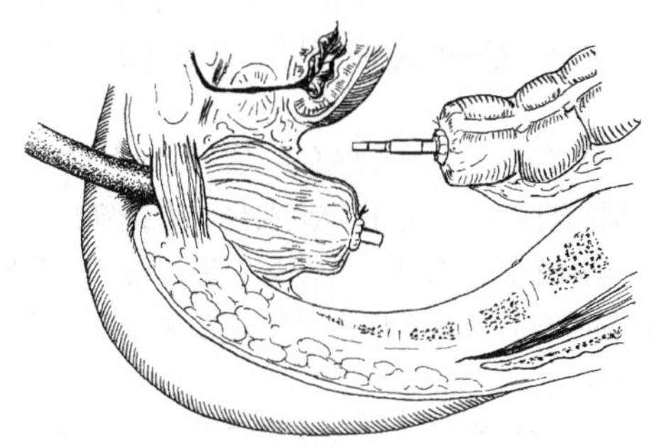

图 7-54　收紧两个荷包，吻合器准备对合

⑷ 对合和靠拢吻合器，检查吻合口周围组织全部内翻包埋后，击发吻合器完成吻合（图 7-55）。

⑸ 松动抵针座少许，沿吻合口作数针浆肌层加强缝合，轻轻转动并缓慢退出吻合器。

⑹ 吻合器退出后，应该检查吻合口有无出血以及切除圈是否完整。

⑺ 吻合完毕，盆腔内倒入温蒸馏水或生理盐水，自肛门注入空气 50~100ml 观察吻合口有无漏气。如果吻合口有漏气，应该加针缝合，以防止术后出现吻合口漏，至此已

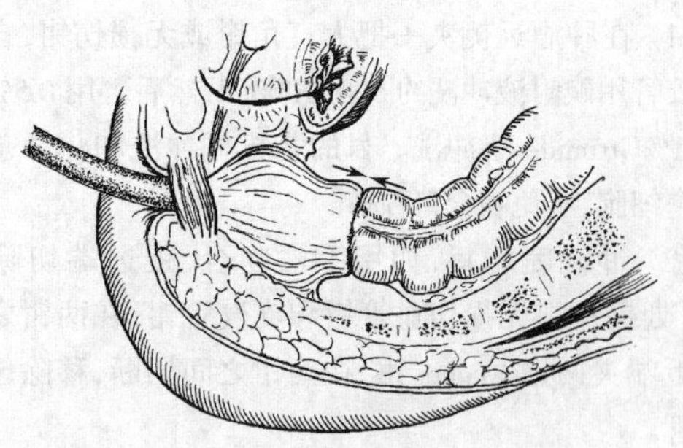

图 7-55　击发吻合器，完成吻合

经吻合完毕。

2. 双吻合器的低位直肠癌切除吻合

(1) 直肠和乙状结肠游离完毕后，可曲式线型吻合器的颚嘴跨过直肠的拟切除处，对合击发吻合器，在其标本侧夹一把直角钳，紧贴吻合器切断直肠（图 7-56）。

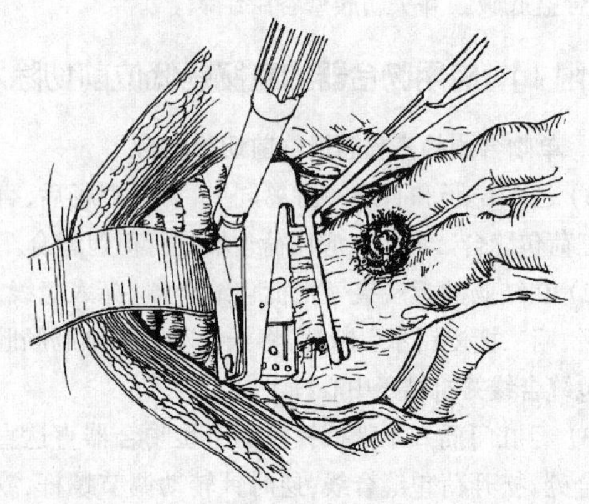

图 7-56　用线性切割吻合器切割封闭直肠残端

(2) 在乙状结肠拟切除的部位夹一把荷包缝合器，穿入缝线，在标本侧夹一把直钳，紧贴荷包缝合器将结肠切断，移去标本。

(3) 经肛门插入带中心杆穿刺头的管型吻合器，向前推进达直肠钉合线处。中心杆穿刺头经钉合线穿出并充分伸入盆腔，再用血管钳取出中心杆穿刺头。松开结肠断端的荷包器，将带座杆的抵钉座置入结肠近端。收紧荷包线并打结于座杆上。

(4) 将抵钉座杆插入吻合器的中心孔，对合吻合器，准备吻合。击发完成吻合后，吻合口钉合线处浆肌层加固数针。然后检查吻合口止血情况、切除圈是否完整，并做测漏试验。

(5) 双吻合器手术完成。

【附 2】 结肠 J 形储袋，远端直肠或肛管吻合

直肠残端若少于 4cm，结肠直接与直肠残端或肛管吻合，大多数的患者在术后一年内大便次数明显增多，储粪与控制排便的能力均较弱，少许患者排便 10~20 次 / 日，术后生活质量较差，受 J 形回肠储粪袋的启示，有些学者用结肠制作成储粪袋，然后与低位直肠残端或肛管吻合，在术后一年内，储便和控制排便能力均大大改善。日本学者比较 J 形结肠储袋的长度，得出结论：以 5cm 长度最适宜，过长将可能出现储袋炎或排便不尽，需灌洗排便，经对照研究，若直肠残端 >4cm，制作储袋与否，对控便和减少排便次数无影响。一般认为：直肠残端 <4cm 可以制作结肠 J 形储袋，以改善术后控便功能，减少排便次数。为防止储袋炎的发生或可能出现排便不尽，J 形结肠储袋的长以 5cm 为宜。

中山大学附属第一医院总结 30 例 J 形贮袋 - 直肠吻合与同期结、直肠直接吻合相比较，手术并发症无差别，术后半年储袋组排便次数为每天 2 次，对照组为 5 次 / 天，术后一年实验组为每天 1 次，对照组为每天 3 次，超过一年后两者差别无统计学意义。有一些研究文章报道，约 25% 的 J 形结肠储袋患者需要少量的灌肠剂才能排尽大便。Mark 医院 1988 年报道两组的对比研究，结果显示，两组的球囊排出试验、直肠通便试验、甲基纤维素排出试验无显著差异。

【附 3】 结肠成形与直肠或肛管吻合

制作结肠储袋时，操作时间长，制成的储袋有一半肠管是逆向蠕动，粪便可能在储袋内形成小循环；结肠储袋 - 肛管吻合后，有少部分患者出现储袋炎或排便不尽，需要灌肠处理。结肠远端成形术，可以预防上述两个问题，而且可以节约侧 - 侧吻合器的使用，降低费用。

1. 直肠癌经腹切除、结肠造口术

手术指征：

(1) 直肠癌已广泛浸润盆腔周围组织，原发肿瘤虽能切除，但局部复发可能性大，不宜作低位吻合术。

(2) 直肠癌并发急性肠梗阻或穿孔，而肿瘤尚可切除，但近端直肠腔内有大量积粪，亦不宜作一期吻合者。

术前准备：同腹会阴直肠癌切除术。如果为急性肠梗阻入院者，在进行胃肠减压，输液补充电解质，纠正酸碱失衡，应用广谱抗生素的同时，作好手术前的其他准备。

麻醉与体位：气管内插管、静脉复合麻醉；仰卧位。

手术步骤：

(1) 乙状结肠和直肠的游离同直肠癌低位前切除术。

(2) 结扎切断乙状结肠边缘血管，于乙状结肠中部用两把有齿血管钳在结扎带近端阻断肠腔，切断乙状结肠。

(3) 在直肠肿瘤下缘不少于 2cm 处切断直肠，移去标本。直肠残端用 1 号丝线间断内翻缝合，浆肌层间断缝合加固。亦可以用残端闭合器关闭直肠残端。

(4) 于左下腹脐与左髂前上棘连线中点另作切口，行近端乙状结肠造口（图 7-57）。具体操作方法见腹会阴直肠癌切除术。

(5) 冲洗盆腔，关闭盆底腹膜，盆腔内骶前留置引流管，自腹部切口旁引出，逐层关闭腹部切口。

术中注意要点：同直肠癌低位前切除术外，在游离肠管时尚需防止分破肠管污染腹膜腔。

术后处理：同直肠癌低位前切除术。如果为肠梗阻患者，术后要尽快纠正水电解质和酸碱失衡，解除中毒症状。

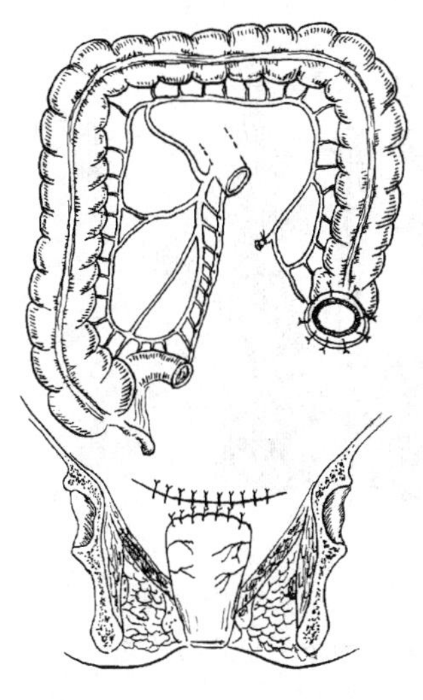

图 7-57 Hartmann 手术完毕示意图

加强营养支持治疗，防止切口感染。术后随访两年，如果局部无复发，远处无转移，患者要求恢复肠道的连续性，可以再行乙状结肠 - 直肠端 - 端吻合术。

2. 直肠切除、结肠肛管吻合术 直肠切除、结肠肛管吻合术（Parks 术）是直肠癌手术重建肠道出口的一种新术式，实际上是一种新的吻合技术，由 Parks 于 1972 年首先提出，主要用于低位直肠癌。Parks 报告 75 例低位直肠癌，65 例获得良好的括约肌功能。最大一宗 134 例 Parks 术的随访资料报道，总的五年生存率达 73%。术后排便次数为平均每天 2 次，五分之一的患者 > 每天 4 次，术后排便次数随时间推移逐渐减少。

由于管状缝合器在临床应用越来越普通，积累的经验也很多，很多作者使用单缝合器吻合法行结肠肛管吻合，亦有双吻合器法。还有报道用 J 形结肠储袋与肛管吻合，对减少排便次数，改善控便功能有更好的效果。Parks 术后是否行暂时性粪便转流尚无定论，起初采用该术式时，有人提倡暂时性粪便转流，以减少术后并发症，但是现在均不做暂时性粪便转流，术后并发症并不增加。当然，如是家族性腺瘤性息肉病和溃疡性结肠炎行回肠储袋 - 肛管吻合时，中山大学附属第一医院常规行回肠临时性造口。

手术指征：

(1) 低位直肠癌切除后，直肠残端过短，低位吻合有困难者。

(2) 肛提肌平面以上的直肠阴道瘘。

(3) 非家族性息肉病的多发性结肠腺瘤，直肠末端腺瘤较多，而近端结肠无腺瘤。

(4) 家族性腺瘤性息肉病行全结肠、直肠切除，回肠贮袋 - 肛管吻合，实际上也是应用 Parks 术的适应证。

术前准备：见 Miles 术。

麻醉与体位：气管内插管静脉复合麻醉或双管持续性硬膜外麻醉；截石位。

手术步骤：

(1) 腹部手术同 Dixon 术，结扎肠系膜下动脉时注意保护左结肠动脉，可以保留较长的乙状结肠，避免结肠拖出肛管时张力过大，也不至于乙状结肠末端供血不足。一般情况下，保留了左结肠动脉，多不需分离结肠脾曲，按全直肠系膜切除的原则，游离直肠至肛提肌平面。

(2) 在左结肠动脉的分支以下，结扎肠系膜下动脉，以保证降结肠、乙状结肠有较好的血供（图 7-58）。

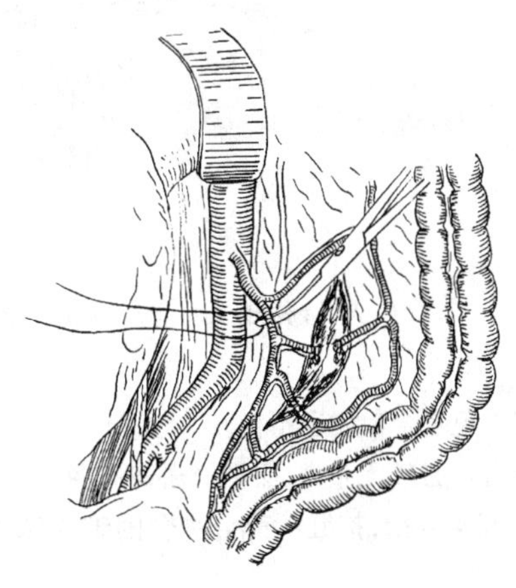

图 7-58 于左结肠动脉分支下结扎肠系膜下动脉

(3) 在肿瘤上方 10cm 处切断乙状结肠，一般情况下游离的乙状结肠越过耻骨联合下方 2cm，与肛管吻合多没有张力。与 Dixon 手术同法，在直肠与膀胱、前列腺间隙锐性或钝性分离至前列腺平面以下。

(4) 扩肛 4~6 指后，置入肛门自动拉钩，显露齿状线及直肠下段直肠黏膜，于齿状线上 0.5cm 直肠黏膜下层注射 1∶300 000 肾上腺素液。在齿状线上缘作环形切口，在黏膜下向上分离到肛提肌上约 1cm 切断直肠，标本从腹部切口移去。

(5) 将结肠近端经肛管拖出肛门外（图 7-59），用 2-0 Dixon 线或 3-0 Vicryl 线将结肠断端与齿状线上切缘全层间断缝合（图 7-60）。

术中注意要点：

(1) 游离乙状结肠、降结肠时，勿损伤降结肠和乙状结

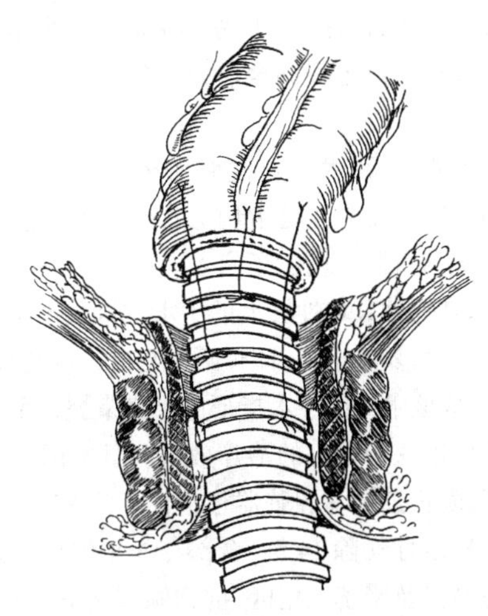

图 7-59 经肛管将结肠近端拉出肛门外

07

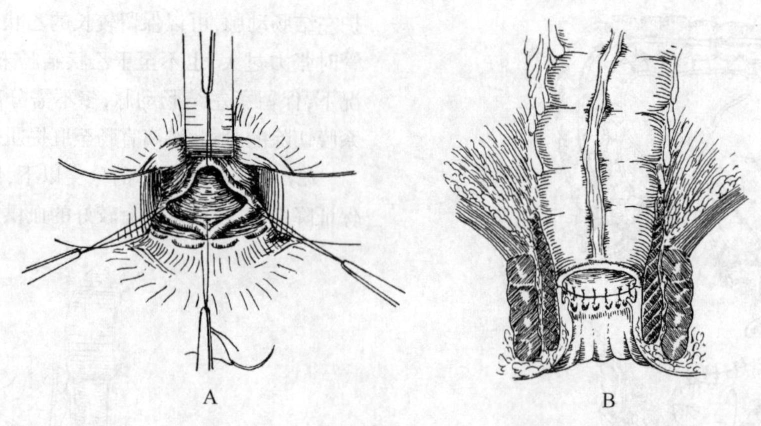

图 7-60
A. 结肠残端与齿状线上直肠黏膜间断全层吻合；B. 结肠肛管吻合完毕时的情况

肠血管弓，以免吻合口血运不良。

(2) 吻合口必须无张力，必要时游离脾曲。

(3) 扩肛 4~6 指，扩肛不充分吻合困难，容易发生吻合口漏。

(4) 结肠经肛管拖出时，务必不要扭转，一般在腹腔中应作好标记。

术后处理：同直肠低位前切除术。

3. 直肠经腹切除，结肠肛拖出延期吻合术 1945 年 Bacon 提出他设计的这种手术方法，用于直肠和乙状结肠癌。当时由于 Dixon 术有较高的吻合口瘘发生率，故 Bacon 设计了将结肠经肛拖出，2 周后再切除肛门外多余的结肠，理论上讲在腹腔抑或盆腔内无吻合口，可以减少和避免吻合口瘘发生，但目前不论是 Dixon 术的手法吻合还是吻合器吻合，其瘘的发生率已降到可以接受的程度，直肠的低位前吻合或结肠肛管吻合的术后控制排便功能显然优于 Bacon 手术，更令患者难以接受的是结肠黏膜的肛门外翻造成肛门周围的湿疹及不适，所以目前临床上也很少采用 Bacon 术，多采用 Parks 手术，以减少黏膜外翻。

4. 后盆腔清除术 后盆腔清除术一般是指直肠、子宫、附件以及阴道后壁作整块切除的手术。对于直肠癌切除术后能作低位吻合者可不切除阴道后壁。手术适用于女性患者，直肠前壁肿瘤浸润全层或前壁肿瘤侵犯直肠周径达 1/2 者。

5. 全盆腔清除术 全盆腔脏器切除术（total pelvic exenteration，TPE）在男性是指切除直肠、膀胱、前列腺和精囊；女性则包括直肠、膀胱、子宫及其附件的切除。全盆腔脏器切除术是一种破坏性极大的手术，排便、排尿和性功能都会受到不可恢复的损害，且有两个造口，生活质量受到很大的影响。故该术式的手术指征应严格掌握。手术指征掌握恰当，仍可以获得较好的治疗效果。日本国立癌症研究中心中央医院报道全盆腔脏器根治性切除 39 例，5 年生存率 63%，非根治性切除 14 例，全部在 3 年内死亡。手术指征为：直肠癌侵及膀胱三角区、前列腺或精囊，尚能整块切除，而无远处转移或远处转移灶亦能得到有效治疗者；膀胱癌侵及直肠或子宫癌侵及膀胱和直肠，而能整块切除者。

（三）青年人结直肠癌

结直肠癌多见于中老年患者，青年人的发病率较低，约占同时期结直肠癌患者的 0.4%~35.6%，平均 7%。与西方人比较，中国人结直肠癌患者中青年人比例较高，小于 30 岁的约占 15%。随着生活水平的提高和饮食结构的改变，结直肠癌的发病率呈上升趋势，青年患者亦有逐年升高的趋势。青年人结直肠癌患者就诊时多处于中晚期，且分化差，术后 5 年生存率低。与中老年人结直肠癌患者相比，青年患者在临床病理特征和预后方面尚有许多争议。早在 1939 年 Bacon 和 Sealy 就对青年人结直肠癌的特殊性表现了极大的关注，至今已有大量文献对青年人结直肠癌进行了研究，故本节专门介绍。

【青年人结直肠癌的发病情况和临床特点】 国内外绝大多数作者将青年人结直肠癌的标准定义为小于 40 岁。在性别分布上，青年人结直肠癌患者在不同性别的发病率无明显差异。国外有作者比较了不同人种间青年人结直肠癌患者的发病情况，发现黑人青年患者的发病率明显比白人高，这可能与饮食习惯、生活方式及肿瘤生物学特性有一定关系。

2004 年 Cifford 等分析 6425 例青年人结直肠癌大宗资料发现，22.7% 的青年人结直肠癌患者有家族史，16% 的青年人结直肠癌患者有炎性肠病、家族性腺瘤性息肉病等病史。在家族史和癌前病变方面，青年患者明显多于老年患者，青年人结直肠癌可能与遗传的联系比较密切，Paraf 等提出与老年结直肠癌患者比较，青年结直肠癌患者具有遗传的不稳定性，两者的差异不是取决于组织学特性，而是取决于肿瘤发生的基因机制。

发病部位上，直肠和乙状结肠是青年人结直肠癌最常见的发生部位。据统计，发生于盲肠、升结肠和结肠肝曲为 22%；横结肠为 11%；结肠脾曲和降结肠为 13%；直肠和乙状结肠为 54%。

青年人结直肠癌的临床症状与中老年人结直肠癌相似，但往往症状不典型，最常见的症状为便血和腹痛，其次是体重减轻和排便习惯的改变，包括便秘、大便次数增多、黏液便、大便变细等。应特别注意有不少青年人结直肠癌呈隐匿性生长，临床上早期无任何症状，常难以发现。对于有家族史和癌前病变的人群，尤其是青年人，当出现排便习惯和大便性状改变时，应严密随访，加强筛查，以便早期发现病变，减少误诊和漏诊。

由于患者、医源性或疾病本身的复杂性等原因，青年人结直肠癌易被延误诊断甚至误诊，这在一定程度上可解释为什么青年人结直肠癌分期大多较晚。由于青年人对疾病耐受性强，对一般的腹部疼痛和不适容易忽视，未认识到严重疾病的可能或由于生活、工作压力大易延误诊断。而大多数的误诊主要由于医务人员疏忽或认识不足所致，常满足于结直肠肛门良性疾病如痔、肠炎或痢疾等的诊断而未进一步行直肠指诊、钡灌肠及肠镜检查，75% 的直肠癌可在直肠指诊时被发现，而直肠癌延误诊断的病例中 85% 是由于未作直肠指诊。

青年人结直肠癌的治疗与中老年结直肠癌相似，以外科手术为主。由于青年人结直肠癌患者在确诊时晚期病例所占比例较高，因此，为提高其切除率和改善治疗效果，应强调早期诊断和综合治疗的重要性。同时，由于青年人患者对排便、泌尿和性功能的要求较高，因此特别要重视保功能手术的实施，在保证肿瘤根治性原则的前提下，尽可能行保肛手术、保留盆腔自主神经的直肠癌根治手术及腹腔镜微创手术。最大限度保留功能和减少创伤以提高其生活质量。

【青年人结直肠癌的病理特征】

青年人结直肠癌在肿瘤分化程度和组织学类型方面与老年患者存在明显差异。青年患者中黏液腺癌、未分化癌、印戒细胞癌的比例明显高于中老年患者。青年患者中，黏液腺癌为 21%，而同时期所有年龄段结直肠癌患者中黏液腺癌为 10%~15%。青年患者中印戒细胞癌占 3%，未分化癌占 27%，而同时期中老年患者中未分化癌为 2%~29%。85% 的青年人未分化癌属于 Dukes C 或 D 期，而老年未分化癌仅有 15% 属于 Dukes C 期或 D 期。众所周知，黏液腺癌和印戒细胞癌主要向四周浸润生长，向肠腔发展以前就可能存在肠段周围的浸润和远处转移，具有较强的侵袭性，且青年人结直肠癌中未分化癌比例较高，这可以解释为什么某些青年人结直肠癌患者病程短、发展快和 5 年生存率低的原因。这是青年人结直肠癌与老年人结直肠癌的一个主要不同之处。因此青年人结直肠癌的恶性程度更高，表现在分期晚，组织病理分化及预后差等。

青年人结直肠癌的症状较隐匿，病情发展迅速，大多数患者确诊时已属中晚期，据统计，青年人结直肠癌的病理分期：Dukes A 期占 12%；Dukes B 期占 22%；Dukes C 期占 41%；Dukes D 期占 25%。在青年人被诊断为结直肠癌时，其分期常较老年人结直肠癌晚，青年人结直肠癌 Dukes C 或 D 期为 66%，明显高于老年人结直肠癌的 32%~49.2%。

【青年人结直肠癌的预后】

国外大宗资料分析表明，青年人结直肠癌的 5 年生存率较低，为 33.4%。其中 Dukes A 期患者为 94%；Dukes B 期患者为 76.5%；Dukes C 期患者为 39%；Dukes D 期患者为 6.8%。而同时期所有年龄段结直肠癌患者的 5 年生存率为 61.1%，明显高于青年人患者。对处于同一分期的青年与老年患者进行比较发现，Dukes A 和 B 期的青年人结直肠癌患者比相同分期的老年人患者的预后好，这可能与青年人对手术和辅助治疗的耐受性较好有一定关系。而 Dukes C 或 D 期青年人结直肠癌患者比相同分期的老年人患者的预后差，这可能与青年人结直肠癌的肿瘤生物学特性和病理恶性程度较高有关。由于大多青年人结直肠癌分期较晚，所以青年人结直肠癌总的 5 年生存率较低。

而中山大学附属第一医院对比分析了 151 例小于 40 岁和 465 例 65 岁以上的结直肠癌患者的临床病理和随访资料，认为年龄不是影响结直肠癌患者预后的因素，年轻不是结直肠癌患者预后不良的标志。有文献报道，直肠癌患者女性的预后优于男性，多因素分析也显示，性别是影响预后的显著因素。但是，造成上述现象的确切原因不清楚。一般认为是由于在免疫方面男女之间对手术的反应存在显著的差异，这种差异很可能体现在对预后的影响。

一般而言，青年人直肠癌患者的预后主要取决于肿瘤的临床病理特征，影响青年人结肠癌预后的因素包括患者的术式、肿瘤的根治度、肿瘤的病理类型、肿瘤直径、肿瘤侵犯深度、淋巴结转移、远处转移等。与老年人结直肠癌患者相比，青年人患者有一些特性：青年人结直肠癌分期较晚、病理恶性程度高。如果能早期发现和早期诊断，积极地进行综合治疗和保功能手术，是提高青年人结直肠癌 5 年生存率和生活质量的重要措施。

（四）肛管及肛门周围恶性肿瘤的手术治疗

肛管及肛门周围恶性肿瘤较少见，占结直肠癌 1%~4%，发病年龄较直肠癌略为延后，好发年龄为 55~65 岁。发生在齿状线及其上方为肛管癌；发生在齿状线以下，以肛门为中心，直径 6cm 以内的为肛门周围癌。肛管及肛门周围常见的恶性上皮肿瘤有：从直肠向下播散至肛管的腺癌、肛管及肛门周围皮肤的鳞状上皮细胞癌、肛管皮肤的基底细胞癌、恶性黑色素瘤、一穴肛原癌及肛周 Paget 病等。其中，直肠腺癌侵犯肛管者最为多见，在治疗上与低位直肠癌相似，但若病变侵及齿状线以下较低的部位，应注意腹股沟淋巴结有无转移。

手术多行腹会阴直肠癌根治术。有淋巴结转移需行腹股沟淋巴结的清扫。笔者医院的经验，当触及肿大质硬的淋巴结，常规进行腹股沟淋巴结的清扫；若未触及肿大淋巴结，但肿瘤已侵及深肌层，我们多采用双侧腹股沟区域的放射治疗。目前有一种提法：消灭 Miles 术，即提出先行放疗和化疗，病灶缩小后再行局部切除，此种观点似有偏颇之忧，尚无大宗病例及长期随访的资料。

其他的肛管及肛门周围恶性肿瘤中，以鳞状上皮细胞癌最常见并具有代表性，在此，我们将重点讨论肛管及肛门周围皮肤的鳞状上皮细胞癌。

肛管鳞状上皮细胞癌　肛管鳞癌的治疗原则有逐渐以放疗和化疗为主、手术治疗为辅的趋势。因鳞癌对放疗较为敏感，经放疗后，肿瘤能明显缩小甚至消灭，部分病例放化疗后再行手术治疗，术后标本经病理组织学检查已无癌细胞。所以目前大多数有条件的医院对肛管癌的治疗多先进行放化疗，随后进行手术治疗。

肛管鳞癌的手术方法根据肿瘤部位、有无侵犯周围组织和腹股沟淋巴结有无转移而定。常用的手术方法有局部切除和腹会阴联合切除加永久性人工肛门（Miles 手术）。若腹股沟淋巴结有转移，还应行区域淋巴结清扫术。

(1) 局部切除：仅少数肛管鳞癌适于局部切除，如肿瘤小、表浅、活动良好，无转移且活检证实分化良好。齿状线下肛门周围癌，未超过肛周 1/3，又未侵犯括约肌，多可行广泛性局部切除。如肿瘤直径小于 2cm，活动度好，低度恶化者，因肛门周围癌很少向直肠旁及肠系膜下血管旁淋巴结转移，至少要环行切除肿瘤边缘外 2.5cm 皮肤，必要时切除一部分肌肉，术后伤口保持开放，经过一段时间，肉芽组织生长填满伤口，再经上皮的再生而治愈或行植皮术。预后多较好，5 年生存率高。若患者不能耐受大手术，局部切除亦可作为姑息性治疗。行局部切除时常使用高频电刀，可获得一个无肿瘤细胞的切缘。单纯的局部切除要求肿瘤与齿状线之间有足够的距离，否则，应施行正规的直肠切除术，同时广泛切除病变侧的肛门周围组织。

(2) 腹会阴联合切除术（Miles 手术）：对已侵犯齿状线以上组织的肛管鳞癌，Miles 手术无疑是首选的手术方法。肛门周围鳞癌如超过齿状线或侵犯大部分肛管括约肌也是 Miles 手术的适应证。与直肠癌手术不同的是肠系膜下动脉不需高位结扎，肛门周围皮肤和脂肪组织切除应广泛，对已侵犯齿状线以上肛管鳞癌的女性患者常需将阴道后壁一并切除。腹股沟淋巴结无明显受累者，不应行预防性腹股沟淋巴结切除术。但可行预防性放射治疗，术后对患者进行严密的追踪观察。

肛管癌行 Miles 手术效果较直肠癌差，5 年内死亡达 2/3，常死于局部侵犯和转移。肛门周围癌行 Miles 手术，预后亦较肛管癌差，术后生存很少超过 2 年。腹股沟淋巴结有无转移是影响预后的重要因素。

附：区域淋巴结清扫术

肛门周围鳞状上皮细胞癌患者中，约有 40% 发生腹股沟淋巴结转移，较肛管癌略高。对于受侵犯的腹股沟淋巴结的处理，大多数人均主张采用区域淋巴结清扫术。腹股沟淋巴结清扫术的指征为：对腹股沟淋巴结明显受累，但又未与周围组织粘连固定以致无法切除者，应在患者从肛门局部切除术恢复之后，立即施行单侧或双侧腹股沟区域淋巴结切除术。

腹股沟区域淋巴结切除术的术式有 2 种：①浅组淋巴结切除术：只清扫腹股沟区及股三角区的淋巴组织。②除切除浅组淋巴结外，加作深组淋巴结切除，这是一种更为根治的术式。在切除浅组淋巴结之后，切断腹股沟韧带，将髂外及髂总血管周围的淋巴结切除。深组淋巴结清扫术易出现长期的淋巴漏，处理相当棘手，所以多数行浅组淋巴结清扫，深组淋巴结予以预防性放疗，亦能获得较好疗效。

1. 腹股沟浅组淋巴结切除术　于腹股沟韧带下方 2.5cm 处，作一与该韧带平行的斜切口，长度约 7cm。游离切口上下缘皮瓣，显露腹壁下部的腹外斜肌腱膜。显露大腿前上部的浅筋膜和皮下脂肪。随后，在周边切开显露其深面的肌肉和腱膜，将深筋膜与脂肪组织整块剥离。于切口下部切断大隐静脉主干及其分支。从股三角向上方剥离筋膜，直达大隐静脉与股静脉的连接处，显露出股三角底部的肌肉、股神经和血管。最后，在靠近股静脉处切断、结扎大隐静脉。至此，完成腹股沟浅组淋巴结及其结缔组织的清除。

2. 腹股沟深组淋巴结切除术　切口的外端加作一个垂直向上的切口，长约 10~12cm，以便从腹股沟韧带上方到达髂窝。切断腹股沟韧带，切开腹外斜肌腱膜，打开腹股沟管，显露腹外斜肌肌腹。找到精索或子宫圆韧带并将它向一侧牵开，然后将腹内斜肌和腹横肌纤维在距腹股沟韧带上方 2cm 处切断，切缘与腹股沟韧带及髂嵴相平行，长约 12cm。在紧靠髂外动脉上方切断并结扎腹壁下动、静脉。并且在靠近腹股沟韧带处将走行于腹横筋膜深面或筋膜之中的旋髂深动、静脉主干切断并双重结扎。将腹股沟韧带的内侧段从股神经、股动静脉的前方剥离，打开股管。显露出髂窝内的髂腰肌并把髂外血管及一段髂总血管暴露于视野内。为方便暴露，可取 15° 头低脚高位，使内脏向上向内移位，术野显露清晰。此时，可将这些血管前方及内侧的结缔组织和淋巴结一并切除。同时，还应尽可能靠后方将闭孔内肌内侧及后方的脂肪、结缔组织和淋巴结切除。

腹股沟区的肌肉、腱膜及腹股沟韧带的重建有赖于选用高强度的可吸收人工合成线进行仔细的缝合。鉴于皮下组织的广泛分离术后常发生不同程度的皮肤坏死，在缝合皮肤切口前，将缝匠肌上端的附着点横断，然后把肌腹的上部内旋，使其外缘变为内缘，覆盖在股血管的前面。用可吸收人工合成线将该肌的新内缘及被切断的上端断缘依次缝于股内收长肌、耻骨肌和腹股沟韧带上。最后缝合皮瓣，放置引流管。

术后主要并发症有：①腹股沟伤口皮肤坏死及因伤口大量渗液所致的皮肤与深部组织分离，这与腹股沟区的广泛分离有关。术后有效的引流，可减少这些并发症的危险，但却不能完全防止其发生。②淋巴回流受阻所致的下肢水肿，如双侧切除还可发生外生殖器的水肿。③淋巴漏，在分离过程中，建议多用结扎的方法处理管样结构或条索样组织。

（林锋）

第七节　直肠脱垂

【定义】 直肠脱垂亦称肛管脱垂，简称脱肛，指肛管、直肠、乙状结肠黏膜或全层下移突入肛管或脱出肛门。直肠脱垂分两型，一型是指直肠黏膜脱垂，又称为不完全性脱垂；二型指直肠全层脱垂，包括黏膜层和肌层。所谓直肠内脱垂指排便过程中近端直肠黏膜层或全层套叠入远端直肠或肛管未脱出肛门的一种功能性疾病，又称隐匿性脱垂；外脱垂则指脱垂的黏膜或全层肠壁脱出肛门，在肛门口可见脱垂的组织。实际上，内脱垂可视为外脱垂发展过程中的早期现象。

【病因】 直肠脱垂发生的病因及机制仍存在争议，对某个病例而言，病因可能是单独的，但多数是综合性的。

1. 解剖因素　如先天性骶骨发育不全，无正常的弯曲度而呈垂直状，直肠与直肠床之间活动度增加，直肠稳定性失调。因此在腹内压增加而脏器下垂时，直肠缺乏后方骶骨的有效支持，容易向下滑动。婴幼儿的脱肛常与此类因素有关。

2. 滑疝理论　早在 1912 年 Moschowitz 描述直肠脱垂患者直肠前陷凹的腹膜返折过低，认为直肠前陷凹构成疝囊，提出直肠脱垂是一种滑疝。当腹腔内向下的压力增加时，腹内脏器可直接压迫直肠前壁，将其向下推出，逐渐形成脱垂，临床上观察到较多的是直肠前壁脱出比后壁多。目前认为该理论是直肠脱垂的最重要的发病机制。

3. 盆底支持组织和肛管括约肌松弛　认为直肠的支持组织松弛主要是肛提肌和其他盆底肌先天性发育不全、老年性松弛萎缩、神经营养不良、长期营养缺乏等因素，出现盆底支持组织无力；手术、外伤损伤肛门直肠周围肌肉或神经都可减弱直肠周围组织对直肠的固定、支持作用，直肠易于脱出。女性患者由于生育过多或分娩时造成的会阴损伤，也可使直肠不能维持正常位置而形成脱垂。直肠脱垂较多见于老年以及多次分娩的妇女、久病以后体力衰弱患者。但 Smart 等在盆底肌随意收缩活动摄影中发现，直肠脱垂的最初原因并非盆底松弛，15 例患者中 12 例盆底肌肉活动强度正常。

4. 直肠套叠理论　Broden、Theuarkauf 等把造影剂注入直肠、乙状结肠、膀胱、阴道和 Douglas 窝，用特殊摄影技术观察直肠脱垂时内脏运动情况，发现脱垂开始时先是直肠在距肛缘 6~8cm 处为起点发生套叠。至于直肠脱垂时发生直肠套叠的原因至今无法解释。在摄影中观察到的先是直肠套叠，且发生于盆底之上，也表明了盆底肌肉松弛并不是直肠脱垂的原发因素。

腹内压的长期增加可以视为是一种诱因。经常的便秘、腹泻、排尿困难、慢性咳嗽或重体力劳动、前列腺肥大、多次分娩等，都可使腹压增加，促使直肠向下自肛管中脱出。因此肠炎或痢疾患者，包茎、膀胱结石或尿道狭窄的患者，并发脱肛者更属常见。

但不同类型的脱垂可由不同病因所致。如肠黏膜的部分脱垂，多数病例虽未能确知其发病原因，但一般与直肠肛管支持组织的松弛和腹内压的增加有关；有时肠黏膜上的病变如息肉、肿瘤或痔等，也可能牵引黏膜使其形成脱垂。

肠壁全层完全脱垂则常与解剖上的缺陷有关，特别是直肠前陷凹腹膜返折过低，可能是完全性脱垂的基本原因。Moschowitz（1912 年）认为在后者的情况下，腹内小肠易于垂入该陷凹中，并压在直肠的前壁上，使其沿着骶骨和直肠后壁逐渐下垂，终至自肛管中脱出。

【病理】 不完全性脱垂与完全脱垂的病因既不同，病理解剖亦有差别。黏膜脱垂为直肠下段黏膜层与肌层之间结缔组织过于松弛，黏膜层下移；完全脱垂则是固定直肠的周围结缔组织过于松弛，以致直肠壁全层下移。幼儿直肠脱垂多为黏膜脱垂，往往在 5 岁前自愈；成年型直肠脱垂只要产生脱垂的因素存在，会日益加重。

单纯的黏膜脱垂其脱垂程度常是有限的，即使已脱出至肛门口外，其脱垂长度一般也不超过 5cm；黏膜脱垂常累及肠管四周，且脱垂距离四周均等。这些脱垂的黏膜即使已脱出至肛门以外，一般极易自动回缩，除黏膜溃疡出血以外，通常并无严重并发症。

肠壁全层的完全性脱垂，因多数是由于直肠陷凹过深，致直肠前壁受压而逐渐向肠腔内翻下垂的结果，因此前壁受累的程度常较后壁为甚；但整个肠管脱垂的长度则可以很长，有时可见脱出至肛门口外达 20cm 以上。由于直肠前陷凹过深之故，该陷凹内可有小肠袢坠入，且可随同直肠前壁一并脱出至肛门口外；因此，这种情况很像滑动性疝。有时该脱出的小肠袢还可在肛门口受到嵌顿，甚至发生绞窄（图 7-61）。

无论是不完全的或完全的脱垂，最多受累者是直肠，有时肛管也可能随同直肠一同脱出至肛门外，特别在直肠壁全层脱垂时更有可能，肛管括约肌因持续性伸展可发生肛门失禁，失禁后进一步加重脱垂。也可能肛管仍保持其正常的解剖位置，仅直肠通过肛管脱出，这种情况外观上很像结肠套叠；但真正的肠套叠其套入部的前、后壁是等长的，套入部与鞘部之间不可能再有肠袢或网膜垂入，用手指自肛管前缘伸入作指诊时可沿着脱出的肠管深入，一般摸不到套叠的颈部；而如为直肠脱垂，即使肛管未随同翻出，在做指诊时手指往往深入不过 3~5cm 即可探达脱出的底部。

【症状】 直肠脱垂常见于 3 岁以下儿童和 60 岁以上成人，儿童发病与性别无关，但成人中女性较常见，约占 80%~90%。糖尿病、脊髓脊膜膨出、脊柱裂、脊髓操作、马尾综合征、椎间盘疾病、脊髓或脑肿瘤和多发性硬化在直肠脱垂患者中较常见，成为影响治疗方法的重要因素。直肠脱垂常常与其他盆底异常合并存在。一些患者合并有产伤或既往有直肠肛管手术史，子宫切除是女性引发盆底薄弱的危险因素。解剖异常可包括直肠膨出、阴道后疝、膀胱膨出、子宫和阴道脱垂。大便失禁发生率约为 28%~88%，少数与产伤有关。15%~65% 的直肠脱垂患者可合并便秘，但脱垂

07

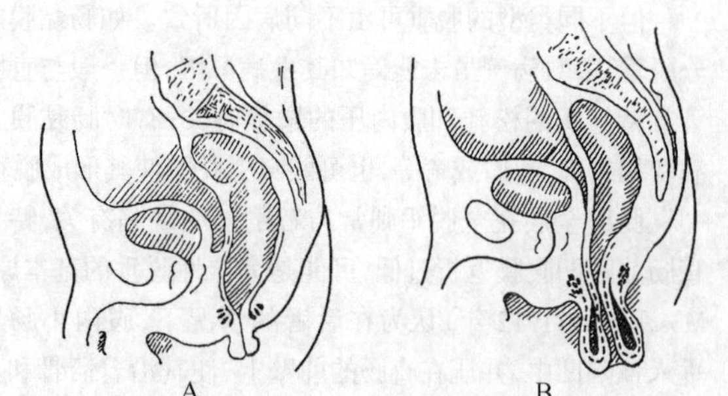

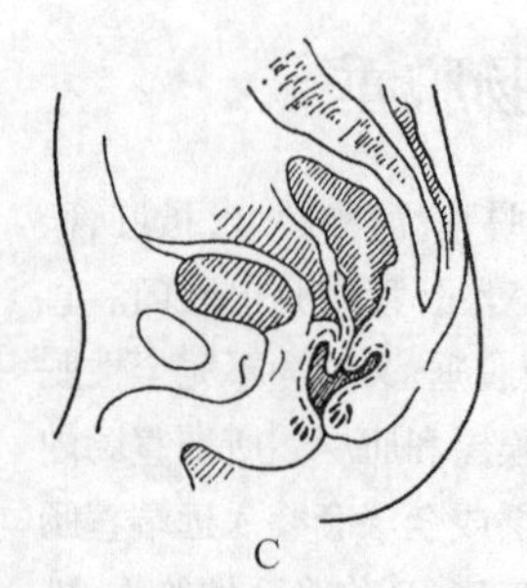

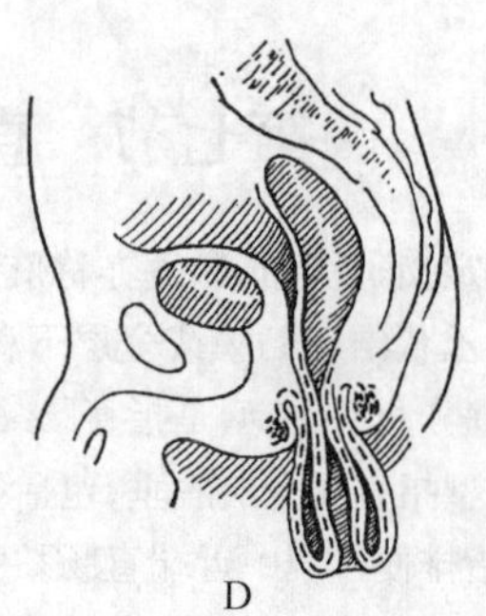

图 7-61　各种程度的直肠肛管脱垂

A. 黏膜脱垂；B. 全层脱垂，图示肛管也有脱出，可看到黏膜皮肤线已脱出肛门；C. 直肠全层的内脱垂，实际上是一种乙状结肠 - 直肠套叠；D. 直肠全层的外脱垂，但肛管未脱出。随着直肠的全层脱出，因前壁脱出较后壁为多，直肠前陷窝过深，陷窝内可有小肠袢坠入，并随同直肠前壁脱出肛门外，有时可发生绞窄

纠正后便秘常无改善。直肠膨出和阴道后疝也可因直肠前壁和肛门直肠环受压引起便秘。临床表现还取决于脱垂类型和程度。

直肠脱垂早期的症状可以不典型，包括不适和排便不尽感。主要症状为长期便秘、排便费力和有肿物自肛门脱出。初时仅感排便时肛门有肿物向外脱出，排便完毕后肿物即可自行回纳。此时脱出者多为正常黏膜，偶有慢性炎症者可伴有少量的黏液分泌。若病情继续发展，则脱出之黏膜于便后必须用手托回，否则不能自行复位。随后不仅在排便时脱出，且在腹内压增加的情况下，如咳嗽、喷嚏或行走时亦可自行脱出，因而不可能经常维持在复位状态，严重者发展为持续脱垂的状态，导致直肠黏膜因受刺激而常有慢性炎症，发生充血水肿、黏液分泌、溃疡出血，以致复位更加困难，有时可导致绞窄。如脱出者不仅为黏膜而已累及直肠全层，则由于脱出的长度一般较长（有时可达 20cm 以上），复位将更加困难，症状也将更加显著；此时患者常觉肛门部有下坠或胀感、里急后重感、常有便意而排便不多、排便不畅和坐在一个肿块上的感觉，也可能有腰背部酸痛、下腹部胀痛，以及尿意频数等症状。如在直肠完全脱垂时尚有小肠或网膜在直肠前陷窝中一并脱垂，成为滑动性疝而有绞窄现象者，患者尚可有剧烈的腹痛和局部疼痛。直肠内脱垂可引起一系列症状，如排便困难，排便不尽感，肛门疼痛，直肠出血和依赖泻剂等。少数患者有腰、骶部疼痛和排便时有里急后重感。

【诊断】 临床诊断将直肠外脱垂分三度，Ⅰ：排便或腹压增高时，直肠黏膜下移脱出肛门外，长度少于 3cm，便后自行回纳，肛门括约肌功能良好。Ⅱ：排便时直肠全层脱出肛门外，长度为 4~8cm，需用手回纳，肛门松弛，脱出黏膜圆锥形，出现环状。Ⅲ：肛管、直肠、部分乙状结肠脱出肛门外，肛门括约肌松弛，大便失禁。体检时，如直肠脱垂是在复位状态，则于肛门部可不见异常，但指诊时常可发现肛门括约肌异常松弛，此外尚应注意是否有内痔存在。如嘱患者蹲下作排便动作，或者在患者排便以后再做检查，则一般多能见到直肠脱垂现象。此时应注意观察脱出者究竟仅为直肠黏膜，抑为直肠壁之全层脱出；同时也应观察脱出的程度，究竟肛管是否同时脱出，乙状结肠是否累及；更应注意有无小肠同时脱出的并发症。单纯的直肠黏膜脱垂，即使伴有肛管脱垂者，其脱出长度一般也不超过 5cm；脱出的组织除黏膜外，还可能看到肛管皮肤也有翻出，且可看到齿状线；脱出的黏膜表面有纵行放射状的沟纹，是单纯黏膜脱出的特征（图 7-62，A）。由于脱出的组织仅为黏膜，所以扪之不觉厚。如为直肠壁的全层脱垂，则一般均伴有乙状结肠脱垂，而肛管则可以同时脱出或不脱出。此时脱垂的长度多较长，前壁的脱出常较后壁多，其翻出在肛门以外的黏膜面呈环状皱襞（图 7-62，B）。由于脱出组织为全层肠壁，所以扪之较厚；而如有小肠在两层肠壁间随同脱出者，在呈囊状的前壁夹层中还可扪出有肠袢存在。如肛管未随同脱出，则指诊时在脱出肿物基底部与肛管壁之间，有一内凹之环状沟可扪得。

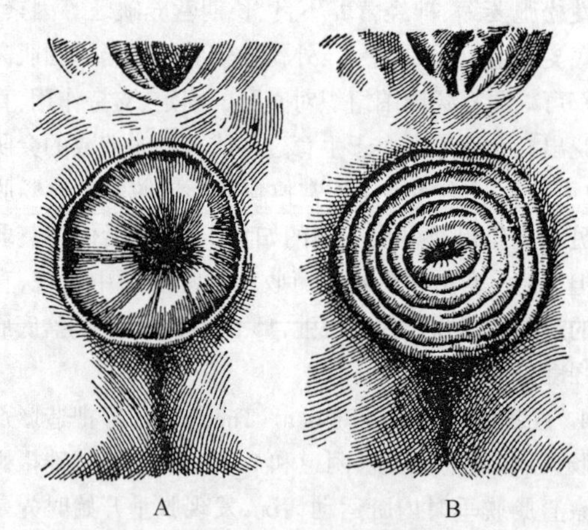

图 7-62　脱肛的外观

A. 直肠部分脱垂，脱出之黏膜呈放射状；B. 直肠全层脱垂，脱出之黏膜呈环状

乙状结肠镜可见到远端直肠充血、水肿。排便造影检查时可见到远端乙状结肠和近端直肠套入远端直肠内。肛门测压可以帮助判断肛门括约肌受损程度以及帮助制订合理的外科治疗方案。通过病史及直肠指诊仅能诊断 30%~40% 的直肠内脱垂，而排粪造影检查是目前最好的诊

断方法。

单纯直肠脱垂的诊断并不难，往往根据病史；其症状即可作出初步诊断。但究竟是黏膜脱垂或肠壁之全层脱垂，则在诊断时需加以鉴别，因治疗上二者往往采取不同方式。此外与肠套叠之脱垂亦须加以鉴别。表7-4可以作为鉴别之依据。

【治疗】 直肠脱垂的治疗，取决于患者的年龄、脱出的类型以及脱出的程度等因素。目前倾向根据脱垂的严重程度、患者对治疗的渴望程度、可耐受程度和是否存在盆底疾病选用不同的方法。治疗目的：①切除或折叠冗长的结肠；②将直肠固定在骶骨岬上；③改善大便失禁或便秘。

小儿患者一般应采取保守疗法。首先纠正造成直肠脱垂的原因，如有直肠息肉、膀胱结石、腹泻、痢疾、百日咳等疾病者，在治愈这些疾病后，直肠脱垂常能自愈。给患儿以高热量及少渣滓食物，有便秘的患儿给予适当的利便药物，矫正其排便习惯使患儿能定时排便(最好在平卧位排便，切忌排便时间过长)，可能使直肠脱垂情况逐渐好转。此外如能在排便以后立即将脱出的肠黏膜予以复位，平时用粘胶布或其他方法将臀部夹紧使不再脱出，亦有利于脱肛的回复。若患病时间较长，使用上述方法仍不见效，可以考虑行注射疗法。注射疗法仅适用于黏膜的脱垂，对儿童与老人疗效尚好，成年人容易复发。成年患者的治疗原则与儿童相似，对引起脱垂的原因必须纠正，患者一般健康状况亦需注意改善。直肠全层脱垂者经常需行手术治疗。手术方法很多，须根据直肠脱垂类型和各个患者的病情发展来选择。单纯的直肠黏膜脱垂可作环形切除或吻合器痔上黏膜环行切除(procedure for prolaps and hemorrhoids，PPH)的方法切除脱垂黏膜。轻度的肠壁全层脱垂可采用直肠壁纵行折叠缝合；重症患者需经腹腔游离直肠后行悬吊固定术，并缝闭直肠前陷凹，修补盆腔底部肌肉的缺陷。

1. 直肠黏膜脱垂的注射疗法

适应证　直肠黏膜脱垂经保守治疗无效或效果不明显者，均可试行注射疗法。但脱垂程度较重、病程较久者，注射疗法恐不理想；直肠壁之全层脱垂一般也不宜行注射治疗。黏膜脱垂伴有急性感染、溃烂或坏死时，不应采用注射疗法。

注射用药　下列各种药液均可应用：①5%盐酸奎宁尿素溶液；②无水酒精或95%酒精，③5%鱼肝油酸钠；④5%苯酚甘油溶液；⑤明矾(硫酸铝钾)注射液。注射水溶液在局部可使蛋白质、胶体变性凝固，形成凝固性坏死、瘢痕增生，形成较强的粘连而达到治疗目的。明矾溶液中的铝制剂主要作用在局部，少量可被血液吸收，但很快被肾排出，常用的浓度为5%~8%。

注射方法　截石位，用静脉或气管内麻醉，成人可不用麻醉。①黏膜下注射法：先使直肠脱垂复位，再手指扩肛，置入肛门镜，经肛门镜消毒肛管直肠黏膜后，在齿状线上

表7-4　肛门脱出与肠套叠脱出之鉴别

		直肠黏膜脱垂	肠壁全层脱垂	肠套叠脱垂
病因		主要由于直肠支持组织松弛	主要由于直肠前陷窝腹膜返折过深	主要由于肠管之蠕动功能紊乱
症状	1. 性别、年龄 2. 发病情况 3. 脱垂情况 4. 肠梗阻症状	以老年及多产妇女最为常见 起病后经常发作 便时脱出，便后回复，脱出一般不超过5cm，肛管大多也有脱出 多无梗阻症状	以儿童为多 起病缓慢，经常发作 便后回复比较困难，脱出较长，可达20cm，肛管可以有翻出 除非伴有滑动疝，一般也无急性症状	多为1、2岁婴儿 起病急骤，多为第一次发作 套入部甚少脱出肛门外，已经脱出者也不能推之回缩，肛管不翻出 有腹绞痛、呕吐等急性梗阻症状
检查	肛门情况 脱出情况	括约肌多松弛，常伴有内痔 1. 肛管大多翻出 2. 翻出黏膜呈放射状 3. 翻出黏膜四周等长 4. 不伴有滑动疝 5. 脱出者为二层黏膜，扪之不厚 6. 黏膜脱垂如包括肛管，则手指不能伸入 7. 用手指顶住直肠前壁，不能完全防止脱出	肛门多松弛 1. 肛管不一定翻出 2. 翻出黏膜呈环状 3. 翻出肠管前壁较长 4. 翻出肛管前壁可能成囊状，中含肠袢 5. 脱出者为二层肠壁，扪之较厚 6. 用手指自肛管前缘伸入作指检时，一般伸入3~5cm即可探达脱出的底部 7. 复位后用手指顶住直肠前壁，即可防止脱出，顶住后壁则不能防止	正常 1. 肛管不翻出 2. 黏膜急性水肿充血，不见皱襞 3. 脱出肠管四周等长 4. 不伴有滑动疝 5. 脱出之套入部甚厚硬 6. 手指能自肛管伸入，但一般摸不到套叠的颈部 7. 无关

07

1cm 正常黏膜下层的前、后、左、右四个象限各注射 5% 苯酚植物油 3~5ml，7~10 天注射一次，一般需注射 2~4 次。勿注射在黏膜内，否则黏膜有坏死可能；同时也应注意勿将药液注射在齿状线以下的肛管皮肤内，否则将引起剧烈疼痛。②直肠周围注射法：取侧卧位或俯卧位，肛门周围常规消毒，在肛门两侧及后正中距离肛缘 2cm 处，用 0.5% 普鲁卡因做皮丘，再于每个皮丘处各注射 3~5ml，深度约 5~6cm，注射者将示指插入直肠作引导，然后用腰麻穿刺针先在右侧正中垂直刺入皮肤、皮下、坐骨直肠间及肛提肌，到达骨盆直肠间隙后，将药液缓慢呈扇形注入，一侧 5% 明矾总量约 8~10ml。另换一腰麻穿刺针同法注射左侧。在后正中注射时，达到直肠后间隙，注射 4~5ml。三个部位注入药物总量为 20~25ml。通过药物所致的无菌性炎症，产生纤维化，使直肠与周围组织粘连，起到固定作用。适于直肠全层脱出。

有人主张在距肛门缘约 0.5cm 处刺入皮层，使针头与直肠黏膜平行，然后以一手指插入肛门内作引导，使针头仅位于黏膜下层，再进行注射，此法优点是针刺时不经过肠腔黏膜，可减少感染机会；但此种注射法不够精确，且通过术前准备和局部消毒后黏膜下注射一般也不会引起感染，故后者是比较常用的方法。也有人主张将药液注射在直肠壁外组织内，在距肛门两侧 1.5cm 处刺入，深约 4~5cm；但直肠旁注射对黏膜脱垂之疗效不如黏膜下注射，而对肠壁之全层脱垂虽属可行，但效果极微，又不如手术疗法，故直肠壁外的注射作者也不推荐。又直肠壁外注射有时可引起周围组织的坏死、肛门失禁和阴茎不能勃起等严重后果，也是该法的一个缺点。Wyllie 报道用 5% 苯酚植物油注射治疗小儿直肠脱垂 100 例，91 例经 1 次注射就痊愈。其方法是经肛门镜在直视下注射，或经肛周皮肤，在直肠指诊引导下将药液注射于正常黏膜下一圈，分 4~5 处，每处注射 2ml。苯酚植物油是良好的硬化剂，反应小，并发症少，又有灭菌作用，值得推广使用。俞立民等采用消痔灵注射术治疗Ⅱ、Ⅲ度直肠脱垂 68 例，术后有效率为 100%，随访 3~10 年有效率 97%，3 例无效。

术后处理　注射完毕后会阴部应填以纱布，并将两臀用绷带或自粘胶布拉拢。术后须卧床休息 2~3 天。最初 2 天应给高热量流质饮食，并给抑制肠蠕动药物以控制排便，少渣饮食 3 天。每晚给予液状石蜡以利排便，排便时为防止腹内压增加，应使患者平卧，排便后仍需重新填塞会阴部，并将两臀用绷带或自粘胶布拉紧，如此持续 2~3 周即可使黏膜脱垂渐趋痊愈。

2. 直肠黏膜脱垂的手术疗法

适应证　儿童直肠黏膜脱垂经保守和注射疗法后未能治愈者；成人黏膜脱垂程度轻、病程较久者，也可径行手术。

手术方法　需根据患者病情适当选择，几种常用手术方法简介如下。

(1) 黏膜线状烧灼法：患儿全麻后截石位。将脱垂的肠黏膜拉至肛门口外，并用 A1lis 黏膜钳在四角上拉紧。将黏膜擦干后用电刀在黏膜上作四条纵行烧灼线。此烧灼线需自脱垂的最高点起，至齿状线以上 1.5cm 处为止；烧灼需深透黏膜，但不应伤及肌层。在烧灼直肠前壁之黏膜时更需注意，以免透过肠壁，伤及深部之腹膜。烧灼完毕后将脱垂部推回正常位置，并在肛管内放置一根凡士林纱包裹的肛门导管（图 7-63）。

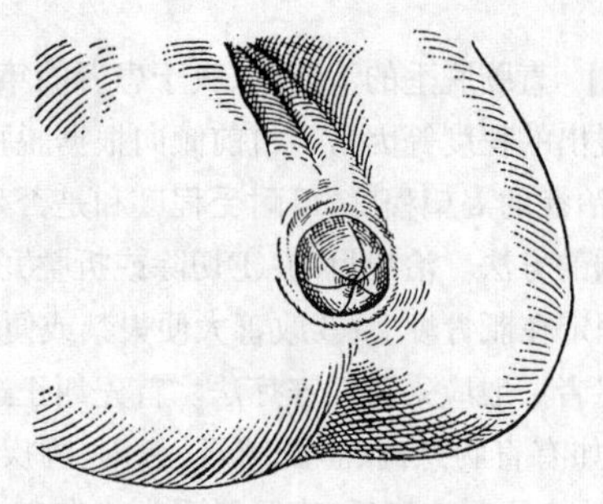

图 7-63　直肠黏膜脱垂之放射状烧灼疗法

术后处理与前述注射疗法相似。肛管第三天即可拔出，但拔除时应取旋转方式，以免将黏膜拖出。以后排便时如有黏膜脱出，便后应即推回肛管内；平时亦应注意避免腹压增加，而臀应予夹紧。一般 3 星期后可以痊愈。

(2) 黏膜切除吻合法：对脱垂的黏膜做切除吻合，方法多种，可根据直肠脱垂的类型和患者的病情来选择采用。

1) 轻度黏膜脱垂伴内痔：成年人黏膜脱垂几乎均有内痔，采用吻合器痔上黏膜环切术（PPH）可将这两种情况同时获得矫治，效果良好。另一种方法可采用痔核切除术（参阅“痔核切除术”），此法仅对轻度的黏膜脱垂有效。

2) 重度黏膜脱垂：应行袖式黏膜切除缝合术；某些轻度的直肠全层脱垂，也可用此法矫治。其法将直肠的脱出部分在上下两平面上各作环形切开，将切口中间的黏膜管解离切除，然后上下两个黏膜创缘即可用肠线作间断缝合（Rehn-Delorme 手术，图 7-64）。注意下端一个黏膜环形切口应使靠近齿状线，此法疗效一般尚良好，应注意有缝合线造成狭窄的可能，术后需作适当扩张。另外也可采用痔环切

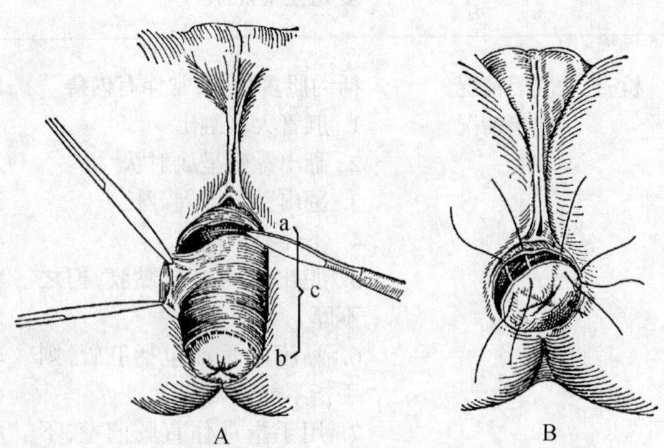

图 7-64　直肠黏膜脱垂之黏膜切除疗法（Delorme 法）

A. 脱出黏膜管之环形切除；a. 为近齿线之环形切开；b. 虚线为另一环形切开线；c. 为环形黏膜筒之切除；B. 两个黏膜切缘之间断线缝合

术切除脱垂的黏膜。

术后处理 直肠黏膜切除术后，为防止黏膜下血肿，肛管内均需放置有凡士林纱布包裹的肛门导管3~5天。肛门导管拔出时应采用旋转方式，以免黏膜再度拖出。患者术后应卧床休息，给予高热量流质饮食。术后3~4天内可口服抑制肠蠕动药控制排便，继又需给予液体石蜡以便利排便。平时应防止一切能使腹压增高的活动，术后约3周方能痊愈。

3. 完全性直肠脱垂的手术疗法

适应证 直肠壁的全层脱垂均需施行手术治疗。非手术疗法包括注射疗法非但疗效极微，且注射疗法对全层脱垂有一定危险性。成人直肠脱垂手术方法众多，途径有四种：经腹部、经会阴、经腹会阴和经骶部，前两种途径应用较多。但没有一种方法可称绝对完善、能治疗各种不同程度的直肠全层脱垂；所以必须根据患者的具体情况，采用不同手术法，才能获得比较满意的疗效。单纯在会阴部切除脱垂之肠管很少能获得永久性疗效，而经腹行直肠前陷窝之闭锁或肠管之固定，再并行会阴部修补，疗效较好。不论施行何种手术，须遵守下列原则：①切除脱垂的多余肠段；②缩小肛门；③加强、重建和盆底成形；④经腹部对脱垂肠段进行悬吊和固定；⑤闭合、抬高直肠前壁陷凹；⑥修补会阴滑疝。

手术方法 现各家倡导的手术方法众多，下面介绍几种常用的比较合理的手术方法供大家参考，读者可举一反三。

(1) 经会阴部脱垂肠管切除术：Miles主张经会阴切除过长的乙状结肠法治疗直肠脱垂，Gabriel和Altemeir颇推荐此法。凡乙状结肠、直肠脱垂程度不甚严重，而肛提肌和肛门括约肌又尚完整者，可经会阴部行乙状结肠、直肠之切除以矫治。优点是：①从会阴部进入，可看清解剖变异，便于修补；②因不需剖腹，麻醉要求简单，老年人易耐受手术；③同时修补滑动性疝；④不需移植人造织品，减少感染机会；⑤死亡率及复发率低。Altemeir报告159例，只8例复发(5.03%)，并发症也低，死亡率仅1%。本法主要包括下列步骤(图7-65)。

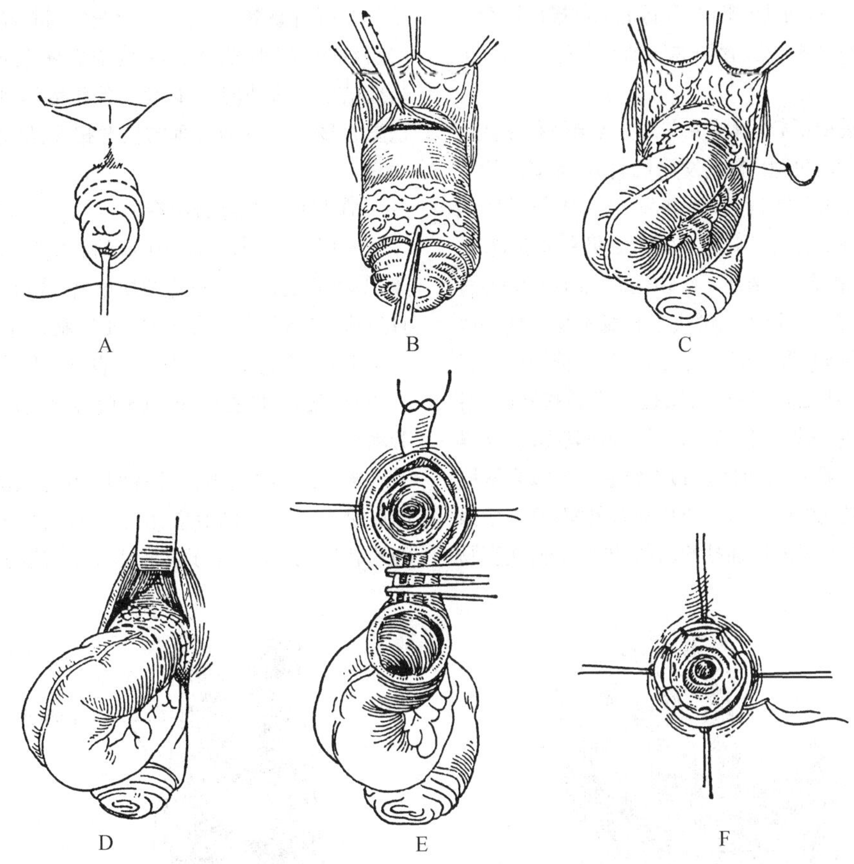

图7-65 直肠脱垂之会阴部乙状直肠切除术(Miles手术)

A. 直肠全层脱出之情况及环形切开黏膜肌层之位置；B. 黏膜肌层切开剥离后，再环形切开前壁的腹膜囊；C. 自切开的腹膜囊中尽量拖出脱垂之乙状结肠，把切开的腹膜重新缝在结肠周围，即可使过深的直肠前陷窝获得矫正；D. 找出两侧肛提肌边缘，并在结肠前面相互缝合，以加强盆腔底部；E. 在腹膜缝线的远端切断脱出的乙状结肠管(切线呈斜形，使直肠后壁较前壁留得稍长)，乙状结肠应边切断边与直肠切端缝合，以免完全切断后乙状结肠缩回腹腔，在切断乙状结肠后壁时应注意将痔上动脉先行结扎；F. 内、外两肠管切端缝合后的情况

07

1）游离乙状结肠、直肠，重建盆底腹膜：患者在全麻下置截石位，先使乙状结肠、直肠完全脱垂于肛门外。在距齿状线约2cm处将脱出肠管的黏膜及肌层作环形切断。注意勿伤及括约肌及肛提肌。将切断的黏膜与肌层向上游离后，在前壁上即可横向切开腹膜囊。在此囊内将过长的乙状结肠拉出至创口外，并用肠线将切开的腹膜重新缝合在结肠周围壁上，位置愈高愈好，如此即可使过深的直肠前腹膜陷凹获得矫正(图7-65，A、B、C)。

2）修补肛提肌，切除过长的乙状结肠管、直肠，并将切端与肛管吻合：至此即可寻出肛提肌边缘，将它在脱出的结肠前面相互缝合，以加强盆腔底结构。继在腹膜与结肠固定缝线之远端切断乙状结肠，直肠切断面一般应距齿状线2cm，以免伤及肛提肌，肠管的后侧面应较前面留长约1.5cm，使吻合线不致过于紧张。切断肠管时，应采取边切断边吻合的办法，先将肠管切端的前缘和两侧与肛管用“00”号肠线缝合，以免切断肠管后壁时发生回缩。注意在切断结肠后壁前，应先将乙状结肠系膜中的直肠上动脉结扎，而动脉切断的平面应较肠管的切断面稍低，方能使切端有良好的血运。最后即可将切断的直肠上动脉推出至缝合线外，而将乙状结肠切端与肛管切端仔细吻合(图7-65，D、E、F)。

(2) 经腹直肠前壁折叠术(沈克非法)：我国外科家沈克非在研究了直肠脱垂的病因及其发病机制后，提倡应用一种较简单的经腹直肠前壁折叠术，并发表了18例治疗经验，其中脱垂获得矫治者14例，另4例术后仍有轻度脱垂。该法提高了直肠膀胱陷凹，修补了滑动性疝，而且折叠使直肠缩短、变硬、并与骶部固定，既解决了直肠本身的病理改变，也加固了乙状结肠、直肠交界处的固定点，符合治疗直肠套叠的观点。该法之要点有三：①提高直肠膀胱陷凹：将下垂的直肠膀胱陷凹切开分离后，再缝合使其提高，这样就可消灭直肠前的“疝囊”，而使直肠不致脱垂。②紧缩肛提肌：将直肠两侧松弛的肛提肌分离后缝合紧缩，既可增强其对直肠的支持作用，又能加强括约肌的功能，从而使直肠不再发生脱垂。③折叠缩短直肠前壁：在直肠前壁作横行折叠缝合数层，折叠的陷凹向下，其效果与切除直肠的松弛段相同；手术是在完全无菌操作下进行，且比直肠切除术简单，是其优点。

手术步骤(图7-66)

1）持续硬膜外麻醉或气管内麻醉，头低仰卧位，置导尿管。

2）作中下腹部正中切口，自耻骨联合处至脐上3~4cm，长约20~25cm。将小肠全部推向上腹部，暴露直肠膀胱陷凹或直肠子宫陷凹。

3）将直肠膀胱陷凹最低处的腹膜沿直肠作弧形切开，分离腹膜后脂肪或疏松组织，将输尿管下端暴露后牵向外侧，然后沿直肠前壁向下、向前分离直肠前壁的脂肪组织直到精囊处，并剖出肛提肌筋膜之前缘，将两侧肛提肌各用丝线缝合缩短1~2cm左右。

4）在提高直肠后，将切开分离的直肠前腹膜用丝线间断缝合于直肠前壁，使下垂的直肠膀胱陷凹提高。

5）提起直肠上部，在直肠的前壁自下而上或自上而下地作横行折叠缝合，每层用丝线作间断缝合5~6针，每折叠一层约缩短直肠前壁2cm，两个折叠的间隔距离亦约2cm。折叠的陷凹应使向下，以免粪便积留其间；折叠缩短的直肠前壁长度应至少与脱垂的长度相等，最好超过或者加倍缩短之。

6）最后分层缝合腹壁。

术后处理：①术后应卧床约2星期，即使大便时亦不起床；②术后最初3天仅进流质饮食；③口服阿片酊0.5ml，每日三次，共5天使大便秘结；④停服阿片酊后，每晚服液状石蜡20ml，至患者能每日一次自动排便为止；⑤2星期后如大便时直肠不再脱出，即可出院；出院后3个月内禁作剧烈劳动。

国内王李华等采用改良的沈克非法治疗成人完全型直肠脱垂13例，12例治愈，该法不仅治疗了直肠本身和过长的乙状结肠，还纠正了盆底疝和子宫压迫等肠外因素。手

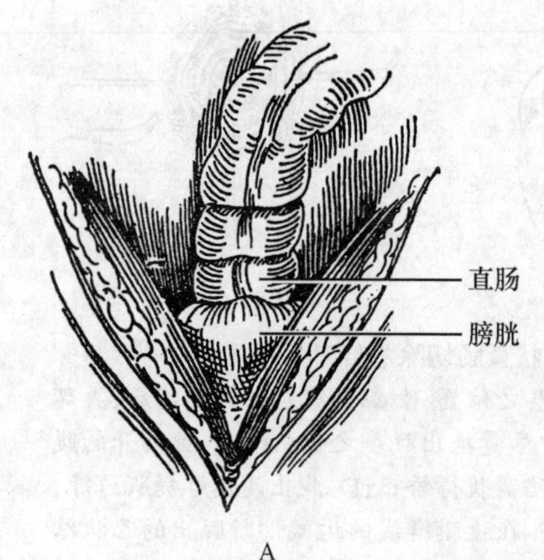

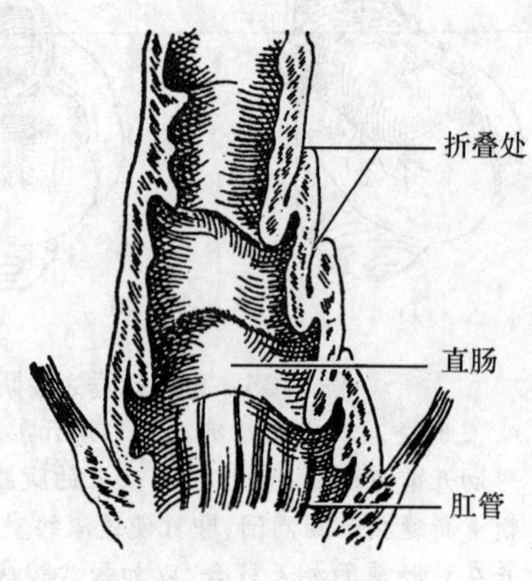

图7-66　脱肛之经腹直肠前壁折叠矫治术(沈克非)

A. 示直肠前壁折叠缝合之处；B. 折叠缝合后之直肠矢状切面，陷凹应使向下

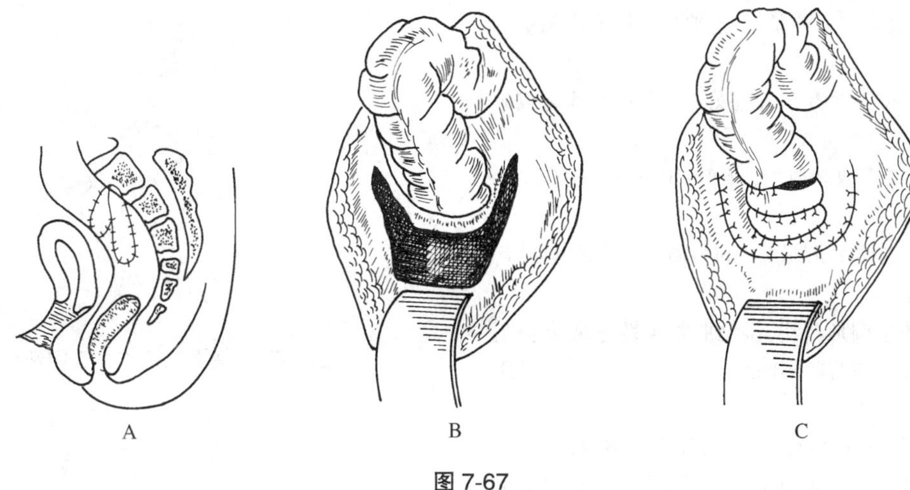

图 7-67
A. 丝带固定悬吊直肠于骶骨岬；B. 消除盆腔陷窝；C. 直肠浆膜层折叠缝合

术过程为：①常规腹部手术准备，连续硬膜外麻醉下，经左中下腹直肠肌切口逐层进腹。②游离直肠前壁及侧壁至直肠中动脉水平。以两丝带固定直肠中上段侧壁于骶骨岬，悬吊直肠（图 7-67A）。③切开盆腔陷凹部腹膜，将凹陷前方的后腹膜切除部分，然后将腹膜缝于直肠前侧壁，消除陷凹（图 7-67B）。④将乙状结肠下段向上提起，在直肠上端和乙状结肠下端前壁自上而下或自下而上做数层横形折叠缝合，每层用丝线间断缝合 5~6 针，每折叠一层可缩短直肠前壁 2~3cm，每两层相隔约 2cm（图 7-67C）。肠壁折叠长度一般为脱垂的 2 倍，但不宜超过 5 层。折叠凹陷向下。缝针只穿过浆肌层，而不可穿透肠腔。由于直肠后壁较前壁脱出少，且后壁是随前壁脱出的，故直肠后壁不予处理。然后将盆侧壁腹膜折缝于直肠上段前侧壁，加强盆底。⑤常规关腹。

(3) 经腹乙状结肠、直肠切除术：又称 Goldberg 手术，手术要点是经腹游离直肠，并将之上提，将直肠侧壁的浆肌层缝合固定在骶骨骨膜上，然后切除冗长的乙状结肠与部分直肠，结肠与直肠行一期吻合，效果良好，吻合器的应用大大缩短手术时间，提高了手术效率，术后恢复快，并发症少。若术后有黏膜脱垂，可应用苯酚植物油注射治疗，效果良好（图 7-68）。

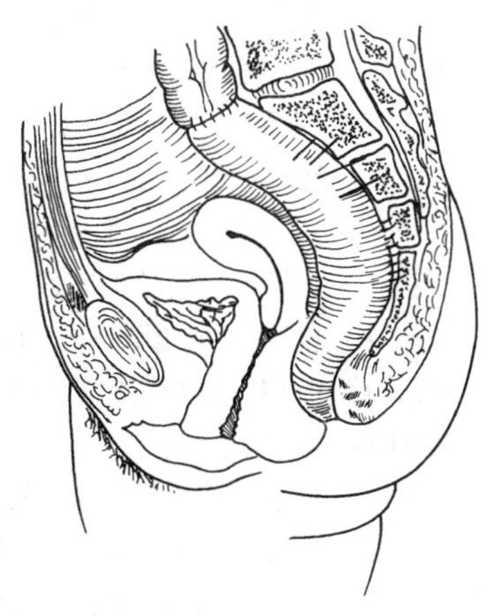

图 7-68　游离直肠，侧壁与骶骨骨膜固定，结肠直肠吻合

经腹切除冗长的乙状结肠切除术由美国明尼苏达大学 Frykman 首创，主张经腹游离直肠后提高直肠，将直肠侧壁与骶骨骨膜固定，并将肛提肌折叠缝合，同时切除冗长的乙状结肠，可显著降低术后便秘发生率。Frykman 认为该术纠正了所有导致直肠脱垂或与其有关的解剖异常，并可同时修复伴随的盆底疾病。少数患者术后出现持续便失禁，可考虑行括约肌成形或 Parks 术。Goldberg 报告 103 例，仅 13 例死亡，并发症为 12%。随访中仅 8 例有黏膜脱垂，后经注射治疗或胶圈套扎后好转。由于手术器械的发展，腹腔镜下行切除或固定术更适合治疗完全性直肠脱垂。腹腔镜治疗直肠脱垂多采取固定术，老年患者亦可耐受。近来 Bergamaschi 经腹腔镜行乙状结肠切除术治疗亦取得了良好效果。Solomon 等在对 1996—1999 年间收治的 40 例全层直肠脱垂患者进行研究中将其随机平均分成两组，分别行腹腔镜手术及常规剖腹手术。短期随访结果认为两组手术效果无明显差异。腹腔镜手术的优点是操作方便、微创、术中出血少、术后恢复快、瘢痕小、美观、住院时间短以及并发症少。缺点主要是手术时间长，手术效果受术者技术水平影响较大，所以未广泛开展，在欧美国家也仅有 6% 的外科医生常规应用。Jacobs 报告，不附加括约肌成形术时，术后便秘发生率为 7%。如用腹腔镜完成手术，术后恢复更快。对无乙状结肠冗长的患者，可行单纯直肠固定术，但术后便秘较常见。

术后处理　术后卧床 5~7 天，余处理同直肠低位前切除术。

(4) 肛门圈缩小术：Thiersch 介绍用银丝放入肛门周围皮下组织内缩紧松弛的括约肌，达到治疗直肠脱垂的目的。最初用银线进行肛门环扎，近年已被其他非吸收缝线和网取代。以后通过器械和材料的改进，该手术更简便、损伤小、且可在局部麻醉下进行，但只是姑息性手术，易复发且有一定的并发症，因此应用者不多。该术仅将外脱垂变为内脱垂，术后可出现严重便秘甚至梗阻，感染可经肛管或会阴皮肤穿出，失败率高达 80%，仅适用于肛门已呈松弛的直肠脱垂或老年和身体衰弱的直肠脱垂，也常与其他治疗脱垂方法相辅应用。

术前准备：根据手术要求，准备好30号银丝，涤纶或硅橡胶网带。

麻醉与体位：骶管麻醉或局部麻醉；俯卧位或截石位。

手术步骤：

1）在前、后正中位距肛缘1~2cm各做3cm长弧形切口，切开皮肤下筋膜。

2）用特制的半圆形弯钳，围绕肛管钝性分离至会阴浅、深肌。再从肛管左右两侧向后分离，各做一隧道，可用示指伸进直肠内做引导。

3）用特制弯钳从后位切口进入，经右侧隧道，从后位切口穿出，夹住涤纶带或银线的一端，平整地从前切口引出（图7-69，A、B）。

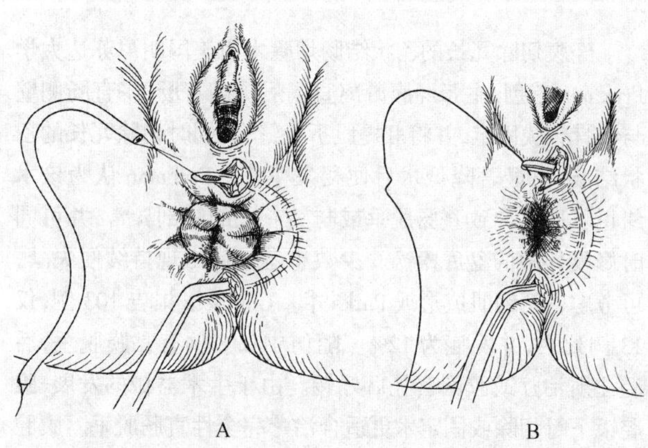

图7-69　肛门圈缩小术，右侧隧道穿带或线

4）同法将另一端涤纶带或银线，经左侧隧道，从前切口引入，经后切口平整引出，会合于后切口（图7-70A、B）。

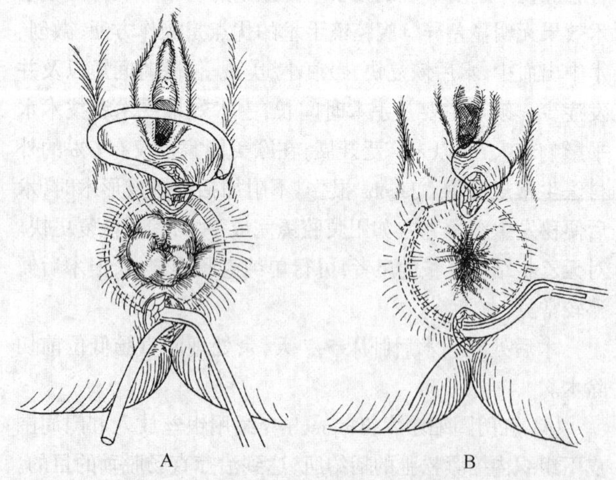

图7-70　肛门圈缩小术，左侧隧道穿带或线

5）围绕手指拉紧涤纶带或银线，以使环形隧道能顺利通过示指为尺度（图7-71）。用丝线将涤纶带作两道间断缝合。

6）如为银线则埋于皮下，最后用肠线及细不吸收线逐层缝合肛管周围组织及皮肤（图7-72）。

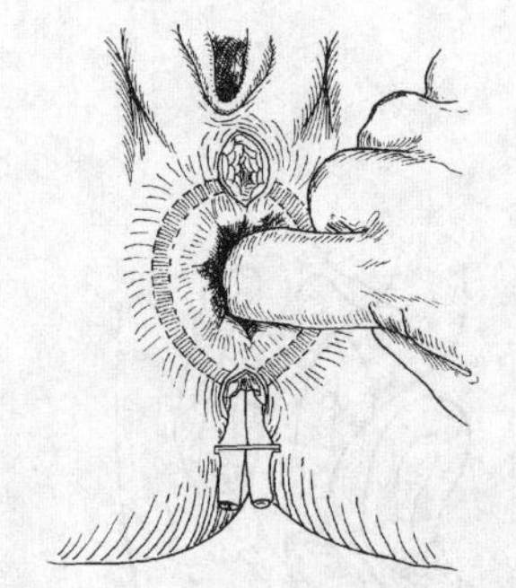

图7-71　将涤纶带作两道间断缝合

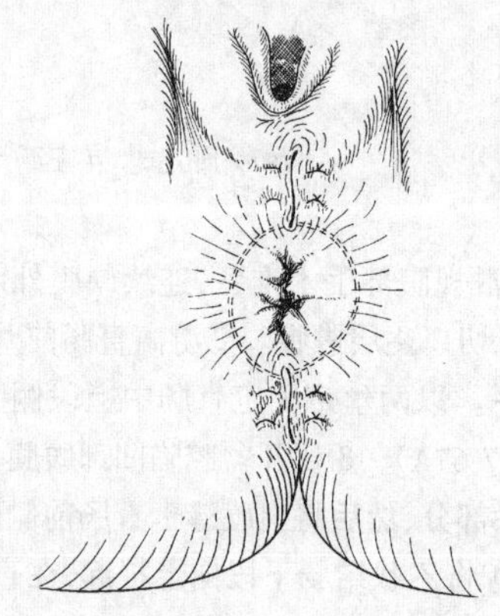

图7-72　银线则埋于皮下，缝合肛管周围组织及皮肤

术后处理：①补充液体，应用抗生素3~5天；②术后可早期下床活动；③如有粪块堵塞或排便不畅，可用手指扩张肛门，并给甘油灌肠，每晚服液状石蜡；肛门圈缩小术是将一些移植物如硅橡胶、尼龙网带等包裹住全部括约肌，可造成排斥反应及肛门狭窄。围绕肛管的移植物太紧将导致便秘或导致肠壁溃烂、穿孔并引起移植物感染；反之，移植物箍不紧肠壁则导致复发。因此，近年来应用这些手术不多。术中要注意：环形隧道要能顺利通过示指，要用手指探查隧道内网带是否平整，术中不能损伤直肠黏膜，以防感染。术后如皮下感染严重，则应取出涤纶网带。

其他的直肠固定术有Pemberton-Stalker直肠悬吊固定术，手术要点是充分游离直肠后，将切开的一侧后腹膜缝合于对侧后腹膜和骶骨上，再将直肠固定于骶岬，同时将乙状结肠悬吊于前腹壁保持抬高位。Orr介绍应用两条阔韧带来固定直肠，一端缝合在骶岬上，另一端缝合在直肠的前面和两侧壁，后来改进采用尼龙带，取得良好手术效果。Ripstein在原来基础上提出更为简单的直肠固定术，采用5cm宽的KEFLON吊带包绕直肠，顶端缝合在盆筋膜和骶前筋膜，再将吊带边缘和直肠前壁和侧壁缝合数针。其他的还有扩大的直肠固定术、周氏固定术等。

手术效果以下列标准评价：①复发率高低；②是否改善了大便失禁或便秘；③并发症发生率；④是否可同时处理其他疾病。根据这些标准，一些作者也改变了已施行多年的手术方法。如Frykman曾认为，直肠脱垂均应首先采用经会阴修补。但因复发率较高，近年也转为尽可能采用经腹部修补。美国克利夫兰医院多年来一直推荐 Ripstein 手术，其复发率几乎为零，但长期随访发现该术式有着难以接受的便秘发生率，近年也转为应用其他术式。现在多数人主张施行乙状结肠切除、直肠游离和吻合术式，但也有人推荐简单的直肠固定术。腹腔镜使手术方法简便和创伤减少，虽然术后可出现便秘或梗阻，但多数患者症状得到明显改善 .Creighton 大学研究发现，无便秘史患者直肠固定后便秘很少发生，应避免对有便秘的患者行单纯直肠固定术，尤其是 Ripstein 等手术。

直肠脱垂的手术方式有 100 余种，包括经腹手术和经会阴手术。Brown 等通过简单的临床标准对 159 例直肠脱垂患者进行手术方式的选择，对于年老体弱患者行经会阴部手术，其余患者接受经腹缝合直肠固定术，对于失禁非主要症状患者加行乙状结肠切除术。57 例经会阴手术，65 例行直肠固定术，37 例行乙状结肠切除直肠固定术。无住院死亡，5 例发生严重并发症（3.5%），最短随访时间为 3 年。143 例接受长期随访患者中，7 例复发。便秘发生率从 41% 升至 43%，失禁发生率从 43% 降至 19%。因此，个体化手术方式显著改善了单一手术方式的效果。在英国最为广泛使用的手术方式为直肠固定术，其包括切除部分直肠同时使用人工材料加固盆底。这种手术方式非常有效，复发率低，但术后会导致 50% 患者发生难治性便秘。在手术中不使用人工材料，以减少感染的可能性并维持直肠的顺应性。对于合并严重便秘患者，在修补的同时切除部分乙状结肠。经会阴手术创伤小，，术后发生便秘的可能性较经腹手术低但术后复发率高。如何选择合适的手术方式，以取得较好的疗效，有作者建议如下选择观点：对于一个未行经腹手术的直肠脱垂患者，Ripstein 固定术可作为首选术式，另外也可选 Orr 固定术；对于复发直肠脱垂的男性患者，为避免过多解剖造成的性功能损害，以采用周氏固定法为宜；对于复发直肠脱垂的女性患者，可采用防止复发较好的扩大固定术为宜。

（林锋）

第八节　痔

【定义】 痔是最常见和多发的肛门良性疾病，是指位于肛管内齿状线上方 1.5~2cm 的肛垫组织出现病理性肥大、异常移位以及肛周皮下血管丛血流淤滞形成的团块。临床症状主要为出血、脱垂和肛门不适等。按解剖部位的不同，痔可分为内痔、外痔、混合痔三类，其中外痔又可分为结缔组织性外痔、静脉曲张性外痔和血栓性外痔。内痔是肛垫（肛管血管垫）的支持结构、静脉丛及动静脉吻合支发生病理性改变和（或）异常移位。外痔是直肠下静脉属支在齿状线远侧皮下静脉丛的病理性扩张或血栓形成。混合痔是内痔通过丰富的静脉丛吻合支和相应部位的外痔相互融合。

【病因】 痔的病因尚未能全面了解，但一般认为有其根本的内因，也有诱发的外因：

痔是最常见的肛门良性疾病，人们对痔的认识已有 400 余年的历史，对痔的本质和发病机制一直存在争议，对痔本质和病因机制提出了很多学说，其中占主流的学说有：Galen 和 Hippoerates 提出的静脉曲张学说，Malgaigne 和 Bourger 的血管增生学说，以及 Gass 和 Adams 提出的由于 Treitz 肌变性，引起的黏膜滑动学说。长期以来痔的传统概念主要源于广泛影响的静脉曲张学说。直至 1975 年 Themson 首次提出肛垫学说，即“痔是人人皆有的正常解剖结构，在直肠下端的唇状肉赘称肛垫（anal cushions），肛垫的病理性肥大即为痔。”1994 年 Lorder 等进一步提出内痔发生的肛垫下移学说：认为痔的发生是由于固定肛垫的悬韧带 Treitz 肌和 Park 韧带发生损伤或断裂，导致肛垫的脱垂和下移引起——这就是痔发生的病因学现代概念。总之，痔的发生目前存在两大学说，一是肛垫下移学说，二血管源性学说。实际上痔的发生可能是多因素的。

1. 肛垫下移学说　肛垫是肛管黏膜下组织及齿状线上区黏膜局部增厚所致，是人体解剖的正常结构，主要结构成分是黏膜上皮、血管及纤维肌性组织。肛垫上皮具有一定的免疫及内分泌功能，有精细的辨别觉，有多种化学性和机械性受体，对维持正常排便活动有极其重要意义。现代病理生理观点认为痔出血与肛垫内微循环系统调节障碍有关，在腹内压升高、直肠壶腹部的机械性梗阻，体位发生改变，甚至饮酒和辛辣食物等因素刺激，引起调控紊乱，导致肛垫内吻合血管支扩张、充血，继而缺氧、代谢紊乱、乳酸堆积，长时间得不到改善，将出现坏死、糜烂而出血。肛垫支持组织包括 Treiz 肌及联合纵肌微轴心的纤维肌性复合体，随年龄增长而老化松弛，引起肛垫下移、痔静脉约束减少，静脉曲张，进而引起充血肿胀，此时肛管阻力增加，用力排便腹内压增高时，肛垫充血肿胀加重，Treitz 肌断裂，致使痔脱垂。盆底肌动力学的异常也是痔发生的主要病理生理原因，Bruck、张东铭等认为痔病症状与排便时盆底过度牵拉，导致盆底肌功能紊乱有关，两者互为因果。Treiz 肌发育不良或退行性变，导致肛提肌纤维拉长、撕裂，出现反常收缩或松弛；肛垫失去了支持，位置下移，即可由解剖学痔发展为症状痔，即痔病。

2. 静脉曲张学说　门脉系统属支的直肠上静脉系统内无静脉瓣膜，以及人体持久直立可使静脉内血液回流不畅，血液淤积，是造成静脉内压力增高的解剖因素；另外，静脉壁有先天性薄弱，致不能耐受脉管内的较高压力而逐渐扩张，则被认为是形成痔的一个内因。有便秘、妊娠、盆腔内的巨大肿瘤、肝硬化后的门静脉高压、心脏代偿功能不全所致的肝充血等情况，也使直肠静脉回流发生障碍而曲张成痔。膀胱结石、尿道狭窄或前列腺肥大的患者，因排尿困难和排尿时用力，也能促使腹内压增加而有助于痔的形成。全身情况衰弱和营养不良，也有可能使静脉平滑肌无力和纤维组织萎缩，造成静脉壁张力减弱，故年老、体弱、久病的患者常并发痔。直肠下端、肛管和肛周的感染，可使黏膜下或皮肤下的静脉发生炎症变化，以致静脉的弹性组织逐渐纤维化而失去弹性，也是静脉容易曲张的一个重要原因。直肠黏膜下组织的松弛，同样有利于静脉的曲张。但目前认为直肠上动脉分支类型、痔区微血管密度与痔好发部位无关；静脉曲张患者痔病的发生率不比正常人群高。

3. 遗传、地理和饮食因素　痔的确切发病率难确定，由于采用研究方法不同，其发病率在 4.4%~86% 之间波动，男女性别发病率没差异，有报道认为痔的发病率随年龄增长而增加。英美每年因痔病就诊的患者分别达每 100 000 名居民 1177 人和 1123 人。目前无确切证据证明遗传可致痔的发生，但痔患者的家族史较常见。条件优越的社会阶层更容易患病，在经济不发达的地区和农村发病率较低，但不存在人种方面的差异。便秘、腹泻和排便困难可能在痔发生方面起重要作用，在病因上学者意见不一，如膳食纤维摄入量、饮酒、咖啡、肥胖、运动和吸烟等，目前西方国家学者认为高纤维饮食可以降低痔的发病率。

【病理】痔上皮是肛门皮肤与直肠黏膜两种上皮重叠而成，含有 EC 细胞（内分泌功能）、IgA 细胞（免疫功能）和感觉神经末梢丰富，肛垫黏膜呈紫红色，肛垫上皮为单层柱状上皮与复层鳞状上皮之间的移行上皮，细胞为柱状、立方状或低立方状，其中尚有单层柱状或复层鳞状细胞构成的小岛。肛垫上皮内感觉神经末梢器极为丰富。Krause 终球与 Glogi-Mazzoni 体、Pacinian 小体数目较多；前者司温觉，后者司张力和压力的变化。Meissner 小体的数目相对稀少，司轻微触觉。此外，尚有躯体型感觉神经跨越齿状线延伸于肛垫下缘。肛垫区上皮是高度特化的感觉神经终末组织带，非常敏感，是诱发排便感觉中心，又称触发区（trigger zone）。垫区感受器的面积虽小，但对大便邻近肛门时能起到警报作用，故具有某种保护功能。肛垫的动脉来自直肠下动脉和肛门动脉，与直肠上动脉无关。肛垫黏膜下所包含的静脉丛和相应的动脉终末支之间存在普遍的动静脉吻合。痔静脉丛的静脉扩张现象都是恒定地存在的。动静脉吻合发生调节障碍（dysregulation），可能是痔的发病因素之一。Thomson 研究证实，肛垫的动脉主要来自直肠下动脉（痔中动脉）和肛门动脉（痔下动脉）；直肠上动脉一般不参与肛垫的血供。

痔组织在切片中可见静脉扩张、管壁萎缩；特别是它的中层和外层，其弹性组织常在不同程度上被纤维组织所代替。壁层间常有圆细胞浸润，而管内则时有一个或多个血栓形成。有时因静脉破裂出血，故血块也能在黏膜或皮肤下凝结，变成一个硬结节。栓塞的痔静脉易有急性或慢性继发感染，甚至表面形成溃疡。

由痔上静脉丛所形成内痔，一般是在齿状线以上的黏膜下，其基底较大，也可呈蒂状，并可脱出至肛门外，但仍为黏膜覆盖，不难辨认。按痔发生部位的“三垫论”，内痔主要是在直肠下端的右前方、右后方和正左方，即在截石位的 3 点、7 点和 11 点钟位置，是称母痔，其体积一般都较大（图 7-73）。有时在齿状线周围的其他地点，也可有其他较小的子痔出现。在截石位 3、7、11 点位置之外的其他部位 1，5，

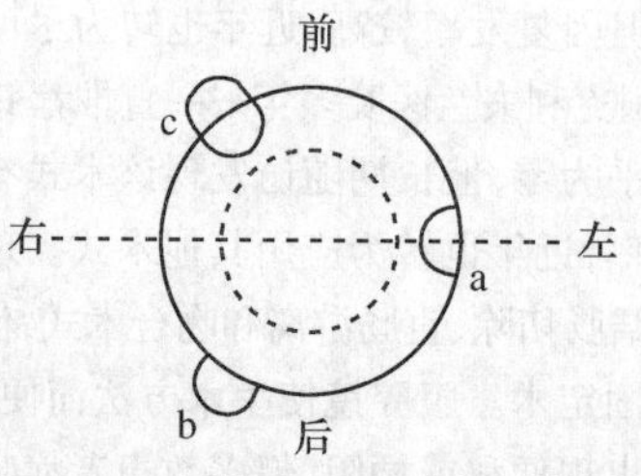

图 7-73　痔的位置及其表示法

圆圈代表肛门，圈内为内痔，圈外为外痔；常见的母痔是在截石位 3 点、7 点和 11 点钟处（图中 a 为内痔，b 为外痔，c 为混合痔）

9 点也常见。天津市滨海医院对 1000 例内痔手术统计资料显示：左正中、右前和右后三部位置发生的痔只 10.1%，只有前方有痔 12 例，其余 88.7% 的痔的位置排列根本无规律可言，得出的结论是痔的个数与排列毫无规律。

内痔表面仅有极薄的黏膜覆盖，稍为轻微损伤即易致破裂出血，且常并有感染，故易形成血栓和溃疡；一旦脱出肛门之外，还有可能发生绞窄和坏死。外痔表面有皮肤覆盖，故不常流血。但直肠下静脉丛内常有栓塞形成，并发急性感染时往往引起患者剧烈疼痛。至栓塞的静脉机化而代以纤维组织后．常在局部留下一个残余的皮赘。

【症状】患病年龄以中年人为多，40 岁左右的人最常见；儿童患痔者绝少，老年人也相当常见。男女患者之比例大致相等。有便秘、腹泻、肝硬化、直肠癌、盆腔肿瘤、妊娠以及经久站立和劳动过度者，常有痔形成。外痔的主要临床表现是肛门不适、潮湿不洁，如发生血栓形成及皮下血肿有剧痛。内痔的主要临床表现是出血和脱出，可伴发排便困难，可发生血栓、嵌顿。混合痔的主要临床表现是内痔和外痔的症状可同时存在，严重时表现为环状痔脱出。

1. 单纯性的外痔　一般并无明显症状，既无痛苦，亦不流血，只在站立过久或长时间行走后肛门部可能有发胀或异物感，排便时也可能有同样感觉。血栓性外痔常常由于便秘而排便时用力过猛，或剧烈运动后导致痔静脉破裂，在皮肤下形成凝血块，痔静脉丛内亦有血栓形成，则将突感肛门部有剧烈疼痛，于肛门皮肤表面有一个紫黑色的圆形硬结隆起。这种有血栓形成的外痔极为敏感，触痛显著，不论排便、坐下、行走甚至咳嗽等动作均可加剧疼痛，常使患者坐立不安。但如无继发感染，则疼痛可于 5~7 天后逐渐消失，肿块亦能在 3~5 个星期内逐渐消退，以至整个外痔仅余下一个皮赘。如果栓塞性的外痔发生继发感染，则可演变为脓肿，或者皮肤溃破形成溃疡或肛裂，最后由肉芽组织纤维化而形成瘢痕。

2. 内痔　位于齿状线以上的黏膜下，表现为暗红色而柔软的结节。因黏膜不如皮肤敏感，故单纯的内痔一般不引起不适和疼痛。单纯性内痔最常见的早期症状为排便时或排便后的肛门出血，血为鲜红色，不与粪便相混。出血量多少不等，有时仅在便纸上有少许血迹，有时可连续滴下甚至呈喷射状，但一般于便后即自行停止。内痔出血常为间

歇性，粪便干燥、疲劳过度、饮酒、刺激性食物等常为诱发出血的原因。在少数患者，由于长期内痔出血，虽然每次出血量不多，仍可发生严重的浅色性贫血，其血红蛋白可低达正常的20%，因此对原因不明的贫血患者，应仔细检查有无内痔存在。

内痔发展到一定程度，就可能出现脱出症状。最初仅在排便时脱出肛门外，便毕可自行复位。以后脱出渐渐不易自行复位，患者于便后仍有肛门部膨胀和排便未尽的感觉，必须用手将脱出的痔推回肛管内，或者排便后需要平卧，脱出的内痔始可逐渐自行复位。由于内痔多次脱出，以及脱出后所致的排便未尽的感觉，使患者在排便时往往过度用力，逐渐造成括约肌张力减退和肛门周围组织松弛，而内痔就更容易脱出，并逐渐并发脱肛现象。在这种情况下，除肛门部有胀感不适外，痔表面黏膜因受衣裤摩擦损伤，容易引起炎症、出血和溃疡，而肛门括约肌则由于刺激发生痉挛，将使发炎水肿的内痔更易形成血栓，发生绞窄甚至坏死，引起患者极大的痛苦。偶尔，栓塞性的内痔发生感染以后，其带菌的栓子可随门静脉血流入肝，导致肝脓肿，但这种机会幸而不多。

内痔的分度：

Ⅰ度：便时带血、滴血或喷射状出血，便后出血可自行停止，无痔脱出。

Ⅱ度：常有便血；排便时有痔脱出，便后可自行还纳。

Ⅲ度：偶有便血；排便或久站、咳嗽、劳累、负重时痔脱出，需用手还纳。

Ⅳ度：偶有便血；痔脱出不能还纳。

【诊断】 依据病史和肛门检查、肛管直肠指诊、结肠镜检及蹲位检查，参照痔的临床表现和内痔分度做出诊断。如稍有可疑应进一步检查，除外结肠、直肠、肛管的良、恶性肿瘤及炎性疾病。

外痔单凭视诊即可确定诊断。检查时可见肛门皮肤皱襞下有紫红色隆起的痔结节。若已发炎，则隆起的痔核可有红肿和少量分泌液；若已栓塞，则可见皮肤水肿而有光泽，且透过皮下可见到暗紫色的颗粒状血栓。

单纯性内痔在肛门外既不能看见，指诊时也不易摸出，必须用肛门镜检查始能肯定诊断。有时使患者用力作排便动作，或在排便后当内痔脱出在肛门外时，也可以观察到内痔的情况。通过肛门镜可以观察到单纯性内痔为红色或暗红色圆形结节，其表面黏膜多较正常者为薄。若近期曾有出血，可在黏膜上见到出血点，若痔核已有炎症，则其表面之黏膜有增厚状，且可能有分泌物；如已发生绞窄，则痔核将较正常者肿大，且往往脱出在肛门外，呈紫红色或暗紫色，表面亦可能见到溃疡。初时患者一般仅在截石位之3、7及11点钟处有母痔出现，如沿肛管四周的其他位置有子痔出现，则为病程已久的晚期现象。

在痔的诊断过程中虽主要依靠视诊，但却不应忽视指诊的重要性，而结肠镜的检查亦属必要。这些检查的目的在于发现直肠内有无其他病变如息肉、溃疡、肿瘤等，因这些病变均可能有肛门出血的症状，同时伴有或并发痔。如检查时发现有痔即满足于痔的诊断，不进一步作全面检查，就不可能了解其全部真相，往往因此而延误了主要病变的及时诊断，造成严重后果。目前我国的直肠癌患者中约有10%是因自认为痔或被误诊为痔而致延误治疗；这一情况充分说明了对所谓痔患者，必须进行全面的病史询问和系统的直肠肛管检查的重要性。当然，如痔因有炎症：栓塞、溃疡，或绞窄等并发症而致患者十分痛苦时，不应勉强进行指诊或肛门镜检查，特别不应对有急性栓塞或已绞窄的痔妄图回纳，以免引起栓子的转移。但上述系统检查的原则仍需贯彻，或者在炎症消退以后再作指诊及肛门镜检查，或者在作痔切除术前在麻醉下先做检查再行手术。

痔的诊断不难，但应与下列疾病鉴别。

1. 直肠癌 临床上常将直肠癌误诊为痔而延误治疗，主要原因是仅凭症状及大便化验而诊断，未进行直肠指诊和直肠镜检查。

2. 直肠息肉 低位带蒂息肉脱出肛门外易误诊为痔脱出。但息肉为圆形、实质性、有蒂、可活动，多见于儿童。

3. 直肠脱垂 易误诊为环形痔，但直肠脱垂黏膜呈环形，表面平滑，括约肌松弛；环形痔黏膜呈梅花瓣状，有放射状的纵沟将痔核分隔开，肛门指诊可发现肛管括约肌不松弛。

【治疗】 基于对痔的本质的现代概念的认识，痔的治疗学上注入很多新的理念，愈来愈多的学者已放弃了逢痔必治的观念，改为只治疗有症状的内痔，在治疗目的上由过去的以消除痔块为目的，改为消除症状为目的，手术方法上由过去的尽可能将痔块彻底切除，改为通过手术将脱垂的肛垫复位；尽可能保留肛垫的结构。在制订治疗方案时主张个体化原则，亦即在治疗方法的选择上应以医院医疗条件，医生个人技术能力和经验，结合每一例患者的具体病情和身体状况而定。在2000年《中国肛肠病杂志》发表的各种痔的治疗方法来看，全年报道25 302例痔病患者中采用外科手术9077例(36%)，16 215例采用了各种各样的非手术疗法，真正体现了个体化治疗的基本原则。

07

目前对痔的本质还未真正的明确，治疗方法众多，分为基础治疗，药物治疗，器械治疗和手术治疗。治疗原则为：无症状的痔不需要治疗。有症状痔的治疗目的重在减轻、消除主要症状，而非根治。解除痔的症状应视为治疗效果的标准。一般治疗包括多饮水，多进食膳食纤维，保持大便通畅，防治便秘和腹泻，温热坐浴，保持会阴清洁等对各类痔的治疗都是必要的。医生应根据患者情况、本人经验和设备条件采用相应的非手术或手术治疗。

1. 适应证

(1) 非手术治疗：主要适用于Ⅰ、Ⅱ度内痔。包括保护直肠黏膜的栓剂、软膏，口服药物，硬化剂注射及其他各种疗法。忌用腐蚀性药物。

(2) 手术疗法：主要适用于Ⅲ、Ⅳ度内痔、混合痔及包括外痔血栓形成或血肿在内的非手术治疗无效者。不论采用何种手术方法，均应尽量保留病变不严重的肛垫，注意避免术后出血、肛门狭窄、肛门功能不全等并发症。

2. 治疗方法

(1) 基础治疗：包括调整饮食结构，多饮水和增加纤维性食物，保持大便通畅，定时排便和排便时不宜久蹲久坐。保持肛门局部清洁，温水坐浴改善局部血液循环，坚持做提肛运动，一方面利于肛垫复位，另一方面利于改善肛门部血液循环，促进肛垫组织的修复。必要时可每日口服液体石蜡1~2次(每次10~20ml)，或使用缓泻药，使大便滑润而易于排出，以减少出血或脱垂的可能。

(2) 药物治疗：包括口服药物和局部外用药，口服药较多，如爱脉朗、消脱止、痔根断等西药，机制是依据痔的血流动力学原理，改善循环，减轻肛垫充血，降低毛细血管壁通透性，使水肿减轻或是抑制炎症介质合成，减轻局部炎症。患者于便后有痔出血者，可采用收敛性药物坐浴。有脱垂者应随时将垂出物用手纳回肛管内，以免发生绞窄坏死。如已并发炎症、栓塞、绞窄或溃烂等病变时，则须绝对卧床休息，并给予适当的抗菌药物，局部可以硼酸水热敷或高锰酸钾热水坐浴，每日3~4次，以待炎症、水肿等症状自行消退。如痛苦过甚，亦可采用苯佐卡因锌氧油膏或其他坐药以减轻痛苦。近年使用较多的复方角莱酸酯栓(太宁栓)，主要活性成分为角莱酸酯，涂于直肠黏膜表面可有效地隔离黏膜刺激物污染物，栓剂中的二氧化钛和氧化锌也有减轻充血吸收的作用，多中心临床研究结果表明，含有黏膜保护剂的肛门栓剂用于治疗痔的急性期有明确疗效，且疗效快，安全性高。

(3) 器械治疗：又可称为物理治疗或非手术的肛垫固定术，常用方法有硬化剂注射法，橡皮圈套扎，红外线凝固，双极透势法、冷冻疗法，激光疗法、痔疮治疗仪：原理是通过非手术疗法促进痔周围组织纤维化，将脱垂的肛管直肠黏膜附于直肠壁的肌层，以固定松弛的肛垫，从而达到止血和防止脱垂的目的。外痔和血栓性内痔是禁忌证。

1) 硬化剂注射：适合Ⅰ、Ⅱ期内痔，原理是注射液造成局部无菌炎症，导致黏膜下组织纤维化，借瘢痕收缩将痔体上提。将脱出的组织附于肌面而生效。注射部位在痔体上方的正常直肠黏膜下。常用注射剂有5%苯酚植物油，5%鱼肝油酸钠，5%盐酸奎宁尿素水溶液，4%明矾水溶液、消痔灵注射液。

此法优点：可阻止痔连续脱出，止血效果好，痔体缩小，安全无痛。目前应用较多的是5%苯酚植物油注射疗法，植物油容量化制备，易吸收，反应少：苯酚本身有杀菌作用；局部注射产生瘢痕较少，不易引起肛门狭窄。第二军医大学附属长海医院用单次大剂量，15ml 5%石碳酸苯酚麻油注射治疗内痔2450例：Ⅰ度346例，Ⅱ度1275例，Ⅲ度829例，对出血和脱垂的有效率分别为85.9%和34.22%，无发生出血、坏死、感染的并发症。证明5%苯酚麻油单次大剂量注射治疗是安全有效的，对出血内痔的治疗效果好。

注射时注意将针头刺入痔的黏膜下层，不应直接注入曲张的静脉内，也不应过深注射在肌层内。每个痔的注射量需视痔的个别情况而定，注射完毕时痔的黏膜应略显膨胀而不显出苍白现象。若黏膜开始变白，应即停止注射，否则过量的注射可导致黏膜坏死和溃烂。一旦发生溃烂除立即停止注射外，可用热水坐浴使黏膜早期愈合，待溃疡全部愈合后始得继续注射。通常二次注射之间相隔时间约为5~6天，每个痔一般注射2~3次即可痊愈。每次注射以一个痔为原则，最多不超过2~3个痔核。文献报道，该方法的并发症：近年几例严重的并发症：直肠穿孔引起的腹膜后脓肿1例，肛周皮下坏死导致败血症和肾衰1例，前列腺脓肿1例，阳痿3例，血尿1例。因此注射疗法除了药物的选择外，还应注意注射的深度，过深会致黏膜和肌肉坏死。

2) 胶圈套扎疗法：原理是利用小乳胶圈较强的弹性作用，通过器械的帮助紧紧套扎在内痔的基底部，形成机械性的缩窄，使内痔发生缺血坏死，继而脱落，最后创面逐渐修复痊愈，借瘢痕收缩将肛垫上提。适合于各期内痔。年老体弱、贫血、高血压或暂时不宜手术者，可考虑分次进行套扎。内痔已有并发症如炎症、血栓和溃烂者，禁忌套扎。伴有肛管隐窝炎、直肠炎及肛门有感染病灶者，亦属不宜(图7-74)。

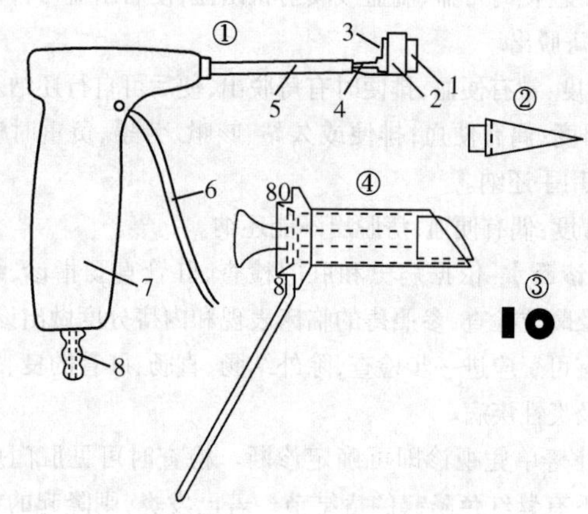

图7-74 内痔套扎疗法所用之套扎器

①套扎器；②装胶圈之圆锥头；③乳胶圈；④肛门镜；1. 套扎圆筒；2. 套扎推圈；3. 玻璃片；4. 空心管；5. 套孔；6. 扳手；7. 手柄；8. 空心管外接头

套扎时，患者须取侧卧位。先将斜面肛门镜插入肛门内，在待处理的内痔黏膜上用0.1%苯扎溴铵溶液稍加消毒，套扎器的手柄外接头套接吸引器，将套扎圆筒插入肛门镜贴在内痔上，开动吸引器使成负压，透过套扎圆筒玻璃观察并控制所吸引内痔之多少，至内痔吸入的大小适度时便可扣动扳手，乳胶圈即被推出而套扎在内痔的基底部，有时一枚内痔可套两个乳胶圈。套扎过程中应注意如下几点：①套扎前最好先做肛门指诊，如内痔中心有明显的动脉搏动者，或肛管紧张伴纤维化变者，应避开中心动脉或考虑改用其他疗法。②如内痔较大、套扎不完全者，可戴指套将所套乳胶圈挖去，重新套扎，或同时在一枚内痔上套扎二处。

③每次套扎最多为三枚,以原发内痔(母痔)为主;如有继发内痔(子痔),可待第一次套扎脱落痊愈后再套。④凡几个内痔须作分次套扎者,第一次应选取最大的套扎;如发现内痔有出血点,应先套扎出血内痔。⑤套扎处必须为齿状线以上的黏膜;如果已经扎住肛管皮肤,应该取出乳胶圈后重新套扎。通常套扎后的乳胶圈不易滑脱,滑脱者多因套扎内痔范围过小或胶圈过细而断裂所致,个别病例也有在套扎后排便时脱落者,可予复套。

传统的胶圈套扎术只能一次单个套扎且须插入肛门镜完成手术,现在较多学者对其进行改良,用改进的肛门镜进行同步多痔块切除(David 等)可以减少患者的疼痛并能加快手术进程,在长期疗效上同步组与传统组无差异,但同步组的血栓性外痔发生率较传统低(图 7-75)。

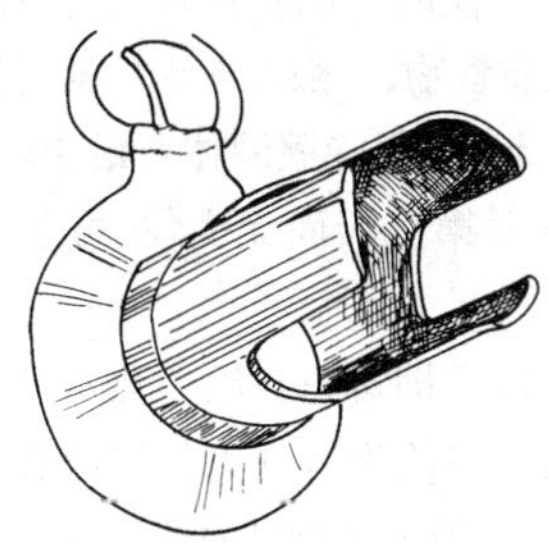

图 7-75 改良的肛镜

胶圈套扎法至今被认为是介于注射疗法与手术疗法之间的有效疗法。优点是保存肛垫、阻止下垂,由于套扎点位于齿状线以上,所以疼痛较轻。并发症:血管神经性晕厥、厌氧菌感染,破伤风,梭状芽孢杆菌感染。Kumar 报道 98 例套扎法治疗内痔:71% 完全缓解,51% 轻度疼痛,1 例因疼痛住院,15.3% 血管神经性晕厥,1% 发生出血。在Ⅰ~Ⅲ度痔中治愈率 79%,18% 复发,2% 无效。作内痔的套扎治疗后,少数患者可无任何感觉,多数病例有肛门脱垂感,部分患者有排便排尿感:然而这些自觉症状大多能在短时间内消失。坏死的内痔组织腐脱前或腐脱后之肉芽创面皆有渗血可能,因而治疗过程中常见便后带血。如腐脱过早或排便时用力过大,偶尔还可能引起继发性大出血,此时可用 5% 苯酚甘油 1~2ml 注射在出血点上方之正常黏膜下,常可收止血之效。

3) 物理治疗方法:包括冷冻疗法,激光、红外线,痔疮治疗仪,双极透热等疗法,优点是操作简单,易掌握,治疗时间短,不需住院,患者易接受,适用早期痔患者。Salvati 比较了红外线凝固、冷冻疗法、激光疗法。认为激光疗法适用Ⅰ~Ⅱ期内痔,价格昂贵,易损伤肌肉。红外线凝固:止血、起效较慢。冷冻疗法:效果差,术后疼痛明显,现少用。痔疮治疗仪:应用较少。早期有一定疗效,但长期疗效有待长期随访。Zahir 应用 Nd-YAG 激光治疗 50 例痔患者,与常规手术相比,激光治疗疼痛轻,5 天后排便无痛,术后引流较少,恢复工作快。88% 早期恢复工作,手术组 44%。

4) 扩肛疗法:1968 年首创,适用于Ⅰ、Ⅱ度内痔,其成功率与套扎法相似,操作简便,对肛管高压者效果尤佳。70%~84% 的患者远期效果满意,主要并发症有肛管撕裂、黏膜脱垂和肛门失禁,由于该法易造成括约肌损伤,肛门失禁可持续存在,治疗较麻烦,因而未被广泛应用。Chant 等将扩肛疗法和痔切除术进行对比,结果表明,扩肛疗法肯定可以缓解症状,前者成功率为 84%,后者成功率为 98%。

(4) 痔的手术治疗:手术治疗适用于Ⅲ、Ⅳ度的病例,痔的治疗强调保守治疗,消除症状为目的,经保守治疗无效的痔患者大约 10% 需外科手术治疗。可根据医生的技术能力和经验,医疗条件,并结合患者具体病情和经济情况选择个体化治疗,常用的主要手术方法有血栓性外痔摘除术、痔核切除术,黏膜下痔切除术(Parks)、环状痔切除术(Whitehead)和吻合器痔上黏膜环切除术(PPH)。手术疗法的种类很多,大致可以分为三类:

1) 血栓性外痔摘除术:血栓性外痔是在用力排便等腹内压突然升高的情况下,肛缘静脉破裂,血液在肛缘皮下形成卵圆形肿块,常伴有剧烈疼痛。采用急诊手术疗法摘除血栓,疼痛即可缓解。适合于血栓性外痔疼痛剧烈者。血栓性外痔在发病头 3 天内疼痛最剧烈,这是手术的最佳时机。发病 3~4 天后,血块已被逐渐吸收,疼痛减轻,常不需要手术治疗。

选择局部浸润麻醉。侧卧位,血栓痔在肛缘左侧者取左侧卧位,在右侧者取右侧卧位。

在肿块表皮作一放射状或梭状切口,即可看见青紫色的血栓,用小弯血管钳沿皮下与血栓包膜之间作钝性分离,将血栓完整地摘除,切口开放(图 7-76)。

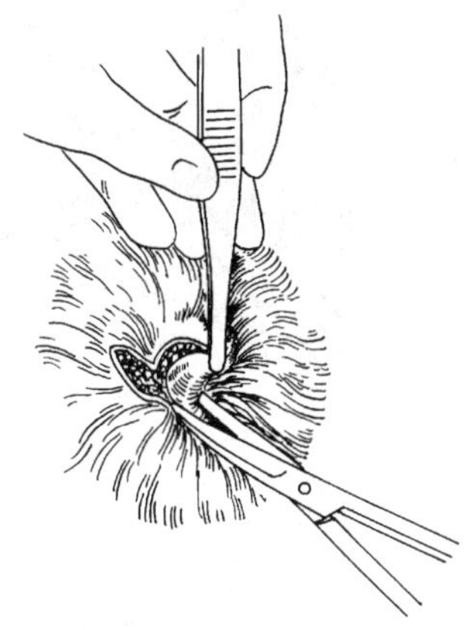

图 7-76 分离摘除血栓

术中注意血栓可为单个、或多个同时存在。术中应仔细检查切口,观察血栓是否已被全部摘除。如切口内仍遗留部分血栓,术后肛门疼痛症状常不能缓解。如血栓较大,可适当修剪切口边缘多余的皮肤,以免术后残留皮赘。

术后处理:每日坐浴一次、创口覆盖消毒纱布即可。手术并发症有肛缘水肿、出血和感染。

2) 痔核切除缝合术:切除术是治疗各种内痔的最有效疗法。虽然痔核切除术是一种简单的手术,但如术中操作不慎，术后处理不当，仍可能给患者带来严重后果，或导致永久不幸，因此外科医师不应对之轻视。

适应证：痔已有出血、脱出、栓塞、溃疡或瘙痒等现象者均可行切除术。正在急性发炎或已有脓肿形成的痔，应先经热敷、坐浴和抗菌素等治疗，待炎症消退后再行痔切除术。

术前准备：手术前一天口服肠道抗生素，术前晚口服20%甘露醇250ml清洁灌肠，至术晨灌肠一次。

手术步骤(图7-77)

A. 患者于低位腰麻或骶管内麻醉后置截石位。消毒手术野。用手指先将肛括约肌适当扩张，暴露所有的内痔和外痔。

B. 用弯血管钳将痔夹住，注意仅夹住痔的基底部而尽量少夹痔周围的黏膜，亦勿将痔组织以下的括约肌夹住。继以小圆头弯针带"00"号肠线缝贯在弯钳的顶端，并即打结，使痔静脉被结扎而肠线不致脱落。

C. 然后将内、外或混合痔的基底部切断。切除时应自最里面开始，逐步向肛门缘解剖。注意切除者仅为痔血管和黏膜，勿伤及深部括约肌。痔最外面与皮肤相连之处则暂时不必切断，以资牵引之用。

D. 痔切断时由于痔组织之进、出血管均已先予贯穿缝扎，一般不致有很多出血，如仍有出血点，尚可个别用肠线结扎。随即用基底部顶端贯穿缝扎之圆针、肠线，继续将黏膜及皮肤的创缘连续缝合，此时仍须注意勿缝得过深，以免缝住深层纤维组织及括约肌，引起术后的肛管狭窄。

E. 最后将痔基底完全切断并切除痔核，连续缝线也可将靠近肛门缘的皮肤创缘适当地缝合，但一般可以留一个小创面，以资引流。

术中注意要点：一次切除不宜超过2~3枚痔核。通常应先将较大的母痔切除。两个邻接的痔同时切除时，中间必须保留若干正常黏膜或皮肤，使肛管仍有伸张的可能而不致形成狭窄。手术将完毕时必须用手指插入肛管内，检查有无肛管狭窄情况；如有过分紧张现象，则意味着有一道或几道缝线过深，必须将其拆除后重新缝合。

术后处理：术后肛管内应放置一根凡士林纱包裹的大号肛门导管；该肛门导管既便于排气，又可用以压迫止血，亦可防止肛括约肌的痉挛和狭窄，一般可在术后24小时将其拔去。

术后第1~2天仅限于流质食物，至大便能自动解出以后即可开始半流质食物，一般在3天后即可恢复正常饮食。

术后第二天起，应每晚服液体石蜡20~30ml，直至创口痊愈为止。如术后第三天尚无大便，可予甘油灌肠，以利排便。

手术第二天以后即可每日给予热水坐浴，直至创口完全愈合为止。坐浴可给患者甚大的适应感，如有可能应于每次便后坐浴一次，当可保持创面清洁，便于愈合。

患者通常需住院5~6天，10天以后一般即可恢复办公室工作，但创面完全愈合约需2~4星期。在此期间，每周应作肛门指诊一次，以检查有无肛管狭窄情况，如有狭窄倾向者，应每周用手指扩张一次，至不再有狭窄倾向为止。

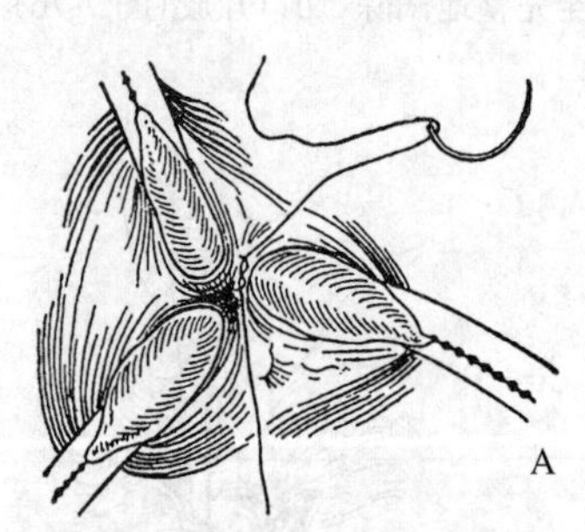

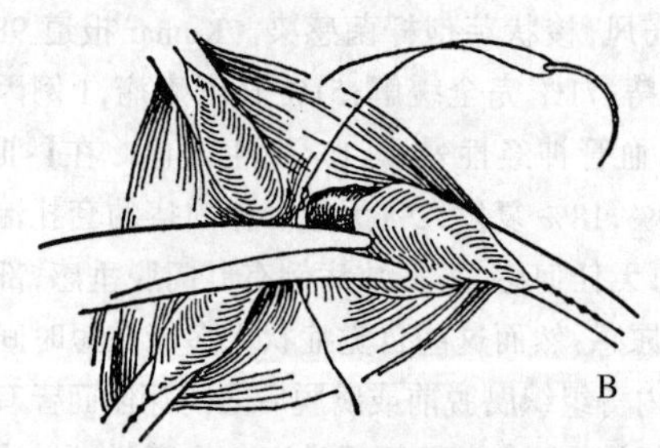

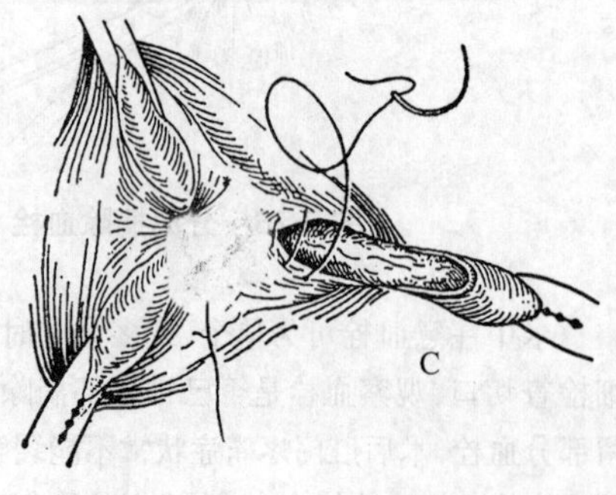

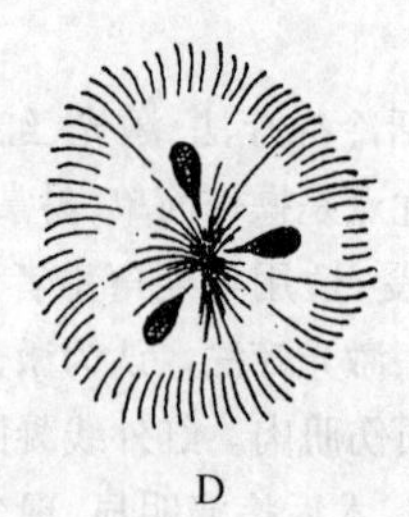

图7-77　内痔之切除术(Stone法)

A. 三个母痔均已用弯血管钳夹住，图中3点钟处的一个痔基底已经用肠线缝住打结；B. 痔基底部已切断，正在切开两侧的黏膜；C. 痔尚未完全切除前即可开始缝合黏膜切缘，有明显出血点时尚可个别结扎，创口外侧端可不缝，留一空隙以便引流；D. 示手术完毕时创口的情况

3）痔环切术（Whitehead 术改良法）：Whitehead 手术出血较多，视野模糊，在齿状线上环切时切口或高或低，极不整齐，而且手术时创口与直肠直接接触，并发感染的机会较多，术后发生直肠狭窄的情况时有所见，是其缺点。采用下述的改良法可以消灭上述缺点，非常有利于手术之进行。麻醉和体位：与痔核切除术相同。

手术步骤（图 7-78）

A. 先准备一卷长约 10cm、粗约 3cm 的纱布卷，从纱布卷的中心穿过两根粗丝线，丝线扣穿在一个大纽扣上，这样，拉紧丝线时纽扣就贴在纱布卷的一头，便于对纱布卷加以控制。另备大头针约 20~30 枚。

B. 用手指将肛括约肌适当扩张后，把准备好的纱布卷缓缓插入肛管（有纽扣的一头向内）；随后，轻轻旋转并慢慢拉出纱布卷约 3~5cm，这时全部痔核和脱垂的直肠黏膜就会跟着脱出在肛门外，齿状线也可获得完全暴露。

C. 用大头针先将脱出的痔核和黏膜钉在纱布卷上，大概每隔 1cm 固定一针。随即可用刀尖在沿齿状线 0.5~1.0cm 处将黏膜外层环形切开，切开时应小心勿损伤黏膜下的痔静脉丛，后者应使贴在外层黏膜上。

D. 纱布卷适当外拉，同时用剪刀作直肠黏膜及其附着的痔静脉丛与下层组织间的钝性分离，一般此剖离的黏膜筒须长约 2.5~3.0cm。待黏膜筒分离到适当高度时（距齿状线约 3~4cm），即可用大头针再将同一平面的黏膜固定在纱布卷上。

E. 然后即可将直肠黏膜筒逐步切断，并将其上、下切端用“00”号肠线间断缝合。注意黏膜筒切断时可能遇到

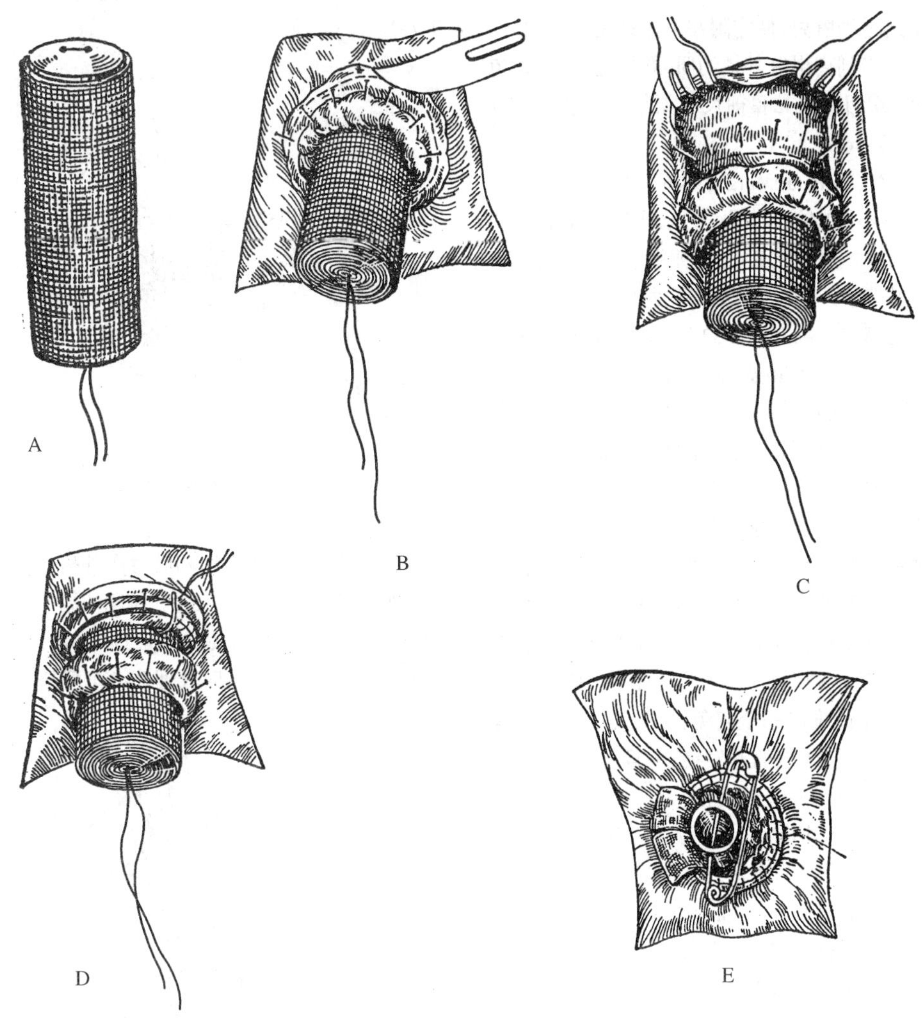

图 7-78　内痔环切术（Whitehead 之改良法）

A. 作者在术前准备的纱布卷，其一端有一个大纽扣用粗线穿过纱布卷心固定；B. 纱布卷插入肛门，深入约 8~10cm 后再退出约 3~5cm，使痔核和部分直肠黏膜跟着脱出外翻，然后用大头针将痔核固定在纱布卷上，并在大头针固定线的上方、靠近齿线处环形切开“黏膜袖”的外层；C. 将纱布卷适当外拉，同时作黏膜下层剥离，使痔静脉丛附着在黏膜袖上。然后在预计切除的黏膜袖的最高点，再用大头针固定一圈。虚线表示黏膜切断之部位；D. 完全切断黏膜袖，逐步缝合黏膜上、下切缘；采取切断一部分黏膜，拔去 1~2 枚大头针，随即再缝合几针的办法；E. 缝合完毕后拔去纱布卷，肛门内塞入裹有凡士林纱布的肛门导管

大出血点(一般为 3、7、11 点钟处),应分别用“000”号肠线予以贯穿缝扎。通常此黏膜筒应采取边切边缝的办法,每切开圆周的 1/4 圈就拔去大头针 2~3 枚,每隔 0.5cm 就用“00”号肠线间断缝合一针。

F. 随即可拖出纱布卷,其上有全部痔核组织和一个直肠黏膜袖附着。仔细观察创口有无明显渗血,必要时可将黏膜切缘加缝几针。最后插入裹有凡士林纱布的肛管。

注意事项:①这个手术法的优点是纱布卷有压迫止血作用,手术野清晰可辨,大头针固定黏膜后可使切口整齐,切除多少也易于掌握。所以整个手术过程中应保持纱布卷的位置,勿使它在术中脱出肛门,以保证手术顺利进行;②纱布卷的大小必须恰当,太粗插不进,太细易滑脱,且不能达到止血目的,反使手术更加困难。因此,纱布卷的粗细应有正确估计,务使粗细恰到好处;③切开表层黏膜后,应将痔核组织的粘连适当解离,使它附在下层黏膜上,一并切除。有时还可以适当剖离出肛外括约肌,并推之向上,以免缝合后引起疼痛;④切除的黏膜袖长度须与内痔脱垂程度相当,一般切除约 3~4cm。

4) 外剥内扎术(Milligan-Morgan 术):混合痔外剥内扎术是根据肛管直肠不同的神经支配特点,采取外痔剥离切除、内痔结扎以减少术后并发症的一种手术方法,是目前最常用的手术方法之一。适用于混合痔、急性嵌顿性内痔。外剥内扎术最早是 Whitehead 于 1882 年报道,后由 Milligan 和 Morgan 改良,一般称为 Milligan-Morgan 手术。优点是操作简单,对单发内痔或相对独立的内痔根治效果好,缺点是最多一次切除 3 个痔核,创面之间需保留黏膜桥,手术创面大,水肿明显,愈合慢,疼痛明显,并发症发生率较高。Parks 术式保留了肛管黏膜的感觉功能,降低了术后疼痛。Hosch 比较了两种术式的住院时间、手术时间、症状消失时间和患者满意度,认为 2 种手术均比较安全、经济、满意,但 Park 优点是术后不适时间及住院时间短。术后主要并发症有疼痛、急性尿潴留、肛门水肿和继发性大出血等。痔脱落时发生的继发性大出血尚难以完全避免,虽然其发生率仅为 0.5%~1%,却是痔手术最严重的并发症,一旦发生,应及时探查,缝扎出血点是最可靠的止血方法。

该术式属于开放性痔切除术,其优点:切口长轴与肛管平行呈放射状,有利于粪便和渗液自动引流,不容易感染;由于肛门括约肌的向心性张力,创面愈合后,不会形成太大的瘢痕。术中不需要进行太多的钳夹、缝合,术后肛门疼痛和水肿的程度较轻。术后对饮食和排便不需要作特别的限制,创面的护理比较容易。其缺点是疗程较长,痔核脱落和创面修复时间亦较缝合切口长,被结扎的痔核需 7~10 天才脱落,较大者甚至需要 2 周才能脱落。术后恢复正常生活的时间较长,需 2~3 周。

术前准备:①肛周备皮。普鲁卡因皮肤过敏试验;②术前 1 晚清洁灌肠。术前 1 天口服肠道消毒抗生素;③肛门内外用 0.5% 氯已定或 0.2% 碘附溶液消毒。

麻醉与体位:麻醉可选择鞍麻、硬膜外麻醉或骶管麻醉,单个的混合痔可选择局部浸润麻醉。俯卧折刀位或膀胱截石位,用宽胶布牵开两侧臀部。

手术步骤:

A. 以手指轻柔扩肛至可容纳 4~5 指。

B. 根据痔核的部位、大小、形状和数量,设计好切口和需保留皮肤黏膜的位置、数量。

C. 20ml 局部麻醉药中加入 0.1% 肾上腺素 0.1ml,以减少创口渗血。但高血压、心脏病、甲状腺功能亢进患者和老年人不宜使用。

分离内痔和外痔,用皮钳分别提起内痔和外痔,用尖头弯手术剪在外痔的外缘作一 V 形切口,沿外痔两边向口侧切开肛管皮肤,当剪至肛管括约肌间沟平面时,将切口作为“◇”形,直至齿状线上 1~2cm。用皮钳提起 V 形切口的皮瓣,沿括约肌浅面剥离外痔组织至齿状线上 1~2cm 处(图 7-79)。

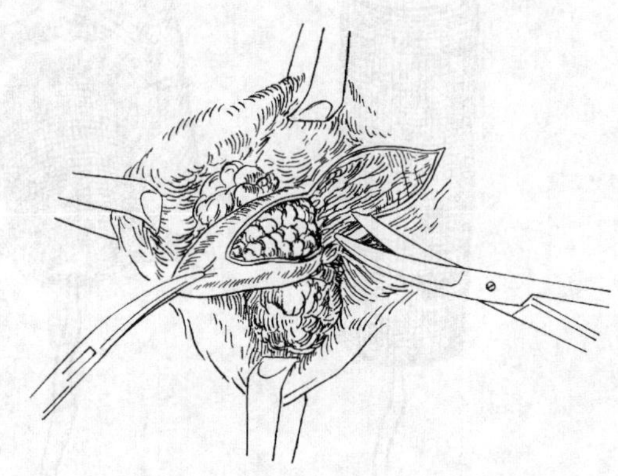

图 7-79　V 形切口,提起、分离外痔

D. 用丝线缝扎内痔和已游离外痔的基底,在结扎线上 1cm 处切除痔组织(图 7-80)。剔除皮桥下残余的外痔组织,保留上皮,修剪创缘,使之对合良好,切口开放。用同法处理其余痔核,一次可同时处理 3~5 个痔核。

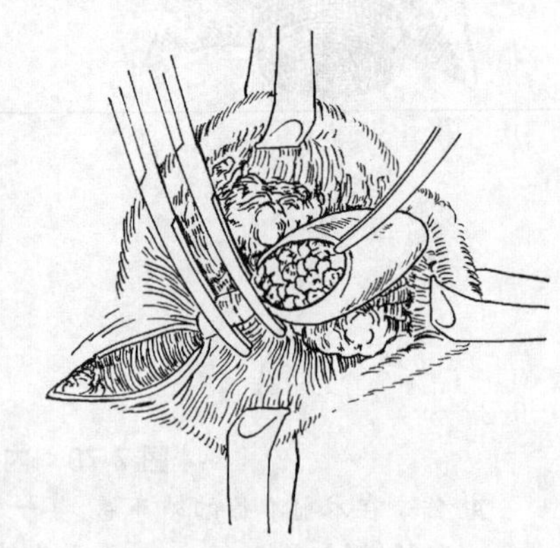

图 7-80　缝扎内痔和游离的外痔,切除痔组织

术中注意要点:

A. 痔核间要保留足够宽度的皮肤黏膜桥,防止肛门狭窄。一般认为至少应保留三处皮肤黏膜桥,每处的宽度不小于 0.5cm，总宽度应在 1.5cm 以上。结扎切除痔核的范围不应超过肛门周长的 3/5。

B. 痔核数目较多者，应先处理截石位 3、7、11 点钟痔核，在处理其他较小的痔核时，结扎的平面应稍低，以避免在齿状线同一水平形成一环状瘢痕，肛管直肠顺应性降低而出现排便困难。

C. 剥离外痔组织最好达到齿状线上方 2cm 平面，剥离大部分痔体，结扎的痔组织较少，脱落时间较短，可缩短疗程。且结扎的平面远离齿状线，可减轻术后疼痛。

D. 对合并肛门内括约肌痉挛及急性嵌顿性内痔患者，可经侧方或后方的切口切断部分内括约肌，以缓解肛管的狭窄，减轻术后疼痛。此法不宜用于老年人、慢性肠炎和腹泻者。

术后处理：①术后当天注意创口有无活动性出血情况，如有则及时予缝扎或压迫止血；②术后当日宜控制排便，第 2 天起可予容积性或润滑性泻剂口服帮助通便；③术后 3 天内进半流质饮食，3 天以后饮食可不受限制。鼓励患者多吃蔬菜水果，以软化大便；④术后第 2 天起，每天用 1∶5000 高锰酸钾溶液坐浴 1~2 次，每次便后坐浴；⑤术后 14 天结扎丝线仍未脱落，需行直肠指诊检查原因，如为贯穿结扎过深，造成结扎线未脱者，将丝线拆除即可；如为结扎不紧，此时，结扎线已松弛，失去结扎作用，可将结扎线剪断拆除，重新结扎痔核。

5）吻合器痔上黏膜环除术（PPH）：基于肛垫下移学说，意大利学者 Longo 首先报道应用痔吻合器治疗重度脱垂痔，并阐明其机制。吻合器痔上黏膜环切术（Procedure of Prolapse hemorrhoids，PPH）是利用特制的吻合器，通过直肠下端黏膜及黏膜下层组织环形切除、同时对远近端黏膜进行吻合，治疗严重脱垂性内痔和混合痔的一种手术方法。适合Ⅲ、Ⅳ度内痔、混合痔。并发症主要有：①疼痛：一般较轻，予镇痛剂口服即可缓解。②急性尿潴留：同混合痔外剥内扎术并发症。③出血：多为术后排便，粪便冲击吻合口所致，处理上保持大便通畅，予轻泻剂口服，开塞露或生理盐水低压灌肠。④吻合口狭窄：多为暂时性，用示指扩肛可以缓解。

术前准备：同外剥内扎术。器械准备：直径 33mm 吻合器、肛管扩张器、肛门镜缝扎器、带线器。2-0、3-0 可吸收缝线，20cm 持针器。

麻醉与体位：选择鞍麻、骶麻或静脉麻。俯卧折刀位、截石位或左侧卧位，用宽胶布牵开两侧臀部。

手术步骤：

A. 手指扩肛或将涂有液体石蜡的肛管扩张器放入肛管，取出内栓，用 7 号丝线在肛周前后左右各缝合一针，固定肛管扩张器。将肛门镜缝扎器放入肛管扩张器内（图 7-81）。

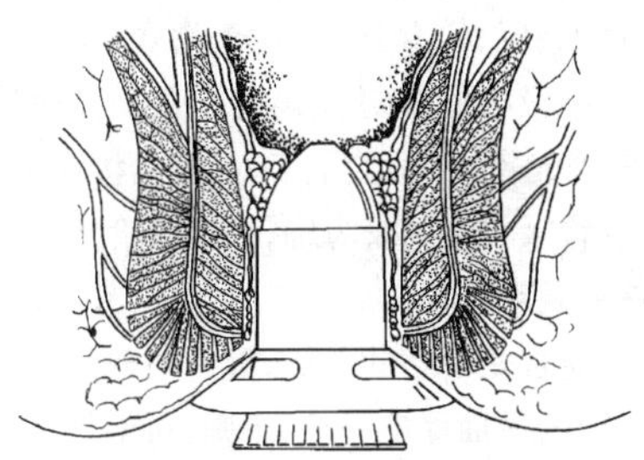

图 7-81　置入肛管扩张器

B. 通过肛门镜缝扎器，用 2-0 可吸收缝线在齿状线上 3.5~5cm 作单或双荷包缝合，两个荷包相距 1cm，通过转动肛门镜缝扎器完成直肠一圈荷包缝合，需缝合 4~6 针。缝合仅在黏膜及黏膜下层进行，应避免伤及肌层，缝好后取出缝针（图 7-82）。

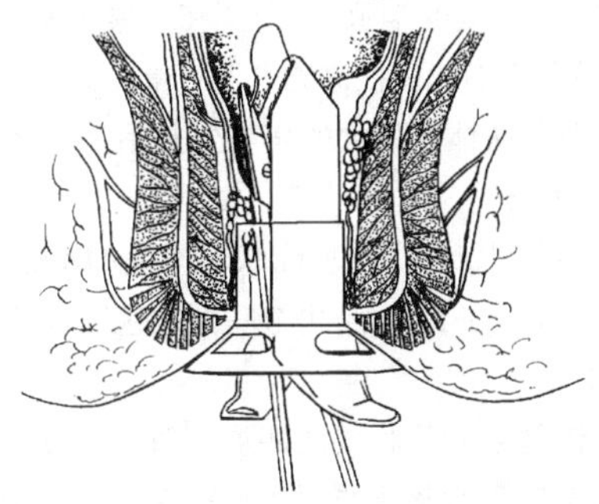

图 7-82　通过肛门镜缝扎器作荷包缝合

C. 取出肛门镜缝扎器，旋开吻合器至最大位置，并放入直肠腔内，使圆锥形钉砧头穿过荷包线圈，收紧荷包缝合线并打结固定在吻合器的中心杆上，在引线器的牵引下将线尾分别经吻合器两旁的侧孔引出。

D. 旋动吻合器，合拢钉砧头，同时向外牵拉收紧荷包缝合线，随着吻合器的逐渐闭合，脱垂的直肠黏膜被挤进吻合器的钉槽内，当指针进入吻合器指示窗击发范围后可击发。打开吻合器的保险栓，双手操作击发吻合器，关上保险栓，等待 30 秒再旋开吻合器，直至圆锥形钉砧头完全松开，然后缓慢退出肛门口外。检查吻合器钉槽内切除的直肠黏膜是否为完整的一圈，正常情况下，切下的应为纵向 2~4cm 长的一圈直肠黏膜（图 7-83）。

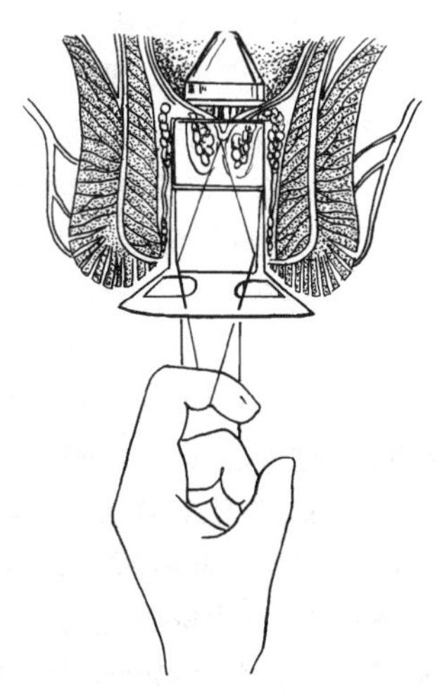

图 7-83　旋紧吻合器，收紧荷包，击发完成吻合

07

E. 再置入肛门镜缝扎器，检查吻合口有无出血，如有出血，用 3-0 可吸收缝线缝扎止血。直肠指诊检查吻合口的位置和是否光滑，一般吻合口应在齿状线上 2~3cm 处。最后，肛管内置吸收性明胶海绵，取出肛管扩张器。

术中注意要点：

A. 荷包缝合是手术的关键，缝合时注意荷包缝合的平面应与齿状线的平面保持平行，否则，可能导致切下的直肠黏膜不是完整的一圈。

B. 缝合的间距不宜太宽，两针之间稍微有点交叉，这样就不会留下较宽的空隙，避免了在收紧圆锥形钉砧头时有部分直肠黏膜不能被拉进吻合器钉槽内。

C. 缝合应从体积最大的痔核处开始，因荷包线的起始处切除比较充分。

D. 痔核体积较大、脱垂症状较严重的患者，可在第一圈荷包缝合的上方 1cm 处，再缝一圈荷包缝合，以保证足够的切除范围。

E. 荷包缝合距齿状线的距离不宜少于 3.5cm，痔切除吻合后，吻合口距齿状线的距离不宜少于 2cm，如吻合口距齿状线太近，术后易引起长时间的肛门疼痛不适。

F. 仔细检查和彻底止血，如有出血则在出血点的周围行“8”字缝扎。荷包缝合前可在黏膜下层注射浓度为 0.1% 的肾上腺素溶液，吻合击发后压迫直肠黏膜 30 秒，对预防出血有一定的作用。

术后处理：术后每天坐浴 1~2 次，饮食、排便可不受限制。口服甲硝唑片 0.4g，每日三次，连服 3~5 天 . 同时口服缓泻剂，连服 7~10 天。

PPH 与传统痔切除术最大的不同点是：切除的组织和吻合的部位均在痔核上方。PPH 通过切除痔核上方的一圈直肠黏膜并同步吻合切口，可缩短松弛的直肠黏膜，对脱垂的肛垫（痔核）或黏膜可产生向上悬吊的作用，同时，由于切断了直肠下动、静脉的末端分支，使肛垫的供血量明显减少，术后两周左右，原来充血肥大的肛垫（痔核）即逐渐萎缩。PPH 既能恢复肛管黏膜的正常解剖，有效地消除痔的症状，又能保留肛垫形态和功能的完整，其设计是合理的。目前认为 PPH 是一种安全有效的、恢复快、术后疼痛轻，且可在门诊局部麻醉下完成的一日手术，操作简单，术后并发症少，恢复工作快。PPH 与传统痔切除术相比，具有以下的优点：①手术时间短，一般为 8~15 分钟；②术后并发症少，尤其是肛门疼痛或不适感远较传统痔切除术轻；③住院时间短，患者很快能恢复正常生活。恢复正常生活的中位时间为 4 天；④出现肛门狭窄等后遗症的发生率少。国内开展 PPH 初期文献报道的并发症发生率：便血 10%~38.5%（需缝扎 0.5%），下腹不适 21.1%~23.9%，排便困难 5.8%~15.4%，应用镇痛 13.8%~18.8%，满意度 93.3%~97.7%。广东省中医院 1000 例 PPH 总结显示：男 610 例，女 390 例；Ⅱ度内痔 85 例，Ⅲ度内痔 450 例，Ⅳ度内痔 96 例，混合痔 369 例。手术结果：手术时间平均 20 分钟（10~60 分钟）；平均住院时间 6.4 天（3~15 天）；恢复工作时间平均 8.4 天（5~18 天）。术后并发症：①出血 26.9%；②急便感 52.5%；③肛门水肿 1%；④吻合口感染 0%；⑤吻合口狭窄 0.6%。由于实践时间少，近期文献报道的多是近期效果，远期效果未体现。Fazio 指出，为了客观评价 PPH 效果，建议进行多中心对比研究，术后评分应包括术后静脉注射及口服止痛前，远期结果应检测肛门失禁指数，进行长期并发症特别是狭窄和症状复发的随访。近期文献报道 PPH 后出现严重并发症盆腔脓毒症和直肠穿孔引起腹膜炎各 1 例。

6）痔治疗方法的比较：中山大学附属第一医院一项关于 PPH 与 MMH 的安全性有效性和 Meta 分析，对 10 篇国外的 RCT 文章分析后认为 PPH 在缩短手术时间、减轻术后疼痛、恢复工作时间、肛门分泌物和疗效满意度方面具有一定优势，而在术后并发症和镇痛药物需求、降低肛管静息压方面未见明显优势，认定 PPH 至少和 MMH 一样是安全有效的手术方式。

在最近报道的关于 PPH 与双极透热、PPH 与套扎法的随机对照研究中，作者认为研究报告证实了日间 PPH 与透热痔切除术、套扎术一样具有日间门诊手术的可行性，但 PPH 在麻醉要求、并发症发生率，操作失败率方面较另两组高，因而在日间门诊不占优势，当然术后疼痛及恢复工作时间方面受很多制约，如个人疼痛耐受力和社会经济背景等，PPH 存在两个技术问题：荷包缝合线位置过高或缝合过深，和对黏膜和黏膜下层切除量的控制，决定了操作成功与否。研究证明 PPH 比透热痔切除术更能减轻术后疼痛。透热痔切除术也是目前使用较普遍的治疗方法，Iane 等进行一项透热与超声刀痔切除的前瞻性随机对照研究中显示，尽管超声刀可以减少对组织的热损伤，但术后疼痛并未减轻，整体疗效及手术时间与热透相似，考虑到超声刀的价格昂贵，在未有大样本的研究证实超声刀能够减少术后出血的发生率之前，仍然常规推荐透热痔切除术。

Benedict 等进行一项胶圈套扎法与 PPH 的随机对比研究中认为从治疗装置来看，PPH 可被认为是橡皮圈套扎法的深入，将切除组织切进环状的装置，比较两种方法在治疗Ⅲ度、轻度患者的效果，认为两种方法对术后症状的控制效果接近，PPH 相对能更好改善出血症状。结论认为在吻合器痔切除时代相对于经济条件不太好的患者，胶圈套扎法仍可作为治疗Ⅲ、Ⅳ度内痔的首选方法。

7）痔手术后的疼痛处理：痔切除术后疼痛是普遍存在问题：术后疼痛多是由于肛门静息压（RAP）的增高和内括约肌痉挛所致。文献报道采用内括约肌切开、扩肛及硝酸甘油软膏等方法可以缓解括约肌痉挛，从而减轻术后疼痛，最近研究显示硝酸甘油制剂——尼采贴，可以对于术前高 RAP 的患者明显降低 RAP 并减轻术后疼痛，是一种新型易行有效的减轻术后疼痛的方法。同时证实术前 RAP 可作为一项指标来决定采用哪种方法可以降低术后 RAP 和减轻术后疼痛（Nitredermi 硝酸甘油）。Hiltumen 和 Matikainen 建议术前 RAP≥60cmH_2O 者，采用内括约肌侧切开可以避免粪便失禁。

内括约肌侧切开可以有效地降低RAP，但易引起粪便失禁。尼采贴中含有25mg硝酸甘油，每小时持续释放0.2mg，24小时就有5mg硝酸甘油被吸收，硝酸甘油为氧化氮提供者，通过松弛肛门括约肌而减轻疼痛，氧化氢具有松弛平滑肌的功能。

很多学者就多种手术器械对减轻术后疼痛作过探讨，临床实践证明电刀行痔切除术，术野清楚，出血少，可减少手术创伤和减轻术后疼痛，减少术后止痛药的使用。Khanr等在进行一项电刀与超声刀在痔切除术中应用的前瞻性随机研究，两组在镇痛药使用上无差异，术后疼痛无差异，Ho等采用随机对照研究比较开放式和闭合式痔切除术。术后疼痛发生率无差别；Seow-Choen等比较手术刀痔切除与电刀痔切除的比较，两组在术后疼痛无差异，但手术刀组在术后使用镇痛药明显多于电刀组；Senagore等比较手术刀痔切除与采用YAG激光切除时发现，激光组并无优越性反而增加了手术费用。

（林锋）

第八章 肝脏

第一节 解剖和生理

一、解剖

胚胎第4周时，在前肠与卵黄柄交界处的腹侧发生憩室样肝突起，以后头部衍化为肝脏，尾部形成胆囊和胆囊管，基底部形成胆总管，卵黄静脉形成门静脉和肝静脉，脐静脉与以后形成的门静脉左支吻合，延续为静脉导管和下腔静脉相通，为胎儿与母体间物质交换的主要途径。胎儿出生后，脐静脉和静脉导管闭塞，形成肝圆韧带和静脉韧带。腹系膜前部形成镰状韧带、左右冠状韧带的前页和左右三角韧带的一部分，腹系膜的后部形成肝胃韧带、肝十二指肠韧带、左右冠状韧带的后页和左右三角韧带的一部分。

肝脏是人体中最大的实质性腺体，其重量约为体重的1/40，通常约在1200~1500g。肝脏为一不规则的楔形器官，位于腹腔右上侧。其右侧钝圆，左侧薄。从外观可分膈、脏两面。膈面光滑隆凸，大部分与横膈相连。镰状韧带位于膈面的前部，向后延伸并向左右扩展成冠状韧带，冠状韧带又向左右延伸形成左、右三角韧带。这些韧带将肝脏固定在右上腹。在右冠状韧带前后页间，有部分肝面没有腹膜覆盖，称为肝裸区（图8-1）。肝脏的脏面有两个纵沟和一个横沟，构成H形。右纵沟由胆囊窝和腔静脉沟构成，左纵沟则由肝圆韧带和静脉韧带组成，横沟则连在二纵沟之间，绝大多数位于肝脏之中部，即第一肝门所在。在横沟的右旁常见一侧沟（即右切迹）伸向肝的右下方。从这些沟内很容易分离出门静脉、肝管、及肝动脉的分支（图8-2）。在脏面有肝胃韧带和肝十二指肠韧带，前者称小网膜，内含胃左右动脉；后者向上到达横沟，内含门静脉、肝动脉和胆总管等。在右侧肝的脏面还有肝肾韧带和肝结肠韧带。

膈下区是指横膈之下，横结肠及其系膜以上的一个大间隙，肝脏位于其中。肝脏及其韧带又将膈下区分成若干间隙。肝上间隙被镰状韧带分为左、右肝上间隙，后者被右冠状韧带和右三角韧带分为右前肝上间隙和右后肝上间隙。肝下间隙被肝圆韧带和静脉韧带分为右肝下和左肝下间隙，后者被小网膜分成左前肝下间隙和左后肝下间隙。右肝上间隙和右肝下间隙是膈下脓肿好发部位。因心脏不停的跳动和胃的蠕动，左肝上和左肝下间隙不易形成脓肿。

（一）肝脏韧带

肝脏除了裸区外均被腹膜覆盖，腹膜返折处形成韧带使肝脏固定在右上腹。

1. 镰状韧带 将肝的膈面分成左右两部分。它是左叶间裂表面的标志，其下端与肝圆韧带相连，上端向后延伸与两侧的冠状韧带相连。

2. 肝圆韧带 自脐而达肝圆韧带切迹，经镰状韧带游离缘的两层腹膜间达脐静脉窝，止于门静脉左支的囊部并

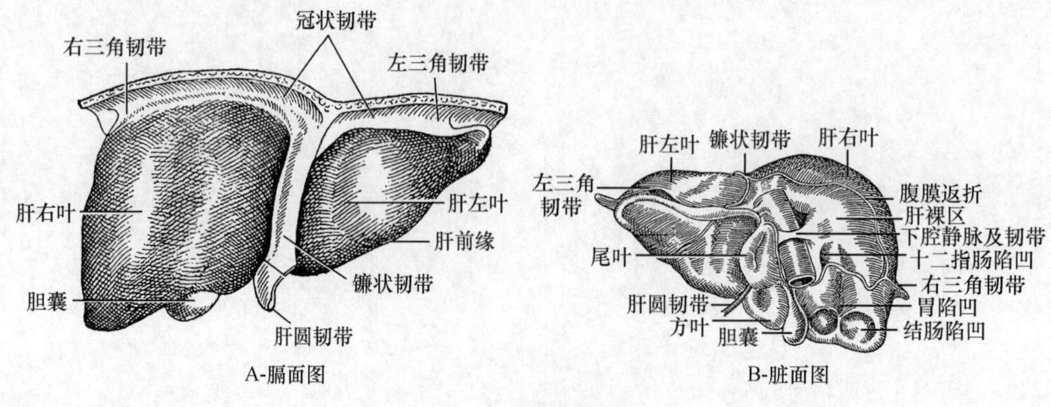

图8-1 肝脏表面解剖

08

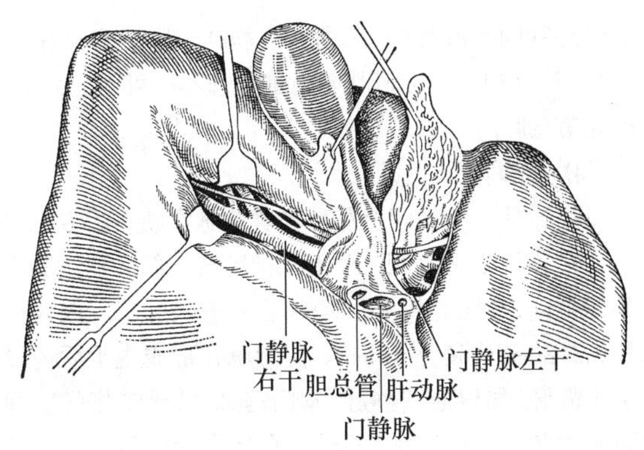

图 8-2 示肝门结构

与静脉韧带相连，是脐静脉闭锁所形成的纤维索带。门脉高压时，闭锁的脐静脉可再通。

3. **冠状韧带** 肝膈面与脏面被膜返折至膈所形成。有左、右冠状韧带。左冠状韧带分前、后两层，右冠状韧带分上、下两层。两层之间为肝裸区。

4. **三角韧带** 由左冠状韧带前后两层和右冠状韧带上下两层延伸并汇合而成。左三角韧带有较大血管和迷走胆管，手术切断后要妥善处理。

5. **肝胃韧带** 起自胃小弯，上方与静脉韧带相连，其右缘移行于肝十二指肠韧带。由两层腹膜组成，其内有迷走神经的肝支、胃前支及胃左、右动静脉。有时胃左动脉发出的副肝左动脉经此韧带入肝，供血给左外叶或左半肝。

6. **肝十二指肠韧带** 位于肝门横沟与十二指肠第一段间，左缘与肝胃韧带相连，右缘游离，后方胃网膜孔。由两层腹膜组成，其内由肝固有动脉、门静脉主干、胆总管、神经和淋巴管，称为肝蒂。手术时可在此处阻断肝的血流。

7. **肝肾韧带与肝结肠韧带** 肝肾韧带是由右冠状韧带下层绕过右肝的脏面和右肾前面而形成，其内有右肾上腺静脉。肝结肠韧带是连于右肝下缘和横结肠肝曲间的腹膜。

（二）肝脏分叶分段

在肝灌注标本上可见到肝内有若干平面缺少管道的分布，这些平面是肝内分叶的自然界线，称为肝裂。肝脏主要有三个主裂、两个段间裂和一个背裂。

1. **正中裂** 正中裂起自胆囊窝的中部，向后上方斜行抵于下腔静脉的左缘。正中裂多是斜行的，一般与肝门平面呈 60°~80°角，角的开口向左。在正中裂的平面内有肝中静脉经过，因此也有人认为左、右两半肝的分界线可以肝中静脉代替正中裂为界。在一般情况下，正中裂几将肝分为左、右两半肝。正中裂通过尾状叶时，通常也将它分成左、右各半，有时正中裂仅将尾状突与尾状叶分开，除尾状突外，整个尾状叶全属于左半肝。

2. **左叶间裂** 左叶间裂从肝前缘的脐切迹向后上方，抵于肝左静脉注入下腔静脉处，在膈面约当镰状韧带之左侧，在脏面则以左纵沟为标志。左叶间裂将左半肝分为左外叶和左内叶。在它的平面上有肝左静脉的叶间支经过。

3. **右叶间裂** 在正中裂的右侧约距肝右缘 1/3 处，有一接近水平位的斜裂（与水平面约成 30°~45°角，角之开口向右侧），起自肝右静脉汇入下腔静脉处，斜向右前方再弯向肝的右下缘，称为右叶间裂。它将右半肝分为右前叶与右后叶，有肝右静脉从其平面上经过，故在肝右前、后叶切除时，沿肝右静脉分离就是右叶间裂的部位。

4. **左外叶段间裂** 此裂起于肝左静脉回流入下腔静脉处，然后以斜行方向越过左外叶，止于肝左缘的后中 1/3 处，将左外叶分成外上段和外下段，在此裂平面中有肝左静脉的段间支经过。

5. **右外叶段间裂** 此裂在肝的脏面，起于肝门的右切迹，横过右后叶，止于右外侧缘之中点附近，将右后叶分成上段与下段，因此右切迹（即横沟）可作为右后叶段间裂在肝表面之标志。

6. **背裂** 位于肝脏后上缘中部，尾状叶前方，是第二肝门所在。在肝脏上极形成一弧线，将尾状叶隔开。

肝脏按上所述肝裂分成五叶四段，即左外叶、左内叶、右前叶、右后叶和尾状叶，左外叶和右后叶又各分为上下两段（图 8-3）。这对于肝脏疾病的定位诊断和开展肝叶切除术有重要意义。

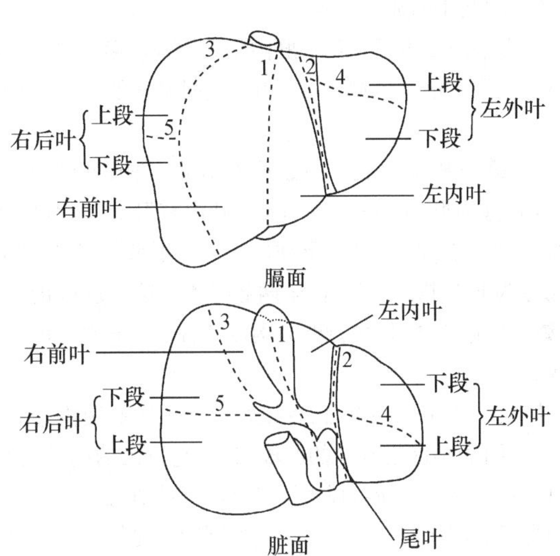

图 8-3 肝脏分叶、分段

Couinaud 以肝裂、门静脉和肝静脉为基础，提出肝脏的功能性分段，将肝脏分为八段。即尾状叶为Ⅰ段，左外叶为Ⅱ段和Ⅲ段，左内叶为Ⅳ段，右前叶为Ⅴ、Ⅷ段，右后叶为Ⅵ、Ⅶ段。1989 年 Couinaud 又以脐静脉为界，将尾状叶分左、右两段，左侧为Ⅰ段，右侧为Ⅸ段。解剖学研究结果证明肝脏是一分段性器官，每一肝段都有它的单独管道系统，可以作为一个外科切除单位。如切除Ⅳ段称为Ⅳ段切除术。为解决肝解剖和手术名称不统一问题，国际肝胆胰协会（IHPBA）于 1998 年底组建了一个命名委员会，于 2000 年 5 月在澳大利亚正式通过。新命名对肝进行三级划分，将肝脏分为9段。第一级划分称肝中界面，将肝分为左、右半肝，肝中界面以胆囊窝和下腔静脉窝为界，肝中静脉位于其中。第二级划分称区界面，右区界面以肝右静脉为界而将右半肝分为右前区和右后区，左区界面以镰状韧带为界将左半肝分为左内区和左外区。第三级划分称段界面，即各段之间的界面(图8-4)。

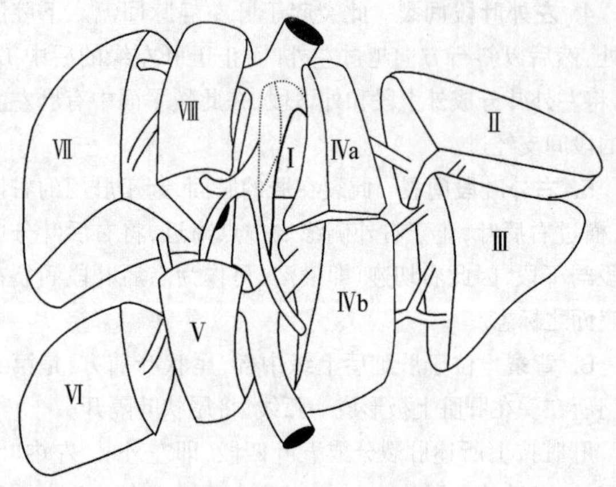

图8-4　Couinand分段

(三) 肝门解剖

肝脏有三个肝门。第一肝门位于横沟。第二肝门为肝静脉汇入下腔静脉区域。第三肝门为肝短静脉汇入下腔静脉区。

1. **第一肝门**　在肝的脏面，有H形的沟，其中部呈横行的沟，称为肝门(porta hepatis)。其内有肝管、门静脉、肝固有动脉左右支、淋巴管及神经出入。肝管位于右前方，左前方为肝动脉，门静脉位于两者后方。第一肝门前缘为肝方叶，后缘为尾叶，两侧壁为构成肝右叶和肝左叶的肝门结构。

肝是一个节段性器官，各段都有独立的血液供应和引流管道，因而功能上独立的肝段，都有它自己的门，这就是肝门分级的概念。所以提出了三级肝门的概念。第一级肝门相当于肝门横沟左、右端，在该处肝管和血管出入于左右半肝。第二级肝门相当于第二级肝管分支部，在右侧相当于右前、右后肝管分出处，在左侧相当于左内、左外肝管分出处。第三级肝门相当于Couinand肝段的门，如左外上段和左外下段，这是肝脏外科中能切除的最小功能单位。根据肝门分级的概念，可做比较理想的功能性肝切除术，以达到最大限度保留有功能肝组织的目的。

2. **第二肝门**　肝静脉离肝汇入下腔静脉区域为第二肝门。其肝外标记是沿镰状韧带向下后方的延长线，此线正对肝左、中静脉共干后入下腔静脉处。三支主要的肝静脉均在下腔静脉窝汇入下腔静脉。以肝左、中静脉共干后汇入下腔静脉多见(46%~66%)，肝右、中、左静脉分别汇入下腔静脉少见(33%~53%)。

3. **第三肝门**　除上述三支主要肝静脉外，尚有直接汇入下腔静脉的小肝静脉，称为肝短静脉。肝短静脉有3~30支不等，平均14支。在肝切除时如处理不当可引起大出血，故称为第三肝门。

(四) 门静脉

门静脉是由肠系膜上静脉和脾静脉在胰颈后方汇合而成，相当于第二腰椎水平，经十二指肠第一部后到达肝十二指肠韧带内，在胆总管和肝动脉后方进入肝门。成人门静脉长5.5~8cm，内径为1.0cm。门静脉在形成主干后还接受若干小静脉，如胃冠状静脉、幽门静脉、胰十二指肠上静脉和胆囊静脉。门静脉无静脉瓣，在体内构成独立的循环系统。与体循环有四支主要交通支：①胃冠状静脉和食管下端静脉丛吻合后通过奇静脉入上腔静脉；②肠系膜下静脉经直肠上、下静脉与肛管静脉吻合后经阴部内静脉入下腔静脉；③脐旁静脉和腹壁上下深静脉吻合后分别进入上、下腔静脉；④腹膜后肠系膜静脉分支和下腔静脉分支吻合。门脉高压时，吻合支扩张，大量门静脉血进入体循环，特别是食管下端静脉曲张易引起大出血。

门静脉入肝后分左右两支，走向如图8-5所示。

1. **门静脉左干**　门静脉左干自门静脉主干分出后沿横沟走向左侧称为横部，达左横沟后即弯向前方转为矢状部，其末端稍稍膨大称为囊部；矢状部与横部转角之处叫角部，其相交之角度一般约为90°~130°。整个左半肝及大部分尾状叶的门静脉血管即由此横部、角部、矢状部和囊部发出；有时甚至右前叶的门静脉也由此左干之横部发出。横部长约2~4cm，偶尔可达4~6cm。分布至尾叶的血管即从横部的上缘发出，通常有1~3支，少数可有4~5支；但有时尾叶之右半部或尾状突也可由门静脉右干分出的小支获得若干血供给。有时横部的前下缘也可发出1~3小支分布左内叶。从角部的凸侧面发出的分支，走向左外上方分布至左外叶后上段，称为左外叶后上段支；一般是一个较大的支，也有时另有若干小支，呈扇形分布。从矢状部和囊部内侧发出的2~4支较大的门静脉分支，分别折向前内方和后内方，分布至左内叶的前下部和后上部，称为左内支。最后自囊部外侧发出一支较大的静脉，称为左外叶前下段支，呈扇形分布于前下段区域内。

2. **门静脉右干**　门静脉右干变异较大，有时没有干，其右前叶的门静脉乃自主干直接发出，或来自门静脉左干之横部，而门静脉右支只有右后叶支直接分布到右后叶的上、下段内。

自门静脉右干的上缘发出者为1~3支小静脉，分布至尾叶的右半部。在正常情况下，门静脉右干的前缘分出一支大支称为右前支，该支自右干发出后很快分成二组静脉小支，分别分布于右前叶的前下区域和后上区域。从门静脉右干或直接自门静脉主干发出的一支比较大的静脉支分布至右后叶者称右后支；它在右前支起点处之外侧部又分成两个末支，分别分布于右后叶之上段和下段区域内。

(五) 肝动脉

肝动脉起源于腹腔动脉，称肝总动脉。肝总动脉在

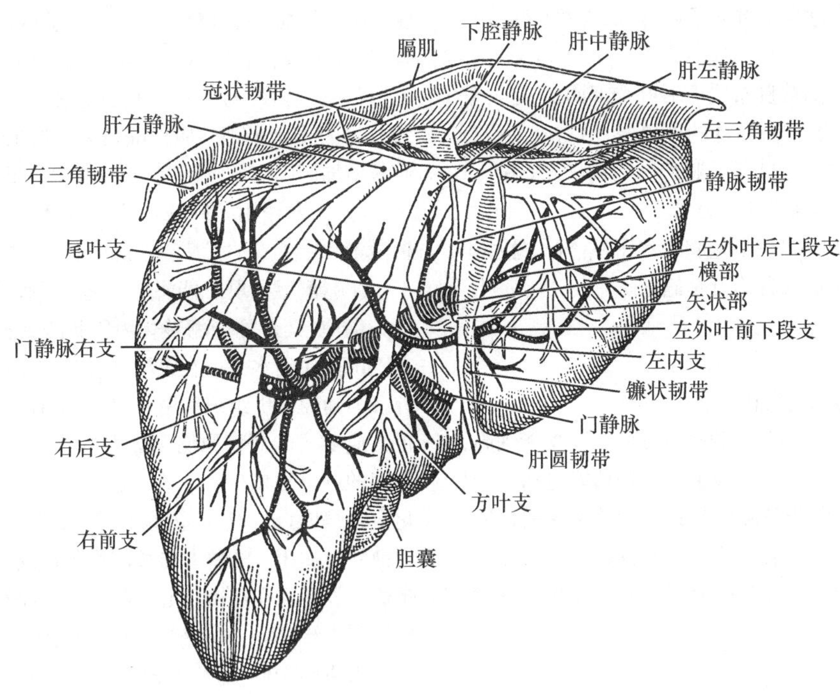

图 8-5 示肝静脉和门静脉肝内走向

十二指肠上方先后分出胃十二指肠动脉和胃右动脉后称为肝固有动脉，行于肝十二指肠韧带内，再分出肝左右动脉。肝动脉在进入肝门前有很多变异，其中最重要的是迷走动脉。迷走动脉是指起源于腹腔动脉以外的肝动脉，如来源于肠系膜上动脉、腹主动脉和胃左动脉等。如肝脏没有其他动脉供血时，这种异位来源的迷走动脉称为替代肝动脉。如有肝左、右动脉，还有另一支异位起始的迷走动脉，这种迷走动脉被称为副肝动脉。副肝动脉多供给肝脏的一段血液。其中以副肝右动脉起源于肠系膜上动脉和副肝左动脉起源于胃左动脉常见。副肝右动脉的发生率为 8%~12%，副肝左动脉发生率 18%~25%。

肝动脉自肝门处进入肝脏后与门静脉、肝胆管并行，外有纤维组织（Glisson 鞘）包裹，总称 Glisson 系统，为肝脏分叶分段的解剖基础（图 8-6）。肝动脉的内径比门静脉小得多，肝动脉供血量占肝脏血供的 25%~30%，但肝动脉和门静脉对肝脏的氧供各占 50%。

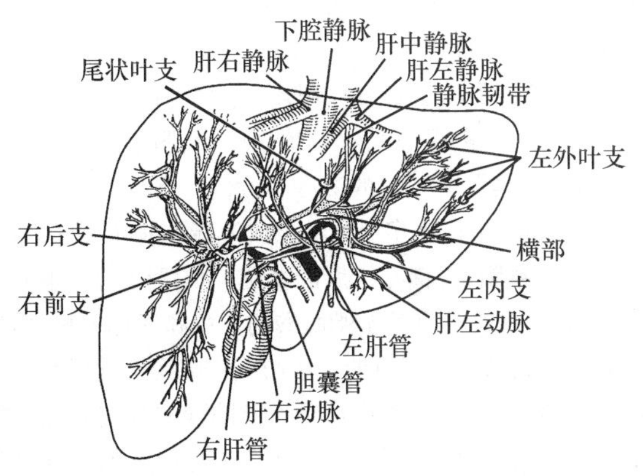

图 8-6 肝动脉、胆管与门静脉在肝内走向

（六）肝静脉的分支

收集各个肝小叶中央静脉血液的血管，逐渐汇合成左、中、右三支肝静脉，在肝的后上缘处（即第二肝门）直接注入下腔静脉（图 8-7）。

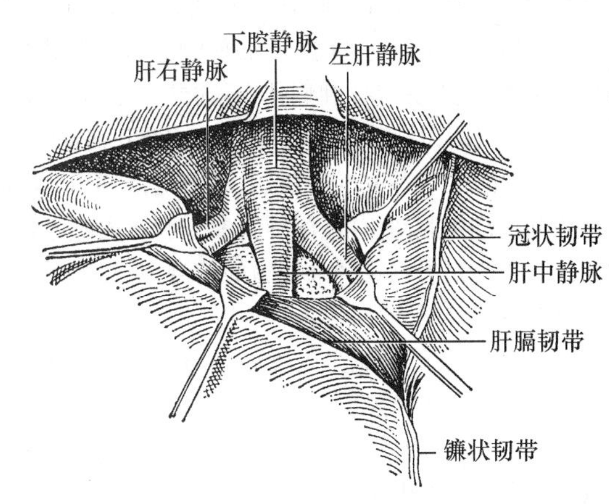

图 8-7 第二肝门

1. **肝左静脉** 肝左静脉接受来自左外叶的全部回血，它起于左外叶的前下缘，向后上方行走，偏在左叶间裂之左侧，于下腔静脉之左壁注入。肝左静脉多与肝中静脉合干进入下腔静脉，开口在下腔静脉的左前壁。

2. **肝中静脉** 肝中静脉接受左内叶和右前叶的全部回血，一般由两个大支合成（一支来自左内叶，一支来自右前叶），二支的汇合点约在门静脉主干分叉点的左侧附近。

肝中静脉多与肝左静脉合干进入下腔静脉，少数单独开口在下腔静脉的左前壁。

3. 肝右静脉 肝右静脉接受右后叶全部回血，是肝静脉中最大的一支。它起于右后叶的外侧缘，沿右叶间裂行走，呈弓形弯向内上方，开口于下腔静脉的前壁（或右壁）；其开口处通常较肝左静脉之开口为低。

此外，另有数支短小肝静脉直接汇入下腔静脉，这些小静脉多引流尾叶的回血，又称为肝短静脉。

二、生理

（一）肝脏的主要细胞及其功能

1. 肝实质细胞 肝实质细胞是肝脏的主要功能细胞，约占肝脏细胞的 80%。肝实质细胞的主要功能包括：①参与碳水化合物、蛋白质、脂肪和维生素等营养物质的摄取、存储和释放入血。②合成血浆蛋白、脂蛋白、脂肪酸、胆汁和磷脂。③分泌胆汁。④降解内源性和外源性化合物，发挥生物转化作用。

2. 非实质细胞

(1) 内皮细胞：肝血窦位于肝板之间，有两大特征；独特的内皮细胞和缺乏基底膜。内皮细胞呈扁平梭形，胞核部分膨大，有较多胞质，胞质内仅含少量细胞器，有丰富吞饮泡。内皮细胞有许多受体，有助于糖蛋白、脂蛋白的摄取。它还能合成释放介质，如白介素 -1、白介素 -6 及干扰素等，调节肝细胞的活动。

(2) Kupffer 细胞：是一种单核 - 吞噬细胞（网状内皮细胞）。Kupffer 细胞的主要功能在于其强大的吞噬作用，是肝脏抵抗细菌、病毒的重要屏障。它还有其他一些重要功能：①吞噬血液中的碎屑（如凝血酶、纤维蛋白等），防止 DIC；②清除和降解免疫复合物；③合成释放干扰素；④合成补体和其他细胞毒物质，具有抗肿瘤作用；⑤参与红细胞降解、铁质及胆红素代谢；⑥调控肝细胞蛋白合成及肝细胞增殖。

(3) 贮脂细胞：又称 Ito 细胞或卫星细胞，位于 Disse 腔内肝细胞和内皮细胞间，有贮存维生素 A 和合成胶原蛋白的功能。它可能是肝内成纤维细胞的前身，在肝组织修复过程中起重要作用。

(4) Pit 细胞：位于肝血窦内皮层上，有自然杀伤活性，对肿瘤细胞有自发性细胞毒作用。

(5) 胆管内皮细胞：分泌水和电解质，重吸收液体、胆汁酸和氨基酸来调节胆汁的成分。

（二）肝脏的生理功能

肝脏是维持生命必不可少的一个器官。肝脏的功能十分复杂，主要包括以下几点：

1. 分泌胆汁 肝脏每日持续分泌胆汁 600~1200ml，经胆管流入十二指肠，帮助脂肪消化和脂溶性维生素 A、D、E、K 的吸收。胆汁中的成分包括胆汁酸、胆固醇、脂肪酸、磷脂、结合胆红素、少量蛋白质及其他一些无机离子和水分。胆汁的生成和分泌依赖于整个肝细胞内微器的高度协调。肝细胞生成和分泌胆汁依赖胆汁酸、钠离子及碳酸氢根离子；小胆管和胆管分泌胆汁主要依赖胰泌素。胆汁分泌受神经、体液及食物等因素影响。副交感神经兴奋能促进胆汁分泌，交感神经兴奋可抑制胆汁分泌。口服胆盐引起胆汁分泌的作用最强。胆汁酸是胆汁的主要成分，有形成微胶粒增加胆固醇的溶解度、激活胰脂肪酶和抗菌作用。

2. 代谢作用 肝脏是糖、脂肪和蛋白质代谢中心，多种激素和维生素的代谢也在肝内。

(1) 糖代谢：肝脏能将从消化道吸收的大部分葡萄糖转变为糖原，其余葡萄糖转化为脂肪酸。肝糖原的主要作用在于维持血糖水平。在饥饿、创伤等应激情况下，肝糖原又分解为葡萄糖供组织利用。但肝脏储存的肝糖原相当有限，正常成年人的肝糖原储存量为 70~75g，饥饿 24~48 小时后储存的肝糖原就耗尽。在肝糖原耗尽后，肝脏能将非碳水化合物（如甘油、乳酸、丙酮酸等）转变成葡萄糖，这是肝脏的糖异生作用。这些非能源底物包括成糖氨基酸、甘油、丙酮酸和乳酸。在饥饿、创伤或手术等应激情况时，若无外源性能源供给，体内就分解蛋白质和脂肪以提供能量。此时，如每天供给 100g 葡萄糖，就可明显减轻蛋白质的分解，起到节氮作用。

(2) 蛋白质代谢：在蛋白质代谢过程中，肝脏主要起合成、脱氨和转氨作用。食物中的蛋白质分解为氨基酸后被吸收，肝脏利用氨基酸再合成机体所需要的各种蛋白质，如白蛋白、纤维蛋白、球蛋白和凝血酶原等。90% 的血浆蛋白由肝脏合成和分泌，白蛋白占血浆总蛋白的 55%~66%。肝脏是合成白蛋白的唯一器官，正常情况下只有 15% 的肝细胞合成和分泌白蛋白，大多数肝细胞处于储备状态。球蛋白除肝脏外其他组织如肺、肠及骨髓等亦可合成。只有在肝细胞大量损害时（如肝硬化），才会出现低白蛋白血症表现，同时伴白蛋白与球蛋白之比例倒置。因此，白蛋白可作为评定机体营养状态的重要指标。多种酶蛋白由肝脏合成，如丙氨酸氨基转移酶（谷丙转氨酶，ALT）和天冬氨酸氨基转移酶（谷草转氨酶，AST），肝细胞受损时转氨酶释放入血，检测血中酶蛋白的变化可评价肝细胞受损程度。多种凝血因子也由肝脏合成，如纤维蛋白原、凝血酶原和凝血因子Ⅴ、Ⅶ、Ⅷ、Ⅸ、Ⅹ等。此外，多种运载蛋白，如结合珠蛋白、转铁蛋白、血浆铜蓝蛋白、激素运载蛋白、α- 球蛋白、β- 球蛋白和 γ- 球蛋白等，后两者的变化与肝炎的严重程度相关。体内代谢产生的氨是对机体有毒物质，肝脏能将大部分氨合成尿素，并经肾排出；肝细胞受损时，脱氨作用减弱，血氨升高。

(3) 脂肪代谢：肝脏能维持体内磷脂、胆固醇等各种脂质的稳定，使其保持一定的浓度和比例。肝脏是合成脂肪酸的主要器官，可以把多余的糖合成为脂肪酸，酯化后形成胆固醇酯和磷脂，并储存于脂肪细胞。饥饿时脂肪酸的合成被抑制，饱食时则有利于脂肪酸的合成和酯化。禁食时，脂肪酸发生脂肪动员以供能。脂肪酸代谢受干扰可引起肝脏功能异常，肝功能异常也可干扰脂肪酸的代谢。肝功能异常时，由于糖代谢障碍致脂肪酸合成过多并超过肝脏分解代谢能力，同时脂蛋白合成和运输发生障碍，导致甘油三酯形成过多而发生脂肪肝。此外，肝功能异常时对胆固醇酯化作用减弱引起胆固醇酯浓度下降。

(4) 维生素代谢：肝脏能将胡萝卜素转化成维生素 A 并加以储存。它还储存维生素 B 族、维生素 C、D、E、K。

(5) 激素代谢：肝脏对体内多种激素（雌激素、抗利尿激素和醛固酮等）有灭能作用。肝硬化时灭能作用减弱，导致体内雌激素增多而引起蜘蛛痣、肝掌和男性乳房发育；抗利尿激素和醛固酮增多引起体内水钠潴留。

3. 生物转化功能　代谢过程中产生的毒性物质和外来的毒性物质，在肝内经过第一和第二相两个阶段而进行生物转化，通过分解、氧化、还原和结合的方式使其毒性降低或转化为无毒物质。葡糖醛酸、甘氨酸等小分子以结合方式与毒物结合后排出体外。

4. 造血功能　胎儿期 9~24 周及成人骨髓纤维化时，肝脏可髓外造血。肝脏还能储存维生素 B_{12}、叶酸和铁。

5. 凝血功能　肝脏能合成大部分凝血因子、纤维蛋白原、凝血酶原、激肽释放酶原和高分子激肽原。肝脏还能清除促凝血因子，如Ⅸα、Ⅹα、Ⅺα 及纤溶酶原激活剂。Kupffer 细胞可清除纤维蛋白原降解产物。肝脏在人体凝血和抗凝两个系统的动态平衡中起着重要的调节作用。肝功能异常时，凝血因子生成减少、纤溶系统亢进，导致出血。

6. 吞噬、免疫功能　Kupffer 细胞具有滤过和清除异源性物质和调节免疫反应的功能。它可吞噬微生物、内毒素、异种抗原和免疫复合体，将细菌、色素和其他碎屑从血液中清除。肝实质细胞可产生抗体，合成和分泌胆汁 sIgA；后者可清除循环内的有害或外来抗原及 IgA 免疫复合体，并加强胆道和肠道的免疫防御机制，对防御肠内致病性病原体有重要作用。

（三）术前肝脏功能的评估

正常肝有巨大的储备功能和再生功能，多数人能耐受 70% 的切除而不会引起肝功能衰竭。肝硬化肝脏因肝细胞受损而导致肝储备功能和再生功能下降，手术后容易发生肝功能衰竭。从 20 世纪 60 年代开始，各国学者便开始寻求能准确反映肝脏储备功能的敏感指标，以在术前评价肝脏储备状况，术中预计肝最大安全切除范围，同时判断预后。下面介绍一下目前临床上常用的几种肝功能评估方法。

1. Child 评分　Child 和 Turcotte 在 1964 年首先提出了包含腹水、肝性脑病、胆红素和白蛋白这四项指标的 Child-Turcotte 评分系统。Pugh 在 1972 年改进了这一系统，加入了凝血功能（PT 或 INR）。Child-Pugh 评分（表 8-1）在相当长的一段时间里为临床肝功能评估树立了标准。在术前评估方面，一般认为 Child C 级是肝切除术的禁忌证，A 级相对安全，B 级则依患者具体情况而定，但 Child 评分无法对肝切除的安全范围作出评估。

然而，由于设计方法上的缺陷，其在诸多方面难以令人满意：首先，Child 评分只能评估全肝功能，对于安全的手术切除范围缺乏提示意义；其次，对于胆红素、白蛋白以及凝血酶原时间这些指标选择了便于记忆和推广的数值作为分界点降低了其准确性；再者，这五项在评价肝功能或预后时所占的权重其实并不一致，对于腹水和肝性脑病的严重程度的判断缺乏客观、严密的方法；第四，临床上治疗措施的应用，可部分影响这五项指标的结果，从而影响判断；最后，可能其他影响预后的因素，如食管胃底静脉曲张及破裂出血、血清肌酐等因素也未被纳入其中。

2. 吲哚青绿清除试验　吲哚青绿（indocyanine green，ICG）静脉注射后与 α_1- 脂蛋白和白蛋白结合，全被肝脏摄取，肝细胞无结合，全部进入胆汁，不参与肠肝循环，无毒，其血液浓度易测。其检查在清晨空腹进行，一次静脉注入一定剂量的 ICG（1.0 或 5.0mg/kg 体重），注射前及后第 5、10、15 分钟各抽血并分离血清，在波长 805nm 行光电比色测 ICG 浓度，进而计算 15 分钟潴留率（ICG R15）和最大廓清率（ICG Rmax）。为减少多次采血的创伤和繁琐的弊端，有日本学者提出了脉动式 ICG 分光光度仪分析法：通过检测在 805nm、940nm 两波长下的吸光度比值，利用脉搏光度法原理就可以求得 ICG 和血红蛋白浓度比，将外周血测得的血红蛋白浓度值比较就能得到 ICG 浓度。此法目前已在国内广泛应用。

ICG 排泄的快慢取决于肝细胞受体的量和肝细胞功能，同时肝硬化引起的肝内动静脉分流和肝血窦血管化也会影响排泄。在现有的肝功能评估方法中，ICG R15 可以较好地预测术后肝功能衰竭的发生。临床研究表明，当 ICGR15<10%，表明肝脏有较大的储备功能，可行各类肝切除；ICGR15 为 10%~20%，肝切除范围应限制在 2 个肝段内；ICGR15 为 20%~30%，一般仅可作肝楔形切除；若 ICGR15>30%，则禁忌作任何类型肝切除。

3. CT 体积计算　基于肝脏移植的需要，Urata 等在

表 8-1　肝功能 Child-Pugh 评估系统

指标异常评分	1 分	2 分	3 分
血清胆红素（μmol/L）	<34.2	34.2~51.3	>51.3
血清白蛋白（g/L）	>35	28~35	<28
凝血酶原延长时间（s）	1~3	4~6	>6
腹水	无	少量，易控制	中等量，难控制
肝性脑病	无	轻度	中度以上

A 级：5~6 分；B 级：7~9 分；C 级：≥10 分

1995 年总结了 96 例日本患者的数据，得到了标准肝脏体积的计算公式，成人单位体重的肝脏体积为 (20.5±1.9)ml/kg，单位体表面积的肝脏体积为 (712.0±51.2)ml/m²，同时肝脏重量和体积之间存在 1.19ml/g 的转换系数。欧美各国学者也已总结出了不同种族人群的肝脏体积(或重量)与体重(或体表面积)之间的计算公式，但各种族人群的公式不一定通用。活体肝移植的经验告诉我们，全肝 30%~35% 的剩余体积对供体是较为安全的。一般意义上认为 40% 的估计标准肝体积或移植物受体重量比为 0.8% 的供肝对受体是必需的，小于这一低限则容易发生小肝综合征，但目前已有报道的肝移植术后存活的体积极限为受体体重的 0.59%。

随着计算机技术的发展，CT 体积计算可以较准确地计算出解剖性肝切除后的剩余肝体积。但肝脏实质病变对肝功能的影响却无法从 CT 作出准确的判断，CT 所能显示的仅仅是肝脏的形态和体积。因而，在活体肝移植供体的术前评估中，肝脏穿刺组织学检查依然是常规术前项目，在合并肝脏实质病变的肝脏肿瘤安全切除范围的评估中仍需要更多地依赖临床医师的个人经验。

4. 肝脏弹性测定　肝脏弹性测定是利用超声技术通过肝脏组织对低频超声振动波反射而来的弹性数值，来评估肝脏的硬度，单位以千帕(kPa)来表示。弹性数值测量范围是 2.4~75.4kPa，弹性数值越大，表示肝组织质地越硬，纤维化程度越严重。肝纤维化程度按弹性数值分为 F0、F1、F2、F3 和 F4，5 个等级：F0 为无肝纤维化，≥F1 为轻度肝纤维化，≥F2 为中度肝纤维化，≥F3 为重度肝纤维化，F4 为肝硬化。

（樊嘉　黄成）

第二节　肝脏损伤

正常肝脏大部分是在腹腔的右上部，隐藏在右侧的膈下和季肋下，一般不易遭受损伤。但因其体积大，质地脆弱，故在胸腹部损伤时容易损伤，在闭合性腹部损伤中仅次于脾损伤。肝脏损伤常发生严重出血与休克和胆汁性腹膜炎，死亡率和并发症发生率较高，故肝脏损伤是腹部损伤中的一个严重问题。单纯性肝损伤死亡率为 9%，合并多个脏器损伤时死亡率可高达 50%。

【分类和分级】　肝脏损伤可分为开放性损伤和闭合性损伤。

开放性损伤多由锐性暴力、特别是利器损伤的结果，暴力作用的方式多是直接的，例如切伤、刺伤、枪弹及弹片伤等。这种损伤除肝脏有实质及被膜的破裂外，尚伴有胸腔或腹壁的开放性损伤。

闭合性损伤多系钝性暴力作用的结果。暴力的作用方式可能是直接的，如拳打、脚踢，或其他钝器打击在右季肋部；也可能暴力的作用仅是间接的，如人从高处下坠时肝脏受到反冲力而破裂，或者右季肋部受挤时肝脏在压力的垂直面上破裂。闭合性损伤往往合并多发脏器伤。

根据严重程度不同，肝脏的损伤可分 3 类：①被膜下破裂：包括表浅的被膜下破裂(简称被膜下破裂)和中央的被膜下破裂(简称中央破裂)；②真性破裂(或称完全性破裂)。被膜下破裂，此类肝脏损伤较少见。表现为肝实质的表面破裂而包膜则完整。中央破裂：表现为肝脏实质之中央部受伤破裂，而表层组织仍完整。由此所形成的肝内血肿常较大。真性破裂：肝实质和被膜均有破伤，但程度上可有甚大差别：裂伤可能是浅表的，也可能是很深的；可以仅有一处裂伤，也可能有多处裂伤，甚至肝脏组织碎裂成块而游离在腹腔中。

美国创伤外科协会于 1994 年修订的肝损伤评级系统已被认为是评估肝损伤的标准(表 8-2)。Ⅰ级和Ⅱ级属于轻伤，只需非手术治疗。Ⅲ~Ⅴ级属于严重损伤，常需手术

表 8-2　肝损伤评级

分级	伤情	
Ⅰ	血肿	包膜下血肿，表面积 <10%
	裂伤	包膜下撕裂，实质深度 <1cm
Ⅱ	血肿	包膜下血肿，表面积 10%~50%
		实质内血肿直径 <10cm
	裂伤	实质损伤深度 1~3cm，长度 <10cm
Ⅲ	血肿	包膜下血肿，大于表面积 50% 或正在扩展
		包膜下或实质内血肿破裂
		实质内血肿 >10cm 或正在扩展
	裂伤	实质深度 >3cm
Ⅳ	裂伤	实质破裂累及肝叶 25%~75% 或在一叶内累及 1~3 个肝段
Ⅴ	裂伤	实质破裂累及肝叶 >75% 或在一叶内累及 3 个以上肝段
	血管伤	肝旁静脉损伤，如肝后腔静脉 / 中央主要肝静脉
Ⅵ	血管伤	肝脏撕脱

处理。Ⅵ级损伤罕见，几无存活可能。

【病情评估及早期诊断】 肝脏损伤的主要表现是腹腔内出血和胆汁性腹膜炎症状。开放性损伤的诊断不难，要注意右胸的穿透伤可贯通膈肌引起肝损伤。闭合性损伤有时诊断不易。真性破裂因大量出血而致休克，表现为面色苍白、出汗、口渴、气急、脉搏加快、血压下降、少尿，最后可发展为循环衰竭而死亡。由于腹腔内出血和胆汁刺激腹膜，腹壁常有剧烈疼痛，并可因刺激膈肌而引起右肩部牵涉性疼痛和呃逆现象。中央破裂和被膜下破裂的如损伤程度较轻，出血较少，且只局限在肝脏被膜内，无腹膜刺激征，仅右季肋部有疼痛和触痛，常无休克表现。张力大的肝包膜下血肿可发生延迟性破裂(距受伤时间数小时、数天)，表现为急性腹痛和内出血。腹部检查时，如为开放性损伤，则根据伤口的位置深浅和方向，容易诊断。如为闭合性的真性肝破裂，则表现有明显的内出血现象，腹壁触痛，腹肌强直，且有移动性浊音，结合腹部超声和腹腔穿刺诊断亦不难。如为中央破裂或被膜下破裂，则除局部触痛以外，并无内出血及明显的腹膜刺激现象，难与腹部的单纯挫伤鉴别。腹腔穿刺，可以明确有无腹腔内出血，但有一定的阴性率。腹腔穿刺所得的血液中如发现含有胆汁，对肝破裂的诊断有一定帮助。X线检查时如为肝脏损伤，可能显示肝阴影扩大及右侧膈肌升高；合并其他空腔脏器穿破时可发现膈下有游离气体。超声是腹部损伤的主要诊断方法，其对腹腔内游离液体诊断敏感，其特异性为95%~100%，敏感性为63%~100%，但是超声诊断阴性并不能完全排除肝脏损伤。由于超声不能诊断肝脏实质和血管损伤的准确程度，因此它不能代替CT。目前CT已经成为诊断腹部损伤血流动力学稳定患者的金标准。肝脏损伤的非手术治疗很大程度上依赖CT诊断，它既能提高肝脏损伤的诊断率，又能判断损伤程度。CT诊断肝脏损伤的敏感性为92%~97%，特异性为98.7%。多层CT增强扫描还可以进行血管重建。CT比较容易明确肝脏损伤的类型和程度。根据CT值可以判断凝血块(45~70HU)和活动性出血(30~45HU)。最高的CT值集中的部位表明是出血的来源。如果有胆瘘和脓肿还可以在CT引导下经皮穿刺引流。血管介入技术对肝脏血管损伤处理也有重要作用，并且肝动脉栓塞和经肝静脉支架可用以治疗。

【治疗】 肝脏外伤早期复苏要遵循创伤生命支持原则，积极地给予液体复苏，监测中心静脉压和尿量。尽量避免低体温、凝血功能障碍和酸中毒，因为这三种情况可导致病死率明显升高。为了避免体温过低，可以应用保温毯，输血和输液时应用加热装置。液体复苏时应避免加重凝血功能障碍，及时纠正酸中毒。下一步处理主要取决于患者的生命体征稳定性及对液体复苏的反应。对于血流动力学不稳定者，要迅速扩容并紧急手术探查。对于血流动力学稳定者，可行超声等辅助检查以进一步明确肝损伤的部位和严重程度以及是否合并有其他脏器的损伤并决定下一步治疗方案。大部分肝损伤患者在超声、CT监测下可经非手术治疗痊愈，少数患者需要手术治疗。

1. 非手术治疗 选择标准：血流动力学稳定(收缩压大于90mmHg和心率小于100次/分)和无腹腔内其他脏器损伤，Ⅰ~Ⅱ级肝损伤患者均可行非手术治疗。对于符合选择标准的肝脏损伤患者，非手术治疗是安全的，可减少不必要的手术探查。治疗过程中应严密监测生命体征、腹部体征和血红蛋白，定期复查超声、CT和MRI。超声可大体反映肝脏损伤的病情进展。MR可准确地判断肝破裂伤愈合过程及有无并发症，因MR能如实反映病灶内组织病理学改变。治疗过程中，如虽积极补液但仍出现血红蛋白进行性下降、循环不稳定者，要立即手术治疗。此外，非手术治疗要注意肝脏损伤后出现复发性出血、胆汁漏、胆道出血、感染或脓肿形成、外伤后囊肿、肝动脉假性动脉瘤等并发症。

2. 手术治疗 肝脏损伤如经积极补液、输血后，循环仍不稳定者应尽早手术。严重肝脏损伤需要立即手术，急诊室补液后急送手术室，避免一切不必要的检查。手术目的是止血、清除失活的肝组织和充分引流。

一旦决定手术，应迅速进腹，控制出血。初步控制肝脏出血的方法有肝门阻断(Pringle法)、双手压迫肝脏和纱布填塞肝周止血。常温下肝门阻断是最简单、有效的方法。常温阻断一次入肝血流的安全时限为30分钟，有肝硬化时阻断肝门一次不要超过15分钟。如有必要，可在恢复入肝血流几分钟后再次阻断肝门。如阻断肝门后肝脏出血无明显减少，要考虑下腔静脉损伤或血管变异。在有效控制出血后，进一步探查腹腔及全面检查肝脏，以决定下一步手术方式。手术方式如下：

(1) 肝脏缝合术：是治疗肝脏裂伤最常用的方法。边缘整齐的裂伤可作间断缝合或褥式缝合。对于较深的裂伤，先要缝扎损伤的胆管和血管，然后穿过底部缝合，可避免死腔形成。有时可将大网膜、止血海绵填入创面后缝合止血。

(2) 清创性肝切除术：适用于严重的肝裂伤伴肝组织大片坏死，单纯缝合效果不满意。应去除所有失活肝组织以减少术后再出血、胆瘘、肝脓肿形成。手术以不规则性切除为主，即以清除坏死肝组织为主，结扎损伤的血管和胆管，同时尽量保留正常的肝组织；而不是以规则性切除肝段、肝叶为主。因后者往往需要较长时间阻断肝门，同时切除了部分正常肝组织，导致术后死亡率增加。同时充分引流腹腔。

(3) 肝动脉结扎术：复杂的肝裂伤经缝扎创面后仍不能控制出血时，宜行肝动脉结扎术。结扎肝总动脉最安全，但止血效果偏差。选择性结扎肝左或肝右动脉效果肯定。如行选择性肝动脉结扎术仍有出血时，应怀疑存在变异的副肝右动脉或副肝左动脉。如行选择性肝右动脉结扎时，要切除胆囊，以免发生胆囊坏死。禁忌证包括起源于门静脉或肝后静脉的出血。

(4) 肝周纱布填塞：当其他外科止血方法无效，患者血流动力学不稳定时，应考虑用肝周填塞方法止血。不能控制的凝血障碍引起的出血是肝周填塞的绝对指征。当患者情况较差，或医生不能处理肝脏出血时，为尽快控制肝脏出血，挽救患者的生命，肝周填塞也是一种暂时止血的方法，为转送上级医院争取时间。填塞的纱布应于术后1~2周取出，可以减少取出纱布后的继发出血。此外，将塑料膜垫在纱布和肝组织间亦可减少拔除纱布后的继发出血。术后应用广谱抗生素，预防败血症。

(5) 肝脏损伤合并肝静脉或肝后段下腔静脉破裂的处理：这类损伤极为凶险，处理棘手，死亡率高达80%。难以控制的大出血和空气栓塞是死亡的主要原因。当肝门阻断控制出血无效时或肝脏损伤延伸到肝裸区时，要考虑存在肝后下腔静脉或肝静脉破裂可能。探查手术中如发现合并肝静脉和下腔静脉破裂时，先于局部加压填塞以控制出血，然后根据损伤情况做进一步处理。小的肝静脉或下腔静脉破裂时，可直接间断缝合修补止血。大的损伤时要在外科修复前先控制出血，如利用全肝血流阻断术或静脉转流术等方法。全肝血流阻断术包括阻断第一肝门和肝上、肝下腔静脉。静脉转流术是从右股静脉通过离心泵流出到左腋静脉或左颈内静脉。

(6) 肝移植：是肝脏损伤的最后选择。少数严重肝脏损伤患者因无法修复可考虑肝移植。但供体来源限制了肝移植在肝脏损伤中的作用。

【术后并发症】

1. 出血　非手术治疗的肝脏损伤迟发性出血最常见。因此，非手术治疗时要严密观察血红蛋白、腹部体征，定期超声、CT或MRI复查；如出现血流动力学不稳定，应立即手术。手术后再出血常见于肝周填塞拔除纱布时、肝内血肿感染引起的继发性出血或凝血机制障碍引起的出血。如为后者，应立即输注新鲜冰冻血浆和血小板予以纠正。

2. 感染　坏死失活组织、纱布等人工材料填塞、引流不充分和大量输血等均易造成腹腔内感染、肝脓肿或败血症。引流通畅、清创彻底和预防性抗生素使用是预防感染的关键。

3. 胆瘘　主要原因为术中遗漏肝创面的胆管、失活肝组织液化、坏死或胆管结扎线脱落。处理的关键是保持引流通畅。小的瘘口都可愈合，对合并脓肿或积液时可在超声定位穿刺引流，较大的瘘口可行ERCP留置支架。极少部分患者需要手术治疗。

4. 胆道出血　损伤处的动脉局部坏死、液化或感染并溃破至胆道，引起周期性上腹痛、黄疸和黑便。选择性动脉栓塞效果确切，创伤小，是目前首选方法。

（樊嘉　黄成）

第三节　肝脓肿

肝脏的感染可作如下分类：

1. 肝脓肿　①阿米巴性肝脓肿；②细菌性肝脓肿。

2. 特种感染　①梅毒性；②结核性；③放线菌性。

在我国，肝脏的上述特种感染是属罕见，本书中将不予叙述。

阿米巴性肝脓肿和细菌性肝脓肿两者虽均为肝脓肿，但其性质大有差异：阿米巴性肝脓肿治疗单纯，预后良好，而细菌性肝脓肿不仅治疗困难，其预后亦多严重；因此必须分别叙述之。

一、阿米巴性肝脓肿

【病因】　阿米巴性肝脓肿是阿米巴肠炎最常见的一种并发症，其发病率约占肠阿米巴患者之1.8%~20%。多数脓肿是在痢疾期内形成，有的发生在痢疾以后若干年内，也有的患者似从未有过痢疾史。痢疾阿米巴的囊体经胃液的消化作用而在肠道内释出虫体后，经二次分裂成为8个小滋养体，当机体或肠道局部抵抗力降低时侵犯肠壁，寄生在黏膜或黏膜下层，并分泌溶组织酶，使肠黏膜形成溃疡，常见部位为盲肠、升结肠，其次为乙状结肠、直肠等处。阿米巴滋养体经破损的肠壁小静脉或淋巴管进入肝脏。进入肝脏的滋养体有的可能逐渐被消灭，除引起肝脏肿痛外无局灶性病变，有的滋养体则阻塞了门静脉末梢引起缺血性坏死，并同时产生溶组织素，结果溶解了肝组织而形成肝脓肿。Ochsner及DeBakey分析了6886例阿米巴肠炎患者，发现并发肝炎或肝脓肿者共有13.2%，其中9%为阿米巴肝炎，余4.1%为真正的肝脓肿。偶尔，阿米巴尚可通过肝脏进入体循环，在脑、肺、附睾等处形成阿米巴脓肿。

【病理】　典型的阿米巴脓肿是单发性的。多数肝脓肿发生于肝右叶(80%)且以右叶顶部为主，左叶肝脓肿的发生率为5%~21%，1%同时见于左右肝脏，单发性占65%，多发性占35%。

阿米巴脓肿一般均较大，其容积有时可达1000~2000ml以上。脓肿分三层，外层最初是炎性肝细胞，随后有纤维组织增生形成纤维膜，但无白细胞浸润；中间层为间质；内层中央为脓液。脓液呈典型的巧克力色或棕红色，较稠厚，为分解的肝组织、红细胞及少量结缔组织构成，脓液中仅含少量阿米巴滋养体，有时很难找到；脓液一般也是无菌的，仅有时可含少量白细胞。虽然脓液中不易找到阿米巴滋养体，但从脓腔壁刮下的组织中却经常可以找到活动的阿米巴滋养体，在作阿米巴脓肿的切开引流术后，于引流管的外壁上常可找到阿米巴滋养体，有时并可引起附近组织的阿米巴病变。须注意的是，阿米巴性肝脓肿的脓液虽然典型者应呈巧克力样，但有时也可以呈乳白或淡黄色，仅其上清液稍呈血性。

阿米巴脓肿如不及时处理，可逐渐增大，终至穿破。向上穿破入膈下间隙，或者进入胸腔形成脓胸，但更多的机会是因肺组织被浸润，脓肿通过肺而经由支气管排出，形成支气管瘘；也可以穿入心包腔形成脓性心包炎。向下可溃入腹腔引起腹膜炎，或者破入肠道形成内瘘。偶尔脓肿也可以自行穿出腹壁外，或者破入后腹膜间隙中。脓肿也可并发感染，形成混合性的肝脓肿，因而使病变和症状更加严重和复杂化；故在施行脓肿穿刺手术时，必须严格掌握无菌操作，以防止继发感染。继发感染后脓液大多转为脓性，且呈灰黄色或绿色。

【临床表现】 患者以男性为多(70%~95%)，发病年龄约 70% 是在 30~50 岁。约半数的肝脓肿是在阿米巴痢疾的急性时期并发的，另有半数的患者则可能是在急性肠炎以后若干年始有肝脓肿出现，或者从未有过明显痢疾史。起病方式可能是急骤的，也可能是缓慢的，但一般来说，其病程较长，病情亦较细菌性肝脓肿为轻，主要表现在下列几个方面：

1. 症状 以弛张热或间歇热为主，体温多在 38~39℃。每次发作前可有发冷或寒战，发热后则有大量出汗，类似疟疾。如继发细菌感染，体温可高达 40℃以上。此外食欲缺乏、体重减轻、肢体乏力等全身症状亦属常见，约 10%~15% 的患者可见轻度黄疸。

局部症状以肝区疼痛为主，初时为不明显的钝痛，以后转为剧烈的刺痛。疼痛主要在肝区，有时在上腹部正中或右下腹，并可放射至右肩胛及右肩等处，但也有巨大的肝脓肿始终不痛者。

2. 体征 以肝脏肿痛为主。右胸的呼吸运动有时可见明显减弱，作深吸及咳嗽时可致疼痛加剧。右上腹壁一般很少强直，因此肿大的肝脏可在右季肋下摸得，有明显的压痛。有时可在胸壁或腹壁的某处触得特别明显的压痛点，该处皮肤亦往往有水肿，甚至可扪得波动感，为脓肿最表浅的所在。约 10% 的肝脓肿在入院时可能已破裂入胸、腹腔，因而可有全腹膜炎、脓胸或支气管胸膜瘘等的相应症状。X 线检查时亦常可显出肝影肿大，特别在肝的上凸面可发现局限性的隆起，突入右肺之下界内；右膈肌亦升高而活动力减弱。有时肋膈角可显示模糊不清，肺底部亦可能有同样情况，表示下叶肺及胸膜有炎性浸润。

3. 化验 血液检查常显示中等度贫血；白细胞增加，一般在 15×10^9/L 左右，中性则占 75%~80%，但有时亦可高达 30×10^9/L 以上，或者在慢性病例白细胞计数几乎完全正常；血细胞沉降率则常有增加。

【诊断】 凡成年男子患有持续或间歇的发热，食欲不佳，体质虚弱，并有肝大，且具触痛者，应即疑有肝脓肿之可能，如上述现象发生在阿米巴痢疾之急性时期，或患者过去有痢疾史者，阿米巴性肝脓肿之诊断即可初步成立。当然，过去未能回忆有痢疾史者并不能否定诊断。阿米巴肝脓肿临床表现复杂，误诊率较高，为了明确诊断，需进一步作下列各种检查：

1. 反复检查新鲜大便，寻找阿米巴包囊或滋养体 找到阿米巴滋养体对确定肝脓肿之性质有所帮助，但找不到滋养体时并不能否定阿米巴病可能。

2. 进行乙状结肠镜检，观察有无结肠黏膜之阿米巴病变 因病变大多在乙状结肠镜可及的范围以上(如盲肠及升结肠等处)，能看到黏膜溃疡之机会不多。在镜检时取可疑的材料作涂片检查，找得阿米巴滋养体的机会可能较多。

3. 对肿大的肝脏进行超声检查 超声检查方法因快速、无创及价廉而成为肝脓肿初筛的首选影像学检查方法，如不能完全区分化脓性肝脓肿与阿米巴肝脓肿时，应注意一些特征性提示阿米巴肝脓肿：如脓肿多位于外周，邻近肝被膜，脓肿边缘增强，呈圆形或卵圆形。由于血清学检查的敏感性和准确性，以及药物治疗有效性较高，因此阿米巴肝脓肿的穿刺抽脓液检查不再是必需的诊断方法。但若必要，可并在肝脓肿可疑部位试行穿刺，如能吸出典型的巧克力色脓液，诊断即可肯定。由于脓液中很少含有阿米巴(阳性率仅约 3%~4%)，涂片检查似无必要。推涂片后立时检查有无细菌，有助于诊断继发感染是否存在，大多数(约 85%)的阿米巴肝脓肿是无菌的，一旦发现有细菌存在应即切开引流。需注意者，在做肝脓肿穿刺时，为防止感染扩散，应避免将针头穿过未曾污染的胸腔或腹腔。

4. 阿米巴抗体检查 近年来从患者血清中检查阿米巴抗体似已取得一定的成功，可对阿米巴病的诊断提供新的依据。其间接血凝法较灵敏，阳性率在 90% 以上，且在感染后多年仍为阳性，故对阿米巴性肝脓肿的诊断有一定价值。

5. 诊断性治疗 如经上述试验尚无结论，必要时可试用抗阿米巴药物作试验治疗。如病变为阿米巴性肝脓肿(特别是在早期肝炎阶段)，临床症状在用药后应有迅速好转，否则便不是阿米巴性肝脓肿。

【预防和治疗】 预防阿米巴肝脓肿，主要是防止阿米巴痢疾感染；讲究个人卫生，不食不洁的饮食，即可以预防痢疾感染。一旦染上阿米巴痢疾，则必须彻底治疗，以免阿米巴滋养体进入肝内，尤须注意切勿让患者成为带菌者，或成为慢性痢疾患者。如患者已有发热、肝大及肝区疼痛等症状，尤需及时予以抗阿米巴治疗，病变早期多数仅为阿米巴性肝炎，如能及时治疗，常可防止脓肿形成。

若脓肿一旦形成，基本上仍可应用抗阿米巴药物治疗以获得痊愈。但大型脓肿除药物治疗外，尚需穿刺排脓或作闭式引流，已经并有继发感染者更须切开排脓。此外，由于本病的病程较长，患者全身情况较差，除上述特种治疗外尚需注意全身治疗，以加强患者抵抗力，防止其他并发症。

1. 全身治疗 患者常有营养不良及贫血现象，故入院后应注意饮食疗法，供给充分的维生素(特别是维生素 B 族)，有严重贫血或水肿者尚需多次输血，以改善患者一般情况。

2. 药物治疗 抗阿米巴药物对阿米巴肝炎或肝脓肿的急性时期有特效，常可单凭药物治疗获得痊愈。常用的药物首选甲硝唑，因其高效、安全，对肠内、肠外阿米巴感染均有效，兼有抗厌氧菌作用。喹诺酮类(常用第三代药如诺氟沙星)其抗阿米巴作用不亚于甲硝唑，且兼有广谱抗菌作用，对甲硝唑疗效不佳者或阿米巴性肝脓肿合并细菌感染者可用喹诺酮类。盐酸依米丁及氯喹疗效虽佳，但因其毒性大，用者常有戒心。盐酸依米丁小心按常规使用可避免心脏及神经等严重不良反应，如无禁忌证，可用于甲硝唑疗效不佳者,尤其脓腔较大、有穿破危险需紧急控制病情者。氯喹见效慢,疗程长,治疗剂量内可发生致命性心脏并发症,现已少用,仅作为甲硝唑的替换药物。抗阿米巴药物不宜同时应用,以免增加不良反应,但可轮换使用。肠内阿米巴是肝内感染的来源,故应同时进行抗肠内阿米巴治疗。有报道甲硝唑疗程结束后仍有13%~19%的患者继续排出包囊,故在疗程结束时,尤其在甲硝唑疗效不佳而换用氯喹或盐酸依米丁者,仍应查粪便内溶组织阿米巴包囊,如阳性,则给予抗肠内阿米巴药物一疗程。

3. 脓腔的穿刺或闭式引流 较小的阿米巴性肝脓肿可以单用药物治疗获得痊愈,但对较大的脓肿,除药物治疗外最好尚需辅以脓腔穿刺抽吸或闭式引流;脓腔内积液抽出后,可以明显地加速痊愈过程。

在超声或CT引导下穿刺抽脓,准确、安全、可靠,兼有诊断和治疗的意义。穿刺引流的位置,必须选择适当;距离表面愈近愈好,特别需注意避免通过胸腔及腹腔,以免引起继发感染。通常抽出第一管脓液常规送细菌培养(脓液呈巧克力色者也应送培养),最后一管脓液送检原虫。脓量超过200ml者,可留置引流管。脓液稠厚、不易抽出时,注入生理盐水或用α-糜蛋白酶5mg溶于生理盐水50ml内,抽取1/2量注入脓腔,可使脓液变稀。大脓肿在抽脓后注入甲硝唑500mg有助于脓腔愈合。肝脓肿如穿破至胸膜腔或心包腔,应予穿刺引流,穿刺的间隔时间视病情而定。

4. 脓腔的切开引流 一般认为阿米巴肝脓肿切开引流会引起脓腔的继发感染,增加患者死亡率,但在下列情况下切开引流仍属必要:①巨大脓肿直径在10cm以上或表浅位脓肿;②脓肿经2~3次穿刺抽脓,同时行抗阿米巴治疗,而脓腔未见缩小,或高热不退者;③脓肿伴继发细菌感染,经综合治疗不能控制者;④脓肿已穿破入胸腹腔或邻近器官;⑤脓肿位于左外叶,有穿破入心包的危险,穿刺抽脓又易误伤腹腔脏器。

5. 肝叶切除术 对慢性厚壁脓肿药物治疗效果不佳,切开引流腔壁不易塌陷者,或脓肿切开引流后形成难以治愈的残腔或窦道者,可考虑行肝叶切除术。

【痊愈标准】 连续的肝扫描表明,经合理治疗后,阿米巴性肝脓肿的脓腔多数在1~3个月内逐步愈合,愈合时间偶尔可长达1年以上。故判断疗效主要应根据临床表现。如体温正常,肝脏肿痛及压痛消失,血常规、血沉等恢复正常,可认为"临床治愈"。给患者治疗2~3周后如"临床治愈",即使脓腔仍存在,可让患者出院休息,1个月后复查,必要时再给予1疗程甲硝唑治疗。根据笔者的经验,这些患者一般在出院后1~3个月脓肿消失,鲜有复发者。

【疗效和预后】 阿米巴性肝脓肿如及时治疗,预后较好,国内报道,抗阿米巴药物治疗加穿刺抽脓者死亡率约7.1%,但如并发细菌感染或脓肿穿破则死亡率成倍升高。

本病之预后好坏,决定于下列因素:①患者的一般情况;②脓肿有无继发的细菌感染;③脓肿之大小和多少,以及感染的严重程度;④有无穿破等并发症;⑤治疗之方式以及方法是否恰当。

二、细菌性肝脓肿

【病因】 细菌性肝脓肿是由化脓性细菌引起的肝内化脓性感染,亦称化脓性肝脓肿。肝脏由于接受肝动脉和门静脉的双重血液供应,并通过胆道与肠道相通,发生感染的机会很多,但由于肝脏有丰富的血供和单核-吞噬细胞系统强大的吞噬作用,可以杀灭入侵的细菌并阻止其生长,因而细菌性肝脓肿并不经常发生。当人体抵抗力弱时,入侵的化脓性细菌会引起肝脏感染而形成脓肿。引起细菌性肝脓肿最常见的致病菌在成人为大肠埃希菌、变形杆菌、铜绿假单胞菌,在儿童为金黄色葡萄球菌和链球菌,而Friedlnder肺炎杆菌等则次之。病原菌进入肝脏,可经由下列途径:

1. 胆道系统 此为我国患者目前最重要的感染途径。在有胆道阻塞和继发感染的病例,如胆总管结石、胆道蛔虫或华支睾吸虫病等并发急性化脓性胆总管炎者,细菌可沿胆道上行,感染肝脏而形成肝脓肿。

2. 门静脉系统 腹腔感染(如坏疽性阑尾炎、化脓性盆腔炎等)、肠道感染(如溃疡性肠炎、菌痢等)、痔核感染等可引起门静脉属支的血栓性静脉炎,其脓毒性的栓子脱落后可沿门静脉系统进入肝脏,引起肝脓肿。由于抗生素的广泛应用,此途径的感染已少见。

3. 淋巴系统 肝脏的邻接部位如有化脓性病灶如胆囊炎、膈下脓肿,及胃、十二指肠穿孔等,细菌可经淋巴系统侵入肝脏。

4. 血液感染 体内任何部位的化脓性感染,如上呼吸道感染、急性骨髓炎、亚急性心内膜炎、疖和痈等并发菌血症时,病原菌可由肝动脉入肝。

5. 直接侵入 当肝脏有开放性损伤时,细菌可经由创口直接侵入。有时肝脏的闭合性损伤形成肝脏的被膜下血肿后,肝脏内原有的细菌可使血肿转化为脓肿。

6. 其他原因不明的方式 不少肝脓肿并无明显原因,如隐匿性肝脓肿。可能体内存在某种感染性病灶,当机体抵抗力减弱时,偶然的菌血症引起了肝脏的炎症和脓肿。有报道指出,隐匿性肝脓肿中25%伴有糖尿病。

由于近年来抗生素广泛而有效的应用及手术治疗的进步,使原属于其他腹腔感染引起的细菌性肝脓肿的病例已少见。北京协和医院比较早年及近10年的细菌性肝脓肿病例,胆系结石和肿瘤成为最主要致病原因,糖尿病患者易并发本病(8.3%),细菌培养阴性的病例有所增加(52.1%)。目前,胆源性肝脓肿约占半数或更多,合并结石或癌性胆道梗阻者更易发生,胆道蛔虫引起者在一些基层单位仍有报道。

至于所谓的不明原因的肝脓肿,作者推测最可能是由原发病灶不明显的菌血症所致;轻度的肝损伤或缺血亦有可能为其直接的诱因,糖尿病也是产生细菌性肝脓肿的诱因。有时肝脓肿的细菌培养结果为阴性,可能由于早期应

08

用抗菌素或不排除由于对厌氧菌的培养技术不适当所致。

【病理】 化脓性细菌进入肝脏后，即引起炎症反应，有的自愈，有的形成许多小脓肿。在适当的治疗下，散在的小脓肿多能吸收机化，但在病灶密集的部位，这许多小脓肿可以逐渐扩大，并相互融合成为一个较大的脓肿。细菌性肝脓肿可以是单发性的，也可以是多发的。血源性感染者常呈多发性，病灶多见于右肝或累及全肝。伴有门静脉炎者，门静脉及其分支管壁发炎、扩张，内含血块和脓汁。此种脓肿多见于肝右叶，与汇管区相连。起源于胆管的肝脓肿常呈节段性，脓腔多与胆管相通，胆管内含脓液。胆源性者常为多发性，以左叶为主，脓肿接近肝表面者，多伴有肝周围炎及粘连。肝外伤性血肿感染和隐匿性脓肿，多为单发性。据国内337例细菌性肝脓肿的统计，多发性肝脓肿占65.7%，单发性为34.3%；累及右肝者占77.8%，左肝者为11.5%，而同时累及全肝者为10.7%。

肝脏内血运丰富，一旦肝内形成脓肿，大量毒素被血运吸收，往往引起严重的毒血症，患者发生寒战、高热、精神萎靡。但临床上从脓肿中抽得的脓液常是无菌的，而单发性肝脓肿患者的血培养也往往是阴性的。至病程较久，脓肿转成慢性以后，脓肿壁上也会有不等量的肉芽组织生出；此时临床上的毒血症状即趋减退。其病变无论在临床上或病理上，均与阿米巴性肝脓肿相似。

【临床表现】 患者一般以男性较多，其与女性之比约为2∶1。中年患者约占70%。整个临床表现与阿米巴性肝脓肿相似，但程度则超过之。起病一般较急，通常在继某种先驱病变以后（例如急性胆道感染）有突然的寒战、高热及上腹部疼痛；病程较短，患者在短期内即呈现严重病容。主要表现有下列几方面：

1. 症状 寒战和高热甚为突出，且往往寒热反复发作，伴有大量出汗；体温常可高达39~40℃，热型虽多为弛张型，但很少降至正常，其表现类似败血症。由于肝内积脓、被膜膨胀，故肝区常有持续性的钝痛。有时因炎症刺激膈肌或感染向胸膜、肺扩散，而有右肩部的放射痛及刺激性咳嗽和呼吸困难等。脓毒性反应及全身消耗的结果，患者会出现乏力、食欲缺乏、恶心和呕吐。少数患者还可出现腹胀、腹泻及呃逆等症状。

2. 体征 患者呈现严重病容，偶有轻度黄疸；病情严重者面容消瘦，肢体乏力，可有恶病质表现。肝大，且有显著触痛。有时在胸壁上可见有皮肤水肿，为肝脓肿表浅化之表现。有时则右侧肺底呈实变的表现，或有胸腔积液的症状，为炎症已累及胸腔之结果。

3. 其他 血液检查除贫血现象外，白细胞可有极度增多，常在$20×10^9$/L以上，有时可高达$40×10^9$/L左右；中性粒细胞之比例也显著增加，可达80%~90%以上。X线检查：右叶脓肿可使右侧膈肌抬高，运动受限；肝阴影增大或有局限性隆起；有时出现右侧反应性胸膜炎或胸腔积液。左叶脓肿，X线钡餐检查有时可见胃小弯受压、推移现象。超声检查表现为液性暗区，可分辨直径2cm的脓肿病灶，并可明确判断肝脓肿的位置及数目，还有助于与液化的肝癌、肝包虫和肝囊肿作鉴别。CT检查主要表现为肝内低密度区，CT值略高于肝囊肿，边界多数不太清晰，有时低密度区内可出现块状影。注射造影剂后，其外围增强明显，边界更加清楚。增强扫描的典型表现是脓肿壁的环状增强（靶征），出现“靶征”提示脓肿已形成。MRI检查肝脓肿早期因水肿存在，在T_1加权像上表现为边界不清的低信号强度区，而在T_2加权像上信号强度增高。当脓肿形成后，则脓肿在T_1加权像上为低信号区；脓肿壁系炎症肉芽结缔组织，其信号强度也较低，但稍高于脓肿部；脓肿壁周围的炎症水肿，肝组织形成稍低于脓肿壁环状信号强度灶。在T_2加权像上，脓肿和水肿的组织信号强度增高明显，在其间存在稍低信号强度的环状脓肿壁。

细菌性肝脓肿如不能获得及时而有效的治疗，可以发生各种并发症。其中最常见者是脓肿破裂，或向上破入胸膜腔、肺和心包，或形成膈下脓肿，或向下破入腹腔形成弥漫性或局限性腹膜炎。少数情况下，胆管性肝脓肿穿破血管壁，引起大量出血，从胆道排出，表现为上消化道出血。一旦出现上述并发症，情况就更加严重，患者往往衰竭死亡。

【诊断和鉴别诊断】 在急性胆道感染和肠道炎症病例中，如突然发生脓毒性的寒战和高热，并伴有肝大和肝区疼痛者，应想到有肝脓肿可能。如患者白细胞数明显增多，X线检查发现肝大，或有液平面可见，且右侧膈肌活动受限制者，对诊断更有帮助；而超声检查作为首选的检查方法，其阳性诊断率可达96%以上。必要时可在超声定位引导下或在肝区压痛最剧处，进行肝脓肿穿刺，以确定诊断，并可进行脓液培养和药物敏感试验，作为以后药物治疗之依据。

细菌性肝脓肿鉴别诊断较困难，因临床上同有发热、白细胞增多等炎症反应，且肝大、肝区压痛的病变并不单仅肝脓肿一种。兹就下列几种常见疾患，分别论述其与肝脓肿的不同点：

1. 胆囊和胆道疾患 胆囊和胆道疾患常有急性发作史。如为单纯胆石症，则全身反应不显著而恶心呕吐常为突出的表现；而肝脓肿一般多不伴有恶心呕吐。急性胆囊炎常有明显的局部疼痛和压痛，且常能扪得肿大的胆囊；而肝脓肿则主要表现为肝脏之向上肿大，胆囊不能触及。胆总管结石伴有严重胆管炎者，临床上有时与肝脓肿甚相似，但胆管结石常伴有恶心呕吐及黄疸，在早期其肝脏的肿大和触痛常不明显，而横膈也无升高和活动限制现象。

2. 右膈下脓肿 膈下脓肿与细菌性肝脓肿的鉴别更困难，术前之正确诊断有时几不可能。一般来说，细菌性肝脓肿的全身反应较之膈下脓肿尤为严重；在后者，寒战和间歇型的高热不如肝脓肿显著。相反，胸壁的疼痛在膈下脓肿较为显著，放射到肩部的现象比较经常，且呼吸时疼痛加剧的现象也较明显。膈下脓肿形成前几乎常有先驱病变，如急性阑尾炎穿孔及溃疡病穿孔等；然而上述病灶也可以导致肝脓肿。

X线检查有时可对上述两种病变作出鉴别。一般单纯的膈下脓肿在前后位片上可见肋膈角模糊，侧位片上可见后侧的肋膈角模糊，而肝脓肿并有膈下脓肿者，在前后位片中可见心膈角模糊，侧位片上可见前面的肋膈角模糊。超声检查对诊断帮助更大。当超声和CT扫描不易鉴别时，磁共振冠状面图像可以确诊。

3. 阿米巴性肝脓肿 一般说来，多发性细菌性肝脓肿与单发性细菌性肝脓肿在临床上也有不同表现，前者多有突然的寒战、高热及出汗，肝脏肿大和压痛明显，白细胞增加较显著，黄疸也较多见；而单发性细菌性肝脓肿则上述表现均较轻微或缓和。同样，阿米巴性肝脓肿的临床表现较之多发性细菌性肝脓肿也较缓和，两者之间的鉴别多不困难。但阿米巴性肝脓肿与单发性细菌性肝脓肿的症状则颇多相似之处，两者之鉴别有时非常不易。

最重要的鉴别点在阿米巴性肝脓肿常有阿米巴性肠炎和脓血便病史，如在患者粪便中找到阿米巴滋养体，更具有诊断意义。此外，阿米巴性肝脓肿的症状较轻，白细胞增加不显著，且以嗜酸性者为多，病程较长，但贫血较明显；肝大明显，肋间水肿，局部隆起及压痛较明显。确诊往往只有在穿刺抽得脓液以后，根据脓液的性质及细菌检查结果，方能作出最后结论。

4. 其他 门静脉血栓性静脉炎有时也需与肝脓肿鉴别。单纯的血栓性门静脉炎常因门静脉血回流不畅（主要是因肝硬化及肝癌引起）及门静脉壁有病变，或者血液的成分有所改变（主要是红细胞增多或血小板增加）等原因产生。发病后门静脉内有血栓形成，患者也可有轻度寒战和发热等症状，有时可能与肝脓肿混淆。血栓性门静脉炎患者常有腹泻甚至肠道出血现象，脾脏时见肿大，有时并可有腹水；而肝脏则多无明显肿大，无触痛，亦无黄疸，一般鉴别尚不困难。

肝癌有时与肝脓肿在鉴别上也有困难。虽然肝癌患者其肝脏的肿大多是结节性，质较硬，局部疼痛和压痛不明显，全身亦无明显炎症反应，但有时与单发性肝脓肿甚难鉴别。血清甲胎蛋白测定常呈阳性，超声检查等有助于鉴别。

右下叶肺炎有时也有可能与肝脓肿混淆。后者所表现的寒战发热、右侧胸痛、呼吸急促、咳嗽、肺部啰音、白细胞增高，均可疑为有下叶肺炎的表现。惟在肝脓肿时肺部一般无实变的症状，横膈有升高现象，肝脏有肿大和压痛，当可作出鉴别。

近年来，随着医疗设备和临床诊疗技术的不断进步，为本病的临床诊断提供了很多有利的条件，重要的是临床医师要能考虑到本病的存在，因为早期诊断是改善本病预后的关键。

【预防和治疗】 细菌性肝脓肿系继发性病变，多数病例有原发病灶可寻，因此如能早期治疗原发病灶和注意术后处理（如急性脓性胆道炎或急性坏疽性阑尾炎），肝脓肿是可以防止的。即使肝脏已有早期感染，如能及时予以大量敏感抗菌素，也可制止脓肿形成。事实上自抗菌素广泛应用以后，细菌性肝脓肿确已日见减少，只有在机体抵抗力衰弱，原发病灶未能妥善处理的情况下方始形成。

在治疗上，因细菌性肝脓肿患者多有严重的毒血症，故首先需要重视周身支持治疗，除使用大量对病原菌敏感的抗菌素外，还需给予充分的营养饮食、积极补液、纠正液体和电解质的平衡，各种维生素如B族、C或K等亦需适量给予，必要时可反复多次输入白蛋白、新鲜血浆以增强机体抵抗力。

由于肝脓肿的致病菌以大肠埃希菌、金黄色葡萄球菌、厌氧菌为常见，在未确定病原菌之前，可首选对此类细菌有作用的抗菌素。然后根据细菌培养（以原发化脓病灶的脓液或血液作培养）和抗生素敏感实验结果选用有效抗生素。近年来抗生素耐药问题日益突出，第三代头孢类及其他常用抗生素耐药菌株增加，多重耐药问题尤其值得重视。因此，有计划地合理使用抗生素甚为必要。应予强调的是对细菌性肝脓肿的患者，抗生素的使用必须在处理原发病和充分脓液引流的基础上进行。

超声引导下经皮肝穿刺抽脓或加置管引流术：对有明确脓腔，发热等毒性症状明显的患者应及早在超声引导下肝穿刺抽脓或加置管引流。对多发性脓肿可分别定位穿刺。每次抽脓应尽量将脓液抽尽，脓液稠厚可用生理盐水或甲硝唑溶液冲洗，直至冲洗液清亮，然后向脓腔内注入适量抗生素。每3~5天复查超声，决定是否需再次治疗。若脓腔较大，可在超声引导下穿刺置入引流管持续引流。脓肿明显缩小，脓腔消失，超声显示一杂乱的回声区（纤维化所致），说明已治愈。国内报告此法对细菌性肝脓肿的治愈率达88.2%~100%。

细菌性肝脓肿手术治疗的指征：①经非手术疗法脓液引流不畅者；②需手术处理原发病变者（如胆源性肝脓肿）；③慢性脓肿因其壁厚经非手术疗法，难以奏效者；④脓肿穿破至胸腹腔或胆道，应立即手术治疗。常用的手术途径有：①经腹腔切开引流：这种方法可达到充分而又有效地引流，适用于多数患者。它不仅可确定肝脓肿的诊断，同时还可以探查确定原发病灶，予以及时处理，如对伴有急性化脓性胆管炎的患者，可同时进行胆总管切开引流术。术中应注意用纱布妥善隔离保护腹腔和周围脏器，避免脓液污染。脓腔内置多孔橡胶管引流。②经后侧腹膜外切开引流：主要适用于肝右叶后侧脓肿。③经前侧腹膜外切开引流：位于肝右叶的前侧和左外叶的肝脓肿，与前腹膜已发生紧密粘连者，可采用此法。

肝脓肿行急诊肝叶切除有使炎症扩散的危险，应严格掌握指征。肝叶切除术通常适用于：①病程长的厚壁脓肿，切开引流不易使脓腔闭合者；②切开引流后留有死腔和窦道长期不愈引流不畅者；③合并某肝段胆管结石，肝内因反复感染，组织破坏萎缩，失去正常生理功能者；④肝左外叶多发脓肿致使肝组织严重破坏者。

手术治疗中，必须注意：①脓肿已向胸腔穿破者，应同时引流胸腔；②胆道感染引起的肝脓肿，应同时引流胆道；

③血源性肝脓肿，应积极治疗原发感染灶。

细菌性肝脓肿是一种严重的病变，其预后决定于下列因素：①患者之一般情况和细菌之毒性程度；②脓肿的数目和位置；③有无脓毒性门静脉炎或其他并发症；④手术的方式以及方法是否正确。

目前，在抗菌素的同时应用下，患者的预后显著改观，病死率已由原来的 70% 下降到近年的 0~15%。

（樊嘉 黄成）

第四节 肝脏的寄生虫病

肝脏的寄生虫病具有外科上的重要性者，在我国除阿米巴病以外，主要有棘球蚴病（包虫病）、蛔虫病及中华分支睾吸虫病等。蛔虫和中华分支睾吸虫虽可侵入肝脏，但其进入肝脏的途径均经由胆道，虫体亦主要寄生在胆道内，在本书中在“胆道寄生虫病”中叙述。本节仅讨论肝脏之棘球蚴病。

肝棘球蚴病

肝棘球蚴病又称包虫病，绝大多数是由细粒棘球绦虫的蚴侵入肝脏后引起的一种囊性病变（肝棘球蚴病）；少数由泡状棘球绦虫的蚴所致（肝泡球蚴病）。本病在世界各处均有流行，为畜牧区常见的疾病之一。在我国西北、西南地区亦颇流行，但在南方各省则甚为罕见。近年来由于旅游与贸易的发展，一些非感染区亦出现本病。本节重点讨论肝棘球蚴病。

【病因学】 细粒棘球绦虫的终末宿主主要是犬，而中间宿主则可能为羊、猪、马、牛及人等，以羊多见。人类作为包虫的中间宿主，表现为各种内脏主要是肝的囊肿病变。

细粒棘球绦虫成虫长仅几厘米，具有一头、一颈、一个未成熟的体节、一个已成熟的体节和一个妊娠体节。这种成虫寄生在犬的小肠内，或吸着在绒毛上，或存在于腺凹内。当其妊娠体节崩溃以后，就将虫卵散布在肠腔中，随着犬粪排出，并常黏附在犬毛上。当人与犬接触时，就有机会将虫卵误吞入胃，并在十二指肠内孵化成为六钩蚴，随即侵入小肠壁而进至门静脉系统。已经进入门静脉血流的蚴约有 70% 在肝脏中被滤出，并在肝脏内逐渐形成有特殊结构的囊肿，其余的幼虫则可透过肝脏，并经由右心散布在肺（15%）、肌肉、肾、脾、骨骼、眼眶、脑等组织中，形成相似的病变。

【病理学】 六钩蚴随门静脉血流到达肝脏或穿过肝脏散布到其他器官后，先变成一个细小的空囊，继则逐渐增大成为一个囊肿。当空囊增大时，宿主组织逐渐形成一层或多层纤维组织，包裹在空囊周围，以限制空囊的扩张；因此，囊肿的壁可以分为二层：外层为厚薄不等的纤维组织，内层为白色具有弹性的、有生发细胞衬里的薄胚膜。囊内充满无色的液体，其中漂浮着大量的子囊和头节，称“包虫囊砂”；据估计，每毫升囊液可含子囊和头节多至 40 万个。囊液含有少量蛋白质，以滋养自胚膜中生出的无数头节；但囊液中也含有某种毒素，对宿主能产生过敏反应，一旦囊肿破裂而大量囊液流入腹腔时，可以引起剧烈的过敏性休克反应，甚至造成死亡。

囊液中漂浮的大量子囊均由胚膜的生发细胞生出，在子囊中则又有头节生成，每个子囊生出的头节可多至 40 个。但有时在包虫囊肿中可无子囊形成，子囊中也可能不生成头节。包虫囊的成长一般并不快，每年约增大直径 4cm 左右；惟因患者常有多年病史，故临床所见的囊肿小的可容纳 200~500ml，大的超过 10 000ml 以上，但囊肿本身始终是单房性的。

当囊肿逐渐增大时，囊壁可能破裂，而所含头节即排出至周围组织中；每个幼小的头节随即发育成新的囊肿。通常年幼患者一般只有一个囊肿，仅 10% 可能有继发性的子囊；但成年患者 60% 有多发性的囊肿。如前所述，原发性囊肿最常见于肝内，其余则可能在肺、肌肉、肾、脾等处。通常如其他器官有包虫囊肿发现，肝脏中多数也有此病；惟盆腔中、大网膜上或肠系膜内的囊肿一般认为均是继发性的囊肿。

囊肿存在时间较久者，除破裂后形成继发性囊肿外，尚可发生以下并发症：

1. 囊肿向胆道破裂，致囊内的包虫囊砂及其他组织脱屑进入胆道内引起胆石样的绞痛、黄疸，并可继发胆道感染。

2. 囊肿向腹腔破裂，引起剧烈的腹痛、呕吐、腹胀，甚至休克；过敏症状如皮肤瘙痒及荨麻疹等亦常见。

3. 囊肿向胸腔破裂者虽属罕见，但位于肝脏上面靠近横膈者仍有可能。破裂后或者引起胆性胸膜炎、胆性脓性胸膜炎，或者破入支气管导致胆汁呕吐及支气管瘘。

4. 偶尔囊肿也可向心包、下腔静脉、肾盂或肠道破裂。

5. 囊肿继发感染，细菌大多由胆道进入囊肿，约 20% 的感染可能是厌氧性的。囊肿一旦感染，随即转化为肝脓肿，囊内的子囊和头节等也迅即死亡消失，临床上也将出现肝脓肿的一般表现。惟有时感染可能不甚严重，临床上也无特殊表现。

6. 囊肿的死亡，囊肿如破入胆道致有胆汁流入囊内，或遭到其他继发感染，或因病程过长、囊壁过厚而致营养缺乏，囊肿均可能趋于死亡。死亡后的囊肿其囊内的寄生虫随即发生干酪样变，液体被吸收，囊壁则可以增厚钙化；整个病程可误为是干酪性变的结核灶。

【临床表现】 本病最多见于牧区居民。患者常具有多年病史，以男性较多见，其与女性之比约为 2∶1。就诊时年龄以 20~40 岁最多，约占患者总数之 1/3。

1. 症状 症状主要取决于囊肿的部位、大小、对周围脏器压迫的程度及有无并发症。囊肿在早期多无症状，至逐渐长大时则可能产生各种压迫症状。位于肝上部的囊肿，因横膈上抬，压迫肺脏，可能影响呼吸。位于肝下部的囊肿，可能压迫胆道、胃肠道，甚至门静脉和下腔静脉。压迫胆道可产生黄疸，或导致胆囊急性扩大。压迫胃肠道可引起恶心和呕吐等肠梗阻现象。门静脉受压时可引起腹水，甚至脾大。下腔静脉受压时可导致下肢水肿。

有时临床症状主要是由囊肿的某种并发症所引起，例如囊肿破裂和囊肿感染。囊肿破裂时除可能引起过敏反应外，根据破入的部位可有不同的症状；或者破入胆道引起胆道急剧绞痛和黄疸（似胆石绞痛）；或者破入腹腔引起剧烈腹痛和胆汁性或脓性腹膜炎；亦可能破入胸腔引起胸膜炎或支气管瘘。感染的囊肿常转为肝脓肿，且多有寒战、高热及局部疼痛等症状。

除上述症状外，在病程中还常有某种过敏反应如荨麻疹、皮肤瘙痒、呼吸困难、咳嗽、发绀等现象。晚期患者可有贫血、消瘦、体力减弱、皮肤黄染，甚至恶病质的表现，但不常见。年幼患者常伴有发育不良。

2. 体征 主要是肝脏的肿大。位于肝脏上面的囊肿虽主要表现为横膈的上抬和肝浊音界的升高，但也可将肝脏向下推移，致季肋下可扪及肿大的肝脏。位于肝脏下面的囊肿更可在季肋下扪得圆形肿块，表面光滑而富有弹性，能随呼吸上下移动，且具波动感，但一般无触痛。所谓"包虫囊肿震颤征"——将一手置于肿块上，用另一手叩打时，可感到深处有震颤，一般并不能清楚地感到，因此不能认为是诊断包虫囊肿的特征。有时囊肿虽位于肝右叶，但因右叶破坏过多而左叶已有代偿性肥大，肝左叶也可显得肿大，往往误诊为左叶的囊肿。

3. 化验 患者可有轻度贫血。囊肿如无继发感染，白细胞总数可能不增加，但分类计数时像其他寄生虫病一样，常有嗜酸性粒细胞增多；惟嗜酸性粒细胞增多仅占患者总数之 1/3，因此如嗜酸性粒细胞不增加并不除外诊断，而增加者则提示有此可能。粪便检查通常不能发现虫卵，除非囊肿已破入胆道或肠道；在后者的情况下，粪便或呕吐物中可能发现子囊。

4. X 线检查 单纯的包虫囊肿在 X 线检查时并无特征，仅见囊肿属球形，边缘光滑，对周围器官可能有压迫排挤现象。偶尔囊肿壁形成钙化灶，透视时可以看得较清楚，但仍需鉴别该囊肿是在肝内、抑或来自肾脏和其他脏器。

5. 超声检查 能显示囊肿的大小和所在的部位，及与周围组织的关系，是对肝包虫囊肿首选的定位诊断方法。但其不能作病因学诊断，浆液性良性囊肿、脓肿、肿瘤及脂肪瘤会显示出相似影像。

6. CT 和 MRI CT 能对囊肿进行准确定位，显示其大小、数目及与邻近器官关系，对小的囊肿更有诊断意义；还可用于监视囊肿在药物治疗期间的变化和钙化的演变；检查术后囊肿的复发；从 CT 横断面尚可观察到囊肿容积的变化。Munzer 报告 CT 单独使用对肝棘球蚴病的诊断率达 96%，而 Dipalma 等报告为 61%，如与血清学相结合则为 94%。MRI 检查具有比 CT 更好的特异性，该检查能够更好地显示囊肿的形态与密度，尤其在对肝泡型棘球蚴病的影像学评估中，MRI 也能更好地显示其相对于 CT 的优越性。

【诊断和鉴别诊断】 一般诊断并不困难，凡牧区居民或与狗、羊等动物有密切接触史的患者，有上腹部囊性肿块，病程较久而健康状况不坏者，应即疑为肝脏棘球蚴病。然而依靠临床症状与一般的化验和 X 线、超声检查，很少有可能得到肯定的诊断。棘球蚴病患者因其体液和组织中含有特殊抗体，临床上可借多种免疫学试验法以确定诊断；凡多种试验均属阴性者，几可除外棘球蚴病，或者囊内的寄生虫已经死亡。

常用的试验法有下列几种：①间接血凝试验：可显示包虫囊液或膜的特异性 IgM 抗体，阳性率为 89%，敏感性与特异性较高，交叉反应少，假阳性率低，已广泛用于临床诊断与流行病学的筛选试验；②Weiberg 补体结合试验：用保存的囊液作抗原，可检测出囊肿 IgM 存在。IgM 抗体在治愈后消失，此试验可用于随访。如手术一年后补体结合试验仍呈阳性，提示体内仍有包虫囊肿残留；③酶联免疫吸附试验：用于检测待测性 IgG，敏感性与间接血凝试验相似，可用于临床诊断与大规模筛选易感人群；④免疫电泳：可显示细粒棘球绦虫感染特异性抗体的 5 带（arc-）特异性高，可用于排除非肝包虫感染的交叉反应，用于术后复发的随访；⑤包虫囊液皮内试验，又名 Casoni 试验，方法简单，阳性率在 98% 以上。但近年来许多学者主张放弃这种检查方法，因为许多患者 Casoni 试验阳性可持续终身，干扰了术后患者的监测和随访。假阳性多见于高敏、结核、肿瘤患者及一些变态反应的患者。对来源于棘球蚴病高发区，有犬接触史，症状体征符合该病，肝脏有较大囊性占位是 Casoni 试验的适应证。不能用该实验作为鉴别和排除肝包虫及肝脏其他囊性占位的方法。遇到这样的患者应采用其他手段和方法来鉴别和排除。更不能将 Casoni 试验用于普查、筛选肝棘球蚴病使用。

穿刺活检曾被禁用于肝棘球蚴病的诊断，因其可引起过敏反应和头节溢出引起腹腔种植和播散，而近年的文献报道是安全可靠的。血清学检查阴性而影像学检查不能与脓肿、肿瘤相区分的囊肿，可在超声引导下行细针穿刺细胞学检查以明确诊断；在术后可用于区分复发和囊肿样病变。

在鉴别诊断方面，如患者经过上述试验结果为阳性，诊断当可确定。但在此等特种试验以前，有时可将胰腺囊肿或肠系膜囊肿误为包虫囊肿，鉴别的要点是胰腺囊肿多在左侧胰尾部，而肠系膜囊肿则多在下腹部横结肠以下。已有继发感染的包虫囊肿可误诊为肝脓肿。囊肿向胆道破裂后子囊和碎屑阻塞胆道时，可误诊为胆石症。上述情况，均需结合患者的职业和居住史，详细询问有无接触史或过敏症状，方能作出正确诊断。

【预防和治疗】 犬是本病的确定宿主，因此防止犬的感染，在预防本病的传播上有着重要意义。在畜牧地区，应注意动物的管理，特别是野犬。屠宰场对于已受感染动物的内脏，应予深埋或火焚，严禁喂犬。牧民亦不应用未煮熟的羊肝或其他中间宿主的肝脏饲养家犬。严格管理犬粪，防止其污染菜园和牧场饲料；注意个人卫生，避免食物及手遭到污染，养成食前洗手习惯，是防止个人遭到感染的一项有效措施。

肝棘球蚴病的治疗，目前仍以外科手术为主。

1. 囊肿减压术 手术原则是充分暴露术野，囊肿安全减压，防止术中污染，清除寄生虫，探查处理囊肿 - 胆管交通，消灭残腔。囊肿开放后结合术中超声仔细寻找外生性子囊，若发现可疑区域应谨慎穿刺证实，当确定为外生性子囊后，应予切开并清除其内容物。再用浸有高渗盐水的海绵涂擦囊腔内壁，同时反复冲洗囊腔，清除残存的外囊，注入高渗盐水适量，留置 5~10 分钟后吸尽，用浸有 10% 甲醛溶液溶液的海绵轻轻涂擦囊腔内壁，注意不应使囊腔内积存甲醛溶液，最后再用盐水冲洗囊腔，这种机械性的清洗作用可能较使用杀原头节药物更为重要。残腔处理的原则是尽量消灭残腔，常用的方法有单纯囊肿缝合、囊腔敞开、袋形造口术、外引流、囊壁内翻缝合、囊壁对囊壁拉拢缝合、大网膜填塞、Roux-en-Y 囊肿空肠吻合及肝切除等。但上述手术方法复发率及死亡率均较根治性手术高。文献报道复发率在 4.5%~20.2% 左右。此外，残腔由一层致密的纤维组织构成，其抗感染和愈合能力远不及健康肝组织，加之常伴有胆漏，必然导致很高的残腔并发症发生率（10.8%~65.8%），如残腔感染、积液、胆漏等，术后患者长期带管引流，极大地影响了手术的疗效和术后患者生存质量。其次，术中包虫液外溢而引起的过敏性休克，甚至死亡也常有报道。

2. 根治性手术 包括闭合式沿周围囊全囊肿切除术、开放式沿周围囊全囊肿切除术、非典型肝切除术、规则性肝切除术。闭合式沿周围囊全囊肿切除术是沿周围囊与肝实质间界面分离切除整个包虫囊肿，尤其适用于多房性囊肿、钙化囊肿及有囊肿 - 胆管交通者，手术疗效好。当行闭合式全囊肿切除时，若发现囊肿已破或外膜非薄濒于破裂，术野显露不良，囊肿邻近主要血管解剖有困难时，可改行开放式沿周围囊全囊肿切除术。再次手术时若发现残留周围囊的钙化部分含有胆管瘘也可采用本术式。非规则性肝切除即连同囊肿作非规则性肝切除，适用于周边型或带蒂的肝包虫囊肿。规则性肝切除主要用于肝泡球蚴病，肝棘球蚴病仅限于肝右叶的复发性囊肿，同时合并有不能修补的胆瘘和反复发作性胆管炎。

3. 药物治疗 药物治疗对囊型肝棘球蚴病有一定的效果，不过，一般病灶越大，效果越差，总体来说药物治疗根治率很低，而且需要长期服药，对肝、肾和胃肠道刺激较大。药物治疗对泡型肝棘球蚴病几乎没有效果。目前常用的药物是阿苯达唑，剂型分为乳剂、胶囊、片剂等，一般乳剂效果好于片剂和胶囊。乳剂剂量为每日 10~12.5mg/kg 体重，片剂剂量为每日 20mg/kg 体重，每个疗程 1 个月，一般需连续 6 个疗程以上，每两个疗程之间间隔 7~10 天。

4. 经皮肝穿刺引流囊液 经皮肝穿引流囊液的技术在 1985 年由 Mueller 等首先报告，其后又有几例成功的报道，短期及长远期疗效报告证明其是治疗肝囊肿的一种有效方法。主要并发症有囊腔感染、过敏反应与胆漏。经皮肝穿刺引流囊液是一种很有前途的治疗方法。

5. 内镜治疗 经保守手术或经皮肝穿引流囊液，术后如患者出现胆管炎、黄疸、胆绞痛或胆外漏，可用 ERCP 行内镜下括约肌切开术，以治疗术后出现的胆道囊肿交通或胆外漏，并引流胆道内的寄生虫，还可经鼻胆管导管用 25% 高渗盐水冲洗胆道，以加速胆管炎消退、胆道囊肿交通的闭合及胆外漏的好转，避免了二次手术。

6. 腹腔镜治疗 1992 年，徐明谦等首先采用腹腔镜技术治疗肝棘球蚴病。其主要方法为穿刺成功后将一长纱条围在穿刺点周围，吸出部分囊液，将高渗生理盐水注入囊腔以杀死原头节，然后在外膜做一切口，用大口径吸引管吸尽囊液、子囊及内膜，再灌洗囊腔并部分切除外囊，残腔不用处理。用腹腔镜治疗减少了患者的痛苦。

7. 肝移植术 肝泡球蚴病行为方式类似慢性生长的肝癌，自从 1985 年起肝移植被广泛应用于治疗该病，Koch S 等报道 5 年生存率为 71%，无复发的 5 年生存率可达 58%，肝棘球蚴病外科处理失败或多次手术导致肝功能衰竭者也可考虑行肝移植术。

【预后】 单纯的包虫囊肿经手术治疗后预后良好，一般不致造成死亡。根据国内资料，本病手术死亡率为 1.2%~4%，死亡原因为肝功能衰竭、合并感染、囊肿破裂合并弥漫性腹膜炎等。手术后复发率约为 12%，主要原因是手术时不慎误将头节或子囊遗留在腹腔内或因术中囊肿破裂、穿刺时囊液外溢，使头节或子囊污染腹腔，引起继发性的囊肿形成。

（樊嘉 黄成）

第五节 肝脏的囊肿和肿瘤

一、肝脏的非寄生虫性囊肿

【病因和病理】 肝脏的非寄生虫性囊肿有单发的，也有多发的。单发性肝囊肿可发生于任何年龄，女性发病率稍高，常位于肝右叶。多发性肝囊肿比单发性多见，可见于左右肝叶。多囊肝的临床表现也是肝多发性囊肿，可累及整个肝脏，多囊肝是一种遗传病，多合并多囊肾，多见于儿童，有时同时并有其他先天性畸形。病理上，肝脏囊肿可以区分为：①血肿和退行性囊肿，②皮样囊肿，③淋巴囊肿，④内皮细胞囊肿，⑤因胆管阻塞所致的滞留囊肿，⑥囊性腺瘤。

先天性肝囊肿一般认为起源于肝内迷走的胆管，由于肝内胆管和淋巴管胚胎时发育障碍，或胎儿期患胆管炎，肝内小胆管闭塞，近端呈囊性扩大及肝内胆管变性，局部增生阻塞而成，多为多发。潴留性肝囊肿为肝内某个胆小管由于炎症、水肿、瘢痕或结石阻塞引起分泌增多，或胆汁潴留引起，多为单个，也可因肝钝性挫伤，致中心破裂的晚期。病变囊内充满血液或胆汁，包膜为纤维组织，为单发性假性囊肿。单发性肝囊肿一般大小不等，直径由数毫米至 20cm

以上，可占据整个肝叶。囊肿呈圆形、椭圆形，多为单房，亦有多房或带蒂囊肿。包膜完整，表面乳白色或呈灰色，囊壁厚度 0.5~5mm，囊内液体透明，有出血或胆汁时呈咖啡色，含少量白蛋白、黏蛋白、胆固醇、红细胞、胆红素等。多囊肝大多囊肿大小不一，最大容量可达 1000ml 以上，小者如芝麻、绿豆大小，囊肿散布全肝或某一肝叶，以右叶多见。大体切面呈蜂窝状，囊腔内含澄清透明液体，不含胆汁。肝囊肿甚大时可压迫肝细胞，致萎缩性变，可引起胆管狭窄，致胆囊炎，可引起肝功能损害，最后出现腹水、黄疸，甚至食管静脉曲张。

【临床表现】 肝脏的单发性囊肿大多生长缓慢，多数病例并无明显症状，仅因上腹部偶然发现一个无痛性的肿块而来院求治。随着超声、CT 和 MRI 等影像学技术的发展与应用，无症状肝囊肿更易被发现。当囊肿压迫周围组织时，往往表现为食欲缺乏、恶心、呕吐、腹胀、腹部隐痛，囊肿在表面或巨大的可扪及肿块。有时因囊肿发生某种并发症，如囊内出血、囊肿破裂或感染，或带蒂的囊肿发生扭转，则可能因此而引起急性腹痛。腹痛大多位于上腹部或右季肋部，有时向肩、背或胸部放射。此种腹痛与饮食无关，而在运动或呼吸时可能加剧；有时则可能导致食欲缺乏与体重减轻，而黄疸是属罕见。偶然囊肿也可能压迫附近器官如十二指肠第一段或肝外胆管，引起恶心、呕吐、肝区压痛及黄疸等现象。

超声由于具有经济、无创、敏感性高等优点，是诊断肝囊肿的首选检查方法。单纯肝囊肿为肝内圆形或椭圆形无回声暗区，有囊内出血和感染时，囊内出现云雾状弱回声。囊肿壁薄而锐利光滑，囊肿后壁回声增强；囊肿后方回声增强。多囊肝以多发大小不等的肝囊肿为特征，常同时伴有肾、脾的多囊性改变。CT 和 MRI 检查可以定位并明确囊肿与周围组织的关系。

【治疗】 无症状性小于 5cm 的囊肿只需观察，不需治疗，但是应该注意随诊，囊肿增大至大于 5cm 且出现压迫症状或出现囊内出血、感染时，或者不能排除恶性可能，可以考虑手术治疗。外科治疗包括彻底的囊肿切除术、囊肿去顶腹腔内引流术、囊肿开窗加肝叶切除术、囊肿内引流术。随着微创外科的广泛开展和应用，腹腔镜下肝囊肿开窗引流术成了肝囊肿手术的标准术式，对于单一囊肿或者位于肝脏表面的囊肿行腹腔镜下切除其顶部，具有创伤小，手术时间短，术后恢复快，复发率低特点。多发性肝囊肿的肝囊肿如累及整个肝脏，开窗术或肝叶切除术疗效欠佳，肝移植是唯一的治疗手段，远期疗效好。如合并多囊肾，肾功能不良者，可行肝肾联合移植。

二、肝脏的良性肿瘤

（一）肝血管瘤

【病因和病理】 肝脏血管瘤在组织学上分为海绵状血管瘤、硬化性血管瘤、血管内皮细胞瘤和毛细血管瘤 4 型。以海绵状血管瘤最多见，约占肝血管瘤的 95%~98%，其尸检发现率为 0.4%~7.3%，见于各年龄人群，但以 30~50 岁女性多见。

肝海绵状血管瘤为先天性良性血管错构瘤，并非真性肿瘤，属肝微动脉畸形。确切发病原因尚不清楚，多数学者认为由胚胎发育过程中血管发育异常所致，生长特性为血管进行性的扩张而非增生或肥大。海绵状血管瘤又可分为厚壁型及薄壁型两类，厚壁型的壁内有较多的胶原纤维和纤维细胞，血管腔很小，甚至呈缝隙状；薄壁型的壁内只有少量胶原纤维和纤维细胞，血管腔隙很大。血管瘤在肝脏表现为暗红，蓝紫色囊样隆起；分叶或结节状，柔软，可压缩，多数与邻近组织分界清楚。肝海绵状血管瘤多数为单发病变，但仍有约 10% 的患者为多发病变。临床上根据瘤体大小可分为 3 级：直径≤4cm 为小海绵状血管瘤；直径 >4~10cm 为大海绵状血管瘤；直径 >10cm 为巨大海绵状血管瘤。

【临床表现及辅助检查】 临床上肝海绵状血管瘤多见于青年妇女，有报道妊娠期或口服避孕药者血管瘤可迅速增大而出现症状，但其机制尚不明确，肝血管瘤是否有女性激素依赖性也难肯定。患者多无临床症状，在体检或其他原因行超声或 CT 等检查时发现。但若肿瘤较大牵拉肝包膜或压迫胃肠道等邻近组织器官时可有上腹隐痛、餐后饱胀、恶心呕吐等症状。若瘤内有急性出血、血栓形成或肝包膜有炎症反应时，腹痛剧烈，可伴有发热和肝功能异常。肝血管瘤自发性破裂出血或因瘤蒂扭转导致急腹症表现者极为少见。有报道在有症状的肝血管瘤中，有 54% 患者的症状并非由血管瘤本身引起，而系因胃肠道或胆道等疾病所致。因此，临床上对有症状的肝血管瘤应特别重视排除其他器质性病变的存在。

肝血管瘤的诊断主要依靠影像学检查，肝血管瘤的超声表现为高回声，呈低回声者多有网状结构，密度均匀，形态规则，界限清晰。较大的血管瘤切面可呈分叶状，内部回声仍以增强为主，可呈管网状或出现不规则的结节状或条块状的低回声区，有时还可出现钙化高回声及后方声影，系血管腔内血栓形成、机化或钙化所致。对影像学表现不典型的肝血管瘤病例，可考虑采用肝脏超声造影检查。典型的血管瘤超声造影表现为动脉期于周边出现结节状或环状强化，随时间延长逐渐向中心扩展，此扩展过程缓慢，门脉期及延迟期病灶仍处于增强状态，回声等于或高于周围肝组织。

CT 及 MRI 检查对其诊断均有重要的价值。CT 平扫时表现为均匀一致，边界清楚的低密度灶，在增强扫描时，可见低密度区呈周边增强，并逐渐增大向中央延伸，最终达到均匀一致的密度增强，此为血管瘤的特征。MRI 检查在 T_1 加权像上呈均匀低信号，边缘清楚；T_2 加权像上呈明显高信号，呈现典型的“灯泡征”。

【治疗】 无临床症状且肝血管瘤较小者可以不予治疗。对直径大于 5cm 的肝血管瘤并有临床症状者、诊断不明确不能排除恶性病变、生长速度较快或瘤体内因出血坏死等体积突然增大、位于肝门部产生压迫症状和自发破裂者应手术切除。肝血管瘤的手术术式主要有包括血管瘤在内的肝叶切除术和沿血管瘤被膜分离的血管瘤剥除术两种，具体术式可根据具体情况而定。较小的多发血管瘤也可手术缝扎。近年来，微波固化术及射频也是治疗肝血管瘤一种有效方法，微波可转化为热能而使周围组织凝结，使瘤体局部萎缩、变硬，达到固化肿瘤的目的。

（二）肝脏的腺瘤

【病因和病理】 肝腺瘤占肝脏所有肿瘤的 0.6%，肝良性肿瘤的 10%，主要见于育龄妇女，发病年龄大多为 21~48 岁，平均为 28 岁，男女比为 1∶7，本病可单发亦可多发，肝左右叶均可发生，以右叶多见。肝脏的腺瘤可以来源于肝细胞或胆管细胞。肝腺瘤的发病原因不明，国外研究报道与口服避孕药有关，常无肝病史。肝腺瘤多为单发，呈球形，一般有完整包膜直径，肝腺瘤通常表面光滑。

【临床表现及辅助检查】 肝细胞腺瘤发展缓慢、病程长。临床表现随肿瘤大小、部位及有无并发症而不同。腺瘤较小时多无任何症状，当肿瘤长大可有上腹饱胀不适、疼痛、右上腹包块等症状。如发生破裂出血可有急腹症表现。肝细胞腺瘤影像学检查无特异性征象，影像学检查常难以与肝癌鉴别，绝大多数肝细胞腺瘤易误诊为肝癌，术后病理切片检查可以确诊。

【治疗】 与其他的肝脏良性肿瘤不同的是，由于肝细胞腺瘤可能恶变和破裂出血，而且与肝癌难以鉴别，因此肝占位怀疑肝细胞腺瘤，应该尽早手术。

（三）局灶性结节性增生

【病因和病理】 局灶性结节性增生（focal nodular hyperplasia，FNH）是一种少见的肝细胞来源的良性肿瘤，居肝血管瘤之后为肝良性肿瘤的第 2 位，但是远比血管瘤少见。发病机制仍然不很清楚，目前认为 FNH 是肝实质对先天存在的动脉血管畸形的增生性反应，或与炎症、创伤等引起的局限性血供减少有关，而非真正意义上的肿瘤。临床上 FNH 偶与血管瘤等血管异常病变伴发，也支持先天性血管异常病变学说。也有研究者认为 FNH 的发病可能与雌激素有关。FNH 多为直径小于 5cm 单发结节，也有大于 10cm 的。常位于肝包膜下，与正常肝组织分界清楚，一般没有包膜。FNH 的特征性表现是切面可见中心星形纤维瘢痕，纤维间隔从中间向周围放射，分割病灶呈分叶状。镜下可见增生的肝细胞被纤维间隔分隔，瘤内存在胆管及星形瘢痕是 FNH 的病理特点。

【临床表现及影像学检查】 多见于 20~50 岁的女性。90% 的 FNH 无临床症状，个别患者有上腹疼痛不适症状，多在影像学检查或手术时偶然发现。实验室检查一般正常。AFP 阴性。FNH 的超声表现通常为轻微的低回声或等回声，很少为高回声，经常可见到分叶状轮廓及低回声声晕，而肿块内部回声分布均匀，可有点线状增强，边缘清晰，无包膜，星状瘢痕为轻微的高回声。彩色多普勒超声显示病灶中央有粗大的动脉向四周呈放射状，动脉血流速高而阻力低为 FNH 的特征性表现。CT 平扫为低密度或等密度占位，有 1/3 的患者在肿块中央可见低密度星状瘢痕；89%~100% 病变增强后动脉期即出现快速、显著、均匀的强化，中央瘢痕为低密度或轻微高密度，延迟期多数病灶为等密度，中央瘢痕可呈等密度或高密度。MRI 除瘢痕信号均匀，T_1WI 为等信号或稍低信号，T_2WI 为等或稍高信号；注射 Gd-DTPA 后有两种典型的动态增强方式：①无瘢痕的 FNH 在动脉期明显增强、门静脉期和延迟期轻至中度增强或呈等或稍低信号；②有瘢痕的 FNH 在动脉期明显增强（瘢痕无增强）、门静脉期轻至中度增强或呈等或稍低信号、门静脉和延迟期瘢痕逐渐增强。FNH 不典型影像表现有多发病灶、存在假包膜、无瘢痕、出血和不均匀增强等。但是这些方法均非特异，必须联合应用其中几种，才能提高 FNH 诊断的敏感性及特异性。诊断主要靠影像学检查，若发现有病灶中央瘢痕及相应征象，诊断即可确立。

【治疗】 目前认为 FNH 是一种良性病变，一般不破裂出血，也无恶变可能，对于无症状的诊断明确的 FNH 可随访观察，定期行影像学检查。对于伴有症状的或随访观察中肿瘤生长较快的，或诊断不明确的，应手术切除，一般施行局部切除。

（四）其他肝脏良性肿瘤

肝脏血管平滑肌脂肪瘤（angiomyolipoma，AML）是一种罕见的肝脏良性肿瘤，是一种含脂肪组织的肝脏良性肿瘤，包括平滑肌、血管及成熟型脂肪细胞三种组织学成分。男女均可发病，一般病史较长，临床上可无任何不适，肿瘤增大后可表现出右上腹部不适、疼痛等。超声为界清的高回声光团。肝血管平滑肌脂肪瘤在 CT 平扫时，表现为境界清楚边缘完整的不均质性占位病变。在低密度肿块内含有 CT 值小于 −30Hu 的较低密度区，强化后，较低密度区无增强效应。AML 一般不恶变。有症状的可行手术。

三、肝脏的恶性肿瘤

肝脏的恶性肿瘤远较良性瘤多见，事实上如遇有肝脏肿瘤，应首先考虑到恶性瘤的可能。据世界卫生组织（WHO）的组织学分类，肝脏恶性肿瘤可作如下分类：

1. 上皮恶性肿瘤 ①肝细胞癌；②肝内胆管癌；③胆管囊腺癌；④肝细胞胆管细胞混合性癌；⑤肝母细胞瘤；⑥未分化癌。

2. 非上皮恶性肿瘤 ①上皮样血管内皮瘤；②血管肉瘤；③未分化肉瘤；④横纹肌肉瘤；⑤其他少见恶性肿瘤（脂肪肉瘤、平滑肌肉瘤、纤维肉瘤、恶性淋巴瘤等）。

3. 其他类型肿瘤 ①恶性畸胎瘤；②癌肉瘤；③卡波西肉瘤；④其他（恶性黑色素瘤、绒毛膜上皮癌、肾上腺皮质肿瘤等）。

4. 转移瘤 肝脏的恶性肿瘤以肝癌最常见，这里所叙述的亦将限于肝癌，且将以原发性肝癌为主。肝脏的各种肉瘤虽有原发，但极为罕见，Rosai（1996）报道肝血管肉瘤的发病率为 0.14~0.25/100 万人。其他的恶性肿瘤如绒毛膜上皮癌及肾上腺癌等，是否能在肝内原发尚有疑问。此等罕见的肝脏恶性肿瘤在临床上恐无实际意义。

肝癌

肝癌可分为转移性（继发性）和原发性两种，临床上转移性肝癌虽较原发性肝癌多见，但原发性肝癌实际上更具重要性。

（一）转移性肝癌

肝脏是体内任何器官肿瘤转移的最大受纳器，转移途径可由门静脉、肝动脉、淋巴管、腹腔肿瘤直接蔓延浸润至肝。在转移性肝癌中，原发灶以胃肠道肿瘤最多，约60%的胃肠道恶性肿瘤可发生肝脏转移，其次为乳腺癌，约占35%。转移性肝癌在西方国家患病率约为原发性肝癌的20~64.5倍，在我国约为1.2倍。复旦大学上海医学院统计150例转移性肝癌尸检中，来自消化道肿瘤者占30.0%，来自造血系统肿瘤者占29.3%，胸部肿瘤（肺、食管）占18.7%，其余依次为泌尿系、女性生殖系、头颈部、乳腺、软组织等。转移性肝癌多为散在性或弥漫性，多分布于肝脏表面，且病变一旦累及肝脏，其原发病灶的肿瘤大多已属晚期，大多预后较差。未经治疗的转移性肝癌预后很差，中位生存时间少于2年，少有超过5年者。转移性肝癌多数在恶性肿瘤术后随访中发现，少数以肝转移癌为首发症状而发现。因多不合并肝硬化，故临床表现较轻而不易早期发现。转移性肝癌的肝炎病毒标记常阴性，肝功能早期多正常，AFP检查常阴性。胃肠肿瘤肝转移者，CEA和CA19-9常异常增高。影像学检查（超声、CT、MRI等）常可发现肝内实质性占位性病变，多为散在分布、多发、大小相仿的类圆形病灶，有时可有典型的“牛眼征”。转移性肝癌的治疗方法应根据原发癌、肝转移癌和患者全身情况综合考虑。手术切除的指征包括：①原发癌已作根治性切除，或原发癌和单个肝转移癌可能作一期切除者；②肝转移癌为单个病灶或局限于半肝，或虽累及肝左右叶而结节数不超过3个，且转移灶的大小和所在部位估计能切除者；③无其他远处转移灶者；④全身情况可耐受手术，无严重心肺肾功能障碍，无其他严重疾病者；⑤肝转移癌切除术后远期随访出现的单个复发转移癌而无其他转移灶者。对于转移性肝癌，目前手术切除是唯一有可能治愈的措施。术后5年生存率可达25%~40%，但手术切除率仍较低，仅为20%~25%，且术后复发率较高，仅有少部分病例符合再次肝切除的指征。转移性肝癌再手术治疗后仍能达到与初次手术相近的效果，对于3次肝切除以上者，同样能达到改善预后的效果。转移性肝癌手术切除的适应证目前正逐渐放宽，新的禁忌证仅限于伴有不能切除的肝外病灶或肝功能储备不足，不能完全切除所有转移灶者。原本不可切除的转移性肝癌，可通过术前化疗等降低分期治疗，增加手术切除的可能。而转移性肝癌的其他治疗方式，如全身化疗或区域性化疗、瘤内局部治疗（包括射频治疗、激光凝固治疗、微波治疗、冷冻治疗）等，仍缺乏有效、可靠的循证医学的评价。因此对已有肝转移的晚期肿瘤，只有在尽可能切除原发灶的情况下，采取以手术为主的综合治疗方法，才有可能最大限度地缓解病情，提高患者生活质量，延长生存时间。转移性肝癌的预后取决于原发癌的部位，是否切除和生物学特性，以及转移灶数目，肝脏受侵程度与治疗的选择等。通常来自消化系统肿瘤的转移性肝癌，以大肠癌预后最好，胃癌次之，胰腺癌最差。

（二）原发性肝癌

【流行病学】 原发性肝癌是病死率很高的常见恶性肿瘤，2011年全球最新统计，肝癌发病率在常见癌症中排行第5，而病死率则排第2位，每年发病人数为748 300例，新增5.7%，共有695 900例死亡，其中85%的病例在发展中国家，中国约占55%。20世纪末十年，其发病率持续增长，在东亚和中非地区原发性肝癌发病率是欧美的5倍以上，我国每年约有37万人死于肝癌，其中男性26.7万，女性10.5万，占全世界肝癌年死亡人数的45%。肝癌发病的中位年龄朝年轻化方向变换，如非洲为30~40岁，我国为40~50岁，美国为55~65岁。

在我国，根据27个省（市、区）1990—1992年抽样地区居民恶性肿瘤死亡率分析，肝癌死亡率占恶性肿瘤死亡率的第2位，达20.37/10（男性29.01/10万，女性11.21/10万）。我国肝癌高发于江苏、福建、广东、广西等东南沿海地区的江、河、海口与岛屿。如著名的肝癌高发区江苏启东、福建同安、广东顺德、广西扶绥等，其死亡率达30/10万以上。我国肝癌男女比约3∶1。

【病因】 原发性肝癌的病因可能与下列因素有关：

1. 病毒性肝炎 肝细胞癌与乙型肝炎病毒（HBV）、丙型肝炎病毒（HCV）感染密切相关。我国肝细胞癌的主要背景为HBV感染，2006年全国乙型肝炎流行病学调查表明，我国1~59岁人群HBsAg携带率为7.18%。肝癌的发生与HBV慢性感染密切相关，在围生期和婴幼儿时期感染HBV者中，分别有90%和25%~30%将发展成慢性感染，而5岁以后感染者仅有5%~10%发展为慢性感染，其中有些患者可进展为肝纤维化、肝硬化、失代偿肝硬化和肝癌。肝硬化患者中肝癌年发生率为3%~6%。HBeAg阳性和（或）HBV DNA>2000IU/ml（相当于10^4拷贝/ml）是肝硬化和HCC发生的显著危险因素。大样本研究显示，年龄大、男性、ALT水平高也是肝硬化和肝癌发生的危险因素。肝癌家族史也是相关因素，但在同样的遗传背景下，HBV病毒载量更为重要。HBV基因型与肝细胞癌发生也有关。研究认为，基因B型主要在HBV无症状携带者，其发生肝癌可能性较少；基因C型主要在慢性肝病中，其中慢性肝炎占49%，肝硬化占60%，肝细胞癌占60%。在HCV感染者中，ALT升高和高滴度HCV-RNA的人群肝细胞癌发生危险性较高。西方国家中原发性肝癌则以HCV感染为主要背景，尤其是HCV-1b发生肝癌的危险性高于其他型。HCV与HBV合并感染者，肝癌相对危险性呈相加作用。最近有研究提示HBV、HCV感染也是肝内胆管细胞癌的危险因素，但具体机制尚不明确。

2. 黄曲霉毒素 世界卫生组织国际癌症研究所认为黄曲霉毒素B1(AFB1)是人类致癌剂。黄曲霉毒素与肝癌有关依据是人群AFB1的摄入量(主要为霉变的玉米或花生)与肝癌死亡率呈正相关;肝癌的病死率曲线与地区温湿曲线相符,间接支持黄曲霉毒素学说;已证实AFB1在实验动物可诱发肝癌;食物与肝癌病死率关系的调查提示进食玉米、花生、花生油与之有关,而进食米、蔬菜、蛋白质、纤维等则与之无关。有报道认为暴露于黄曲霉毒素代谢产物M1(AFM1)在肝癌危险因素中占重要地位。

3. 饮水污染 我国肝癌高发的农村地区与饮水污染有密切关系。最近发现,塘水或宅沟水中的水藻毒素,如微囊藻毒素(microcystin),是一种强促癌因素。报道认为AFB1与微囊藻毒素的联合作用为肝癌重要病因之一。

4. 烟酒 我国北方地区饮酒是一危险因素,而吸烟则与HBsAg阴性肝癌有关。北美约15%肝癌与饮酒有关,约12%与吸烟有关。日本证实烟酒均为危险因素,且有协同作用。意大利报道肝癌的归因危险度饮酒占45%,HCV占36%,HBV占22%。

5. 代谢综合征 近期流行病学观察提示,肥胖、糖尿病等可能是实体器官恶性肿瘤包括肝细胞癌发生的一个独立危险因素。肥胖是非酒精性脂肪性肝病(NAFLD)的一个重要因素,大部分隐匿性肝硬化患者与NAFLD有关。

6. 其他 肝癌有较明显的家族聚集性,家族史是独立因素,可能与遗传易感性有关;单体氯乙烯可能与肝血管肉瘤有关;口服避孕药与肝腺瘤有关;南非班图有一种血红蛋白沉着症可能与肝癌有关;也有研究表明,肝癌可能与螺杆菌感染有关。

【病理】

1. 肝细胞癌(HCC) 占原发性肝癌的90%以上,是最常见的一种病理类型。

(1) 大体分型:可分为结节型,巨块型和弥漫型;也可以参考中国肝癌病理研究协作组1977年制定的“五大型六亚型”分类。对瘤体直径<1cm称为微小癌,1~3cm称为小肝癌,3~5cm称为中肝癌,5~10cm称为大肝癌,>10cm称为巨块型肝癌;全肝散在分布小癌灶(类似肝硬化结节)称为弥漫型肝癌。目前,我国的小肝癌标准是:单个癌结节最大直径≤3cm;多个癌结节数目不超过2个,其最大直径总和≤3cm。小肝癌的特点除了体积小,还有生长较慢、恶性程度普遍较低、发生转移的可能性小、预后较好等特点。

(2) 组织学特点:肝细胞癌以梁索状排列为主,癌细胞呈多边形,细胞质嗜酸性,细胞核圆形,梁索间衬覆血窦,也可出现多种细胞学和组织学上的特殊类型,若出现假腺管结构可类似肝内胆管癌和转移性腺癌,需要注意鉴别。癌细胞的分化程度,可以参考WHO标准或经典的Edmondson四级分级法,或分为好、中、差三级。

(3) 代表性免疫组织化学标志物:肝细胞抗原(Hep Par1)示细胞质阳性,多克隆性癌胚抗原(pCEA)示细胞膜毛细胆管阳性,CD34示肝血窦微血管弥漫性分布,磷脂酰肌醇蛋白-3(GPC-3)通常在肝细胞癌的细胞质内表达。对于小病灶的穿刺活检,可以进行GPC-3,热休克蛋白70(HSP)和谷氨酰胺合成酶(GS)染色,有助于诊断。

2. 肝内胆管癌(ICC) 较少见,一般占原发性肝癌的5%左右,近年来该比重呈上升趋势。

(1) 大体分型:可分为结节型、管周浸润型、结节浸润型和管内生长型。

(2) 组织学特点:以腺癌结构为主,癌细胞排列成类似胆管的腺腔状,但腺腔内无胆汁却分泌黏液。癌细胞呈立方形或低柱状,细胞质淡染,胞浆透明,纤维间质丰富,即癌细胞周围含有较多的纤维组织。也可出现多种细胞学和组织学上的特殊类型,若出现梁索状排列可类似肝细胞癌,需要注意鉴别。癌细胞分化程度可按好、中、差分为三级。

(3) 代表性免疫组织化学标志物:细胞角蛋白19(CK19)和黏糖蛋白-1(MUC-1),显示细胞质阳性。

3. 混合型肝癌 比较少见,在一个肝肿瘤结节内,同时存在HCC和ICC两种成分,二者混杂分布,界限不清,分别表达各自的免疫组织化学标志物。

4. 肝纤维板层癌(fibrolamellar carcinoma of liver, FLC) FLC为HCC的一种特殊和少见的组织学亚型;其特点是多见于35岁以下的年轻患者,通常没有乙型肝炎病毒感染及肝硬化背景,恶性程度较HCC低,且肿瘤常较局限,因此本病通常可有手术切除的机会,预后较好。肿瘤大多位于肝左叶,常为单个,境界清晰,边缘呈扇形,质地硬,剖面见纤维间隔横贯瘤体;镜下可见瘤细胞呈巢团状,部分呈相互吻合的瘤细胞索,周围有致密的纤维组织呈板层样包绕,瘤细胞较大,呈立方形或多角形,胞浆丰富,呈强嗜酸性,核仁明显,瘤组织内血窦丰富。

【临床表现】 肝癌的亚临床前期是指从病变开始至诊断亚临床肝癌之前,患者没有临床症状与体征,临床上也难以发现,通常大约10个月。在肝癌亚临床期(早期),瘤体约3~5cm,诊断仍较困难,多为AFP普查发现,大多数患者仍无典型症状,平均8个月左右,期间少数患者可以出现上腹闷胀、腹痛、乏力和食欲缺乏等慢性基础肝病的相关症状。因此,对于具备高危因素,具有上述情况者,应警惕肝癌的可能。一旦出现典型症状,往往已至中、晚期,此时,病情发展很快,约3~6个月,主要包括:

1. 临床症状

(1) 肝区疼痛,右上腹疼痛最常见,为本病的重要症状。常为间歇性或持续性隐痛、钝痛或胀痛,随着病情发展加剧。疼痛部位与病变部位密切相关,病变位于肝右叶为右季肋区疼痛,位于肝左叶则为剑突下区疼痛;如肿瘤侵犯膈肌,疼痛可放散至右肩或右背;向右后生长的肿瘤可引起右侧腰部疼痛。疼痛原因主要是肿瘤生长使肝包膜绷紧所致。突然发生的剧烈腹痛和腹膜刺激征,可能是肝包膜下癌结节破裂出血引起腹膜刺激。

(2) 食欲减退,饭后上腹饱胀,消化不良,恶心、呕吐和腹泻等症状,因缺乏特异性,容易被忽视。

(3) 消瘦,乏力,全身衰弱;少数晚期患者可呈现恶病质状况。

(4) 发热,比较常见,多为持续性低热,37.5~38℃左右,也可呈不规则或间歇性、持续性或弛张型高热,表现类似肝脓肿,但是发热前无寒战,抗生素治疗无效。发热多为癌性热,与肿瘤坏死物的吸收有关;有时可因肿瘤压迫或侵犯胆管而致胆管炎,或因抵抗力减低合并其他感染而发热。

(5) 肝外转移灶症状,如肺部转移可以引起咳嗽、咯血;胸膜转移可以引起胸痛和血性胸腔积液;骨转移可以引起骨痛或病理性骨折等。

(6) 晚期常出现黄疸、出血倾向(牙龈、鼻出血及皮下淤斑等)、上消化道出血、肝性脑病以及肝肾衰竭等。

(7) 伴癌综合征(paraneoplastic syndrome),即肝癌组织本身代谢异常或癌组织对机体产生的多种影响引起的内分泌或代谢紊乱的综合征。临床表现多样且缺乏特异性,常见的有自发性低血糖症,红细胞增多症;其他有高脂血症、高钙血症、性早熟、促性腺激素分泌综合征、皮肤卟啉症、异常纤维蛋白原血症和类癌综合征等,但比较少见。

2. 体征 在肝癌早期,多数患者无明显的相关阳性体征,仅少数患者体检可以发现轻度的肝大、黄疸和皮肤瘙痒,应是基础肝病的非特异性表现。中晚期肝癌常见黄疸、肝大(质地硬,表面不平,伴或不伴结节,血管杂音)和腹腔积液等。如果原有肝炎、肝硬化背景,可以发现肝掌、蜘蛛痣、红痣、腹壁静脉曲张和脾大等。

3. 浸润和转移

(1) 肝内转移:肝癌最初多是在肝内转移,易侵犯门静脉及分支并形成癌栓,脱落后在肝内引起多发性转移灶。如果门静脉干支瘤栓阻塞,往往会引起或加重原有的门静脉高压。

(2) 肝外转移:①血行转移,以肺转移最为多见,还可转移至胸膜、肾上腺、肾及骨骼等部位;②淋巴转移,以肝门淋巴结转移最常见,也可转移至胰、脾和主动脉旁淋巴结,偶尔累及锁骨上淋巴结;③种植转移,比较少见,偶可种植在腹膜、横膈及胸腔等处,引起血性的腹腔、胸腔积液;女性可在卵巢形成较大的肿块。

4. 常见并发症

(1) 上消化道出血:肝癌常有肝硬化背景伴有门静脉高压,而门静脉和肝静脉癌栓可进一步加重门脉高压,故常引起食管中下段或胃底静脉曲张破裂出血。若癌细胞侵犯胆管可致胆道出血,呕血和黑便。有的患者可因胃肠黏膜糜烂,溃疡和凝血功能障碍而广泛出血,大出血可以导致休克和肝性脑病。

(2) 肝病性肾病和肝性脑病:肝癌晚期尤其弥漫性肝癌,可以发生肝功能不全甚至衰竭,引起肝肾综合征(hepatorenal syndrome,HRS),即功能性急性肾衰竭(functional acute renal failure,FARF),表现为显著少尿,血压降低,伴有低钠血症、低钾血症和氮质血症,往往呈进行性发展。肝性脑病(hepatic encephalopathy,HE)即肝昏迷,为肝癌终末期的表现,常因消化道出血、大量利尿剂、电解质紊乱以及继发感染等诱发。

(3) 肝癌结节破裂出血:为肝癌最紧急而严重的并发症。癌灶晚期坏死液化可以发生自发破裂,也可因外力而破裂,故临床体检触诊时宜手法轻柔,切不可用力触压。癌结节破裂可以局限于肝包膜下,引起急骤疼痛,肝脏迅速增大,局部可触及软包块,若破溃入腹腔则引起急性腹痛和腹膜刺激征。少量出血可表现为血性腹腔积液,大量出血则可导致休克甚至迅速死亡。

(4) 继发感染:肝癌患者因长期消耗及卧床,抵抗力减弱,尤其在化疗或放疗之后白细胞降低时容易并发多种感染、如肺炎、肠道感染、真菌感染和败血症等。

【实验室及影像学检查】

1. 实验室检查 原发性肝癌本身并不引起血常规、肝功能、凝血功能等的明显变化,但肝癌基础上的肝病背景及慢性肝病的程度可以从中有所体现。如血常规中可以出现白细胞、血小板的降低;肝功能、凝血功能中可以有胆红素、白/球蛋白、转氨酶、凝血酶原时间等的异常,反映肝硬化(代偿或者失代偿)、门静脉高压等的程度。血清病毒性肝炎标记可以了解肝癌的肝炎背景,并对治疗有参考价值。

2. 肿瘤标记物 血清甲胎蛋白(AFP)及其异质体是目前诊断肝癌的重要指标和特异性最强的肿瘤标记物,国内常用于肝癌的普查、早期诊断、术后监测和随访。对于AFP≥400μg/L超过1个月;或≥200μg/L持续2个月,排除妊娠和生殖腺胚胎癌者,应该高度怀疑肝癌,关键是同期进行影像学检查具有肝癌特征性占位的证据。肝内胆管细胞癌,高分化和低分化HCC,或已坏死液化者,AFP均可不增高。因此,AFP对肝癌诊断的阳性率一般约为60%~70%,有时差异较大,强调需要定期检测和动态观察。部分HCC患者,可有癌胚抗原(CEA)和糖类抗原CA19-9等异常增高。而CA19-9则对ICC的诊断具有较高的敏感性和特异度。

HCC中其他肿瘤标记物的研究很多,已发现了多种血清、组织学肝癌相对特异的蛋白或者酶,如异常凝血酶原(DCP)、高尔基复合体蛋白73(GP73),微小RNA(miRNA)等,但临床的广泛应用还需大样本的临床验证及转化研究。

3. 影像学检查

(1) 超声显像:是肝癌最常用的非侵入性影像学检查方法。小肝癌常呈低回声占位,周围常有晕圈;大肝癌或呈高回声,或呈高低混合回声,可有中心液化区。超声可明确肝癌位置、数目、卫星灶、肝内血管有无癌栓、与肝内血管关系及肝硬化程度。彩色多普勒超声及超声造影有助于肿瘤良恶性鉴别。超声还可以引导局部穿刺活检和局部治疗。

(2) 电子计算机断层扫描(CT):CT在肝癌诊断中已成为常规性检查手段,有助提供较全面的信息,如肿瘤大小、部位、数目、瘤内出血与坏死,其分辨率与超声显像相仿。增强扫描有助鉴别血管瘤、炎性假瘤等。通常肝癌多呈低密度占位,增强扫描动脉期病灶异常强化,门静脉期病灶呈相对低密度。碘油CT可显示0.5cm的肝癌,但有假阳性。

(3) 磁共振成像(MRI):通常肝癌结节在 T_1 加权图呈低信号强度,在 T_2 加权图呈高信号强度。肝癌有包膜者在 T_1 加权图示肿瘤周围有一低信号强度环,而血管瘤、继发性肝癌则无此包膜。有癌栓时 T_1 呈中等信号,而 T_2 呈高信号。使用肝细胞特异性的造影剂普美显(钆塞酸二钠注射液)可以明显提高肝癌的诊断率,普美显可被肝脏细胞特异性吸收,从而使得肝细胞在注射普美显大约 20 分钟后产生很好的增强效果,没有或者仅有很少功能性肝细胞的病灶,比如囊肿、血管瘤、转移瘤和绝大部分肝细胞癌就没有增强效果,因此使用特异性的造影剂,除了可以观察肿块的血供特征,还能发现其对造影剂的摄取特征,有助发现极早期的肝癌。

(4) 正电子发射计算机断层成像(PET-CT):PET-CT 是将 PET 与 CT 融为一体而成的功能分子影像成像系统,既可由 PET 功能显像反映肝脏占位的生化代谢信息,又可通过 CT 形态显像进行病灶的精确解剖定位,并且同时全身扫描可以了解整体状况和评估转移情况,达到早期发现病灶的目的,同时可了解肿瘤治疗前后的大小和代谢变化。但是,PET-CT 在我国大多数医院尚未普及应用,且其肝癌临床诊断的敏感性和特异性还需进一步提高,不作为肝癌诊断的常规检查方法,可以作为其他方法的补充,例如了解肿瘤有无出现远处转移。

(5) 肝血管造影:目前多采用数字减影血管造影(DSA),可以明确显示肝脏小病灶及其血供情况,同时可进行化疗和碘油栓塞等治疗。肝癌在 DSA 的主要表现为:①肿瘤血管,出现于早期动脉相;②肿瘤染色,出现于实质相;③较大肿瘤可见肝内动脉移位、拉直、扭曲等;④肝内动脉受肿瘤侵犯可呈锯齿状、串珠状或僵硬状态;⑤动静脉瘘;“池状”或“湖状”造影剂充盈区等。DSA 检查意义不仅在于诊断和鉴别诊断,在术前或治疗前可用于估计病变范围,特别是了解肝内播散的子结节情况;也可为血管解剖变异和重要血管的解剖关系以及门静脉浸润提供正确客观的信息,对于判断手术切除的可能性和彻底性以及决定合理的治疗方案有重要价值。DSA 是一种侵入性创伤性检查,可用于其他检查后仍未能确诊的患者。

【诊断和鉴别诊断】 原发性肝癌的诊断标准:

1. 肝癌的诊断

(1) 病理学诊断标准:肝脏占位病灶或者肝外转移灶活检或手术切除组织标本,经病理组织学和 / 或细胞学检查诊断为 HCC,此为金标准。

(2) 临床诊断标准:要求至少同时满足以下 3 项条件中的 2 项:①具有肝硬化以及 HBV 和 / 或 HCV 感染(HBV 抗原和 / 或 HCV 抗体阳性)的证据;②典型的 HCC 影像学特征:同期 CT 和 / 或 MRI 检查显示肝脏占位在动脉期血管化、静脉期或延迟期洗脱等。其中,如果肝脏占位直径≥2cm,CT 或 MRI 中 1 项影像学检查显示肝脏占位具有肝癌特征即可诊断;如果肝脏占位直径 1~2cm,需要 CT、MRI 和超声中的 2 项影像学检查均显示肝脏占位具有肝癌特征方可诊断,以加强诊断的特异性。③血清 AFP≥400μg/L 持续 1 个月或≥200μg/L 持续 2 个月,并且能够排除其他原因引起的 AFP 升高,包括妊娠、生殖系胚胎源性肿瘤、活动性肝病及转移性肝癌等。

根据卫生部原发性肝癌诊疗规范(2011 年版)中讨论的诊断流程,HCC 的诊断主要取决于三项因素,即慢性肝病的背景,影像学的检查结果以及血清 AFP 的水平。

对于血清 AFP≥400μg/L,而超声检查未发现肝脏占位者,应注意排除妊娠、生殖系胚胎源性肿瘤以及活动性肝病;如果能够排除,必须及时进行 CT 和 / 或 MRI 等检查。如果 AFP 升高,但未达到诊断水平,除了应该排除妊娠、生殖系胚胎源性肿瘤以及活动性肝病外,还必须密切追踪 AFP 的变化,将超声检查间隔缩短至 1~2 个月,需要时进行 CT 和 / 或 MRI 动态观察。如果高度怀疑肝癌,可以进一步做 DSA 肝动脉碘油造影以及 PET-CT 检查等。

对于有肝脏占位性病变,但血清 AFP 无升高且影像学检查无肝癌特征性表现者,如果直径 <1cm,可以严密观察;如果占位逐渐增大,或达到直径≥2cm,应进行超声引导下肝穿刺活检等;即使肝穿刺活检阴性,也要追踪随访。

2. 鉴别诊断

(1) 血清 AFP 阳性时,HCC 应该与下列疾病进行鉴别诊断

1) 慢性肝病:如肝炎、肝硬化,应对患者血清 AFP 水平进行动态观察。肝病活动时 AFP 多与 ALT 同向活动,多为一过性升高或呈反复波动性,一般不超过 400μg/L,时间也较短暂。如果 AFP 与 ALT 异向活动和 / 或 AFP 持续高浓度,则应警惕 HCC 可能。

2) 妊娠、生殖腺或胚胎型等肿瘤:鉴别主要通过病史、体检、腹盆腔 B 超和 CT 检查。

3) 消化系统肿瘤:某些发生于胃肠、胰腺的腺癌也会引起血清 AFP 升高,称为肝样腺癌。鉴别诊断除了详细了解病史、体检和影像学检查外,测定血清 AFP 异质体有助于鉴别肿瘤的来源。如胃肝样腺癌的 AFP 以扁豆凝集素非结合型为主。

(2) 血清 AFP 阴性时,HCC 应该与下列疾病进行鉴别诊断

1) 继发性肝癌:多见于消化道肿瘤转移,可以无肝病背景,了解病史可能有便血、饱胀不适、贫血及体重下降等消化道肿瘤表现,血清 AFP 正常,而 CEA、CA199、CA50、CA724 以及 CA242 等消化道肿瘤标志物可能升高。影像学检查特点:常为多发性占位,而肝细胞癌多为单发;典型转移瘤影像,可见“牛眼征”(肿物周边有晕环,中央缺乏血供而呈低回声或低密度);增强 CT 或肝动脉造影可见肿瘤血管较少,血供没有肝细胞癌丰富;消化道内镜或造影检查可能发现胃肠道的原发病变。

2) 肝海绵状血管瘤:是最常见需与 AFP 阴性肝癌鉴别的良性肝肿瘤。肝海绵状血管瘤一般无症状,肝脏质软,无肝病背景。直径 <2cm 的血管瘤在超声检查时呈高回声,而

小肝癌多呈低回声。直径 >2cm 的血管瘤应做 CT 增强扫描。如见造影剂从病灶周边向中心填充并滞留者,可诊断为血管瘤。MRI 对血管瘤灵敏度很高,有其特征性表现。在 T_1 加权图像中表现为低或等信号,T_2 加权则为均匀的高亮信号,即所谓的“灯泡征”。

3) 局灶结节性增生(FNH):为增生的肝实质构成的良性病变,其中纤维瘢痕含血管和放射状间隔。多无肝病背景,但彩超常可见动脉血流,螺旋 CT 增强后动脉相可见明显填充,颇难与小肝癌鉴别,如无法确诊,仍宜手术。

4) 肝腺瘤:女性多,常无肝病背景,常有口服避孕药史。各种定位诊断方法均难与肝癌区别,但如 ^{99m}Tc-PMT 延迟扫描呈强阳性显像,则有较特异的诊断价值。因肝腺瘤细胞较接近正常肝细胞,能摄取 PMT,但无正常排出道,故延迟相时呈强阳性显像,其程度大于分化好的肝癌。

5) 炎性假瘤:为类似肿瘤的炎性病变,多无肝病背景。超声显像有时呈分叶状、无声晕,彩超多无动脉血流。由于临床难以确诊,故仍主张手术。

6) 肝硬化结节:大的肝硬化结节与小肝癌鉴别最困难。整个肝脏质地对判断有一定帮助。MRI 检查能显示肝癌的假包膜及纤维间隔,对鉴别有较大价值。腹腔镜检查能判断位于肝脏表面的良恶性结节。近年来注意到在肝硬化的腺瘤样增生结节中常已隐匿有小肝癌结节,故最好争取作病理检查以资鉴别。

7) 肝囊肿:一般无症状及肝病背景。超声检查呈液性暗区,已能诊断,必要时可加做 CT 增强扫描,造影剂不进入病灶是其特点。

8) 肝脓肿:多有发热,肝区扣痛。如超声显像为液平,不难鉴别;尚未液化者颇难鉴别,HBV 或 HCV 多阴性,超声显像示边界不清,无声晕;必要时可行穿刺。

9) 肝棘球蚴病:流行于牧区,发病与密切接触犬类有关。一般无症状及肝病背景。超声检查呈现多囊性液性暗区,仔细观察可见有子囊孕母囊中的现象。包囊虫病抗原皮试阳性。

【肝细胞癌分期】 肿瘤的分期对于预后及治疗方案的制订至关重要。HCC 的分期研究有很多,多个学术组织或者研究中心均提出各自的肝癌分期及治疗指南标准,比较著名的包括 BCLC(巴塞罗那)、APASL(亚洲太平洋肝病研究协会)、NCCN 肝癌治疗指南(National Comprehensive Cancer Network, Clinical Practice Guideline on Oncology)等,日本和韩国也分别发布了各自的肝癌分期及诊疗指南,中国也在讨论修订适合中国国情的肝癌分期及治疗规范。但即使在 AASLD、ACS 和 NCCN 指南也并不统一,侧重点也不尽相同。其中,NCCN 采用的 TNM 分期(表 8-3)方式在国际上是最为规范的,但被认可程度却比较低,原因在于:①对于 HCC 的治疗和预后至关重要的血管侵犯,在治疗前(特别是手术前)难以准确判断;②治疗 HCC 非常强调肝功能代偿,而 TNM 分期并没有说明患者的肝功能状况;③各版 TNM 分期的变化较大,难以比较评价。AASLD 采用的是巴塞罗那肝癌中心(BCLC)分期与治疗策略(表 8-4),比较全面地考虑了肿瘤、肝功能和全身情况,并且具有循证医学高级别证据的支持。BCLC 分期根据循证医学证据,对不同的分期的肝癌确立了治疗原则,目前在全球范围比较公认,但对肝癌手术切除的指征较为严格,也存在一定的争议。

【治疗】 原发性肝癌的常见治疗方法包括手术、介入、局部治疗、放疗和生物治疗等。根据肿瘤病变的分期,可采取其中的一种或同时采用几种不同治疗方法进行综合治疗。

表 8-3 肝细胞癌 TNM 分期(UICC /AJCC,第 7 版)

T 原发病灶	N 区域淋巴结	M 远处转移
T_x:原发肿瘤不能测定	N_x:区域内淋巴结不能测定	M_x:远处转移不能测定
T_0:无原发肿瘤的证据	N_0:无淋巴结转移	M_0:无远处转移
T_1:单发肿瘤没有血管受侵	N_1:区域淋巴结转移	M_1:有远处转移
T_2:单发肿瘤有血管受侵或多发肿瘤直径≤5cm		
T_{3a}:多发肿瘤直径 >5cm		
T_{3b}:单发肿瘤或多发肿瘤侵及门静脉或肝静脉的主要分支		
T_4:肿瘤直接侵及周围脏器,或累及肝包膜(腹膜)		
TNM 分期:		
Ⅰ期:$T_1N_0M_0$		
Ⅱ期:$T_2N_0M_0$		
ⅢA 期:$T_{3a}N_0M_0$		
ⅢB 期:$T_{3b}N_0M_0$		
ⅢC 期:$T_4N_0M_0$		
ⅣA 期:任何 T,N_1M_0		
ⅣB 期:任何 T,任何 N,M_1		

表 8-4 BCLC 分期（巴塞罗那临床肝癌分期 2010）

期别	PS 评分	肿瘤状态		肝功能状态
		肿瘤数目	肿瘤大小	
0 期：极早期	0	单个	<2cm	没有门脉高压
A 期：早期	0	单个 3 个以内	任何 <3cm	Child-Pugh A-B Child-Pugh A-B
B 期：中期	0	多结节肿瘤	任何	Child-Pugh A-B
C 期：进展期	1~2	门脉侵犯或 N_1、M_1	任何	Child-Pugh A-B
D 期：终末期	3~4	任何	任何	Child-Pugh C

1. 手术切除

(1) 肝切除术的基本原则：①彻底性，最大限度地完整切除肿瘤、切缘无残留肿瘤；②安全性，最大限度地保留正常肝组织，降低手术死亡率及手术并发症。术前的选择和评估、手术技术的改进及术后复发转移的防治等是中晚期肝癌手术治疗的关键点。在术前应对肝储备功能进行全面评价，通常采用 Child-Pugh 分级和 ICG 清除试验评价肝实质功能，切除范围较大的，须采用 CT 和（或）MRI 计算余肝的体积。肝癌的根治性切除术是目前治疗原发性肝癌最有效的方法之一，尽管诸如射频消融或介入等治疗手段对小肝癌的治疗效果可与手术切除相媲美，但长期随访的结果表明在远期疗效上，手术切除仍具有不可替代的优越性。而且，随着各种肝癌治疗新技术的不断出现，尤其是局部治疗的日益发展，使肝癌切除的适应证不断扩大，部分"不能切除的肝癌"经介入或射频治疗后成为"可切除肝癌"。

(2) 根治性切除标准：肝切除术包括根治性切除和姑息性切除。一般认为，根据手术完善程度，可将肝癌根治切除标准分为 3 级。其中，Ⅰ级标准：完整切除肉眼所见肿瘤，切缘无残癌。Ⅱ级标准：在Ⅰ级标准基础上增加 4 项条件：①肿瘤数目不超过 2 个；②无门脉主干及一级分支、总肝管及一级分支、肝静脉主干及下腔静脉癌栓；③无肝门淋巴结转移；④无肝外转移。Ⅲ级标准：在Ⅱ级标准基础上，增加术后随访结果的阴性条件，即术前血清 AFP 增高者，术后 2 个月内 AFP 应降至正常和影像学检查未见肿瘤残存。

(3) 肝切除术的适应证

1) 患者的必备条件：一般全身情况良好，无明显心、肺、肾等重要脏器器质性病变；肝功能正常，或仅有轻度损害（Child-Pugh A 级），或肝功能分级属 B 级，经短期护肝治疗后恢复到 A 级；肝储备功能（如 ICGR15）基本在正常范围以内；无不可切除的肝外转移性肿瘤。一般认为 ICG15<14%，可作为安全进行肝大块切除术而肝衰竭发生几率低的界限。

2) 根治性肝切除的局部病灶，必须满足下列条件：①单发肝癌，表面较光滑，周围界限较清楚或有假包膜形成，受肿瘤破坏的肝组织 <30%；或受肿瘤破坏的肝组织 >30%，但是无瘤侧肝脏明显代偿性增大，达到标准肝体积的 50% 以上；②多发性肿瘤，结节 <3 个，且局限在肝脏的一段或一叶内。对于多发性肝癌，相关研究均显示，在满足手术条件下，肿瘤数目≤3 个的多发性肝癌患者可从手术显著获益；若肿瘤数目 >3 个，即使已手术切除，其疗效也并不优于肝动脉介入栓塞等非手术治疗。

3) 姑息性肝切除的局部病灶，必须符合下列条件：①3~5 个多发性肿瘤，超越半肝范围者，行多处局限性切除；②肿瘤局限于相邻的 2~3 个肝段或半肝内，无瘤肝组织明显代偿性增大，达到标准肝体积的 50% 以上；③肝中央区（中叶或Ⅳ、Ⅴ、Ⅷ段）肝癌，无瘤肝组织明显代偿性增大，达到标准肝体积的 50% 以上；④肝门部有淋巴结转移者，切除肿瘤的同时行淋巴结清扫或术后治疗；⑤周围脏器受侵犯者一并切除。

4) 姑息性肝切除还涉及以下几种情况：肝癌合并门静脉癌栓（PVTT）和（或）腔静脉癌栓、肝癌合并胆管癌栓、肝癌合并肝硬化门脉高压、难切性肝癌的切除。每种情况均有其对应手术治疗适应证。肝癌伴门静脉癌栓是中晚期 HCC 的常见表现。在这部分患者中，若肿瘤局限于半肝且预期术中癌栓可取净，可考虑手术切除肿瘤并经门静脉取栓，术后再结合肝动脉介入栓塞及门静脉化疗。肝癌侵犯胆管形成胆管癌栓也较常见，患者黄疸明显。须注意鉴别黄疸性质，对于癌栓形成的梗阻性黄疸，如能手术切除肿瘤并取净癌栓，可很快解除黄疸，故黄疸不是手术的明显禁忌证。此外，对于不适宜姑息性切除的肝癌，应考虑姑息性非切除外科治疗，如术中肝动脉结扎和（或）肝动脉、门静脉插管化疗等。对于肝内微小病灶的治疗值得关注。部分微小病灶经影像学检查或术中探查都不能发现，致使肝切除后的复发率（残癌）升高。如果怀疑切除不彻底，那么术后一月左右采用 TACE 是理想的选择，除了治疗的意义外，还有检查残留癌灶的意义。如有残留癌灶，应及时采取补救措施。此外，术后病例应作肝炎病毒载量（HBV DNA /HCV RNA）检查；如有指征，应采取抗病毒治疗，以减少肝癌再发的可能。

(4) 有关手术切除的技术问题

1) 小肝癌的定位问题：位于肝脏表面的小肿瘤，颜色灰黄或灰白、质地坚硬，一般不难辨认。唯位于肝实质深部的小肝癌，单手扪摸有时不易发现，尤其在膈顶处的边缘部位、右肝裸区、肝后侧和尾叶等较隐蔽部位。因此术中切除前需常规使用术中超声进行检查、定位，再次明确病灶部位、大小、数目及与周围重要管道的关系。

2）术中出血控制的问题：肝脏手术的关键是控制手术中的出血。我国20世纪50年代末刚开展典型的肝叶切除时，多先解剖肝门结扎有关的脉管，然后再进行肝叶的切除。目前多在常温下采取间歇阻断肝门的切除法。患者耐受阻断时间视肝硬化程度而异。无肝硬化者，单次阻断时间5~10分钟即可，肿瘤较大、手术复杂，可用分次阻断法，每次阻断时间以10分钟左右为宜，间歇时间以3~5分钟，多次阻断次数可达4~6次。无肝硬化者单次阻断时间可达20分钟甚至更长。第一肝门阻断控制术中出血的方法较为常用，术后一般无不良后果。但应用于肝硬化程度较重的患者时应慎重，时间不宜过长，否则就有可能导致肝脏的缺血坏死和术后的肝性脑病。

3）肝切除量的估计问题和根治范围：肝叶切除时如采用第一肝门脉管的解剖结扎法者，其切除线须根据肝组织缺血之范围而定。如采用肝门血管的间歇阻断法者，切除线可不受限制，一般距肿瘤边缘2~3cm处即可。肝切除手术中一般至少要保留正常肝组织的30%，对有肝硬化者，肝切除量不应超过50%，特别是右半肝切除，尤应慎重，否则不易代偿。关于肝癌切除术式，基本由术者习惯而定。一般遵循“左规右不规”的原则，即右叶肿瘤多施行肝局部或部分切除术，左叶的肿瘤则多采用规则性切除如左半肝切除术或左外叶切除术。当然，有些情况下可灵活变通。对某些右叶肿瘤也可施行规则性右半肝切除术，而对某些左叶伴严重肝硬化的肿瘤也应缩小手术范围而施行不规则的肝左叶局部切除术。肝中叶的肿瘤和位于肝左右叶的肿瘤，常常也选用肝脏局部切除术。有人认为，切缘距离肿瘤越远，手术越彻底，但实际操作时，还需要视肿瘤部位、大小及肝硬化程度而定。肿瘤切除范围增加了，手术彻底性一定程度上可以得到提高，但安全性则相对下降，有时甚至由于盲目扩大手术范围而损伤一些不应伤及的重要管道，这是不足取的。目前国际上尚无切缘距肝肿瘤多少厘米为标准切缘大小的明确说法，通常肿瘤距切缘大于1~2cm即可。

4）肝实质的离断技术：目前已有多种肝实质的离断技术，如传统的钳夹离断法、超声刀、CUSA手术刀（cavitron ultrasonic surgical aspirator，CUSA）、“水刀”、Habib射频刀、百克钳等，基本的原则是要求出血少，肝内管道解剖清楚，可根据肿瘤部位，肝硬化的程度及术者的习惯等选用。

2. 肝脏移植 近年来，随着外科技术的发展及新型免疫抑制剂的相继面世，愈来愈多的肝移植中心将肝癌作为肝移植的适应证之一。近来世界各肝移植中心的研究结果都比较一致地肯定了肝移植治疗“早期”肝癌的良好疗效。现在的关键问题是如何定义“早期”肝癌，虽然大家都认为肿瘤的大小、肿瘤的数量、肿瘤的分级、血管浸润程度、有无肝外淋巴结转移与移植术后的存活率与肿瘤复发率密切相关，但就具体标准上仍有细小的差别。1996年Mazzaferro等推荐了“Milan（米兰）标准”：单个肿瘤结节直径不超过5cm；多结节者不超过3个，最大直径不超过3cm。2001年Yao等在“Milan标准”基础上提出了“UCSF标准”：单个肿瘤结节直径不超过6.5cm；多结节者不超过3个，最大直径不超过4.5cm同时肿瘤结节总的直径不超过8cm。目前国内也对“米兰标准”进行扩展，多家单位和学者陆续提出了不同的标准，包括“杭州标准”、“上海复旦标准”、“华西标准”和“三亚共识”等。各家标准对于无大血管侵犯、淋巴结转移及肝外转移的要求都比较一致，但是对于肿瘤的大小和数目的要求不尽相同。上述国内的标准扩大了肝癌肝移植的适应证范围，可能使更多的肝癌患者因肝移植手术受益，并未明显降低术后累积生存率和无瘤生存率。由于供肝是公共、稀缺的资源，因此肝癌肝移植的适应证的优化或改良必须遵循的原则是肝癌肝移植术后的疗效须与良性终末期肝病移植后的效果相当，适应证的扩大必定会影响到其他受体的利益。在优化肝癌肝移植适应证的同时，尚需考虑肿瘤的生物学特性，寻找合适的生物标记物来预测肝移植术后的复发，才有可能选择出最有可能从移植中获益的受体，使有限的供肝资源得到充分利用；防止肝移植术后肿瘤复发、提高患者肝移植术后存活率，是肝癌肝移植领域存在的尚需进一步研究和解决的问题。

3. 肝动脉介入治疗 由于肝癌血供的95%~99%源于肝动脉，而肝组织血供的70%~75%源于门静脉，肝动脉血供仅占25%~30%。因此栓塞肝动脉可以阻断肿瘤的血供、控制肿瘤的生长，甚至使肿瘤坏死，而对肝组织血供影响小。此为肝动脉栓塞的理论基础。介入治疗原发性肝癌自20世纪70年代应用于临床以来，是除了手术切除以外效果较好的治疗手段之一。介入治疗兼有肿瘤诊断和治疗的作用。前者主要指通过肝动脉造影或碘油CT等明确肿瘤的范围和数目。治疗则包括TAI、TAE及经皮穿刺瘤内治疗。临床上常采用Seldinger法将导管送入肝动脉。一般当导管头端进入肝固有动脉或肝总动脉后做造影，观察肿瘤染色的情况、有无动静脉瘘及肿瘤血管等，注意不要遗漏病灶。然后再根据造影所见，作相应的治疗。通常将化疗药物稀释至20ml左右经导管缓慢推注入靶血管。如需用碘化油栓塞，则通常需要留1~2种化疗药与之混成乳剂，如卡铂、MMC、ADM及EADM等。化疗灌注结束后，可根据情况进行栓塞治疗，通常先用末梢类栓塞剂（如碘油乳剂、微球等）栓塞，再用吸收性明胶海绵条增强栓塞作用。通常肝癌介入治疗的一个疗程需3~4次，每次间隔时间为2个月左右。原则上患者情况及肝功能基本恢复正常3周以上，才行下一次介入治疗。TACE主要应用对象是不能切除的（如肿瘤太大、多结节、累及左右肝、或较大的肝门部肿瘤）、非晚期（无明显黄疸、腹水、远处转移）而肝功能尚好者（Child A或部分Child B），文献报道TACE对肝癌合并门静脉主干癌栓者并非绝对禁忌，肝功能好、侧支循环多仍可谨慎应用。TACE禁忌证：①晚期肿瘤，有明显黄疸、腹水、远处转移；②严重肝功能障碍，黄疸、腹水，或血清胆红素、ALT为正常值2倍以上者；③严重门静脉高压或近期有食管胃底静脉破裂出血者；④严重造血功能抑制，白细胞低于 3×10^9/L，血小板低于 50×10^9/L，可做 TAE，不做 TACE；⑤严重心、肺、肾功能不全及其他特殊情况者；⑥碘过敏者。行 TACE 治疗应力争做到超选择插管做肝段栓塞，化疗所用药物的种类和剂量应个体化，TACE 间隔时间宜适当，碘化油栓塞后 2~4 周应做增强 CT，了解碘化油是否聚集于肿瘤及是否存在未栓塞到的残留病灶，观察疗效。介入治疗间隙宜采用保肝、提高免疫及中医扶正固本治疗，提高患者的免疫力及对下次介入的耐受性。复旦大学附属中山医院自 20 世纪 80 年代中期开展肝癌介入治疗至今，1、2、3、4、5 年生存率分别为 65.2%、37.37%、28.0%、21.7%、16.2%，生存最长者已存活 10 余年。介入治疗被认为是目前肝癌非手术治疗中效果最好的同时也是首选的疗法。以往认为手术前 TACE 治疗可以减少术后复发，提高疗效，但是实际效果不理想，最近文献大宗病例报告表明：手术前行 TACE 并不能改善可切除肝癌的术后生存率，反而增加手术难度和并发症的发生率，更可能促进肺转移，我所的经验也认为，能手术切除的肝癌首选手术切除，而不推荐 TACE。

4. 局部治疗

(1) 局部药物注射：B 超引导下经皮无水乙醇注射治疗(PEI)已广泛应用于治疗直径 <3cm 因严重肝硬化不能切除肝癌的治疗。其作用机制可能有：①高渗脱水作用；②对肿瘤细胞直接毒性作用，导致蛋白质的变性坏死；③肿瘤血管坏死闭塞；④局部的无菌性炎症；⑤局部纤维组织增生，分割和限制肿瘤生长，同时机化坏死组织，起到化学切除肿瘤的效应。无水乙醇对肿瘤局部的凝固坏死作用能使直径 3cm 以下肿瘤的坏死程度达 90% 以上。无水乙醇注射除了少数患者发热，局部疼痛外，对肝功能和全身影响不大，且可短期内反复多次注射。无水乙醇注射量：肿瘤直径 3cm 以下每次 2~5ml，肿瘤直径 3cm 以上每次 10~20ml，每周一次，体质好能耐受的可每周 2 次，4~6 次一疗程。有报道对单个直径 3cm 以下肿瘤，无水乙醇注射疗效甚至优于手术切除。局部药物注射目前还有醋酸、化疗药物、高温盐水、*P53* 基因等。

(2) 射频消融：射频消融治疗(RFA)是肿瘤局部透热治疗的一种，以影像引导或直接将电极针导入肿瘤组织，通过射频在电极针周围产生极性分子振荡导致发热，使治疗区域温度达 50℃以上，中央区域可达 100℃以上，使局部细胞坏死。目前的射频消融治疗系统，一次凝固坏死区的直径可达 3~5cm。肝癌的射频消融治疗可通过开腹术中、腹腔镜和经皮穿刺三种途径，目前应用最多的是经皮穿刺射频消融治疗(PRFA)。一般认为 PRFA 的适应证：①肿瘤直径 <5cm 尤其是 <3cm 的无手术指征或有手术指征但因肿瘤部位手术切除困难；②复发性小肝癌手术困难的；③原发灶已切除的肿瘤数目 <5 个的继发性肝癌；④多发肝癌 TACE 后残留的存活病灶。PRFA 的主要并发症有皮肤灼伤、迷走神经反射、气胸、胸腔积液、肝胆管损伤、肝脓肿、内出血等。PRFA 已成为肝癌综合治疗的一个重要方法，尤其对无手术指征或肿瘤生长部位不利于手术切除的小肝癌的临床疗效，国内外有报道 3cm 以下的小肝癌完全坏死率达 90%~98%。

(3) 微波固化治疗：微波的交变电场的作用使肿瘤组织在短时间内产生大量热量，局部温度骤然升到 55℃以上，从而引起肿瘤组织的凝固性坏死而周围组织无坏死；另外，微波固化(MCT)可引起机体局部组织理化性质的变化，可提高机体免疫功能。微波固化治疗的适应证主要有：①不愿接受手术的小肝癌；②肝癌合并肝硬化(Child 分级一般为 A 或 B 级)，肿瘤体积小、病灶局限；③不能手术切除的原发性肝癌，肿瘤直径≤5.0~6.0cm 的单发结节，或是多发结节≤3 枚；④手术未能切除或术后残留、复发性肝癌；⑤转移性肝癌，肿瘤直径≤5.0~6.0cm 的单发结节，或是多发结节≤3 枚；⑥术中与手术并用可提高手术切除率。微波固化治疗的禁忌证，主要有：①弥漫性肝癌、巨块性肝癌；②严重黄疸、腹水、肝功能不全；③严重器质性疾病，心肾功能不全；④微波不能到达全部肿瘤位置者。微波固化治疗也可通过开腹术中、腹腔镜和经皮穿刺(PMCT)三种途径，PMCT 是 MCT 发展的热点，操作简单、安全、微创、疗效可靠、适应证广。临床疗效的评价主要根据超声和 CT 或 MRI、AFP、影像引导下活检的动态跟踪。研究认为 PMCT 对直径 <3cm 以下肝癌结节效果满意，并比较超声引导下微波和射频两种消融技术的临床应用价值，认为微波和射频(RF)都是现时比较理想的介入超声治疗肝癌的手段，各有所长。

(4) 冷冻疗法：冷冻治疗肝癌是一种安全可行的局部治疗方法。一般认为，快速冷冻、缓慢复融以及反复冻—融，能使冷冻区产生最大限度的凝固性坏死。冷冻治疗的特点为可产生一个境界清楚、范围可预测的冷冻坏死区，不仅能消灭瘤体，且能最大限度地保存正常肝组织。冷冻治疗小肝癌，可望根治；对较大肝癌冷冻可作为综合治疗的一种手段。适用此种冷冻疗法的指征大概有以下几种：①合并严重肝硬化，无法耐受手术切除者；②病变须作广泛切除，估计切除后肝功能不能代偿者；③主瘤虽经切除，但余肝尚有残留结节者；④肿瘤虽不大，但位置紧靠肝门或下腔静脉，致手术不能切除者。目前应用的冷冻方法主要是液氮冷冻，一般用直径 3~5cm 的冷头作接触冷冻，或用直径 3~5mm 的冷头作插入冷冻，也可以用液氮作直接喷射冷冻；能产生极度低温而导致肝癌细胞不可逆性的凝固坏死，但由于受冷冻深度和广度的限制，对范围较大的肿瘤还不能使之彻底治愈。术中应注意避免冷冻损伤较大的胆管。Ⅷ段肿瘤行冷冻治疗时应注意保护膈肌，避免或减少低温刺激，减少术后呃逆及胸腔积液等并发症的发生。

(5) 其他局部治疗：氩氦刀冷冻是一种只在刀尖冷冻，刀柄保持常温，唯一可用氦气解冻的微创靶向冷冻仪器。刀尖在 60 秒内温度降至 -140℃，借助氦气又可使温度急速升至 20~45℃，这种冷热逆转疗法对肿瘤摧毁更为彻底，并可调控肿瘤抗原，激活机体抗肿瘤免疫反应。氩氦刀冷冻治疗肝癌的适应证同微波和射频，术中冷冻对直径 >5cm

08

者也有效。腹腔镜微创外科对周边型小肝癌切除是一种简便有效的方法,患者创伤小,痛苦少,术后恢复快,但是远期的疗效还有待观察。

5. 放射疗法 既往认为放疗效果较差,且对肝脏损伤较大,因此对HCC患者较少进行放疗。20世纪90年代中期之后,现代精确放疗技术,包括三维适形放疗(3-dimensional conformal radiation therapy,3DCRT)、调强适形放疗(intensity modulated radiation therapy,IMRT)和立体定向放疗(stereotactic radiotherapy,SBRT)等日益成熟和广泛应用,为采用放疗手段治疗肝癌提供了新的机会。国内、外学者已经陆续报道采用现代精确放疗技术治疗不能手术切除的HCC的临床实践和研究,对于经过选择的HCC患者,放疗后3年生存率可达25%~30%。一般认为对于下述肝癌患者可考虑放疗:肿瘤局限,因肝功能不佳不能进行手术切除;或肿瘤位于重要解剖结构,在技术上无法切除;或患者拒绝手术。另外,对已发生远处转移的患者有时可行姑息治疗,以控制疼痛或缓解压迫等。肝癌的放疗指征主要适用于:①一般情况好,如KPS≥70分,肝功能Child-Pugh A级,单个病灶;②手术后有残留病灶者;③需要肝脏局部肿瘤处理,否则会产生严重的并发症,如肝门的梗阻,门静脉和肝静脉的瘤栓;④远处转移灶的姑息治疗,如淋巴结转移、肾上腺转移以及骨转移时,可以减轻患者的症状,改善生活质量。对一些晚期肝癌的放疗,大多是属于姑息性手段,疗效较差,即使能延长生存期,也比较短,尚不能取代肝癌的传统治疗;但是针对上述临床情况的其他疗法,也未能显示有更好的疗效和更强的循证医学证据,因此,目前放疗仍然是可供选择的重要治疗方法之一,特别是针对肝外的转移病灶。“三维适形放疗”的出现,使放射治疗在肝癌治疗中的地位有了新的评估,其对晚期肿瘤在一定程度上起了延长生存、提高生活质量的作用。

6. 系统治疗 在肝癌的不同分期中,有一部分晚期肝癌患者无手术、消融或TACE治疗指征者,但一般情况尚可,肝功能Child A~B期,可以考虑进行系统治疗。现有证据表明,对于没有禁忌证的晚期HCC患者,系统治疗优于对症支持治疗;可以减轻肿瘤负荷,改善肿瘤相关症状和提高生活质量,还可延长生存时间和有其他获益。

一般认为,系统治疗主要适用于:①已经发生肝外转移的晚期患者;②虽为局部病变,但不适合手术切除、射频或微波消融和TACE治疗,或者局部治疗失败进展者;③弥漫型肝癌;④合并门静脉主干癌栓和(或)下腔静脉癌栓者。

(1) 分子靶向治疗:肝癌的发生、发展和转移与多种基因的突变、细胞信号转导通路和新生血管增生异常等密切相关,其中存在多个关键性环节,正是进行分子靶向治疗的理论基础和重要的潜在靶点。近年来,应用分子靶向药物治疗肝细胞癌已成为新的研究热点,受到高度的关注和重视。索拉非尼(Sorafenib)是一种口服的多靶点、多激酶抑制剂,既可通过抑制血管内皮生长因子受体(VEGFR)和血小板源性生长因子受体(PDGFR)阻断肿瘤血管生成,又可通过阻断Raf/MEK/ERK信号转导通路抑制肿瘤细胞增殖,从而发挥双重抑制、多靶点阻断的抗肝细胞癌作用。

目前已有两项随机双盲、平行对照的国际多中心Ⅲ期临床研究(SHARP和Oriental研究)已经证明,索拉非尼能够延缓HCC的进展,明显延长晚期患者生存期,且安全性较好。因此,索拉非尼已相继获得欧洲EMEA、美国FDA和我国SFDA等批准,用于治疗不能手术切除和远处转移的HCC;多部国内、外临床实践指南和专家共识已经将索拉非尼列为晚期HCC患者一线治疗的标准药物。索拉非尼与肝动脉介入治疗或系统化疗联合应用,可能使患者更多地获益。而其他新的分子靶向药物,采用单药或联合手术、介入治疗和系统化疗等手段治疗肝癌的临床试验也已陆续开展。

(2) 全身化疗:一直认为肝癌对传统化疗药物并不敏感,但近年来,奥沙利铂(OXA)等新一代的化疗药物相继问世和应用,使得消化道肿瘤的化疗进步明显,预后显著改善。最新的EACH研究,FOLFOX4方案与单药多柔比星(ADM)对照用于不适于手术或局部治疗的晚期肝癌患者姑息性化疗的国际多中心Ⅲ期临床研究,已证明含OXA的联合化疗可以为晚期肝细胞癌患者带来病情控制和生存获益,且安全性好。在欧洲的一项多中心、大样本的的回顾研究表明,吉西他滨联合奥沙利铂化疗(GEMOX研究)对晚期肝癌也是相对安全有效的,提示全身化疗在肝癌系统治疗中的有比较重要作用。

7. 中医中药治疗 对于晚期患者,则以中医中药为主,适当应用生物治疗及支持、对症治疗。小复方“松友饮”已经在动物及体外实验被证实有调节免疫、抑制肿瘤血管生成等作用,可以减少肝癌的复发,但仍需有临床试验来证实其确切疗效。

8. 肝癌多学科综合治疗模式的建议 由前述国际上多种的肝癌分期可见,准确的分期不但可以预测患者的预后,而且是确定治疗方案的基础。为此,我国卫生部制定的原发性肝癌诊治规范也提出了多学科综合治疗模式的建议(表8-5),针对不同的患者或者同一患者的不同阶段实施个体化治疗。该模式综合了患者一般活动状态(performance status,PS)、肝储备功能、肝内肿瘤情况信息,根据患者的全身状况(ECOG评分)、肝功能情况(Child-Pugh评分)、肿瘤有无肝外转移、有无血管侵犯、肿瘤数目、肿瘤大小来综合确定治疗方案。目前该方案尚需临床的验证及强有力循证医学证据的支持。

【预后】 肝癌是一种发展迅速的“急性肿瘤”,一般在症状出现后4~6个月内即告死亡,少数病例可在得病后不到3个月内死亡,仅个别病例可望生存一年以上,可见肝癌的预后极为恶劣,因此肝癌又有“癌中之王”的称号。肝癌的总体预后较差,但随着现代医学的发展,肝癌已经由“不治之症”变为“部分可治”。复旦大学肝癌研究所资料统计(1958.7—2003.12)4339例肝癌手术切除患者,总1、3、5、10年生存率分别为79.39%、55.14%、43.22%和30.37%,生存

表 8-5 肝癌多学科综合治疗模式建议

HCC

全身状况	肝功能	肝外转移	血管侵犯	肿瘤数目	肿瘤大小	治疗选择
PS 0~2	Child-Pugh A/B	无	无	1 个	<5cm	• 手术切除 • 局部消融≤3cm • 肝移植
PS 0~2	Child-Pugh A/B	无	无	1 个	≥5cm	• 手术切除 • TACE+消融 • 肝移植
PS 0~2	Child-Pugh A/B	无	无	2、3 个	≤3cm	• 手术切除 • 局部消融≤3cm • 肝移植
PS 0~2	Child-Pugh A/B	无	无	2、3 个	>3cm	• 手术切除 • TACE+消融 • 肝移植
PS 0~2	Child-Pugh A/B	无	无	≥4 个		• TACE • 手术切除 • +局部消融 • 肝移植
PS 0~2	Child-Pugh A/B	无	有			• TACE • 手术切除 • 放疗 • 分子靶向治疗 • 系统化疗
PS 0~2	Child-Pugh A/B	有				• TACE • 放疗 • 分子靶向治疗 • 系统化疗
PS 0~2	Child-Pugh C					• 支持对症治疗 • 肝移植
PS 3~4						• 支持对症治疗

5年以上730例，10年以上220例，中位生存时间45.29个月；其中1974例小肝癌的1、3、5、10年生存率分别为90.69%、71.72%、58.46%和40.98%，生存5年以上患者452例，10年以上143例，中位生存时间77.32个月；313例复发性肝癌1、3、5、10年生存率分别为98.06%、81.01%、60.67%和35.46%，生存5年以上131例，10年以上36例，中位生存时间79.27个月；139例二期切除肝癌1、3、5、10年生存率分别为90.44%、64.51%、48.65%和24.95%，生存5年以上43例，10年以上16例，中位生存时间58.15个月。另外不同治疗方法的疗效统计结果提示：5年生存率以手术切除最好(49.7%)，切除以外的姑息性外科治疗次之(22.1%)，非手术治疗最差(6.2%)。上述结果说明：通过普查发现的早期肝癌，不仅切除率高，且生存期也长，早期肝癌的根治性切除是获得较好疗效的关键。

总之，原发性肝癌之恶性程度虽高，但绝不是不治之症。提高疗效的关键在于早期发现病例，同时努力提高切除技术。如能通过血清甲胎蛋白的测定发现早期病例，对阳性病例再通过肝脏影像学检查证实，估计肝储备功能尚可，又无严重的全身和心、肺、肾疾病者，即可进行剖腹探查和病灶切除：如果手术后二周内甲胎蛋白含量迅速下降，1~2个月内恢复正常者，当是病变已彻底切除的可靠证据。对无法切除或切除后又有复发的病例，应争取经肝动脉进行化疗，同时并行中医和免疫等综合治疗，可望缓解症状，延长寿命。

【附】 肝叶切除术

肝切除术虽早在19世纪末期即已有人做过，但多限于边缘部分的肝肿瘤或囊肿的楔状切除；一旦发现病变比较广泛或深在，即认为是不治之症。肝脏外科工作过去之所以开展比较缓慢，主要原因是由于对肝内脉管解剖知识极为欠缺，手术时在止血技术上有困难。肝脏的血供极为丰富，肝组织又具有高度脆性，如不根据肝内血管分布之完整知识，在切开肝组织前先将有关血管予以结扎，手术时之止血将是一个重大难关。又肝脏位于腹腔之最上部，深藏在肋弓下及横膈穹隆内，非有良好的麻醉技术和切开暴露，也是肝叶广泛切除的一个严重障碍。手术时及手术后如何防止与对抗出血，如何防止与维护肝功能不使衰竭，也是肝叶广泛切除的成功关键。

Pettinar(1940)第一次按解剖学施行了肝左叶切除术，Loytal-Jacob及Robert(1952)首先根据“先处理脉管，再切除肝叶”的原则，成功地切除了右半肝，是近代所谓“典型的肝叶切除”之先声。以后多数学者如Brunshwig(1952)，Pack(1953)等均有成功的报道；Healey(1953)，Goldsmith(1957)则对肝内的脉管解剖作了详尽的描述，才奠定了近代“典型的肝叶切除”之基础。我国自1952年起各大城市也先后展开了典型的肝叶广泛切除术，其适应范围已不限于肝癌，均获得了一定的成功。

上述典型的肝叶切除术——先解剖第一肝门，预先结扎所需切除肝叶的肝管、动脉和门静脉，然后再循肝叶间的解剖平面结合肝脏变色的分界线，用钝性离断法如刀柄或指折法离断肝组织，所遇胆管、血管则分别予以钳夹、切断和结扎，虽有其一定优点，但操作比较繁琐，所需时间较长，而且残留肝脏切面的出血和肝静脉未能预先得到有效控制，因而仍有可能造成威胁患者生命的术中出血。近年来外科医师仍在不断寻找既简便而又能有效地控制肝脏切除时止血的新方法，目前比较有成效的方法有二：

1. 在肝十二指肠韧带处用乳胶管勒紧，一并阻断肝动脉、门静脉和胆管，然后进行肝叶切除。此法之优点是不须在肝门处预先进行困难的解剖，而改在肝内处理各种脉管，因而即使存在血管或胆管畸形时，也不致由于遗漏或误扎而引起出血或残留肝组织坏死，手术时间也可以大为缩短，一般不超过30分钟。作者认为此法确具优点，惟须注意人类的肝脏在常温下耐受缺血、缺氧的时间仅约15分钟左右(在低温情况下肝脏缺血的安全时间可延长到45~50分钟)，故在手术过程中必须精确计算手术时间，每超过15分钟时即须放松肝门的阻断血管钳约3~5分钟，以保证肝组织不致缺血坏死。

2. 用特制的肝止血钳或止血带协助进行肝叶切除术　Doty(1970)介绍一种止血带，直接压迫肝组织来进行肝叶切除，可以减少出血，保持手术野干燥，预防空气栓塞，不切除的肝组织也不会有缺血损害。Lin(1973)利用肝钳结合指折法进行肝叶切除，也能大大缩短手术时间，快的仅需7~8分钟即可完成肝叶切除，而且可以明显减少出血量。作者认为，作为一个腹部外科医师，对于包括肝门解剖的典型肝叶切除术是应该掌握的技术；但在取得了这种操作的经验以后，在实际进行肝叶切除术时，却不一定要机械地按典型的肝叶切除术来进行麻烦的肝门解剖，完全可以用暂时控制肝十二指肠韧带内容物的办法来替代肝门解剖；尤其是遇到巨大肝海绵状血管瘤等病变阻碍着肝门的解剖时，用无损伤血管钳来暂时钳夹肝门的脉管更是一个良好的办法。

我所目前一般采用乳胶管勒紧肝十二指肠韧带来阻断第一肝门。

适应证　肝叶切除的适应证不仅限于原发性肝癌，下列情况均可考虑行肝切除：

(1) 原发性肝癌：特别是巨块型肝癌或结节型肝癌、且局限在半肝范围之内者。

(2) 继发性肝癌：如果原发癌灶已经根治性切除，肝内的继发灶仅是单发性结节，有时也可以考虑行肝叶切除。继发性肝癌如系由邻近脏器(如胃癌)浸润而来，且原发病灶无切除禁忌者，也可以将受累的肝叶一并切除。

(3) 肝脏的良性瘤或囊肿：如肝脏的多囊性病变、海绵状血管瘤以及巨大的包虫囊肿等，如病变范围在半肝以内者，可行肝叶切除术。

(4) 肝内胆管结石、寄生虫或其他病变，局限在半肝范围内且已有继发感染而又不能自肝外胆管内处理者，可行

08

肝叶切除。

(5) 肝脓肿：个别单发性的巨大肝脓肿，或多发性脓肿局限在半肝范围内者，也可考虑切除。

(6) 肝内出血：在半肝范围内的肝内病变如肝血管瘤或动脉瘤、肝胆管乳头瘤、门静脉海绵状变等，经保守疗法无效而出血不止者应行肝叶切除。

(7) 肝脏损伤：严重的肝脏外伤有时需行肝叶切除，特别是有大块组织游离而难于修复者。

禁忌证　下列情况是肝切除的禁忌证：

(1) 恶性肿瘤已有肝外远处转移者。

(2) 肿瘤虽无远处转移、但病变已超过半肝范围，或肿瘤已累及肝门者。

(3) 肝癌并有严重肝硬化，术前肝功能不佳者。

(4) 肝癌并有明显黄疸，表示病程已深，常非手术所能治疗者。

(5) 病变有严重之继发感染，尚未控制者。

(6) 患者一般情况不佳，或心、肺、肝、肾有显著之功能障碍者。

术式选择　肝切除术最重要的问题之一是肝切除量的判断，肝切除量的判断对有肝硬化者是提高切除率、降低手术死亡率的关键。肝切除术可分为规则性和不规则性肝切除，术式包括左和右三叶、左和右半肝、肝中叶、左外叶、右后叶、肝段切除、各种局部切除、全肝切除后的肝移植等。如无肝硬化，对大肝癌而言，左侧者可做左叶切除；右侧者，可做右叶切除。对小肝癌而言，左侧者可做左外叶切除或左半肝切除，很小的也可以做局部切除；右侧者，通常多采用离开肿瘤 2cm 左右的局部切除，也可做肝叶切除。我国肝癌患者中 85% 左右合并肝硬化，且 2/3 为硬化结节大于 3mm 的大结节肝硬化，无论大肝癌或小肝癌，通常都难以耐受右半肝切除，故多采用局部切除。

麻醉　一般采用气管内插管全身麻醉联合持续硬膜外麻醉。足够的肌肉松弛对肝切除十分重要，术中保证足够的氧供。

(一) 右半肝切除术

体位　患者取左侧卧位，身体与手术台面成 45°~60°。

切口　右上腹肋缘下作弧形切口，逐层切开皮肤、皮下组织、腹直肌前鞘，切断腹外斜肌、腹直肌及腹直肌后鞘，切开腹横肌和腹膜进腹(图 8-8，A)。

探查　依次探查腹腔内脏器，肝门淋巴结有无肿大、门静脉有无癌栓、肝硬化程度、非肿瘤侧肝脏情况和肿瘤情况。

游离肝脏　此为重要步骤，在分离肝门组织前必须使患侧半肝得到充分游离。

进入腹腔后先切断肝脏之圆韧带和镰状韧带；圆韧带之两断端需予缝贯结扎，以免缚线脱落而致出血。游离镰状韧带、右冠状韧带、右三角韧带和肝肾韧带，注意右肾上腺附着部肝脏的游离，通常离断右肾上腺与肝脏附着部断端，宜仔细缝扎处理(图 8-8，B)。充分游离肝脏裸区，直至下腔静脉右缘，处理肝短静脉，较多患者还有较粗的右后下静脉，如此即可将右半肝向任何方向牵开，使肝门彻底暴露(图 8-8，C)。在作此肝脏游离时可能引起较多的出血，因此在分离的过程中应注意止血，以免失血过多而妨碍手术之继续进行。

解剖第一肝门　可按下列步骤进行。

首先切断胆囊管和胆囊动脉；而胆囊可单独切除或留待与右半肝一并切除。胆囊的壶腹部、胆囊管及其周围的结缔组织，均为肝门解剖之障碍；胆囊管和胆囊动脉切断后，即可顺利暴露右肝管(图 8-8，D)。

分离出肝右动脉，将其切断并加结扎。肝右动脉一般在肝管后方进入右半肝，将胆囊切掉后，肝右动脉不难暴露(图 8-8，E)。先分离出右肝管后将其切断，并结扎其两切端(图 8-8，F)。

最后解剖门静脉主干及其两分支，并将其右支分出结扎切断(图 8-8，G)。一般门静脉之分支位置较高，在肝门深处，暴露较为困难。有的作者主张门静脉右支可以暂不结扎，保留至肝叶分离后再作处理。作者的经验：单结扎肝动脉而不切断门静脉，该肝区的颜色并无明显变化，将使肝脏的切断面选择为难；而且门静脉分支如不予结扎，在切断肝叶时势必要将肝十二指肠韧带内的肝动脉及门静脉总干暂时钳住，这就将影响应保留的肝组织的良好血运，实属不智。事实上，只要耐心解剖，在肝门深处先事结扎门静脉分支也并不十分困难；故作者认为应该在解剖肝门时常规地同时结扎切断门静脉分支。一旦门静脉分支结扎以后，需要切除的肝组织立即变成暗紫色，与正常肝组织境界分明，在切断肝叶时极易辨认，方便不少。

解剖第二肝门　第一肝门解剖完成以后，应即进行第二肝门之解剖，结扎切断肝右静脉。肝右静脉自右半肝发出的地点在右叶间裂处，进入下腔静脉之前壁或右壁，一般不难辨认；肝右静脉的主支距下腔静脉很短，略一不慎即易损伤下腔静脉造成严重出血，所以最好从肝组织内分离结扎之。我们主张肝右静脉之结扎切断可与肝叶之切断同时进行，即基本上先切开肝组织后遇到肝静脉时再加切断；单纯结扎肝动脉和门静脉后就切开肝组织仍有不少流血，而如将肝静脉也同时结扎后再切开肝组织，切面之出血即大为减少，故技术上如有可能时，仍应将肝右静脉结扎。又在肝癌病例，如能先将肝静脉切断，或可减少癌细胞转移之机会，亦属有益。但肝静脉在肝组织充分切开前之预先结扎，有时确属困难；故如第二肝门之解剖有困难时，亦不应勉强，可即进行肝叶之切除。

切除肝叶　第一肝门和第二肝门处理完毕后，或者仅在第一肝门之脉管完全结扎切断后，即可进行肝叶切除。作者一般不再阻断第一肝门，以免对侧肝组织长期缺氧；实际上在切开肝组织时一般并无严重出血，必要时在恒温下暂时阻断肝门 15~20 分钟，也可以帮助止血而不致影响肝组织。先用电刀切开肝脏表面，为避免损伤沿肝裂中行走的肝静脉而影响残留部分肝组织之血液回流，切面最好略

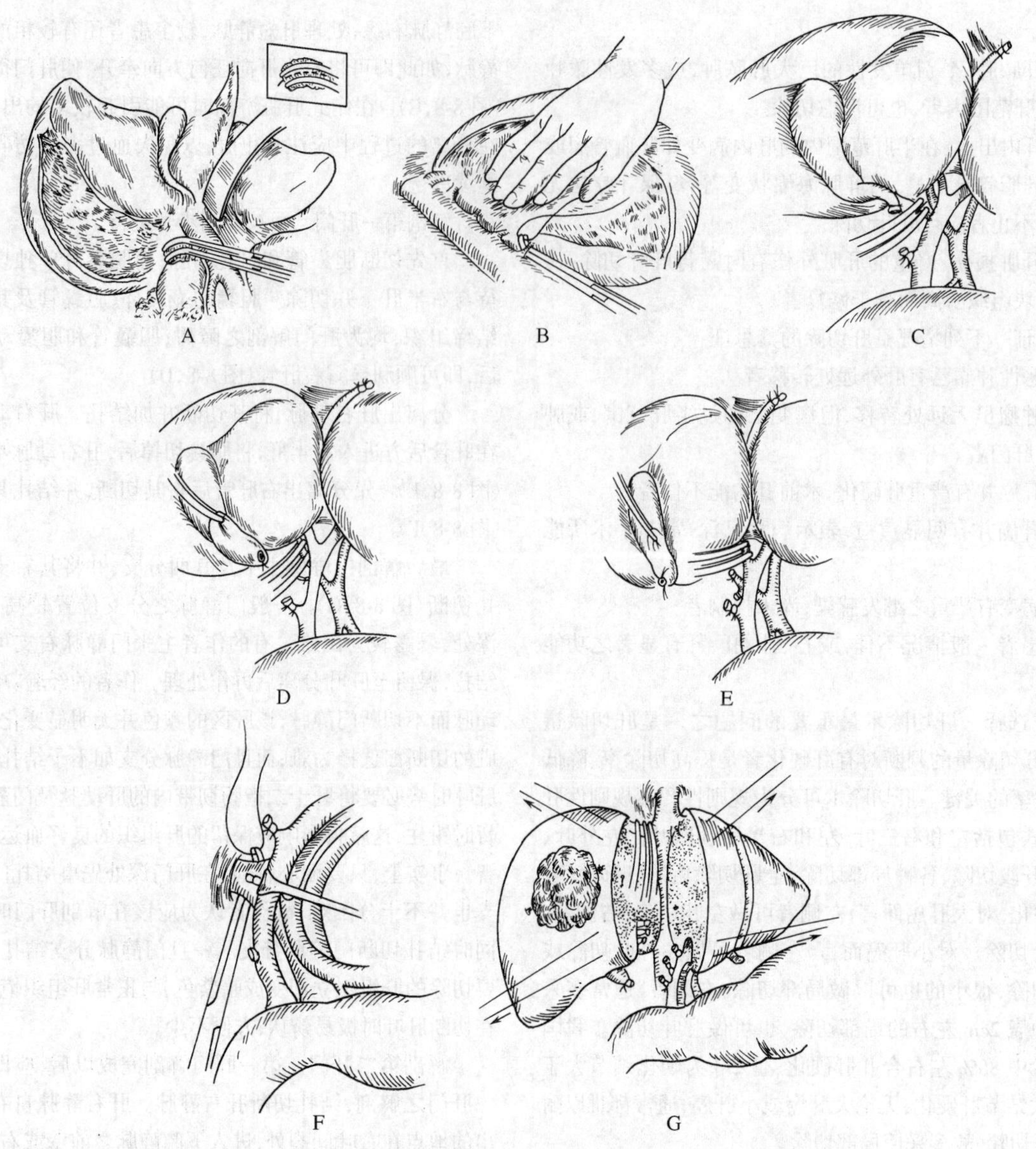

图 8-8　右半肝切除主要步骤

A. 分离肝肾韧带；B. 处理肝短血管；C. 胆囊切除；D. 离断肝动脉右支；E. 离断右肝管；F. 离断门静脉右支；G. 离断肝右静脉

偏向患侧肝组织，约距正中裂（即胆囊窝与下腔静脉窝间之虚线，亦称 Gentlie 线）2cm 并与之平行。作者一般用血管钳钳夹离断肝组织，在肝内进行解剖时，一方面应以胆囊窝与下腔静脉间的平面作为指导方向，同时也应该顺着肝组织内阻力最小的方向进行分离；遇有血管或胆管时，予以缝扎，如此可以避免切除时大量出血。

创面处理　肝叶切除后，应将创面之血管及胆管断端彻底检查，有无出血和胆漏；切肝后肝断面敞开，生物蛋白胶涂擦创面，止血材料如止血海绵等覆盖创面。

（二）左半肝切除术

体位　患者平卧，必要时左背可稍垫高约 15°~30°。

切口　通常取右侧肋缘下切口或屋顶状切口（图 8-9，A）。

游离肝脏　先切断圆韧带，再切断左叶之三角韧带和冠状韧带，最后再切断肝与膈之间的镰状韧带，即可以完全游离左半肝（图 8-9，B，C）。

解剖肝门　左半肝切除时肝门之解剖与右半肝切除时相似。依次结扎切断肝左动脉、左肝管及门静脉左支（图 8-9，D，E）；有时也可以先结扎切断较表浅之肝左动脉，再分离左肝管，最后分离门静脉左支。如分离门静脉支有困难，则在结扎肝动脉及肝管之分支后，阻断肝十二指肠韧带内的肝动脉、门静脉及胆总管，随即切除肝叶。肝左静脉如有可能也可先行结扎，否则同样可在切除肝叶时一并处理。注意肝左静脉进入左半肝之位置是在静脉韧带之后端附近，肝左静脉有时与肝中静脉是自下腔静脉合干分出，放在结扎肝左静脉时应加小心，勿将肝中静脉一并结扎在内（图 8-9，H）。

切除肝叶　切线应在中裂（Gentlie 线）左侧 2cm 处。在切开肝脏表面组织后，同样分离肝组织，切断血管和胆管

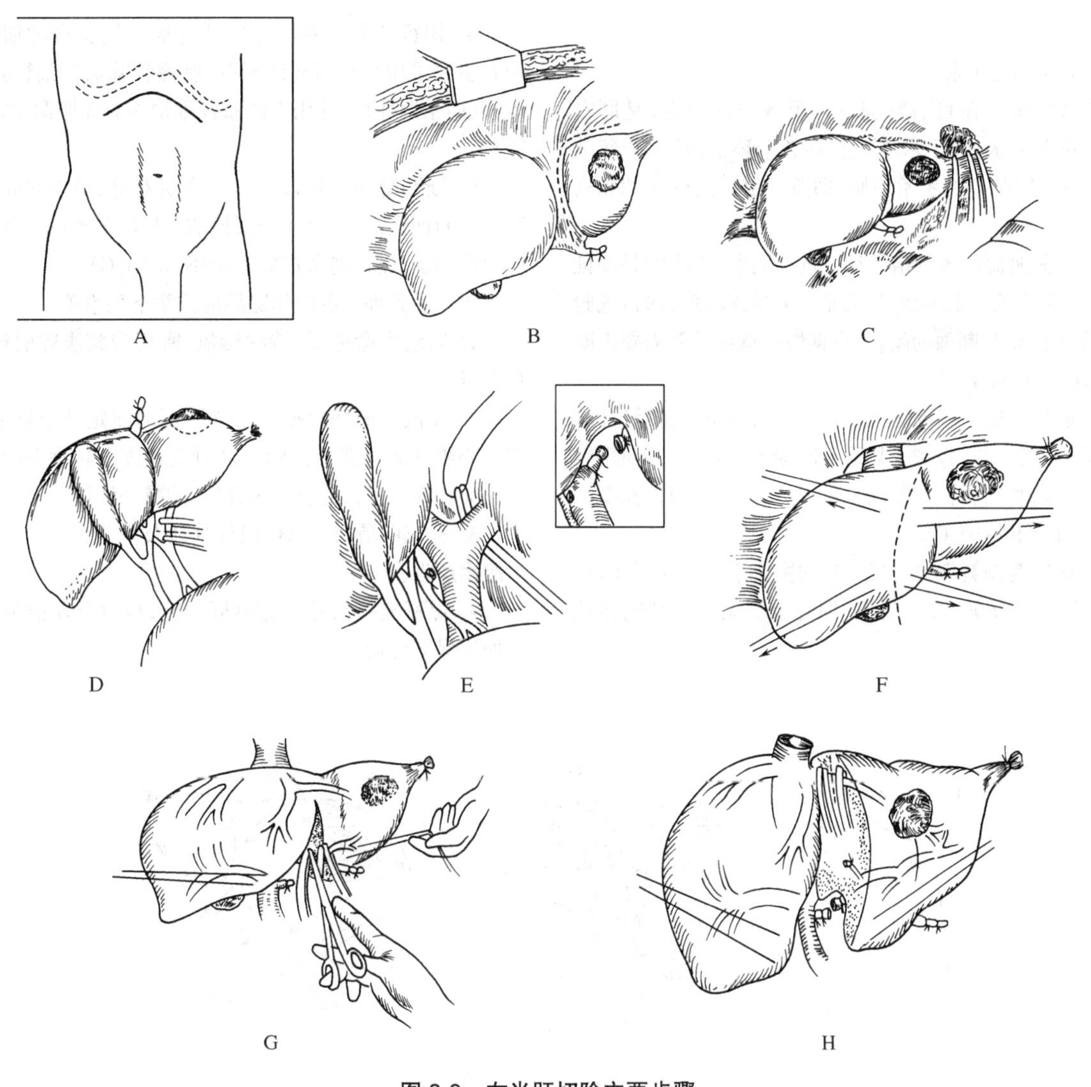

图 8-9　左半肝切除主要步骤

A. 切口选择；B. 分离肝周韧带；C. 处理左三角韧带；D. 离断左肝动脉；E. 离断门静脉左支；F. 设置切口位置；G. 断离肝实质（包括处理左肝管和肝中静脉分支）；H. 离断肝左静脉

分支，再分别予以结扎和缝扎（图 8-9，F，G）。

其余肝脏创面之处理和腹壁切口之缝合一如前述。

（三）左外叶、右后叶切除

左外叶或右后叶的切除，方法较简单，不必解剖肝门。

左外叶切除时首先需将左三角韧带、冠状韧带及镰状韧带切断，充分游离左外叶，然后在左横沟内近外侧端找出各个脉管的分支，分别结扎切断，最后在镰状韧带左侧约 1.5cm 处切断肝左外叶，同时在断面上用钝法剥出其脉管后分别结扎切断之。有时也可不先在横沟内结扎脉管，直接将左外叶掌握在左手中，用手指压迫止血、并进行切除，在切除过程中再分离和结扎所见的血管和胆管分支；或者沿门静脉左支之横部外侧先作褥式缝合，然后于缝线外侧切去左外叶。

右后叶之切除同样需要充分暴露肝右叶。分布至右外侧叶之脉管有时也可在横沟内予以分离结扎；但一般可直接沿右叶间裂之外侧约 1.5cm 处将肝脏逐步钝性切开，并在切除过程中将脉管剥出后结扎切断之；如流血过多，可阻断第一肝门以暂时止血，但在常温下不宜超过 15 分钟，实际上，位于右后叶的良性病变，其切除范围可根据病变大小，在病变周围作不典型的楔状切除，而不必机械地按照分叶切除。

（四）左、右肝三叶切除

肝脏的三叶切除（又称极量肝切除）实际使用之机会不多。凡肝癌之范围已超过半肝者，大多已不可治，三叶切除后之疗效亦极为可疑；良性病变则极少超过半肝范围，又不需要作三叶切除，故三叶切除的适应场合较少。

行三叶切除时，须先将患侧半肝之肝动脉、肝管及门静脉分支一一分离结扎切断、再在肝十二指肠韧带内将肝血流暂时阻断，然后切入对侧的肝组织将其二级分支分离、切断和结扎，最后进行切除。故右三叶切除术实际是典型的右半肝切除 + 左正中旁叶之非典型切除，左三叶切除实际是典型的左半肝切除 + 右正中旁叶（即右前叶）之非典型切除。

(五) 局部切除术

局部切除术在目前肝脏外科手术中最多见，是肝右叶肿瘤的常见术式，手术方法包括5个环节，这5个环节充分体现了肝肿瘤的手术原则，即兼顾手术的彻底性和安全性。

1. 充分游离肝周韧带 切口选择同前，该步骤是保证手术顺利完成的关键步骤，目的是充分暴露肿瘤，保持视野清晰，便于止血和断面的闭合，根据情况选择是否需要阻断肝门(图8-10,A,B)。

2. 设计切口 尽可能将切口设计为唇型，切口设计的关键是唇角的形成，以利于切肝后断面的闭合，切肝前用电刀预先划痕，切口方向与肿瘤长轴平行，长度一般是宽度的2倍或以上(图8-10,C)。

3. 切口两侧置缝线牵提 目的主要不只是为了止血，而是为了增加暴露，便于切肝，同时也是无瘤原则的体现(图8-10,D)。

4. 楔行切肝 断肝方向从肿瘤四周斜向肿瘤基底，作者主要采用钳夹断离法断肝，肿瘤移除后仔细缝扎出血点，断面予以冲洗，并用干纱布仔细检查有无胆漏(图8-10,E,F)。

5. 断面处理 可以将断面全层对缝，消灭残腔，减少胆漏和断面出血，但目前按照精准肝切除的原则，仔细处理好出血和胆漏后，创面直接敞开(图8-10,G)。

手术后处理 肝叶切除后应注意下列事项：

1. 监测生命体征、持续给氧、密切观察腹腔引流物的色和量。

2. 输液 最好根据中心静脉压的测定和尿量加以调节。心脏病者注意控制输入液量及速度。禁食期间，注意补充氯化钾。胃肠道恢复进食后，酌减补液量。

3. 补充白蛋白 以供机体代谢及恢复所需，同时可减少腹水产生。

4. 保肝支持治疗 监测肝功能，根据肝功能情况，酌情使用保肝药物。

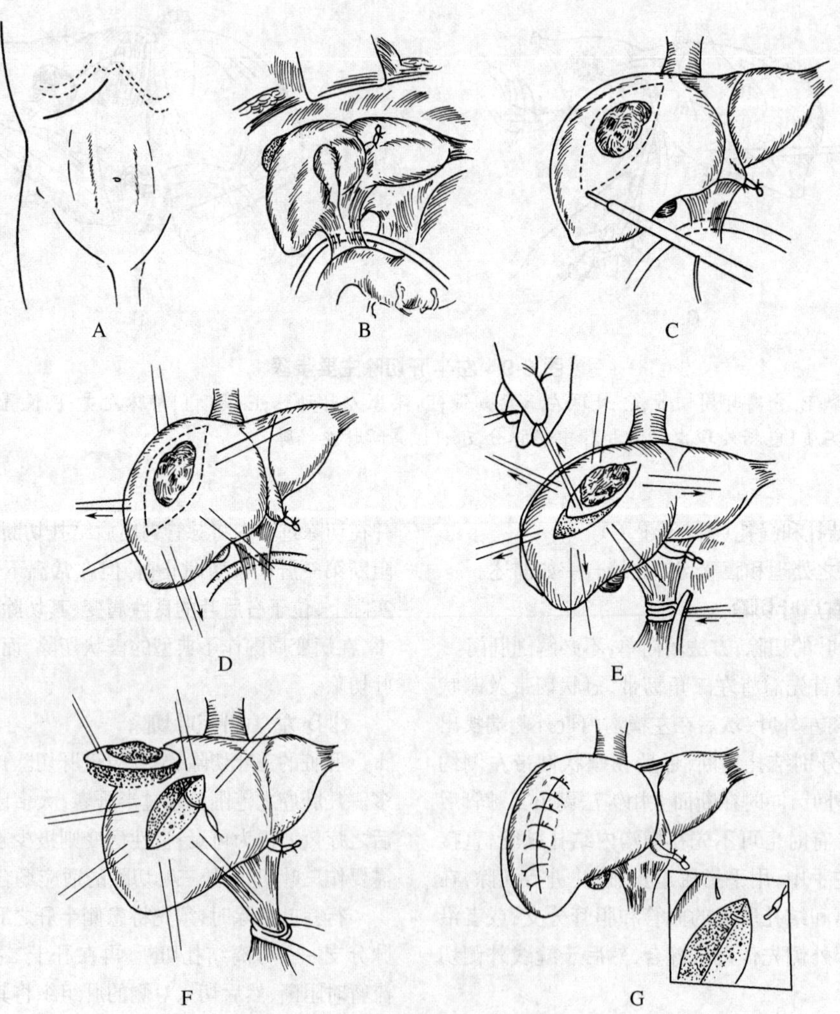

图8-10 肝右叶局部切除术主要步骤

A. 切口选择；B. 阻断第一肝门；C. 唇型切口设置；D. 预置牵提缝线；E. 肿瘤切除；F. 创面止血；G. 对拢缝合创面

5. 术后出现持续发热、腹腔引流混浊，怀疑感染可能者，可应用抗生素。对于抗生素使用无效的患者，需要注意引流不畅的情况，及早调整引流管或行介入超声下置管引流。

6. 质子泵抑制剂 肝癌切除及肝门阻断均可诱发上消化道应激性溃疡的发生，应用上述药物可预防和治疗此种并发症。

7. 可尽早下床活动，促进康复，减少发生下肢深静脉血栓发生的几率。

术后并发症 肝叶广泛切除后可能发生若干严重的并发症，有时可导致患者死亡。这些并发症的防治，除手术时需操作细致、麻醉恰当外，尚需加强术前准备和术后处理。兹将肝叶切除后最可能发生的几种并发症简述如下。

1. 出血 有原发性出血和继发性出血两种可能，尤以原发性出血较为多见。患者如因肝功能不佳致凝血机制有障碍、术时未能在肝门对脉管作适当的处理、切除肝脏时如采用降压药物而在血压上升后未能再仔细止血，均可能造成术后出血。术后1周左右因肝脏切面组织坏死或感染而致继发出血者比较少见。肝脏的切面距离肝门脉管结扎后所形成的自然分界线勿过远，保证切面组织有较好的血运，同时注意防止继发感染，当可以预防继发性出血。

2. 休克 术前一般健康状况不佳，术中出血过多，手术时间过长，麻醉镇痛致血管扩张，补液不足均可能造成术中及术后的休克，严重者可导致患者死亡。

3. 腹膜炎 主要是由于术后肝切面的组织发生坏死，或切面的小胆管未经妥善结扎而有胆汁渗出之故。除术前术后抗菌素的应用之外，术时对切断面仔细处理，以及术后通畅而充分的引流，均有一定的预防作用。在解剖肝门时对患侧肝管不予结扎，仅在断面上仔细结扎各支小胆管，使胆汁仍能自胆管向肠道引流，这在一定程度上也可以减少胆汁瘘之发生，从而防止严重的继发感染。

4. 肝功能衰竭 如术前肝功能本已欠佳，术时又因麻醉、出血过多、肝门阻断时间过长而致缺氧休克，或者手术时将正常的肝组织无原则地切除过多、错误结扎有功能的分支血管，均可能在术后导致严重的肝功能衰竭，形成肝性脑病或肝肾综合征，为肝脏广泛切除后最严重的并发症，死亡率极高。加强术前的保肝疗法，给予高蛋白、高碳水化合物饮食，术时及术后给予氧气吸入，注意止血并适当输血以防止缺氧和休克，术中仔细解剖肝内管道，避免在切断肝组织时长期钳住肝总血管或误伤有功能的血管，尽可能减少麻醉剂对肝脏的损害，是有益的预防措施。

5. 胃肠道出血 由于剩余的肝组织体积小，术后肝脏必然充血，也可能引起继发的门静脉高压而致胃肠道充血。有时血液也可以从肝脏创面经胆道流入肠道。惟上述的出血大多可以通过保守疗法自行停止。

6. 伤口感染或崩裂 肝切除后血浆蛋白往往显著降低，再加手术野有潜在的感染存在，手术创口极易发生感染，甚至形成崩裂。预防的方法是手术后补充白蛋白；手术时止血应彻底，伤口宜采用间断缝合，必要时须用张力缝线。

7. 腹水漏 肝癌切除术后，患者肝功能尚未完全恢复，产生腹水后经切口或引流管口渗漏，如不及时处理，轻则导致水、电解质紊乱，重则可致全身功能衰竭，甚至死亡。处理此种情况，应及时用大三角针粗丝线在渗漏处加密缝合，同时加强白蛋白补充，营养支持及利尿，保持水、电解质平衡。术中按腹壁层次严密缝合切口，一定程度上可减少腹水漏的发生率。

8. 胸腔积液 肝癌手术尤其是右叶手术后胸腔积液较为常见。机制尚不明了。可能与膈肌刺激及胸腔静脉和淋巴回流受阻有关。胸腔积液可用超声证实和定位，量少、患者无不适可不必处理。量多者则应行胸腔穿刺抽液。

（樊嘉 黄成）

第六节 门静脉高压症

【定义】 门静脉高压症系指各种原因引起门静脉系统血运受阻、血流淤滞和压力增高，从而产生食管和胃的静脉曲张、呕血、脾大和脾功能亢进及腹水等系列临床症候群的一种病理状态。最早由意大利病理学家Banti（1883）描述其临床病理过程而称之为Banti综合征，到了18世纪初，Gilbert和Carnot（1902）首先将其命名为门静脉高压症。

【解剖生理】 正常情况下，成人门静脉干直径1.2cm，其主干是由肠系膜上静脉与脾静脉汇合而成，全肝入肝血流量每分钟约为1500ml，占心输出量的1/4，其中肝动脉占20%~40%，门静脉血流量占60%~80%，大约是1000~1200ml/min，20%~40%的门静脉血液来自脾静脉，而当脾脏继发性肿大时，来自脾脏的血量占门静脉血的比例将会更大。

门静脉系统在解剖生理上有下列几个特点：

1. 门静脉系统的两端均为毛细血管末梢。

2. 门静脉系统内无瓣膜存在。

3. 门静脉血流与肝动脉血流在肝脏的窦状隙中汇合。在正常情况下，二者的末梢压力处于平衡状态，一方压力增加，可能影响另一方血液的流入；反之如肝动脉血流减弱，可使肝窦状隙中之负担减轻，因而能接受更多的门静脉血，且门静脉内的压力亦可降低。

4. 肝动脉与门静脉在窦状隙前又有直接连通，正常状态下并不开放，若因肝硬化致窦状隙闭塞时，肝动脉之血流将直接经此进入门静脉系统，引起门静脉高压症（图8-11）。

5. 门静脉系统与腔静脉系统之间有若干交通支；当门静脉内压力增高时，因血液的反流将引起交通静脉扩张。交通的场合有下列几处（图8-12）：

(1) 肝镰状韧带中之副脐静脉连接门静脉左支与腹壁中之腹上深静脉，大约有20%~30%的门静脉高压症的患者可见脐周腹壁静脉曲张，严重曲张者脐周围皮下静脉曲张

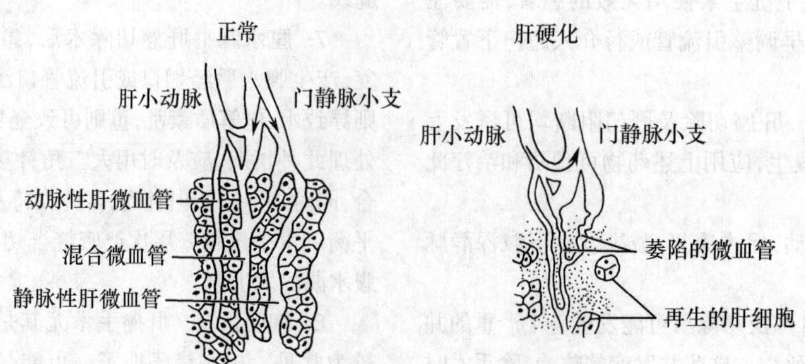

图 8-11　肝动脉和门静脉在肝内的交通情况

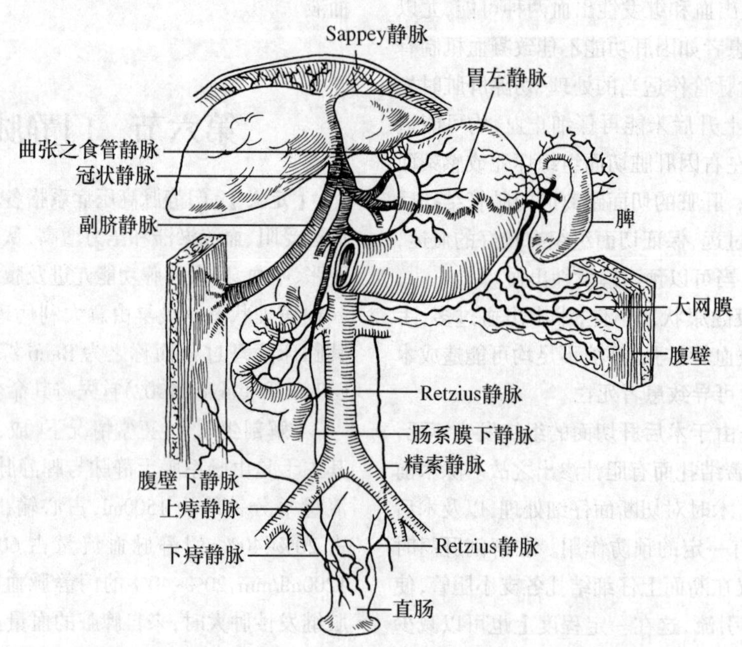

图 8-12　门静脉高压时，门、体静脉间可能发生的侧支循环

成“海蛇头”(caput medusae)样，可在上腹壁或剑突下闻及血管杂音。

(2) 胃冠状静脉：主干走行于后腹膜胰腺上缘，可分别直接注入到门静脉或脾静脉，偶尔先与肠系膜上静脉汇合，其末梢发出有胃支、食管支和高位食管支。胃支即为胃左静脉，其细小分支沿胃小弯分布引流小弯侧胃体和胃底前壁的静脉回流，而胃后静脉引流胃底后壁的静脉回流，走行于胃底后方胰上缘而注入脾静脉；胃短静脉则引流贲门右、大弯侧胃底胃体部的静脉回流于脾门注入脾静脉。食管支数目不定，分别分布于贲门周围引流贲门、腹段食管的静脉回流。高位食管支则于贲门右沿食管旁经食管裂孔向上进入后纵隔与半奇、奇静脉吻合，沿途的有很多的小穿支进入腹段、胸下段食管壁。门静脉高压时，高位食管支可有代偿扩张，高压的门静脉血可经此侧支通过半奇静脉分流入上腔静脉；而胃底与食管下段静脉曲张则可因其压力骤升而发生破裂出血。

(3) 直肠上静脉：肠系膜下静脉与直肠下静脉及肛管静脉相吻合。门静脉高压时痔静脉丛可能曲张成痔。

(4) 肝脏周围的韧带或裸区之无腹膜掩覆处，肝静脉有无数小支与膈静脉相吻合，此等静脉亦称 Sappey 静脉。

(5) 在腹膜后，门静脉干与下腔静脉间有许多细小静脉支互相交通，称为 Retzius 静脉。上述静脉支在门静脉高压时可以变得极为丰富，因此在脾、肾静脉吻合或门、腔静脉吻合时分离困难，出血甚多，有时可造成手术失败，或术后之门脉压反而高于术前。

【病因和发病机制】 早在 20 世纪 40 年代，Whipple 就曾将门静脉高压症分为肝内与肝外型。随着临床认识的不断提高，观察到门静脉高压症也有部分患者是因肝静脉或下腔静脉阻塞引起。根据梗阻部位不同，目前将其分为肝前、肝内与肝后三型（图 8-13）。

08

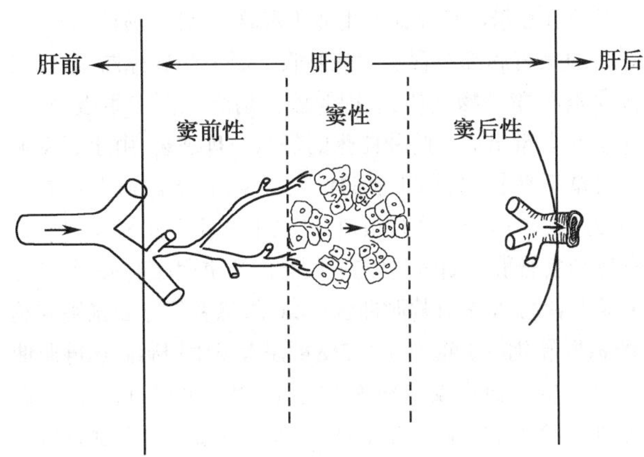

图 8-13　门静脉高压血流受阻的部位与原因

门静脉高压症的病因与分类：

肝前型
- 先天性门静脉海绵样变性
- 门静脉狭窄、血栓或栓塞
- 脾静脉血栓与栓塞
- 门静脉或脾静脉受肿瘤、炎症、囊肿等压迫或外伤后

肝内型　根据梗阻部位分窦前性、窦性和窦后性
- 窦前性　血吸虫性肝硬化、原发性肝胆管硬化症、类肉瘤病、骨髓增生症，骨髓性白血病、Gaucher 病、先天性肝纤维化、砷中毒
- 窦　性　酒精性肝硬化、坏死后性肝硬化、肝炎后性肝硬化、血吸虫性肝硬化、血红蛋白沉着症、血色病（遗传性血色病）、肝豆状核变性、累积病（糖原累积症等）
- 窦后性　酒精性肝硬化、肝静脉闭塞性病变

肝后型
- 布 - 加综合征（Budd-Chiari syndrome）
- 右心衰竭
- 缩窄性心包炎

此外，还有特发性门静脉高压症（idiopathic portal hypertension，IPH，日本），因其原因不明，至今仍有不同的名称：有如非肝硬化性门脉纤维化（NCPH，印度）、肝门脉硬化症（HPS，美国）、非肝硬化性门脉高压症（NCPH，英国）、巨脾症、肝内门静脉纤维化、热带性脾大和 Banti 综合征等。

1. 肝前型　肝前型门静脉高压症约占病例总数的 5%~15%。其病变的位置可在门静脉主干内，也可以仅在脾静脉中。

门静脉主干阻塞可由多种因素造成，大致可以归纳为下列几类：

(1) 血液成分的改变

1) 真性红细胞增多症。

2) 血小板增多症（如脾切除后）。

(2) 门静脉血流的阻滞

1) 肝内因素：如肝硬化、肝癌、肝梅毒、肝脏的脓肿、囊肿或其他肿瘤、肝静脉或下腔静脉的阻滞充血等。

2) 肝外因素：如炎症性或肿瘤性淋巴结压迫、胃癌、胰腺癌、胆囊或胆总管炎症、结石或恶性肿瘤、肝门的炎症性粘连等。

(3) 门静脉管壁的疾患

1) 门静脉的海绵样变或硬化症。

2) 门静脉继伤寒、疟疾、梅毒性心内膜炎、脓毒血症或化脓性静脉炎等疾患的继发性变。

3) 继腹部外伤或脾切除术后。

(4) 门静脉属支内血栓的扩展

1) 婴儿在出生后静脉导管闭锁的过程中，纤维化变超过正常范围而延及门静脉主干。

2) 脾静脉或肠系膜上静脉内的栓塞性静脉炎，所形成的血栓可扩展至门静脉内。

3) 癌细胞的直接侵犯。

上述病因均可导致门静脉主干内的海绵样变，为静脉壁碎解退化及血栓再通的结果；有时脉管可被血栓完全阻塞，但其病变极端慢性而有适当的侧支循环形成者，整个静脉可成为一支条索样组织。

脾静脉的阻塞因素与上述情况相似，大致分为血管内的病变和外来的压迫两类：前者多为血管内膜病变和血栓形成或栓塞，尤以脾切除术后脾静脉血栓形成最为多见；后者多因创伤或炎症所致之脾静脉周围组织的瘢痕缩窄，或后腹膜的肿瘤压迫，致使脾静脉血流受阻，即引起脾胃区门静脉压力升高，称其为区域性、胰源性、脾胃区或左侧性门脉高压症。

2. 肝内型　系肝内病变所致的门脉高压症。据我国文献报道，其发病率通常约占全部病例的 85%~95%。在极少数病例可能单纯由于肝内门静脉的栓塞，但绝大多数则是由于不同原因所致的肝硬化所致。

引起肝硬化的原因很多，但其病变不外乎下列三种。

(1) 门静脉性肝硬化：各种毒素刺激（如寄生虫）、病毒感染（如传染性肝炎）、营养失调或循环障碍等因素，最终均可导致肝细胞损害和结缔组织增生，引起肝内门静脉血流的阻滞而发生门静脉高压现象。饮酒过度引起的肝硬化有时称为 Laënnec 硬变，亦称酒精性肝硬化，病变早期属肝血窦性，狄氏间隙充满胶原蛋白，而后期则因酒精性增生结节压迫肝内小静脉导致窦后阻塞。血吸虫性肝硬化早期是因大量的血吸虫卵堆积在肝内窦前门静脉内，而后期则因汇管区周围的炎症性肉芽组织增生导致肝血窦受压。

(2) 坏死后性肝硬化：有些化学毒物和病毒性肝炎能引起肝细胞坏死，肝内结缔组织增生收缩而使肝脏硬化缩小，同时由于肝细胞的再生又可形成大小不等的增生结节，有时亦称中毒性硬化或结节性硬化。此种病变可能不引起明显症状，往往在尸检时方始发现。

(3) 胆汁性肝硬化：因胆道反复的炎症狭窄或结石阻塞致使胆管内压力增高，可使肝内毛细胆管破裂而继发胆管周围的炎性，高压的感染性的胆汁逆流破入肝血窦，导致肝实质的反复感染与炎症，促使纤维组织增生而损害肝细胞；并可导致汇管区肝内毛细胆管受压。临床上除肝硬化外，常伴有明显黄疸。

肝硬化时一般先有肝实质细胞损坏，继有结缔组织增生，并有肝细胞再生。三种病理变化的程度虽可能不一致，但其最终都因增生的肝纤维束和坏死的肝细胞结节挤压肝小叶内的肝血窦，使其变窄或闭塞，致使肝内门静脉的血流受阻压力增高。即所谓的门静脉机械性梗阻理论或背向性学说（backward mechanism）。又因肝小叶间汇管区内的肝动脉小支与门静脉小支之间本有交通支因窦状隙中阻力增加，导致了压力较高（8~10倍）的肝动脉血通过交通支直接流入压力较低的门静脉系统中，致使门静脉内压力更为增高。但是，根据临床观察，门静脉高压症的患者，同时存在全身与内脏血流呈高动力状态，即有心搏出量增加、全身血管阻力下降，脾动脉增粗，流量增加，流速加快，门静脉的氧饱和度增加等现象。这可能是内脏血管括约肌调节功能失调引起的门静脉血流增加所致，称其为内脏高动力学说或前向性血流理论（forward mechanism）。此外，黄萃庭（1982）提出的液递物质假说和Benoit（1984）提出的液递因子学说，都同样认为门静脉高压时，去甲肾上腺素、组胺、5-羟色胺、多巴胺，前列环素、内皮素和血管活性肠肽等血管活性物质也参与门静脉高压症形成。

虽然门静脉高压症的形成机制仍然不是十分清楚，但一般认为一旦肝硬化形成，则可渐进性地引起门静脉入肝血流阻力增加而压力升高，随之即有侧支静脉通路开放，以期降低门脉压力，是机体代偿的过程。但若肝内门静脉阻力持续存在而压力不断升高，肝内小动脉与门静脉之间的交通支开放，高压力的肝动脉血进入门静脉，势必使得门脉血容量增加与压力更形升高。此外，血管活性类物质参与扩张内脏血管特别是脾动脉，使之持续扩张与容量增加，导致门静脉的压力不断升高，使病情不断恶化。

08

3. 肝后型 约占门静脉高压症的5%左右，是指肝内静脉流出道梗阻所致。如Budd-Chairi综合征，其主要原因是下腔静脉与肝静脉在胚胎期间发育畸形，或有隔膜形成（Eustachian膜），导致肝静脉流出受阻。另外，血栓、下腔静脉内膜炎性狭窄、或因肝癌肝静脉癌栓或直接压迫肝静脉。肝后型门静脉高压症的主要表现为：两下肢水肿、色素沉着、顽固性腹水、肝脾大、食管静脉曲张和血流向上的胸腹壁及腰部静脉曲张。

【病理和病理生理】 据国外文献报道，成年人门静脉的正常压力为5~10mmHg（7.0~14cmH_2O），略高于中心静脉压或肝静脉压。我国正常人的门静脉压力约为13~24cmH_2O，平均为18cmH_2O。发生门静脉高压症以后，压力可增高至25~40cmH_2O，有时可高达50cmH_2O以上。

门静脉高压症发生以后，可引起下列几种重要变化：

1. 侧支循环的静脉曲张 由于门静脉的入肝血流受阻，连通在门静脉与腔静脉系统间的吻合支将因门脉内压力升高和血液的反流而发生曲张现象。临床上有特别重要意义的是胃底部和食管下端黏膜下层中的静脉曲张，因其极易被粗糙食物损伤、或因黏膜溃疡糜烂而发生破裂，引起急性大量出血。此种曲张的静脉一旦破裂，由于管壁薄弱且缺乏弹性，自动止血的机会极少，首次出血即可导致患者死亡。据国外资料报道，肝硬化患者约有50%以上存在胃与食管静脉曲张，其与肝硬化的严重程度有关，肝功能A级患者约40%有静脉曲张；而C级患者静脉曲张则高达85%，肝硬化后1年内约有5%的患者发生门脉高压静脉曲张，2年内的出血发生率为12%，出血后30天的死亡率约为20%~29%，三年内约有28%~30%的患者发生食管胃底静脉曲张。

曲张静脉是否破裂取决于曲张静脉的物理因素，包括门静脉压力、曲张静脉的管径、大小、血管壁的厚度等。符合Laplace定理：T=TPxr/w，T代表曲张血管壁的张力，超过其张力限度即会破裂出血；TP为透壁压，曲张静脉腔与食管腔内压之差；r为曲张静脉半径；W为静脉壁的厚薄。血管张力与透壁压成正比，与半径成反比。除了曲张静脉的直径大小、肝功能损害程度决定曲张血管与否破裂之外，其血管内压力高低也是预示出血的重要指标。临床上常用肝静脉压力梯度（hepatic vein pressure，HVPG）来代表门静脉压力（3.5~5mmHg），若HVPG大于5.0mmHg即有门静脉压力增高，超过8~10mmHg则可有食管胃底静脉曲张形成，大于12mmHg则将会发生曲张静脉破裂出血。曲张静脉破裂出血的年发生率是5%~15%，虽然约40%的患者出血可能自止，但若其HVPG>20mmHg，则其一周内再发出血率高达83%，而一年内死亡率为64%；相反，HVPG低者则再发出血率仅为29%，其一年内死亡率也只是20%左右。因此，降低HVPG对预防曲张静脉破裂出血具有重要意义，若低于12mmHg则几乎不发生破裂出血，同时发生腹水、自发性腹膜炎和死亡的发生率也大为降低。

门静脉高压症发生胃静脉曲张的较之食管少见，大约是5%~33%，其2年内发生出血率约为25%，破裂出血与否同时取决于胃底曲张静脉的大小（小、中、大分别为<5mm、≥5~10mm、>10mm）、厚薄、肝功能等。胃静脉曲张分为胃食管静脉曲张（gastroesophageal varices GOV）与孤立性胃静脉曲张（isolated gastric varices IGV）二类：各有两种不同的病理类型：前者分GOV1和GOV2，即GOV1为曲张静脉由食管沿胃小弯侧向下分布延伸所致，是最常见的，其处理当与食管静脉曲张无异，而GOV2则是食管曲张静脉沿胃底部延伸形成更为蜿蜒扭曲的静脉曲张；后者则是在无食管静脉曲张情况下，单独发生胃底静脉的曲张（IGV1）和胃内任何部位如胃体、窦部和幽门部的胃内静脉曲张（IGV2）。后两种情况用三腔二囊管压迫使其止血显然难以奏效。

其他因素如剧烈咳嗽、打呃和腹内压力增高导致门静脉压力骤增，以及大口吞入粗糙和尖硬等食物也易擦破曲张静脉壁而诱发曲张静脉破裂出血。

食管下端之静脉曲张，可通过钡餐后的X线检查或胃镜检查获得证实。但食管静脉曲张之有无以及其程度的轻重，与门静脉压的高低并无直接关系；X线检查发现有食管静脉曲张之患者，其门静脉压不一定比无食管静脉曲张者为高，换言之，不能依据食管静脉之曲张程度来推测门静脉压之高低。这可能与侧支循环的形成一定程度上缓解了门脉压力有关。

除食管静脉曲张以外，有时患者可表现有明显的腹壁静脉曲张，或有明显的内痔出现。研究表明：凡有浅部侧支循环出现者，大多表示食管旁静脉丛所形成的门腔短路已不能抵消门静脉高压的影响；此等患者不仅多数并有食管静脉曲张，且曲张程度大多较重。

侧支循环有时也可以建立在其他部位，特别是肝、脾与横膈之间，或在腹膜后的门、腔静脉之间。这些侧支吻合因为数众多，有时可代偿部分血运，使门静脉压下降，因而食管和胃底的静脉曲张可得到适当的改善。同时这些侧支吻合的存在，也使脾、肾静脉吻合或门、腔静脉吻合等分流术不仅操作上比较困难，且术后降压的效果也很差，有时甚至分流术后的门静脉压反较术前为高；这是因为手术时破坏的许多代偿性侧支循环，超过了分流术所建立的分流量，实为得不偿失之举，应视为分流术的禁忌。

值得注意的是，高位食管支扩张是门脉高压症时机体主动降低门脉压力的代偿表现，是引流高压的门静脉血经半奇、奇静脉进入上腔静脉的唯一途径。在作贲门食管周围血管离断术时应注意保护，以维持自然的降压。笔者近年来所作的选择性不完全性减断流术，即为作脾动脉缩窄后，保留了高位食管支，再作贲门食管周围血管离断术。

2. 脾大 由于门静脉内血流不畅，脾脏必然会有不同程度的充血肿大。不少患者在曲张的食管静脉破裂出血以后，脾脏可以显著缩小，说明脾脏的肿大是充血的后果。但肝硬化患者尸检时几乎全部有脾大现象，但临床上能扪得脾大者仅占患者80%左右；此因有时脾大不十分严重，特别是患者并有腹水时脾脏不容易扪及。通常脾大多在肝硬化的后期和腹水同时出现，但也有时候脾大是肝硬化的最初表现，在脾大以后很久才出现肝硬化的其他症状。故脾脏的大小，同样并不直接与门静脉压的高低成正比。脾脏长期充血后，常有纤维组织和脾髓细胞增生现象，其体积可较正常大5~10倍，往往在脐平面上下。通常门静脉压增高后，一旦脾脏因充血肿大，特别是长时期肿大，迟早会出现血液中之红细胞、白细胞及血小板等均有不同程度的减少，形成所谓"脾功能亢进"。表现为各种不同的贫血症状，是属肯定的事实。至于在肝硬化的其他表现出现前，早期切除已经肿大的脾脏是否能阻止肝硬化的进展，目前尚无定论。但鉴于脾脏的回血约占门静脉血流的1/3，切除脾脏肯定有一定的降压效用，国内文献报道平均约可降压7~12cmH_2O。

3. 腹水 肝硬化和门脉高压症患者形成腹水的原因是多方面的，但肝功能损害则是其主要原因：①肝硬化门静脉高压症时，门静脉血向肝回流受阻，胃肠道充血水肿，肠壁内静水压升高，组织间液漏出，产生腹水；②血浆蛋白降低一方面因肝硬化肝脏功能不全而蛋白质合成减少，另一方面则系反复出血致使血浆蛋白异常丧失，还有大量腹水导致血浆蛋白丢失在第三间隙，其结果均可造成血浆白蛋白减少、血浆的胶体渗透压降低，导致组织液更易漏出进入腹腔形成腹水；③肝内淋巴液回流障碍，正常肝内淋巴主要是沿肝内门静脉引流，部分是沿肝包膜下的淋巴管引流，但在肝硬化患者，由于再生的肝结节阻塞了门静脉周围的淋巴管，于是大量的淋巴液就经由包膜下的淋巴管渗出到腹腔形成腹水。有时在肝硬化患者手术中可发现肝脏表面有扩张的淋巴网形成的"小泡"，就是由于淋巴引流受阻所致；④此外，肝脏对脑下垂体抗利尿激素和肾上腺皮质醛固酮的灭活能力下降，导致水钠滞留。一旦腹水形成以后，血浆白蛋白将有更多损失，钠的排出量将更为减少，形成恶性循环，致使腹水持续存在或不断增加。

门静脉高压症患者发生腹水的原因既非单纯由于门静脉压升高，故腹水的有无和多少亦并不反映门静脉压的高低。不少肝外型的门静脉高压症患者，由于肝功能的影响不大，虽有其他门脉高压症状而可能无腹水产生；但在肝内型的门静脉高压患者，因实际上都是由肝硬化引起，故病程晚期多有腹水出现，且与患者血浆白蛋白的含量常呈一定的关系，腹水的量往往随着白蛋白的减低而增加。因此，各种降低门静脉压的分流手术，对消除腹水几无任何的直接治疗作用，甚或有加重腹水，导致肝功能再度恶化的可能，应慎以为之。晚期肝硬化特别是肝脏体积明显缩小而又严重腹水者，任何分流与断流术都将无益，唯肝脏移植才能同时解决门脉高压和肝功能衰竭。

4. 门脉高压性胃病(portal hypertensive gastropathy，PHG) 1985年由Mccormack提出，1987由Tarnawski将其命名为门脉高压性胃病。肝硬化门静脉高压症引起的胃肠道黏膜病变，主要是由于门静脉高压时侧支循环形成，特别是引流脾胃区内的静脉曲张淤血，造成胃肠道黏膜的水肿、糜烂和黏膜屏障功能受损，而胃黏膜的病变则有如急性应激性溃疡而极易遭到胃酸的腐蚀引起胃出血。据报道，其发生率约为50%以上，而大约有30%左右的肝硬化门静脉高压症的患者之上消化道出血是由于胃黏膜病变所致，故这种由于门静脉高压引起的胃黏膜病变导致的上消化道出血应与食管静脉曲张破裂出血鉴别，唯胃镜检查方有确定诊断的可能，若观察到胃体或底部黏膜有呈点状的樱桃红隆起的，复发出血率极高。很显然这种出血也非三腔二囊管所能获得有效的止血。

5. 异位静脉曲张 门静脉高压时除了常见的胃底食管静脉曲张之外，偶有腹部其他部位的曲张静脉，称之为异位或迷走静脉曲张。据文献报道，约占静脉曲张的5%~30%。通常发生在十二指肠、空回肠、结肠、直肠肛门和胆道。发生于胆道者则有人将其称为门脉性胆道病(portal biliopathy)，其主要原因当为肝外门脉压力增高引起肝外门静脉和胆管周围呈网状分布的静脉发生异常曲张，特别有脐静脉炎、胆道结石、寄生虫感染、胆管炎或肿瘤等病变时，更易发生，故在作胆道手术抑或是切开取石时都应谨慎行事，以免引起严重出血。作者曾遇到术中会诊一例女性患者，因胆总管结石、胆汁性肝硬化，门静脉高压症和脾大脾亢，作单纯胆总管切开取石发生胆道大出血，其出血来自胆总管后壁，呈喷射状，极其凶猛，缝扎止血无效，无奈最终试用大号T形管压迫止血成功。

【临床表现】 由于病因不同其临床症状各异，但因门静脉高压症90%以上是由肝硬化引起，其症状表现当与肝功能不良有关。在过去，我国南方地区以血吸虫病性为主，北方以肝炎后肝硬化为主。随着血吸虫病的防治工作成绩的取得，南方血吸虫病性肝硬化现已罕见。目前均以乙型肝炎后肝硬化为主。由于肝硬化发病隐晦，病程缓慢，故由此而引起的门静脉高压症，也可能起病已久而无所表现。偶尔突发呕血为首发症状入院。

1. 症状 患者入院时大多面容憔悴，肢体消瘦，尚有食欲缺乏、体重减轻、贫血黄疸、发热水肿等现象，而腹部则多显膨隆。约35%~50%的患者在以往或在入院时有呕血或黑便史，是因食管下端或胃上部曲张的静脉破裂所致。此种出血因系来自静脉，颜色多较暗紫，流入胃内受胃液之作用，故多形成暗红色血块呕出，是与溃疡病或Dieulafor病（胃黏膜下恒径动脉破裂）出现的急性动脉出血之鲜红色有别，但与Mallory-Weiss症则更难鉴别，因后者系因剧烈呕吐后导致食管贲门黏膜下层撕裂之暗红出血，类似曲张静脉破裂。这几种出血均难以自行停止，失血量很多，经常出现休克状态，应认真予以鉴别。一般而论，门静脉高压症上消化道出血者都有明确的病史可寻，约25%~40%的肝硬化患者会发生急性出血，并有25%~30%的死亡率。经复苏处理大约50%左右的患者出血可以停止，而对于肝功能Child C的患者或喷射性呕血的患者，其出血一般很难自止。胃底静脉曲张破裂出血比食管静脉曲张破裂出血更加凶猛更难自止。出血后72小时内再发出血的可能性极大，有50%左右的患者10天内多有复发出血。因此，应高度重视急性出血患者的病情预后进展。

有些患者虽无呕血或黑便史，但有经常的鼻出血或齿龈出血现象，其发生率达80%以上。此种出血可能与脾功能亢进所引起的血小板减少有关，亦可能与肝功能减退，凝血功能异常所致。

由于经常失血，特别是因充血性脾大所引起的脾功能亢进，几乎90%以上患者有明显的贫血现象。

2. 体征 除一般的贫血消瘦、下肢水肿、皮肤稍现黄染外，约半数以上患者可有腹水，特别是肝内型的晚期患者，腹水尤属明显。此种腹水多属漏出性，稍呈淡黄，不含血细胞，其比重多在1.005~1.015之间，蛋白总量则在20g/L以下。肝外型的门静脉高压患者可能无腹水生成，或者仅有少量而临床上未能察出，因通常腹内需有液体在1000ml以上时方能察知。脾大更是突出的症状，80%~100%的门静脉高压症患者均有不同程度的脾大现象。其肿大程度不一，多数边缘能达脐部，或者过之。脾脏初肿大时质地柔软，活动度亦大，但至晚期往往脾质较硬，且因与膈面有粘连而不能移动。脾脏的大小虽不能直接反映门静脉高压的严重性，但一般说来，脾脏愈大，其功能亢进亦愈严重，各种不同型贫血亦愈显著。早年Banti将门脉高压症患者分为三个病期：即早期单有脾大，中期并有明显的脾功能亢进，晚期则出现腹水及黄疸等，并以此评估一般门静脉高压症患者的病情和预后，仍有其实际意义。

除上述腹水之出现及肝、脾之肿大外，有时还可以在前腹壁上看到侧支循环的象征，即在脐部周围有扩张的静脉丛（海蛇头）可见。这种曲张静脉可与上、下腔静脉阻滞后所导致的表浅静脉曲张相区别，后者大多位于体躯的侧腰部。又门静脉高压时这些静脉内的血流方向与正常者相同，腹壁上1/3的静脉血流向上，腹壁下1/3的静脉血流向下；但在上、下腔静脉有阻滞时所产生的侧腹壁静脉曲张，其血流方向常与正常者相反。此外，少数肝硬化病例还可以看到皮肤上（特别是在前胸及肩部）有所谓“蜘蛛痣”出现，是一种鲜红色的由一个中心点向周围作丝状放射的小动脉扩张病变，常被认为是肝硬化的特征。有时可见手掌的鱼际隆起也有特殊的发红充血现象，又称“肝掌”。

3. 化验 大多数门静脉高压患者，因有脾大和脾功能亢进，均显有不同情况的贫血现象，若以红细胞为3.5×10^{12}/L、白细胞为4.0×10^{9}/L及血小板100×10^{9}/L作为最低的正常值，则约70%的患者可有明显的贫血；通常患者的红细胞多在2.5×10^{12}/L上下，白细胞在$(1.5\sim3.5)\times10^{9}$/L之间，而血小板可降至$(15\sim80)\times10^{9}$/L万之间；严重者白细胞可降至1.0×10^{9}/L，血小板可降至$(10\sim20)\times10^{9}$/L。这三种血液成分的减少程度在各个患者一般并不平衡，大多以白细胞与血小板减少更为明显，但其减少程度与脾脏的肿大程度亦无相关性。骨髓象为三系增生活跃，尤其是以巨核系增生最为显著。

患者的肝功能检查也多能显示某种不正常。虽然肝脏潜力甚大，肝组织再生能力甚强，肝功能正常者并不能除外肝组织有损害的可能性，但凡肝功能试验不正常者，却都表示肝脏病变的严重性。血浆蛋白、凝血酶原时间测定及吲哚菁绿试验（ICG）可作为肝功能及储备功能的辅助诊断方法。对评估手术的风险性及预后具有重要的临床意义。

【诊断步骤】

1. 病史分析 早期肝硬化的诊断并非易事，而轻度的门静脉高压没有典型的临床症状时也很难确定其门脉高压究竟是何程度，尤其要对病因作出精确的诊断与鉴别则更加困难。因此，首先当对病史要有详尽的询问和了解。患者有否患肝炎，是何种类型的肝炎也要有肯定的诊断依据。另外，一些少见的先天性或外伤性门静脉或脾动静脉瘘、肠系膜和门脾静脉血栓、后腹膜肿瘤等情况也要引起注意。既往的病史对明确诊断很有帮助。详询患者以往有无意外损伤、手术或感染以及可能引起门静脉炎的损害，有无常见

08

的足以导致肝硬化的情况，如饮食失调、纵酒过度、药物中毒以及传染性肝炎、血吸虫感染或慢性胆道阻塞症（如长期的肝内外胆管结石，胆道狭窄）等。同时，体检发现有手掌充血及蜘蛛痣者，可能是肝硬化的唯一症状，但有无肝、脾大，有无腹水或黄疸存在，腹壁脐周有无曲张静脉，均需仔细检查。

晚期病例有明显的脾大和腹水，特别是曾有呕血或黑便史者，诊断并不困难。已经诊断为门静脉高压症者还需进一步明确病因分类、其原因和阻塞部位是在肝内抑或肝外，同时还需明确阻塞的程度以及由此而引起的病理变化和生理紊乱的严重性，方能决定究竟应否采用手术治疗或以何种手术方式最为妥善。

2. 物理检查 常规上消化道钡餐造影可以确定有无食管下端静脉曲张，对其静脉曲张的严重度也能作出判别，可对食管的上、中和下段的曲张静脉有较明确的定位，并可观察到典型的蚯蚓状、串珠状和虫蚀状等 X 线表现；其对诊断胃和十二指肠溃疡病与胃癌，以及鉴别呕血和便血之原因也有重要帮助。

纤维胃镜或胶囊内镜能直观食管静脉曲张的部位、大小、表面的色泽，以及曲张的严重程度，对诊断与预警曲张静脉出血具有一定的临床意义。目前认为所有肝纤维化患者在诊断时都需要行内镜筛查 EGV 的存在及其分级，以便预防 EGV 首次出血。首次筛查没有发现曲张静脉的患者需要 2~3 年后重新复查；首次筛查发现较小曲张静脉的患者至少每 2 年要行内镜检查来评估曲张静脉的进展，假如存在红色征或者肝功能处于 Child B/C，则应每年复查内镜。对于那些能行 HVPG 检测的中心，假如其 HVPG>10mmHg，预示着肝功能更快的进展，故应缩短内镜复查的时间间隔。一般认为，若镜下见胃底食管曲张静脉很粗大，表面有红斑状条痕，有樱桃红、血色样红的斑点和斑片状（红色征）的表现，则预示近期可能出血。我国食管胃静脉曲张分级（型）方法（2008），是按食管静脉曲张形态及出血危险程度分轻、中、重 3 级，有其实际的临床意义。轻度：食管曲张静脉呈直线形或略有迂曲，但无红色征；中度：食管静脉曲张呈直线形或略有迂曲，并有红色征，或食管静脉曲张呈蛇形迂曲隆起但无红色征；重度：食管静脉曲张呈蛇形迂曲隆起，且有红色征或曲张静脉呈串珠状、结节状或瘤状（不论有否红色征）。

腹部 B 超可显示腹水，观察肝脏体积、密度与质地或异常；多普勒彩超则可显示肝内血管的分布和血流状况，并能测量入肝血流量与血流方向。对入、出肝血流的评估具有重要意义。

MRA 是一种无损伤的血管成像技术，对门静脉系统的成像有其独到之处。可准确显示肝动脉与门静脉系统的解剖影像和各血管之间的空间关系。具有比之彩超和血管造影更为详细的三维信息，并能清晰地显示其他影像学检查方法难以显示的食管、胃底、胃后方或后腹膜的曲张静脉状况。还可检测肝动脉与脾动脉和门静脉、脾静脉与肾静脉的粗细、大小、血流速度、方向与流量，以及各大血管之间距与血管或吻合口的通畅性，能较准确地反映门静脉高压时血流动力学的相关状况，是一种可用于门脉高压症患者的术前评估、术式选择与术后随访的重要影像学检查方法。笔者医院自 2000 年开展门静脉高压症以来，术前必对每一位患者作 MRA，以便术前制定和术后评价选择性脾胃区减、断、分流术。

数字减影血管造影（DSA）作腹腔动脉、肠系膜上动脉和经腔静脉作肝静脉造影，可直接或间接造影观察肝静脉和门静脉系统的变化，对确定肝静脉或门静脉阻塞部位和侧支分流情况有一定的帮助；而门静脉或脾静脉造影虽可有助于了解阻塞的位置是在肝内抑或肝外，且可以在术前了解脾静脉的长短与粗细、静脉内有无血栓或其他病变，对于决定能否行脾、肾静脉吻合术有重要的意义，但因要经肝或经脾脏穿刺，是为一创伤性检查，除可直接测定游离门脉压力比 MRA 有优势外，现已基本摒弃。

经皮经颈内静脉或下腔静脉插管测自由肝静脉压（FHVP）和肝静脉楔入压（WHVP），WHVP 代表肝血窦内压力，FHVP 代表肝静脉压，WHVP 减去 FHVP 即为肝静脉压力梯度（HVPG，正常为 3~5mmHG），以其代表门静脉压。正常情况下，FHVP 与 WHVP 相差不大，若肝内窦后性门脉高压时则 WHVP 明显增高，若同时测到脾内压（SP）和经肝穿刺或经脐静脉测自由门静脉（FPP），则更能评估门静脉高压的严重程度。即正常人：FHVP≌WHVP≌FPP（SP）；肝前型门脉高压症：FHVP≌WHVP<FPP（SP）；肝内窦前型：FHVP≌WHVP<FPP（SP）；肝内窦后型：FHVP<WHVP≌FPP（SP）；而肝后型门脉高压症者因测不出肝静脉压则无法进行评定。此外，还可测门静脉闭锁压以判定门静脉血流方向，即术中钳闭门静脉主干分别测肝侧门静脉压（HOPP）和脏侧端门静脉压力（SOPP）。HOPP 代表肝血窦压，正常为 0.49~0.98kPa，肝硬化时可高达 1.47~3.5kPa；SOPP 正常值为 3.92~5.88kPa，门静脉高压时因侧支开放，压力可降低，甚至低于 HOPP，说明门静脉血入肝减少或有离肝逆流，提示肝功能差而任何断分流手术的预后均不良，惟肝移植是其适应证。

总之，目前应用彩色 B 超，CT 或磁共振下的血管三维成像技术，除对肝硬化程度与脾大有影像学信息外，还可对门静脉、脾静脉、肾静脉，以及肝上，肝下下腔静脉的影像学有较详尽的了解，同时还可以观察外科分、断流术后血管的分布情况与血管重建后的吻合口通畅情况。而对门静脉压力的测定与血流动力学的分析，则更能较为科学地评价门静脉高压症的病理生理状况，以便于正确地选择手术方式。

3. 病理检查 有时为证实病理之确实情况，需作肝脏穿刺活检，或者开腹切取肝脏组织，以进一步确定是否确属肝硬化，或为肝癌等其他病变。有腹水者需抽取腹水检查，以决定其为漏出液抑或渗出液，并进一步作病理检查，以除外结核、肿瘤等其他病变。

4. 化验检查 除常规检查红细胞、白细胞及血小板外，一般还需行骨髓穿刺检查，以确定骨髓之造血功能有无障碍。凝血时间、出血时间和凝血酶原时间之测定亦属必要。

目前常用的肝功能分级方法Child-Pugh（CTP）肝功能评估系统（表8-6），是Pugh（1973）在Child-Turcotte分级的基础上，增加了凝血酶原时间，更能精确反映肝功能状况和肝脏的储备能力，是指导外科手术选择及评估预后的重要指标。根据其列入的5个指标的的不同程度分为三个CTP等级：A级5~6分，B级7~9分，C级10~15分。肝硬化曲张静脉破裂出血1年内平均病死率：CTP分级为A级者5%；B级25%；C级高达50%。

MELD评分（model for end-stage liver disease，）由Mayo Clinic的Malinchoc和Kamath（2000）制定用以判断晚期肝病病情的一种的评分方法，其计算公式：R=9.6×In（肌酐mg/dl）+3.8×In（胆红素mg/dl）+11.2×In（INR，凝血酶原时间国际标准化比值）+6.4×病因（胆汁性和酒精性肝硬化为0，病毒性等其他原因的肝硬化为1）。对终末期肝病3个月病死率预测：MELD<9分为1.9%，大于40分高达71%。其评价3个月内死亡风险优于CTP，对酒精性肝硬化的肝功能储备的评价比CTP更为合理，常用于肝移植的评价标准。

5. 肝脏储备功能检查 目前反映肝脏储备功能的检测方法很多，其中血清前白蛋白（PA）是一个较好反映肝脏储备功能的敏感指标，因PA是肝脏合成的一种糖蛋白，半衰期短，当肝细胞有损害时，即可在外周血中检出。吲哚菁绿（ICG）排泄试验利用指尖的光学传感器可在体外对体内的ICG浓度进行连续检测，使得ICGR的测定更为简单准确。此外，如MEGX（单乙基甘氨酰二甲胺）试验、肝功能性血流量测定（FHF）、利用CT三维成像技术进行肝体积测定和功能性肝体积测定，均能较好地反映肝脏储备功能，是有助于门静脉高压症患者治疗方法的选择和预后、疗效评价的检测方法。

【鉴别诊断】

1. 以呕血为主要症状，首先要除外溃疡病和胃癌的出血，偶有胆道出血的可能。溃疡病者大多有腹痛、反酸等典型的溃疡病史，在出血之前多数有症状加剧现象。所呕之血多为颜色较红的动脉血，血块较少，与食管静脉或胃底部静脉破裂所致之暗紫色血块有别。肝、脾应无肿大，亦无腹水，肝功能检查应无异常。胃癌患者有时亦可呕血甚多。晚期患者如已有广泛淋巴结转移，亦能压迫脾静脉引起脾大，或因腹膜之转移而有腹水出现。但胃癌患者多有长期厌食史，并多伴有幽门梗阻现象。大出血前常有明显的黑便史，并时有反复呕吐咖啡样食物史。上腹部可扪及肿块，腹水中有时可找到癌细胞。胃镜、X线检查亦能进一步确定诊断。胆道出血患者有时也可有明显呕血，肝脏常有肿大，皮肤亦略有黄染，有时可误诊门静脉高压症。但前者主要为便血，呕血之量并不多，且呕吐物中明显地含有胆汁，与食管曲张静脉之破裂出血有所不同。患者往往有明显的胆道病史如胆石症、胆管炎或胆道蛔虫病等。黄疸可能比较明显，甚至伴有明显的胆绞痛，且于出血后常有加重现象。肝脏常有肿大而脾大则不明显，食管静脉多无曲张，亦鲜有腹水可见，常有中等度体温，所谓的周期性发作腹痛、发热黄疸、呕血黑便是胆道出血的典型临床特点。

2. 传染病引起的继发性脾大亦可能并有脾功能亢进现象，有时与门静脉高压症的脾大颇难鉴别。此等患者虽多有疟疾、黑热病、血吸虫病等可能引起脾大的原发病史，除脾大外肝脏多无明显病变，肝功能正常，亦无食管静脉曲张或腹水等其他肝硬化的症状，然而否为肝硬化的早期表现而成为肝外型的门静脉高压症，有时仍难肯定。可做B超、CT和MRI等影像学检查，或作门静脉与脾静脉测压、肝穿刺活检。必要时可经腹腔镜或开腹作肝脏的活检或门静脉压的测定以助诊断与鉴别。此等继发性脾大一般多很显著，脾功能亢进的现象亦较严重，其本身亦有脾脏切除之适应证，在治疗方面尚不至有何矛盾。

3. 以腹水为突出症状的疾患，除肝硬化外亦有多种情况需要仔细鉴别。若干心脏病如二尖瓣狭窄或缩窄性心包炎等已有心力衰竭现象者，往往有明显的腹水生成，且可能有腹壁静脉曲张及肝大等，有时可能误诊为肝硬化及门静脉高压症。但如仔细询问患者，多有风湿热、心包炎、高血压或心绞痛等病史，有长期气促的症状，且在腹水出现前往往先有下肢水肿，体检常可发现心肺明显异常，肝大且具压痛，而脾大多不明显。化验检查血象多无变化，血浆白蛋白亦属正常。X线检查可发现心、肺有明显病变。

慢性肾炎亦可产生腹水。但此等患者常有颜面及四肢等全身水肿，血压升高，小便减少，且小便中常含有多量蛋白质，血液中常有过多的非蛋白氮，鉴别并不困难。结核性腹膜炎亦可产生多量腹水。惟患者常有不规则发热，有腹

表8-6 肝功能child-pugh评估系统

指标异常评分	1分	2分	3分
血清胆红素（μmol/L）	<34.2	34.2~51.3	>51.3
血清白蛋白（g/L）	>35	28~35	<28
凝血酶原延长时间（s）	1~3	4~6	>6
腹水	无	少量，易控制	中等量，难控制
肝性脑病	无	轻度	中度以上

A级：5~6分；B级：7~9分；C级：≥10分

痛和压痛，体内可有其他结核病灶，腹内则有时可扪得肿大的肠系膜淋巴结或增厚的大网膜。腹水之性质亦显然不同，为渗出性，比重高于 1.015，蛋白质含量亦高，且其中含有较多的淋巴细胞。腹内肿瘤因累及腹膜或者压迫门静脉，甚至有时因肿瘤直接侵及下腔静脉或门静脉，也可产生腹水。但此等患者往往在盆腔底部也有转移，或者已有腋窝内、锁骨上的淋巴结转移，肝脏也多数有转移性的肿大和硬结。其腹水常含血性，蛋白量多，病理检查常可发现癌细胞。

【治疗】

外科手术对门静脉高压症的处理主要是针对其并发症，尤其是食管胃底静脉曲张破裂多次出血或一次大出血经内科治疗出血不止时，则应积极采取手术治疗；内科治疗脾大及脾功能亢进、腹水无效时，也有考虑外科治疗的必要。

（一）食管胃底曲张静脉破裂出血

食管胃底曲张静脉破裂出血是门静脉高压症最严重和最难处理的并发症。据报道，肝硬化患者中大约 40%~60% 存在食管胃底静脉曲张，其中仅有 50%~60% 的患者可能发生曲张静脉破裂出血。也就是说，大约 30% 的既往无出血史的肝硬化患者一生中会发生曲张静脉破裂出血。然而曲张静脉一旦破裂出血，死亡率非常高，可达 30%~50%。

曲张静脉破裂出血的外科治疗目的在于迅速止血及防止再出血，同时尽力保护肝功能不会遭受手术创伤的进一步打击。决定食管胃底曲张静脉破裂出血的治疗方案，要根据门静脉高压症的病因，肝功能储备、门静脉系统主要血管的可利用情况和经治医生的经验来决定。用 Child-Pugh 分级来评价肝功能储备状况，分值越高，肝功能越差，Child 分级与手术死亡率及远期生存率密切相关。以门体分流手术为例，Child A 级、B 级和 C 级患者的手术死亡率分别为 0~10%、5%~15% 和 30%~50%。由于内科处理既是急性上消化道大出血的紧急治疗的首要手段，又是外科手术治疗的术前准备所必需。近 20 年来，由于合理的应用预防性抗生素、血管活性药物及内镜下曲张静脉套扎，门脉高压所致的急性 EGV 破裂出血的死亡率已经有所下降。原则上，急性出血期间，尤其是肝功能储备为 Child C 级，尽可能采用非手术治疗。

1. 非手术治疗

(1) 一般原则：对中等量及大量出血的早期，主要是纠正低血容量、止血、防止胃肠道出血相关并发症、监测生命体征及尿量等抗休克治疗。应根据出血程度确定扩容量及液体性质，维持血流动力学稳定，使血红蛋白水平至少维持在 70~80g/L。对于异常凶险的大量出血，气囊压迫止血可使出血得到暂时的有效控制，是一种紧急情况下争取时间抢救生命，为药物治疗和其他确切治疗方法前的过渡疗法。

对于中等以下治疗失败风险的患者(Child A/B 或者 HVPG<20mmHg 的患者)应该接受联合应用一种血管收缩药物、内镜治疗以及预防性应用抗生素。血管收缩药物包括特利加压素、生长抑素及其衍生物奥曲肽等，应该在入院即刻就开始使用，并应持续治疗观察至少 5 天；内镜治疗应优先选择内镜下曲张静脉套扎(endoscopic variceal ligation，EVL)，最适宜于入院 12 小时内施行。如果 EVL 实施有困难时，可选用内镜下硬化剂注射，对于胃底曲张静脉有条件可使用内镜下组织黏合剂治疗，预防性使用抗生素是上消化道出血治疗不可缺少的重要组成部分。据国外报道，因肝硬化门静脉高压并发上消化道出血的患者，有约 20% 发生原发性细菌感染，继发性感染则可高达 50% 以上。大多数患者可口服喹诺酮类抗生素，对于肝硬化较严重者应静脉应用头孢类抗生素。另外，对这部分患者使用重组人体凝血因子Ⅶa 也能带来益处。

(2) 药物应用：垂体后叶素(血管加压素)可使内脏小动脉收缩，门静脉血流量减少，临床上已应用 30 余年。对无心肌缺血患者，可首剂 20 单位加入生理盐水中，20 分钟内快速滴入，以后每分钟 0.2~0.4 单位持续静脉滴注，出血停止后减量，一般 24 小时内不应超过 100 单位，但不可骤然停药。血管加压素有引起心搏骤停、内脏缺血、局部坏死等严重副作用，可以通过联合应用硝酸甘油，减轻其副作用，并且提高止血效果。生长抑素有降低内脏血流、门静脉压力、奇静脉血流的作用，能有效控制曲张静脉破裂出血，是目前临床上治疗曲张静脉破裂出血常用的药物。据报道，生长抑素较之血管加压素疗效更好，副作用更小，若合并内镜下治疗，可提高生存率。局部用药可采用 4mg 去甲肾上腺素加入 50ml 的冰生理盐水中经胃管内灌入并保留 30 分钟后吸出，再经生理盐水冲洗观察止血效果。此法通过内脏血管的收缩，可减少血流量，从而使门脉压下降达到止血目的；去甲肾上腺素溶液灌入胃内后，将被迅速吸收经门静脉入肝脏代谢，故不会发生周身性效应，因而可重复使用。

(3) 内镜治疗(endoscopic therapy)：包括内镜下注射硬化剂和曲张静脉套扎疗法。急性出血的患者，急诊内镜检查是必要的，发现内镜治疗结合药物治疗比单纯药物治疗止血效果大大提高，短期内再出血明显减少，死亡率也明显降低。内镜下注射硬化剂是将鱼肝油酸钠等硬化剂注入曲张静脉和(或)其周围黏膜下，曲张静脉闭塞，周围黏膜下组织硬化，从而防止再出血，有经验的医生注射硬化剂在控制出血和预防短期内再出血有效率可达 85% 以上。根据曲张静脉大小将 1~5ml 硬化剂，注入胃食管结合部及距贲门 5cm 处曲张静脉及附近黏膜下，避免注射在食管中段以上部位，以免硬化剂通过大的曲张静脉进入奇静脉而进入肺循环导致肺栓塞。内镜下注射一些组织黏合剂，黏合剂遇水或血后迅速变硬，也能有效控制出血。内镜曲张静脉套扎(EVL)疗法，即将曲张静脉用负压吸到套扎器内，释放橡皮圈，捆扎到曲张静脉基底部，阻断其血液循环，曲张静脉闭塞后坏死脱落，成熟的瘢痕组织取而代之。曲张静脉套扎疗法需多次进行，每 7~14 天套扎一次，直到曲张静脉被清除干净，通常约 3 次。Tait 等(1999 年)通过前瞻性非随机性研究，发现内镜下曲张静脉套扎疗法同硬化剂注射疗法疗效相当，却更简单易行，而且安全，其临床应用较硬化剂注射疗法更有优越性。内镜治疗的严重并发症包括食管溃疡、狭窄、穿孔及出血等,死亡率约为 1%~3%。

(4) 气囊压迫止血(balloon tamponade):临床上最常用的是三腔二囊管(sengstaken-blakemore tube,SBT),利用充气囊分别压迫胃底及食管下段的曲张静脉,达到止血的目的(图 8-14)。通常用于无内镜治疗条件、或药物或内镜治疗无效以及在转院途中时。三腔管的一腔通向胃囊,一腔通向食管囊,另一腔通向胃腔内备胃肠减压、冲洗胃腔及注药。三腔二囊管的使用:①使用前仔细检查新管并作充气试验,确保管腔通畅、气囊无破漏、充盈形状均匀;②如同安放胃管的操作,务必使管子插入 50~60cm,确保已入胃腔,吸尽胃内容物;③先向胃囊内充气,一般为 150~200ml,夹住管口轻轻向外牵拉直至有阻力,务必使充气的胃囊表面紧贴在食管和胃交界处。此时,可观察出血是否已经停止,若出血已经停止说明出血部位在胃底贲门,仅充食管囊固定三腔管即可;否则:④再向食管囊充气 100~150ml,夹住管口;⑤床头接重约 500g 的重物持续牵拉三腔管,并作固定于下颌角处,务必使压迫止血有效;⑥反复胃腔冲洗和吸引,吸出胃内积血,并可向胃腔内注入止血药,观察出血情况。只要正确安放三腔管,几乎能达到完全控制急性出血的目的,是急诊应急止血的重要措施。

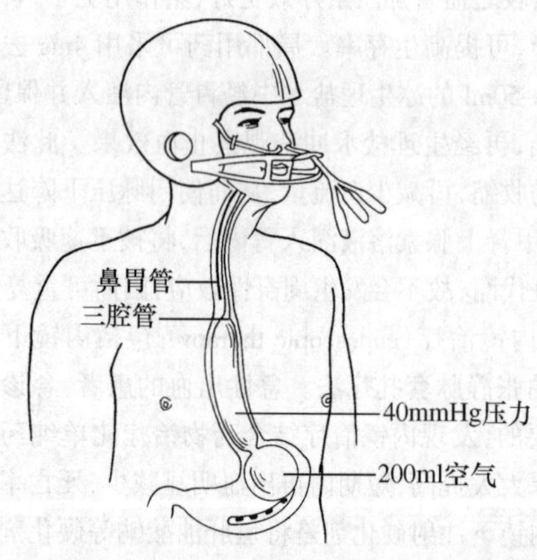

图 8-14 食管、胃底静脉出血时应用双气囊三腔管压迫止血

必须注意:三腔管安放时间一般不宜超过 48 小时,每 12 小时应放气一次,持续 5~10 分钟。然后重新充气、牵拉、固定。放气前必须先停止牵拉,先放食管囊的充气,然后再开放胃囊。当确认出血已停止后,须在放气状态下维持胃管负压吸引 24 小时后才可缓缓拔出。三腔管压迫止血的常见并发症有:①曲张静脉因受压腐蚀再度出血;②胃底黏膜因压迫糜烂而引起继发感染或败血症;③气囊压迫呼吸道引起窒息;④胃囊进入食管导致食管破裂;⑤反流呕吐引起吸入性肺炎。

(5) 经颈静脉肝内门体分流术(transjugular intrahepatic portosystemic shunt,TIPS):目前认为,经颈静脉肝内门体分流术(TIPS)可作为大约 10%~20% 常规内科治疗失败患者的补救治疗。而对于常规内科治疗失败高风险的患者(HVPG>20mmHg,Child-Push 评分小于 14 分或活动性出血 Child B 级患者)应及早施行 TIPS。

国外不少的医学中心曾将 TIPS 作为紧急处理门静脉高压上消化道大出血的方法之一,其原理是应用介入放射方法,经颈内静脉通路在肝内肝静脉分支向与门静脉分支穿刺,用气囊导管扩张肝实质通道,然后置入支架于肝静脉与门静脉之间,形成非选择性的门体分流(图 8-15)。据报道,其急诊止血率高达 90%,30 天生存率为 63%。目前 TIPS 主要用于:①曲张静脉破裂急性出血,经药物和内镜治疗无效,患者肝功能差不能耐受开腹手术;②预防等待肝移植患者再次出血;③预防既不能耐受手术也不适宜肝移植患者再次出血。对于等待肝移植的患者是否行 TIPS 预防出血,目前仍有争议,因为 TIPS 预防出血或再出血以及减少腹水虽然有效,但 TIPS 后肝性脑病发生率高,而且支架在肝上下腔静脉甚至右心房内很难取出,给肝移植手术中下腔静脉的吻合带来困难。

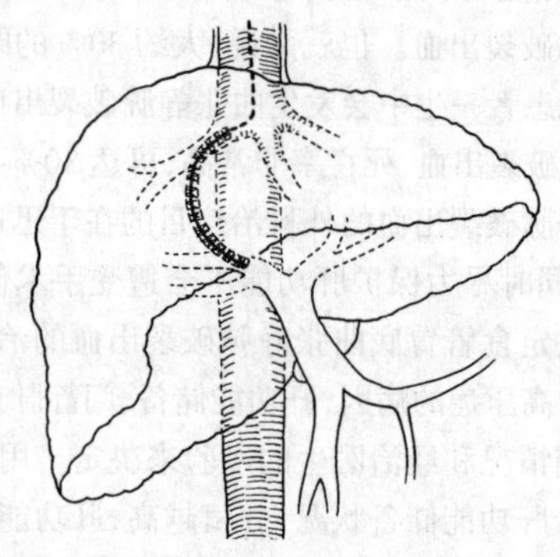

图 8-15 经颈静脉肝内门体分流术

TIPS 的禁忌证:①相对禁忌证:败血症,外周型肝细胞癌,严重慢性阻塞性肺部疾病,晚期肝性脑病,肝动脉 - 门静脉瘘所致的门静脉高压等;②绝对禁忌证:心力衰竭,多囊肝,中央型肝细胞癌,器质性肾衰竭,肝功能衰竭等。

近期并发症:颈部血肿,胆道出血,急性心脏压塞,胆汁性腹膜炎,腹腔内出血。远期并发症:出血、肝性脑病、支架硬化和闭塞。支架通畅率 3~6 个月为 46%~85%,一年为 27%~57%。

目前欧美的观点认为在门脉高压食管胃底静脉曲张急性破裂出血的处理上,不推荐外科手术(包括肝移植)。

2. 手术治疗 目前,对门静脉高压症外科治疗的手术方式大致有断流术、分流术、联合断流、联合断分流术,以及肝移植术。根据手术的时机可以分为对无消化道出血史的预防性手术,大出血时的急诊手术以及出血停止后防止再出血的择期手术。因为只有 50%~60% 的食管胃底静脉曲张的肝硬化患者可能发生曲张静脉破裂出血,故对于没有食管胃底静脉曲张或出血的患者,一般都不主张施行预防性断流与分流术。对于急性上消化道大出血者,特别是肝功能差的患者，一般也都是先经非手术保守治疗；或在非手术治疗无效时方作急诊手术以抢救其生命，因持续出血可导致肝功能的进一步恶化，若不及时外科手术则可因全身情况的更趋衰竭而失去最佳的手术机会。值得注意的是，因为外科手术的创伤打击，Child C 级患者急诊传统手术死亡率高达 40%~70%，故对有条件的单位急诊肝移植当是最佳选择，若没有条件肝移植，以急诊断流术为好。作者医院近年来应用的不做脾切除的选择性减断流术或减断分流术，比之传统的分流术或切除脾脏的任何断流术对患者损伤最小、对肝功能的保护最好、手术更为简便易操作的术式，即可作预防性手术，也可作为择期手术，由于不作脾切除手术创伤较之常规的断流术还小，对肝功能影响较小，可作为急诊手术止血的术式选择，特别是其中的减断流术，在肝功能较差的情况下进行手术止血，更具有其临床应用的价值。

现就目前常用的断流、分流、减断分流术作如下介绍：

(1) 断流术：贲门周围血管离断或门奇血管离断术(pericardioesophageal devascularization，or portaazygous vascular disconnection)，简称断流术。为近年来治疗门静脉高压症急诊和择期手术的主要方式。断流的术式很多，常规的断流术都应包括脾切除术，最简单的当为冠状静脉的结扎术(Rownttee，1929)，20 世纪 50 年代初，Crile(1950) 和 Walker 首先提出经胸结扎食管下段曲张血管；Welch 和兰锡纯(1956) 等为简化手术而提倡经腹结扎胃底曲张静脉；Hunt(1958) 和 Allison(1959) 等提出作食管下段和胃底切除术并缝扎曲张静脉。Tanner(1961) 提出经腹贲门下门奇断流胃横断术。Walker(1964) 提出经腹(胸) 食管下段曲张静脉缝扎加食管横断术，同年 Hassab(1964) 提出经腹切除脾脏离断食管贲门胃底周围的曲张静脉，不作食管或胃横断吻合，手术简化，减少腹腔污染。Sugiura(1967) 等则强调一期或分期作胸、腹联合断流术，其止血效果更为彻底。Vankmmel(1974) 首次将特制的吻合器(Staper) 用于食管横断再吻合，以降低吻合口漏发生。此外，国内不少学者对断流术作了不少的改良，如裘法祖(1970) 就曾认识到高位食管支和胃后支曲张静脉的重要意义，对 Hassab 手术作了进一步的改进，称其为贲门周围血管离断术，若再作吻合器的食管横断吻合则称其为联合断流术。由于断流术必将破坏了机体在门静脉高压状态下所形成的侧支分流，有可能使其门脉压力更为增高或导致腹水形成，有不少学者又提出了保留高位食管支的所谓选择性断流术；为降低再发出血率又采用了贲门周围血管离断术加脾肾静脉吻合术的所谓联合断、分流术。目前，虽然断流术式各种各样，但总的原则是不外乎对食管下段和贲门胃底周围曲张静脉作彻底的断离，或对胃底和下段食管壁内的曲张血管进行结扎切断，力求更为彻底地阻断门、奇静脉间的侧支循环血流，以期更有效地防止或治疗食管胃底曲张静脉破裂出血。作者本人自 2000 年以来，创用的选择性减、断、分流术也旨在断分流的基础上联合脾动脉缩窄，在尽量不破坏机体侧支代偿分流形成的前提下，有效地离断切除贲门周围血管，止血确切可靠；不作脾切除，保留高位食管支，手术损伤小；使脾胃区得到了有效降压和有限的选择性分流，对肝功能影响小，肝病发生率低，术后患者恢复快。

1) 经胸食管曲张静脉结扎术：即开胸后从食管贲门交界处向上纵行切开食管壁约 6~7cm，一般就可看到黏膜下呈三排分布的曲张静脉丛；将黏膜和黏膜下的曲张静脉一起作纵行连续缝扎，就可以达到止血目的；在下端缝扎时应注意将胃底部黏膜拉到食管切口内以同样方法缝扎。分层缝合食管的黏膜和肌层。经胸结扎术对急性出血的患者来说似嫌过大，死亡率较高，并发症也较多；据临床观察不少患者的出血点是在胃底曲张静脉，切开食管有时未必能找到出血点，这是一个严重的缺点，故此手术方法较少应用。

2) 经腹胃底曲张静脉结扎术：对于胃底部的静脉曲张(GOV2) 或孤立性胃静脉曲张(IGV)，特别是急性出血经三腔管压迫止血失败的情况下，经腹胃底部黏膜下的曲张静脉结扎后不仅能直接控制胃底部的出血点，且可阻断食管静脉的反常血流，从而也能间接地控制食管静脉出血，故此法一般较经胸结扎食管静脉更为实用而有效。同时，因经腹切开胃底部，找到出血点后缝扎之同时又可将贲门部的曲张静脉也一并缝贯结扎，操作比较简单而死亡率和并发症也较低。此外，对特殊部位的胃静脉曲张(IGV2) 出血也能有很好的发现与处理。为了避免胃底切开后有污染腹腔的危险，也可以在胃外切开浆膜肌层后作黏膜下的血管结扎。

3) 食管下端和胃上段切除术或横膈下胃横截后吻合术：这类手术虽然能有效地阻断食管和胃底的血流并控制出血，但总的说来手术的规模似嫌太大，一般非正在大出血的患者所能耐受，其死亡率有时高达 80% 以上，似非所宜；不过对于已经做过胃底周围血管结扎术和(或) 各种分流术后又有第三乃至第四次出血的病例，也可以考虑行此胃底横断术或胃底切除术作为一种最后手段，如图 8-16 所示，这类手术包括：①食管下段和胃上段的切除术，手术范围最广泛；②横膈下胃横断后再吻合术，手术较为简单；③胃体和胃底部之楔形切除术，是介于以上两种手术之间的手术。以上三种手术都能取得较好的止血效果，因为手术时已切断了胃底部和小弯侧的所有侧支循环，其中第一种方法止血效果最为确切；但这类手术有一个共同缺点，即打开了胃腔增加了腹腔污染的机会，在高位完全切断胃，再吻合费时困难，手术耐受性差，术后如瘘与膈下感染等并发症较多，手术死亡率高。目前这种术式临床较少应用。

4) Hassab 手术：即脾切除贲门胃周围静脉结扎术。1964 年由 Hassab 提出脾切除后应在胃外将胃脾韧带中的胃短静脉和胃左静脉以及冠状静脉所有分支，包括腹段食管周围的血管全部切断结扎，胃外完全阻断门、奇静脉交通，从而预防食管胃底曲张静脉破裂出血。术时需特别注意的是，在门静脉高压症时，胃小弯后腹膜中的冠状静脉有时可粗如小指，必须小心剖开后腹膜予以妥善结扎，才

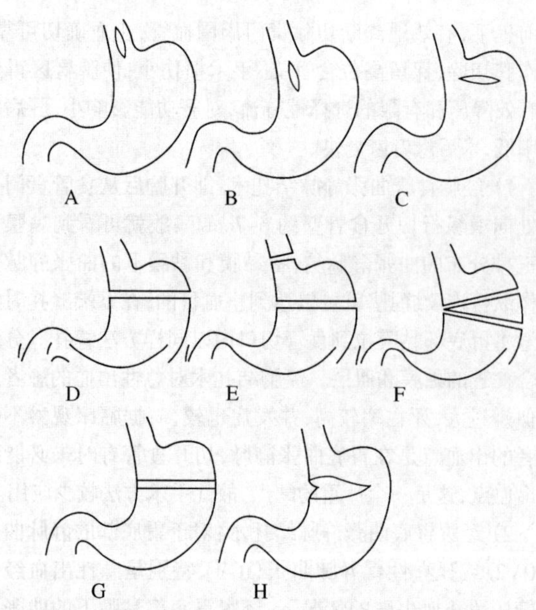

图 8-16 门静脉高压症并发食管胃底曲张静脉出血之各式静脉结扎或切断术

A. 经胸结扎食管曲张血管(Crile,1950);本式手术创伤大,并发症较多,一般是属不宜;B、C. 经腹结扎胃底曲张静脉(Welch 和兰锡纯,1956),手术简便,切口可以纵向也可以横向,以后者为宜;D. 横膈下胃横断后再吻合术;E. 食管下端和胃上段切除术;F. 胃体和胃底部之楔形切除术;G. 胃底部浆肌层下之静脉结扎术。黏膜不切开,可避免腹腔污染,但有血管结扎不全的缺点。H. 胃底部小弯侧之半胃切断术,切断范围包括胃前壁的大部分和胃后壁的小部分(逆时钟向 2 点钟到 8 点钟)

能收得断流之止血效果(图 8-17)。Hassab 手术操作较简单,立即止血确切,切脾可纠正脾功能亢进,是急诊手术止血的常用术式。唯该手术仅离断了胃底贲门周围的曲张静脉,而没有完全切断食管胃底部肌层和黏膜下层的曲张静脉以阻断其逆向血流,因此,术后食管静脉再出血率仍高达 16%~29% 左右。

08

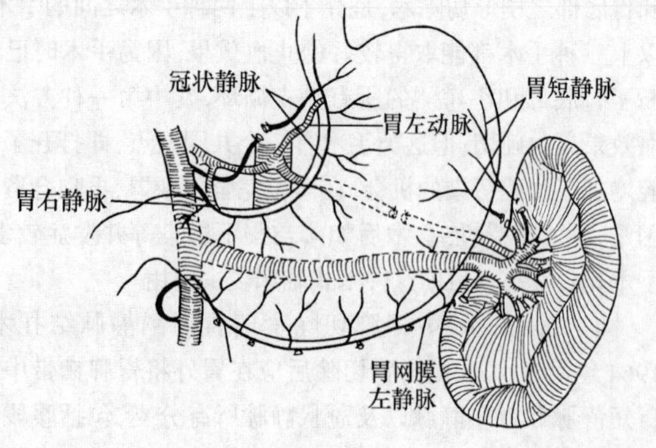

图 8-17 Hassab 手术,即脾切除术结合胃周围包括冠状静脉结扎术

结扎冠状静脉时不仅须包括沿胃小弯分布的下行支(胃左静脉),且需特别注意切断其注入门静脉或脾静脉之主干

5) 胃底贲门周围血管离断术:我国自 20 世纪 70 年代开展应用的胃底贲门周围血管离断术,由裘法祖教授(1981)在 Hassab 手术基础上作了改进而来,其手术要点是:全脾切除,亦即离断了胃短静脉;离断胃冠状静脉,包括切断结扎胃大弯侧近端网膜血管,离断胃冠状静脉胃支、食管支,特别是高位食管支;离断胃后静脉,结扎切断左膈下静脉,胃大、小弯浆膜化。强调对近端胃、贲门、食管下段 6~8cm 要作完全的游离,除胃底、食管肌层及黏膜下血管以外与高压的门静脉系统的血管联系被完全切断。虽然理论上较之 Hassab 手术离断胃周的血管更为彻底,但也因保留了黏膜下的反向交通支,使断流不完全而有再通的可能。因此,裘氏又在贲门周围血管离断术的基础上,再在食管下段行横切吻合术(吻合器),以阻断食管下端胃底肌层和黏膜下层的反常血流,即所谓的联合断流术,其门、奇静脉之间的断流则更加彻底。张贺云(2010)报道 178 例贲门周围血管离断术,手术止血率为 96.1%,围术期死亡率为 10.7%。主要死亡原因为上消化道大出血、肝功能衰竭,凝血功能障碍与严重感染。术后随访 140/159 例出院患者(88.1%)6 个月到 27 年,平均随访 5 年。术后累积复发出血率分别为 6.9%(1 年)、17.7%(3 年)和 30.7%(5 年)。杨镇(1998)等报道了 431 例,急诊手术止血率 94.9%,手术总死亡率 5.1%,主要死亡原因是上消化道出血、腹腔内大出血和肝肾衰竭。平均随访时间为 3.8 年,5 年生存率为 94.1%、10 年生存率为 70.7%,术后复发出血率为 6.2%(5 年)和 13.3%(10 年),肝性脑病发生率为 2.5%(5 年)和 4.1%(10 年)。

贲门周围血管离断术不论在急诊手术或择期手术止血效果均比较确切,手术技术较易掌握,手术死亡率低,对肝功能打击小,术后脑病发生率低,是国内目前常用的手术方式。但手术时应注意避免损伤胃、食管肌层导致消化道瘘、胃黏膜缺血损害、膈下感染,务必对曲张血管作牢固的结扎与缝扎,以防术后腹腔出血等。由于切除脾脏后脾静脉血流缓慢和血小板升高过快,易形成脾静脉与门静脉血栓也是其不足。另外,因门、奇静脉之间的代偿性侧支分流被切断而损坏,肠系膜区及门静脉压力下降不多,特别对肝硬化严重而有逆向入肝血流者,其术后有因门静脉系统的压力再行增高而再发曲张静脉形成,远期再出血率高于门体分流手术。

6) Sugiura 手术:最早的 Sugiura(1967)设计手术为先经胸手术完成食管旁血管离断、食管横断吻合,术后 4~6 周后再经腹手术行脾切除加幽门成形术。一期手术先经左外侧切口进胸显露下段食管。沿食管旁可见与之平行向上走行的扩张静脉干,此为机体代偿形成的与半奇静脉吻合的门奇间分流;也可有曲张静脉丛包绕食管下段,并有不同大小的穿支静脉和食管黏膜下静脉相通,术时务必谨慎地沿食管旁彻底结扎离断肺下静脉平面以下的所有食管穿支静脉,游离出 12~15cm 长的一段食管使其去血管化(图 8-18),注意避免损伤食管旁向上走行与半奇静脉吻合的主干和迷走神经干。于横膈水平横断食管、对端吻合重建。二期手

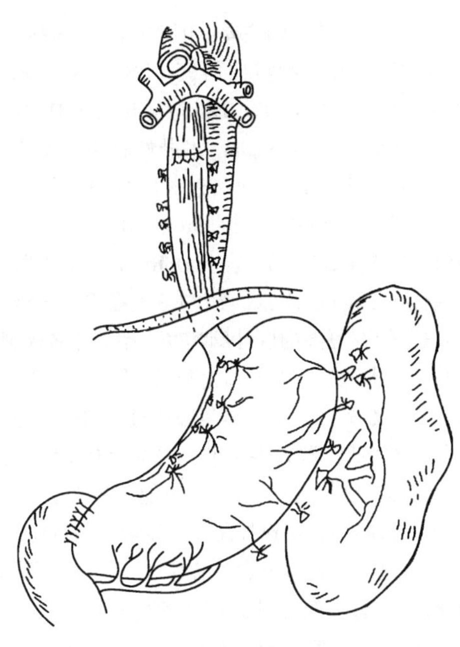

图 8-18　Sugiura 手术

术再经腹切除脾脏，从胃小弯切迹开始向贲门解剖，离断上半胃大小弯侧、胃后、贲门周围及腹段食管周围的静脉，包括胃动静脉通向贲门、食管的分支的所有血管，并作创面缝闭浆膜化，同时行幽门成形术。由于 Sugiura 手术原式分二期又需进胸，手术损伤太大，并发症多，手术死亡率较高。改良 Sugiura 手术（1982）后则不作开胸，即直接经腹切除脾脏，作 Sugiura 手术同法的下段食管、贲门和上半胃周围血管的离断。强调保留高位食管支与半奇静脉之代偿分流，充分游离下段食管使其去血管长度约为 8~10cm 左右，食管横断吻合采用切割吻合器完成。据报道，由于一期经腹游离下段食管长度较经胸要短，因穿支静脉离断不全，术后再发出血率比前者高。至于是否都行幽门成形尚有争论，据作者本人经验，虽有个别病例因两支迷走神经均被切断后，有一定程度和时间的胃潴留症状，但经保守治疗尚能缓解，故只要注意保护迷走神经干不被切断，大多不必再做幽门成形。

据 Mitsuo Sugiura（1984）统计 671 例 Sugiura 手术，预防性手术 203 例，选择性 363 例，急诊手术 105 例。术后无肝性脑病，总的手术死亡率约为 4.96%，后期死亡率 21.9%，急诊手术死亡率 13.3%。死亡主要原因是肝功能衰竭、门静脉血栓、术后再出血（大多为出血性胃炎）、吻合口瘘（5.96%）和感染。术后再发静脉曲张 5.2%，曲张静脉破裂出血率 1.5%，累积再出血率为 6%。急诊手术 10 年存活率 55%，择期手术和预防性手术 10 年存活率分别为 72% 和 86%，无肝硬化者 10 年存活率在急诊组为 90%，择期与预防性手术组分别为 95% 和 96%。改良 Sugiura 手术再发静脉曲张 60%，再发出血率为 15%；其主要原因是经腹断离不完全有关。1985 年 Ionkuchi 收集了日本 3136 例 suriura 手术，手术死亡率为 8.8%，术后曲张静脉出血 6.8%，术后肝性脑病 4.8%。国内学者对改良 suriura 手术结果报道褒贬不一，张贺云（2010）等报道改良 Sugiura 手术 89 例，围术期死亡率 7.9%，近期再出血率 3.4%，术后累积出血率分别为 6.9%（1 年）、16.3%（3 年）和 29.5%（5 年）；累积生存率分别为 95.8%（1 年）、85.0%（3 年）和 76.9%（5 年）。其疗效与胃底贲门周围血管离断术比较无统计学差异。西方学者也都认为日本的经验与西方各国有所不同，综合多国资料显示，Sugiura 手术总的手术死亡率约 5%~10%，急诊手术死亡率高达 38%~42%。西班牙报道（1982）30 例急诊手术经验，手术死亡率 57% 的，术后再发出血 23%；Ginsberg（1982）报道肝功能良好者死亡率低，而肝功能为 C 级者手术死亡率几乎为 100%；Gouge（1986）报道选择性手术死亡率约 10%，而急诊手术住院死亡率高达 64%，究其原因可能系肝脏的基础病变不一样，手术时机不一样和术者经验差异等所致。

术后并发症主要有腹水、门静脉栓塞、吻合口漏和吻合口狭窄。门静脉栓塞与脾切除后血小板增多和门静脉血流减少有关，门静脉栓塞后会进一步加重门脉压力。吻合口狭窄与吻合口瘘则与食管段去血管的范围过长导致局部血供不良，以及缝合不严与吻合器使用不当有关。因此，作者认为食管的游离控制在 6~8cm 范围左右最为合适，而小弯侧去血管从小弯切迹开始到贲门长约 8~10cm，这样全程也已长达 14~18cm，同时保留胃右和胃网膜右动静脉，一般不至因下段食管和胃小弯血供不良导致吻合口瘘与狭窄的发生。另外，Sugiura 等人建议避免在内镜下硬化剂注射后短期内行此手术以免吻合口漏，对此作者也有同感，这类患者因内镜术后再出血要外科手术作食管离断止血，其手术最好时间应在 3 个月后，以策安全。

综观上述，Sugiura 手术之实际效果与患者基础病变、手术时机、适应证选择及术者的经验等因素有关。一般而言，因其手术范围很大，特别是肝功能差和高龄患者，应慎而为之；而对门静脉广泛血栓形成不宜作分流术之出血患者，尤其儿童先天性门静脉海绵样变无分流手术可行时，则不失为一手术选择。

7）选择性断流和联合断流术：除上述术式外，断流手术在临床应用中有不少的改良，近年来有学者提出的选择性断流术和联合断流术，其实质是，前者所谓的选择性即是 Sugiura 手术中强调保留高位食管支的侧支分流，维持机体的代偿降压；而后者则是贲门胃底周围血管离断术再加吻合器的食管离断吻合，以期完全阻断食管黏膜下层中曲张静脉的反常血流，以达到更为彻底的门奇间的离断。总之，断流术主要针对胃脾区的高血流状态，通过截断门奇静脉间的侧支循环，来达到控制食管胃底曲张静脉破裂出血的目的。一定意义上，断流术既阻断了门奇静脉的反常血流，制止曲张静脉破裂出血，又保持甚至增加了门静脉的向肝血流，有利于肝功能的保护与恢复，降低肝性脑病的发生率。传统断流术治疗门静脉高压症不足之处在于强调“完全彻底”阻断曲张静脉，然而，离断冠状静脉主干与食管旁静脉必然毁坏了门奇静脉间自然形成的代偿性分流，使门静脉压力处于过高压状态，术后门静脉压力常降低不显著，甚至升高，这就有可能促进术后侧支循环快速建立、食管胃底的静脉再次曲张，并进一步加重门静脉高压性胃黏膜病变，术后再出血率明显高于分流手术。对于伴有腹水的患者，术后腹水往往加重而难以控制；另又因部分断流术式操作复杂，创伤大，围术期病死率高。理论上，选择性断流术保留了机体代偿机制所形成的自发门体分流的自身调节机制，使入肝血流量与门静脉压这对矛盾达到动态平衡。因其保留了分流的效果，既阻断胃底和食管下段出血区的反常血流，又疏导门静脉系统的高压状态，适当降低了门静脉血流量，保证了合理的门静脉向肝血流灌注，缓解了胃壁的充血状态，可预防食管胃底区域间的侧支循环的重建，从而降低复发出血率。但是选择性断流术也存在很多不足：如因解剖变异食管旁静脉主干直接进入食管壁时则难以保留该侧支；又食管贲门区的曲张血管形成静脉丛或静脉团，也极难以辨认和游离出食管旁静脉而不得不在冠状静脉的起始部予以离断，以确保阻断食管胃底曲张静脉的反常血流；再者并非所有患者都存在食管旁静脉的开放，国内学者应用影像学技术发现，食管旁静脉曲张的发生率仅25%~67%。因此，对于上述病例则无法完成其选择性断流术。此外，术后是否会加重膈上食管静脉曲张并引起出血、术后远期曲张静脉复发再生、侧支循环再次建立等情况尚待远期临床观察。

8）联合断分流术：国内学者对断流术联合分流术进行了探索，即在贲门胃底周围血管离断的基础上，联合不同类型的选择性或部分性分流术，如近、远端脾肾分流、脾腔分流、肠腔分流、冠腔分流。理论上，其目的是旨在获取断流与分流术的各自的优点，克服两者之不足。使得术后门静脉血入肝得到充分的灌注之同时，又可有效地控制食管曲张静脉破裂出血。如断流术以求彻底而毁坏的机体代偿性侧支分流，可通过各种部分分流术予以弥补，使门静脉压力也会有效降低，保持肝脏的入肝血液灌注，有利于肝功能的维持与恢复。此外，因门静脉压力经分流后较低，术后曲张静脉的再形成时间比之单纯的断流术也相应较晚，以降低了术后再出血率。目前国内较为推荐的是贲门周围血管离断术加近端脾肾分流术。蒋安（2010）等对分断流联合术和断流术治疗肝硬化门脉高压症疗效进行了荟萃分析：联合术和断流术手术死亡率分别为3.59%、3.62%，差异无统计学意义，术式的手术病死率无明显差别；联合术和断流术再发出血率分别为5.27%、18.61%，差异有统计学意义，表明联合术再发出血率低于断流组；，联合术和断流术肝性脑病发生率分别为5.06%、3.79%，差异无统计学意义，肝性脑病发生率无明显差别；联合术和断流术远期病死率分别为10.81%、9.39%，差异无统计学意义，远期病死率无明显差别。结果显示，除联合断分流术的术后再出血率低于断流术以外，二组的手术病死率、肝性脑病发生率、远期病死率均无明显差异。在肝性脑病发生率方面，联合术高于断流术，但未达到有统计学差异的程度。这可能是二者的远期病死率无明显差异的主要原因。Tajiri T（2000）等报道了DSRS术与Sugiura术对比研究：，DSRS术与Sugiura术曲张静脉复发率分别为0%、0%（5年、10年），31.6%、52.5%（5年、10年）；DSRS术与Sugiura术肝性脑病发生率分别为30.4%、30.4%（5年、10年），0%、5.6%（5年、10年）；DSRS术与Sugiura术累积生存率分别为90.9%、85.2%（5年、10年），94.7%、81.7%（5年、10年）。表明DSRS术在预防曲张静脉复发疗效优于Sugiura术，说明DSRS术在胃脾区域减压方面效果显著，但有更高的肝性脑病发生率。作者体会，理论上联合断分流术取断流与分流之所长，弥补各自不足，是较为理想的手术方法。然本院早年曾作过贲门周围血管离断加脾肾分流术多例，术后2~3个月内患者有不同程度的肝性脑病发生，甚至死亡。究其原因，可能系分流量过大所致。因此，限制分流的吻合口以控制好分流量极为重要。

（2）分流术：分流术是通过创造一个门静脉系统与体循环的分流通道，以疏导的原理达到降低门脉系统压力来治疗或预防出血。在Eck（1877）瘘实验的基础上，最早由Vidal（1910）应用于临床，whiple和Blakemore（1945）作了门腔侧-侧吻合术的临床报道，1947年Blolock和Linton分别报道了脾肾分流术。在我国，1953年首先由兰锡纯和董方中分别报道脾肾分流术和门腔分流术获得成功，开创了我国门静脉高压症外科手术的先河。根据分流的不同情况有选择性与非选择性分流、完全性与部分性分流、限制性与非限制性等之分。非选择性门体分流是将门静脉血流全部或大部分通过分流吻合口进入体循环，不再注入肝脏，如门静脉与下腔静脉分流术、肠系膜上静脉与下腔静脉吻合、大口径的近端脾肾分流。主要适用于曲张静脉破裂大出血时急诊分流、严重腹水患者的择期分流、Budd-Chiari综合征以及不适合选择性分流术者。选择性分流术，是指选择性地使食管、脾、胃区得到有效的降压之同时又能保持肠系膜静脉系与门静脉有相对的压力和足够的血流注入肝脏，其代表术式为选择性远端脾肾静脉分流术。本院采用的选择性脾胃区减断分流术即属此类。但无论何种术式，为降低术后肝性脑病，分流量大小则极为重要。据观察，若分流吻合口大于1.2cm，其脑病的发生率超过80%；1.0cm大约为50%的脑病发生率；而吻合口控制在0.8cm左右者则可降至25%以下。

1）全门体分流术或非选择性门体分流术（total portosystemic shunts）：有门腔之间的端-侧吻合和侧-侧吻合，以及大口径的肠腔之间搭桥或大吻合口（1.2cm）脾肾分流三种术式。前者是直接将门静脉与腔静脉作端-侧或侧-侧吻合，以持久性有效地降低门静脉压而起到预防与治疗食管胃底静脉曲张破裂出血。其降压效果明显、止血率高、再出血率低是其优点，但因分流量过大，术后肝性脑病很高，目前临床已基本不用，惟将吻合口限制在0.8cm左右，脑病发生率有所下降，则临床尚有应用价值。

A. 门、腔静脉吻合术（portacaval shunt）（图8-19）：门静脉-腔静脉端-侧与侧-侧分流术的具体操作步骤：①取右

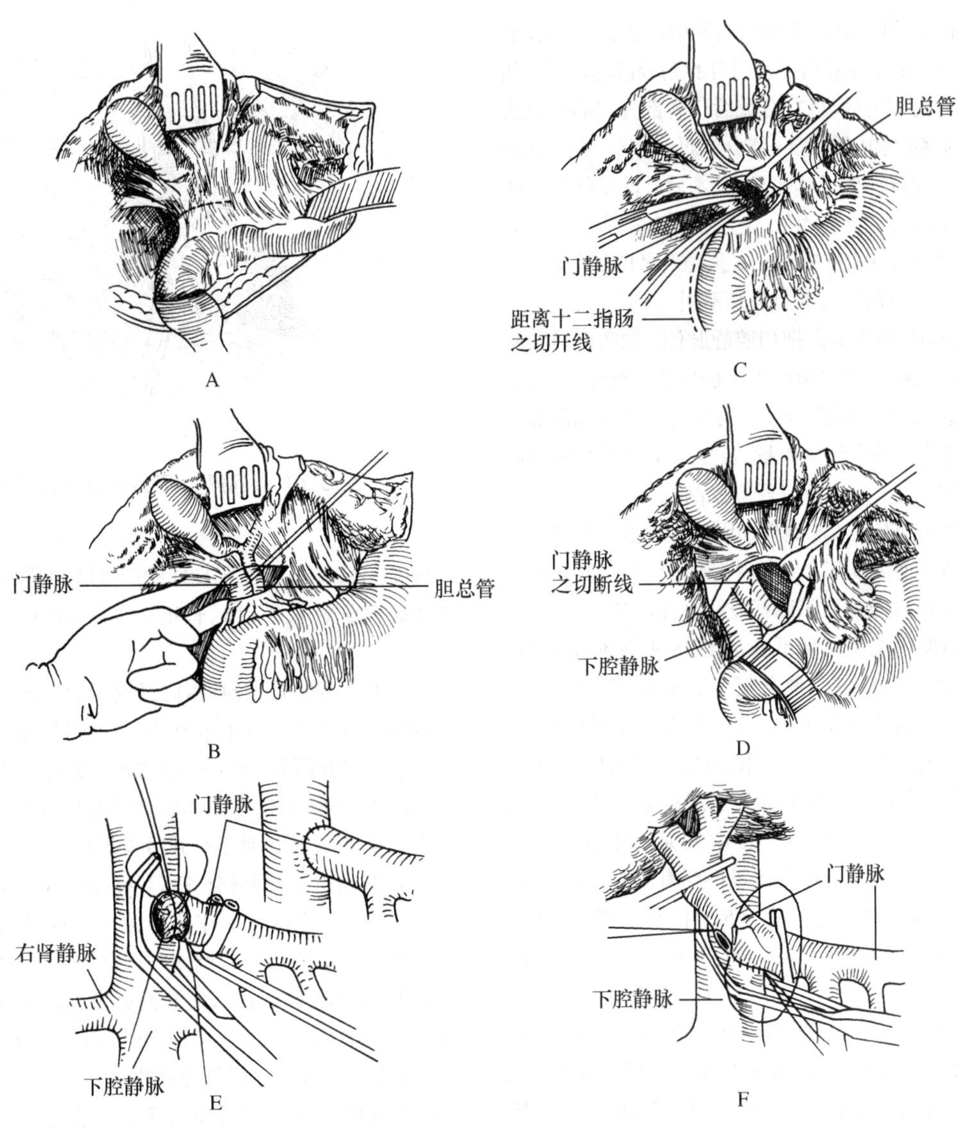

图 8-19 门腔静脉分流术示意图

A. 切开肝十二指肠韧带暴露门静脉；B. 将胆总管充分游离后向左侧牵引，暴露深面的门静脉；C. 解剖门静脉，注意门静脉靠近胰头部有若干小分支，应细心分离予以结扎。十二指肠降部外侧之虚线为后腹膜切开之位置，通过这个切口可以暴露下腔静脉；D. 充分游离下腔静脉，一般应上至肝脏下缘，下至肾静脉平面。虚线为门腔端 - 侧吻合时门静脉切断部位；E. 门腔端 - 侧吻合方法；F. 门腔侧 - 侧吻合方法

侧肋缘下斜切口进腹，必要时左侧肋缘下延伸；②切开肝十二指肠韧带暴露门静脉，先分离胆总管把它向左侧牵开，若有迷走右肝动脉，也并一并游离后向左侧牵引；③自肝门分叉处开始向下，细心剥离门静脉周围组织，分离出主干长约 4cm 左右；④切开十二指肠降部外侧之后腹膜暴露下腔静脉，范围需自肝门平面至肾静脉分支处，其周围常有坚韧的粘连以及很多的侧支血管，故必须耐心细致分离；⑤建立吻合口：分端 - 侧与侧 - 侧吻合完成。端 - 侧吻合时则将门静脉主干近左右分叉处横断，近肝端缝扎闭合，离肝端与下腔静脉作端 - 侧吻合，用无损伤钳分别夹住下腔静脉侧壁和远肝端门静脉干，部分阻断腔静脉的血流后将腔静脉壁纵行切去约 1.0~1.2cm，使形成卵圆形的切口，即可用 5~6-0 Prolene 线作连续缝合完成门腔的端 - 侧吻合；而门腔的侧 - 侧吻合的手术步骤与端 - 侧的区别在于后者不作门静脉的离断，直接将门静脉的侧壁与腔静脉的侧壁用血管侧壁钳夹住靠拢缝合完成。吻合口缝合完毕后，应先试行松开门静脉侧钳子检查吻合口无漏血，依次放开腔静脉阻断钳和门静脉阻断钳，最后将二钳移去；有出血时也可间断缝补；⑥缝合过程中应以肝素盐水不时冲洗缝合处，以保持手术区清洁，并可避免血管内膜干燥，减少血栓发生的机会；最后将后腹膜的切口稍加缝合，勿使下腔静脉暴露过多。

门腔静脉端 - 侧吻合术，是将门静脉与下腔静脉作端 - 侧吻合，使门静脉血全部转流至下腔静脉内。该术式操作简单，降压彻底、止血有效，吻合口血栓形成机会少，但因门

静脉血完全不入肝脏，术后肝性脑病发生率极高。门腔静脉侧 - 侧分流术，是指在肝门外将门静脉与腔静脉作侧 - 侧吻合，建立门腔之间的分流口，分流后仍有部分门静脉血流入肝脏，肝性脑病发生率较端 - 侧分流低。当然，侧 - 侧分流口径越大，分流降压效果越明显，但术后肝性脑病发生率也越高。据统计，门腔分流术后，美国报道其脑病发生率为11%~77%，日本 Sugiura 和 Futagawa 报道为 44%，我国孙衍庆报道为 47%，故目前已基本上舍弃不用。

孙衍庆(1960)首次提出把门腔静脉侧 - 侧吻合口径限制在 12mm 以下，称其为限制性门腔静脉侧 - 侧分流术，属部分门体分流。认为限制性分流后可保持部分门脉向肝血流灌注和维持较多的全肝血流量，减少了术后肝性脑病的发生。通过观察后认为吻合口径应控制在 0.8~0.9cm 为最佳。孙氏(1981)报道了 228 例择期限制性门腔静脉侧 - 侧分流术，随访 6 个月 ~19 年 8 个月，结果手术死亡率 3.94%，累积复发出血率 11.4%，累积脑病发生率 19.8%，较全门体分流术后脑病发生率明显降低。至 1988 年共统计了 511 例接受限制性门腔静脉侧 - 侧分流术的患者，累积再发出血率为 11.3%，脑病发生率为 10.2%，与 1981 年报道相比，脑病发生率有下降之趋势。由于限制性门腔静脉侧 - 侧分流术术后常有吻合口自发扩大而失去限制分流的现象，是术后并发肝性脑病的主要原因。王宇(2004)等报道应用限制环限制术后吻合口扩大，使分流量得到有效的控制，取得了较好疗效。其对 255 例患者随访 5.3 年，死亡率为 4.6%，再出血率为 4.3%，术后肝性脑病发生率为 5.2%，总体疗效确切。

Sarfeh 手术 1986 年 Sarfe 倡导在门静脉和下腔静脉之间应用一段口径为 0.8~1.0cm 聚四氟乙烯制成的人工血管做搭桥的一种部分分流术(图 8-20)，相当于限制性门腔静脉侧 - 侧分流。因其手术时不需要广泛解剖下腔静脉和门静脉，操作相对方便，创伤也小。据报道，分流后血管近期通畅率约为 90%，肝性脑病发生率为 10%~15%，但远期疗效有待进一步证实。另外 Collins(1994)报道 32 例使用 8mm 直径的人造血管作门腔静脉架桥分流术，止血率

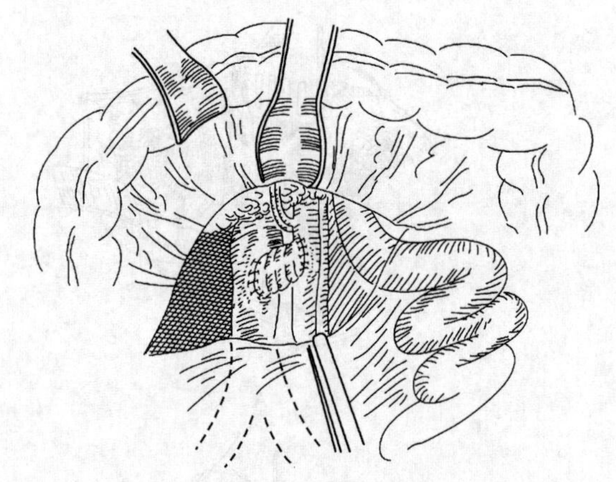

图 8-20 门静脉 - 下腔静脉分流搭桥术

达 96.7%，90% 患者保留良好的门静脉向肝血流灌注，术后肝性脑病发生率为 13%，肯定了小口径门腔搭桥分流术的疗效。

值得注意的是，肝移植已经成为治疗终末期肝病并发门静脉高压症的一种手术方法，又因门腔静脉分流术手术操作主要在肝门处，该区广泛的解剖会造成术后粘连与瘢痕化，给肝移植手术带来困难，故年轻患者有可能再行肝移植手术者，以选其他对不作肝门解剖的分流术为宜。

B. 脾、肾(腔)静脉分流术(splenorenal shunt)(图 8-21，图 8-22)：即为脾切除加作脾静脉与左肾静脉或腔静脉的端 - 侧吻合术，其大口径则属非选择性门体分流，。同时有不少作者提倡脾腔分流，使分流更为直接有效。由于术后门静脉血分流量较少，小口径则属限制性部分门体分流，肝性脑病发生率较低。但脾肾静脉分流术后远期吻合口栓塞发生率较高，致使影响临床疗效。主要适用于有明显脾大及显著脾功能亢进、有食管胃底曲张静脉出血史者。其优点是脾切除本身就有明显降压作用之同时解决了脾功能亢进，脾静脉口径比门静脉口径小，术后肝性脑病发生率显著低于门腔分流。缺点是吻合口血栓形成发生率高，复发出血率也较高。我院于 1994 年报道施行该术 45 例，结果吻

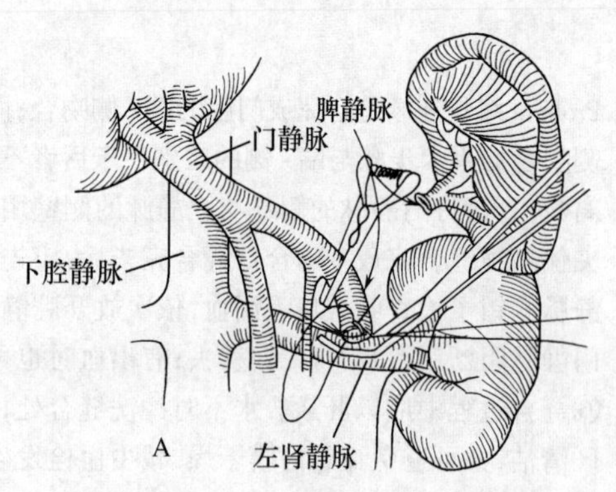

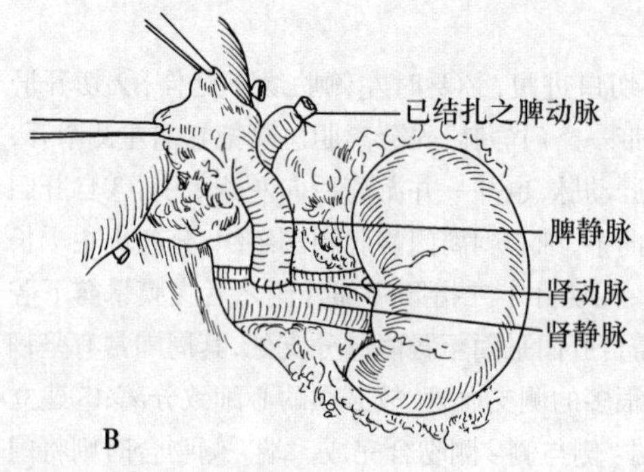

图 8-21 脾肾静脉分流术

A. 脾脏已切除，脾静脉自胰腺上缘分离出来后用无损伤钳(哈巴狗钳)夹住其最近端；用 Satinsky 钳夹住已分离好的肾静脉之前壁部分，剪除其部分边缘使成一与脾静脉口径等大的裂孔，待吻合；B. 吻合完毕之状

08

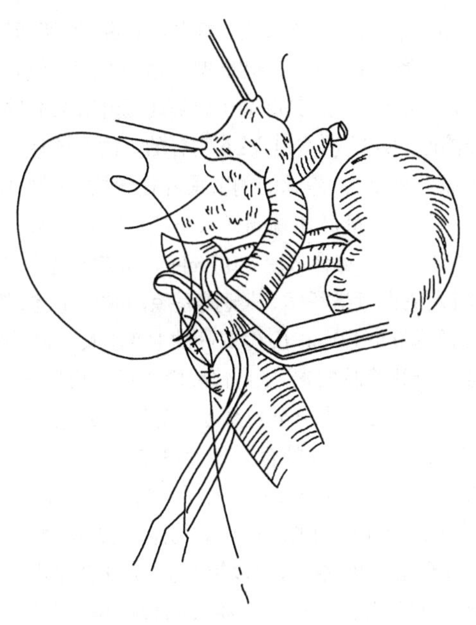

图 8-22 脾腔静脉分流术

合口栓塞率较高，术后再发出血率达 31.1%，疗效欠满意。

操作步骤：①取左侧肋缘下 2 指的斜切口，可向右侧延长；②切开脾胃韧带、脾横结肠韧带及脾肾韧带。在切开脾胃韧带后，即可将胃大弯向右上方牵开，暴露胰腺；在胰腺上缘更可以扪及脾动脉之搏动，于是即可将脾动脉加以结扎；③完全游离脾脏后切除脾脏，注意脾蒂切断之处应尽量靠近脾门，以保留更长的脾静脉及其分支以利吻合；④将脾静脉从胰尾部的胰腺上缘作细致分离，仔细结扎切断脾静脉与胰腺之间细小分支，游离脾静脉 3~4cm 长，以够与肾静脉吻合为度。脾静脉分出以后，即可用无损伤钳夹住其最近端，以待吻合；⑤切开后腹膜，暴露左肾静脉约 3cm，有时为使方便做吻合，可将左肾上腺或精索静脉结扎切断；⑥先用合适大小的 Satinsky 钳夹住肾静脉之部分前壁，剪除其与脾静脉口径等大的部分边缘，随即按顺方向而不扭曲的原则，将脾静脉的切端或其一个大分支的切端与肾静脉侧壁裂口靠拢，用 7-0 Prolene 线作连续前后壁缝合；⑦完成吻合后，即可先松开脾静脉端血管钳（但暂勿除去），观察有无大的漏血现象，若吻合口无严重出血，马上放松肾静脉钳，最后将血管钳完全除去。有渗血时，略作局部按压即可止血；如有明显出血，则必须间断缝补；⑧吻合口确无出血后，务必检查脾静脉，确保其无扭曲、无血流不畅、吻合口间无张力。否则应设法将胰尾部作适当的固定以纠正之。一般无必要常规切除胰尾。如必需切除部分胰尾时，应注意将胰管结扎，并将切端用褥线缝合，以免发生胰瘘；⑨最后将后腹膜缝合，防止术野渗血或吻合口发生扭曲变形。

C. 系、腔静脉分流术（mesocaval shunt）（图 8-23）：即肠系膜上静脉与下腔静脉间的分流术，最初由 Marion 等（1953 年）首次报告肠腔端 - 侧吻合术。这个手术不仅能将肠系膜上静脉的回血引流到下腔静脉，同时也引流了门静脉和脾静脉及其属支的血液，可使整个门脉系统的压力降低约 10cmH_2O；但在术前需行腹部磁共振静脉系统成像检查，以确定肠系膜上静脉和门静脉是属通畅，然后方可施行。其

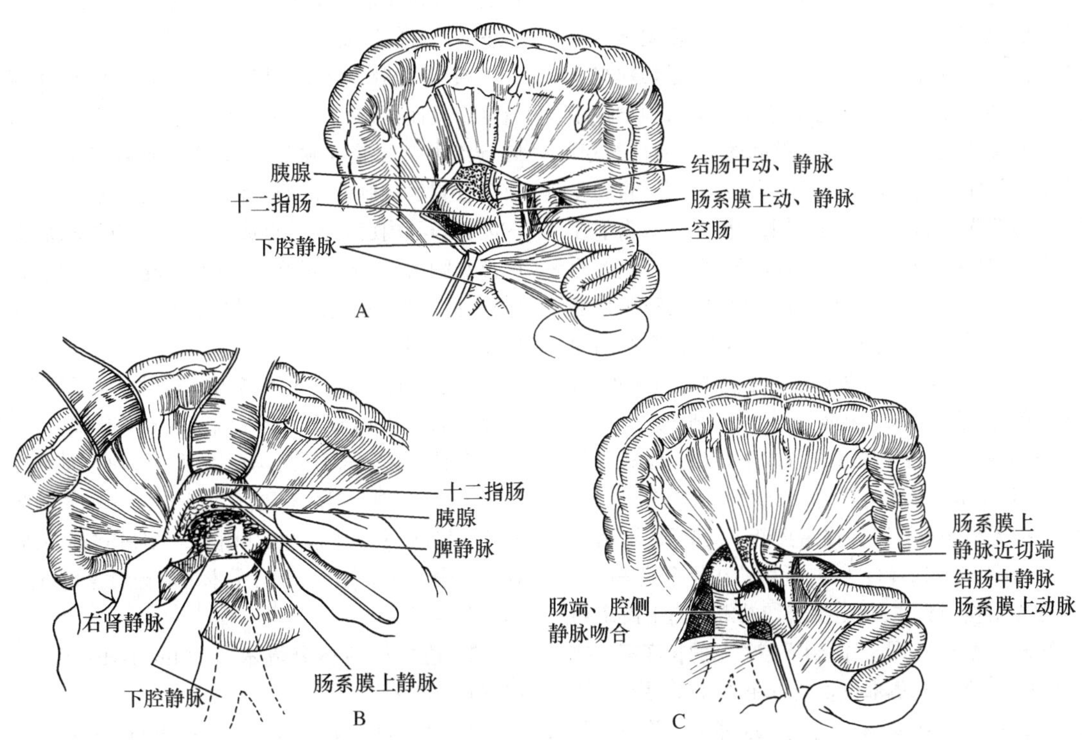

图 8-23 各种肠系膜上静脉与下腔静脉之分流吻合方式

A. 腔端、系侧吻合术；B. 系、腔侧吻合术；C. 系端、腔侧吻合术

原来的术式是在横断下腔静脉远端结扎后，以其近心切端吻合到肠系膜上静脉侧壁上，术后两下肢往往都会发生不同程度的水肿。因此，Gliedman(1955)提出作肠系膜上静脉与下腔静脉之间直接作侧-侧吻合，Resende-Alves(1963)或者用人造血管(Teflon)在肠系膜上静脉与下腔静脉之间作H形搭桥吻合。Drapanas(1975)改用Dacron或自体静脉(颈内静脉)做搭桥吻合，手术死亡率约为9%，5年吻合口通畅率高达95%，肝性脑病11%，5年后存率为72%。目前，内植材料多采用直径0.8~1.2cm PTFE(聚四氟乙烯)人造血管。至于吻合口的位置也可以在结肠中静脉平面以下切断肠系膜上静脉，然后以其肠侧断端吻合到下腔静脉的左前侧壁上，避免了术后下肢水肿，近期效果满意。

系、腔静脉分流术的操作步骤：①取上腹横切口或经右上腹直肌切口均可；②提起横结肠，检查横结肠与小肠系膜根部是否有明显水肿或过于肥厚，确认肠系膜上静脉的粗细、长短及其通畅与否，以决定是否适宜作此种系、腔静脉吻合术；③在横结肠系膜与小肠系膜返折处，即相当于十二指肠横部的下缘弧形切开后腹膜，长约8~10cm。钝性分离出胰腺和十二指肠横部，在十二指肠横部的前面与系膜血管后方之间隙，从右向左伸入术者左手中示指，并与系膜前的拇指作对应检查触摸，仔细辨认肠系膜上静脉(右)和肠系膜上动脉(左)，剪开肠系膜上静脉前面的鞘膜，在结肠中动、静脉分支上方将肠系膜上静脉的所谓外科干游离出4~5cm；若游离过程有困难可待横结肠上区作胰头后下方解剖时完成，力求不作右结肠动、静脉的结扎切断；④继从十二指肠横部下缘向右游离，钝性解剖右后腹膜间隙，充分显露下腔静脉长约6~8cm，以能使肠系膜上静脉、腔静脉间易于吻合为度，必要时可结扎切断腰静脉，充分游离下腔静脉到髂总静脉分支处；注意如作肠系膜上静脉远切端与下腔静脉侧壁的端-侧吻合，上述的显露即能满足，但如拟作下腔静脉近切端与肠系膜上静脉侧壁间的吻合者，则一般还需将右半结肠外侧的腹膜予以切开，将末段回肠、盲肠和升结肠从后腹膜游离后一并翻向左侧，才能充分暴露下腔静脉；⑤根据所拟施行的吻合方式，即肠系膜上静脉、腔静脉侧-侧、端-侧；腔、系端-侧；肠系膜上静脉、腔静脉H搭桥分流术。若作系、腔静脉侧-侧吻合时，需将两静脉间的后腹膜组织作拉拢缝合缩小其间距，务必使吻合口无张力；作肠系膜上静脉、腔静脉端-侧吻合时，可将细橡皮管从下腔静脉后腹壁通过，并将其提起充分向下游离至髂总静脉分支处，将右侧的髂总动脉向左侧牵开，然后在其分叉上方1cm处用两把无损伤血管钳夹住后离断下腔静脉，远切端可用Prolene线连续来回缝合止血，近切端在肾静脉平面以下再用一把无损伤钳夹住，然后提着切端继续向上游离到十二指肠横部下缘为止。若考虑到下腔静脉的长度不够吻合时，也可在分叉处之远侧部位切断右和左髂总静脉，左髂总静脉予以结扎，有髂总静脉则连同下腔静脉一并向上翻转，以供与肠系膜上静脉吻合之用，但此法应慎用以免因创伤过大导致严重后果，以改做系、腔之间架桥为宜。如做系、腔端-侧吻合，则需作肠系膜上静脉的切断，其切断面可选择在结肠中静脉以下部分，切断时可略向右后下侧斜切、以增加切口斜面的直径，其肝端予以缝闭，肠侧端则转向右后与下腔静脉的左前壁作吻合；⑥吻合的方法与前述者无异；但不论做何种吻合，静脉的侧壁最好在无损伤钳的钳夹下剪去一块与另一静脉切端同样大小的椭圆形管壁，以使吻合口能保持通畅；吻合采用6-0 Prolene线连续缝合；⑦若作系、腔间人造血管搭桥术，其显露系腔静脉同上述，架桥多采用直径为0.8~1.0cm、长约5cm的PTFE人造血管，先作人造血管与腔静脉的端-侧吻合，检查无漏血后再将其另一端按顺方向无扭曲牵至肠系膜上静脉后方，剪去过长部分，以无张力而不冗长的合适长度(3~5cm)，将其与肠系膜上静脉后壁吻合。再先后分别松开肠侧与人造血管侧的控制钳，排出人造血管内的凝血块或气体，检查吻合口无渗漏出血。最后完全开放吻合口以策安全；⑧吻合完毕后，应先将盲肠和升结肠予以复位，再检查吻合口是否有扭转或屈曲现象，缝合后腹膜相应创面减少渗血或出血。分层缝合腹壁切口。

术后处理：①系腔静脉吻合术后，尤其是作肠系膜上静脉切断的病例，手术后常有较严重的腹胀，一般在手术结束时即应进行有效的胃肠减压，待肠功能有良好的恢复后才可开始饮食。因肠系膜上静脉与下腔静脉端-侧吻合是一种肠系膜区的完全性分流，术后应从低蛋白饮食开始，避免一次进食多量蛋白引发肝性脑病的发生；②作下腔静脉端与肠系膜上静脉侧壁的吻合者，术后常有下肢水肿现象；手术后宜将患者两下肢抬高，并卧床较长时间(一般2~3周)，以后用弹性绷带包扎下肢，然后逐渐下床开始活动，当可减轻下肢水肿的程度。

系、腔静脉分流术无特殊优点，操作又较门腔侧-侧分流复杂，目前已少用，仅用于下列情况：①曾经做过脾、肾静脉分流术、门、腔静脉分流术，再发食管静脉曲张、出血；②食管胃底静脉曲张出血等待肝移植而无其他手术选择；③因脾静脉内已有血栓形成或管壁十分脆弱，后腹膜和胰尾部水肿增厚，不宜做脾、肾静脉分流；④或门静脉干内有血栓并小网膜孔周围粘连致密，侧支血管极为丰富，难作门、腔分流术者。

作者不提倡腔静脉、肠系膜上静脉或肠系膜上静脉、腔静脉的端-侧吻合，因前者术后下肢水肿严重，且对血流动力学有较大影响；而后者则可因术中作吻合时肠道淤血时间较久，开放吻合口后有再灌注损伤，也影响术后肠功能的恢复；另因肠系膜上静脉的血液未经肝脏解毒，其肝性脑病难以完全避免。因此，若有手术适应证者也以选人造血管作H搭桥为好。

2) 选择性门体分流术(selective portosystemic shunts)或部分分流术

A. 远端脾肾静脉分流术(distal splenorenal shunt, DSRS)(图8-24)：Warren等(1967)在动物实验的基础上设计了远端脾肾静脉分流术，又称Warren术(DSRS)，即作冠

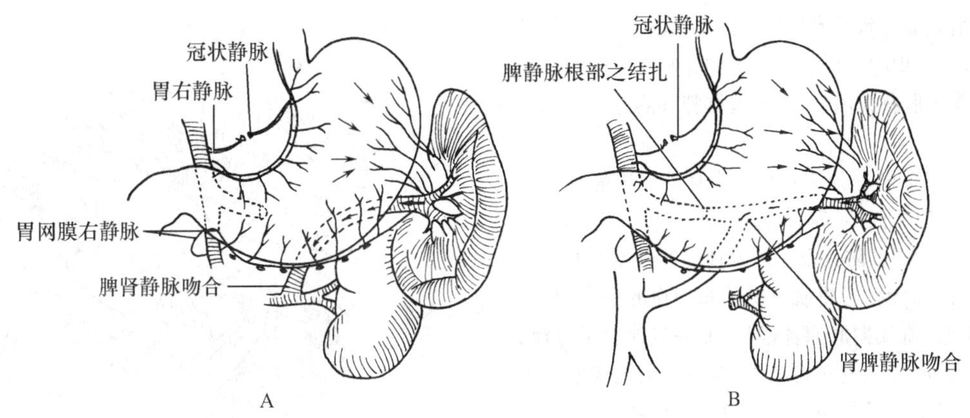

图 8-24 远端脾肾静脉分流示意图

A. Warren 第一术式——脾端、肾侧吻合，适用于一般病例；B. Warren 第二术式——肾端、脾侧吻合，脾静脉根部结扎，适用于不能游离脾静脉的病例

状静脉结扎术后将脾静脉靠近与肠系膜上静脉汇合处切断，缝闭其近肝端，在充分游离脾静脉并切断其与胰腺间的所有侧支后(splenopancreatic disconnection，SPD)，将其远端与左肾静脉作端-侧吻合。该术式通过保留胃短静脉和脾脏，选择性地分流了来自脾脏、食管下端和胃底曲张静脉的血流，而保持了门静脉肠系向肝血流灌注，有助于制止食管胃底静脉的曲张出血。Warren 远端脾肾静脉分流术时包括了冠状静脉结扎、网膜左右血管断开分流，选择性分流胃底、食管曲张静脉血而保持肠系膜上静脉区及门静脉高灌注压的优点，临床证实疗效确切，术后肝性脑病和复发出血率低，手术创伤小，术后恢复快等优点。理论上可避免其他各式门体静脉分流术不能选择性降低贲门胃底部的压力，降压止血无选择性，再发出血率较高和术后肝性脑病的发生率较高之不足。Henderson(1990)曾收集分析 25 所医院做的 1000 余例 Warren 手术临床资料，复发出血率为 7%，脑病发生率为 5%~10%，5 年生存率为 70%~80%，证实了 Warren 术疗效的可靠性。然而，由于 Warren 术保留了肿大的脾脏，其术后缓解脾亢疗效较差。我国蔡景修教授等曾对 4 例 Warren 术后患者进行了长期随访，证实该组患者于术后 2 年脾亢又恢复到术前水平。又因我国门静脉高压症患者大多伴有较严重的脾功能亢进，故 Warren 术在我国难以普遍开展。1968 年，Inokuchi 提出选择性胃左静脉与下腔静脉间搭桥分流手术，即冠腔分流，该手术亦能高选择性地分流食管胃底静脉血流，止血效果确切。但因冠状静脉较薄，变异较多，手术难度大，难以在临床上广泛开展。西方应用较普遍的乃为远端脾肾静脉分流术。

操作步骤：①作左肋缘下斜形或 L 形切口进腹，常规探查腹腔并测门静脉压力；②沿胃大弯血管弓下结扎网膜静脉之各个分支，右侧分离到幽门下，左侧至脾胃韧带，保留胃短静脉；③翻起胃大弯和大网膜，在胰腺上缘游离脾动脉并放置血管控制带以防术中出血；沿胰腺下缘分离脾静脉，将其行程中与胰腺后方的细小分支结扎切断，右至脾静脉汇入门静脉干处为止，沿途有肠系膜下静脉可以结扎切断，以便能游离出脾静脉约 5~7cm，左达胰尾脾门，脾静脉分出后备吻合而暂不切断；④切开肾门周围组织，仔细分出肾静脉；注意如后腹膜组织较肥厚，不易确定脾静脉的位置时，可先找到十二指肠悬韧带，在此平面向左切开，其深处即为肾静脉。为充分游离肾静脉，必要时可将肾上腺静脉和精索(或卵巢)静脉切断。但若因脾静脉游离困难考虑做肾端、脾侧静脉吻合(或搭桥)者，即要在肾门处切断肾静脉，然后以其近切端与脾静脉作端-侧吻合时，则应尽可能保留这二支静脉以减轻肾淤血。若作脾端、肾侧静脉吻合时，则需在近门静脉汇合处切断脾静脉，缝闭近肝端，将远端向左下方拉近左肾门，与肾静脉前壁吻合。一般肾静脉前壁以剪去一小块与脾静脉切端口径等大的管壁，以免吻合口过小；⑤结扎切断门、奇静脉间的侧支循环；暴露胃底贲门部及肝胃韧带，从食管下端开始逐步结扎胃底贲门部的门、奇静脉间的各侧支血管，以及通向胃小弯的冠状静脉，特别注意勿将冠状静脉汇入门静脉(或脾静脉)的主干遗漏。务使门、奇静脉间的侧支彻底离断，胃左动脉在作此侧支静脉的结扎时大多同时被扎，但胃右动脉应予保留；迷走神经的前、后干也应保留。脾动脉不结扎，脾脏予以保留。

需要指出，Warren 手术具有选择性分流胃底、食管曲张静脉血而保持肠系膜上静脉区及门静脉高灌注压的优点，又 Warren 二式(肾端、脾侧吻合)增加了分流术的选择性和成功率。但就手术的获益与风险的权衡而言，其二式则有待商榷，因离断肾静脉后，其肾脏虽因保留精索静脉和肾上腺静脉而不至于坏死，但术后肾功能都将会受到一定程度的损害，特别在慢性肝病者肾功能保护显得更为重要时，强行做此手术实属不明智。作者建议，若遇必须作分流术时，还是以脾静脉与肾静脉间的架桥手术为宜。此外，我国的门脉高压症患者大多伴有脾大和脾功能亢进，若脾脏不切除，其术后脾功能纠正往不理想，有缓解者短期内多有再度脾亢出现。另因术后门静脉系统与胃底、食管静脉系统压力差增大，侧支循环形成在所难免，术后出血复发率较高。更为甚者是手术操作难度较大，特别是游离脾静脉过程中极易出血，或由此而导致手术失败。因此，临床难以常规推广应用。惟该术式保存了门静脉主干的完整而其肝门区没有解剖受损，作为肝移植前的治疗，远端脾肾静脉分流术则是合适的选择。

一般认为，以上各种分流术仅作为食管胃底静脉曲张破裂出血后之治疗手段，对尚无静脉曲张或未发生出血者，则不宜作此分流术以预防其发生。因预防性分流术非但无益、且属有害，而尚无食管胃底静脉曲张出血的患者，其肝脏供血大致正常，都属向肝血流灌注，而一旦建立了分流，其在分流术后入肝血流量必将减少，有碍肝细胞代谢和再生，反而易致肝功能不全或衰竭，远期疗效也不佳。

B. 远端脾腔静脉分流术（图 8-25）：若远端脾肾静脉分流术因肾静脉条件不足以完成时，可考虑作远端脾腔分流术。该手术与远端脾肾分流术的过程一样，惟对脾胰之间的细小分支更应作彻底的分离切断，使脾静脉游离得更长些，以利与腔静脉吻合。而对腔静脉的显露则是沿肾静脉向中心解剖，即能在肾静脉与腔静脉汇合处找到予以完成。本术式有因脾静脉过短而需要作人造血管或自体静脉嫁接之麻烦；又可因脾静脉过长而术后易形成脾静脉血栓、或因后腹膜作了较为广泛的解剖，有易产生术后乳糜腹水形成之并发症。因此，由于远端脾腔静脉分流术与 Warren 手术的疗效没有什么大的区别，而且手术更为复杂困难，故仅限肾静脉的解剖异常不能完成脾肾静脉吻合者偶尔为之。

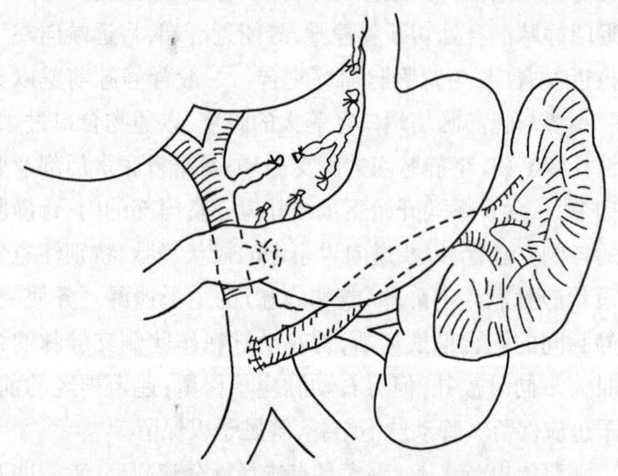

图 8-25　远端脾腔静脉分流术

C. 冠腔静脉分流术（图 8-26）：1967 年 Inokuchi 首先提出利用冠状静脉与腔静脉作吻合，或使用自体静脉或人造血管作冠腔静脉间架桥完成冠腔分流，并强调同时作胃网膜右静脉的结扎与脾脏切除术，从而降低贲门胃底区静脉压力。因吻合术后不影响门静脉血的向肝灌注，对肝功能影响较小，术后肝性脑病发生率低。虽然该术式具有上述特点，但因冠状静脉血管大多菲薄如纸，侧支又多，在静脉压力高的情况下要顺利进行血管的解剖游离和吻合实属不易；更为甚者，往往因需要作自体血管嫁接更使手术变得复杂而困难；况且要在肝十二指肠左后方显露腔静脉并作吻合，则更是本术式的不足之处，故临床实用性不强。

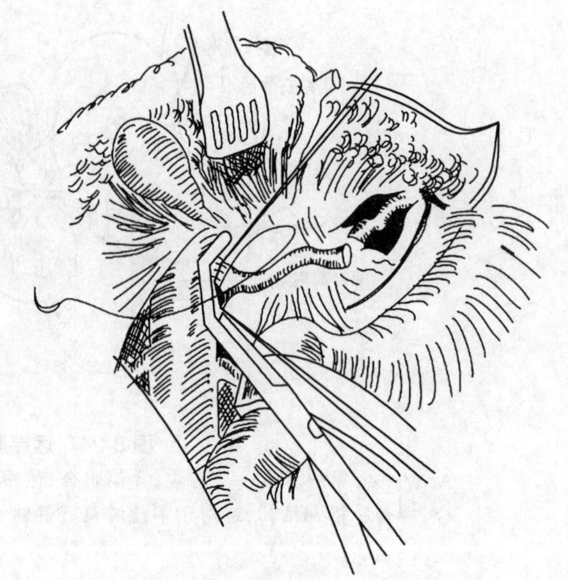

图 8-26　冠腔静脉分流术

D. 选择性脾胃区减、断、分流术（selective decongestive devascularization shunt of gastrosplenic region，SDDS-GSR）：鉴于以上各种术式存在的各种优点与缺点，结合国人门脉高压症患者脾功能亢进症状明显的实际情况。作者自 2000 开始首先报道应用选择性脾胃区减断分流术（图 8-27）治疗肝硬化门脉高压症收到较好的疗效。此术即在 Warren 手术的基础上，对断流方法作了改进，并附加脾动脉缩窄，以控制和减少脾动脉血流，可达到降低门静脉压力、纠正脾功能亢进和止血之目的。自 2001 年 4 月至 2014 年 6 月，我院共行此手术 133 例。其中男 102 例，女 31 例，年龄 30~74 岁，平均 48.6 岁，105 例（78.9%）有消化道出血史（呕血、黑便），57 例（54.9%）有腹胀、食欲缺乏、下肢水肿、出血倾向等，106 例（88.0%）合并脾功能亢进。133 例诊断包括 110 例（82.7%）肝炎后肝硬化，17 例（12.8%）酒精性肝硬化，3 例（2.2%）胆汁性肝硬化，3 例（2.5%）肝硬化原因不明，术前肝功能 Child-PughA 级 45 例（33.8%），B 级 72 例（54.1%），C 级 16 例(12.0%)。术前胃镜检查食管静脉Ⅰ度曲张 13 例(9.8%)，Ⅱ度曲张 14 例（10.5%），Ⅲ度曲张 106 例（79.7%）。术前影像学检查发现有门静脉系统血栓者 14 例（10.5%），其中 3 例为门静脉系统广泛血栓，3 例为脾静脉远端血栓，8 例为门静脉主干血栓。选择性减、断、分流术患者获得长期随访 41 例（随访 3~80 个月，中位时间 41.5 个月，失访率 10.8%），近期无再发出血及肝性脑病，远期再发出血率 7.31%（3/41），肝性脑病发生率 9.75%（4/41），术后 1 年生存率为 100%，3 年生存率 96.1%，5 年生存率 94.7%；选择性减、断流术患者得到长期随访 56 例（随访 3~56 个月，中位时间 28.5 个月，失访率 9.20%），近期无再发出血及肝性脑病，远期再发出血率 7.14%（4/56），肝性脑病发生率 2.00%（1/41），术后 1 年生存率为 100%，3 年生存率 92.7%，5 年生存率 85.4%。

术式设计原理　包括减、断和分流三方面：①减流即为

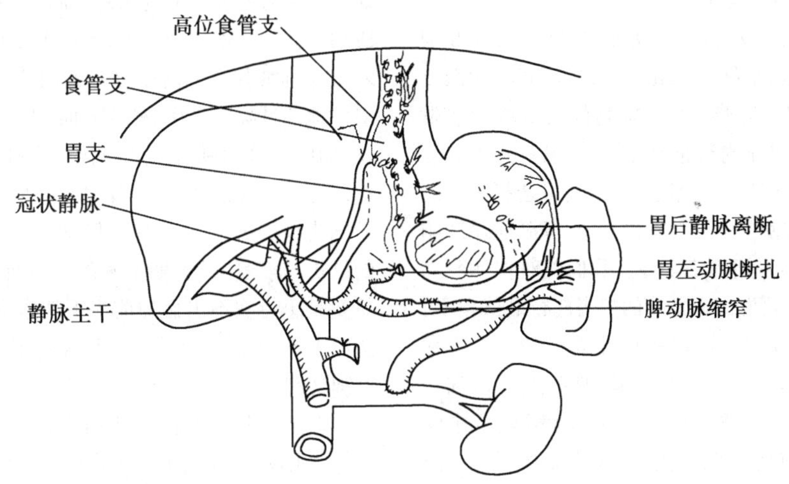

图 8-27 选择性脾胃区减、断、分流术

脾动脉缩窄和胃左动脉断扎，减少脾动脉血流；②分流则系建立远端脾肾静脉分流对脾胃区的选择性降压；③断流者为小弯侧至贲门右血管和胃后血管完全离断或整块切除，保留胃短血管的胃、脾引流。该术式联合了选择性分流和贲门周围血管离断术的优势，使之除具有区域分流降压和保持肠系膜区门脉向肝血流灌注之外，还具备因小弯侧的彻底断流可更有效预防食管静脉曲张破裂出血；同时提出了“区域性减流”治疗门脉高压症的概念，即胃左动脉断扎和脾动脉缩窄，可减少脾胃区的主动血流灌注而间接降低静脉系统压力，同时又增加了肝动脉血流灌注而提高肝脏血流灌注。促进肝细胞再生和改善肝功能。

根据术中不同的病理状况，若高位食管支分流较好，则断流中采用保留其“代偿性自然侧支分流”，保留高位食管支向半奇、奇静脉引入上腔静脉，而称其为选择性断流；而对高位食管支分流不明显或不存在者，则作小弯侧静脉包括后腹膜区的组织一并切除，称其为非选择性断流；再根据腹段食管的吻合器离断与否，则分为完全与不完全性断流术。由此，术中可根据患者的全身情况及局部病理改变，对术式选择进行取舍。此外，脾动脉缩窄和小弯侧的断流方法的改进对提高手术的效果极为重要。也是本术式的创新之处。如同 Bolognesi 等发现脾脏高血流量是致使脾脏组织的增生和纤维化的重要原因，我们的研究也发现脾动脉血流量和脾脏大小及外周血小板计数均呈显著性线性相关，说明脾动脉血流灌注增加是导致脾大和脾功能亢进的重要因素之一。近期我院一例患者其术前检查脾脏显著增大，血小板 37×10^9/L，术中发现脾脏质地饱满、张力高，而测其门脉压力仅 18cmH_2O，但脾动脉增粗达 1.3cm，呈震颤性搏动，血流量显著增加，而将其脾动脉缩窄后，脾脏显著缩小、质地变软，术后第 6 天血小板恢复至 10 万 /ml。充分证明了 Bolognesi 的观点，临床观察到脾动脉缩窄对减少脾动脉血流量和纠正脾大与脾亢具有确切的效果，特别是不作分流时手术更为简便、创伤更小，对肝功能影响小，术后患者恢复快等优点，值得临床推广。

术式分型及选择

1. 选择性脾胃区减、断、分流术(SDDS-GSR，Ⅰ式) 根据脾肾静脉吻合方式不同再分为四种亚型：

Ⅰa 型：脾肾静脉端 - 侧吻合；

Ⅰb 型：脾静脉与左肾上腺静脉端 - 端吻合；

Ⅰc 型：脾静脉与精索内静脉(卵巢静脉)端 - 端吻合；

Ⅰd 型：脾静脉与左肾静脉间作人造血管 H 形搭桥吻合，同时缝扎脾静脉的近端。

2. 选择性减、断流术(selective decongestive devascularization of gastrosplenic region，SDD-GSR，Ⅱ式) 即脾动脉缩窄 + 贲门周围血管离断术，根据断流时冠状静脉高位食管支保留与否分为以下几种手术方式：

1) 选择性断流：保留冠状静脉主干和高位食管旁静脉的完整性自然分流进入胸内，仅离断进入胃壁和食管壁的穿支静脉。

2) 非选择性断流：完全剔除小弯侧和后腹膜中所有的冠状静脉包括高位食管旁静脉。

根据作联合食管下段横断吻合术与否分为：

3) 完全性断流：联合食管下段横断吻合术。

4) 非完全性断流：不作食管下段横断吻合术。

综合上述 4 种情况，根据病人的脾胃区静脉曲张的状况及特点，其断流术可有选择性完全性与非完全性断流和非选择性完全性与非完全性断流之 4 种术式可供临床选择。

3. 附加术式 鉴于Ⅱ式手术不作脾切除仅行脾动脉缩窄与断流，手术创伤小，止血效果确切，可作为肝硬化肝癌和胆管炎休克患者并发门静脉高压食管静脉曲张或破裂出血时作肝癌切除术或胆道减压引流术时的附加手术，同期完成手术，可避免因肝癌切除之同时再作脾切除断流导致手术损伤过大、或因胆道感染休克患者作胆管切开减压又再作断流脾切除止血而不利抢救病危者之虞。

手术的基本条件与适应证

(1) 肝功能条件：一般而言，肝功能 Child A 级或 B 级为宜，而肝功能 C 级者，最好先保肝治疗，待其肝功能恢复到 A 或 B 级再行手术。但若其肝功能持续为 C 级而多发食管胃静脉曲张破裂出血内科止血无效者，只要其他脏器功能尚可耐受手术，不应列为手术禁忌证，而可选择减断流而不作分流术之Ⅱ式，使手术更具有创伤小、肝脏血供影响小，以最大限度提高围术期的安全性。我们曾对多例肝功能 Child C 级且具高度再发出血危险的患者施行Ⅱ式手术，即脾动脉缩窄 + 贲门周围血管离断术，取得了较好的手术疗效，围术期无死亡病例。据作者经验，临床上曾遇到一例因上消化道出血多次经食管注射硬化剂无效转入本院手术，安排两次手术前晚分别因紧张诱发出血而不得以急诊作选择性减断分流术获得成功。因大出血后又加脾动脉缩窄，脾静脉压力大为降低，使游离脾静脉手术更为顺利。该患者术后随访 8 年无再发出血，脾脏缩到正常大小，白细胞 $3.0\times10^9/L$，血小板 $70\times10^9/L$，惟其肝脏略有缩小，白蛋白降低，近年来又因糖尿病、脑动脉硬化、脑供血不足长期服用多种药物，时而有发作脑病，一般经内科治疗多能缓解。

(2) 血管解剖条件：如行Ⅰ式手术，其左肾静脉和脾静脉不应过于细小，其直径 0.8~1.0cm 最佳；确认门静脉主干和脾静脉无血栓形成；门静脉保持向肝血流灌注。若脾静脉难以分离者（如慢性胰腺炎患者）可试行Ⅰd 或Ⅱ式手术。而肾静脉不宜做吻合者，可选粗大的左肾上腺静脉或精索静脉行端 - 端吻合，术前常规做门脉系统的 MRA 或 CTA 及多普勒血流动力学检查，可详细、直观地了解上述肝动脉、门静脉系统及其侧支的血管分布与血流方向等情况。

08

(3) 脾大和脾亢：已经多方研究证实，功能性肿大脾脏仍具有一定的免疫功能，且门脉高压性巨脾在病理上具有可逆性，本组病例也证实，行本手术后脾脏都将缩小或至正常。故对门脉高压症患者不作脾切除，有利于患者免疫力的保持和术后早期恢复。本术式以缩窄脾动脉后最大限度上减少了脾动脉血流量，这样，一方面可保持脾胃区常态下有一定量的向脾血流灌注，有利于脾肾静脉分流口畅通，有血流则血栓难以形成；另一方面则由于降低脾血流灌注，可在根本上解除脾大和脾亢发生的血流动力学病因，能有效并持久地缓解脾大和脾亢。故对一般性巨脾和重度脾亢患者仍可选择 SDDS-GSR 为治疗术式。

(4) 预防和择期手术：不主张预防性手术的主要观点是顾忌手术对肝脏的打击，特别是分流术后有导致入肝血流减少引发肝功能衰退或肝性脑病的发生。一般而论，即使是有肝硬化或门静脉高压食管胃静脉曲张存在，只要没有发生呕血，毫无疑问，医患双方对接受手术仍都持保守态度。但从有病早治的观点出发，当对任何疾病都应抱积极的态度，争取早作预防或治疗。对门静脉高压者也是如此。理论上，各种分流术除选择性分流外，确实有因术后入肝血流减少有碍肝功能的恢复；而目前的各种断流术，又因脾脏切除而使手术损伤过大，术后恢复较慢之缺点。然而，本术式之远端脾肾分流则可一方面选择性分流脾胃区，有针对性地区域降压止血；另一方面，因不切除脾脏减小手术创伤，而缩窄脾动脉可有效地控制入脾血流，有利脾亢纠正。特别是术后观察到，由于脾动脉缩窄和切断胃左动脉后，肝动脉明显扩张，血流加快向肝动脉供血增加，有利于肝功能的维护与恢复，是早期手术的重要所在。因此，作者认为，只要是患者在不出血的前提下能接受手术时，均可进行预防性手术干预，及早阻断门静脉高压症的恶性循环状态，使肝脾功能得以纠正与恢复。

对于择期手术患者，术前各脏器功能的检查和评估，积极纠正肝功能，术前血红蛋白应尽量恢复至 80~90g/L 以上，而白细胞和血小板计数则不必过于强调纠正，作者的大多患者其血小板在 $10\text{~}20\times10^9/L$ 左右，白细胞 $2.0\times10^9/L$ 左右，只要凝血酶原时间（PT）、活化部分凝血活酶时间（APTT）和凝血酶时间（TT）正常范围，术后血小板及白细胞都有很快的提升，不至术中和术后有渗血不止的现象。

(5) 急诊手术：目前临床上已有基本的共识，急诊出血时最好先通过药物、三腔二囊管压迫或内镜治疗使病情得到控制后再做择期手术；对经 24~48 小时保守治疗后出血仍未控制或再度出血，应施行急诊手术治疗，而手术方式则多以断流术为宜。同样的理由，通常的断流术都作脾切除，手术创伤也比较大。但就本手术的Ⅱ式而言，脾动脉缩窄后不切脾脏和分流，仅对贲门周围血管离断即时就可控制出血。必要时，可根据术中患者情况，可选择作食管横断或脾肾分流术，以增加止血效果与远期疗效。作者体会，急诊手术时因出血后脾脏缩小、脾静脉血流减少、压力大为降低，有利于脾静脉的分离解剖，降低了脾肾分流术的难度，这无疑是有利的手术时机。值得注意的是，若呕血严重的患者处于失血性休克时，进腹后即应先行贲门周围血管离断控制出血，再作脾动脉的缩窄。最后视患者具体情况决定是否附加远端脾肾静脉分流。

另外，在治疗肝癌、胆石症等疾病合并脾大脾亢或出血时，行肝癌切除或胆道手术时可联合脾动脉缩窄断流术，这样既可在同一手术切口内一期完成两种手术，也可有效缓解脾大和脾亢，较之传统的断流术更具其微创性。

手术主要步骤

(1) 切口与探查：一般取左上腹经腹直肌切口或左肋下 L 切口进腹，常规对腹内脏器探查，并经网膜静脉作门静脉测压，再根据患者的门静脉高压症的病理与病史，选择相关术式。

(2) 术式选择与取舍：肝功能尚好，肝脏萎缩不严重，非备作肝移植者可选Ⅰ式：①脾肾静脉间靠拢吻合无张力时，即作远端脾肾静脉分流术（Ⅰa）；②若脾静脉过短脾肾静脉间有张力，而左肾上腺静脉较粗者（达 0.8~1.0cm 左右），可行脾静脉与左肾上腺静脉端 - 端吻合术（Ⅰb）；若肾静脉有变异或狭窄不宜吻合者，可游离左精索内静脉（卵巢静脉），使其上翻与脾静脉作端 - 端吻合（Ⅰc）；如脾静脉难以分离者，则仅作脾静脉近门静脉侧结扎，再作脾、肾静脉间人造血管架桥术（Ⅰd）。对于肝功能较差但有出血史或正在出血，肝脏体积较小，而准备肝移植者，则多选Ⅱ式，较为安全：即仅作选择性减、断流术，不作分流。另外，对断流术式是选择性还是非选择性、是完全性还是非完全性断流，则可根据术前有否出血、高位食管支分流是否存在而定：若有出血史而高位食管支不明显者，则非选择性的完全性断流为宜；若有高位食管支则应保留冠状静脉 - 食管旁静脉的自然分流通道，可作选择性不完全性断流，或同时有严重出血者，则作选择性的完全性断流（即联合食管下段横断吻合术）更合适；Ⅱ式手术中应尽可能行选择性断流，以保护自然分流通道，再视患者具体情况及耐受情况，决定是否联合食管下段横断吻合术。

（3）脾动脉分离与缩窄（图 8-28A-B）：先作脾动脉缩窄可减少脾脏血流和间接降低脾静脉压力，有利于脾静脉的游离，增加手术安全性。进腹后在胰体上缘寻找脾动脉并作游离，应尽量靠近脾动脉起始段或扭曲突显段进行解剖游离，长约 1~1.5cm，然后先用动脉缩窄钳作脾动脉预缩到动脉远端搏动明显减弱，根据预缩血管钳内径大小，选用相同大小但略长的人造血管作游离段的脾动脉包绕缩窄、并用血管缝线作对缘缝闭，务使扩张的脾动脉缩窄到 1/2~2/3 左右，或手触缩窄脾动脉的远端以感觉到原有“吹风样”或“震颤样”的搏动转变为微弱搏动为准。此时可见缩窄后的脾脏有缩小变软，色泽变暗，提示缩窄成功。

（4）脾静脉游离与切断（图 8-29）：脾静脉游离应在横结肠系膜上方胰体下缘进行。即横向打开胰腺下缘后腹膜，分离并将胰腺组织向上前方翻起，注意避免损伤胰腺组织，暴露脾静脉后沿脾静脉壁逐步分离并处理脾胰穿支小静脉，这些小静脉都应结扎后再离断，可避免脾静脉的撕裂，且应尽可能断扎所有脾胰静脉穿支，以避免胰腺虹吸作用；向左尽量接近胰尾部，向右侧游离脾静脉至与肠系膜上静脉汇合处，并注意保护好肠系膜上静脉和肠系膜上动脉，待游离足够长度脾静脉后（大约 6~8cm），在距门静脉主干约 0.5cm 处横断，脾静脉近心侧残端用血管缝线作连续往返缝闭，远端备作脾肾静脉吻合。脾静脉的游离和脾胰穿支静脉的断扎是本术式的关键和困难所在。

（5）脾肾静脉吻合或架桥：脾肾静脉吻合可根据具体的解剖条件而选择不同的吻合方式。如脾静脉游离长度足够，即可行脾静脉 - 左肾静脉端 - 侧吻合；如左肾上腺静脉或精索内静脉（卵巢静脉）较粗（达 0.8~1.0cm），可行脾静脉与上述静脉的端 - 端吻合（既Ⅰc 型或Ⅰb 型），这样可使吻合口更趋通畅且减少吻合口张力；如脾静脉难以游离者，可行脾静脉与左肾静脉间作人造血管 H 形搭桥吻合，同时缝扎脾静脉的近端（Ⅰd 型），但人造血管应避免过长，以防血栓形成，一般以 2.0~3.0cm 长度为限，否则应考虑放弃远端脾肾静脉分流。另外上述吻合口直径应尽量控制在 0.8~1.0cm 以上，且吻合口缝合线首尾打结应松开其血管的半径长度，以防吻合口狭窄；而在游离左肾静脉时，后腹膜组织必须逐一结扎，以防乳糜漏。

（6）贲门周围血管离断：正如前述，断流方式分选择性和非选择性、完全性和非完全性，各术式均需行胃左动脉和胃后静脉断扎，并保留胃短血管。胃左动脉应近其根部进行分离并断扎，断端予 7 号线结扎后再用 4 号线缝扎。部分患者胃后静脉较粗大，甚至可曲张成球状，如破裂可导致难控性出血，所以胃后静脉分离应先打开胃胰韧带，在疏松组织内逐步分离并完全暴露胃后静脉支，切忌盲目钳夹而损伤血管壁，然后可先行带线结扎后再离断。非选择性断流强调贲门右和小弯侧血管和网膜组织及后腹膜组织作整块剔除，即在小网膜囊上缘贴近肝脏面离断小网膜，下缘贴

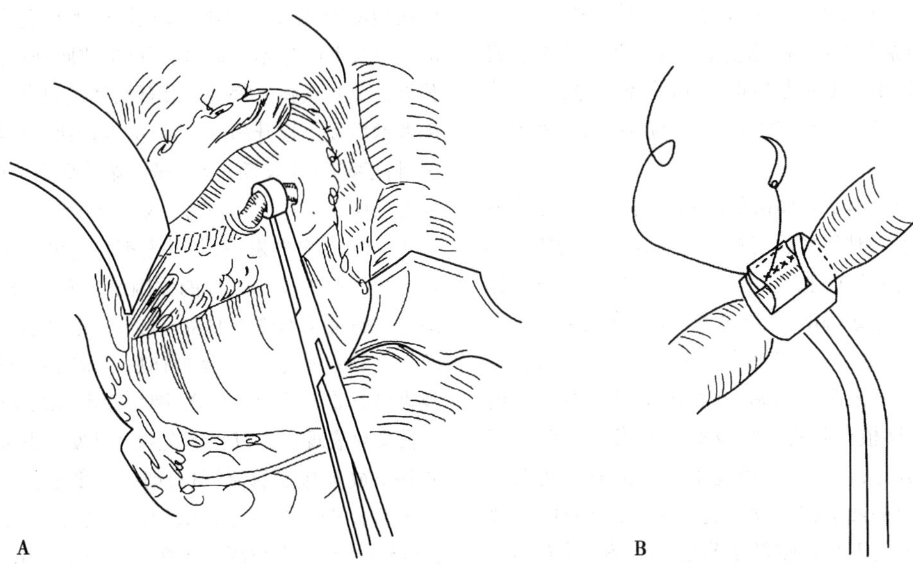

图 8-28
A. 脾动脉预缩窄；B. 脾动脉缩窄完成

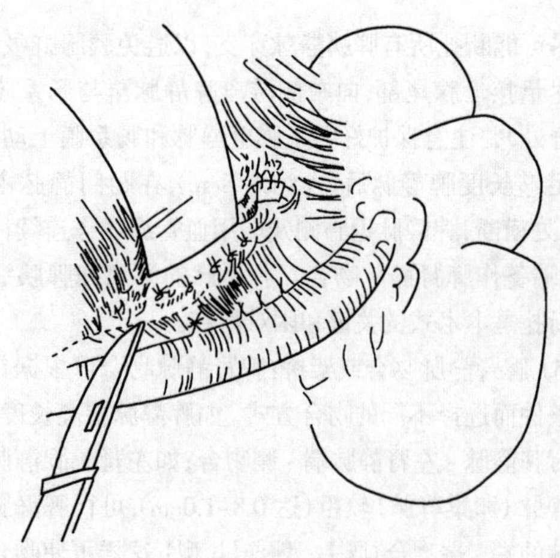

图 8-29　游离脾静脉与切断脾胰间静脉分支

近胃壁小弯切迹向食管贲门逐步分离、断扎，向上达食管下段 6~8cm，并将其间组织整块剔除，再缝闭胃壁小弯侧前后浆膜，起到止血和关闭小网膜残端的血管组织。上述的断流方式可最大限度地防止该区域血管的再通和再生，更有效地预防再发曲张破裂出血。选择性断流的关键在保留冠状静脉和食管旁静脉的完整性，仅离断其进入胃壁和食管壁的穿支静脉，因部分穿支静脉较短，在离断时应注意保护好胃壁和食管壁，以免损伤形成瘘。另外，对有出血史或正在出血者，再加食管下段横断吻合术，止血更为确切；但若出血不在食管下段而为胃底静脉曲张破裂出血，则作此术效果不佳，应予以放弃。

(7) 大网膜的分离：将大网膜左右侧纵行分离，切断胃网膜左右血管间的连接，以加强肠系膜区和脾胃区的血流动力学功能分区，进一步巩固选择性分流的效果。

总而言之，我国很大一部分门脉高压症患者经手术治疗后仍能得到良好的疗效和较长期的生存，所以在目前甚至在将来很长的一段时间内，外科手术治疗门脉高压症在我国仍将具有重要的地位，而术式的改进和如何进一步提高手术的疗效，则是当代外科的重要研究内容。我院新创立的术式具有多种术式的优势联合，适合不同分级、不同时期的患者应用，经十来年 100 多例的经验观察，其疗效较佳，值得推行。

08

4. 肝脏移植　由于肝移植既消除了门静脉高压症的主要病因肝硬化，又使得术后门静脉高压症的病理状态不复存在，是属一种根治的手段。特别对食管胃底曲张静脉破裂大出血肝功能属 Child C 级患者，其他常用的手术难以施行或奏效时，应选择肝移植作为最终治疗。不过，施行肝移植受到供肝来源的限制，肝移植本身存在固有的风险及并发症，移植后免疫排斥及肝炎复发问题尚没有很好地解决。因此，目前肝移植还不能作为肝硬化门静脉高压症患者的一线治疗方案。近年来，随着我国肝移植发展迅速。国内不少医院都能作肝移植术，并将其作为门静脉高压症晚期患者的选择，给门静脉高压症外科治疗创建了一种新而彻底的手术方法。故在肝移植时代，传统的门静脉高压症手术治疗的作用和地位有所变化，但仍没有失去其应有的地位，在治标（传统手术）和治本（肝移植）之间应实施个体化平衡。对肝移植患者术后生存率与生存质量的对比研究显示，对于肝功能较好者，尤其是 Child A 级患者应优先考虑采用传统的外科治疗，而对于 Child C 级患者发生上消化道出血时，则应认真考虑对其行肝移植治疗，肝移植是可对传统手术失效的一种补充和挽救。

（二）脾大和脾功能亢进的治疗

由于我国的门静脉高压症患者多有脾大及脾功能亢进，常规的断流术都应包括脾切除术。脾切除术后即可直接降低门静脉压力约 8~10cmH_2O，并可收到纠正脾功能亢进之功效。虽然脾切除有一定的降低门静脉压力的作用，但因对食管胃底静脉出血不止的患者，则其止血效果并不明显而疗效也不持久。因此，一般脾切除时都需结合其他断流术式，方能使手术止血效果更为确切有效。但脾切除后多有因血小板的过度升高，血液的凝固性增强，往往引发脾静脉或门静脉血栓形成。同时手术损伤较大，手术后可能发生的并发症有：①腹内出血：巨脾症切除后之腹内出血为术后常见严重并发症之一，有时可致死亡。出血的原因除脾蒂大血管的处理不善，结扎缝线脱落之外，更多的是因脾与膈肌等周围组织有粘连，分离后粘连面渗血不止所致。此种细小的渗血因暴露不佳可能在手术时不被发现，而术后由于脾窝空虚，膈肌上下移动，加上患者肝功能差，凝血功能未恢复出现凝血障碍，可致血液的大量渗出，积成巨大血块，若不及时止血，可导致失血性休克。因此，在脾切除术时对脾周围组织如膈肌、胰尾、脾蒂等处的小出血点应特别小心止血。膈下或脾蒂附近放置一根橡皮管引流，万一有出血可以立即发现；②血栓形成：脾切除后血小板常有明显升高，有时可高达 $1000\times10^9/L$ 以上，持续时间可达 2~3 个星期之久；加之手术时静脉壁可能遭受创伤，术后腹内有时能发生感染（胰尾切除者机会更多），又患者术后往往长期卧床不活动，均可能造成脾静脉内之血栓形成，甚至延及肠系膜上静脉、门静脉，诱发腹水、肝衰等。因此，患者术后血小板升高过多者，应考虑使用肝素抗凝剂，并给大量抗菌素；③长期发热：脾切除后高热不退（39℃以上持续 2 个星期左右）颇为常见，文献报道约在 10%~20% 以上；其实 38℃左右的发热，其并发率可能更大而持续时间也往往更久。此种持续发热的原因是多方面的，上述膈下血肿的继发感染及静脉内的血栓形成，或左侧胸腔积液及感染，即为重要原因之一；胰尾损伤后胰液或组织外渗积液，产生吸收热亦非不可能。总之，脾切除术后之发热，仍然不外是一种炎症表现。尤以膈下血肿之继发感染最属常见。常规在膈下放置橡皮引流管（有时并行低度负压吸引），可以减少术后长期发热现象。脾切除术之手术死亡率既往约为 3%~5%。死亡之原因一般多为渗血不止引起休克，其次为肝性脑病及血管栓塞等。随着围术期处理方法的改进，现死亡率约在 1% 以下。

（三）腹水的治疗

腹水发生的机制比较复杂，其原因是多方面的，因此治疗一般应采取综合疗法。但肝硬化引起的腹水本身很少成为外科手术的适应证，主要以内科治疗为主，如增加营养、改善贫血、限制盐食、用各种利尿剂（如氢氯噻嗪，每日三次，每次 25~50mg）以增加腹水之排泄，临床上均有一定的疗效。外科治疗方法有腹水颈内静脉转流术、分流术、TIPS、肝移植等。

1. 腹水颈内静脉转流术（peritoneovenous shunts） 对少数肝功能尚好、无出血史的顽固性大量腹水、腹内压增高者，可行腹水颈内静脉转流术。1974 年，Le Veen 将一种有活瓣作用带很多侧孔的硅胶管经右上腹插入盆腔，活瓣固定在腹壁肌层内，硅胶管经皮下隧道通向颈部，并经颈内静脉和下腔静脉相通，获得一定疗效。之后，腹水颈内静脉转流术在 Le Veen 原理的基础上有很多改进，疗效也有所增进，但长期转流通畅率低。腹水颈内静脉转流有效的参考指标有患者腹围缩小、体重明显减轻、呼吸功能及活动能力改善等。禁忌证有腹膜炎、败血症、充血性心力衰竭及多器官功能衰竭等。并发症有局部渗漏、堵塞、感染及肺水肿、DIC 等。故该法现已基本上被摒弃。

2. 分流术或 TIPS 分流术或 TIPS 治疗腹水虽有效，但因肝性脑病发生率高，所以现在不主张。

3. 肝移植 终末期肝硬化伴有顽固性腹水者，选择肝移植是属明智之举（见腹部脏器移植）。

（张启瑜）

08

第九章

胆囊和肝外胆管

第一节　解剖和生理

一、胆道系统的应用解剖

胆道系统包括肝内、外胆管、胆囊和胆总管末段及 Oddi 括约肌，起始于肝内毛细胆管，终止于十二指肠乳头。

左、右肝管和肝总管　肝内胆管在肝内与肝内的肝动脉和门静脉一起被一结缔组织鞘(Glisson 鞘)包裹一并行走。左、右肝管为一级分支，左内、外叶，右前、后叶胆管为二级分支，各肝段胆管为三级分支。左肝管较细长(2~4cm)，右肝管略为短粗(1~3cm)。左、右肝管出肝门后在肝门部汇合形成肝总管，长 2~4cm，直径 0.4~0.6cm。肝总管在肝十二指肠韧带中之右缘、在肝动脉之右侧和门静脉之前方行走；其下端与胆囊管汇合成胆总管。

胆囊管　是胆囊颈部的延续部分，长约 3cm，粗约 0.3cm。它自胆囊颈部开始，向左与肝总管汇合成胆总管。胆囊管大多呈锐角开口于肝总管之右侧，但常有变异，可开口于肝总管前方和后方或左侧壁；甚至与肝总管并行向下，开口于十二指肠后段或直接单独开口在十二指肠；胆囊管也可很短甚或缺如。了解这些解剖上的变异，对降低或减少术中胆管损伤具有重要意义(图 9-1)。胆囊管内的黏膜有 5~7 个螺旋状的皱襞，称为 Heister 瓣，有节制胆汁出入的功能，可使胆汁贮藏在胆囊内被浓缩，胆囊不致过于涨满或过于萎陷。

胆总管　长 7~9cm，直径 0.6~0.8cm，其长度因胆囊管与肝总管交接位置的高低而稍有不同，而当胆总管下端有阻塞现象时，其直径可有明显的扩张，有慢性炎症者偶尔也可变得异常狭窄。胆总管在解剖上可以分为四段。

1. 十二指肠上段　自肝总管与胆囊管汇合处起，至十二指肠上缘止，在肝十二指肠韧带中沿右缘向下行走，其后方为门静脉，左侧是肝固有动脉。

2. 十二指肠后段　紧贴在十二指肠第一段(球部)的后面下行，其后方为腔静脉，左侧为门静脉和胃十二指肠动脉。

3. 胰腺段　自十二指肠第一段之下缘起，至十二指肠第二段(降部)之后内侧壁止，胆总管即自此处进入肠道。此段胆总管在 2/3 的人体中是贯穿在胰腺头部的组织中通过，另 1/3 则在胰头部后面的沟内下行。

4. 十二指肠壁内段　是胆总管在肠壁内斜行向下的部分，长约 2cm，其中部扩大成所谓乏特(Vater)壶腹，而出口处则有一个括约肌围绕，称为奥狄(Oddi)括约肌，这是调节胆、胰管开放及其内压的总括约肌。出口处的直径约有 0.6cm，其周围黏膜稍有隆起呈乳头状，称为乏特(Vater)乳

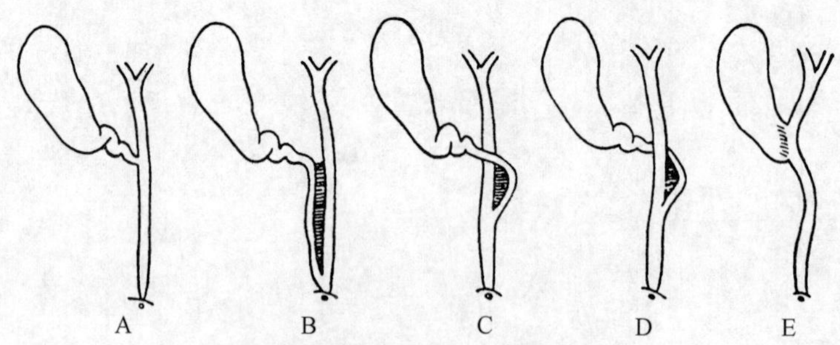

图 9-1　胆囊管的位置及其变异

A. 胆囊管的正常位置，在肝总管的右侧汇合成胆总管；B. 胆囊管与胆总管平行，至十二指肠后或胰腺后段始与后者汇合；C. 胆囊管横过肝总管之前面而与胆总管汇合；D. 胆囊管绕过肝总管之后面，再转而与胆总管汇合；E. 胆囊颈部之囊状凸与胆总管粘在一起，使胆总管很像是扩大的胆囊管

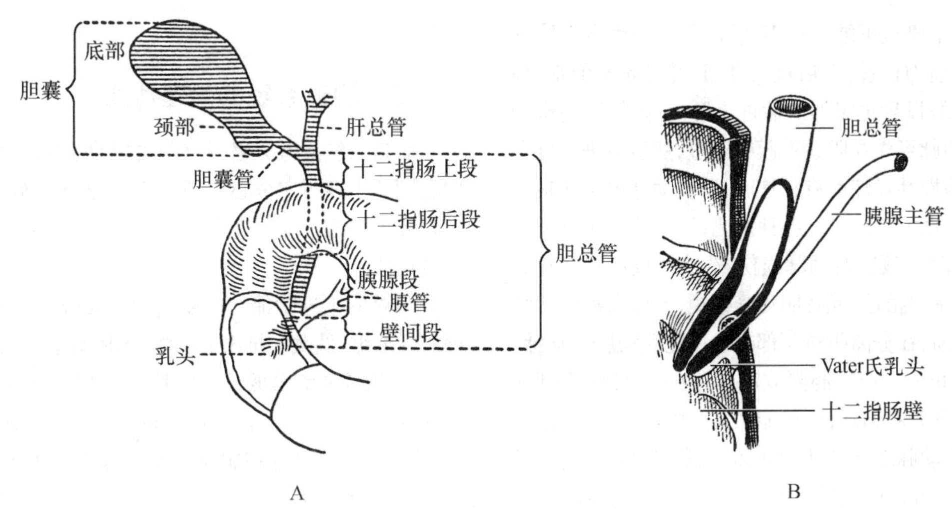

图 9-2

A. 胆囊和胆总管的分段；B. 十二指肠乳头部的解剖

注意胆总管与胰腺管汇合成共同通道，其开口在远端之狭窄肥厚部分

头，距幽门约 10cm。约 70%~85% 的胆总管壶腹部是和胰管相互汇合、构成同一出口进入肠管，但也有 15%~30% 的主胰管乃单独注入十二指肠（图 9-2，并见图 10-2）。

控制胆、胰管开放及其内压的括约肌可分三部分：①胆总管括约肌，其肌纤维环绕胆总管的末端，即胆总管穿过十二指肠壁的部分，有时括约肌还从十二指肠壁向外延伸约 2mm，其绝对长度因人而异，因胆总管在十二指肠内的长度存在个体差别（1.1~2.7cm）；②胰管括约肌，围绕在胰管末端部分；③乳头总括约肌（Oddi），存在于十二指肠乳头尖部。临床上如有乳头部总括约肌瘢痕狭窄或壶腹部结石嵌顿时，如果单纯切除乳头总括约肌，则由于胆总管括约肌仍属良好，一般不会有肠液反流现象；如果将乳头部总括约肌和胆总管括约肌的一部分切开（不超过 1.1~1.5cm），则胆总管仍有部分控制能力；如果胆总管切开的长度超过十二指肠壁外，则不仅胆道会完全丧失关闭的能力，难免肠内容物的反流和胆道的上行感染．而且有因切透肠壁引发胆汁性腹膜炎的危险。

胆囊　是胆囊管的终末扩大部分，呈梨形，长 8~12cm，宽 3~5cm，容积约有 30~60ml，位于肝脏下面胆囊窝内。整个胆囊有时有完全的系膜，但通常仅其底部、腹面和两侧面有腹膜包裹，而其背面一般多嵌在肝组织内，深浅不一。胆囊可分底、体和颈三部分。底部突出在肝脏下面，通常指向下、前方、贴近十二指肠和横结肠，且有时与前腹壁相接。体部则呈漏斗状，紧贴在肝脏的胆囊窝内。颈部在胆囊窝的最深处，常呈 S 状弯曲；其与胆囊管相接处有一囊状凸出（Hartmann 囊），胆囊结石常藏匿此处。

胆囊三角（Calot 三角）是由胆囊管、肝总管和肝下缘所构成的三角区，胆囊动脉、肝右动脉或副右肝管在此区内穿过。在胆囊管与肝总管汇合夹角之上方有一个淋巴结（V 形淋巴结），这是胆道手术寻找胆囊动脉和胆囊管的重要标志。

胆囊动脉　通常源自肝右动脉，但偶有（15%）来自肝左动脉、肝总动脉、胃十二指肠动脉甚或肠系膜上动脉（图 9-3），且有时可以不止一支。通常胆囊动脉自肝右动脉分出后，在右肝管之后方（有时在前方）横过到达胆囊颈部，再分成前后二支分布至胆囊壁。

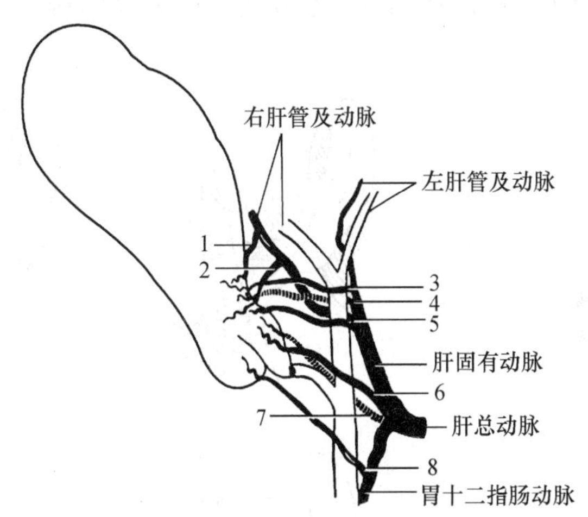

图 9-3　胆囊动脉的来源及其变异

1，2. 胆囊动脉来自肝右动脉，位置大致正常；3，4. 胆囊动脉来自肝左动脉，横过肝总管之前或后进入胆囊壁；5，6. 胆囊动脉源自肝固有动脉，在肝总管之前面进入胆囊壁；7. 胆囊动脉源自肝总动脉，在肝总管之后面进入胆囊；8. 胆囊动脉源自胃、十二指肠动脉

胆总管的血供主要来自胃十二指肠动脉、肝总动脉和肝右动脉，这些动脉分支在胆总管两侧（3 点和 9 点钟处）壁形成两条轴向血管沿胆管壁行走，并沿途在胆总管周围逐个分支相互吻合成网丛状。肝移植作供肝修剪时应特别注意保护这些血管免受损伤，以降低术后胆道坏死和狭窄等胆道并发症。

肝右动脉本身也可能有很多变异：①自肝固有动脉分出后在总肝管前面横过，然后进入肝门；②可先向前走，到达胆囊颈部上缘以后再突然向后进入肝门；③如胆囊有较长系膜，肝右动脉可先在胆囊系膜中经过，然后再进入肝右叶；④当胆囊因慢性炎症而有粘连时，肝右动脉也可能被牵拉至异常位置（图 9-4）。以上各种情况，均可能在胆囊切除或胆总管切开时导致肝右动脉损伤，造成严重后果。有时胆囊与胆总管贴得很近，或者胆囊管很短，而肝右动脉却紧靠着胆囊的后面，在分离胆囊颈部时也可能误伤肝右动脉。如胆囊动脉不止一支而有胆囊副动脉存在时，此胆囊副动脉可能同样来自肝右动脉，也可能来自肝固有动脉、肝总动脉、胃十二指肠动脉或肝左动脉等，但大多在胆管的前面横过，在进行胆囊切除或胆总管切开时均可能被误伤出血，手术时应特别注意。

胆囊静脉　通常与肝外胆道静脉一并注入门静脉入肝。

胆囊淋巴　胆囊的淋巴引流入胆囊颈部和胆总管周围的淋巴结，在胆囊管与胆总管交界处，与肝内和肝十二指肠上、中、下淋巴结群有吻合。故胆囊一旦发炎或有癌变，常可引起肝脏或胆总管周围的淋巴结肿大和转移。

胆囊和胆道的神经来自腹腔神经丛的迷走神经和交感神经，胆囊切除术时若过度牵拉胆囊有因迷走神经兴奋，可诱发胆心反射出现所谓的胆心综合征，严重者可致心搏骤停。

二、胆道系统的生理功能

胆道系统具有分泌、贮存、浓缩和输送胆汁的功能。但胆囊则非生理所完全必需，偶尔可有先天性缺失，亦可以手术切除而不致产生严重的生理紊乱，且术后不久就可获得调节代偿。

胆囊的生理功能　主要是通过吸收、分泌和运动以发挥胆汁浓缩、储藏和排出之功能，大概有下列几点：

1. 浓缩和储藏胆汁　肝脏每天不断分泌的胆汁（平均约 500ml），在胆道压力的正常调节下，小部分直接进入肠道，绝大部分则储存在胆囊内，经胆囊浓缩后在每次进食后方始排至肠道以助消化。肝脏分泌之胆汁颜色淡黄，比重约为 1.008，其中含水 97%，胆盐 1%~2%，其余则为胆红质、胆固醇、磷脂酰胆碱（卵磷脂）、脂肪酸以及各种无机盐类等。胆囊中的胆汁则颜色棕黄，比重 1.040。正常情况下，大量水分被胆囊黏膜吸收而致胆汁有显著浓缩。通常约 16~24 小时即被完全浓缩，其浓缩程度可达 4~17 倍，视胆囊黏膜之功能状态而异。故凡胆囊因病变已丧失浓缩功能者；或者因胆囊管有长期的阻塞，其胆汁可以很淡，通常则表示胆囊本身已有病变。

2. 排出胆汁调节胆道压力　胆囊排出胆汁时需通过胆囊收缩和 Oddi 括约肌松弛的协调作用方能完成。一

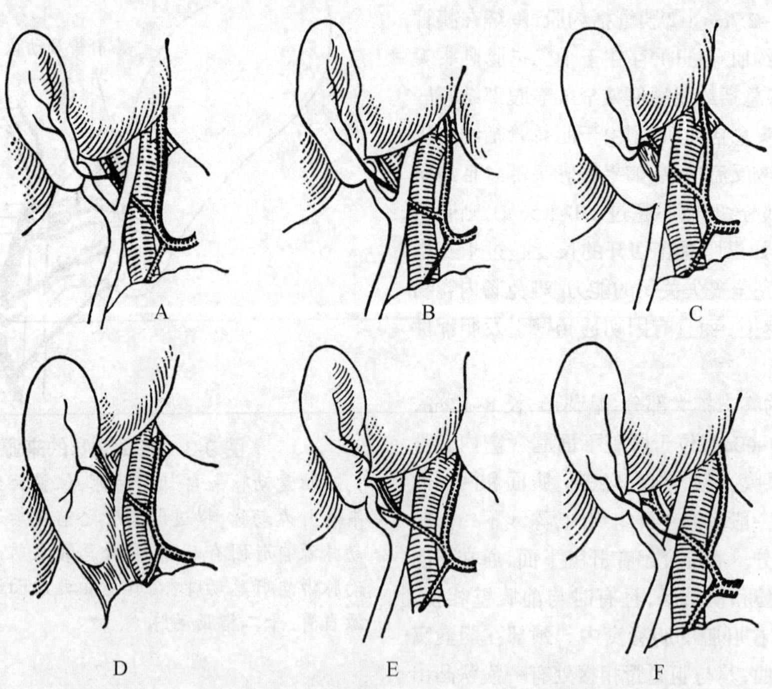

图 9-4　胆囊动脉和肝右动脉的变异，胆道手术时可被误伤

A. 胆囊动脉在肝右动脉进入肝门前才分出；B. 胆囊动脉与肝右动脉紧贴平行。以上两种情况均可能将肝右动脉误认为是胆囊动脉，或连同胆囊动脉一并切断；C. 胆囊有较长系膜，肝右动脉先在系膜中经过，然后再入肝门；D. 胆囊周围有粘连，肝右动脉可被牵拉而位置异常。以上两种情况，均可能在切断胆囊系膜或分离周围粘连时将肝右动脉损伤；E. 肝右动脉在肝总管前横过；F. 各种胆囊副动脉在肝总管或胆总管前横过。以上两种情况均可在切开胆总管时被误伤

般认为，该机制受神经系统和体液因素如促胰液素和促胆囊收缩素（CCK）的调节，其每次排出时相则与食物的种类和量有关。前述两种激素均可引起胆囊平滑肌的收缩和 Oddi 括约肌松弛。而当肠道内无食物可资消化时，Oddi 括约肌则处于关闭状态，使胆道内压增高，胆汁则随之进入胆囊储存浓缩。据研究：肝脏分泌胆汁之分泌压最高至 390mmH_2O，胆总管内压为 120mmH_2O，胆囊管开放压为 80mmH_2O，胆囊内压为 10mmH_2O，空腹 Oddi 括约肌收缩压为 12~15mmH_2O。非进食情况下，由于 Oddi 括约肌关闭时的压力大于胆囊内压，迫使胆汁进入胆囊。进食时，胆囊收缩后其压力可远大于 Oddi 括约肌收缩压，但绝不超过 300mmH_2O 而影响肝脏胆汁分泌，此时胆汁排入肠道。这种在神经体液因素调控下引发胆囊的收缩松弛和 Oddi 括约肌的关闭开放，以及胆道系统内压力差随之的变化，动态地调节着胆汁的正常分泌、储存和排出。此为胆囊最重要之功能；一旦胆囊被切除，这种功能基本上就此丧失，不但胆汁不再能被浓缩，且肝脏分泌之胆汁将随时流入肠道，因此 Oddi 括约肌也只能常处于松弛状态。

3. 分泌黏液　胆囊黏膜每小时分泌少量的黏液，主要为黏蛋白，以保护和润滑胆囊黏膜免受胆汁的溶解。当胆囊管被完全阻塞一定时间后，分泌的黏液将积在胆囊内，而已经进入胆囊中的胆色素将被吸收，而胆囊黏膜分泌增加，故胆囊内容物将呈无色黏液状，是称“白胆汁”，其中含有少量钙盐和胆固醇。

总之，胆囊虽非人体所完全必需的器官，但也有一定功能；一旦胆囊切除，胆管常有某种代偿性扩张，而当此种调节代偿作用尚未完成以前，则可能导致若干术后腹泻等肠道功能失调现象。

胆汁的生成、分泌和代谢　肝脏每日产生的胆汁经胆管系统排入胆囊和肠道，以助消化。

成人每日由肝细胞、胆管生成分泌的胆汁大约 800~1200ml。其中 97% 是水，有形成分为胆汁酸、胆盐、胆固醇、卵磷脂、胆色素、脂肪酸、氨基酸、无机盐及其他的酶类等。胆汁呈中性或偏碱，其主要功能是乳化脂肪、中和胃酸、促进肠蠕动及抑制肠内致病菌的生长繁殖。胆汁的分泌受神经体液因素的调节，迷走神经兴奋则胆汁分泌增加，交感神经兴奋则胆汁分泌减少。促胰液素、促胃液素、胰高血糖素、肠血管活性肽等促进胆汁分泌；而生长抑素、胰多肽等激素则使胆汁分泌减少。其中促胰液素除了促胆汁分泌作用最强之外，还与促胆囊收缩素（CCK）一样，都具有使胆囊平滑肌收缩和 Oddi 括约肌松弛的功能。

胆汁中的胆固醇不溶于水，正常是与胆汁酸（盐）和卵磷脂成一定比例以微胶粒的形式溶于胆汁中。据研究（Admirand，Small and Holzbach），溶解 10 分子的胆固醇需要 60~70 分子的胆汁酸和 20~30 分子的卵磷脂（磷脂酰胆碱）。20 世纪 80 年代中期，有人发现胆汁中卵磷脂与胆固醇可同比例以一种胆固醇磷脂泡（球泡）的形式存在而溶解。该球泡溶解胆固醇的能力比微胶粒大 10~20 倍，可溶解 70%~80% 的胆固醇于胆汁中（另 30% 以微胶粒的形式）。但其溶解胆固醇的能力随胆盐的增加而减少，若胆汁中胆盐的浓度超过 40mmol/L 时，球泡消失而失去其溶解胆固醇的能力。微胶粒和球泡同时存在于胆汁中，随胆汁成分的变化而发挥其作用，即胆盐浓度增高，胆固醇以微胶粒形式溶解；而胆盐浓度降低时则以球泡的形式溶解。此外，Zeta 电位越高则微胶粒的稳定性越大。

胆汁中之胆汁酸（盐）则随胆汁排入肠道以助消化后，其 95% 经肠道吸收（主要在回肠）入肝，此称为胆汁酸的肝肠循环，以保证胆盐池的稳定性。

胆红素在肝内与葡糖醛酸结合成结合胆红素而溶于水；若未与之结合则为非结合胆红素，后者不能溶解，当胆道梗阻感染时，有因大肠埃希菌所产生的 β- 葡糖醛酸酶将结合性胆红素水解成为非结合性胆红素，其析出并与钙结合形成胆红素钙，引发胆红素性结石。

胆汁的输出与排出　肝细胞生成胆汁经肝内毛细胆管分泌排入胆管系统，胆管除能有部分分泌胆汁的功能外，主要是起到了输送胆汁至胆囊和十二指肠的作用，而毛细胆管则在调节胆汁分泌、流量和成分等方面起到了很重要的作用。

【附】 肝内、外胆道系统检查方法

胆道疾患的辅助诊断既要了解其功能状况又需观察形态学的改变。如十二指肠引流和胆囊胆管造影术是既可了解其功能情况又能观察肝内外胆道和胆道壁有否病变的检查方法。B 型超声、CT、MRCP、PTC、PTCD 和 ERCP 等检查方法则可在观察其形态变化之同时了解功能状态。下列几种特殊检查法的正确运用和相互配合，可提供正确的诊断，以便能正确选择治疗方法或手术。

十二指肠引流术

常规胃肠道手术准备，次日晨置胃管于胃内将胃液抽空，并令患者自行缓缓将胃管送入到十二指肠内，然后注入硫酸镁刺激胆汁排出，并按排出胆汁的次序和颜色收集待检。硫酸镁注入几分钟后，即可见有淡黄色胆汁流出．是称“甲”胆汁，来自胆总管，约 10~30ml。继之流出者为深绿色或棕黑色稠厚胆汁，称为“乙”胆汁，系来自胆囊，约有 30~60ml。以后流出的胆汁则呈淡黄色，称为“丙”胆汁，乃自肝内胆管或胆小管中流出。如每次抽得的胆汁量不足，则需重复注入硫酸镁溶液以再刺激肠黏膜。最后观察抽得胆汁的容积、颜色、浊度以及有无絮状沉淀，再以显微镜检查胆汁中有无上皮脱屑、白细胞、黏液、细菌、虫卵及各种胆色素、胆固醇之结晶等。“甲”胆汁内如有大量脓细胞或胆色素结晶，可能为胆总管发炎和有胆结石存在；如在“乙”胆汁中有大量脓细胞，则表示胆囊有炎症，发现有胆固醇结晶者则表示胆囊内有结石存在；如“丙”胆汁中有脓细胞或胆色素结晶，则表示肝管有炎症或结石。通常如胆囊功能有障碍或胆囊管有阻塞，则应无深绿色的“乙”胆汁可见。

胆总管完全阻塞时.则根本无胆汁流出。需注意的是,有时胆囊中的浓缩胆汁在抽吸前已经排出(可能由于呃逆等情况),故一次试验如不能抽得“乙”胆汁,虽可能是由于胆囊有严重病变或胆囊管有阻塞之故,但仍不能作为诊断依据,一般需要二次或多次的重复试验予以确定,必要时应结合其他方法方能作出正确的诊断。

十二指肠引流术虽有一定的诊断价值,但常因导管不能可靠地插入十二指肠而失败。同时试验结果有时也不甚可靠,如脱落的上皮可被误认为脓细胞,阳性的胆汁培养也可能是因污染而引起;且在操作时患者可有一定程度的痛苦和不适,故临床上已经被弃用。

放射学检查

1. 腹部平片和造影 Bubxaum(1898)首先在X线片上显示胆石,Schurmayer(1910)则最早利用钡餐检查诊断胆囊疾患。迄今,该法在诊断胆囊病变方面仍有一定价值。据统计仅约15%的胆石症患者能在X线片上有阳性发现。胆囊炎并有严重的胆囊周围粘连者,常引起胃幽门部或十二指肠球部畸形或痉挛。如胆道与肠道之间已因病变而有内瘘形成,则胆囊中尚可见到有空气或钡剂进入,更是为胆道病变的确证。平片上的结石阴影有时因未作侧位片也很难肯定究竟是肾结石或胆道结石;单纯的胃幽门部和十二指肠球部之畸形或痉挛,亦不能视为胆囊病变的肯定佐证。惟近年来发现对黄疸患者作低张性十二指肠造影,即在十二指肠钡餐造影时注射药物使十二指肠处于麻痹状态,可使十二指肠降部内侧的黏膜失去圈状折叠,从而可以更清楚地看到乳头部的形态,如发现乳头部有肿大者,就可能是壶腹部结石嵌顿或乳头部肿瘤;乳头周围黏膜如有粗糙不平现象,更是乳头部癌之重要诊断依据。但常因胆道的X线片摄影和胃肠道的钡餐检查不一定能直接观察到胆道病变而作出正确诊断,常需要再作胆囊与胆管造影术。

09

2. 口服胆囊造影术 利用口服碘番酸由肝脏摄取随胆汁排出在胆囊中浓缩后可显示胆囊影像之特点,进行口服法胆囊造影观察胆囊有否结石、息肉和肿瘤等。在造影前一天应先摄一腹部X线片,观察胆囊是否有结石存在及胃肠道充气情况。如肠道充气过多,影响胆囊造影,可延期造影。常用的造影剂有碘番酸(iopanoic acid,cistobil)和碘阿芬酸(pheniodol,priodax),后者对胃肠道的刺激较小,恶心呕吐等反应较少。服药方法有一次口服及分次口服,以分次服药效果较好。为了提高造影显影率,也有人提倡双剂量。造影前一日的午、晚餐均应禁食油脂和服用泻剂,以免肠道充气过多影响造影结果。

胆囊之是否显影和有否病变,可从:①胃肠道吸收是否正常,②肝功能是否良好,③胆囊管是否通畅,④胆囊浓缩功能是否良好等几个方面来评价。总之,通过口服法造影如胆囊能够显影,基本上可以表示胆囊的功能是属正常,但未必就意味着胆囊完全没有病变;相反,如胆囊不能显影者,也不能立即肯定为胆囊本身有病变,必须在排除了上述几种影响因素后再结合临床表现和其他检查才能作出正确结论。但如多次造影胆囊都不显影,一般可肯定胆囊已有病变。

3. 胆管造影术 胆囊造影术仅能获得胆囊显影,但对肝内或肝外的胆管显影则多无作用。故有时为了明确胆管有无阻塞与扩张,无论是术前或术后,尚需借助于特殊的胆管造影法。

(1)直接造影术:直接造影术系在手术时直接将造影剂(通常为33%~50%之碘油或12.5%的碘化钠溶液,剂量为20~30ml)注射在胆总管中,注射前,先将胆总管中的胆汁抽出一部分,然后注入造影剂,随后即在手术台上用附装在台上的小型X线机进行摄影。如在手术以后,则造影剂可自T形管或其他引流管中注入。通常注射3~5ml造影剂后即可摄第一片,以后继续注入8~10ml或更多的造影剂后再摄第二片;当可清晰看到胆管有无扩张和扩张的程度、胆管内有无梗阻和阻塞的位置、胆囊管是否通畅和肝管内有无结石等情况。

(2)静脉造影术:对于已经胆囊切除(或胆总管探查)的患者又有症状复发者,为明确有无胆管内结石再生或并发胆管狭窄等情况,也需作胆管造影术。此等患者因胆囊已经切除,胆总管中的引流管亦已拔出,不可能再行直接造影术。因而只有使用特种的静脉造影剂作静脉法胆道造影术。如30%胆影葡胺20ml(cholegrafin,biligrafin)作缓慢静脉注射或30%胆影葡胺20ml溶于10%葡萄糖水250ml缓慢静脉滴注,约在120分钟内滴完。正常时,15~30分钟胆管显影,60分钟时更为清晰,1~2小时内胆囊亦显影。利用此来观察胆道系统有无结石、狭窄、扩张、充盈缺损和肿瘤等。因本法影响因素较多,显影常不清晰,目前已可由其他的方法所替代。

(3)经内镜逆行胆胰管造影术(endoscopic retrograde cholangiopancreatography,ERCP):这种通过纤维十二指肠镜检查和作胆胰管逆行插管造影术自Riabinov(1965)首先报道成功以后,目前已获得较普遍的推广应用。该法除可在肠腔内直接观察确定十二指肠尤其是乳头和壶腹部病变之特点外,还可通过纤维内镜将特制的导管从乳头开口逆行插入壶腹和胆、胰管,然后注入造影剂来了解胆管和胰管的病变情况。这对黄疸的鉴别诊断具有重要价值。此外,还可在作乳头部活检和取肠液、胆汁、胰液标本之同时作鼻胆管引流,或作Oddi括约肌切开和胆管内取石等治疗。其缺点有诱发急性胰腺炎(2%~5%)和胆道感染之危险。造影的成功率与术者的经验有关,目前成功率高达97%。

(4)经皮经肝胆管穿刺造影术(percutaneous transhepatic cholangiography PTC):黄疸患者不适于其他检查造影术,或由于其他因素对胆道疾病的性质一时不能作出正确诊断时,特别是已经做过胆道手术的患者发生了阻塞性黄疸而须再次手术者,为了要在手术前更好地明确手术的指征,肯定病变的部位,设计理想的术式,有时必须在手术前先作胆管的经皮穿刺造影术。经皮穿刺造影法自从Carter和

Saybol(1952)首先成功地应用于临床以后，现已改用Chiba的细针穿刺法，国产的7号细针(长170mm，外径0.7mm，内径0.5mm，插有针芯)亦颇合用，可以大大减少继发出血和胆汁性腹膜炎的发生率，因而在MRCP问世之前一度获得很大的推广，其成功率一般约有80%~95%。穿刺造影后发生出血者约1%；发生胆汁性腹膜炎者亦仅约2%，如果在穿刺造影后严密观察，且在几小时内可根据穿刺后的腹部与全身反应作出相应的处理或剖腹探查术，则一般不至造成严重后果。造影完毕以后，应尽可能将造影剂和胆汁抽出，以减少药物的吸收反应和避免胆汁性腹膜炎的发生。也有人主张对阻塞性黄疸患者可用外面配有塑料导管的特制细针做穿刺，待造影成功后拔出针管，而将导管留在肝内胆管中继续引流3~5天，可使黄疸逐渐消退并可避免因拔针后肝内穿刺道出血，更有利于将来的手术，是称经皮穿刺胆管引流术(PTCD)。

(5) 胆囊穿刺造影置管引流术：胆囊的位置比较表浅，其容积和直径均较大，穿刺成功的机会较多(在超声波检查的配合下穿刺成功率可达90%~100%)，所提供的诊断依据与胆道直接穿刺相似。在胆道严重感染不宜马上手术时，也可先作胆囊穿刺置管引流，当属挽救生命之权宜之计。当然，多次超声波检查未能探及胆囊、或证明胆囊已经萎缩的患者，以及患者有出血倾向者，胆囊穿刺应为禁忌。

特殊的物理检查方法

B型超声波检查法　B型超声检查是腹部疾病诊断中应用最为广泛的方法之一，特别是20世纪90年代之后，二维超声可以动态聚焦、全聚焦影像、频率转换、匹配声抗、组织谐波成像，改善了图像分辨力、对比度和实时性；腔内超声(EUS)避免了肠道气体干扰，并能更为直接地观察病变，其分辨率和准确度都大为提高；彩色多普勒血流成像和彩色多普勒能量图可对器官和病变组织的血流动力学作出评估，提高了诊断和鉴别诊断的能力。B型超声检查已被公认作为胆囊和胆管疾病诊断的首选方法。对胆囊结石的诊断准确率高达96%~100%，并可对急、慢性胆囊炎，胆管结石，胆道寄生虫病，胆囊息肉样病变，胆囊的良恶性病变作出诊断和鉴别诊断。对黄疸的原因可作出定位和定性诊断，其准确性为90%~96%。正常情况下肝内胆管B超是不能显示的，一旦有显示则表示肝外胆管已有明显扩张，其下段胆管必有梗阻性病变。除有助诊断外，还可在B超定位下，术前或术中作经皮或直接作肝胆管穿刺造影、引流和取石等。

CT、MRI　CT和MRI诊断技术的问世是20世纪70年代医学诊断学划时代的创举，这使以往术前乃至术中都无法正确诊断的疾病可以获得准确的鉴别诊断，从而指导术式的正确选择。特别是其三维图像重建出直观的立体图形和MRCP的水成像，属无创诊断技术，更令黄疸患者所接受，并由于其具有成像无重叠、对比分辨率高等特点而得到临床上的广泛应用。B超与CT对胆道疾病的诊断效果基本相似，前者仅由于价廉且无辐射而被列为首选。因此，若B超因肠道气体干扰或肥胖患者影响而看不清胆道系统时，则完全有必要再做CT检查以助诊断。虽然CT对胆囊结石的诊断不如B超，仅约80%左右，但对胆管结石的诊断则比B超更准确。MRI较之CT具有无射线损害，软组织分辨率较高，可直接作任意的切层扫描，成像参数及信息多，一般无需作增强扫描。另外，借助质子的流动效应，可清晰显示血管及胆道系统，即所谓的MRCP，这对黄疸患者的诊断具有更为重要的临床意义。

核素扫描检查　利用静脉注射^{99m}锝标记的二乙基亚氨二醋酸(^{99m}Tc-EHIDA)，在其从胆道排出至肠道的过程中，采用γ相机或单光子束发射计算机断层扫描仪(SPECT)定时记录作动态观察胆道。正常时，3~5分钟肝脏显影，10分钟胆管、十二指肠相继显影，而胆囊则要在15~30分钟内方能显示，但不应迟于60分钟方属正常。因采用的辐射物的剂量小，对患者无损害又无创伤，特别是肝功能有损害、血胆红素中度升高时都可应用。可有助于黄疸的诊断和鉴别。

胆道镜的检查　胆道镜可在术中经胆总管切开处插入做检查、活检和取石等；同时也可在术后经T形管引流的窦道作胆道镜检查或取石。

综上所述，外科医师应根据患者的病情和所在医院的具体情况，对上述的各种检查手段作出符合患者实际病变需要的选择，以更好地对相应的疾病作出更为准确的诊断和鉴别诊断。

其他化验检查

研究胆道病变情况，除上述的检查方法外，当然离不开肝功能和胰腺功能的检查，以了解肝脏的功能情况与胰腺的病变状态，因该二器官与胆道密切相关。

1. 功能试验　目的有二：①某些肝功能试验有助于鉴别阻塞性黄疸(由于结石或其他病变所致)和非阻塞性黄疸；②胆囊和胆管病患者一旦发生黄疸，迟早将发生肝脏损害，了解肝脏的损害程度，有助于决定治疗的步骤和方法。

2. 胰功能试验　有阻塞性黄疸时，有时需鉴定其病因究为胆道结石，抑或胰腺肿瘤和胰腺炎。一般血浆胆红素质量增高者不一定有高脂血症，有黄疸或肝功能不佳者亦未必有血清淀粉酶增高现象。故凡黄疸患者同时有血清淀粉酶增多者，大多表示有胰腺病变如胰头癌或胰腺炎等；但高脂血症多无鉴别诊断上的价值。十二指肠引流液中如完全没有胰酶存在者，也大多表示可能为胰癌而非为胆管结石。

(张启瑜)

第二节　胆管的先天性疾病

一、胆道闭锁

胆道闭锁最早于1882年由Thomson首次发现并作过

描述。其发生率约 1/15 000~25 000，东方国家较西方国家发病率高，女性多于男性。1916 年 Holmes 根据肝外残存的结构分为可治型和不可治型两大类：虽然 Lall（1928）首次报道使用胆肠吻合术治疗可治型胆道闭锁获得成功；Kassai（1955）应用肝门空肠吻合术治疗不可治型的胆道闭锁，但本病的疗效仍不满意。

【病因】本病发病原因至今仍不清楚，以往多认为是一种先天性胆管发育异常。胆道系统是由前肠发育而来，在胚胎早期，肝外胆道已经形成。以后由于正常管内上皮增生闭塞管腔，形成实心期，继之出现空泡。空泡互相融合使胆道两次形成管腔，若原始胆管索状物在以后的发育过程中，如其中心部分不形成空泡，或形成的若干空泡不能融合成管状，即可造成胆道闭锁。

近年来，经病理及临床研究发现，胆道闭锁很少有伴发其他畸形；在死胎尸解及早产儿中未发现过胆道闭锁；从肝外闭锁的胆管标本病理检查发现有炎症病理改变。另外，本病的临床症状有时在生后数周后才开始出现，或在生理性黄疸消退后再现黄疸，说明胆道闭锁并非先天性发育畸形，而有可能为后天性疾病。目前普遍观点认为，胆管在患儿宫内期或出生前后受到炎症性病理损伤，引起纤维闭塞，并在新生儿期表现为严重的胆汁淤积性肝病。最初受影响的往往是肝外胆管，随后患儿肝内胆管也会出现病变，Kasai 手术成功的部分患儿术后仍会出现肝内胆管的闭塞。有不少学者认为本病与炎症有关，观察到胆道闭锁、新生儿肝炎及胆总管囊肿均系病毒感染所致，这些疾病同属婴儿阻塞性胆管病，是同一病理过程在不同部位不同阶段的表现而已。若肝脏及胆道经病毒感染后，肝脏可呈巨细胞样变、胆管上皮破坏、胆管周围纤维性变和进行性胆管闭塞，形成胆道闭锁或胆总管囊肿；其病毒报告最多的是乙肝病毒，此外为 EB 病毒、巨细胞病毒（CMV）、风疹病毒、疱疹病毒及非甲非乙肝炎病毒。病毒感染可激活 Th1 细胞反应，引起胆管上皮损伤，也可刺激巨噬细胞释放一氧化氮、氧代谢物和肿瘤坏死因子，通过凋亡或坏死途径导致上皮损伤。也有研究表明，*CFC1*、*Jagged-1*、*VEGF* 等基因的变异，与胆道闭锁有一定联系，*Jagged1* 突变往往提示患儿需要早期肝移植。还有人认为先天性胰管胆管合流异常可能导致胆道闭锁。胰管胆管合流异常是指在胚胎期，胰管和胆管不在十二指肠壁内汇合，而在壁外汇合的先天性畸形。在合流处与十二指肠间形成共同通道，其远端的壶腹括约肌收缩时，可造成胆汁与胰液的互相交流。当胰管内压高于胆管，使胰液倒流入胆管，胰酶被激活可损害胆管。总之，胆道闭锁可能是免疫损伤、病毒感染、遗传因素、环境影响等多种因素综合作用的结果。

【病理】

1. 病理分型　当前广泛采用的为葛西分类法。根据肝外胆管闭锁部位分为胆总管闭锁，肝管闭锁，肝门区胆管闭锁等 3 型。

Ⅰ型：胆总管闭锁型，分为两种亚型。Ⅰa 型：胆总管下端闭锁伴上端胆总管的囊性扩张（图 9-5A）。Ⅰb 型：在胆囊管、胆总管及肝总管即所谓的“三管汇合”部位以上的高位胆总管闭锁（图 9-5B）。Ⅰ型病例胆囊内含胆汁，高位的胆总管与肝内胆管相通，可行肝外胆管与肠管吻合，称为可治型，约占 5%。该型有时与先天性胆管扩张症囊肿型类似，所不同的是后者胆总管远端不完全闭锁。

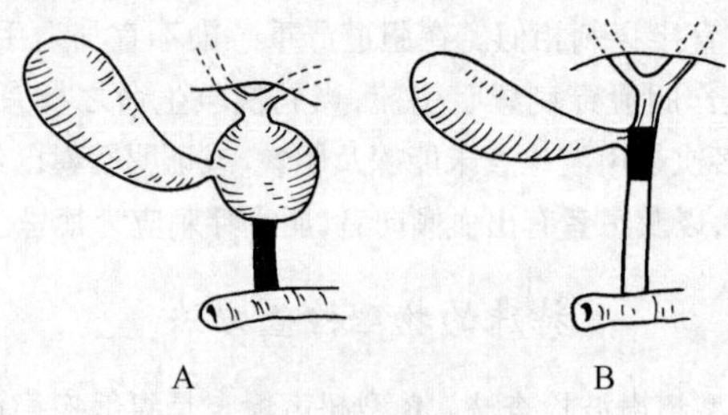

图 9-5　胆道闭锁Ⅰ型

Ⅱ型：为肝管闭锁。又分为三种亚型：Ⅱa 型：胆总管包括胆囊管开放，但肝管完全缺损或呈纤维条索状改变（图 9-6A）。Ⅱb 型：肝外胆管完全闭锁（图 9-6B）。Ⅱc 型：肝管闭锁，胆总管缺如（图 9-6C）。Ⅱ型的纤维组织条索中部分可有小囊泡样内腔，充满透明样液体而非胆汁。

Ⅲ型：指肝门区胆管闭锁。肝内胆管有发育，而肝外胆管结构几乎不存在，呈闭锁状态。此型以往不能行肝外胆道与肠道的吻合，称为不可治型，约占 90%。其实在肝门区的胆管形态有各种表现形式（图 9-7）：有时可见左右肝管的分支，且常有小于 1mm 的管径；有时则可见纤维结缔组织

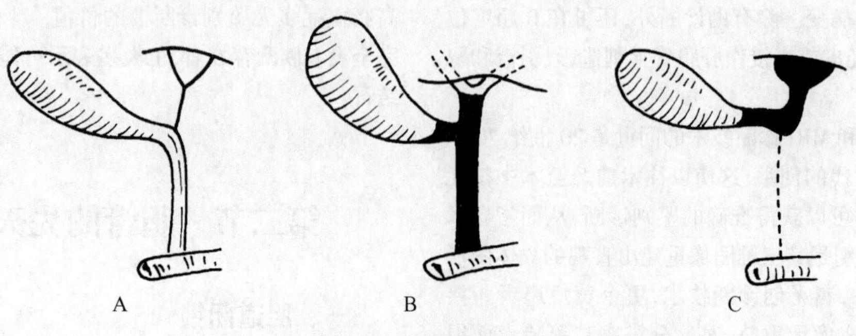

图 9-6　胆道闭锁Ⅱ型

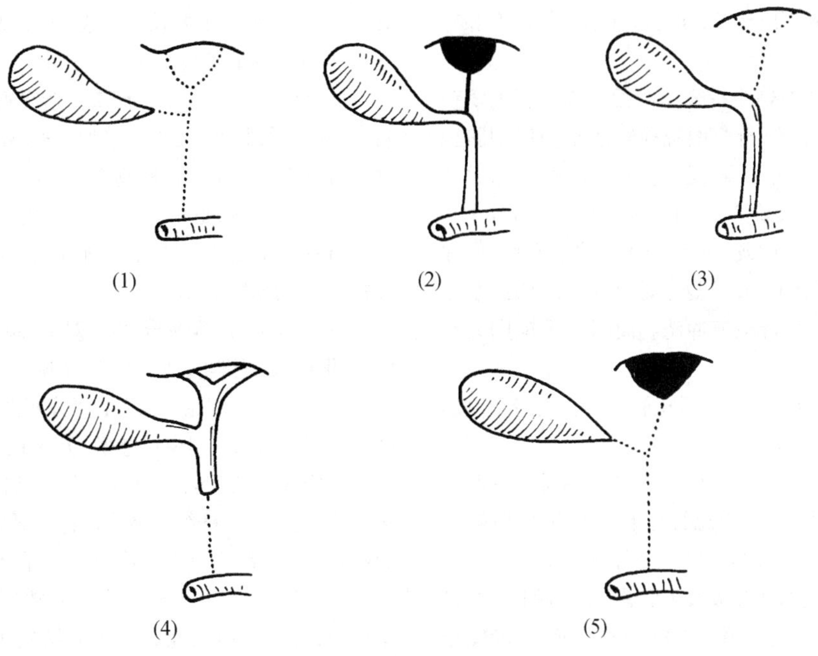

图 9-7　肝门部闭锁Ⅲ型

的胆管条索痕迹。这些肝门部组织检查证明，几乎全部病例都有微细开放的胆管，这成为肝门空肠吻合术的病理解剖学基础，使部分患儿获得挽救。

2. 病理改变　胆道闭锁的病理改变主要表现为胆管进行性炎症和肝纤维化。闭锁的胆管组织学上符合炎症改变，大体外观可见肝脏早期增大，质地硬韧呈暗绿色，随着病情的发展，肝脏逐渐变硬，表面呈结节状；到晚期，汇管区结缔组织增生，多可出现胆汁淤积性肝硬化。显微镜下主要表现为肝内胆小管增生，管内多见胆栓，肝门静脉区纤维化，肝细胞和毛细胆管内胆汁淤积，可见一些巨细胞样变。闭锁的肝外胆管组织学也多符合炎症病变，由少许淋巴细胞浸润的结缔组织组成。肝门部的纤维组织中有微小开放的胆管，是 Kasai 式肝门肠吻合的病理基础。

【临床表现】　胆道闭锁女婴比男婴多，约占三分之二。患儿多为足月儿，生后 1~2 周内表现无异常，往往在生理性黄疸消退后，出现皮肤，巩膜黄染，最突出的症状是黄疸持续存在、渐进性加重。黄疸程度初时尚轻，以后逐渐加深至高度黄疸。至晚期泪液、唾液也呈明显黄色，大便在黄疸初现时变为淡黄色，后逐渐成为黄白色、灰白色至陶土样大便。后期有时粪便又由白陶土色转变为淡黄色，这是由于血液中胆红素浓度过高，胆红素通过肠壁渗入到肠腔，使粪便着色所致。尿色极黄，含有大量胆色素。体格检查可见腹部膨胀，肝大可在右季肋下扪及，肝脏常呈缓慢肿大，边缘圆整，质地坚硬。同时出现脾大，大者可达左季肋下数厘米。晚期腹壁静脉怒张，亦可出现腹水，多伴有门静脉高压症。最初 3 个月一般营养状况尚可，随病情进展，出现营养发育障碍和脂溶性维生素缺乏的表现，如干眼、缺钙、出血倾向等。如早期不治疗，多数患儿在 1 岁以内因肝功能衰竭死亡。

【诊断】　绝大多数非外科原因的新生儿黄疸能在出生后四周排除，而此时诊断梗阻性黄疸最常见的是胆道闭锁与新生儿肝炎，两者极难鉴别，尤其是新生儿肝炎处在阻塞期时。目前没有一项检查方法有特殊的诊断价值，因此必须了解本病的临床演变过程，如黄疸的发生发展、大便的颜色、肝脏的大小、质地和肝功能动态变化等进行综合分析，同时辅以下列几种检查方法，帮助早期诊断。

1. 血清胆红素动态观察　每周一次动态观察血清胆红素呈持续升高，特别以结合胆红素升高为主，提示胆道闭锁。而新生儿肝炎可能呈双相增高，甚至非结合胆红素更高，动态观察时可见胆红素波动较大。

2. 十二指肠液检查　置入胃管，当确定进入十二指肠后，注入 25% 的硫酸镁 5~10ml 促使胆汁分泌，对收集的十二指肠液进行胆红素测定，有胆红素存在可排除胆道闭锁，此法简便。

3. B 超检查　B 超重点观察门静脉左右分支上方，相当于肝管出肝的部位，有无条索状略呈三角形，所谓的“肝门纤维块”高回声图像，这是胆道闭锁独有的影像学特征，其准确率可达 90%。同时观察到肝脏增大，探不到左右肝管、胆总管、胆囊，或仅探及萎小的胆囊，值得注意的是如探得胆囊也不能完全除外胆道闭锁，因胆囊内可充有灰白色透明的非胆汁液。B 超观察餐前、中、后的胆囊大小变化，认为胆囊收缩率达 50% 以上者，可排除本病。

4. 放射性核素检查　静脉注射肝胆显影剂如 ^{99m}锝等，肝胆核素扫描，连续动态观察，24 小时内肠道仍无核素显影剂对诊断极有帮助。

5. 内镜胰胆管造影　该项检查发现近端胆道胆管不

09

显影，即可对胆道闭锁作出诊断，同时可显示胰管形态和有无胰胆管合流异常。

6. 腹腔镜下探查或剖腹探查 对无法排除胆道闭锁的患儿，为避免延误治疗，行腹腔镜检查或小切口剖腹探查，检查发现肝淤胆明显，质硬，胆囊小或未发育，内无胆汁，肝外胆管呈索条状或缺如，应怀疑胆道闭锁，同时作术中胆道造影，通过胆囊穿刺或胆囊床下的肝穿刺造影，肝内胆管不显影即诊断为闭锁，认为这是诊断胆道闭锁的金标准。如为新生儿肝炎可行胆道冲洗。而胆道闭锁则改行Kasai手术。

此外，肝穿刺活体组织检查，经皮肝穿刺胆道造影对诊断和鉴别诊断也有所帮助。

【治疗】 目前治疗胆道闭锁的方法为胆道重建和肝移植。胆道重建术采用肝管或胆总管与十二指肠、空肠吻合术和Kasai手术及其各种改良术式。一经确诊即应及早手术治疗为宜，手术时机的掌握极其重要，凡淤胆超过12~13周，胆汁性肝硬化已极严重，肝脏的损害不可逆转，即使是可手术型的胆道闭锁，预后仍然恶劣。手术时日龄不足60天者疗效较好。最好在生后6到10周内，不宜超过生后90天。自从1959年开展Kasai手术以来，挽救了不少患儿的生命，长期生存者中约有1/3的患儿生活质量接近正常。但也有一部分出现了各种晚期并发症，需要肝移植。自从1963年Starzl开展小儿肝移植治疗胆道闭锁以来，美国胆道闭锁患儿行肝移植5年成活率已达64%。

目前对上述两种术式的选择则有不同的观点，影响因素很多。肝门空肠吻合术可作为胆道闭锁的初期处理，若手术失败则可选择肝移植。在我国和日本等亚洲地区，对3个月以内的患儿先行kasai手术；超过3个月或术后效果不佳时作肝移植。

术前准备 3个月内患儿一般情况尚好，可以耐受手术。术前积极改善营养状况，补充维生素K、C、A、D及护肝治疗。术前3天应用抗生素。

手术方式 在全麻下采用右上腹肋缘下斜切口或偏右横贯上腹的横切口。进入腹腔后全面检查肝、胆系统情况，包括肝活检、通过胆囊和肝门部扩张的肝管进行术中造影，确定类型，决定手术方式。一般kasai Ⅲ型可行肝门空肠吻合术，kasai Ⅰ~Ⅱ型可行胆肠吻合术。

胆管肠吻合术 手术探查和造影确定肝外胆管和肝总管与肝内胆管相通，属于可治型。Kasai Ⅰ型胆总管全部闭锁者可行胆总管十二指肠吻合术，胆总管空肠吻合术，但应当同时切除胆囊，也可行胆囊十二指肠吻合术；kasai Ⅱ型者可行肝管十二指肠吻合术、肝管空肠吻合术或肝管空肠间置十二指肠吻合术。

肝门空肠Y形吻合术 即kasai Ⅰ式手术，适用于kasai Ⅲ型，此型胆管造影肝管或肝外胆管均不显影，病变肝管呈纤维索状闭锁，手术主要分两部分：肝门部的解剖、纤维组织块切除和胆道重造术。正确地解剖肝门十分重要，先游离胆囊，循胆囊管寻找残留的肝管和胆总管的纤维条索，游离肝外胆管纤维条索至肝门部纤维组织块，于平肝表面横断肝门部纤维组织块作吻合用(图9-8)。

值得注意的是，因常有自门静脉分出的分支进入结缔组织块，应将其慎重地分出予以结扎切断，以免撕裂出血(图9-9)。肝门部空肠吻合多数采用肝门空肠Roux-Y吻合术，将空肠距Treitz韧带15~20cm处切断，远端封闭，远端空肠端经横结肠系膜提至肝门部，将肠管切开后与肝门部结缔组织块的边缘吻合，完成肝门空肠Roux-Y吻合术(图9-10)。

实践表明kasai Ⅰ式手术使得部分胆道闭锁患儿黄疸减轻或消退，但上行性胆管炎是术后最常见的并发症，也是手术失败的重要原因之一。文献报道术后胆管炎的发生率达40%~60%，发生在1个月以内的早期胆管炎，危害最大，因肝门空肠吻合时不是黏膜对黏膜的吻合，术后早期胆管上皮尚未与肠黏膜上皮愈合，一旦发生炎症，使开放的胆小管水肿、瘢痕形成，最后可使胆流中断。反复发作的胆管炎又导致肝纤维化进一步加重，发生门脉高压，直至肝功能衰竭。因此，人们对kasai的原始手术方法作了不少的改进，加用各种防反流手术，其主要是使原行Y吻合的肝支部分或全部通过造瘘引流到体外，防止肠内容物反流到肝门，从而防止逆行性胆管炎；并能观察术后胆汁引流情况，能通过近端造瘘口注入抗生素，预防和治疗胆管炎。如目前较多

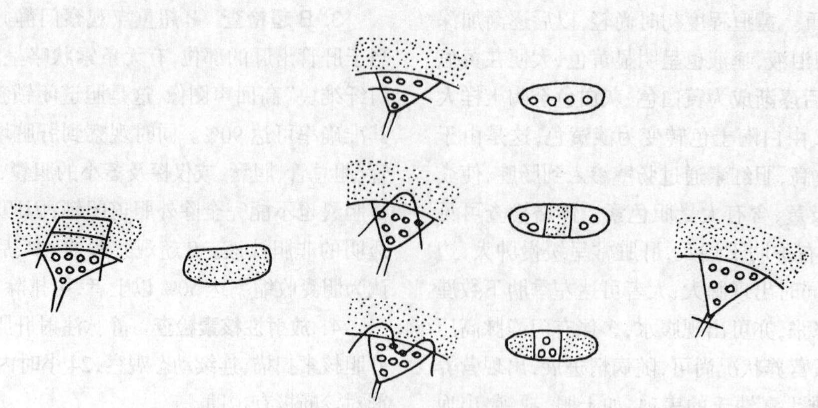

图9-8 纤维组织块横断部位

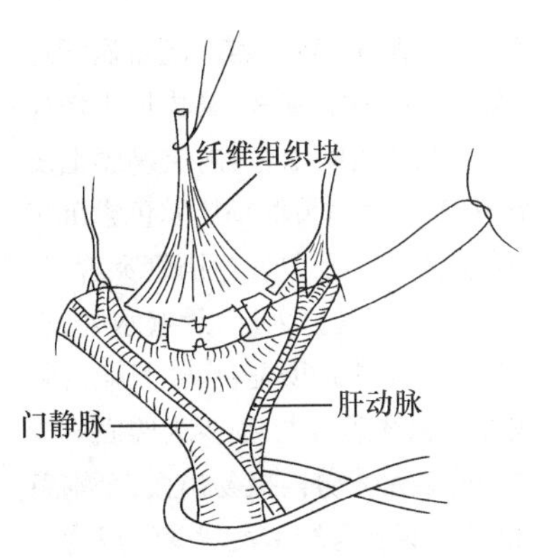

图 9-9　结扎切断纤维块与门静脉间的小静脉

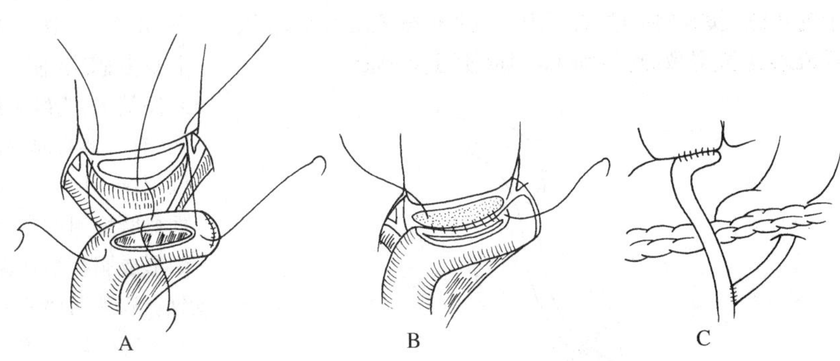

图 9-10　肝门空肠 Roux-Y 吻合术

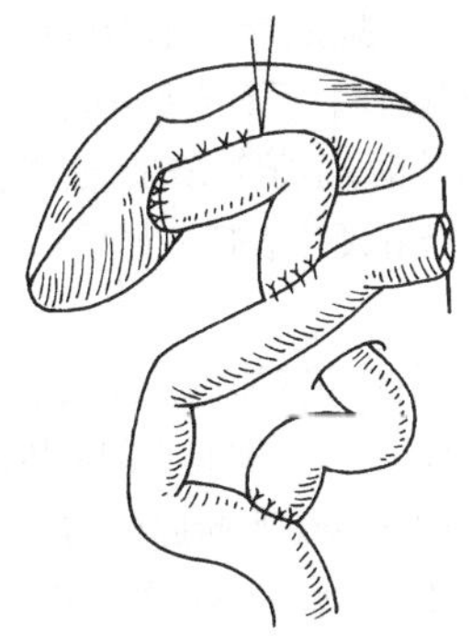

图 9-11　肝门部肝肠吻合空肠胆支造瘘术（骏河Ⅱ法）

采用肝门空肠 Roux-Y 吻合空肠胆支造瘘术（骏河Ⅱ法）（图 9-11）。

造瘘术能有效防止肠内容的反流，但本术式也有缺点，如大量胆汁流失，导致水电解质紊乱；造瘘也可形成严重的肠粘连，增加日后肝移植的手术难度，故对于是否在肝门空肠 Roux-Y 吻合术后再加肠造瘘术仍有争议。

近年来随着微创外科的发展，开展了腹腔镜下进行胆肠吻合和 Kasai 手术，腹腔镜下 Kasai 手术虽然创伤较小，但由于缺乏大样本的前瞻性对比研究，尚不能确定其短期及长期疗效优于开放手术。一项前瞻性研究表明，对Ⅲ型胆道闭锁而言，腹腔镜手术仅能使肝外胆道通畅，无法解决肝内病变，并没有改变 Kasai 手术的机制和目的，且手术难度较大，在疗效上并不具备优势。目前阶段治疗胆道闭锁，微创手术仍需谨慎选择。

二、先天性胆管扩张症

先天性胆管扩张症是指胆总管的一部分呈囊状或梭状扩张，有时可伴有肝内胆管扩张的胆道先天性畸形。1723 年 Vatar 首次描述本病，早年文献上称为先天性胆总管囊肿（congenital choledochalcyst）、原发性胆总管扩张或巨胆总管症等。本病发病率西方国家低于东方国家，约 1/10 万 ~15 万个新生儿，而中国、日本远远高于西方国家，此病好发女性，男女比例大约 1∶4。多在婴幼儿及儿童时期发病。

【病因】 尽管从 20 世纪 30 年代以来，国际上许多学者对于先天性胆管扩张症的病因进行过各种研究和探讨，但其具体的发病原因仍未完全明了。多数学者认为本病病因与先天性胆胰管发育异常、胆管远端梗阻有关，属于一种先天性畸形。

1. 胆道胚胎发育不良　1936 年 Yotsuyanagi 首先提出胆道胚胎发育异常的学说：认为胚胎早期原始胆道系统管内的上皮细胞增生，形成实性期，后空泡形成并融合成胆道的管腔。如果某部分上皮细胞过度增殖，在空泡化再贯通时远端狭窄而近端过度空泡化就可能形成胆管的扩张。

2. 胆总管末端狭窄阻塞　由于胆总管末端狭窄阻塞，胆汁排出不畅而导致胆总管的近端继发性扩张。而远端梗阻的原因可能是多种多样的，如胆总管末端先天性狭窄、闭锁及炎症纤维性瘢痕形成等。

3. 病毒感染学说　有人通过病毒分离、胆管组织电镜检查等研究，提出病毒感染学说。认为胆道闭锁、新生儿肝炎综合征和胆管扩张具有相似的肝脏病理改变，认为本病可能是病毒感染导致，特别是乙型肝炎病毒、巨细胞包涵体病毒（CMV）、单纯性疱疹病毒及腺病毒等感染。

4. 远端神经、肌肉发育不良　Kusunoki 发现本病病例胆总管远端狭窄段管壁神经节细胞明显缺少，神经节细胞的缺少可能导致胆总管远端节律性运动减弱，出现功能性梗阻、胆汁排出障碍、近端胆道内压力升高，逐渐导致不同程度的胆管扩张。

5. 遗传性因素　尽管至今尚未见与本病发生有确切关系的遗传基因报道，但在国内外均有家系发病的报道。

6. 胰胆管合流异常　1969 年 Babbitt 提出本病与胰胆管合流异常有关。此后，经临床观察及动物实验研究，许多学者均发现先天性胆管扩张与胰胆管合流异常关系密切，是目前比较公认的病因之一。其机制是由于胚胎期胆总管与主胰管发育异常，胆总管与主胰管的交接处距乏特氏壶腹较远，且在十二指肠壁外，形成胰管与胆管共同通道过长，主胰管与胆总管的汇合角几乎成直角，而正常应是锐角(图 9-12)。胰液分泌过多，压力超过胆道分泌压力时，胰液反流入胆道，导致胆管炎症和破坏，使胆管扩张。

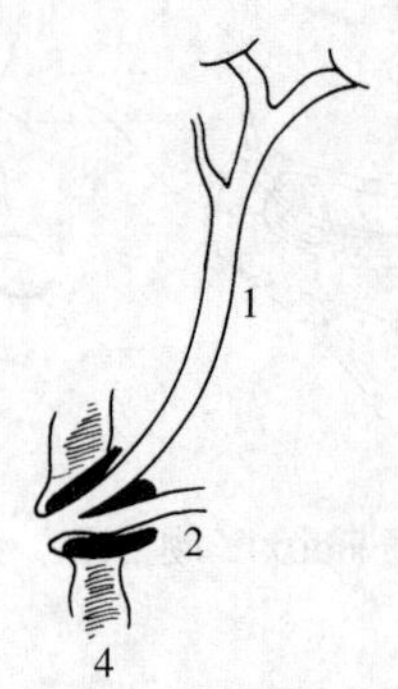

图 9-12 正常胰胆管情况

目前认为本病的病因尚不能用一种学说来解释，而是多种因素共同作用的结果。

【病理】

1. 病理分型 Klatz 将其分为肝内、肝外、混合型 3 类；Matsumoto 根据形态将其分为婴儿型和成人型；有的尚根据囊肿数目分为单发性和多发性、局限性和弥漫性。随着对本症的认识深化和诊治的发展，目前普遍被人们接受的是 Alonso-Lej 提出并由 Todani 等修改补充完善后的 5 型分类法：Ⅰ型(图 9-13A)，胆总管囊状扩张，左右肝管及肝内胆管正常，胆囊管一般汇入囊肿，临床上最为常见，约占全部胆总管囊肿的 90% 以上；Ⅱ型(图 9-13B)，胆总管憩室，临床少见；Ⅲ型(图 9-13C)，胆总管末端囊肿(choledochocele)，亦称胆总管瘤，为十二指肠内胆总管开口囊性脱垂，胆总管和胰管两者多经囊肿进入十二指肠，其中衬有十二指肠黏膜，临床上少见，约占胆总管囊肿的 1.5%，其临床表现不同于Ⅰ型，常合并结石、胰腺炎和梗阻性黄疸；Ⅳ型(图 9-13D)，肝内及肝外胆管多发性囊肿；Ⅴ型(图 9-13E)，肝内胆管单发或多发性囊肿，即 Caroli 病。

2. 病理组织学改变

(1) 扩张胆管的病理变化：胆总管囊肿大小不等，大者可容 2000~3000ml 胆汁；扩张胆管壁的病理改变程度，可因病程长短、扩张的类型及有无并发症而不同。早期胆管内炎症不重时，胆管壁的组织、结构接近正常。随着病情进展，由于远端梗阻较重、胰液反流、胆汁淤积、囊内压力增加和反复感染，使其管壁增厚，结缔组织增生，内层黏膜上皮组织消失，为纤维结缔组织代替，表面被覆一层胆色素沉积物，有时伴有溃疡面及胆色素结石。反复发生胆管炎者，胆汁混浊，并可见黄绿色脓苔附着于囊壁内层，囊壁水肿，表面血管增粗增多，囊壁周围炎症也更加明显；由于长期的刺激形成胆管结石，结石成分以胆红素为主，很少为胆固醇成分。病理切片见有炎细胞浸润，手术分离极易出血，个别患儿囊肿壁内有散在钙化沉积。囊肿远端多突然变细成为一狭窄段，柱状扩张型管壁变化较轻。

(2) 肝脏病理变化：肝脏损害的程度与病程长短、囊肿大小、是否合并炎症等因素有关。如长期胆道慢性梗阻，淤胆和反复炎症造成肝脏损害，形成胆汁性肝硬化并发门静脉高压症。光镜下观察：轻者汇管区没有或仅有少量纤维组织增生，炎细胞浸润；严重者肝小叶间大量纤维组织增生，中等量炎细胞浸润，小胆管增生、淤胆，肝细胞变性、坏死，逐渐呈现出典型肝硬化表现。如早期手术解除梗阻，肝脏病损可以恢复。

(3) 胰腺病理改变：胆管扩张症可能合并急、慢性胰腺炎。胰胆管合流异常是引起胰腺炎的原因之一。由于胆汁逆流进入胰管，激活胰酶引起胰腺的病变。急性胰腺炎的病理改变为胰腺充血、水肿、变硬，甚者可见黑绿色坏死区，在坏死周围的肠系膜或大网膜上有许多灰黄色皂化点。慢性胰腺炎则可有胰腺变硬、纤维化、白细胞浸润、胰管扩张及蛋白栓等表现。光镜下可见胰腺内有炎细胞浸润、纤维结缔组织增生等慢性胰腺炎改变。

(4) 胆囊病变：胆囊有不同程度的胆囊炎的改变，胆囊增大、壁厚、充血、水肿、炎细胞浸润或合并胆囊结石。

【诊断】

1. 临床表现 本病的典型临床表现为腹痛、黄疸和腹部包块，但临床上具有典型的三联症者非常少见，大多数患者无特异性临床表现。

(1) 腹痛：一般多表现为反复发作的上腹、右上腹部或脐周围阵发性钝痛、胀痛或绞痛，发作时患儿非常痛苦，过后又如正常儿。有时高脂肪或多量饮食可诱发腹痛发生。幼小病儿腹痛的表现因不会诉说，常易误诊。有的腹痛反

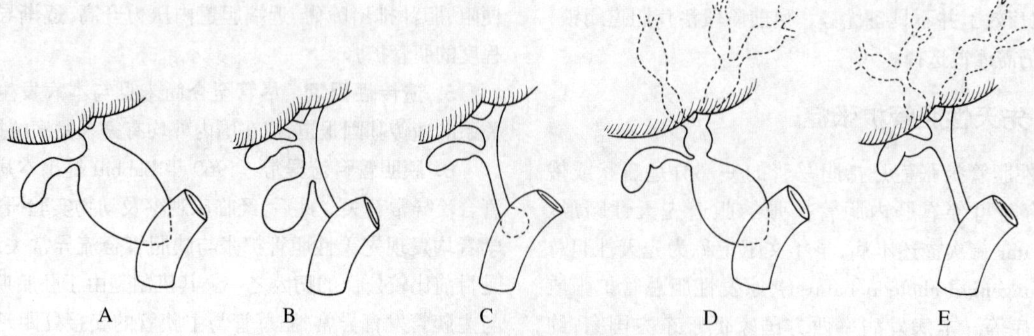

图 9-13 胆总管扩张症分类图

复发作，持续数月乃至数年，疼痛发作时常伴有黄疸，并可同时有恶心、呕吐、厌食等消化道症状。如腹痛变为持续性，同时伴有发热、黄疸，提示胆管炎的表现；如突发急性腹痛并有腹膜刺激征，常见胆总管穿孔，继发腹膜炎。

(2) 腹部肿块：多于右上腹部或腹部右侧有一囊性肿块，上界多为肝边缘所覆盖，大小不一。有时因胆总管下端炎症水肿的消退或胆总管末端瓣状皱襞的活瓣作用，胆汁排出则囊肿变小，黄疸亦渐消退，因此造成囊肿大小变化，在本病的诊断上有较高的参考价值。梭状型胆管扩张症和囊肿较小时不能触及腹部肿块。

(3) 黄疸：由于胆总管远端多有不同程度狭窄，胆管炎时远端黏膜水肿，使管腔更为狭窄，出现阻塞性黄疸；黄疸出现和加深说明因胆总管远端梗阻，胆汁引流不畅所致。可能是由于合并囊内感染或胰液反流所致。当炎症好转，水肿消退，胆汁排出通畅，黄疸可缓解或消退，因此间歇性黄疸为其特点，大多数病例均存在此症状。出现黄疸时间隔期长短不一。严重黄疸可伴有皮肤瘙痒，全身不适。部分患儿黄疸加重时，粪便颜色变淡，甚至呈白陶土色，同时尿色深黄。

除三个主要症状外，合并囊肿内感染时可有发热，体温可高达 38~39℃，亦可因炎症而引起恶心、呕吐的消化道症状。长期阻塞性黄疸可造成肝、胰功能损害，影响消化吸收功能而发生营养不良，以及脂溶性维生素吸收障碍而引起的出血倾向。

2. 实验室检查　多数患者血、尿及便的检查多表现为阻塞性黄疸，可有不同程度的急性肝功能损害的表现。也有患者各项检查指标可基本正常。伴有囊肿内感染时，可见血象增高等炎症改变。当发现部分患儿血、尿的胰淀粉酶增高，可能合并胰腺炎；也可能由于胰胆合流异常存在。胰液反流入胆管，甚至肝内胆管，在毛细胆管中胰淀粉酶通过肝静脉窦反流入血液循环所致，而非真性胰腺炎。

3. 影像学检查

B 超检查　能显示胆管扩张的部位、大小、管壁厚度、囊内结石、肝内胆管的情况，肝实质有无纤维化、肝硬化，胰腺的大小和胰管扩张。而且它经济、简单、方便，无创伤性，目前为首选的辅助检查方法。

经皮肝穿刺胆管造影　此项检查在 X 线下或 B 超引导下进行，肝内胆管扩张者易成功。可显示肝内外胆管的形态；对肝内胆管不扩张者成功率低，且有创伤性，有并发急性胆管炎、胰腺炎的可能，目前已被其他的检查取代。

内镜逆行胰胆管造影（ERCP）　该检查能清楚地显示胆胰系统，为囊肿的分型、大小及有无胆胰合流异常等提供有效依据，还是诊断Ⅲ型胆总管囊肿的最佳方法，且是否成功还要取决于操作者的技术。

CT 检查　可以发现肝内外胆管的扩张的程度、部位、类型，也可了解肝脏、脾脏的病变。近年利用螺旋 CT 及其三维四维成像技术的发展，可以立体性地全面反映肝内胆管的影像，但不能确定胆胰合流情况。

磁共振胆胰管成像（MRCP）　能对胆总管囊肿的解剖关系作详细的分析，也能观察到胆胰管合流的异常。MRCP 对胆道系统内的结石诊断率也有很高价值，同 ERCP 相比，它具有以下几个优点：MRCP 不需要造影剂，因而不会出现过敏反应；不需插入导管，而无感染的危险；不需要麻醉。所以 MRCP 能取代 ERCP 及其他损伤性的检查方法。MRI 对囊肿的分型及有无癌变、后腹膜淋巴结转移情况也有相当好的诊断价值。

术中胆道造影　对于无 ERCP 和 MRCP 检查的病例，术中胆道造影很有必要，可以了解肝内胆管、胆总管远端和胰胆分流情况，有助于帮助和指导手术。

放射性核素　^{131}I 肝胆 ECT 扫描：可直接动态观察肝胆系统的形态与功能，亦可观察胆总管囊肿的位置、大小、形态及排泄状态。

以往首选 X 线腹部平片和上消化道钡剂造影检查，以囊肿造成十二指肠移位的间接征象作为本病的诊断依据，但囊肿较小或梭形扩张均无影像学改变。现在已被其他检查取代。静脉胆道造影也因黄疸、小儿胆管多显示不清目前几乎不用。

此外，本病还需与上腹部囊性肿块，黄疸等疾病鉴别，如传染性肝炎、胆囊的黏液囊肿、胆石性胆囊炎、胰腺囊肿、肠系膜囊肿、肾盂积水、多囊肾、腹膜后畸胎瘤、肝棘球囊肿及肝脏的其他良性囊肿等，但现在运用各种辅助检查，术前多能明确诊断。

【治疗】

1. 手术原则　关于先天性胆总管囊肿的治疗方法，国内外公认：一经确诊，应尽早行囊肿切除，胆道重建手术。手术应遵循如下原则：①消除引起本病胆胰合流异常的病理状态，使胰胆分流；②恢复胆汁顺畅排泄入肠道，尽量防止或减少消化液向胆道的反流；③新建的胆道不要有成角，吻合口要宽以防止狭窄，同时不要有张力，血液循环好；④重建后吻合口区无潜在感染灶；⑤切除扩张的囊肿和胆囊，排除以后胆道癌变的可能。

2. 不同类型先天性胆管扩张症的手术方式

(1) 先天性胆总管囊性扩张症Ⅰ型

1) 胆总管囊肿切开、T 形管引流术：适用于早期肝衰竭、严重梗阻性黄疸、重症胆管炎、囊肿穿孔、引起胆汁性腹膜炎等不能耐受其他术式治疗的重症患者。手术力求简单易行，尽可能减少腹腔损伤，手术时间短；但需行二次手术切除囊肿。

2) 胆总管囊肿内引流术：包括十二指肠吻合、囊肿空肠吻合。婴儿型胆总管囊肿若囊肿很大、患儿年龄过小和健康状况难以承受切除手术时，可做囊肿内引流术，以囊肿空肠 Roux-Y 吻合为首选；而情况较差的也可行囊肿十二指肠吻合作为过渡性手术。尽管该手术简便、手术时间短、创伤少，但目前认为此术式疗效较差，再手术率和囊肿癌变率高，并能加速囊肿癌变的发生。Todani 等报道 45 例行囊肿内引流术的患者提前 15 年发生癌变。国内外多主张摒弃这种手术，而且由于历史和其他原因行囊肿肠管吻合的内引流手术的患者，原则上应该行二次根治切除术。

囊肿切除胆道重建术：此术式是根治性手术治疗。囊肿切除以后，胆道重建方式有：肝管十二指肠吻合术、肝总管空肠 Roux-Y 吻合术、空肠间置肝管十二指肠吻合术等手术，或加各种防反流手术。肝总管空肠 Roux-Y 吻合术已成为治疗先天性胆总管囊肿的首选术式。因为囊肿切除术后胆管炎发病率下降，再次手术率远比单纯内引流术低，而且消除了胆胰合流异常这一病理因素，手术切除癌变的好发部位——囊肿壁，有效地降低了癌变率。其手术要点：囊肿切除后切断空肠时距 Treitz 韧带 15~20cm，在结肠后与肝总管行端 - 端或端 - 侧吻合，此吻合口胆支臂以下 30~40cm 再行空肠端 - 侧吻合，使反流的肠内容物不能上升到胆道。也可同时采用曾宪九提出的改良 Roux-Y 术式（图 9-14-A），或采用张金哲设计的矩形瓣（图 9-14-B）防反流手术等。

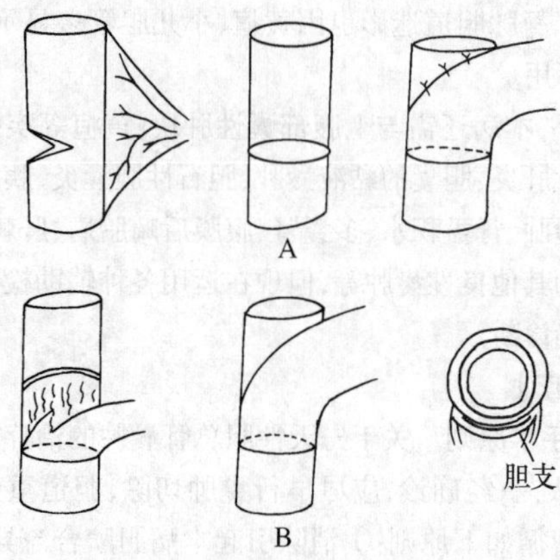

图 9-14　改良的防反流术式

A. 曾宪九改良 Roux-Y 术式；B. 张金哲矩形瓣式

关于肝总管十二指肠吻合胆道重建术虽符合生理，胆汁直接进入十二指肠，但需肝总管有足够的长度。因不能防止肠内容物逆流，术后上行性胆管炎等并发症较多。空肠间置、肝管十二指肠吻合术是在肝管与十二指肠之间，间置一段短空肠代胆道，符合生理要求，但吻合口多，长期随访无明显优点，逐渐少用。

随着腹腔镜手术在小儿外科的应用，腹腔镜囊肿切除胆道重建术已经成功开展，使创伤更少，恢复更好。

(2) 先天性胆总管囊性扩张症Ⅱ型：对憩室样囊肿行单纯切除。

(3) 先天性胆总管囊性扩张症Ⅲ型：需切开十二指肠，切除部分囊肿，再将剩余部分与十二指肠进行吻合。

(4) 先天性胆总管囊性扩张症Ⅳ型：在治疗上最为困难。手术的原则仍然是尽量保持胆汁引流的通畅。可行胆总管囊肿切除，肝管 - 空肠吻合术。囊肿位于一侧肝内胆管的病例以行肝部分切除和（或）行肝内胆管囊肿 - 空肠吻术等。

(5) 先天性胆总管囊性扩张症Ⅴ型：单纯的左或右肝内胆管囊性扩张宜行肝部分切除，这样可消除病灶。双侧肝内胆管囊性扩张者，应行左半肝切除，右肝管 - 空肠吻合术。总之，对于先天性胆总管囊性扩张症的手术，应根据病理类型、患者的具体情况，合理选择手术方式，最常用的术式是囊肿切除、胆肠吻合术。但在无法切除囊肿的情况下，仍可采用各种囊肠吻合术。

【预后】 先天性胆总管囊肿经过手术治疗后，如能达到下述条件，即能获得长期治愈率：胆道功能恢复正常；无胆肠反流；去除了癌变的好发部位（如囊肿壁或胆囊管）。Ⅰ型囊肿进行囊肿全切，胆道重建术后，达到了上述目的，预后良好。Ⅱ和Ⅲ型胆总管囊肿的癌变率较其他类型低，预后佳。而Ⅳ和Ⅴ型胆总管囊肿由于肝内胆管病变无法彻底切除，常会并发肝内胆管结石或癌变，因此预后较差。Lenriot 报道：经过 8.4 年的随访，92% 的Ⅰ型胆总管囊肿患者无任何症状出现，而 31% 的Ⅳ和Ⅴ型患者由于肝内胆管结石常反复出现胆管炎，故对这类患者进行长期随访，定期复查肝功、B 超以防止并发症出现是非常重要的。

（陈肖鸣）

第三节　胆道损伤

外伤引起的胆道损伤较为少见，约占腹内脏器损伤之 3%~5%，并且很少单独存在，往往同时伴有肝脏或其他脏器的损伤，特别是在肝门部其他结构损伤之同时存在胆道的损伤。临床上，大多的胆道损伤多与手术有关；手术所致的胆道损伤无论是开腹或腔镜下手术仍时有发生，即便是大型医院也难以幸免，其原因当属多方面，既有解剖生理的因素，也有术中意外可能。据国内外的文献统计，胆道损伤一般为 0.1%~0.5%；但随着腹腔镜的胆囊切除术的广泛应用，胆管损伤也随之升高，据报道约为 0.3%~1.4%。胆道损伤不论是什么原因所引起，其处理都应特别谨慎，否则可因处理不当造成的后果则非常之严重。徐智（2008）认为一旦有胆管损伤则建议请有经验者进行处理，其成功率大多在 84%~93% 之间，而仅由腹腔镜手术者自行处理，其成功率仅约 17%，究其差距之大，应引起外科界高度重视，一方面应对腔镜人员进行严格培训以降低手术并发症；另一方面则应加强对年轻医师外科基础的全面训练，不断积累临床经验，提高胜任解决外科疑难问题的能力。

【损伤类型】 胆道损伤大部为近端胆管，小部分发生在远端胆道。其损伤分为胆囊的损伤和胆管损伤，前者有胆囊的破裂、撕裂和挫裂伤；后者则有三种类型：即为胆管完全横断：包括肝总管、胆总管完全切断，或一段离断或结扎；不完全横断伤：包括胆管的侧壁损伤、一侧肝管的损伤或结扎；以及复杂的胆管挫撕裂伤。除上述类型外，小部分远端胆管损伤多系由于术中胆道探子盲目使用暴力所引发的贯通伤；腹腔镜胆囊切除术引起的胆管损伤；还有电凝灼伤穿孔和误夹胆管梗阻。据统计，全美 77 604 例腹腔镜胆囊切除术发生胆管损伤 459 例(0.59%),其中胆总管 271 例,胆囊管 94 例,变异胆管 48 例,肝总管 38 例,右肝管 8 例。时开网等统计九个有关单位 118 例因腹腔镜胆囊切除术所发生的医源性胆管损伤,其中由单纯胆囊切除术损伤肝外胆管 97 例次,肝、胆总管完全横断伤 50 例次,胆总管十二指肠段后壁贯通伤 9 例次,右肝管部分损伤 2 例次,右肝管横断伤 1 例次,左肝管部分损伤 1 例次,其他 2 例次。

【损伤原因及类型】 胆道的损伤原因可以分为两类:一类是由外伤如直接的创伤、刀刺伤、枪弹伤和由于交通事故所引起,另一类是则为手术所致。据报道,手术所致的胆道损伤 90% 来自胆囊切除术,其中 34% 是胆囊切除术中因出血而盲目钳夹所致;22% 是由局部粘连或先天性畸形等解剖因素引起;21% 系由于胆管被结扎或缝扎,后者的主要原因大多为主观上麻痹大意所造成。作者经多年的临床观察发现,大多开腹胆囊切除术引起的医源性胆管损伤不是来自复杂的胆道手术或真正的先天变异,而是单纯的胆囊切除,甚至于是在胆囊无明显的粘连水肿和肝外胆道解剖没有任何变异的情况下发生的。因此,在作胆囊切除术时,不论手术难易和术者的资深与否,都应认真对待,才不至于因思想上的过于自信所带来的严重失误。相反,腹腔镜胆囊切除术(LC)引起的胆管损伤则大多是由于术者的经验不足和严重的胆囊炎症粘连或先天的胆道解剖变异所致。因此,LC 技术人员的专业培训和及时根据术中情况中转手术是降低或减少并发症的关键。

外伤所致的胆道损伤比较少见。致伤原因多为上腹部的辗轧伤、踢伤、打伤等钝性创伤,或为戳伤、子弹伤等利器穿透伤。胆道损伤时往往伴有其他内脏损伤特别是肝脏的破裂或肝门区其他结构的损伤,也可能伴有胃和十二指肠、胰腺、右肾等损伤。特别是胰头后方的胆管胰管与十二指肠交界部位的复合性损伤,伤情极为隐蔽,术中务必仔细探查。偶尔,胆道损伤有因折断的肋骨引起,也可能不伴有其他内脏损伤。外伤引起的胆道损伤分为胆囊与胆管损伤两种类型,其中胆囊损伤有胆囊破裂、胆囊撕脱、胆囊挫伤与胆囊出血;胆管损伤则为胆管挫伤、胆管裂伤、复杂性胆管挫裂伤。

【症状与诊断】 由于外伤的情况不同,胆道损伤后出现的临床表现必然也不一样。一般说来,外伤引起的胆道损伤,患者常有不同程度休克和胆汁性腹膜炎的表现。若休克症状与体征缓解之后,常感右上腹(特别是右季肋下)有持续性疼痛,以后又逐渐延及全腹;同时该区因腹膜受到刺激,常有腹壁触痛及腹肌强直。如患者未能及时治疗,腹部将逐渐呈现膨隆,并有明显的腹膜刺激征。对有胆道梗阻者,其皮肤和巩膜黄染也将逐渐明显,大便可变成灰白色,小便呈深黄色,甚至可陆续出现体力衰弱、脉搏增快、体温升高和神志不清或昏迷等毒血症状。

由于胆道损伤往往伴合其他内脏同时损伤,多数患者均因其他实质脏器的破裂出血或空腔脏器的穿破性腹膜炎而有相应的症状表现和需紧急剖腹探查,其正确诊断往往是在术中发现有胆道损伤时方能确立,很少在手术前能作出单纯胆道损伤之确切诊断。实际上,闭合性腹部外伤时对有否胆道损伤的诊断是极其困难的。此时除可做 B 超、CT 和 MRCP 等检查外,还可借助腹腔穿刺,一旦腹腔穿刺抽得胆性渗液或纯粹胆汁,即可确定诊断。若因腹部遭受严重损伤而有内出血或腹膜炎症状者,当应立即剖腹探查,术前的确切诊断并无太大的实际意义;而损伤为开放性且有胆汁溢出者,诊断肯定,马上手术并无异议。术中则应进行全面和仔细的探查,确定损伤的类型和并发症,以指导术式的正确选择。

手术所致的胆管损伤一般术中即可确诊,但误扎胆管则往往要在术后出现梗阻性黄疸时才会引起警觉。腹腔镜胆囊切除并发胆管横断伤比较少见,只要术者细心,通常都能及时发现。但对肝胆管的电凝灼伤无明显穿孔时则当时看不到有胆汁溢出,需待术后出现胆汁性腹膜炎或因局部瘢痕收缩引发胆管狭窄时方能确诊。

【防治】 胆管损伤的处理应根据发生损伤胆管的时间、损伤的部位与程度,以及其周围组织的炎症状况、患者的肝功能和全身情况,采用不同的手术方式。但无论何种手术均因胆管损伤的特殊性,术后难免还有各式各样的并发症,甚或需再次手术。因此,在作胆囊切除术时积极预防医源性胆管损伤显得极为重要,具体:①术者务必以高度的责任心对待每一例胆囊切除术;②在切断结扎胆囊管前务必确认胆囊三角的解剖关系,并使囊胆管要在无张力牵拉的前提下结扎切断,确保胆囊管残端在 0.3~0.5cm 左右;③遇有胆囊动脉出血时,务必避免盲目钳夹止血引发更为严重的胆管损伤,止血时可采取利用术者左手中示指伸入小网膜孔、拇指按压在出血部位控制出血,在看清出血点后方可选择有效的措施进行止血,当可避免更大的损伤和麻烦;④逆行胆囊切除术时避免过度牵拉胆囊,防止因提拉过度引起胆囊管结扎过于靠近胆总管或扎伤胆总管侧壁,引起胆总管梗阻;⑤腹腔镜胆囊切除术中有困难时应及时中转开腹或请上级医师会诊;⑥避免胆管电凝灼伤以减少胆漏的发生,建议作胆囊三角区分离解剖时慎用电凝,或尽量以钝性分离,在囊胆管和胆囊动脉结扎切断后再行电凝或超声刀解剖。做到以上几点当能降低胆管损伤的发生。

由于有的胆管损伤是在胆囊切除术中及时发现及时进行手术矫治,一般若处理正确,术后多无大碍。但若术时没有及时发现处理,又因术后延误诊断,则必将造成术后处理上的极大的困难。通常处理胆道损伤的手术方法有如下几种:

1. 胆囊损伤的处理

(1) 胆囊修补术:胆囊穿孔小的可予修补,但应谨慎以免因胆囊壁薄不易修补而发生胆漏。因此,一般胆囊一有损伤多以手术切除更为安全。

(2) 胆囊切除术:外伤性的胆囊破裂、撕裂、严重挫伤和广泛的囊内出血或炎症者,一般应作胆囊切除。

(3) 胆囊造瘘术：对胆囊轻度挫伤者，或穿孔是在胆囊的底部或体部，而患者的情况又较危重，需要尽量缩短手术时间时，即可从裂孔中插入橡皮管作胆囊造瘘术。一方面，可以尽可能保留正常胆囊的功能；另一方面则为抢救危重患者赢得宝贵的时间。

2. 胆管损伤的处理

(1) 胆管修补术：胆道损伤如挫伤与穿孔原则上都应行T形管引流较为安全，偶尔若患者情况好和胆管壁仅为细小穿孔而无挫裂伤时可作即期缝闭。值得注意的是，胆管细小穿孔往往是在浆膜下胆管壁上，其表现则仅为肝十二指肠韧带前淤血斑或小裂孔，特别是在胆总管上段靠近肝管分叉处的破裂，有时很难辨认，术中应仔细解剖确定。

(2) 胆管修复加胆管引流：胆管的断裂伤如为部分断裂可以修复断口，而完全断裂者则需行端 - 端吻合，并同时在胆总管置T形管引流。T形管的短臂应越过破裂肝胆管修补处以作为支撑，预防术后胆管狭窄。T形管引流的时间一般需在3~6个月以上。

具体而言，胆总管损伤如仅累及前壁，可以在裂孔中直接插入T形管引流或直接作修补。但若胆总管已经完全断裂，则可根据患者一般情况的优劣而作不同的处理：①一般情况良好者，可将胆总管的两个断端找出后予以单层后壁连续缝合、前壁间断缝合对接，并在吻合口的上端或下端管壁上另做切口插入一支T形管以资引流，但不应将T形管直接从对接断端的吻合口中引出，以免术后吻合口狭窄；②如胆总管或肝总管断裂伤因缺损太多不能对端吻合时，可结扎远端胆管，作近端胆管与十二指肠端 - 侧吻合或胆管与空肠Roux-Y式吻合术；③若胆总管损伤严重不堪修补而胆囊管通畅者，则可结扎胆总管，行胆囊与空肠Roux-Y式吻合术；反之，④若胆囊管也被损坏时，则可考虑切除胆囊后作肝胆管空肠Roux-Y式吻合；⑤要是患者情况不允许作上述手术时，则可在肝胆管内置导尿管引出体外，待患者情况好转后再行处理。

若为胆总管末段的损伤，属复杂性的胆管联合其他部位的损伤。特别是在Vater壶腹部的损伤或累及十二指肠的损伤，术前和术中的诊断并非易事，处理也极其棘手。作者的经验是先游离十二指肠降部，并在打开胆总管后注入亚甲蓝观察壶腹部渗透情况，这将有助于对该区损伤的诊断和处理。处理时一般可根据损伤的程度作相应的修补，同时胆总管内放T形管引流。

总之，胆道损伤是临床上不易处理的问题，一旦发生应积极主动、认真谨慎、高度重视，只有正确处理才能获得更佳的效果，在保证安全的前提下力求一期处理不留后遗症，或者先引流再做手术纠正的分期手术方案，以保障患者生命安全为上策。否则，终因不慎带来严重的后果如胆漏、胆汁性腹膜炎；梗阻性黄疸、胆汁性肝硬化等。甚至，长期的胆漏和胆汁性腹膜炎可因血中吸收胆酸过量而抑制骨髓造血；而胆汁性肝硬化则可导致门静脉高压症等。值得注意的是，目前临床上还偶有因胆管损伤处理不妥而死亡的病例，实属值得吸取的教训。

(张启瑜)

第四节 胆道肿瘤

胆道肿瘤分为胆囊和胆管肿瘤，有良性和恶性两种。本书主要讨论胆囊和胆管的良恶性肿瘤。

一、胆囊息肉样病变

胆囊良性病变主要指胆囊息肉和胆囊腺瘤，习惯上统称为胆囊息肉样病变(polypoid lesions of gallbladder)或又称为胆囊隆起性病变。据国内周连锁(1998)统计全国第七届胆道外科年会报道的胆囊息肉样病变共612例，其中胆固醇性息肉328例，占53.7%，腺瘤性息肉的癌变率高达28.5%。李小毅(2003)等回顾研究北京协和医院342例胆囊息肉样病变，其中良性息肉328例(包括胆固醇息肉254例占74.27%，单纯腺瘤74例占21.64%)，恶性息肉14例占4.1%(腺癌10例，腺瘤恶变4例)；有症状者247例占72.2%。恶性息肉中年龄大于50岁者占78.6%，而非恶性息肉仅占29.9%；恶性息肉直径大于1cm者占91.7%，而良性息肉仅约13.2%；恶性息肉全部为单发，而良性息肉仅约46%为单发，两者差异非常显著。邬剑华(1999)等对复旦大学附属华山医院338例胆囊息肉样病变作了病理分析，非肿瘤性息肉占92%，肿瘤性息肉为8%，肿瘤性息肉大多都大于1cm。中华外科学会胆道外科学组(1989)对胆囊切除证实为胆囊息肉样病变的341例作了分析，其中胆固醇息肉124例，占36.36%，炎性息肉41例，占12.02%，腺瘤58例，占17.0%，腺肌病6例，占1.75%，上皮增生19例，占5.57%，胆囊癌20例，占5.86%。

胆囊息肉(gallbladder polyps) 泛指向胆囊腔内突出或隆起的病变，实质上属非肿瘤性病变和瘤样病变或异位增生性病变，可以是球形或半球形，有蒂或无蒂性生长，多为良性。非肿瘤性病变主要有胆固醇性息肉、炎性息肉，胆固醇息肉是胆囊黏膜面上的胆固醇结晶；炎性息肉是胆囊黏膜的增生，呈多发，直径常小于1cm，大多同时合并胆囊结石和胆囊炎；而瘤样病变或异位增生则多为腺肌增生，偶有如腺瘤样增生、黄色肉芽肿、异位胃黏膜或胰、肝、肾上腺、甲状腺组织等。胆囊腺肌增生称为胆囊腺肌瘤病，又称为胆囊腺肌症、胆囊憩室病、腺肌瘤、腺增生性胆囊炎或囊性胆囊炎，属慢性增生性病变，可分为弥漫、节段和局限型，局限型类似肿瘤，一般不发生恶变。但近年有腺肌增生发生恶变的病例报道，据Ootani总结的294例胆囊腺肌瘤病者，节段型(188例)的恶变率高达6.4%，其他类型约为3.1%。胆囊息肉恶变的机会较少，恶变率约为1.5%。作者近年曾遇一例42岁女性门诊患者，一年前外院B超提示胆囊息肉为0.9cm，但一年内未再作检查随访，致使胆囊息肉增大恶变转移。因此，若直径大于1cm、基底宽而胆囊壁厚的胆囊息肉，如其病变位于胆囊颈部、合并胆囊结石而年龄又超过

09

40 岁者其恶变机会较高，则以手术切除为宜。对于直径超过 2.0cm 的胆囊腺瘤息肉大多已为恶性，应及时剖腹手术以求根治。最近又有一例胆囊结石患者，八九年来因无症状而未作定期 B 超检查，曾因胆囊息肉增大达 5.0cm 左右压迫胆囊颈部引起右上腹部胀痛，经 B 超等检查确诊为胆囊息肉恶变，作胆囊癌根治切除术，近期效果尚好。据作者经验，若能及时发现早期诊治，胆囊息肉恶变的预后较之原发的胆囊癌好。

胆囊腺瘤　属良性肿瘤，来自上皮和间质组织，前者为乳头状或非乳头状腺瘤；后者则主要是指胆囊脂肪瘤、血管瘤、平滑肌瘤、纤维瘤、神经纤维瘤和黏液瘤等。在各种良性瘤中，比较常见的是胆囊腺瘤和乳头状瘤，胆囊的乳头状瘤及腺瘤大多见于中年妇女，其发生可能与胆囊的胆石症和胆固醇沉着症有关。其余如脂肪瘤、肌瘤及纤维腺瘤等临床上罕见。胆囊腺瘤属癌前病变，特别是合并有结石者，其癌变率则高达 10% 左右。

临床上，胆囊息肉和胆囊腺瘤大多无症状，少数患者可有右上腹部隐痛不适和消化不良现象。其临床诊断有赖于腹部 B 超检查，B 超的诊断率高达 80%，与病理诊断的符合率可达 90% 左右。超声内镜（EUS）诊断胆囊息肉样病变能清楚地显示胆囊壁各层组织，比之一般的超声对有否癌变浸润的诊断更有实际价值，可提高超声诊断的符合率至 90% 以上。

二、胆囊的恶性肿瘤

胆囊的恶性肿瘤有癌和肉瘤之分，以癌较常见。胆囊肉瘤有淋巴肉瘤、脉管肉瘤、肌肉瘤等，都属罕见。这些肉瘤大多发生在 50 岁以上妇女，且多数病例与胆囊结石同时存在，结石之刺激可能为其发病之诱因。其临床表现与胆囊癌大致相似，肉眼观察也很难区别，往往需靠病理切片确诊。

胆囊癌

【发病率】 胆囊癌是常见的胆道系统的恶性肿瘤，1777 年 DeStoll 首次报道胆囊癌，1903 年 Mayo 发现胆囊癌与胆囊结石有关，1981 年 Keen 作了首例胆囊癌切除术获得成功。胆囊癌据国外文献报道并不太罕见，随着年龄的增长其发病率逐步增加，占消化道肿瘤的第 5~6 位。其发病率在不同国家、不同地区和不同种族之间存在较大的差异。据美国的不完全统计，每年确诊为胆囊癌的新增病例大约为 6000~7000 例，发病率约为 2.5/10 万，好发于女性，男女之比为 1 : 3。美国西南部发病率较高，尤其是美国的印第安人，约占所有恶性肿瘤的 8.5%。另外，以色列发病率最高，其男女的发病率分别为 7.5/10 万和 13/10 万，而智利和日本的发病率也比较高，尸检发现胆囊占所有恶性肿瘤的 5%。智利的尸检资料显示慢性胆囊炎和胆石症人中胆囊癌的发病率升高 7 倍。相对而言，新加坡、印度和尼日利亚的发病率则较低。我国最早于 1947 年由兰锡纯教授报道首例胆囊癌。2000 年由邹声泉等对全国 116 所大小不同医院的 3922 份胆囊癌资料调查发现，国人的胆囊癌占同期胆道疾病的 3.53%，最小年龄 28 岁，最大 87 岁，平均为 59.6 岁，男女之比为 1 : 1.98，约 49.5% 的病例合并胆囊结石。综合国内有关报道，胆囊癌和肝外胆道恶性肿瘤的标准发病率为 2~4/10 万左右。西北地区胆囊癌的发生率较高，如陕西省 3875 例胆囊癌的资料显示，胆囊癌占同期肝外胆道疾病的 4.9%。在消化道的癌种中，胆囊癌和胆管癌的发病率和死亡率均仅次于胃、食管、结肠、直肠、胰腺而居第 6 位，其死亡率位居全部恶性肿瘤的第 19 位。同时发现胆囊癌患者以女性居多，女与男之比约为 2.5~3 : 1。主要发生在 50 岁以上的女性，高发年龄在 50~60 岁，平均约为 55 岁，40 岁以下罕见。

【病因】 胆囊癌的确切病因不明，据流行病学调查资料统计，胆囊癌的发生与年龄、性别、人种、饮食、激素、细菌感染、胆囊结石和遗传等因素有关。特别是局部的机械性刺激、感染和个体的易感性等在胆囊癌的发生中均起到一定的作用。综合有关资料，胆囊癌可能与如下一些胆囊的良性病变有关：

1. 胆囊结石和胆囊炎　据临床观察与胆石症及胆囊炎的关系最为密切，约 70%~80% 胆囊癌患者有胆石。Logistic 回归模式计算分析得出胆囊结石患者的胆囊癌发生率比无结石者高 7 倍。欧美国家胆囊癌合并胆囊结石的比例高达 54.3%~100%；国内约为 50%。Finney 和 Tom 报道的 91 例胆囊癌，62 例（68%）有胆囊结石，28 例（31%）未经说明，仅一例（1%）未见结石，该 91 例中，女性 70 例，男性 21 例，其性别之分布与一般胆石症之分布情况亦颇符合。故胆囊癌与胆石症确有极密切的关系。有作者报道结石直径大于 3.0cm 者发生胆囊癌的危险性要比结石小于 1.0cm 的高出 10 倍，但也有作者的观察不尽相同，胆囊结石对胆囊癌的发生究竟存在何种关系目前尚不清楚，有报道并存结石约 80%~90% 为胆固醇性，仅 7%~15% 左右为胆色素性。由此可以认为，胆囊癌发生可能是由于胆囊结石对胆囊黏膜的长期慢性机械性刺激和化学性作用，导致胆囊壁黏膜炎症和感染反复发作，使胆囊的黏膜上皮发生肠腺化生和不典型增生，并在胆酸及去氧胆酸和胆汁中有关致癌物质的作用下，最终导致癌变。

2. 胆囊息肉与胆囊腺瘤　除了胆囊结石与胆囊癌有密切的关系外，胆囊的良性瘤如乳头状瘤及腺瘤可能为胆囊癌前病变，一般认为其癌变率约 10% 左右，也有报道可高达 28.5%，若合并胆囊结石则癌变的危险性更大。WHO 第 10 版胆囊病理将高级别上皮瘤变认定为原位癌，中低级别的上皮内瘤变认定为交界癌。而胆囊息肉虽然恶变率较低约为 1.5%，但对短期内增大明显的胆囊息肉（半年内增大超过 0.3cm），则应高度重视，尽早手术摘除免留后患。

3. 胆囊腺肌（瘤）病　目前已有不少的报道表明胆囊腺肌病与胆囊癌发生有关，特别是节段型的胆囊腺肌增生有高达 6.4% 的癌变率，肯定是胆囊癌的一种癌前病变。

4. 其他 如胆胰管连接异常引发胰液逆流入胆囊引发胆囊炎、Mirizzi 综合征导致胆囊壁增生、胆囊长期造瘘导致慢性炎症、瓷器样胆囊和溃疡性结肠炎等也与胆囊癌的发生有关。有认为遗传因素约占胆囊癌发病因素的 25%。

【病理】 胆囊癌大多发生在胆囊的底、颈部,体部较少。

大体形态分型 一般可分为四型:

1. 肿块型(乳头状癌) 较少见,约 15%,肿瘤为巨大息肉样肿块,或呈结节状突向腔内,位于胆囊颈部的肿瘤极易引发胆汁排出受阻;有时也有因癌组织脱落出血,或者引起胆囊管和胆总管的阻塞,胆汁的淤积促使胆囊显著增大,引发胆囊炎甚或胆囊积脓等,预后较好。

2. 浸润型(硬癌) 较常见,约占 75%~80% 左右,早期多见于胆囊颈部的胆囊壁,因肿瘤生长迅速,亦可较早浸润邻近组织和脏器;晚期胆囊壁有广泛增厚变硬及萎缩,并向腔内生长形成巨大肿块,呈实质性皮革样,切面灰白,预后极差。这种癌有时与慢性胆囊炎之纤维增生很难鉴别,往往在病理切片后方能明确其真相。

3. 胶质型(黏液癌) 约为 5%~8%,其肿瘤组织内含大量的黏液,呈胶冻样改变,胆囊壁常有浸润。

4. 混合型 很少见。

组织学分型 根据国际抗癌协会(UICC)的标准,胆囊癌可按其分化程度不同,分为高、中、低和未分化癌四个级别。按镜下形态检查又可分为腺癌、低分化癌、未分化癌、腺鳞癌和鳞癌五种类型:

1. 腺癌 最常见,大约占 80%,呈不同程度的分化间变,中分化占 58.7%。通常可分为硬化性腺癌、乳头状腺癌、管状腺癌和黏液腺癌等。其中①硬化性腺癌占 60%,并多见于 60~80 岁女性患者,其早期类似慢性胆囊炎,大多合并胆囊结石,80% 的病灶在胆囊底部;②乳头状胆囊腺癌约占 20%,其部分为乳头状腺瘤或息肉恶变而来,分化较好转移也较晚,预后较好;③黏液腺癌占 10%,肿瘤松软呈胶冻状,往往在发现时早已有胆囊壁的广泛转移,胆囊也常因肿瘤的破溃而穿孔;④管状腺癌约占 10%;⑤特殊类型腺癌有胆囊肠型腺癌、透明细胞性腺癌和巨细胞型腺癌,巨细胞型腺癌预后最差。

2. 低分化腺癌 约占 4%~5%,在实体状生长的结构中有时可于小区域内见腺管样结构。

3. 未分化癌 约占 10%,其癌细胞异型性明显,可分为间变型、多形性、梭形和肉瘤样四种,常表现为多形性梭形细胞生长,并可出现多核瘤巨细胞,易被误诊为肉瘤。其恶性度高,预后差。

4. 腺鳞癌 约占 3%,其腺癌组织中含有大量的鳞状上皮细胞,并有鳞状上皮化生,既有鳞癌结构又有腺癌成分。

5. 鳞癌 较少见,约 2%~3%,由胆囊黏膜鳞状上皮化生后癌变形成。由于鳞状上皮分化程度不同可有腺棘皮癌和腺鳞癌之分,前者约为 0.08%,后者约为 2%~3%,鳞状上皮癌多呈浸润性生长,常侵犯整个胆囊壁,为实体癌。

此外,其他的罕见类型包括类癌、肉瘤、癌肉瘤、恶性组织细胞瘤、黑色素瘤、恶性淋巴瘤、透明细胞癌和横纹肌母细胞瘤。偶有高度恶性的神经内分泌癌,该肿瘤具有高度的侵袭性,早期即有转移,发现后患者可在短期内因广泛转移而死亡。

胆囊癌的转移 胆囊癌扩散较快且较广泛。胆囊癌的转移途径有淋巴转移、血行、局部侵犯与腹腔内种植。淋巴转移是最常见的转移方式,大约有 35%~70% 的胆囊癌被发现时就已有淋巴转移,特别是肿瘤穿透肌层达浆膜者。其原因是侵入的肿瘤可经肌层与和黏膜下层内的淋巴管转移至胆囊颈部淋巴结或 V 型淋巴结,即所谓首站或称之哨兵淋巴结。然后再经此淋巴结向上到肝门及肝胆管周围的淋巴结扩散;向下到胆总管、胰十二指肠、肝总、固有动脉周围的淋巴结,最远可转移至腹腔动脉、腹主动脉与肠系膜上血管周围的淋巴结群。因胆道系统的淋巴引流是向腹腔干进入乳糜池,故胆囊癌的淋巴转移先是向下转移,而肝门区的淋巴转移则较晚,一般是因肿瘤向下转移受阻才逆向反流到达肝门淋巴结,甚至有跳跃转移至锁骨上淋巴结。国际抗癌联盟(UICC)将胆囊癌转移相关淋巴结分为两站:即胆囊颈部淋巴结及胆总管周围淋巴结为第一站(N_1);其余淋巴结为第二站(N_2)。而日本胆道外科协会(JSBS)则将淋巴结分为 4 站:即胆囊颈淋巴结及胆总管周围淋巴结为第一站(N_1);胰十二指肠上后淋巴结、肝总动脉旁淋巴结和门静脉后淋巴结为第二站(N_2);主动脉旁淋巴结、肠系膜上动脉淋巴结和腹腔动脉周围的淋巴为第三站(N_3);其余更远处的淋巴结为第四站(N_4)。Chijiiwa 统计分析比较 52 例胆囊癌患者上述两种淋巴结转移结果发现,发生 N_1 淋巴结者两种淋巴结分站的生存差异无统计学意义;而 N_2 淋巴结转移时则日本分站法更趋合理,因为日本的 N_2 属肝十二指肠韧带内的淋巴结转移,可获得根治性切除的机会,至于 N_3、N_4 则手术根治切除的可能性极小,5 年存活率极低。由此可见,JSBS 的分站法更切实际,有利于判断预后,对胆囊癌淋巴结清扫范围的选择具有临床的实际意义。

血行转移主要是通过胆囊周围的静脉转移至门静脉,引起肝内广泛转移或全身转移至肺、骨等处。胆囊癌当可直接侵犯肝总管或胆囊管到胆总管,或经其神经鞘向胆管壁内转移,或可有跳跃式地转移到周边的脏器或组织。晚期为直接侵犯邻近的肝脏、胆道、胃、结肠和腹腔内种植。如肿瘤的位置是在胆囊的颈部附近,胆囊管往往被阻塞而形成胆囊积液或蓄脓,若因肝总管受累或因肿瘤转移到胆管附近的淋巴结,则可以因胆管受压而发生阻塞性黄疸。

临床分期 目前胆囊癌的临床分期为 Nevin 分期与 TNM 分期两种:

1. Nevin 分期 Nevin(1976)等根据癌在囊壁的浸润深度和扩散范围,将胆囊癌分成五期:Ⅰ期肿瘤局限于胆囊黏膜内,即原位癌;Ⅱ期肿瘤侵及胆囊黏膜和肌层;Ⅲ期肿瘤侵及胆囊壁全层至浆膜;Ⅳ期肿瘤侵及胆囊壁全层并有周围淋巴结转移;Ⅴ期肿瘤侵犯肝脏及其周围邻近脏器,或

09

有远处转移。Nevin分期简单，易应用于临床评估，但其缺点是过于简单，对淋巴结的转移和周围血管的侵犯没有进行划分定界，不能很客观地对胆囊癌的实际病理状况作出科学的评价。

2. TNM分期　1950年国际抗癌协会(UICC)提出TNM分期，1987年美国癌症联合委员会(AJCC)和国际抗癌联盟(UICC)达成共识，共同推出了第4版胆囊癌的TNM分期，于1995年UICC重新对其分期作了进一步规范，此后每6~8年进行一次修订，2010年AJCC和UICC又共同对第5、6版的TNM分期作了重新调整和修正，并公布第7版TNM分期标准。其具体的表示方法为：

T：原发肿瘤

T_x：原发肿瘤情况无法评估

T_0：无原发肿瘤的证据

Tis：原位癌

T_1：肿瘤侵及黏膜固有层或黏膜肌层；

T_{1a}：肿瘤侵及黏膜固有层；

T_{1b}：肿瘤侵及黏膜肌层

T_2：肿瘤侵及肌层及其周围结缔组织，尚未穿透浆膜或浸润肝脏

T_3：肿瘤穿透浆膜和(或)直接侵犯肝脏，和(或)一个邻近脏器或组织，或两者兼而有之

T_4：肿瘤浸润直接侵犯门静脉或肝动脉主干，或侵及两个或两个以上的周围邻近脏器和组织

N：区域淋巴结转移

N_x：区域淋巴结转移无法评估

N_0：无区域淋巴结转移

N_1：胆囊管、胆总管，肝动脉和(或)门静脉周围淋巴结转移

N_2：腹主动脉、腹腔动脉和(或)肠系膜上动脉、胰头及下腔静脉周围淋巴结转移

M：远处转移

M_x：远处转移无法评估

M_0：无远处转移

M_1：有远处转移

表9-1　AJCC胆囊癌TNM分期(第5、6、7版)

	第5版(1997)	第6版(2002)	第7版(2010)
0	$TisN_0M_0$	$TisN_0M_0$	$TisN_0M_0$
Ⅰa	$T_1N_0M_0$	$T_1N_0M_0$	$T_1N_0M_0$
Ⅰb		$T_2N_0M_0$	
Ⅱa	$T_2N_0M_0$	$T_3N_0M_0$	$T_2N_0M_0$
Ⅱb		$T_{1\text{-}3}N_1M_0$	
Ⅲa	$T_3N_0M_0$，$T_{1\text{-}3}N_1M_0$	$T_4N_xM_0$	$T_3N_0M_0$
Ⅲb			$T_{1\text{-}3}N_1M_0$
Ⅳa	$T_4N_0M_0$，$T_4N_1M_0$	$TxNxM_1$	T_4NxM_0
Ⅳb	TxN_2M_0，$TxNxM_1$		TxN_2M_0，$TxNxM_1$

第7版AJCC胆囊癌的TNM分期更新之处是将胆囊管癌重新归为胆囊癌范畴，强调意外胆囊癌(T_{1b}期以上)再次手术根治切除的必要性，将淋巴结分为肝门部淋巴结为N_1，其他远处淋巴结为N_2，16组淋巴结为远处转移为M_1。另外，胆囊癌的TNM分型的主要意义在于指导外科手术的选择和对其预后及疗效的科学评价。其中T分期对淋巴转移和远处转移具有较大的意义，T分期的大小直接影响到淋巴转移和远处转移发生率的高低。据有关资料统计，与胆囊癌从T_2至T_4分期的肿瘤侵犯深度相一致，其淋巴转移与远处转移率也分别从16%升到79%和从33%上升到69%。要达到肿瘤的R_0切除，术时正确评估其T分期与淋巴转移和远处转移的关系就显得非常之重要。

【症状】　胆囊癌初期一般多无特殊症状，常被并存的胆囊结石或慢性胆囊炎的症状所掩盖。晚期病例可有恶性肿瘤的表现或出现胆道梗阻黄疸等征象。实际上患者如有明显的临床症状，病变大多已属晚期，极少有治愈可能。一般情况下，胆囊癌的主要表现有右上腹部疼痛、肿块、黄疸、及消瘦等恶性肿瘤的晚期症状。右上腹疼痛大多是由于胆囊癌患者有合并胆囊结石所致胆囊胀大所致，此外，常有黄疸、恶心呕吐和低热、消瘦等恶病质征象。这类患者腹痛多为持续性隐痛，位于右季肋部或右肩胛角处，程度则并不严重；但有时也可有剧烈的胆绞痛，少数病例也可以完全无痛。其次患者多有食欲缺乏、恶心、上腹部气胀不适，有明显的消瘦等恶病质现象或出现黄疸时，病变多属晚期。黄疸之初时程度较轻，以后逐渐加深，且多属持续性，是肝门直接被浸润、或胆总管周围淋巴结有转移肿大致胆道被阻塞的结果。此外，在病程中还可以有发热及白细胞升高现象；晚期病例则可能出现腹水。体检多可发现肝脏已有肿大，但最突出的是在右季肋下可扪得坚实而无痛的肿块，对于诊断大有帮助。

有少数病例发病隐晦，仅感身体软弱，腹部不适，有时有腹泻或便秘。不久肝脏逐渐肿大，同时可伴有黄疸及腹水等症状，但胆囊则未必能扪及，临床表现极似肝癌。

更有少数胆囊肿瘤位于胆囊管者，即在早期就可因侵犯胆总管而出现胆囊肿大、阻塞性黄疸，并呈持续进行性而极似胰头肿瘤；或者因胆囊管被阻塞而形成胆囊黏液囊肿或胆囊蓄脓；也可能一开始即表现为肿瘤的广泛转移，而原发病灶的症状则不明显。

【诊断】　胆囊癌的发病隐匿，临床又无特殊的症状表现，术前早期诊断较为困难。一旦出现右上腹疼痛、肿块和黄疸，病变多已属晚期，预后极差。因此，为进一步提高早期胆囊癌的术前确诊率，对可疑胆囊癌者应及时作相应的辅助检查，以期早诊断早治疗，提高治愈率。

辅助检查方法包括B超、EUS、CT、MRI以及选择性动脉造影等，B超能发现0.5cm以下的胆囊早期肿瘤；EUS可确定胆囊肿瘤之同时观察肿瘤浸润肝脏的深度；CT和MRI对胆囊癌的发生部位、大小和胆囊壁及其周围邻近脏器的情况都有较为全面的了解。此外，还可对可疑患者作相应

的 AKP、ECA、CA19-9 等肿瘤标志物检查，以及有关基因诊断等。

【治疗】 胆囊癌对放、化疗均不敏感，唯手术切除才可望获得长期存活或治愈。凡胆囊癌已经剖腹探查证实者，应根据病变的不同情况作不同的处理：

1. Tis 和 T_{1a} 期 即胆囊原位癌和仅限于黏膜的胆囊癌，也相当于 Nevin Ⅰ期，仅作单纯的胆囊切除一般都可达到根治。一般认为，TNM 0 期（Tis）作单纯的胆囊切除术或腹腔镜胆囊切除，其 5 年生存率达到 100%。值得注意的是，原位癌和 T_{1a} 期的胆囊癌变多仅限于黏膜层，其术前确诊困难，大多系因胆囊的慢性炎症、胆囊结石、胆囊黏液囊肿或胆囊蓄脓而手术，故其胆囊外观并无明显改变，其真实性质都将在切除胆囊后确定，故切除胆囊务必注意保证完整不破裂。

2. T_{1b} 期 相当于 Nevin Ⅱ期，因肿瘤浸润固有层和肌层，各家对手术方式的选择观点略有不同，有认为单纯胆囊切除足以根治，只要胆囊能完整切除，生存率也较高。而另有学者认为单纯胆囊切除不能达到根治，应作根治性手术防止肿瘤复发。作者认为，具体要根据肿瘤的部位而定，若肿瘤位于脏侧，因未穿透浆膜仅作胆囊切除足以达到根治；若肿瘤位于底部或肝侧胆囊床，应作胆囊床旁肝组织切除（1.0~2.0cm），并做冰冷切片确定其切缘阴性为止；而位于胆囊管的肿瘤，因其有可能较早出现胆总管周围、肝动脉或门静脉旁的淋巴结转移，作根治性的淋巴清扫术尚属合理。

3. T_2 期 相当于 Nevin Ⅲ期，该期胆囊肿瘤已经侵犯到胆囊肌层及其周围结缔组织，但尚未穿透胆囊浆膜，必须根据不同的情况作胆囊癌根治术。其根治的范围应在胆囊切除的基础上，楔形切除 2~3cm 深的胆囊窝肝脏组织必要时可联合Ⅳb 和Ⅴ段的肝切除，若有右肝动脉或门静脉的侵犯，则可考虑作联合右半肝切除术。应常规清除肝十二指肠周围的淋巴结以及肝胃韧带，胰头十二指肠前后和腹主动脉周围的淋巴结。

4. T_3 期 相当于 Nevin Ⅳ 期，胆囊癌已穿透浆膜直接浸润附近肝组织或周围淋巴转移，应行扩大胆囊癌根治术，包括胆囊切除之同时作肝组织之楔形广泛切除或右肝部分切除术；若肿瘤已经浸润到肝总管、胆总管或结肠和胃十二指肠等，则应在切除胆囊的同时联合切除肝总管和胆总管、胃或十二指肠，并连同周围的脂肪淋巴组织作整块切除，然后再作肝门胆管空肠 Roux-Y 式吻合术。有侵犯到胰头十二指肠时，只要无腹腔内远处转移而患者能耐受手术，也可争取作连同胰头十二指肠切除术。有认为只要能达到彻底的切除肿瘤，其 5 年存活率可达到 30%~50%。

5. T_4 期 相当 Nevin Ⅴ期，胆囊癌已广泛浸润附近器官，已无根治可能者，一般不主张胆囊癌手术切除或扩大胆囊癌切除术，因任何的扩大胆囊癌根治切除都有较高的手术并发症和死亡率。若胆总管亦因淋巴管转移或直接蔓延而有梗阻者，应争取作肝内胆管空肠吻合或置管外引流减轻黄疸，以提高生活质量。

值得注意的是，为防止漏诊误治，对任何腹腔镜手术切除的胆囊，术中应常规对切下的胆囊标本剖开检查，对可疑的胆囊黏膜作冷冻切片明确诊断，必要时再选择相应的补救手术予以根治。至于 T_4 期肿瘤已侵犯大血管如门静脉或肝动脉，是否作扩大手术切除范围和（或）连同血管切除重建值得商权。作者认为，此时手术实系病期已晚，即使血管切除重建能作肿块切除，也因近期并发症发生率较高、远期效果不好应予放弃，因任何手术进行扩大切除以求根治，并不能真正提高治愈率，一有不慎还将因此而导致患者更多的痛苦与不幸。此时单凭手术已不能解决问题，惟求综合治疗，提高病患的生活质量与延长其生命则更趋合理。

【预后】 胆囊癌一旦已被临床诊断，预后大多不佳，特别是 Nevin Ⅳ、Ⅴ期的预后极差，若不积极治疗，其中位生存期仅为 3~6 个月。郑树森（2002）等报道 88 例胆囊癌，其 1、3、5 年的生存率分别为 69.57%、34.43% 和 13.77%。肖卫东（2004）等报道胆囊癌 Nevin Ⅳ17 例和Ⅴ期 45 例的外科手术治疗结果，17 例Ⅳ期的有 7 例作了根治切除，1 例扩大根治，5 例姑息切除和 4 例仅行剖腹探查术。45 例Ⅴ期的有 9 例行扩大根治，10 例作姑息切除，26 例仅剖腹探查。该组总手术切除率为 52%，行根治切除术后生存率明显高于姑息切除和剖腹探查组，而姑息胆囊癌切除者也都比未切除病灶的能延长生存期 6~10 个月。鉴此，临床上对胆囊癌能做切除者则应积极争取作根治或姑息切除，以延长生命或提高生活质量。笔者曾有一例胆囊癌浸润到肝门和十二指肠球部及胆总管下段、有梗阻性黄疸数月的患者，在某大医院仅作肝内胆管置管外引流三个月再度黄疸入院，再行胆囊切除加肝门胆管连同胰头十二指肠切除术，术后存活 10 个月，其存活期无黄疸，生活质量良好。Nakamura 等报道 Nevin Ⅴ期患者作扩大胆囊癌根治切除，术后 2 年生存率为 32%，5 年生存率 15%。

此外，为能达到先期预防，国内专家基本达成共识，建议对下列情况均应早行胆囊切除术：①大于 3.0cm 的胆囊结石；②胆囊壁有不均匀钙化的胆囊炎或瓷性胆囊；③胆囊息肉大于 1.0cm；息肉合并胆囊结石、胆囊炎；单发或无蒂且增大迅速（6 个月内增大超过 0.3cm）；④胆囊腺肌症合并胆囊结石、胆囊炎；⑤胰胆管汇合异常合并胆囊占位性病变；⑥胆囊结石合并糖尿病。

三、胆管肿瘤

胆管的良性肿瘤 胆管良性肿瘤较之胆囊良性肿瘤更为罕见。Christoper（1933）收集文献报道的 41 例胆管良性肿瘤，大多位于胆总管壶腹部；其中 16 例为乳头瘤，15 例为腺瘤，其余为纤维瘤、脂肪瘤、神经瘤等。此等肿瘤主要表现为阻塞性黄疸，有时可能伴有绞痛，与胆管结石几无从鉴别，大多只有在手术探查时方发现真相。治疗方法应依据肿瘤的大小和部位等情况而定：位于胆总管上段或肝管内的小肿瘤，带蒂者可予以局部切除，广基者可能需要将受累的胆管切除一段后行胆管的端 - 端吻合。位于胆总管下端靠近壶腹部的乳头状瘤或腺瘤，因有恶变可能，且冷冻切片亦未必完全可靠，最好将带瘤的壶腹部切除，然后将胆总管重新与十二指肠吻合。如该处的乳头状腺瘤已有恶变可能者，或者需行胰头十二指肠切除术。

胆管的恶性肿瘤　胆管之恶性肿瘤几乎全为胆管癌，文献中未见有胆管肉瘤之报告。

胆管癌

【发病情况】 人们认识胆管癌已经有100多年的历史，自从1889年Musser报道了18例原发性肝外胆管癌之后，其临床病理特征不断有了新的认识，胆管癌的临床报道也就逐渐增多。1940年Stewart等报道了肝外胆管癌306例，1960年Sako等综合报道570例，至1965年Klatskin报道了13例肝门部胆管癌，并对其病理作了描述而将其命名为Klatskin瘤。通常认为胆管癌的发生率仅及胆囊癌的半数，例如Gray和Shape(1941)分析464例胆囊和胆管癌，291例为胆囊癌，119例为胆囊管、肝管及胆总管癌，而54例是在壶腹部。Marshall(1932)报道Mayo医院22 000次胆道手术中发现胆管癌仅34例，Heyd(1940)报道在3986例肝外胆道手术中仅5例胆管癌。郑树森(2002)等报道139例肝外胆道肿瘤中，胆管癌51例，占36.7%。一般而论，胆管癌的发生率随年龄增长而增加，美国的年发病率为0.01%；而以色列、日本和美国的印第安人的发病率则较高，约为0.01%~0.46%之间。国外尸检发现率为0.01%~0.5%，占恶性肿瘤总数的2%，我国的尸检发现肝外胆管癌占0.07%~0.3%。近年来，随着诊断技术不断提高和外科对胆管癌的深入研究，有关胆管癌的外科手术切除方面的报道也在增多。认为胆管癌的发病率至少不低于胆囊癌或胰腺癌。胆管癌与胆囊癌不同，以男性发病为多，约55%~60%，据中山医科大学附属第一医院的158例分析，男女之比为2.8∶1，平均发病年龄约为57岁。

【病因与癌前期病变】 胆管癌病因至今不明，文献报道其发病的危险因素包括高龄、胆管结石、胆管腺瘤和胆管乳头状瘤病、Caroli病、胆总管囊肿、病毒性肝炎、肝硬化、原发性硬化性胆管炎(PSC)、溃疡性结肠炎、化学毒素、吸烟、肝吸虫或华支睾吸虫感染等。据临床观察，约20%~30%胆管癌合并有胆管结石；有报道认为胆管囊性扩张症有2.8%~28%的癌变率；华支睾吸虫感染导致胆道感染、胆汁淤滞和胆管周围炎症及纤维化增生可能是胆管癌的原因。此外，胆管癌的发生还与一些致癌物质如钍、石棉和亚硝酸胺，以及异烟肼和避孕药等有一定的关系。

胆管癌常见癌前病变为胆管的良性肿瘤，如乳头瘤及腺瘤：①胆管上皮内瘤变(biliary intraepithelial neoplasia，BillN)：按胆管衬覆上皮的异型程度由轻至重分为BillN-1、BillN-2和BillN-3，BillN-3通常被视为原位癌；②导管内乳头状肿瘤(intraductal papillary neoplasm，IPN)；③胆管微小错构瘤(biliary micro-hamartoma)。原发性硬化性胆管炎为胆管癌前病变，在临床诊断时极难与胆管癌鉴别，据有关该类患者的尸解和肝移植发现分别有40%与9%~36%实际上就是胆管癌。

【发生部位与分类】 胆管癌(cholangiocarcinoma)统指胆管系统衬覆上皮发生的恶性肿瘤，可发生于肝内、外胆管的任何部位。一般而论，胆管癌可分为肝内胆管癌(intrahepatic cholangiocarcinoma，ICC)和肝外胆管癌(extrahepatic cholangiocarcinoma)两大类。而肝外胆管癌则又以胆囊管与肝总管汇合点为界而被分为肝门部胆管癌和远端胆管癌。也有人将肝外胆管癌按其部位高低分上、中、下段胆管癌，上段胆管癌是指发生在肝门部的胆管癌，又称为肝门部胆管癌，或称Klatskin瘤；而中段则指胆囊管以下至胰腺段胆管上缘；下段则为末段胆管包括壶腹部癌。一般统计以胆总管上段癌最多见，占60%~70%，中段和下段分别约为10%、25%，肝内胆管癌起源于肝内胆管及其分支至小叶间细胆管树的任何部位，仅占5%。但部分病例因病变浸润及周围组织而无法切除时，临床上很难确定其病变之原发位置。王作仁(1995)等报道162例肝外胆管癌中，上段胆管癌58例，中段34例，下段64例，全段6例。温州医科大学附属第一医院(2003)统计肝外胆管癌132例，其中上段胆管癌71例，中段23例，下段34例，弥漫性4例。

【病理分型与分期】 肉眼检查可见很长一段胆管因肿瘤之弥漫性浸润而增厚变硬，亦可因环绕胆管浸润而造成环形狭窄。少数病例可向胆管腔内形成突起的乳头或结节状肿块。有时肿瘤可显示黏液变。

1. 临床病理分型　胆管癌可因生长的部位不同，则有肝内与肝外病理分型上的差异：

肝内胆管癌　大体上可分为肿块型、管周浸润型和管内生长型。通常管内生长型患者的预后好于肿块型或管周浸润型。胆管囊腺癌是一类以形成囊腔为特征的肝内胆管肿瘤，手术切除预后较好。其组织学上腺癌最常见，偶可见腺鳞癌、鳞癌、黏液表皮样癌、类癌及未分化癌等类型。此外，有细胆管癌(cholangiolocellular carcinoma，CLC)，但较少见。细胆管癌是一类以规则性细小管腔样结构为特点的腺癌，可能来自肝内胆管树最末端最小分支Hering管内的肝脏前体细胞(HPCs)。

肝外胆管癌(包括肝门部胆管癌)　大体上有息肉型、结节型、硬化缩窄型和弥漫浸润型。组织学类型中腺癌最常见，组织学亚型包括胆管型、胃小凹型、肠型。少见类型有黏液腺癌、透明细胞腺癌、印戒细胞癌、腺鳞癌、未分化癌和神经内分泌肿瘤。

(1) 大体分型：根据肿瘤的大体形态可将胆管癌分为硬化型、结节型、乳头状和弥漫型。

1) 硬化型：又称硬化缩窄型，好发于肝门部胆管，是最常见的类型，约占50%~65%。其肿瘤沿胆管壁黏膜下层浸润和向管外浸润，形成灰白色环状增厚的纤维增生，使胆管壁增厚、狭窄变硬。同时可压迫或包绕相邻的肝动脉或门静脉。此型分化良好，癌细胞在胆管壁内分散在大量的纤维组织之间，肉眼与硬化性胆管炎不易区别，有时甚至术中冷冻切片检查也难确定诊断。此型虽然分化良好，但因向管壁内浸润性生长，肉眼难以判别切缘是否阴性，其手术预后较差。故术中应当极其谨慎，务使手术达到根治。

2）乳头型：又称息肉型，好发于胆管下段，肿瘤呈息肉样向管腔表面生长，形成大小不等的乳头状结构，排列整齐，有时可有多发癌灶，但癌细胞之间有正常组织。管腔内有时可有大量的黏液性分泌物，并引起梗阻。此型一般只向管壁浸润，较少侵犯周围组织如血管、神经、淋巴等，手术切除率高，预后较好。

3）结节型：多发于中段胆管，肿瘤呈结节状向管腔内生长，结节状癌体较小但基底宽，表面不规则，质地韧，常位于一侧。同样较少向管腔外浸润，手术切除率较高，预后较好。

4）弥漫型：较少见，肿瘤可广泛向肝内、管壁外浸润性生长，其肿瘤的原发部位难以确定，一经诊断一般手术都已无法切除，预后极差。

(2) 组织学分型：与胆囊癌相似，胆管癌大多为腺癌，占95%。其他为乳头状癌、腺鳞癌、鳞状上皮癌、类癌、囊腺癌。罕见的还有平滑肌肉瘤、横纹肌肉瘤、黏液内皮瘤和颗粒细胞癌等。根据其分化程度有高、中、低和未分化癌之别。

2. 临床分型与分期　近年来胆管癌的发病率有逐年升高的趋势，对于胆管癌的诊断及治疗，国外早在10年前已制定了相关指南，并在临床应用中不断修改更新。2010年，美国癌症联合委员会（The American Joint Committee on Cancer，AJCC）发布的第7版TNM分期系统正式将肝内胆管癌从肝癌中分离出来，同时将肝外胆管癌分为肝门部胆管癌和远端胆管癌，并对这三类不同解剖部位的胆管癌分别制定了各自的TNM分期。这种以解剖部位特点及肿瘤的侵犯与扩散方式不同作为分期依据，将肝内、外胆管癌分别进行分期，有利于对不同部位的肿瘤浸润范围及其预后作出科学地评估；而Bismuth-Corlette（1975）分型仍是目前临床上应用较为广泛的分型方法，则更便于术式选择与临床总结。

肝内胆管癌的临床TNM分期：

原发肿瘤（T）

Tx　原发肿瘤无法评估

T_0　无原发肿瘤的证据

Tis　原位癌（肝胆管内）

T_1　单个肿瘤，无血管浸润

T_{2a}　单个肿瘤，有血管浸润

T_{2b}　多发肿瘤，有或无血管浸润

T_3　肿瘤穿透脏腹膜，或直接侵及局部肝外结构

T_4　肿瘤浸润胆管周围

区域淋巴结（N）

Nx　区域淋巴结无法评估

N_0　无区域淋巴结转移

N_1　区域淋巴结转移

远处转移（M）

M_0　无远处转移

M_1　远处转移

表9-2　肝内胆管癌TNM分期（AJCC，2010）

分期	T	N	M
0	Tis	N_0	M_0
Ⅰ	T_1	N_0	M_0
Ⅱ	T_2	N_0	M_0
Ⅲ	T_3	N_0	M_0
ⅣA	T_4	N_0	M_0
ⅣB	任何T	N_1	M_0
	任何T	任何N	M_1

肝门部胆管癌的TNM分期：

原发肿瘤（T）

Tx　原发肿瘤无法评估

T_0　无原发肿瘤的证据

Tis　原位癌

T_1　肿瘤局限于胆管，可到达肌层或纤维组织

T_{2a}　肿瘤超出胆管壁到达周围脂肪组织

T_{2b}　肿瘤浸润邻近肝实质

T_3　肿瘤侵及门静脉或肝动脉的单侧分支

T_4　肿瘤侵及门静脉主干或门静脉的双侧分支，或肝总动脉，或双侧的二级胆管，或一侧的二级胆管和对侧的门静脉或肝动脉

区域淋巴结（N）

Nx　区域淋巴结无法评估

N_0　无区域淋巴结转移

N_1　区域淋巴结转移（包括沿胆囊管、胆总管、肝动脉、门静脉分布的淋巴结）

N_2　转移至主动脉旁、腔静脉旁、肠系膜上动脉，和（或）腹腔干淋巴结

远处转移（M）

M_0　无远处转移

M_1　远处转移

表9-3　肝门部胆管癌TNM分期（AJCC，2010）

分期	T	N	M
0	Tis	N_0	M_0
Ⅰ	T_1	N_0	M_0
Ⅱ	T_{2a-b}	N_0	M_0
ⅢA	T_3	N_0	M_0
ⅢB	$T_{1\sim3}$	N_1	M_0
ⅣA	T_4	$N_{0\sim1}$	M_0
ⅣB	任何T	N_2	M_0
	任何T	任何N	M_1

远端胆管癌 TNM 分期

原发肿瘤(T)

Tx 原发肿瘤无法评估

T_0 无原发肿瘤的证据

Tis 原位癌

T_1 肿瘤局限于胆管

T_2 肿瘤超出胆管壁

T_3 肿瘤侵及胆囊、胰腺、十二指肠或其他邻近器官,但未侵及腹腔干或肠系膜上动脉

T_4 肿瘤侵及腹腔干或肠系膜上动脉

区域淋巴结(N)

Nx 区域淋巴结无法评估

N_0 无区域淋巴结转移

N_1 区域淋巴结转移

远处转移(M)

M_0 无远处转移

M_1 远处转移

表 9-4　远端胆管癌 TNM 分期(AJCC,2010)

分期	T	N	M
0	Tis	N_0	M_0
ⅠA	T_1	N_0	M_0
ⅠB	T_2	N_0	M_0
ⅡA	T_3	N_0	M_0
ⅡB	T_1	N_1	M_0
	T_2	N_1	M_0
	T_3	N_1	M_0
Ⅲ	T_4	任何 N	M_0
Ⅳ	任何 T	任何 N	M_1

由于肝门部胆管癌的部位高,具有发展较慢、转移较晚,治疗上有其特殊性,是属临床上一种比较特殊的病变类型。为便于选择手术方式和总结治疗效果,目前国际上仍常用 Bismuth-Corlette(1975)分型:

Ⅰ型:肿瘤位于肝总管分叉部以下,未侵犯汇合部,约占 16.3%;

Ⅱ型:肿瘤位于肝胆管分叉部,即侵犯汇合部但未累及左右肝管,占 22.4%;

Ⅲa 型:肿瘤位于肝总管并侵犯右侧一级肝管分支,同侧二级分支阻塞,占 20.4%;

Ⅲb 型:肿瘤位于肝总管侵犯左侧一级肝管分支,同侧二级分支阻塞,占 34.7%;

Ⅳ型:肿瘤位于肝总管同时侵犯双侧一二级肝管分支以上,占 6.1%。

根据临床观察,肝门部胆管肿瘤的生长相对缓慢,对其周边的浸润性不很强。因此,临床上有部分似乎无法切除之病例,再经仔细解剖探查后多有切除之可能,故手术时不应轻易放弃姑息或根治切除,以免失去治愈的机会。有很多的经验体会,即便是 Bismuth Ⅳ型也有可能获得局部切除,其影响预后的主要原因仍是淋巴结的转移。因此,除确实是远处转移或患者的情况很差已无手术切除指征外,各临床分期都应争取作手术切除。

目前国内仍还没有较为详尽的胆管癌分期系统,大体上分五期:

Ⅰ期:肿瘤仅限于胆管壁黏膜或肌层,无淋巴结转移;

Ⅱ期:肿瘤已浸润至胆管壁及周围结缔组织,无淋巴结转移;

Ⅲ期:肿瘤已侵出胆管壁,并有局部区域或肝十二指肠韧带内淋巴结转移;

Ⅳa 期:肿瘤已浸润至邻近组织、肝动脉或门静脉,有或无淋巴结转移,但无远处转移;

Ⅳb 期:无论肿瘤大小或有无淋巴结转移,有肝脏或远处转移。

此外,近年来尚有国际胆管癌分期系统(2011),其对胆管癌的有关方面如对胆管癌部位、门脉、肝动脉受累情况、肿瘤大小、形态、预留肝脏体积、并存肝脏基础疾病、淋巴结转移、远处转移等情况作了更为全面的评估,对 HCC 可切除性、术式选择及预后的评估与判断较为全面而准确,将肝预留体积和原有肝脏基础疾病列入评估,则对手术预后预测更有科学性,但其缺点是内容较多在而复杂,不易临床应用。

胆管癌的转移　肝内胆管癌的转移主要是局部侵犯,可引起肝内脉管或胆管的浸润或癌栓。肝外胆管癌的转移方式主要是周围组织浸润与淋巴转移,早期是沿胆管壁向上下浸润、或直接扩散侵犯胆管周围血管或组织,然后出现就近区域的淋巴结转移;肝上段的胆管癌可直接侵及肝门肝组织,而中下段的胆管癌则多先为肝门和腹腔动脉旁淋巴结转移,最终侵犯胰头及周围组织。此外,肿瘤可沿神经鞘扩散,血行转移较少,而远处转移多属晚期。

【症状与诊断】

临床表现　胆管癌具体的临床表现因其位置及病程之早晚而不尽相同。肝内胆管癌患者早期常无特殊临床症状,随着病情的进展,可出现腹部不适、腹痛、乏力、恶心、上腹肿块、黄疸、发热等,黄疸较少见。而肝门部或肝外胆管癌患者多可出现黄疸(80%~90%),黄疸随时间延长而逐渐加深,大便色浅、灰白,尿色深黄及皮肤瘙痒,常伴有倦怠、乏力、体重减轻等全身表现。右上腹痛、畏寒和发热提示伴有胆管炎。其他如体重减轻、身体瘦弱、肝大,有时并能触及肿大的胆囊,均为本病常见的症状。由于生长的部位不同,其症状可有差别。

位于胆总管末段壶腹部的肿瘤,以胆总管及胰管的阻塞为突出症状,且由于肿瘤溃破可有肠道出血及继发贫血现象。患者常有进行性黄疸及持续性背部隐痛,但如胆管内并有结石,疼痛也可呈绞痛状。由于胰管有时受到阻塞,可能影响胰腺的内分泌而有血糖过高或过低现象,更可能

因外分泌的缺失致脂性腹泻。因胆管受到阻塞,也将影响到脂性食物的消化。由于胆、胰管同时受阻塞,MRCP 检查可有典型的"双管征",并时常有胆囊胀大和肝大。壶腹部肿瘤病灶很小时即可出现黄疸,且极易发生溃疡出血,粪便可呈柏油样而贫血严重。故凡患者有进行性黄疸、经常有肠道出血,且有顽固的脂性腹泻者,极有可能是壶腹部癌。

位于壶腹部与胆囊管之间的中段胆总管癌,症状与胰头癌相似,早期因胰管并未受累,临床上应无胰腺内分泌和外分泌紊乱现象。若无慢性胆囊炎史,则胆囊将显著胀大,符合 Courvoisier 定律。

位于肝总管内的肿瘤,若近肝门则黄疸极为显著,肝大亦极明显,而胆囊不肿大,肝外胆管大小正常。

总的说来,黄疸虽然是本病的明显症状,但其正确诊断常有困难,每易与胆总管结石混淆,特别是黄疸出现前的明确诊断实为不易,常需对有上腹部隐痛不适或有梗阻性黄疸者作全面仔细的检查分析方能作出较为正确的诊断,有时尚待剖腹探查后方能明确真相。以往的文献统计术前诊断正确者仅占病例的 1/3,但近年来随着影像学诊断技术的发展和改进,其术前正确诊断率则大为提高,重要的是应对有可疑的患者及时选取相应的检查,当可对该病作出较为早期的诊断和治疗。

诊断检查 包括血液生化、肝功能、肿瘤标志物和物理检查等。

1. 实验室检查 胆道梗阻时,肝功能检查提示胆红素、碱性磷酸酶和 γ- 谷氨酰转肽酶升高。转氨酶可升高,当伴有胆管炎时会显著升高。长期胆道阻塞可以导致脂溶性维生素(A,D,E 和 K)减少,凝血酶原时间延长。随着疾病的进展,白蛋白、血红蛋白和乳酸脱氢酶水平可随之下降。

2. 血清肿瘤标记物 胆管癌无特异性的肿瘤标记物,仅 CA19-9、CA125、CEA 有一定价值:①CA19-9 约 85% 的胆管癌患者伴有 CA19-9 升高;CA19-9 升高也可见于其他原因的梗阻性黄疸,但胆道减压后,CA19-9 水平持续升高,提示胆管癌。胰腺、胃恶性肿瘤及严重肝损伤均可伴有 CA19-9 升高。②CA125 约 65% 的胆管癌患者伴有 CA125 升高。③CEA 约 30% 的胆管癌患者伴有 CEA 升高。但肠道炎症、胆道良性梗阻、胃肠道肿瘤及严重的肝损伤时 CEA 也可升高。

3. 影像学检查 合理应用影像学检查有助于胆管癌的定位、定性诊断及肿瘤分期。

超声显像 超声是诊断胆管癌的首选方法。肝内胆管癌可能仅表现为肝内局限性肿块,肝门部肿瘤则有肝内胆管扩张,而肝外肝管不扩张。超声的优势在于能可靠地鉴别肿块与结石,并可根据肝内外胆管是否扩张初步确定梗阻的部位。超声可以显示胆管内及胆管周围的病变,评价门静脉受侵程度。

CT 高分辨率螺旋动态螺旋 CT 能显示肝内胆管细胞癌的特有征象、扩张的胆管和肿大的淋巴结。但通常不能判断胆管癌的范围,腹部淋巴结肿大并不一定是转移性病变。增强 CT 扫描有助于较好地显示肝门部肿瘤与肝动脉或门静脉的关系。胸部 CT 有助于评价远处转移。动脉期图像有助于评价肝动脉解剖以及病变与肝动脉的关系,薄层小视野图像有助于评价胆系受累程度。

MRI 和 MRCP MRI 是诊断胆管癌的最佳方法。MRI 能显示肝和胆管的解剖和肿瘤范围,是否有肝脏转移。MRCP 可较好地显示肝内外胆管扩张与否及梗阻的部位和肿瘤的大小,可反映胆管的受累范围,对判断胆道梗阻有较高的敏感性(80%~95%)。超声初步确定梗阻的部位后,应选用 MRCP 对胆管受累范围进行全面评估。MR 血管成像则可显示肝门部血管受累的情况。

超声内镜 超声内镜检查可以更好地观察远端肝外胆道、局部淋巴结和血管。对远端胆管肿瘤所致胆道梗阻,若其他影像学检查不能明确诊断,可选用超声内镜检查,并可引导细针对病灶和淋巴结穿刺活检。

正电子发射计算机断层扫描(PET-CT) PET-CT 可用于对肿块的良恶性以及是否存在远处转移的评估。但胆管黏液腺癌可表现假阴性。

ERCP 和 PTC ERCP 和 PTC 对胆管癌的诊断各有其优点。通常,ERCP 适用于了解梗阻部位以下胆道情况,而 PTC 则适用于了解梗阻部位以上的胆道情况,必要时二者结合应用有利于了解全部胆道的病变情况。ERCP 或 PTC 可取胆汁样本作细胞学检查,阳性率约为 30%,联合刷检和活检可提高阳性率,但细胞学检查阴性并不能排除肿瘤。

4. 组织细胞学 可通过直接穿刺肝内肿块或经内镜刷洗脱落细胞检查明确诊断。胆管癌以腺癌为主,诊断时还应注意与假腺管型肝细胞癌和胃肠道腺癌肝转移等病变相鉴别,必要时可借助免疫组织化学诊断。

【治疗】 手术切除仍是治疗胆管癌的主要方法,而对于不能手术切除的胆管癌,应争取行胆肠内引流术、控制胆道感染、改善肝功能、延长生命与提高生活质量。有阻塞性黄疸者则应尽早手术探查;已经证实为胆管癌者,应根据肿瘤的部位和病变的范围而采取不同的手术方法。至于术前必要的减轻黄疸、正确评估手术切除可能性、维护和改善肝功能及营养状态当对手术成功与否具有重要意义,务必引起重视。

手术适应证及手术原则

1. 肝内胆管癌的外科治疗应与原发性肝癌相同,根据 TNM 分期决定 0~Ⅰ期切除肝肿瘤并至少保持 1~2cm 的肝脏无瘤切缘;Ⅱ期作规则性肝切除联合受侵血管一并切除;Ⅲ期行规则性肝切除联合受侵脏器切除,对疑有淋巴结转移者,以术中淋巴结快速冷冻病理检查的结果决定淋巴结清扫;ⅣA 期争取作规则性肝切除联合淋巴结清扫;ⅣB 期则非手术治疗或肝移植。

2. 肝门部胆管癌可以 Bismuth-Corlette 分型为基础,结合 TNM 分期决定肝切除的范围 Ⅰ期作单纯胆管癌切除;Ⅱ期胆管癌切除联合小范围肝切除或尾状叶切除;Ⅲ期胆管癌切除联合尾叶切除加左半肝、右半肝肝切除（Ⅲb 和Ⅲa）加淋巴结清扫；ⅣA 期联合大范围（半肝或三叶）肝切除 + 血管重建 + 淋巴结清扫；ⅣB 期非手术治疗或肝移植。

3. 远端胆管癌手术切除可根据 TNM 分期决定 0~Ⅰ期对胆总管上中段的肿瘤行单纯胆管切除；对胆总管远端肿瘤行胰十二指肠切除术。Ⅱ期胆管癌联合邻近受侵脏器切除、或胰十二指肠切除术。Ⅱ期对胆总管上中段的肿瘤行胆管癌切除加淋巴结清扫术；对胆总管远端肿瘤行胰十二指肠切除术加淋巴结清扫。Ⅲ~Ⅳ期则非手术治疗。

总而言之，肝内胆管癌手术切除与肝癌的手术切除一样，强调其切缘阴性，或作肿瘤部位的不规则与规则的肝叶、段切除术。必要时联同浸润的血管与胆管切除和淋巴结清除。肝门部则因其解剖较为复杂，而肿瘤被发现时多有血管的侵犯或转移，手术切除率低，根治机会也较小。一般而论，能争取姑息切除者尽量作局部切除以改善患者的生活质量。但对有下列情况者，手术都属禁忌：①腹腔种植；②肝内广泛转移；③左右二级肝管同时受侵；④肝门区肝固有动脉、左右肝动脉同时受累；⑤门静脉总干、左右门静脉同时受累；⑥肝门部广泛受累固定。

姑息治疗　姑息性切除显然可以改善患者的生活质量，也有认为即使是可作广泛切除的胆管癌而作局部切除也有较好的预后，因为过大的手术范围有因手术并发症而导致不良后果。此外，对有胆道梗阻而肿瘤不能切除的患者，置入胆道支架可使胆管充分引流缓解症状，提高存活率。对预期生存期 >6 个月的患者可采用金属支架，而预期生存期在 6 个月以内的则可选用塑料支架。复杂肝门部肿瘤可使用 ENBDERCP 下鼻导管引流或经皮胆道引流。外科搭桥引流并不优于支架置入。

值得一提的是，位于壶腹部的胆管癌，特别是十二指肠乳头部的肿瘤，如病变侵犯不广泛，患者的全身情况尚好，当可作胰头十二指肠切除术；但若患者不能耐受胰十二指肠切除术时，则可考虑作经十二指肠乳头局部切除术。即先纵行或斜形切开十二指肠前壁，找到并显露十二指肠后壁的乳头，将乳头肿瘤及其周围的十二指肠后壁、连同部分胆胰管开口一并切除，然后将胆胰管开口分别、或合并后与十二指肠后壁作妥善的整形吻合，重建胆胰十二指肠通道。作者有 10 余例临床经验，术后近期减黄效果明显，患者术后恢复快，生活质量在短期内得到提高。并有术后存活 7 年之久的病例。对于不能作局部切除者，当应作胆囊空肠的 Roux-Y 式吻合术。

肝移植：近年研究表明，肝移植术前配合放化疗可以显著提高移植术后患者长期存活率。新辅助放化疗可使胆管癌患者肝移植术后的 5 年无瘤存活率达到 65%。但肿瘤直径 >3cm、伴有远处转移、经腹膜肿瘤穿刺活检及既往有恶性肿瘤病史者则长期存活率显著降低。对局部不能切除而又无转移之肝门部胆管癌可作肝移植术，国内外有不少的移植中心对该类患者作了肝移植，认为具有较好的疗效，比之局部姑息切除，乃至所谓的“根治性”切除更加值得临床应用。Robles 等总结瑞典 36 例肝门部胆管癌行肝移植，其 1、3、5 年的生存率分别为 82%、53% 和 30%。Iwatsuki（1998）报道 72 例肝门胆管癌，行肝叶切除 34 例，肝移植术 38 例；前者的 1、3、5 年的生存率分别为 74%、34% 和 9%，后者分别为 60%、32% 和 25%。其 10 例肝门胆管癌长期存活中有 8 例系肝移植，由此认为肝移植术远期疗效要优于肝切除术。作者曾对 1 例肝门胆管癌无法手术切除者作了肝移植术，术后恢复良好，存活 8 个多月。因此，对手术无望作胆管癌切除时应积极争取作肝脏移植，以延长患者生命和提高其生存质量。

术后治疗及随访　根据术中及病理检查的具体情况，确定术后治疗及随访方案。对有显微镜下阳性切缘（R1）或局部病灶残留（R2）的患者术后采用射频消融、微波固化或吉西他滨联合铂类抗癌药物等化疗方案治疗，或化疗联合放疗治疗。CT 引导下大剂量短距放疗（CT-HDRBT）对胆管癌术后肝内复发有一定疗效。对伴有 CA19-9 升高的患者，术后可检测 CA19-9 水平；每 2~3 个月做 1 次影像学评估，持续至 2 年。根治性切除（R_0）者，术后不需要特殊治疗，2 年内定期复查。

第五节　胆道寄生虫病

胆道寄生虫病在我国颇为常见，其中胆道蛔虫病和胆道华支睾吸虫病能引起胆道阻塞、感染和一系列后续病变，在外科临床上有一定的重要性。

一、胆道蛔虫病

【发病率】 胆道蛔虫病发病地区很广泛，其发病率约占胆道疾病的 8%~12%，甚至高至 25% 以上。胆道疾患在外科急腹症中仅次于阑尾炎而居第二位，较肠梗阻及溃疡病穿孔为多见，钱礼教授曾于 20 世纪 60 年代调查过温州地区的胆道蛔虫病的发病率，发现其约占胆道疾患的 15%~20%，可见本病在临床上的重要性。近年来由于公共卫生之普及，本病之发病率也在逐年下降。

【发病机制】 肠道内蛔虫窜入胆道的机制尚未完全明了，通常认为与蛔虫的习性（如喜碱厌酸、钻孔和成团）和其生活的周围环境改变有关。当机体的内环境发生改变时，如发热、恶心、呕吐和腹泻等，蛔虫就有可能盲目窜动钻入胆道。一般来说，当肠道功能紊乱时，因乳头括约肌常处于松弛状态。特别是食用多油食物以后，或者在驱蛔药物服用不当时，有激发蛔虫因其生活环境突然改变而盲目窜动进入胆道；或纠结成团诱发肠梗阻。另外，由于其厌酸特性，进入十二指肠后的蛔虫就将改道钻入胆道，也被认为是胆道蛔虫病的一个发病机制。

【病理】 蛔虫通过乳头括约肌进入胆道后，其所在部位与进入的多少当可有甚大的差别。上窜的蛔虫可以一半在胆总管内，一半仍在十二指肠中，也可以进入左、右肝管，甚至逐渐钻入肝内的小胆管中，但多数的情况是在胆总管

09

内，而很少窜入胆囊。因胆囊管与胆总管的相交角度较大，且胆囊管内有螺旋形的 Heister 黏膜瓣，均可妨碍蛔虫之钻入。蛔虫进入胆道内的数量也不等，多数病例仅有 1 条，一般不超过 10 条，但也有数百条的报道。笔者曾见一儿童患者，其胆总管内有多达 80 条之多的蛔虫，胆总管扩张直径达 2.5~3.0cm。蛔虫进入胆道后，有的仍可自行退出，有的可继续生存较长时间，有的则因不能适应新环境而死亡，终致腐化成为结石之核心部分。

蛔虫进入胆道以后，可发生一系列后续变化：

1. 梗阻性黄疸　虫体进入胆道，影响胆汁排出，可能发生黄疸。但由于虫体活动之故，其所致阻塞往往是不完全或暂时的，因此发生的黄疸一般不如胆石症常见，亦不如胆石症严重；但如虫体一旦死亡，胆道有持续梗阻，黄疸反可较为明显。

2. 并发感染　随着蛔虫自肠内窜入胆道，附在虫体上的细菌（多为大肠埃希菌）也可污染胆总管；如一旦伴有胆道部分或完全阻塞，即易引起胆总管炎，甚至感染上行而累及肝内小胆管或其周围组织，发生毛细胆管性肝炎或形成肝脓肿。

3. 形成结石　蛔虫的遗体或虫卵，在胆道中可以成为结石的核心，形成胆管的原发性结石。因胆道炎症而引起的胆道黏膜脱屑，也可成为结石的核心。故胆道蛔虫病与胆道结石有密切关系。钱礼教授（1979）等统计温州医科大学附属第一医院的胆石症 969 例，发现其中 180 例（18.58%）在胆总管中有死或活的蛔虫同时存在；另有若干例胆道蛔虫病患者在手术时发现胆道内有结石形成的趋势者（少量泥沙样胆色素沉积）尚未统计在内，结石中可能以虫卵为核心者亦未仔细检查，可见原发性胆管结石与胆道蛔虫病有密切的关系。

4. 并发胰腺炎　少数病例因蛔虫进入胆总管壶腹部后妨碍胆汁排出，可使胆汁逆流入胰管，引起急性胰腺炎。

09

5. 形成肝硬化　温州医科大学朱金昌（1961）曾记述 1 例因胆道蛔虫病所致的肝硬化尸解资料，认为此种肝硬化不是一般的胆汁性肝硬化，也不同于因血吸虫、华支睾吸虫等引起的肝硬化。此种硬变的肝组织中一方面有肝细胞的萎缩和纤维组织的增生；另一方面又有扩大的胆管、胆汁的淤积以及以虫卵为核心的结石形成，或者并有小脓肿的形成，是蛔虫性肝硬化的特殊表现。

【临床表现】　患者大多是青少年，以 20~30 岁为最多，10 岁以下及 40 岁以上者罕见。男女发病率大致相等。患者绝大多数有肠道蛔虫病史，从大便中曾排出过蛔虫，或粪便中有虫卵发现。

1. 症状　本病特点是上腹部剧烈疼痛。其发作急骤，性质剧烈，往往自觉有特殊的向上钻顶感，部位则多在剑突下方略偏右侧。腹绞痛系属阵发性，在痛发作甚时，患者常弯背屈膝，伏卧床上，或者辗转不安，冷汗淋漓；其疼痛之程度较胆石症发作时更为剧烈，当是蛔虫开始钻入胆道口，致乳头括约肌强烈痉挛之故。待蛔虫全部钻入胆道以后，疼痛可以完全消失，或仅余一种持续性的胀痛感；虽然有时由于蛔虫活动而引起了胆管收缩，患者仍有可能产生阵发性疼痛，但其程度多不如初时严重。又胆道蛔虫病所致的阵发腹痛，两次阵发之间的间歇期一般很短，往往一阵才过，一阵又来，很少相隔几分钟以上，是与胆石症的绞痛不同；疼痛发作时常向背部放射，此与胆石症之常向右肩或季肋部放射者亦有区别。疼痛发作时常伴有恶心、呕吐，吐出物多为胆汁，并常能吐出蛔虫。

早期胆道蛔虫病患者除剧烈的腹绞痛外，往往没有其他症状，但如蛔虫不能退出胆道，则在 24~48 小时后即可能出现黄疸，或继有寒战和发热等胆道感染现象。胆道蛔虫病继发黄疸者并不多见，仅约 10%~20% 的患者于病程的后期有此症状，且黄疸多不深，这是因为蛔虫体圆而光，且其本身有活动性，故胆道不常被完全阻塞之故。后期患者有时黄疸较深，这大都表示虫体已经死亡不活动，因而胆道有持续阻塞，或者伴有结石，亦可能因继发感染而有肝细胞损害性的黄疸并存之故。因此凡胆道蛔虫症患者一旦出现黄疸或继发寒热，大都表示虫体已经死亡，且已并发胆道感染，为胆道蛔虫病之后期表现，往往为改行手术治疗之指征。

2. 体征　腹痛症状虽极剧烈，但腹部体征极微，是本病的特点。患者腹部平坦柔软，腹肌紧张亦不明显，仅在剑突下"心窝部"有深部压痛及轻度反跳痛；少数病例右季肋下胆囊部位也可有轻度压痛，但远不像胆囊炎患者有明显的触痛及肌紧张。

【诊断与鉴别诊断】　年龄较小的有肠道蛔虫病史的青少年，如在上腹部剑突下区突然发生剧烈的阵发性绞痛，特别是感到有向上"钻顶"的感觉，而体征又极为轻微，仅在剑突下偏右区有深部压痛及轻度反跳痛者，应即疑为胆道蛔虫病。如在绞痛发作时有蛔虫吐出，更有胆道蛔虫症之可能。B 超是既简便无创，又因可见到特殊的胆道内两条平行"光带"征或直接可见胆道内蛔虫的蠕动，对确定诊断具有重要意义。此外，可选择十二指肠钡餐造影、静脉胆道造影、内镜逆行胰胆管造影（ERCP）以及其他实验室检查。

本症需与上腹部的其他几种急腹症相鉴别。

1. 急性胆囊炎和胆石症　其起病相对缓慢，腹痛多为持续性，呈逐渐加剧，阵发性加重。多位于剑突下或偏右季肋部，腹痛虽然不如胆道蛔虫病严重，但其腹部肌紧张和压痛、反跳痛则可根据其炎症的程度而非常明显。胆道结石患者急性发作时是否伴有胆道蛔虫病，虽然通常可从某些临床表现作出适当的鉴别，但有时确诊比较困难，其正确诊断则有赖于 B 超或 ERCP 等特殊检查。不过事实上如有胆道结石存在，不论是否并有胆道蛔虫病，一般均可采取手术疗法，不至有何差误。需要明确鉴别的是单纯的胆道蛔虫病，因胆石症时常需要手术治疗，而胆道蛔虫病则大多可用非手术疗法获得痊愈，二者的鉴别诊断在临床上有一定意义。

2. 急性胰腺炎　急性胰腺炎的腹痛也很剧烈，同样位于上腹部，且常向背部放射。因患者多伴有胆石症或胆囊炎，有些患者也有轻度黄疸且病变部位在腹后壁，故前腹壁的压痛和腹肌强直现象也较不显著。上述这些情况均可能造成鉴别诊断上的困难。

然而急性胰腺炎的腹痛位置多在上腹部或稍偏左侧；其性质多为持续性，虽也可能有阵发性加剧，但无钻顶感而为刀割样痛。患者一般情况于发病后常迅速恶化，可早期出现休克症状，如面色苍白、四肢厥冷、脉搏细速、血压下降等。严重的病例因背部皮下脂肪被外溢的胰液分解而有毛细血管出血，可呈青紫色。血清淀粉酶在发病初期的12~48小时内常可增加至500~2000Somogyi单位以上；其在500单位以上者，诊断急性胰腺炎即大致不成问题。

胆道蛔虫病有时可以并发急性胰腺炎，此时诊断即较困难；单凭血清淀粉酶试验可以诊断有急性胰腺炎存在，但胆道蛔虫病则可能被忽视。此时，应选择其他的检查手段以助诊断。

3. 急性胃肠炎 急性胃肠炎或食物过敏时，患者也可以有剧烈的阵发性腹绞痛，伴有恶心呕吐，而腹壁也比较柔软且无明显压痛；一旦在呕吐时有蛔虫吐出，易与胆道蛔虫病混淆。

急性胃肠炎的腹绞痛虽也是阵发性，但疼痛的程度一般不如胆道蛔虫病剧烈，疼痛的部位一般多在脐部周围或下腹部，疼痛发作时常伴有明显的腹泻、肠蠕动增加和肠鸣音亢进的现象；疼痛没有特殊的钻顶感，也不向背部放射。这些都不是胆道蛔虫病所特有的症状。

4. 溃疡穿孔 胃、十二指肠溃疡急性穿孔时，一般也先有上腹部的剧痛，并伴有恶心、呕吐，可能误诊为胆道蛔虫病。惟溃疡穿孔的疼痛为持续性，虽始于上腹，但很快就累及全腹；痛区远为广泛；腹部有显著的触痛及极度的腹肌强直(板样强直)，与胆道蛔虫病也显然不同。患者可能有不同程度的休克症状，X线检查多数病例能在膈下发现游离气体，更可肯定诊断。

【预防和治疗】 预防胆道蛔虫病及其可能发生的各种并发症，关键在于消除肠道蛔虫病。因此防止蛔虫感染，及时治疗肠蛔虫病，都是预防的重要措施；否则胆道蛔虫病无论采用非手术或手术疗法，仍有复发的极大可能。对该病多趋向于采用非手术疗法，只有在非手术疗法无效或有并发症出现时，才考虑改用手术治疗。

非手术疗法 非手术疗法有中医疗法和西医疗法，其目的是通过药物的应用及其他综合措施，达到镇痛、解痉、抗菌及排虫的目的，以促使蛔虫自行从胆道退出，并防止各种可能的并发症。此外，还可选用一些针对革兰阴性杆菌的抗生素予以抗感染治疗。非手术治疗后绝大多数(90%以上)可获得满意疗效。

手术治疗 如非手术治疗无效或有并发症产生时，则应及时采用手术进行胆总管的切开探查取出蛔虫。胆总管切开后应否引流，则需视胆道之情况而定，若胆管壁薄无炎症，能确认胆管内已无结石和蛔虫，胆管下段通畅无梗阻，可作一期缝合；反之，如胆总管已有扩大增厚现象，特别是管内已有继发感染或结石形成者，则需放置T形管引流。胆囊在胆道蛔虫病的早期多无显著变化，通常不必切除；但如胆囊已有明显的炎症或有结石者，则以同时切除胆囊为宜。

应该指出，胆道蛔虫病的手术疗法不是一种根本疗法。通过手术取出蛔虫后，蛔虫可以再度窜入胆道，往往手术后创口尚未拆线，剧烈的绞痛又已再发，或者可见蛔虫自胆总管的T形引流管中钻出。因此，术后如何防止蛔虫再度窜入胆道，可以视为手术成败的主要关键。目前对治疗肠蛔虫病的方法和时机方面意见尚不一致。有人主张应在手术后患者已获得初步的恢复时再行驱虫疗法，认为手术后肠道功能是处于抑制紊乱状态，过早的驱虫将增加功能紊乱的程度，可能引起肠麻痹或死蛔虫不能排出的现象。笔者则认为正因术后肠道功能紊乱，蛔虫上窜入胆道的机会较大，更需早行驱虫疗法，以免术后不久症状复发，致使手术归于失败。我们常在切开胆总管取出蛔虫后，随即用导尿管经胆道插入十二指肠，并注入2%山道年酒精溶液10ml(儿童剂量为每岁0.5ml)，注入时可用生理盐水稀释，一般于手术后第2天即能驱出大量蛔虫，并未发现不良反应，手术后3~4天待肠道功能恢复正常，再用山道年或哌嗪等药、或槟榔、乌梅及使君子等中药作驱虫治疗，当可进一步清除肠道蛔虫，防止其再度钻入胆道。

二、胆道华支睾吸虫病

【发病率】 华支睾吸虫(clonorchiasis sinensis)俗称肝吸虫，最早于1874年在印度首次加尔各答一名华侨的胆管内发现，1908年在国内证实。1975年，在湖北省江陵县西汉古尸和战国墓古尸体内发现华支睾吸虫虫卵，至今至少已有2300多年。华支睾吸虫病几乎遍及世界各地，主要分布于中国、日本、朝鲜、韩国、越南等亚洲国家。我国有26个省、市、自治区、特别行政区有本病发生或流行，因不良饮食习惯，在我国南方流行颇广，以广东省感染人数最多，其感染率可高至40%~50%，约超过500万，占全国总感染人数的一半。成虫寄生于胆道系统内，可引起胆道华支睾吸虫病(clonorchiasis of bile duct)，轻者可无症状，重者引起胆囊炎、胆管炎、胆道结石、胆道肿瘤以及营养不良及生长发育障碍。广州医科大学第一附属医院(张育聪，1957)报告该院100次胆道手术中，有华支睾吸虫病感染者46例，其中65%并有胆道结石，而胆道急性病变亦仅次于急性阑尾炎而占该院急腹症之第二位，可见本病在流行地区的重要性。随着环境污染条件的改善，本病之发病率也在逐年下降。

【病因】 华支睾吸虫(clonorchis sinensis)是寄生于人体、犬及猫的一种肝蛭，其成虫长约1.5cm，宽约5mm。它一般需要两个中间宿主。第一宿主为一种淡水螺蛳(parafossarulus striatulus)，虫卵由人或动物的粪便排入水中，被淡水鱼吞下，并在其小肠或直肠内孵化成毛蚴，穿出肠壁到淋巴系统内发育至尾蚴(约100天);第二宿主则为多种淡水鱼类。当鱼塘水一旦被污染,华支睾吸虫卵先被淡水螺蛳吞入而受感染,在螺蛳体内孵成的尾蚴逸出螺蛳而再钻入各种淡水鱼体变成囊蚴,致鱼也发生感染。居民则常因进食"鱼生"、即未经煮熟的生鱼片而被感染。通常囊蚴是在胃、十二指肠发育,继而进入胆道长为成虫,自十余条至数十条不等,最多的可达一千余条。

【病理】 华支睾吸虫主要寄生在胆道,其次为胆囊及胰腺(但较少见)。此虫在胆道寄生,能造成胆道阻塞,并发细菌感染,引起急性胆囊炎、胆总管炎及肝炎;而虫卵或死亡的虫体则可成为结石的核心,以后又将加重上述病变。成虫进入肝内胆管者,能引起小胆管的上皮细胞增生;虫卵的刺激可促使嗜酸性粒细胞和淋巴细胞浸润,以及门静脉周围的纤维组织增生,肝细胞变性、坏死和萎缩,最后形成肝硬化。此外,各种综合的刺激作用尚可引起原发性胆管细胞肝癌。

【临床表现】 胆道华支睾吸虫病患者多为中年男子,发病年龄多在20~50岁,男女之比约为4∶1。患者多有嗜食"鱼生"史。

发病情况与一般急性胆囊炎或胆总管结石无异。先有右上腹部突发性腹痛,程度较严重,且多为持续性,可能伴有恶心呕吐。发病的早期一般无寒战发热,亦无黄疸,但至病程后期可能先后出现。腹部检查上腹部常有明显的腹肌紧张和压痛,Murphy征可能阳性。白细胞总数及中性分类均有增多,并可有不同程度的黄疸,凡登白试验常呈直接迅速反应。

【预防和治疗】 本病首在预防,在华支睾吸虫流行地区,加强环境卫生和粪便管理,勿使塘水被污染而鱼类发生感染;此外,还应避免食用"鱼生片",防止个人遭受感染。

一旦华支睾吸虫寄居胆道引起病变,必须手术治疗。除需切除有病变的胆囊外,还需切开胆总管取出虫体、引流胆道。但因虫体小而数量多,手术时往往不易一次取尽,手术后的复发率很高。有并发胆总管泥沙样结石之梗阻症状者,可采用胆总管、十二指肠吻合术以畅通胆道。对遗留在胆道内的华支睾吸虫并未彻底消灭,仍有可能再度发生胆道梗阻,或者进而引起胆汁性肝硬化甚至肝癌。因此术后还必须进行驱虫治疗才能收到可靠的疗效。

第六节　胆道感染

胆道感染中最常见的是胆囊炎、胆管炎,单纯的炎症病变较少,其大多与胆道系统的结石同时存在。临床上,胆囊炎与胆管炎症有急性、慢性之分,也有结石性与非结石性之别。因此,在大多情况下,结石与感染很难完全分开,而且其急、慢性感染可以相互转化,胆道的炎症和梗阻也可以相互影响。病理上,胆道感染与炎症可以引起胆道结石形成,特别是胆色素性结石,而胆道结石对胆管黏膜的不断刺激则又可造成胆道的炎症感染,由此互为因果、周而复始,反反复复,使胆道感染不断深化,胆道结石日趋增多增大。因此,在治疗胆道某一部位的结石或感染时,其实也是同时处理了共存的病变。如胆总管结石手术治疗时,需同时切除已有病变的胆囊;而在对胆囊炎作胆囊切除时,也应该考虑探查胆总管是否通畅有结石或狭窄等病变而需同时处理。虽然胆道结石与感染在大多数情况下是一共存的病变而发生在特定的患者身上,是同一病患的两种不同的病理状态,但为对各自病况能有更为详尽的了解,将分别进行叙述。

一、急性胆囊炎

急性胆囊炎是一种常见的外科急腹症,其发病率仅次于急性阑尾炎而居第二。急性胆囊炎可原发(无结石)也可继发于胆囊结石,即有所谓的无结石与结石性胆囊炎,临床上结石性胆囊炎,占90%左右。

【病因】 胆汁滞留和细菌感染是胆道炎症发生时互为影响的两大因素。何者为首发原因则不完全清楚,一般说来,大多数急性胆囊炎都是由于先有胆囊内胆汁成分改变或形成结石,在结石的基础上导致胆汁的淤滞和继发细菌感染,引发胆囊的急性炎症。临床上所不同的是,结石性胆囊炎以结石梗阻引发胆囊炎为主;而非结石性则多是细菌感染为其病因。实际上,不论何种原因,胆囊内均有某种程度的胆汁滞留,惟导致滞留的因素不易发现而已。若炎症没得到有效控制,少数患者将发现为胆囊积脓、坏疽和穿孔。

1. 胆汁滞留　胆汁滞留大致可分为两类:

(1) 机械性阻塞:任何引起胆囊排空不畅的机械性因素,都将引发胆囊炎。早在1940年Berk就曾发现急性胆囊炎患者约92%有结石嵌顿在胆囊颈部和胆囊管内,导致胆汁滞留。认为在手术或尸体解剖时胆囊内无结石,并不能完全就证明在病变之早期无结石存在,因细小结石可能已被排入胆总管进到肠内。此外,胆囊管与胆总管的相交角过于尖锐,胆囊管过于曲折或开口异常,甚至十二指肠溃疡病粘连或妊娠所致的子宫压迫,均可引起胆囊内胆汁排出不畅导致胆汁滞留。

(2) 功能性障碍:由于胆道运动神经功能紊乱,使胆囊的正常排空活动失常,可造成一时性的胆汁滞留。另外,长期禁食和全胃肠外营养,也常因胆囊未能受到胆囊收缩素的刺激而处于松弛状态,导致胆汁滞留。

胆囊内胆汁长期滞留,其浓缩的胆盐可刺激胆囊黏膜,引起化学性炎症;若再因有细菌感染,即可形成急性胆囊炎。当然,若胆总管内的胆汁滞留也可引起胆总管炎或形成胆色素结石。

2. 细菌感染　在胆囊内有浓缩的胆汁积滞及囊壁有刺激发炎的基础上,继发性的细菌感染有时就成为急性胆囊炎的激发动因。但少数患者其细菌感染也可以并无明显的胆汁滞留为其基础。细菌到达胆囊的径路很多:胃肠道内的细菌大多经由门静脉系统进入肝脏,然后再随分泌的胆汁流入胆囊内,或者细菌进入肝脏后直接经淋巴管侵入胆囊壁，但很少自肠道经由胆总管上升至胆囊，除非先有胆总管结石或胆道蛔虫症。在败血症患者，细菌偶尔也可经由肝动脉进至胆囊。引起急性胆囊炎的细菌通常以大肠埃希菌为主（约占 70%），其次为葡萄球菌、链球菌、伤寒杆菌、副伤寒杆菌及其他厌氧菌等。伤寒杆菌在过去有时是急性胆囊炎的一种特殊病原菌，患者在伤寒病后几十年，其胆汁中有时仍可得到阳性培养；胆囊结石以伤寒杆菌为核心者亦不鲜见。

3. 其他原因　急性胆囊炎的发病原因除上述以胆汁滞留为基础，以细菌感染为诱因外，有时在临床上也可见到少数病例既无胆汁滞留亦无细菌感染而另有其他的原因如化学性的刺激。最早 Womack 和 Bricker（1940）就曾认为肝脏分泌的胆汁中胆盐成分较高，再经胆囊浓缩后将对胆囊黏膜有甚大刺激，其程度与胆盐之浓度成正比，故胆囊炎可能是由单纯的胆盐刺激所致。Bisard 和 Baker（1940）认为胆囊炎也可能是胰液倒流入胆囊之故，由于有胆盐存在，胰酶遂活化而致胆囊发生有害的炎症反应。此外，长期的禁食、全胃肠道外营养、妇女妊娠期和胆囊壁的血供障碍等也可引起胆囊扩张、胆汁淤滞而导致急性胆囊炎。

【病理】　急性胆囊炎的病理解剖，视炎症的轻重程度可有较大的差别。

1. 急性单纯性胆囊炎　其特征是囊壁轻度的充血水肿，稍增厚，有淋巴细胞浸润，黏膜水肿及黏膜上皮脱落，但胆汁之肉眼观仍正常或仅略显混浊，而细菌培养多为阴性。

2. 急性化脓性胆囊炎　囊壁充血水肿极为显著，整个胆囊因胆囊管之阻塞而显著胀大，并可以充满脓液。胆囊浆膜面呈暗红色，其表面常有脓性纤维索性沉积，而黏膜可有表浅的糜烂和溃疡。镜下可见胆囊壁各层内有大量的中性粒细胞浸润，血管有明显的充血和黏膜上皮脱落。

3. 急性坏疽性胆囊炎　胆囊表面呈暗紫色或黑色。可极度扩张，有时因胀大过甚而影响囊壁血运，引起囊壁的缺血坏疽。镜下见胆囊黏膜上皮消失和各层组织结构模糊不清，血管极度扩张，并有明显出血，其间有中性粒细胞的碎屑。胆囊内的结石也可嵌顿在胆囊颈部，引起囊壁之压迫坏死。两者最终均可引起胆囊穿孔。

急性单纯性胆囊炎一般不致引起任何并发症，大多病例可经保守治愈，仅部分病例因未作及时合理治疗而演变为化脓性。化脓性或坏疽性胆囊炎却可以并发胆囊蓄脓、坏死或穿孔。病变程度与临床表现多无密切关联，有时虽症状轻微而可以有突然的穿孔，难于预测。特别是老年人的急性胆囊炎、妊娠并发胆囊炎和肝硬化及其他疾病如冠心病、高血压等发生的急性胆囊炎，其并发症一旦发生以后，其危害性远较急性胆囊炎本身严重，故此等并发症有其临床上的重要性。常见的并发症有下列各种表现：

1. 胆囊蓄脓　急性胆囊炎常见的一种并发症，凡胆囊管有阻塞现象者均有可能发生。一般估计约 20% 的患者可发展至胆囊脓肿。已有蓄脓之胆囊如不及时切除或引流，可以进一步发生若干严重并发症：

（1）胆囊内的脓液可因胆囊颈部结石一时松动而排出至胆总管，在乳头部括约肌有痉挛时，排出之脓液将污染胆总管而引起胆总管炎，甚至上行性肝炎或逆入胰管引发胰腺炎。

（2）胆囊炎蓄脓时，一般均有明显的胆囊周围炎，或者发展为周围脓肿。由于胆囊与周围组织有粘连，或为大网膜所包裹，脓肿大多呈局限性，表现为膈下或肝下脓肿。

2. 坏死穿孔　在偶然的情况下，胆囊蓄脓也可以坏死破裂穿孔。急性胆囊炎患者平均约有 10% 发生穿孔，尤以伴有胆囊结石的患者穿孔机会较多。我国之急、慢性胆囊炎伴有胆囊结石者较国外少见（平均约为 20%~60%），故急性胆囊炎并发穿孔者亦不多见，通常约在 2%~5% 之间。胆囊穿孔的结果又可以有下述不同：

（1）弥漫性腹膜炎：胆囊穿孔引起弥漫性胆汁性腹膜炎者并不多见，大概因穿孔前胆囊周围已有粘连之故。据估计：每四个胆囊穿孔约有一个可形成胆汁性腹膜炎，Beck 之统计谓急性胆囊炎患者有 2.5% 可发生弥漫性腹膜炎。

（2）形成内瘘：少数病例在胆囊穿孔前已与十二指肠有紧密粘连，故胆囊穿孔之结果为胆囊与十二指肠之间的内瘘形成，有时内瘘形成后因胆石进入肠腔，可引起肠道之急性梗阻。

3. 门静脉炎　胆道与门静脉毗邻，故急性胆囊炎的感染可直接侵入门静脉。但临床上发展至门静脉内血栓形成和肝内多发性脓肿者却极为罕见。

4. 败血症　因急性胆囊炎而发生大肠埃希菌或其他厌氧菌之败血症者，临床极为罕见。

【临床表现】　由于急性胆囊炎的病因、病变程度不同和有无结石并存，其症状表现也不一样，一般临床上常有不同程度的右上腹疼痛、畏寒发热和恶心呕吐等。

1. 腹痛　右上腹疼痛为主要症状，患者过去多有相似的发病史，惟入院时的发作一般常较严重。通常，发病可能比较缓慢，但多数表现为右上腹的突然疼痛，程度剧烈，基本为持续性而常有阵发性的加剧，约 40%~60% 的病例可有右肩部或右腰部和右肩胛骨下角的放射痛。如伴有胆石症，则疼痛的程度更为严重，阵发亦更为明显。

2. 恶心、呕吐　约半数以上（60%）的患者有恶心，1/3 以上的患者有呕吐，特别在疼痛加剧时更为明显；但通常单纯的急性胆囊炎呕吐多不剧烈，有较剧烈呕吐者大多是并有胆总管结石的表现。

3. 畏寒、发热　大多常有低热（80%），一般约在 38~39℃之间；但寒战和高热则不多见，有此现象时多表示已并有胆总管炎及上行性肝管炎。有持续性高热不退者多表示有胆囊蓄脓、穿孔等严重并发症之故。但值得注意的是，高龄患者有时胆囊炎症极为严重而并无明显的体温。体温升高的程度并不与病变的严重性成正比。

4. 体征　患者常呈急性病容，当疼痛有阵发性加剧时更有烦躁不安现象。患者一般不发生黄疸，但至病程后期约 15%~20% 的病例亦可有轻度黄疸，多为胆管炎和肝细胞受损的表现。

右上腹胆囊区有明显的腹肌紧张和腹壁压痛和反跳痛。有不少患者可有墨菲征(Murphy Sign)阳性。约15%~30%的患者可扪及肿大、紧张而有触痛的胆囊，但其位置、大小和触痛之程度则随病情的变化而时有加重、不变或退转。在右侧背部肩胛骨下角第9~11肋骨区域有皮肤的痛感过敏现象，称为Boas征。有并发症者则上述的症状和体征将会随病变的不同而有加重或变得无规律性，在分析病情时应特别注意。

【化验和影像学检查】 血白细胞一般增高，但半数患者在10×10^9/L~15×10^9/L之间。白细胞的多少，虽不能成比例地反映病变的严重性，但通常大致与病变的程度平行。其计数在20×10^9/L以上者，很可能胆囊已有蓄脓或坏死穿孔，但有些穿孔病例其白细胞计数也可正常。

如前所述，急性胆囊炎患者并发胆囊结石或胆管炎时可出现轻度黄疸，此等患者血清胆红素含量增高，并可有转氨酶、碱性磷酸酶等增高。当并发急性胰腺炎时，血清或尿淀粉酶升高。B超可发现胆囊肿大，囊壁增厚水肿可有“双边影”征，有结石者当可见光点或光团。CT、MRI和腹部平片均可见胆囊区胆囊胀大及结石影，对诊断具有重要的意义。

【诊断和鉴别诊断】 如前所述，急性胆囊炎患者大多有右上腹突发性疼痛，典型的病例并有右肩部放射痛，右上腹大多有腹壁触痛和腹肌紧张，少数病例还可伴有黄疸，白细胞也有增加，特别是影像学检查对诊断具有重要的意义，一般情况下诊断并不困难。需要指出，约15%~20%的病例其临床表现可能较为轻微，或者症状发生后随即有所好转，但实际的病变仍在进行。换言之，急性胆囊炎患者的临床表现与病理变化并不都是一致的，这点有时可增加诊断上的困难。

鉴别诊断时须除外下列几种病变：

1. 胃、十二指肠溃疡穿孔 十二指肠溃疡穿孔所产生的腹痛，程度上较急性胆囊炎剧烈，为连续的刀割样痛，有时可致患者处于休克状态。腹壁触痛范围不限于右上腹，往往累及整个腹部；腹壁强直现象亦较显著，常呈“板样”强直。X线检查时如发现膈下有游离气体，更可确定诊断。患者过去多有慢性溃疡病史，有嗳气、呕酸、黑便等症状。惟少数病例也可能无典型的溃疡病史，穿孔微小或慢性穿孔者症状亦不典型，有时仍可造成诊断上的困难。

2. 急性胰腺炎 腹痛亦较急性胆囊炎剧烈，且常伴有轻度休克。惟急性胰腺炎的腹痛多在上腹部偏左侧，右上腹的腹肌强直现象不如胆囊炎明显，Murphy征应为阴性。血清淀粉酶测定在诊断上有肯定的价值，如超过500Sonogyi单位者即可确定为胰腺炎。但有时急性胆囊炎患者可以并发急性胰腺炎，两种情况同时存在时可使确诊发生困难，须加注意。

3. 急性阑尾炎 高位的阑尾炎常误诊为急性胆囊炎，因两者之疼痛和腹壁压痛、腹肌强直均可局限在右上腹。Rovsing征(按压左下腹可引起阑尾部位的疼痛)有助于鉴别。此外，急性胆囊炎患者年龄多在中年以上，过去常有反复发作史，疼痛之性质常为阵发性绞痛，时有向右肩放射的感觉，有时可伴有轻度黄疸，这些情况都有参考价值。

4. 急性肠梗阻 急性肠梗阻患者也能表现为有上腹的阵发性绞痛，并伴有恶心呕吐，有时可误诊为急性胆囊炎。惟肠梗阻的绞痛位置多在下腹部，常伴有肠鸣音亢进的现象，绞痛加剧时肠鸣音亢进也更显著；腹痛无放射性，腹壁无触痛，腹肌亦不紧张。X线检查如发现肠道有积气及积液所致的不同液平面，更可以确定诊断。

5. 传染性肝炎 有时也可以发生类似胆囊炎的腹痛和黄疸。但肝炎患者常有食欲缺乏、疲乏无力、低热及腹泻等前驱症状；体检常可发现肝大及肝区的普遍触痛(不限于胆囊区)；白细胞一般不增加，有时反减少(淋巴细胞则有相对的增加)，肝功能试验常有减退，一般不难作出鉴别。但值得强调的是，当重症肝炎时胆囊往往也有明显的肿大，并可有B超可见的“双边影”征，此时的鉴别极其重要，因重症肝炎是外科手术(肝移植除外)的绝对禁忌证。

6. 冠状动脉功能不全 心绞痛与胆绞痛一般都牵涉右上腹或上腹正中部，有时颇难鉴别。误诊之危害性不言而喻，因心脏功能不全而误行麻醉或手术，有时可立致患者于死亡。因此，凡50岁以上患者有腹痛症状而同时又有心悸，心律不齐，心搏过速或心搏缓慢、血管硬化或血压过高等现象者，均需作心电图描绘，以资鉴别。

此外，对右侧肺炎及肋膜炎、右肾绞痛、肝脓肿、肠系膜血管栓塞、俄狄氏括约肌痉挛或胆总管的结石阻塞等，亦需注意鉴别。据报告，12岁以下的儿童因患溶血性黄疸而行脾切除时，30%有胆石存在；故儿童患急性胆囊炎者应考虑有原发性溶血性黄疸之可能(参阅“先天性溶血性黄疸”节)。

【治疗】 有关急性胆囊炎的治疗，至今尚无统一认识。内、外科医师之间往往对患者究应采用非手术疗法或手术疗法有不同看法，同时外科医师对手术的时机和手术的方式选择也常有不同意见。一般说来，目前多主张对急性胆囊炎患者可采用非手术疗法，多数病例症状能得以缓解，然后再针对病因选择合适的时机择期进行切除病变胆囊的根治性治疗；但对于少数重症的病例或有并发胆囊蓄脓、坏疽、穿孔者，仍需及时进行早期手术治疗。

1. 非手术疗法 急性胆囊炎非手术治疗主要包括镇痛、解痉、抗菌等措施。患者应卧床休息，禁食或仅进流质，必要时行胃肠减压，注意体液和电解质平衡，多给维生素和葡萄糖。一般情况下单用解痉药如阿托品或溴丙胺太林等已可止痛，口服颠茄硫酸镁合剂亦颇有效，痛甚时可给哌替啶、可待因等镇痛药，但不宜单独使用吗啡，因其能使胆总管括约肌发生痉挛，增加胆道内压力，反而可致病情恶化。同时可选取敏感的抗菌药物进行抗感染治疗。

2. 手术指征 一般认为，下列情况可以视为手术治疗之指征：

(1) 初次发作的急性胆囊炎。在非手术治疗过程中疗效不佳,如胆囊逐渐肿大,局部触痛和腹肌强直显著增剧,体温升高,脉搏加快,白细胞明显增多时,应考虑及时手术治疗,以免发生胆囊坏死或穿孔等严重并发症。

(2) 曾经用非手术疗法"治愈"后又有反复发作的病例,即所谓的慢性胆囊炎急性发作者。此等病例已转慢性,囊壁增厚,周围粘连,不仅其胆囊功能可能已经丧失,且易因胆汁滞留而经常继发感染,或者已经并发胆道结石、胆道感染或慢性胰腺炎等其他病变,非一般的保守疗法所能奏效,应改行手术治疗。

(3) 患者就诊时已发病多日,或者局部体征严重,如胆囊明显肿大、腹壁广泛强直、压痛明显、有胆囊蓄脓现象者,或者一般情况不佳,而有高热、黄疸、肝大、脉搏细速,有胆道上行感染现象者,也须考虑即行手术治疗,以免延误治疗时机,造成不幸后果。

总之,多数病例虽可用非手术疗法获得良好疗效,但少数病例仍有必要进行不同方式的手术治疗。

3. 手术治疗的时机 急性胆囊炎需要手术治疗之原则确定以后,对于手术的时机在外科上仍有争论。手术可以是早期的或延期(或晚期)的,二者各有利弊得失。

所谓早期手术,并不等于急症手术,乃指患者入院后经过研究已经确定诊断,且已经作了适当的非手术治疗或术前准备治疗,包括纠正体液和电解质平衡、使用抗生素、补充维生素等,如发病时间尚未超过 72 小时而病情不见好转者,应抓紧时机进行手术。主张早期手术者有下列理由:

(1) 急性胆囊炎经过 24~48 小时的非手术治疗后如情况尚无好转,就很难确定其病变是否能在非手术疗法下完全消退,因此本病的转归常属不可预知,而及时切除胆囊可以避免其发生穿孔等严重并发症。

(2) 早期手术操作较为简易,因此时胆囊周围一般仅有纤维素性之粘连,极易分离,而囊壁略有水肿,反而有利于组织之剖离。相反,晚期手术时所有粘连常属纤维性,分离解剖每感困难,有时几属不可能。

(3) 早期手术的死亡率和术后的并发症均较晚期手术为低。

(4) 患者住院日期短,经济损失亦较少。

但值得注意的是,早期手术有因胆囊炎症水肿明显,术中往往有较多的出血与渗血,术中止血显得极为重要。特别是有门静脉高压症者,止血应更需彻底,以免术后出血。

所谓延期(或晚期)手术,乃指对无严重并发症的急性胆囊炎患者先进行非手术治疗,待炎症完全消失以后再择期行胆囊切除。主张晚期手术者的理由如下:

1) 大多数急性胆囊炎在非手术疗法下可以痊愈而不发生并发症,炎症完全消退后再行手术比较安全,特别是腹腔镜下胆囊切除术,因在急性炎症期胆囊周围充血水肿均较严重,组织解剖辨认不清,手术时出血,误伤胆管等重要组织的机会较多。延期手术可以减少此种危险。

2) 急性炎症期进行手术有时仅能行胆囊造瘘术,胆总管的探查也可能有困难;而晚期手术一般均能切除胆囊,必要时还可作胆总管探查,手术比较彻底,可避免二次手术的不利与困难。

3) 晚期手术死亡率较低,术后并发症也较少。

4) 晚期手术的诊断正确率较高,因入院后即行手术,误诊之机会可能较多。

上述两种学派各有其论点,但究竟手术操作之难易、并发症之多少、死亡率的高低、早期手术和晚期手术孰优孰劣,尚属见仁见智。可以认为,随着外科手术器械的不断发明(如各种电刀和止血材料)和 LC 手术操作技巧的不断改进,手术的难度也在逐渐降低。笔者认为,为避免过高的手术并发症和死亡率,急性胆囊炎症状开始后 2 天内,胆囊周围炎症粘连并不是特别地严重,手术解剖切除胆囊一般并无困难,可争取早期手术;但如入院时发病已在 3~5 天以上者,则除非症状比较轻微且炎症已经消退,否则胆囊周围炎的病变大多已较严重,与周围脏器具有较为致密的炎症粘连,对手术操作是属不利,以暂不手术为宜,待炎症性病变完全恢复后再择期手术较为安全。至于个别病例在发病后 3~5 天,并已发生严重并发症者如胆囊蓄脓、胆囊穿孔或上行性胆管炎等,即使胆囊周围炎的病变已甚剧烈,仍应考虑作胆囊或胆总管引流术,手术是以抢救患者生命为原则,仅对全身与局部条件允许者可争取切除胆囊。少数病例若属年老体弱、心肺功能不佳,或有高血压、糖尿病、肾脏炎等慢性病变,尤其是急性胆囊炎之症状极为轻微且已经趋于消退者,则可以不做急诊手术治疗为宜。

4. 手术方式选择 急性胆囊炎之手术疗法以胆囊切除为首选,包括开腹胆囊切除或腹腔镜下胆囊切除术。有时需并行胆总管探查和引流。但事实上,手术方式之选择需根据患者年龄和健康状况、解剖和病理方面的表现,以及手术者的技术和经验等而定。一般来说,胆囊能切除者应争取切除,有电视腹腔镜条件的,应积极尽可能争取作 LC(手术方法另章介绍)。而下列情况下术中决定是否作胆囊切除则应谨慎,否则以作胆囊造瘘术和腹腔引流术以策安全:

(1) 患者一般情况不佳,不堪胜任长时期的全身麻醉和较大手术者;

(2) 胆囊周围炎严重,胆管和血管之解剖关系辨认不清者;

(3) 胆囊已穿孔形成局部脓肿或弥漫性腹膜炎者;

(4) 胆囊炎症极为严重,且并有急性胰腺炎者;

(5) 患者全身情况不佳,除胆囊炎外尚有胆总管结石存在者,有时可以先行胆囊造瘘,待病情好转后再行胆囊切除及胆总管探查;

(6) 患者黄疸甚深,肝功能已有明显损害,或因严重毒血症而情况不佳者;

(7) 患者身体肥胖,切除术因手术野暴露不佳而有困难者;

(8) 手术者对困难胆囊切除术经验不足者;

因急性胆囊炎而作胆囊切除术时，如遇有下列情况，尚需探查胆总管并予T形管引流：

1）患者现在或过去有黄疸史者；

2）胆总管有管腔扩大或管壁肥厚现象者。

3）胆总管内可摸得结石，或有蛔虫等；

4）胆囊内有多数小结石，且胆囊管粗大或有扩大现象，怀疑有结石进入胆总管；

5）胆总管内抽得之胆汁有胆色素沉淀或上皮脱屑，表示胆管内有结石或感染；

6）并有慢性复发性胰腺炎、或胰头部有肿块者；

【预后】 急性胆囊炎在非手术疗法后约有80%~90%可以消退自愈，另10%~20%则因病情恶化需行手术治疗。但所谓"痊愈"的患者以后有可能反复发作，或者引起胆石症与胆总管炎等一系列并发症，而终需手术治疗。手术治疗预后尚佳，约70%~80%的患者可获痊愈。其预后取决于下列因素：①年龄的大小；②病期的早晚；③并发病的有无；④术前准备是否充分。美国两个州的一组42 474例开腹胆囊切除术统计发现，其总的死亡率为0.17%。目前一般报道，开腹胆囊切除术的手术死亡率为0.5%~1%，有些医院几近为零，胆道损伤约为0.1%~0.2%；腹腔镜手术后总并发症发生率为1.04，手术死亡率为0.04%~1.85%，胆总管损伤约为0.24%~0.32%。

二、慢性胆囊炎

慢性胆囊炎常为急性胆囊炎的后遗症、或因胆固醇的代谢紊乱而引起；它可以伴有或不伴有胆囊结石，在结石形成以前或在结石形成以后开始有病变；临床上常有上腹部的不适和消化不良，时或伴有急性发作。

【病因和病理】 慢性胆囊炎的病因和病理解剖可分为下列三类，不同的病因常形成不同的病变：

1. 感染性胆囊炎 最常见的一种，为急性胆囊炎没有完全治愈而遗留的慢性炎症病变。其慢性炎症过程中急性炎性病变可以反复发作而使得炎症经久不愈，其程度可以轻重不一，轻者仅囊壁纤维增生和肥厚，重者因囊壁极度肥厚，囊腔缩小，胆囊可以完全萎缩或硬化，甚至可以结成一团瘢痕组织，致使功能完全丧失，故有时称这种情况为"自发的胆囊切除"。此症胆囊周围常有紧密粘连，并可累及邻近脏器。

2. 代谢性胆囊炎 是由于胆固醇代谢紊乱，致胆固醇酯沉积在胆囊的黏膜上，引起胆囊黏膜的慢性刺激性炎症反应。胆固醇酯或其他脂肪性物质在黏膜及黏膜下层中沉积浸润之确实原理尚未完全确知，可能是由于胆固醇酯随胆汁进入胆囊后再析出而沉着在胆囊壁上，并非是一种特殊病变，仅为不同的胆囊病变的一种组织表现。

胆囊黏膜一旦有胆固醇酯浸润沉淀，常伴有轻度炎症。约半数病例胆囊内可有胆固醇结石之形成。胆囊外观多无明显异常，囊壁有时稍增厚，颜色似较苍白，不再呈现正常的蓝绿色，胆囊切开可见黏膜有较明显的充血肥厚，黏膜上有无数黄白色的胆固醇酯沉淀，形如草莓，故本病亦称"草莓胆囊"。

3. 阻塞性胆囊炎 胆囊管如被结石嵌顿或因瘢痕粘连致完全阻塞时，胆汁就滞留在胆囊内，久之胆色素被吸收，胆囊黏膜则不断分泌黏液，遂致胆囊扩大而其中则充满无色透明的黏液，谓之"胆囊积水"，俗称"白胆汁"。这种胆囊常扩大成梨状或香肠状，胆囊壁甚薄，内含无色液体，胀大的胆囊常可扪及。

慢性胆囊炎不论是否伴有结石，约半数可并有细菌感染，但也有学者认为所谓慢性胆囊炎主要是化学性的刺激，感染性的炎症仅是一种后续变化。

【症状和体征】 慢性胆囊炎患者的发病年龄和性别与急性胆囊炎患者相似。临床表现在不同患者则可有甚大差别，且与实际的病理变化也常不一致，有的患者可毫无症状，而死后尸体解剖则发现胆囊有明显的慢性病变；有的患者常有剧烈的胆绞痛病史，但手术时发现胆囊病变却并不严重。

患者症状可以明显地继急性胆囊炎第一次发作后即不断出现，也可以发病隐晦、症状轻微，直至诊断确定后才意识到症状发作的原因所在。临床过程呈不定期的反复发作，在急性发作时症状如同急性胆囊炎；不发作时临床病象则模糊不清，类似慢性"胃病"；也可以始终没有急性发作而仅表现为经常的上腹部隐痛不适和消化不良，有时则全无症状。症状之所以有差别主要是因胆囊炎症程度不同、有或无胆囊结石之分，或引起的反射性括约肌痉挛的程度亦各异所致，故胆囊之功能状态亦随之而有不同之故。

患者通常有气胀、嗳气以及厌食油腻现象，饱食以后常感上腹部不适，且不像十二指肠溃疡在食后可减轻疼痛。又常感有右肩胛骨下、右季肋下或右腰等处隐痛，在站立、运动或冷水浴后更加明显。由于经常隐痛不适，患者很少运动，体重常有所减轻。一旦因结石嵌顿而有急性发作时，右上腹将有经常的钝痛，并有阵发性加剧，且80%的患者可有恶心呕吐（但恶心呕吐在平时则属少见）。25%伴有胆囊结石的患者在发作时还有轻度黄疸，而如结石进入胆总管，黄疸之发生率可高达60%。故在剧烈的胆绞痛后出现深黄疸者，大多表示胆总管内有结石阻塞。但有时也可能虽有结石存在而无疼痛或黄疸。此外，据Maingot记述，慢性胆囊炎患者还可以有两种特殊表现：①风湿性的关节痛，特别在颈、背及其他关节，据说是一种特殊的慢性中毒现象；②心脏症状，如心前区痛、心悸、气促等，有时极似心绞痛。据说这两种特殊表现在胆囊切除后均可获得好转或痊愈，因此这种情况非但不是手术的禁忌，且属手术之适应证。

体检除右上腹有轻度触痛外，一般无其他阳性体征。少数患者因胆囊管阻塞而胆囊肿大者，偶尔可在右上腹部们到圆形肿块。有的还可发现患者略有皮肤和巩膜轻度黄染，提示病变是在胆道系统。更有少数病例在第8~10胸椎右旁有压痛，或在右颈胸锁乳突肌两下脚之间有压痛，后者尤有诊断意义。

【诊断】 慢性胆囊炎患者一般诊断并不困难,因多数患者有右上腹部一次或多次的绞痛病史和消化不良症状。但有时症状不典型者,可与慢性阑尾炎、慢性溃疡病、慢性胃炎、结肠癌、慢性胰腺炎及肾盂肾炎等症混淆不清。正确的诊断有赖于:①胆囊部X线片摄影;②胆囊功能造影;③B超或CT、MRI等检查,以B超检查是首选。

【治疗】 某些非胆石性慢性胆囊炎可能通过饮食的节制及内科治疗而维持不发病,但疗效并不可靠。已伴有结石者急性发作的机会更多,且可引起一系列严重并发症,偶或导致胆囊癌。故本症不论是否伴有结石,最佳的疗法莫如手术,而最好的手术方法是胆囊切除,只有切除胆囊,才能根本去除感染病灶,防止一切并发症。但症状轻微或长期未曾发作的患者,特别是年老并有其他严重的器质性病变者,不宜随便作剖腹手术,以防止因手术带来更为严重的并发症和后果。在胆石症特别是原发性胆管结石的高发地区,约80%的慢性胆囊炎是因胆道结石的反复发作所致。这些病例除胆囊切除以外,当然还须并行胆总管切开取石、引流或作某种胆肠吻合术。反之,对伴有胆囊内无数小结石(石榴子样或颗粒状的感染性结石)切除病变胆囊时,有时必须作胆总管之切开,探查有否胆囊结石进入胆总管,以免发生后患。一般说来,凡慢性胆囊炎症状明显,发作频繁而且剧烈者,特别是伴有胆囊结石者,手术切除之效果大多良好;反之,如症状轻微,尤其是无症状、无结石性慢性胆囊炎,病变的胆囊切除后,其临床症状改变则可能不明显,抑或有因手术后的局部切口反应或患者的自我感觉误会,导致主观效果可能较差,应特别予以重视,以免引发医患纠纷。

第七节　胆管炎

胆管炎是指发生在胆管系统的炎症性病变,一般是因胆管内结石、肿瘤等梗阻后引起胆汁淤滞而继发胆管的感染所致。其发生胆管炎的部位则由胆管的梗阻部位所决定,肝门部的梗阻可引起肝内胆管炎,而一侧肝管的梗阻则多为同侧的肝内肝管的感染;而胆总管末段的阻塞其炎症则可波及整个胆道系统。一般而论,肝外胆管的炎症必然会累及肝内,而肝内胆管炎则一般不至于影响到肝外胆道。因此,肝外胆管炎的危害性显然要比肝内胆管炎特别是一侧肝内胆管炎严重得多。在外科临床中,血行感染引发胆管炎的机会比较少,大多的原因系胆管结石和胆道蛔虫病、偶尔为胰头部的肿瘤引起的胆管炎。通常,这种由结石、肿瘤或蛔虫等原因阻塞胆道后继发胆汁淤滞和细菌感染的胆道急性炎症,最初阶段炎症较轻,临床上仅表现为右上腹部的疼痛、发热和黄疸的所谓"三联症",可称其为急性胆管炎;若急性胆管炎的梗阻未能解除和炎症得不到有效的控制,其病情将进一步恶化而发展成为急性梗阻性化脓性胆管炎(acute obstructive suppurative cholangitis,AOSC),即在上述症状基础上有休克与神志方面的改变,即所谓的"五联症"。急性胆管炎与急性梗阻性化脓性胆管炎,其炎症同在胆道,但因轻重程度不同,预后也不一样,有其本质上的区别,后者的病变进一步恶化,则可发展成为多器官功能衰竭(MODS)。急性胆管炎将在胆管结石中讨论,本节重点叙述AOSC。另一种特殊类型的硬化性胆管炎,虽其病因不明,唯有胆管炎表现,也在本节中予以介绍。

一、急性梗阻性化脓性胆管炎

急性梗阻性化脓性胆管炎以其发病迅猛、死亡率高,在腹部外科临床中具有极为重要的地位。其原因,绝大多数是继发于胆道结石和(或)胆道寄生虫病引发的急性胆道梗阻并感染。因此,从理论上说,如果及时治愈了胆石症即能防止急性梗阻性化脓性胆管炎的发生。但事实上,绝大多数胆石症的主要并发症和致死原因正是急性梗阻性化脓性胆管炎,治愈了急性梗阻性化脓性胆管炎也就等于治好了胆石症,两者同为一症、互为因果。

【发病率】 急性梗阻性化脓性胆管炎的真实发病率颇难估计,因一般的胆石症患者未必都入院治疗,住院的胆石症病例在其并发的胆管炎尚未发展为急性梗阻性化脓性胆管炎和中毒性休克以前,也难于精确统计其实际发生率。但据作者观察,其发生率与病患的就医条件和胆石病的治疗是否及时有效有关。早年钱礼教授(1979)统计温州医科大学附属第一医院969例经过手术证实的胆石症患者,术前并有急性梗阻性化脓性胆管炎者有253例,伴中毒性休克者有125例,因此而致死者有58例。969例胆石症病例经胆囊切除、胆总管切开引流或各种胆肠引流术后死亡者共82例,故本组胆石症病例并发急性梗阻性胆管炎者高达26.1%(253/969),并发急性梗阻性胆管炎后因此而致死者亦有22.9%(58/253),因胆石症而死亡的病例中有70.7%(58/82)是死于急性梗阻性化脓性胆管炎;可见其发病数之多,死亡率之高颇为突出。近年来,由于我国人民生活水平的不断提高,有病早治或就医条件的不断改善,胆石症、胆囊炎病例入院早治的病例显著增加,而由于胆石症并发AOSC者已大为减少,死亡率也大为降低。但基层医院AOSC仍是胆道疾病中主要的死亡原因。

【病因和病理】 AOSC绝大多数是继发性的,其原发病因偶尔为化脓性胆囊炎,多数为胆道结石或胆道蛔虫症,少数可由胆总管末段癌或胰头癌所致。前者是由于感染的胆汁直接流入胆总管、或为胆囊的炎症延及胆总管所致;后者多是因胆道结石、蛔虫和肿瘤引起梗阻、胆汁淤滞,及细菌自肠道直接侵入胆道、或含有细菌的胆汁不能排出而引起。偶尔,继胆道的狭窄或肿瘤等病变后也可继发急性化脓性胆管炎。通常胆道阻塞后易有继发感染,而胆道的感染又会导致黏膜的水肿而加重阻塞,两者互为因果,病变遂日趋严重。故胆道阻塞无论是由于结石或蛔虫,起始时多为不完全性,即使并发感染亦仅为一般的急性非完全阻塞性化脓性胆管炎,但当发炎的胆道黏膜因水肿而导致胆

09

管的完全性阻塞时，其并发的胆管炎即成为急性梗阻性化脓性胆管炎。有时，胆石的急性嵌顿，甚至单纯的乳头括约肌痉挛，也可以导致胆道的急性完全性梗阻。此时，近端胆道内的压力将逐渐增高，管壁明显肿胀，管腔逐渐扩大，甚至胆囊和肝脏也都有明显增大。一旦胆道内压升高到超过肝脏的分泌压（3~3.2kPa，约 30~32cmH_2O）达到 3.92kPa（40cmH_2O）时，胆汁不仅不能分泌，胆道内的脓性渗液反可向上引起肝内小胆管及其周围肝细胞的炎性病变，有时可形成肝内小脓肿；此时大量细菌及其毒素被吸收或通过肝内被炎症蚀破的肝血窦进入体循环而引起胆源性败血症和感染性休克，并可引发神经症状如神志淡漠、昏迷等，是即为急性梗阻性化脓性胆管炎（AOSC），如不及时抢救，将很快发展到全身炎症反应综合征（SIRS）、多器官功能障碍综合征（MODS）或弥散性血管内凝血（DIC）之多器官功能衰竭（MOF）的阶段，患者可于短期内死亡。事实上，待至病情发展到感染性休克阶段，即使积极抢救其死亡率仍然很高。因此，AOSC 与一般的非阻塞性（或不完全阻塞性）胆管炎仍然有别，它虽然是从后者的基础上发展而来，但由于矛盾的主要方面已起了变化，病变的性质已有了改变，可以视为一种特殊病变。手术时可见胆总管均有扩大，直径一般在 1.5cm 以上（最大可达 5cm）；胆道内压极度增高（最高达 50cmH_2O）；胆总管内之胆汁均呈脓性，细菌培养结果阳性者往往达 90% 以上，其中约 70% 是大肠埃希菌，其次为副大肠杆菌和变形杆菌，有时可为产气杆菌和铜绿假单胞菌，也可能是多种细菌的混合性感染。温州医科大学统计的 253 例急性梗阻性化脓性胆管炎发生败血症者有 26 例。华西医科大学肖洛加等报告在 1211 例急性化脓性胆管炎中有 62 例经血培养证实，其中 51 例（85.5%）系继发于急性梗阻性化脓性胆管炎，5 例系非阻塞性化脓性胆管炎；62 例阳性血培养中 47 例系大肠埃希菌、7 例系铜绿假单胞菌。据肖等对 10 例尸检资料之观察，急性梗阻性化脓性胆管炎之所以会发生胆源性败血症，除了化脓性胆管炎和胆管周围炎可引起胆源性的多发性肝脓肿（脓肿内有胆色素结石和灶性出血），并侵蚀门静脉（胆色素颗粒已由脓肿内的门静脉分支瘘进入血液循环）以外，有 2 例肝脓肿还直接蚀及肝静脉，以致不仅肝静脉及其分支内满布混有胆色素颗粒的血栓，甚至两肺的多数毛细血管内也有胆色素混合血栓。病变一旦发展到这个阶段，即使作肝叶切除也未必有良好的疗效，亦可见只有及时引流胆道、解除梗阻，才是治疗急性梗阻性化脓性胆管炎、预防感染性休克和胆源性败血症的关键措施。

【症状和诊断】一般急性胆管炎的临床表现与急性胆囊炎基本相似而略有区别，其主要的原因是病变的部位不同引发的症状有所差异所致。一般而论，凡胆道结石有感染者，过去多有胆石症的反复发作史，发作时的症状除有类似急性胆囊炎时的上腹部疼痛、发热外，通常因伴有某种程度的胆道梗阻而常有黄疸出现，即出现典型的夏科三联症（Charcot triad）。体征方面除上腹部正中偏右部位有深压痛外，腹肌强直和反跳痛多不明显。患者此时常诊断为胆石症之一般急性发作伴随胆道感染，其伴存的 AOSC 前期阶段的急性胆管炎多不被重视。其实，上述胆石症的急性发作即为初期阶段的急性胆管炎表现，其病变可在短时内发展成为 AOSC，当然也有少数病例也可在发病初始就以胆总管的急性阻塞伴感染而迅速演变为 AOSC。此症的患者绝大多数有突然发作的右上腹疼痛，为持续性而有阵发加剧，常向腰背部及肩部放射，继之出现畏寒发热和恶心呕吐。发热多呈弛张型，体温常在 39℃以上，最高可达 41℃。多数病例随后出现黄疸，肝脏也常有肿大，胆囊则不一定能触及。随着病情的加重，在夏科三联症的基础上，约 1/3 的患者可出现精神症状，如软弱无力、反应迟钝、精神萎靡、嗜睡昏迷，甚或烦躁不安，乃至谵妄；并可有皮肤发绀厥冷，出冷汗，有时眼结膜充血，血压逐渐下降（90mmHg 以下），脉搏渐呈速弱（每分钟 120 次以上），有时甚至脉搏和血压都测不到，即所谓的 Reynolds 五联症（Reynold Pentalogy）。偶尔，由于胆道内压升高可发生胆囊或胆总管穿孔，有时即使没有穿孔也可有胆汁性渗出性腹膜炎表现。至肝肾衰竭之时，肝功能可有减退（谷丙转氨酶可能增高），尿量减少，有时每小时不到 20ml，非蛋白氮常有升高。血气分析和其他肝肾功能检查可有助休克和 MODS 或 MOF 的诊断。此外，在常规化验方面，白细胞总数和中性粒细胞普遍显著增多，但血液细菌培养之阳性率则较低。

在诊断方面，一般急性胆管炎的诊断并不困难，在有胆石症发作基础上甚至患者已经出现感染性休克现象时，诊断 AOSC 亦属易事。但由于本病的发展有时比较迅速，不少病例在出现低血压休克现象前往往无明显先兆，并可在极短的时间内进入休克状态。而一旦等到 AOSC 已经确立、患者已陷入休克状态时，不少病例虽经抢救仍不免死亡。为临床更好地选择治疗方法，诊断时对急性梗阻性化脓性胆管炎（AOSC）的严重程度的评估具有极为重要的意义，但至今仍无统一的评估标准。据大多数学者认为，其严重程度与有无并发休克、胆源性败血症、多发性肝脓肿、全身炎症反应综合征（SIRS）和多脏器功能不良（MODS）或衰竭（MOF）等有关。

目前，国内将急性胆管炎的严重程度分为轻型和重型，其中重型亦即重症胆管炎（acute cholangitis severe type，ACST），其实就是 AOSC。但作者认为，AOSC 的命名比 ACST 更符合该临床综合征的病理过程；而其病变严重程度的评估则以轻、中、重或早、中、晚的三度或三期进行划分，更感合乎其不同阶段的病理变化状况，并能以此评估为选择不同的治疗方案提供病理生理学方面的依据：①有典型的夏科（Charcot）综合征，其体温高达 40℃以上持续不退，且黄疸较深，血白细胞及中性粒细胞升高，但无精神症状和周围循环障碍，也无肝肾功能影响，大多表示急性胆管炎的病理过程还处在局部胆道系统，是属轻度胆管炎，属 AOSC 的轻度或初期；②若上述病例的临床症状继续发展，并有精神症状出现（如精神萎靡，嗜睡昏迷，甚或烦躁不安，乃至谵安等）和周围循环不良（皮肤发绀厥冷，出冷汗、结膜淤血、潮红）的表现，有胆源性败血症或 SIRS，并进入休克状态或早期休克，但仍无多发性肝脓肿和肝肾衰竭时，是属中度或中期 AOSC；③若在中期的基础上，出现肝多发性脓肿、明显的休克和（或）肝肾等脏器功能不良或衰竭（MODS、MOF），以及 DIC，是属重度或晚期 AOSC，其预后严重。故要提高本病的治愈率，除积极防治胆石症外，最好能在急性胆管炎发展至急性梗阻性化脓性胆管炎前就能预见其先兆，并能在出现休克前即及时通过内镜鼻胆管引流或予以外科手术胆道减压，中断其病变进一步发展恶化，当为明智之举。

【治疗】 急性胆管炎发生之后，因胆管完全阻塞所引起的急性梗阻性化脓性胆管炎，虽然大多是从胆石症急性发作的基础上发展而来，两者之间只有一个发展演变过程而并无明确界限，但一旦发生了这种情况，疾病就发生了质的改变，应及时采用不同的疗法——积极抗休克和手术，以尽快切开胆道，取出胆石，减压引流，才能防止或终止休克的产生，使患者转危为安。目前较为一致意见认为，在进行抗休克治疗的同时，果敢地进行手术，迅速解除胆道梗阻并予引流，患者才有转危为安的可能。特别是近代内镜外科的发展，通过内镜技术进行乳头括约肌切开（endoscopic sphincterotomy，EST）或鼻胆管引流（endoscopic nasobiliary drainage，ENBD）替代开腹手术，已使得胆道引流术对机体的打击降低到最低程度，其手术死亡率和病死率也大为降低。引自《Maingot 腹部手术学》（1997）的一组 82 例 AOSC 的手术取石和内镜取石的比较资料，各组 41 例，手术组手术并发症和住院死亡率分别为 66% 和 32%；而内镜组则分别为 34% 与 10%（$P\leqslant0.03$）。杨波（2004）报道 84 例 70 岁以上的高危重症急性胆管炎患者的外科手术与内镜治疗对比临床资料，结果显示：治愈 72 例，其中手术组治愈率为 81.2%，内镜组 91.6%，与手术组对比，内镜组的病死率由 18.8% 降至 9.1%。并发症的发生率也从 37.5% 降至 13.9%。认为内镜胆道减压引流是治疗高危 AOSC 患者的首选方法，具有简便、安全、有效而微创的特点，尤其适用于情况差并伴有多器官功能不全或有多次胆道手术史者。据笔者的经验，那种认为要等到休克好转、血压上升后再手术的看法通常是错误的，或者说一般是不妥当的，因为这将会因延迟手术时机而使休克更形加重，以致丧失了胆道减压引流之抢救的良机，导致严重的后果。近年文献报道对急性梗阻性化脓性胆管炎采用非手术疗法者死亡率一般仍高达 40% 以上，而手术疗法者死亡率目前在 15%~25%。这些死亡病例并非是由于采用手术疗法之失当，而恰恰是因手术时机失之过晚。当然，强调对急性梗阻性化脓性胆管炎应及时进行手术抢救，并不意味着要贬低其他抗休克措施之重要性，两者应该相辅相成，力争不失手术时机。

显然，在 AOSC 之前果断进行手术胆道取石减压，应是降低病死率的最好方法。而胆石症急性发作时一旦有下列情况，往往是病变开始或已经发展为急性梗阻性化脓性胆管炎，即前述的轻、中度的 AOSC，可视为急症胆道手术之指征：

(1) 有明显的夏科（Charcot）综合征，其体温高达 40℃ 以上持续不退，且黄疸较深，表示急性胆管炎较严重；

(2) 皮肤发绀厥冷，结膜淤血、潮红，表示微循环不佳；

(3) 出现精神症状（如精神萎靡，嗜睡昏迷，甚或烦躁不安，乃至谵妄等），表示毒血症严重；

(4) 肝脏、胆囊明显肿大，肝区有明显压痛或叩击痛，表示胆总管之阻塞严重；

(5) 全腹壁已有明显的肌紧张和反跳痛，表示已有胆道穿孔性腹膜炎；

(6) 血压逐渐下降（≤90mmHg），小便逐渐减少（≤20ml/h），表示已进入休克状态，肝肾功能已有进入衰竭，有可能发生或已发生 MODS 者。

而前述的重度 AOSC，因并发严重休克和 MOF 及 DIC，其手术方法和手术时机的选择，则应根据不同的医院条件、手术者的经验、患者的病况，权衡得失利弊，是否先争取作经内镜乳头括约肌切开（EST）和经内镜鼻胆管引流（ENBD），待患者的病情稳定好转，特别是 MOF、DIC 等得到控制或缓解，然后再根据具体情况作更为彻底的手术应属更为合理。林争（2004）等报道 106 例急性梗阻性化脓性胆管炎经内镜鼻胆管引流及内镜下十二指肠乳头括约肌切开取石的临床疗效，结果 106 例患者中成功插管 103 例，插管成功率 97%，其中 43 例在 ENBD 前先施行 EST，患者病情在胆道插管减压引流后都得到迅速缓解，其中有出现中毒性休克表现 5 例患者，除 1 例发生 ARDS 死亡外，其余 4 例的病情均同样迅速缓解。认为内镜下作 ENBD 或同时施行 EST 治疗 AOSC，成功率高、疗效确切、安全性高，绝大多数情况下可替代开腹手术胆道减压引流，可作为治疗 AOSC 的首选方法（EST 和 ENBD 将另章介绍）。

总之，无论是内镜还是外科开腹手术，其目的是尽可能要在抢救生命为原则的前提下，充分引流胆道，尽可能彻底清除病灶。所以开腹手术应当以胆总管切开、探查和引流为主（内镜手术胆道取石引流在另章介绍）。在条件允许的情况下，可以附加胆囊切除和其他胆道内引流术，如胆总管十二指肠吻合术、经十二指肠乳头括约肌切开术等。但单纯胆囊造瘘的疗效不佳，胆总管空肠 Roux-Y 式吻合术又嫌手术过大，在急诊情况下均不宜施行。有人认为胆囊过于肿大影响胆总管的暴露和探查者可先行胆道造瘘，但实际上肿大的胆囊不至影响胆总管的暴露，胆总管切开后如果胆囊管是属通畅者，胆囊往往可以立即缩小，亦不会有胆囊切除之困难；又胆囊造瘘不能清除胆道梗阻的原因，如果结石阻塞所在的部位是在胆囊管以上者，胆囊造瘘更属无益，即使患者侥幸度过了危险期，以后也几无例外地需要再次手术。故在急性阻塞性胆管炎时，单作胆囊引流既非必要，亦属无益，只有在患者情况很差，不允许多耗时间作胆总管探查时，或者胆囊已经坏疽穿孔，切除手术有困难时方可不得已而考虑单作胆囊造瘘术。当然，如果患者情况允许，且操作又无困难时，胆囊切除自属可行，且有必要而为之。因

09

急性胆囊炎有时为急性胆管炎的原发病因(胆囊内的感染性胆汁流入胆管引起胆管炎),但胆总管有急性阻塞性炎症时也可引起胆囊的继发性炎症,而胆囊炎的反复发作每易导致继发性胆管炎,如果在第一次手术时不予切除,终必遗留后患而须再次手术。如患者情况很差或胆囊炎症明显、粘连水肿严重,不允许作胆囊切除时也可考虑分期手术,但必须确证胆囊管是属通畅,否则在胆总管切开引流时还须附加胆囊造瘘术。

【预后】 正如前述,影响本病的预后之因素是多方面的,其主要与病程的长短、年龄的大小、原有潜在的肝脏病变状况、休克的早晚和轻重,以及有无并发症如 MODS、MOF 或 DIC 等情况有密切关系。综观有关经验和作者本人的临床观察,轻度的 AOSC 者经积极合理的治疗,其预后尚好,一般很少有死亡;中度者则因病情较为严重,其病死率约为 10%~20%;而重度则病死率可高达 25%~36% 以上。但有不少的报道认为采用 ENBD 和 EST 治疗 AOSC 可使其病死率从 32% 降至 10%。然而,本病仍是外科临床的一大难题,有待进一步深入研究,特别是对其病情的准确评估、如何达到早期诊断和及时合理的处理以能进一步降低手术死亡率和病死率等问题更需有更多的临床研究和探讨。

二、原发性硬化性胆管炎

原发性硬化性胆管炎(primary sclerosing cholangitis, PSC)是一种原因不明、病程缓慢、较为罕见的胆道病变;其特点是肝内、外胆道的广泛纤维化,其管壁明显增厚而管腔则显著狭窄,临床表现除阻塞性黄疸以外,如果患者未能得到及时的诊治,最终可导致胆汁性肝硬化和门静脉高压症,并因肝功能衰竭和上消化道出血而死亡。

【病因和病理】 硬化性胆管炎基本上可分二类。一种是继发性的,即其发病有较明显的原发病因者,如在发病前有胆石症、胆囊炎及胆总管切开引流、经十二指肠乳头括约肌切开,甚至胆道手术时的胆道造影史,因而感染性的胆汁不断流入胆管,或者胆管的血运在手术时受到损伤,胆管周围组织曾被胆汁或血液长期浸渍,甚至手术时胆总管曾被鼠齿钳过度夹伤或曾用过粗的肠线缝合等,都可能是引起此种狭窄性胆管炎的直接病因,但一般胆道手术引起的损伤性狭窄却不包括在本病范围内。另一种硬化性胆管炎是原发性的,即其发病原因隐晦而不明,在病变发生前既无胆道之病变、手术或创伤史,剖腹探查时也未见肝外胆道内有结石嵌顿或明显炎症。

根据本病的伴随病变和治疗反应,可间接推测本病的一些可能发病原因如下:

1. 感染 最早认为原发性硬化性胆管炎是因消化道的细菌和病毒引起的胆道感染所致。有不少报道发现溃疡性结肠炎患者约有 60%~75% 合并有硬化性胆管炎;克罗恩病也有 8% 左右有发生本病。其原因可能除两者均为自身免疫反应的结果以外,不少学者推测由于溃疡性结肠炎患者的大肠内有黏膜炎症和慢性溃疡,一些低度毒性的细菌能持续地或间断地侵入门静脉,并通过门静脉进入胆道系统,从而造成胆管和胆管周围的慢性炎症和纤维性变。Brooke 曾证明溃疡性结肠炎患者可以导致门静脉的菌血症;他对 9 例溃疡性结肠炎作结肠切除时,发现半数患者的门脉血中有细菌阳性培养。Vinnik 在门静脉中灌注细菌,结果也造成了胆管周围炎;由此可以推断门静脉中的菌血症确是硬化性胆管炎的一个重要病因。然而同为自身免疫性病变的局限性肠炎,伴发硬化性胆管炎的机会却极为罕见,如 Lahey 医院的 168 例局限性肠炎无一例并发硬化性胆管炎,这或者是因小肠内的细菌较少,且局限性肠炎的肠壁上很少有溃疡持续存在,故发生菌血症的机会也较少之故。又鉴于本症患者一般无全身发热和白细胞增多现象,而局部淋巴结则常有肿大,且血中可发现不典型的淋巴细胞,有些学者认为本病也可能是由于病毒感染。总之,许多实验研究和临床资料证明,原发性硬化性胆管炎的发生是与细菌和(或)病毒感染有一定关系。

2. 自身免疫 有人认为 PSC 是一种自身免疫性疾病,其理由是鉴于硬化性胆管炎与溃疡性结肠炎之间的关系如此密切,而溃疡性结肠炎已证明是一种自身免疫反应的表现(患者血清中可找到自身免疫抗体),则推测硬化性胆管炎也可能与自身免疫作用有关。同时,近年来通过 PSC 的肝脏组织学检查发现,PSC 患者有肝门胆管区和胆管周围有大量的淋巴细胞浸润(CD4 和 CD8 细胞);而该类患者血中能测到各种免疫球蛋白水平有不同程度的升高,并可有自身免疫抗体(如抗细胞核因子和抗平滑肌抗体)和抗中性粒细胞胞浆抗体。另外,PSC 常伴有一些免疫相关性疾病如硬化性甲状腺炎、风湿性关节炎和腹膜后纤维化等,都从临床的不同角度支持 PSC 是一种免疫相关性疾病。

3. 肿瘤 Altemeier 等认为本病在本质上是一种发展缓慢的胆管癌,只要经过长期随访和在手术中多处取样活检,原来的硬化性胆管炎最后都被诊断为癌,因而他认为根本不存在所谓的原发性硬化性胆管炎。Peck 也报告有 13 例肝外胆管硬化症,除 2 例因随访不足,日前仍诊断为硬化性胆管炎外,其余最后均已证实为胆管癌,其中有 3 例已出现转移。上述事实至少表明进展缓慢的弥漫性胆管癌与硬化性胆管炎有时是难于区别的;至于硬化性胆管炎是否确实会转化为胆管癌,或者在硬化性胆管炎的大量胶原纤维中出现的一些不规则、不典型腺体是否会误诊为胆管癌,目前尚难作肯定。根据笔者所在的温州医科大学附属第一医院近年来的临床收治病例,发现硬化性胆管炎已大为减少,而胆管癌的确诊病例明显增多,这可能与过去对该病的认识不足,将部分胆管癌的患者误诊为硬化性胆管炎的缘故。

本病的主要病理变化为肝内汇管区胆管壁和胆管周围炎细胞浸润,主要是淋巴细胞,少有多核白细胞,偶尔可见巨噬细胞和嗜酸性粒细胞,同时随着病变的发展而有局灶的小点状的坏死和纤维组织增生,胆管上皮细胞渐形萎缩和消失,出现管壁硬化不光滑而增厚,最终引起胆管管壁的极度纤维化,以致管壁增厚而管腔则异常狭窄,呈串珠样。

笔者所见数例其管腔最细者仅如铅笔芯，直径不过 2mm，病变范围有时仅累及胆总管的一段，但也有胆总管的大部分甚至左、右肝管同时受累者。多数病例伴有慢性胆囊炎和肝十二指肠韧带黏连成条索状，几乎是见不到胆管样结构。同时有阻塞性黄疸和胆汁性肝硬化，至病变晚期则可出现门静脉高压症和肝功能衰竭。

【症状和诊断】 本症患者的平均年龄为 40~45 岁，2/3 为男性患者，与溃疡性结肠炎并发者则绝大多数为男性。其临床表现大多有无痛性黄疸和瘙痒，在初起时有右上腹疼痛，类似胆石症胆囊炎的表现；到病程后期由于阻塞性黄疸的出现，易误诊为胆总管结石症或壶腹周围癌。本症的病程进展缓慢，病史往往长达数月至数年，症状多隐蔽不明，惟见体质逐渐衰弱，黄疸日渐明显，食欲减退，体重下降。少数病例也可有畏寒发热肝脾大，胆区隐痛，但一般无典型的阵发绞痛，亦不向肩部放射。

实验室检查除显示胆汁淤积性黄疸外，碱性磷酸酶和血清胆红素均升高。肝功能有时有一定程度的损害。但目前还缺乏特异性的标志物用来诊断 PSC，仅血清中免疫球蛋白（IgM、IgG、IgA）升高，还可发现抗细胞核因子、抗平滑肌抗体。近年来，在原发性硬化性胆管炎患者中用血清学和胆道肿瘤标记物可提高胆管癌的检出率，以资与胆管癌鉴别。如血清 CEA（癌胚抗原）和 CA（碳水化合抗原）联合检测，其发现隐性胆管癌的敏感性为 66%，而其发现胆管癌的特异性为 100%。Nakeeb 观察认为胆汁中 CEA 水平大于 35ng/ml 时，诊断胆管癌的敏感性为 79%，特异性为 100%，对两者的鉴别准确率也达 100%。值得注意的是，PSC 患者 CA19-9、CA125、CA242 也都超过正常值，其中 CA19-9 升高最为多见，应引起重视，别误诊为胆道的恶性肿瘤。

胆管造影是确诊 PSC 的最重要的方法，但由于患者有黄疸，且肝外胆管异常狭小，故静脉胆道造影属禁忌而经皮胆道穿刺造影则有困难。惟 ERCP 和 MRCP 是常用的方法，特别是 MRCP 属无创的检查，但其缺点是胆管细小显示不很清晰。

确定的诊断大多只有在手术探查后方能作出。通过观察和扪摸可以发现胆总管管壁增厚，管腔狭窄，细如铅笔芯，硬如输精管，甚至无法切开放入探针。胆道下端并无阻塞性病变，胆管内亦无结石或肿瘤，肝脏则常有胆汁淤积性肿大；有时可能已并发胆汁性肝硬化。在手术台上作胆管穿刺造影可以有助于判明病变范围，多呈弥漫性而不规则的狭窄，有时可累及整个胆道。胆囊壁可以稍有增厚，周围淋巴结也可有增大，网膜孔和肝十二指肠韧带多有黏连。总之，凡患者有进行性黄疸，而无寒战发热和上腹部绞痛等胆石症表现，以往亦无胆道手术史者，手术探查发现胆管有弥漫性增厚和狭窄，长期随访亦未发现恶变迹象者，即为诊断硬化性胆管炎之依据；这些病例虽然有时可能伴发溃疡性结肠炎、局限性回肠炎、纤维性甲状腺炎及后腹膜纤维化等疾病，但不伴胆石症或胆道手术史者，仍可视为原发性病变。

【治疗】 原发性硬化性胆管炎目前尚无确切有效的根治疗法，治疗原则当为胆管引流减轻黄疸，以改善临床症状。理论上内科治疗可选用免疫抑制药物如泼尼松、硫唑嘌呤、甲氨蝶呤和青霉胺等。内镜下可作胆管的扩张引流或置管引流，其对缓解症状具有一定的临床效果，但对高位的肝内胆管有狭窄者则疗效不佳。外科治疗则不外乎作胆管切开探查置管（T、U 形管）引流或胆肠内引流，甚或作肝移植。

有作者报告在作胆道引流以后再配合使用内科疗法，包括激素、广谱抗生素、熊去氧胆酸和抗组胺药，对减轻黄疸、控制胆管炎一般有一定疗效。但总的来说，用这些药物疗法后报道的病例还太少，随访的时间也较短，其确实疗效目前尚难作定论，用时应该谨慎，且一般仅以短期使用。

据温州医科大学附属第一医院李日千（1979）统计过去 8 年中收治的硬化性胆管炎 16 例，作胆总管 T 形管引流者有 10 例，作胆管肠道内引流者 5 例，另 1 例作了胆囊造瘘。结果因肝性脑病死亡者有 5 例、因中毒性休克死亡者有 3 例，另有 1 例死于心衰，总的死亡率为 56.3%，症状完全消退或基本好转后出院者仅有 7 例（治愈好转率仅 43.7%）。半数病例曾用过激素治疗，但疗效并不显著。武峤（2010）等报道北京协和医院收治 31 例，19 例接受药物治疗，仅 1 例治疗后无明显不适；12 例手术治疗，其中 2 例肝移植，10 例分别行胆管空肠内引流术。手术中有 11 例联合内镜 ERCP 支架置管或 ENBD 引流。10 例随访 2~77 个月，4 例无明显不适，但其中有 2 例接受了肝移植术，另 ERCP 取石和口服熊去氧胆酸各 1 例；有 4 例则有不同程度的胆道梗阻症状，再次作胆肠内引流 1 例，2 例内镜置入支架、1 例服用熊去氧胆酸；2 例因胆管癌死亡。由此可见，此病虽属良性，但因病程缠绵复杂，就目前应有的治疗方法，其近、远期疗效都不尽如人意。据国外大宗病例观察，其自然病程与治疗处理后的存活期大致为 4~10 年，故肝移植可能是改善患者预后最为有效的手段。

第八节　胆石症

胆石症是胆道系统中最常见的病变。根据其所在部位不同，可有胆囊结石、胆总管结石、肝胆管或肝内胆管结石之分。但在临床实际中，单一部位的结石是属可能但并非常见，往往不同部位的结石在同一患者中同时存在。欧美各国的胆石症患者其胆石多发生在胆囊内，仅少数病例（10%~25%）是原发于胆管中。但在东亚、东南亚国家，特别是我国广大的沿海地区，则大多数的胆石（约 50%~90%）是胆管的原发性胆色素性结石。不同部位的胆石，其形态、大小和成分等一般都有明显的差别，因此可以推想其形成的机制也是不尽相同，而其临床症状和病理表现也将因人而异。

【发病率】 在欧美各国胆石症比较常见，美国约 10% 的人被证实患有胆石症，其 90% 的结石为胆固醇结石，患者一般以女性为多，男女之比约为 1∶3~4，尤以身体肥胖、曾多次妊娠的中年妇女最好发。胆石症在亚洲的发病率也相当高，但非洲其发病率则较低，这可能与种族和（或）饮食因素有关。在我国，胆石症同样是一种常见病，据有关资料显示，7%~10% 的成年人患有胆囊结石，全国患胆囊结石患者数高达 1.5 亿 ~1.8 亿。西北地区胆囊结石约占 80%，并以胆固醇结石为主；而沿海地区原发性胆总管结石占 90% 以上，绝大多数为胆色素性结石。根据中华医学会胆道外科学组统计全国 26 个省、市、自治区的 146 家医院 1983—1985 年间的 11 342 例胆石病例资料，胆囊结石占 52.8%，胆囊与胆总管均有结石为 10.9%，肝外胆总管结石占 20.1%，肝内胆管结石 16.2%，即原发性胆管结石为 36.3%。但随着环境卫生与生活习惯的改变，结石分布也有所变化，1992 年再次统计发现，胆囊结石高达 79.9%，胆囊与胆管结石 9.2%，肝外胆管结石 6.1%，肝内胆管结石 4.7%，原发性胆管结石平均为 10.8%。全国 4197 例肝内胆管结石病例同时存在肝外胆管结石者占 73.8%。根据上海市 1992 年分析 2355 例胆石病，其构成比较之 10 年前统计的有所变化，即胆囊结石从 69.3% 上升为 78.9%，而胆管结石则从 30.7% 下降至 21.1%。上述数据显示国人 20 世纪 80 年代后的胆石类型已经开始从胆管结石转向胆囊结石。这种构成比的变化说明，随着世界人口构成、居民生活习惯和食谱变化、以及卫生条件的改善，胆道结石的类型与性状也发生了变化。如美国人胆色素结石在升高，而亚洲人的胆囊内胆固醇结石的比例也有所上升、胆总管原发性结石的相对发病率则有明显下降的趋势。

【胆石的分类合组成成分】 根据胆石的外观以及化学分析的结果，通常多将胆石分为三种：即胆固醇结石、胆色素结石和混合性结石（图 9-15）。但实际上所谓胆固醇结石或胆色素结石都不是纯粹的。因此，严格说来任何胆石都是混合性的，例如所谓胆固醇结石虽然主要是由胆固醇组成，但结石的核心几乎都是胆色素，而所谓胆色素结石更不是全由胆色素组成，任何深棕色或黑色胆石如其胆固醇的成分不超过 25%，则不论它是否含有碳酸钙，一般便可称之为胆色素结石。

通过化学分析的方法理应有助于胆石的分类，但由于胆石中的许多成分是非溶性的，因此化学分析的价值就大受限制。近年来由于固体状态的分析技术如红外线分光镜检查法（infrared spectroscopy）和 X 线衍射检查法（X-ray diffraction）等新的分析技术发明以后，胆石非活性成分的分析已较简便，且甚精确，可以在短时间内辨别其性质并测定其含量，因而对于胆石的分类可望有很大帮助。

1. 胆固醇结石 胆固醇结石多呈圆形或椭圆形，表面光滑或稍呈结节状。这种结石的特点是其切面有放射状的胆固醇结晶条纹，颜色淡黄，其中心部分则因含有少量胆色素而颜色较深，与一般的混合性结石的切面呈分层状者显然不同。有时胆固醇结石的外面也可因胆囊的炎症而有钙盐沉积，这实际上已成为另一种形式的混合结石。胆固醇结石多数在胆囊内形成，通常大约 0.2~3.0cm 直径，一般为单数，但也可为多数而与胆囊的胆固醇沉积症同时存在，偶尔也可在胆总管内见到此种结石。

2. 胆色素结石 所谓胆色素结石除胆色素外，尚有少量钙盐和有机物（细菌、虫卵或上皮细胞脱屑等）为其核心。其外形不一，一般有三种形式：

(1) 结石呈泥沙样，色棕黄，多位于胆总管中。由于胆道中常有炎症存在，故挖出的泥沙样胆色素结石常伴有黏液。

(2) 黑色或深绿色小粒，大小约 0.1~1.0cm，呈圆形或不规则形，质地较硬，切面均匀，无核心、分层或外壳之分，这种结石多数是在胆囊内。

(3) 大形结石，一般直径约 1~2cm，笔者曾见有直径大至 6cm 者，多位于胆总管内。这种结石呈圆形或长圆形，颜色多呈棕黄；虽然表面较光滑，但极疏松易碎，往往很难完整取出。

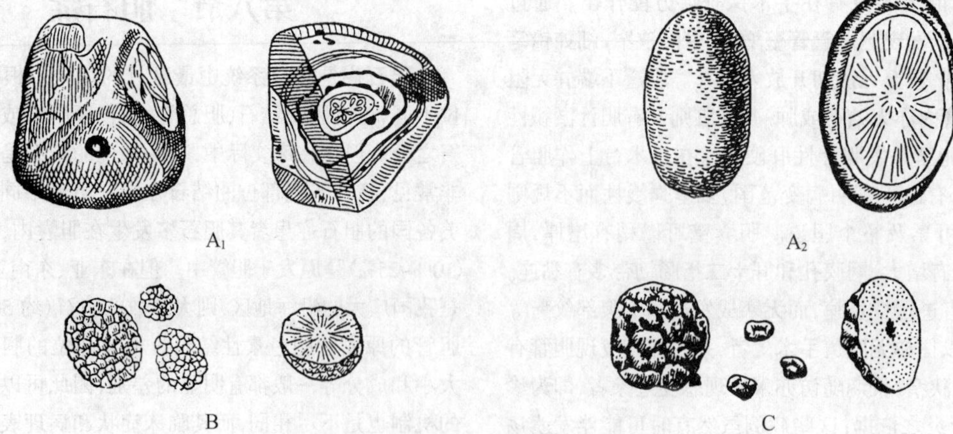

图 9-15　三种不同性质的胆道结石

A. 混合性结石（A_1. 为感染性混合结石，切面呈分层状；A_2. 为代谢性混合结石，内有胆固醇为中心，外为钙质沉着）；B. 胆固醇结石。C. 胆色素结石

胆色素结石所以有不同的形态,大概与结石形成时的条件和速度有关。若胆道中有炎症感染,胆色素沉积较快,所形成的结石即较疏松,或呈泥沙样,且其主要成分是胆红素,极少含有胆绿素,故结石呈棕黄色。相反,如胆色素沉积较慢,形成的结石即较坚硬,因胆红素已氧化为胆绿素,故结石多呈黑色或深绿色。从另一个角度看,胆色素结石又可以分为含有及不含有(多量或少量)碳酸钙的两种。人所共知,含钙较多的胆石因X线不易穿透而可以在片上显影,而含钙较少者在X线片上将不显影。总的说来,50%的胆色素结石是透光的,而20%的透光结石则又非胆固醇结石。透光的胆色素结石与透光的胆固醇结石有时是可以鉴别的,例如胆色素结石的外形较不规则,缺乏多面性,在胆囊中不会漂浮起,但是否可以根据这些特点无例外地决定其性质,尚待更多的观察。

另外值得提及的是,所谓胆色素结石的有机和无机成分有时是非常复杂的,包括重金属、蛋白质、钙和镁的磷酸盐、碳酸盐和硫酸盐等,另外还有脂肪酸的钙皂。但无论是欧美或亚洲的胆色素结石,都以胆色素钙为其主要成分,而无机盐或蛋白质的含量则有较大差别,是不同地区的胆色素结石所以有不同溶解度的原因。我国幅员辽阔,沿海地区以及内地不少城市都是胆色素结石的高发病区,推想各地胆色素结石之成分不会完全相同,但当与日本的胆色素结石大致相似,各地在作胆色素结石之成分分析时可与日本的资料作一比较。

3. 混合性结石 一般的所谓混合性结石是炎症和感染的产物,通常在胆囊内,为多面形的不规则小粒,为数众多,有时可达几百粒之多,很像石榴子。其表面光滑,边缘和角也很钝圆,呈深绿色或棕黄色。其切片观颇典型;中心为软质的髓,有时其中有裂隙,外面则由胆固醇、胆色素和钙盐等间隔沉积呈环层状,极似树木之年轮。惟此环层因其构成之成分不同而颜色各异,钙盐白色,胆固醇淡黄色,胆色素棕黄色。如前所述,严格说来任何结石都是混合性的,因为即使是胆固醇结石或胆色素结石,都不可能是绝对的纯。因此,这里的所谓混合性结石仅是在肉眼观上有别于胆固醇结石和胆色素结石的一种结石而已。

据国外文献报道,结石中以混合性结石为最常见,但胆固醇结石也很普遍,而胆色素结石则属罕见。例如据Maingot估计,混合性结石约占65%,胆固醇结石占25%,而胆色素结石仅占5.6%,其他占4.4%。我国胆石症患者以胆色素结石为最多见,而胆固醇结石则较少。例如兰锡纯统计国内203例胆石病例,胆色素结石占40%,混合性结石占33%,胆固醇结石约占27%。某些地区胆色素结石所占比例更为突出,如钱礼教授统计温州地区的胆石症成分,胆色素结石占79%,混合性结石占21%,在969例1250处胆道结石中竟无一个典型的胆固醇结石,推测这可能是与本地区的胆道蛔虫病和胆道感染极为常见有关。

【胆石的成因和机制】 不同地区的胆石既有不同的类型,则可以推想其形成的原因或发病机制也是不同的。一般来说,胆石的成因多系胆汁滞留、代谢障碍以及胆道感染所致。这些发病因素在个别病例可以单独地导致胆石之形成,但在多数情况下则是其综合作用的结果,不过一种类型的结石在其形成过程中常以某种特殊病因为主导。

1. 胆汁滞留 一般认为胆汁滞留是各种胆石形成的首要条件,在此基础上无炎症感染者将发生胆汁成分代谢变化,终致形成胆固醇结石,有感染炎症者将导致胆色素结石或混合性结石之形成。胆汁滞留后一般又通过两个方面的机制引起胆石的形成:

(1)胆汁的浓缩和成分改变:肝脏分泌的胆汁一般稍呈碱性但在胆囊内因正常之囊壁能吸收氯化物和重碳酸盐,故胆囊胆汁略呈酸性。若胆汁在胆囊内滞留过久,胆囊黏膜将被浓缩的胆汁刺激而丧失其吸收重碳酸盐之功能,于是胆囊内的胆汁也会呈碱性反应,致胆汁中的碳酸钙和胆色素等就可逐渐沉淀出,形成胆囊结石。胆固醇结石之形成也与胆汁滞留和其中的胆固醇-胆盐比例失调有关。正常胆囊中之胆汁,其胆固醇与胆盐之比约为1∶20~30,若因胆汁滞留而黏膜被刺激发炎时,特别当胆囊壁因感染而有炎症时,胆盐之吸收将加速,胆固醇之相对浓度将增高,而至胆固醇-胆盐之比达到1∶13以下时,胆固醇将沉淀形成结石。总之,滞留胆汁中之胆盐成分一旦减少,胆固醇和脂肪酸之溶解度也将因之降低,遂有胆固醇之沉淀和结石之形成。

(2)胆汁的层化和界面沉淀:众所周知,胆囊收缩时并不能将胆汁一次排空,在胆囊的X线片和造影片上有时也可以看到胆汁的层化现象,而胆石则按其本身不同的比重悬浮在适当的胆液面上。Burton和Tera在实验室或手术中证明静止的胆囊胆汁是分层的。层化后的胆汁就可以因界面作用而有结晶析出。Fitzjames和Burton曾进行过这样的实验,将蒸馏水轻轻沿试管内壁注入,使水与试管内原有的胆汁分为二层,静置一周后吸出部分蒸馏水,然后进行胆盐和胆固醇测定,结果证明胆盐的弥散远在胆固醇之前,致使胆固醇可在两层液体的交界面上析出,此即所谓界面沉淀现象。实际上,界面作用不仅发生在静置的无菌胆汁内,也可发生在胆汁中的异物、碎屑、虫卵、线结,以及死蛔虫和T形引流管的管壁上,凡此都能导致胆色素结石的形成,这已被临床所熟知。值得进一步研究的是,功能性障碍(如肠外营养)引起的单纯胆汁瘀滞与器质性梗阻引起的后果似乎有所不同,前者大多仅有结晶体的沉淀而无真正的结石形成,这究竟仅是不同程度的胆汁滞留所致,还是后者因常并有感染而有本质上的差别,尚难定论。

2. 胆道感染 正常人的胆汁应是无菌的,但切除胆囊中的胆汁有5%~10%可得阳性培养,而胆囊壁的阳性培养率为5%~70%;这些细菌据国外资料,在19世纪末期主要是伤寒杆菌,在20世纪初期常为链球菌,而在目前时代主要是大肠埃希菌,似乎反映着各个时代的主要感染情况。在我国沿海地区,凡属色素性胆石和化脓性胆管炎好发之地,患者之胆管胆汁至少有半数可得阳性培养,而且主要也是大肠埃希菌属感染。温州医科大学附属第一医院最近有50例胆总管结石并发急性化脓性胆管炎患者进行术中胆道穿刺和胆汁细菌培养，结果90%(45例)为阳性，其中大肠埃希菌占31例，副大肠埃希菌和变形杆菌各4例，产气杆菌和铜绿假单胞菌各2例，混合感染2例。不言而喻，凡是胆道蛔虫症或华支睾吸虫病之流行地区，胆道感染亦为习见之事。

胆道感染除可使发炎的胆囊加速吸收胆盐，致胆汁中的胆固醇浓度相对增加而易于沉淀形成结石外，侵入胆汁的细菌及发炎黏膜上脱落的上皮组织还能直接形成核心，促使胆固醇或胆色素沉淀而形成结石。但也有人认为在胆石中发现有细菌或上皮细胞为核心者，并不一定能证明此胆石是由感染引起。Bockus在检查手术切除的胆囊时，发现胆囊壁或胆石中之细菌发现率与胆囊功能是否良好有关：胆囊功能完全丧失者其胆囊壁之阳性培养率为32.6%，胆石之阳性培养率为20%；胆囊功能不佳者胆囊壁之阳性培养率为19%，胆石之阳性培养率为22%；而胆囊功能良好者则不能检得细菌。因此Bockus认为，在胆石症伴有胆囊炎时，胆囊炎可能是因胆石阻塞了胆囊管或胆总管后引起的继发变化，或为胆囊黏膜被胆石经常刺激之结果，而未必是胆石形成的原因。但是，虽然胆囊的炎症有时可能是因先有胆石存在而后引起，但无疑胆道感染更可以引起结石形成。我国胆石症患者大约半数是胆管内的原发性结石，在许多沿海地区甚至90%以上是胆管的原发性胆色素结石，胆囊中不仅不含结石，且大多仅有轻度炎症，而胆总管中则不少有蛔虫的尸体或虫卵为结石之核心，此种病例显然是先有胆道感染而后才形成结石。

Maki认为胆道感染之所以能促使胆石形成，主要是因为胆道中的某些细菌包括大肠埃希菌所产生的一种酶，能降解结合胆红素使之成为非结合胆红素，进而与钙离子结合成胆色素钙之故。按红细胞破坏后释出的非结合胆红素(间接胆红素)随同循环进入肝细胞后，在肝细胞微粒体内通过一种葡糖醛酸转移酶(UDP glucouronyl transferase)的作用，才与葡糖醛酸结合成水溶性的胆红素双葡糖醛酸酯(色素Ⅱ)和胆红素单葡糖醛酸酯(色素Ⅰ)。当蛔虫或其他原因将肠道内的化脓性细菌(主要是大肠埃希菌)带入胆道后，由于细菌在瘀滞的胆汁中大量繁殖，所产生的β-葡糖醛酸酶可使已结合的胆红素双葡萄醛酸酯重新降解为非结合胆红素，后者再与钙离子结合成胆色素钙，并以虫卵、虫骸、细菌和脱落上皮等为核心，逐渐沉积为胆色素钙结石。Makl等还曾发现β-葡糖醛酸酶在胆色素结石胆汁中的理想环境是pH>6.5，这正是细菌性酶的典型活动条件。在体外，若将感染的胆色素结石胆汁或正常胆汁加β-葡糖醛酸酶予以培养，就可以导致胆色素钙的沉淀；而如在培养的同时加入glucuro-1,4-lactone(为一种强力的β-葡糖醛酸酶抑制剂)，又可以防止胆色素钙的沉淀。以上这些事实可以充分说明β-葡糖醛酸酶在胆色素结石形成过程中的重要作用。

在胆囊，感染也是促使形成混合性结石的重要原因。急性胆囊炎往往伴有胆囊管的黏膜水肿，这一方面将导致囊内压力增高和胆囊上皮坏死；另一方面将引起黏液的分泌增多，后者所造成的酸性环境，也会导致胆色素的钙盐、磷酸盐和碳酸盐等的沉淀，先形成结石的核心，继逐渐增大成胆石。此外，发炎的胆囊黏膜受到胆盐的刺激，还可能释出一种能够分解胆色素或胆酸的酶，与细菌产生的酶有相似作用。又发炎的胆囊对胆汁成分的再吸收情况也与正常者不同，钙质的分泌明显增多，这些都是促使形成混合性结石的原因。

3. 代谢异常　一般来说，无论胆色素结石或胆固醇结石的形成都与患者的代谢异常有一定关系，但这种关系在不少方面还未了解。要探索代谢异常对胆石形成所起的作用，则无论为胆色素结石或胆固醇结石，主要须从分析一种胆石及其周围胆汁的成分变化入手，继而研究该胆汁成分与血液中浓度之间的消长关系，再与正常人的相应数值作比较，然后才能获得一个比较明确的概念。但迄今为止，许多有关这方面的研究结果并不完全一致，有时甚至有矛盾。所以代谢变化在胆石形成方面的确切作用还未完全了解，但这并不否定代谢异常对胆石形成的影响。

就胆色素结石而言，在溶血性贫血或其他有红细胞破坏过多的疾病中，由于血清中的非结合胆红素浓度大量增加，胆汁中的胆红素含量(主要是结合胆红素，也含有0.5%~15%的非结合胆红素)也有增加，这些患者易于形成胆色素结石是不难理解的。但在一般无溶血性病变的胆色素结石患者，其胆囊胆汁中的固体成分通常约为200mg/ml(可有较大的差异，尤其已经层化的胆囊胆汁，即使在同一胆囊的不同分层中的胆色素含量，也可相差达2倍以上)，其中的胆红素含量与正常人大致相等，甚至反而稍低。胆总管色素结石患者胆管胆汁中的胆红素浓度平均约为50mg/ml(从T形管引流出来的胆汁中的胆红素浓度，在手术后最初3~5天内可增高2~4倍)，这说明在正常胆汁或其胆红素含量仅略有增加或减少的情况下也能形成胆色素结石，胆色素结石之形成与其周围胆汁中的胆红素浓度并无平行关系。例如肝硬化时胆汁中的胆红素排出量一般较低，但患者的胆色素结石发生率却较高，所以胆色素结石的形成不能完全以胆管胆汁中胆红素含量增加来解释。

胆色素结石的主要成分是胆色素钙，其形成的必要条件是须在胆汁中有较多量的非结合胆红素的存在，然后才可与钙离子结合成胆色素钙。虽然一般认为只有结合胆红素才能分泌到胆汁中，但许多作者发现即使正常胆汁中也有0.5%~15%的色素是非结合性的(正常胆汁中的非结合胆红素一般应在1%以内，不超过4%)，随着血液中的非结合胆红素的负荷增加，正常胆汁中的非结合胆红素的排出量也会有相应增加。非结合胆红素在缓冲液(pH6.3~8.2)或水中的溶解度常<0.1mg%，但在胆汁中的溶解度(浓度)可高出20倍之多，这可能与胆酯、特别是胆盐的代谢异常有关。Billing等报道滴注胆盐可增加非结合胆红素之分泌

09

量；Shull 也认为非结合色素从胆汁中的排出量是与胆盐的排出量呈曲线关系，当胆盐之分泌为零时就不会有非结合胆色素之分泌。Ostrow 则证明胆酯在保持非结合色素之溶解状态方面有重要作用，当实验鼠的胆酯已经耗尽而非结合色素的分泌有所增加时，胆汁中将出现非结合色素的沉淀。Ostrow 还发现在实验性胆囊炎，胆囊壁对胆盐的吸收增加较之胆色素更为明显，这也可能有利于非结合色素之沉淀。总之，除了胆道感染可导致 β- 葡糖醛酸酶的增加，促使胆汁中的结合胆色素降解为非结合色素，从而有利于胆色素钙的沉淀以外，各种代谢异常也可以导致胆汁中的非结合色素的含量增加，促使胆色素钙的形成，不过有关这方面的确切机制尚未完全了解。

就胆固醇结石而言，则其成因与胆汁的代谢异常之关系更为密切，机制也较为明确。一般认为，其形成是由于胆汁中的胆固醇与卵磷脂和胆酸的比例失常，胆固醇在胆汁中呈过饱和状态，致胆固醇沉淀析出之故。一般认为，胆汁中胆固醇主要是以混合微胶粒（mixed micelle）和球泡（vesicle）两种形式溶解在胆汁中。正常情况下，60~70 克分子的胆汁酸（胆盐）和 20~30 克分子的磷脂酰胆碱可溶解 10 克分子的胆固醇。三者处在动态稳固状态而不出现胆石形成。而当胆盐与磷脂酰胆碱的比例为 2~3 : 1 时，胆固醇的溶解度最大。Admirnd 和 Small 曾绘制一个三角坐标（后经 Holzbach 修改），用以表示胆固醇在磷脂酰胆碱（卵磷脂）和胆盐混合液（含 90% 的水和 10% 的胆盐，另加磷脂和胆固醇）中的最大溶解度。凡胆固醇结石患者其胆汁中必然含有过量的胆固醇，其胆汁中三种成分的比例之聚合点（P）必然是落在 ABC 线之范围外，胆固醇呈过饱和状态，并可沉淀析出结晶，称这种胆汁为致石性。相反，若在非胆固醇结石者，该 P 点则必定在 ABC 线以下（图 9-16），胆固醇即以微胶粒的形式溶解于胆汁中。

关于胆固醇在胆汁中的溶解和形成结石的机制，除了上述的学说外，Somien 和 Gilat 曾发现在无胆盐的情况下，胆固醇依赖与之同等比例的磷脂酰胆碱，以形成球泡（亦称胆固醇磷脂泡）的形式溶解于胆汁中。据认为，这种球泡溶解胆固醇的能力要比微胶粒大 10~20 倍，可溶解 70%~80% 的胆固醇；而以微胶粒的形式溶解的胆固醇仅不到 30%。因此，胆汁中球泡愈少，胆固醇则愈不稳定。此球泡的数量随胆盐的浓度增加而减少，当胆汁中胆盐浓度超过 40mmol/L 时，球泡消失，此时，胆固醇以微胶粒形式溶解；当胆盐浓度降低时，胆固醇则以球泡的形式溶解于胆汁中，二者处于动态的平衡。

此外，胆汁中的 Zeta 电位降低，黏蛋白增加，都可促使胆固醇析出而形成结石。

4. 其他因素 除胆汁瘀滞、胆道感染和胆汁代谢异常以外，胆石的形成与下列因素也可能有一定关系：

(1) 年龄和性别：一般说来，胆石症的发生率是随年龄而增长的。Soderland 报告青年患者切除的胆囊中含有胆色素结石者不到 10%，但 60~70 岁的患者含胆色素结石者即

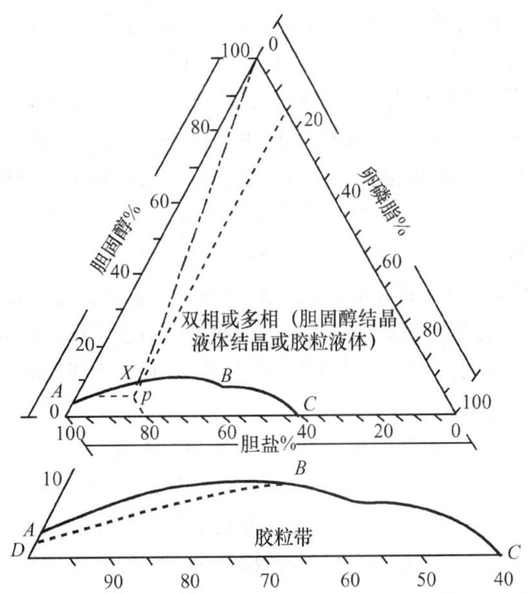

图 9-16 以胆汁的三种成分制成的三角坐标

P 点代表含有 80 克分子 % 胆盐，5% 胆固醇和 15% 卵磷脂的胆汁。ABC 线代表胆固醇在胆盐和卵磷脂的不同混合液中的最大有效溶解度。因为 P 点是在 ABC 线的下面，且在微胶粒溶液的单相界限内，此胆汁中的胆固醇是在非饱和状态。在计算其饱和度时，可划一线经过 P 点到胆固醇的顶点，此线与 ABC 线之相交点 X，代表在 100% 饱和溶液中的胆固醇相对浓度，此例的胆固醇浓度是 8%。P 点之饱和度 % 是：5/8 × 100=62.5。下面是二角的扩大面积，表示胆固醇的有效溶解线（ABC）和真正的溶解平衡线（DBC）。DBC 线以上的胆汁成分是在过饱和状态，但唯有其成分超过 ABC 线时胆固醇才会立即沉淀出。ABC 线以上的胆汁是在真正的平衡状态，亦即 2 或 3 相同时存在：胆固醇结晶、胆固醇的液态晶体、卵磷脂和胆盐，以及微胶粒液

占多数；而在我国则胆色素结石之发生率以中年人为最高。胆固醇结石好发于女性，且与妊娠有关，但胆色素结石之性别差异即不显著，无论欧美或东亚地区，男女之发生率基本相等，提示女性激素和胆囊排空与胆色素结石形成之关系均不明显。

(2) 体重和饮食：据李静分析的 101 例胆石症，发现农民患胆色素结石多于胆固醇结石，工人以胆固醇结石为多，而干部、教师则 80% 为胆色素结石，这些差别可能与生活条件和饮食习惯之不同有关。日本人的胆石 2/3 为胆色素结石，但其发生率近年来随着饮食之西方化已有显著下降。Trotman 报告一组胆色素结石患者，66% 的人较标准体重明显减轻，这提示胆色素结石与胆固醇结石相反，其形成与肥胖无关。

Dam 用含 10% 奶油或人造奶油的食物喂养小仓鼠，结果许多仓鼠形成了胆固醇结石，而生成胆色素结石者仅约 5%；当食物中的脂肪含量减少到 3% 时，胆色素结石的生成就更少。Hashimoto 用含 68% 蔗糖、25% 乾酪素而不含脂肪的食物喂养田鼠，结果 40% 形成了胆固醇结石，20% 形

成了胆色素结石；但如食物中所含不饱和脂肪的比例增高时，胆色素结石的形成率可达 40%~100%，但不形成胆固醇结石。其他作者也曾观察到如用极不饱和的亚麻油酸来代替奶油中的油脂酸时，可以防止胆固醇结石之形成，但有 20%~60% 的田鼠可形成胆色素结石。Hashimoto 还曾观察到食谱中加入新霉素（能降低血胆固醇）可防止胆固醇结石的形成，而胆色素结石的形成率可达 100%；口服可的松也可减少胆固醇结石的发生率，增加胆色素结石之形成率。总之，一般认为增加胆固醇的饱和度并不会导致胆色素结石的形成，而不饱和的脂肪酸却可能与胆色素结石的形成有密切关系。

蛋白质对胆石形成也有一定影响。Hard-Wicke 和 Dive 报道健康人胆汁中的蛋白质浓度约为 100mg%，其中 20% 是胆汁所独有的成分，其余的是白蛋白、糖蛋白、转铁蛋白和免疫球蛋白 IgG、IgA。通过特殊的染色，可以发现所有胆石都有呈网状结构的糖蛋白为其核心，这无论对胆色素结石或胆固醇结石的着床和成长显然都有重要作用。现已证明，糖蛋白不仅在各种胆汁中都有存在，当胆管被阻塞或喂给生胆石饮食后常有增加，而在胆石症患者的胆汁和结石中，以及在患者手术后从 T 形管引流出来的胆汁中，其含量也都有显著增加。动物长期饲以生石饮食后，在形成胆石前其胆道黏膜也都有杯状细胞和黏液分泌的明显增多，然后才逐渐以蛋白质为核心，凝结黏液和钙盐成为碱性的微球结（microspheroliths），进而再有其他盐类的沉积，形成含钙的混合性胆石。

(3) 神经和内分泌等的影响：Sarles 慢性刺激狗的迷走神经干，结果在 13 只狗中有 9 只产生了慢性胆囊炎，6 只形成了黑色的色素钙结石，但胆汁中的脂肪成分则并无改变。Schein 等应用同样方法也使实验动物产生了胆色素沉淀。Wilbur 等切断了狗的迷走神经干（并行或不并行幽门成形术），结果虽能增加胆囊的容积，但对胆汁中的脂肪成分和胆色素结石之形成均未见有何影响。内分泌与胆固醇代谢也有关系，实验证明，注射卵巢滤泡的内分泌素可使血胆固醇显著增加，使胆汁之分泌量明显减少，浓度则有增加，但胆汁中的胆固醇含量将减少约 15%~20%，而胆盐则无变化。甲状腺对胆固醇之代谢也有影响，在甲状腺功能亢进时，血中胆固醇含量常有增加。突眼性甲状腺肿的患者则不仅其胆固醇代谢不正常，且其自主神经系统的功能也有紊乱，致胆囊引流不畅而胆汁常有滞留，因此患者有并发胆囊炎和胆石症之可能。脑下垂体与胆固醇之代谢关系虽尚不明了，但鉴于垂体与甲状腺、肾上腺、卵巢等的功能彼此密切有关，相信它对胆固醇的代谢也有间接影响。妊娠对胆石的形成也有促进作用。妇女妊娠期其胆固醇之代谢常有某种变化。初期血胆固醇一般减少，后期则常有升高，而胆汁中的胆固醇浓度则反而减少，至分娩以后则血液和胆汁中之胆固醇均将有所增加，而胆汁也往往非常稠厚。此种妊娠时期与分娩以后胆汁中胆固醇成分的改变，可能在胆石之形成机制中起重要作用。妊娠妇女的胆囊大多有明显胀大，且不易挤空，因此相信在妊娠期胆囊排空不易所引起的胆汁滞留，也是加速结石形成的重要因素。

(4) 胃肠道外营养（TPN）的影响：长期的全胃肠道外营养除了有潜在的感染或其他并发症之外，还会引起一些代谢方面的并发症。同时 TPN 还可引起促胆囊收缩素的减少而使胆囊的动力学改变，造成胆囊胀大和胆汁淤滞，最终形成胆泥或结石。曾有报道发现 TPN 后引发胆囊疾病中有 40% 的患者需要急诊手术，其中有一半的患者是因为急性胆囊炎。

【胆石的部位及其病变表现】 胆道结石虽有不同的种类，不同的胆石虽各有其不同成因，但对临床医师来说，重要的是要明确胆石所在部位，因为胆石症的临床表现及其病理变化，主要是取决于胆石所在的部位，其治疗的效果与部位的关系也更为重要，而胆石的种类尚在其次。一般说来，欧美等国的胆石症以胆囊结石最为多见，而原发性的胆管结石则较少见，通常每 4 个胆石症中仅有 1 例为胆总管结石。但在我国，据兰锡纯统计上海、杭州、重庆、兰州、南昌等地 1130 例胆石，结石单在胆囊者占 42.0%（474 例），在胆总管者占 42.8%（484 例），兼在二者之内者占 15.2%（173 例）。然而钱礼教授（1979）统计温州地区 969 例患者之 1250 处胆道结石，发现胆总管结石共有 848 例（87.5%），其中 591 例为单纯的胆总管结石（69.7%），257 例同时尚伴有肝管结石 147 例或胆囊结石 110 例。另外尚有 92 例单纯的胆囊结石，26 例单纯的肝管结石，胆总管结石比例之高，颇为突出。结石的性质几乎都是以胆色素钙为主的混合性结石，一般为泥沙样，有时亦可为巨大的疏松块状。我国不少地区特别是沿海城市如大连、青岛、广州等地的情况大致相似，可称是我国胆石症的一个特点。

不同部位的结石将引起不同的病理变化，并有不同的临床表现，其治疗方法也自然随之而异。但是，临床上大多的患者之胆道结石往往是肝内肝外共而有之，为了叙述方便，故而分别述之。

一、胆囊结石

正如前述，胆囊结石的发病特点与年龄、性别、职业、肥胖、生活习惯、妊娠、肝硬化、糖尿病、高脂血症和胃肠外营养等有相当的关系。目前男女比例为 1∶2。我国报道最小的发病年龄为 3 岁，最大 92 岁。70%~90% 为胆固醇性结石。

【病理变化】 胆囊结石有时是慢性胆囊炎的后续病变，但更多的时候则是先形成了胆囊结石，然后才继发急、慢性胆囊炎。由于结石对胆囊黏膜之刺激，不仅可引起胆囊的慢性炎症，而当结石一旦嵌顿在胆囊颈部或胆囊管中后，还可以因胆汁不能排出而引起继发感染，导致胆囊的急性炎症化脓或坏疽，进而发生胆囊蓄脓、胆囊穿孔等并发症。偶尔，由于胆石对胆囊黏膜的长期刺激，还可能导致胆囊癌。

【临床症状】 结石的临床症状取决于它的大小、位置、有无阻塞与感染等。在胆囊，往往较大的结石并无特殊症状，仅偶感右上腹胀闷不适；有的甚至可以完全没有症状，直到剖腹探查或尸体解剖时才被发现，即所谓的“无症状胆囊结石”。而较小的结石因易滑动而阻塞胆囊管，引起急性胆囊炎，反能出现剧烈的胆绞痛，有时甚至可由于胆囊壁血供的障碍而引起急性坏疽和穿孔。如嵌顿在胆囊颈部或胆囊管内的结石因位置移动而解除了阻塞，急性胆囊炎的胆绞痛也可即时获得缓解，仅余右上腹轻度酸痛，不久也可渐次消失。如嵌顿现象不能解除，则不仅有较非阻塞性急性胆囊炎更为剧烈的阵发性绞痛，且不久可引起胆囊蓄脓或坏死穿孔等并发症，因而就有急性胆汁性腹膜炎的表现。有时较小的胆囊结石也可能通过胆囊管进入胆总管中，成为继发性的胆总管结石症。这种结石如不能及时排出至十二指肠，将引起阻塞性黄疸和胆总管炎。偶尔小结石嵌顿在胆囊管，也可以不引起继发感染而形成胆囊积水。

在发病的初期，很少有体温升高。偶尔因胆石阻塞引起的急性胆囊炎，则体温必然升高，Murphy 征可有阳性；若胆囊发生坏死穿孔，即可有全腹的肌紧张、压痛和反跳痛。也可能胆囊管虽有长期阻塞而不继发感染，仅形成胆囊积水，临床上表现为胆囊肿大，容易扪及，触痛较轻，无腹肌紧张，周身之炎性反应亦不明显。一旦结石进入胆总管，则阻塞性黄疸将为主要症状，有时可以伴有肝大，如胆管阻塞不能迅速解除，则因继发性感染之产生，患者将有高热或寒战、夏科征等症状出现。

【诊断】 有急性发作史的胆囊结石一般不难根据病史作出诊断，无急性发作史的患者则因症状不典型而有时容易漏诊。术前的确诊必须借助辅助检查，B 超是诊断胆囊结石的首选检查方法，其准确性可达到 95% 以上，口服胆囊造影的正确率为 90% 左右，而腹部 X 线片胆囊结石的显示率仅为 15%~20%。胆囊结石有急性胆囊炎发作时应注意除外胃十二指肠溃疡或穿孔、急、慢性阑尾炎及横结肠肿瘤，或作泌尿道静脉造影以除外右肾脏结石或肾盂积水等病变。

【治疗】 原则上胆囊有结石都应手术予以切除，以防诱发急性胆囊炎或因胆囊结石而引发其他严重的并发症如急性胰腺炎等。因非手术疗法有时虽能排出较小的胆囊结石，但大型结石无法排出，继结石而引起的慢性胆囊炎或引起胆石的其他胆囊病变，也大都非保守疗法所能治愈。理论上，对有症状的胆囊结石作胆囊切除容易接受；而对无症状胆囊结石患者是否一定要做手术切除胆囊则有不同的观点。后者手术适应证的选择，要根据患者的年龄、有否合并病、结石的大小、多少以及就医条件情况作全面的分析，权衡其得失，方可作出较为合乎情理的选择。一般而论，无症状的胆囊结石者没有必要即时都作胆囊切除，但若有下列情况时则以及时手术切除胆囊为宜：①合并糖尿病；因若并发急性胆石性胆囊炎时病死率高 5 倍以上；②结石较大(2~3cm)，数目较多；特别是较长期的胆囊结石，有诱发胆囊癌的危险；③年龄较大(60 岁左右)，伴有高血压或心脏功能不全；因一旦发生胆囊结石的并发症，其病死率极高；④瓷化胆囊，50% 合并胆囊癌，早期切除为宜；⑤边远地区，医疗条件差，也以早作胆囊切除，预防一旦发生急性胆囊炎或急性胰腺炎等严重并发症而导致不测。

外科治疗以胆囊切除术为根本疗法，胆囊造瘘术则很少用。胆囊切除有开腹和腔镜下胆囊切除术两种。由于胆囊结石常可伴有胆总管结石，尤其胆囊内有多数小结石或泥沙样结石者，更可能有结石进入胆总管内引起一系列病变，故在施行胆囊切除术时，常需要同时检查胆总管有无结石，并作相应的处理(参阅下节“胆总管结石”)。偶尔急性胆囊炎已并有胆囊蓄脓或胆囊穿孔等严重并发症，而患者一般情况又过于恶劣，或局部病理变化复杂，致不能行胆囊切除术的病例，则可作胆囊造瘘术，以抢救生命为原则。

近年来有不少作者与单位推崇微创保胆取石手术，虽然有报道术后部分患者结石不再复发。刘京山等(2010)统计全国 11 所医院 10 449 例胆囊手术，其中胆囊切除术 6750 例，内镜微创保胆取石术 3699 例，其术后胆囊结石复发率为 9.76%，复发时间多为术后 6~36 个月。与胆囊切除术组比较，保胆组术后并发症及后遗症等明显较低，其结果令人鼓舞。但复旦大学附属中山医院(2010)对 792 例保守治疗胆囊结石已消失的患者随访 1 至 5 年和 5 年以上，胆囊结石复发率分别为 11.60%、22.30%、24.50%、36.40%、39.30%、39.60%，显示复发率相当高。美、英等国家则不提倡在没有充分理论依据的前提下、也不允许不经充分论证的情况下实施保胆取石术。作者对保胆取石术没有病例经验，但就个人认知而论，若仅为取悦患者的心理需求、盲目而不恰当地选择病例实施保胆手术，则可能会给病患带来更多伤痛和长期服利胆药的经济负担与麻烦，实非明智之举，应特别谨慎。然而，若对于年轻的胆囊结石患者、确定其胆囊功能良好、无胆囊炎表现而有右上腹部不适等消化功能紊乱、并自愿保胆者，也不完全反对选择性地保胆取石；但对胆囊息肉有手术适应证者则不主张保胆。总之，目前保胆取石(包括息肉)术仍处于临床探索阶段，是否合理可行，其最终结果有待于更多的临床研究与随访观察，至今尚没有科学的结论。

二、胆总管结石

胆总管结石是一种常见病，其中部分患者同时存在胆囊结石或肝内胆管结石。因其结石的来源和性质不同而有原发的和继发的之分，前者是指原发在胆总管内的、其成分是胆色素和(或)胆色素钙为主的、呈黑色或棕色不定形之胆色素性结石；而继发者其结石是由胆囊排入或胆囊切除术时从胆囊掉入胆总管所致，其中多数是胆固醇或胆固醇性混合性结石。国外文献报道西方国家胆总管结石较小见，仅占胆石症之 15%~25%；而东方各国则较多，20 世纪 50 年代调查原发性胆管结石占胆石病的 50% 以上。20 世纪 90 年代以后，肝胆管结石构成比则有所下降，原发性胆管结石平均为 10.8%。但与所在地区有关，如广西地区 1991—1999 年胆石病调查显示，肝外胆管结石为 23.6%，肝内胆管结石为 35.8%，其中农民占 36.7% 和 53.1%。据认为，一般需要切除胆囊的患者，约10%~20%可能并发继发性胆总管结石的可能。例如Maingot的250例慢性胆石性胆囊炎病例，在手术时需要探查胆总管者有44%，其中约半数(20%)发现有胆总管结石存在。钱礼教授(1979)统计的969例胆石症，经手术证实结石在胆总管内有848例(87.5%)，其中591例(69.7%)是单纯的胆总管原发性结石，257例(30.3%)尚伴有其他部位的结石，尤其是肝管结石。胆总管内的原发性结石绝大部分(90%以上)是泥沙样或松块状的胆色素结石，半数(50%以上)病例有胆道蛔虫病为其前驱症，手术中发现胆道内同时有死或活的蛔虫者亦有180例(21.2%)，这些都可说是本地区胆石症的特点，推想我国广大沿海地区的情况亦大致相似。

【病理变化】 本症可能引起的病理变化基本上决定于两个因素：①梗阻是否完全：视结石的大小和部位而有不同，亦与胆总管括约肌的功能状态有关；②有无继发感染：常视结石的成因和性质而异，其炎症的范围和严重性亦有甚大差别。

由结石而引起的胆总管阻塞通常是不完全或间歇性的，因结石在胆道内可以移动或滑动；但有时也可造成完全性的急性梗阻。自胆囊进入胆总管的继发性结石虽然体积较小，但所引起的梗阻常呈急性，特别是当结石嵌顿在壶腹部时，梗阻往往是急性完全性质。相反，如为胆总管原发性结石，因系逐渐长大，后期虽可至巨大到“鸡、鸭”蛋大的程度，但因胆总管可有相应的代偿性扩张，一般不致引起完全梗阻，有时甚至可以完全没有梗阻性黄疸症状，这当与结石所处的部位有关，若位于胆总管中段的结石一般仅有不完全梗阻，但嵌顿在壶腹部或阻塞在肝管内的结石有时可引起完全性梗阻。

结石阻塞胆总管后，胆汁的排出首先将受到障碍，于是已经通过肝细胞泌入的胆红素将重新回入血液中，形成阻塞性黄疸。如阻塞是属完全性或长期性，则由于胆道内的压力增高，不仅胆总管有增厚扩大，并将进一步影响胆汁分泌，造成肝细胞之损害。长时期的胆道阻塞也可以使肝内的毛细胆管发生扩张，肝细胞发生坏死，胆管周围有纤维组织增生，形成胆汁性肝硬化。有阻塞性黄疸时由于肠内缺乏胆汁，影响维生素K的吸收，且因肝细胞之损害致凝血酶原的制造减少，结果造成凝血酶原时间延长，容易发生出血现象。胆汁之分泌作用停止后，滞留在胆管内的胆汁和胆色素也会被吸收而代之以胆管黏膜之透明黏液性分泌，称为“白胆汁”。

此外，胆总管阻塞后由于胆汁滞留，在阻塞部位以上的胆总管内极易发生继发性细菌感染。当然感染的来源不仅是胆汁，与结石的成分和性质亦有关。例如继胆道寄生虫病而形成的结石多数含有细菌，它本身就有感染的因素。感染的范围和严重性亦有甚大差别，它可以仅限于胆总管，形成一般的急性胆管炎；也可以上升而累及肝内毛细胆管和肝组织，形成毛细胆管炎、肝炎甚至肝脓肿；或者如结石嵌顿在壶腹部者，由于共同通路的阻塞而激发急性胰腺炎。感染的程度取决于病程的长短和胆道有否梗阻及程度。一般早期感染较轻，而当胆石的阻塞与胆管黏膜的炎症水肿相互作用，导致胆总管之急性完全性阻塞时，阻塞部位以上的胆管中的脓液和细菌毒素将因肝毛细胆管破裂而被迅速逆流进入血液循环(所谓胆血反流)，引起全身炎症反应性综合征(SIRS)，导致所谓的急性梗阻性化脓性胆管炎，患者可因严重的中毒性休克而死亡。偶尔，胆总管结石并发感染后还可以导致胆管穿孔发生胆汁性腹膜炎。

【临床表现】 胆总管结石的临床表现决定于胆管之梗阻程度和有无感染。多数患者过去曾有一次或多次急、慢性胆囊炎发作史或胆道蛔虫病史，然后在一次剧烈的腹绞痛后出现黄疸，表示结石已进入胆总管，或在胆总管内形成后已发生嵌顿和阻塞。症状发作时上腹部或右上腹可有轻度触痛或反跳痛，但多无腹肌强直。肝脏可有肿大稍有触痛，胆囊有萎缩者则多不可扪及。因胆道梗阻者则黄疸明显，病容憔悴，神情抑郁，时有消瘦现象。有并发症时则有相应的体征如黄疸和休克征等。

一般而言，胆石所致的胆道阻塞通常是不完全和非持续性的，胆石所致的胆道完全性阻塞究属少见，故约20%患者可以不感右上腹绞痛，40%的患者虽有绞痛但无黄疸，其余患者则多数在腹痛发生后数小时至1~2天开始有黄疸，且持续数天后即可逐渐消退。如胆总管内结石不能排出至十二指肠，则腹痛势必再发，并可再度出现黄疸，且复发的次数往往愈趋频繁，程度亦多愈加严重；但也有病例在一次发作后相隔十余年不再复发，至下次发作时胆总管内之结石已大至1~2cm直径以上，或者发作时仅有轻微腹痛而不复出现黄疸者。少数病例于某次发作后可致胆道完全阻塞，黄疸持续不见消退，颜色甚深呈黄绿色，皮肤瘙痒显著，粪便呈陶土色，且有明显消瘦现象，与胰头癌很难鉴别。此等患者胆道探查时往往可见巨大的结石嵌顿在壶腹部；或有多量之泥沙样结石壅塞在胆总管或肝管内。少数情况术中胆总管内见不到结石，其结石大多系胆管内压力过大而自行排入肠内或由于麻醉后括约肌松弛而有利于结石排出。然而，在结石移动的过程中，患者多有反复的腹绞痛发作史，发作时除有胆道阻塞外常并有胆道感染症状，胆囊因反复炎症后萎缩者多不肿大，一般仍可与胰头部癌区别。

胆总管结石之另一临床特点为胆道之并发感染，这在胆道阻塞时间较久或阻塞程度较深的患者往往有之。平均约30%的胆道结石患者有胆道感染现象，表现为寒战和发热，体温可达40℃以上，但常为间歇性热型。寒战和发热的严重性视感染的范围和程度而异，单纯的胆总管炎可无寒战而仅有低度发热，有化脓性毛细胆管炎者往往寒战明显，且体温甚高而波动亦甚剧烈。总之，患者有上腹部阵发性腹痛、黄疸、并有寒战和发热现象者，称为Charcot三联症，是胆道严重阻塞和继发胆道感染的表现。如阻塞情况不能解除，患者可因严重的胆管炎或肝脓肿而死亡。

胆总管结石临床稳定期间则可毫无症状，即无腹部疼痛，也无胆管炎的症状表现，如发热、黄疸等。少数患者仅有上腹部闷胀不适和消化不良。有的单颗胆总管结石可长期“养”在胆管内至数十年而无任何不适，其结石逐渐增大，可达数厘米之粗。唯经体检做B超检查而被发现。

【诊断与鉴别诊断】 胆总管结石症之具有典型表现者，结合病史和化验检查，特别是腹部B超检查或其他的影像学检查包括CT、MRI、MRC和PERCP、PTC，诊断一般并不困难。尤其对有胆绞痛的复发，继以黄疸出现，并有寒战和发热者(Charcot三联症)，胆总管结石和(或)急性胆管炎之诊断即可成立。实验室检查一般白细胞和中性粒细胞的百分比均增加。粪便中尿胆原减少。小便中的胆红素经常增加而尿胆原则有时减少，如小便中经常无尿胆原出现者表示阻塞是属完全性，可能为肿瘤所致。肝功能血清胆红素增加，结合胆红素明显升高。一般情况下肝脏慢性损害在病变早期可不明显。

下列疾患鉴别诊断时均应加以考虑：先天性疾患(胆总管囊肿、溶血性黄疸)；炎性疾患(传染性肝炎、慢性胰腺炎、急性胆囊炎)；外伤性病变(手术后胆总管的狭窄)；寄生虫病(胆道蛔虫病、华支睾吸虫病)；肿瘤(肝癌、胰头癌、胃癌)等。其中以传染性肝炎、胆道蛔虫病、胰头癌等比较常见，其鉴别要点略述如下。

传染性肝炎患者有传染的接触史。在出现腹痛和黄疸以前常有明显的先驱症状，如全身乏力、食欲缺乏等。其腹痛为肝区的钝痛，多不放散。黄疸出现迅速而消退比较缓慢，程度深浅不定。本症患者起病初期即有体温升高，但白细胞之增减不定，而淋巴细胞常有增加。肝功能和肝炎病毒检测，即可明确传染性肝炎的诊断。

胆道蛔虫病患者年龄一般较轻，多在30岁以下。发病突然，绞痛剧烈，有阵发性加剧且有特殊钻顶感。发作时常伴有恶心呕吐，常可吐出蛔虫。黄疸一般多不明显；除非至病程之晚期，通常亦无寒战发热。腹肌强直和腹壁压痛也多不显著。

胰头癌患者年龄一般较大，多在50岁以上。发病隐晦，往往先出现黄疸而后方伴有腹痛(以往无相似的腹痛黄疸史)。黄疸属进行性，可发展至甚深程度而无波动表现。其粪便因缺乏胆汁呈灰白色后，将始终为陶土状；尿中尿胆素原也常为阴性，因阻塞往往是完全性。腹痛不常有，有腹痛者多为上腹部的持续性隐痛，往往向后背牵涉。即使病程已久，患者通常也多无感染的症状，体温和白细胞将始终正常；但其病变为进行性，至病程晚期常有消瘦和恶病质表现。范登白氏试验为直接强阳性反应，其他肝功能试验也符合阻塞性黄疸而无肝细胞之损害现象。

此外，如在胆囊切除术后又有腹绞痛及黄疸出现，则胆总管结石之可能性也很大。胆道手术后如有持久的胆漏，也多表示有胆总管内结石存在的可能。对可疑者术中宁可作胆道造影或直接切开胆总管探查，以避免胆总管内有结石遗漏或术后症状复发。特别是腹腔镜胆囊切除过程中，对细小胆囊结石或疑有结石被挤入胆总管者，术中通过胆囊管作胆道造影是避免胆总管结石遗漏的有效方法。至于术后胆漏者，有T形管引流者可术后胆道镜取石；若作胆总管一期缝合者，则应尽早内镜作EST或ERCP，清除胆管内结石。

【治疗】 以往对胆总管结石基本上均采用手术治疗，多数病例虽可由此获得痊愈，但少数病例因在手术时未能将胆石取除干净(如泥沙样结石或高位胆管结石)，或者在术后结石复发，故其疗效并不十分满意。近年来由于各种治疗方法应用于胆总管结石的治疗，使其疗效不断提高。如经内镜单镜、双镜或三镜联合取石均为胆总管结石的治疗提供了一种新的治疗方法，并有较好的疗效，从而避免了开腹手术的创伤。中草药胆道排石已被临床证明是有效果的，具有一定的应用价值。虽然上述各种方法在选择合适的病例时具有相当的疗效，但对效果较差或症状特别严重的患者，则仍需采用某种方式的外科手术治疗。本节主要介绍临床上常用的外科手术方法。

胆总管结石的手术治疗之目的，在于取除胆石以解除阻塞，引流胆道以控制感染；伴有慢性胆囊炎或胆囊结石者，应同时切除胆囊以除去病灶，同时还需设法保证胆道在术后能引流通畅，防止结石和感染在胆道内再发。

手术方式需视病情而定。因为单纯的胆总管结石少见，临床上大多伴有胆囊结石、胆囊炎或肝内胆管结石等情况，故其常用的方法有胆囊造瘘、胆囊切除、胆总管切开、T形管引流、胆总管十二指肠吻合、乳头括约肌切开或成形、胆总管/肝管空肠Roux-Y式吻合等。

1. 胆囊造瘘术 仅偶尔适用于急性胆囊炎已并有胆囊蓄脓或胆囊穿孔等严重并发症，而患者一般情况又过于恶劣，或局部病理变化复杂，致不能行胆囊切除术的病例，对胆总管结石患者通常无多裨益。但在一定条件下，例如结石位于胆囊管水平以下的胆总管内(或嵌顿在壶腹部)，患者情况又过于恶劣，不堪行胆总管之直接切开引流者，也可以考虑先作胆囊造瘘术以解除梗阻，待病情好转后再施行胆总管切开等根治手术。惟在作此手术时有一前提，即胆囊管本身必须通畅，胆囊管水平以上的胆管内也必须没有结石阻塞，否则胆囊造瘘便属无益。

2. 胆囊切除术 通常急、慢性胆囊炎是胆囊切除的主要适应证，故胆总管结石患者如在手术时发现并有慢性胆囊炎及胆囊结石者，除需切开胆总管取石外，还需同时切除胆囊；但对原发性胆总管结石病例，其胆囊尚无明显病变者，是否同时切除胆囊，值得思考。

在理论上如胆囊确无病变，自无切除胆囊之指征。但实际上凡是慢性胆石症患者，如已有多次发作并有感染，胆囊受累之机会很多，虽胆囊外观正常或胆囊内并无结石扪及，亦不能视为正常胆囊。事实证明，不少外观正常的胆囊作病理切片时，常有慢性炎症存在。故除非患者系初次发病，胆总管本身的炎症不显著，胆囊的外观又属正常，可以考虑保留胆囊，否则对一切慢性患者，宁以切除胆囊以免留下一个病灶，增加此后复发结石的机会。

3. 胆总管切开引流术 胆总管结石症大多伴有一定程度的胆道感染，同时胆总管及肝管内的泥沙样结石亦未必能在手术时一次取尽,故对此类患者在切开胆总管并取出结石以后,多用T形引流管置于胆总管内作术后继续引流,待泥沙样结石已完全排尽,炎症感染已完全消退时再拔出T形引流管。但若胆总管仅为单一结石已经胆总管切开取出,而探查结果能证明 Oddi 括约肌功能正常无狭窄、胆道内不会有残留结石或残余感染者,胆总管可以一期缝合而不用T形管引流,当可减少胆汁丧失,以利患者康复。

虽然T形管引流能减轻胆道感染、引流胆管内细小或破碎的结石残渣,给术后胆道直接造影和胆道镜检查或取石提供人为的通道。但因作为一种异物留在胆总管内,术后将会产生一些诸如拔管后胆漏、腹腔内粘连或压迫周围脏器等并发症。而对于泥沙样结石在手术时很难全部取出,反复冲洗亦难免有遗留,即使长期引流亦不一定能完全消除;而长期引流(数月至1年多)不仅对患者是一个精神、肉体及物质上的负担,且引流放置过久可能刺激胆总管的切口,导致瘢痕狭窄,刺激胆管黏膜,可能引起黏膜之溃疡和大出血,引流管周围可因少量之胆汁漏出而致形成胆管周围脓肿或广泛粘连,长期的胆汁损失可能引起消化等方面的障碍,拔管时也有因胆总管撕裂而发生大出血之危险。因此,胆总管引流术一般仅适用于两种情况:①对于疑有胆道内有遗留病变,如肝内胆管结石经胆道镜一时无法取出或取净时,可以切开胆总管查明其真相,并作相应的处理,并放置T形管引流;②胆总管切开取石后证明胆管内无病变,但因胆管炎严重或括约肌有水肿,术中评估术后有发生胆道排空有压力者,虽然其胆道病理比较单纯,例如胆囊内结石不多、壶腹部并无嵌顿,肝管内无多量泥沙阻塞、胆总管并不过于扩大肥厚、胆总管括约肌也无瘢痕狭窄的病例。在切开胆总管除去结石后,证实胆道确属通畅,最后即可安置T形引流管,于术后继续引流。一般约在术后 14~21 天,待至T形管流出的胆汁不再含有胆色素砂粒,亦无多量云雾样上皮细胞脱屑,细菌培养阴性,造影显示胆道通畅时,即可将T形引流管拔除。至于病变比较复杂的胆石症,估计单纯的胆总管切开引流不能取得满意的疗效者,则必须考虑作某种胆肠吻合术或乳头括约肌切开术,以加强胆道引流的有效性和彻底性。

09

为了增加胆总管探查的可靠性,避免结石隐藏在肝管内或壶腹部或者有胆总管括约肌狭窄等情况存在,可在术时配合应用胆道直接造影、胆道镜检查取石或测压术。手术台上造影是一种能较全面了解胆道系统有否结石残留的有效检查方法;而胆道镜检查取石则可在直观下检查胆道之同时配以取石,理论上应是一种很好的方法,但惟术中因结石嵌顿过于牢固而取石困难费时过久是其不足。在无造影和胆道镜设备的时候,术中测压法也不失为一种观察胆道之远端有无梗阻的方法,即用注射器的外筒接到已放好的T形管的长臂上,将注射筒注满盐水后升降其位置,观察筒内液体不再下降而维持静止时,筒内水平面与胆管间的距离即为胆道内压。通常的胆总管内压约为 9~12cm 水柱;15cm 以上即表示胆总管远端有阻塞现象,可能有残余结石或胆总管括约肌痉挛狭窄等情况存在,提示有进一步探查的必要。这个方法虽不如造影术可靠,但如在手术台上不能作胆道直接造影时不失为一种有效的检测方法。有时胆总管的造影、测压也可以在胆囊切除后通过胆囊管的插管进行,这样可以避免胆总管的切开,增加切开探查的阳性率,减少胆总管内有结石残留的可能性。

4. 胆管肠道内引流术 如前所述,病变复杂的胆石症经胆总管切开引流,术后随访证明约 10%~15% 的病例可因结石残留或再生而症状复发。因此,以往的理论认为有下列情况者应考虑作某种方式的胆肠内引流术:①胆总管尤其是肝管内塞满泥沙样结石不易彻底清除者;②有块状结石嵌顿在壶腹部无法去除者;③壶腹部或乳头括约肌有严重痉挛或瘢痕狭窄,术中不能用探针通入十二指肠,或测得胆道压力高于 15~30cm 者;④胆总管的管壁已明显肥厚、口径大于 2.0~2.5cm 以上者;⑤曾经胆总管切开引流术而又有结石再生者。近年来,由于各种内镜应用于临床,对于肝内胆管残留结石或壶腹部嵌顿结石,尚可通过术中或术后激光碎石进行处理后而不必作胆肠内引流。另外,经大多已作过胆肠内引流术病例的临床观察,残留在肝内胆管的结石,以期通过术后经胆肠吻合口排入肠道的可能性极小,有不少患者多年后有因肝内胆管结石感染而需要再次手术拆除胆肠吻合,取出结石后改为原有的生理通道后症状消失。再者,胆肠内引流术后胆道感染,即所谓的“上行性”或“逆行性”胆管炎仍是胆肠引流术后常有的并发症或后遗症。因此,选择胆肠内引流术式时应特别注意权衡得失,正确科学地选择适应证。

胆道内引流有多种形式,最常施行的是胆总管与十二指肠的侧 - 侧吻合,吻合口一般是做在胆总管前壁与十二指肠球部前上缘之间(前吻合);也可以通过游离十二指肠球部后壁与胆总管前壁之间的间隙到胆总管进入十二指肠壁的上方,然后打开或舌形切除胆总管前壁和十二指肠后壁之相应的部位,再将胆总管前壁与十二指肠后壁作相应的吻合(后吻合),后者比前吻合缩短了盲段。这两种胆总管十二指肠吻合方法操作都比较方便,但有食物逆流入胆管引起胆道上行感染之可能。另一种是胆总管或肝管与空肠的 Roux-Y 式对端或端 - 侧吻合,其突出优点是避免了胆道上行感染之弊,但操作比较麻烦,危重患者有时不能耐受。所以手术者应该根据患者的具体情况,选择最恰当的术式,不宜形而上学地以为某种术式最为优越,于是就不同具体条件而施行于所有的病例。

笔者认为胆总管十二指肠吻合后几乎都有食物逆流是事实,也不否认有食物逆流者就有机会发生胆道上行感染,但不同意有食物逆流者就必然会发生上行感染的机械论。笔者对胆肠内引流术有否食物逆流作过动物实验观察,将20只狗分成两组,分别将胆总管结扎后作胆囊与十二指肠大口和小口吻合术,术后胃肠造影和尸体解剖发现,无论吻合口径大小,都存在胆肠反流现象,其胆囊内都有不同程度的逆流食糜,区别在于大吻合口组较之小吻合组其反流物存留在胆囊内较少，其肝内胆管炎和胆管周围炎也比较轻。说明只要胆总管与十二指肠有吻合口的建立，食物的反流在所难免；而只要吻合口能有足够大达到逆流物进出畅通无阻，则胆管炎必然不会太重，或不至于引发明显的临床症状。再者，人类直立位时间较多，胆肠吻合术后不比爬行动物处在水平位而更有利于食糜逆流，故术后发生逆流的机会应该更少。温州医科大学附属第一医院对过去所做的160余例胆总管十二指肠吻合术进行分析，仅发现2例患者因术后胆管炎严重而迸院分别改作胆肠Roux-Y式吻合术和Billroth Ⅱ式胃大部切除术后症状消失。总之，可以认为：①胆总管十二指肠吻合病例作钡餐检查时，虽然每一个病例在平卧位时几乎都有胆道逆流，有的可高达二级肝管，但只要吻合口足够大，其逆流物于直立后多能迅速排出，临床上极少有感染症状；②少数上行感染病例需要再手术者，都不是发生在术后的住院期内，而是出现在出院后的几个月甚至若干年后，而这些病例再手术时几乎无例外地可见其吻合口已变得非常狭窄或相对狭窄，多数病例且有结石再生，致使引流不畅。再手术时若其原吻合口有足够大者，可作Billroth Ⅱ式胃部分切除使食物改道，固然可以收得良好疗效，但有些因吻合口太小的病例仅作吻合口的再扩大也同样会使症状趋于消退，必要时才改作胆肠Roux-Y式吻合术。因此，绝大多数的胆道上行感染不是单纯地由于食物的逆流，而是由于吻合口的再度狭窄，致逆流入胆道的食物不能迅速排出之故。鉴于一般作胆总管十二指肠前吻合时仅将胆总管前壁和十二指肠上缘分别作一单纯切开，吻合后形成的吻合口基本上仅为一裂隙，术后随着胆总管的渐次缩小，此裂隙样的吻合口易于变得异常狭窄，是不难理解的。有鉴于此，笔者倡行胆总管十二指肠后吻合或舌样吻合——即游离十二指肠球部与胆总管前壁之间的间隔至最低位，将十二指肠后壁和胆总管前壁切除同样大小的一块管壁（洞形或舌样），使两个管腔之间形成一个窗洞式的吻合口——目的在于保证吻合口无再度狭窄的可能，并同时使吻合口远端的胆道盲端尽可能缩短。理论上这种手术应该是一种操作简便、胆肠引流畅通的方法。经临床观察，近期效果可称良好，特别是不能耐受更大手术的患者值得应用。

至于胆管空肠的Roux-Y式吻合，理论上其优点较之胆总管十二指肠吻合术更能避免胆道的逆行感染。但笔者认为两种术式各有其指征，以肝胆管空肠的Roux-Y式吻合完全代替胆总管十二指肠吻合既无必要，亦不恰当。肝管空肠Roux-Y式吻合的特别适应证是伴有肝管狭窄的高位肝管结石，作此吻合时应该尽可能清除肝管结石，但更重要的是要矫正胆管狭窄，然后在狭窄矫正处或其上方作肝管空肠吻合；如果肝管的狭窄处未能矫治，贸然在其下方作胆管空肠的Roux-Y式吻合其疗效必然不佳。还需要指出的是，肝管空肠吻合后随着时间的延长，其疗效有时也会逐步下降，这不是手术本身有何不合理，而是由于吻合口或胆管狭窄的再形成所致。

对于壶腹部的嵌顿结石以及乳头括约肌的瘢痕狭窄，胆总管十二指肠吻合一般是属不宜，因吻合口以下的盲端不能排空，术后仍有可能发生胆道感染的残留症状，其疗效通常不如乳头括约肌切开或成形术。

5. 乳头括约肌切开术　当结石嵌顿在壶腹部，或胆总管括约肌有瘢痕性狭窄时，可作经十二指肠乳头括约肌切开术。先切开十二指肠降部前壁，暴露位于十二指肠后壁黏膜皱襞中之乳头部，并将Oddi括约肌和胆总管括约肌的一部分共切开1.0~1.5cm，使胆总管引流通畅。此法在理论上说来效果应较胆道与肠道直接吻合为优，因据解剖上的研究，胆总管与胰腺管汇合后注入十二指肠壁的部位有三个括约肌，如仅切开Oddi总括约肌而不伤及胆总管末端的环形肌，胆总管仍有部分收缩闭合功能，可以不致引起肠内容物反流和感染上行。笔者曾对少数病例进行过观察：在胆总管十二指肠吻合术后（吻合口均大于1.5cm），胆道内压力几乎都是“0”，以后作钡餐检查时经常看到有钡剂进入胆总管；但在乳头括约肌切开后（不超过1cm），其胆总管内仍可维持部分压力（5~13cm水柱之间，平均为7cm水柱），钡餐检查时也能看到有少量钡剂进入胆道，但上行之程度不如胆总管十二指肠吻合术后严重。鉴于Oddi括约肌切开后胆道内仍有部分压力，胆肠之间有一定的压力差，肠内容物进入胆道之机会较少；若切开之位置到达胆总管之末端，距离肝内胆管较远，即使有食物进入也不致上行过高。对胆道下端的结石嵌顿或乳头括约肌的瘢痕狭窄而言，括约肌切开术的疗效一般应较胆管十二指肠吻合术为优。近年来，随着内镜技术的发展和临床应用的不断推广，内镜下作Oddi括约肌切开取石术日渐增加，据国内外文献的报道，在30~40余年前对胆总管结石病例，60%是做胆总管切开引流，30%为各种胆管肠管吻合术，经十二指肠乳头括约肌切开者一般不到10%；而近10余年来，乳头括约肌切开术几占全部病例之50%~60%，特别是内镜下所作的乳头括约肌切开取石术更加容易接受；胆总管切开引流术约25%~30%，各种胆管肠道吻合术不到10%。各种术式的消长变化，在一定程度上代表其术式本身的优劣和技术方法的改革，值得临床工作者在实践中不断加以探索和研究。

6. Oddi括约肌切开成形术或胆总管末段成形术　此术与括约肌切开术基本相似，而略有不同者在于切开更高，口子更大，更有利于胆肠引流。在胆总管结石并有慢性胆管炎时，其狭窄部分有时不仅限于乳头和胆总管的肠壁间段，胰腺段也可有相对狭窄，因而单作括约肌切开后胆道仍可能引流不畅。在此情况下，除可作胆总管十二指肠吻合术，也可作括约肌的切开成形或胆总管末段成形术。术时先切开十二指肠降部找到乳头，再切开乳头括约肌和胆总管的肠壁间段后，如发现其胰腺段也呈狭窄，可以延长切口把该段也同样予以切开，但须边切边将十二指肠壁的切缘与胆总管切缘彼此密切缝合，以免发生胆瘘或肠瘘，直到胆总管末段与上段胆道完全畅通为止，一般切开长度自乳头部起应有1.5~2.0cm，应以能否完全解除狭窄为度，根据狭窄长短有时可达3~4cm（这实际是胆总管的胰腺后段与十二指肠壁的一种侧 - 侧吻合)。温州医科大学附属第一医院李日千(1981)等共做此种手术 92 例,称其为胆总管末段成形术,其中 80 例获得随访,疗效优良者 65 例(81%),稍有进步或不良者 15 例(19%),成绩亦称满意,较一般的胆总管十二指肠前(裂隙式)吻合为优,适用于壶腹部嵌顿结石和胆总管末段狭窄,但对胆管穿过胰腺实质中进入肠壁的病例,此术式即不可行。

三、肝胆管结石

肝胆管结石(肝内胆管结石)在欧美各国是属罕见(0.5%~1.0%),但在东南亚和我国沿海地区则属常见(5%~15%)。温州医科大学附属第一医院 969 例 1250 处胆道结石中有 26 例单纯肝管结石,另有 174 例并有胆总管结石,肝管结石约占全部胆道结石之 1/6。

【病因和病理】 肝管结石大多是继发性的,即在胆总管结石堆积或因其结石使得肝内胆汁排出不畅所致;少数肝内结石可以是原发性的,多位于肝脏的左外叶或右后叶内,可能是因该处的胆管弯曲度较大,致胆汁引流不畅之故。

不论是继发性或原发性,肝内结石以位于左外叶者最多见,其次是右后叶。结石大多是以胆色素为主的混合性结石,大小不一。肝管本身常有局限性的狭窄及其上部的囊状扩张,结石即在此扩张的胆管内。病变周围的肝组织常有纤维化和萎缩,而其余的肝组织则可能有代偿性增生。肝内结石大多并有继发感染,因而胆管内的胆汁常显混浊或脓性,有时甚至形成肝脓肿,培养多为大肠埃希菌或其他混合感染。

肝胆管结石首先是在胆汁引流不畅和有致石胆汁的前提下逐渐形成,由于肝内胆管的结石又可引发胆汁的排出更形不畅,形成梗阻与结石之间的恶性循环,最终导致胆管内炎症的反复发作,梗阻的不断加重,结石的不断形成。由于炎症的反复发作,胆管壁炎症糜烂、溃疡甚或导致胆道出血;另其黏膜上皮组织因炎症而不断坏死、脱落和瘢痕形成,可在不同的部位出现炎症性纤维增生或狭窄。同时,其狭窄部以上的胆管则扩张囊状变,胆汁更形淤积混浊,甚至可化脓或形成肝内多发性脓肿。一方面,肝内胆管的化脓性炎或肝脓肿可导致胆源性败血症;另一方面,肝脏因受反复的炎症、纤维化而发生局限性的肝萎缩或肝脏代偿性肿大。少数病例可因肝内胆管的多次反复炎症而导致胆管癌的形成。

【症状和诊断】 单纯的肝内结石的临床表现颇不典型,可无任何症状而仅表现右上腹部略有不适。而多数病例则因并有胆总管结石或胆囊结石,常为胆总管梗阻或急、慢性胆囊炎表现,可有典型的夏科三联症,甚至五联症。少数病例无典型的胆道症状,仅时常感到肝区轻微疼痛或不适,伴有畏寒发热,体检时可扪及肝大和触痛。经 B 超或 CT、MRI、MRCP 等影像学检查,都能做出一个正确的诊断。但也有少数病例如急诊手术时术前未作影像学检查,手术时很难发现肝内结石,故其正确诊断只能依赖于术后胆道造影。至于 PTC 对于肝内胆管不扩张者则穿刺成功率较低,临床上已较少应用;而 MRCP 即在无创伤的条件下就可获得胆道系统的清晰图像,对肝胆管结石的诊断有很大的帮助;对于无 MRCP 检查条件的医院,若患者的肝内胆管有扩张者,则 PTC 对肝胆管结石的诊断有实际的使用价值。此外,CT、MRI 的增强扫描检查对排除肝胆管癌则更具有重要的临床意义,必要时可作 PET-CT 检查帮助确定肝内病灶的良恶性。

【治疗】 肝胆管结石的治疗仍应遵循黄志强院士提出的“去除病灶、取净结石、解除狭窄、通畅引流”的外科处理原则。但实际上因病变复杂多样而术式选取比较困难,疗效一般都不理想,还有待于进一步研究和改进。特别是因高位的结石不能除尽,且并发的肝管狭窄不易矫治,致手术后易有结石残留或再生;再则患者的体质因长时间的肝功能损害、胆管炎的反复发作或肝硬化等原因而较差,手术死亡率也较高。

遵循上述肝胆管结石的治疗原则,就手术方式而论,可根据不同的情况作具体的选择:去除病灶主要是指对肝内胆管结石导致肝脏局部炎症纤维化或萎缩的病灶应争取切除,通常对左肝或左肝外叶的肝胆管结石、特别是有肝实质纤维化或萎缩的可作肝叶或段的切除;右肝内局灶性的病灶也可通过肝部分切除来处理,一般都有较好的疗效。结石的清除彻底与否则是肝胆管结石手术能否有好的疗效的关键,通常可从肝门胆管切开沿肝门剖开左或右肝管,或从相应有结石之肝脏表面剖开,打开胆管进行取石;若肝胆管结石在二级肝管以上者,则可采用边切边缝胆管壁切缘止血的方法向肝内剖开二级甚或三级肝胆管,尽力在直视下取出结石,当有取净肝内结石的可能;对肝胆管狭窄的处理,特别是肝内胆管狭窄的处理是极其困难的,但对预防术后结石的复发或再生则极为重要。术中应根据具体的病变情况,尽力从肝门向肝内剖开直达狭窄胆管段并将其解除,或从肝表面剖开有结石之胆管向肝门与肝总管切开处会师,以解除其中的狭窄段。在上述的手术过程中,应当配合其他的一些取石方法,如冲洗、胆道镜取石或激光器碎石等。至于通畅引流则应在解除狭窄的前提下予以考虑是否再需做某种类型的胆肠内引流,具体则更应视患者的情况,针对不同的病变作不同内引流方式的选取。单纯肝叶、段的肝内胆管结石者,因不存在肝胆管狭窄,只要去除了病灶和取净了结石,则没有必要再作内引流(如 Longmire 手术)甚或胆总管 T 形管引流术。而对结石取不净的,或作过胆管狭窄矫治者,大多需要附加某种形式的胆肠内引流术,如肝管空肠 Roux-Y 式吻合或肝门胆管盆与空肠作 Roux-Y 式吻合术。总之,是应该选在梗阻的上方或解除了狭窄后建立内引流才能取得较好的疗效。Maki 报道 46 例肝内结石的死亡率为 15.9%,手术后复发者可能更多。周孝思、孙占琪等(1979)报告了原北京医学院三个附属医院共手术治疗肝内胆管结石 354 例,结果 31 例肝内胆管结石近期死亡 1 例(死亡率 3.2%),110 例肝总管结石死亡 11 例(10.0%),而 47 例复合肝胆管结石则死亡 17 例(17.0%);凡肝内胆管结石急诊手术时未能在梗阻以上胆管建立引流者死亡率高

(肝内型 1/23 死亡，复合型 17/41 死亡)，能在梗阻以上胆管建立引流者死亡率低(肝内型 0/8 死亡，复合型 0/6 死亡)。上述病例有 110 例曾作了随访，随访时间平均 5.5 年，最长 15 年，结果 57 例作胆总管切开取石无复发 21 例(36.8%)，复发 36 例(63.2%)，49 例作胆管肠道吻合者无复发 15 例(30.6%)，复发 34 例(69.4%)；118 例作左外叶或右半肝切除者无复发 13 例(73.2%)，复发 5 例(27.8%)。另有 49 例作了胆管与十二指肠或空肠的吻合术，其疗效无明显差别。所有复发病例再手术时均证实系由于肝内胆管的梗阻性胆管炎，可见如在手术时未能妥善处理肝内胆管狭窄者，仅作胆管空肠吻合不易取得满意的疗效，而在现阶段，对病变情况较复杂的肝内结石似以肝叶切除的疗效最佳。近年来，有个别医院采用肝移植、甚或切下病肝经体外剖开肝胆管清除肝内胆管结石后再作自体肝移植来治疗肝胆管结石，从其成本之高、手术之复杂、创伤之大和风险与预后难以断定来评价，其适应证则应严格掌握。

第九节　胆囊和胆管疾患的手术疗法

胆道手术随着外科技术和现代科技的发展，其手术方法已有日新月异的变化，特别近年来微创外科器械在外科中的应用，使外科手术技术得到了划时代的变革。目前大多数医院都已能开展电视腹腔镜胆囊切除和胆总管切开探查取石等胆道微创手术，与常规开腹胆道手术相比，具有手术创伤轻、患者痛苦少、住院时间短等优点，得到患者的认可与接受(电视腹腔镜胆道手术的有关问题将在另一章节中讨论)。本章主要讨论开腹胆囊造瘘术、胆囊切除术，以及胆总管切开探查取石和各种胆肠内引流术。

一、胆囊造瘘术

【适应证】 胆囊造瘘是一种姑息手术，仅当病情严重，为争取时间抢救生命、避免过大手术导致的致死性并发症，可暂时作胆囊造瘘引流，待情况好转后再行胆囊切除：

1. 因病程长久身体状况很差，同时全身中毒症状显著，一般情况不佳，不能耐受胆囊切除术者。

2. 急性胆囊炎并有胆囊蓄脓或急性穿孔，胆囊周围粘连严重，解剖不清，术中出血多而不能完成胆囊切除者。

3. 急性胆囊炎限于技术上和设备上的条件，无法作胆囊切除术者，可先作胆囊造瘘，待病情好转后再转院治疗。

4. 胆总管内有严重的结石阻塞和感染，患者病情严重，胆总管又暴露不易者，也可以先作胆囊造瘘；惟胆囊管必须通畅，且阻塞的位置是在胆囊管水平以下的胆道，方属有益。

【手术步骤】(图 9-17)

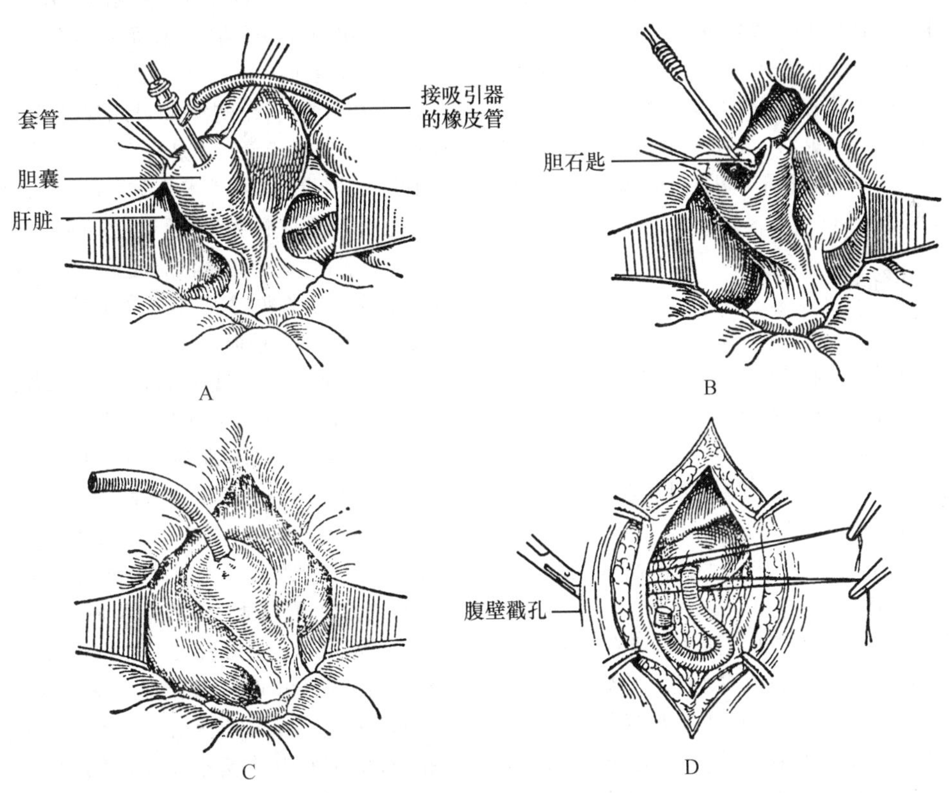

图 9-17　胆囊造瘘术

A. 用 Allis 钳夹住胆囊底部，插入套针吸出胆汁；B. 继在穿刺点剪开胆囊壁，用胆石钳(或匙)伸入胆囊掏取胆石；C. 胆石除尽后自切口中插入一支蕈头导管，并将胆囊壁在导管周围用肠线作双重荷包缝合，使胆囊壁完全内翻；D. 在原切口之外侧另作戳孔，将导管末端引出腹壁外。胆囊周围应放置一般卷烟引流，然后逐层缝合腹壁

1. 患者取平卧位。作右上腹经腹直肌切口，或沿右季肋缘作斜切口。

2. 进入腹腔后先分离粘连找到胆囊或胆囊底部，有黄疸者还必须探明胆总管有无结石或蛔虫等阻塞。胆囊周围有化脓者，应先将脓液尽量吸尽。

3. 如决定仅做胆囊引流，应先对胆囊进行减压。在胆囊底部用组织钳或缝线固定，然后穿刺胆囊或插入套管，将胆囊内容物吸尽；继在穿刺点剪开胆囊壁 1cm，将胆石钳伸入胆囊内钳出胆石，必要时再用手指或胆道镜探查，务使结石全部除尽。

4. 随即在切口中插入一支 18 号以上的蕈头导管，深入 3~5cm，并将胆囊壁在导管周围用丝线作双重的荷包内翻缝合，其中一针应与导管相固定，以免导管过早脱出。缝毕以生理盐水冲洗胆囊，观察管周有无胆汁漏出，同时试验胆囊管是否通畅。

5. 引流管自原切口外侧另作一戳孔引出腹外，腹壁原切口即可逐层缝合。胆囊与腹膜不需要固定，但胆囊周围一般应放置引流。

胆囊已经穿孔、病情又十分严重者，在切开腹壁后可先吸尽腹内胆汁或脓液，清除胆石，并将导管自原穿孔插入胆囊内作引流。此种穿孔大多在胆囊颈部，位置较深，周围组织很脆弱，有时可以单插入导管而不做荷包缝合，惟应设法固定导管，并于术后以低度负压持续吸引，将能起到胆囊引流术相同的作用，病情也可能逐渐好转。

胆囊引流术之死亡率常高于胆囊切除，通常在 5%~10% 之间，此因适用胆囊引流的患者病情本属严重之故。胆囊引流后如病情逐步好转，10~14 天后即可拔除引流管，所留胆瘘多能自行愈合。3 个月后可考虑再行胆囊切除或胆总管探查，以根治胆道病变。

二、胆囊切除术

【适应证】

1. 一般急性胆囊炎症状较严重，发病未超过 2~3 天者。

2. 慢性胆囊炎，胆囊胆固醇沉积，尤其是经胆囊造影证实胆囊功能已经丧失者。

3. 胆囊结石，不论有无症状，无手术禁忌者。

4. 胆囊的损伤和肿瘤。

有阻塞性黄疸的患者，在未探明胆道的情况并给予有效的治疗时，忌作胆囊切除。

【手术步骤】 右上腹之经腹直肌切口或右旁正中切口最为常用，沿右季肋的斜切口暴露亦佳。胆囊切除有两种方法，常用的是自胆囊颈部开始的切除法（顺行法），即先在胆囊管与胆总管汇合区（Colat 三角）剪开腹膜。分离出胆囊管和胆囊动脉，明确胆囊管、胆总管和肝总管三者的关系后，先分离切断胆囊管和胆囊动脉，然后夹住胆囊管和胆囊的颈部，将胆囊自肝脏的表面游离切除。这种切除法适用于胆囊管与胆总管解剖关系比较清楚的患者；由于游离胆囊前已结扎了胆囊动脉，故在胆囊切除过程中出血较少。但如胆囊管与胆总管交接部位的解剖不清楚，分离胆囊管时有伤及胆总管和肝总管危险者，也可以先从胆囊的底部开始分离（逆行法），将胆囊从肝面剥离后再剖出胆囊管，并由此辨认出胆总管的位置。这种从胆囊底部、体部、颈部及胆囊管逐渐剖离的办法出血较多，但在胆总管周围水肿严重或粘连较多时，采用此法可防止胆总管或肝总管损伤。

顺行胆囊切除术（自胆囊颈部开始）

1. 暴露胆囊和肝十二指肠韧带，认明胃网膜孔（Winslow）位置。笔者习惯置入一块纱布条在网膜孔中，以防止创面出血或胆汁溢出流入小腹膜腔。

2. 小心沿肝十二指肠韧带右侧外缘平行切开胆囊管与胆总管交接处的腹膜，并用血管钳夹住胆囊颈部向外前方稍加牵引，即可拉直胆囊管以便解剖胆囊三角；使胆囊管与胆总管、肝总管三者之关系完全暴露清楚；解剖关系明确后，继可先在胆囊三角内结扎切断胆囊动脉，在距胆总管约 0.5cm 处夹住胆囊管并切断之，其近切端须予双重或贯穿结扎（图 9-18）。最后距胆囊系膜肝缘 1.0cm 分离切下胆囊，胆囊床彻底止血完成。若系肝硬化患者，应严密缝合胆囊床以防止术后创面渗血不止。

胆囊切除术的最大危险在于切断结扎胆囊管时误伤胆总管、肝总管或右肝管。需要注意的是：胆囊管的长度，以及它与胆总管和肝总管的相互关系常有变异，因此易于造成误伤。如胆囊管较短，当胆囊颈部牵引过甚时，部分胆总管可被拉出而视为胆囊管，因而可被部分或完全切断。胆囊管过长者，它的一部分可与肝总管或胆总管平行，如解剖不清，在切断胆囊管时也可将肝总管或胆总管一并结扎切断或损伤。有时胆囊管不是与肝总管汇合为胆总管，而是直接汇入右肝管，如在手术时误将右肝管认作胆囊管而切断结扎，术后也将造成严重后果（图 9-19）。总之，在结扎及切断胆囊管时，必须先认清胆囊管与胆总管、肝总管之关系；解剖关系不肯定时，切不可将任何组织结扎切断，以免造成不可补救的严重损害。

3. 若胆囊三角内胆囊动脉位置较深者，可在胆囊管结扎切断后，在其后上方略加解剖，即可暴露胆囊动脉；必须跟踪该动脉见其分布至胆囊者方可确认，才能予以结扎切断；动脉之近切端应予以双重结扎，或最好是缝贯结扎。

处理胆囊动脉时引起出血，或误伤右肝动脉，是胆囊切除术中另一严重事件。胆囊动脉之出血，或者因胆囊颈部牵拉过甚，致胆囊动脉在未结扎前即被拉断，或者因血管钳夹住血管后又重新滑脱所致。在上述情况下，如企图用血管钳盲目地钳夹止血，必致造成肝总管、胆总管或肝动脉、门静脉等误伤，是需引以为戒。最妥善的办法，是先用左手示指伸到网膜孔中，与拇指共同压住肝固有动脉，继将手术野的溢血吸除干净，然后才可用血管钳从容地将出血点钳住予以结扎；在止血时如略微放松左手指间压力，使血流稍有喷出，更可以明确出血的确切位置所在（图 9-20）。

肝动脉或肝右动脉的误伤，则大多是因肝动脉及胆囊动脉的解剖关系有所变异之故（图 9-4），以致误将肝总动脉

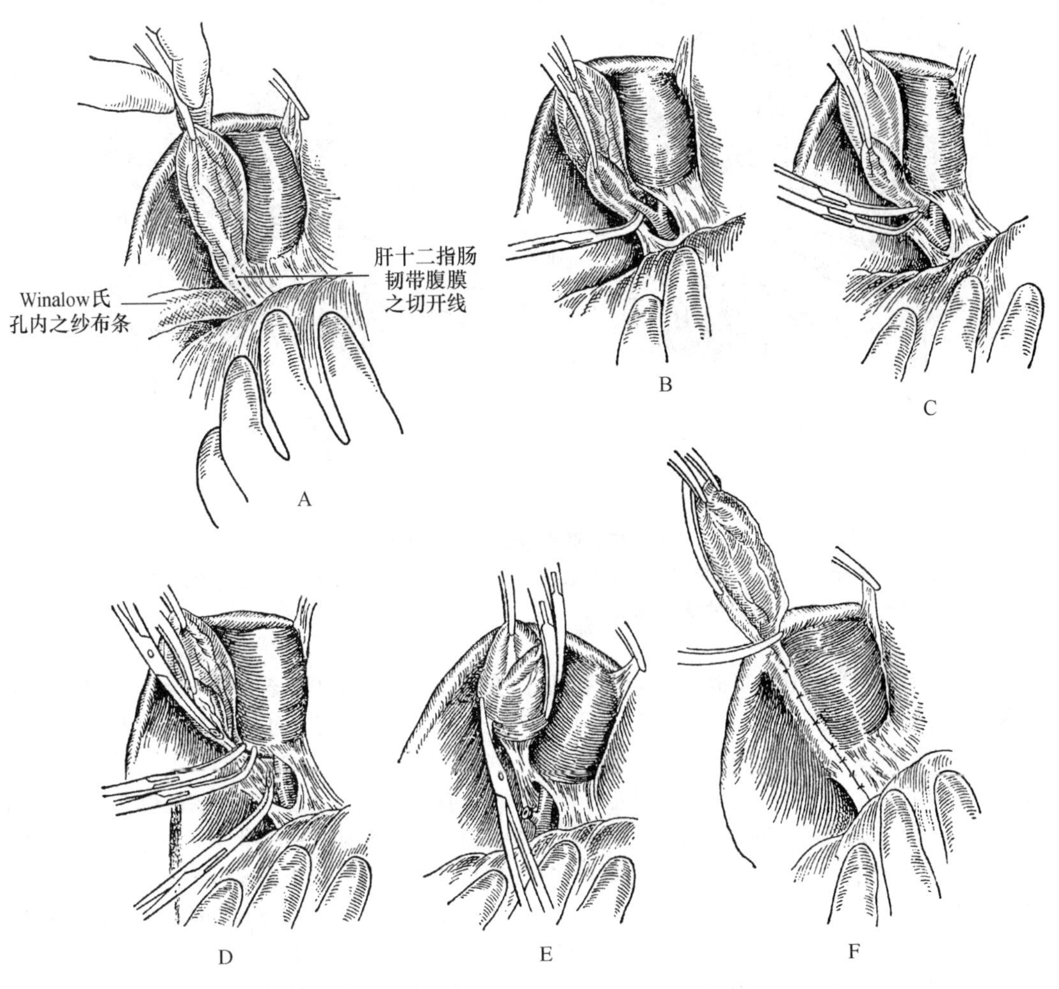

图 9-18　顺行胆囊切除术(自胆囊颈部开始的胆囊切除术)

A. 置盐水纱布于胆囊与胃、十二指肠和结肠之间,使胃、十二指肠等组织与手术野隔开。向下牵拉十二指肠,暴露肝十二指肠韧带,使之略呈紧张。置一盐水纱布条在网膜孔中如图。切开胆囊管和胆总管交界处的腹膜;B. 用弯血管钳小心钝性分离胆囊管;C. 剪断胆囊管;D. 在胆囊管之上后方分出胆囊动脉,确认其进入胆囊壁中,并即于该处切断之。胆囊管和胆囊动脉之近切端均需双重结扎;E. 在距胆囊与肝脏连接处约 1cm 处切开胆囊的浆膜,自囊底开始围绕体部至于颈部。如切开浆膜有困难,可在浆膜下注射盐水以帮助分离。然后提着胆囊颈逆行地将胆囊自胆囊床作钝性或锐性剥离,直至囊底完全剥脱为止;F. 缝合胆囊床两缘浆膜,自底部开始至胆囊管之断端处

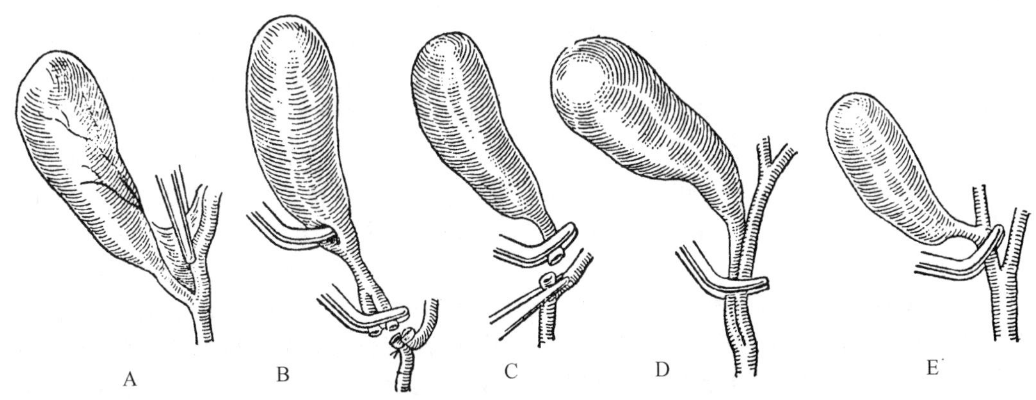

图 9-19　胆囊切除时可能误伤肝外胆道的原因

A. 胆囊动脉出血时盲目地用血管钳在血泊中止血;B. 胆囊颈部牵引过度,致胆总管被拉成锐角,血管钳又夹得太低;C. 胆囊管的钳夹太靠近胆总管,结扎后可将大部分胆总管扎住,引起狭窄梗阻;D. 胆囊管太长而与胆总管平行,钳夹切断胆囊管时可连胆总管一并切断;E. 误将右肝管认作胆囊管而切断

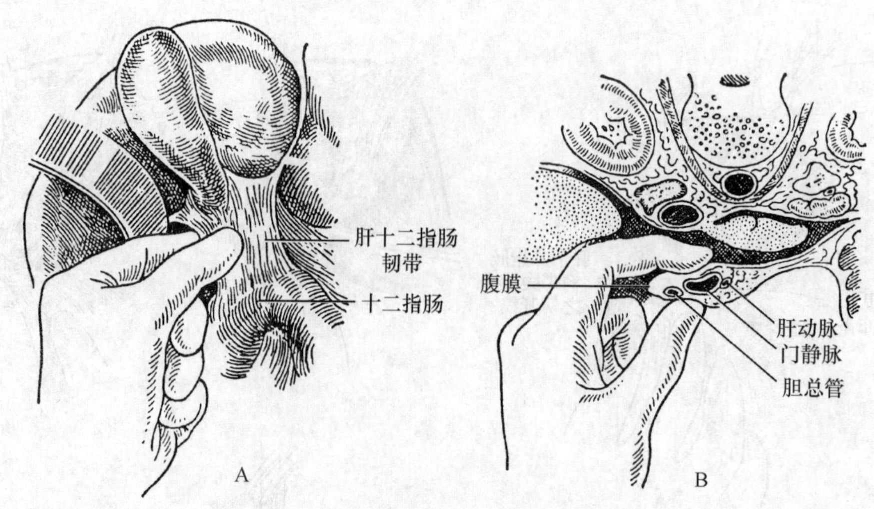

图 9-20 胆囊动脉出血的处理

A. 用左手示指伸入网膜孔中，拇指压在肝十二指肠韧带之前，压迫肝固有动脉止血；
B. 切面图，示各个组织的解剖位置

或肝右动脉作为胆囊动脉结扎。这种事故一旦发生，有可能导致肝组织坏死，故亦必须避免。最妥善的办法，是跟踪观察该血管，见其确实分布到胆囊，方可确认是胆囊动脉而予以结扎。如胆囊动脉位置过深，不一定勉强暴露其主干，只要在靠近胆囊颈部之上缘，贴近胆囊壁用血管钳夹住其系膜并切断之，然后小心缝贯结扎其切端，同样能可靠地获得止血并防止肝动脉误伤。

4. 胆囊动脉切断结扎后，可将胆囊的浆膜在距肝面约1cm处予以切开，自胆囊底部开始，围绕体部止于颈部。

5. 然后提着胆囊颈部，将胆囊与胆囊床作锐性结合钝性进行剥离。注意在切开胆囊壁的浆膜时，慎勿穿透囊壁引起胆汁外溢；在钝性分离胆囊时，术者可用手术剪的背面或电刀将胆囊床的结缔组织向肝脏方向推，避免将肝组织撕伤。为避免上述缺点，有时可用生理盐水或稀释的普鲁卡因溶液注射在浆膜下和胆囊床间，使稍呈水肿，即可便于分离，且可减少分离时出血，是值得推荐之法。目前大多外科医师都能很好地应用电刀进行解剖，这有利于创面的解剖和止血，很大程度避免了胆囊切除术导致的胆囊床出血的并发症。

6. 胆囊完全剥离后注意胆囊床有无明显出血点，必要时应予电凝止血或个别缝扎。一般胆囊床可不作缝合，若将胆囊床边缘之浆膜相对缝合，更可防止创面出血及避免发生术后粘连。缝合自底部开始，至于胆囊管之断端处，胆总管已暴露者亦需将浆膜适当掩覆。

胆囊切除术的关键问题在于正确处理胆囊管和胆囊动脉。不少外科家主张在处理此等组织时应先分离结扎胆囊动脉，然后再结扎切断胆囊管，认为这样做法有下述优点：①先结扎胆囊动脉可使手术野清洁无血；②胆囊动脉结扎切断后，便于将屈曲的胆囊管放松拉直，其与胆总管的相对位置也可辨认得更加清楚；③在牵拉胆囊颈部时可以避免撕断血管，引起大出血。上述优点确实存在，因此可能时应先结扎切断胆囊动脉；若胆囊动脉位于胆囊管的后上方，不先结扎切断胆囊管有时也难于暴露胆囊动脉时，先切断胆囊管比较方便。

有时对局部病变严重、组织混淆不清、不易明确三者关系而辨清胆囊管位置时，也可在肝十二指肠韧带中先找到胆总管，将其切开后用金属探针查明胆囊管与左、右肝管的位置和相互关系；同时将探针或导尿管留置于胆道内以协助解剖胆囊管，当可避免伤及胆总管和肝管。胆总管的寻找，可在肝十二指肠韧带之右前缘，借针刺抽吸胆汁之法决定其位置，抽得之液体滴在白纱布上能检得黄色胆汁者，即属胆总管无疑。如胆总管仍不能找到，则只可自胆囊之底部开始剥离。

逆行胆囊切除术（自胆囊底部开始）

如能暴露胆囊底部，而胆囊的颈部、胆囊管及胆总管等组织因粘连过多而辨认不清时，可以先自胆囊底部开始分离（图 9-21）。此时用该方法切除胆囊较为安全，但可能出血较多。

1. 首先切开胆囊底部和体部两侧的浆膜层；切开的位置需与胆囊床边缘有一定距离，以便所保留的浆膜在胆囊切除后可以掩覆胆囊床。

2. 用钳夹住胆囊底部，将胆囊向下向内自肝面牵开，同时将胆囊逐步自胆囊床剥离；遇有小血管自胆囊后面连到肝脏者需个别结扎或电刀止血。

3. 慢性炎症病程过久的胆囊自肝面剥离时有时非常困难。一般言之，在分离胆囊时应勿将胆囊内容物抽空，因胀满之胆囊较之萎陷的胆囊境界分明，较易剥离。但如胆囊过分胀大，阻碍手术野者，也可以将胆囊内容物酌量抽出。境界十分不清的病例，有时可以切开胆囊底，将左手示指伸入胆囊中，以手指作为剥离胆囊之依据，正如剥离疝囊一样；在剥离过程中不断注射盐水至胆囊与肝脏的间隙中，使其产生水肿，可有利于胆囊之剥离。

09

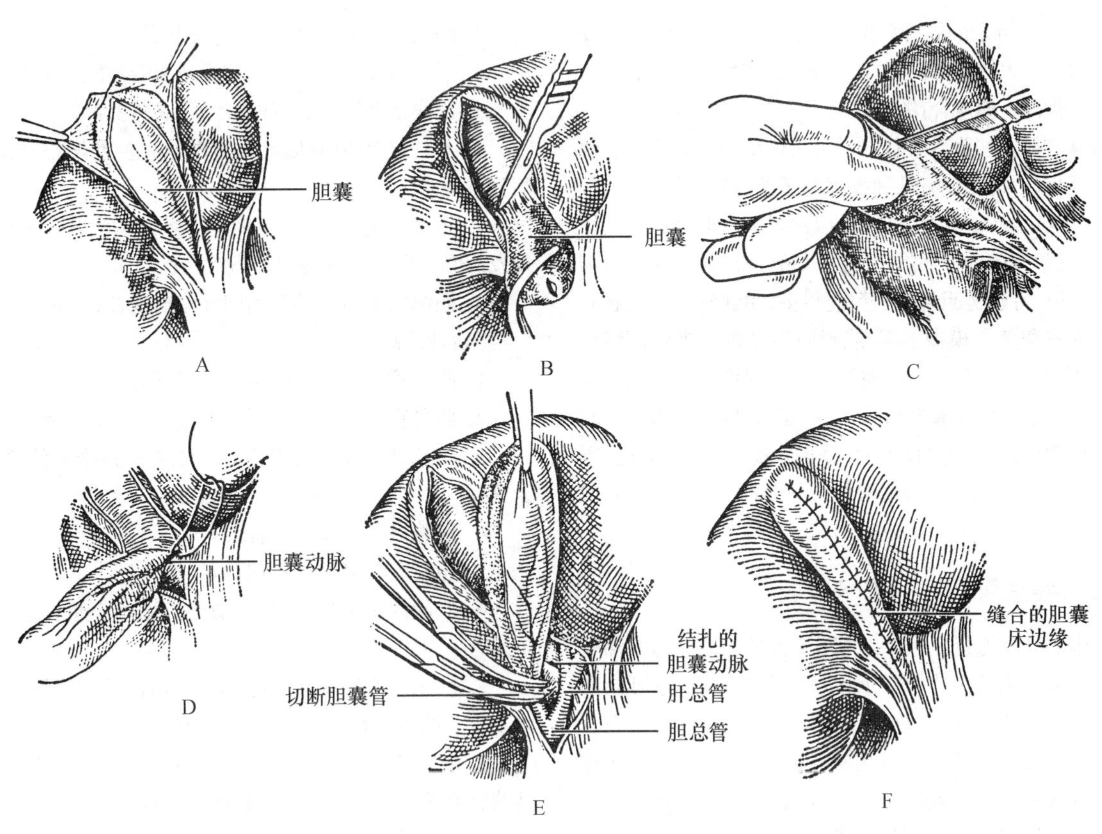

图 9-21 逆行胆囊切除术(自胆囊底部开始的胆囊切除术)

A. 自胆囊底部开始切开胆囊两侧浆膜;B. 将胆囊自胆囊床用锐法或钝法剥离;C. 必要时可切开胆囊底部,用左手示指伸入胆囊中以利剥离;D. 解剖至胆囊颈部后即可游离出胆囊动脉,并予结扎;E. 结扎切断胆囊管;F. 胆囊床两侧的浆膜缝合,有助于肝面的止血

4. 上述剥离到达胆囊颈部时,即可在其内上缘找到胆囊的动静脉,此时即应仔细解剖,直至胆囊动脉能与右肝动脉辨认清楚,然后方可在靠近胆囊壁的位置结扎切断胆囊动脉。注意在胆囊动脉切断前,切勿将已游离的胆囊牵拉过度,否则有导致胆囊动脉断裂和大出血的危险。如该区粘连极为紧密,一般不需要暴露右肝动脉,只要紧贴胆囊壁分离切断其系膜即可。

5. 胆囊颈部完全游离后(即在胆囊动脉结扎切断以后),将囊颈向外牵拉,暴露胆囊管,并随着胆囊管向下追踪到胆总管,在认清胆囊管与胆总管和肝总管之关系后,钳夹、切断并结扎胆囊管,并最后切除胆囊。注意切断胆囊管时切勿将胆囊牵拉过甚,钳子也不可夹得太低,以免损伤胆总管。

6. 最后将附着在胆囊床两侧的浆膜相互缝合以掩覆胆囊床的创面,直至胆囊管的切端处。清理手术野,取出网膜孔中的纱布条,并在此部位放置皮管引流,然后腹壁即可逐层缝合。如无多量血液或胆汁引出,引流管通常 24~48 小时后即可拔除。由于胆囊切除后自肝脏至胆囊床之间常有副肝管被切断后可溢出少量胆汁,同时胆囊床即使已用浆膜缝合掩覆仍可有少量渗血,黄疸患者自手术野之渗血亦可能较多,不引流很可能造成胆汁或血液之蓄积而引起腹膜炎,故胆囊切除后应作引流更为安全。

三、胆囊部分切除术

手术时如遇下列情况不可能作胆囊全切除时,可考虑行胆囊部分切除术:①患者全身状况在手术过程中突然恶化需要手术尽快结束;②胆囊的位置很深,粘连很多,剥离肝脏内之胆囊窝非常困难或出血甚多;③胆囊管与胆总管和肝总管之解剖关系模糊不清;④胆囊壁已坏死。所谓胆囊部分切除术是将胆囊底部、体部及颈部之前壁予以切除,而紧贴在肝脏胆囊窝内的部分胆囊后壁任其留下,惟需设法毁损其剩余黏膜,同时胆囊管则尽可能予以结扎。这样,基本上也可以获得胆囊全切除的效果,是一种不得已而求其次的办法。

手术方法是先将胆囊前壁剪开,直到胆囊管的入口处,继而将不与肝脏相贴的囊壁全部剪除,仅留下贴在肝床上的部分胆囊后壁,而此剩余囊壁的黏膜,可用纯苯酚或电灼法予以彻底烧毁,亦可以用较锐利的刮匙完全刮去。以后又可以有两种不同的处理办法:一种是将以下的囊壁边缘用肠线相对缝合,插入一支导尿管,直至胆囊管之入口处作为引流,该导尿管常在术后第 2 星期退出,所余瘘管不久即可愈合;另一种办法是将胆囊管在入口处(与胆囊颈部交界处）予以结扎，所余的胆囊后壁黏膜经损毁后不予缝合，仅以肝圆韧带或大网膜加以掩覆，或者完全缝合而不加引流，创面也可获得一期愈合（图 9-22）。

胆囊之部分切除术虽基本上可以获得与胆囊切除相似之疗效，但术后仍可能有某种程度的胆道病征，其疗效一般不如胆囊全切除；故如有可能，仍应常规地争取行胆囊全切除，不宜任意行此部分切除。反之，如有前述的胆囊部分切除的适应证，特别是胆囊周围粘连很多，胆囊管与肝胆管和胆总管的三角关系模糊不清，或者胆囊已因纤维化而缩得很小，且深埋在肝门之中者，则与其冒着损伤胆总管或右肝管的危险而勉强作胆囊全切除术，不如知难而退，满足于胆囊的部分切除。须知勉强去做，弊多益少，而绕道前进，很可能同样达到目的。头脑清醒的外科医师，对此应知如何抉择。

四、胆总管切开引流术

临床上最常施行者为十二指肠上方的胆总管切开探查及引流。本手术可以作为一个单项手术来完成，也可以和其他手术如胆囊切除、胆总管狭窄修补或胆总管肠道吻合术等合并施行。胆总管的切开探查是一个基本步骤，往往需根据探查所见，才能决定下一手术的方式。而胆总管本身如切开不恰当，探查不彻底，或引流不合适，又可以引起严重的并发症或难于挽救的损害，故胆总管的切开探查可以视为胆道手术中的重要步骤。

【适应证】 胆总管切开探查之指征，有些是根据病史和临床的资料，有些是决定于手术时所见。

术前资料：

1. 患者过去或现在有阻塞性黄疸史，化验检查亦证实胆道有完全或部分之阻塞存在者。

2. 患者有胆绞痛史，特别是发作较剧烈或频繁者。

3. 病史中常有寒战、发热等症状者。

4. 患者有反复的急性胰腺炎或胆管性肝炎史者。

5. X 线检查证实胆道内有结石或蛔虫者。

6. 十二指肠引流提示胆道内有胆色素细粒存在或有明显感染者。

7. 曾经胆道手术，但术后仍有持续的症状或症状又有复发（胆绞痛、寒战发热及黄疸等）者。

8. 胆囊引流后有持续的胆汁瘘出现者。

术时发现：

1. 胆总管内有结石或寄生虫等可扪及。

2. 胆总管有明显的肥厚扩大，直径 >1.5cm 者。

3. 胆总管内抽得之胆汁不正常（有泥沙样胆色素细粒、云雾样的多量上皮脱屑，胆汁混浊或呈白色等）。

4. 胰腺显著增厚硬变者。

5. 胆囊内有多量小粒结石者。

6. 胆囊内虽无结石，但胆囊萎缩肥厚而胆囊管有明显扩大者。

7. 临床上有阻塞性黄疸，而手术时未能在胆囊或胆道内发现有结石存在，相反见胆总管有缩窄现象者。

8. 临床上疑有胆道疾患，而手术时未能发现胆道或其他器官有病变而不足以解释临床症状者。

由此可见，凡胆道有肯定（或可疑）病变者，均有胆总管切开探查的指征。而事实上，不少复发病例是因胆管未加探查或探查不彻底的结果。故凡有前述的临床依据，或手术时发现有某种可疑情况者，均应行胆总管切开探查为宜。当然，完全不必要的切开亦应避免。故在术中对要否切开探查难决的情况下，特别是术前未能明确胆管内有无病变或结石时，经胆囊管口进行胆道造影或术中胆道镜检查，当可作出较正确的判断。

值得指出的是，近年来通过大量病例的长期观察，发现

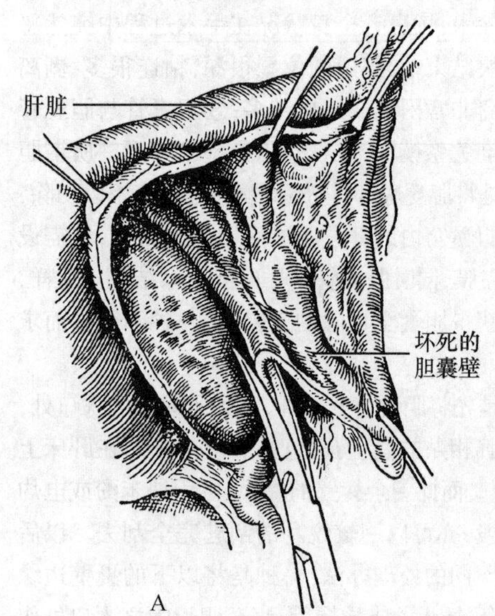

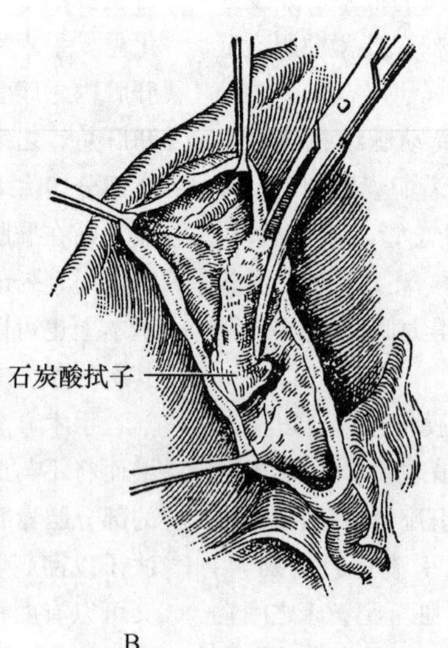

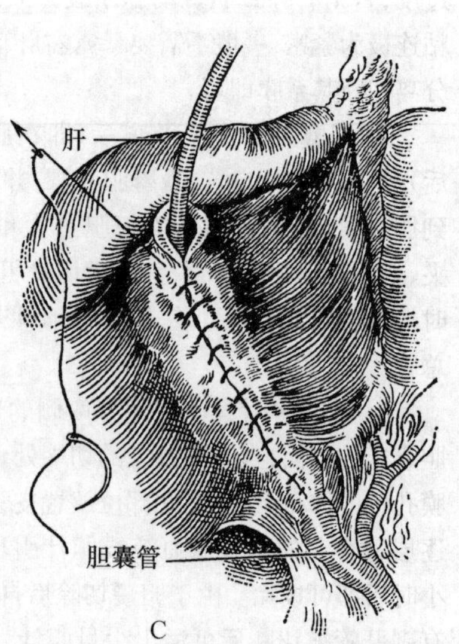

图 9-22　胆囊部分切除术

A. 将不附在肝上的胆囊壁剪去；B. 残留的部分囊壁黏膜用苯酚烧毁；C. 残余囊壁的边缘相对缝合，其中放引流导管

在胆总管切开和放置引流管后有可能发生较多的并发症，而对于胆总管已有明显扩张的泥沙样结石患者，单作胆总管切开引流后的复发率又较高，总的疗效并不十分理想。因此，应注意：①尽量争取术中胆总管造影，减少非必要的胆总管切开；胆总管已切开者应争取术中胆道镜检查，避免结石残留；②对确实需要切开胆总管探查而结果为阴性的患者，可以将胆总管一期缝合，不必作常规的T形管引流，以减少T形管引流术的并发症如胆瘘或胆道出血，笔者曾报道7例因T形管放置不当或术后近期T形管脱出引起胆道大出血的病例教训；③单纯的胆总管切开引流术仅适用于病变单纯的胆道结石或胆道蛔虫症患者；④对于通过胆总管切开引流不能彻底解决问题的胆石症（如泥沙样结石、复发性结石）或胆总管已明显增粗者(>2.5cm)，可以先作胆总管T形管引流，术后作胆道镜取石，大多患者都有较好的疗效，仅部分病例需作某种胆管肠道的吻合术或乳头括约肌切开术。

总之，目前胆肠内引流术的临床应用已日渐减少，而随着术中取石技术的不断改进和胆道镜的广泛应用，胆总管切开探查加T形管引流术则大为增加。

【手术步骤】（图9-23）

1. 进入腹腔，首先暴露手术野。可采取下列三种措施：①将患者后背垫高，使季肋部显著掀起；②将镰状韧带向下、前方牵引使肝脏的下面向前翻出；③将胃向左牵开，横结肠等向下牵开，并用盐水纱布垫或塑料膜加以掩覆。

2. 观察胆囊之大小，探查其中有无结石。依照Courvoisier法则（胆总管内有结石阻塞者胆囊很少胀大，其他原因引起的胆总管远端阻塞则胆囊多有胀大），可以初步推断胆道阻塞的性质。惟此时不应立即切除胆囊，因恐胆总管下段的阻塞难于解除，需要利用胆囊与肠道吻合以引流胆汁。但如阻塞系结石所致而阻塞又属可以解除者，则胆囊内不论有无结石，一般需在胆总管探查完毕后将胆囊同时切除。

然后即可沿胆囊管跟踪寻找胆总管，或在肝十二指肠韧带之右侧缘中寻出胆总管。注意在肝十二指肠韧带中胆总管是在右前方，肝动脉是在左前方，而门静脉是在后方居中处。胆总管的确认如有疑问，可借穿刺抽取胆汁的方法决定之；深色的胆汁与血液相似，但一经注射在白纱布上，即可显出其特有的黄色。

胆总管的大小、厚薄，以及其中有无结石或寄生虫等异物，不难通过观察和扪摸了解其概况。通常十二指肠上段的胆总管和肝总管的检查较为满意，但左、右肝管靠近肝门的部分，以及十二指肠后段的胆总管则不易扪及，故隐匿在该处的结石常不易被发现。有时因感染所致的胆管肥厚、因炎症而肿大的淋巴结以及胰头癌可被误认为胆总管内结石。胰头癌和慢性胰腺炎所引起的硬结情况也不易单凭扪摸决定其性质，有时甚至冷冻切片检查亦不能肯定，故对于此等病变的诊断应十分谨慎。

3. 如果结石可以清楚扪及，则可以将其推挤到易于探及的部位，即在胆囊管入口与十二指肠上缘之间的一段，但需防止结石移到肝管内或壶腹部；然后一方面可用左手的拇指和示指将结石按住，另一方面可在结石之上切开胆总管（其长度恰使结石可以排出），用刮匙将结石掏出。结石掏出时往往伴随多量滞留胆汁涌出，故事先必须准备用吸引器予以吸除，而周围的脏器则应预先用纱布隔开，网膜孔内亦应预置一纱布条，以免小腹膜腔内遭受污染。

如胆总管内不能扪得结石而胆总管又显然有探查之指征者，则可先在距胆囊管入口下方约0.5cm处用小圆针在胆管壁上作相对的二针牵引缝线，二针间的距离约为0.5cm。在牵引线略向前拉致胆总管前壁稍予提起时，即可用尖头刀在二根牵引线之间纵行切开胆总管前壁，长约1~2cm（视胆总管之粗细而定）。吸除涌出之胆汁，即可进行胆总管内之探查。

4. 胆总管内如见有明显结石，可小心用匙掏出，惟应避免在掏取过程中将结石推入肝管及壶腹部。手法取石觉得已完全掏净后，可用金属探针或Bakes胆管扩张器、最好是采用有一定张力的导尿管作探查胆道。探查时可沿胆管方向插入导尿管或将探针稍稍弯曲，使其适合胆道弯度。如胆总管下端无结石阻塞，胆总管括约肌亦无痉挛狭窄，则导尿管或Bakes探条应可通过括约肌进入十二指肠，为证明导尿管是否进入肠内，则可注水进行试验；而探条通过括约肌时常有突然失去阻力的感觉，进入十二指肠后，在十二指肠前壁应可扪及探条头，同时弯曲的探条应可在肠道内旋转活动。但有时探条是否确已通过括约肌，还不一定能完全肯定，因此壶腹部是否有结石嵌顿，或胆总管括约肌是否有痉挛或狭窄，亦难以得出结论。需注意的是，在用探针探查时如遇阻力，切忌盲目用力顶探，亦不宜用Bakes扩张器企图使括约肌强行扩张，否则有导致括约肌撕裂出血，甚至胆管或肠壁意外穿孔的危险，致术后发生严重的十二指肠后蜂窝织炎，引发难以处理的胆胰液漏。笔者的经验，认为用金属探子探查的结果不十分可靠，特别是有泥沙样结石嵌顿在壶腹部时，探子有时竟可穿过结石进入十二指肠而无特殊感觉。因此，如有可能，最好用胆道镜直接伸入胆总管内进行检查，对壶腹部内有无结石，胆总管括约肌有无狭窄，以及有无肿瘤等其他病变，常可获得最明确之结论。随即用弯头的胆道匙伸入胆管内探查左、右肝管，并耐心地掏取其中可能存在的结石。原则上胆管内的结石最好成块地取出而不予捣碎，以免碎石遗留在胆管内，致术后引起复发；但嵌在肝管内的结石，多数只有在捣碎后反复刮挖及冲洗，方有可能取出，但因此而有小碎石遗留在肝管内的机会亦较多。

5. 成形的结石掏净后，可先用一般的导尿管插入胆总管中轻轻冲洗。冲洗肝管时务必十分轻柔，以免泥砂样结石被冲入肝内的小胆管中。在冲洗远端的胆管时则需注意括约肌的通畅情况，盐水应能毫无阻力地进入十二指肠，不致有回流，然后即可根据情况，或者将胆总管前壁之切口一期缝合，或者放置T形管引流，或者考虑行胆总管十二指肠吻合。

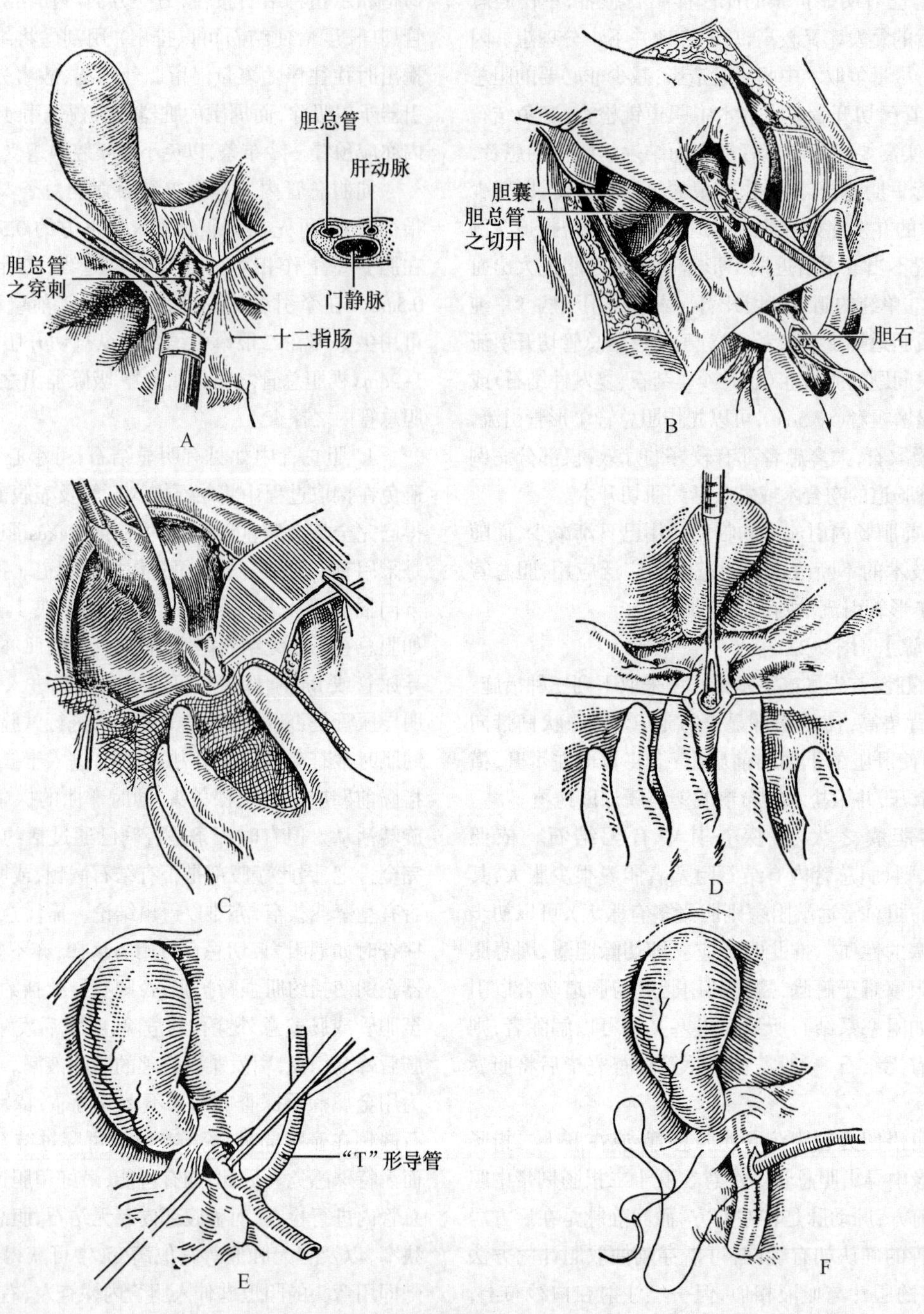

图 9-23　胆总管的切开引流术

A. 暴露肝十二指肠韧带，在其右缘前方找到胆管。如解剖不甚清楚，可先切开韧带浆膜，然后用针筒小心穿刺，抽得胆汁即示胆总管之位置所在；B. 胆总管内有结石可扪得者，可在结石部位切开胆总管；C. 未能扪得结石者，可先在胆总管前壁穿过二针丝线以做牵引，然后在牵引线之间纵行切开胆总管前壁；D. 交替用胆石钳夹出或用可弯之胆石杓掏出胆管内的结石。用探子小心探查左右肝管、胆总管和壶腹部，判明有无结石残留，以及胆总管下端是否通畅；E. 放入一支普通导尿管并将胆道彻底冲洗后，即可在胆总管切口内放入一支 T 形导管如图。注意导管之上端应在肝总管分支处以下，下端则在胆总管括约肌有痉挛时需通过括约肌进入十二指肠；F. 将胆总管在导管周围用细丝线作全层间断缝合，并再用丝线作肝十二指肠韧带浆膜的间断缝合。缝毕须再度用水冲洗导管，以观察导管是否通畅，胆总管之切口是否尚有漏泄

T 形管放入胆总管前，应先将其短臂之管壁剪开，或在与长臂相对的短臂壁上剪成一孔，以便日后易于拔除。放置引流管时，应注意短臂在胆总管内的长度是否合适，管壁是否有弯曲或扭转。短臂向上的一端不要过长，以免管端顶在左、右肝管之分叉点，致患者术后疼痛不适，甚或导致胆管黏膜之溃疡出血，或者影响一侧肝管的引流。短臂向下的一端，亦需根据情况调节其长短，如括约肌有痉挛狭窄而在手术时曾予扩大者，则短臂之下端应插过括约肌通入十二指肠，长约 6~7cm，使其能有持续扩张的作用，但如括约肌并无病变，则短臂下端一般有 3~4cm 即可，勿使其插入十二指肠。

T 形管放置妥善后，即可将胆总管前壁先用细丝线作间断全层缝合。缝线应较致密勿使有漏，一般相距 0.2~0.3cm 即可。然后再用丝线将肝十二指肠韧带之浆膜连续缝合覆盖在胆管上，但缝合不宜过紧，以免术后有导致胆总管狭窄的危险。

6. 胆总管前壁切口完全缝好后，最好能注入造影剂立即在手术台上进行造影，如发现胆管中尚有残存结石，尚可重新打开胆总管予以适当处理。如无造影条件，至少应在手术台上进行冲洗和测压，一则可以试验胆总管之缝合是否密闭或有泄漏，二则可以观察胆管是否通畅，如发现灌洗不通畅，则或为引流管有扭曲，或为括约肌尚有狭窄阻塞，亦应考虑重新打开切口加以检视和处理。

如胆道通畅无阻，即可缝闭腹壁。通常在胆总管的切口附近应放置皮管引流。该引流如无胆汁引出，一般可在术后 24~48 小时后拔除。T 形管则一般均在原切口之外侧另作戳孔引出，并须与皮肤相缝固，以免切口发生感染，或者 T 形管发生移位。

【术后处理】 国内外有些外科家主张，有些病例在胆总管切开探查后可行一期缝合可以缩短住院时间，减少患者痛苦，而疗效则完全满意。作者同意这种观点，并认为对于探查确认阴性者可将胆总管一期缝合，不放 T 形管引流。但在我国，由于多数胆总管内的结石是属泥沙样的胆色素结石，胆道内时有并发感染，有时且伴有括约肌痉挛狭窄，故在胆总管切开取石后再用 T 形管引流也常属必要。对壶腹部有狭窄情况者，还可以在乳头切开后用长臂的 T 形管通过壶腹部插入十二指肠，以维持壶腹部的扩张状态。一般说来，对胆道内确有病变的病例，引流虽将稍延长住院时间，但肯定可以增加治愈率，减少复发率，且较一期缝合安全可靠。

胆总管引流的目的在于：①使胆道内的泥沙样结石得以排净；②使胆道内的炎症得以消退；③使胆道内的阻塞情况得以完全解除。因此术后必须注意以下一些问题：

1. 胆汁的流出量　通常肝脏每日分泌胆汁约 800ml，每日自引流管流出的胆汁约有 300~400ml。随着壶腹部的逐渐通畅（痉挛缓解，炎症消退），流出的胆汁应逐日减少，一般不超过 200ml。如引流管流出的胆汁突然增加，应疑有胆道重新阻塞的可能。

2. 流出胆汁的性质　通过胆道引流以及适当冲洗，胆汁内的泥沙样结石应逐日减少，终至完全消失，原来混浊及有云雾样沉淀物的胆汁，亦应逐渐变得澄清，表示结石已经清除，炎症亦已消退。

3. 临床病况好转　通过引流，体温应该下降，黄疸应该消退，肝大者应渐缩小至正常，胆总管扩大者亦应逐渐恢复正常。

待引流目的已经达成时，即可考虑将 T 形管拔除。在拔管前，一般还应通过下列两种试验以进一步证实胆道内的情况是否已恢复正常：

(1) 逐渐抬高 T 形管的水平位，或者逐日延长夹住引流管的时间，至连续 24 小时无胆汁外流而患者又无胀痛不适感时，胆道当已完全恢复通畅。

(2) 拔管前进行胆道造影和测压。如胆道内不见结石阴影，胆管大小已恢复正常，壶腹部并无狭窄现象，而胆道内压不超过 15cm 水柱时，亦表示情况已恢复正常。

因此，T 形管拔除的时机应视上述条件达成的情况而定，不可能有机械的规定。一般病变轻微的患者，引流 15~20 天后即可拔除引流管；但病情复杂者，有时须持续引流 3~6 个月，甚至长达 1 年以上。T 形管拔除后，如胆总管畅通无阻，其 T 形管孔及其形成的窦道多能于 3~5 天内自行愈合，不需要特殊处理。

五、胆总管十二指肠前或后吻合术

【适应证】 可根据下列情况考虑行胆总管十二指肠吻合术：

1. 胆总管有增粗扩大（直径 >2.5cm），并有管壁肥厚，虽然肝内胆管已取净结石，但因估计术后胆管难以缩小至正常大小，单作胆道外引流又因胆汁在扩大的胆管内滞留，易致结石再发，故以作内引流术避免因胆汁滞留结石再生；

2. 如患者年龄较大，一般情况欠佳，因单作单纯胆道外引流，因胆汁丢失太多，致使术后水电解质平衡难以纠正，也以胆总管十二指肠吻合术为宜；

3. 曾经胆道引流而又有胆总管结石再生和继发感染者而再次手术，因不能耐受胆管空肠 Roux-Y 式吻合术时。

值得指出的是，凡有肝内结石未取净者，不论胆总管是否增粗扩大，均不宜作胆总管十二指肠吻合术，以避免因术后反流引发胆管炎症状。

【手术方式】 胆总管十二指肠吻合有十二指肠前或后吻合两种不同形式。如胆总管在探查时已经作了切开，则最简便者当然是将胆总管的原切口与十二指肠前壁上的另一切口相吻合。因胆总管和十二指肠前壁上的切口无论是横向或为纵形，其吻合口均位于十二指肠球部之前壁上，故此种吻合可称之为胆总管十二指肠前吻合，这是过去的胆总管十二指肠吻合的唯一形式。然而这种前吻合有一严重缺点，即不论胆管和十二指肠壁上的切口方向如何，不论原吻合口有多大，术后随着胆总管的逐渐缩小，所作吻合口也会相对缩小，有时仅呈一裂隙，致肠内容物逆流入胆总管后不易被排出，胆汁也不复能通畅引流，有发生胆道上行感染和结石再生的危险。有鉴于此，笔者近年来在作胆总管十二指肠吻合术时，几已常规地改作十二指肠后吻合或舌样吻合：①对准备作胆总管十二指肠后吻合的患者，先不作胆总管的切开取石，而先将十二指肠球部从十二指肠后段的胆总管前壁向下游离开来直达胰腺段，然后于胆总管的最低位将胆总管前壁和十二指肠的后壁分别剪除一圆形的孔洞，取净胆管内结石后再将其孔洞周边作间断缝合，完成十二指肠后吻合；②对准备作胆总管十二指肠舌样吻合者，不作胆总管前壁游离，即在十二指肠球部上缘之胆总管前壁作横形切口，取净胆总管内结石后，于胆总管切口相应的位置上作十二指肠球部的纵行切开，然后将两把中弯血管钳从胆总管和十二指肠之切口内向下呈 V 形插入 2~3cm，分别钳夹胆总管前壁和十二指肠后壁，沿两把血管钳外侧边切边缝切除一块舌样的胆管和十二指肠后壁，最终将胆总管前壁切口上唇与十二指肠前壁之切缘作间断对合缝合，完成胆总管十二指肠舌样吻合术（图 9-25）。这种方法较之上述后吻合更为方便易行，同样有后吻合之优点。此两种吻合口的位置都很低，距乳头部一般不过 2cm，最大限度地避免了胆总管十二指肠前吻合术后有时可能发生的盲端综合征。至于胆道上行感染的问题，笔者至今仍然相信“逆行不要紧，只要吻合口通畅就行”的看法；由于后吻合和舌样吻合的吻合口决不会再重新狭窄，其远期疗效可望较胆总管十二指肠前吻合为佳。

胆总管十二指肠前吻合术

【手术步骤】（图 9-24）

1. 在切开胆总管取石后，有胆总管十二指肠吻合之适应证者，可先沿胆总管原切口之下（外）缘作胆总管十二指肠吻合之后面外层缝合，一般系用丝线作连续的浆肌层缝合。

2. 在十二指肠球部前壁上作一与胆总管切口平行而等长的切口，注意切口之长度一般最好不短于胆总管的直径。

3. 继用可吸收细线将胆总管与十二指肠壁作全层的连续缝合，再用 Connell 缝法缝合前唇。或作间断一层缝合则更为满意。

4. 最后再用丝线作前唇的浆膜肌层缝合。

笔者近年来全部采用一层间断缝合，并无吻合口瘘和出血等并发症，手术较二层缝合法更为简易，值得临床应用。

胆总管十二指肠后吻合

【手术步骤】（图 9-25）

1. 探查胆总管有切开取石或需作胆总管十二指肠吻合者，先作胆总管前壁横形切口；

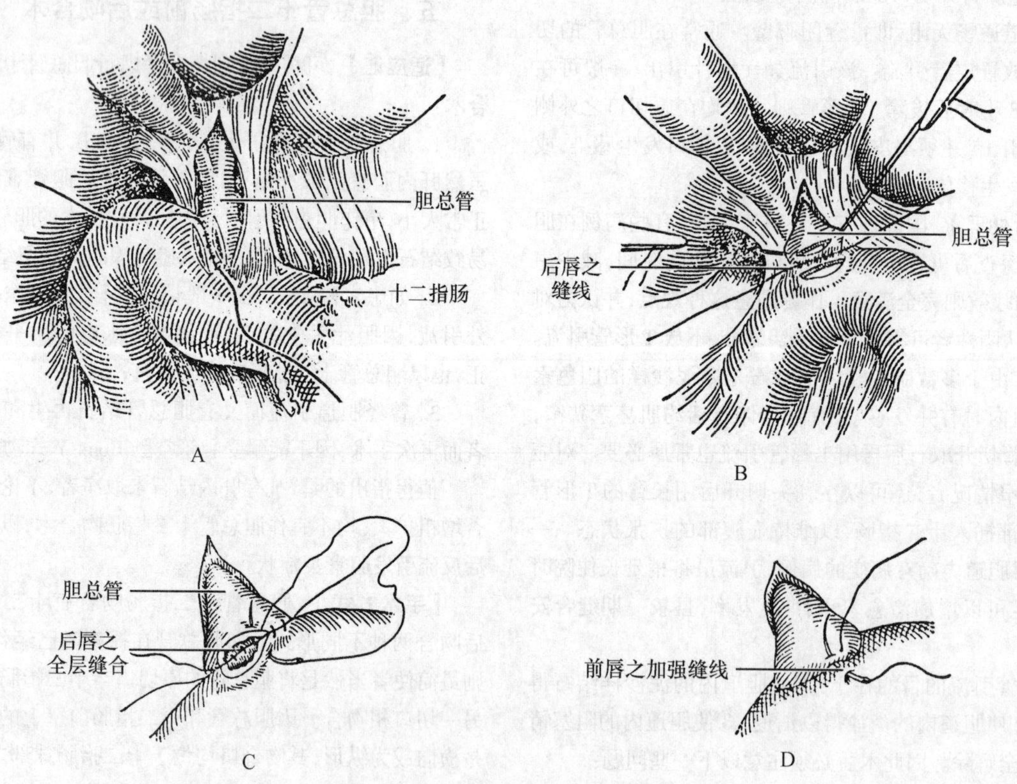

图 9-24　胆总管十二指肠前吻合术

A. 胆总管已经纵行切开者，可先将十二指肠与胆总管作后唇外层的侧 - 侧吻合，然后再作内层的全内翻缝合和前唇的浆膜缝合；B. 胆总管明显扩大者，胆总管可在十二指肠上缘横形切开，十二指肠则沿其长轴纵行切开，以便缝合。图中胆总管与十二指肠外层之浆膜肌层的连续缝合已缝好；C，D. 示前唇之缝合步骤

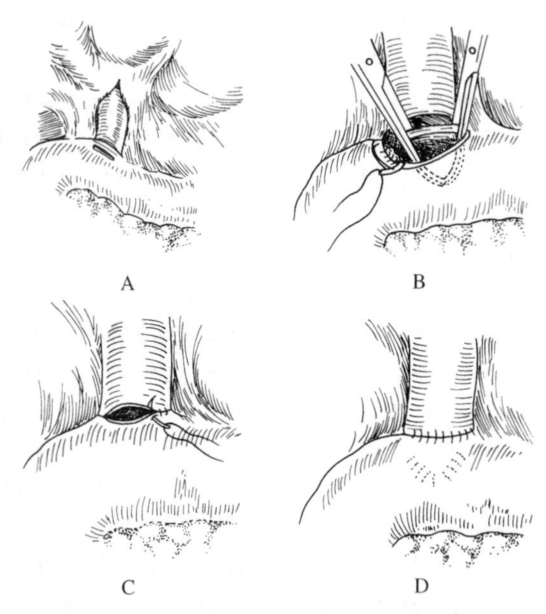

图 9-25　胆总管十二指肠舌样吻合术

A. 胆总管横形切口与十二指肠纵形切开；B. 胆总管前壁与十二指肠后壁之舌样切除并吻合；C. 胆总管前壁上唇与十二指肠间断一层对合吻合；D. 完成舌样切除吻合术

2. 取净胆道内结石后，作与胆总管切口等长之十二指肠球部之纵向切开；

3. 两把中弯血管钳分别呈 V 形插入胆总管与十二指肠切口，其尖端会师靠拢；

4. 于两把中弯血管钳之外侧边切边缝胆总管前壁与十二指肠后壁，完成其两边的切缘间断对合缝合；

5. 最后将胆总管前壁切口上唇与十二指肠前上方切口之切缘作间断对合缝合，完成胆总管十二指肠舌样切除吻合术。

本手术较之后吻合更为方便易行，术中较少有出血，吻合可靠畅通。

六、乳头括约肌切开成形术

对于胆总管末段的嵌顿结石，通过胆总管切开术未必能保证除尽，其伴有乳头括约肌痉挛或狭窄致胆道引流不畅者，即使除尽后也难免结石再生。胆总管十二指肠吻合或胆管空肠吻合术对于上述病变虽亦可行，但这类手术有其共同的缺点：①胆总管下段在手术后仍然留下一段盲段，其中存积的结石仍有发生感染引起症状的可能；②乳头括约肌的功能从此被旷置而丧失，术后有胆道上行感染的危险。乳头括约肌切开术不仅可供取出嵌顿结石、加强胆道引流之用，而且如其切开不超过 1.5cm，一般认为其括约肌功能仍有部分保留，是本手术优于各种胆管肠道吻合术之处。胆总管的第四段（即胰腺段以下的十二指肠壁内）平均长约 12~19mm，实际可为 11~27mm，故如乳头括约肌的切开不超过 10~15mm 者，一般即不致穿破肠壁引起后腹膜炎。又据解剖学的研究，胆总管末端除有乳头总括约肌外，胆总管和主胰管本身之末端部分也各有少量具有收缩功能的环状肌，故即使乳头部总括约肌被切断，胆总管当不至完全失去其启闭功能；而如乳头部和胆总管下段切开超过 15~20mm 时，胆总管就有完全失禁的危险，同样有发生胆道上行感染的可能。因此，通常的所谓乳头括约肌切开术，其切开长度一般约为 10~15mm，最多不得超过 15~20mm；因其切开范围尚未超出壁间段，一般无胆汁漏出引起后腹膜炎的危险。乳头括约肌切开后即使不将创缘缝合，经术后作纤维十二指肠镜检查证明，其切开之处一般无再度狭窄之虑。此种将乳头括约肌单纯切开、范围不超过 15mm 而创缘又不一定予以缝合的手术，称之为乳头括约肌切开术。

然而据我们观察，少数病例其乳头括约肌虽经切开了 15~20mm，嵌顿的巨大结石仍可能取不出；即使将结石捣碎后从乳头部取出，也经常发现胆总管的胰腺段或胰腺后段仍有相对狭窄，以致胆道的引流仍可能不畅。在这种情况下，我们有时不得不将胆总管的下段扩大切开（最多达 3.0~3.5cm）；这样的扩大切开当然已超过胆总管的壁间段，亦即已穿破十二指肠壁，故在切开时必须边切开胆总管下段、边将胆总管与十二指肠壁的创缘作对黏膜的仔细缝合，使术后不致发生胆汁泄漏性后腹膜炎，我们称这种手术为乳头括约肌切开成形和扩大成形或胆总管末段成形术。这个手术的目的是使胆道能获得更好的引流，尤其适用于胆总管下段有狭窄或结石嵌顿的病例。但手术时如发现十二指肠壁内段以上的胆总管是通过胰腺组织者，最好放弃此种扩大切开术，以免损伤过多的胰腺组织，引起出血或胰瘘，以及因切开过长而术后发生十二指肠瘘的危险。

【适应证】 大致与胆总管十二指肠后吻合相似。对于胆总管下端（壶腹部）的嵌顿结石或其他原因引起的胆道下端梗阻尤为适用。结石嵌顿在壶腹部者，大多不易从十二指肠上段的胆总管切口中取出，亦不宜用探子强行探捅，而最好通过十二指肠降部前壁的切口，切开乳头括约肌乃能取除。有下列现象者应即疑有壶腹部嵌顿结石，或壶腹部有其他原因引起的梗阻而为乳头括约肌切开术的指征：

1. 胆总管切开前胆道内的压力超过 15cm 水柱，切开后探查时 Bakes 探子不能通过括约肌进入十二指肠。

2. 冲洗胆总管时，盐水不能进入十二指肠，反而从胆总管之切口中迅速涌出。

3. 壶腹部能扪得类似肿瘤之硬结。

4. 过去有急性胰腺炎的反复发作史。

5. 患者有阻塞性黄疸的症状，而胆总管的十二指肠上段内未能发现结石。

6. 术中胆道镜检查或胆管造影显示胆总管下段或壶腹部结石、狭窄。

乳头括约肌切开后不仅能取出嵌顿在壶腹部的结石，且能因此而解除该处之狭窄现象，Bakes 扩张器可在直视下通到十二指肠而不致发生不幸的盲目穿破伤。壶腹部如有良性或恶性肿瘤存在，也能直接观察到而不致被遗漏。

应该说明，国外文献中对于"慢性胰腺炎"，有时视为乳头括约肌切开的适应证,有时又视为括约肌切开之禁忌证,说法不一,颇感混淆。据作者之理解,一般所谓慢性胰腺炎,其实包括两种情况:一种是有反复急性发作的复发性胰腺炎,这很可能意味着壶腹部有结石嵌顿致胆汁反流入胰管而引起急性胰腺炎的发作,这种慢性胰腺炎显然是乳头括约肌切开术的适应证。另一种并无急性发作史的慢性胰腺炎,虽然有时也有上腹部隐痛和阻塞性黄疸的表现,但其主要病变是胰腺本身的慢性炎症和纤维性变,这种慢性胰腺炎作乳头括约肌切开显然无益,故应视为乳头括约肌切开术之禁忌证。

【手术步骤】(图 9-26)

1. 先切开十二指肠上段胆总管,尽可能取出其结石。然后用一条 Bakes 探条向胆管下端探查,直至阻塞部位;稍为用力顶住探子,就可使乳头部向肠腔中突出,便于辨认其位置所在。注意探子遇有阻力时切不可硬顶,否则有穿破十二指肠引起后腹膜炎的危险。

2. 继在十二指肠降部中段、距幽门环约 10cm 处斜向切开十二指肠降部前壁约 3~5cm,就可以显露被探针顶出的乳头。该乳头开口一般是在降部中段的后内壁上,多数时候可能稍稍偏低而很少偏高。如果事先并未切开胆总管,不能用插入胆管内的探针来指明乳头的位置时,则以下诸法也可以帮助找到乳头:①看,沿肝十二指肠韧带挤压胆总管,仔细观察胆汁流出处即为乳头之所在;②摸,有时用手指在十二指肠降部中段后内壁上仔细扪摸,也可以触知较硬的乳头;③找,十二指肠降部的黏膜都是横向的,唯独乳头上、下方各有一条纵向的黏膜皱襞,仔细在横向的黏膜皱襞中找出这条纵向的短皱襞,便可以找到乳头。

3. 将十二指肠腔内的肠液吸去,用纱布小心将乳头周围组织加以掩覆,可免手术野为肠液和胆汁所污染。先用一把组织钳(Allis 钳)夹住乳头远端的十二指肠黏膜皱襞(夹住此处可免胰管损伤)。将乳头拉入视野中,再把一支有槽探针小心地自乳头插入胆总管中,然后就可用一把成角剪刀沿着探针的槽,在 10 点钟的方位向上将乳头括约肌以及部分胆总管的环形肌剪开约 1.0cm,最多不超过 2.0cm;同时将胆总管内的探子小心向下推顶,就可使嵌顿在壶腹部的结石脱出至十二指肠内。如果乳头括约肌切开 1.0~1.5cm 后发现胆总管的胰腺段(或胰腺后段)也有狭窄,还可以考虑作胆总管下段的切开成形术。但在作此胆总管下段之扩大切开前,必须先注意检查胆总管周围有无较厚的胰腺组织围裹:利用拇指和示指分别在胆总管与十二指肠壁间作对合扪摸,就可以查明两者之间是否有较厚的胰腺膈存在。有时还须要切开十二指肠降部外侧的后腹膜,适当游离十二指肠后才能检查得更为明朗。胰腺过厚者是胆总管下段切开成形之禁忌,因切开时有伤及胰管形成胰瘘的危险。

4. 将切开的胆总管黏膜与肠黏膜用细线作细致的间断缝合,胆总管的开口使可张开成畚箕状,从而避免切口的再度狭窄。但也有作者曾通过纤维十二指肠镜的复查,观察到即使乳头部切开的创缘未经缝合,开口也不会发生瘢痕狭窄。须注意者,如十二指肠壁外的胆管也已剪开,即肠壁已有穿破者,则必须小心将胆管与肠壁的创缘作对黏膜缝合,以免胆汁和肠液外泄而发生致命的后腹膜炎。

5. 笔者主张十二指肠降部中段之切口最好为斜向,这在缝合时可不致引起肠腔狭窄,但较短的纵向切口可以横向缝合,较长的纵向切口作横向缝合时可能有困难则纵向

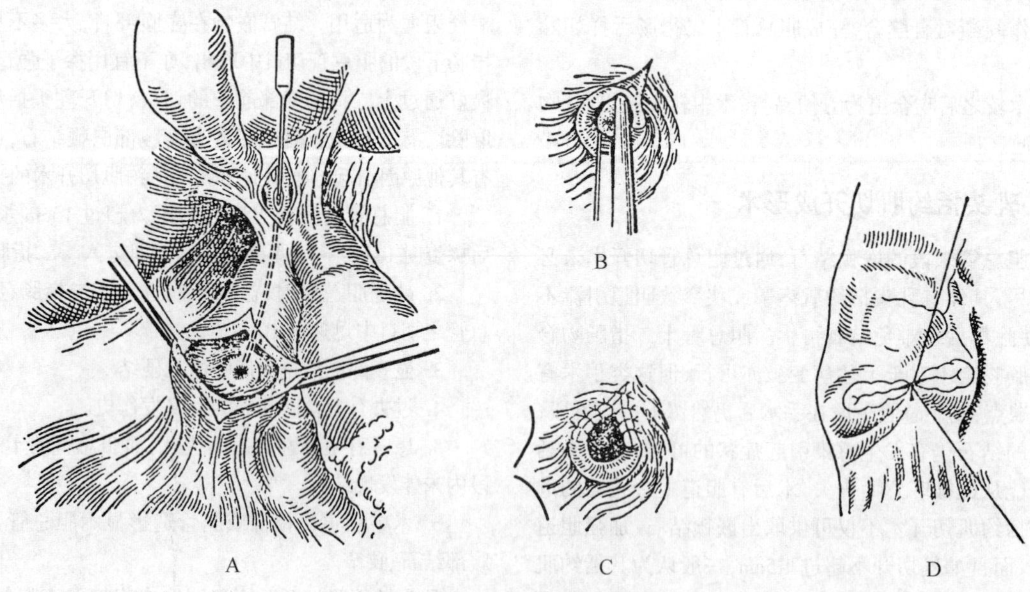

图 9-26 乳头括约肌切开术

A. 切开胆总管的十二指肠上段,取出可能取出的结石后,用 Bakes 扩张器向下探查至狭窄部,稍用力顶住扩张器,使乳头部向肠腔突出。在十二指肠降部中段前壁相当乳头部作斜向或纵向切口,长约 3cm;B. 将乳头部和壶腹部切开 1~1.5cm,钳出嵌顿在壶腹内之结石;C. 将壶腹部之黏膜与十二指肠后壁黏膜用间断细丝线缝合;D. 十二指肠前壁切口横形缝合,以免肠腔发生狭窄

缝合亦属可行,一般也不致引起明显的肠腔狭窄。

6. 十二指肠上段的胆总管切口,缝合时一般应放置T形管引流;惟引流管的横臂不宜过长,使不致插入十二指肠,以防胰管出口处受压而引起急性胰腺炎。T形管应从另一腹壁戳口中引出。膈下宜放置卷烟引流。最后缝合腹壁切口。

七、胆总管空肠 Roux-Y 式吻合术

根据胆道病变部位不同,胆管空肠吻合的方式可以是胆总管空肠吻合、肝总管空肠吻合,或左、右肝管与空肠的吻合。吻合可以是胆管端与一个空肠袢的端 - 侧吻合再加空肠输出、入袢之间的侧 - 侧吻合,但一般多为胆总管或肝管之切端与空肠的 Roux-Y 式吻合,偶尔也可以作胆管与空肠的侧 - 侧吻合。

【适应证】 胆管空肠吻合术的适应证与胆总管十二指肠吻合术基本相同。对于胆管因狭窄或其他病变而必须切除一段者,则在切除后与其作胆管十二指肠吻合不如作胆管空肠吻合较为有利。本手术之主要优点是在于吻合口可以毫无张力,不致发生吻合口瘘,故特别适用于高位胆管与肠道之吻合。胆肠 Roux-Y 式吻合后一般无上行感染之弊,因此它是胆肠内引流的主要术式,做手术时须注意:①胆管的开口应尽可能大,务使吻合口不致有狭窄;②胆肠吻合必须采取顺蠕动形式;③两个吻合口之间应以 40cm 的距离为宜;④又胆肠 Roux-Y 式吻合后,胆汁将直接流入空肠而不再经壶腹部和乳头流入十二指肠,它绝不会反流入胰管,因而对于防治复发性胰腺炎亦属有效。

以下所述是以胆总管空肠 Roux-Y 式吻合为主,其余形式的胆肠吻合读者可以举一反三,将不再赘述。

【手术步骤】(图 9-27)

1. 开腹探查后,如认为胆道的病变情况有做胆总管空肠吻合术的指征者,第一步就应在肝十二指肠韧带中将胆总管游离出,并根据具体情况把它在十二指肠上缘或其他合适的平面予以横向切断。胆管内的结石尽量清除以后,近切端可开放或暂用无损伤钳夹住,远切端先予缝合或结扎。

2. 在横结肠系膜下面找到十二指肠空肠曲,并在距屈氏韧带约 15~20cm 的平面上切断空肠,近切端暂用肠钳夹住;先将远切端与胆总管断端作对端或端 - 侧吻合,无论在横结肠前后均可,但一般以结肠后为更近解剖要求。

一般来说,若胆管粗大与空肠相当者,可作胆管空肠端 - 端吻合;若胆管的直径比肠腔小,吻合时应关闭空肠端,将胆管放在空肠的对系膜缘作端 - 侧吻合为宜。吻合方法有二层或一层法:二层吻合之外层用细丝线作间断的浆膜肌层缝合,内层用细肠线作全层的连续缝合;而一层吻合则全层作间断细线缝合即可。本院已常规作胆肠一层吻合,并无吻合口瘘的并发症。空肠断端常规二层或用切割闭合器关闭。

3. 继作空肠近切端与远段空肠侧壁的吻合。注意这个吻合口与胆管空肠吻合口的距离应不短于 30cm,一般取 40cm 左右为宜,以防止肠内容物有进入胆道的可能,但也不宜超过 45cm,以免肠袢发生屈曲而增加胆道内压。笔者采用曾宪九教授倡导的空肠侧壁横向半径切开与近段空肠作侧端吻合,使吻合后的 Roux-Y 型吻合口具有抗反流之功效。

4. 有肝内胆管结石残留者,吻合完毕后可切开胆管前壁放置 T 形管引流,备术后作胆道镜取石。

随即应在肝下间隙放置引流,最后分层缝合腹壁切口。

【附】 胆道再手术的原因及其防治

以胆道结石和胆道感染为主要内容的胆道外科,一般以急性梗阻性化脓性胆管炎的后果最为严重(死亡率高达 20%~30%),常为胆道病变致死的首要原因;而胆道外科的另一特点是再次手术率高而处理最为困难,有时需达 3~5 次手术还不能彻底解决问题,少数病例往往因多次手术或

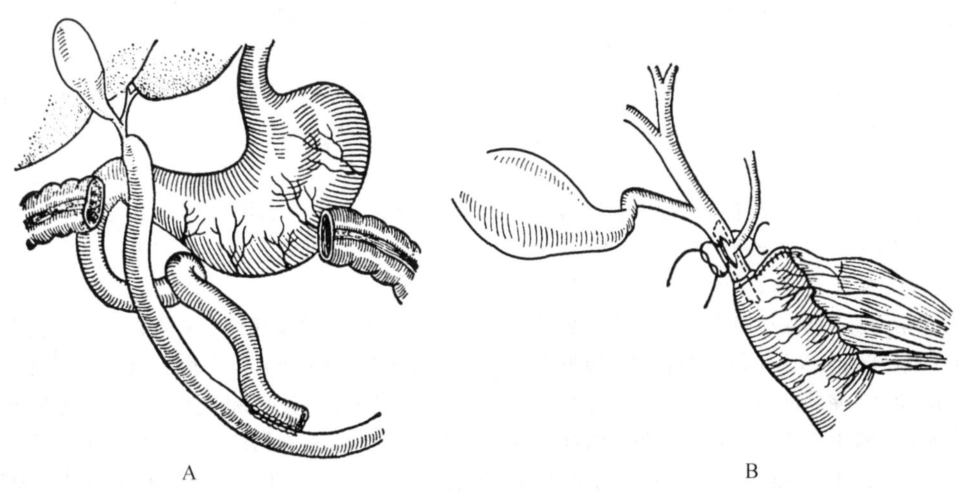

图 9-27 胆总管 - 空肠端 - 端吻合术

A. 手术方法之模式;B. 示胆总管空肠之对端吻合,和 T 形管引流胆总管的位置

病情恶化而死亡。因此,分析胆道病变之所以需要再手术的原因,研究其防治的正确方法,在胆道外科中有其积极意义。

需要再手术的病例,据文献统计一般约占胆道外科的5%~10%。其原因:

1. 首次手术时情况特殊,迫使手术者有意识地作分期手术　若急性胆囊炎患者入院时其胆囊已蓄脓或坏死,或者胆囊周围组织因充血、水肿而解剖不清,或者患者一般情况较差不能耐受更大的手术时,不宜立即作胆囊切除而仅作胆囊造瘘引流对抢救患者的生命更为安全,这种病例以后自然需要再次手术切除胆囊。更多的是胆总管结石并发急性梗阻性化脓性胆管炎,患者的一般情况已颇危重,不能耐受胆道的详细检查和根治手术,仅能作紧急的胆总管切开取石和T形管引流,等待病情好转以后再作术后胆道镜取石或再作胆道手术——可能为某种胆肠吻合术或乳头括约肌切开术。

2. 首次手术后残留结石　据有关资料显示,约有半数以上的再手术病例是由于胆道内有残留结石,这不包括危重病例无法作详细检查而遗漏的结石。所指的多数胆道残留结石是因手术时无条件或未作胆道造影、胆道镜检查取石,或纯粹就是首次术中无法一次取净或"盲区"胆道镜也未能察及,直到T形管拔除前作常规经T形管胆道造影时才被发现。这种残留结石目前尚难完全避免,其常见部位有二:一在高处,在左肝管内甚至在胆总管上段,推想是手术后从更高的肝管中"塌方"下行而来,所以在手术时未有所见;另一易被遗留之处是在低位,在胆总管末段或壶腹内,这是因为我国的原发性胆管结石多呈泥沙样或软块状,如果未作术中胆道镜检查,或因胆总管较细不能用手指直接探查者,用金属探子探查时可能绕过结石而不被发现。残留结石如在T形管拔除前已被发现,首先应当作胆道镜取石。但也有部分病例经多次胆道镜取石而无法取净,需要再次手术。考虑是否作内镜下或开腹作乳头括约肌切开成形术或某种胆肠吻合术,则应视胆道内的病理状况而定。若T形管拔除前未作胆道造影,拔管后患者未再发作过胆道病症(上腹疼痛、寒战、发热或黄疸)而在首次手术后至多2年内突然又有发作者,很可能仍是残留结石而非结石再生,宜先作腹部B超或CT等物理检查确定诊断,然后再根据具体情况试行非手术治疗或再手术。

3. 首次术后结石再生　对于单纯的原发性胆总管结石,一般可以通过胆总管切开取石和T形管引流获得痊愈,但对病变情况较复杂的患者,例如高位胆管内有泥块样结石未能除尽,乳头括约肌有瘢痕狭窄或结石嵌顿,或胆总管已扩大至2.5cm直径以上,如果不作括约肌切开成形术或某种胆肠吻合术,而仅作单纯的胆总管切开引流,术后往往因扩大的管腔内胆汁滞流或形成"涡流"现象常致症状复发。如果括约肌切开不彻底,致胆总管下端仍有狭窄,或胆肠吻合不恰当,致吻合口以后再度狭窄者,手术的效果也不佳,往往在隔若干月后会导致胆道感染和结石再生。再生结石与残留结石有所不同:①前者在第一次手术后常有一个相当长时间(大多认为在2年以上)的痊愈或无症状期;②然后慢慢出现复发症状,如上腹隐痛、轻微寒热,再逐渐加剧;③经常伴有胆道感染或以感染为主要表现,一般多先有寒热,然后才继有腹痛和黄疸,有时甚至只有寒热而无腹痛、黄疸;④胆石之所以复发,主要是由于胆道有感染,是首次手术的术式选择和操作方法不恰当所致,而残留结石是诊断有疏忽,手术不仔细的结果;⑤因而治疗再生结石常需要采用比首次手术更积极的术式——消除或矫治狭窄、或附加某种胆肠吻合,以保证胆汁有良好引流,胆道不发生感染。

胆肠吻合有多种形式,究竟以何种术式的疗效最好,各家意见颇有出入,主要对术后胆道感染的发生机制有不同理解。有的外科家认为胆道肠管间一旦有吻合沟通,食物就难免流入胆道,有食物反流就必然会引起胆道感染,因而主张作胆肠吻合术时应该设法防止食物进入胆道:如作胆总管十二指肠(前)吻合时要将吻合口做成活瓣,或者并行Billroth Ⅱ式胃部分切除术;作胆总管空肠端-侧吻合时要遮断空肠输入袢,同时并行空肠袢之间的侧-侧吻合;甚至作胆管空肠之RouX-Y式吻合时还不大放心,要将输出空肠袢做两个人工套叠,以取得食糜不至反流的效果。然而笔者根据多年的观察,却相信各式胆肠吻合术后虽然无例外地确有食物(钡剂)反流入胆管的现象,但只要吻合口通畅无阻,进得来,出得去,临床上就很少有胆道感染的症状;另一方面,所有在乳头括约肌切开或胆总管十二指肠(前)吻合后发生胆道感染的病例,再手术时几无例外地会发现吻合口已再度狭窄,食物进入胆道后不能很快排出,致有胆道上行感染。此等病例行手术时,虽然通过较复杂的术式使食物改道可以消除胆道感染,但单纯扩大吻合口使胆道引流重新通畅也能获得同样疗效。笔者的动物实验观察到,即使作胆囊、结肠吻合后也不会发生胆道感染。因此认为胆肠吻合成功的关键是要保证胆肠吻合口足够大而不致再度狭窄,确保术后胆肠能有畅通引流,并不至于引发胆道感染症状。需要强调指出,在取净结石的前提下,病变单纯的胆总管结石可作胆总管切开引流术;高位的肝管结石、特别并有肝管狭窄者,应考虑作肝管狭窄部之切开成形和肝管空肠之Y式吻合术;壶腹部的嵌顿结石、特别是伴有乳头狭窄者,仍应作括约肌切开成形术为宜。总之,各种术式都有其适应证,但就预防胆肠吻合后的胆道上行感染而言,我们认为首要的是要防止吻合口的再度狭窄,而抗食物反流尚在其次。

4. 首次手术遗留病变未能纠正,这主要有两种情况:

(1) 狭窄的肝管未能矫治:通常的胆总管结石作胆总管切开引流或某种胆肠吻合后,一般都能获得满意的疗效。但高位的肝管结石情况就比较复杂,因结石的刺激常致肝管狭窄,而狭窄处以上的胆管则反而扩大成囊状,其间壅积着成块的结石,这种情况多发生在肝左叶。对于此种并有肝管狭窄的高位胆石,单纯作胆总管切开引流或某种胆肠吻合术多不能解决问题,必须将狭窄段予以适当矫治(切开成形或切除吻合),再并行某种胆肠吻合术,才能有较好的疗效,必要时还需考虑作肝左(外)叶切除术,此种左肝管的狭窄非经术前检查如 MRCP、ERCP 或术中的造影,一般不易在手术时被发现,往往到术后拔除 T 形管前作常规胆道灌注造影时才发现,因而使得再次手术成为必要。

(2) 失用的胆囊未切除:原发性胆管结石反复发作急性感染后,其炎症常可累及胆囊,造成急、慢性胆囊炎。此种胆囊外观有时仍属正常,但其功能已有损害,一般以切除为是。即使首次手术时尚未有炎症之胆囊,在患者作了胆肠吻合或括约肌切开术后,其胆囊之调节储胆功能已从此丧失,实际上处于失用状态,以后易有慢性感染,亦以同时切除为妥。不认识此点,术后也可能因并发胆囊炎而须再次手术。

5. 首次手术时胆道损伤 手术时造成胆道损伤之原因,由于固有的解剖畸形辨认不清者较少,由于操作时的粗心大意或愚昧无知者居多。例如在胆囊切除时遇有胆囊动脉出血,慌乱中盲目地用钳夹止血可能伤及右肝管或胆总管,是临床上熟知之事实。此外,在胆囊切除时如遇致密粘连而解剖不仔细,未经认明 Calot 三角区内相邻的胆囊管与胆囊动脉、肝总管、右肝管和胆总管的相互关系,就轻易地予以结扎切断,就有可能误断胆总管或伤及肝总管引起阻塞性黄疸、胆汁性腹膜炎等严重并发症,因而需要再次手术。更为甚者是因术者的思想麻痹大意,竟对正常的解剖关系和正常大小的胆管未予重视,致使术中损伤或切断胆管并非罕见,应引起高度的重视,以防患于未然。

6. 首次手术后处理不当,引起其他并发症 术后近期内因护理不当引起 T 形管早期脱出或移位至胆总管壁之浆膜下,因而造成胆汁瘘或腹膜炎者,常需重新开腹,再次安放 T 形管引流。有时 T 形管脱出移位时虽未造成明显损害,但可导致胆总管切口之愈合不良,引起胆管瘢痕狭窄。

在蛔虫流行地区,如果在术前不注意驱蛔,或者在术后不立即驱蛔,有时蛔虫闯入胆总管和 T 形管中引起堵塞,甚至从胆总管切口中钻出造成腹膜炎,导致整个手术的失败,而须再次手术。

7. 保胆取石后胆囊结石再生或残留 近年来国内有不少单位或学者在推崇微创保胆取石术,得到部分患者的接受与认可,但 10% 左右的患者一年内就有因胆囊结石再生或残留而引发症状。3~5 年内有 20%~30%,5~9 年内有 40% 左右的胆囊结石复发。据作者观察,可能还有更高的复发率。这显然是为了满足患者的器官“保全”心理,而给患者增加了再次手术的痛苦。保胆术合理与否,目前下结论可能为时过早。毋庸置疑,由于首次保胆而再次手术的病例确是首次术式选择不合理之故。因此,保胆术术前病情的正确评估,对避免术后胆囊结石再发和再手术具有更为重要的临床意义。

以上几种情况是造成胆道手术后需要再手术的主要原因。除第一种情况是治疗上的需要不得已而有意为之外,其余的都是由于术式的选择不恰当、手术不彻底、操作不细致、或者在手术时或术后处理上有所不当的结果。

一旦胆道手术已经发生了不良的并发症或后遗症而需再次手术,再次手术前则应对病情有更全面的和更科学的了解和认识,做好充分的术前准备,务使再手术能获得成功。否则,多做一次不成功的手术将使病情更加复杂化,以致下次手术时更多一分困难。再手术前应该做些什么准备,手术时应该选择何种术式,操作中应该注意什么问题,遇到困难应该如何解决,这些当然是因人而异,在此不可能一一列举并详加论述,但为了使再手术获得成功。以下几个原则是值得遵循的:

(1) 切口的选择:多采取右肋缘下切口,因胆道手术后已经发生并发症者,其右上腹腔大多已有较为致密的粘连,再次手术时多有解剖关系辨认不清,有时甚至进入腹腔也有困难。由于首次手术多为右上腹直肌切口,因此再手术时如果估计腹内粘连较多者,最好采取右季肋下斜切口(Kocher 切口),从切口之外侧部分进入腹腔(该处粘连一般很少),沿升结肠旁沟和肝脏腹面进行解剖,将横结肠和十二指肠游离后向尾端牵开,一般都能不感困难地找到肝十二指肠韧带中的胆总管,作为再手术的第一步。必要时可以在十二指肠上缘切开肝十二指肠韧带前叶,先找到胃十二指肠动脉,并由此跟踪到肝动脉,在此二条血管之间就可以找到胆总管(图 9-28);肝总管一旦辨认清楚就可以根据其病变情况作出适当处理。

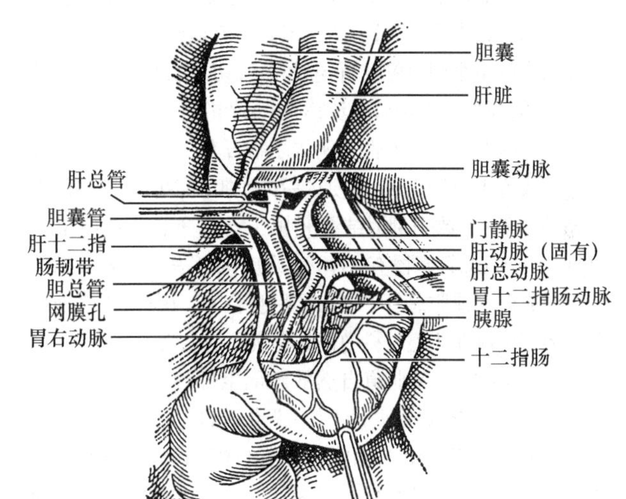

图 9-28 肝十二指肠韧带内各个组织的位置
胆总管在肝固有动脉和胃十二指肠动脉的交角内

(2) 常规切除胆囊:胆囊需要切除的理由如前所述。除非胆道下段有不可克服的梗阻(此时胆囊应有肿大)而需要考虑作胆囊空肠吻合者外,否则无论是萎缩的或外观正常的胆囊,都应予以切除,以防后患。

(3) 争取术中造影和胆道镜检查:要了解胆道病变的具体情况,不论术前检查如何详细,终不如术中观察到的肯定;不论眼观手摸如何周到,对于胆道内部的病变(特别是有关肝内胆管和肝总管或壶腹部的情况）终不如胆道造影和胆道镜检查来得明确肯定。因此，如有可能，都应该争取术中胆道造影或胆道镜检查，此举不仅可以明确胆道内何处有结石而且对肝管有无狭窄以及乳头部有无挛缩都可以得到明确的诊断，有利于决定进行何种矫治手术。

(4) 恢复胆道通畅：患者再手术时应该施行何种手术，自当根据各个病例的具体情况而定，但恢复胆道的通畅引流总是手术的原则——胆道内的结石要取尽，胆管本身的狭窄要矫治，乳头部的挛缩要切开，而对于已有明显扩张的胆管也需要作某种胆肠吻合术，而且要求吻合口能始终保持通畅，然后才能使胆道感染逐渐消退，肝脏功能恢复正常，而胆道结石也不至再生。

(5) 恰当应用T形管引流：一般的胆道结石经胆总管切开取石后，常放置T形管引流。有经验的外科医师常有这样的体会，觉得T形管引流本身也有很多缺点：①放置不当、缝合不严，特别是上臂过长压迫肝胆管壁有时可引起胆道出血；②长时间放置T形管，体内受T形管异物的刺激，难免引起局部感染，致在T形管周围造成结石再生；③术后T形管有早期脱出或移位时，会造成胆汁瘘或腹膜炎，或者引起胆管切开之愈合不良和瘢痕狭窄；④偶尔如T形管的短臂过长，经过壶腹部进入十二指肠时，会导致胰管引流不畅，诱发急性胰腺炎。因此，除了胆管内严重的感染、胆管的狭窄、缺损或切断，经矫治成形手术后常需要在胆管内放置T形管作为支撑引流，以防止胆管再度狭窄外，对于临床上最常见的胆石来说，尽量少用T形管引流是属合理——尚未并有感染的单个胆总管结石，经胆总管切开取石后可以一期缝合，不需要放置T形管引流；对于复杂的肝内外胆道结石，无肝叶切除指征又一次性不能取净结石者，作胆总管切开取石后可放置T形管引流，以便日后再作胆道镜取石大多能有很好的疗效；少数病例因结石嵌顿在胆总管末段或Oddi括约肌处，或胆总管末段有狭窄者，则应该考虑改作乳头括约肌切开成形术或胆总管十二指肠后吻合术。因此，恰当地使用T形管引流在胆道外科中仍具有实际的意义。

(6) 尽可能保持胆道自然的解剖生理：对有机体来说，最巧妙的是自然，最高明的"人工"也不如"天工"之妙。因此，在施行胆道手术时，如能保全其自然的解剖生理，而不任意破坏扰乱，一般都能获得最佳的疗效。例如胆汁是通过乳头括约肌的调节才流入肠道的，因此作括约肌切开术时如果单切开其壁间段就能解除狭窄者，切勿任意延长切开伤及胆总管下段的环形肌，致使破坏整个胆道的排胆调节功能；不得已须作胆肠吻合时，简单的胆总管十二指肠吻合应较复杂的胆管空肠Roux-Y式吻合为佳。当然，真有病变又难于恢复的病灶应该果断地予以切除，争取做到"恰到好处，手到病除"。

八、胆道损伤、胆管狭窄或断裂缺损的修补方法

肝外胆道的损伤或狭窄是胆道手术时或手术后最严重的并发症。据各家统计，其发生率平均约为千分之二，甚或过之；其中90%是继发于胆囊切除术，5%是发生在胆道探查术，3%是胃大部切除术的并发症，其余2%则可能继发于十二指肠、胰腺等手术。该并发症一旦发生，则大约2/3的病例可能通过一次或多次的矫治手术才能获得痊愈；另外的1/3病例则终将因胆管的间歇性或完全性梗阻、反复的感染、胆汁性肝硬化、胆源性败血症、感染性休克等致命性并发症而死亡。而且多做一次不成功的修补术将会多增加一分以后再修补的困难，故第一次手术时首先应预防此种不幸的事件之发生，其次应该在事件发生后立即有所发觉并及时进行修补，而以后修补时务求一次手术成功也是应该努力予以争取，以减少病痛。

根据胆管损伤的情况，其修补方法大致有下列几种：

1. 胆管的部分狭窄　常是胆囊动脉出血时止血钳夹得太匆忙，以致胆总管或右肝管被夹伤的结果。另外，胆囊切除时如果将胆囊颈部牵拉过甚，钳夹胆囊管的钳子夹得过于贴近胆总管，也会将胆总管切去部分而形成胆道狭窄；从胆囊底部开始的胆囊切除术，发生此种不幸事故的机会尤多。

此种胆管部分狭窄如果已经形成，可以用Heineke-Mikulicz法修补之（图9-29）。先在狭窄部分将胆总管适当地纵向切开，然后将开口横向缝合，缝合时各针间的距离约为3mm；注意此种缝合一般仅为单层，所以缝合时必须将黏膜密切对合，且吻合必须完全没有张力。同时应该在缝合线的下端另作胆总管前壁的切开，并放置T形管作胆道引流；注意T形管切不可在吻合口中插入，T形管的短臂在胆管内必须越过修补部位使修补的管腔得到支撑，引流管最少需放置6个月以上再拔去，方可避免胆道再度发生狭窄。

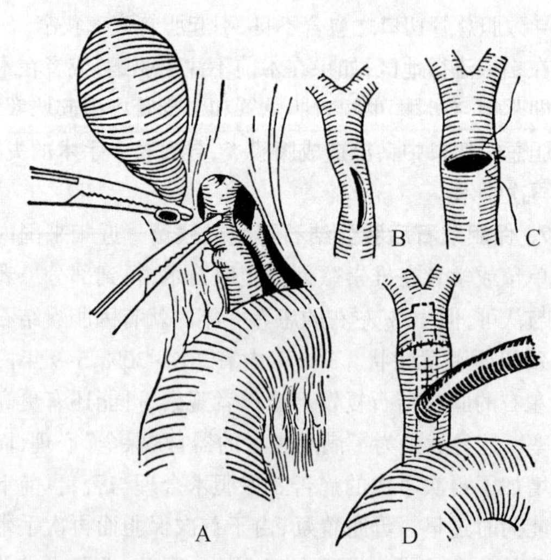

图9-29　胆管部分狭窄的矫治手术（Heineke-Mikulicz法）
A. 示胆囊切除时因用血管钳盲目止血，而致造成胆总管的损伤和部分狭窄；B、C. 示将狭窄部之纵行切开，横向缝合；D. 示在修补缝合线的下端另做切口放置T形引流管，引流管的短臂应通过修补部分，使管腔得到支撑，以防止再度狭窄

2. 胆总管的部分缺损　偶尔，在十二指肠溃疡行胃大部切除时，胆总管的部分管壁可被损伤、缝扎或被切去，而胆囊尚存在并保有通畅的胆囊管。此时如果胆总管的缺损较大，不能将创缘直接修补缝合者，可利用胆囊壁作胆管修补之用(图 9-30)。其法先将胆囊自肝床中游离出并保护好胆囊血供，将胆囊大部分切除而将靠近颈部的部分囊壁镶补在胆总管的缺损处，再在此镶补的囊壁上作一戳孔安放T形管以引流胆总管。此法似较胆总管结扎和胆囊十二指肠吻合术为优，因其可保留乳头括约肌并发挥其正常功能。

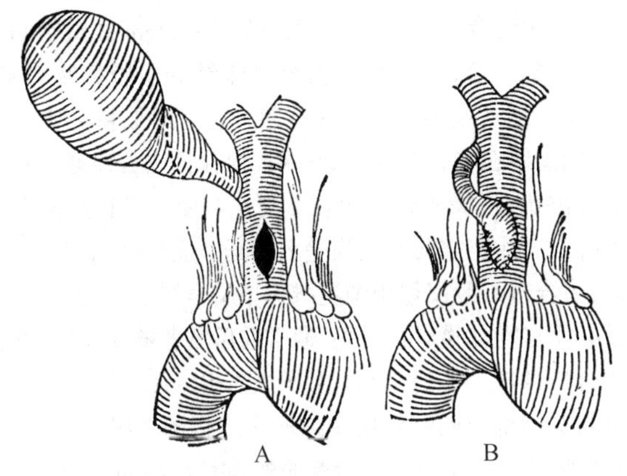

图 9-30　胆总管部分缺陷的镶补手术

A. 示胆总管的部分缺损和胆囊切除时颈部切断的位置；B. 将保留的部分胆囊壁转移镶补在胆总管的缺损处；必要时可在镶补的囊壁上开口放置T形管，作为吻合口的支撑

3. 胆总管的完全断裂或小段缺损　偶尔，胆囊切除时如果将胆囊颈部牵拉过度，有可能将一段胆总管误作为胆囊管切去，因而所谓胆囊管的结扎线实际上是分别扎在胆总管上段与肝总管下段的两个断端上，作者曾见过一例胆管损伤，其胆总管和总肝管共被切去长达 3cm。粘连较多的十二指肠溃疡切除术，有时也可能造成同样损伤。矫治此种严重并发症的方法，须视胆总管被切去的长度而定。如果切去的胆管不长，其断端尚能不感紧张地相互对端吻合者，则可直接将断端用间断对端吻合，同时并行胆总管的T形管引流；一般是先缝吻合口的后唇，继在胆总管前壁上另做切口插入T形管，再缝合吻合口之前唇。注意如将十二指肠降部外缘腹膜切开，将十二指肠和胰腺头部充分游离，同时再将肝脏镰状韧带剪断游离，常能使其两断端靠拢，以便进行断端间的无张力吻合(图 9-31)。

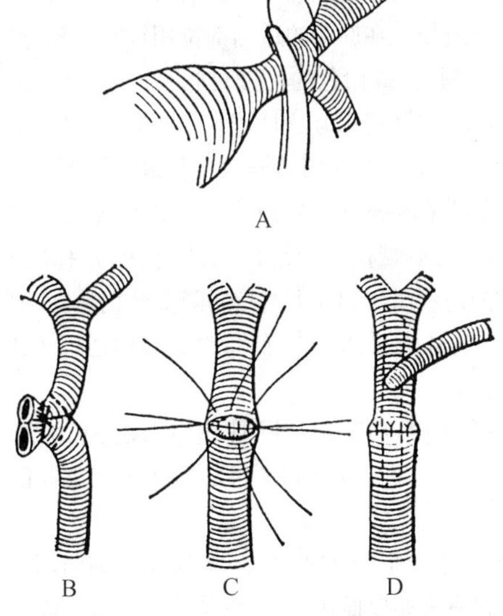

图 9-31　胆总管小段缺陷之修补方法

A、B. 示造成胆管小段缺损的原因和结果；C、D. 示修补的方法和修补后的情况

4. 肝外胆管的大段缺损或完全闭塞　最难矫治的是肝外胆管的大段缺损或闭塞，其长度可超过 2~3cm，以致两断端之间不可能作直接吻合。这种情况或为胆道初次手术后因有胆汁漏出(如由于胆囊管结扎线之脱落，T形管引流之拔出过早或脱位，以及胆汁从胆囊床或副肝管中漏出较多等)，致胆管长期浸渍在刺激性的胆汁中，逐渐发生纤维性挛缩的结果，或为二次、再次作胆道修补术失败后所造成的广泛性胆道瘢痕狭窄。此外，如胆管本身有原发性的狭窄性胆管炎、或肝十二指肠韧带在胆道手术时缝合过紧，都可能导致肝外胆道的广泛性瘢痕性狭窄。这类病变的特点是：①范围广泛，往往累及胆总管的大部分，甚至可累及肝总管或左、右肝管；②粘连致密，以致肝外胆道的辨认和解剖都非常困难；③病程较长，以致患者的一般情况和肝脏功能都可能严重受累：身体消瘦，贫血明显，肝脾大，黄疸显著，血液凝固机制减退，时或并有胆道感染，有的甚至长期伴有胆道外瘘或内瘘。

这类病变在矫治前必须：①诊断明确，要尽可能了解胆道阻塞的情况，包括阻塞的部位和狭窄的范围。为此，除对黄疸的性质须作必要的化验检查外，有T形管引流者，应从T形管注入造影剂作胆道造影，以明确有无胆道残留结石及胆管的阻塞情况，而静脉胆道造影则一般是属无益，必要时不如做胆道经皮直接穿刺造影。有胆道外瘘者，可从瘘口注入造影剂，以了解胆管的长短和内口之所在；有内瘘症状者，有时还须作胃肠道的X线造影，以判明内瘘的具体情况；②准备充分，尽可能使整个机体的肝脏功能恢复至正常状态，包括营养的补充，水、电解质的平衡，控制胆道感染和维护肝、肾功能。至于手术矫治的具体方法，并无固定不变的术式可循，因任何一种术式不能普遍应用于任何患者的每一种病变，主要须根据手术中的探查所见，再根据手术者的判断和经验，才能决定以何种术式矫治最为恰当。但任何矫治手术的基本要求，首先在于找到胆总管的位置，特别是其上、下两端，即肝门内的肝总管和左、右肝管，以及胆总管的十二指肠后段或胰腺段。于此，外科医师必须进行耐心细致的解剖，并牢记下列解剖要点：①肝门附近的胆管是位于肝总动脉和右肝动脉之前方和外侧，而门静脉则在胆管之后方，根据肝动脉搏动的部位就能找到胆管的断端部分。有时，在胆总管的肝侧断端与十二指肠之间可能已有瘘管形成，切开瘘管用探针小心探查，也可能找到胆管的远端部分。必要时，在肝门的适当部位用针筒试做穿刺，如能抽得黄色的胆汁或白色的黏液（白胆汁），也可以由此找出肝总管或左、右肝管；②在胆总管下端的后方经常有一个淋巴结，大约 1cm，这个淋巴结一般在胆道的初次手术中不会被切除；如果在游离十二指肠和胰头以后先找到这个胆总管淋巴结，就不难在这个淋巴结的前、内方找出胆总管；③必要时，还可以先切开十二指肠降部的前壁，找到胆总管的乳头部，并由此插入一支导管或探针，用逆行法找出胆总管的下端部分。

胆总管的断端特别是肝管找出以后，常用的胆道重建手术有以下几种，其共同的目的均在于使胆汁能引流入肠道：

胆囊与十二指肠之吻合术　如胆总管离断而胆囊尚未切除、且胆囊管亦属通畅者，可以结扎胆总管后简单地作这种胆囊十二指肠吻合，以恢复胆肠引流。

肝总管与十二指肠之吻合术　如果胆囊已经切除，或者胆囊已有明显病变、且胆囊管已经部分阻塞者，则只能考虑作肝总管与十二指肠之端 - 侧吻合。此为美国 LaLey 医院最常应用之法，Waltman、Walter 等对此曾有过多次报道。先按 Kocker 法将十二指肠降部外侧之腹膜切开，并将十二指肠和胰腺头部予以充分之游离，然后就不难将十二指肠提高到肝总管断端平面，作肝总管断端与十二指肠球部侧壁之吻合术。Walter 之原法在作此吻合时常规通过十二指肠降部之戳孔，插一支橡皮导管深入到肝管十二指肠吻合口中，该导管最后再经右侧腹壁戳孔引出体外（图 9-32）；但很多外科家如 Maingot 认为，如果吻合口已有足够大小者，T 形管的放置其实并无必要；特别是经十二指肠降部置入肝内胆管的引流管则有引发十二指肠瘘的危险。笔者认为这种肝总管十二指肠吻合术虽属可行，且据 Walter 的报道其最终疗效与肝总管空肠吻合术大致相等，但鉴于十二指肠的游离有时并不简单，而且即使手术时将十二指肠适当固定在肝门部位，其吻合口仍难免有张力过大之虑，吻合后胆道又可能有上行性感染的危险，因此其临床应用实际上不如肝总管空肠 Roux-Y 式吻合术之通行。

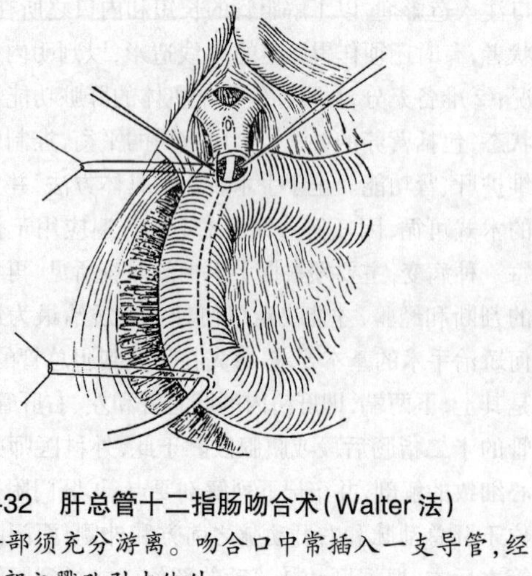

图 9-32　肝总管十二指肠吻合术（Walter 法）

十二指肠降部须充分游离。吻合口中常插入一支导管，经十二指肠降部之戳孔引出体外

肝总管与空肠之吻合术　肝总管空肠吻合术可能是肝外胆管大段缺损时恢复胆肠引流最常应用之法。在手术野粘连较多时作此手术可省却游离十二指肠之麻烦，在肝总管较短时可避免吻合口张力过大易发生胆瘘，是本术式的最大优点。吻合的方法有以下两种：

（1）Warren Cole 法：Cole 报道的原法是将一段空肠袢在横结肠的前面提高到肝门平面，先做肝管末端与空肠侧壁的端 - 侧吻合，再在吻合口以下约 10~15cm 处做空肠空肠之侧 - 侧吻合，以防止肠内容物流经肝总管的吻合口。同时，Cole 还常规地将一支短导管插在肝管肠壁之吻合口中，用细肠线在吻合口内固定一针，以保证吻合口通畅和防止胆汁漏出；该橡皮管一般在 2 周左右便可自行脱落并从肠道排出。注意空肠对系膜壁上的开口应与肝总管之口径等大，吻合时一般仅须用细丝线作单层全层缝合，但肝管的黏膜必须与肠黏膜对接密切，通常前后唇各缝 3~4 针，即整个吻合口共缝 7~8 针即可。吻合完毕以后，应勿忘将空肠袢再与肝门部位的纤维组织或肝十二指肠系膜相互固定，以减少吻合口之张力。以后有的外科家如 Maingot 等，曾将 Cole 的原法稍加改变，用 T 形管代替短橡皮管，插入肠管内的 T 形管短臂，一头应插到肝总管或一侧的肝管中，另一头则插到输出空肠袢内，而 T 形管的长臂则可以通过肠壁上的戳孔再经腹壁戳孔引出体外，这样可以让 T 形管留置较长时间，有助于防止吻合口形成瘢痕狭窄，且便于通过 T 形管在必要时作胆道造影之用（图 9-33）。笔者认为只要肝管的断端是健康的正常胆管组织，胆肠吻合口不是做在有瘢痕组织上的，没有必要在胆肠吻合口内放置任何引流管，并不至因不放引流管而引起吻合口狭窄。

（2）Rodney Smith 法：R.Smith 的肝管空肠吻合法是

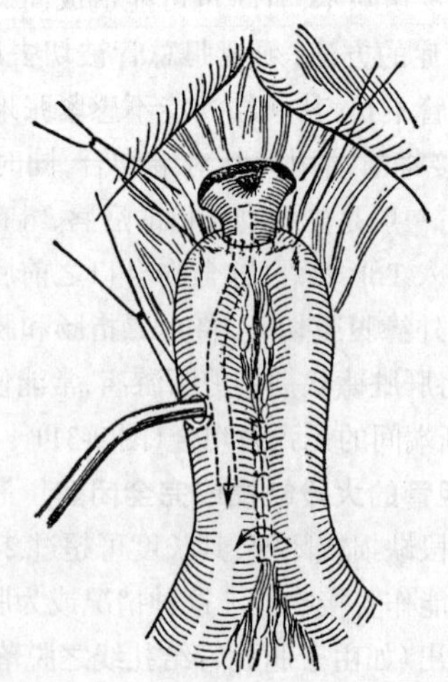

图 9-33　肝总管空肠吻合术（Cole 法）

肝总管空肠作端 - 侧吻合，同时在吻合口以下约 15cm 处应加作空肠袢之间的侧 - 侧吻合。胆肠吻合口内应常规插入 T 形管，可以防止胆汁瘘和吻合口狭窄

Roux-Y 式吻合的一种形式，它与图 9-33 所介绍的肝总管空肠吻合术的主要不同在于 R.Smith 的肝管空肠吻合口是做在空肠侧壁上，且吻合时的操作基本上是在肠腔内进行（图 9-34）。手术时首先应在肝门解剖出肝总管，然后在距十二指肠空肠曲约 15~20cm 处将空肠切断，将近切端暂时用肠钳夹住，其远段空肠则制成长约 20cm 的一段肠袢，从横结肠前面提到肝门处与肝总管作端 - 侧吻合。空肠上的吻合口是做在距切端约 5~7cm 的对系膜缘，肠壁应剪去一块与肝总管口径同样大的组织；吻合时先在肝管的切端上安放四根固定线，这些固定线都穿过肠壁吻合口的周围，然后从肠管断端中引出，也可在肠腔内先打结固定。将这四根固定线向外牵拉，同时用一个带有直角柄的圆环从肠腔内套在牵引线外面把肠壁顶住，就可以使肝管从肠壁的吻合口中突出如圆锥状，便于在肠腔内作精确的肝管空肠壁全层缝合。最后将空肠的远切端缝闭，空肠近切端则与远段空肠袢作端 - 侧吻合，整个肝管空肠的顺蠕动 Roux-Y 式吻合即告完成。

有时，肝总管空肠吻合也可以采取端 - 端吻合的形式，其吻合口可以置于空肠切断之一侧或其正中，然后再作空肠近切端与远段空肠袢之端 - 侧吻合，以完成 Roux-Y 式吻合术（图 9-35）。根据残留肝管的长度，可以在肝管前壁上另做切口安放 T 形管引流，或者单在肝肠吻合口内插入小段导管以撑开吻合口，防止以后发生狭窄。

如前所述，笔者认为在一般情况下肝管十二指肠吻合不如肝管空肠吻合，因后者可以避免在粘连很多时作不必要而又麻烦的十二指肠游离，且吻合可以毫无张力，在肝管残株较短时尤其有利。在上面介绍的三种肝管空肠吻合法中，虽然 Cole 法也颇具优点，但如空肠系膜较短者仍可能

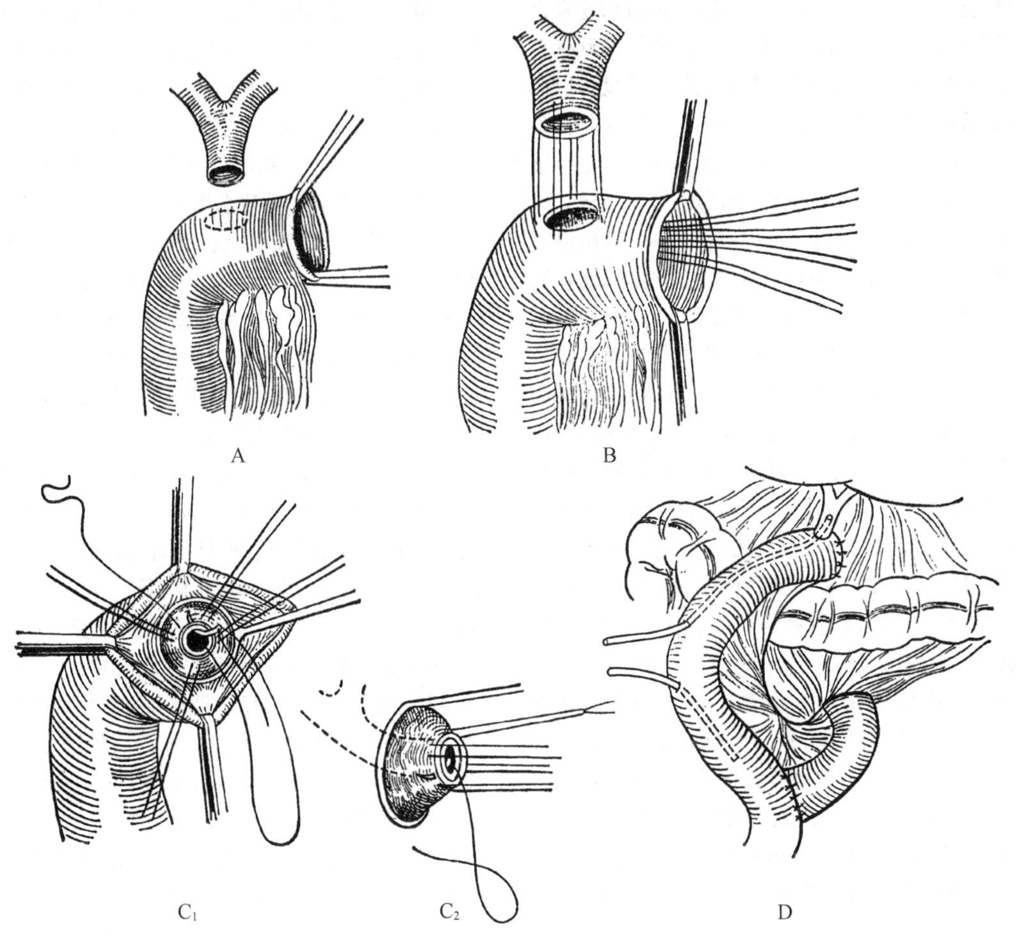

图 9-34 肝管空肠的 Roux-Y 式吻合（R.Smith 法）

A. 肝管残端已剖出，空肠切断后的远切端已提高到肝门附近，空肠对系膜壁上（距切端约 5~7cm）应剪去一小块与肝管口径等大的肠壁，以备作吻合之用；这可以防止将来吻合口发生狭窄；B. 在肝管的切端上先安放四根褥式缝线，再穿过空肠吻合口的周围从空肠腔中引出；C. 从空肠切端中将四根牵引线拉紧，同时用一支带柄的圆环套在牵引线外面顶住肠壁，就可以使肝管从肠腔中突出如圆锥状，以便将肝管与肠壁作精确的全层缝合；D. 肝管空肠吻合完毕后即可缝闭空肠远切端，近切端与远段空肠袢作端 - 侧吻合，以完成整个肝管、空肠的 Roux-Y 式吻合术。肝管空肠吻合口附近的肠壁应适当地固定在肝门周围组织上，以减少吻合口之张力。插入肝管中的导管有助于防止吻合口瘘，其引出之胆汁可再从另一空肠造瘘管中注入，这样便于观察胆汁分泌之情况

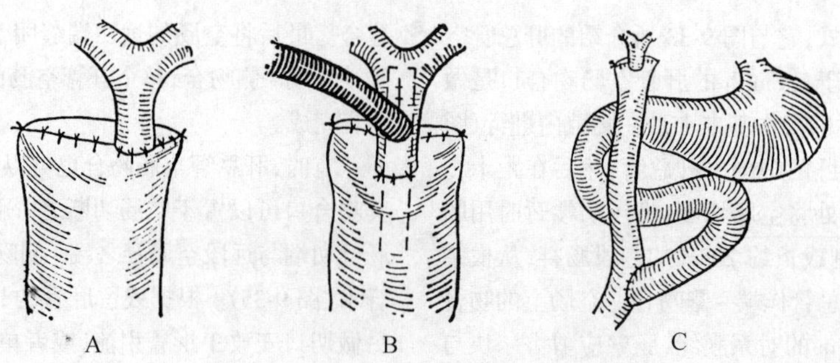

图 9-35　肝总管空肠的端 - 端吻合术

此亦为 Roux-Y 式吻合的一种；肝管空肠吻合口置于空肠切端之一侧(A)或其正中(B)，吻合口中可以插入小段导管作为支撑，也可以通过肝总管前壁之切开放置 T 形管引流。C 为 Roux-Y 式吻合完成后的情况

有吻合口张力过大之虑；由于 Cole 法的吻合是在肠腔外进行，其肝管黏膜对空肠黏膜之缝合也可能不够精确，吻合口日久有形成狭窄的危险。R.Simth 的吻合法则似乎具有多方面的优点：①按 Roux-Y 式吻合时其空肠管的长度可以不受限制，因而吻合口不会有张力过大；②吻合时操作是在肠腔内进行，黏膜的对合可以十分精确；③术后无胆道上行感染的危险，较之 Cole 法中的空肠侧 - 侧吻合更为有效。故笔者认为在各式胆管肠道的吻合法中应以 Smith 的 Roux-Y 式吻合为首选，其唯一限制是有时肝管残株过短，或者所谓肝管实际上仅为一个缺乏黏膜的纤维管，在这种情况下 Smith 的吻合法也可能不切实用。总之，肝总管或胆总管与空肠的吻合是胆道肠道吻合术中较好的一种术式，其成功的关键在于：①肝管的残株首先必须清楚地剖出；②肝管应有足够的长度、口径和完整的黏膜；③吻合时黏膜的对合必须精确，但同时应注意避免使用过多的缝线，最好作单层间断缝合(后半面的缝线可以在肠腔内或外打结，前半面的缝线应在肠外打结)；④非必要时吻合口内的支撑管应该少用；⑤吻合口应毫无张力，肝管和肠管都要有充足的血运，这样当能取得满意的疗效。

肝内胆管与肠道的吻合术　偶尔，手术后发生的肝外胆道狭窄为时已久，情况严重，致肝外胆道几乎已不可辨认，特别肝门附近粘连致密，致肝外胆管无法剖出足够的长度作前述的肝管空肠吻合术时，就不得不考虑作某种形式的肝内胆管与肠道的吻合术。这类手术虽然有时也有成功的经验，但总的说来其疗效大多不甚满意，或者不能持久，所以一般不宜轻易尝试，而且在做这种手术以前必须先通过肝内胆管造影，证明肝脏两叶的胆管确实彼此通畅无阻，然后手术方可施行。以下两种术式是比较常用的方法。

Dragstedt 法：首先须要在肝门处仔细剖出肝管的残端，并在充分游离十二指肠和胰腺头部后找出胆总管的下段。注意十二指肠和胰头部的游离必须充分，以胆总管下段能毫不紧张地凑拢到肝管残端平面为度，一般应先将横结肠和肝曲向下游离以后，才能使十二指肠游离到这个程度。同时，可切断肝圆韧带和镰状韧带使肝门下移，可缩短对端的距离。如在肝十二指肠韧带解剖中找不到胆总管断端，则可切开十二指肠降部前壁，用探针或止血钳头将乳头部和壶腹适当予以扩张，并用一支粗细合适的导管插入胆总管的胰腺段中；当将导管向上顶起时，就可以显出胆总管的远端残株。再将该顶起的瘢痕组织适当切除，使胆总管的管腔完全露出以后，就可以将胆总管内的导管继续向上推送，直到它通过肝管的残端深入到肝内的一侧胆管中为止。然后以此导管作为支持，就可用细丝将胆管的两断端作间断缝合(图 9-36)。十二指肠前壁缝合时，胆管中留置的导管即可从该处引出，并从侧腹壁戳孔中引出体外；但导管必须与肠壁用荷包缝合固定一针，并应将大网膜翻上来围裹在导管周围和掩盖在十二指肠切口上，最后缝合腹壁前应该在胆道吻合口附近放置引流。一般引流在手术后 2~3 天即可拔去，但胆道内的导管需留置半年以上，才能防止吻合口的再度狭窄。Dragtedt 认为在手术后几星期就可以将导管夹住，使胆汁沿着导管壁外从乳头口流入十二指肠，但切不可为了要使胆汁流入肠道而将肠腔内的导管壁上剪有小孔，因导管如有移动时，胆汁可自流入腹腔导致腹膜炎。

Longmire 法：对肝外胆道有大段缺损或狭窄的病例，如其肝内胆管在经皮穿刺造影后证明两侧确实相通者，Longmire 和 Sandford 主张与其在肝门处进行困难的解剖，希望剖出胆管残端后做某种形式的肝管空肠吻合不如将肝左叶切除部分后作肝内胆管与空肠的吻合术。手术开始时先游离肝左叶，将其外侧的 2/3 部分予以切除，并从切面分离出一支最大的胆管(左肝管的主干)；继在距十二指肠空肠曲约 10cm 处切断空肠，把近切端先吻合到距切断面约 30cm 的远段空肠侧壁上，然后再把远段空肠提到肝切面附近，作左肝管与空肠之端 - 侧吻合。吻合口须作在空肠的对系膜壁上，距切端约 5cm；吻合时可在肝管内插入一支短橡皮管，作为支撑吻合口之用，最后再缝闭空肠袢的远切端，并将肠管适当地固定覆盖在肝脏的前后包膜上(图 9-37)。本法一般只有在肝门部位的解剖不成功时方可最后试用，而如果胆管穿刺造影发现两叶的胆管有阻塞或彼此不相贯通的现象者，本法也就根本不宜试行。反之，如果患

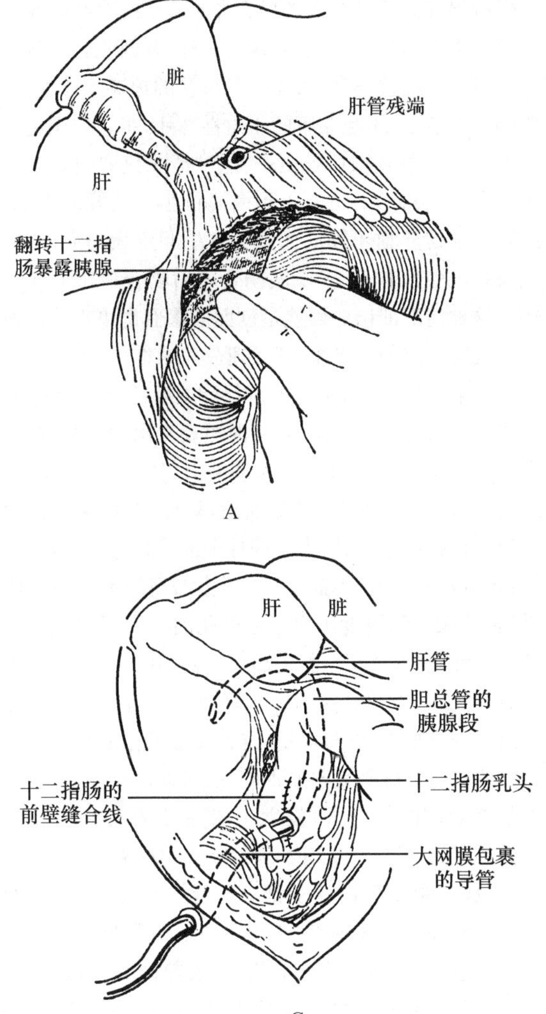

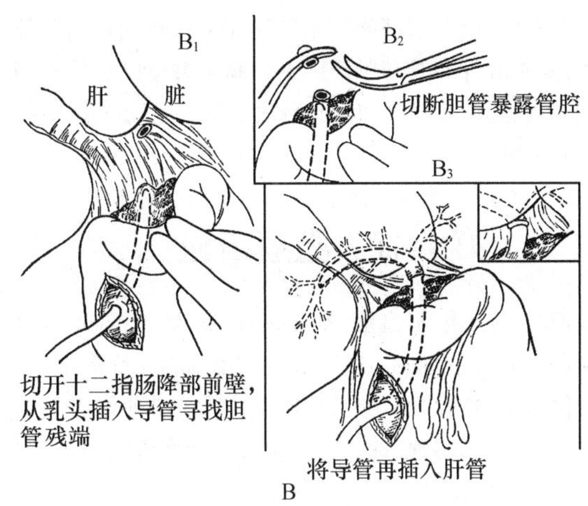

图 9-36　肝外胆道大段缺损的矫治术（Dragstedt 法）

A. 解剖肝门、找出肝管之残端，游离十二指肠降部，把它连同胰腺头部一并翻向左侧；B_1 切开十二指肠降部前壁，从乳头口插入导管找到胆总管下段，B_2 将导管顶起，剪去胆管末端的瘢痕组织，就可以露出胆总管管腔，B_3 将导管继续上推，最后通过胆管的残端插入到一侧的肝管中，附图示胆管上、下两端已在管内导管的支撑下作对端单层缝合；C. 示手术完毕后的情况：胆管内的导管通过乳头开口、十二指肠前壁切口和腹壁戳孔引出体外

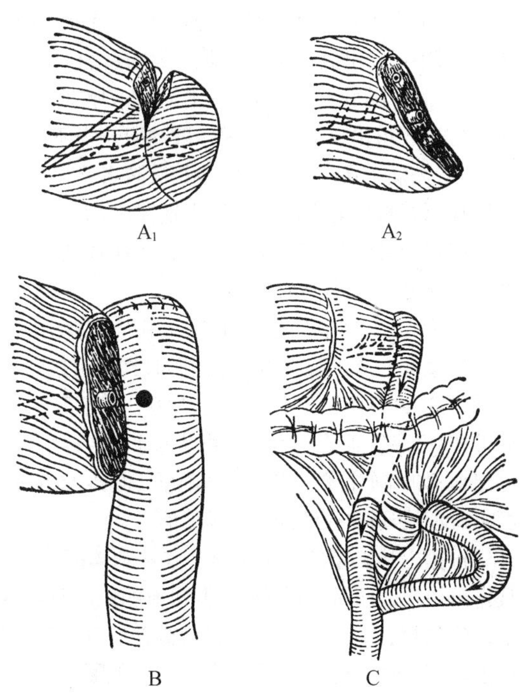

图 9-37　肝外胆道大段缺损或闭塞时之矫治术——肝内胆管与肠道的吻合术（Longmire 法）

A. 肝左外叶的切除；注意除中心部位的胆管主干外，其他的脉管须予结扎，切端的实质组织亦应用褥式缝线予以缝贯止血；B. 将近段空肠切断后之远切端通过横结肠系膜之戳孔提高到肝脏切面附近，先将空肠切端缝闭，然后再在其侧壁上剪一个与胆管口径等大的小孔，与胆管切端作胆管空肠之端 - 侧吻合。吻合时吻合口中也可以插入一支小导管作为支持，这个支持导管可从空肠戳孔中引出；C. 胆管空肠吻合完毕后，空肠壁应与肝切缘的包膜作适当的固定。图示整个手术完毕后之情况

者因为病情严重而不得不在第一次手术时就做肝门部位的胆道造瘘术者，则第二次手术时再想做某种肝外胆管与肠道的吻合术时，因肝门部的致密粘连而无法解剖找出肝外胆管者，要做肝外胆管与肠道的某种吻合大概成功的希望极微，不如径直作左肝叶切除和肝内胆管与空肠的 Roux-Y 吻合术更为便捷。

第十节 胆道出血

胆道出血又称胆血症(hemobilia)，最早于 1654 年由 Francis Glisson 作过描述，并于 1848 年由 Owen 首次报道，是上消化道出血的原因之一，仅次于食管静脉曲张破裂出血、胃癌和溃疡病出血，约占 3%~5%，由于临床处理困难，其死亡率高达 50%。

【病因和病理】 胆道出血主要来自肝内和肝外胆管，以肝内胆管更为常见。其原因主要为胆道感染、胆道蛔虫、胆石压迫、手术或外伤，以及肝内胆管血管瘤(瘘)和恶性肿瘤，甚至肝胆管穿刺术等。据有关文献报道，国外的胆道出血主要是胆道外伤，而国内则大多系胆道感染所致。就出血的基本病变而言，不论是肝内或肝外型，虽可能是由外伤、感染、肿瘤或血管本身的病变等不同病理变化所致，但无疑地以胆管黏膜溃疡和肝内多发性脓肿为主要病因，而两者又多为胆道蛔虫病或胆道结石并发感染所致。钻入小胆管内的蛔虫和嵌顿在胆管内的结石可以直接引起胆管的黏膜溃疡；这些情况(结石、蛔虫、异物)都先有胆道的慢性感染，而后才有黏膜溃疡形成。肝内小脓肿可以引起出血，然而脓肿本身在多数情况下也是继胆道蛔虫和胆道结石等病变引起。故至少在胆道蛔虫病或胆石症之流行地区，可以认为不论是肝内或肝外型的胆道出血，多由蛔虫或结石引起的脓性胆道炎和化脓性肝炎所致。这些病例在手术时大多可在胆道内发现结石或蛔虫，或者在胆道的胆汁和肝内的脓液中培养出大肠埃希菌，也可以说明因蛔虫和胆石所致的上行性感染是重要的病因。总之，因胆道感染引起者通常是由于急性胆管炎时，胆管壁黏膜因炎症出现糜烂、溃疡引起出血；或是由于汇管区内的肝内毛细胆管因胆管炎症和管内高压溃破形成肝内多发脓肿，其脓肿蚀破周围血管形成胆管门静脉和胆管肝动脉瘘而引发胆道出血。前者之出血量往往较少，而后者则出血来之较凶且量多。然而，究竟肝内与肝外胆道出血何者为多，引起出血的原因是什么，中外文献中的说法不一，Sandblom 曾收集文献资料共 545 例，其中由外伤包括交通事故引起者占 47.5%，炎症占 28.3%，胆石占 9.8%；其出血灶位于肝内者占 1/2，位于胆囊和肝外胆道者各占 1/4。孙建民等统计国内的部分报道病例计 168 例，因胆道蛔虫症引起者占 60.7%(102 例)，胆石症引起者占 17.3%(29 例)，炎症引起者占 14.3%(24 例)，其他因胆道造影、肿瘤或外伤引起者各占 2.4%；其中出血部位明确记载在肝外者仅 7 例(2.6%)。笔者(2000)曾报道过术后胆道出血 8 例，其出血并非来自肝内胆管，而是因 T 形管臂脱出或因感染导致 T 形管旁胆管壁缝合线松脱造成的胆道大出血，其出血特别凶猛。此外，有因胆管内放置 T 形导管过久或安置不合适，如因 T 形管的短臂正压在左、右肝管的分叉点上，引起黏膜的压迫性坏死，也可以引起胆管黏膜的经久异物刺激坏死出血，这种情况只要拔除 T 形管后出血即不再继续。也有见到因高位胆管切开取石术后，因胆管壁切缘止血不彻底而发生术后胆道大出血；或因肝门胆管盆与空肠作 Roux-Y 式吻合术后吻合口出血死亡的病例。这种情况的出血可能是创面的渗血也可以是因血管缝扎线脱落引起的大出血，其处理极为困难。

一般来说，多数胆道出血都能逐渐停止，但往往隔 5~6 天或十余天又可再度出血；有时可反复出血达数次之多，似乎有其规律性。这可能是因感染引起肝组织坏死、脱落而致出血，待无效腔或胆管被血块填塞而血压又降低的情况下出血自行停止，以后由于病灶上部胆管内有胆汁淤积，血块自溶或缩小，在近端胆管内压力增高的情况下血块再被排出，从而可致再度出血。也可能因感染而引起新的组织坏死和液化，形成一个新的出血病灶，并可常伴有阵发性右上腹痛、畏寒发热和黄疸之三联典型胆道出血症状为特征之出血的周期性发作现象。这种反复发作的特征和溃疡病出血或食管静脉破裂出血不同，后者即使有反复出血现象，多是在短期内(2~3 天)发生，一般不会在似乎已经止血痊愈后再度出血，这点也有鉴别诊断上的意义。

【症状和诊断】 一般都有典型的胆道感染伴周期性上消化道出血之临床特点：①由凝血块堵塞胆管引发阵发性上腹部绞痛；②因感染常有畏寒、发热；③胆道因凝血块梗阻而出现波动性的黄疸；④呕血、便血，以便血为主；⑤出血量大者可有不同程度的失血性休克表现。由于胆道感染没有得到完全控制，则可反复发作，约隔 5~6 天或 1~2 周出血一次，呈周期性。当然，胆道出血的临床症状、体征与出血量有关，小量的出血可能仅有便血或大便潜血试验阳性。

实际上，随着上腹部疼痛发作后即有呕血和血便者，即应考虑有胆道出血的可能；因一般的胆囊炎不应有大量出血，而溃疡病出血或食管静脉曲张破裂者又不致引起上腹部剧痛。若再伴有寒战发热和出现黄疸，则只有胆道出血可以解释全部症状；而如在呕出的血液中发现有酷似胆管的凝血块更是胆道出血的可能。

总之，凡过去有胆道蛔虫病或胆石症病史的患者，如在突然发生上消化道急性出血的同时具有明显的上腹部绞痛，应考虑到有胆道出血的可能；如在出血后不久即出现寒战发热，之后发生黄疸和胆囊肿大等症状者，更可确定是胆道出血；如出血后有自然停止的倾向，但 5~15 天后又有再度出血者，胆道出血的诊断更属可信。

根据上述典型的胆道出血之症状和体征，一般即能对其作出初步的诊断。若要确定其出血的原因及部位则非易事，必要时可选择腹部 B 超、胆系造影(包括经 T 形管)、消化道内镜、肝核素扫描、选择性的腹腔动脉和肝动脉造影，以及 CT 和 MRI 等检查。术中探查胆总管即可知道出血来

09

自肝内还是肝外，若肝内出血者，并可利用胆道镜观察出血来自胆管的哪一侧，并可根据观察其出血量的大小来评估治疗效果。至于肝动脉震颤则是在出血量大时有此特征。

【治疗原则】 究竟应该采取手术疗法抑或非手术治疗，这是首先需要解决的问题。毫无疑问，不少胆道出血患者，在保守疗法下出血有自行停止之可能，由于胆道出血常有周期性发作，但一般一次出血而危及生命者较少，故通常多先予以保守治疗。非手术治疗主要包括：补液输血，防治休克；应用抗生素控制感染；对症处理可应用止血药以及其他支持疗法。

近年来，介入技术在外科中的广泛应用，绝大多数胆道出血的患者，经介入造影和栓塞术都可得到正确的诊断与治疗。但有如下情况不宜介入治疗：①达不到超选择性插管；②栓塞部位有可能导致广泛肝缺血、坏死；③碘过敏者；④肝硬化门静脉高压者，有可能因介入栓塞致肝衰竭；⑤合并肝脓肿也应当慎之。

因此，对于上述不宜作介入治疗的这类患者、介入治疗后胆道出血不止或再次出血者、胆道出血的原因如结石、肿瘤或肝脓肿需要同时处理者，则应考虑采用手术治疗。此外，如胆肠内引流术后出血、胆总管T形管引流术后由于T形管滑脱或松动引起胆管壁缘出血者，也应手术治疗。笔者曾遇有一例系因外院首次胆道术后胆道大出血者，再次手术时误认为其出血源自肝内胆道感染，即作肝固有动脉结扎术。术后因再次大出血不止而放弃治疗，经会诊转入本院第三次手术，探查发现为T形管旁胆管切缘小动脉在喷血。经再次放置T形管和胆管切缘缝扎止血后痊愈。

【手术时机】 决定手术治疗者究竟应在急性出血期进行手术以求止血还是应在出血停止后进行手术以求彻底解决其病因，有时也很费斟酌，因其各有利弊。前者手术的优点在于能比较容易地找到出血部位，因为切开胆囊管、总肝管和胆总管的三叉点，就可以确定出血究竟是来自胆囊、胆总管或总肝管，通过左、右肝管的分侧插管还可以知道出血是来自肝左叶或右叶。特别重要的是，还可以在手术台上立时估计出采取不同处理的止血效果，究竟胆总管单纯引流、肝总动脉结扎或肝固有动脉结扎是否确具疗效，是否必须或适宜于作肝叶切除。缺点则在于患者之一般情况在出血期有时颇为不良，手术有相当的危险性，特别是需行肝叶切除的病例，在出血间歇期进行或者较为安全。

然而，衡量各方面的利弊得失，笔者强烈主张应在急性出血期手术较为有利。一方面争取以更早的时机确定出血的原因和部位，采取有效措施进行止血；另一方面，在出血期手术可在术中观察止血效果，保证治疗质量。但若出血不在肝外胆道，则其肝内胆管出血的定位和定性诊断有时极为不易。必要时，术中应做B超、胆道镜检查或肝动脉造影和胆道造影以助诊断和治疗。

【手术方式】 进入腹腔后首先应该肯定诊断，除外胃肠道溃疡、静脉曲张、肿瘤、憩室等其他出血的可能性，其次应设法探查胆道以确定出血的确切部位和导致出血的根本病因，然后根据不同情况考虑采取不同手术。原则上应以最简单有效者为佳，单纯作胆总管引流有效者不应行肝动脉结扎，而肝动脉结扎有效者更不应作肝叶切除。

(1) 胆囊切除：如出血部位是在胆囊本身（出血性胆囊炎），自应施行胆囊切除术。有时胆道其他部位的出血也可促使血块充满胆囊内不易排出，则胆囊的切除亦属必要。需注意者，单纯胆囊血肿并不一定意味着出血地点即在胆囊，因此切下的胆囊必须常规地剖开检查，以确定胆囊黏膜是否确有溃疡、炎症和出血现象。如不能确证出血是由胆囊炎所致，仍需继续寻找出血的原因并予以相应的处理。

(2) 胆总管T形管引流：不少由于结石或蛔虫嵌顿在胆总管内所致的胆总管黏膜溃疡出血，只要将结石和蛔虫去除，就可以达到止血目的。此时所以采用胆总管引流，目的除有利于控制胆道感染之外，一方面可通过引流管将血液引出胆道；另一方面可通过引流管灌洗胆道，稀释血液，防止凝固，以利于溃疡面之自然愈合。故胆总管单纯引流通常仅适用于胆总管之黏膜溃疡出血。

对肝内病灶所引起的出血，在清除胆道内的结石和蛔虫后也可予以单纯引流。由于感染获得控制，出血可能逐渐自行停止。惟就一般肝内胆道出血而言，因肝内结石未必能取净，出血又多数来自门静脉的破溃，故单纯的胆总管引流大多无效，因单纯的引流其本身不能单独达到止血目的。

(3) 肝动脉结扎：因肝动脉或胆囊动脉血管瘤破入胆道所致的出血，必须行肝动脉结扎术，其指征自属十分明显。对严重的胆总管黏膜溃疡出血、肝内胆管出血以及肝癌和肝脓肿所致的出血不宜作肝叶切除者，也可应用肝动脉结扎术。

在正常情况下之肝脏血液供给，虽仅有25%的血量来自肝动脉，但因肝动脉血的含氧量远高于门静脉血，故肝脏所需的氧量有40%~60%是来自肝动脉，结扎肝动脉自有一定危险性（参阅“门静脉高压症之治疗”节），特别在肝脏有感染的情况下，有导致肝脏坏死的可能。因此，胆道出血需行肝动脉结扎时，理论上应先结扎肝总动脉（即在胃十二指肠动脉分出点的近端结扎），以便通过胃右动脉和胃十二指肠动脉仍有部分动脉血流入肝脏，使其免于坏死。但如肝总动脉结扎后仍不能达到止血目的，则无疑应作肝固有动脉结扎（即在胃十二指肠动脉的远端结扎），一般可获得更加满意的疗效，而不必过多地考虑肝坏死可能。事实上，肝固有动脉结扎后的危险性亦不如想象中的严重。为策安全，在急性出血期进行手术，如出血系来自一侧胆管，应结扎同侧的肝固有动脉分支；如出血来自两侧，则应先试扎肝总动脉，只有在试扎肝总动脉无效时，才可进而考虑结扎肝固有动脉，这样方能减少结扎肝动脉之不良影响。

(4) 门静脉结扎：根据笔者有限的病理观察，肝内胆道出血很少是由于肝动脉的直接蚀破，故推想结扎肝动脉的疗效仅是间接的，大概结扎肝动脉后因门静脉压有所降低，故能间接地达到止血目的。可以想象，如门静脉破溃较大，结扎肝动脉即可能无效,这可以说明临床上无论结扎肝总动脉或固有动脉,小部分病例疗效不佳的原因。据此,对于肝动脉结扎后不能有效止血的病例,结扎门静脉似有其根据。按门静脉的血流量大于肝动脉,出血又多由于静脉本身破溃,则推想结扎患侧的门静脉在制止出血方面应较结扎肝动脉更为有效。又肝脏的氧供给主要(60%)来自肝动脉,结扎门静脉分支后对肝脏的影响亦应较肝动脉结扎为小,并不致引起门静脉高压症。所以笔者主张在肝内胆道出血时,如预行结扎(暂时控制)肝动脉无效而又不宜行肝叶切除者,可以解除肝动脉的结扎线,改行门静脉分支的结扎,以达到止血目的。作者曾见到2例胆道出血,一例作门静脉结扎,另一例经门体静脉分流后出血均获制止,初步可以证实上述主张是属合理,但还希望有更多的实践证明。

(5) 肝叶、段切除或胰十二指肠切除:因肝血管瘤、肝癌、肝脓肿、肝内胆道结石或肝内蛔虫病等引起的胆道出血,其病变明显地局限在半肝或一叶以内者,可以考虑行肝叶切除术,既是对症疗法又是病因疗法,是一种既能止血又可去除病灶的有效止血方法。作者的体会是:凡行肝切除者需具有下列条件:①出血肯定来自一侧肝管;②病变局限在半肝范围内;③患者一般情况尚属良好(最好在出血后不久就立即施行,或出血已暂时停止且一般情况已好转后施行);④手术者对肝切除有一定的经验。不符合上述条件者宁愿行肝动脉结扎等保守疗法,以望暂时止血。但如结扎肝固有动脉分支后仍有出血,则肝叶切除有时可能为唯一的选择;反之,如患者情况过于恶劣,或结扎动脉后已可止血,则不应以肝叶切除作为一种常规手术。

因胆管癌或壶腹部周围肿瘤所致的出血,有时需考虑行胰十二指肠根治切除术。

【介入治疗】 Walter(1976)首次应用肝动脉栓塞治疗肝活检术后胆道出血获得成功,为胆道出血的治疗增加了一种处理方法。目前,国内、外都已采用选择性或超选择性肝动脉栓塞术(hepatic artery emboligation,HAE)治疗胆道出血。普遍认为,该技术通过肝动脉造影具有能对出血的原因、部位作出明确诊断之同时,应用不同类型的栓塞剂可对出血部位进行栓塞,达到比之手术更为确切之止血的目的。除上述之优点外,并还具有方法简单、安全,没有因开腹手术造成的损伤及痛苦。特别是重度黄疸和休克、多次复杂胆道手术后出血的患者更为适用。

(张启瑜)

09

第十章
胰　　腺

第一节　解剖和生理

一、解剖

胰腺是人体内仅次于肝的大腺体，形状为狭长条形，质地柔软，位置深在，于上腹正中和左上腹深处，横跨第 1~2 腰椎，有时在第 3 腰椎水平。右侧端较低，嵌于十二指肠降部和水平部所形成的凹窝内，左侧端较高，邻接脾门。它长约 12~15cm，宽 3~4cm，厚 1.5~2.5cm，平均重约 60~100g。它位于小腹膜腔的后腹膜后方，属腹膜外位器官，前面是胃，后面则是腹主动脉、下腔静脉、腹腔神经丛及胸导管等组织。

胰腺在解剖上可分为头、颈、体、尾四部，头颈部在腹中线的右侧，体尾部在腹中线的左侧(图 10-1)。

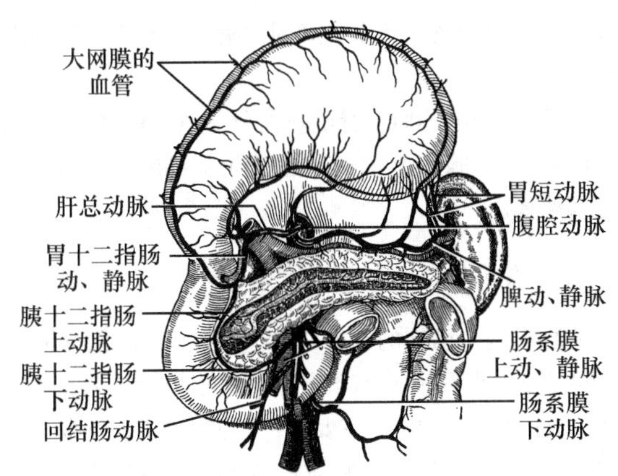

图 10-1　胰腺的解剖关系及其血管供应，图中胃已上翻，横结肠已切除

头部是胰腺最宽大的部分，其下有一个小突称为钩突，这样整个胰头部就呈球形，位于十二指肠降部和水平部所形成的弯内，紧贴在十二指肠壁上，甚至十二指肠内侧壁部分被包在胰腺组织内。

胰头部的前面与横结肠的起始部、肝脏、小肠等邻接，它的后面则与下腔静脉、右精索或卵巢静脉、右肾静脉及腹主动脉等相贴近。肠系膜上静脉是从胰头部的后面注入门静脉，有时胰腺的钩突尖端可绕至肠系膜上静脉的后方，此处有数条胰头、钩突小静脉汇入肠系膜上静脉的右后侧壁，在胰头十二指肠切除术时，必须仔细结扎这些小静脉，如处理不当常引起出血，甚至撕裂肠系膜上静脉致难以控制的出血，也是术后出血的常见部位(图 10-2)。在正常情况下，胰头部与上述重要结构之间有清楚分界；但当胰头部有炎症或癌变时，这些重要组织的剖离就非常困难，有时可使手术不能进行。胆总管下端在进入十二指肠降部以前，通常是穿过胰腺头部，因此在保留十二指肠胰头次全切除术时，要特别注意该段胆总管的保护。

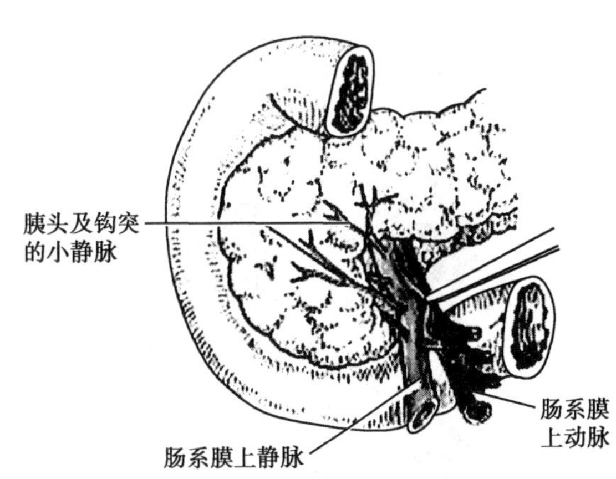

图 10-2　胰腺钩突的小静脉(后面观)

颈部是连接胰头与胰体的狭窄部分，长约 2~2.5cm，位于幽门和十二指肠球部的后下方。其后面有一凹沟，下行为肠系膜上静脉通过，该静脉向上走行不久即与脾静脉合为门静脉主干，穿过肝十二指肠韧带进入肝门。胰腺颈部如遭肿瘤侵犯，也可累及肠系膜上静脉，使得难以与胰腺组织分离；但在正常情况下，此等血管亦易与胰腺相分离，可从胰腺的上、下缘沿肠系膜上静脉与胰颈背面之间进行钝性分离。

体部是颈部向左的延续部分，它横过脊柱，逐渐成为胰尾部，两者之间并无明显分界。胰腺尾部往往伸入到脾肾

10

韧带的二层腹膜之间，但并不一定直接到达脾门，脾切除时需防止损伤胰尾，以免发生胰瘘。在胰腺体部和尾部的上缘，紧贴着脾动脉和脾静脉，后者有时甚至是埋在胰腺上缘的沟内，因此在单纯胰体尾肿瘤切除术时，必须将胰体尾与脾动静脉间进行精细的解剖分离。

胰腺有双重生理作用：它的胰岛细胞分泌胰岛素，经由血液吸收，与碳水化合物的代谢有关；它的腺泡则分泌胰液，含有重要的消化酶，是通过胰管流入十二指肠。胰腺的分泌管有两条，即主胰管和副胰管。主胰管大致位于胰腺的中心近后侧面，自尾部开始贯穿体部及颈部，过颈部以后即向下向后，在胆总管的左侧与胆总管下段合而为一，先构成乏特（Vater）氏壶腹部，再经由奥狄（Oddi）括约肌及乳头部，汇合后斜向穿过十二指肠壁，在距幽门约10cm处开口于十二指肠降部的内后方，即十二指肠大乳头。正常的主胰管粗约2~3mm，但当壶腹部或乳头部有阻塞时，也可以扩大至7~8mm直径。副胰管远较主胰管短小，位于主胰管的上前方，一般仅引流胰腺头部之分泌；其尾端多与主胰管相通，而头端则直接注入十二指肠，开口于十二指肠大乳头上方约2cm处的十二指肠小乳头。

乏特氏壶腹部是主胰管与胆总管下段汇合后注入十二指肠前的扩大部分。约70%病例的胆总管与主胰管有此共同的壶腹部和出口，即所谓的“共同通道”；另外30%的病例，虽有共同的出口，但无此共同的壶腹部，即胆总管与主胰管的分隔比较完整（图10-3）。在前者的情况下，如壶腹部有阻塞，胰液可以反流入胆道，胆汁亦可反流入胰管，可能引起急性胰腺炎或急性胆管炎。

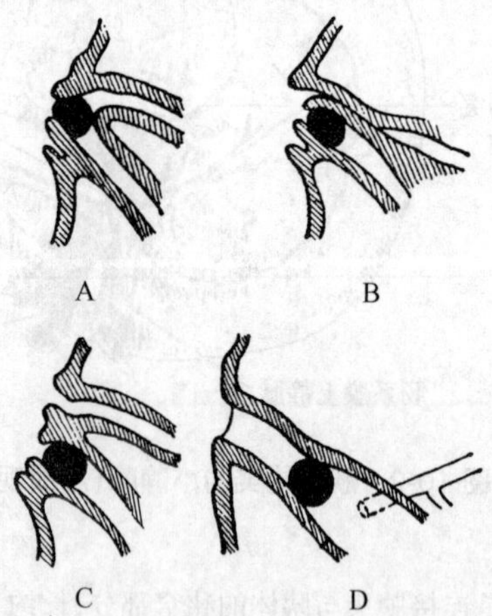

图10-3 胆总管与胰管末端进入十二指肠的各种变异，图示结石在壶腹部引起阻塞的情况

A. 胆总管与胰管均被阻塞；B. 胆总管被阻塞，胰管亦受压瘪；C. 单纯阻塞胆管；D. 胆管阻塞后，胆汁逆流入胰管

奥狄氏括约肌位于壶腹部及胆总管和胰管末端的周围，实际上是由三组环形肌纤维组成。其总的功能虽是控制壶腹部的开放或关闭，但当其收缩时，胆总管与胰管之间是否仍可相通，尚无定论。惟据临床的观察，在行奥狄括约肌切开时，如仅切开壶腹部而不损伤胆总管下端的环形肌纤维，则胆总管内仍可维持一定的压力，上行感染的机会较胆总管与肠道直接吻合者为少；而当壶腹部有阻塞时，胆总管与胰管交叉感染的机会亦不如想象之多。可见胆总管和胰管末端的环形肌纤维作为胆胰管括约肌的一部分，是有其一定的功能。

乳头部是指壶腹部的肠壁出口处周围稍微高起的黏膜而言；找到十二指肠大乳头，就可以找到出口。该出口处通常多在降部的后内侧，距幽门约10cm处，但其位置可有变异，在黏膜皱襞间要找乳头也较困难。但如能先在肝十二指肠韧带内找到胆总管予以切开，并自胆总管内向下插入一支探条达到壶腹部，即不难根据探针头的位置找到乳头的所在。了解十二指肠大乳头的位置与特征，对逆行性胆胰管造影非常重要。

胰腺动脉有两支来自胃十二指肠动脉，称前、后胰十二指肠上动脉；有两支来自肠系膜上动脉，称前、后胰十二指肠下动脉；该胰十二指肠上、下动脉在十二指肠内侧壁与胰头间的沟内相互吻合成前、后两个血管弧，分布至胰腺头部及十二指肠的前后面。在保留十二指肠的胰头次全切除术时必须对该血管弧进行保护，否则将导致手术失败。另有一支较小的血管自脾动脉或肝动脉甚至腹腔动脉直接分出者则分布在胰腺的颈部。此外从脾动脉及胃网膜动脉尚有若干小支分布到体部与尾部。

胰腺的静脉基本与同名动脉伴行，主要回流入门静脉系统。胰头颈部的静脉血汇入胰十二指肠上、下静脉及肠系膜上静脉；胰体尾部的静脉以多个小支在胰后上部汇入脾静脉。

胰腺的淋巴，体部及尾部引流至脾门的胰脾淋巴结群，头颈部则引流至肠系膜上动脉根部附近的胰十二指肠淋巴结群。

胰腺的神经，为腹腔神经丛的分支；它位于胰腺体部的上后侧，不论胰腺的炎症或肿瘤，都可能刺激或压迫神经引起背部疼痛。

10

二、生理

胰腺有两个已知的重要功能：①内分泌功能，来源于胰岛。胰岛是大小不等、形状不定的细胞集团，散在分布于腺泡之间，约有100万个胰岛，主要分布于胰体尾部。胰岛有多种细胞，以β细胞为主，分泌胰岛素，是机体内胰岛素的唯一来源；其次为α细胞，分泌胰高血糖素，具有拮抗胰岛素的作用；δ细胞分泌生长抑素，对机体内分泌具有普遍抑制作用；还有少数PP细胞分泌胰多肽，对抗CCK的作用，抑制胆囊收缩和胰酶分泌；胎儿和新生儿的胰岛含G细胞，分泌促胃液素，成人仅在胃泌素瘤患者中存在；EC细胞分泌5-羟色胺；C细胞分泌C末端ACTH样免疫反应肽；D1细胞的作用尚未明确，有认为是胰岛内分泌细胞的前体细胞。②外分泌功能，产生胰液，为含有重要消化酶的外分泌液，促进消化和吸收。

胰岛素：系胰腺中的β胰岛细胞所产生；分泌以后直

接经由血运被吸收，故为一种内分泌素。胰岛素的功能，可以促进碳水化合物氧化，增加肌肉和肝脏的糖原储量。当机体内胰岛素含量不足时（如糖尿病患者，或胰腺被损害或手术切除者），就会出现血糖过高、糖尿、酮尿及迅速消瘦等现象，惟由于手术切除所引起的病变（甚至全切除后），常不如自发的糖尿病患者明显。但无论自发的或手术所致的糖尿病，可注射胰岛素以获得满意的控制，严重者可行胰岛移植。胰岛细胞的良性肿瘤或癌则可使胰岛素分泌增多，从而引起血糖过低甚至胰岛素休克的症状。

碳水化合物的代谢除受胰腺影响外，与其他的内分泌也有关系。如肾上腺皮质激素可使糖原加速分解为葡萄糖，引起血糖过高；腺垂体分泌的激素可对抗胰岛素，提高血糖含量；甲状腺素分泌过多时，也能导致血糖过高及糖尿现象。故在诊断有关胰腺内分泌疾患时，上述事实需予分别考虑。脑外伤时如果累及脑桥和小脑以及第四脑室的底部者，也将引起血糖过高和糖尿病。

胰液：胰腺腺泡所分泌的胰液系无色碱性液体，每天约分泌 1000~2000ml；其主要成分除水分外尚有无机盐和蛋白质。无机盐中以碳酸氢根居多，故胰液呈碱性(pH7.6~8.2)而有中和胃酸的作用。胰蛋白质内含有多种消化酶，几乎能消化任何一种食物，其淀粉酶含量正常约有 84~312 单位（100ml 胰液作用于淀粉 15 分钟后，其所产生的糖量毫克数，即为该胰液的淀粉酶单位）；脂肪酶含量约有 308~506 单位（每毫升胰液作用于脂肪所产生的脂肪酸，如用 0.057 当量的 NaOH 中和时所需的毫升数，即为该胰液的脂肪酶单位）。

胰液的分泌，受神经和激素的双重控制：刺激迷走、交感神经，能增加胰液的分泌量与分泌速度，主要是水和无机盐类的分泌；胰腺激素是胃酸和食物进入十二指肠和空肠后刺激肠黏膜所产生的一种内分泌激素，该激素经血运吸收后到达胰腺，也可促使胰腺分泌各种消化酶。患者如有胰液分泌不足，或因胰管阻塞致胰液不能进入肠道者，其粪便中多含有大量未消化的脂肪，同时患者体重将迅速减轻；口服胰酶在一定程度上可补偿胰液不足。但胰腺全切除后，除需补给适量胰岛素外，有时竟可不需要补给缺失的胰液而无大碍。

胰腺所含的各种消化酶中，淀粉酶最易被血运吸收，在血清中含量急剧上升，又迅速地从尿中排出，特别是在胰腺因急性炎症而遭到破坏时更是如此；故血清和尿淀粉酶的测定，有帮助诊断胰腺疾病的价值。血清淀粉酶的正常值为 4~160 Somogyi 单位。

（周蒙滔）

第二节 胰腺的先天性疾患

一、异位胰腺

【定义】 在胰腺的正常解剖部位以外，凡与正常胰腺不相连续的胰腺组织，称为异位胰腺，或称迷走胰腺和副胰。

【病理】 异位胰腺可在任何脏器和组织出现，其中以上消化道为最常见。据 Barbosa 等收集文献 430 例并报告个案 41 例的统计，异位胰腺发生部位依次是十二指肠(27.7%)、胃(25.5%)、空肠(15%)、Meckel 憩室(5.3%)、回肠(2.8%)等处；另在肠系膜、大网膜、脾、胆囊、胆道、肝、横结肠及纵隔的畸胎瘤内，亦偶可发现。Hallendorf 和 Lovelace 则认为胃肠道的先天性憩室内有 15%~25% 可发现异位胰腺，特别是在 Meckel 憩室中最常见。

异位胰腺大多为淡黄色或淡红色的单个分叶状结节，无包膜，平均 0.3~2cm，最大可达 10cm，；外观形态与组织结构同正常的胰腺很相似，但有时可全部由胰岛细胞组成。异位胰腺如位于胃肠道壁内，则 60% 是在黏膜下，25% 在肌层中，4% 在浆膜下，此种异位胰腺不像环状胰腺，不能自肠壁上完整剥离。

【临床表现】 异位胰腺多数不引起任何症状，常于手术或尸检时被发现。少数病例因其位置特殊，体积较大，可引起幽门或肠道的梗阻现象，有时甚至导致肠套叠；笔者单位曾见一例梗阻性黄疸，其梗阻的原因竟然是十二指肠乳头开口旁异位胰腺炎症水肿所致。偶尔，异位胰腺如由胰岛细胞组成者，可引起血糖过低的症状；或者像正常的胰腺组织一样，可以有急慢性胰腺炎、胰腺出血、囊性变及癌变等；或者因异位胰腺分泌的胰酶被胃肠液和胆汁激活而消化胃肠道黏膜形成糜烂、溃疡，临床上出现类似消化道溃疡的症状，如周期性腹痛、出血、穿孔等并发症。

【诊断】 本病主要在手术或尸检中被偶尔发现。近年来，由于影像学和内镜的广泛开展，有些部位的异位胰腺可通过胃肠造影、腔内超声和纤维内镜的检查而得以明确的诊断。

【治疗】 异位胰腺如在手术时被偶然发现，若切除并不困难，亦不妨碍原定手术，则应予一并切除。已产生各种症状的异位胰腺则更有切除的指征。

最重要的是要求能确认病变的性质，以避免误认为恶性而行不必要的根治性切除。此外，试图从肠壁中作单纯的剔除或剥出也应慎重，通常最恰当的是作部分胃壁或肠管切除，然后行胃修补或肠管吻合术。如有可疑，应将切除标本立即作冷冻切片检查，若有癌变者可随即扩大切除范围以求根治。

二、环状胰腺

【定义】 环状胰腺是因胚胎期内腹面的胰始基未能随同十二指肠向左旋转，以致部分胰腺组织围绕着十二指肠降部所形成的先天性解剖异常，可引起十二指肠狭窄或梗阻症状。

【病因】 胰腺是由胚胎的原肠壁上若干突起逐渐发育融合而成，突出的部位在胃以下，与肝突起相等的平面上（图 10-4）。背侧的胰突起（亦称胰始基）是从十二指肠壁上直接发生，腹侧的胰突起则自肝突起的根部发生。以后背

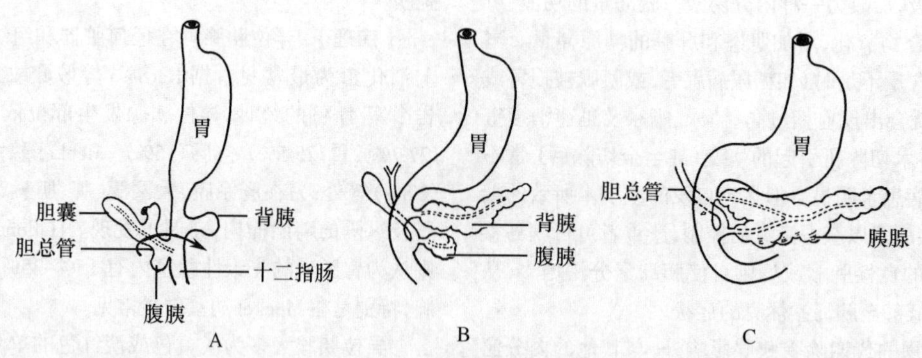

图 10-4 胰腺发育的过程

A. 腹侧胰突的旋转；B. 腹侧胰突和背侧胰突开始融合；C. 胰腺已形成。注意胆总管与胰管在发生上的关系

侧的胰突起发育成胰腺的体与尾，其蒂柄则成为副胰管，开口在距壶腹部以上约 2cm 的十二指肠壁上。腹侧的胰突起发育较慢，其蒂部连接在胆总管上，以后成为胰腺的主胰管，而突起的末端则为胰头部。

在正常的情况下，约当胚胎的第 6 周时，随着十二指肠的回转，腹侧的胰突也应向左转到与背侧胰突相近的部位，然后两者合而为一，主胰管和副胰管也逐渐通连，成为一个完整的胰腺。但当发育有障碍时，或者腹侧的胰突起有部分组织黏着在肠管上，则将成为异位胰腺；或者腹侧的胰突起未能回转而即与背侧的胰突起相融合，则将成为环绕十二指肠的环状胰腺。

【病理】 环状胰腺的外观和结构与正常胰腺一般并无区别，而且它本身还有一个分泌管连接在胆总管上，故严格说来它仅是一种畸形而不能视为病理。环状胰腺一般位于十二指肠降部，少数病例可在水平部或球部。多数环状胰腺是部分包绕十二指肠，因此而有不同的形状，如环状、钳状和分节状。其组织内的导管在十二指肠后侧面汇入主胰管（Ⅰ型）、单独开口于胆总管末端（Ⅱ型）、与胆总管并行开口于十二指肠乳头（Ⅲ型）、开口于副胰管（Ⅳ型）。当压迫十二指肠时则可引起完全性或不完全性十二指肠梗阻（图 10-5）。约有 70% 的环状胰腺都伴有其他部位的先天性畸形。

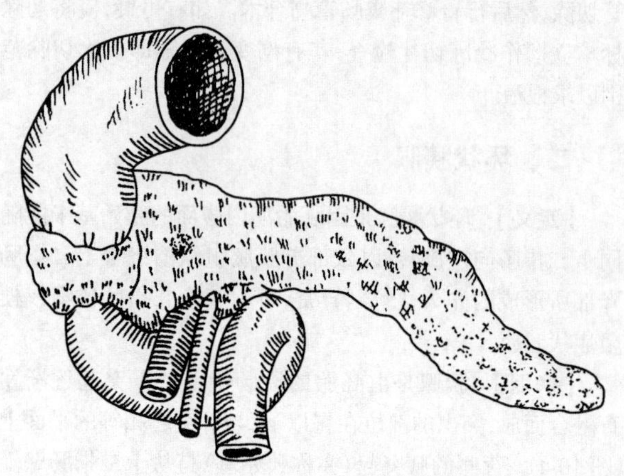

图 10-5 完全型环状胰腺示意图

【临床表现】 环状胰腺男性多见，约占 70%。本病虽属先天性，但症状的出现多在成年以后，症状出现愈早者，肠道梗阻症状亦多较严重。

一般而言，主要的临床症状为十二指肠梗阻，以及由此而引发的消化性溃疡、胰腺炎和梗阻性黄疸等。初生婴儿如有症状，多表现为完全的高位肠梗阻，有严重呕吐和迅速脱水，有时可伴有黄疸。儿童患者则多表现为十二指肠的慢性梗阻症状，有恶心呕吐、食欲不佳、上腹疼痛及气胀嗳气等症状。成年患者大多症状较轻而病程较久，多表现为十二指肠慢性梗阻，或因有呕血便血而误诊为溃疡病。

【诊断】 绝大多数情况下，术前正确诊断比较困难，特别是成年人发病者。新生儿环状胰腺多合并十二指肠闭锁，胆道发育畸形，消化道先天性畸形导致的梗阻应与之相鉴别。成人环状胰腺需与溃疡病、慢性胰腺炎、壶腹周围癌所致的十二指肠梗阻相鉴别。为提高术前诊断率，通常可作下列检查：

1. 腹部 X 线片 常可发现在环状胰腺近端的十二指肠有明显扩张现象，病程较久者甚至胃也有显著扩张，由于在胃和十二指肠内有大量的液、气体滞留，在立位平片上可见胃和十二指肠球部各有一液平面，称之“双泡征”。

2. 胃肠造影 除显示胃和十二指肠球部有扩张外，并可见有降部的线状狭窄或节段性狭窄征，且还可以发现有溃疡存在。值得注意的是，临床上在没有想到环状胰腺时多有可能将其误诊为肠系膜上动脉压迫症、十二指肠癌、十二指肠发育不全和闭锁、慢性溃疡病及慢性胆囊炎等。

3. CT 可显示十二指肠内腔狭窄，壁肥厚和环绕十二指肠的胰腺组织，胃泡增大，胃壁肥厚。

4. MRCP 可见主胰管环绕十二指肠降部走行，胰管和胆总管异常汇合。

5. 超声 可见十二指肠降部环状增厚，和胰头关系密切，回声信号和胰组织相同。应用十二指肠超声内镜，更易与十二指肠的其他病变相鉴别。

【治疗】 无症状的环状胰腺不需要治疗；有症状者则多需手术以解除十二指肠压迫。手术方法有两种：将环状胰腺切除或者作梗阻近远端之间的胃肠道短路吻合术。

胰腺切除术：如环状胰腺组织较薄，血管分布不多，与肠壁不相紧贴，则可考虑将胰腺环作部分或完全切除，以解除肠管梗阻。惟在多数情况下，或者由于胰腺组织太厚，或者与肠壁粘贴过紧，切除颇属困难，切除后亦易有肠瘘、胰瘘或胰腺囊肿等并发症，或因切除不彻底及术后有粘连而易有梗阻症状之再发，故在多数情况下切除术不宜采用。

胃肠道短路术：在梗阻上、下肠袢之间作短路吻合以解除梗阻，是治疗环状胰腺比较简便有效的疗法。短路吻合可以是：①胃空肠吻合；②十二指肠空肠吻合；③胃十二指肠吻合。其中以十二指肠空肠吻合的疗效最满意，即将一段空肠在横结肠之前或后，侧-侧吻合到梗阻近端的十二指肠降部上，不仅操作简单，解压有效，且日后无吻合口溃疡之虑。胃空肠吻合虽亦能解除梗阻，但日久易有吻合口溃疡。

毕Ⅱ式胃大部切除术：成人型环状胰腺合并有胃和十二指肠溃疡者，以毕Ⅱ式胃大部切除术为首选。因为试图作局部环状胰腺切除将有发生胰瘘和肠瘘的风险；如作胃肠短路吻合则又因未对溃疡作相应处理有引起术后溃疡出血的可能。

三、胰腺纤维囊性病

本病的特征为胰腺有广泛囊性病变，其中含有浓厚胰液，肠道中则由于缺乏蛋白酶的作用，致初生婴儿的胎粪过于稠厚而积滞在回肠内，引起所谓胎粪性肠梗阻。患婴之消化道和呼吸道所分泌的黏液，不仅量少，且特别稠厚，因此还容易发生肺部感染。有关诊断和治疗等问题可参阅“胎粪性肠梗阻”。

四、胰腺分裂

【定义】 胰腺分裂是由于胰腺原基在第7周发育停止，背侧胰腺原基与腹侧胰腺原基未完成胰腺融合，两胰管也不融合，彼此分离，出现双胰管畸形。

【临床表现与诊断】 临床上多因副胰管出口狭窄引流不畅，出现梗阻才引起腹痛和消化不良症状，也极易出现上腹痛并向肩背部放射等胰腺炎症状，且容易反复发作。ERCP是诊断胰腺分裂最主要的检查手段，经主乳头行胰管造影显示腹侧胰管短小；正常情况下，胰腺分裂患者的副乳头开口口径大于0.75mm，插管造影可见背侧胰管较长，且延伸至体尾部，背腹侧胰管相互无交通。若副乳头胰管口径小于0.75mm，则应视为狭窄。

【治疗】 对于有症状的胰腺分裂患者可采用药物治疗、手术治疗和介入治疗。药物治疗主要针对伴有慢性胰腺炎的患者，通过应用解痉、抗感染、制酸，抑制胰腺外分泌等药物缓解症状。手术治疗：十二指肠切开副乳头成形引流术治疗副乳头开口狭窄；胰管切开、空肠吻合术治疗胰管扩张伴胰管结石。介入治疗应被视为治疗胰腺分裂的首选方法，内镜直视下切开狭窄的副胰管，用球囊扩张副胰管，也可置入永久性金属支架，达到扩张副胰管、通畅引流、缓解症状等目的。

（周蒙滔）

第三节 胰腺的损伤

胰腺因其位置深藏，并有周围脏器、脊柱及腰背肌的保护，故损伤较少见；而一旦有损伤则早期诊断不易，处理不及时或不恰当时，其预后很差。胰腺损伤低发生率、高病死率的现象，值得引起外科临床的重视。

【病因和病理】 腹部损伤中，胰腺损伤的发生率低于5%。引起胰腺损伤的因素主要有三种：

1. 非穿透性（钝性）损伤 占腹部闭合伤的2%~3%。此种损伤平时较多见，是因钝力突然作用于上腹部，如汽车撞伤、马脚踢伤、跌倒在台角或椅角上所致的跌伤，致将胰腺挤压在脊柱上而发生的挫伤或撕裂伤。60%~85%钝挫伤伴有其他脏器损伤，50%钝挫伤同时有胰腺及十二指肠的损伤。

2. 穿透性（利器）损伤 占腹部穿透伤的3%~8%。此种损伤大多见于战时，多为上腹部或腰部被枪伤或刺伤的结果，且常伴有其他内脏如胃、肝、脾、十二指肠、结肠等脏器的损伤。14%的胰腺穿透伤伴有十二指肠损伤，24%~30%的胰腺损伤伴有大血管的损伤。

胰腺损伤的死亡率为3%~24%，钝性损伤死亡率高达67%，穿透伤为8%~12%。早期或术中死亡通常与联合血管损伤有关，后期死亡通常与空腔脏器穿孔造成的败血症以及胰腺自身的损伤有关。胰腺损伤的诊断与处理延迟24小时以上，患者的死亡率达50%。

胰腺损伤后的并发症并不少见，其发生率为25%~80%，钝性损伤的并发症高于穿透伤。在病变趋向痊愈过程中，可出现下列并发症：①胰腺脓肿或膈下脓肿；②胰腺的假性囊肿；③胰腺的内瘘或外瘘；④脂肪性腹泻；⑤糖尿病；⑥胰腺的钙化硬结。

3. 手术的损伤 为胰腺损伤最主要的原因。Schmieden等收集过145例腹部手术时所致的胰腺损伤，其中91例是胃手术时损伤，38例为胆道手术时损伤，7例为脾切除术时损伤；左侧肾切除及十二指肠的手术也可能损伤胰腺。手术损伤属医源性损伤，重在预防。

胃癌或胃十二指肠溃疡病常与胰腺有紧密的浸润粘连，因此在切除时可能伤及胰腺是很自然的事。脾切除时因胰尾时常紧贴在脾蒂血管中，在分离及切断脾蒂时也可能损伤胰腺。有时在上腹部手术时似乎胰腺并未直接损伤，但仍有可能造成胰腺损害，这可能是因为：①胰腺在手术时被压伤；②胰腺的血运遭到破坏；③十二指肠内容物在手术时长期滞留；④胆胰管括约肌有痉挛；⑤主胰管或副胰管在无意中被结扎或切断的结果。但是，在胰腺周围进行手术时如能小心解剖并注意保护，多数的胰腺损伤是可以避免的。

【胰腺损伤的分类】 胰腺损伤的分类有助于外科处理

方式的决策和手术方法的选择。各种分类方法无非是围绕胰腺损伤的性质、程度、部位或范围而定。国际上目前尚无统一的分类标准。临床常用的简单分类有:按部位分:①胰头损伤,②胰体伤,③胰尾伤,④胰十二指肠联合伤;按损伤程度分:①轻度挫伤,②严重挫裂伤:小于胰腺周径1/3的裂伤,③部分断裂或完全断裂:超过胰腺周径1/3的裂伤为部分断裂,超过2/3者为完全断裂,④胰十二指肠联合伤或联合其他脏器伤。

目前临床上比较实用合理、对胰腺损伤处理较有指导意义的分类是Lucas四型分类法。大致如下:

Ⅰ型:轻度挫伤或裂伤,无主胰管损伤。仅引起胰腺包膜撕裂或包膜下的胰腺组织充血、水肿和小量出血;有裂伤时可有少量腺泡及小胰管毁坏或破裂,但不引起严重后果而能自行愈合。

Ⅱ型:胰腺远侧部分的挫伤或裂伤,可疑有主胰管损伤,或胰腺近侧部分即胰头的挫裂伤,但无主胰管损伤。由于严重的挫伤,部分胰腺组织已被毁灭,或胰体尾部横断伴有远端胰管的断裂,外溢的胰液即将自我消化,可引起出血或更多胰腺组织的进一步坏死。有时则可导致急性胰腺炎。但由于胰管损伤在远端,外溢的胰液相对近端胰管损伤少,临床处理较为方便,预后较好。

Ⅲ型:胰腺近侧部分即胰头的挫裂伤或断裂,可疑或有主胰管损伤。由于发生近端主胰管的断裂,大量胰液外溢引起急性腹膜炎,出现休克等严重并发症。此等患者因有严重的水、电解质和酸碱平衡失调,营养障碍,甚至败血症等,如未能及时有效处理,情况将迅速恶化,病死率很高,预后极差。

Ⅳ型:严重的胰腺合并十二指肠损伤。又分为两个亚型:A型:胰头部、十二指肠乳头区和胰腺及十二指肠的血供良好,手术处理其他无活力的胰腺组织后尚有保留胰头部完整性的可能,有一定的抢救成功率;B型:胰头部、十二指肠乳头区破裂,胆胰管断裂,伴胰腺及十二指肠血供障碍,外科处理极为困难,死亡率极高,一般都需要作胰头十二指肠切除术。

此外,还有见弘分类法(表10-1)和美国创伤外科学会分类法(表10-2)。

【临床表现和诊断】 胰腺损伤并无典型症状,因此诊断有一定困难。

外伤性损伤:程度较轻者大多症状轻微,易被忽视,如

表10-1 胰腺外伤见弘分类法

分型	损伤程度
Ⅰ(挫伤型)	胰腺点状出血或血肿;被膜完整,腹腔内无胰液漏出
Ⅱ(裂伤型)	无主胰管损伤的各类胰腺损伤
Ⅲ(主胰管损伤)	a.胰体、尾部主胰管损伤 b.胰头部主胰管损伤

表10-2 美国创伤协会分类法

分型	损伤部位和严重程度	大胰管损伤
Ⅰ	较小血肿,浅表裂伤	无
Ⅱ	较大血肿,较深裂伤	无
Ⅲ	胰腺远侧断裂伤	有
Ⅳ	胰腺近侧断裂伤,或累及壶腹部	有
Ⅴ	胰腺头部严重毁损	有

数星期后上腹部有肿块出现,则为假性囊肿形成的征象。严重的损伤常可导致休克或虚脱,以后则可有内出血、腹膜刺激征及腹膜炎等表现,患者常有上腹部的剧痛,肩部或肩胛部的放射痛,恶心、呕吐或呃逆,局部肌痉挛和压痛,以及腹内有游离液体等症状和体征出现。

穿透性损伤:根据利器进出口的部位和方向,有时可以推测有无胰腺损伤的可能。如受伤后并无严重出血而有明显休克现象时,则应考虑到有损伤胰腺的可能。此等创伤大多伴有其他内脏损伤,在开腹探查时如注意到此点,大多可以发现真相。

手术时无意中造成的胰腺损伤,因其临床表现颇不一致,发觉最为困难。多数患者在手术后初期即有较长时期的呕吐和上腹部疼痛,体温较高,脉搏较快,腹部较紧张,压痛较明显,病情似较严重,不像一般的胃切除或脾切除以后的情况。但上述症状和体征都是相对的,有时在术后较长时间期内仍不能明确其真相。以后在上腹部或腰区逐渐出现明显的肿块,这个肿块不是血肿、即是脓肿或为囊肿,所抽得的液体中一般多含有较高的胰酶,有时淀粉酶测定可在1000索氏单位以上,于是诊断方始确定。

此外,有些病例的上腹壁皮下组织可见不规则的瘀斑出现,或者脐部因腹内出血而呈青紫色,是称Cullen征;据称是胰腺损伤的典型症状但发生率不高。开腹探查时如发现大网膜有脂肪性坏死者不论是否伴有出血现象,多为胰腺损伤的表现,但有胰腺损伤者也不一定有脂肪坏死和出血。

一般来说,上腹部曾受严重外伤者,特别是穿透性锐器伤时应考虑到有胰腺损伤的可能性。有明显剖腹探查指征者,当无必要作术前过多的诊断性检查而延误手术治疗。但若症状体征不明显,确定诊断困难时,则可作如下必要的检查,以明确诊断:

1. 淀粉酶测定 血清、尿和腹腔液体淀粉酶测定对确定有无胰腺损伤具有重要意义。特别是胰管有损伤和断裂者淀粉酶都将会有不同程度的增高。

2. X线片检查 腹部平片可除外脊柱损伤及空腔脏器的破裂;有异物存留在腹内者,根据异物的位置也可以推测到胰腺有无损伤。

3. CT检查 CT检查可对胰腺损伤类型、胰周浸润程度以及有否其他实质性脏器损伤诊断有帮助,当仍有40%的胰腺损伤漏诊率,对判断胰管是否断裂没有价值。

4. ERCP 被认为是最可靠的诊断方法，对胰管损伤最容易明确，还可以获得直接影像。但值得注意的是危重患者应避免这种检查。

5. 超声 B超简便易行，对诊断胰腺外伤后血肿、胰腺假性囊肿和胰腺断裂等胰腺损伤并发症较有意义。超声内镜的优势可对胰腺损伤的部位、程度有较明确的诊断，同时有助于了解胰腺周围的继发病变。

6. 腹腔动脉血管造影 在胰腺动脉有断裂时有诊断价值，此时可见造影剂有外溢现象。

7. 诊断性腹腔灌洗 是诊断腹部闭合性损伤的重要方法。但根据腹腔灌洗液淀粉酶水平诊断胰腺损伤尚有争议，若腹腔灌洗液淀粉酶浓度很高，又不能排除其他脏器损伤，则有剖腹探查指征。

【预防和治疗】 因手术而引起的胰腺损伤是完全可能预防的，特别是在胃、胆道、脾脏等手术时，如采取适当措施，应可预防胰腺损伤的发生。

在作胃或十二指肠后壁的穿透性溃疡切除时，因溃疡底部深达胰腺组织，如企图将其完全切除，则可能会损伤胰腺组织，引起胰液外溢造成腹膜炎或胰瘘；如在胃切除时留一部分溃疡边缘的黏膜及溃疡底部不予切除（残留的少许黏膜可用浓苯酚烧灼后再以乙醇中和），当可避免胰腺损伤。溃疡距幽门较远者，最好先在肝十二指肠韧带中找到胆总管予以切开，然后插入一条导尿管，则在溃疡切除时可减少损伤胆管和胰管的机会。为了避免胰腺损伤，十二指肠第一部的游离和切除亦不必过多，必要时甚至溃疡可以不予切除：如十二指肠的断端缝合有困难者，宁愿采取开放缝合法（Nissen 法），或者切端中放置一条导尿管引流减压后再加缝合，较之过分的游离十二指肠第一部企图作闭锁缝合者为安全。此外，在内翻缝合十二指肠切端时，应避免缝针穿刺过深而伤及副胰管或绞窄一部分胰腺组织，引起胰腺炎、胰腺坏死、胰瘘等并发症。

在取除嵌顿在壶腹部的胆总管结石时，无论通过十二指肠前壁切开胆总管括约肌，或切开十二指肠侧壁的腹膜暴露胆总管下段，均有可能伤及胰腺组织。在切取胰腺组织作病理检查或作胰腺肿瘤摘除时，如处理不当，也可能造成胰管损伤和胰液的外溢。

在行脾切除时，也有损伤胰尾的可能。但如能先将脾动脉结扎并将整个脾脏先充分游离后提出切口外，则在结扎切断脾蒂前就能将胰尾预先剥离，不致在切断脾蒂时伤及胰尾。

上述损伤如在手术时即已发现，则应立即予以缝合或修补。胰腺组织较小的裂伤可用 Prolene 血管缝线进行缝补；严重者可考虑将远端切除，近端则用 Prolene 血管缝线或微乔“8 针 8 线”缝合。小的胰管可予以单纯结扎；如胰头部较大的胰管有损伤，应将远切端直接吻合到十二指肠壁的侧壁上，采用黏膜对黏膜的吻合法，胰管中则可插入小段的支撑管作为依托，以支持吻合口之用（图 10-6）。凡胰腺缝补之处，均需放置引流。

如胰腺（或胰管）损伤未能及时发现而患者已出现腹膜炎、胰腺坏死、膈下脓肿或胰腺外瘘等情况时，一般应先通过手术野的引流，使创口不致被消化而崩裂。同时应通过输血补液以维持水和电解质的平衡，禁止口服食物和应用生长抑素以减少胰液分泌，并使用抗生素以控制感染，使胰腺的损伤首先形成一个外瘘，以后外瘘大多能自行愈合。如外瘘经久不愈，则可将瘘管解剖出来，尽量靠近胰腺部位，然后将瘘口吻合到十二指肠或空肠壁上。已有胰腺坏死或局部脓肿时，如勉强再予修补，是属无益，应予禁止。

外伤性胰腺损伤无法预防，且多伴有其他内脏损伤；对腹外伤病例如在剖腹探查时常规地探查胰腺，当可早期发现损伤而及时予以处理，免得发生严重并发症。通常自上腹正中或旁正中切口进入腹腔，先探查肝、脾、胃、十二指肠，然后自十二指肠空肠曲处起始，系统地检查肠道。如发现腹内有血性液体特别是有脂肪坏死者，胰腺损伤的可能性极大，应即检查胰腺。但即使无上述现象，最好在关闭腹腔前也常规地检查胰腺，以免胰腺有损伤而被遗忘。探查胰腺之径路有五种（图 10-7）：

1. 通过肝胃韧带 如有胃下垂者，其肝胃韧带极薄而又无血管，切开后将胃向下牵开，即可使整个胰腺的上缘及前面获得良好的暴露。

2. 通过胃结肠韧带 胃结肠韧带在胃网膜血管以下切开后，将胃向上而横结肠向下牵开，即可获得满意的暴露。

3. 将大网膜自横结肠上游离，从横结肠之上缘进入小腹膜腔 此法暴露良好，能暴露整个小腹膜腔，容易对胰腺进行全面探查，因而此径路最为实用。

4. 通过横结肠系膜 在横结肠系膜内，结肠中动脉之左（或右）侧开一裂孔，可以探查胰腺之体及尾部，但对胰头部则不能充分暴露。此法有损伤结肠中动脉之危险，引流时又需经过大腹膜腔，故并无优点。

5. 切开十二指肠降部外侧的腹膜，可以暴露胰头部的后面。

胰腺损伤的治疗原则：控制出血，寻找胰管，适当清创，充分引流，合理处理联合伤。通过任何一个径路暴露胰腺后，应先吸尽血液，控制出血，继即仔细检查胰腺损伤的情况，并予以适当处理。①Lucas Ⅰ型胰腺损伤：胰腺仅有挫伤而无裂伤者，只需于挫伤附近放置引流。②Lucas Ⅱ型胰腺损伤：如胰腺已有裂伤，但主胰管尚未断裂者，则一般应用 Prolene 血管缝线连续缝合或微乔“8 针 8 线”间断缝合；如胰腺体部或尾部已严重裂伤，则宁愿将其远端部分切除，近切端修齐后用微乔“8 针 8 线”间断缝合，不需要作胰肠吻合。③Lucas Ⅲ或Ⅳ型胰腺损伤：有较大的胰管断裂，则应根据胰管断裂的部位作相应的处理，防止胰瘘。如胰头颈部损伤而主胰管完好，作相应部位的引流即可；如胰体、尾部损伤，胰头部完好者则作远端胰部分切除，不必作胰肠吻合，其胰液当能通过主胰管引入十二指肠；如胰头、颈部横断伤，胰头侧保留不足以维持胰腺功能者，则应保留

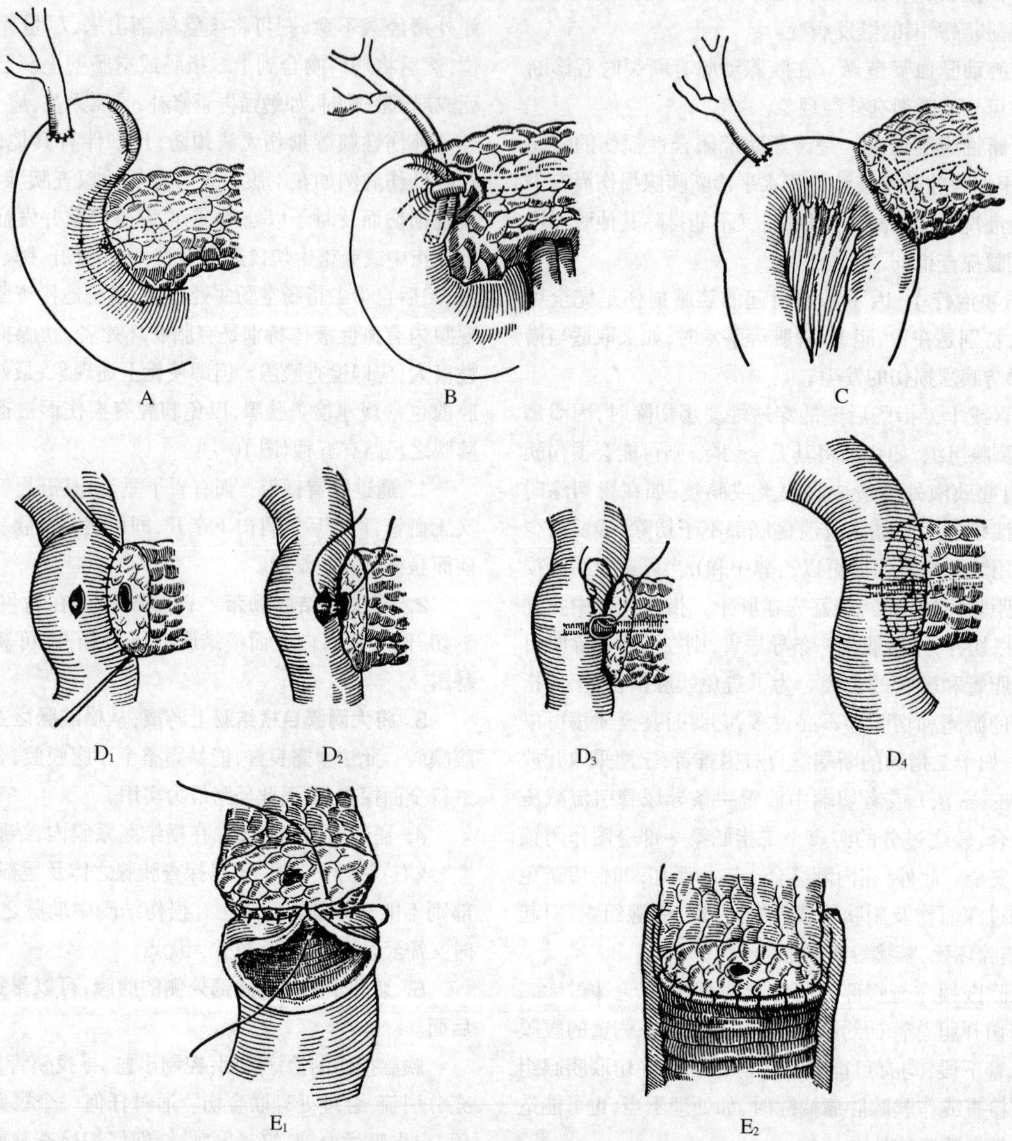

图 10-6 胰管的肠道植入法

A. 如胆总管和胰管均已切断而十二指肠残端尚有足够长度者，则胆总管可植入至十二指肠残端之对系膜侧壁上，胰管可植入至附近的十二指肠侧壁上；B. 如胆总管完好而胰管被切断者，胰管可植入至十二指肠的残端上，也可植至其侧壁上。植入时胰管中可插入小段导管，以利吻合；此小导管有时还可以通过肠腔引出体外，可以进一步防止吻合口瘘；C. 如胆管和胰管均已切断而又无十二指肠可资植入者，胆管和胰管可分别植入于一段空肠袢上；$D_{1\sim4}$. 为胰腺植入肠管侧壁的具体步骤。$E_{1\sim2}$. 为胰腺残端直接植入肠管切端的方法

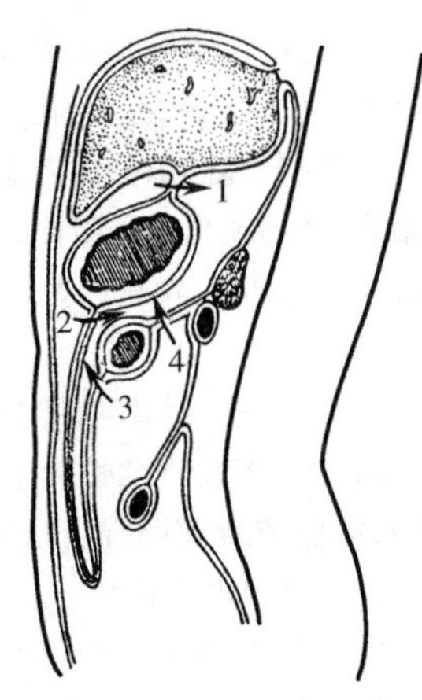

图 10-7 探查胰腺之径路

1. 经由肝胃韧带；2. 经由胃横结肠韧带；3. 将大网膜自横结肠上游离；4. 经由横结肠系膜

近、远端的胰腺，缝闭近端的断面，将远断端与空肠作胰空肠 Roux-Y 式吻合术。如有合并十二指肠损伤时，则应根据十二指肠损伤的程度选择不同的手术方式：分别可作十二指肠裂口修补、引流；胰损伤和十二指肠裂伤修补加十二指肠“憩室化”手术；有胆管损伤者应当作胆道引流；而对严重的胰腺损伤，无法作修复引流时，则可在不得已的情况下，争取作胰头十二指肠切除术，但因该手术损伤过大，手术并发症严重，仅在胰腺严重受损的情况下而作，应慎之又慎。如患者情况十分危重，或者在伤后数天或十数天后才做手术者，因受伤胰腺大多已有充血、水肿、炎症、粘连或组织坏死，则手术一般仅限于清除坏死组织，同时可在损伤的胰腺附近简单地放置双套管予以充分引流，随即在引流周围缝闭腹壁。任何胰腺损伤，不论作何种处理，均需放置引流，最好是双套管引流，因胰腺损伤后不免有胰液溢出，不引流必然会引起腹膜炎和局部脓肿。胰腺损伤的患者因其腹壁组织有被消化可能，故在缝合腹壁时应使用减张缝合。

（周蒙滔）

第四节 胰腺的炎症

一、急性胰腺炎

急性胰腺炎是指多种病因引起的胰酶激活，继以胰腺局部炎症反应为主要特征，病情加重者可发生全身炎症反应综合征，并可伴有器官功能障碍的疾病。1889 年 Fitz 首次较全面地报道急性胰腺炎的临床过程，至今已有 100 多年的历史，在这 100 年间，其治疗方案反复变更，近年来随着对其疾病本质的认识不断加深，总体疗效有所提高，但诊治观点尚未完全统一。1992 年，美国亚特兰大召开的国际急性胰腺炎讨论会将其分为轻症和重症急性胰腺炎，其中轻症约占 80%，属自限性疾病，经内科治疗均有较好的预后；重症约占 20%，仍有 10%~30% 的病死率。二十多年的临床实践发现，同是“重症”患者，病程经过、转归和病死率却有很大差别。2013 年发表的“亚特兰大共识”（修订版）将急性胰腺炎按严重度进行三分类法，即将原“重症”患者进一步分为预后较好的中重症急性胰腺炎和病死率很高的重症急性胰腺炎。迄今为止，重症急性胰腺炎仍然是一大棘手的临床难题，病死率高、并发症多、治疗时间长、医疗费用高昂的现状仍未改观，因此，仍然需要深入研究。

【发病情况】 急性胰腺炎是一种常见的疾病；在外科急性腹痛病症中，其发病率仅次于急性阑尾炎、急性胆囊炎（包括胆石症）、急性肠梗阻和胃、十二指肠穿孔。

【致病危险因素】 急性胰腺炎有多种致病危险因素，国内以胆道疾病为主，占 50% 以上；欧美国家则以过量饮酒多见。主要致病因素因素包括：

1. 胆道疾病 壶腹部结石、向下移动的胆囊结石或胆道结石、胆道蛔虫以及胆道肿瘤可引起胆总管末端的阻塞或乳头括约肌的痉挛，由于“共同通路”的存在，使得感染的胆汁逆流入胰管，或由于胆胰出口的梗阻引起胰管内高压，均可引起胰腺组织直接损伤或腺泡的破裂而发生胰腺的水肿、出血或坏死，导致急性胰腺炎。

2. 十二指肠液向胰管内反流 十二指肠乳头邻近部位的病变，如异位胰腺、十二指肠憩室、先天性十二指肠环状胰腺、十二指肠炎症狭窄、穿透性的十二指肠溃疡、胰头钩突部的肿瘤，以及胃大部切除术后的输入肠袢淤滞症等，均可引起十二指肠内压力增高，致使十二指肠液逆流进入胰胆管，其内含的肠激肽等物质逐一激活了各种蛋白水解酶和磷脂酶 A，从而引起胰腺组织的“自身消化”。

3. 暴饮暴食或过度饮酒 暴饮暴食包括过度饮酒，大量的高脂和乙醇都能刺激胰液分泌增加，并可增加胰液中的胰酶含量，均可形成小的栓子堵塞小胰管。同时，大量的饮酒可使 Oddi 括约肌痉挛水肿，使胰管内形成高压，导致细小的胰管破裂，引起胰腺的“自身消化”。若乙醇在乙醇脱氢酶的作用下生成乙醛，则后者对胰腺腺泡细胞的直接毒性作用极大，故乙醇引发的胰腺炎比其他原因引发的胰腺炎更为凶险。

4. 高血脂和高钙血症 约 20% 急性胰腺炎的患者存在高脂血症，若其血脂高于 11.3mmol/L 极易发生急性胰腺炎，其原因是甘油三酯在胰酶的作用下生成游离的脂肪酸，后者对腺泡有损害作用，是胆源性和酒精性胰腺炎的常见致病机制之一。而高钙血症则系甲状旁腺功能亢进所致，钙能诱导胰蛋白酶原激活从而导致胰腺的自身破坏。同时高钙也能导致胰管结石，阻塞胰管引起胰管内高压或刺激胰液分泌增加。

5. 创伤 上腹部钝器伤、贯通伤、手术操作，特别是经 Vater 壶腹部的操作，如内镜逆行性胆胰管造影（ERCP）和内镜经 Vater 壶腹胆管取石术等。ERCP 术后胰腺炎是最常见的医源性胰腺炎，近年来随着内镜技术的广泛开展，ERCP 术后胰腺炎的发生率有上升的趋势，预防其发生已引起临床的关注。

6. 胰腺微循环障碍 低血压、心肺旁路、动脉栓塞、血管炎以及血液黏滞度增高等因素均可造成胰腺微循环障碍,也可导致急性胰腺炎的发生。

7. 其他因素 胰腺炎的致病危险因子还有很多,如饮食、感染、药物、高钙血症、妊娠等。

除上述病因以外,少数找不到病因者称为特发性胰腺炎。有些患者的发病并不是单因素的,而是由上述两种或更多因素综合作用的结果。

【发病机制与病理生理】 急性胰腺炎的发病机制比较复杂,至今尚未完全阐明。但多数学者认为:多种病因可导致胰酶被不适时地异常激活,激活后的胰酶对胰腺组织产生自身消化,从而启动急性胰腺炎;在腺泡细胞损伤的基础上,白细胞过度激活导致过度的全身炎症反应、胰腺组织的微循环障碍及继发细菌感染等诸多因素的参与,引起胰腺局部并发症和全身其他脏器功能的障碍,导致病情恶化。现分述如下:

1. "自身消化"学说 从胰腺分泌出来的各种消化酶原,在正常生理环境下在胰腺组织以非活性的酶原状态存在,不会对胰腺组织造成损害。但在病理情况下,经多种相关因素的作用而被提前异常激活,这些激活的消化酶一旦反流入胰管并破入胰腺组织中,则会对自身胰腺组织产生强有力的消化作用,引起腺泡细胞损伤而启动急性胰腺炎,导致胰腺组织的炎症、水肿和出血坏死等病理改变。研究发现胆汁中的细菌能使结合胆汁酸变成游离的胆汁酸,这种游离的胆汁酸对胰腺也同样具有很强的损伤作用,并可激活磷脂酶A,而被激活了的磷脂酶A作用于胆汁中的卵磷脂,产生具有细胞毒性的溶血卵磷脂,引起胰腺组织的出血坏死。此外,这种被激活了的磷脂酶A,除了有上述局部的致炎作用外,还可致全身其他脏器的损害,可破坏肺泡表面的卵磷脂,使肺泡表面张力发生改变,产生急性呼吸窘迫综合征;也可使组胺释放导致循环衰竭。除了磷脂酶A之外,还有弹力蛋白酶和胰舒血管素以及脂肪酶,前者可引起血管壁和胰腺导管壁的破坏而使胰腺组织出血坏死;后者可使血管扩张,通透性增加,组织水肿和出血,而脂肪酶则可将脂肪分解为脂肪酸后与钙离子结合形成脂肪酸钙(皂化斑)。导致胰腺酶原提前激活的主要机制有:

(1)"共同通路"学说:胆汁通过胰胆管的"共同通路"的逆流是现时最通行的学说。最初由Opie(1901)首倡,据其论述多数急性胰腺炎由此而起。在约60%的病例,胰管与胆总管是合成壶腹部以后才开口到十二指肠,因此当壶腹部有结石嵌顿或乳头括约肌有痉挛现象时,胆汁将逆流入胰管,使胰蛋白酶原变为活性的胰蛋白酶,致引起胰腺本身的消化和坏死;脂肪细胞的细胞膜亦遭到破坏,以后又被脂肪酶所水解和消化,致发生脂肪坏死。

上述"共同通路"的学说是属可信。因不仅在解剖上多数病例(60%~90%)的胆总管和胰管在壶腹部有共同通路,在病理解剖上有时也能见到急性胰腺炎患者有结石嵌顿在壶腹部;Opie即因在尸体解剖时见到壶腹部确有结石嵌顿,且挤压胆囊时可见胆汁反流入胰管内,始倡此"共同通路"学说。在临床上,急性胰腺炎患者多数(50%~70%)伴有胆道疾患也确是事实,且不少急性胰腺炎是在胆道疾患急性发作时并发,同时急性胰腺炎患者血清中淀粉酶和脂肪酶均有急剧增高,亦为流出道受阻而致胰液积滞在胰管内被吸收或弥散入血的结果;都可以说明"共同通路"是可信的。

值得说明的是,临床上有些急性胰腺炎并非是由于结石嵌顿所致,如Schmieden等发现急性胰腺炎病例在壶腹部有结石者仅4.4%,Kelly在伴有胆石症的急性胰腺炎病例中,也发现仅5%~8%有壶腹部嵌顿结石。因此可以推断,这种情况下所发生的急性胰腺炎的原因多系胆囊内有结石引起括约肌的功能紊乱或直接因胆道结石通过壶腹部时引起了乳头括约肌水肿或痉挛致使胆汁经"共同通路"逆流进入胰管所致,而非胆总管内或壶腹部的结石阻塞的结果。正如前述,括约肌水肿或痉挛不仅在胆道疾患常有,在其他情况如十二指肠疾患、手术后、一切精神紧张情况下(争吵、忧虑、工作过劳)或暴饮暴食时也同样可以发生。此外,胆总管引流后作胆道造影时,如自T形管注入造影剂的压力过大,也可见造影剂直接进入胰管,并在1~2天后诱发急性胰腺炎,这些病例的壶腹部一般也无结石嵌顿。鉴于大多数急性胰腺炎病例并未发现局部有器质性梗阻性病变,胆石的通过和乳头括约肌功能紊乱或水肿痉挛可能是最常见而重要的梗阻因素。

但"共同通路"学说也还有若干疑问,如壶腹部梗阻情况尽管常见,但未必都有急性胰腺炎发生;"共同通路"在解剖上是终生一致的,但急性胰腺炎在儿童却属罕见;胰腺分泌压低于肝脏分泌压,作胆道造影时从未见造影剂流入胰管,若然即使壶腹部有阻塞,胆汁似也难以逆流入胰管;且在急性胰腺炎时,在胰管内发现胆汁的机会并不多,而在胆管甚至胆囊内发现胰液之机会则远为常见。可见"共同通路"的存在虽是事实,但只能说是急性胰腺炎发病学上的解剖学基础,胰腺炎的发生未必单纯是由于胆汁的反流;有些病例胆总管和胰管是分别进入十二指肠内,并不汇合于壶腹,则急性胰腺炎的发生更与胆汁的逆流无关,可见大多病例能否发生急性胰腺炎则是由于综合因素作用的结果。

共同通路的解剖存在是无可否认的客观事实;并有胆石症的急性胰腺炎患者,其发作也肯定与胆石症有关,虽然这不一定是由于壶腹部的结石嵌顿;移动的结石在其通过壶腹部时引起乳头括约肌痉挛、水肿,或胆囊内结石引发的乳头括约肌功能紊乱或痉挛,同样可以引起急性胰腺炎。但在另一方面,结石通过壶腹部,甚至嵌顿在该处时,却又未必都引起胰腺炎,其故安在,值得深思。这可能是由于以下几种原因:①胰管直接注入十二指肠,解剖上不存在"共同通路"。②据Hand(1963)统计的30篇论文中3000次壶腹部解剖情况,80%的人有共同通路,但其中56%的共同通路长度仅5mm或更短;而一般认为此共同通路至少应有5mm长,胆汁才有逆流入胰管的机会,否则胆汁将直接排入十二指肠。可以想象,如果壶腹部短于5mm或嵌顿的结石大于5mm时，则结石将引起整个壶腹部，包括胰管开口处的阻塞，胆汁没有反流入胰管的机会，急性胰腺炎自然也就无从发生。这种病例若发生急性胰腺炎则应是由于括约肌的功能紊乱或痉挛所致。③无论胆汁反流或胰液积滞所造成的胰管内压力，必须达到相当高度才能导致胰腺腺泡的破裂和胰液的外溢，而若其外溢的胰液未被激活也并无消化功能，当然也并不至引发胰腺的急性炎症，这一点对胰头癌患者为何不发生急性胰腺炎是一种很好的解释。④此外，胆汁虽有逆流，只要是非感染的胆汁或未经激活的胰液也未必能导致急性胰腺炎。因胆石症患者在术中作胆管造影时，有时也可见造影剂进入了胰管，而临床上却并无胰腺炎的症状。看来，胆道结石或蛔虫的缓慢通过或嵌顿、暴饮暴食、油腻、酗酒所引起乳头括约肌水肿和痉挛，以及肠液反流、细菌的上行感染或反流胆汁的性质和压力，胰腺的微循环障碍和外伤等，都是急性胰腺炎的发病必需的诱因（外因）；而"共同通路"的存在、胰管和壶腹部的解剖特点，以及机体的神经调节障碍，则可以视为发病的内在条件（内因）。发病的内在条件是基础，但发病必需的诱因也很重要。这可以解释很多胆石症患者不一定并发急性胰腺炎，而急性胰腺炎的发生也不单是由于"共同通路"的存在。

(2) 胰管阻塞和胰液分泌过盛：胰腺的大导管可以因结石、肿瘤、十二指肠憩室的压迫、手术时的误伤结扎等原因而发生梗阻，较小的胰管则可因上皮细胞的增生或上皮脱屑的雍积而引起梗阻。由于胰管梗阻可造成胰管内高压，在此同时，一旦有因饮酒或进食后胰腺分泌旺盛则可使胰管内的压力更为增高，致使小胰管破裂而胰液与胰腺实质相接触，造成胰腺水肿、坏死、出血等病理变化。

2. 白细胞过度激活学说 自1988年Rindernecht提出"白细胞过度激活学说"在炎症过程中的重要意义以来，外科临床已有越来越多的研究认为，白细胞过度激活导致多种促炎细胞因子的过度释放，引起细胞因子的连锁级联反应，对促进胰腺炎病变的发展起非常重要的作用。目前认为，急性胰腺炎发生之后，腺泡细胞损伤尤其是坏死，其内容物释放，导致胰腺局部炎细胞，如单核-吞噬细胞首先被激活，释放TNF-α、IL-1等促炎细胞因子，后者释放入血可进一步激活血液、胰腺、肺等部位的中性粒细胞，而多形核粒细胞的激活可释放包括PMN-弹力蛋白酶在内大量的破坏性炎症介质，进一步激发促炎细胞因子的炎症级联反应，导致过度的炎症反应，临床上表现为全身炎症反应综合征（SIRS），而SIRS则是多脏器功能障碍综合征（MODS）发生前的病理生理过程。急性胰腺炎启动后触发SIRS，导致胰外多脏器功能障碍，是重症急性胰腺炎第一次病死高峰的主要死因。因此，重症急性胰腺炎并不是一个仅局限于胰腺组织的疾病，而是一个全身性疾病，这也是采用胰腺切除甚至是全胰腺切除并不能治愈重症急性胰腺炎的根本原因所在。这是对重症急性胰腺炎的疾病本质认识上的一次重大突破，将导致重症急性胰腺炎治疗策略的重大调整。

急性胰腺炎引起的全身炎症反应是一个非常复杂的过程，涉及单核-吞噬细胞、粒细胞、血小板、淋巴细胞、内皮细胞和成纤维细胞等多种细胞的参与，还有凝血、纤溶、激肽和补体等系统的介入。在这个过程中，单核-吞噬细胞在损伤因子的作用下，合成与释放多种细胞因子，起启动作用；多形核粒细胞的激活并释放包括PMN-弹力蛋白酶在内的大量的破坏性炎症介质，起核心作用；而补体系统与内皮细胞则起促进作用。参与过度炎症反应的细胞因子有两类：促炎细胞因子和抗感染细胞因子，正常情况下，二者均呈低分泌状态，并处于动态平衡。当胰腺无菌性坏死和感染时，则可使胰腺组织中的巨噬细胞激活，生成和释放多种细胞因子如TNF-α、IL-1、IL-6和IL-8等，破坏了二者的动态平衡。若促炎因子过度释放，而抗感染细胞因子相对处于劣势时，机体将发生过度炎症反应综合征（SIRS）；当抗感染细胞因子处于优势时，机体表现为补偿抗感染反应综合征（CARS）；当二者都处于高分泌状态时，机体表现为混合炎症反应综合征（MARS）。参与急性胰腺炎炎症过程的促炎细胞因子包括TNF-α、IL-1、IL-6、IL-8和血小板活化因子，抗感染细胞因子有IL-2和IL-10。在急性胰腺炎病变早期主要表现为SIRS，后期尤其存在残余感染的病例可表现为CARS。

3. 胰腺微循环障碍学说 诸多的事实证明，胰腺微循环障碍与急性胰腺炎的发生发展关系密切。早在1862年，Panum在胰动脉内注射蜡颗粒造成了胰腺缺血坏死的动物模型；1962年，Preffer又报告在胰十二指肠动脉内注射直径8~20μm的微球，诱导出典型的胰腺坏死模型；临床上也发现继发于失血性休克的胰腺炎患者。

胰腺微循环障碍可以诱导出急性胰腺炎模型的事实说明，胰腺微循环障碍可以启动急性胰腺炎，是急性胰腺炎的发病原因之一，但实际发生率并不高；其在胰腺炎中的作用，更多的观点认为，微循环障碍是胰腺炎发展过程中导致病变加重的主要因素之一。在胰腺炎的早期，往往已存在微循环障碍，毛细血管先缺血继而血流淤积、毛细血管通透性增加和微血栓形成。巨噬细胞、中性粒细胞和内皮细胞的过度激活引起的促炎细胞因子和炎症介质的过度释放，是胰腺微循环障碍发生的主要机制。实验证实，在牛磺胆酸钠诱导出的急性胰腺炎模型的早期就出现胰腺小叶间动脉收缩，毛细血管内红细胞流速下降，随后可见灌流增加，提示缺血再灌注现象的存在，在再灌注的过程中可见叶间静脉内白细胞黏附，并聚集成团。这说明缺血再灌注参与微循环障碍的过程并发挥作用。急性胰腺炎时，血流动力学的改变如血液黏滞度的增高、红细胞聚集度的增加以及红细胞变形能力的下降加重了胰腺微循环障碍，促使病情恶化，使得水肿型胰腺炎向坏死性胰腺炎转化。

新近的解剖学研究结果表明，胰腺小叶内动脉与分支之间无吻合存在，属终末动脉，较易受到缺血的影响；在血液供应方面，胰岛细胞优于腺泡细胞得到血供，且腺泡细胞主要由胰内门静脉系统供血，因此腺泡细胞容易受到缺血的损害。这一发现加深了人们对胰腺微循环障碍在急性胰胰炎发生发展过程中所起的作用的认识。

4. 感染因素 除了反流到胰管的胆汁中含有细菌外，细菌感染在绝大多数急性胰腺炎病例并不是一个原发病因。但在少数病例，细菌感染也可能是原发的；而绝大多数的感染则是继发的。坏死组织继发感染是胰腺炎病变加重的最主要原因，同时也是胰腺炎后期死亡的第一位因素。未坏死的胰腺组织继发感染的机会往往低于1%，而坏死的胰腺组织在自然病变过程中继发感染的机会为40%~70%。

现已阐明，胰腺坏死继发感染的主要机制是肠道菌群易位。在病变早期，机体为保证重要生命脏器的血供而减少对肠道的血流灌注，肠道因缺氧而使肠黏膜屏障受到破坏；加上长期禁食使得肠黏膜绒毛的营养状况下降，加剧了肠黏膜屏障的破坏。肠黏膜屏障受损，肠黏膜通透性增高；同时存在肠麻痹，肠道内菌群过度生长，导致肠道内菌群和内毒素移位至胰腺及胰外侵犯的坏死组织内，引起胰腺坏死继发感染。感染的坏死灶可被局限，外周逐渐由渗出的纤维蛋白包绕，形成纤维素性囊壁，与游离腹腔和后腹膜隔开，被包裹起来的感染坏死组织受宿主自身及细菌产生的多种酶的作用而逐渐被溶解成脓液，胰腺及胰周脓肿形成。另外，肠道内细菌还可通过侵入肠系膜淋巴结，形成“亚临床感染”；突破肠系膜淋巴结的局部防御屏障，侵入肝、脾等单核-吞噬细胞系统，可形成血培养阴性的全身感染；当单核-吞噬细胞系统的抗感染防御屏障衰竭时，细菌进入血液循环导致全身败血症的发生。除肠道菌群易位之外，临床上发现重症急性胰腺炎病例早期即可发生败血症，其内的细菌可经血液途径进入胰腺坏死组织，目前认为也可能是胰腺坏死组织继发感染的途径之一。

病原学调查结果提示胰腺坏死继发感染多为混合性感染，其中不少为二重感染者，致病菌多为寄居于宿主肠道内的革兰阴性杆菌、厌氧菌和真菌。上海瑞金医院在1987年10月至1993年6月间对88例重症急性胰腺炎患者的细菌学调查结果显示75例培养阳性，其中81.3%(61/75)为混合感染，混合感染者中有75.4%(46/61)为二重感染。

综上所述，急性胰腺炎多由多种病因综合作用所致，其发生一般应有胰酶的异常激活和释放的过程，然后导致胰腺组织的“自身消化”；“自身消化”了的胰腺组织导致白细胞过度激活，从而诱发SIRS，对胰外脏器的功能造成损害；在病变过程中，胰腺微循环障碍加重病情恶化；后期由于肠道菌群易位致胰腺坏死继发感染，这些因素叠加终致多脏器功能障碍(MODS)或衰竭(MOF)。

【病理和分类】 急性胰腺炎肉眼观表现不一，其基本的病理变化不外乎胰腺组织的充血、水肿、出血、坏死以及产生局部并发症，如胰周液体积聚及假性囊肿、坏死性液体积聚及包裹性坏死等。按病理类型分：

1. 急性水肿性胰腺炎 约占80%，病变较轻，多局限于体尾部，以间质水肿、炎症反应为特征。胰腺充血、水肿、变硬，被膜紧张，可见被膜下积液。腹腔内的脂肪组织，特别是大网膜可见散在粟粒状或斑块状的黄白色皂化斑(脂肪酸钙)，腹水为淡黄色。镜下可见胰腺间质充血、水肿，炎细胞浸润，可见局限性脂肪坏死。

2. 急性坏死性胰腺炎 或称急性出血性胰腺炎、急性出血坏死性胰腺炎，约为20%，其病变严重，以胰腺实质出血、坏死为特征。胰腺腺体增大、增厚、肿胀明显，呈深红色或紫黑色，坏死灶成散在或片状分布，可见整条胰腺变黑。腹腔内常见脂肪坏死和较多量的皂化斑，腹膜后也可见广泛的组织坏死。腹腔内或腹膜后有咖啡或暗红色的血性液体或血性混浊渗液。镜下可见脂肪坏死和腺泡细胞坏死，腺泡小叶结构模糊不清，坏死分布呈灶状或片状；间质小血管壁坏死、可见大片状出血，或见动脉内血栓形成；大量炎细胞浸润，合并感染者可见胰腺或胰周脓肿形成。

1992年，亚特兰大国际胰腺会议根据胰腺病变的严重程度将急性胰腺炎分为三型：其中Ⅰ型为主，特点是以小叶周围脂肪组织坏死为中心，边缘血管、腺泡细胞和导管有出血和坏死，同时因腺泡细胞酶原渗入间质引起脂肪坏死。Ⅱ型少见，其特点以胰腺导管坏死为主，并引起导管周围胰腺间质炎，但脂肪坏死和腺泡病变则较少。多见于有较长期休克或昏迷的患者。Ⅲ型为感染性胰腺炎，由细菌直接作用于细胞，引起腺泡细胞急性炎症性改变及坏死，但多无自身消化如脂肪或导管坏死现象。

【临床表现】 急性胰腺炎多见于20~50岁患者，但儿童和老年人也可患此病。约50%~70%的患者过去有胆道病史和酗酒史。由于急性胰腺炎的病变部位、程度和范围不同，其临床症状有很大的差异。

症状 不少患者是在饱食或酗酒以后突然发病。初时常表现上腹部剧烈疼痛，伴有恶心呕吐，偶有发热或寒战和黄疸等症状。腹痛一般为持续的刀割样痛，有时也有阵发性加剧，不易为一般镇痛剂所缓解，而进食或饮水后则反有加重。腹痛部位则根据其病变部位不同而有差别，大多在上腹中部，但也可能偏左或偏右，或在脐周围，或及全腹部；特别是在左腹、左腰部或左肩胛骨处的疼痛，对急性胰腺炎的诊断有一定意义。患者常有恶心呕吐，尤其是在病程早期，有时呕吐可呈持续性，与肠梗阻的呕吐颇相似；不同的是其呕吐物多为所进食物，偶含胆汁或血液，而不呈粪便样，呕吐后症状也不减轻。如炎症水肿在胰头部或胆源性胰腺炎时，则可有黄疸，胆道有结石梗阻者黄疸较深，而因胰头水肿压迫引起的黄疸一般较轻。如属出血型胰腺炎，由于腹腔内有渗液，腹膜后有出血，肠袢时有麻痹现象，因此腹胀也可能很显著，尤其在上腹部位.少数病例可有腹泻并偶见血便。

体征 轻症急性胰腺炎的症状和体征较轻，仅为上腹部的疼痛不适，轻度发热，恶心呕吐或剑突下深压痛等。但重症急性胰腺炎病例则可出现脉搏加快、血压下降、皮肤较冷、面色发绀等休克表现。早期休克多为低血容量所致，后期继发感染，情况更加复杂，休克难以纠正。并发ARDS者可出现呼吸困难和发绀。并发胰性脑病者可引起中枢神经系统症状，出现感觉迟钝、意识模糊乃至昏迷等精神症状。

血钙降低者,可出现手足抽搐。在极少数严重病例,腰部皮肤出现大片青紫色瘀斑,称为 Grey-Turner 征;若出现在脐周者,称为 Cullen 征。这主要是由于胰液外溢至皮下,溶解皮下脂肪,并使毛细血管破裂出血所致。

腹肌紧张和腹壁压痛亦常有,但程度不如腹痛严重;往往起病时腹部触痛并不明显,数小时后始逐渐加重。腹壁强直和压痛的范围与自觉的腹痛区相符,多在上腹中部,但也可偏左或偏右,或涉及左腰及左侧背部肋脊角处,而很少累及全腹。典型的急性胰腺炎,其腹壁的紧张压痛大多在脐上偏左部位,强直的程度多属轻或中度,是与胃、十二指肠溃疡穿孔所致的全腹压痛和板样强直有所不同。轻症急性胰腺炎患者肠鸣音则多正常或稍减弱,中重症或重症急性胰腺炎患者的肠鸣音减弱或消失,为肠麻痹的表现。

患者体温在起病初期大多正常,甚至稍低,第 2~3 天则多上升至 38~39℃,以后又逐渐下降。如高热持续不退,则可能为继发感染的表现。

【实验室检查】 血白细胞计数有中等度增加,严重的急性胰腺炎患者常有轻度贫血现象,最突出的是血清淀粉酶的增高。

1. 胰酶的测定 血清、尿淀粉酶的测定是诊断急性胰腺炎的主要依据之一。急性胰腺炎时,胰酶的过度分泌加上胰管的排泄受阻,致大量胰酶吸收入血,血清中的胰酶含量急剧增高。临床上最常用的还是血清淀粉酶的测定。血清淀粉酶在发病后 3~13 小时升高,24 小时达到高峰,至起病后 2~3 天内,均有显著增高,4~5 天后迅速下降至正常,其回降的速度常较临床病征的消退为快。有时血清淀粉酶的测定值也可能在十余日后始转正常,或呈时高时低的波动变化。由于其他疾病,如胃十二指肠穿孔、小肠穿孔、肠梗阻、急性肠系膜血管血栓形成、病毒性肝炎和异位妊娠等也可导致淀粉酶的升高,因此,淀粉酶的测定值要有非常明显的升高才有诊断急性胰腺炎的价值,通常认为发病后 6 小时血清淀粉酶浓度上升至正常值的 2.5 倍、持续数天时间才有诊断价值。如采用 Somogyi 法,正常值为 40~180U/L,血清淀粉酶在 500U/L 以上才有诊断急性胰腺炎的价值;若采用 Winslow 法,正常值为 8~32U/L,血清淀粉酶要在 250U/L 以上才有诊断价值。血清淀粉酶的测定值越高,诊断急性胰腺炎的准确度越高。但是,其升高的幅度与病变的严重程度不成正比。甚至,淀粉酶测定结果正常者不能完全除外急性胰腺炎的可能,因为:①抽血测定时,血清淀粉酶已下降至正常;②高脂血症引起的急性胰腺炎,其淀粉酶测定可以正常;③胰腺过去的疾患可能已损毁了胰腺的外分泌功能;④本次发作过于剧烈者,可能破坏了大量胰腺组织。这些都可能使得急性胰腺炎患者的血清淀粉酶没有应有的升高。反之,如果发病后一周血清淀粉酶仍显著高于正常者,常提示胰腺可能有某种程度的坏死,或已发生如假性囊肿等局部并发症。此时,如腹腔内有渗液,可抽取渗出液作淀粉酶测定,若发现其淀粉酶显著升高有助于诊断。

血清淀粉酶可来自胰腺、唾液腺等,还有一种巨淀粉酶血症。这种巨淀粉酶血症是由正常淀粉酶(通常来自唾液腺)与血清球蛋白或免疫球蛋白分子结合所致,因其分子巨大不能被排泄至尿液中,尿淀粉酶值正常或降低,故将血、尿淀粉酶测定结果相结合有助于巨淀粉酶血症的诊断。淀粉酶同工酶的测定有助于急性胰腺炎的鉴别诊断,人体内有两种淀粉酶同工酶,P 型同工酶占 40%,来源于胰腺,S 型同工酶占 60%,主要来源于唾液腺、输卵管、卵巢、子宫内膜、前列腺、乳腺、肺和肝脏。血清淀粉酶同工酶的测定是鉴别血清中淀粉酶升高来源于胰腺抑或唾液腺的有效方法。当血清淀粉酶升高,而又不存在 P 型同工酶时可排除急性胰腺炎。

尿淀粉酶的测定也是胰腺炎诊断的一个辅助指标。尿淀粉酶通常在发病后 24 小时才开始上升,下降亦较缓慢,可持续 1~2 周,上升的幅度较血清淀粉酶要高。值得注意的是,单独尿淀粉酶升高不能诊断急性胰腺炎,尿淀粉酶正常也不能排除胰腺炎的诊断。

血清脂肪酶正常为 0.5~1.0 Comfort 单位,在发病 24 小时后可升高至 1.5 单位以上。持续时间较久,对晚期病例有辅助诊断的价值。在酒精性胰腺炎患者,血清脂肪酶水平上升的趋势更高,而胆源性胰腺炎患者血清淀粉酶水平上升的趋势更高,因此测定血清脂肪酶 / 淀粉酶比值有助于这两种病因胰腺炎的鉴别。但是,血清脂肪酶的测定费时,需耗时 24 小时;特异性也不高是其缺点。

2. 血生化检查 血生化检查常提示血糖升高、低钙血症、轻度氮质血症以及肝功能异常。血糖早期升高是由于肾上腺皮质的应激反应,胰高血糖素代偿性分泌增高,一般为轻度升高;后期升高则因胰岛细胞破坏,胰岛素分泌不足所致。若超过 200mg/dl(11.0mmol/L),则反映胰腺广泛坏死,预后不良。血钙降低常于发病后 2~3 天后出现,主要与脂肪坏死分解导致游离脂肪酸与血钙结合,形成皂化斑以及由于降钙素的作用使得钙由骨骼的重吸收障碍等有关;另外,甲状旁腺功能低下和低白蛋白血症可能参与低钙血症的形成。若血钙水平明显下降,如低于 8mg/dL(2.0mmol/L)常表示坏死严重,预后不良。轻度氮质血症常见,主要与液体隔离、低血容量、血管痉挛及心搏出量降低有关。肝功能异常包括一过性高胆红素血症,在非胆源性胰腺炎患者总胆红素水平很少超过 2mg/dL;还可见碱性磷酸酶、γ-GT 和转氨酶的轻度升高。

3. 淀粉酶清除率 急性胰腺炎时向尿液中排泄淀粉酶增高,当 24 小时尿液中的排泄总量超过 5000 索氏单位时被认为属于异常,这是由于肾小管对淀粉酶重吸收的下降(正常的淀粉酶重吸收率为 75%)导致淀粉酶清除率的增高。淀粉酶清除率过去曾被认为是一项特异性诊断指标,淀粉酶清除率 / 肌苷清除率的比值过去曾被作为急性胰腺炎的一项诊断试验。但是,后来的研究发现,淀粉酶清除率增高可以由肾小管重吸收尿蛋白的负荷过重所致,在其他的急性病变或创伤中也可见其升高,故未具特异性。

4. C 反应蛋白 炎症、感染等引起机体组织损伤的急性期内由肝脏合成的一种蛋白，主要协助器官恢复和维持内环境的稳定。组织受到损伤时，合成增加，血浆内浓度迅速升高。研究发现，急性胰腺炎发病后 24 小时 C 反应蛋白开始明显上升，对急性胰腺炎预后有重要的判断意义，可作为鉴别轻型或重症胰腺炎的参考依据。其临界点不同文献报道不一，范围是 100~210mg/L 不等。若 C 反应蛋白持续不降，常提示预后不良，反之预后良好。

5. 胰蛋白酶原激活肽（trypsinogen activation peptides，TAP） 在胰蛋白酶原的氨基端有一短肽，称为胰蛋白酶原激活肽，氨基酸序列为 DDDDK 和 APFDDDDK。在生理状况下，胰蛋白酶原在肠道内受肠激肽的作用，脱落 TAP 后被激活，TAP 在肠道内被降解。在急性胰腺炎的发病过程中，胰蛋白酶原在肠道外被激活，由于 TAP 分子量小，能迅速吸收入血，并经肾脏排出，因而动态测定血浆和尿液的 TAP 含量可反映胰蛋白酶原的激活情况，是一项早期诊断急性胰腺炎的指标。

6. 其他 血清乳酸脱氢酶、中性粒细胞弹力蛋白酶的测定，以及通过测定磷脂酶 A_2、中性粒细胞弹力蛋白酶和脂肪酶 / 淀粉酶计算出来的多酶参数，还有胰腺炎相关蛋白等指标对急性胰腺炎病情严重度有一定的判断价值，但尚在探索之中。

【影像学检查】

1. 胸、腹部 X 线检查 约 2/3 急性胰腺炎患者的腹部平片检查有异常的表现，最常见的是邻近胰腺的空肠、横结肠、十二指肠等肠袢孤立性扩张（前哨肠袢），以及由于胰腺炎导致结肠痉挛使得右半结肠气体扩张在横结肠的中部或左侧突然中断（结肠中断征）。但是，这些检查并非特异性，胰腺钙化将提示慢性胰腺炎。上消化道造影显示十二指肠袢扩张、Vater 壶腹肿胀、有时可见胃易激怒征。胸片可显示左下肺不张，左侧膈肌抬高，左侧胸腔积液。

2. 腹部 B 超 超声检查具有简单、方便、经济、安全等优点，目前仍为胰腺疾病的主要检测手段之一，但由于胰腺位于后腹膜，位置较深，且易受肠道气体和腹部脂肪的影响，分辨率较差，诊断准确性不高。但超声检查有时可发现胰腺肿大和胰周液体积聚，胰腺水肿显示为均匀低回声，出现粗大的强回声提示有出血、坏死的可能。B 超检查对急性胰腺炎假性囊肿形成的诊断有很大帮助。B 超检查还可发现胆道有无结石、胆管有无扩张等胆道并发症。近年来随着超声内镜的应用及超声小探头的问世，可对胰腺作十分贴近的超声检查，大大提高了胰腺疾病的诊断符合率。

3. CT 检查 增强 CT 检查是诊断急性坏死性胰腺炎的金标准。实验室检查能解决急性胰腺炎的定性诊断，但要区分水肿性胰腺炎和坏死性胰腺炎非一般的实验室检查所能解决，只有增强 CT 检查才能在手术前作出准确的诊断。急性水肿性胰腺炎 CT 检查表现为胰腺组织弥漫性增大，胰腺实质均匀强化，胰周脂肪间隙模糊，可伴有胰周积液。出血坏死性胰腺炎在胰腺弥漫性肿大的背景下出现密度高低不一（胰腺水肿的 CT 值低于正常胰腺的 CT 值 40~45Hu，坏死区域的 CT 值更低，而出血区域的 CT 值则高于正常胰腺，达 50~70Hu），出现液化和蜂窝状的低密度区，则可诊断胰腺坏死。此密度降低区与周围胰腺实质的对比在增强后更为明显。可同时在网膜囊内、胰周、肾旁前或肾旁后间隙、结肠后甚至髂窝等部位发现胰外侵犯。需要注意的是，胰腺损伤和胰周坏死的演变需要时间，早期增强 CT 有可能低估胰腺及胰周坏死的程度，起病 1 周后的增强 CT 更有价值。由于 CT 检查能明确胰腺坏死及胰外侵犯的范围，不少学者已采用 CT 的影像学改变作为急性胰腺炎病情严重程度分级和预后判断的标准。现在，CT 扫描不仅用于手术前诊断，且常用于连续的动态观察，以判断疗效和决定下一步治疗方案。

4. 磁共振检查（MRI） MRI 能提供类似 CT 检查的诊断信息。但因急性胰腺炎病情多较危急，要求检查时间短，此外，重症患者腹部时有多根引流管，其中不乏金属成分，故较少进行 MRI 检查。

5. 介入性胰腺血管造影 温州医科大学附属第一医院在对重症急性胰腺炎行区域动脉灌注治疗的同时，经胃十二指肠动脉作超选择性的胰腺血管造影，发现胰腺血管造影能反映胰腺的血液循环状况、胰腺病变的严重程度及胰周侵犯状况，并可据此判断区域动脉灌注治疗的效果。此外，胰腺血管介入造影和栓塞还能对胰腺炎时血管破裂出血作出可靠的诊断和栓塞止血，并对预后的判断有一定的参考价值。

【诊断和鉴别诊断】 对急性胰腺炎的诊断，首先应排除其他疾病，然后对其病变的严重程度要有一个较为客观的评价，以指导临床治疗方法的选择。

一般而论，急性上腹部疼痛，位置偏于左侧，向左背或左肩胛部放射，具有左上腹、胁腹、脊肋部压痛者应想到急性胰腺炎的可能。对可疑病例应检查血、尿淀粉酶，若发现明显升高者，可以做出急性胰腺炎的初步诊断；腹部 B 超或 CT 检查若发现胰腺肿大、胰周液体积聚、腹水等表现者，更加可肯定急性胰腺炎的诊断。但是，临床上因存在多种与急性胰腺炎难以鉴别的疾病则需要予以排除，常见疾患有：

1. 急性胆道疾患 无论是急性胆囊炎或胆石症、胆道蛔虫病所致的胆绞痛，有时与急性胰腺炎颇难鉴别。有上述疾患时，并发急性胰腺炎的机会也很多，区别这两类同时存在的病变就更感困难。一般而言，急性胰腺炎的疼痛较胆囊炎剧烈，较胆绞痛持久，不易为镇痛解痉药物所缓解；疼痛的位置偏于左侧，常牵涉左背或左肋脊角部位；脉搏较快。仅从临床表现进行鉴别确实存在困难，需要进一步作血、尿淀粉酶检查，B 超、腹部 CT 检查，将有助于诊断。有近期血糖增高、血钙降低现象者也有鉴别意义。

2. 胃十二指肠溃疡穿孔 典型的溃疡穿孔病例有溃疡病史，突然发生的持续性上腹剧烈疼痛，很快扩散至全腹，向右肩部放射；体格检查有明显的腹膜刺激征，以右上腹为著，特别是板样腹壁，肝浊音界缩小；X 线检查显示膈下游离气体，可以确诊。对于疑难病例可行诊断性腹腔穿刺,对穿刺液性质的分析和淀粉酶浓度的测定将有助于鉴别。

3. 急性肠梗阻 特别是高位的绞窄性肠梗阻,两者具有剧烈的腹痛、呕吐和早期休克现象。急性肠梗阻的腹痛部位常位于脐周,呈阵发性,腹痛时常立即发生恶心、呕吐,吐后腹痛减轻,痛时伴肠鸣。高位梗阻呕吐早而频繁,腹胀不明显;如梗阻非属绞窄性,压痛亦不甚明显。X线摄片可见多数肠袢内有液-气平面;但在急性胰腺炎病例,有时也可以看到上腹部有少数肠袢因肠麻痹而有充气现象,故仅凭X线检查并难以鉴别。

4. 肠系膜血管栓塞 肠系膜栓塞患者腹痛一般位于腹中部,疼痛的程度不如急性胰腺炎剧烈,甚至隔一段时间待肠袢坏死后腹痛可以完全消失。腹胀则较胰腺炎明显。压痛主要是在腹中部,而腹壁则通常不甚紧张。患者常有休克现象且较之急性胰腺炎病例更为持久。肠系膜血管栓塞、绞窄性肠梗阻和急性胰腺炎三者均可能有血性腹腔渗液;凡无外伤史的急腹症患者,若能抽得血性渗液,一般多不外乎上述三种疾患之一。肠系膜血管栓塞者过去可能有心血管病史,绞窄性肠梗阻患者常有手术或疝病史,而急性胰腺炎患者则过去常有胆道病及黄疸史。以病情而论,一般以肠系膜血管栓塞最重,急性胰腺炎次之,绞窄性肠梗阻比较轻。腹腔渗液的肉眼观无显著差别,惟肠系膜血管栓塞和绞窄性梗阻的渗液可能因含有大肠埃希菌而有臭味,急性胰腺炎的渗液无臭而淀粉酶含量很高。

总之,上述这些上、中腹部急腹症,与急性胰腺炎的鉴别在临床上常是困难的,而且这些病变的血清淀粉酶有时亦可高于正常值。惟血清淀粉酶在其他急腹症一般均在200~400单位,罕有超过500单位者,而在急性胰腺炎的早期,则血清淀粉酶多在500单位以上。故除个别病例外,血清淀粉酶的测定,对急性胰腺炎的诊断具有极大意义。诊断性腹腔穿刺液性质,以及穿刺液淀粉酶的测定将有助于鉴别。由于与急性胰腺炎难以鉴别的上述急腹症若不采取手术治疗可能将是致命的,因此,对于鉴别确有困难的急腹症患者,采取剖腹探查术是明智的。

【临床分型和病情严重程度评价】 确诊为急性胰腺炎之后,为了更好地选择治疗方法,应对急性胰腺炎的严重程度作出较为客观的评价。

1. 临床严重程度分级 1992年美国亚特兰大召开的国际急性胰腺炎讨论会将急性胰腺炎分为轻症急性胰腺炎和重症急性胰腺炎,之后国内也采用该临床分型。

(1) 轻症急性胰腺炎:病理学改变通常为水肿性胰腺炎,不伴脏器功能障碍,局部并发症少见,对及时的液体治疗反应良好,疗效佳,属自限性疾病,死亡率很低。主要的临床表现为上腹痛,伴恶心、呕吐,上腹部局限性压痛,血、尿淀粉酶升高。

(2) 重症急性胰腺炎:有脏器功能障碍,或伴有坏死、脓肿或假性囊肿等严重的局部并发症者,或者二者兼而有之。病理学改变多为急性坏死性胰腺炎,也有极少数属水肿性。除上述症状外,腹膜炎范围广,体征重,腹胀明显,肠鸣音减弱或消失,可出现腹部包块,偶见胁腹部或脐周瘀斑征,腹水呈血性、混浊状,腹水淀粉酶很高。病情进展迅猛,病死率高;而一旦发生ACS则病死率高达40%~70%。重症急性胰腺炎按有无脏器功能障碍分为Ⅰ级或Ⅱ级,即无脏器功能障碍者为Ⅰ级,伴脏器功能障碍者为Ⅱ级。Ⅱ级中,经72小时内充分的液体复苏仍出现脏器功能障碍者,国内将之定义为暴发性急性胰腺炎,与国外学者提出的早期重症胰腺炎(early severe acute pancreatitis,ESAP)概念相似。其发病情况比通常的重症胰腺炎更为凶猛严重,病死率可达60%~70%,若处理不及时病死率更高,应引起临床重视和研究。

考虑到同是"重症急性胰腺炎"患者,病程经过、转归和病死率却有很大差别。2013年发表的"亚特兰大共识"修订版采用了急性胰腺炎严重度三分类法,将原重症患者进一步分为预后较好的中重症急性胰腺炎和病死率很高的重症急性胰腺炎。中华医学会胰腺外科学组2015年1月发表了《急性胰腺炎诊治指南(2014)》,该指南也采用三分类法:

(1) 轻症急性胰腺炎(mild acute pancreatitis,MAP) 占急性胰腺炎的多数,不伴有器官功能衰竭及局部或全身并发症,通常在1~2周内恢复,病死率极低。

(2) 中重症急性胰腺炎(moderately severe acute pancreatitis,MSAP) 伴有一过性(≤48小时)的器官功能障碍。早期病死率低,后期如坏死组织合并感染,病死率增高。

(3) 重症急性胰腺炎(severe acute pancreatitis,SAP) 约占急性胰腺炎的5%~10%,伴有持续(>48小时)的器官功能衰竭。早期病死率高,如后期合并感染则病死率更高。脏器功能衰竭的诊断标准依据改良Marshall评分系统,任何器官评分≥2分可定义存在器官功能衰竭。

2. 改良Marshall评分系统(表10-3)

3. 全身及局部并发症

(1) 全身并发症:急性胰腺炎病程进展过程中可引发全身性并发症,包括SIRS、脓毒症、多器官功能障碍综合征(MDOS)、多器官功能衰竭(MOF)及腹腔间隔室综合征(ACS)等。当腹内压超过脏器所能耐受的代偿范围,由此而伴发新的器官功能衰竭,则为腹腔间隔室综合征,是MSAP或SAP死亡的重要原因之一。

(2) 局部并发症

1) 急性胰周液体积聚(acute peripancreatic fluid collection,APFC):发生于病程早期,表现为胰周或胰腺远隔间隙的液体积聚,并缺乏完整包膜,可以单发或多发。

2) 急性坏死物积聚(acute necrotic collection,ANC):发生于病程早期,表现为混合有液体和坏死组织的积聚,坏死物包括胰腺实质或胰周组织的坏死。

3) 包裹性坏死(walled-off necrosis,WON):是一种包含胰腺和(或)胰周坏死组织且具有界限清晰炎性包膜的囊实性结构,多发生于急性起病4周后。

表 10-3 改良 Marshall 评分系统

器官或系统	评分				
	0	1	2	3	4
呼吸(PaO_2/FiO_2)	>400	301~400	201~300	101~200	≤101
肾脏[1]					
血肌酐,μmol/L	≤134	134~169	170~310	311~439	>439
血肌酐,mg/dL	≤1.4	1.4~1.8	1.9~3.6	3.6~4.9	>4.9
心血管[2](收缩压,mmHg)	>90	<90,输液有应答	<90,输液无应答	<90,pH<7.3	<90,pH<7.2
非机械通气的患者,FiO_2 可按以下估算:					
吸氧(L/min)	FiO_2(%)				
室内空气	21				
2	25				
4	30				
6~8	40				
9~10	50				

注:①既往有慢性肾衰竭患者的评分依据基线应视进一步恶化的程度而定;②未使用正性肌力药物。

4) 胰腺假性囊肿:有完整非上皮性包膜包裹的液体积聚,起病 4 周后假性囊肿的包膜逐渐形成。

以上每种局部并发症存在无菌性及感染性两种情况。其中 ANC 和 WON 继发感染称为感染性坏死。

区分上述各种类型积液的意义在于指导临床治疗。上述内容是《急性胰腺炎诊治指南(2014)》最新提法,该指南删除了沿用较久的"胰腺脓肿"的概念。既往的胰腺脓肿是指胰腺、胰腺周围的包裹性积脓,可含少量或不含胰腺坏死碎屑,常发生于胰腺炎发病 4 周以后,多数是由局灶性坏死液化继发感染而形成;有脓液存在,细菌或真菌培养常阳性。

4. 常用的病情严重度评价系统 仅仅根据患者的临床表现来判断急性胰腺炎的病变严重度往往是不可靠的,因此,多种评价体系被引入于急性胰腺炎严重度的评价。

(1) 多因素预后评价系统:分为特异性和非特异性两种评价系统。

1) 特异性多因素预后评价系统

A. Ranson 评分系统:第一个在临床上使用的对急性胰腺炎严重程度作出判断的评分系统,也是国际上较为通用的指标之一。1974 年,由 Ranson 提出,该系统分为入院时 5 项指标和入院后 48 小时 6 项指标,共 11 项指标作为判断预后的标准(表 10-4):三项以下为轻症,死亡率为 0.9%;3 项以上为重症,其中 3~4 项死亡率为 16%,5~6 项死亡率为 40%,6 分以上为 100%。Ranson 系统地敏感性:75%,特异性:77%,阳性预测值:49%,阴性预测值:91%。需要指出的是,Ranson 的 11 项指标的权重或者所代表的严重性是不对等的,不能一概而论,仅作为大致估计病情轻重和预后之用。该系统的优点是对胰腺炎严重度的评价较具特异性,尤其在评价器官功能障碍方面较好。其缺点是必须在入院后 48 小时内获得数据;其中有些数据如剩余碱、体液隔绝量等往往不能及时获得;且该评分系统仅在 48 小时内进行一次病情评估,无法动态观察病情变化,限制了该系统的临床应用。

表 10-4 Ranson 指标

入院时指标(5 项,每项 1 分):
年 龄 >55 岁, 血 糖 >11.12mmmol/L(200mg/L),SLDH>300U/dl,SAGT>250U/L,WBC>16×10^9/L(16 000/mm^3)
入院后 48 小时指标(6 项,每项 1 分):
血 HCT 下降 >10%,血 BUN 增加 >1.785mmol/L(5mg/L),血钙 <2mol/L(8mg/L),PaO_2<60mmHg,碱缺失 >4mmol/L,体液隔离或丧失 >6L

B. Glasgow(Imrie)系统 将 Ranson 预后评价系统简单化,多用于胆源性胰腺炎严重度的评价(表 10-5)。其敏感度为 57%,准确度为 90%。在 48 小时内三项或以上指标提示重症急性胰腺炎。

表 10-5 Glasgow(Imrie)的严重程度评分系统

年龄 >55 岁,血清 GPT>100IU/L,白细胞计数 >15×10^9/L,血糖 >10mmol/L
血 BUN>16mmol/L,PaO_2<60mmHg,血钙 <2mol/L,血清白蛋白 <32g/L,SLDH>600U/dl

此外还有改良的 Glasgow(Imrie)系统、Bank 临床标准、Binder 并发症评分系统,Beger 生化参数等。

2) 非特异性多因素预后评价系统

A. APACHE Ⅱ(acute physiology and chronic health valuation)评分系统:是目前临床应用最广泛的系统。由急性生理改变和慢性健康状况两部分组成,包括 12 项常规监

10

测的生理指标，加上年龄和既往健康共14项，每项评分是根据入院时或入院后的一个24小时内测定值进行评定。生理指标正常值为0分，高于或低于正常值都要加分，异常的程度不同，分值也有区别，若24小时内数次测定同一生理指标以异常程度最大一次分值计算。APACHE评分系统最初用于ICU重症患者的病情严重度评价，几经改良发现APACHE Ⅱ和SAPA（简化的急性生理评分指标）在判断胰腺炎病情严重度方面的准确性与胰腺炎特异性评价系统差不多，故被用于胰腺炎病情严重度的评价，积分大于8分为重症，积分越高病情越重，预后越差。APACHE Ⅱ评分系统是目前最常用的指标之一，能较好地预测急性胰腺炎的死亡率，可动态观察，反复评估，可在入院24小时即马上评估患者病情。其缺点是预测胰腺炎持续性器官功能不全方面不如Ranson系统。

B. BISAP评分系统：近年来有学者提出，由数学模型推算而得，包括5项指标（表10-6）。该系统敏感性：71%，特异性83%。其优点是评分指标少，易于操作，可在入院后24小时内获得，并且能动态评分，是一种早期的简单的预测系统。主要用于预测急性胰腺炎的死亡，但在评价胰腺炎器官功能衰竭方面不如Ranson系统、APAECHE Ⅱ评分系统。

表10-6 BISAP评分系统

B：尿素氮（BUN）大于8.88mmol/L
I：受损的精神状态（Glasgow昏迷评分小于15）
S：全身炎症综合征（SIRS）符合以下两项或以上：
(1) 体温小于36℃或大于38℃
(2) 呼吸频率大于20次/分或CO_2分压（$PaCO_2$）小于32mmHg
(3) 脉搏大于90次/分
(4) 白细胞小于4×10^9/L或大于12×10^9/L
A：年龄大于60岁
P：胸腔积液（左侧或者右侧）

C. 预测SAP发生的分类回归树模型（决策树模型）：理想的预测指标应该是简单、方便、准确度高，并易于在急诊科快速获得。传统的预测评分如Ranson评分、APACHE Ⅱ评分，计算复杂、不易记住、准确度不高，而且Ranson评分需要二次收集数据。新近提出的BISAP评分主要用于预测急性胰腺炎的死亡。单个预测因子大多缺乏高的灵敏度或特异性。

温州医科大学附属第一医院对本院2007年5月和2009年1月间收治的72小时内发生急性胰腺炎患者进行了研究。研究排除了既往有胰腺手术史、ERCP诱发胰腺炎、慢性胰腺炎、胰腺癌、胸腔积液，及伴随疾病导致的胸腔积液（如肺炎，慢性心脏衰竭），慢性肾脏疾病患者，共纳入420名患者。收集年龄、性别、体温、脉搏、收缩压、生化指标（包括白细胞计数、血小板、血糖、肌酐、血尿素氮和电解质）。所有患者入院6小时内均行腹部CT扫描，记录胸腔积液。并根据入院时实验室和生理数据计算全身炎症反应综合征（SIRS）和APACHE Ⅱ评分。

研究对相关变量进行了单因素分析、logistic回归分析、分类回归树分析法，并最终构建了一个预测重症急性胰腺炎发生的决策树模型（图10-8）。该决策树模型由血清尿素氮、血钙、胸腔积液组成。可根据入院时血清尿素氮、血钙值及发生胸腔积液情况，分为两组：可能发展为重症急性胰腺炎的高危组和低危组。若患者入院时具有BUN> 25mg/dl；或BUN≤25mg/dl，并有双侧胸腔积液；或BUN≤25mg/dl，无或单侧胸腔积液，但有血清钙≤1.86mmol/L则为高危组（发生SAP的可能性为79.03%）。若患者入院时BUN≤25mg/dl，无或有单侧胸腔积液，血清钙>1.86mmol/L则为低危组（发生SAP的可能性为7.80%）。该决策树模型的诊断曲线下面积（AUC）显著高于APACHE Ⅱ评分（0.84 vs 0.68，P<0.000 1），其诊断敏感性为74.2%，特异性为93.9%，阳性预测值79.0%，阴性预测值92.2%，准确度89.3%。

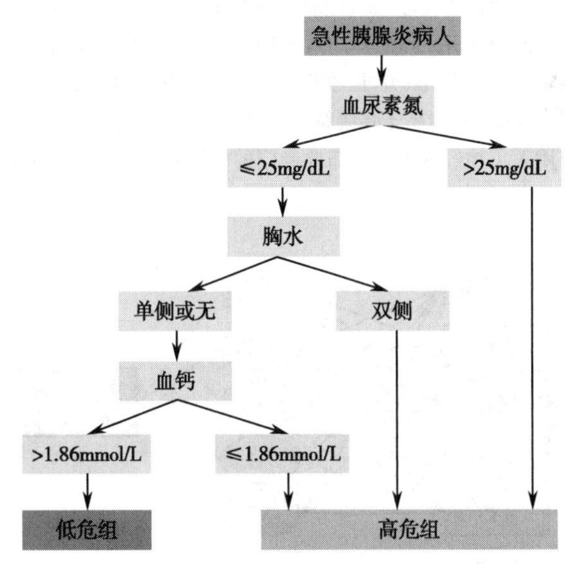

图10-8 预测发生重症急性胰腺炎的决策树模型

该模型血清尿素氮、血钙可通过抽血化验得知，而胸腔积液也可由胸部X线片或立位腹部X线片获得。该决策树模型具有直观性而且有利于将患者分成小组，它的结果容易解释，并且使用方便。所有所需数据均可方便得到，可在基层卫生医院推广应用。

D. 人工神经网络预测持续的器官功能衰竭：持续的器官功能衰竭是急性胰腺炎严重程度的主要决定因素。早期识别哪些患者可能发展为器官衰竭将有助于医生选择性对重症患者进行密切监视或积极干预。作为一个临床预测体系，人工神经网络（ANN）是由一系列相互连接的平行的非线性处理的元素（神经元）与有限数量的输入和输出端组成。已有研究表明，当预测临床结果的预后变量之间的关系是复杂的，多方面的和非线性的联系时，人工神经网络分析比传统的统计技术可能更有效、更成功。人工神经网络模型已被越来越多地用于临床预测急性胰腺炎。

据文献检索，温州医科大学附属第一医院是文献上第一次采用人工神经网络来预测急性胰腺炎持续性器官功能衰竭。排除了既往有胰腺手术史、ERCP诱发胰腺炎、慢性胰腺炎、胰腺癌、胸腔积液，及伴随疾病导致的胸腔积液(如肺炎，慢性心脏衰竭)，慢性肾脏疾病患者，收集2008年1月至2009年3月312例急性胰腺炎患者，记录在入院12小时内年龄、性别、体温、脉搏、收缩压和生化参数。根据实验室和生理数据分别计算入院时全身炎症反应综合征(SIRS)和APACHEⅡ评分。对所选的变量进行单因素分析、敏感度分析(也称为自变量的重要性分析)来确定最终进入神经网络模型最佳变量。最终构建了由年龄、血细胞比容、血糖、尿素氮和血清钙的三层5-5-1的前馈反向传播人工神经网络模型(图10-9)，并将神经网络模型的输出范围转化为0~1。如果输出大于或等于0.5则预测器官功能衰竭的发生。结果表明我们的人工神经网络模型预测灵敏度为81.3%，特异性为98.9%，诊断准确性96.2%。人工神经网络模型的诊断性能优于Logistic回归模型和APACHEⅡ评分(诊断曲线下面积AUC：0.96 vs 0.83，$P<0.0001$)。构建的人工神经网络资料收集简单、方便，在医院急诊科能快速获得，且诊断准确性高(明显高于传统统计方法构建的预测模型)。然而应用人工神经网络结果需要专门的软件或网站而限制了它的推广。

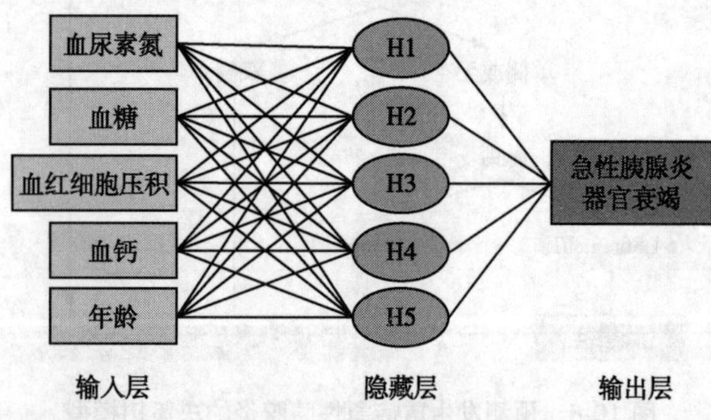

图10-9 预测AP发生持续性器官功能衰竭的人工神经网络

(2) 单一预后评价因素：研究表明，有数个生物学参数能提示胰腺炎的预后，但多数不能用于常规检查。在可常规检查的参数之中，C反应蛋白被认为最可信，胰腺炎发病后48小时内血浆内浓度迅速上升，判别轻型抑或重症急性胰腺炎的临界点文献报道不一，范围在100~210mg/L。一般而言，在胰腺炎治疗过程中，动态监测血浆C反应蛋白浓度的变化可判断治疗的有效性，若没有继发感染，将于2~3周内逐渐降为正常，预后良好；若持续升高，往往提示继发感染，多需要中转手术治疗，预后不良。若结合乳酸脱氢酶检查，其判断价值更大。其他被用于评价预后生物学指标还有PMN-弹力蛋白酶、血清脂肪酶与淀粉酶之比、胰蛋白酶原激活肽等。

(3) 影像学评价指标：CT用于胰腺炎的检查被认为是胰腺炎严重度评价系统的一场革命，增强CT被认为是诊断胰腺坏死的金标准。Ranson和Balthazar前后描述了两个评分系统，前者主要是以胰腺外侵犯为依据，而后者将胰腺外侵犯与增强后未强化的胰腺坏死区结合起来进行评分，因此Balthazar CT评分系统更为准确，应用更广泛。目前Balthazar CT评级、改良的CT严重指数评分常用于炎症反应及坏死程度的判断(表10-7，表10-8)。

表10-7 Balthazar CT分级评分系统

Balthazar CT分级	CT表现
A级	胰腺正常
B级	胰腺局限性或弥漫性肿大，但胰周正常
C级	胰腺局限性或弥漫性肿大，胰周脂肪结缔组织炎症性改变
D级	胰腺局限性或弥漫性肿大，胰周脂肪结缔组织炎症性改变，胰腺实质或胰周单发性积液
E级	广泛的胰腺内、外积液，包括胰腺和脂肪坏死，胰腺脓肿

表10-8 改良的CT严重指数评分(MCTSI)标准

CT特征	评分
胰腺炎症反应	
正常胰腺	0
胰腺和(或)胰周炎性改变	2
单发或多个积液区或胰周脂肪坏死	4
胰腺坏死	
无胰腺坏死	0
坏死范围≤30%	2
坏死范围>30%	4
胰外并发症，包括胸腔积液、腹水、血管或胃肠道受累等	2

注：MCTSI评分为炎症反应与坏死评分之和

【病程分期】 为方便治疗方案的制订，基于病程演变的基本规律，对急性胰腺炎的病程进行分期。国际上多数指南将病程分为早期和后期。早期阶段通常持续1周，也可能会延续到第2周，以过度炎症反应导致的多脏器功能障碍为特征；后期阶段则以胰腺和胰周的自身消化引起的局部并发症，如胰腺、胰周的各类液体积聚和坏死继发感染为特征。国内《急性胰腺炎诊治指南(2014)》将其分为三期：早期(急性期)：发病前2周，以全身炎症反应综合征引发全身毛细血管渗漏综合征，继而可发生多器官功能不全综合征或多器官功能衰竭为特征，是胰腺炎病死的第一个高峰期，也是治疗的难点所在。此期应加强对胰腺坏死的控制、稳定内环境、调控SIRS、脏器监护及功能保护。中期（演进期）：发病2~4周，以胰周液体积聚或坏死性液体积聚为主要表现；此时SIRS已下调，临床上出现一段时间的平稳期，此时的坏死多属无菌性坏死，但易继发感染。此期的治疗重点是胰腺坏死继发感染的综合预防。后期（感染期）：发病4周以后，由于肠道菌群易位等原因，局部并发症有发生感染的风险，坏死继发感染之后可导致病情迅速恶化，继而出现全身细菌感染（脓毒血症）、深部真菌感染、感染性休克、MODS或MOF、腹腔内出血、消化道瘘等感染相关并发症，危及生命，是重症患者的第二个病死高峰。此期的治疗重点应不失时机地进行外科干预。上述不同的病理、临床表现及治疗特点是分期的主要依据。在《急性胰腺炎诊治指南(2014)》之前，国内将急性胰腺炎的病程也分为三期：第一期称为急性反应期，第二期为全身感染期，第三期为残余感染期。其中第三期残余感染期，主要是指手术时机过早导致术后坏死残余合并感染的临床诊治过程。由于当前在合理掌握手术指征和手术时机的前提下，加之手术技术的进步，多数患者均能经单次手术彻底清除坏死物，或通过经皮穿刺置管引流术等微创手段对胰腺坏死物的处理，大大降低再次手术率，故因残余感染需要多次手术的病例变得极少，残余感染期实际已不复存在。

值得指出的是，病程的分期是人为的，不是绝对的。由于病例间的差异，有的可能只有第一期，如发病后短时间休克而病死的病例；有的三期分别存在，有时则不能截然分开。我们更期望通过努力，将患者尽可能控制在第二期内获得痊愈，即加强坏死继发感染的综合预防，使得患者不进入第三期的坏死继发感染。但无论哪一种分期法，其目的都是为了帮助人们掌握疾病的演变过程，以便指导治疗。

【预防】 约80%急性胰腺炎的发生与胆道疾患和饮酒、暴饮暴食、高脂血症等有关，因此，积极治疗胆道疾患，例如切除病变胆囊和取出胆总管结石可起到预防作用，特别是胆源性胰腺炎后更应及时去除胆道病变。积极治疗高脂血症，特别是甘油三酯高于11.3mmol/L的患者，需要短时间降低甘油三酯水平，尽量降至5.65mmol/L以下；这类患者要限用脂肪乳剂，避免应用可能升高血脂的药物。在日常生活中，避免过度的精神刺激，避免过量的饮酒和饱食，也有预防急性胰腺炎的积极意义。

【治疗】 历史上关于急性胰腺炎的治疗争议很大。早在1889年Fitz就曾报道过52例急性胰腺炎的治疗经验，认为早期外科手术对患者有害无益，此后经过14年的临床探索，则又提出早期外科手术治疗急性胰腺炎有利于患者康复的观点。1925年，Moynihan采用小网膜腔清创引流术治疗急性胰腺炎，迄今仍可作为外科手术治疗急性胰腺炎的基本术式之一。但在1938年，Nordmann在德国的外科年会上总结了德国的治疗经验，主张应以内科治疗为主。此后长达30多年的时期内一直予以内科保守治疗，不少病例也因此而死于感染、休克和MODS。因此，医学界又对急性胰腺炎的治疗重新开始临床研究和探讨，认为清除胰腺坏死组织和引流腹腔是防治感染、休克和降低病死率的关键。自从Watts(1963)等首次做切除胰腺治疗胰腺炎获得成功之后，20世纪70—80年代，积极采用外科手术治疗，从单纯的胰腺被膜切开引流发展到坏死组织清除、部分胰腺切除，甚至于提出了全胰切除治疗重症急性胰腺炎。但是，通过近十多年经验总结，发现早期外科手术、特别是扩大化手术如胰腺切除术甚至全胰切除术的疗效并不理想。此后，多次国际胰腺炎会议和国内历届全国胰腺外科会议对手术适应证、手术时机和手术方式等有关问题进行了反复的辩论。直到1992年，美国亚特兰大国际急性胰腺炎讨论会才基本达成共识，认为轻型急性胰腺炎不需手术，采取非手术治疗的病死率不到1%；重症急性胰腺炎可根据病情的需要适时作坏死组织清除和引流，但大多不宜早期手术(2周内)，仅当坏死继发感染时才手术治疗。2013年，又发表了“亚特兰大共识”修订版，将原先的重症患者又细分为中重症和重症，中重症患者基本均能获得治愈。目前的焦点仍然在于重症患者，尤其是特别严重的患者，如暴发性胰腺炎和腹腔间隔室综合征(ACS)患者。这些患者可根据不同情况进行早期手术清创引流或腹腔减压，协助患者度过危险期。据有关资料，目前重症胰腺炎的病死率约为15%，而暴发性胰腺炎则仍高达40%~70%。因此，如何进一步提高重症急性胰腺炎的疗效仍然是目前讨论的焦点与热点问题。

（一）非手术治疗

轻型急性胰腺炎属自限性疾病，对输液反应良好，因此不需要手术治疗。对于中重症或重症急性胰腺炎患者，早期仍然应以非手术治疗为主，这是因为：①手术并不能阻断病变的进展。因为急性胰腺炎一旦启动，由炎症而促发的SIRS即在发生发展，不能因为局部病灶的切除而终止病变的进展；②手术加重患者的负担，使得原本已处于非稳态的内环境更趋恶化。③手术增加胰腺坏死继发感染的机会。

1. 基本治疗措施

(1) 禁食和胃肠减压：可减少胃液和食物对胰腺的刺激，降低胰酶和胰液的分泌，使胰腺得以休息。

(2) 补充输液、纠正电解质和酸碱平衡，防治休克：由于炎症大量的液体渗出，血容量不足需要及时予以补充，以恢复血液循环量，并需维护电解质平衡，纠正酸中毒，维持循环稳定，改善微循环，预防和治疗低血压。

(3) 镇痛解痉：对于诊断明确者，可给予哌替啶镇痛。一般不用吗啡镇痛，因单独使用吗啡可引起Oddi括约肌痉挛。还可同时给予解痉药如山莨菪碱20mg/d静脉滴注，除能使Oddi括约肌松弛，还可抑制胰液分泌。

(4) 抑制胃酸：应用H_2受体拮抗剂如雷尼替丁0.2g/d静脉滴注，或质子泵抑制剂如奥美拉唑40mg/d静脉滴注，抑制胃酸分泌，减轻对胰腺外分泌的刺激，同时可减少应激性溃疡的发生。

(5) 抑制胰液分泌和胰酶活性：前述的山莨菪碱和阿托品均有抑制胰腺分泌的作用，但因口干难忍，加重腹胀而临床少用；抑制胃酸分泌的制剂如 H_2 受体拮抗剂（如西咪替丁）或质子泵抑制剂也因能抑制胃酸而减少胰液分泌；胰蛋白酶抑制剂如抑肽酶、加贝酯等具有抑制胰蛋白酶的作用；氟尿嘧啶也能明显抑制胰液及胰酶的分泌的作用。目前对胰液和胰酶抑制作用最强的一类药物是生长抑素，临床应用效果较好，无明显的副作用，常用的制剂有生长抑素十四肽（生长抑素）和生长抑素类似物八肽（奥曲肽）。

2. 液体复苏治疗 液体复苏、维持水电解质平衡和加强监护治疗是早期治疗的重点，由于 SIRS 引起毛细血管渗漏综合征（capillary leak syndrome，CLS），导致血液成分大量渗出，造成血容量丢失与血液浓缩。复苏液首选乳酸林格液，对于需要快速复苏的患者可适量选用代血浆制剂。扩容治疗需避免液体复苏不足或过度，可通过动态监测中心静脉压（CVP）或肺毛细血管楔压（PWCP）、心率、血压、尿量、血细胞比容（HCT）及混合静脉血氧饱和度（SvO_2）等作为指导。

3. 重症监护及器官功能的维护治疗 重症急性胰腺炎病变早期，加强脏器功能监护及功能维护是治疗的重要环节。ICU 重症监护的主要内容包括：①氧代谢动力学的监测：目的在于了解组织细胞的氧合状态以及患者对氧的需求量；②营养代谢监测：主要监测蛋白质代谢，了解氮平衡状况，积极纠正严重持久的负氮平衡，同时检测外源性胰岛素的需求量；③器官和系统功能监测：动态监测的目的在于防治，针对监测过程中出现的血流动力学紊乱、休克、急性肾功能不全、ARDS 等情况。其中也包括对胰腺炎病情的动态评估，据评估结果及时调整治疗方案。

器官功能的维护治疗主要包括：①针对呼吸衰竭的治疗：给予鼻导管或面罩吸氧，维持氧饱和度在 95% 以上，动态监测血气分析结果，必要时应用机械通气。②针对急性肾衰竭的治疗：早期预防急性肾衰竭主要是容量复苏等支持治疗，稳定血流动力学；治疗急性肾衰竭主要采用连续肾脏替代疗法（CRRT），同时 CRRT 也是清除促炎细胞因子的手段之一。③其他器官功能的支持：如出现肝功能异常时可以保肝药物，急性胃黏膜损伤需应用质子泵抑制剂或 H_2 受体拮抗剂。

4. 营养支持 轻型急性胰腺炎由于病程较短，病情较轻，一般只需在禁食期内根据液体出入量及热量需求由外周静脉输液治疗即可。对于重症急性胰腺炎，由于病程和禁食时间长，机体耗能大等原因，营养支持是不可缺少的治疗手段之一。其中全胃肠外营养（TPN）对于病程长的患者来说是主要的营养支持手段，但目前观点多倾向于在胃肠道功能恢复的前提下，尽可能早地恢复肠内营养，以减少肠黏膜屏障功能障碍引起的并发症，即阶段性营养支持的观点。具体方案应根据个体病情作不同的选择。肠内营养可采用鼻空肠管或鼻胃管输注法，营养制剂的配方、温度、浓度和输注速度应依据耐受情况进行调整。

5. 抗生素应用 胰腺坏死继发感染的主要是由肠道菌群移位所致，常见的致病菌为大肠埃希菌、铜绿假单胞菌、克雷伯杆菌和变形杆菌等。关于早期应用广谱抗生素预防仍有争议，目前多数指南不推荐静脉使用抗生素以预防感染。但在有胰腺坏死或有胰外广泛侵犯和坏死时，尤其是易感人群（如胆道梗阻、高龄、免疫低下等）倾向于主张应用，可选择喹诺酮类、头孢菌素、碳青霉烯类及甲硝唑等易穿透血 - 胰屏障的抗生素预防感染。笔者推荐所有重症急性胰腺炎患者均应用早期区域动脉灌注抗生素预防感染，理由见坏死继发感染的防治部分。也有通过胃肠道途径给药，杀灭肠道内大量繁衍的菌群以减少肠道菌群易位的发生。

由于长期应用广谱抗生素以及机体抵抗力下降，重症急性胰腺炎患者后期可继发真菌感染，导致病情恶化。因此，在胰腺炎治疗的后期应重视真菌感染的防治，常用的药物有氟康唑和两性霉素 B。

6. 中药治疗 祖国医学认为急性胰腺炎是脾胃积热、肝邪气滞所致，治以清热解毒、通里攻下为主，对急性胰腺炎有一定疗效。近年来，温州医科大学附属第一医院外科在重症急性胰腺炎的早期采用中药灌肠灌胃的方法治疗，效果显著。通常的做法是：在胰腺炎发病初期，采用中药保留灌肠，第一天灌肠 2 次，第 2 次灌肠后 12 小时，经胃管注入中药，并夹管半小时至两小时（视患者的耐受程度决定长短），多数患者经 1 次灌胃治疗后就可排出大量的大便，效果不佳者可继续灌胃 1~2 次，排出大便后继续灌肠 2 次 / 天，共持续 1~2 周左右，多数患者可恢复胃肠道功能。常用的中药复方为：生大黄 30g，丹参 15g，厚朴 10g，枳实 10g，芒硝 10g，元胡 30g，胡连（后冲）。

（二）介入治疗

1. 早期区域动脉灌注治疗 1992 年，日本学者武田和宪和国内学者张肇达等报告了区域动脉灌注治疗 5-FU 急性坏死性胰腺炎的动物实验研究；1995 年，国内顾凤元等报告了区域动脉灌注 5-FU 治疗急性坏死性胰腺炎的临床研究。温州医科大学附属第一医院张启瑜等（1998）报道了区域动脉灌注 5-FU、奥曲肽治疗急性坏死性胰腺炎的动物实验研究，在此基础上开展临床应用，并总结出规范化治疗方案。从目前报告的文献来看，国内已有多家单位采用早期区域动脉灌注治疗重症急性胰腺炎，均取得良好的疗效。

区域动脉灌注治疗因能在不追加药物剂量的前提下，大幅提高胰腺组织的药物浓度，且不增加药物的毒副作用，有效地解决了药物疗效剂量依赖性和血 - 胰屏障问题，因此可被视为一种强化的非手术治疗手段。原则上可作为重症急性胰腺炎早期治疗的常规方法，对于需急诊手术者亦可联合应用。即使是所谓的“暴发性胰腺炎”，也有较好的疗效。动脉灌注开始后患者腹痛症状显著减轻，一般治疗需持续两周左右，待患者胰腺炎的症状、体征缓解，血、尿淀粉酶降至正常，腹部 CT 复查显示胰腺形态基本修复正常，即可停止应用。拔除导管前一般先停止动脉灌注 1~2 天，经肠内营养管滴注或口服生理盐水后无“反跳现象”，确认病情稳定后再拔管，导管头需送细菌培养。

此外，区域动脉灌注治疗需注意的几个问题：①动脉灌注的主要成分包括：5-FU、胰酶抑制剂（生长抑素或类似物，二选一）、抗生素，以肝素生理盐水作为溶剂，分别隔开灌注，24 小时维持；②动脉灌注液总量：液体总量过大会加重胰腺组织水肿，不利于病变恢复。一般说来，每日液体总量控制在 200ml 以内，每小时液体总量不得超过 50ml；③动脉灌注液输注的速度：一般要求控制其速度为 4~50ml/h，若低于 4ml，动脉血会回流；若大于 50ml/h，患者会有不适感觉，并可加重胰腺水肿；④胰酶抑制剂的组合应用方案：第一周，5-FU250mg+10ml 肝素生理盐水，40ml/h 速度进行灌注，q12h；联合应用奥曲肽 0.3mg+100ml 肝素生理盐水，或者生长抑素十四肽 6mg+100ml 肝素生理盐水，4ml/h 速度 24 小时持续灌注；第二周，停用 5-FU，改单独应用奥曲肽或生长抑素，时间约 2 周左右。应用 5-FU 期间需隔日检查血常规，若发现骨髓抑制则及时停用 5-FU。

2. 内镜下 Oddi 括约肌切开术（EST）治疗胆源性胰腺炎 由于壶腹部结石嵌顿或者小结石通过壶腹部可引起括约肌痉挛、水肿，并可导致感染的胆汁向胰管内逆流，引起胆源性胰腺炎。因此，尽可能早地解除胆胰管内压力对遏制炎症发展具有重要作用。早期采用内镜下 Oddi 括约肌切开术（EST）治疗胆源性胰腺炎是一种解决 Oddi 括约肌梗阻、痉挛、水肿非常有效的方法，较之开腹手术具有明显的优越性：①经 ERCP 可明确看到胆管结石，如有阻塞，可很快经 Oddi 括约肌切开予以减压，不需全麻及手术；②手术损伤小，对操作熟练者而言手术时间短；而胆囊切除、胆总管探查时间长、损伤大，对以前曾行胆囊切除以及全身情况差的老年患者剖腹手术的风险更大；③剖腹手术能增加医源性感染的机会，术后肠麻痹时间更长，继发胰腺感染的机会大大增加。

值得提出的是，ERCP 检查没有发现胆管内结石的重症胆源性急性胰腺炎患者，是否需要 EST 治疗的意见至今仍有争议。大多的观点倾向于没有发现胆管结石的患者不必做 EST，其理由是括约肌切开将永久性破坏 Oddi 括约肌功能，使胆囊的存在变为一个憩室；同时将使十二指肠液更易反流至胆胰管内而增加胰腺炎的发生机会。但持反对意见者则认为，括约肌切开可减轻结石通过 Oddi 括约肌引起的括约肌痉挛和水肿；能避免因胆囊内结石再次排出进入胆总管引起梗阻和嵌顿；括约肌切开后虽然增加十二指肠液反流的机会，但反流液也因胆胰管开口畅通而容易返回十二指肠，不会增加胆胰管内压力，因此认为重症胆源性胰腺炎患者无论有无结石嵌顿，仍以作 EST 为宜。而笔者认为是否行 EST 治疗不应将胆总管有无结石作为依据，而应视是否存在胆总管梗阻而定。因为胆总管有无结石不等同于胆总管是否梗阻，胆总管有结石者在临床上也不一定会引起梗阻，反之，胆总管梗阻的病例也可以没有胆总管结石，如乳头水肿、炎症也可导致。这也是笔者在提出胆源性胰腺炎临床分型时将每一类型分为两个亚型的主要理由。

3. 血液滤过 由于重症急性胰腺炎时促炎细胞因子过度释放，引起过度炎症反应综合征（SIRS）和多脏器功能障碍（MODS）。近年来，人们开始采用血液滤过治疗 MODS 的研究。1994 年，德国 Gebhart 应用持续血液滤过治疗 11 例急性胰腺炎患者，取得较好疗效。1996 年日本学者采用持续血液滤过治疗包括急性胰腺炎在内的 SIRS 患者，发现经血滤后促炎细胞因子确有下降，但停止血滤后又会显著升高，疗效难以肯定。由于持续血液滤过要持续在 24 小时以上，这不但会影响其他药物的给予和引起出血，而且会过度清除炎症介质，导致“矫枉过正”，使促炎细胞因子过度降低而抗感染细胞因子相对升高，人为地引发补偿抗感染反应综合征，使机体的促、抗感染反应难以达到稳态平衡。因此，近年来，国内外多家单位对此作了改进，即采用短时血液滤过取得了较好的疗效，短时血液滤过结束时，血液中促炎细胞因子显著下降，抗感染细胞因子显著上升，这是因为通过清除促炎细胞因子等炎性介质而调整了复杂的细胞因子网络的非稳态，而促使抗感染细胞因子释放增多。重症急性胰腺炎病例临床应用的指征：①存在 SIRS 的显著临床表现；②暂时无手术指征；③无严重的房颤和出血倾向；④高脂血症原则上不宜血滤，应改为血液吸附，但是可以通过血滤器吸附部分血脂后，仍可以应用短时血滤。当患者的心率 <90 次 / 分，呼吸次数 <20 次 / 分，体温 <38℃时，就应停止血液滤过。短时血液滤过是重症急性胰腺炎 SIRS 调控的重要手段，因调控 SIRS 而降低了多脏器功能障碍（MODS）的发生，但其对 SIRS 的调控发生在 SIRS 的终末环节。

除了短时血液滤过以外，近年来也有较多单位应用治疗肾衰竭的连续肾脏替代疗法（CRRT）作为清除重症急性胰腺炎促炎细胞因子的手段，同样对 SIRS 起调控作用。对于高脂血症性胰腺炎，不宜应用血液滤过，应在使用小剂量低分子肝素和胰岛素的基础上，采用血脂吸附和血浆置换的方法进行快速降脂。

4. 经皮穿刺腹腔置管引流（PCD）和腹腔灌洗 重症急性胰腺炎时，腹腔内存在大量的胰性渗液，这些渗液中含有高浓度的胰酶以及各种有毒害作用的炎症介质，它们一方面可加重肠麻痹导致肠腔积气积液和肠壁水肿，引起腹内压显著增高和腹腔间隔室综合征（ACS）。另一方面，毒性物质吸收入血引起机体的全身毒害作用，加剧 SIRS，导致多脏器功能障碍。采用经皮穿刺腹腔置管引流和灌洗减压，可以将大量的腹腔渗出液引出体外，由此而减少局部和全身损害，可作为腹腔间隔室综合征早期治疗的首选方法。经皮穿刺腹腔置管引流通常在 B 超导引下进行，其部位通常在腹腔渗液最集中处或者麦氏点；而腹腔灌洗法是经脐下作小切口向上腹部和盆腔分别置入进水管和出水管，用平衡液灌洗。应用期间要特别注意引流管的管理，防止导管源性腹腔感染的发生。

10

（三）手术治疗

1. 适应证与手术时机 尽管早期手术对多数重症急性胰腺炎患者并非有利，但仍然有部分病例需要早期手术，而且是至关重要的，若错失手术机会将会导致严重后果。后期出现胰腺局部并发症继发感染或产生压迫症状、消化道瘘、胰瘘、出血等其他并发症则更需手术治疗。因此，手术仍然是重症急性胰腺炎治疗中必不可缺的治疗方法，这也决定了重症急性胰腺炎属于外科性疾病，由外科医师来主导重症急性胰腺炎的治疗有助于治疗手段的合理选择，对患者的治疗有利。但在什么情况下采取什么样的手术始终是胰腺外科讨论的焦点问题。此外，急性胰腺炎毕竟是一种复杂性的病变，制订治疗方案时应根据具体病情综合考虑手术的迟早和大小。

(1) 早期手术的适应证与时机：综观各种观点，下列情况则以早期手术为宜：

1) 诊断不明确，不能除外胃肠道穿孔、绞窄性肠梗阻、肠系膜血管栓塞等急腹症者。

2) 出现胆道梗阻的重症急性胆源性胰腺炎，首选ERCP-EST解除胆道梗阻。但对不具备ERCP-EST技术的单位，应早期急诊手术解除胆道梗阻，以免错失手术时机。

3) 胰腺坏死疑有感染者。目前多数观点认为，应在ICU重症监护下加强抗感染治疗，尽可能采用区域动脉灌注抗生素治疗，观察24~48小时，若无明显改善者应及时采取早期手术。

4) 暴发性胰腺炎患者，采用非手术治疗手段不能稳定病情并有恶化倾向者。在重症急性胰腺炎中，这一小部分患者来势特别凶猛，发病后很快出现休克或多脏器功能障碍，病情很难控制，恶化很快，死亡率特别高。对于此类患者，文献报道倾向于积极的早期手术干预。但笔者认为此类患者若能除外腹腔间隔室综合征，尽可能采用区域动脉灌注治疗，并曾采用区域动脉灌注抢救成功6例暴发性胰腺炎患者。

5) 早期并发腹内高压和腹腔间隔室综合征者。重症急性胰腺炎并发腹内高压和腹腔间隔室综合征，不及时处理可迅速导致肾、肺、心血管、肝脏甚至中枢神经系统功能失代偿，必须及时采取早期手术治疗进行有效的腹腔减压，以阻止病变的进一步恶化。

(2) 晚期手术的适应证与时机：晚期手术的主要适应证有：

1) 胰腺局部并发症(如急性胰周液体积聚、急性坏死物积聚、包裹性坏死等)继发感染。胰腺或胰周感染性坏死的手术指征及时机：临床上出现脓毒血症，CT检查出现气泡征，细针穿刺抽吸物涂片或培养找到细菌或真菌者，可诊断为感染性坏死，需考虑手术治疗。手术治疗应遵循延期原则，一旦判断坏死感染可立即行针对性抗生素治疗，建议区域动脉灌注抗生素治疗，严密观察抗感染的疗效，稳定者可延缓手术。B超或CT导向下经皮穿刺引流(PTCD)胰腺或胰周感染的脓液，缓解中毒症状，可作为手术前的过渡治疗。过早的手术治疗显著增加手术次数、术后并发症发生率及病死率。因此，尽可能地延期手术对患者有利，但又不失时机地进行手术，时机的把握至关重要。总的原则是“宜迟不宜早，宜小不宜大”的手术原则。

2) 胰腺局部并发症(如急性胰周液体积聚、急性坏死物积聚、包裹性坏死等)产生压迫症状，如消化道梗阻、胆道梗阻等。

3) 胰腺假性囊肿出现出血、感染、破裂、压迫等并发症，或者囊肿直径大于6cm，或者近期内囊肿有明显增大者。

4) 出现胰瘘、消化道瘘、大血管糜烂出血、假性动脉瘤破裂出血等需要手术治疗的并发症。

2. 手术方式 对于早期手术患者病情多很严重，有的血流动力学尚不稳定，对手术的耐受性很差。因此，其手术原则要求简单、有效，宜小不宜大。换言之，针对突出的具体情况采取相应的最简单的措施予以解决，力求能解决病情主要矛盾的同时，尽可能减少手术创伤，缩短手术时间。如对于存在胆道梗阻者，在解决胆道梗阻的前提下，适当清除胰腺坏死组织，有时胰腺被膜切开减压和胰周间隙通畅引流即可；对于暴发性胰腺炎，尽可能吸除腹腔内渗液并胰周充分冲洗是关键，而对胰腺局部的处理应从简原则；对于腹腔间隔室综合征患者，重点在于腹腔减压如吸除渗液、3L营养袋暂时性关腹等，对坏死物清除适可而止，切忌勉强。有些病变严重患者，估计病程较长，可附加空肠造瘘以尽早开始肠内营养支持；对于有胆道结石患者，可考虑加做胆囊切除或胆总管切开取石，或附加胆道造瘘术(胆囊造瘘术或T形管引流术)；至于胃造瘘则视具体情况而定。

胰腺感染性坏死的手术方式包括微创手术和开放手术。微创手术主要包括小切口手术、视频辅助手术(腹腔镜、肾镜等)，有取得良好疗效的临床应用报告，较之开放手术有创伤小之优点，这对一些病情危重不能耐受开放手术的病例或许更适合。开放手术包括经腹或经腹膜后途径的胰腺坏死组织清除并置管引流，清除坏死组织(包括胰周侵犯的坏死组织)的原则，若坏死比较彻底、分离较容易者，在手术当时病情许可的情况下，尽可能清除彻底；若坏死不彻底，解剖分离困难，不必勉强清除，否则会导致出血等并发症，此类患者往往一次手术难以完全清除，随着病变的进展胰腺组织会进一步继续坏死，常需多次、反复手术方可。此类患者的胰周通畅引流是手术最关键的步骤之一，因常需反复冲洗，可选用双套管引流。常规附加空肠造瘘术。胰腺感染性坏死病情复杂多样，各种手术方式须遵循个体化原则单独或联合应用。晚期手术除上述感染相关并发症外，梗阻相关并发症、大出血、消化道瘘等其他需手术治疗的并发症则视具体情况而定，假性囊肿的手术见相关章节，在此不再赘述。

(四) 常见并发症的处理

1. 急性呼吸窘迫综合征(ARDS) ARDS是重症急性胰腺炎最常见的器官功能损害，易发于急性反应期、后期胰腺坏死继发感染及手术治疗后。主要由于肺毛细血管通透性增加，肺间质水肿；肺表面活性物质减少，肺泡易于萎缩；血液高凝状态导致肺微血管栓塞等一系列病变所致。磷脂

酶 A_2 和促炎细胞因子的过度释放可能是引起这一系列肺部损伤的主要原因。临床表现为呼吸次数加快，呼吸费力、窘迫感；血气分析显示呼吸性碱中毒到严重的低氧血症；后期发展至心力衰竭和周围循环衰竭。若 ARDS 诊断成立，应考虑气管插管或气管切开作机械辅助呼吸；若仍未改善，需要考虑呼气末正压呼吸(PEEP)治疗。ARDS 是重症急性胰腺炎的严重并发症之一，也是致死的主要原因，但若能早期诊断、早期处理，大部分还是可以挽救的。值得注意的是，在处理 ARDS 的同时，还要考虑腹腔内的原发病变，若原发病变在恶化，不作针对性处理，ARDS 将可能导致病死。

2. 腹腔间隔室综合征(ACS) MSAP 或 SAP 患者可合并 ACS，当腹内压(intra-abdominal pressure，IAP)>20mmHg 时常伴有新发器官功能衰竭，称为腹腔间隔室综合征(ACS)，它是 MSAP 或 SAP 死亡的重要原因之一。测定 IAP 简便而实用的方法是经导尿管膀胱测压法：患者平卧，以耻骨联合作为 0 点，排空膀胱后，通过导尿管向膀胱内滴入 50ml 生理盐水，测得平衡时水柱高度即为 IAP。ACS 的治疗原则是及时采用有效的措施缓解腹内压，包括胃肠道减压及导泻、镇痛镇静、使用肌松剂及床边血滤减轻组织水肿，B 超或 CT 引导下腹腔内与腹膜后引流减轻腹腔压力。上述减压方法效果不佳时，可采取开腹手术减压。

3. 出血 表现为消化道出血和腹腔内出血。对于上消化道出血，应立即行胃镜检查，发现有多发弥漫性黏膜糜烂，首先考虑应激性溃疡，应采用冰盐水加去甲肾上腺素局部灌洗，同时全身应用止血剂和制酸剂，包括生长抑素和质子泵抑制剂，多数出血将会停止；若胃镜发现局部炎性糜烂出血或局部溃疡穿孔出血，主要是由胃外感染坏死组织腐蚀胃壁造成，应立即手术治疗，术中不仅要做局部止血，更重要的是要清除感染坏死组织，并行局部灌洗。对于下消化道严重出血，大多数是结肠(结肠脾曲最常见)被感染坏死组织腐蚀穿孔所致，应立即手术切除肠段，并清除局部感染坏死组织和局部灌洗。腹腔内出血常见的有创面肉芽组织损伤导致小血管出血和局部较粗的血管被感染坏死组织腐蚀而继发的大出血。前者出血量不大，对血流动力学影响不大，可采用局部灌洗或填塞压迫止血；后者出血量大而凶猛，条件具备的首选血管造影检查明确出血部位，如为动脉性(假性动脉瘤)出血则行栓塞术。未明确出血部位或栓塞失败者可考虑积极手术止血或填塞止血。同时做好凝血机制的监测和纠正。

4. 瘘 空腔脏器瘘为小肠瘘、结肠瘘及胃瘘；而实质性脏器瘘为胰瘘。对空腔脏器瘘的处理，由于瘘管大多与小网膜腔直接相通，瘘液将加重局部感染。因而，结肠瘘应及早作近端造瘘。胃瘘及小肠瘘先局部灌洗通畅引流，大多能自愈；对不能愈合的，则需造瘘或转流手术处理。对胃肠道瘘的患者要加强营养，维护水电解质平衡以及全身使用消化道分泌抑制剂如生长抑素、雷尼替丁、奥美拉唑等。胰瘘发生在病程的后期，绝大多数患者能自愈，只有极少数长期不愈者，需做加压造影摄片，以了解有无残腔、有无合并其他空腔脏器瘘，以及胰管远程有无狭窄或中断。对有残腔、合并有其他空腔脏器瘘以及胰管远程有狭窄或中断者，需要采用手术治疗，同时全身使用生长抑素，95% 病例都可以治愈。

5. 深部真菌感染 深部真菌感染是急性胰腺炎治疗过程中棘手的问题，据文献报道，深部真菌感染呈逐年增加的趋势，是胰腺炎后期死亡的主要原因之一，故应重视深部真菌感染的防治。据有关研究发现，深部真菌感染主要由肠源性致病性真菌所致，其中假丝酵母菌属占 90% 以上，其余主要为毛霉菌、隐球菌。在假丝酵母菌谱中，白假丝酵母菌占一半以上，非白假丝酵母菌依次为热带假丝酵母菌、近平滑假丝酵母菌、光滑假丝酵母菌以及星形、伪热带和克柔假丝酵母菌等。近年来非白假丝酵母菌感染有增加的趋势。

由于深部真菌感染起病隐袭，同时缺乏特征性临床表现，且确定性诊断必须依靠活组织病理学检查和从病变组织中找真菌，其确定性诊断极为困难。若待确定性诊断后再行治疗，大多会因丧失抢救时机，患者难以存活。因此，临床医师要依据诊断线索，结合体液的病原学检查，大胆作出初步临床诊断。对疑为真菌感染的患者则应立即进行经验性治疗，当有助于提高治愈率。由于本病多由假丝酵母菌属感染，且以白假丝酵母菌为主，氟康唑可以覆盖，因此，一线抗真菌药物采用氟康唑；二线抗真菌药物采用两性霉素 B。采用两性霉素 B 治疗的适应证为：①有血源性感染的证据，且血流动力学不稳定者；②非白假丝酵母菌感染：因为克柔假丝酵母菌对氟康唑天然耐药，热带假丝酵母菌对氟康唑部分耐药；③毛霉菌感染；④氟康唑治疗无效者，应改为两性霉素治疗。两性霉素 B 的副作用主要是发热，加用氢化可的松对抗，另外还有低钾血症和血肌酐上升，应严密观察和及时纠正。抗真菌治疗的同时，去除病灶至关重要，一旦疑诊为深部真菌感染，应拔除或更换所有留置导管，手术引流胰腺脓肿或清除坏死感染灶。另外，应加强营养和增强细胞免疫治疗，对有真菌与细菌混合感染者应联合应用抗生素治疗；若有确凿证据证实为单纯真菌感染，则停用抗生素。

6. 胰性脑病 胰性脑病是指急性胰腺炎时所并发的中枢神经系统损害综合征，其典型表现为精神异常、视听幻觉、行为怪异、抽搐发作，甚至可出现谵妄或意识障碍。重症急性胰腺炎一旦继发胰性脑病，常预后不良，病死率很高。

目前认为其发病机制为：①胰酶的作用：由于胰腺炎时血 - 脑屏障通透性增高，逃逸至血液中的大量胰酶致使脑血管病变、静脉淤血、小出血灶、软化灶及神经细胞中毒、水肿、代谢障碍等，多见于急性反应期；②严重感染中毒：在全身感染期和残余感染期，由于继发严重感染如感染性休克、败血症及脓毒血症、深部真菌感染等，其病原体的毒素作用于脑组织，引起一系列类似脑炎的神经精神症状；③酒精中毒：乙醇的代谢产物乙醛可直接作用于中枢神经系统也可通过对交感神经末梢或肾上腺髓质游离出儿茶酚胺的作用，造成中枢神经系统功能低下，出现一系列神经精神症状；④维生素缺乏：长期禁食，又得不到足够的外源性补充，导致维生素缺乏，最终影响脑细胞代谢，造成脑组织的损害。习惯上将由于 Vit B_1 缺乏而引起的脑病称为 Wernicke 脑病；⑤其他因素：严重的水电解质紊乱、低氧血症，可导致脑细胞代谢障碍及水肿，严重时产生颅内高压及脑疝的临床表现。

胰性脑病的治疗重点在于积极有效地治疗原发病——急性胰腺炎。部分患者可随胰腺炎病情的缓解而好转，尤其是要针对引起的病因而采取相应的治疗措施如抑酶制剂的应用、纠正水电解质紊乱、抗感染及手术清创引流、补充维生素等；其次，采取措施治疗神经精神症状：①精神症状严重者，可应用氯丙嗪、安定等药物；②有脑膜刺激征或颅内高压时，可采取脱水疗法，降低颅内压力；③能量合剂有助于神经细胞功能恢复，脑活素对恢复意识障碍、改善语言功能有一定疗效，胞磷胆碱可减轻对中枢神经系统的毒性反应；④有条件的单位，可采用高压氧舱治疗，能迅速改善脑细胞的缺氧状态。

（五）两次病死高峰的防治策略

重症急性胰腺炎病变过程中存在两次病死高峰，第一次病死高峰的最主要病死因素为多脏器功能障碍综合征（MODS），第二次病死高峰的最主要病死因素是胰腺坏死继发感染。这两次病死高峰死亡的病例占总病死人数的 95% 以上，因此，重视两次病死高峰的防治至关重要。

1. 第一次病死高峰的防治策略 温州医科大学附属第一医院经过近二十年的努力，首次构建了全新的 MODS 防治体系，作为防治第一次病死高峰的策略。创新性地采用区域动脉灌注的规范化技术治疗重症急性胰腺炎，起强化控制胰腺坏死的作用，从而最大限度地减轻胰腺坏死程度、减少胰腺坏死范围，而这两者与 MODS 的发生存在直接相关，这样可降低 MODS 的发生率，这是一项从源头着手来预防 MODS 发生的措施。提出"SIRS 调控"的概念，并创立"SIRS 调控技术"，即在 MODS 发生之前的病理生理过程——SIRS 阶段，创新性地采用生物技术、抗氧化抗感染、主动诱导凋亡等途径从 SIRS 的发生、发展、恶化全过程进行调控，从而降低了 MODS 的发生。这是一项综合性的技术，涉及 SIRS 发生、发展、恶化的各个阶段，目前有些技术的研发尚处于实验室阶段，已在临床广泛应用的有：应用区域动脉灌注 5-FU 诱导腺泡细胞、单核 - 吞噬细胞、中性粒细胞等炎细胞以凋亡方式而不是以坏死方式死亡，从而限制由坏死诱发的过度炎症反应；前述的血液滤过、CRRT 等方法的本质亦为 SIRS 调控，只不过是在 SIRS 的恶化阶段进行调控，介入时间欠晚而已。创新性建立人工神经网络、回归树模型等预判体系，对重症急性胰腺炎的预后及 MODS 的发生进行提前预测，对预测有可能发生的病例提前采取措施介入处理，这为 MODS 的处理赢得宝贵时机。对于早期发生 MODS 者，我们提出 MODS 甄别处理技术：我们认为早期发生 MODS 的病例主要原因有两类：一类是腹腔间隔室综合征、另一类是不存在腹腔内高压的特重型胰腺炎，前者引起 MODS 的直接原因是腹腔内高压，后者引起 MODS 的直接原因是胰腺坏死，针对这两种不同的直接病因而采取不同的治疗方案，原则上腹腔间隔室综合征应采用缓解腹腔压力为主的方案，后者则应采用区域动脉灌注规范化治疗为主的方案。从而构建起完整的 MODS 防治体系，大大降低 MODS 的发生，大幅提高 MODS 的疗效。

2. 第二次病死高峰的防治策略 温州医科大学附属第一医院首次创立四联预防策略及多元化治疗方案的胰腺坏死继发感染防治体系，作为第二次病死高峰的防治策略。重症急性胰腺炎的病理基础是胰腺坏死，胰腺坏死的起始阶段属无菌性坏死，在病变过程中有 40%~70% 的机会继发细菌感染，继发感染后其病死率则由 10% 上升至 30%~50%。因此，加强对胰腺坏死继发感染的预防尤显重要。目前国内外针对胰腺坏死继发感染防治的研究侧重于继发感染后的外科处理。我们将防治策略由传统的"治疗为主"转变为"预防为主，兼顾治疗"的原则。针对易感因素，首次构建四联策略（"强控坏死 - 加强营养 - 防菌易位 - 局部杀菌"）预防胰腺坏死继发感染：创新性采用区域动脉灌注的规范化技术强化控制胰腺坏死，减轻胰腺坏死程度，提高胰腺组织的局部抗细菌感染能力；采用大承气汤灌肠灌胃疏通胃肠道联合早期肠内营养的方法维护肠黏膜屏障，减少肠道菌群易位，而肠道菌群易位则是胰腺坏死继发感染的主要途径；采用区域动脉灌注抗生素大幅提高胰腺组织的抗生素浓度，有效克服血 - 胰屏障，对少量易位至胰腺组织的细菌起杀灭作用。从而构建起"覆盖全过程""无死角"的感染预防体系，将胰腺坏死继发感染率从 40%~70% 降至 3%。对于已继发感染者倡议采用多元化的治疗方案，而不是传统方法过分强调的手术治疗：早期病例建议采用区域动脉灌注抗生素治疗；对于局限的液化病灶（包括脓肿），建议采用 B 超定位下穿刺引流术；对于大范围的感染病灶或合并血管糜烂、肠瘘等其他需要手术处理的病例，建议采用手术治疗。

（六）胆源性胰腺炎的精准治疗

胆源性胰腺炎由于同时涉及胆道疾病与胰腺炎的处理，两者孰轻孰重，决定着其病变性质的不同，从而有着不同的治疗方法。笔者于 2008 年首次提出胆源性胰腺炎的"四型二分法"：根据胰腺病变严重度以及有无胆道梗阻将其分为四个临床类型，并依据病情从轻到重依次标为Ⅰ型（轻型非梗阻）、Ⅱ型（轻型梗阻）、Ⅲ型（重型梗阻）、Ⅳ型（重型非梗阻）。然后，根据有无胆总管结石将每一类型分为两个亚型，即 a、b 亚型；设立亚型的目的是为了引起临床重视区分胆总管有无结石与胆总管是否梗阻的问题。在此基础上，以临床分型为依据，临床上采取精准的细化治疗方案：Ⅰ型仅需处理胆道疾病即可，手术时机相对机动，方式以腹腔镜手术切除胆囊为主，胰腺病变可以不做处理；Ⅱ型需急诊解除胆道梗阻，推荐以内镜微创手术为主如 EST，没有条件的单位也可采用开放手术如胆总管切开、T形管引流术，同时视具体情况于胰周放置引流管；Ⅲ型亦需急诊解除胆道梗阻，首选内镜微创手术如EST，若胰腺出血、坏死、渗出严重，亦可采取腹腔镜手术或开放手术，术式雷同Ⅱ型，对胰腺的处理可加行胰腺被膜切开、胰床松动、胰周充分引流，其中胰周充分引流仍然是至关重要的一环；Ⅳ型患者早期以非手术方法为主，推荐采用区域动脉灌注的规范化技术，其他方法同重症急性胰腺炎的处理，胆道疾病则可选择于出院前进行处理，以防胆源性胰腺炎的复发。以临床分型为基础采用相对应的治疗方法是一项精准治疗技术，达到对国内发病率最高的胆源性胰腺炎诊治“细化”与“精准”的目的，有效提高了疗效。

二、慢性胰腺炎

慢性胰腺炎是胰腺炎症性疾病，以胰腺实质发生慢性持续性炎性损害、纤维化及可能导致的胰管扩张、胰管结石或钙化等不可逆的形态改变为特征，可引起顽固性腹痛和永久性内外分泌功能丢失。

【发病情况】 慢性胰腺炎的发生受地理环境、经济状况、生活习惯等多种因素影响，不同国家和地区的发病情况不同。法国、澳大利亚、南非、美国等国家发病率较高，欧美国家慢性胰腺炎男性患者占60%~95%，高峰年龄35~40岁；日本的发病高峰为40~50岁，男女比为2.8∶1。我国有关慢性胰腺炎的报告不多，近年来随着经济状况、生活方式的改变而呈上升趋势。

【病因】 长期酗酒在欧美国家、日本、南非是最常见的病因；我国20年前长期酗酒引起的还很少见，但近十年已成为慢性胰腺炎的主要病因之一。长期酗酒者胰腺腺泡细胞呈过度分泌状态，表现为蛋白合成增加，碳酸氢盐过度分泌，溶酶体与消化性水解物比值增加；而阴离子性胰蛋白酶原及乳铁蛋白、胰蛋白水解酶抑制物减少。过度分泌的蛋白形成蛋白栓，导致管周纤维化、导管狭窄；钙盐沉淀于蛋白栓，形成胰石，引起导管梗阻，内压升高；腺泡破坏、消失。胆道疾病是慢性胰腺炎的病因还是伴发病在欧美与亚洲的学者间尚存争议。在我国胆石症是多发病，由于“共同通道”的存在，胆石引起的慢性胰腺炎被认为是最主要因素。结石的移行、嵌顿，反复发作的胆管炎均可继发十二指肠乳头及胰管口炎性狭窄，导致胆汁、胰液的流出障碍，胰管压力增高，导致腺泡或小导管破裂而引起慢性胰腺炎。上述两大因素均不同程度地存在胰管梗阻，胰管梗阻导致梗阻远端胰管扩张，导管上皮增生或化生，腺泡萎缩，胰腺实质的弥漫纤维化。此外，胰腺损伤、急性胰腺炎、高脂血症、营养不良、吸烟、血管因素、高钙血症、遗传因素、自身免疫疾病及先天性胰腺分离畸形等因素，均可能与本病的发生有关。

【病理】 病变属不可逆改变。典型病变是胰腺缩小，呈不规则结节性变硬。胰管狭窄伴节段性扩张，其内可有胰石或囊肿形成。显微镜下可见不同程度的腺泡破坏，间质纤维化，导管狭窄与扩张是其基本病理改变。电子显微镜可见致密的胶原和成纤维细胞增生并将胰岛细胞分隔。典型的胰腺病变主要表现在两个方面：

1. 胰腺组织的纤维化 这种纤维化一般存在于不规则的胰腺小叶间，致胰腺表面呈结节状，质地很硬，主要累及胰腺头部，有时则胰腺体尾部也可受累，因而整个胰腺显得萎缩而硬化。病变的结果可致胰腺外分泌功能不全，患者常有脂性下痢和消化不良，以致消瘦明显，而糖尿病则罕见，因胰岛细胞非至病变晚期一般不致受累。另一种纤维化可广泛累及胰腺的实质组织，致整个胰腺呈萎缩硬化状，不仅胰腺的外分泌常呈减少，并且胰岛细胞也早期就有萎缩，因而患者除营养不良和明显消瘦以外，还可发生糖尿病。

2. 胰管的阻塞 由于胰管上皮的增生和化生、胰管本身的瘢痕性狭窄或者胰管内有结石形成，慢性胰腺炎的胰管常有某种程度的阻塞。胰管结石常与胰管阻塞同时存在，据一般的看法，与其说胰管结石是引起阻塞的原因，不如说结石是胰管阻塞（上皮增生、瘢痕狭窄）后的结果。胰管阻塞可能是单一的，一般多发生在胰头部距乳头约4cm处，也可能是多发的，即整个胰管有不止一处的狭窄和结石。狭窄远侧的胰管往往反而扩大，有时可形成囊状，以致整个胰管形如串珠，少数病例还可以伴发胰腺的真性或假性囊肿。

值得指出的是，慢性胰腺炎的上述病变，在肉眼观察下有时与胰腺癌很难区别。累及胰腺头部的结节性慢性胰腺炎很像胰头部的腺癌，有时胆总管的十二指肠上段甚至胆囊也因胰腺段的受压而可有明显扩张。累及整个胰腺的硬化型慢性胰腺炎则很像胰腺的浸润型癌，往往须经活组织检查才能确定诊断，有时甚至活组织检查也可能误诊，因早期的胰腺癌位置较深，很可能因活检取材不当而误诊为慢性胰腺炎。至病变晚期，如慢性胰腺炎已发生钙化或已形成结石时则诊断就较容易。

【临床表现】 本症在临床上有反复发作型和慢性型两种。多数病例特别是在病程的早期常表现为急性胰腺炎的反复发作，通常每年发作3~4次，大多因饮酒过量、饮食过多或忧思劳累而后发生。发作时的症状与一般的急性胰腺炎相似，以上腹部偏左疼痛为主，程度剧烈，有时可向左肩放射，持续时间一般为4~5天，也可能长达数周之久，较单纯的胆绞痛病程为长。在急性发作期，患者也可能出现短时间的黄疸，但血清淀粉酶同时也有升高，因而有助于诊断，不过血清淀粉酶正常者并不能排除此症。急性发作过后，患者都能基本上恢复健康和正常生活，不留任何明显的后遗症；但随着病程的进展，特别到病变的晚期，急性发作的次数可能更加频繁，每次发作的持续时间也愈趋长久，甚至可逐渐演变为上腹部的经常性疼痛或持续性隐痛。

另一种慢性型的胰腺炎可能是复发性胰腺炎的晚期表现，但也有患者并无反复的急性或亚急性发作过程，而一开始就表现为慢性型者。这种患者偶尔也有较明显的阵发性腹痛，但一般以上腹部的持续性隐痛或不适为特征，甚至有完全不感腹痛者。患者大多嗜酒成性，因而常致食欲缺乏和饮食失调，以后又常因消化不良和脂性下痢而致体重减轻、消瘦明显，后期并可出现糖尿症，均为胰腺内、外分泌不足的表现。腹痛、消瘦、糖尿病和脂性下痢被称作慢性胰腺炎的四联症。不少病例因上腹部的经常隐痛不适，须用麻醉药物（哌替啶、吗啡等）以资缓解，常有因此而成瘾者。少数晚期病例因纤维化的胰腺引起了胆总管下段的压迫，患者可出现进行性黄疸，大便灰白，皮肤瘙痒；剖腹检查时见胆总管明显扩张，胆囊也可能肿大，但胆道内一般并无结石，而胰腺头部甚至整条胰腺则明显肿大，且呈结节状，极易误诊为癌。亦有患者因脾静脉栓塞而有继发性脾大和食管、胃周围血管曲张等区域性门脉高压症表现。

【诊断和鉴别诊断】 复发性胰腺炎在急性发作期之症状、体征和化验结果与急性胰腺炎相同，并常有血清淀粉酶值的升高，其诊断当属不难。但如患者是在发作的间歇期来诊，或者是根本无急性发作的慢性型，则其诊断不易，一般应与下列情况相鉴别：①胆石症或胆囊炎；②胰腺癌；③胃癌；④穿透性胃、十二指肠溃疡；⑤亚急性高位肠梗阻；⑥内科病如冠心病和消化不良、脂性下痢等。同时，往往要通过多方面的辅助检查，才能作出正确诊断。

1. 实验室检查 主要目的在于检查胰腺功能，其中有：

(1) 促胰酶素-胰泌素联合试验（pancreozymin-secretin test，PZ-S test）：空腹插入十二指肠管，予注射胰泌素和促胰酶素后，从测试管中收取十二指肠液，测定胰液分泌量、碳酸氢盐浓度与胰淀粉酶三个指标。该方法可提高诊断的敏感性，比较全面地反映胰腺外分泌功能。当外分泌功能异常时，可出现胰液分泌量减少，最高碳酸氢盐浓度下降，淀粉酶值降低。三个指标均异常下降，提示慢性胰腺炎发展到胰腺腺泡广泛破坏、胰管阻塞的严重程度。

(2) Lund餐试验（lund meal test）：同上空腹插管到十二指肠或空肠，嘱患者口服试餐300ml（含脂肪、蛋白质和糖），然后再从测试管中定时收取十二指肠液或空肠液，测其胰蛋白酶活力。当出现外分泌功能不全时，胰蛋白酶含量减少至6IU/ml。多数慢性胰腺炎患者胰蛋白分泌量显著减少。

(3) 葡萄糖耐量试验：病程较长的后期患者，胰岛逐步被破坏而丧失其功能，可出现葡萄耐量试验结果异常。

此外也可测定血清中的胰酶、钙和糖的含量，同时须作血清胆红素的测定，以明确有无胆道阻塞。检查粪便中是否含有脂肪小滴，或者直接测定大便或十二指肠液中的胰酶含量，也具有重要意义。

2. 影像学检查

(1) X线检查：X线片可以发现有无胆道结石、胰腺钙化或胰腺结石的存在。十二指肠低张造影检查可以排除胃、十二指肠的侵蚀性溃疡或狭窄，观察有无胰腺囊肿的存在。根据十二指肠的形态，也可以推测有无胰头部病变。胆囊和胆道造影若发现有胆囊不显影者提示胆囊有慢性病变，同时还可以观察有无胆囊结石。

(2) B超检查：可显示：①胰腺弥漫性或局限性肿大；②胰腺内部回声不均的光点、光斑；③胰管扩张；④胰腺囊肿。

(3) CT检查：可观察胰腺的形态，确定有无钙化灶、胰管结石、胰管有无扩张、狭窄和结石等。

(4) 逆行胰胆管造影（ERCP）：可同时显示胆管和胰管，观察其有否阻塞、狭窄和囊状扩张及典型的不规则串珠状扩张。

(5) 磁共振胆胰管造影（MRCP）：可了解胆管、胰管全貌，能取得ERCP的类似结果，且具有安全、无创、不需造影剂等优势，但对空间分辨率较低，对胰胆管精细变化的判断不如ERCP。

(6) 血管造影：可见胰内动脉呈串珠状狭窄，病变血管范围较广，但管壁较光滑，无血管中断及肿瘤性血管，有助于与胰腺癌的鉴别。

3. 超声导引细针穿刺 对术前怀疑胰腺癌的患者，可在超声导引下经皮病灶细针穿刺，行细胞和癌基因检查以确定诊断。但须注意：慢性胰腺炎不同部位病理改变有较大差异；肿瘤周围的继发性炎症与原发性慢性胰腺炎难以鉴别。

通过上述的各种检查，一旦发现胆道有某种异常如胆胰管结石、囊状或串珠状扩张、乳头括约肌的瘢痕性狭窄、胰腺本身的硬化或萎缩，以及有胰腺功能的不足，慢性胰腺炎之诊断当可确立。

但需注意，至少有半数以上的慢性胰腺炎同时并有某种胆道病，或是继胆道病变后而有慢性胰腺炎，可见胆道结石与胰腺炎关系之密切所在。此外，在诊断慢性胰腺炎时，应警惕与胰头或胰体部癌进行鉴别，当然有时即使是术中也很困难。特别是无阵发性腹痛而仅有进行性黄疸和消瘦的患者，其鉴别诊断更属不易，且更具重要性。通常约20%的胰腺炎病例可出现黄疸，其中多数是由于肝细胞损害或并发胆道结石，但少数慢性胰腺炎由于胰腺的急性水肿、慢性纤维化或者慢性囊肿之形成，以致胆总管有变形、狭窄或受压现象者，也可以发生无痛性的阻塞性黄疸。如前所述正是此种患者极易误诊为胰腺癌，无论是临床分析、手术探查，甚至是活组织检查，均不易获得正确结论。一般来说，如患者除既往有胆道病史以外，同时尚有酒精中毒或糖尿病症，特别有无痛性的阻塞性黄疸者，是诊断慢性胰腺炎的重要依据；而如患者年龄较大而病程较短，且症状出现较快者，则应疑有胰腺癌之可能。脂肪性痢是多数慢性胰腺炎病例的最初症状，而胰腺的钙化和糖尿病的出现则是其后期表现。其实，无痛性的阻塞性黄疸也可为慢性胰腺炎的最初表现，而且有时慢性胰腺炎可与胰腺癌同时存在，以致手术前的诊断固然困难，即使通过手术探查和活组织检查有时也不易获得正确诊断。手术探查时，慢性胰腺炎不仅可呈结节性肿大，且质地也可很硬，病变范围可仅限于胰头部，也可累及整个胰腺，胆总管甚至胆囊可有扩大，且有时可不伴有胆石，因而不易与胰腺癌相鉴别。活组织检查时，由于胰腺癌可能仅存在于胰腺的中心部位，如切取的组织过浅就不易获得适当的材料，切取过深又可能伤及胰管或引起不易控制的出血。经十二指肠壁的胰腺穿刺活检虽有时可望取得一些病变组织，但在冷冻切片下也不易作出完全的正确诊断。因此，临床上常有可能误将慢性胰腺炎认作胰腺癌，或将早期的胰腺癌误诊为慢性胰腺炎，因而作出错误的处理。

【治疗】 慢性胰腺炎的治疗原则是：①控制症状，改善生活质量；②去除病因和纠正存在的胰管梗阻因素，保护胰腺功能；③预防和治疗并发症，寻求胰腺内、外分泌功能替代治疗。

1. 非手术治疗 多数慢性胰腺炎患者首先应先接受系统的非手术治疗，60%~70% 患者的症状可得以缓解。为防止腹痛发作，应避免过度劳累及精神紧张，戒酒。慢性胰腺炎急性发作的治疗与急性胰腺炎相同。

对于存在胰腺外分泌功能不全导致脂肪泻的患者，可采用外源性胰酶制剂替代治疗，目前国内市售的胰酶制剂包括得每通胶囊、康彼身片、达吉胶囊。在胰酶制剂治疗期间，应进食高蛋白、低淀粉、低纤维食物，以最大限度维持脂肪水解活性。除非严重腹泻，一般不必限制脂肪摄入量。

腹部疼痛的非手术治疗：非手术治疗前应先对患者进行评估，若存在胰管梗阻因素和并发症，非手术治疗效果差，应考虑外科性治疗。治疗药物的选择应首选非镇痛药物，包括胰酶制剂、生长抑素及其类似物和 CCK 拮抗剂。如果效果不好，可考虑使用镇痛药物，宜从对乙酰氨基酚和非甾体抗炎药物开始，如果必要，可用曲马多或丙氧酚类的镇痛药物。只有在使用上述药物腹痛不能缓解或加重、或有并发症的情况下方可使用麻醉性镇痛药物。以上方法不能获得疼痛缓解者，可以使用 CT 或超声介导的腹腔神经丛阻滞治疗。

若并发糖尿病，则按糖尿病的处理原则进行治疗。

2. 内镜治疗 随着纤维十二指肠镜的普及，特别是治疗性 ERCP 的开展，为慢性胰腺炎的治疗开辟了新途径。导致慢性胰腺炎病例腹痛的胰管和十二指肠乳头狭窄、胰管结石、Oddi 括约肌功能异常等可选用内镜治疗。常用的内镜治疗术式有：

(1) 内镜下胆、胰管括约肌切开术：先行胆道括约肌切开，显露胰管开口；然后切开胰管括约肌。括约肌切开解除胆胰管开口狭窄，降低了胰管内压。同时也是胰管支架术、胰管狭窄扩张和取石术的基础。

(2) 胰管扩张术：首先行选择性胰管插管，插入导丝，然后沿导丝引入探条或气囊进行扩张，一般在狭窄部扩张 1 分钟左右。慢性胰腺炎的腺体硬韧，狭窄段胰管难以通过扩张获满意疗效，需与支架术、取石术联合应用。

(3) 胰管支架术：是内镜治疗慢性胰腺炎的最主要措施。十二指肠乳头周围和胰头部胰管狭窄，伴远端胰管扩张者是胰管支架术的主要适应证。首先行 ERCP 检查，了解胰管狭窄的部位、程度、长度及是否合并胰瘘、假性囊肿等，确定是否适合支架置入。然后行括约肌切开，并行狭窄部扩张，再将 7F 或 10F 的内支架置入胰管狭窄段。

(4) 胰腺结石取出术：首先行括约肌切开，然后经切开的胰管口插入取石篮，套取结石。该方法主要适用于主胰管的结石。对于管壁粘连的胰管结石，可先用导管推动结石，使其游离再将其套出。对于胰管小结石，可通过冲洗将其排出。对于结石过大者可附加体外冲击波碎石(ESWL)后取石，对有结石残留且症状明显者应行手术治疗。

3. 手术治疗 手术治疗原则是用尽可能简单的术式缓解疼痛，纠正并发症和提高生活质量，因此，手术中应尽可能少地切除胰腺实质以避免糖尿病和外分泌功能不足。手术指征：①顽固性疼痛是最主要的适应证；②胰管结石、胰管狭窄伴胰管梗阻；③发生胆道梗阻、十二指肠梗阻、胰腺囊肿、门脉高压和胰性腹水；④不能除外胰腺癌的诊断。

手术方式的选择：选择手术方式需考虑的解剖因素有胰管的直径、胰管梗阻的部位和是否存在局部包块。中国医科大学附属第一医院将慢性胰腺炎分为 6 个影像学类型(图 10-10)，并根据各自的影像学类型选择相对应的手术方式：

(1) 胰管扩张型：胰管空肠吻合术；

(2) 胆管扩张型：胆肠吻合术；

(3) 胆胰管扩张型：胰管吻合加胆肠吻合术；

(4) 肿块型：①胰头肿块型：保留十二指肠的胰头切除术，胰十二指肠切除术；②胰尾肿块型：胰体尾切除术、胰十二指肠切除术；③肿块 + 胆管扩张型：保留十二指肠的胰头切除术 + 胆肠吻合术；④肿块 + 胰管扩张型：保留十二指肠的胰头切除术 + 胰管空肠吻合术；

(5) 弥漫肿大型：去神经术、胰头切除 + 体尾部广泛去神经术、胰腺次全切除术(或 + 胰岛移植)；

(6) 囊肿型：囊肿胃肠道内引流术。

常用的手术方式：

(1) 胰管减压术

1) 胰管纵行切开减压 + 胰管 - 空肠侧 - 侧吻合术(Partington 法)：适用于主胰管全程扩张，直径 >8mm、主胰管结石为主的患者。直径 <6mm 者，术后常发生胰肠吻合口闭塞，导致症状复发。主要步骤是将扩张的胰管全程剖开，并将切缘条形切除 5mm，以保证胰管在自然状态下的持续开放状态；然后取一 Y 形空肠袢行胰管空肠侧 - 侧吻合术。该术式可解除可能与疼痛有关的胰腺导管 - 组织高压。手术的优点是手术操作较为简单、并发症少、手术死亡率低(约 2.3%。)，多数患者术后可获疼痛的缓解。术中应注意，确保主胰管切开的程度足够将胰管内狭窄部位全部切开；胰腺分裂畸形且存在副胰管的梗阻和高压时，应同时处理，如采用钩突切除找出副胰管，取出结石后行胰肠吻合；对散在小胰管结石和梗阻，不能通过切开的主胰管处理时，需行连带小胰管结石的胰腺实质一并切除；确保切开的主胰管近端与十二指肠畅通，否则胰头切除应予考虑。少数患者术后发生轻度胰瘘，只要引流通畅，多于数日内自行闭合，不致引起明显的腹腔感染(图 10-11)。

2) 胰尾切除、胰尾空肠吻合术：该术式适用于胰体尾

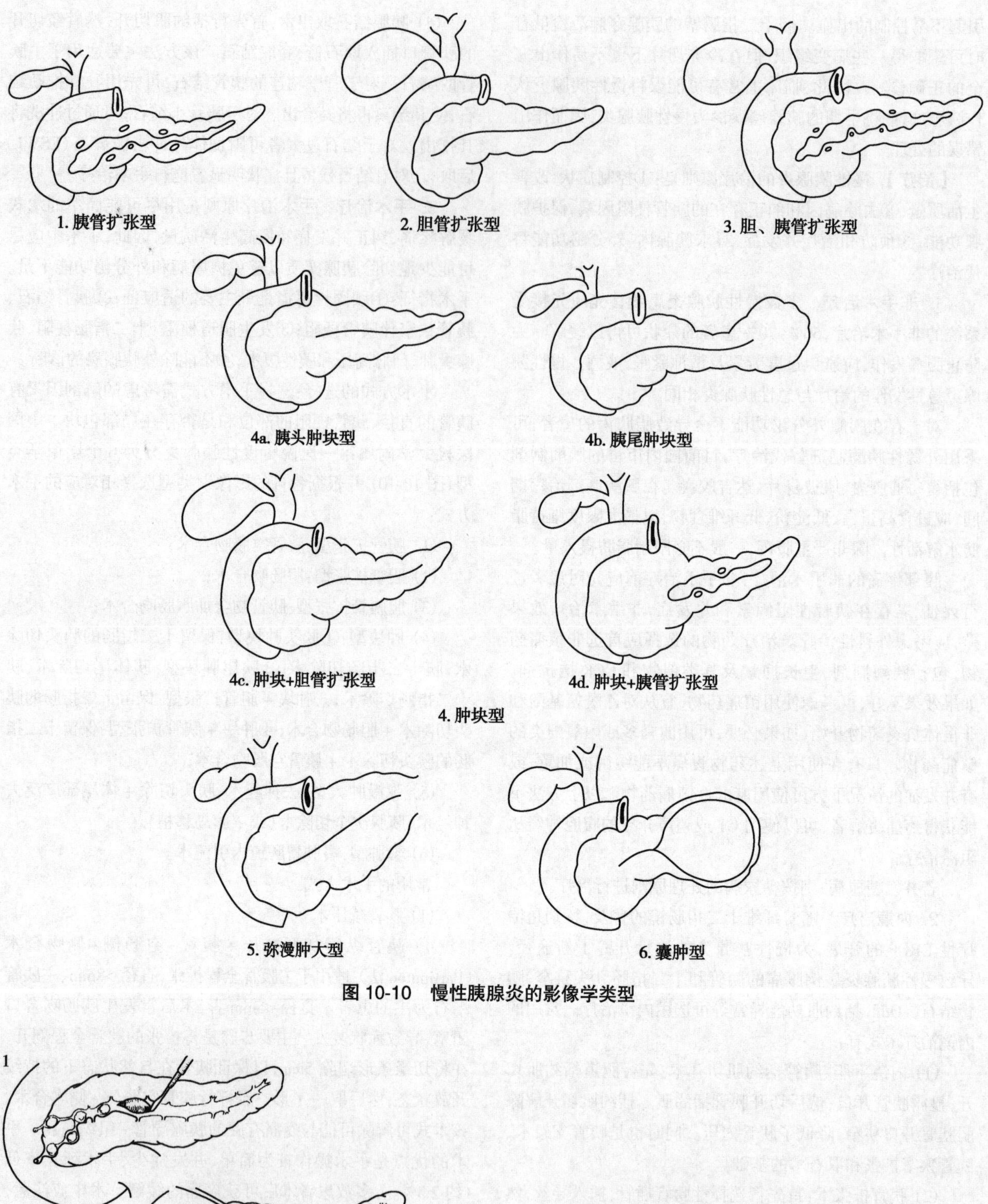

1. 胰管扩张型

2. 胆管扩张型

3. 胆、胰管扩张型

4a. 胰头肿块型

4b. 胰尾肿块型

4c. 肿块+胆管扩张型

4d. 肿块+胰管扩张型

4. 肿块型

5. 弥漫肿大型

6. 囊肿型

图 10-10 慢性胰腺炎的影像学类型

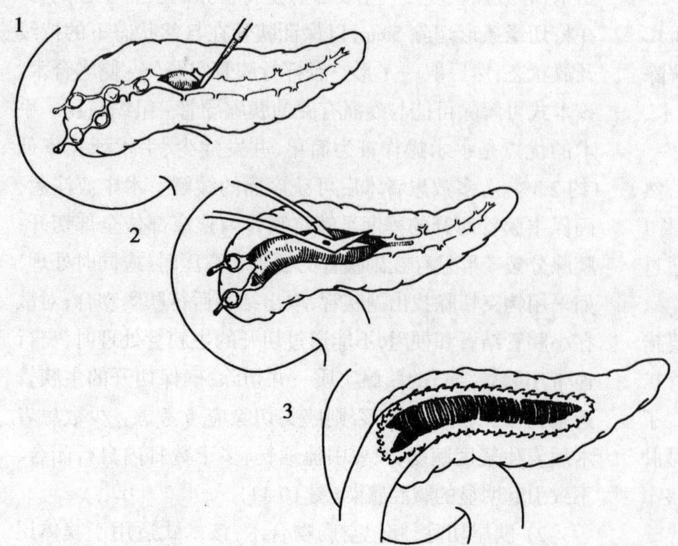

图 10-11 胰管空肠侧 - 侧吻合术(Partington 法)

1. 电刀切开较粗胰管;2. 脑膜剪剪开全部胰管;3. Roux-en-Y 式肠袢与整个胰管作侧 - 侧全口吻合

部胰管扩张者。距胰尾部 5~6cm 切除胰尾及脾脏，展出胰管，然后作某种形式的胰尾空肠吻合，使胰液得以逆流入肠道，而降低主胰管压力。其中 DuVal 法是将胰管切端吻合到一个空肠袢侧壁上，然后再作空肠输入、出袢之间的侧-侧吻合，如图 10-6，D_{1-4}。Leger 法是将胰管切端与空肠切端作 Roux-Y 式吻合，如图 10-12，A_1A_2 所示；若胰管太细而吻合有困难者，可将胰管纵向切开一部分，藉以扩大吻合口，如图 10-12，B_{1-4}。而 MeCoIIum 法是在胰尾切除以后不作胰管切端与空肠壁之直接吻合，而仅将胰尾切端单纯地纳入空肠的远切端肠腔内约 1~2cm，亦即将空肠的远切端包在胰腺断端的外面，然后将空肠切端与胰腺包膜作双层缝合，第一层为单纯间断吻合，第二层为浆肌层之褥式内翻缝合，如图 10-6，E_{1-2} 所示。最后再完成空肠近切端与远程空肠袢之 Roux-Y 式吻合。

胰尾空肠吻合术难以保障吻合口的通畅，且仅适用于胰管的单处狭窄。多数报告显示其远期疗效不佳，目前已很少应用。

此外，还有胰体部胰管空肠端-侧吻合术（剖开胰体部扩张的胰管，与空肠袢行端-侧 Roux-en-Y 吻合）、胰管胃侧-侧吻合术（Warren 法）。

在各种胰管减压术中，以胰管纵行切开减压 + 胰管空肠侧-侧吻合术（Partington 法）的减压效果最充分，多数患者术后可以获得疼痛的缓解，是近 20 年来应用最广泛的一种胰管减压术。

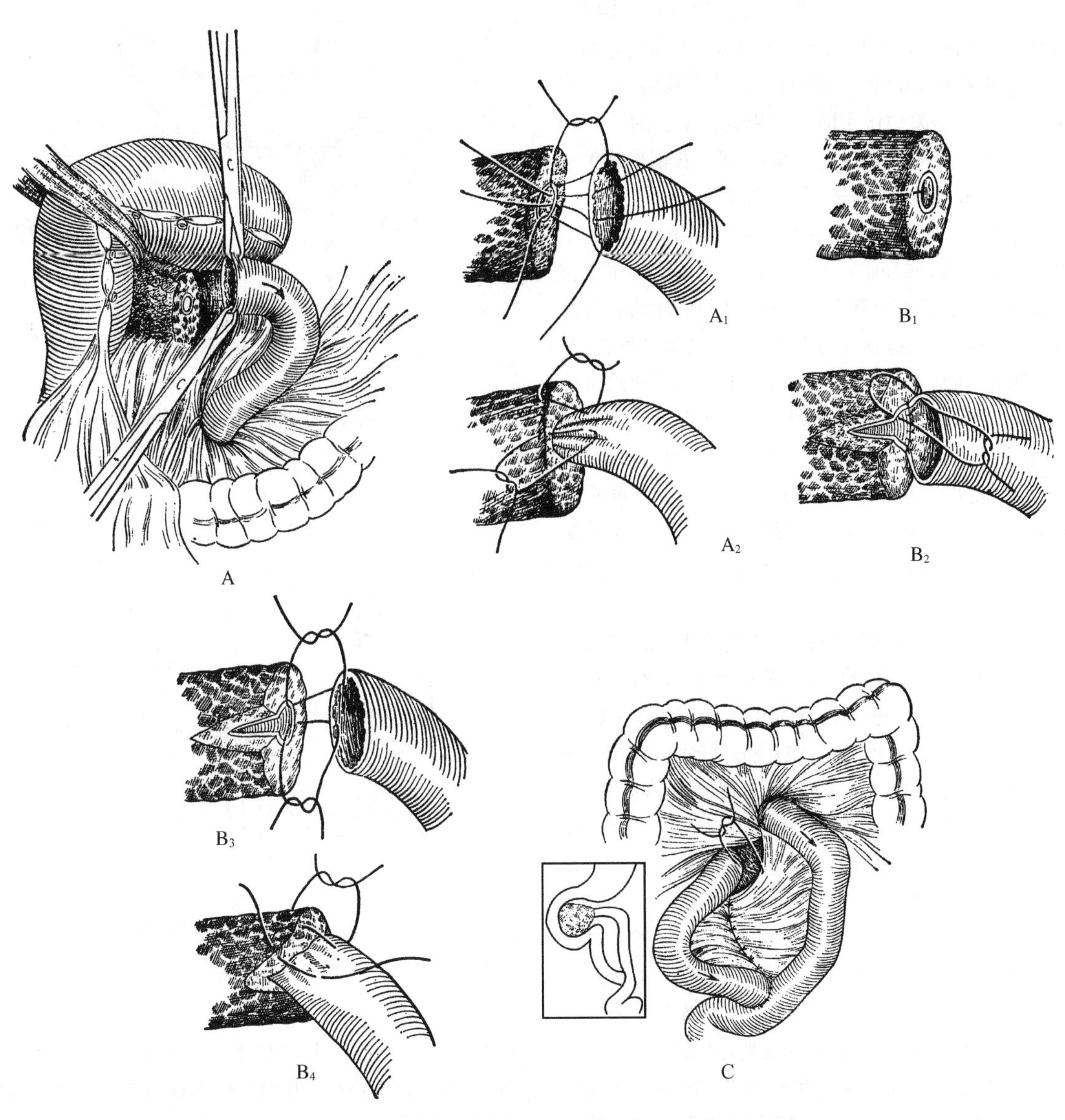

图 10-12 胰尾空肠吻合术（Leger 法）

A. 胰尾已经切断，如发现可做胰尾空肠吻合，可再切断空肠上段，将空肠远切端从横结肠系膜中提到胰腺切端附近，进行胰管与空肠之端-端吻合。A_1，A_2 示空肠切端与胰管吻合之方法；B. 如胰管过去细小，不宜与空肠切端吻合者，可将胰管先予纵行切开少许，以扩大口径，然后进行吻合；C. 示手术完成时各器官的解剖关系。Leger 手术是一种 Roux-Y 式吻合，较上述之 Duval 法为优越

(2) 胰腺切除术

1) 胰头切除术:炎性改变集中于胰头(胰头炎性包块)、胰头多发性分支胰管结石和不能矫正的 Oddi 括约肌狭窄等是此术式的主要适应证。胰头炎性包块是慢性胰腺炎的炎性改变集中于胰头的结果,常常导致胰管梗阻、胆道梗阻和十二指肠压迫。因扩大的胰头在疼痛的产生中扮演非常重要的作用,应对胰头炎性包块实施各类胰头切除术。胰头切除包括标准的胰十二指肠切除(Whipple 手术)、保留幽门的胰十二指肠切除术(PPPD)及保留十二指肠的胰头切除术。前两种术式在疼痛缓解和解除对胰腺周围器官的压迫方面的效果确切,疼痛缓解率高;但作为良性疾病的治疗,上述手术相对过大并致肠道解剖生理的改变,故应慎用。目前仅用于胰头部炎性肿块过大、多发性胰腺结石或囊肿,与周围脏器粘连严重,合并胆总管、十二指肠梗阻者。

保留十二指肠的胰头切除术是由 Beger 率先倡导的一种新术式。该手术仅切除了炎性增大的病变胰头,却保留对消化和糖代谢起关键作用的十二指肠。主要的术式为 Beger 手术及其改良术式(Frey 法、Berne 法),长期疼痛缓解率高,手术并发症较低,对外分泌的干扰不大。

a. 保留十二指肠的胰头次全切除术(Beger 手术):本术式适用于胰头肿大,属局限性严重纤维增生而胰体尾主胰管不扩张者。开腹后探查腹腔,对任何可疑病灶均应送冷冻病理检查,并经十二指肠行胰头肿块穿刺细胞学检查,若检查结果阴性,可施行该术式。按胰头十二指肠切除术的步骤游离胰头,分离门静脉与胰颈间隙。在门静脉前方切断胰颈,距十二指肠内缘 0.5~1.0cm 弧形向深部切开胰腺组织,将病变胰头次全切除。十二指肠内缘血管弓及胰头后方被膜均完整保留。然后,取一 Y 形空肠袢与头、尾部胰腺断端分别吻合。若胆道下端梗阻,可同时行胆总管空肠侧-侧吻合(图 10-13)。

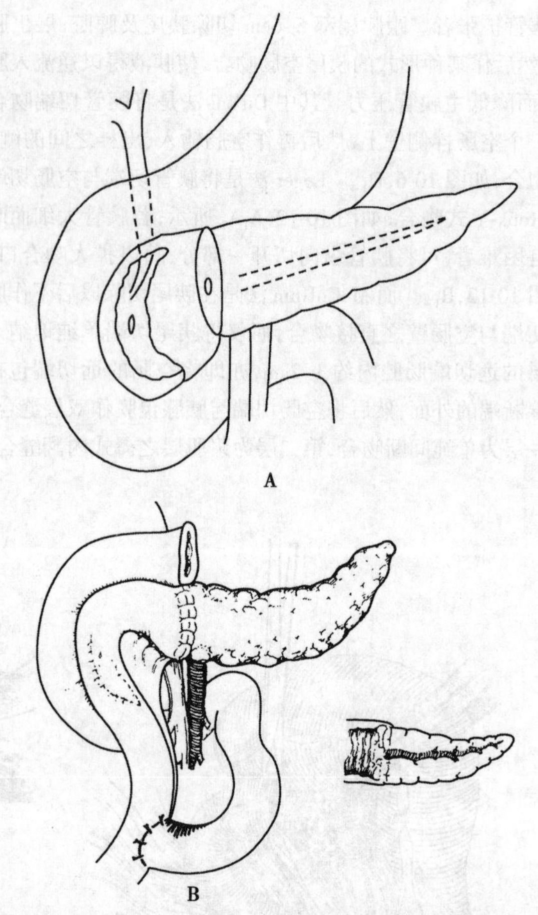

图 10-13 保留十二指肠的胰头次全切除术(Beger 手术)

b. 胰头部分切除 + 胰管空肠侧-侧吻合术(Frey 手术):该术式适用于胰头部局限性纤维增生性肿块,同时伴有胰体尾部主胰管扩张者。常规探查同 Beger 手术,先全程纵行切开扩张的主胰管,取出结石;切开胆总管置金属探条作为指引,避免切除胰头时损伤胆管;显露胰颈上方的门静脉及下方的肠系膜上静脉;左手置于胰头后方,将其托起,距十二指肠内缘及肠系膜上静脉右缘各 5mm,逐步向深层切开胰腺。此时,置于胰头后方的左手应仔细感受切开的深度,胰腺后方应保留 3~5mm 厚的一层完整胰腺组织,切不可将胰腺切穿,以免胰肠吻合后引起腹膜后感染。若远侧主胰管扩张不明显,在实施胰管空肠吻合时,可先对主胰管前面的胰腺实质实施 V 型切除,以便胰肠吻合(图 10-14)。

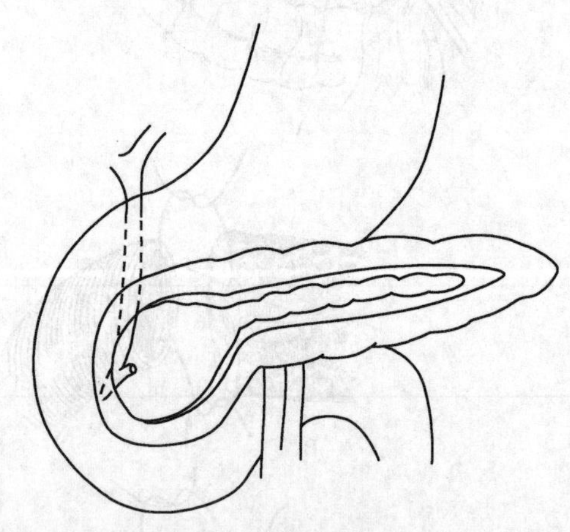

图 10-14 胰头部分切除、胰管空肠侧-侧吻合术(Frey 手术)

c. 胰头中心部分切除 + 胰肠吻合术(Berne 手术):若胰头病变范围不大、相对局限,且伴有胰体尾部主胰管扩张者可采用该术式。手术仅切除胰头的中心部分,并切开扩张的胰体尾部主胰管,然后行胰管空肠吻合术(图 10-15)。

2) 远侧胰腺切除术:远侧胰腺切除术包括胰体尾切除术和胰尾侧次全切除术,可同时切除或不切除脾脏。胰体尾部局限性炎症少见,故该术式应用不多。据有限资料来看,远侧胰腺切除术治疗胰源性腹痛的疗效不佳,腹痛多在术后近期复发,此外,该术式常伴有严重的内外分泌功能障碍。目前该术式仅限于胰尾部囊肿及因炎症、外伤引起的远侧主胰管闭塞,且伴有明显临床症状者。远侧胰腺切除术最主要的并发症是胰断端积液、感染。胰瘘是其主要原因,多数系术者未能辨认主胰管,结扎不确切所致。胰断端

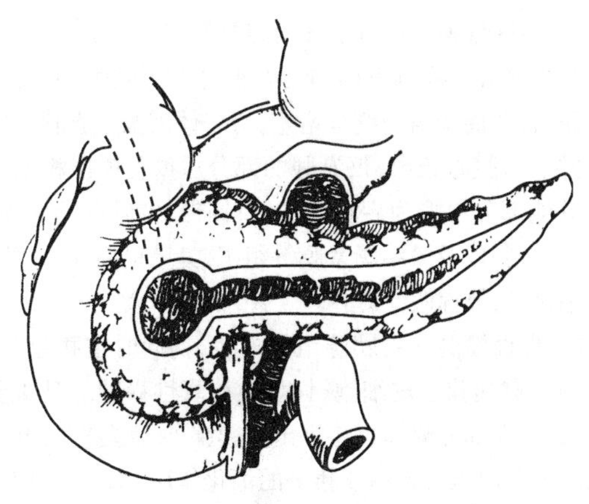

图 10-15 胰头中心部分切除、胰管空肠吻合侧 - 侧吻合术（Berne 手术）

积液可于术后第一天自引流管引出，也可发生在术后 8~10 天。因此，引流管不宜过早拔除，若术后 10 天仍无液体引出，且体温平稳，方可将其拔除。发生胰瘘后，只要引流通畅，一般均可自行闭合。

3）胰腺局部切除术加胰肠吻合术：对于胰体部的局限性炎性包块，而胰头组织基本正常，胰尾部病变系胰体部的局限性炎性包块导致的梗阻性改变如胰尾胰管扩张、纤维化，可采用该术式。

4）全胰切除、自体胰岛移植：对于全胰腺广泛炎性改变和多发分支胰管结石的患者，不能通过局部切除或胰管切开等方式达到治疗目的者，可考虑全胰切除。有条件的单位可将切除的胰腺进行胰岛细胞分离而行自体胰岛细胞移植。

(3) 内脏神经破坏手术：本方法仅在其他方法对疼痛缓解无效时，或与其他术式联合应用，或作为胰腺广泛切除的替代术式。可采用内脏神经切除术或用无水乙醇等药物注射于神经节，以破坏神经的功能。适用于胰腺有弥漫性炎症，且胰管无明显扩张、囊肿及胰管结石者（弥漫肿大型）。如炎症主要位于胰头，可选择胰头神经丛切除术；若体尾部炎症较重，可行左内脏神经及腹腔神经节切除术。此类手术术后多数患者腹痛消失，但疗效难以持久，多于术后 2 年症状复发。

（周蒙滔）

第五节 胰腺瘘和胰腺囊肿

一、胰腺瘘

【定义与分类】 术后胰瘘国际研究小组规定，只要术后引流液淀粉酶超过 3 倍血清值，持续 3 天时间，即定义为胰瘘；并将以术后胰瘘分为 3 级：A 级，最常见，所谓的暂时性胰瘘，不需要调整治疗方案，仅需延缓拔除引流管即可；B 级，需调整治疗方案，一般需禁食、部分或全胃肠外营养、有时需调整引流管位置；C 级，对治疗方案需作较大调整，需禁食、TPN 或肠内营养、抗生素、生长抑素、ICU 治疗等，并发症多，有可能导致死亡。胰瘘包括胰外瘘（腹腔向皮肤形成的）和胰内瘘（胰液通向邻近的空腔脏器或体腔）；又分侧瘘（胰管与胃肠道保持连续性）与端瘘（胰管与胃肠道连续性中断）；又分高流量瘘（>200ml/d）和低流量瘘（<200ml/d）；又分为单纯瘘（仅为胰瘘）和混合瘘（除胰液外还有其他消化液，如胆汁等）。

【病因】 胰瘘可在下列情况下发生：

1. 各种胰腺手术 发生率约为 10%~20%。包括各种胰腺切除术、胰腺活检、胰腺坏死组织清除术、胰腺假性囊肿或脓肿引流术等。

2. 各种医源性胰腺损伤 包括各种胃手术、脾切除术、Oddi 括约肌切开成形术、先天性胆总管囊肿切除术、或邻近脏器病变累及胰腺的手术。

3. 急、慢性胰腺炎 急性胰腺炎形成胰瘘可能是自发的，或外科手术、穿刺术造成的，发生率约 15%~23%；慢性胰腺炎的胰瘘发生率为 3%~8.3%。

4. 胰腺外伤 发生率约 10%，是胰腺外伤死亡的最常见原因。

【诊断】 患者有上述可能导致胰瘘的病史，再结合引流液淀粉酶测定超过 3 倍血清淀粉酶，持续 3 天以上即可诊断胰瘘。但仍需与胃、肠、胆及尿道的各种瘘相鉴别，方法有：

1. 胃肠道瘘可使患者口服炭粉，当可在瘘口中发现炭粉。

2. 胆道瘘可自瘘口注入碘油后摄片，如有胆瘘存在应可见碘油流入胆道。

3. 尿道瘘也可用碘化物造影。自瘘口注射亚甲蓝后观察小便中有无排泄之法不可靠，因其他瘘道注射亚甲蓝后也能被吸收而自小便排出。

4. 单纯取瘘口中流出的液体作胰酶测定，除胰瘘外还可能自胆瘘或肠瘘中流出的液体中也含有胰液。

【治疗】 治疗原则是首先采用非手术治疗，长时间无愈合趋势可采用内镜介入治疗如胰管支架置入等，仍不成功才考虑手术治疗。

非手术治疗 非手术治疗的方法在于：①保持通畅引流。充分引流是治愈胰瘘的必要条件。②控制感染。存在感染者需选用抗生素治疗，使用的抗生素要根据引流液和脓液细菌培养 + 药敏试验的结果，且应考虑易穿透血 - 胰屏障的抗生素。③维持水、电解质平衡。根据每天生化检查结果，及时调整补充的水和电解质的量。④营养支持。对胰瘘愈合十分重要，胃肠外营养在中等和高流量的胰瘘治疗中必不可少；一旦肠功能恢复，尽可能自己进食或插入鼻饲管至屈氏韧带以下，经营养管滴入肠内营养液。⑤抑制胰液分泌。主要措施包括：禁食、制酸、TPN、生长抑素（或类似物）、小剂量的 5-FU 等。⑥皮肤的护理。可将加贝酯等胰酶抑制剂经引流管持续滴注窦道以抵抗胰酶的作用。皮肤应用锌氧油可防止皮肤的腐蚀。

内镜介入治疗　是新近出现的胰瘘治疗方法。具有创伤小、恢复快、不需要手术等优点。主要方法是 EST 和(或)胰管支架置入:在胰管近端减压、胰管支撑,以促进胰瘘愈合。可在 ERCP 下行 EST 和鼻胰管引流,以及胰管内支架植入等,除可降低胰管内压力,还可机械性阻塞胰管而促进胰瘘愈合。

手术治疗　手术治疗的目的是将胰液重新引流入肠道。胰瘘的手术适应证包括:①胰腺端瘘;②内镜治疗无效的胰十二指肠流出道梗阻;③正规非手术治疗 6 个月无效者;④反复感染,引流不畅可能有残余脓腔者;⑤血管造影不能证实的腹腔内大出血;⑥复杂胰瘘;⑦可切除肿瘤引起的胰瘘。

常用的手术方法有:

1. 胰管或瘘管 - 胃肠道内引流术　适应近端胰管梗阻者。若胰管扩张,可完整剜除瘘管,全程切开扩张的胰管与胃吻合,或与空肠行 Roux-en-Y 吻合术。而实际操作中,剜出瘘管有难度,且愈深愈难,愈接近胰腺愈有伤及结肠中动脉或肠系膜上动、静脉的危险,肠袢也可能遭到损伤,瘘管本身在剜出时又可能剜得太薄甚至穿破,故不必强求瘘管完全剜除,则可用邻近胰腺的瘘管与胃肠道吻合,如瘘管 - 空肠 Roux-en-Y 吻合术(图 10-16)、瘘管 - 胃引流术(图 10-17);若胰管不扩张者更应如此。

2. 胰体尾部切除术　适应胰瘘位于胰尾部。术前需行窦道造影或 ERCP 判断胰瘘与主胰管的关系,若与主胰管不相通,多数可愈合,不急于手术;若累及主胰管或近端仍有狭窄、梗阻,则需手术治疗。若近端胰管通畅,仅需行单纯胰体尾部切除术;若近端有梗阻,在切除术后加行胰腺残端 - 空肠 Roux-en-Y 吻合术。若瘘管与脾脏粘连致密,可连同脾脏一并切除。

二、胰腺囊肿

【病理和分类】　胰腺囊肿可以分为假性囊肿和真性囊肿两类。

1. 假性囊肿　约占全部胰腺囊性病变的 75%,多继发于胰腺外伤或炎症,如有血液、渗液或胰液外溢而不发生感染化脓,日久周围组织纤维增生,可将体液围成囊肿。这类囊肿并非由胰腺长出,仅囊肿的部分后壁与胰腺相连。囊壁的其他部分可能为后腹膜、肝胃韧带、胃后壁、胃横结肠韧带、横结肠以及横结肠系膜等组织,囊壁里面并无胰腺上皮细胞衬里,故称假性囊肿。

2. 真性囊肿　由胰腺组织发生,初起时在胰腺以内,囊壁内层有胰腺上皮细胞衬里,故称真性囊肿。但如囊肿逐渐长大,大部分囊体也将突出于胰腺外,而囊壁衬里的上皮细胞因囊内压力过高或胰酶的消化作用,也可逐渐消失,在临床上常不易与假性囊肿鉴别。属于真性囊肿范围内者,又可分为:

(1) 先天性囊肿:胰管系统先天性畸形所致的真性囊肿,如先天性纤维囊性病、皮样囊肿、肠源性囊肿等。

(2) 滞留性囊肿:因腺管受外方压迫、管内阻塞或本身狭窄而致梗死不通时,远侧胰管或腺泡发生囊性扩张,胰液滞留形成单发或多发的后天获得性胰腺真性囊肿,约占胰腺囊性疾病的 10%~20%。

(3) 退行性囊肿:因胰腺内有坏死或出血而继发的真性囊肿。

(4) 赘生性囊肿:如良性的囊性腺瘤,交界性的导管内乳头状黏液肿瘤或交界性黏液性囊性肿瘤,囊性腺癌等。

(5) 寄生虫囊肿:如棘球绦虫囊肿、猪囊虫等。

【临床表现】　真性囊肿在临床上相对少见,且一般都较小,常不引起症状,常在体检或手术时才发现。假性囊肿则比较常见,且多发展至巨大体积而引起症状,临床处理更具意义。

胰腺囊肿多发生在 30~50 岁患者,但老人或儿童甚至婴儿亦不例外。20%~30% 的患者有明确的上腹部外伤史,另有更多的患者过去有急性胰腺炎病史。自外伤或急性胰腺炎发作至囊肿出现历时几天或几年不等。半数以上患者在出现症状后即来就诊,但也有经十余年始来院就医者,表

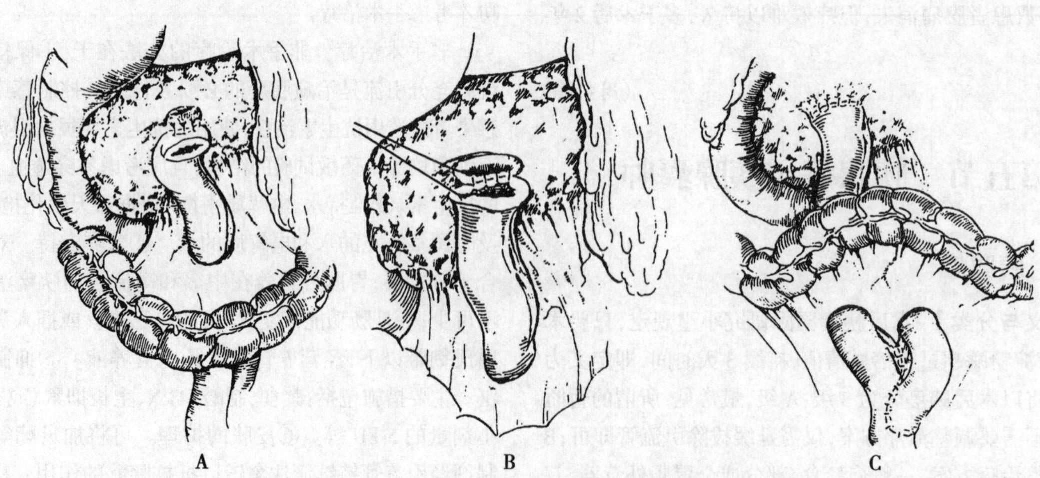

图 10-16　瘘管 - 空肠 Roux-en-Y 吻合术

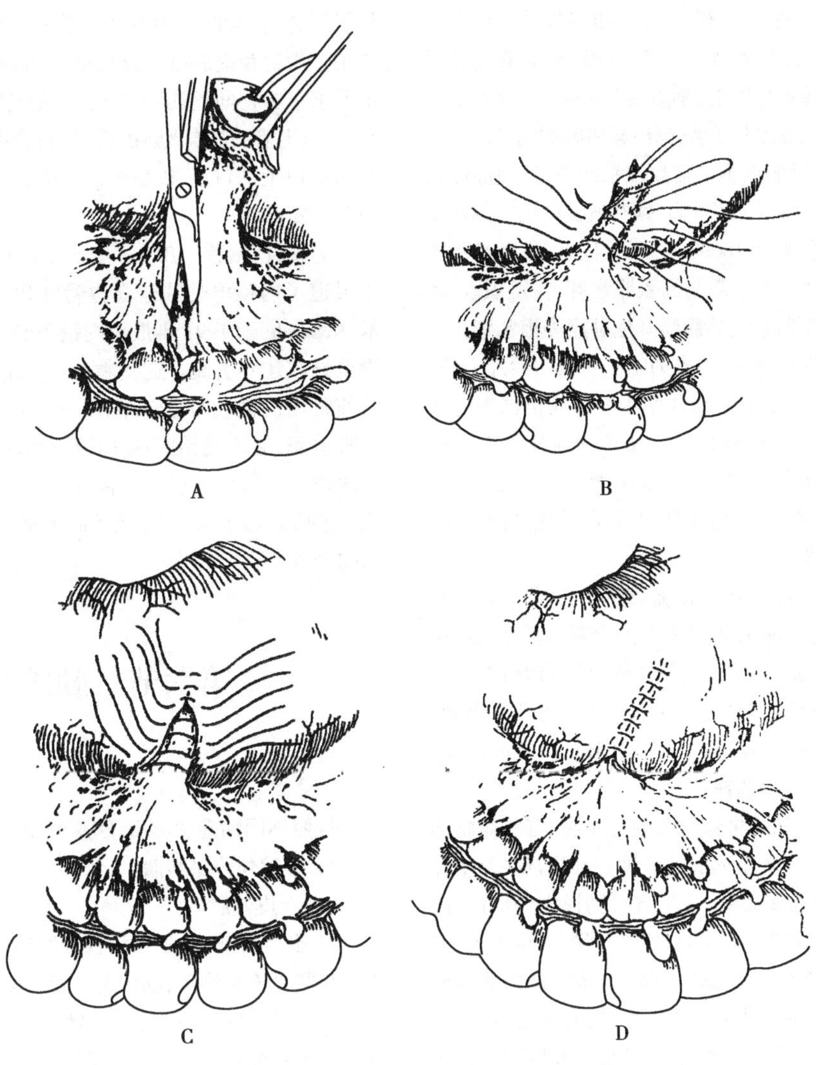

图 10-17 瘘管 - 胃引流术

示病变发展过程快慢不定。

1. 症状 腹痛是最常见的症状，约占 85%~90%。其部位多在上腹部，也常牵涉左背部。疼痛性质多属持续钝痛，偶有急性阵发。此种阵发腹痛可能与胰腺炎的复发有关，因腹痛发作时血清淀粉酶常有增高，也可能是一种并发的胆绞痛。当囊肿逐渐增大压迫胃、十二指肠时，常有食欲缺乏、食后饱胀、恶心呕吐、大便秘结等症状。有些患者并有明显的体重减轻，有的则有黄疸；可能是囊肿压迫胆总管所致，也可能是合并的胆总管结石所致。胰腺功能不足的现象如脂肪下痢和糖尿病等，严重的压迫症状如腹水、下肢水肿、肠梗阻、尿路梗阻等，在病变的后期均可次第发生。偶尔，囊肿内可有急性出血，表现为囊肿的迅速增大和休克现象，或者囊肿破裂而引起腹膜炎，均可因此而造成死亡。

2. 体征 最重要的是腹内肿块，患者住院时约半数有此体征。大多位于上腹部稍偏左的部位，圆形，边缘清楚，不随呼吸活动，具有囊性感。当囊肿逐渐增大而向前突出，可以在胃小弯的上方，即从肝胃韧带之间突出表面，也可以在胃大弯之下方，即从胃横结肠系膜之间突出，视囊肿的原发部位而异。少数病例的囊肿可从横结肠的下面，即横结肠系膜之间突出，也可以仅把胃推向前方，十二指肠推向右侧而囊肿并不突出表面。CT 检查根据胃、十二指肠和横结肠的移位情况，对囊肿的位置及其可能的来源一般能获得比较正确的概念，有助于诊断的确定。

10

通常化验检查并无特殊发现。少数病例可有血清淀粉酶增高现象，有时血糖亦增高，大便中有油滴，表示胰腺功能不足。但上述均非典型表现，不能据此以诊断或否定胰腺囊肿。

【诊断和鉴别】 中年患者有急性胰腺炎或上腹部外伤史，以后逐渐出现球形囊性肿块时，应考虑有胰腺囊肿的可能。化验结果如血清淀粉酶升高或胰腺功能异常有助于诊断。影像学检查首选 B 超检查，可显示胰腺囊肿的大小、范围，有无囊内坏死、出血或感染，还可观察周围脏器如十二指肠、胆管、胰管等有无受压情况；但对于小囊肿，常受肠道气体干扰而漏诊，对病变性质的判断也不如 CT 检查。CT 检查较 B 超有更高的敏感性和特异性，可明确囊肿位置、大小、边界、个数、形态、囊壁厚薄及囊内渗液情况；增强 CT

还可了解囊肿与周围脏器的解剖关系和继发性并发症的情况，对明确囊肿性质也有帮助。穿刺囊肿检查囊液成分可鉴别假性囊肿和胰腺囊性肿瘤，前者淀粉酶显著升高，后者肿瘤标志物 CEA 和 CA19-9 显著升高；囊内容物也可进行脱落细胞学检查，寻找肿瘤细胞。需要注意的是，其他部位囊肿的囊液也可出现淀粉酶显著升高，钱礼教授曾见一例卵巢囊肿囊液的淀粉酶值高达 1000Somigyi 单位以上；而有些胰腺囊液又可不含胰酶。本症需与肠系膜囊肿、肾盂积水、多囊肾、肝囊肿、高位卵巢囊肿、后腹膜其他肿瘤等相鉴别。

【治疗】 对于真性囊肿，手术为唯一有效的治疗方法。对于胰腺假性囊肿，其手术时机及手术方法应根据患者的病期及病变情况而定。有资料显示，6 周至 1 年仍有 60% 的假性囊肿可自行吸收，因此，对于无症状的假性囊肿，可非手术治疗，发病 3 个月后复查腹部 B 超随访囊肿的大小，有症状出现及时就诊。

手术治疗的适应证：①出现出血、感染、破裂、压迫等并发症；②囊肿直径大于 6cm；③非手术治疗期间囊肿无缩小反而增大；④多发性囊肿，尤其是不能除外肿瘤者；⑤厚壁囊肿；⑥合并慢性胰腺炎及胰管狭窄者。手术方式有多种，需视囊肿的类别和性质、囊肿的大小和部位、患者的情况、医师的技术条件等情况而选择。

1. 囊肿切除术 切除可仅限于囊肿本身，有时需将部分胰腺一并切除。对于较小的真性囊肿特别是某些赘生性或多腔性囊肿，切除是属必要，手术方式则视病变部位、性质而定，包括单纯囊肿切除术、胰腺节段切除术、胰体尾（或联合脾脏）切除术、胰十二指肠切除术等。而一般的假性囊肿很少有完全切除可能，因囊肿位置深藏，囊壁血运丰富，周围粘连致密，很难有清晰的剥离面，故假性囊肿切除在技术上要求较高，且危险性也大。

2. 外引流术 穿刺确定囊肿，湿纱布垫包裹囊肿周围，电刀打开囊壁，吸尽囊内容物，将一根或数根引流管置入囊腔，另戳孔引流至腹壁外。外引流术后胰液丢失多，易致水电解质和酸碱平衡紊乱，胰瘘发生率高达 80%，胰瘘愈合迁延数月，患者需长期携带引流管，且复发率可达 20% 以上。因此，单纯以外引流为目的的手术已基本放弃，主要用于假性囊肿继发感染经皮穿刺置管引流失败、囊肿破裂或拟行囊肿内引流术中发现囊壁不成熟被迫行外引流术者。

3. 内引流术 将囊肿壁与有黏膜的胃或小肠吻合，术后囊腔将闭合消失，临床观察内引流术后 7 天，囊腔可缩小 50%，2~3 周左右可完全消失，术后复发少见。内引流术包括囊肿空肠 Rou-en-Y 吻合术、囊肿胃吻合术和囊肿十二指肠吻合术。手术方式视囊肿部位而定，具体原则为：①彻底原则，消除囊肿分隔；②就近原则，邻近囊肿位置引流；③低位原则，吻合口尽可能位于最低位；④通畅原则，剪除部分囊壁，保证吻合口大小。将胰液向内引流至肠道，可避免外引流的各种不良结果；其中以囊肿空肠 Rou-en-Y 吻合效果较佳，且无囊肿感染之虑。此法优点是较切除术安全，较外引流愈合迅速；对囊壁较厚的假性囊肿或单腔囊肿最为适用。为避免囊肿发生继发感染，囊肿空肠 Rou-en-Y 吻合术要求空肠袢间的端 - 侧吻合口距囊肿空肠间的吻合口在 30cm 以上者，这样感染机会更少；囊腔空肠间的吻合口应有 4cm 以上的口径，以免吻合口狭窄而引流不畅，致日后囊肿有再发可能。

4. 微创治疗 Bahari 和 Sahel 分别于 1982 年和 1987 年报道了内镜电灼法建立胃囊肿和十二指肠囊肿内引流术；Kozarele 于 1991 年报道内镜下经十二指肠乳头放置导管至囊腔建立引流。这些新方法奠定了微创治疗的基础。目前常用的微创方法包括：① B 超或 CT 引导下经皮穿刺置管引流；②内镜治疗：a. 内镜下囊肿胃或十二指肠造瘘；b. 内镜下经乳头囊肿内引流；c. 超声内镜引导下囊肿内引流。③腹腔镜手术：如腹腔镜胰体尾切除术、腹腔镜囊肿胃肠吻合术。

（周蒙滔）

第六节 胰腺肿瘤

一、分类

依照不同病理学类型，胰腺肿瘤可作如下分类：

1. 胰腺外分泌肿瘤

(1) 上皮性肿瘤

1) 良性肿瘤：包括浆液性囊腺瘤、黏液性囊腺瘤、导管内乳头状黏液腺瘤等，临床上以囊腺瘤多见；

2) 交界性肿瘤：包括交界性黏液性囊腺瘤、交界性导管内乳头状黏液腺瘤、实性 - 假乳头状瘤；

3) 恶性肿瘤：包括高度不典型增生 / 原位癌、导管腺癌、分化不良性癌、黏液癌、印戒细胞癌、腺鳞癌、腺泡细胞癌、小腺体癌、小细胞癌、破骨细胞样巨细胞瘤、浆液性囊腺癌、黏液性囊腺癌、嗜酸细胞性癌、混合性导管 - 内分泌癌、混合性腺泡 - 内分泌癌、实性 - 假乳头状癌、胰母细胞瘤等。其中导管腺癌为胰腺癌最常见类型，约占 80%~85%。

(2) 非上皮性肿瘤继发肿瘤瘤样病变 包括慢性胰腺炎、囊肿、炎性假瘤、脂肪瘤性假性肥大、局灶性淋巴组织增生、错构瘤等。

2. 胰腺内分泌肿瘤

(1) 功能性胰腺内分泌肿瘤：包括胰岛素瘤、胃泌素瘤、胰高血糖素瘤、胰生长抑素瘤、胰腺血管活性肠肽瘤、胰腺多肽瘤、胰腺类癌等。

(2) 非功能性胰腺内分泌肿瘤、恶性胰腺内分泌肿瘤及内分泌胰腺瘤样病变：包括胰岛增生、胰岛细胞增殖症、胰岛细胞异常增生 / 不典型增生等。

二、胰腺神经内分泌肿瘤

【分级】 根据 2010 WHO 神经内分泌肿瘤分级标准，按组织分化程度和细胞增殖活性进行分级。增殖活性分级推荐采用核分裂象数和(或)Ki-67 指数两项指标(表 10-9)。

表 10-9 2010 WHO 神经内分泌肿瘤分级标准

分级	核分裂象数(个/10 HPF)[a]	Ki-67 指数(%)[b]
G1 级,低级别	<2	≤2
G2 级,中级别	2~20	3~20
G3 级,高级别	>20	>20

注:核分裂活跃区至少计数 50 个高倍视野;[a] 用 MIBI 抗体,在核标记最强的区域计数 500~2000 个细胞的阳性百分比。[b] 核分裂象数和 Ki-67 指数分级不一致时,采用分级高的参数。

【分期】 推荐采用 AJCC2010 年发布的第 7 版 TNM 分期(表 10-10)。

表 10-10 胰腺神经内分泌肿瘤病理分期系统(AJCC 第 7 版)

分期名称	分期特征		
	T 分期	N 分期	M 分期
0 期	Tis	N_0	M_0
ⅠA 期	T_1	N_0	M_0
ⅠB 期	T_2	N_0	M_0
ⅡA 期	T_3	N_0	M_0
ⅡB 期	T_1	N_1	M_0
	T_2	N_1	M_0
	T_3	N_1	M_0
Ⅲ期	T_4	任何 N	M_0
Ⅳ期	任何 T	任何 N	M_1

【分类】 胰腺神经内分泌肿瘤较为少见,来源于胰腺胰岛细胞。多数为良性。分为功能性胰岛细胞瘤与非功能性胰岛细胞瘤两大类。功能性胰岛细胞瘤占半数以上,可分泌一种或以上的生物活性肽,而导致相应的临床综合征。根据分泌的主要激素类型,功能性胰岛细胞瘤又分为胰岛素瘤、胃泌素瘤、胰高血糖素瘤、血管活性肠肽瘤(VIP 瘤)、生长抑素瘤、胰多肽瘤、生长激素释放激素瘤等。

【病理】 胰腺神经内分泌肿瘤细胞起源于胚胎期胰小管的多能干细胞,为 APUD(amine precursor uptake and decarboxylation)系统的组成部分。总的来说,胰岛素瘤和胃泌素瘤瘤体较小,一般小于 2cm,其他胰腺神经内分泌肿瘤瘤体较大,常大于 5cm。肿瘤有完整或不完整的包膜,与周围界限清楚。这些细胞组织病理特点极其相似,不结合临床表现、激素测定和免疫组织化学检测很难确定其类型。光镜下瘤细胞与正常胰岛细胞相似,呈多角形、立方或柱状,排列成腺泡样或实性片状,核常呈不同程度的异型增生,核分裂象少见。仅凭病理形态学判断良恶性较为困难,出现肿瘤血管浸润被认为是恶性表现。诊断恶性内分泌肿瘤最可靠的依据是出现转移或周围组织器官广泛浸润。最常见的转移部位是局部淋巴结和肝脏,晚期也可转移到骨。

【诊断】 胰腺神经内分泌肿瘤的诊断一般都根据其特有的临床特征,形成初步印象,然后可再测定激素水平、激发试验等来进一步确诊。此外,嗜铬粒蛋白 A(chromogranin A,CgA)和神经元特异性烯醇化酶(neuron-specific enolase,NSE)常作为胰腺神经内分泌肿瘤的血清学诊断指标,二者的异常升高提示有神经内分泌肿瘤的可能。

胰腺神经内分泌肿瘤的定位诊断包括非侵入性的方法如 B 超、CT、MRI、生长抑素受体核素显像(SRS)、正电子发射断层扫描(PET)等。而侵入性方法包括内镜超声(EUS)、选择性动脉造影、静脉置管动脉刺激取血测定(ASVS 或 SASI)、经皮肝穿刺门静脉系统置管取血测定(PTPC)等。由于很多胰腺神经内分泌肿瘤体积小,上述方法的敏感性差别很大,临床诊断过程可作相应的选择。

【治疗】 手术治疗是唯一的治愈手段,切除肿瘤可以消除其内分泌激素引起的临床症状,以达到根治肿瘤的目的。手术方法有肿瘤摘除、胰腺局部切除、胰头、胰尾或远侧胰腺切除、wipple 手术等:

1. 对于胰岛素瘤和直径不超过 2cm 的无功能性神经内分泌肿瘤,可考虑行肿瘤摘除术或局部切除术。直径超过 2cm 或有恶性倾向的神经内分泌肿瘤,无论是否有功能,均建议手术切除,必要时可包括相邻器官,并清扫区域淋巴结。

2. 对于可切除的局部复发肿瘤、孤立的远处转移肿瘤、或初始不可切除的肿瘤,经综合治疗后转化为可切除的肿瘤时,如果患者身体状况允许,应考虑手术切除。

3. 局部进展期和转移性肿瘤的影像学评估和标准参照胰腺癌。

4. 下列情况下可考虑减瘤术或姑息性原发灶切除术 a. 局部晚期或转移性 G1 级和(或)G2 级无功能性肿瘤患者,为预防或治疗出血、急性胰腺炎、黄疸、消化道梗阻等严重危及患者生命和生命质量的并发症,可行姑息性原发灶切除术;b. 对功能性肿瘤患者,减瘤手术(切除 > 90% 的病灶,含转移灶)有助于控制激素的分泌,缓解激素过量分泌的相关症状;c. 无功能性转移性肿瘤,如仅存在不可切除的肝转移灶,原发灶切除可能有利于对肝转移灶的处理,可考虑切除原发灶。

5. 对于合并 MEN-I 和 Von Hippel-Lindau 综合征的家族性神经内分泌肿瘤综合征患者,因其胰腺内常存在多个肿瘤,术前需仔细判断手术时机以及手术方式。术中需结合超声检查,尽可能发现所有肿瘤。推荐施行远端胰腺切除 + 胰头部的肿瘤剜除术,以尽量保留一部分胰腺功能。

6. 进展期患者手术后,若需要长期接受长效生长抑素治疗,建议在手术时同时切除胆囊,以减少并发胆汁淤积和胆囊炎的风险,尤其是原来已经合并胆囊结石的患者。

内科治疗是一种对症姑息治疗,用于诊断明确,手术未能治愈或无法切除的恶性胰腺神经内分泌肿瘤患者。

常见的胰腺神经内分泌肿瘤:

(一) 胰岛素瘤

【发病率】 胰岛素瘤(insulinoma)发病率低,国外报道的年发病率为0.8~0.9/百万人口。但它是胰腺神经内分泌肿瘤中最为常见的一种,好发于青壮年,国外占胰腺神经内分泌肿瘤的30%~50%,男女比例为2∶3。在我国约占总发病率的80%,北京协和医院总结了我国1981—1999年底的文献,共报告胰岛素瘤1438例,男女比例1.3∶1,有明确年龄报告的1008例中,发病年龄最小者6个月,最大者83岁,平均年龄为38.8岁。

【病理】 发生于胰腺外的胰岛素瘤极为少见,国外报道占1%~3%。北京协和医院对我国1981—1999年底的文献统计表明,共报告胰岛素瘤1438例,1286例中肿瘤单发者1117例,占86.9%(1117/1286),多发者112例,占8.7%(112/1286);其中最多一例有21个肿瘤,增生者57例,占4.4%(57/1286)。有肿瘤大小报告的633例病例中,小于2.0cm者511例(80.7%),大于2.0cm者122例(19.3%),肿瘤最大直径18cm。共有1164例报告肿瘤发生部位,发部位依次为胰尾部476例(40.9%),胰头部334例(28.7%),胰体部(29.0%),全胰1例(占0.09%),异位11例(1.0%)。在1389例有良恶性报告的病例中,良性占95.6%(1297/1389),恶性占4.4%(62/1389)。胰岛素瘤一般具有较为完整的包膜,质地比胰腺略硬。镜下,肿瘤细胞的形态结构与正常B细胞相似,肿瘤中还可见到不同数量的A、D、PP、G等内分泌细胞。恶性胰岛素瘤多见局部淋巴结转移和肝脏转移。

除胰岛素瘤外,另外两种弥漫性疾病胰岛微腺瘤(或称腺瘤样增生)和胰岛细胞增殖症也能引起低血糖症。

【症状】 因胰岛素分泌过多而引起低血糖症,主要表现为阵发性的神经失常,多在空腹饥饿时发作,而口服或注射葡萄糖后能立即好转。

Wilder曾将血糖过低症的症状归纳为三类:①交感神经紊乱,如眩晕、恶心、苍白、出汗等;②中枢神经紊乱,如阵发性或强直性惊厥、角弓反张等;③精神紊乱,如焦急不安、激动狂躁、迷惑昏迷等;均为血糖过低的结果。Whipple则指出,上述症状的严重性,在不同患者并不与低血糖的程度成比例,同一患者在不同时期的症状亦不与其血糖值成比例,与胰岛素瘤的大小亦无关,然而多数患者发病时的血糖均在50mg/dl(2.8mmol/L)以下。一般发病多在早饭前空腹时或剧烈的劳动后;发病后口服食糖可减轻症状,注射葡萄糖可立时制止发作,平时多食糖类则可防止发作,故不少患者常因摄入过多的热量而发胖。长时期的血糖过低可以造成中枢神经系统的严重损害,甚至死亡。

【诊断】 不少患者在发作时可被误诊为癫痫或酒醉。经确定症状系血糖过低所致后,则应进一步与其他可能引起低血糖的情况相鉴别,如肝脏、垂体、肾上腺等疾病所引起的,以及其他功能性的血糖过低,或注射胰岛素过量等情况。

Pourmotabbed和Kitabchi列举低血糖的病因分类如下:

1. **药物或毒素** ①胰岛素相关的低血糖症:糖尿病患者,尤其是1型糖尿病使用胰岛素治疗的患者,因胰岛素过量、过度锻炼和饮食不当引起;②磺脲类药物;③酒精;④其他:包括水杨酸盐、丙氧芬、丙吡胺、普萘洛尔、单胺氧化酶抑制剂、奎宁、喷他脒等。

2. **禁食相关低血糖** ①胰岛素瘤;②泌胰岛素样生长因子或前胰岛素样生长因子的肿瘤:此类肿瘤体积大,含有大量间叶细胞;③自身免疫性抗体:胰岛素抗体和胰岛素受体抗体;④肝脏疾患;⑤慢性肾病;⑥其他内分泌异常:垂体、肾上腺功能不足,胰高血糖素缺乏,妇女和儿童长期禁食;⑦儿童低血糖。

3. **餐后低血糖** ①胃大部切除术后;②早期2型糖尿病;③先天性餐后低血糖。

在许多情况下,通过典型的临床表现疑诊胰岛素瘤。在确定为低血糖引起后,还要借助于实验室检查明确是否伴有高胰岛素血症。

胰岛素瘤的患者常有以下异常:①空腹血糖低于3.9mmol/L(70mg/dl);②1938年,Wipple提出症状发生时,血糖水平低于2.8mmol/L(50mg/dl),近年来多数采用2.2mmol/L(40mg/dl)为指标;③血清胰岛素水平≥6IU/ml(≥43pmol/L);④血清C肽水平≥0.2pmol/L;⑤血浆或尿液中缺乏代谢性的磺脲类物质。

最可靠的检查是72小时禁食试验,对疑有本病但空腹血糖无明显降低或无典型症状发作者,可采用这一试验诱发。若禁食24小时仍无发作,可在每12小时内加2小时的适量运动以促进低血糖发作,92%~98%的患者在48小时内出现症状,此时即取血测血糖并应立刻静脉注射25%或50%的葡萄糖缓解症状。如果禁食72小时仍无发作,应终止试验并基本可以排除本病。

由于胰岛素瘤直径小,因而术前定位比较困难。普通CT和腹部超声对其定位的价值较低,螺旋CT较高。King等报道,在其他放射学方法未能有阳性发现的情况下,螺旋CT检查出了7名胰岛素瘤患者中的6例,肿瘤直径介于6~18mm。内镜超声(EUS)探头可以比较容易接近被检组织,从而具有较高的分辨率,Lightdale等的研究显示,EUS对胰岛细胞瘤的敏感性介于75%和82%之间。因为不是所有的胰岛素瘤都表达生长抑素受体,生长抑素受体核素显像(SRS)的阳性率仅为46%。由于神经内分泌肿瘤血供较为丰富,选择性动脉造影的敏感性可达50%~80%,但国内的研究显示其假阳性率太高。北京协和医院对52例患者进行的门脉分区采样胰岛素检测(PTPC)检查中,除4例因门脾静脉胰岛素含量不高否定了胰岛素瘤的诊断外,47例患者均表现出不同的峰值,手术结果表明峰值与肿瘤部位相符的有40例(80%),但这一检查受静脉回流变异和肿瘤周期性分泌等因素的影响和操作复杂,不易成功,除非术前检查定位不明又需再次手术等特殊情况者,一般不轻易进行。动脉刺激静脉取血(ASVS)是近年来开始采用的一种新的定位方法,是在选择性动脉造影后注入促进胰岛素分泌的葡萄糖酸钙,在胰腺静脉回流端肝静脉采血测定胰岛素水平。国外两个小样本研究显示其敏感性为66%~100%，北京协和医院为100%。尽管有如此多的检查方法，由于各种原因仍有20%~60%的患者术前定位不明。

【治疗】

1. 外科治疗 治疗胰岛素瘤最可靠的方法是手术切除。即使术前无法明确定位也应积极手术探查。因为低血糖症可造成患者中枢神经可能永久性损害，而且该病也有恶变危险，其他器官也将因身体过于肥胖而发生退化性变。而且，现在通过术中超声、术中PTPC等方法的辅助，仅有极少数患者不能明确定位。德国的Bottger统计，在应用术中超声之后遗漏率不到3.5%。我国的资料表明术中未找到肿瘤者仅占1.7%。

术前应注射5%葡萄糖液500ml，手术过程中检测血糖，并根据血糖的变化决定高渗葡萄糖液的运用。手术要充分暴露胰腺之头、体、尾部。仔细扪摸并观察胰腺各部，扪诊可疑或未能发现肿瘤时可使用术中超声辅助。手术方式根据肿瘤不同部位而异，位于胰体尾的单个肿瘤以局部切除或剜出为宜，位置深在者可作保留脾脏的胰体尾切除。位于胰头者应首先考虑局部切除或剜出，位置深在者可考虑行保留十二指肠的胰头切除术。胰十二指肠切除术仅适于胰头钩突部巨大肿瘤、胰头部恶性胰岛素瘤或不能排除恶变者。多发的肿瘤以瘤体剜出或部分胰腺切除为主。胰岛素瘤切除后效果良好，症状可以迅速好转。有极少数病例由于肿瘤很小或胰腺外的异位胰岛素瘤(最常见于十二指肠)，甚至纯属胰岛增生无法找到肿瘤。术中门静脉分段置管胰岛素测定(PTPC)对指导手术有一定的意义。

在手术过程中有几点需要注意：①肿瘤有可能位于隐蔽部而不易被发现；所谓隐蔽部，一般是指胰头的钩突部或胰尾附近的组织，手术时须特别注意检查，有时须通过十二指肠降部外侧腹膜之切开，充分游离胰头，或切开胰腺下缘腹膜，充分游离胰腺体尾部，再用手指对胰腺作前后扪诊，才能发现肿瘤之所在。②肿瘤可能为多发性，故手术时不应满足于一个肿瘤的发现，而忽视了全面的检查。③肿瘤有时很小，致不易被发现，但由于肿瘤较质硬，一般虽小至0.5cm的肿瘤也有可能通过仔细的扪诊和辅助检查被发现。④对于手术时未能发现肿瘤者，有人主张作盲目的胰腺体尾部切除术，但由于肿瘤不一定在体尾部，其成功率较低。Mengoli等报道，50例盲目切除胰体尾只发现了11例肿瘤。因此对于此类患者，以终止手术为宜。

对于手术未能切除肿瘤或术后复发的患者，再次手术前应作全面检查，任何定位诊断的阳性发现都应视为再次探查的指征。对于可疑部位，术中要反复探查，对任何可疑结节进行细针穿刺细胞学活检。并要考虑到异位肿瘤的可能，探查胰周组织。同时还要考虑到胰岛增生症的可能。在采用从左至右分段切除胰腺时，如发现是胰岛增生症则应切除85%~90%的胰腺才能缓解症状。

2. 内科治疗 内科治疗用于术前准备和无法切除的肿瘤。胰岛素瘤的患者应鼓励少食多餐，吃高碳水化合物食物，以控制低血糖症状。每天口服0.3~0.8g的二氮嗪可抑制肿瘤胰岛素的释放。生长抑素的使用应相当谨慎，因为对于肿瘤不表达生长抑素受体的患者，生长抑素不仅无益，而且是相当危险的，因为其可抑制胰高血糖素的代偿性反应，导致低血糖症进一步加重。对已有转移而未能手术切除的患者可以给予化疗。

3. 疗效 手术治疗效果较好，90%的患者术后低血糖症状消失，手术死亡率在1%~5%。切除后30~60分钟内大都有反跳性升高，且有尿糖，但一般在15~20天内即可下降。真正的术后并发症主要是胰瘘和急性胰腺炎，据北京协和医院统计我国胰瘘发生率为15.7%(175/1103)、胰腺炎发生率为0.6%(7/1103)、出血0.3%(3/1103)、假性囊肿0.8%(9/1103)。术后低血糖的复发，提示肿瘤切除不完全或切除后又有再发；故对这类病例，术后应长期随访，必要时还应考虑再手术。有的患者多年后出现其他胰腺神经内分泌肿瘤。

(二) 胃泌素瘤

【发病率】 促胃液素亦称胃泌素，是最强烈的一种胃酸分泌刺激因子，同时能中度刺激胃蛋白酶的分泌，并促进胃、小肠、结肠和胆囊的收缩。它正常是由分布在胃窦、十二指肠和近段空肠黏膜上的G细胞所分泌，但人类胰岛中的非β细胞(D细胞)也能分泌促胃液素。由于所分泌的大量促胃液素极度刺激了胃酸分泌，泌素瘤可引起胃肠道黏膜的难治性溃疡，是称胰源性溃疡综合征(Zollinger-Ellison综合征)。本病自Zollinger和Ellison(1955)首先报告2例以后，Gregory和Tracy(1960)即从此种胰腺肿瘤中提取出促胃液素，从而明确了本症的实质。至1964年，Ellison和Wilson报道证实为胃泌素瘤的已达1000余例，可见此症并不罕见。国外报道目前年发病率为0.1~5.0/百万人口，在胰腺内分泌瘤中占的比例仅次于胰岛素瘤。在我国的发病率较低，约占胰腺内分泌瘤总发病率的3%，排在无功能性胰岛细胞瘤之后，位于第3位。

【病理】 90%的胃泌素瘤位于被称为胃泌素瘤三角的区域，上起自胆囊、胆总管上部，下至十二指肠第三部，内至胰腺颈体交界部。最多见于十二指肠，其次才是胰腺、淋巴结、胃、空肠，发生在胰腺的胃泌素瘤75%为散发病例，25%为多发性内分泌瘤Ⅰ型(MEN-Ⅰ)的表现之一。恶性者占60%~85%，其中将近半数的患者在出现临床表现时已有转移，以局部淋巴结转移和肝脏转移最为常见。与胰岛素瘤一样，光镜和电镜都难以将胃泌素瘤与其他内分泌肿瘤区别开来，分型要依靠免疫组织化学，组织学难以判断良恶性，肿瘤血管浸润被认为是恶性表现。

【临床表现】 本症的典型临床表现为Zollinger-Ellison综合征。溃疡部位常不典型，可在空肠或十二指肠远侧端，其最大的特点是溃疡的难治性和复发性，不仅内科治疗无济于事，甚至胃大部切除后也会迅速复发，有时在胃大部切除术后几天内就可发生吻合口的急性溃疡、出血或穿孔。此外，患者因肠内的高酸环境抑制了胰脂肪酶的活动性，可致胆汁沉淀而引起严重的慢性腹泻，并可导致低钾血症和消化不良症。有半数患者的首发症状并不是溃疡，而是腹泻。而且，近 20% 的患者明确诊断时并无溃疡病的表现。MEN-Ⅰ还会有相应的多发性内分泌肿瘤的临床表现。

【诊断】 在临床上遇到如下几点应考虑 Zollinger-Ellison 综合征的可能性：①青少年或老年人消化性溃疡并有胃肠分泌疾病家族史。②顽固性糜烂性食管炎、多发性消化性溃疡、十二指肠远端溃疡并腹泻。③内镜提示胃及十二指肠黏膜增粗。④胃及上腹部手术后不明原因高酸、肠瘘与吻合口边缘性溃疡等。

胃泌素瘤的定性诊断目前国际多采用美国 NIH Fracker（1994）制订的标准：①空腹血清促胃液素 >100ng/L；②基础胃酸分泌量（BAO）>15mmol/h（既往无胃手术史者）或 >5mmol/h（既往有胃手术史者）；③促胰液素（serectin）试验：促胃液素 >200ng/L，钙激发试验 >395ng/L，这些检查一般应重复 3 次。还有文献要求空腹血清促胃液素 >200ng/L 为标准。值得注意的是，临床上此类患者常接受抑酸治疗，而质子泵抑制剂可使血清促胃液素水平升高。因此，血清促胃液素水平轻度升高，胃泌素瘤的诊断难以确立时应停用质子泵抑制剂 48 至 72 小时，再次进行检测。

胃泌素瘤体积小，术前定位比较困难。50% 的肿瘤未能在术前定位。影像学诊断的敏感性与胰岛素瘤相近。据报道，SRS 的敏感性可达 71%~94%。

【治疗】 胃泌素瘤所引起的暴发性胃肠道黏膜溃疡，不论作迷走神经切断术或包括胃窦部的胃大部切除术，一般都不能制止胃酸分泌而常致溃疡复发。事实上，在临床工作中，一般正是由于在胃大部切除后迅速复发了吻合口溃疡，才考虑到有此胃泌素瘤存在的可能。

虽然目前抑酸药的临床效果相当令人满意，但手术切除仍然是治愈胃泌素瘤的唯一有效途径。根据原发瘤的部位大小、数量及有否肝转移决定手术方式的选择。总的原则为广泛探查、局部切除，孤立的胰头部肿瘤可局部剜出。胰腺体尾部肿瘤亦可局部剜出，若瘤体深埋于肠系膜上静脉左侧胰腺实质内，可行胰体尾部切除术，保留或同时切除脾脏。如胰头无肿瘤，而十二指肠存在多发胃泌素瘤者，应尽量逐一摘除或包括肿瘤壁的全层肠壁切除，局部淋巴结应同时摘除。胰十二指肠切除术在下述情况时也应考虑：胰头部肿瘤较大，但无肝转移；十二指肠多发性肿瘤，难以逐一剔除；胰头、十二指肠同时存在多发肿瘤；十二指肠受累超过浆膜或侵犯 Vater 壶腹部。胰十二指肠外的肿瘤确诊后也应以局部切除为主，并处理相应淋巴结。未找到肿瘤、肿瘤难以切除或已有肝转移者，可行高选择性迷走神经切断术，以提高抑酸剂敏感性，减少术后用量，资料表明术中探查阴性者十年生存率可达 90%。另有报告称有原发于淋巴结的胃泌素瘤，其余部位探查均阴性，这类淋巴结多位于促胃液素三角区内，局部摘除效果良好。也有人认为淋巴结胃泌素瘤为十二指肠微胃泌素瘤转移所致。无论原发灶切除与否，肝转移灶应尽可能切除。研究显示不切除肝转移灶者 5 年生存率仅 20%~38%，切除肝转移灶者可达 79%。部位深在难以切除者，可行瘤体内无水乙醇注射，肝动脉栓塞或结扎疗效均差。无手术适应证者应积极进行化疗，常用 5- 氟尿嘧啶、多柔比星、链佐星。国外研究显示，广泛肝转移患者进行肝移植，疗效令人鼓舞。

Jaskowiak 等（1996）报告 120 例胃泌素瘤切除手术。78 例患者术后复发或有持续性 Zollinger-Ellison 综合征，其中 17 例患者接受了 18 次再手术。首次手术后，所有的患者每年接受一次功能性检查和影像学检查，如果再次发现患者有明确的肿瘤显像，就对其进行再手术。结果表明对胃泌素瘤的再手术可使 30% 的患者根除此病，再手术方法应该被应用于相应的患者。

三、胰腺外分泌肿瘤

（一）胰腺囊性肿瘤

胰腺囊性肿瘤一般可分为浆液性囊腺瘤、黏液性囊腺瘤和黏液性囊腺癌。

浆液性囊腺瘤为良性肿瘤，不恶变，有多个小囊组成，不含黏液，无乳头状结构。可以单纯地将其剜出。如肿瘤位在尾部，则可将胰尾有时连同脾脏一并切除。

黏液性囊腺瘤和黏液性囊腺癌起源于胰腺导管上皮。黏液性囊腺瘤主要发生在中老年女性，好发在胰尾部，囊大，呈不规则圆形或分叶状，表面光滑，与周围胰腺分界清楚，一般呈多发性，内壁可呈乳头状，囊液为乳白色胶状黏稠液体。黏液性囊腺瘤可恶变为囊腺癌，其良恶性部分可共存于同一囊内，甚至同一光镜视野下可分为良性区和恶性区。因此没有足够的标本和连续切片就不能对此类囊性肿瘤做出准确的良恶性诊断。对于黏液性囊腺瘤，术中按恶性处理为妥。黏液性囊腺癌即使浸润周围脏器也要争取一并切除，术中应保持肿瘤的完整性，否则会导致种植性转移。

（二）胰腺癌

胰腺癌最早由 Mondiare 及 Battersdy 叙述。1888 年 Bard 和 Pis 在文献上做了临床报告。1935 年，美国著名外科学家 Whipple 首先报告胰、十二指肠切除术成功，从而确立了手术治疗胰、十二指肠和壶腹部恶性肿瘤的方式。1943 年，Rockeg 首先实行了全胰切除术。国内余文光于 1954 年首先报告胰头十二指肠切除的病例。

【流行病学】 原发性胰腺癌约占全身恶性肿瘤的 1%~2%。近年来，胰腺癌的发病率逐年上升，美国每年新发胰腺癌达 30 000 例，年发病率为 8~10/10 万人，多见于 45 岁以上，占肿瘤死亡率的第 4 位。瑞典发病率最高，为 125/10 万，并且在过去 20 年里保持不变。英国和挪威各增加了 1 倍。20 世纪 70 年代与 20 世纪 60 年代相比，加拿大、丹麦和波兰的标准化发病率增加了 50% 以上。在我国，胰腺癌已成为我国人口死亡的十大恶性肿瘤之一。上海市区 1999 年发病率增至 10.1/10 万人，比 20 世纪 70 年代上升 50% 左右，已接近欧美国家发病率水平。近年来，年轻的胰腺癌患者也较

10

年前有明显增加的趋势，而且恶性度更高，预后更差。我们的统计资料也发现，近五年来，武汉协和医院临床收治的所有胰腺癌患者，45 岁以下的接近 30%。

胰腺癌病因尚为完全明确，流行病学调查显示其发病多与吸烟、饮酒、高脂、高蛋白饮食、咖啡、糖尿病、慢性胰腺炎及遗传等因素有关。总体上讲，临床上约 40% 胰腺癌患者并无确切致病因素，另外 30% 与吸烟有关，20% 与饮食习惯相关，5%~10% 的患者存在遗传易感性，约 5% 的患者是由于慢性胰腺炎所致。

【病理】 原发性胰腺癌可以在胰腺的任何部分发生但以头部最为多见。发生在胰腺头颈部的癌约占胰腺癌的 75%；位于胰腺体、尾部者则仅占 25%；少数病例为多发性或弥漫性。Bramhall 等研究发现在手术治疗的胰腺癌中 80%~90% 的肿块位于胰头部。中国抗癌协会胰腺癌专业委员会最近资料显示胰头癌占 70.1%，胰体尾部为 20.8%，全胰癌占 9.2%。

胰腺癌可来源于胰管、腺泡或胰岛。通常胰腺癌以源自胰管上皮者为多，约占总病例的 85%，源自腺泡及胰岛者较少；前者主要发生在胰头部，而后者则常在胰体或尾部。

肉眼观胰腺癌表现并不一致。位于胰头部的癌大多极为坚硬，癌组织与正常腺体组织无明显界限，有时这种硬性癌可广泛浸润及胰周围组织，致胰腺黏结在一团，肿瘤组织中不能辨认；但有时癌组织也可位于胰腺的中心部分，外观与正常胰腺无异，仅胰头部特别坚硬。切面上亦可见纤维组织增生甚多而腺体组织明显减少，与慢性胰腺炎难以鉴别。镜下观察见癌细胞多为柱或立方形，往往排列成不规则的导管形。位于胰体或尾部的肿瘤则多呈块状或结节状，与周围组织及正常胰腺境界分明，且质地较软，切面有不规则的坏死出血灶。镜下见癌细胞为圆形或多角形，往往排列成较规则的团块，形似腺泡，为腺泡癌的特征。因癌组织常有不同程度的间变，有时很难确定其来源。偶尔癌细胞也可有鳞状上皮细胞化生。

胰腺位于腹膜后，周围有重要器官、淋巴结和淋巴管网、血管、神经丛，进展期甚或小胰癌均可直接扩散或浸润到周围器官、血管和神经；胰腺内的淋巴组织尤其丰富，周围淋巴管道颇多，故临床上对进展期或晚期患者，或因脏器、血管、神经浸润，或因有淋巴结转移，多无法根治性切除，即使可行姑息性切除，术后短期内也多因复发而死亡。胰腺癌的转移主要通过以下几种方式：

1. 胰内扩散 胰腺癌早期即可穿破胰管壁，以浸润性导管癌的方式向周围胰组织浸润转移。显微镜下，癌组织浸润多局限于距肉眼判定肿瘤边缘的 2.0~2.5cm 以内，很少超过 3.0cm，因解剖学上的关系，约 70% 的胰头癌已侵及钩突。

2. 胰周组织、器官浸润 胰腺癌可向周围组织浸润蔓延，胆总管下端之被压迫浸润即是一种表现。此外，十二指肠、胃、横结肠、脾脏等也可被累，但不一定穿透胃肠道引起黏膜溃疡。胰体尾癌一旦侵及后腹膜，可以发生广泛的腹膜移植。据中华医学会胰腺外科学组对 621 例胰头癌的统计，胰周组织、器官受侵的频率依次为：胰后方 50.9%，肠系膜上静脉 39.8%，门静脉 29.3%，肠系膜上动脉 23.8%，十二指肠 21.1%，胆管 15.3%，横结肠 8.9%，胃 8.7%，脾静脉 5.6%。

3. 淋巴转移 淋巴转移是胰腺癌早期最主要的转移途径。胰头癌的淋巴结转移率达 65%~72%，多发生在幽门下、胰头后、胰头前、肠系膜上静脉旁、肝动脉旁、肝十二指肠韧带淋巴结。淋巴结转移率与肿瘤大小及胰周浸润程度无直接的关系，约 30% 的小胰腺癌已发生淋巴结转移，少数可发生第 2 站淋巴结转移。Nagai 等研究了 8 例早期胰腺癌的尸体标本发现 4 例 T_1 期中 2 例已有淋巴结转移，4 例 T_2 期均已有淋巴结转移。胰头癌各组淋巴结转移率依次为：No.13a、13b 为 30%~48%，No.17a、17b 为 20%~30%，No.12 为 20~30%，No.8、14a、14b、14c、16 为 10%~20%。胰体尾癌主要转移到胰脾淋巴结群，也可广泛侵及胃、肝、腹腔、肠系膜、主动脉旁，甚至纵隔及支气管旁淋巴结，但锁骨上淋巴结不常累及。

4. 神经转移 在进展期或晚期胰腺癌常伴有胰腺后方胰外神经丛的神经浸润，沿神经丛扩散是胰腺癌特有的转移方式，癌细胞可直接破坏神经束膜，或经进入神经束膜的脉管周围侵入神经束膜间隙，并沿此间隙扩散；或再经束膜薄弱处侵至神经束膜外，形成新的转移灶。胰头癌的神经转移多发生于胰头前、后、腹腔干、肝总动脉、脾动脉及肠系膜上动脉周围，构成了腹膜后浸润的主要方式，亦成为腹膜后肿瘤组织残留的主要原因。腹膜后神经周围的淋巴管被浸润而导致持续性背痛，临床上有一定的重要性。神经丛转移与胰后方组织浸润及动脉浸润程度平行，且与肿瘤大小密切相关。据统计，T_1 肿瘤见不到胰外神经丛浸润，而 T_3 肿瘤胰外神经丛浸润率达 70%。笔者最近对一组伴有疼痛症状的患者在术前 CT 检查发现腹膜后与肠系膜上血管浸润，患者行腹膜后组织切除，术后病理检查显示神经浸润转移率达 65%。

5. 血运转移与种植转移 为大多数晚期胰头癌主要的转移模式，而胰腺体、尾癌早期即可有脾血管侵蚀，血运转移最常见的是通过门静脉转移到肝，自肝又经静脉到肺，然后再到肾上腺、肾、脾及骨髓等组织。尸检时约 2/3 的病例有肝转移，尤以胰体及尾部癌易有广泛转移。胰腺癌也常播散于腹腔大、小网膜为种植转移。

胰腺癌至晚期，虽已有胰腺组织广泛破坏，但并发糖尿病的甚为罕见，因胰岛细胞可以在很长的时间内保持完好，甚至可较正常更为增生。偶尔，来源于胰腺腺泡的癌可以分泌大量脂肪酶，后者可致皮下或骨髓内的脂肪组织发生广泛坏死。有时胰腺癌还可伴有体内广泛的血栓性静脉炎。

恶性肿瘤发生是多因素参与并经历了多个阶段的复杂病理过程，近年来分子生物学技术发展深化了对恶性肿瘤发生及演变分子机制的认识，促使人们从分子水平去探求胰腺癌发生的本质，并逐步形成了肿瘤分子病理学科。现有研究发现，胰腺癌发生涉及原癌基因激活与抑癌基因失活，其中原癌基因 *K-ras* 激活在胰腺癌中高达 90%，认为是导致胰腺癌发生独立的分子事件，其他基因如抑癌基因 *P53*、*P16*、*PTEN*、*BRCA2* 等在胰腺癌组织中均有不同程度失活。

【病理分期】 胰腺癌的病理分期有助于治疗方案的选择和预后评估。常用的都是 TNM 分期，下面分别介绍 2002 年国际抗癌协会（UICC）和日本胰腺病协会（JPS）最新修订的分期标准。美国癌症联盟（AJCC）的分期标准与 UICC 标准大致相同，在这里不做详细介绍。

UICC 分期第 6 版（2002）（表 10-11）

T 分期：

T_X：原发肿瘤不能确定

T_0：无原发肿瘤证据

Tis：原位癌（包括 Pan In Ⅲ）

T_1：肿瘤局限于胰腺≤2cm

T_2：肿瘤局限于胰腺 >2cm

T_3：肿瘤有胰外浸润，但未侵犯腹腔干和肠系膜上动脉

T_4：肿瘤侵犯腹腔干和肠系膜上动脉（不能切除原发灶）

N 分期：

N_X：局部淋巴结转移不能确定

N_0：无局部淋巴结转移

N_1：有局部淋巴结转移

M 分期：

M_X：远处转移不能确定

M_0：无远处转移

M_1：远处转移

JPS 分期第 5 版（2002）

T 分期：

表 10-11 UICC 分期第 6 版（2002）

	M_0		M_1
	N_0	N_1	
Tis	0		
T_1	ⅠA	ⅡB	
T_2	ⅠB	ⅡB	Ⅳ
T_3	ⅡA	ⅡB	
T_4	Ⅲ	Ⅲ	

Tis：原位癌

T_1：肿瘤局限于胰腺≤2cm

T_2：肿瘤局限于胰腺 >2cm

T_3：肿瘤侵犯胆道、十二指肠或其他胰周组织

T_4：肿瘤侵犯下列任意一项——毗邻大血管（如门静脉、动脉）、远离胰腺的神经丛或其他器官

N 分期：

N_0：无淋巴结转移

N_1：第一站淋巴结转移

N_2：第二站淋巴结转移

N_3：第三站淋巴结转移

M 分期：

M_0：无远处转移

M_1：有远处转移

日本胰腺癌规约将胰腺周围淋巴结分为 18 组，3 站（图 10-18，表 10-12）。

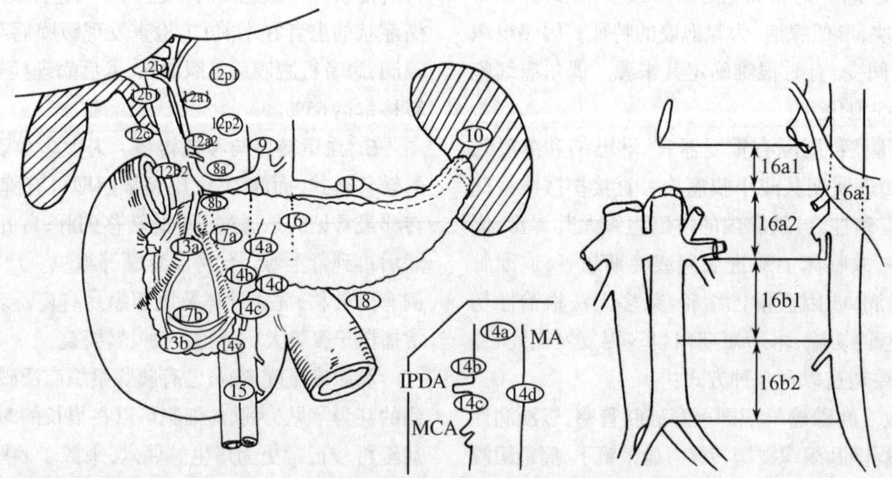

图 10-18 JPS 胰周淋巴结分组（第 4 版 1993）

1~6. 胃周；7. 胃左动脉周围；8. 肝固有动脉周围（8a. 前上方；8b. 后上方）；9. 腹腔干周围；10. 脾门；11. 脾动脉周围；12. 肝十二指肠韧带中（12h. 肝门；12a1. 肝动脉上半部分；12a2. 肝动脉下半部分；12b1. 胆管上端；12b2. 胆管下端；12p1. 门静脉后上；12p2. 门静脉后下；12c. 胆囊管）；13. 胰十二指肠后（13a. 壶腹部以上；13b. 壶腹部以下）；14. 肠系膜上动脉周围（14a. 肠系膜上动脉根部；14b. 肠系膜下动脉根部；14c. 结肠中动脉根部；14d. 空肠动脉的第一分之处）；15. 结肠中动脉；16. 主动脉旁（16a1. 膈肌的主动脉裂孔周围；16a2. 从腹腔干上缘到左肾静脉下缘；16b1. 从左肾静脉下缘到肠系膜下动脉上缘；16b2. 肠系膜下动脉上缘到髂总动脉分叉处）；17. 胰十二指肠前（17a. 壶腹部以上；17b. 壶腹部以下）；18. 胰体尾下缘

表 10-12 胰周淋巴结分组

分站	胰头癌	胰体尾癌
1	13a,13b,17a,17b	8a,8p,10,11p,11d,18
2	6,8a,8p,12a,12b,12p,14p,14d	7,9,14p,14d,15
3	1,2,3,4,5,7,9,10,11p,11d,15,16a2,16b1,18	5,6,12a,12b,12p,13a,13b,17a,17b,16a2,16b1

表 10-13 JPS 分期第 5 版(2002)

<table>
<tr><th rowspan="2"></th><th colspan="3">M_0</th><th colspan="2">M_1</th></tr>
<tr><th>N_0</th><th>N_1</th><th>N_2</th><th>N_3</th><th></th></tr>
<tr><td>Tis</td><td>0</td><td></td><td></td><td></td><td></td></tr>
<tr><td>T_1</td><td>Ⅰ</td><td>Ⅱ</td><td>Ⅲ</td><td colspan="2" rowspan="4">Ⅳb</td></tr>
<tr><td>T_2</td><td>Ⅱ</td><td>Ⅲ</td><td>Ⅲ</td></tr>
<tr><td>T_3</td><td>Ⅲ</td><td>Ⅲ</td><td>Ⅳa</td></tr>
<tr><td>T_4</td><td colspan="2">Ⅳa</td><td></td></tr>
</table>

【临床表现】 因肿瘤的部位和病程的早晚而有所不同,通常认为胰头癌的表现与胰腺体部或尾部的肿瘤不同,但事实上胰腺癌的病变不一定局限在一处,特别是至病程晚期,往往病变已累及胰腺的各个部分,手术者既难于肯定肿瘤究竟从何处开始,亦难于推断究竟何处的肿瘤产生了某种特殊症状。因此,本书将综述胰腺癌的一般症状,而不分胰头、胰体或胰尾等。

1. 症状 胰腺癌是一种恶性程度较高,进展极为迅速的肿瘤,且其发病隐匿,早期患者症状往往缺乏特异性,造成早期诊断困难,临床就诊时超过 80% 的患者已属中晚期。通常自症状开始至入院求治的时间约在 1~6 个月内;平均 3 个月左右;而自症状开始至不治死亡的时间约在 6~12 个月内,平均 8 个月。

最常见的起始症状是腹痛,超过半数患者有此现象;其次为黄疸,据统计约 20% 的患者可以黄疸为最初症状。若腹痛与黄疸同时存在,则 80% 以上的患者先有腹痛而后有黄疸。即使肿瘤位于胰头部者亦然。再次则为食欲缺乏、上腹胀满、体重减轻及胃肠功能紊乱的其他表现,在少数病例也可能是胰腺癌的最初表现。少数病例更可以因为静脉的栓塞性静脉炎及一侧肢体水肿为胰腺癌的最初现象,也有少数患者是以明显的精神紊乱如焦虑、失眠、精神恍惚、情绪不佳等为最早的症状。腹痛初起时的情况可以是多样的:有的像急性胆囊炎,有明显的阵发性绞痛,且有放射感;有的像溃疡病,有典型的规律性痛,甚至在进食后可获得部分或完全缓解;也有的像急性肠梗阻,可伴有恶心、呕吐等。

兹将胰腺癌患者的主要症状简述如下:

(1) 腹痛:胰腺癌或壶腹周围癌常有腹痛的症状,据文献报道胰腺癌 50%~90% 以上有腹痛。腹痛不仅是最初的主诉,且在病程中亦是最常见而突出的现象。

因胰腺癌患者的腹痛无论部位、性质,还是伴随症状,均无特异性,因此没有一种腹痛可以视作胰腺癌的典型痛而作为诊断的依据。但一般来说,每一个具体的患者仍有其特殊的疼痛方式,每次腹痛时的部位和性质大致相似。比较常见的腹痛大多位于上腹部,常向背部放射,为持续性钝痛,也可逐渐加剧。由于腹痛常在平卧时加重,因而晚上似更剧烈而往往不能安睡;有时腹痛在进食后也可加重,因而患者常不敢饮食而影响营养。

胰腺癌的腹痛多为肿瘤浸润腹膜后腹腔神经丛所致,因此疼痛常剧烈难忍,即使服用一般的止痛药亦难奏效;此种现象于胰体或胰尾癌尤为常见。胰腺体、尾部癌一旦出现腹痛症状已属晚期。患者如能采取某种特殊的体位,则往往可以减轻疼痛;因此患者常取坐位,并喜向前弯腰,行走时身体也常前俯,卧时则常取右侧位,并弯曲其他关节。直立或平卧时因能使脊柱伸长,脊柱前神经增加张力,故疼痛增剧;不少患者因此不能安卧,往往梦中痛醒,不得不屈腰坐起以缓解背痛,为胰腺癌的典型表现。

(2) 黄疸:黄疸为胰腺癌的另一重要症状。约 20% 患者以黄疸为其最初症状,30% 的患者则以黄疸为主诉而入院,且在整个病程中,2/3 以上的患者迟早会有黄疸。通常胰头癌有黄疸者较之胰体或胰尾癌为多,壶腹周围癌有黄疸者更多,据统计,壶腹周围癌 90% 在其病程中有黄疸,胰头癌则 80% 有黄疸,胰体或尾部癌亦有 20% 在病程之后期有黄疸。由于胰头癌所致之黄疸为阻塞性,一般为持续性而有进行性加剧,故皮肤多呈黄绿色,且有瘙痒感,并伴白陶土色粪便和浓茶样尿液。值得注意者,大多数胰头癌患者初发症状并非黄疸,而是胆胰管系统受累引起的腹痛、腹胀、食欲缺乏、发热等。随后病情发展,胆管内压升高超过肝分泌压时,出现胆汁反流才导致黄疸发生。因黄疸多伴有疲乏、食欲缺乏、恶心、肝大或转氨酶升高,易误诊为病毒性肝炎。约 20% 的胰头癌患者即使在整个病程中都无黄疸出现,而无黄疸的患者有半数其头部又确实已被累及。因此,黄疸不是胰头癌必有的症状,无黄疸亦不能除外胰头癌。

无痛性黄疸多由紧邻胰头部位的胆道受累所致。过去认为无痛性黄疸是胰头癌的特征,现知不然,沈魁等一组资料显示,在胰腺癌患者首发症状中无痛性黄疸约 56.4%,而入院患者时仅 21.5% 为无痛性黄疸,在整个病程中始终维持无痛者只占 15%,相反伴有疼痛的黄疸却远为多见。通常胰腺癌所致的黄疸呈持续性而有进行性加剧,黄疸指数可高至 100U 以上,但壶腹部癌的黄疸虽然出现较早,却常有忽深忽浅波动,有时甚至在短期内可完全消退,是壶腹内或乳头部赘生物脱落而胆管有一时性再通的结果。

(3) 消瘦衰弱:体重减轻也是胰腺癌患者常见症状,约 85% 的患者在症状发生后短时间内即可有明显消瘦衰弱,体重减轻可达 20 斤之多。其原因是多方面的,除癌的直接影响外,经常腹痛、精神不安、食欲缺乏、睡眠不好,乃至消化减退、吸收不良，都是重要的原因。

(4) 胃肠道症状：食欲缺乏、消化不良、恶心、呕吐、便秘、腹泻等症状都可发生。若晚期胰腺癌侵及胃及十二指肠时，患者可出现类似溃疡疼痛或肠梗阻症状，由肿瘤引起的胰腺外分泌功能不全往往导致患者排便习惯改变，同时伴有脂肪泻。如为壶腹部癌，则因肿瘤之腐脱尚可有胃肠道出血，表现为明显的柏油样大便或隐血，甚至因此可导致严重贫血。

(5) 其他症状：胰腺癌早期并发糖尿病少见，但随着病情进展，内外分泌功能进行性破坏，患者可出现糖尿病症状，临床上部分患者就是因胰腺癌而以糖尿病就诊。约半数患者在病程早期可有某种精神症状，如精神不振、情绪不佳、对事物不感兴趣；这种精神症状的发生机制不明，临床上也常被忽视。有的胰腺癌患者在病程早期就有易倦感，可能也是一种精神异常的表现。

2. 体征 胰腺癌在临床上可出现多种体征，与患病时间长短、肿瘤部位、组织学类型以及患者年龄和机体状况有关，体格检查时可见下列体征：

(1) 明显消瘦，皮肤黄染，呈深黄或黄绿色，晚期患者常有恶病容。

(2) 肝大：约 2/3~3/4 的胰腺癌患者有肝大，质硬，大多无痛，表面光滑或呈结节感，为胆汁淤积或肝脏被转移的结果。

(3) 胆囊肿大：无痛性黄疸患者如同时发现胆囊肿大，是胰头癌的特征，对与胆石症的鉴别诊断有重要意义。因由胆石症所致的阻塞性黄疸大多有绞痛，胆道大多有继发感染，致胆囊因慢性炎症而呈萎缩状，不像肿瘤所致的单纯阻塞可致胆道和胆囊的扩张、肿大。一般统计表明，有黄疸的胰腺癌患者约半数可摸得肿大的胆囊；如将无黄疸者合计在内，则仅 1/3 可扪及胆囊。由于胆囊常被肿大的肝脏所掩盖，即使胆囊肿大也未必能经常触及。由此可见，即使是胰头或壶腹周围癌也可能不伴有肿大的胆囊，而肿大的胆囊更不是经常能触及的。因此，体检时如未触及肿大胆囊，不能除外胰腺癌。

(4) 腹部包块：腹部包块在早期的胰腺癌患者不能扪知，因胰腺深处后腹膜后，非至明显肿大不易触及，但晚期病例常可在上腹部扪知有结节感硬块，为胰腺癌本身或转移的淋巴结。此外，慢性胰腺炎也可摸到肿块，和胰腺癌的肿块难以鉴别。

(5) 其他体征：晚期患者有 1/3 可能有腹水，为腹膜有转移、门静脉有栓塞或受压，及血浆蛋白过低等因素所致。少数病例在肝内、肺内、左锁骨窝内或直肠前陷凹内也可能发现转移性癌；部分患者因脾静脉被肿瘤压迫或有栓塞，还可有继发性的脾大。偶尔，由于脾动脉受压或被累，腹部还有血管杂音可闻及。

【临床检查】

1. 实验室检查 常规化验方面并无特殊发现，至少不能据以诊断胰腺癌。血、尿、便常规检查可能为阴性，也可能出现贫血、糖尿、粪便隐血阳性或有未消化的脂肪和肌肉纤维。血、尿淀粉酶指标在胰管初有梗阻时可能升高，但至晚期，因胰管长期梗阻而致胰腺组织萎缩，淀粉酶可重新降至正常范围，因此其对胰腺癌诊断的帮助不大。血脂肪酶则 30% 的患者可有升高。肝功能检查中转氨酶可超过 500 单位，但在血清胆红素升高的过程中，血清谷丙转氨酶呈反向波动。血糖在 40% 的患者有升高，为胰岛细胞被破坏的结果，葡萄糖耐量试验则有 57.4% 的患者异常，认为对诊断胰腺癌有参考价值。十二指肠引流有时可发现肠液中的胰酶减少，但慢性胰腺炎患者也可有同样发现。如引流液中有血液及癌细胞发现，则对癌的诊断帮助极大，尤以壶腹部癌最为可能。

随着杂交瘤技术的发展，肿瘤相关物质的单克隆抗体日趋增加，其在肿瘤的体外诊断价值受到重视。与胰腺癌相关的肿瘤标志物包括癌胚抗原（CEA）、糖抗原（CA19-9、CA242、CA125、CA50）、胰腺肿瘤胎儿抗原（POA）、胰腺癌相关抗原（PCAA、Span-1）、胰腺特异抗原（PaA）及 *K-ras* 基因等，临床常用的指标为 CA19-9、CA242、CEA 及 *K-ras*。各种标志物对胰腺癌虽有一定的阳性率，但均不具备高特异性，仅能供临床参考。

CA19-9 是目前临床上最有诊断价值也是应用最多的一种肿瘤相关抗原，其血清正常值 <37U/ml。大部分胰腺癌患者血清 CA19-9 水平显著升高，研究报道 CA19-9 诊断胰腺癌的敏感性与特异性分别为 81% 和 90%。提高诊断标准将使特异性升高而敏感性降低。一般认为以 70U/ml 为界比较实用，其敏感性与特异性分别为 72% 和 92%。CA19-9 水平与肿瘤的阶段有关，有报道认为 CA19-9<1000U/ml 的胰腺癌 55% 可以切除，而 >1000U/ml 的患者 89% 无法切除。术后 CA19-9 降至正常者其生存期长于未降至正常者。肿瘤复发时 CA19-9 可再度升高，且常常发生在影像学诊断能作出诊断之前，因此 CA19-9 还可以监测肿瘤复发，术前 CA19-9 水平对预后判断也有一定的价值，CA19-9 较低者预后较好。尽管 CA19-9 敏感性高能监测病情和反映预后，但由于其特异性欠佳，尤其是与胆系疾病的鉴别诊断困难，且在胰腺癌早期有时正常，因而单独应用 CA19-9 不能对胰腺癌进行诊断。但作者认为 CA19-9 仍可作为胰腺癌的筛选检测指标。CA19-9 明显升高时，首先应考虑为胰腺的恶性肿瘤，但应注意除外胆、胰的良性病变。

CA242 也是一种肿瘤相关性糖链抗原，血清 CA242 升高主要见于胰腺癌，其敏感性与 CA19-9 相比相似或略低，Kawa 等系统地比较了 CA242 与 CA19-9 对消化系统恶性肿瘤的诊断意义，以 CA242>30U/ml，CA19-9>37U/ml 作为诊断标准，二者对胰腺癌的敏感性分别为 79%，82%，对消化系统其他恶性肿瘤除外结肠癌，均以 CA19-9 的阳性率高，特别是肝癌 CA19-9 阳性率高达 35%，而 CA242 仅 9%。在慢性胰腺炎，慢性肝炎以及肝硬化和慢性阻塞性黄疸 CA242 的阳性率也低于 CA19-9，而且 CA242 的含量很少超过 100U/ml，尤其是对慢性阻塞性黄疸，二者的阳性率差别非常显著，提示血清CA242水平几乎不受胆汁淤积的影响。良性疾病引起的高胆红素血症其平均血清CA19-9含量显著高于胆红素水平正常者，而CA242不存在这种现象，可见CA242特异性要高于CA19-9。按照TMN肿瘤分期，属于Ⅰ期的胰腺癌患者CA242的阳性率为41%，CA19-9为47%，具有一定的早期诊断价值。总之CA242对胰腺癌诊断的特异性，尤其是在良性阻塞性黄疸鉴别方面优于CA19-9，而敏感性并无差异，可作为诊断胰腺癌的又一有用指标。

CEA是具有人类胚胎抗原特异性决定簇的酸性糖蛋白，作为广谱肿瘤指标特异性欠佳，阳性率报道差异甚大。综合文献报道，CEA对胰腺癌诊断的敏感性为30%~68%，缺乏特异性。但CEA水平与肿瘤大小、扩散及转移有一定相关性，肿瘤复发时CEA可升高，对随访监测有一定意义。多数报道认为，胰腺癌胰液中CEA水平显著高于胰腺良性疾病，对胰腺癌有诊断价值，但少数报道认为并无诊断价值。

*K-ras*基因突变是胰腺癌演变过程中的“早期事件”。而且胰腺癌中*K-ras*基因突变率达90%以上，突变位点较固定（主要集中在第12密码子），因而检测方便，可应用于胰腺癌诊断。目前*K-ras*基因临床诊断应用包括以下几个方面：①经皮细针穿刺活组织检测*K-ras*基因突变，②收集纯胰液检测*K-ras*基因突变，③收集十二指肠液检测*K-ras*基因突变，④外周血及血浆中*K-ras*基因检测突变，⑤粪便中检测*K-ras*基因突变，⑥ERCP刷检物中检测*K-ras*基因突变。我们采用PCR-RFLP方法检测胰腺癌患者血清中*K-ras*基因突变，73.7%的患者为突变阳性。胰液中检测*K-ras*基因突变率约70%~80%。但在胰腺良性病变（慢性胰腺炎、胰腺胆管内病变等）的部分患者中也检测到*K-ras*基因突变，难于与胰腺癌鉴别。

因此CA19-9、CA242、CEA及*K-ras*单项检测都难以有确定的临床价值，仅作为线索提供。但CA19-9、CA24-2、CEA及*K-ras*检测在临床上还是具备其各自的价值，联合检测上述指标在一定程度上可弥补单一检测的不足，提高检出率与特异性。我们联合检测21例胰腺癌与11例胰腺良性疾病血清中CA19-9、CA242、CEA水平及*K-ras*基因突变，发现联合检测CA19-9、CA242及*K-ras*基因敏感性达85.7%，特异性为71.9%，认为是目前临床上较理想的联合检测组合指标。

2. 影像学检查

(1) CT检查：CT自应用于临床以来一直是胰腺癌诊断的主要手段。胰腺癌的CT直接征象多为低密度肿块，伴或不伴胰腺轮廓的改变。这个直接征象显示的关键是要使富血管的正常胰腺组织与少血供的病变之间形成明显的差异。少数病灶可为等密度影，等密度病灶只能靠间接征象发现。间接征象是指胰腺癌继发的胰胆管的扩张，胰体邻近血管、脏器的侵犯和远处脏器的转移性病灶等。

随着螺旋CT技术的出现和进展，扫描分辨率进一步提高，图像更真实清晰。国内外文献显示，单层螺旋CT对胰腺癌的检出率为80%~91%。近年来出现的多层螺旋CT将其进一步提高至96%。武汉协和医院的资料显示螺旋CT对进展期胰腺癌诊断的敏感性为95.3%，特异性为92.1%。

结合增强扫描螺旋CT不仅可以基本满足对胰腺肿瘤的定位、定性诊断，而且能对病变范围、胰外侵犯、血管浸润、淋巴和远处转移等作出较为准确的判断。国外有文献报道螺旋CT动态扫描对肿瘤的胰周侵犯评价的准确度为72%~88%，对门脉受累评价的准确度为76%~84%，对胰周动脉受累评价的准确度为81%~84%。近年来，上海瑞金医院采用多层螺旋CT血管造影技术判断胰腺癌对血管的侵及，其准确度可达95%。

由于能清晰显示上述病变，螺旋CT在胰腺癌术前分期和手术切除性评估方面显示出独特的优势。Zeman等报道，螺旋CT的T、N、M分期的准确度分别为77%、58%、79%。Diehl等（1998）报道整体上螺旋CT分期的精确性达91%。CT分期不准的主要原因在淋巴结转移方面判断不准确。Lentschig等（1996）报告应用螺旋CT评价肿瘤可切除性，敏感性为94%，特异性为80%。有报道称多层螺旋CT肿瘤可切除性评估的准确率达93%，主要是有无腹膜转移和肝脏小转移难以确定。南京医科大学第一附属医院采用螺旋CT术前判断为可切除的胰腺癌20例，手术符合率为75%（15/20），术前判断为不可切除的胰腺癌48例，手术符合率为95.8%（46/48）。武汉协和医院的资料显示通过术前CT评估有手术指征的病例占68.5%，肿瘤可切除性预测准确率达81.7%，不可切除性预测准确率达87.5%。

由于CT扫描获得的信号为断层图像，其立体直观性较差，在判断病变程度如血管浸润部位、范围、长度等时需要一定的阅片经验。近年来超薄层CT、电子束CT（EBCT）和三维图像重建技术问世，可以对器官构型和血管成像重建，清晰显示肿瘤血管浸润情况，从而提高了诊断的精确性和可切除判断的准确性。

(2) MRI：MRI对胰腺癌定性诊断不如CT。单凭T_1WI和T_2WI上肿瘤信号的变化来判断胰腺癌缺乏敏感性和特异性。在SE序列T_1WI+FS上，胰腺癌表现为低信号，而正常胰腺组织由于含有丰富的水样蛋白仍然呈高信号，两者信号差异增大，有利于发现病灶。因此，较之常规SE序列T_1WI，T_1WI+FS发现胰腺癌的敏感性明显提高。TSE序列T_2WI+FS上，胰腺癌呈明显的高信号区，而正常胰腺组织呈明显的低信号改变，二者反差明显，与之序列T_2WI相比较，T_2WI+FS对胰腺癌的检测率也是明显提高。

磁共振胆胰管显影（MRCP）和血管显示技术（MRA）可较为清晰地显示胆胰管扩张及血管尤其是门静脉系统受累程度。MRCP的基础是胆道和胰管内的水成像同时抑制其周围结构的信号，可以显示各种病变状态时的胰胆管改变。与ERCP相比，MRCP最显著的优点是可以从不同的角度显示整个胰管系统。MRCP肝外胆管显示率100%，肝内胆管分支90%，胆囊90%~100%，胆囊管75%~50%，主胰管100%，Santorini管93%，胰管分支75%~90%。在胰腺疾病的诊断中，MRCP 诊断胰腺癌的敏感性为 84%，特异性为 97%，ERCP 的敏感性为 70%，特异性为 94%。

MRCP 同时结合 MRI，可以对肿瘤进行分期及可切除性评估。MRA 可获得类似血管造影的三维动、静脉像，分辨肿瘤与血管的关系和浸润形式，较 CT 和 EBCT 更为直观、清晰和完整，从而成为评价肿瘤与血管关系的首选方法。国外一组前瞻性研究资料表明，同时采用 MRI、MRCP 及 MRA 检查，在 66 例怀疑胰腺肿瘤患者的检测中，其良恶性肿瘤鉴别的符合率可达 91%，在经病理证实的 44 例胰腺恶性肿瘤中，MRI 确诊 42 例，其诊断敏感性为 95%(42/44)。对判断肿瘤为局限性生长和对周围血管有侵及的准确性分别为 89% 和 94%。武汉协和医院通过对 94 例采用 MRI/MRCP/MRA 检查患者的结果分析比较，发现联合检查对判断肿瘤与血管的关系及浸润程度、范围方面的准确性和特异性较高，MRA 对了解血管转移、肿瘤周围血管海绵样变以及评价肿瘤的可切除性优于普通 CT。

(3) 超声：B 超(BUS)广泛应用于胰腺肿瘤的普查和筛选，可以发现胰腺的占位性病变及浸润性生长、胰腺组织萎缩伴有胰管和胆管的扩张、肝脏的转移病灶等，但其准确性、直观性尤其分期评估价值有限，肿瘤直径大于 3cm 的正确率较高，小于 2cm 的正确率仅为 20%~40%，而对巨大实质性占位性病变则难与腹膜后其他肿瘤相鉴别。其对胰腺肿瘤的检出率和定性诊断的正确率远不如 CT 和 MRI；对肿瘤不可切除性预测准确性较高，但对肿瘤可切除性的预测准确度仅为 36%。但 BUS 无创、简便且费用低廉，可作为一种胰腺癌初筛的手段，与肿瘤标志物联合应用可弥补各自单纯检验的不足。

彩色多普勒血流影像(CDFI)技术可显示目标血管内血流改变情况，对评价胰腺肿瘤血管受累有一定价值，但其准确性不如 CT 和 MRA，这与技术人员的经验有直接关系。按照 CDFI 评分，1~2 分者常无肿瘤血管转移，肿瘤切除率高，癌旁组织及血管病理检查多为阴性，3~4 分者应视为血管浸润转移，预测准确性达 90% 以上。

内镜超声(EUS)探头可以比较容易接近被检组织，从而具有较高的分辨率，能够检出小于 2cm 的小胰癌和包括胰腺原位癌在内的早期胰腺癌。对于平均直径为 1.5cm 的肿瘤，其检测的敏感性和特异性可达 95% 和 93%。EUS 对胰腺癌病灶(T)及淋巴结转移(N)的分期评估优于 CT 及其他影像学方法。Rosch 报道，EUS 显示门静脉受侵犯的敏感度和特异度均大于 90%，而常规 B 超和 CT 的敏感度为 9%、36%，特异度为 72%、85%。Tio 等的前瞻性研究表明，其对胰周淋巴转移的准确度为 72%，而 CT 为 30%，常规 B 超仅为 12%。上海长海医院研究显示，EUS 对胰腺癌的诊断敏感性为 90%，特异性为 70%，均高于 US、CT 和 ERCP；EUS 对胰腺癌 TNM 各期(T_1~T_4)的评价能力均高于 US、CT 和 ERCP，分别达 T_1 &T_2=50%，T_3=62%，T_4=90%，总计达 75%，对 N 因素的敏感性为 46%，特异性为 85%，也高于其他影像检查。中国医学科学院肿瘤医院报道，EUS 评估胰腺癌可切除性的准确度为 80%，评估不可切除准确度为 96.4%，诊断胰腺癌准确率为 97.4%，CT 为 94.6%，MRI 为 89.5%，B 超为 73.7%。但它对动脉侵犯的判断不如静脉敏感，尤其是对脾动脉(SA)、SMA 侵犯的诊断不如 DSA，因此，必要时应加选 DSA 或 MRA，以减少漏诊。而且，EUS 对胰腺上皮内癌的检出率较低，对于 >40mm 的胰腺病灶因超声波衰减，周围结构难以观察，诊断较为困难。EUS 在脾门区有一个盲点，对肝转移也不能加以评估。

导管内超声是胰胆系检查中较新的技术，其采用更高的频率、更小的探头，可以获得比内镜超声更高的分辨率。导管内超声目前主要用于临床检测导管内乳头状黏液性肿瘤，判断其范围及是否有侵袭性等，其诊断的准确性相当高，可检出小至 3.0mm 的乳头状增生灶，其检出率可达 100%。有对照研究表明胰管内超声(IDUS)对胰腺癌的诊断与手术后病理的符合率为 100%，显著优于 US、CT 和 ERCP。这一技术的主要缺点不能探测胰腺被膜的侵犯和黏膜表面的扩散，因为在早期胰腺癌侵犯的广度与胰腺炎症所引起的增厚无法鉴别。当胰腺癌伴主胰管狭窄闭塞时微探头亦不能插入。作者认为对小肿瘤 IDUS 检查优于 EUS。

腹腔镜超声的联合应用可以更精确判断胰腺癌的分期，它能发现肝脏实质内细小的转移灶，并可观察肿瘤周围血管有无侵犯和转移增大的淋巴结，尤其适应于可切除胰腺癌术前的进一步判断。血管内超声可精确发现 PV 肿瘤侵犯的部位和长度，但它需在术中进行。

(4) 其他影像学技术：内镜下逆行胰胆管造影(ERCP)对胰腺癌诊断的正确率为 80%~90%。因为胰腺癌来源于导管，ERCP 往往可发现胰管狭窄、梗阻或充盈缺损。但其对诊断早期胰腺癌帮助有限，且不能观察和判断肿瘤浸润范围和胰管以外的病变情况。

选择性动脉造影对胰腺癌的诊断意义不大，因为胰腺癌往往是少血运的，其价值主要在于判断胰腺癌与周围血管的关系，能观察到 PV 及其主要属支是否受侵犯，是否有癌栓形成，肝总动脉(CHA)、SMA 是否受侵犯，从而估计可切除性。但此项检查属有创操作，有逐渐被 MRA 等取代的趋势。

正电子发射断层扫描(PET)又称功能性成像，近年来已逐渐在国内大医院开展。目前应用较广泛的是 ^{18}F-FDG PET 显像。FDG PET 主要是通过探测正电子放射性核素在体内分布情况，观察人体组织生理生化代谢等，从而达到对胰腺癌的诊断和分期目的。与慢性胰腺炎相比，胰腺癌细胞表面有更多的葡萄糖转运体，胰腺癌的葡萄糖标准摄取值(SUV)明显高于慢性胰腺炎。有学者研究报道，FDG PET 对胰腺癌诊断的敏感性和特异性分别为 94% 和 88%。而另一项研究对 73 例怀疑胰腺癌的患者进行 PET 和 CT 检查，PET 的敏感性和特异性分别为 93% 和 93%，CT 的敏感性和特异性分别为 80% 和 74%，PET 的准确率明显高于 CT。全身 FDG PET 扫描作为一种检查方法，能够灵敏地显示转移性病灶的全身代谢图像，对胰腺癌转移灶，尤其是肝内转移病灶的显示具有重要价值。但由于PET价格昂贵及对肿瘤准确定位和肿瘤大小测定存在偏差，因此多用于CT难以鉴别肿瘤的良、恶性以及是否存在远位转移时。

3. 其他检查

(1) 穿刺细胞学(FNA)：自20世纪70年代初FNA就应用于临床，对胰腺癌进行术前及术中诊断，使患者在开腹前或肿块被切除前有明确的病理诊断。FNA可在术前经皮穿刺或术中直接穿刺，也可在内镜辅助下吸取胰液检查。目前经皮穿刺大多数在US或CT引导下进行。总体诊断准确率为80%，特异性为100%，是对疑为慢性胰腺炎患者非常有用的辅助检查手段。但FNA存在导致胰瘘等并发症风险。若穿刺位置不准确，可导致诊断偏差。

(2) 胰液细胞学检查：传统的方法是通过十二指肠镜获取胰液，此方法假阳性率较高，在内镜下逆行插管至胰管内，直接吸取标本进行细胞学检查，尤其对胰腺体尾癌诊断的准确性较高，阳性预测值为100%。在术中置管收集胰液可以更精确地定位隐匿性胰腺癌，甚至可发现胰腺原位癌。

【诊断与鉴别诊断】 因胰腺癌进展迅速，不早期诊断多无治愈可能。所感困难的是胰腺癌在早期症状不明显，待症状明显时则多已至进展期，故早期诊断唯有赖于临床医师的高度警惕，对高危人群进行筛查，有望发现部分早期病例。

认为无痛的阻塞性黄疸和肿大的胆囊同时并存是临床诊断胰腺癌的依据之一，但实际上除部分胰头癌可早期导致阻塞性黄疸而有利于诊断以外，其余胰体或胰尾癌非至晚期无此症状，若必待黄疸出现才能确定诊断，必致延误病情而终致不治。因此凡中年以上患者，如有原因不明的上腹隐痛或胀闷，有体重减轻或消化紊乱者，均应慎重地考虑到有胰腺癌的可能；其有同时出现黄疸或发生背痛者，则可能性更大。但需进一步与其他可能发生黄疸的情况如肝源性黄疸(中毒、传染、硬化或癌变)、慢性胰腺炎及胆石症等相鉴别，无黄疸的病例则应与胃癌、后腹膜其他肿瘤相鉴别。具体可根据下列步骤进行：

1. 临床分析 由胰头癌所致的黄疸，一般是持续而且进行性的，故黄疸指数常高于100U，小便中则经常无尿胆原出现。其24小时之排出量常少于5mg。由胆石症所致的黄疸其阻塞非属持续性，黄疸指数很少高于100U，且黄疸常有忽深忽浅现象，小便中有时也可有尿胆原出现。

胆石所致的黄疸患者，其胆囊多因慢性炎症而趋萎缩，不像肿瘤患者的胆囊可以胀大。但肿瘤患者的胆囊有时又不一定胀大，过去曾患慢性胆囊炎者固然不复能胀大，已胀大的胆囊也未必能触及，已如前述。反之，若干非癌性病变所致的阻塞性黄疸，又可以导致胆囊胀大。例如慢性胰腺炎引起的胆道压迫，有时即可造成胆道扩张和胆囊肿大；又如胆道结石引起的阻塞性黄疸，若并有胆囊之急性炎症、胆囊管之狭窄，或胆囊管被结石阻塞等情况，胆囊也可因急性蓄脓或慢性积水而胀大。总之，无痛性胆囊肿大虽有一定的临床意义，但也有不少例外情况。

2. 肿瘤标志物检测 若肿瘤标志物检查阳性，应高度警惕胰腺癌可能；对于肿瘤标志物检测无异常者，而根据临床症状怀疑胰腺时可采用其他影像学检查手段。强调的是进行联合检查，综合判断。

3. 钡餐 可排除胃肠道疾病。在壶腹部癌则可能在十二指肠降部内侧发现黏膜紊乱和充盈缺损。在胰头部癌，则可能显示十二指肠弯度的扩大或畸形，其降部往往被推向右成C字形，或者因部分被浸润固定而呈S形。胰体部或胰尾部癌则可能有胃大弯、十二指肠横部或横结肠受外物压迫的现象。惟在癌的早期，不论是胰头或壶腹部癌，X线检查常为阴性，故早期诊断不能依赖X线的检查结果。

4. B超(US) 大多数胰腺癌的腹部B型超声(US)图像为低回声、边缘不规则的不均质肿块，其伪足样伸展是胰腺癌的典型征象。如胰头部直径大于4cm，常提示胰头部有占位性病变。

5. 计算机断层扫描成像(CT) 胰腺癌的CT直接征象多为低密度肿块，伴或不伴胰腺轮廓的改变。这个直接征象显示的关键是要使富血管的正常胰腺组织与少血供的病变之间形成明显的差异。少数病灶可为等密度影，等密度病灶只能靠间接征象发现。间接征象是指胰腺癌继发的胰胆管的扩张(双管征)，胰体邻近血管、脏器的侵犯和远处脏器的转移性病灶等。这些表现不仅使胰腺癌的诊断更加明确，也为其术前分期提供了非常重要的依据。

6. 磁共振(MRI) MRI诊断胰腺癌的征象为：胰腺轮廓异常；T_1加权像胰腺实质内局限性信号减低，但T_2加权像上，肿块与正常组织间密度比低在使用上受限；若T_1加权像示腹膜后脂肪呈网状低、中等信号可诊为早期局部侵犯；胰周、腹膜后、胃、十二指肠、肾上腺、脾、胆总管、肝门或血管受侵表示局部侵犯严重。

MRCP显示病变部位胰管和(或)胆总管胰腺段完全梗阻，尤其是截断状阻塞，引起的胰、胆管扩张多较光滑及规则，绝大多数见于胰腺癌，其中“双管征”的出现强烈提示胰腺癌的诊断。而胰、胆管不规则扩张及狭窄，呈串珠状、线状、迂曲状改变，可伴有胰周脂肪间隙模糊、假性囊肿形成者，则提示慢性胰腺炎可能性大。此外有学者提出“胰管穿透征(duct penetrating sign)”也有助于对胰腺癌的鉴别诊断。胰管穿透征最早由日本学者在1987年提出，2001年Ichikawa依据MRCP上胰管的形态和扩张的情况分成四型，Ⅰ型定义为主胰管阻断伴上游胰管的扩张或不扩张，Ⅱa型定义为肿瘤段胰管狭窄并有胰管壁的不规则，Ⅱb型定义为肿瘤段的胰管有狭窄但无管壁的不规则改变，Ⅲ型定义为整个胰管都有扩张但无明确的狭窄，Ⅳ型定义为主胰管正常；Ⅱb、Ⅳ型从广义上属于胰管穿透征阳性，提示为胰腺炎性肿块，而Ⅰ、Ⅱa型多提示为胰腺恶性肿瘤。

7. 内镜下逆行胰胆管造影(ERCP) 可直接观察乳头部的病变情况，也可通过逆行插管作胆管、胰管造影，并可通过活检或刷洗取得标本做出明确的病理诊断。ERCP

10

可以显示由于肿瘤引起的胰管狭窄与扩张，也能检出小于2cm的胰腺癌，是检测小胰癌的准确方法。当US、CT不能明确诊断时，须行ERCP检查，但对于非侵入性检查可以明确诊断与分期的胰腺癌患者，可避免行ERCP检查。

胰腺癌时胰管最先受到浸润、破坏，ERCP下可发现胰管呈狭窄、梗阻、扩张、移位、走行异常等形态学改变，对胰腺癌的诊断具有重要意义。但对不侵及胰管的肿瘤和胰尾部较小的肿瘤无诊断价值，而且由于ERCP所获得的胰腺癌的胰管像无特异性，与慢性胰腺炎、胰管结石的胰管像不易鉴别，所以只有结合临床才能提高诊断价值。

由于胆管受胰腺肿瘤的浸润、压迫而变形，在ERCP下，胰管显示的同时显示胆管远端（胰段胆管）的狭窄，称"双管征"，此征对胰腺癌有特异性诊断价值。胰腺癌在短期内导致胆汁在肝内外胆管淤积，胆管被动扩张，胆管壁变薄，迂曲延长，甚至延伸至肝脏边缘，在ERCP下其形态极像"软藤"，称"软藤征"，亦是诊断胰腺癌有重要意义的征象。

8. 内镜超声（EUS） 早期胰腺癌的EUS典型特征是胰腺内部边界清晰，边缘不规则，低回声伴高回声的占位病灶。EUS诊断困难的主要原因是肿瘤浸润边界不明了，与慢性胰腺炎胰腺纤维化不能鉴别。但EUS对胰腺上皮内癌的检出率较低，对于>40mm的胰腺病灶因超声波衰减，周围结构难以观察，诊断较为困难，此外，EUS在脾门区有一个盲点，对肝转移也不能加以评估。

9. 胰管镜（DACP） 胰管镜是一种在胰腺疾病诊断方面有发展前景的工具，可在直视下取材的细胞学检查或组织活检明确诊断并判断病变程度，尤其能够较早地诊断原位癌，这对于早期治疗很有意义。另外，胰管镜对于主胰管局限性狭窄良恶性的鉴别也很有价值。胰管镜的最大优势就是对胰管的病变进行直视下观察。正常人的胰管黏膜光滑呈粉红色，黏膜下毛细血管网清晰，管腔圆滑，分泌物清亮。胰腺癌胰管呈不对称性狭窄，黏膜呈不规则的隆起，表面松脆。原位癌起源于主胰管者，黏膜呈乳头状或表面较粗糙，起源于分支胰管者，仅可看到轻微的胰管扩张，黏膜正常。

10. 数字减影选择性血管造影（DSA） 从毛细血管期可以显示小肿瘤引起的胰腺内血管受侵和阻塞以及与肿瘤部位相应的少血管区，此特异性变化可以使胰腺癌与其他良性肿瘤区分。较大的胰腺癌容易被CT诊断，不需要再行血管造影，但是当影像学异常又不能确诊时，血管造影检查则很有帮助。DSA还可以显示胰腺周围动静脉、肝动脉及十二指肠动脉的情况，对判断肿瘤有无侵犯及可切除性有重要意义。

11. 正电子发射断层摄影（PET） FDG-PET主要靠对胰腺病变代谢的高低来判断良、恶性，尚缺乏特异性，难免存在一定的局限性，诊断时宜结合CT常见的表现和临床资料进行综合分析。

12. 穿刺细胞学（FNA） 对采用上述检测手段仍不能明确诊断者，可在US或CT导向下经皮肤穿刺，吸取细胞标本行病理形态学检查以明确诊断，对结果阴性者，可多次采用此方法，最多不超过3次。

13. 手术探查与病理检查 随着现代影像学技术的发展，大多数胰腺癌均能明确诊断，但仍有少数高度可疑胰腺癌患者虽然采用了各种检查方法而无法确诊，这类患者应即早在适当准备后手术探查，详细检查胰腺和十二指肠，以及肝、胃和横结肠等有无肿瘤，必要时再作活组织检查以最后明确诊断。目前倾向于在腹腔镜下探查。

在鉴别诊断上，胰腺癌早期症状可与常见的肝胆、胃肠疾病相混淆，如果症状不减轻反而加重者，应针对胰腺癌进一步行各项检查，以便早期发现或排除胰腺癌。随着CT检查的普及，关于黄疸原因的诊断大多可以解决。

由胰腺癌或壶腹周围肿瘤所致黄疸之间的鉴别常很困难。壶腹癌一般较早出现黄疸，对周身影响较小，消瘦不明显。十二指肠镜检查，不但能看到肿瘤的形态，而且可作活体组织检查，明确病理诊断。其黄疸时轻时重，粪便有潜血，患者可有贫血。十二指肠低张造影时显示十二指肠降部内侧黏膜紊乱和充盈缺损。故由本病所致梗阻性黄疸的鉴别诊断多无困难。胆总管末端癌（胰内胆管癌）和胰头癌之间常很难鉴别。早期胆总管末端癌行ERCP检查可能为胆管闭塞而胰管正常，中期胰头癌也可能胰管闭塞而胆管正常。但是当胆总管末端癌和胰腺癌增长到一定程度，浸润到胰管或胆管，致使胰管与胆管均梗阻。这时无论在影像上还是在切除标本上有时很难判定其组织来源，最终的结论需依靠组织病理学确认。

胰腺癌与慢性胰腺炎的鉴别困难。尤其是胰头肿块型慢性胰腺炎可造成胰腺硬韧和畸形肿大，并使胆道发生阻塞性扩张，又常导致胰腺纤维组织增多及硬化，不仅肉眼观察或手法扪摸难于鉴别，有时活组织检查亦可能发生错误。故如活组织检查结果阴性（慢性胰腺炎），亦难绝对除外癌的存在。但相反如仅因胰腺有肿大变硬、胆道有扩张，不经切片检查而贸然进行广泛切除，也是错误的。临床上部分病例常误把慢性胰腺炎当为胰头癌而作了胰十二指肠切除术，而术后病理诊断为炎症。也有误把胰头癌当做慢性胰腺炎进行引流术。应用细胞穿刺细胞学检查仍有10%左右得不到确切病理诊断。只有按患者的实际情况分析、判断，进行妥善处理。

【治疗】

1. 胰腺癌的外科治疗 目前胰腺癌唯一有效的疗法是在早期诊断和充分准备的条件下施行根治性切除。胰腺癌外科治疗已有半个多世纪的历史，以手术治疗为主的治疗模式亦经历了大致三个主要阶段变革。Whipple于1935年首先报道胰十二指肠切除术（PD），该术式最初用于壶腹部肿瘤切除，之后PD作为壶腹周围肿瘤包括胰腺癌切除的经典术式，得以广泛的推广应用，因而成为胰腺癌外科治疗的里程碑。近半个世纪临床实践发现，在胰腺癌尤其是进展期胰腺癌治疗中，Whipple手术后有较高的并发症发生率及手术死亡率，而且患者术后生存质量及远期疗效也不理想，自20世纪70年代后期，PD术式的合理性受到挑战，胰腺癌手术治疗倾向保守姑息。自20世纪80年代后期以来，伴随着外科技术发展及围术期治疗的进步，国内、外大型医疗单位PD手术并发症发生率及手术死亡率下降，因此PD手术作为胰腺癌切除的基本术式再次受到重视并相继出现众多扩大根治术式，如扩大淋巴清扫（EPD）、联合血管切除（Fotner Ⅰ、Ⅱ型）、广泛腹膜后组织廓清（TRA）等。近年来通过对胰腺癌手术治疗远期效果回顾，尤其是来自欧州和日本的多中心、大样本、前瞻性临床研究结果显示：扩大根治手术可提高治愈性胰腺癌手术切除率，早期胰腺癌术后3年与5年生存率分别达到50%及10%~30%，可切除胰腺癌中位生存期为20个月；国内资料报道胰腺癌术后5年生存率约为10%。

由于手术范围较广，对患者的损伤较大，因此患者必须具备下列基本条件：①患者一般情况良好，术前评估可以耐受手术；②术前影像学评估提示具备根治性切除的指征。

局限于胰头部或壶腹部周围的肿瘤，切除范围需包括胰头、十二指肠和小段近端空肠、胰周及肝十二指肠韧带内淋巴结、远端胃及大网膜右半部、胆囊和远端胆管，然后将胃与空肠吻合，并将胆总管和胰管分别与空肠吻合。局限在胰腺体部或尾部的肿瘤，仅需将包括脾动、静脉和脾脏在内的胰体或胰尾部分切除。

胰腺癌根治切除术是一个范围广泛又比较复杂的手术，我们就某些关键性问题予以阐述，掌握了这些原则，就不难在具体病例上随机应变，灵活运用。

(1) 术前分期和可切除性评估

术前分期：胰腺癌病变隐匿，可发生于胰腺任何节段，可以单发，也可能多发。而发生于不同部位的胰腺癌，其临床表现、浸润和转移情况、手术切除率、远期疗效均可能不同。因此，对胰腺癌患者选择适当的影像学检查，充分评估其病变进展以确定治疗措施具有重要意义。

近年来医学影像学技术发展迅速，对胰腺癌定位、定性诊断及分期评估的准确性提高，逐步改变了临床医师依靠经验决策的思维模式，而代之根据影像学检查结果对病变进行分期评估并制订合理的综合治疗方案的循证决策模式，使胰腺癌的治疗逐步达到科学化、规范化。

螺旋CT分辨率高，组织对比度强，图像真实清晰，对病变定位、定性准确率高，可对肿瘤的胰腺外浸润、淋巴转移、血管侵犯和远处转移等进行综合判断，应视为术前分期评估方法之首选。MRI/MRCP/MRA可获得类似血管造影的三维动、静脉像，分辨肿瘤与血管的关系和浸润形式，较CT和EBCT更为直观、清晰和完整，可作为评价肿瘤与血管关系的首选。EUS对于胰腺癌的N分期要优于其他检查方法，对于原发灶小于4cm的胰腺癌，T分期亦较其他方法更为准确。

可切除性评估：目前，进展期胰腺癌的手术切除率较低，在20%~40%。手术切除率低的主要原因是对切除指征缺乏把握，现在仍有不少医院对进展期胰腺癌主要以手术探查来评价肿瘤的可切除性，结果很多病例因术中发现肿瘤固定包绕主要血管或淋巴结肿大融合甚至已有肝脏转移等而放弃手术。事实上，术前影像学检查可以明确肿瘤浸润和转移情况，避免除了伴有严重消化道梗阻的患者需手术解除梗阻外的盲目手术探查。

另外过去片面强调手术切除率，尤其在大型医疗单位和有胰腺专科的医院，手术切除率常认为是衡量专业水平的标志之一。但问题是，对一些已明确有血管浸润转移甚至已有潜在血行转移的病例强行施行肿瘤姑息性切除，包括血管切除和联合脏器切除，结果术后近期复发率高，生存质量差。因此，术前评估根本无法达到临床治愈性切除，同时又缺乏相应综合治疗包括介入和内、外放射治疗条件的情况下，选择手术治疗时应予慎重考虑，以保证手术治疗的合理性和有效性。

胰腺癌进行术前影像学评估可切除和不可切除的标准还存在很大争议。一般认为，在没有远处转移的情况下，胰周血管是否受累以及受累的严重程度是判断肿瘤的可切除性和切除范围的主要因素。

1996年，Loyer等将胰腺癌与血管的关系分为6型，并对各型与肿瘤可否切除性的关系进行分析：①A型，肿瘤和（或）正常胰腺与邻近血管之间有脂肪分隔；②B型，低密度肿瘤与血管之间有正常胰腺组织；③C型，低密度肿瘤与血管为凸面点状接触；④D型，低密度肿瘤与血管为凹面接触，或部分包绕血管；⑤E型，低密度肿瘤包绕邻近血管，两者之间脂肪间隔模糊或消失；⑥F型，肿瘤阻塞血管。其中，E型和F型为不可切除型；C型和D型有切除的可能性，需根据术中血管切除、静脉移植或补片的情况而定；A型和B型为可切除型。

国内外胰腺癌不可切除的标准一般为：①胰周主要血管（包括门静脉主干及其属支、腹腔干及其属支、肠系膜上动脉、下腔静脉、腹主动脉等）的中断、闭塞，癌灶半环形至环形包埋；②邻近脏器或组织受累（十二指肠除外）；③发生了血行转移或腹膜受侵犯；④胰腺区域内或远处淋巴结肿大且融合成团包埋了邻近大血管。

近年来，我们对胰腺癌进行术前影像学可切除性综合评估，初步确定不可切除的指征为：①肿瘤包绕多根主要血管尤其是SMA和CA及其分支者；②肿瘤侵犯PV及其属支，狭窄血管腔长度大于5cm或内膜破坏者；③血管腔闭塞，肿瘤有广泛新生血管或PV海绵样变者；④肿瘤远位器官转移或淋巴转移伴有主要血管周围淋巴结融合成片者。而肿瘤大小并不作为术前分期评估和可切除性判断的独立指标。200例CT检查临床资料分析表明，在该指标指导下，通过术前评估分析有手术指征的病例占68.5%，肿瘤可切除性预测准确率达81.7%，不可切除性预测准确率达87.5%，综合评估后手术总切除率达68.8%。

(2) 手术风险预测：胰腺癌切除术后并发症发生率为25%~35%，死亡率为1.4%~10%，术前若能准确预测术后并发症和死亡危险性，从而采取积极有效措施降低并发症和死亡率，对提高胰腺癌治愈性切除水平至关重要。

APACHE Ⅱ评分系统已被证实可用于对外科手术患者进行术前危险性评估。我们对行胰腺癌治愈性切除术的165例患者采用APACHE Ⅱ评分来预测术后危险性，发现从APACHE Ⅱ评分分段的低危至高危的并发症发生率显著提高，死亡病例的评分平均高达17.5分，表明APACHE Ⅱ评分能客观预测胰腺癌切除术后并发症和死亡危险。有并发症和死亡病例与无并发症病例间A项分无显著差异，B和C项分则差异显著，说明高龄和伴随重要器官病史是构成手术危险的重要因素。所以要提高治愈性切除水平，必须重视高龄尤其合并慢性器官疾病患者手术切除的可行性和危险性。而A项分多可经适当术前处理而降低，此点是APACHE Ⅱ评分用于急诊或择期手术病例的区别。

APACHE Ⅱ评分未将营养不良列入C项，是应用于择期大手术时的缺点。我们的研究结果显示，随营养不良程度的加重，并发症发生率逐渐增高，说明术前营养状况亦能较好预示术后并发症和死亡危险。对术前营养不良患者，应注意发生瘘的可能性较大，对重度营养不良患者应警惕腹水、胸腔积液及膈下积液或脓肿的发生几率高。因此，术前评估营养状况可作为APACHE Ⅱ评分的补充。

(3) 手术分期(是分期手术或一期切除)：手术切除是一期还是分期，总的趋势是一期根治性切除。Whipple等原始的胰十二指肠根治切除术分二期进行。第一期先行胆囊胃吻合术及结肠后的胃空肠吻合，第二期则行包括胃幽门部、胆总管下段、十二指肠及胰腺头部切除，并将胰腺的残端缝合封闭(图10-19)。

分期手术认为可降低根治性切除的并发症及死亡率。但自1941年来，Whipple(1941)，Brunschwig(1943)，Orr(1945)，Waugh(1946)等又多主张将手术一期完成。Sewnath等研究认为对于阻塞性黄疸患者在术前减轻黄疸并不能降低手术后并发症发生率及死亡率。更有研究认为减轻黄疸手术与根治术后的并发症及死亡率发生上升有关。

笔者认为外科医师不宜坚持一期或分期切除的常规应用。凡患者在手术时未能肯定病变性质；患者术前一般情况过于衰弱，估计不能耐受一期手术者；黄疸严重，血清胆红素在400mg/dl以上并伴有严重肝功能损害者，有时也应该先作胆囊造瘘或胆囊空肠吻合术；待以后病理切片明确了诊断，患者一般情况有了明显好转，以及肝功能状况恢复正常时，再考虑作进一步的根治切除术。对于术前确诊的胰腺癌患者如不宜行一期切除，可在内镜下行支架置入或经皮肝穿刺减轻黄疸。

(4) 术式选择：标准的胰十二指肠切除术(PD)：目前，Whipple手术仍是胰腺肿瘤、壶腹部肿瘤、十二指肠肿瘤及胆总管远端肿瘤手术切除的基本术式。据调查，美国2/3的胰头切除手术采用的是Whipple术式。Whipple术式的原本切除范围包括远端胃、全部十二指肠、空肠上段、胰头、胆囊和胆总管下段以及局部淋巴结(图10-20)。长期以来胰头癌根治性切除后5年生存率仍低于5%，为此，许多学者研究后提出，标准的Whipple手术切除范围，对于胰头癌达不到根治切除的目的。为提高手术切除率、根治程度及远期生存率，胰头癌应行扩大的胰十二指肠切除术。

区域性胰腺切除术(RP)与扩大的胰十二指肠切除术(RPD)：临床确诊的胰腺癌多为中晚期癌，胰腺癌容易发生淋巴结和神经转移，采取经典的PD，手术切除率为15%~25%，由于切除范围不够，难以达到根治，至少有50%的患者术后局部复发。1973年Fortner报告采用区域性胰腺切除术(RP)治疗难以切除的胰头癌或胰十二指肠切除术后肿瘤复发的病例。手术分三种类型，Ⅰ型切除范围为全胰或次全胰、胰腺段门静脉、横结肠系膜及中结肠血管和

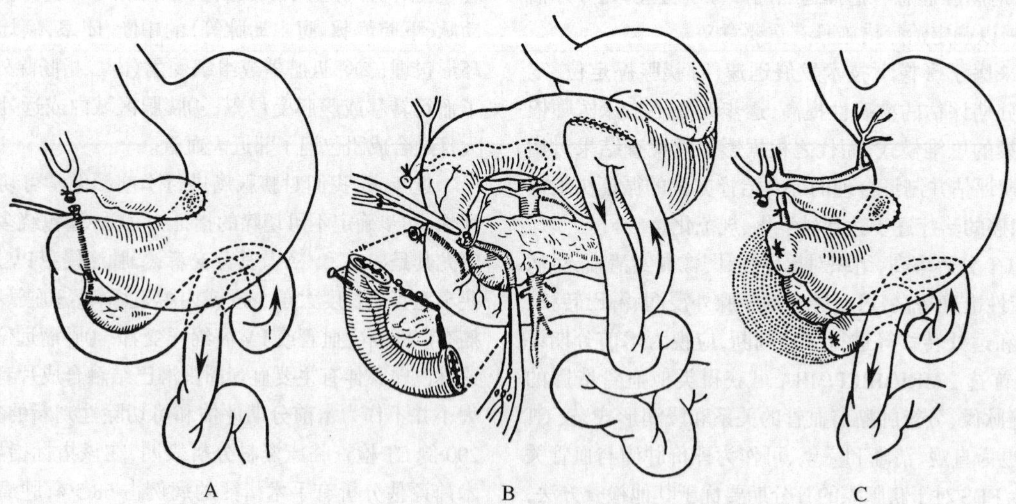

图10-19 Whipple等原始的胰十二指肠切除术

A. 第一期：胆总管切断结扎，结扎线不剪去。将胆囊吻合到胃，并作胃空肠的结肠后吻合；B. 第二期：切断胃结肠韧带后将胃上翻。游离十二指肠降部和一段横部以及附近的胰腺，将它连同胆总管的下段和胰头一并切除；C. 封闭胃和十二指肠切端。胰腺切端亦予缝合而不植入肠道内

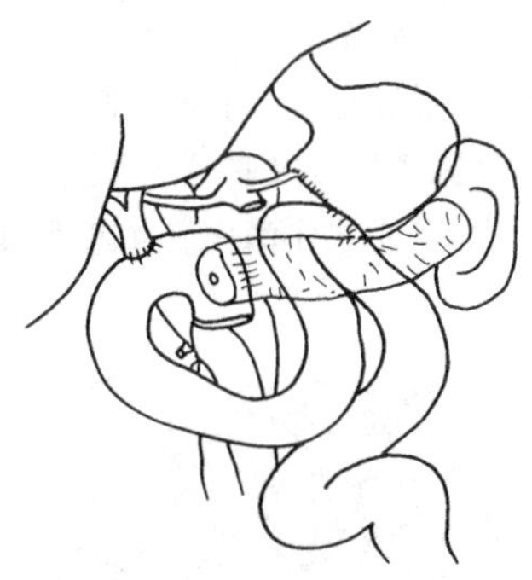

图 10-20 经典 Whipple 术式

周围软组织、区域性淋巴结、远侧胃次全切除，十二指肠、胆囊和胆总管切除，门静脉、肝动脉及腹腔动脉骨骼化，后腹膜淋巴结清扫从横膈以上至肠系膜下动脉下方，清除肾前1/2Gerota 筋膜，清除腹主动脉和下腔静脉前方及两侧的软组织、淋巴结。肠系膜上静脉与门静脉对端吻合，肝总管和胃分别与空肠吻合。如腹腔动脉、肝动脉或肠系膜上动脉受肿瘤侵犯需切除重建者称为Ⅱ型。未作门静脉及上述动脉切除者为 O 型。一般认为扩大切除的适应证为：①PV 系统有微小肿瘤侵犯，估计血管内膜未受侵或血管能与胰腺分离；②PV-SMV 系统血管造影无明显血管狭窄或闭塞伴侧支循环建立，无明显动脉受累。

国内外目前开展的扩大的胰十二指肠切除术其范围一般包括：肝总管以下的胆道及其周围的淋巴结，切除远端 1/2 胃及 Treitz 韧带以下 10cm 左右的空肠；胰头颈及钩突部一般要求清扫到第 2 站淋巴结，特别要重视对胰头前后、肠系膜上动脉周围、横结肠系膜根部、肝总动脉周围及腹腔动脉周围受累神经丛及淋巴结的清除，如肿瘤侵犯到 SMV-PV 现主张做血管的切除及重建以达到彻底切除肿瘤的目的。

因胰头癌淋巴结转移率较高，范围较广，淋巴结转移率与肿瘤大小及胰周浸润无相关性，使得术中肉眼对原发肿瘤的观察难以推测淋巴结转移范围。而且，淋巴结转移灶的残留往往构成胰头癌术后局部复发的原因之一，故应将胰头癌常见的转移部位，即第 1 站及第 2 站淋巴结作为根治术的常规清扫区域。多数研究表明，与标准的胰十二指肠切除术相比，第 2 站淋巴结清扫可明显提高患者的远期生存率。据日本胰腺学会 1999 年对 11 317 例胰腺癌的统计资料，胰头癌的腹主动脉旁（16 组）淋巴结转移率为 18.5%，高于同为第 2 站的 12 组及 8 组（15%）；有 16 组淋巴结转移者，37% 的患者术后组织学证实胰周有癌组织残留，仅为姑息性手术，其中位生存期为 5.1 个月；而同期不能切除的胰腺癌，仅行术中放疗者的中位生存期却为 7.4 个月，高于姑息切除者。欧美一些研究机构认为，应将 16 组淋巴结转移与消化道癌的左锁骨上淋巴结转移同等看待，是癌症晚期已发生远处转移的标志。对此类患者施行胰十二指肠切除术，只会降低患者的免疫力，加速死亡。但也有资料表明，患者的预后在很大程度上受 16 组淋巴结转移范围与程度影响。据日本京都大学的资料，组织学证实 16 组淋巴结转移，但获得肉眼根治性切除者，其中位生存期为 12.8 个月，优于仅行术中放疗者（7.4 个月）。宫崎开展的广泛腹膜后及腹主动脉周围淋巴结清扫，可耐受手术者 5 年生存率达 23.9%。可见，如病例选择恰当，清扫 16 组淋巴结可延长患者生存。目前，多数人主张对术前影像学检查发现多发 16 组淋巴结转移者，应放弃无谓的手术切除；而影像学检查未见明确 16 组淋巴结转移，原发灶又可获根治性切除者，则应行腹主动脉旁淋巴结清扫。

日本 20 世纪 70 年代末，日本在大学附属医院广泛开展类似 RP 的扩大胰腺切除术（ERP）。Miyazaki 等于 1973 年末施行以胰腺周围淋巴结廓清为中心的扩大切除术，并于 1977 年开发经腹膜后入路（TRA）广泛围腹膜后廓清的胰腺切除术。1996 年 Fortner 等报告 RP 97 例，O 型及Ⅰ型的 81 例中，胰头导管腺癌 56 例，30 例行全胰切除，26 例行胰腺部分切除。肿瘤直径≤2.5cm 者 12 例，平均生存 48 个月，5 年生存率为 33%。肿瘤直径 >2.5cm 者 39 例，平均生存期 22 个月，5 年生存率 12%。而肿瘤直径 >5cm 者无 1 例生存超过 5 年。Fortner 等认为，在影响 RP 手术预后的因素中，原发肿瘤大小最为重要。有学者认为即使是早期胰腺癌也应行扩大的手术切除，这类患者有可能获得长期生存。我们认为对一些早期胰腺癌病例应实行 R_0 切除，这样对提高胰腺癌总体 5 年生存率有积极意义。由于扩大切除术显著提高了切除率，在国内开展这类手术的医院渐渐增多。我们在对 49 例胰腺癌患者血管浸润情况进行术前评估以判断可切除性，手术患者 43 例，有 25 例行 PV、SMV 切除，手术切除率为 69.8%，死亡率为 4.65%。

1994 年 5 月，美国波士顿召开的“世界肝胰胆外科学术会议”上，不少欧美学者认为，对于Ⅰ、Ⅱ期胰腺癌不必要进行创伤如此大的手术，其效果并不优于 Whipple 手术。而对于Ⅲ、Ⅳ期胰腺癌尤其是门静脉及肝动脉等受累的病例，对行 RP 的意义表示怀疑。即使在对胰腺癌主张行扩大手术的日本，也有部分学者认为 RP 超越了外科手术界限，对其意义持有疑议。我们认为，对胰头癌在无法获得早期病例以前，重视合理地选择病例，合并 PV/SMV 切除及腹膜后广泛淋巴结廓清，对提高胰头癌的根治性是可取的，但对局部浸润严重病例，无法达到 R_0 切除的，盲目行扩大手术并不可取。

保留幽门的胰十二指肠切除术（PPPD）：较经典 Whipple 手术保守的术式是保留幽门的胰十二指肠切除术（图 10-21）。

PPPD 于 1942 年 Wilson 首次报道，但当时未引起重视，直到 1978 年 Traverso 与 Longmire 对 2 例慢性钙化性胰腺炎和浸润胰头的十二指肠水平部肿瘤实施 PPPD 以来，逐渐才受到众多学者的重视。实施 PPPD 的标准如下：术中幽门上下无转移淋巴结；肿瘤距幽门≥5cm；十二指肠残端无肿瘤浸润的胰头癌、壶腹部癌、胆总管下段癌、十二指肠癌；慢性胰腺炎、胰胆管合流异常、胰头部和十二指肠外伤。

10

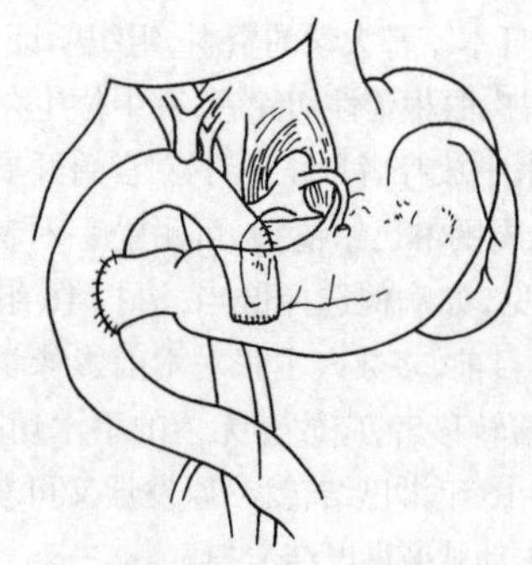

图 10-21　保留幽门的胰头十二指肠切除术

许多资料显示，对于十二指肠球部无肿瘤浸润、胃周围淋巴结无转移的胰头癌，PPPD 可取得与 PD 相同的根治效果。

据报道，PPPD 手术死亡率为 2%~9%，明显低于 Whipple 手术。而采用这两种术式患者围术期死亡率已降至 5% 或更低，更有一些大的研究所报道患者围术期死亡率接近零。尽管如此，对胰腺癌选用 PPPD 一直存在争论，因为这一术式缩小了手术切除范围。肿瘤手术的基本原则是切除肿瘤原发灶，手术切缘无残留肿瘤组织。然而，有人对 140 例胰头癌手术切除标本检查发现，幽门附近并未发现转移肿瘤，且胃大、小弯淋巴结亦未受侵犯。若从长期生存率考虑，PPPD 与 PD 无明显差异。显然，要判断这两种术式是否具有类似生存率，必须以胰头肿瘤分期具有可比性为前提。目前，保留幽门的胰十二指肠切除术适合于大多数壶腹部周围癌和胰头癌的观点已被广泛接受。

在另一方面，引起争议和反对的是 PPPD 对胃功能的影响。争论的焦点是，保留幽门使胃不能顺利排空，从而损伤胃功能。有报道显示，保留幽门手术后胃排空延迟发生率很高。此外大量研究显示，保留幽门的胰十二指肠切除术后 2~4 周内胃排空可恢复正常，仅 5 例患者（8.6%）术后数月仍持续胃排空延迟。这种胃排空延迟现象的一种可能的解释是，手术后早期出现胃肠吻合口水肿和重要神经血管的损伤。因此有人提议，手术时必须确切地保留幽门的神经支配，术后用胃灌洗来防止胃功能的长时间损伤。因此，支持保留幽门的 Whipple 手术会导致胃排空延迟的证据并不充足。

经过多年临床探索发现 PPPD 适合于一些壶腹部癌及早期胰头肿瘤，其具有完整保留胃的储存和消化功能，有利于改善患者术后营养状况，提高患者术后生活质量及防止胃切除术后综合征的发生，同时与 PD 手术相比具有手术操作简单、手术时间短、失血量和输血量少以及住院时间短等优点。目前尽管对胰头癌采用何种术式观点尚未统一，但近年来以 PPPD 治疗胰头癌的报告逐渐增多的趋势，反映出多数学者在对胰头癌手术时根据胰头肿瘤浸润的范围及周围淋巴结转移状况，与此同时充分考虑到根治性与功能性统一的趋势权衡利弊。

胰腺全切术：1954 年，Ross 和 Porter 先后描述了全胰切除手术，但由于 1960 年 Howard 报道其死亡率高达 37%，使得大多数外科医生放弃了这一术式。全胰切除术包含经典胰十二指肠切除加胰体尾及脾脏切除，全部胰腺连同胃左动脉周围、脾动脉周围以及腹腔干周围的淋巴结一并清除，用胆肠端 - 侧吻合术式作消化道重建（图 10-22）。

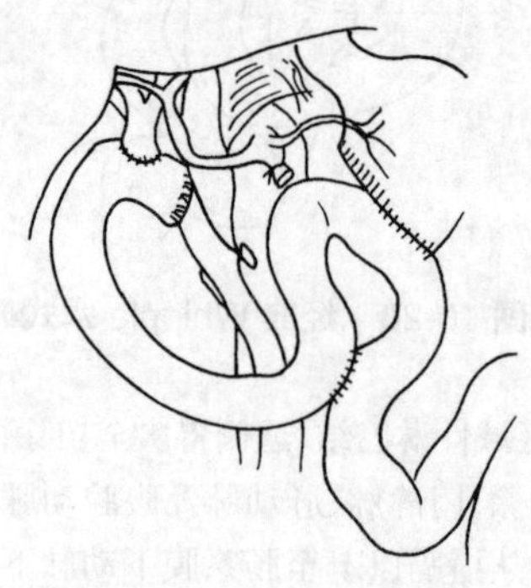

图 10-22　全胰切除手术

以前有人认为胰腺全切似乎具有某些优点。如有些作者发现胰腺肿瘤在胰腺实质内常常具有多生发中心，因此有理由切除全部胰腺。胰肠吻合口漏曾一度是 Whipple 手术的常见并发症，全胰切除省略了胰肠吻合口，从而防止了潜在胰肠吻合口漏所致的并发症和死亡。全胰切除的另一优点是由于手术切除广泛，有理由相信淋巴结清扫得更彻底。然而，人们很快发现全胰切除同样具有许多缺陷。其不仅术后死亡率和 Whipple 无差异，而且与标准胰十二指肠切除手术相比，患者长期生存率并无改善。该术式另一相当严重的缺陷是，由于手术扰乱了机体营养和代谢功能，患者身体状况会每况愈下。例如 Dresler 等发现行全胰切除的患者肝脏疾病和骨质疏松明显增加。更重要的是，全胰切除后，某些患者因糖尿病无法控制而死亡。考虑到上述因素，加之目前胰肠吻合技术操作不断成熟，全胰切除似乎已无明显优点，因此，应仅在术中冷冻切片发现胰腺切缘有癌组织，或由于切除范围内有癌组织残留可能而不能安全行胰肠吻合时才考虑实施该手术。

胰腺次全切除术：值得注意的是，胰腺癌很少影响胰尾及其所属淋巴结。基于此，胰腺次全切除术的发展集中在扩大切除范围，同时又避免胰腺全切所带来的代谢副作用。胰腺次全切除手术操作与 Whipple 手术类似，只是将切除范围向胰尾延伸，仅保留 5cm 的胰尾。这一术式还包括清除区域淋巴结，关闭残留胰腺，行胆管空肠及胃空肠端 - 侧吻合。胰腺次全切除术并发症和死亡率与经典 Whipple 手术类似，其最致命的缺陷是胰漏发生率高，有报道达 20%。胰漏在 PD 术后发生率仅为 8%~10%。因此，胰腺次全切除术较高的胰瘘发生率使外科医生对此术式产生疑问。迄今尚无胰腺次全切除术长期治疗结果的报道，仅极少的外科医生在施行此种手术，因此尚不能准确评价其临床价值。有必要用前瞻和随机方法来对胰腺次全切除术与 PD 以及 PPPD 进行比较，以判断此种手术是否有延长患者生存期的优点。为避免术后胰瘘发生，和 Whipple 手术一样，胰腺残端可与空肠或胃吻合。

远端胰腺切除:远端胰腺切除适用于胰体尾癌。这一手术或称左侧胰腺切除术,包括切除胰腺体尾、周围淋巴结和脾脏,缝合胰腺近侧端。为了达到根治性切除,在游离脾脏和胰体尾背面时,应切开 Gerota 筋膜和切除左肾上腺,使左肾动脉、静脉骨骼化,切除胰腺的 3/4,清除腹主动脉周围的淋巴结。与胰头癌相比,胰体尾部肿瘤相对少见,因此较少应用胰腺左侧切除。其较少使用的另一原因是作出胰体尾部肿瘤诊断的时机已晚。与胰头癌比较,胰体尾癌在很晚期才会出现症状,待确立诊断时常常已有远处转移。由于胰体尾部腺癌临床表现出现晚,其不可切除性较胰头癌明显要高。据 Johnson 等报道,胰体尾癌的切除率仅 12%(13/105),术后患者中位生存期 13 个月,仅 5 例生存时间超过 2 年。尽管尚无其他治疗方法能提高生存时间或减轻症状,若用更为精确的诊断技术和采取更积极的术式,其切除率将会增加。虽然对慢性胰腺炎或胰腺创伤患者保留脾脏的远端胰腺切除有其优点,但对胰腺癌患者,保留脾脏的好处就不复存在。

胰腺癌联合脏器扩大切除术:有的学者希望彻底性的切除肿瘤,提出胰腺癌联合脏器的扩大切除术,即切除肿瘤累及的胃、横结肠、肝、脾和肾上腺等。国内外大多数学者对此持观望态度,因为胰腺癌联合脏器扩大切除增加了手术的并发症和死亡率,远期生存率并没有明显提高。

临床外科医生在过去几十年中作出了巨大努力,胰腺癌的外科手术已从简单的胃肠吻合术发展到各种特殊类型的胰腺切除,包括 Whipple 手术、区域性胰腺切除术以及广泛的淋巴结清扫、保留幽门的胰十二指肠切除术、胰腺次全和全切术等。这些手术中,Whipple 手术及其所衍生出的保留幽门的胰十二指肠切除术应被视为治疗胰头癌的基本术式。总的说来尚无任何其他术式能明显改善患者生存时间、死亡率和提高可切除率,术后总的预后仍难以令人满意。对于治疗胰腺癌,外科医生很可能仍保持原有的选择。

(5) 胰腺切端的处理:胰十二指肠切除术后重建消化道过程中有三个吻合口:即胰肠、胃肠、胆肠吻合口,其中胰肠吻合口最难处理。

胰十二指肠切除术早期常规的做法是只进行胰管结扎,而不作吻合,其胰漏的发生率较高,但因无胰酶的激活,并发症并不是致命的。胰管的结扎和栓塞就是基于这个原理,但它最大的缺点是导致残留胰腺外分泌功能立即和永久性丧失,以及内分泌功能的渐进性损害,造成患者术后生存质量低下。因此,除选择性用于少数患者,特别是胰腺质地柔软难以缝合处理者外,现临床上已逐渐淘汰了此种方法。

由于空肠血运良好、易于游离等特点,胰空肠吻合一直是大多数外科医生行胰十二指肠切除术时重建消化道的首选方法。迄今为止,文献报道过的胰肠吻合术有超过 30 种。当前,临床上主要的传统胰肠吻合术式有三种:套入式端 - 端胰肠吻合、套入式端 - 侧胰肠吻合和胰管对黏膜端 - 侧胰肠吻合。Suzuki 等倡导胰肠吻合方式的选择应根据胰腺的质地和胰管的直径来决定。胰空肠套入式端 - 端吻合操作方法简单,手术用时短,一般适用于胰腺质地柔软而脆弱、胰管细小且不伴有梗阻的患者。胰管对黏膜胰空肠吻合可较好地保持吻合口的通畅和胰腺功能,但操作较困难,对于胰管细小者一般不易吻合,适用于胰腺质地较硬、纤维化和胰管扩张的病例。由于胰管对黏膜吻合术式在保持吻合的通畅率和胰腺外分泌功能方面具有优势,能提高患者术后生存质量,近年来备受国内外研究者和临床医师推崇。此术式对伴有胰腺实质纤维化,质地较硬和胰管扩张的病例,具有明显的优势。但对胰腺质地较软,胰管细小的病例,技术上要求比较高,缝线的要求也高。术后胰漏发生率为 4.2%,而套入式端 - 端吻合术术后胰漏发生率为 17.2%,前者显著低于后者。日本学者推荐对胰腺质地柔软和胰管细小的病例,在显微外科技术下进行胰管对黏膜胰空肠吻合,可大大提高手术成功率。为了防止胰漏,用电刀破坏空肠和胰腺断面接触的浆膜,然后用可吸收缝线将胰腺断面与空肠浆膜进行吻合,据称成功率较高,且术后胰漏发生率低。目前国内还没有开展此术式报道。

数十年来,不断有学者尝试对以上术式进行改良。有研究在胰腺切断时,应用低频超声剥离器可容易地切断含水较多的胰腺实质,可使断面的主胰管、副胰管和血管“骨骼化”,便于逐一结扎。特别对胰管细小、胰腺质地柔软的病例,减少胰漏发生有明显作用。国内彭淑牖教授对套入式端 - 端吻合术进行了改进,设计了捆绑式胰空肠吻合术,据初步临床应用研究结果,显示其能明显降低胰漏的发生率。我们认为一个吻合口的成败主要在于三个方面:①吻合口的血供状况;②吻合口的张力情况;③手术者的吻合技术的熟练程度。

从理论上讲,只要行胰肠吻合术,任何术式都有发生胰漏的可能性。胰腺质地脂肪变性、软、脆,术后胰漏的可能性大;胰腺残端显著纤维化或慢性阻塞性胰腺炎,术后胰漏的可能性小。因此胰肠吻合术式的选择应强调个体化。

(6) 消化道重建:目前,胰十二指肠切除术后消化道重建方法主要有 Whipple、Child、Cattell 法。日本胰腺癌规约第 4 版规定为 4 种:PD-Ⅰ(相当于 Whipple 法),PD-Ⅱ(相当于 Child 法),PD-Ⅲ(相当于 Cattell 法),PD-Ⅳ(其他的吻合)。Whipple 法的吻合顺序为:胆肠,胰肠,胃肠。Child 法的吻合顺序为:胰肠,胆肠,胃肠。Cattell 法的吻合顺序为:胃肠,胰肠,胆肠。三种方法在欧美各有应用,但主流逐渐趋于 Child 法,日本也逐渐趋向于 Child 法,但 Cattell 法的应用也较广,其理由为空肠上部有丰富的胰泌素,缩胆囊素细胞的存在,当食物由胃空肠上部通过时,引起胆汁和胰液的分泌,使之最大可能接近生理状态,有利于食物的消化和吸收,日本学者非常推崇 Billroth Ⅰ式重建消化道,认为其是理想,简单,安全的标准术式,国内近年来主流是 Child 法,主要是考虑 Whipple 法如果胰瘘,往往混有胆汁,危害性太大。

(7) 胰腺癌血管浸润的手术方式：近年来我们在术前影像学评估中发现胰腺癌伴血管浸润的病例占 25%。对伴有血管浸润的进展期胰腺癌，手术切除率低且风险极大，因 PV 或 SMV 受累而未能切除的胰腺癌为 30%~40%。术前诊断有肿瘤血管壁浸润的部分患者并非转移，仍有切除肿瘤甚至根治性切除(R_0)的可能，抑或部分病例因为受累血管短或仅为接触性浸润而可能行肉眼治愈性切除。因此对进展期胰腺癌术前进行准确分期评估及手术可切除性判断是极为重要的。通过对近 200 例胰腺癌影像学结果和临床病例资料对比分析，我们确定了胰腺癌不可切除的指征。

术中判断血管浸润程度与血管切除方法：胰腺癌血管浸润、转移的程度有血管壁接触性浸润、实质性转移以及血管破坏之分。接触性浸润者表现为血管受压移位，但与肿瘤组织较容易分离，沿血管鞘分离后，血管壁无明显增厚，而实质性浸润则分离困难，多采用锐性分离。需提出的是，术中发现肿瘤血管浸润的病例中部分为血管鞘侵犯，因此在决定行血管切除前，常需作术中快速冷冻切片检查。在我们的一组病例研究中，有 9 例肿瘤切除时未行血管段切除者术中血管壁活检为阴性。在已行血管切除的 43 例中，证实有血管浸润转移者 30 例，13 例无血管转移。因此手术切除的病例中，术前影像学表现有肿瘤血管浸润征象而实际上属于实质性浸润转移率为 57.7%(30/52)。

当肿瘤有血管浸润时，采用常规经胰腺下缘、肠系膜上血管前方探查径路常常难以将肿瘤与浸润血管分离且极易出血，有时被迫放弃切除。我们对此类患者经肝十二指肠韧带解剖，离断肝总管，切断胃十二指肠动脉后，远离胰腺肿瘤，经 PV 主干，在胰腺上缘分离胰后 PV-SMV，并经无癌浸润区域离断胰腺后，分离肿瘤与浸润血管，当分离有困难时，可以直接切断 PV 和 SMV，将受累血管与肿瘤整块切除。采用此法切除血管后吻合，如切除血管长度在 5cm 以内者，可直接行血管对端吻合。有关受累动脉的处理，我们认为在保证门静脉通畅的情况下行肝动脉切除是安全的，但必须预先阻断肝固有动脉，确认肝脏血供良好。而肠系膜上动脉受累的处理应谨慎。

(8) 无法切除胰腺癌的外科治疗：适应证为癌组织与周围器官广泛浸润，并向远处转移。姑息性切除从客观上解决了胆道、胰管梗阻和十二指肠梗阻的问题，但是在行此手术时应检查肝门部情况，明确肿瘤继续生长是否导致短期内黄疸的再次发生。采用何种手术方法需要根据患者的具体情况及可能存活的时间来决定。临床应用较多的术式包括胆管空肠吻合术，胆总管或肝总管与空肠行 Roux-y 吻合术，减轻黄疸效果明显；考虑到胰腺癌已切不掉，其症状较反流症状重，袢式胆肠吻合加 Braun’s 吻合也较常用。强调尽可能靠近肝门部行吻合；胆囊空肠 Roux-y 吻合术或结肠前胆囊空肠吻合再加 Braun’s 吻合术。

2. 胰十二指肠根治切除术与胰体尾切除术

(1) 胰十二指肠根治切除术：胰、十二指肠根治切除是指胃窦部、十二指肠、胆总管下段、近端空肠与胰头部的成块切除，随即行消化道重建。有关手术的某些关键性问题已于“胰腺癌的外科治疗”中详加阐述，此处仅叙述切除术的具体步骤。

适应证：胰、十二指肠切除的主要适应证为胰头部或壶腹周围癌，位于胰头部的良性腺瘤和胰岛细胞瘤，因不能局部剜出，有时亦可行胰、十二指肠切除。偶尔亦有因慢性胰腺炎伴有胰腺结石或顽固性疼痛而行胰、十二指肠切除者。凡诊断未经确定者不应行此切除；术前影像评估或手术探查为不可切除者，亦不宜勉强行此手术。

术前准备：鉴于多数患者有严重的黄疸、贫血、消瘦和脱水现象，甚至有肝、肾的功能障碍，故术前准备极为重要，必须在短期内进行各种术前纠正和支持疗法。如术前准备治疗恰当，患者多可避免死于感染、休克、出血以及肝肾功能的衰竭。

术前准备治疗概括下列几项：①高蛋白、高碳水化合物、低脂肪饮食；②注射生理盐水 - 葡萄糖溶液；③给予大量维生素 A、维生素 B、维生素 C 和维生素 K。维生素 K 的注射至少应在术前 5~7 天即开始，务使凝血酶原时间恢复正常，且术后仍需继续注射直至黄疸消退为止；④输血，使血红蛋白及血浆蛋白恢复正常；⑤抗生素自术前 1~3 天开始至术后无热为止。

切口：最常用的是右上腹经腹直肌切口，需行全胰切除者则以上腹部横切口更为有利。

手术步骤包括切开、探查、游离、切除、重建等(图 10-23)。

腹内探查：进入腹腔后应即探查有无远处转移存在，肝、脾、网膜、肠、肠系膜、盆腔及腹膜后淋巴结均需依次检查。如有远处转移，应即放弃根治手术而行胆囊空肠吻合等姑息性手术。检查胆总管和胆囊，视其有无扩大及其中有无结石。再切开胃横结肠韧带暴露胰头部，观其有否肿大或硬结，是否为肿瘤、腺瘤或慢性胰腺炎。如有阻塞性黄疸存在而胆总管内并无结石、胰头部亦无明显病变者，可即切开十二指肠降部前壁，探查壶腹部有无肿瘤。多数患者的病变性质于此探查后不难确定，但约有 10% 的病例在肉眼观下难于断明；此时应即借助冷冻切片，在胰头深处切取适量组织以做检查。虽然 Cattell 的经验认为冷冻切片检查的结果大多不甚确切可靠，主张凡胆总管或胰管有扩大现象时即行切除，但进行活组织检查对外科医师来说为避免诊断错误总是多了一种保障。Shackelord 也主张在病理诊断不能肯定而病变似可切除且有治愈机会时，最明智的办法是进行切除；因胰腺炎误诊为胰腺癌的机会较少，而胰腺癌由此获得早期切除及较好预后的机会较多。但作者则同意 Orr 的观点，宁愿等待石蜡切片检查之结果，满足于暂时的胆囊空肠吻合或单纯胆囊引流。决定进行切除后应通过下列步骤进一步查明切除的可能性；在未查明切除的可能性以前，不应先行切断胃肠道、胆道、或胰腺的连续性。

1) 切开右侧的胃横结肠韧带，将右半侧横结肠及肝曲充分游离后向下牵开，于胰腺的下缘切开后腹膜，探查胰腺的下缘和后面是否与肠系膜上血管有浸润或粘连。

2) 切开十二指肠降部外侧的后腹膜，用手指伸入十二

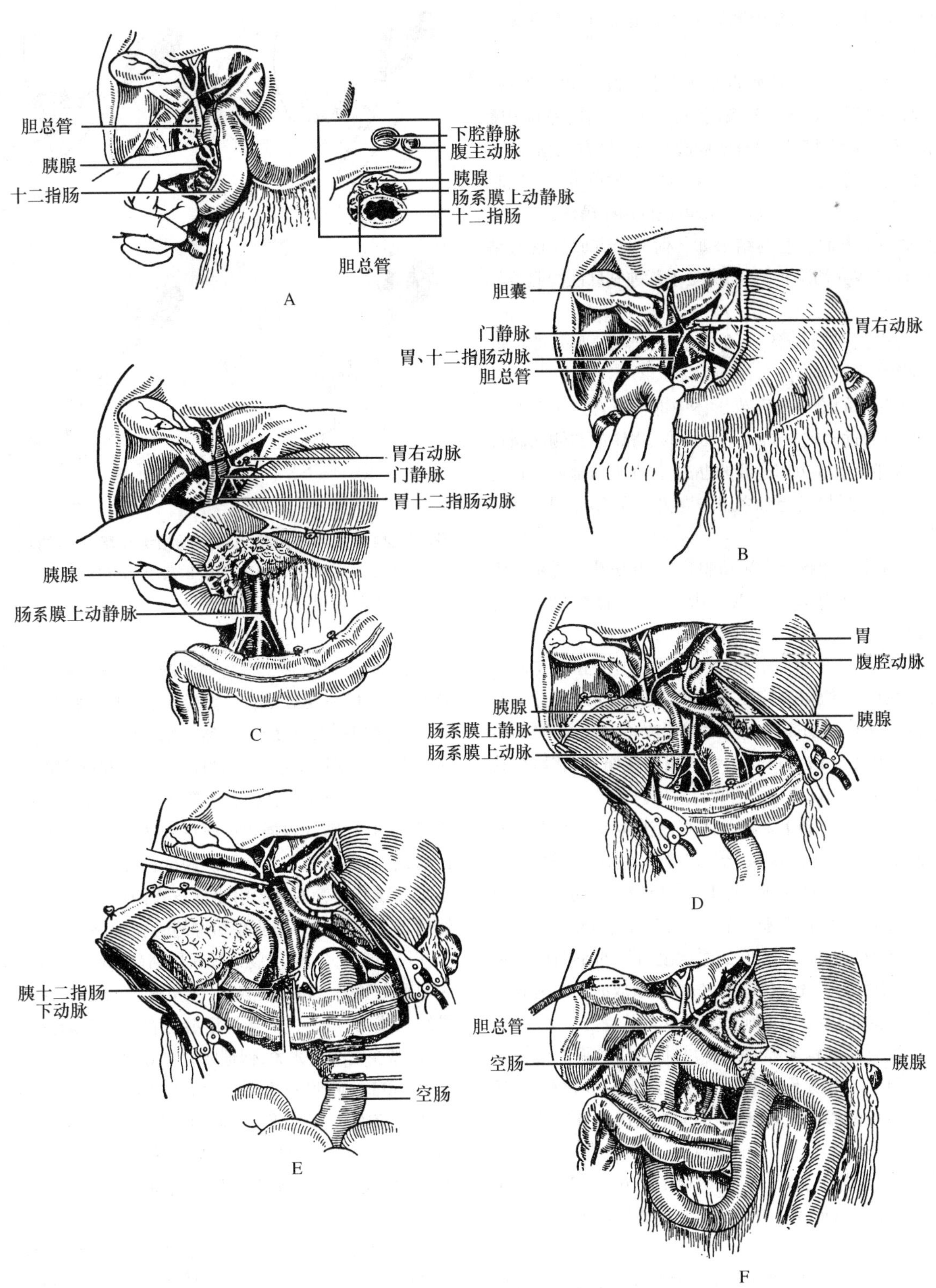

图 10-23 胰十二指肠根治切除术

A. 切开十二指肠降部侧腹膜，将十二指肠与胰头向左翻，用手探查胰头部后面是否与腹主动脉和下腔静脉有粘连；B. 切开肝胃韧带，找到胃右动脉和胃十二指肠动脉后，分别结扎切断，并用手指沿门静脉前壁探查胰头后面是否与门静脉有粘连；C. 切开胃结肠韧带的右侧后把横结肠和肝曲向下牵开（注意勿伤结肠中动脉），用手指自胰腺下缘向上探查是否与肠系膜上动、静脉有粘连。如以上各处均无粘连，手指应可自胰腺上缘沿门静脉向下探达胰腺下缘，使胰腺完全与门静脉和肠系膜上动、静脉分离；D. 胃体和胰体的切断（勿伤肠系膜上动、静脉）；E. 切断胆总管（勿伤门静脉）和空肠上段（距 Trietz 韧带约 10~15cm），将十二指肠横部自肠系膜上动、静脉分离，即可将胃、十二指肠及胰头部一并移去；F. 最后进行胃、肠、胆、胰等的重新吻合指肠和胰头部的后面，探查胰腺的后面是否与下腔静脉及腹主动脉有粘连。

3）切开肝胃韧带，找到胃右和胃十二指肠动脉后分别结扎切断；分解该区，即可暴露门静脉前壁。沿门静脉前壁用手指向胰头后面探摸，以查明胰腺与门静脉有无粘连；如其间无粘连浸润，手指可直探到胰腺的下缘，更可确定胰腺并未侵及门静脉与肠系膜血管，即可进行切除操作。

上述三个方面探查的结果如任何一个方面发现有粘连浸润，即应放弃切除企图，而满足于某种姑息性的胆道分流术。

标本切除：将胰头部下、侧和上方完全游离后，即可进行根治切除。

1）先在胃的幽门前区或胃体中部切断胃。作者习惯于在切断线的远侧端夹 Payr 胃钳，而在胃钳的左侧切断胃体，其小弯部分采取边切边缝的办法，仅在大弯部留一切端约 5cm，备作以后胃肠吻合之用。胃切断后，胰体即可进一步暴露。

2）继在十二指扬上缘切断胆总管；肝切端可暂用血管钳夹住，另一端则用丝线予以结扎。注意切断胆总管时勿伤及门静脉。

3）然后即可在胰体中部、肠系膜上动、静脉的左侧切断胰腺。在切断胰腺前，应注意在胰腺的上、下缘各置一缝贯结扎线以止血。切断时应使远切端成鱼口状，同时剖出胰管长约 1.0~1.5cm；鱼口状的切面用丝线作褥式缝合，其剖出之胰管则留作以后与肠道吻合之用。

4）最后切断空肠上端及其系膜，空肠切断的位置一般距 Trietz 韧带 5~10cm；其近切端予以缝闭，然后在切开 Trietz 韧带及游离十二指肠横部后，将十二指肠横部连同空肠近切端一并在肠系膜上动、静脉的桥下拉出至血管右侧。有时也可在十二指肠横部的中段、在肠系膜上血管的左侧切断肠管，其远切端用双层缝合法缝闭之；如此形成的十二指肠盲端亦能愈合良好，而技术上则更为简单。

随即进行胰腺钩突部的分离，并将自肠系膜上血管分出的若干胰十二指肠下血管小支一一予以结扎切断。注意在此操作时可能渗血较多，应耐心为之。最后将切下的标本整块移出手术野。

重建吻合：各个吻合口排列的原则和方式，已于“胰腺癌的治疗”节中有所论述（图 10-24），此处仅述吻合时的技术和步骤。

1）胰管空肠吻合：胰管极细不易找出者，也可将切端完全缝闭而不予植入肠道。但最好应将胰管切端植入肠道。

Child 的术式是将胰腺切端与空肠端作套入式的端 - 端吻合。作此吻合术时，应保证空肠的切端有充分血运；如发现血运不佳，应将肠袢再切去一段，务使切端血运充分。吻合时可将胰腺切端纳入空肠约 1~2cm，用丝线将空肠切端与胰腺包膜作双层间断线合；缝合必须致密不漏，空肠黏膜务必使之内翻。

Whipple，Cattell 等的术式是将胰腺切端与空肠侧壁切

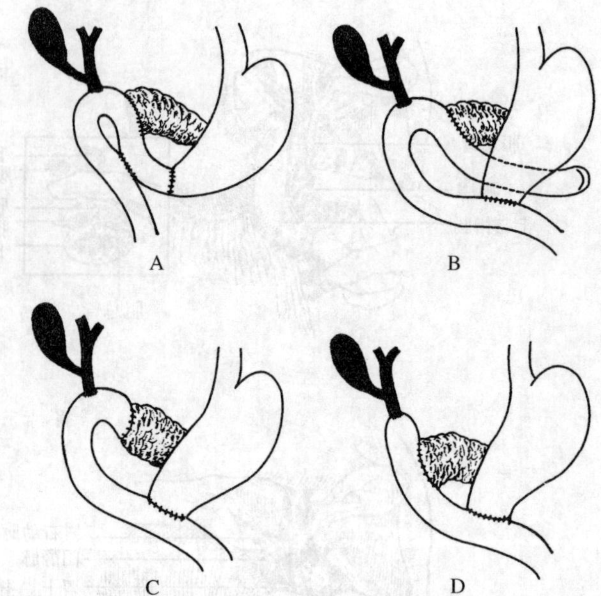

图 10-24 几种常用胰十二指肠根治切除术后的吻合方式
A. Cattell 原法（1943）；B. Cattell 改良法（1945）；C. Child 法（1944）；D.Whipple 改良法（1943）

口吻合，吻合口应置于胃肠吻合的空肠输入袢上。作此吻合时，先在肠系膜对侧的空肠壁上作一浆膜肌层切口，其长度与胰腺切端的宽度相等，然后用血管钳拨开空肠切口的浆膜肌层与黏膜下层，使切口的大小与胰腺切面相等。继在切口中部的黏膜上（相当胰管的植入处）戳一小孔约与胰管等大，并在胰管内插入一段粗细适当的多孔小橡皮管作衬套，然后将胰管置入空肠黏膜的戳孔中。缝合时应先将空肠黏膜与胰管的黏膜沿小橡皮管四周作间断缝合数针，然后再将空肠的浆膜肌层切缘缝合在胰腺的四周，最后再作一层间断缝合，使空肠浆膜肌层略呈内翻，即可使胰腺更深地植入肠壁。切断胰腺时，在胰腺上、下缘所作的血管缝贯结扎线，也可以进一步固定缝合在吻合口周围的空肠壁上，以减少吻合口张力，保证吻合更好地愈合。

Child 的胰腺肠管套入吻合在形式上虽不如 Whipple 的侧壁植入法精确，但其操作比较简单，而效果则颇为确切可靠，在胰管口径过小时可以考虑用此套入吻合法；事实上，笔者感到此法反较胰腺肠管之端 - 侧吻合为优，可以此作为胰肠吻合的常规方法。

2）胆管空肠吻合：吻合口最好置于胰肠吻合的远端，且最好是行胆总管肠道的端 - 侧吻合。吻合时第一层可用肠线行全层连续缝合，外层则用丝线行致密的浆膜肌层间断吻合。

3）胃肠道吻合：吻合口应无例外地置于胰管肠道和胆管肠道吻合处的远端，距胆道吻合口最少应有 20cm，最好有 30cm，以免发生胃肠道吻合口边缘溃疡和胆道上行感染。

4）空肠空肠吻合：如按 Cattell 原式行胃空肠的端 - 端吻合，为使食物不经过胰肠和胆肠吻合口，还必须行空肠袢

间的侧 - 侧吻合。此空肠侧 - 侧吻合同样需距胰肠与胆肠的吻合口至少 20cm。

上述各个吻合完成后，全部切除术即告结束。腹腔内整理清洁后，可在胰肠和胆肠两个吻合口附近分别放置卷烟引流，随即用丝线分层缝合腹壁各层组织；最好再用合金线作腹壁的减张缝合，以免腹壁一旦因胰瘘和感染而有崩裂之虞。

术后并发症：1953 年 Cattell 和 Warren 报告 102 例胰十二指肠切除术后 55 例有并发症，经过几十年的努力，随着围术期治疗及外科医师手术技巧的完善，国内外胰腺癌根治术后并发症明显减少。中国抗癌协会胰腺癌专业委员会回顾性分析国内近十年外科治疗的胰腺癌 1802 例，其中根治性切除 489 例，手术后总体并发症发生率为 17%，主要的并发症为感染（9.4%），其次为出血（4.1%）、肾衰竭（2.5%）、胰瘘（2.1%）、肠梗阻（2.1%）、肝功能衰竭（1.6%）和胆瘘（1.2%）。这些并发症有时可为患者死亡的直接原因，因此有必要探究其发生原因，掌握其预防原则，并熟悉其处理方法。现列述如下：

1）胰瘘：在以往的根治术中，胰瘘是 PD 术后较常见并发症，有文献报道其发生率为 10%~18%，少数报道高达 40%。可喜的是近年来发生率逐步下降，上组资料中，术后胰瘘低至 2.1%。胰肠吻合失败发生外分泌胰漏时，残胰分泌的胰蛋白酶和胰脂肪酶侵蚀周围组织，可致严重组织坏死、感染、胰瘘和腹内腐蚀性出血，危害性大，是术后死亡的主要原因之一。文献报道与此相关的病死率可达 7%~30%。而且，胰瘘常与术后其他并发症相关联，是导致其他并发症的重要原因之一。因此，对其防治一直备受关注。关于胰瘘的预防，首先要从手术方式（特别是胰 - 肠吻合的方式）及手术技巧角度考虑。目前常用的胰肠吻合方式包括胰腺断端 - 空肠端 - 侧、胰管 - 空肠黏膜对端吻合，胰腺断端 - 空肠对端套入式吻合，胰腺断端 - 空肠捆绑式吻合等。据文献报道各种胰肠吻合术式术后胰瘘的发生率不等。彭淑牖教授等采用胰腺断端 - 空肠捆绑式吻合连续 150 余例无胰瘘。但事实上无论哪一种术式，都有发生胰瘘的可能性，除非作全胰切除。手术者的手术技巧亦非常重要，同一种手术方式，熟练的操作可明显减少术后胰瘘的发生。除了手术方式和手术技巧外，有人分析认为术前黄疸持续时间长、营养状况及肝功能差、肌酐清除率下降及术中出血量大是 PD 后胰瘘的危险因素。恶性疾病术后发生胰瘘的几率较良性者高。

胰瘘的诊断大都依赖在床旁所得之资料，胰 - 肠吻合口附近的引流物若量较大、液体无黏性、色泽浅淡，且持续 1 周以上，则应疑有胰瘘。引流液淀粉酶水平若 >1000U/L（有时可达 10 000U/L）则可确诊。仅少数患者需作造影证实。胰瘘一经证实，应予积极处理。关键是需采取有效的引流措施。只有充分引流，才不会导致病情恶化。在有效的营养支持及抗感染措施下，胰瘘大多能在 2~4 周得到控制，逐渐自愈。国内外资料及我们的经验均显示采用肠外营养 + 生长抑素 + 生长激素将利于胰瘘的愈合。应用生长激素的目的是尽早改善全身营养状态，加快瘘或伤口的愈合，但疗程不宜过长。术后准确记录腹部引流量及引流液的色泽和成分，及时发现胰 - 肠吻合口漏并作针对性处理。对出现胰瘘者，采用禁食、抗感染、支持等治疗，及时充分引流腹内感染灶，多能自愈。经上述处理仍不能愈合者可采用肠外营养 + 生长抑素 + 生长激素。PD 术后早期亦可考虑预防性应用生长抑素类药物。

2）出血：PD 术后出血性并发症的发生率为 2%~18%。胰头癌患者常合并潜在凝血功能低下，术中可能出现的大量失血及输血，进一步加重凝血功能障碍。出血时必须鉴别是腹腔出血还是胃肠道出血，二者在术后早期及后期均可发生。

术后早期（1 周以内，多在 24 小时以内）的腹腔出血是由于凝血功能障碍致创面广泛渗血或术中操作失误，如缝扎止血不良、结扎不牢、线结脱落等。早期血管出血多见于胃十二指肠动脉、胃右动脉、或胰十二指肠下动脉残端结扎线滑脱所致。术中仔细操作、耐心止血，是预防术后腹腔出血的基本保证。一旦术后早期腹腔出血，多能从腹腔引流管观察到，并出现血压下降及休克表现。对于此类出血，应予积极处理，补充血容量同时紧急手术止血，可能使患者转危为安。有人提出可作选择性动脉造影，既可明确诊断，又能作栓塞治疗以控制出血。

术后晚期（1 周以上）的腹腔出血多系继发于胰漏、胆漏及胃肠吻合口漏的腹腔内感染、组织坏死侵蚀血管所致，受侵蚀的血管包括胃十二指肠动脉残端、肠系膜上静脉、胃左动脉、脾动脉、肝动脉、肠系膜上动脉等，处理上应紧急手术，结扎或缝扎出血动脉，清除坏死组织，妥善处理吻合口漏。此类出血病情凶险，死亡率高，重在预防。我们主张在 PD 时妥善放置胃管、T 形管及胰肠吻合口支撑引流管，并保持其通畅，将胆汁、胰液及胃液引流至体外，对防止胆漏、胰漏及胃肠吻合口漏具有重要作用。胃肠道出血多发生在术后 1 周左右，多由应激性溃疡所致。在处理应激性溃疡时我们更强调对高危患者的早期预防。对术前黄疸深，肝功能不良，术后黄疸不退，甚或加重，全身情况不稳定，病情进一步发展以及术后合并感染或感染尚未得到有效控制，肠蠕动恢复后仍无食欲或出现持续黑便者，应常规进行早期预防性用药。奥美拉唑 40mg 每日两次可使胃液 pH 大于 4，起到很好的预防作用。一旦出现应激性溃疡出血，应立即输血补液，维持正常血液循环。经胃管注入冰生理盐水及去甲肾上腺素。应用抑酸药（奥美拉唑首剂 80mg，以后 40mg 每天 3 次维持）迅速提高胃内 pH，使之大于或等于 6，以促进血小板聚集和防止血栓溶解，创造胃内止血的必要条件。积极治疗原发病，配合应用生长抑素类药物，出血多能控制。经上述治疗仍不能止血者，可考虑内镜介入治疗或外科手术止血。

3）胆瘘：就目前来讲，临床外科医生在胆肠吻合中多无困难；此外，由于胰瘘的减少，胆瘘的发生率通常也会相

10

对减少。在上述资料中胆瘘发生率仅为1.2%，我们一组142例胰腺癌行PD手术病例中，仅有1例发生胆瘘，胆瘘发生率为0.71%。多数作者如Whipple，Brunschwig，Orr等均主张为减少胆瘘的并发．应行胆总管空肠吻合。他们认为作胆囊空肠吻合时胆总管的结扎可能不可靠，遂有胆瘘的发生。作者认为究竟采取胆囊或胆总管空肠吻合，恐与发生胆瘘的关系不大，一般行一期切除者多作胆总管空肠吻合，行分期切除者多作胆囊空肠吻合。预防胆瘘之法在于：①挑选的病例其胆管或胆囊壁不宜过薄；②在作吻合口外层的浆膜肌层缝合时，应注意勿刺破胆管或胆囊的黏膜；③勿使吻合口的张力过大，故一般可作结肠前吻合，但如空肠系膜较短者最好采取结肠后吻合；④不少病例的胆瘘是继胰瘘后继发，故预防胰瘘的发生在防止胆瘘上也有积极意义。胆瘘发生以后，其处理上与胰瘘相同，主要是采用非手术的连续吸引法。

4）术后感染性并发症：胰腺癌术后感染可为局部性或全身性，从病原学上又可分为细菌感染和真菌感染。最常见者为术后腹腔内局部性细菌感染。PD涉及的组织器官多，手术创面大，规范性胰头癌根治手术尚需广泛的淋巴及后腹膜廓清，故术后手术野均有不同程度的渗出，需在适当部位放置引流条或引流管，并保持引流畅通，以便及时引出渗液。但往往有部分区域未能被充分引流，加之可能存在的不同程度胆肠吻合口及胰肠吻合口漏，以致积液，就可继发感染，进而形成腹腔脓肿。文献报道PD术后腹内脓肿的发生率约4%~10%。临床表现为畏寒、高热、腹胀、胃肠动力障碍、白细胞计数增高等。B超及CT检查有助于诊断并定位。可在B超指引下作脓肿穿刺置管引流术，少数需作再次引流手术。对于术后可能合并的呼吸道及泌尿道感染，处理上并无特殊之处，参照其他大手术后呼吸道及泌尿道感染的防治措施即可。值得提出的是部分胰腺癌患者，尤其是高龄、重度梗阻性黄疸、营养不良者，PD术后易合并慢性肝功能不全，表现为黄疸不退，甚或加深，腹胀，腹水，胃肠功能恢复延迟，应激性溃疡出血等。此类患者的免疫力极为低下，易合并腹腔内及全身感染，加之长期禁食、应用广谱抗生素致菌群失调，还可并发真菌感染，病情危重，处理十分棘手。需在处理腹内感染灶的同时，进行有效的肝功能支持及营养支持，基于病原学及药物敏感试验选择抗生素，并联合应用抗真菌药物。将胃肠道吻合口常规地置于胆肠吻合口之下，两者距离至少应在30cm以上，以40cm为宜。

5）胃排空延迟（DEG）：多见于PPPD术式，但经典Whipple术后的DEG也时有发生。DEG是指术后10天以后仍不能规律进食，或需胃肠减压者。术前糖尿病、营养不良及恶性肿瘤是DEG的危险因素。而导致术后DEG的主要原因为感染，吻合口水肿、漏、梗阻，水和电解质紊乱，多器官衰竭，术后胰腺炎等，或以上几种病理情况同时存在。亦有DEG患者查不出原因。胰十二指肠切除术后，胃肠道神经元的改变、黏膜内神经丛断裂及消化道激素的变化将严重影响十二指肠在启动和协调胃窦十二指肠动力方面的作用，导致DEG发生。DEG的处理原则是去除病因、应用动力药物及营养支持。多数DEG患者经保守治疗3~6周后能恢复，因胃潴留而手术者极少。在治疗上只要能排除腹内感染（特别是胃周围区）或胰瘘，采用非手术治疗（保持内环境稳定、持续胃肠减压、动力药物、营养支持等）都能奏效。若存在腹内感染或瘘，则作必要的针对性引流，胃动力障碍才会得到缓解。关于电解质平衡的维持，不仅要注意纠正存在的低钾血症，还应注意可能同时存在的Ca^{2+}、Mg^{2+}等的缺乏。

6）其他并发症：包括肠梗阻、肠瘘、腹壁崩裂、术后胰腺炎、糖尿病、器官功能衰竭等，发生率较低，注意围术期的处置并针对不同发生原因加以预防。

（2）胰体尾切除术：胰腺的部分切除系指切除胰体或胰尾而言。临床上施行此种切除的机会虽不多，但有时则属必需。

下列情况有时需行胰体或尾部切除：①胰腺本身的病变仅局限于胰腺体部或尾部而又不能单纯剜出者，如胰腺的腺瘤或胰岛细胞癌、胰腺结石、胰腺囊肿等；②巨大的胰腺囊肿经袋形缝合引流后不能愈合，或因其他原因所致的胰腺瘘不能自愈者，有时需考虑将部分胰腺连同接管一并切除；③某些慢性胰腺炎具有顽固性疼痛，而病变又局限于胰体或尾部者；④少数局限于胰体或尾部的胰腺癌，或胃癌已直接侵及胰体或尾部者，也可考虑行胰腺部分切除。

切口：以上腹部横切口最为合用，肋缘下切口、左旁正中切口或经腹直肌切口亦可行。

手术步骤（图10-25）

1）进入腹腔后首先在胃网膜血管的下方沿胃大弯切开胃横结肠韧带。时刻注意勿伤及结肠中动脉和肠系膜上动脉；有时肠系膜上、下静脉也可能因炎症病变而粘连在胰腺上，分离时需小心避免损伤。将胃向上牵开，横结肠向下牵开，可暴露胰腺体尾部。

2）笔者认为在切除胰体或尾部时较简便的方法是连同脾脏一并切除，因胰尾部大多与脾蒂粘连较紧而不可分，有时脾动脉就嵌在胰腺上缘组织内。如决定连同脾脏一并切除，此时即可将胃脾韧带（即结扎切断胃短血管）和脾结肠韧带分别切断，然后在胰腺的上缘找到脾动脉，将其分离结扎切断之。

3）将脾脏连同黏着的胰尾一并翻出至手术野中。注意在翻出过程中，切忌鲁莽从事，如脾肾韧带较短，需先予切开，脾脏上极的腹膜（即脾横膈韧带）亦大多需要预先切断后方能将脾脏提出，胰腺下缘的腹膜有时也需予以切断，惟需注意保护结肠中动脉及上、下肠系膜血管。待脾脏四周之腹膜联系完全切断后，用手指在脾蒂和胰尾的后面轻轻分离，即可避免伤及胰尾后面的肾脏，并将脾脏和胰尾一并提出切口外。

4）然后即可在胰腺的上缘分离出脾静脉并结扎切断之。此一步骤可能出血较多，必须耐心从事。注意辨明脾

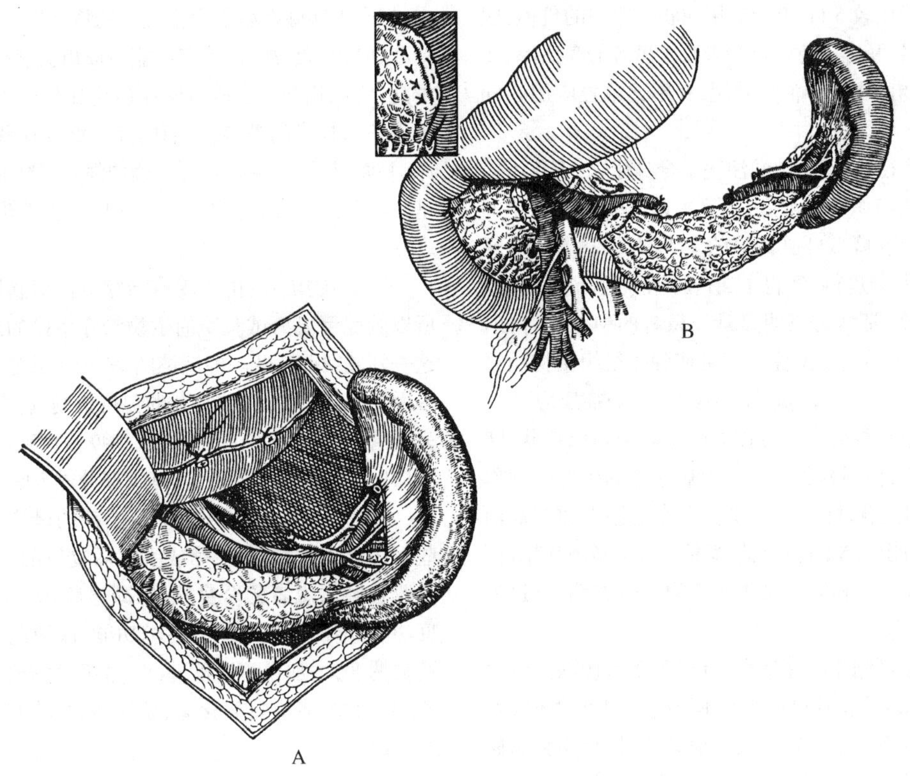

图 10-25 胰腺体尾部切除术

A. 胃结肠韧带和胃脾韧带切断后已将胃大弯向上牵开，脾动静脉在胰腺上级找到后已予切断，脾脏的韧带亦已切断游离。胰腺体尾部连同脾脏已翻至腹壁切口外；B. 胰腺体尾部连同脾脏切断后，准备移出手术野。注意胰头与胰体交界处的解剖关系，在切断胰体时务必不使重要血管遭受损伤。附图示胰腺切端缝合后之状

静脉与肠系膜上静脉汇合为门静脉之点，并辨明肠系膜下静脉注入脾静脉之处；脾静脉结扎切断之处，必须在肠系膜下静脉之远侧端。

5）如拟切断胰腺颈部以切除整个胰体和尾部，则在颈部应再度辨明肠系膜上静脉和门静脉的位置，以免损伤。随即在胰腺断面的上缘结扎切断胰上动脉的前后支（均为胃十二指肠上动脉的分支），在胰腺的下缘则应将肠系膜上动脉之若干小支予以结扎，然后切断胰腺颈部，并将胰体和尾部连同脾脏一并移出手术野。

6）在胰腺切面上找出主胰管予以缝贯结扎。切端的胰腺组织可略为修整成鱼口状，并用间断的褥式丝线缝合。如此既可控制出血，又可减少胰液外溢。

7）于胰腺切端附近放置卷烟引流，缝合胃横结肠韧带，最后逐层缝合腹壁组织。卷烟引流可自切口中直接引出。惟各种组织的缝合均需用丝线或不锈钢线。

如手术者不拟同时切除脾脏，则手术步骤大致相似，但需将胰腺与脾动静脉仔细分离，这一手续有时极为麻烦且出血较多，因脾静脉有许多细小分支进入胰腺。需注意者，如脾静脉一旦损伤后必须予以结扎，脾脏就必须切除；但脾动脉结扎后并不必须将脾脏切除，虽然事实上也以切除为是。

胰腺大部切除后一般不致有何生理紊乱，但少数患者可因胰酶的分泌不足而有脂肪泻，给予多酶片即可。

3. 胰腺癌的综合治疗 虽然经历了多年的艰苦努力，但胰腺癌患者的预后并没有实质性改善，大多数资料均显示对行根治性切除的胰腺癌患者，其5年生存率仍低于20%，相对于其他消化系肿瘤而言，其远期疗效仍不尽人意。传统的以扩大手术范围以图改善胰腺癌预后的治疗模式受到挑战。随着新化疗药物、化疗方式如介入、区域灌注化疗以及新放射治疗技术如三维立体放疗（CRT）、粒子植入放疗及生物治疗的问世，以手术为主的综合治疗模式受到极大重视。综合治疗策略的制订依据不同病期、不同医疗条件而定，其中以化疗、放疗及疼痛治疗常用。

（1）化疗：化疗是胰腺癌有效的辅助治疗手段之一，常用药物有5-Fu、丝裂霉素、表柔比星、卡铂等。吉西他滨由于其药物毒性低，副作用小，近年来已成为国外治疗胰腺癌的一线药物，国内也已开始应用。研究结果表明，接受吉西他滨治疗者生活质量优于5-Fu，治疗反应率和生存时间与其相似。

以5-Fu为基础的联合化疗虽然在临床上得到广泛应用，但对其疗效的评价仍有争论。最常用的药物组合有5-Fu、丝裂霉素和表柔比星，或5-Fu加顺铂和链佐星等。有些作者认为联合化疗可提高治疗反应率，延长患者的生存时间。但这些报告多与未治疗组进行比较，缺乏严格的前

瞻性临床研究来比较 5-Fu 单药应用和联合应用的价值，因此有些研究指出，联合多药化疗并未改善患者的存活率，相反却增加了药物的毒性和治疗费用，并不比单独应用 5-Fu 有效。

关于给药途径，局部动脉灌注优于全身化疗，不仅可以提高药物在肿瘤组织中的浓度，而且可以减少化疗药物的副作用，缓解疼痛，降低肝脏转移的发生率。我们对 60 例进展期胰腺癌手术切除后经胃十二指肠动脉逆行插入化疗泵进行术后化疗，证实可以明显延长患者的中位生存期。也有研究发现，术前动脉灌注化疗可使肿瘤组织结构明显破坏，肿瘤细胞发生凋亡，小血管内膜增厚及炎症反应。

(2) 放疗：单纯放射治疗可以改善患者的临床症状，特别是腹痛和背痛，但对延长晚期胰腺癌患者的生存时间作用有限。目前多主张放疗、化疗和手术联合应用，以提高治疗效果。化疗药物如 5-Fu、吉西他滨具有放射增敏作用，而放疗由于改变了血 - 胰屏障对化疗药物的通透性，反过来亦可增加化疗效果。

术前放化疗可缩小肿瘤体积，有利于手术切除。以术中放疗为基础的联合治疗已成为日本及欧美国家比较成熟的胰腺癌治疗方案。它具有单次大剂量照射，影响肿瘤修复，照射剂量和照射范围易于精确控制，有利于保护周围器官，副作用较低等优点。术中放疗可降低肿瘤的局部复发率和延长患者的无瘤生存期。若将术中放疗与术后放疗相结合，则可使患者的生存时间进一步延长。

适形放疗，特别是调强适形放疗是近年来肿瘤放射治疗的一项重要进展。国外 20 世纪 90 年代初将其应用于临床，国内处于起步阶段。适形放疗是采用立体定向放疗技术，使得高剂量区分布的形状在三维方向上与靶区的形状一致。与常规放疗相比，它可以增加肿瘤照射剂量，缩短疗程。它能最大限度地将放射线剂量集中到病变区，杀灭肿瘤细胞，而使周围正常组织减少或避免不必要的照射，提高局部控制率。

三维立体放疗（CRT）是近年发展起来的一种新的放疗技术，已开始在国内应用，CRT 具有肿瘤区域剂量高、正常组织剂量低的特点，术前应用 CRT 可达到肿瘤降低分期的目的，提高手术切除率并可能改善术后远期疗效。该技术在胰腺癌综合治疗中的初期应用疗效优于传统放疗。

10

近年来，放射性粒子植入已在国内逐步开展，我们的资料证实 ^{125}I 粒子植入可作为进展期胰腺癌手术切除后综合治疗的补充。

(3) 疼痛治疗：是近年来发展起来的新兴学科，对晚期胰腺癌所引起的癌性疼痛的治疗可以改善疾病相关症状。在影像导向下，行放射性粒子植入、无水乙醇注射以及介入化疗药物灌注可以起到减轻疼痛并提高肿瘤缓解率的作用。

(4) 物理治疗：物理治疗对许多实体肿瘤均有一定的效果，但由于胰腺在解剖及生理上的特殊性，一些物理疗法如冷冻、射频、微波固化等有可能造成出血、胰腺炎、肠瘘等并发症，所以相关的实验及临床研究比较少见。但近年来由于设备和技术的进步，人们已经开始将这些方法试用于临床，并取得了初步的结果，继续加强并不断完善在此方面的基础与临床研究，有望成为中晚期胰腺癌治疗的有效手段之一。

(5) 生物治疗：由于现有治疗方法对胰腺癌作用有限，所以胰腺癌成为试验新的生物治疗手段的最佳对象，也使这一领域空前活跃。但遗憾的是，由于肿瘤发生的多基因、多因素参与，以及机体复杂的免疫机制，许多环节目前尚未完全清楚，因此无论基因治疗、免疫治疗和内分泌治疗等方法均处于实验研究阶段，仅有少部分进入临床试验。

(6) 中药治疗：可作为综合治疗的措施之一，适用于一些不适合手术和放、化疗或手术后复发的患者。中药治疗可改善肿瘤患者的全身状况，减轻临床症状，增强机体免疫功能，增加巨噬细胞的吞噬功能，保护造血功能，降低血液黏稠度，增加血流速度，同时，能明显降低血清癌胚抗原（CEA）含量，具有抗癌化瘤、镇痛消肿、破瘀逐水、扶正固本之功效。

【预后】 胰腺癌是一种高度恶性肿瘤，预后极差，尽管在过去的 50 年中付出了很大的努力，但在提高胰腺癌生存率方面并未取得较大进展。未接受治疗的胰腺癌患者的生存期约 4 个月，接受旁路手术治疗的患者生存期约 7 个月，切除手术后患者一般能生存 16 个月。美国国立卫生研究院报告，胰腺癌总体 1 年生存率为 8%，5 年生存率为 3%，中位生存期仅 2~3 个月。我国外科的统计资料显示，5 年生存率仅为 5% 左右。早期诊断和早期治疗是提高和改善胰腺癌预后的关键，有资料显示早期彻底根治肿瘤，5 年生存率可 >20%。若肿瘤局限于胰头部（≤2cm），施行胰腺全切除术或 Whipple 手术可有 15%~20% 的 5 年生存率。手术后应用放化疗等辅助治疗可提高生存率。对手术，辅助化疗并加用放疗的患者，其 2 年生存率可达 40%。

虽然近年来针对胰腺癌的影像学诊断技术和分子生物学检测手段取得了一定的进展，但其早期诊断问题远未解决。85% 的患者就诊时已属晚期，临床确诊的病例中只有 10%~15% 的患者有手术切除的机会，其中能治者仅为 5%~7.5%，因此中晚期胰腺癌的治疗是我们在临床工作中必须正视的现实问题。另据美国的调查统计显示，胰腺癌总的手术切除率和 5 年生存率在过去 20 年中无显著变化。面对如此严峻的现实，我们不得不承认，在人类跨入 21 世纪的今天，对胰腺癌的诊断和治疗，医务工作者仍面临着巨大的挑战。如何在现有条件下提高胰腺癌的早期诊断率，加强综合治疗，改善预后，需要我们提高重视并进一步努力。

（王春友）

第十一章
脾　脏

第一节　解剖和生理

一、解剖

脾脏是一个颜色暗红、质地柔软的扁形器官。它的外形像蚕豆，下极略尖而上极稍方，外侧面（膈面）稍呈隆起，内侧面（脾门）则明显凹陷；在其前内线上可有1~6个切迹，以2或3个较为多见，当脾脏充血肿大时，该切迹常格外明显而能被扪及，为鉴别左上腹肿块是否为脾脏的一个重要依据。脾脏大小差别悬殊：成人的脾脏一般有拳头大小，长约12cm，宽约7cm，厚约4cm，重约150~250g。据Dameshek的观察，认为在活体上的脾脏因含有多量血液，正常时的重量也可达体重的1/100，而当脾脏有充血增生等病变时，其体积和重量更可增大至极度，有长逾30cm，宽达20cm，厚至10cm，重逾5000g以上者。

脾脏位于左季肋部，在横结肠脾曲的上方，胃底部的左后方，左肾的上前方，其左后方与横膈的凹面相贴，在第9、10和11肋骨之下；其上下极则在第9胸椎棘突与第1腰椎棘突水平之间，其长轴与左侧第10肋平行。脾的位置与体型有关，长窄胸型者脾后上端（极）可高达第8肋，且位置较深，短宽胸型者脾的后上端可低至第12肋。

整个脾脏除脾门部外，几乎都有腹膜掩覆，且受腹膜皱襞构成的韧带支持。所谓脾门是在脾脏内侧凹面的中部，乃脾动、静脉及淋巴管进出脾脏之处；而披有腹膜的脾动、静脉即构成所谓脾蒂（图11-1）。

在脾门处有胃脾韧带和脾肾韧带。前者位于小腹膜腔前面，连接在脾门与胃底之间，自脾的上极经脾门而达下极，内含胃短动、静脉和胃网膜左动、静脉；此韧带上部很短，致使脾与胃大弯密切邻接，而在切断该韧带时就有损伤胃底的危险。脾肾韧带位于小腹膜腔之后，包含脾动、静脉和胰尾部，合称脾蒂；因胰尾常紧贴脾动、静脉深入脾门内，故在结扎切断脾蒂时应注意避免伤及胰尾。脾膈韧带由脾肾韧带向上延伸至膈，靠近胃的贲门部，此韧带很短，有时钳夹困难。并且脾膈之间常有若干粘连，有时此种粘连极为紧密，致手术时分离困难而渗血极多。脾脏的下极则有

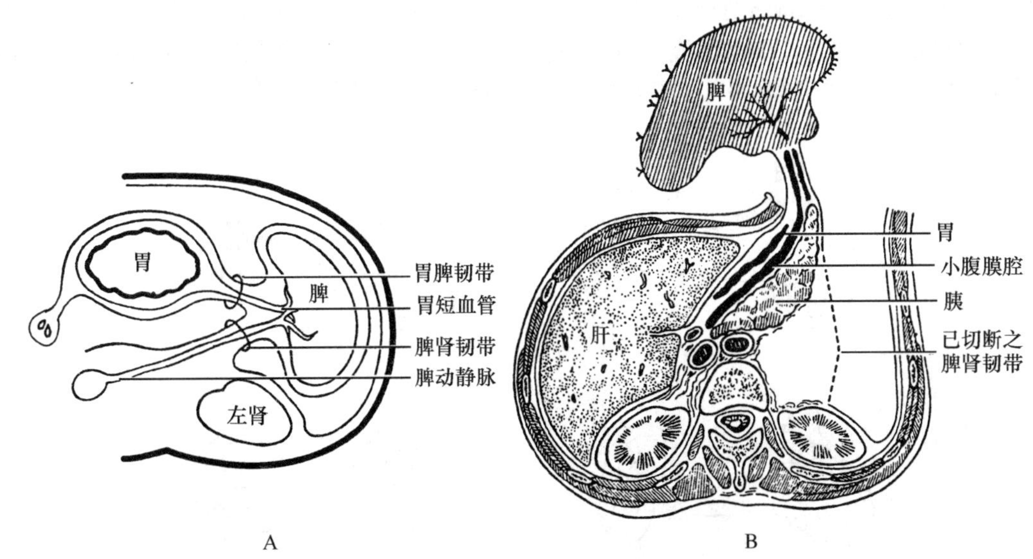

图11-1　脾脏的解剖关系

A. 示脾肾韧带和胃脾韧带的位置；B. 示脾肾韧带切断后，脾脏翻出切口外的情况

脾结肠韧带,其长短不一,韧带较短者在切断时也有伤及横结肠的危险。上述这些韧带将脾脏固定在左季肋部,故正常的脾脏临床上不可扪及,特别是脾肾韧带较短者,手术时如不先予切断,不易将脾脏翻出切口外。但如这些韧带较松且脾蒂较长,脾脏即易于活动,手术时也易于将脾脏翻出至切口外。

脾脏的血运是由脾动、静脉供给和引流。脾动脉为腹腔动脉最大的分支,沿胰腺上缘趋向脾脏,在近脾门处先分出胃短动脉和胃网膜左动脉后,再分为两个末支,然后进入脾脏。有研究根据脾动脉与胰腺关系,将脾动脉分成四部分:脾动脉近 1/4 自腹腔动脉分出后很快弯向下行,此段尚未贴在胰背上,与胰及脾静脉之间距离较远;其后的 3/4 动脉与胰及脾静脉之间的距离较近,但此段动脉变异较大,可分为如下四型(图 11-2)。Ⅰ型:脾动脉由腹腔动脉发出后,沿胰腺上缘行走至脾门,占 47%;Ⅱ型:脾动脉在行程的中 2/4 份,位于胰腺后面或胰腺内,占 14%,Ⅲ型:脾动脉远段 2/4 左右位于胰腺后或胰腺内至脾门,占 6%;Ⅳ型:脾动脉远段 3/4 全部位于胰腺后或胰腺内,占 33%。由于脾动脉变化较大,故在结扎脾动脉时,应注意位置变化。尤其是Ⅳ型脾动脉,由于它紧邻脾静脉,并位于胰腺后面,分离时易撕破脾静脉,导致大出血,应予注意。

脾静脉由 1~4 支叶静脉在脾门外汇合而成,叶静脉以 2 支型比较多见,即脾上叶和下叶静脉,其次为 3 支型,即上叶、中叶和下叶静脉,1 支型与 4 支型则比较少见。脾静脉的行程比较恒定,多在脾动脉之后下方,沿胰腺体尾部的上后缘抵达胰腺颈部,然后与肠系膜上静脉汇合而成门静脉主干。有时脾静脉可深埋在胰腺上缘的组织沟内,且有若干胰腺静脉小支汇入其中,致使脾静脉的分离(如在作脾、肾静脉吻合术时)比较困难。单纯脾动脉结扎,一般并不引起脾脏坏死,相反如脾静脉已经损伤或结扎,则必须将脾脏予以切除。脾静脉如已阻塞或有血运不畅,将导致脾脏的充血性肿大,且迟早将发生脾功能亢进现象。在某种意义上,脾脏也可以视为是脾动脉与门静脉间的一个动静脉瘘,在脾脏内血液自小动脉中流出至血窦中,再经由小静脉回流至脾静脉;故在脾切除术时当脾蒂的血管钳住后,常有血压升高和脉率减慢,与结扎一个动静脉窦后出现的现象相同。

脾脏的淋巴引流,先到脾门处的淋巴结,然后再沿血管至腹腔淋巴结。

脾脏的神经支配主要是腹腔交感神经节后纤维,其由脾门伴随脾动脉进入脾脏,其中胆碱能神经除与脉管系统伴随分布外,脾组织实质内也有分布,而且分布于不同结构的神经纤维相互连接。

脾脏可以有先天性缺如的情况,惟属罕见。更多的人是有所谓副脾存在,即除正常位置的脾脏外,尚有一个或多个与脾脏结构相似、功能相同的内皮组织存在。平均约 10%~40% 的患者可能发现副脾;年龄愈轻,副脾存在的机会较多,年龄愈大则副脾多已退化。有出血性紫癜或溶血性黄疸的患者,副脾存在的机会也较多;副脾存在的位置,约半数是在脾脏的凹面近脾门处,约 1/4 是在脾蒂近胰尾部,其余则可在胃脾韧带近胃底部,或在大网膜近胃大弯处,甚至有在大、小肠系膜中和在子宫左侧附近或左侧睾丸之内者。副脾多数只有 1 个,但也可能多至 4~5 个以上的。如在行脾切除术时不将副脾一一切除,尤其是血液病患者,术后有症状再发的可能,甚至出现副脾增生破裂。

二、生理

脾脏的实质分为白髓、红髓和边缘区三部分。白髓由密集的淋巴细胞构成,是机体发生特异性免疫的主要场所。当抗原侵入脾引起体液免疫应答时,白髓内淋巴小结会大量增多。红髓主要由脾血窦和脾索组成,红髓内血流缓慢,使抗原与吞噬细胞的充分接触成为可能,是免疫细胞发生吞噬作用的主要场所。边缘区(marginal zone,MZ)位于红髓和白髓的交界处,此区淋巴细胞较白髓稀疏,以 B 细胞为主,但有较多的巨噬细胞(Mφ),是脾内捕获抗原、识别抗原和诱发免疫应答的重要部位。目前,研究确认在边缘区内存在有与血 - 脑屏障等生物屏障类似的血 - 脾屏障(blood spleen barrier,BSB)。该概念最早由 Weiss 等提出,他们将

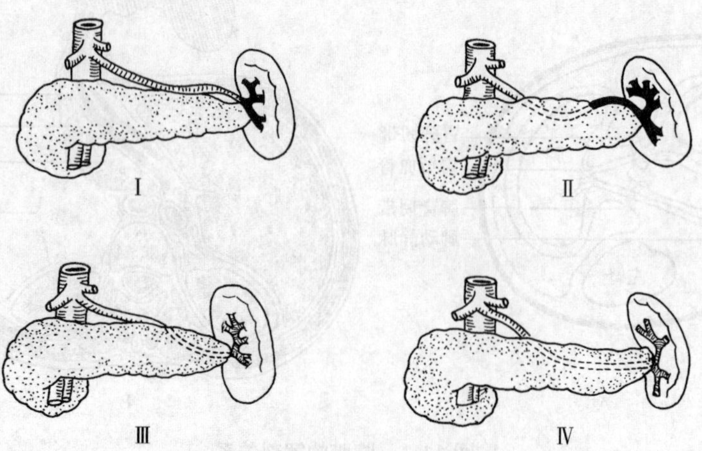

图 11-2 脾动脉远侧 3/4 段走行与胰腺关系类型

脾动、静脉间对疟原虫感染红细胞的滤过作用称为BSB。我国学者朱安龙、蒋登金等分别研究表明BSB环绕白髓存在，是一种由窦周血管内皮细胞及其基底膜、Mφ、网状细胞和网状纤维(网状组织)及胶原纤维组成的生物屏障。它通过细胞间较致密结合的机械屏障作用和Mφ的生物吞噬作用发挥抗原滤过作用，维持白髓的内环境稳态，它随生发中心的形成而逐渐成熟。与血-脑屏障、血-胸腺屏障等体内其他生物屏障相比，BSB的结构相对松散，没有细胞之间的紧密连接，但它的组成成分多。因此，阻挡和吞噬异物的细胞种类较多。脾脏的这种特有的组织结构为其发挥生理功能奠定了基础。

正常脾脏的生理功能至今尚未完全明了，在20世纪80年代以前，国内外学者多认为，人出生以后，脾脏像阑尾、扁桃体一样，没有值得一提的功能，是一个无用的器官，可以随便加以切除。而近二十多年的研究表明，尽管脾脏的存在对身体的健康并非完全必要，不少脾脏破裂的患者经脾切除后仍能维持健康，少数患者的脾脏也可以完全缺如；但是脾脏是一个有着许多重要功能的器官，拥有强大的抗感染、抗肿瘤的免疫功能，对维持人的生命与健康有着重大价值。目前对脾脏的正常功能、病理表现、诊断方法、切除指征，以及切除后的预期疗效等，均已获得了比较统一的见解。但是，目前对于病理状态下，脾脏组织结构改变引起脾脏功能相应的变化，及其在疾病发生发展过程中的作用的研究还任重道远。

脾脏的正常功能，大概归纳如下：

1. 储血功能 脾脏红髓中的血窦可以储存血液，脾小梁有平滑肌，当机体需要时，小梁平滑肌收缩可以把储存在脾窦中的血液排入循环中，以增加有效血容量。早在1925年，Bancroft等即已证明脾脏有储血作用；如使脾脏收缩至一半大小，即可使循环血量增加，每立方毫米血液中的红细胞可增加25万(即增加0.25×10^{12}/L)。换言之，正常脾髓中约储有红细胞17 500万个，在紧急情况下可立即排送至血液循环中。一般来说，脾脏越大其储血量越多，多者可达上千毫升。但脾切除以后的患者即无此储存，因此遇有紧急情况(急性出血、一氧化碳中毒等)，其耐力将不如常人。Wigger并指出“缺氧情况是促使脾脏收缩的最强刺激”，低温和肾上腺分泌增多也有同样刺激作用，此外，在剧烈运动或情绪激动时也能促使脾脏收缩，将储血迫入循环。

2. 网状内皮细胞系统的功能 脾脏源自中胚层组织，在胚胎的初期是体内重要的造血器官，有制造红细胞和白细胞的功能，至胎儿晚期，红细胞及粒系白细胞的制造主要由骨髓负担，脾脏在正常情况下即转为单纯制造淋巴细胞和单核细胞的场所。因此，脾脏作为网状内皮细胞系统的一个部分，像骨髓、淋巴结和肝脏的Kuppffer细胞一样，具有下列功能：

(1) 制造单核细胞和淋巴细胞：在一部分急性传染病的发病期中，有吞噬细菌、抗感染、产生抗体、增加抵抗力的作用。

(2) 滤血、破坏衰老的血细胞等功能：从亚细胞水平上看，脾脏的滤血还包括脾脏对红细胞“膜再塑形”、“去核”和“剔除”等作用。破坏衰老的红细胞，将血红蛋白转化为胆红素；并将分解出来的铁质贮存在脾内，调节铁的代谢。血小板的破坏，也是在脾内进行。

(3) 产生某种“激素”，刺激骨髓的造血功能，维持血细胞的平衡：Krumbhar等曾观察到脾切除后红细胞计数及血红蛋白含量皆有逐渐降低现象，需3~4个月后始逐渐恢复正常，即因脾切除后暂时丧失了激素产生之故。

3. 免疫功能 脾脏是人体内最大的淋巴器官，是淋巴细胞产生的主要场所，尤其在幼年时期这个功能最为显著。脾脏具有重要的免疫作用，拥有许多重要的免疫活性细胞和免疫细胞因子如T细胞、B细胞、自然杀伤细胞(NK细胞)、杀伤细胞(K细胞)、淋巴因子活化性杀伤细胞(LAK)、巨噬细胞(Mφ)、树突状细胞(DC)和Tuftsin因子、调理素、补体等，又是唯一循环血液必经的过滤器官，是引发免疫应答的主要保障，有着重要的抗感染、抗肿瘤功能，既可通过吞噬作用完成机体的非特异性免疫功能，又可以通过T细胞介导的细胞免疫和B细胞介导的体液免疫完成机体的特异性免疫功能。脾脏同时也是产生记忆性B细胞、记忆性T细胞的重要场所，对再次免疫应答起重要作用。脾脏内的Mφ主要分布在脾脏边缘区、脾索、脾窦及鞘动脉等处，具有滤过血液、吞噬异物、呈递抗原、发生免疫应答等作用，并与脾内T细胞或B细胞等相互作用、相互制约共同执行免疫功能。脾脏内的B细胞主要分布在脾小体和MZ，其次散布于动脉周围淋巴鞘(periarterial lymphatic sheath，PALS)的外侧部和红髓，主要通过产生抗体，以中和病原体、调理Mφ吞噬和形成抗原抗体复合物等方式，发挥其免疫功效。B细胞还可作为抗原呈递细胞，并分泌淋巴因子，参与免疫调节和炎症反应。脾脏内的T细胞主要聚集在PALS和MZ。目前，对于淋巴滤泡中是否存在T细胞及其亚群有较大分歧。T细胞引起的特异性免疫应答在机体清除病原体、移植免疫和抗肿瘤免疫中有重要作用。T细胞还能够分泌淋巴因子，在多个环节上参与免疫调节。DC与机体免疫应答的调节密切相关，是激发免疫反应和诱导免疫耐受的重要调节环节之一。DC对淋巴细胞凋亡的调控是机体调节过度免疫反应的重要自我平衡机制。以往认为DC是专职性的抗原呈递细胞，然而目前还发现一种新的DC细胞系，兼有DC和NK细胞的特征，称为可产生干扰素的杀伤性DC(interferon-producing killer DC，IKDC)。根据刺激抗原的不同，IKDC分泌IL-12或IFN-γ，直接杀灭NK细胞的靶细胞，是非特异性免疫和特异性免疫之间的重要关联。另外脾脏内的自然杀伤细胞(natural killer cell，NKC)，主要分布于红髓、白髓和脾小体生发中心，其可直接杀伤肿瘤和病毒感染的细胞，也可分泌细胞因子来调节其他免疫细胞功能。Tuftsin又称吞噬素，是Naijar等于1970年在美国Tufts大学首次发现并因此而得名，是一种人体自然存在的天然性生理性四肽，分子量500kD。Tuftsin仅产生于脾脏，其生物活性作用非常广泛，吞噬细胞、多形核白细胞、巨噬细胞和单核细胞在其细胞膜上均有 Tuftsin 的专一受体，当 Tuftsin 与其特异性受体结合后，即可发挥其促吞噬、杀菌、抗肿瘤及其他生物活性。在肿瘤早期脾脏具有抗癌作用，而在晚期这一作用逆转，即脾脏抗肿瘤免疫具有双向调控作用。近年来的研究还发现，Tuftsin 能够影响生物源性儿茶酚胺类物质的释放，具有组织因子样作用、止痛、加速神经移植后修复速度，还能间接诱导肝癌细胞的凋亡，并且 Tuftsin 结合的脂质体作为载体，能使药物特异性地与单核 - 吞噬细胞结合，增强其自然杀伤能力。

4. 调节门静脉压的功能 脾脏与门静脉循环的解剖关系十分密切，实际上即是门静脉的一部分。当门静脉因肝硬化或其他肝外因素致血流不畅、形成门静脉高压症时，脾脏因阻性充血常有肿大增生；而脾脏一旦充血肿大后，又反过来增加门静脉负担，促使门静脉压更加增高，影响血液的流变，故脾脏有调节门静脉压之作用。但对门静脉高压症患者肿大的脾脏功能状况及其对机体的影响至今仍然存在很大分歧。

5. 内分泌功能 脾脏是机体“免疫 - 神经 - 内分泌”网络调节环路中心的重要组成部分，在维持机体的内环境稳定的调节中具有重要作用，且具有激素内分泌功能，可产生免疫反应性激素因子，还存在多种激素受体。研究还发现，脾脏内 T、B 细胞和 DC 均可释放促甲状腺激素，临床上很多脾萎缩患者同时患有毒性突眼性甲状腺肿。此外，脾脏与肾上腺皮质激素和性激素等其他激素也有一定关系。动物实验表明雌二醇对脾外伤后免疫功能的恢复有十分明显的作用，临床上也发现切脾后患者易患肾上腺皮质功能减退症。这些都说明脾脏作为机体重要的免疫器官，在受内分泌系统调节的同时，其本身也具有一定的内分泌功能。

6. 凝血功能 脾脏还是产生和储存第Ⅷ凝血因子的重要场所。

脾脏切除以后，将发生下列生理影响，主要表现在血液方面：

1. 血液的改变

(1) 有暂时性的贫血现象：可能是骨髓的造血功能暂时失去刺激的结果。此种贫血，红细胞很少低于 3.0×10^{12}/L，血红蛋白很少低于 g/L，通常在数星期内即可恢复正常。

(2) 血小板有暂时性的增加：通常脾切除后 2~3 天即可见有血小板增高，并常在第 7~14 天内达到最高峰；以后又逐渐下降，约在术后 1~2 个月内恢复正常。术后血小板计数通常为 $(400\sim500)\times10^9$/L，有时能高至 $(600\sim700)\times10^9$/L，甚至可达 1000×10^9/L 以上；在后者之情况下，有可能形成静脉血栓，特别是脾静脉及门静脉内的血栓形成，常为脾切除后持续发热的一个重要原因。因此，脾切除后应常作血小板计数，超过 $(800\sim1000)\times10^{12}$/L 时可给予肝素等抗凝血剂，以防止静脉血栓形成。

(3) 白细胞和中性粒细胞的增加：其过程与血小板的情况相似，但通常总数不超过 20×10^9/L，中性不超过 80%，否则，应疑有并发感染的情况存在。有时嗜酸性粒细胞和巨噬细胞也可有轻度增多。

(4) 血液流变学变化，全血黏度明显升高：脾切除后主要是由于红细胞的形态、性状发生改变，血小板数量增加等导致血液处于高凝状态，是术后血栓与栓塞发生的基础，尚有报道，脾切除与患者术后多年死于闭塞性血管疾病及缺血性心脏病的比例升高有显著相关性。

2. 代偿性的变化

(1) 全身的淋巴结均可有轻度的代偿性肿大。

(2) 骨髓充血增生，长骨中的黄髓逐渐变为红髓。上述变化大约在 6 个月内完成，在一年内可完全恢复至以前状态。因骨髓充血增生的结果，骨质将有吸收现象，有时可致长骨的胀痛感。

(3) 其他网状内皮细胞的显著增生。

(4) 有副脾存在者也将开始有增生现象。

3. 其他变化

(1) 血细胞脆性减低。

(2) 铁的排出增加，组织中的含铁量和含铜量也有增加。

(3) 胸腺有增生现象。

(4) 肝脏的血流将减少 25%~30%，门静脉压将降低约 8cm H_2O~10cm H_2O。

(5) 防御急性感染的能力可能有明显降低，所谓脾切除后凶险性感染（overwhelming post-splenectomy infection, OPSI）的发生率明显升高，儿童尤为明显。

(6) 机体免疫力的降低。

4. 门静脉高压症时，脾脏切除对机体的影响

门静脉高压症，脾脏已处于病理状态，患者的免疫力下降。研究证实轻度纤维化有一定免疫功能的巨脾仅占总体的 28%。脾功能亢进时，脾脏功能由正性免疫效应转向负性免疫效应，产生一些毒素和因子，对机体会产生不良后果，因此认为门静脉高压症时脾大和脾功能亢进对机体是有害的。治疗上，全脾切除理论上当然可以去除这些因素，大多基础或临床研究也表明：脾脏以多种方式参与肝硬化的发生与发展，影响着门静脉高压症发生发展的进程，脾切除无论对疾病本身抑或机体的影响基本是正面的：

(1) 无论在近期或远期均有利于肝脏功能的改善。

(2) 可以明显减缓大鼠肝硬化诱导进程，对已形成的肝纤维化亦有一定的缓解作用。

(3) 有利于增强硬化肝脏的再生能力。

(4) 门静脉高压症患者免疫功能可得到部分恢复。

(5) 对肝硬化合并肝癌患者，可削弱肿瘤血管生成的促进因素，使肿瘤组织微血管密度（MVD）降低，有助于降低肝脏肿瘤的侵袭能力。

(6) 还可以减轻肝脏癌前病变。

需要强调的是，门静脉高压症的发展是一个长期渐进的过程，对脾脏功能的影响也是缓慢发展的，基础实验研究只能反映某些现象，临床上在不同的阶段观察、研究脾脏的功能变化及对人体的影响,难免有失偏颇,未必能揭示复杂疾病发生发展的全部。也有研究发现肝硬化患者接受肝移植后,其肿大的脾脏可以缩小,脾脏功能可以恢复,甚至有研究发现脾切除后,某些细胞因子如肿瘤坏死因子(TNF-α)的释放增加,对疾病的进展有不利影响。且在临床实际工作中脾切除后过高的门静脉血栓形成的发生率,也是外科医生试图保脾的动因。另外,施行部分脾切除保留一部分脾脏,是否可以减少病理脾脏的不利因素,同时还可发挥一定的免疫功能还有争论。因此门静脉高压症患者脾脏的“去”与“留”的争论必将继续。

(戴朝六)

第二节 游走脾

【定义】 脾脏脱离正常解剖位置而位于腹腔的其他部位者,称为脾脱垂或异位脾;脾脏既有脱垂又能复位,呈活动或游走状者,称为游走脾(ectopic spleen,wandering spleen)。

【病因】 正常的脾脏有各种韧带(胃脾韧带、脾肾韧带、脾结肠韧带及脾膈韧带)为其支托,且因腹肌张力所产生的腹压而维持在一定的解剖位置。如支托脾的韧带因先天发育异常而松弛,或韧带因脾脏的异常肿大而被扯长,或腹肌因各种生理或病理的情况而变得软弱,脾脏即可离开其正常的解剖部位而成为游走脾。因此游走脾多见于有脾大的中年经产妇,有文献报道女性发病率可高于男性 13 倍。部分病例可合并其他内脏下垂。

【病理】 游走脾较正常的脾脏大,这可能是由于脾脏原有病变(如慢性疟疾),也可能是因脾脏脱垂而脾蒂有扭转、充血的结果。游走脾在早期常有较大的移动性,至晚期则可因周围组织的粘连而较固定。约 20% 的游走脾可导致脾蒂扭转。扭转的原因不一。脾脏的上极较大,当其向下移位时,上极容易向中线倾斜,往往为扭转的开始;而腹肌的收缩,肠袢的蠕动,体位的改变,以及外力的推移等,均可为促成扭转的因素。扭转发生的快慢和程度可有很大不同,其产生的病变也随之各异:轻度扭转或仅有半圈(180°)扭转者,其结果多造成脾脏充血肿大,更甚者可有渗液、出血;扭转至 2~3 圈者,因脾蒂血运完全被阻,可致脾脏完全坏死。周围组织也可因渗出液的刺激而有局限性或弥漫性的腹膜炎,或者形成慢性的脾周围粘连。如仅有动脉阻塞,则可造成脾脏萎缩和纤维化。

【临床表现】 可因病理变化的不同而有很大差别,但主要取决于脾蒂有无扭转和扭转的程度。患者可以没有明显的症状,或者可出现邻近脏器被牵扯或其脱垂所在的周围器官被压迫的症状。如游走脾本身发生扭转则可产生不同的表现。

通常如脾周围无粘连而脾活动度大时,患者可无明显的自觉症状,但也可能发觉腹内有能移动的肿物,重者可感左上腹有不适或疼痛,卧床时消失,起立时加重。牵扯症状主要涉及胃部,可有恶心呕吐、胀闷和嗳气等现象。压迫症状则视其被累器官而异:压迫肠道者可引起急、慢性的机械性梗阻症状;压迫盆腔者可有里急后重,排便不畅或便秘症状;膀胱或子宫受压者可有排尿困难或月经不调等症状。

脾蒂扭转的快慢和程度对症状的影响很大:急性扭转多因突然体位变换、外伤、妊娠晚期等诱发,可产生剧烈腹痛并伴恶心、呕吐等消化道症状,甚至出现休克状态。但慢性不完全性扭转可以没有自觉症状,或仅有轻微腹痛;慢性脾扭转伴脾静脉淤血可引起胃底静脉曲张。间歇性扭转可导致脾充血,继而引起脾大,脾功能亢进。脾脏发生渗液、出血、坏死或感染时,又可有急性腹内出血、急性腹膜炎、局部脓肿等各种并发症的症状出现。游走脾还可因外伤或妊娠期腹内压升高而发生脾破裂。

【诊断】 无症状的游走脾往往是患者行体检或影像学检查时意外发现,或因腹部肿块就诊。脱垂时在腹腔其他部位则可扪及形似脾脏且有切迹的肿块,于正常脾脏所在部位的浊音区消失,而于患者平卧时肿块又可退回至脾窝内。行 B 超、CT 检查或核素扫描等影像学检查可明确诊断。多数患者就诊时因脱位脾已有扭转,腹膜受渗出液的刺激,腹肌呈强直状态,以致不能扪出脾脏的形状,往往误诊为卵巢囊肿扭转、阑尾穿孔并发腹膜炎或绞窄性肠梗阻等,诊断比较困难。

【治疗】 脱垂程度不严重亦无自觉症状的游走脾,尤其是体态消瘦者,可暂用腹带将脾固定在正常位置,可能暂时有效。脱垂时间越长效果越差,脱垂的情况亦常日趋严重,有时甚至因用腹带反而引起扭转,故游走脾仍以手术治疗为宜。

对临床症状轻,脾大与脾功能亢进不重且病情发展缓慢者,为保留脾脏功能,可施行脾固定术。即将脾脏自发现部位剥离,在保证脾蒂血运的前提下,将其复位于脾窝或左上腹其他部位,并利用周围组织妥善缝合固定。但此种方法的远期疗效,尚有待进一步观察。

脾切除术:有急性脾扭转者应及时行脾切除术。育龄妇女为防止妊娠期增大子宫诱发脾破裂或增加脾蒂扭转的机会,应积极切除脾脏,盆腔部位的游走脾亦应予以切除,以减少并发症发生的可能。如因脾周围粘连严重致切除困难时,也可以行脾动脉结扎术。

(戴朝六)

第三节 脾脏外伤——脾破裂

【病因】 脾脏实质甚为脆弱,且血运丰富,当受到外力作用时,极易引起破裂出血。临床上,将由直接或间接外力作用所造成的脾脏损伤或破裂,称之为外伤性或损伤性脾脏破裂。外伤性脾破裂又可分为开放性和闭合性。此外还有自发性脾破裂和医源性脾破裂。

外伤性脾破裂其开放性者多由刀戳或弹片伤等所致,往往伴有其他的内脏损伤,而闭合性者则由倾跌、拳击、车祸等直接或间接的暴力所造成,为临床上最为常见的一种腹部损伤。

自发性脾破裂亦称自发性病理脾脏破裂,临床上比较罕见,是脾脏在患有疟疾、伤寒等疾病,而在继发肿大的基础上,由于脾脏被膜薄弱而髓质又较脆,在没有明显外力的作用下所发生的破裂。但实际上任何脾破裂几乎均有外力作用为其诱因,弯腰、侧身,甚至熟睡时的翻身,均可能使脾脏的包膜在一个点上因张力过大而发生破裂;全无外力作用的"自发性"破裂是否存在,确属可疑。医源性脾脏损伤或破裂是指因手术牵拉或操作而引起,较多见于上腹部手术。

【病理】 脾破裂与肝脏损伤一样,亦可分为中央破裂、包膜下破裂和真性(完全性)破裂三种。

1. 中央破裂 为脾实质的内部破裂,可在脾髓内形成血肿,致脾脏在短期内有明显增大。如所形成的血肿不大,出血又能自发停止,则血肿也可以逐渐机化而不生后患;脾实质损伤部位也可继发感染,形成脾周围炎,脾脓肿或形成脾囊肿。但多数的中央破裂将逐渐发展为被膜下破裂乃至完全破裂,绝对的中央破裂是属罕见。

2. 包膜下破裂 为被膜下的脾实质破裂出血,由于被膜仍保持完整,故血液积聚在包膜下形成血肿,而暂时可以不发生内出血的现象。包膜下破裂如因继续出血而致血肿内的张力过大,或因患者恢复活动而致被膜破裂,都有可能在初次外伤后经过一段时期(数小时、数天、乃至相隔 2~3 个星期)发生腹内急性出血。小型的包膜下血肿偶尔也可能被吸收,形成囊肿或纤维化肿块。

3. 真性(完全性)破裂 真性破裂最常见,系脾脏被膜与实质同时破裂,发生腹腔内大出血。破裂部位以在外侧凸面为最多,但有时也可在内侧近脾门处。出血的多少与破裂的程度有关,小的破裂仅为线状裂隙,其出血比较缓慢,临床上多表现为进行性贫血,有时甚至可因裂缝被凝固的血块堵塞而不再出血;大的撕裂或粉碎性破裂,以及破裂在脾门处或脾蒂血管有破裂即可发生急性大出血致患者于短期内死亡。已经被凝血块堵塞的裂伤,以后由于血压升高、体位移动或血块溶解,也可再度出血。

为了便于临床研究,1981 年 Shackford 首先对脾脏损伤进行分级,1986 年 Call 和 Scheele 在此基础上将脾脏损伤分为 4 级。美国创伤外科学会(AAST)于 1994 年制订了脾损伤分级如下表 11-1。

国内学者自 20 世纪 90 年代以来,也陆续提出了自己的分级法。中华外科学会脾脏外科学组于 2000 年 9 月在天津召开的第六届全国脾脏外科学术研讨会上制订了"脾脏损伤程度分级"标准,具体为:Ⅰ级:脾被膜下破裂或被膜及实质轻度损伤,手术所见脾裂伤长度≤5.0cm,深度≤1.0cm;Ⅱ级:脾裂伤总长度 >5.0cm,深度 >1.0cm,但脾门未累及,或脾段血管受损;Ⅲ级:脾破裂伤及脾门或脾脏部分离断,脾叶血管受损;Ⅳ级:脾广泛破裂,或脾蒂,脾动静脉主干受损。上述标准简单、实用,且包含了脾脏从被膜到

表 11-1 脾外伤分级(AAST,1994)

分级	类型	伤情描述
Ⅰ	血肿	被膜下,非扩展性,<10% 脾表面积。
	裂伤	被膜撕裂,无活动性出血,深度 <1cm。
Ⅱ	血肿	被膜下,10%~50% 脾表面积,脾实质内,非扩展性,直径 <5cm。
	裂伤	被膜撕裂,深度 1~3cm,未伤及脾小梁血管。
Ⅲ	血肿	被膜下,>50% 脾表面积或扩展性;被膜下或实质内血肿破裂;实质内血肿 >5cm 或呈扩展性。
	裂伤	被膜撕裂,深度 >3cm 或伤及小梁血管。
Ⅳ	血肿	脾实质内血肿破裂伴活动出血。
	裂伤	累及脾段或脾门血管,导致 >25% 脾脏无血供。
Ⅴ	血肿	脾门血管离断,整个脾脏失去血供。
	裂伤	脾脏完全撕裂。

实质,从血管分支到主干的全程结构损伤,符合我国国情,对临床医生,尤其是基层医生在规范化治疗、术式选择等方面有一定的指导作用。

外伤性脾破裂患者,可伴有肝破裂、消化道破裂、肋骨骨折、胸肺挫伤、四肢骨折、左肾破裂或颅脑损伤等多发伤或复合伤,更增加了病情的严重性,使得诊治过程极易出现失误,稍有不慎即可危及患者生命,应予高度警惕。

【临床表现】 脾破裂的症状与体征,将随出血的多少和快慢、破裂的性质和程度以及有无其他脏器的合并伤或多发伤而有不同的表现。

1. 症状 仅有包膜下破裂或中央破裂的患者,主要表现为左上腹疼痛,于呼吸时可加剧;同时脾脏多有肿大,且具压痛,腹肌紧张一般不明显,多无恶心、呕吐等现象,其他内出血的表现也多不存在。如不完全破裂一旦转为完全性破裂,急性症状将迅速出现,病情也将迅速恶化。

完全性破裂一旦发生后首先将有腹膜刺激征。出血缓慢而量亦不多者,腹痛可局限于左季肋部;如出血较多散及全腹者,可引起弥漫性腹痛,但仍以左季肋部最为显著。反射性呕吐是属常见,特别是在起病的初期。有时因血液刺激左侧膈肌,可引起左肩部(第四颈神经的分布区域)的牵涉性痛,且常于深呼吸时加重,称为 Kehr 征。

随后患者于短时期内即可出现明显的内出血症状,如口渴、心慌、心悸、耳鸣、四肢无力、呼吸急促、血压下降、神志不清等;严重者可于短期内因出血过多、循环衰竭而死亡。

2. 体检 体检时可以发现腹壁有普遍性的压痛和肌肉强直,以左上腹部为最显著。左季肋部之脾浊音区也常有增大。如腹内有多量血液积聚,还可发现有移动性浊音;但因脾周围常有凝血块存在,故患者左侧卧时右腰部可呈空音,右侧卧时左腰部却常呈固定之浊音,是称 Ballance 征。

由此可见,除所谓自发性脾破裂外,一般外伤性脾破裂在临床上大致可以分为三种类型:

(1) 立即脾破裂：即临床上通常所说的脾破裂，占外伤性脾破裂的80%~90%，是在外伤时即刻发生脾脏破裂、腹腔内出血、失血性休克，严重者可因急性大出血而于短期内死亡。

(2) 延迟性(迟发性)脾破裂：是外伤性脾破裂的一种特殊类型，约占闭合性脾脏破裂的10%，在外伤和脾破裂、出血之间有48小时以上的无症状期(Baudet潜伏期)。

(3) 隐匿性脾脏破裂：脾脏外伤后仅有包膜下出血或轻微裂伤，症状不明显，甚至无明确外伤史可追溯，诊断不易肯定。在出现贫血、左上腹部肿块、脾脏假性囊肿或破裂、腹腔内大出血等才被诊断。此类型少见，在闭合性脾脏破裂中发生率不足1%。

一般来说，脾破裂的患者，临床上又可以有以下三个过程

(1) 早期休克阶段：是继腹部外伤后的一种反射性休克。

(2) 中期隐匿阶段：患者已从早期休克中恢复，而内出血症状尚不明显。此期长短不一，短者3~4小时，一般十余小时至3~5天，个别病例如包膜下出血或轻微裂伤也可长达2~3周，才进入明显出血阶段。在此期间，患者轻微的休克现象已经过去，严重的出血症状尚未出现，故情况多属良好；除左季肋部有疼痛、压痛、肌痉挛外，仅局部有隐约肿块，腹部稍有膨隆；左肩部的放射痛不常见。然而此时如不能及时作出诊断，实为多数患者预后不良的主要原因，故切宜谨慎从事，万不可因：①外伤的历史不明确；②患者的情况尚良好；③无明显的内出血症状；④无典型的Kehr征或Ballance征，而麻痹大意或因循误事。

(3) 晚期出血阶段：此期诊断已无疑问，出血症状与体征均已甚为明显，患者情况已经恶化，预后比较严重。

【诊断】 由锐器所致的开放性损伤，多见于战时，子弹或弹片不论从何处进入腹腔，都有可能伤及脾脏。此等开放性损伤通常多伴有其他内脏损伤，需早期进行剖腹探查手术；术前确诊是否已有脾脏破裂既属困难，亦非必要。需注意者，伴有内出血症状的腹部伤员，较之单纯空腔脏器损伤者尤具手术的紧急性。

闭合性脾破裂根据明显的左上腹部或左季肋部外伤史，并可有局部的软组织挫伤与肋骨骨折，以及伤后出现的腹膜刺激和内出血症状，一般诊断并不困难，特别是腹内已有移动性浊音者，可在左下腹试行穿刺，能吸出血液时即可确定诊断。

不完全性的或仅有轻度裂伤而已经被凝血块堵住的脾破裂，诊断是属不易，患者才从早期休克中获得恢复而内出血现象尚不显著者，诊断亦属困难。对于此等可疑病例，唯有提高警惕，严密观察，才能不致延误病情。注意疼痛范围有否扩大，腹壁紧张是否有增加，左肩是否有疼痛，腹部是否有膨隆，肠鸣音是否有减弱，脉搏是否逐渐加快，红细胞及血红蛋白测定是否续有下降，一般可以及时发现有无内出血情况。并及时行X线、B超、CT等检查，在诊断困难时可酌情选用MRI、选择性腹腔动脉造影、肝脾核素显像等，或者进行剖腹探查手术。

血常规化验：红细胞和血红蛋白常有进行性下降，而白细胞则可增至12×10^9/L左右，系急性出血的反应。

X线检查：脾破裂时，由于血液凝结在左上腹腔及脾脏周围．不论透视或仰卧位的平面摄片，都可以看到脾脏部位的阴影增加，左侧膈肌上升，活动受到限制。如在钡餐后作胃肠道检查，则可见胃腔膨胀，有向右、向前和向下移位的情况；有时胃内的气泡与膈肌之间的距离有增加，或者因血液流入胃脾韧带内而胃大弯呈锯齿样的受压残缺现象。如腹腔内有积血，有时可见肠袢间隙增宽。结肠的脾曲也常下降。如腹内有游离气体存在，则表示尚有空腔脏器同时损伤。

B超与CT检查：可见腹腔内积血、脾周血肿、脾脏破裂征象。还可了解其他实质性脏器如肝脏、胰腺的损伤情况。尤其是B超检查，由于操作简单、方便、经济，可以动态监测脾脏损伤的发展与修复、愈合过程，是临床上对可疑脾外伤患者的首选检查方法。

MRI、选择性腹腔动脉造影、肝脾核素显像：也有助于诊断，尤其在诊断延迟性脾破裂与了解非手术治疗效果方面有一定的价值。

脾脏破裂需与肋骨骨折、脊柱骨折和左肾破裂等情况相鉴别。前两者在X线摄片中可获得证实，后者可检查尿中是否有血或经静脉肾盂造影可以确定诊断。必须注意的是，上述损伤有时可与脾脏破裂同时存在，因此证实有上述损伤时并不能除外脾破裂的可能。

此外在诊断脾破裂的过程中一定要注意多发伤与复合伤，以免延误抢救时机，从而影响患者预后。

【治疗】 过去由于片面地认为“脾脏并非生命必需的器官”，且脾脏血供丰富，组织脆弱，止血困难，很长时间以来，脾切除是治疗各种类型脾破裂的唯一选择。然而，现代脾脏研究证明，脾脏具有多种功能，特别是对脾切除术后凶险性感染(OPSI)风险的认识，使外科医生逐步形成了“保脾”的概念，并确立了脾外伤的处理原则：①抢救生命第一，保留脾脏第二；②年龄越小越倾向于保脾手术；③保留脾脏的质和量须具备足够的脾功能；④根据损伤的类型和程度选择恰当的保脾术式或联合应用几种术式。中华医学会外科学分会脾功能与脾脏外科学组也与时俱进制订了脾脏损伤治疗方式的专家共识(2014版)。

1. 保守治疗 对于一些包膜下或浅层脾破裂的患者，如出血不多，生命体征稳定，又无合并伤，可在严密的动态观察下行保守治疗。具体适应证为：①按AAST分级(或我国脾外科学组分级)标准为Ⅰ级；②年龄小于50岁；③无腹腔内其他脏器的合并伤；④除外病理性脾破裂，无凝血功能异常；⑤血流动力学稳定，输血量不超过400~800ml；⑥影像学(B超、CT)动态监测血肿不扩大，积血不增加，或脾动脉造影无或极少量造影剂外溢；⑦具备中转手术与重症监护的条件。在上述适应证中，血流动力学稳定是最为重要的内容，也是决定是否行保守治疗的先决条件。近年来，随着经验的积累，发现部分AASTⅡ级脾损伤也可通过非手

术治愈，年龄也可放宽至55岁甚至更高。但作者认为，对脾外伤的保守治疗仍有必要采取慎重态度，尤其在监测手段与抢救措施不够完备的中小医院，不宜过分提倡，即便在条件具备的大型医院，也应严格掌握适应证。因为，就抢救生命而言，脾外伤手术治疗比保守治疗的把握更大，风险更小。保守治疗的主要措施包括：绝对卧床，禁食、禁水，胃肠减压，输血补液，应用止血药与抗生素等。约2~3周后可下床轻微活动，恢复后3个月内应避免剧烈活动。

2. 保脾手术 保脾手术方法较多，术者需根据脾外伤的病情、所在医院的条件，术者本人的经验等做出具体选择。应尽量保留不低于正常人的1/3脾脏体积和良好血运，才能有效地维持脾脏的正常功能。

(1) 局部物理或生物胶止血技术：对那些裂口小而浅的Ⅰ级脾外伤，在开腹后可采用吸收性明胶海绵填塞破裂处压迫止血，也可用生物胶粘合止血、微波或氩气凝固止血、脾破裂捆扎、网罩止血术等，如适应证选择得当，不失为是确实可靠、简便可行的处理方法。

(2) 缝合修补术：对裂口小，未伤及大血管的Ⅰ、Ⅱ级脾破裂可进行缝合修补术。理由是脾脏破裂口多为横形，与脾内大血管方向一致，不是伤及叶间血管主干而是小梁血管。因此对于裂口小、局部物理或生物胶止血技术无效，且又无血流动力学改变的脾脏外伤患者，应用缝合修补技术进行止血比较安全有效。但此术式要视患者术中出血情况，有无其他合并伤及急诊手术条件而定，对病情危重，缝合止血效果不好，手术技术力量又差，不强调缝合修补，否则，会因失血过多危及患者生命。

(3) 脾动脉结扎或术中栓塞术：脾动脉结扎可使脾动脉压力下降50~60mmHg，脾脏体积变小，具有一定韧性，便于缝合，达到更有效的止血目的。脾动脉结扎后，一般不会引起脾脏梗死，这是由于其血运可由周围韧带的血管进行代偿之故。但亦有研究发现脾动脉主干结扎后，脾脏不能从血流中清除肺炎球菌，患者仍有发生凶险性感染的可能。术中脾动脉栓塞术由于栓塞范围不易控制，且有发生异位栓塞与脾梗死、感染等并发症的可能，临床应用很少。至于X线透视下经股动脉穿刺置管的脾动脉栓塞术（SAE）又称内科性脾切除术，应属于保守治疗的范畴，近年来在治疗脾外伤方面虽然积累了一些成功的经验，但再出血、感染等并发症的发生率仍较高，选择性或超选择性脾动脉栓塞效果多不理想，常需栓塞脾动脉主干才能有效止血，且脾动脉栓塞术可能造成脾梗死或异位栓塞，故其治疗价值还存在争议。

(4) 部分脾切除术：适用于Ⅱ级、部分Ⅲ级脾破裂，部分脾血运良好者。尤其适合于脾脏某一部分破裂严重，难以保留者。开腹后按脾段分布将脾脏损伤部分的血管游离结扎，在与正常的组织间即显现一清晰的分界线，用电刀标记预定切除线后，预先阻断脾门血管，然后用大号针及可吸收缝线，在分界处贯穿正常脾组织边缘行间断或连续交锁缝合结扎，然后用解剖刀或电刀、激光器、超声吸引装置（CUSA）等切除失活之部分脾脏，开放血流，对断面上遇到的出血应予确切止血，最后用一块大网膜组织覆盖切面。近年来我们用微波组织凝固技术在脾脏的预定切除线形成一凝固带，然后用手术刀分离、切除外伤或病变的部分脾脏，方法简单，止血确切，效果满意，有推广应用价值。

(5) 腹腔镜保脾术：腹腔镜不仅可以明确诊断，而且便于判定损伤程度。常规二氧化碳持续气腹，压力维持在12~14mmHg，先了解脾损伤的程度和腹内其他脏器的病变，然后吸尽脾周围积血，显露脾脏。对于Ⅰ、Ⅱ级的破裂，可用生物胶喷洒、电凝止血并加止血海绵填塞止血；对于Ⅲ级脾破裂，则应采用综合止血方法，可在裂口内填入带血管大网膜，再行缝扎。止血后观察15分钟，若无出血，可以于脾脏周围置引流管1枚，结束手术。腹腔镜保脾术主要适用于：年龄轻，临床表现及相关检查认定脾损伤较轻、血流动力学稳定、无复合或多脏器损伤的腹部闭合性损伤患者。需要强调的是，对损伤严重且出血量大的AAST Ⅳ级以上脾破裂采用腹腔镜保脾止血是不明智的，手术的成功率极低。

(6) 自体脾脏组织移植：并非所有的脾外伤可通过保脾手段获得成功，仍有大约60%的脾外伤必须行脾切除术方能控制出血，挽救生命。对于不能保留全脾、脾粉碎、脾门撕裂伤、脾门血块及脾修补失败的单纯性脾损伤者，合并腹内实质脏器和空腔脏器伤污染较轻者，Ⅲ级、Ⅳ级非病理脾破裂，均可施行自体脾移植而使脾功能得到补偿。脾组织移植可分为网膜囊内、脾床内、腹膜皱褶内、腹直肌内等多种类型，甚至有脾细胞门静脉或肝内注射。其中网膜囊内移植最为常用，方法是，将切下的脾脏切成一定大小的薄片，一般为2.0cm×2.0cm×0.5cm大小左右，固定于网膜血管丰富区，再将网膜游离缘折叠制成网膜囊，周边缝合数针，脾片一次可用5~6块或更多，一般认为移植正常脾脏的1/4~1/3以上方能有效。需要指出的是，脾组织移植虽然能发挥一定的免疫功能，但其功能远不如正常脾脏。因此，对脾外伤破裂患者在保命的前提下，尽可能保留脾脏，只有对必须行脾切除的患者，才考虑行自体脾组织移植。

3. 全脾切除术 保脾术与脾切除术相比，操作相对复杂，有术后再出血的可能。在“先保命，后保脾”的原则下，全脾切除术不失为治疗脾破裂较安全的手术方案。全脾切除术的指征：①Ⅳ型以上的脾破裂；②老年患者；③伤情危重、尽快结束手术；④保脾术仍不能有效止血；⑤术者对保脾手术操作欠熟练或缺乏经验，没有把握。

正确的术前准备对于手术的疗效关系颇大。如术前无明显休克现象，脉搏不超过100次/分，收缩压不低于100mmHg者，没必要过早地予以大量输血；因虑其血压升高过多，有促使凝血块脱落致再度大出血的危险，惟仍应作好输血准备，在切开腹壁时较快地滴入。如术前已有休克现象，则一方面须准备紧急手术，一方面应迅速地给予输血补液，以纠正休克和改善循环，待血压恢复至80~100mmHg时随即进行手术。如患者已有休克、而输血400~800ml后仍不能使血压上升或脉搏转佳，则表示严重的内出血仍在进行；此时应采取动脉输血的办法，加压急速输血，同时应毫不迟疑地及早进行手术，不必等待休克的"好转"。因大出血患者往往只有在进腹止血以后，才能有真正转机；如一定要等到情况"好转"以后再进行手术，无异于守株待兔，徒致误事。

手术时，在切除脾脏制止出血以后，尚需检查其他脏器有无损伤，以免遗漏而影响预后。如腹内无其他脏器损伤，则腹内的积血经收集过滤后，仍可输入作为自身输血之用。

【预后】 脾破裂的预后取决于破裂的程度．诊断的早晚以及有无其他内脏损伤；术前准备是否恰当，手术方法与操作是否妥善，对预后也有一定影响。单纯脾破裂者，只要抢救及时，术前准备完善，手术选择正确，操作细致，自能最大限度降低死亡率。

（戴朝六）

第四节 脾脏的感染——脾脓肿

脾脓肿是一种较罕见的疾病，国外尸体解剖资料显示其发生率约为 0.14%~0.4%，且几乎均在死后才获得诊断；这是因为绝大多数患者在身体其他部位都另有感染病灶存在，故脾脓肿的症状多被忽视，或者被败血症的症状所掩盖。

【病因】 脾脏的化脓性感染一般都是继发性的，但其原发病灶大多不明显，因为脾脓肿本身的症状可在原发感染消失后几个星期乃至几个月后才出现，故患者对过去的前驱感染往往不复记起。脾脓肿的常见感染原发病因有：①最常见的是由其他部位的感染病灶经血运播散至脾，约占病例总数的 75%~90%。葡萄球菌、链球菌或肺炎球菌的败血症或脓毒血症，心内膜炎和产褥热，是脾脓肿最常见的前驱病，但实际上几乎所有化脓性感染都可能作为脾脓肿的前驱病灶，播散一般经由动脉，但腹腔内的感染也可经由门静脉进入脾脏。②脾脏的损伤或梗死，约占脾脓肿的 10%~25%。即使较小的外伤也可形成脾脏血肿，并因继发感染而导致脾脓肿。脾脏梗死可因脾动脉结扎、栓塞后引起，病理性血红蛋白症（异常血红蛋白血症或镰形红细胞性疾病）也可发生脾脏梗死，而梗死的脾脏更是细菌沉着或繁殖的理想病灶。③邻近脏器感染也可以直接侵入脾脏引起脓肿，但临床较少见，占脾脓肿发病原因的 10% 以下。肾周脓肿、膈下脓肿、急性胰腺炎、胃与结肠的肿瘤等均有可能直接侵入脾脏引起脾脓肿。④免疫抑制或缺陷如危重症、长期使用免疫抑制剂、艾滋病患者可能发生脾脏的感染与脓肿。此外，脾囊肿可继发感染而转变为脾脓肿。

脾脓肿通常由葡萄球菌、链球菌或沙门菌引起。在广泛使用抗生素的情况下，其致病菌谱也有些改变，目前真菌（如白假丝酵母菌）、厌氧菌感染也较为常见。阿米巴脾脓肿则极为罕见。

【病理】 脾脏脓肿多由带菌栓子引起，因此所形成的脓肿可能是多发性。由外伤性血肿继发感染形成者一般都为单发，但临床上较少见。脾脓肿的结构与一般脓肿无异，惟因脓腔内含有碎解的脾脏组织，故脓液常呈棕褐色，且较一般的脓液稠厚。

在脓肿的早期，脾脏多与周围组织不相粘连，病程较久者因其炎症已达脾脏表面，常致脾脏与周围组织之间发生致密粘连。若脓肿累及脾脏表面，有时还可穿入其他脏器、腹腔或腹壁，致形成各种内、外瘘和腹膜炎，偶尔也可穿破膈肌引起脓胸。但多数的脾脓肿仍然局限在脾脏内，而且它本身作为一个感染病灶，又可以通过血运输出带菌栓子，再在其他部位引起转移性脓肿。

【临床表现】 脾脓肿临床上少见。由于脾脏极富于网状内皮细胞的吞噬作用，即使在败血症的情况下细菌进入脾髓内，脓肿也极少发生；近年来由于高效、广谱抗生素的广泛应用，这种情况更属罕见。

脾脓肿早期并无特殊表现。通常患者有某种先驱感染史，或者有行脾动脉介入栓塞的病史，以后出现败血症表现，如反复的寒战、高热、盗汗、倦怠等，之后即有左上腹部脾周围的疼痛（表示炎症已累及脾脏包膜，并有脾周围炎）、触痛和腹肌强直，有左侧膈肌刺激者并有左肩放射痛。上述脾周围炎所致的左上腹痛多为持续性，性质剧烈，呼吸时往往加剧，其脓肿位于脾上极者炎症尚可侵及胸膜，引起左下肺炎、胸腔积液甚至脓胸等并发症；脓肿位于脾下极者可使脾大，致左下胸部较右侧膨出，且于左季肋部有明显触痛，皮下组织亦可有水肿现象。

脾脓肿如未能及时作出诊断并适当予以处理，则它可以从上极破出成为膈下脓肿，向左胸内破裂发生脓胸，向腹腔破裂形成腹膜炎．或向胃、结肠、小肠或腹壁破裂形成各种内、外瘘。

【诊断】 继身体其他部位感染，特别是发生败血症现象后，如患者有左季肋部疼痛、触痛，左肩有放射痛，及有左侧膈肌运动受限、脾脏阴影增大等表现者，应疑有脾脓肿的可能。然而术前确诊很困难，因脾脓肿罕见，有上述病症时往往误诊为左膈下、左叶肝、左侧肾等的脓肿感染，鉴别诊断也不容易。因此，临床医生应该提高对本病的认识，除了详细地了解病史，认真细致地进行体格检查外，一些辅助检查对本病的诊断有重要参考价值。

1. 化验检查 白细胞和中性粒细胞常有显著增加，出现核左移，但也可能因长期应用了抗生素而增加不明显。当合并脾功能亢进时，白细胞还可出现减少现象。脾脏严重感染时骨髓可产生幼稚细胞和网织细胞增多。

2. 胸腹 X 线片检查 可见左侧膈肌上升，运动受到限制，脾脏阴影扩大，左侧胸腔积液以及肺不张等。偶尔，脾脏内可见有多发性气泡或液平面，为脾脓肿之特征。钡餐造影可有胃及横结肠右移，胃大弯有受压残缺表现。

3. B 超 表现为脾脏增大，脾内有单个或多个圆形、椭圆形或不规则形的液性暗区，边缘不平整，壁较厚。无回声区内有散在的小点状回声影，可见液平面，偶尔有气体回声。无回声区后方回声增强。部分病例可见胸腔积液。

4. CT、MRI 检查 诊断准确度高，敏感性与特异性均在 90% 以上。CT 可见脾脏变形，向外膨隆，脾内可见圆形或椭圆形低密度区，密度不均匀，边缘不规则，有时病灶内可见液

11

体或气体。增强扫描时,脓肿壁可增强,但脓肿内不增强。有时脾脏内还可见散在的钙化斑块。MRI的诊断价值与CT类似,表现为:病变区脓液呈长 T_1 长 T_2 改变,即 T_2W 像信号很高。

5. 腹腔动脉造影 敏感性高,能发现直径 2cm 以内的病灶。可见脾脏体积增大,动脉相时,脾内有一无血管的膨胀性肿块,边缘粗糙,肿块推挤血管使其移位、变直、分开。毛细血管期,脓肿呈现边缘不规则而模糊的充盈缺损,脓肿周围无染色及血管增加现象,亦无包绕血管或血管湖,脾静脉正常。

6. 放射性核素扫描 准确性高。单发性较大脓肿表现为大片放射性缺损区,多发小脓肿(<3cm)则表现为放射性核素摄取不均。直径 2cm 以下单发脓肿一般不能检出。

脾脓肿除了应与脾周围脏器的化脓性感染进行鉴别诊断外,还须与脾囊肿、脾脏的外伤后血肿、脾梗死、脾脏转移癌以及其他脾脏肿瘤进行鉴别。

对临床上疑为脾脓肿,影像学证实为脾脏或左上腹的囊性包块,可考虑在 B 超或 CT 引导下行穿刺抽液,如为脓液,应送细菌培养和药敏试验。当然穿刺有一定的风险,可导致出血与感染扩散,需引起注意。

【治疗】 脾脓肿的治疗应包括全身治疗与局部处理两个方面。全身治疗主要包括应用广谱、高效、敏感的抗生素,以及全身支持治疗。一般选择三代头孢菌素和甲硝唑联合用药,并应注意真菌感染问题。如有细菌学培养结果,则及时调整用药。脾脓肿的局部治疗,原则上脾脏如能切除,自应设法切除之,如因脾周围有过多的致密粘连而切除不易,也可以考虑脓肿的切开引流。通常此等病例大概先作左上腹经腹直肌切口进行探查,将会发现脾脏周围有程度不等的粘连。也可作上腹部的横切口,以减少术后创口崩裂的危险。粘连能分离者应分离之,然后将整个脾脏予以切除。如粘连过于致密不易分离,脾脏切除困难,或者患者全身情况差不能耐受手术,则可以在粘连最多之处(一般即是脓肿最表浅部位)进行穿刺,一旦得脓便可在该处切开引流,将引流物从另一腹壁戳口直接引出体外,而原切口则可以一期缝合。应该再强调:脾脓肿以脾切除为上策,切开引流只有在不得已时偶尔为之。

对部分单发脓肿,估计脓液较为稀薄的,可考虑在超声引导下经皮脓肿穿刺置管引流,并每天用生理盐水和抗生素冲洗,待症状、体征消失,脓腔闭合后,拔除引流管。如引流治疗失败,应及时转为手术治疗。

(戴朝六)

第五节 脾脏的囊肿和肿瘤

脾脏的囊肿和肿瘤临床上虽较罕见,但近二十多年来,随着影像学技术的发展,其检出率有明显的提高,因此,实际上恐不如想象中的少有。

一、脾脏囊肿

【分类和病理】 脾脏囊肿可作如下分类:

1. 寄生虫性囊肿 包虫性囊肿。

2. 非寄生虫性囊肿 又可根据囊壁有无内皮或上皮衬里,分为下列两种类型。

(1) 真性囊肿:囊壁有内皮或上皮衬里,如皮样囊肿、上皮样囊肿及淋巴管囊肿等。

(2) 假性囊肿:囊壁仅由纤维组织构成,如损伤性血肿、炎症或动脉栓塞后形成的局限性液化性病变等。

【症状和诊断】 据 Fowler 265 例脾囊肿的统计,寄生虫性与非寄生虫性脾囊肿的比约为 2∶1,在非寄生虫性脾囊肿中,真性囊肿与假性囊肿的比约为 1∶4,即在非寄生虫性脾囊肿中 20% 为真性囊肿,80% 为假性囊肿。

脾包虫性囊肿仅见于畜牧地区或来自此病流行区的患者,在我国主要见于西北、西南畜牧地区。常与肝、肺棘球蚴病同时存在。小型的囊肿并无症状,大型的可有胃受压现象。体格检查在左上腹部可扪及肿大的囊状肿块,有波动感,但无触痛与腹肌强直。化验检查可见嗜酸性粒细胞显著增加。包虫囊液皮内试验(Casoni 皮肤敏感试验)呈阳性反应。腹部 X 线、CT 检查有时可见囊肿壁有钙化现象,表示包虫已经死亡。临床诊断通常并不困难。

脾脏的非寄生虫性囊肿以假性囊肿较为多见,大多是继脾包膜下血肿后形成。此等患者既往史中可有外伤或栓塞的病史,囊肿多为单房性,囊壁仅为纤维组织而无衬里上皮,囊内含有血性或浆性液体,且常有胆固醇结晶。

真性囊肿最为罕见。其囊壁的内壁衬有上皮或内皮细胞;但有时可因囊内压增高,衬里的细胞受压萎缩,致与假性囊肿颇难鉴别。囊腔可为单房,也可为多房性,后者有时需与多囊肝、多囊肾等病变相鉴别。

B 超常作为脾脏囊肿的首选检查,多表现为边界清楚的囊性占位,内为无回声暗区;而 CT、MRI 等对进一步了解脾脏囊肿形态、大小、数目,囊腔与囊壁的特点,以及与周围脏器的关系等有重要价值。对诸如脾脏皮样囊肿(畸胎瘤)、内皮细胞性或间皮细胞性囊肿等极为罕见的脾脏囊肿,必要时可通过动脉造影等协助诊断。

【治疗】 由于脾囊肿可逐渐增大,增大到一定程度容易发生破裂,危及生命,因此任何种类的脾囊肿原则上均应行手术治疗。以前全脾切除术是脾囊肿治疗的唯一选择。近年来考虑到保留脾脏对机体免疫功能的重要性,除了囊肿为感染性或位于脾门区之外,一般主张行部分脾切除或囊肿切除术,此术式对儿童患者尤有意义。如脾脏与周围组织粘连重,囊肿为单房又合并化脓性感染时,可应用脾囊肿切开引流术;对体积巨大的单房脾囊肿,可先抽空其内容物后再行脾切除;对化脓性与包虫性囊肿,术中还应注意周围脏器,以免感染扩散。近年来,随着腹腔镜技术的发展,腹腔镜下脾脏切除、脾囊肿切除、脾囊肿开窗术等也成为脾囊肿治疗的重要选择。

二、脾脏肿瘤

【分类和病理】 脾脏肿瘤可作如下简单分类:

1. 良性 依其组织起源可有不同类型,如血管瘤、淋巴管瘤,或血管淋巴管错构瘤(hamartoma)、脂肪瘤、纤维瘤等。

在脾脏良性肿瘤中值得一提的是脾脏的窦岸细胞血管瘤,该肿瘤于1991年由Falk最先报道并命名,由于其同时表达内皮细胞和组织细胞标记,被认为起源于脾脏红髓的窦岸细胞(littoral cell),故称之为窦岸细胞血管瘤(littoral cell angioma,LCA)。LCA只发生于脾脏,各年龄段均可发病,无性别差异。多数患者以不明原因的脾大就诊,部分患者伴有脾功能亢进的表现,如血小板减少性紫癜及贫血,也有少数患者有低热、疲劳等症状。腹部CT示脾多发、偶为单发的低密度影。LCA的诊断主要依靠对切除标本的病理组织学及免疫组织化学检查。绝大多数的LCA被描述为良性,但亦有报道累及远处器官或肿瘤切除后多年发现远隔脏器转移。因此对LCA术后需要长期随访。

2. 恶性 根据肿瘤的原发部位不同分为原发性与转移性。

(1) 原发性肉瘤:如血管肉瘤、淋巴管肉瘤、霍奇金病与非霍奇金病淋巴瘤、网织细胞肉瘤及纤维肉瘤等。

(2) 转移性肿瘤:如继肺癌、乳癌、卵巢癌、胰腺癌等继发转移。

脾脏的良性肿瘤极为罕见,肿瘤常为单发,大小不一,形态各异。临床上多在患者体检或剖腹探查时偶然发现,仅少数病例因脾大、疼痛以及因肿瘤压迫周围脏器出现症状或出现脾功能亢进表现而就诊时发现。

脾脏的恶性肿瘤似较良性肿瘤稍为多见,尤以原发性恶性淋巴瘤(霍奇金病与非霍奇金病淋巴瘤)最为常见。其他的肉瘤如血管肉瘤(内皮肉瘤)、淋巴肉瘤、网织细胞肉瘤、神经纤维肉瘤等文献中也有报道。

脾脏转移性肿瘤临床上亦非常少见,综合文献,脾转移癌的发生率约为9%~16%,明显低于淋巴结、肺、肝脏的转移癌发生率。脾脏转移性肿瘤的原发灶可以是全身各个器官的恶性肿瘤,血行转移而以肺癌、乳腺癌、卵巢癌及恶性黑色素瘤等较为多见,淋巴途径则以腹腔内脏器肿瘤多见,邻近脏器肿瘤如胰腺癌侵犯脾脏亦属转移途径之一。脾脏转移性肿瘤既可是全身转移的一部分,也可能是唯一的转移靶器官。

【症状和诊断】 脾脏肿瘤的临床表现差异很大,脾脏良性肿瘤可无任何症状与体征,多在其他疾病的诊治过程或健康体检时意外发现,有症状者多为脾大,同时伴左上腹不适、疼痛、压痛等。脾脏恶性肿瘤的症状则随肿瘤的性质、部位、大小而有不同表现,脾脏显著增大时,则局部疼痛、压迫症状等比较明显;可表现为左上腹部肿块增长迅速,伴有腹胀、恶心、呕吐等消化道症状,以及消瘦、乏力、头晕等全身症状。腹部检查可发现肿大的脾脏可达脐下,质地硬、表面不平,触痛明显,活动度差。当肿瘤合并感染或坏死时,可出现不明原因的发热,若肿瘤破裂出血则表现为突然出现的左上腹疼痛、腹腔内大出血、失血性休克等。并发脾功能亢进者,可出现贫血、粒细胞减少、血小板减少等表现。脾脏转移性肿瘤可仅表现为原发肿瘤的症状。

腹部X线检查可发现脾影增大及局部压迫征象,但不具特异性。胃底及大弯部于钡餐后见有压迹,横结肠脾曲于钡灌肠后可见被推向右方,左侧肾脏在静脉造影下可见被推向下方。

B超检查可作为脾脏肿瘤的首选检查,能显示脾脏大小、区分肿瘤的囊实性、了解肿瘤的包膜情况,对脾脏肿瘤的诊断有很高价值。彩色多普勒超声检查可了解肿瘤内部的血供情况,有助于判断肿瘤的性质。

CT是目前诊断脾脏肿瘤最有价值的影像学检查,能比较准确地提供肿瘤的大小、形态、与周围脏器的关系,能发现约1cm左右的小肿瘤;还可比较详细地了解周围脏器有无其他病变等。MRI对脾脏肿瘤的诊断价值与CT相似,但其在了解肿瘤血液供应上具有优越性,临床应用正在逐渐增多。超声造影对脾脏肿瘤的诊断价值亦在探索中。

PET-CT:对确定肿瘤的良恶性,了解是否为原发或继发肿瘤有较为重要价值。文献报道其对淋巴瘤的诊断灵敏度可达95%左右,特异性为100%,缺点是费用昂贵。

选择性腹腔动脉造影可了解脾脏血管分支的分布情况,可根据肿瘤血管的多寡、压迫、中断和新生血管等来判断其性质,对脾脏肿瘤的诊断与鉴别诊断具有重要价值。

B超或CT引导下脾脏细针穿刺活检,由于受患者呼吸影响,定位比较困难,且可并发腹腔内大出血或脾脏假性动脉瘤,风险较大,应慎重选用。

腹腔镜检查术可以观察脾脏表面的病变,同时可在其指导下进行血管造影、穿刺活检等,对脾脏疾病的诊断或了解脾大的病因等有一定价值。

值得一提的是,临床上大部分脾脏良恶性肿瘤的确诊有赖于手术探查与病理组织学检查。因此在选择影像学检查时,不必面面俱到,在B超与CT等获得初步诊断后,即可考虑开腹或腹腔镜手术探查。

【治疗】 一般认为,脾脏肿瘤一经发现须行全脾脏切除术。对于部分肯定为良性肿瘤的患者,可考虑行节段性或部分脾切除术,或全脾切除后行健康脾组织自体异位移植,以保留脾脏的功能。脾脏原发性恶性肿瘤在行全脾切除术时,应注意脾脏包膜的完整与脾门淋巴结的清扫,必要时需行联合脏器切除。但由于脾脏原发性恶性肿瘤很难早期发现,转移很早,且其本身就可能是全身性疾病如霍奇金病等的一个局部表现,故虽经切除亦预后不良;有文献报道全脾切除后辅以放疗与化疗等综合治疗措施,可提高5年生存率,部分病例可长期存活。但必须强调的是,提高脾脏原发性恶性肿瘤疗效的关键在于早期诊断,根治性切除,以及术后积极有效的综合治疗。脾脏转移性肿瘤若原发灶已根治性切除,又无肿瘤复发与其他脏器转移的证据,则可行全脾切除术。如原发灶尚未切除,而转移灶局限于脾脏内,也可考虑原发病灶与全脾的联合切除,术后辅以放疗与化疗等措施。由于有脾脏转移瘤的患者多有其他脏器的亚临床转移,一般预后极差。

(戴朝六)

第六节 脾动脉瘤

脾动脉瘤(splenic artery aneurysm)是一种较为少见的腹内动脉瘤,1770年Beaussier首次于尸检中发现此病。其发病率各家报道不一,临床远低于尸检与血管造影所见。Bodfold和Lodge曾在某医院连续为108个男尸和142个女尸(平均年龄为76.1岁)作解剖,结果竟发现有26例(10.4%)脾动脉瘤,其发病率在男性为7.4%,女性为12.9%。Stanley在选择性腹腔动脉造影中发现脾动脉瘤的发生率为0.78%,但如伴有门静脉高压症,可高达9.1%。实际上,脾动脉瘤的发病率在腹主动脉系统中仅次于腹主动脉瘤,较肝动脉瘤和肠系膜动脉瘤多见。

【病因】 一般认为,脾动脉瘤的形成是多种因素综合作用的结果。约60%与动脉硬化有关,约1/4(23%)脾动脉内有带菌的栓子形成,而这些患者多有心脏瓣膜病变,另约10%与先天性动脉组织缺损(脾动脉中层组织及弹力纤维层的萎缩和缺损)有关;其他如门静脉高压症、妊娠、外伤、脾动脉炎、梅毒、真菌感染、涉及脾动脉壁的炎症过程如胃与胰腺病变的侵蚀等均与其发生有关。严格地说,腹部外伤或周围脏器消化液侵蚀所致脾动脉瘤,属于假性动脉瘤,多继发于急慢性胰腺炎、胰腺假性囊肿等,主要机制是胰酶等对动脉壁的消化性破坏作用引起。

【病理】 脾动脉瘤女性多见,多为单发,也有多发。根据瘤体发生部位可分为三型:①远离脾门型:瘤体位于脾动脉主干,距脾脏5cm以上;②近脾门型:瘤体位于脾门脾动脉分支上,甚至深入脾脏实质内;③中间型:介于上述两型之间,较为多见。

瘤体大体所见主要是脾动脉的囊状或球形扩张,小的瘤体直径约0.6cm,大者可达15cm,平均约2.0~3.5cm。镜下所见为血管的硬化,脉管中层纤维化或坏死,内层弹力纤维钙化、重叠、破裂,甚至消失。

【症状】 脾动脉瘤的症状可为上腹部疼痛、阵发性绞痛、恶心、呕吐、脾大,甚至肠梗阻;约10%的病例可触及肿块,6%有搏动感和猫喘音。然而有多数病例可能不具有明显症状,直到动脉瘤破裂到胃、肠或腹腔以后才通过手术探查得到诊断。破裂的常见诱因是外伤和妊娠。未破裂前就有正确诊断的病例不到10%。破裂后的症状则有上腹部剧痛、左肩部放射痛(Kehr征)和左肋缘下的腹壁触痛,同时还伴有恶心、呕吐和其他的出血表现,严重者很快休克死亡。脾动脉瘤还可与门静脉系统形成内瘘,引起腹水、肝脾大等门静脉高压症表现。

【诊断】 一般临床检查不易发现脾动脉瘤,目前脾动脉瘤的诊断主要依靠影像学检查如腹部X线片、彩色多普勒超声、CT、MRI、血管造影等。大多数患者在健康体检或因其他疾病行腹部X线片检查过程中,见左上腹线样或环形的钙化影,而发现本病。B超检查可发现典型的动脉瘤表现,在囊性的暗区内存在血流。彩色多普勒超声检查能进一步了解血管的血流速度和是否存在栓塞表现。螺旋CT或MRI的血管三维重建,有助于了解瘤体与周围脏器的关系,对指导手术操作有一定价值。选择性腹腔动脉造影(图11-3)能明确动脉瘤的确切位置、大小、解剖关系及其血供情况,还可行动脉栓塞控制急性出血,是诊断脾动脉瘤的最有价值的检查方法之一。

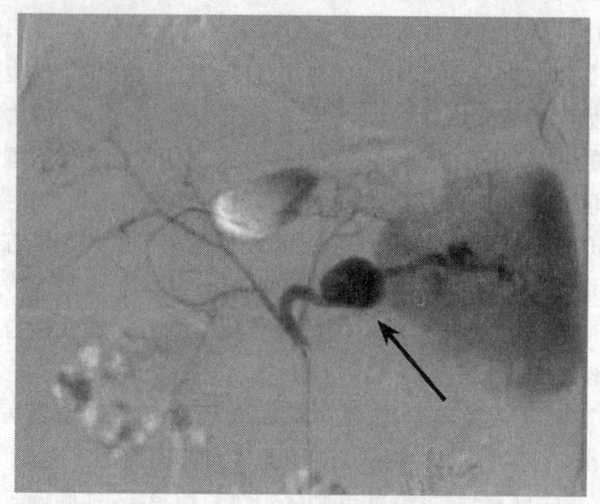

图11-3 脾动脉瘤血管造影像

【治疗】 脾动脉瘤最理想的治疗方法是在动脉瘤未破裂前行手术切除,如发生破裂死亡率在25%以上,如在妊娠期破裂,则婴儿的死亡率近100%,母体亦在70%以上。因此有症状、体征,患有该病的妊娠妇女或即将妊娠的妇女,瘤体已破裂等是手术治疗的绝对指征。如瘤体直径≥3cm,由于发生破裂的风险很大,即使没有症状,也应积极手术治疗。对部分直径<3cm的无症状脾动脉瘤且脾脏不大者可严密随访观察,如有增大趋势,应果断予以切除,对开腹手术中偶然发现的脾动脉瘤,如病情允许,也应争取一并切除。因毗邻脏器病变侵袭、外伤、感染等引起的脾动脉瘤一旦发现,也应尽早予以手术切除。

脾动脉瘤的术式取决于动脉瘤的发生部位,如瘤体远离脾门,在脾动脉的起始部,可行单纯瘤体近、远段动脉结扎术或动脉瘤切除、脾动脉重建术,保留脾脏。如瘤体靠近脾门,则行脾动脉瘤与脾脏切除术。如动脉瘤位于脾动脉中远段与胰腺及脾静脉关系密切,可单纯结扎瘤体近、远段动脉,阻断其血供,瘤体不必强行切除。如瘤体与胰体尾紧密粘连,近、远段动脉结扎亦存在困难,强行分离容易引起大出血,可考虑行动脉瘤连同胰体尾及脾脏的联合切除。如脾动脉瘤与门静脉间有内瘘,应在阻断瘤体血供后予以切开,修复瘘口后,再切除瘤体。门静脉高压症并有脾动脉瘤,除了处理动脉瘤外,还需治疗门静脉高压症的并发症,如行门奇静脉断流术,脾肾静脉分流术等。

脾动脉瘤也可在腹腔镜下处理,但需要熟练的腹腔镜操作技术,可根据瘤体的具体情况审慎选择单纯瘤体近、远段动脉结扎术或动脉瘤切除术等治疗方法。

腹腔动脉置管脾动脉瘤体栓塞术是一种可供选择的非

手术治疗方法，目前经验尚不多，其疗效还有待进一步观察。

（戴朝六）

第七节 脾动静脉瘘

脾动静脉瘘（splenic arteriovenous fistula，SAVF）于1886年由Weigert首先报道，临床上罕见，极易误诊，分先天性和获得性两种，女性发生比例略高于男性，尤其是经产妇。可发生在脾外伤、脾切除后，也可合并胰腺炎、心房黏液瘤等。脾动静脉瘘临床症状以门静脉高压症、食管胃底静脉曲张、胃肠道出血、腹泻、腹痛、顽固性腹腔积液、呼吸障碍、心脏衰竭等为主要表现。诊断主要依据彩色多普勒超声、CT、MRI、DSA检查。超声多普勒的典型所见有：①可见搏动性、高速血流的瘘管；②瘘管远端可探及搏动性高速静脉血流，有时向脾静脉和门静脉扩展延伸；③脾动脉直径增粗，流速增加；④脾静脉和门静脉扩张、流速增快。CT和（或）MRI血管成像可见动脉期脾静脉致密混浊影，与扩张的脾静脉及曲张的静脉团相续。然而，DSA是SAVF患者诊断的金标准，可实时了解脾动静脉瘘的范围与血流情况，对指导治疗亦有重要价值。图11-4为一例腹腔镜胰腺手术后3个月影像学检查发现脾动静脉瘘，并合并有巨大脾静脉瘤的腹部血管造影所见。

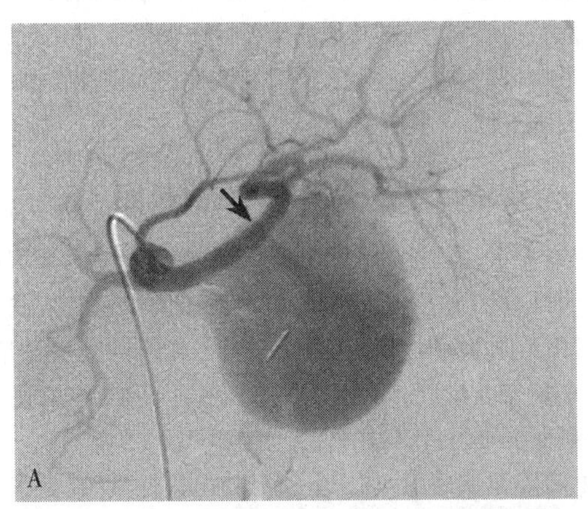

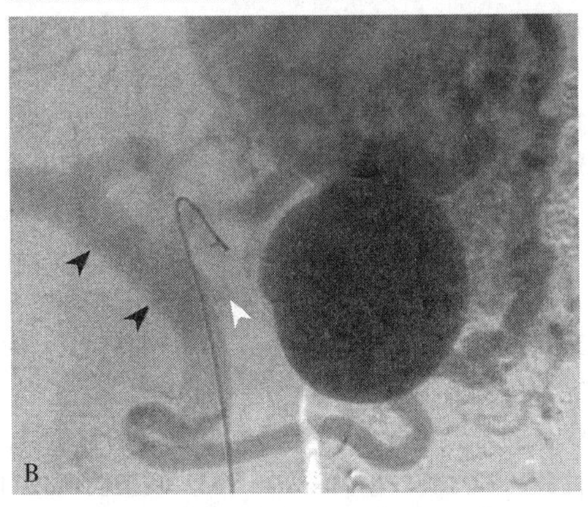

图11-4 脾动静脉瘘的DSA表现

A. 腹腔动脉造影于脾动脉远端与脾静脉之间可见瘘管（黑箭），并形成巨大脾静脉瘤；B. 造影剂自静脉瘤经周围曲张的侧支静脉流向静脉主干（黑箭头），而门静脉的脾静脉主干（白箭头）则因血栓形成，不显影

脾动静脉瘘可以通过传统手术治疗或介入治疗，两者治疗效果相似，不过由于介入治疗更具微创性，尤其对于一般状况欠佳的患者，价值更大。

脾切除后的脾动静脉瘘理论上应可预防，术者在行全脾切除术时，不要将含脾动静脉的脾蒂钳夹后一束结扎，应紧贴脾门分别行无挫灭结扎（无钳夹结扎）处理脾动静脉，并需注意胰尾损伤，以避免发生胰漏与感染，从而达到预防脾动静脉瘘发生的目的。

（戴朝六）

第八节 脾功能亢进

“脾功能亢进（hypersplenism）”这一名词，最早由Chauffard（1907）提出，Pakes Weber（1929）倡用，以后经过Doan（1945），Dameshek和Miller（1946）等的工作，这一名词才被普遍采用。

【定义】 所谓脾功能亢进，并不是一种独立的疾病或特殊的病理事实，而仅为脾大后的一种功能紊乱现象，表现为全部或一部分血细胞包括血小板的减少，致临床上有贫血或其他特殊症状产生。主要特点为：①一种或几种末梢血细胞减少；②代偿性骨髓增生活跃；③脾大；④脾切除有效。需要指出的是凡有脾功能亢进现象者，其脾脏几乎都有程度不同的肿大，而脾脏已经肿大后，也会有迟早不定、程度不等、性质不同的某种血细胞减少，故脾功能亢进与脾大是密切相关的。

【原理】 脾功能亢进的发生原理，有以下几种学说：

1. 血细胞脾内阻留“吞噬”学说 据Doan（1945）首先提出。正常情况下脾内阻留有大量的血细胞，脾大时阻留的血细胞数明显增加，被阻留的血小板可达全身总数的60%~90%，红细胞数可达30%。脾大后，血液在脾内的循环时间明显延长，正常脾脏的血液循环时间平均约2分钟，脾大时可达1小时以上。循环时间的延长不但增加了血细胞的阻留，还明显影响细胞的活力与细胞膜的稳定性，易被脾脏的单核-吞噬细胞系统所吞噬。例如吞噬或破坏大量红细胞者即为溶血性贫血，吞噬白细胞者即为中性粒细胞减少症，吞噬血小板者即为血小板减少性紫癜症，全部血细胞均被吞噬或破坏者即为全血性血细胞减少症。至于为何有时仅有某一种血细胞被吞噬或破坏，而其他成分不受影响，则并无满意解说。

2. 脾脏“激素”学说 亦即体液抑制学说，由Dameshek（1946）首先提出这一见解，认为脾脏在正常情况下也会分泌一种可抑制骨髓造血功能的内分泌激素，一旦此种激素分泌过多，由于过度抑制骨髓造血功能，或阻止已造成的血细胞进入循环，并增加血细胞的破坏，即可发生各种不同的贫血现象。

3. “抗体”产生学说 即自身免疫学说，Evans（1951）

认为脾脏能产生一种抗体,后者在进入全身循环后可致血细胞破坏;脾脏愈肿大,产生抗体愈多,血细胞破坏愈甚,可造成各种贫血现象。有研究者已检测到这种自身抗体,多为IgG,也可为IgM或IgA。尚有研究发现脾功能亢进患者淋巴细胞功能受到抑制,血中抗淋巴细胞抗体与抗核抗体等自身抗体升高。脾脏切除后这些异常现象可消失。

4. 血液稀释学说 Blending发现脾大时,血浆总容量明显增加,并且与末梢血细胞减少呈显著的相关性,从而推测脾大时周围血细胞的减少与血液稀释有关。

上述几种学说可以下表示之:

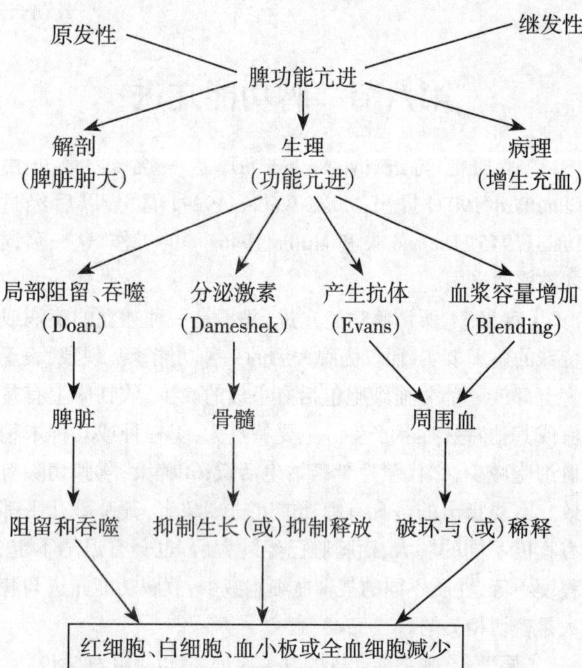

值得注意的是,不论对不同情况的贫血现象作何解说,可以看出凡骨髓的造血功能正常甚或亢进的患者,其贫血现象可能仅是被过多破坏的结果,脾切除后的预期疗效应属良好;反之,若骨髓的造血功能已被抑制而表现不良者,则不能预期脾切除后是否能恢复造血功能。故在为脾功能亢进患者作脾切除术前,必须与内科医师或血液病专家合作,通过骨髓穿刺以验明其造血功能是否良好。

【分类】 脾功能亢进可分原发性和继发性两大类:

1. 原发性脾功能亢进 原发性脾功能亢进症之病因不明,或与先天的或家族性因素有关。此类患者,临床上大多先有某种血细胞减少的症状,然后才发现有脾脏的轻度肿大(至少脾大的现象并不突出),在化验中则除周围血象有某种血细胞减少的表现外,骨髓涂片常有相应的某种血细胞增生过盛现象;在治疗上,如能将脾脏连同可能存在的副脾一并切除,都能获得优良的效果。

由于血细胞(包括血小板)减少的种类不同,原发性脾功能亢进症一般表现为下列疾患:

(1) 特发性血小板减少性紫癜症。

(2) 先天性(遗传性)溶血性贫血。

(3) 原发性中性粒细胞减少症。

(4) 原发性全血性血细胞减少症。

2. 继发性脾功能亢进 此类患者,均因某种前驱疾患如门静脉高压症、脾静脉血栓、疟疾、黑热病、血吸虫病、白血病或霍奇金病等而有脾大,随后因脾功能的继发亢进而有不同的血细胞减少现象。导致脾大的原因很多,而充血性因素(如门静脉高压症)是继发性脾功能亢进最常见的原因。此外由于一些炎症性疾病或某种毒素的作用(如伤寒、疟疾、黑热病、结核、梅毒),或由于某种代谢紊乱(如Gaucher病、淀粉样变性),或脾脏肿瘤(如霍奇金病)所致,但病因似与以后脾功能亢进的性质和程度无关,脾大后多久才有继发的功能亢进现象也难预测,曾有脾大后十年以上始有功能亢进者;而脾大的程度亦似不与其功能亢进的程度成比例,有脾脏轻度或中等度肿大而贫血较严重者,也有脾脏虽已极度肿大而仅有轻度贫血者。然而不论是何病因,一旦脾脏已经肿大,则不论脾脏之大小、时间之长短,都迟早会发生某种程度和不同性质的贫血现象,即所谓继发性脾功能亢进症。

继发性脾功能亢进患者是否需行脾切除术,需按个别病例的具体情况决定。一般言之,充血性脾大和Gaucher病施行脾切除术常有较明显的疗效,个别后天性(继发性)的溶血性贫血和继发性的血小板缺乏性紫癜症,脾切除后也可能获得一定疗效;其他的继发性脾功能亢进患者,脾切除后虽略可改善贫血现象,但对其原发病因不能控制,因此效果大多不佳,不宜任意施行。

一、特发性血小板减少性紫癜症

【定义】 特发性血小板减少性紫癜症是一种原因尚未完全明确的出血性疾患,其特征为黏膜的出血和皮肤的瘀点,继发性贫血,血小板显著减少而出血时间则明显延长。本病多见于女性,男女之比约为1∶3~4至1∶6~7;患者以儿童和青少年为最多,40岁以上较罕见。

【病因和病理】 临床上所见的出血性紫癜,大多是有某种病变为其基本病因的继发性紫癜,这种紫癜仅可视为是一种综合征而非疾病。可能导致继发性紫癜的疾患很多,如急性感染、药物中毒、营养障碍、药物或食物的过敏,及因白血病、霍奇金病、淋巴肉瘤或其他肿瘤转移所致的骨髓造血功能障碍等。这种继发性紫癜一般不伴有血小板减少,但有时也可有血小板减少的现象,在后者的情况下,有时与特发性血小板减少性紫癜很难鉴别,唯有仔细除外一切可能导致紫癜的疾患,特别是除外感染病灶和药物、食物的过敏情况,才能获得最后的诊断。

少数的紫癜症并无病因可寻,其发病机制不明,故有特发性紫癜症之称。据Maingot(1953)的记述:Duke(1910)首先发现患者出血时间的延长是因血小板缺乏之故;而Kaznelson(1916)则首先假说血小板的减少是因被脾脏破坏过多之故,并主张行脾切除术以治疗此特发性血小板减少性紫癜。Limazi及Schleicher(1940),Stefanini及Dameshek(1953)的观察和研究,则均认为脾脏有抑制骨髓巨核细胞发育成血小板的作用。目前多数学者认为，本病与机体的免疫功能紊乱有关，是一种自身免疫性疾病，已知血液中存在抗血小板抗体是一种7S型免疫球蛋白，属IgG；脾脏不但是产生这种抗体的主要场所，而且对血小板的破坏起重要作用；这已被认为是血小板减少性紫癜的基本病因，故目前该病也被称为自身免疫性血小板减少性紫癜。

【症状和诊断】 临床上特发性紫癜症可分为急性和慢性两种类型，而这两型又是可以互相转化的：

1. 急性型 多见于儿童。患者过去可以没有出血史或任何先驱症状，而突然发生黏膜或皮下组织中的大量渗血；出血的发生既突然，持续的时间又很长久，患者可因此而在若干天内死亡。严重的皮下出血多数发生在受压部位，可形成血肿；而一般的皮肤瘀斑则常满布全身，特别是在肢体的伸面和躯干的前面。有时出血可发生在内脏的黏膜，致有呕血、黑便、血尿或月经过多等症状；也有时出血可发生在脑内和脊髓中，引起特殊的神经症状。此种内脏黏膜的出血和中枢神经系统的出血，有时很难作出病因诊断，在没有口、鼻腔黏膜出血或广泛的皮下出血的情况下尤其如此，只有想到有此特发性紫癜症出血的可能性，进而作各种特殊试验及血小板计数，才能确定诊断，并避免不必要的检查和不适当的手术。

Welch 及 Dameshek 认为此等急性病例情况虽较危急，但几乎无一例外地可在2~12周内获得恢复，因而主张在此急性期内应行保守治疗。Maingot(1953)则主张一旦诊断确实，应行紧急的手术治疗，主要认为急性病例的危险性甚大，自动痊愈的希望不大。关于此点，当于“治疗”中再加探讨。

2. 慢性型 慢性型患者的主要表现为不定期的轻度出血，常见牙龈、鼻腔的黏膜出血，皮下组织的瘀点、瘀斑亦颇常见；患者贫血严重，体弱无力，时有低度发热，有时还可有呕血和血尿。上述症状，时好时劣，迁延至若干天或几星期后，可逐渐减轻乃至完全消失，患者也因此恢复健康，但不定几时症状又可复发。此等患者多为中年妇女，因此月经过多既常为发作时的最初症状，又可为发作后的遗留症状；迁延不断，颇为突出。

出血性紫癜症因其症状颇为突出，诊断一般不难；但体征则多为阴性，脾脏大多仅有轻微肿大，时常不能扪及。惟实验室化验则颇为典型，并且近年有很大进展，常为诊断的依据，主要有下列几个特点：

(1) 血小板计数常在$(80\sim100)\times10^9/L$以下，急性型通常低于$(20\sim100)\times10^9/L$，慢性型多在$(30\sim80)\times10^9/L$之间，且常伴有出血倾向。在急性病例或慢性病例的急性发作时，有时反复检查而可不见有血小板。血小板的多少，直接与病情的严重性成正比，为确定诊断和估计预后的有力依据。

(2) 出血时间延长：正常出血时间为3~4分钟，但在原发性紫癜症，可常延长至20~60分钟，甚至在1小时以上。凝血时间则正常，此点与血友病不同。

(3) 凝血块收缩不良：患者的血液在试管中凝结后，其表面显得平塌而不成正常的凸面状。但不少病例可以不显现这种现象，而正常人的凝血块反可以显得较为平塌，故这个试验并不十分可靠。

(4) 毛细血管脆性试验阳性：用血压计绷带扎住上臂，加压至收缩压和舒张压的平均压约3~5分钟，在前臂上就可看到有瘀点或瘀斑出现，表示毛细血管的脆性有异常增加。阳性试验对诊断颇有帮助；瘀点瘀斑出现的多少，也大致可代表病情的严重性。

(5) 白细胞计数并无经常性变异，但一般有增加而无减少；故凡白细胞计数减少者，应立即疑其非紫癜而有可能为再生障碍性贫血或其他血液病。

(6) 骨髓片检查：可见巨核细胞正常或增加，而血小板则不见，表示巨核细胞进一步成熟为血小板的步骤有障碍。巨核细胞的多少是衡量脾切除术疗效的有力依据；患者骨髓涂片中至少应有正常数目的巨核细胞，脾切除后才可有满意的疗效。

(7) 血小板功能试验异常：如血小板花生四烯酸(AA)的代谢异常；血小板的黏附、聚集和释放功能异常等。

(8) 血小板生存时间缩短，更新率增加：采用^{51}Cr(铬)测定血小板生存时间为8~11天，采用丙二醛(MDA)测定法为6.58~14.96天。急性型紫癜患者常为1~6小时，慢性型则为12~24小时或几天。此项检查对血小板减少症的鉴别诊断具有重要价值。更新率系指血小板每天的周转量，反映血小板生成与破坏的动态平衡状态，与血小板数和巨核细胞数密切相关。当血小板计数$<30\times10^9/L$时，其更新率较正常增加3~5倍；当血小板计数$>50\times10^9/L$时，其更新率可为正常。

(9) 血小板脾池增加：脾脏对血小板的阻留率明显增加，有报道特发性血小板减少性紫癜症患者可达58%。

(10) 血小板表面相关抗体(PAIg)和补体C_3增高：PAIg主要有IgG(PAIgG)，IgM(PA IgM)，IgA(PAIgA)，补体C_3可以与血小板表面的IgG结合(PA-C_3)。尤其是PAIgG的测定对本症的诊断以及预后判定等有重要价值。

1986年中华血液学会制定了本病的诊断标准：①多次化验检查血小板减少；②脾脏不增大或轻度增大；③骨髓检查巨核细胞增多或正常，有成熟障碍；④具备以下5项检查中的任何一项：(A)肾上腺皮质激素治疗有效；(B)切脾治疗有效；(C)PAIg增多；(D)PA-C_3增多；(E)血小板寿命测定缩短。总之，有黏膜或皮下组织出血者，为紫癜症，特别是血小板有明显减少者，为血小板减少性紫癜症；有上述化验方面的证据，患者既无感染病灶，亦无药物或食物过敏情况，脾脏不肿大或仅有轻度肿大，而骨髓中又有巨核细胞增生伴成熟障碍现象者，即可诊断为特发性血小板减少性紫癜症。

【治疗】 本病大多属慢性型而可有急性发作。童年患者大多病情较轻，其症状可逐渐好转，至成年后多自行痊愈，故童年患者通常不需行脾切除，但当有急性发作时，也需考虑作紧急的脾切除术。成年患者有长期的慢性出血史，

11

并时有急性发作，其症状间歇期的血小板计数亦低于正常者，则应行脾切除术，且手术一经决定应立即进行，以免再次急性发作和有颅内出血的危险。

脾切除术一般宜在静止期内进行。但在急性发作期是否应行或可行脾切除术，则有不同的见解。有学者认为在急性发作期不应作脾切除术。理由是急性发作时情况虽似危急，但在保守疗法下几乎无一例外地可在2~12周内恢复至正常，而急诊手术有时虽可获得良好疗效，但有时则在脾切除后血小板亦不恢复至正常。故他们主张儿童患者在急性发作期，因出血致死的危险性极小，最好应用保守疗法以度过此出血危机；40岁以上的成年患者，因有脑出血的危险，可以考虑行脾脏切除，但此时脾切除的死亡率可高达24%~30%，亦需慎重衡量其得失，一般也宁愿抱着耐心和慎重的态度，进行非手术的支持疗法以度过危机。所谓非手术疗法主要包括输入大剂量丙种球蛋白，主要机制是阻断单核内皮系统对血小板的破坏过程，对重症患者的总有效率可达71%；应用大剂量糖皮质激素，维生素 B_{12}，铁剂等；而外源性浓缩血小板输注，因可诱发血小板自身抗体产生，不宜作为提高血小板的常规治疗手段，一般仅用于有颅内或消化道出血等严重并发症患者的抢救，使其度过危险期。

另有一些学者主张急性出血病例一旦诊断正确，应行紧急的脾切除术。他们的看法是：急性病例自动好转的机会不多或者至少是不可靠的，而急性颅内出血的机会则一般要大于脾切除术的危险性（脾切除术的死亡率不应大于10%）；不少患者还可因单纯失血过多而死亡，而最好的止血法莫过于脾切除术。国内外均有这方面成功的经验，Maingot有5例行紧急的脾切除后无一例死亡，近期和远期疗效均良好。Giannini（1952）的9例急性患者在脾切除后亦无死亡。国内瞿全（1999）报告，对8例合并脑出血和7例合并严重消化道等多部位出血，血小板计数平均为7（3-14）×10^9/L（3~14×10^9/L），共15例急性型患者，行紧急脾切除术，手术后14例近期出血倾向明显好转，临床症状消失，术后血小板计数上升至398×10^9/L（40-1970×10^9/L），仅1例因严重脑出血，于术后7小时死亡。有时紧急脾切除的效果是惊人的，术中脾蒂才行结扎，出血即已停止。

11

一般认为对一般急性型患者可先行保守治疗，但如保守治疗不能见效，即应毫不迟疑地行脾切除术。对于慢性型病例如果长期应用糖皮质激素等药物治疗效果不佳（>6个月）或需大剂量维持者，以及有糖皮质激素使用禁忌证或因严重的副作用而不能长期用药者，也应该及早切除脾脏。而儿童患者的脾切除应慎重，切不要轻易施行。

脾切除的疗效是令人十分满意的，文献中报告的缓解率约在75%~90%之间，天津血液病研究所报告300例本症患者脾切除后的总有效率为83%。一般认为，年龄在45岁以下，血小板减少不严重，PAIgG增高不明显，以及糖皮质激素有效者脾切除效果良好。此外，在选择手术指征时，术前可用核素检测血小板被破坏的部位，Najean报告222例本症患者用 ^{111} 铟标记血小板被破坏的部位，发现以脾破坏为主者，脾切除有效率高达93.4%，而在肝或脾以外脏器破坏为主者效果不佳。另有少数疗效不佳的病例，据信是因有副脾存在而手术时未能全部摘除之故，Maingot进行25例紫癜病患者的脾切除术，发现有副脾者多达10例。Schwartz认为脾切除手术的重要组成部分是寻找副脾，故欲求手术后获得最佳的疗效，手术时必须详细检查脾蒂、胰尾和大小肠系膜等处，发现副脾者应予一并切除，如行腹腔镜脾切除同样要注意副脾的寻找。必要时可用核素 ^{99m}Tc检测腹腔与盆腔等部位，了解副脾的位置或分布情况，便于术中寻找。脾切除术对继发性的血小板减少性紫癜虽有时也有一定疗效，但一般不宜作此手术，只有在其他疗法（包括病因疗法）无效的情况下，才可作为一种最后手段考虑行之。

二、先天性（遗传性）溶血性贫血

由于红细胞寿命的缩短，破坏加速，骨髓造血功能不能补偿红细胞的损耗，临床上因具有溶血和贫血的明显表现，称为溶血性贫血。溶血引起胆红素升高致出现黄疸时为溶血性黄疸。溶血性贫血按遗传因素存在与否分为先天性（遗传性）溶血性贫血与后天获得性溶血性贫血两大类。先天性（遗传性）溶血性贫血的发病原因主要是因为红细胞本身的遗传性内在缺陷，容易在单核-吞噬细胞系统内被破坏所致。此类贫血的发病机制基本上可分为：①血红蛋白病，如地中海贫血；②红细胞膜结构和功能异常，如遗传性球形红细胞增多症；③红细胞酶的缺乏，如6-磷酸葡萄糖脱氢酶缺乏症。此处仅简单介绍几种稍为常见的先天性（遗传性）溶血性贫血。

（一）遗传性球形红细胞增多症

【定义】 本症又名先天性（或家族性）溶血性黄疸，是一种常染色体显性遗传性疾患，常有明显的家族病史，男女患病率相仿。临床特征为贫血、黄疸和脾大，化验检查可见网织红细胞有持久增多，红细胞呈小圆球形且脆性增加。脾切除术对本症有良好疗效。

【病因和病理】 本病由于红细胞结构和功能异常，对钠离子的通透性增加，钠离子进入细胞内的速度加快且量也增加，但为了维持红细胞内离子浓度的恒定，红细胞膜的钠泵作用加强，以排出过多的钠离子，因而ATP消耗增加，细胞内糖酵解增加，但还不足以排出过多的钠，结果引起细胞渗透性肿胀，使表面积和容积之比下降，红细胞呈球形，可塑性降低，易在脾内滞留遭受破坏。此外，红细胞的细胞膜化学成分发生改变，影响细胞膜的稳定性，而造成红细胞形态改变，使红细胞呈球形，可塑性下降。正常的红细胞一般在0.44%~0.42%的盐水中方始有溶血现象，在0.32%的盐水中乃完全碎解；但遗传性球形红细胞增多症患者的红细胞往往在0.46%甚至0.50%的盐液中即开始溶血，在0.36%~0.34%的盐水中即完全碎解。这种不正常的红细胞在通过脾脏的髓质时极易被破坏，致患者常因红细胞被破坏过多而有贫血，因胆红素的产生过多而有黄疸；同时骨髓则有代偿性的增生旺盛现象，表现为幼红细胞性的再生过盛。

以前有些学者甚至推想本病的产生，可能同某种先天性的溶血素有关；但这种假说至今未能获得支持。因为：①在患者血清中并未找到过这个溶血素或抗体；②把正常人的红细胞输入家族性溶血性贫血患者以后(未切除脾脏)，其红细胞的存留时间并不缩短，相反如把患者的红细胞输给正常人，它却只能在正常人的循环中存留 4~15 天，可见病变不在血浆而在红细胞。脾脏切除之所以奏效，主要是由于去除了体内主要的破血场所。脾切除后虽然贫血和急性溶血现象不再发生，但球形红细胞和红细胞脆性增加的现象仍然存在，也可以支持病因在血细胞的学说。

【症状和诊断】 本病常发生在某些家族的几个成员或几个世代中。症状的开始时间及其严重程度有很大差别，有些病例在出生后不久即可见有贫血、黄疸，也有病例因症状轻微，直到成年后才被发觉，但大多在 10 岁以内发病。最常见的症状为自诉经常乏力和衰弱，面色黄悴；但有时亦可因急性溶血或骨髓再生不良而有寒战、发热、肝脾肿痛，以及衰竭、贫血、黄疸和尿色加深等现象。这些症状可偶尔出现，或在一年内发作数次，亦有同一家族内的几个患者同时发病者。有时情绪激动或偶发感染也可以成为发作诱因，出现再生障碍危象和溶血危象。在病情发作期间，脾脏往往显著肿大，肝脏一般也能扪及。由于红细胞大量破坏而胆色素产生过多，约 30%~50% 的患者可在胆道内形成结石，特别是年龄在 40 岁以上的患者并发胆石症的可能性较大。

本病的诊断依据大概包括下列各点：

(1) 家族史。

(2) 贫血、黄疸：贫血多为轻至中度。血清非结合胆红素增加，尿、粪中的尿胆素原和粪胆素原也有增多，但尿中无胆红素存在，故称无胆红素尿性黄疸。但如患者一旦并发胆石而有胆道梗阻现象时，则血中结合胆红素升高，而尿中也可有胆红素出现。

(3) 脾大：病情静止时脾大可能不明显，但在急性发作期可显著增大；病程较久而发作次数较多者，脾脏可以达到巨大的程度。

(4) 血液变化：一部分红细胞(20%~40%)直径较小而厚度较厚，在染色涂片中显得小而染色较深，即是所谓球形红细胞，是本病特点之一。红细胞平均直径较正常为小，细胞平均体积(MCV)和红细胞平均血红蛋白含量(MCH)大都正常，而红细胞平均血红蛋白浓度(MCHC)增高。网织红细胞常增多，大多在 10%~20% 之间，而在急性溶血发作后可高达 60%~70%。若干嗜多色性红细胞和少数正色性晚幼红细胞也能在周围血液中出现。红细胞的脆性有明显增加，可能在 0.50% 盐水中即已开始溶解，在 0.36% 盐水中已能完全溶解。

(5) 骨髓变化：呈正常幼红细胞再生过盛现象；骨髓中也可有球形红细胞发现。

(6) 如有家族史，外周血球形红细胞不够多(5% 左右)，则需做渗透性试验，温育后的渗透脆性实验，自溶试验等加以证实。

(7) 如无家族史，外周血球形红细胞不够多，则需借助其他较多试验，包括红细胞膜蛋白组分分析、基因分析等，并需除外先天性非球形红细胞溶血性贫血等才能确诊。

【治疗】 脾切除术对本症有显著疗效。脾切除后，虽然球形红细胞和红细胞的脆性增加现象并不能完全消失，但持续多年的贫血和黄疸大多可以很快好转，健康状况可以迅速恢复。由于本症如不予根治，患者迟早有可能发生急性溶血现象，或者并发胆道结石，致使病情变得复杂，手术的危险性增高，故多数血液学家主张对本症应及早行脾切除术。治愈率在 90% 以上，其余的患者也有一定的改善。

少数病例术后疗效不满意的原因，据信是有副脾存在而手术时未能完全摘除之故。文献中报道的病例在手术时发现有副脾者约有 30%~40%，故手术时必须将副脾除尽，才可获得满意疗效。另有部分患者合并有胆石症；如患者情况允许，应在脾切除的同时并行胆囊切除及胆总管切开引流，但如患者身体状况不佳(严重贫血，黄疸过深，一般情况很差)，也可以先切除脾脏，若干星期后再处理胆道系统结石。

对于脾脏已有显著肿大、并同膈肌或其他周围器官已有广泛粘连的病例，或患者的溶血性发作持续不断、手术不能再选择有利时机的病例，手术的危险性自然较大，有时手术死亡率可达 10% 以上。对于此等病例，应特别注意术前输血、术中止血和术后防治休克等措施。

(二) 遗传性椭圆形红细胞增多症

【定义】 本症的遗传方式与遗传性球形红细胞增多症相似，是一种常染色体显性遗传性疾患，两性均可受累，患者多为杂合子，纯合子发病往往较重。临床上多表现为轻度贫血、脾大、间歇黄疸，化验检查外周血中椭圆形红细胞一般在 25% 以上。脾切除有确切疗效。

【病因与病理】 类似遗传性球形红细胞增多症，主要与红细胞膜蛋白的异常，导致细胞骨架异常，红细胞容易衰老有关。

【症状与诊断】 患者常无症状，仅约 20% 可出现轻度溶血。仅少数病例因感染而诱发溶血危象，常有脾大，间歇性黄疸。部分可有胆结石，偶有小腿慢性溃疡。诊断的主要依据是外周血中椭圆形红细胞增多，在 25% 以上(正常人不超过 15%)，高者达 70%~90%，诊断价值更大。如有家族史，则可确诊。

【治疗】 无症状者可不予治疗，如有溶血、黄疸、脾大等症状，应行脾切除术。其疗效与原理同遗传性球形红细胞增多症基本相同。

(三) 地中海贫血

【定义】 本病又称海洋性贫血，是由于血红蛋白的珠蛋白链有一种或几种合成受到部分或完全抑制所引起的一组遗传性小细胞性溶血性贫血，特点为血红蛋白生成缺陷及红细胞的无效生成。血红蛋白分子中的珠蛋白由两对多肽链构成。正常成人的血红蛋白约97%为血红蛋白A(HbA),由一对α链和一对β链组成($\alpha_2\beta_2$),其余1%~3%为血红蛋白A_2($\alpha_2\delta_2$)与血红蛋白F($\alpha_2\gamma_2$)。血红蛋白的不同珠蛋白肽链是由不同的遗传基因控制。由于α珠蛋白基因的缺失或缺陷,导致α珠蛋白链合成减少或缺乏,称α地中海贫血;β珠蛋白基因的缺失或缺陷,导致β珠蛋白链合成减少或缺乏,称β地中海贫血。

【病因和病理】 β地中海贫血是常染色体共显性遗传。从遗传学上可分为两种类型:纯合子型与杂合子型。在纯合子型(重型),β珠蛋白链合成障碍,正常血红蛋白中唯一含有β链的HbA($\alpha_2\beta_2$)产生受到抑制,由于β链减少,多余的α链就与γ链或δ链结合,结果HbA减少,而血红蛋白F($\alpha_2\gamma_2$)与血红蛋白A_2($\alpha_2\delta_2$)明显增多;临床上产生典型症状。在杂合子型(轻型),β链合成障碍比纯合子型轻,血红蛋白F(HbF)与血红蛋白A_2(HbA_2)可有不同程度的升高,临床上表现为无症状的轻度到中度的小细胞性贫血。而溶血的机制则是,由于β链合成减少,α链的相对增多,未结合的α链自聚形成不稳定的复合体,在细胞内沉积,形成包涵体,使红细胞的可塑性降低,不能顺利通过微循环的毛细血管,尤其是脾脏。此外,细胞内包涵体沉积物引起细胞膜损害,影响其生理功能,使得红细胞寿命缩短,易发生骨髓内原位溶血或在外周遭到破坏。

α地中海贫血,由于α珠蛋白链合成障碍,β链与γ链合成正常,β链与γ链除了与少量的α链合成HbA与血红蛋白F(HbF)以外,剩余的β链组合成血红蛋白H(β_4),剩余的γ链组合成血红蛋白Bart's(γ_4)。根据不同的组合,α地中海贫血分为血红蛋白H(β_4)病、血红蛋白Bart病及血红蛋白H复合Bart病三种。由于α链合成受抑制,因而HbA、HbA_2、HbF含量减少。

【症状与诊断】 所有地中海贫血的临床特点都是相似的,但严重程度不一。重型β地中海贫血(Cooley贫血)时出现严重的贫血症状。其临床表现是由于贫血、显著增大的骨髓腔、输血和吸收性铁负荷过重引起的。表现为进行性贫血,体格发育迟缓,面容呆滞;肝脾大,可出现巨脾;骨髓增生过旺使颅骨变厚和额部隆起,形成特殊的"溶血性贫血面容";骨质疏松,常有病理性骨折;铁在心脏、肝脏沉积,则引起相应脏器的功能障碍;血液学的改变表现为小细胞低色素性贫血,血红蛋白常在60g/L以下,周围出现大量靶形红细胞,网织红细胞明显增多,骨髓涂片见红系细胞增生活跃;血清胆红素升高;X线颅骨及长骨摄片检查,可见颅骨及长骨髓腔增宽,骨质疏松,皮质变薄,颅骨呈短发状垂直条纹。

采用血红蛋白定量分析法,对确定地中海贫血的类型有意义。如在纯合子型β地中海贫血HbF通常增加30%~90%,HbA低于40%,甚至为0。HbA_2的增加是杂合子型地中海贫血的诊断依据。在α地中海贫血,HbA_2和HbF的百分比一般正常,其诊断往往靠对小细胞性贫血其他原因的排除。当血红蛋白电泳上显示迅速移动的HbH或Bart碎片时,便可诊断为HbH病。

【治疗】 学者对脾切除治疗地中海贫血的意见不尽一致。近年随着经验的积累,发现脾切除对重症患者还是有益的,可改善这类患者的症状,缓解病情,减少输血次数,提高生活质量。中国医学科学院北京协和医学院血液病医院(血液学研究所),对29例血红蛋白H病患者进行了脾切除治疗,术后Hb平均升高35g/L(5~70g/L),并且术前血红蛋白越低,术后上升越明显,但如果Hb在80g/L以上,则脾切除意义不大。此外脾切除还可增加红细胞寿命。他们的经验是,有下列情况者可考虑行脾切除术:①脾脏明显肿大伴有脾功能亢进;②输血量大而效果差;③ ^{51}Cr红细胞寿命缩短,脾肝比值>2;④年龄在3岁以上为宜。他们还对部分β地中海贫血也进行了脾切除治疗,但疗效不如血红蛋白H病。

三、原发性中性粒细胞减少症

【定义】 本症为一临床综合征。周围血液白细胞计数低于4.0×10^9/L称为白细胞减少症。白细胞减少症最常见是由中性粒细胞减少所致。中性粒细胞绝对计数低于$(1.8\sim2.0)\times10^9$/L称为粒细胞减少症;低于$(0.5\sim1.0)\times10^9$/L称为粒细胞缺乏症。同时红细胞和血小板却无特殊变化。临床上常表现为急性发热、衰竭、口腔和咽喉(或皮肤)有溃疡性或炎症性损害;粒细胞缺乏症,常伴有严重的难以控制的感染。

【病因和病理】 按粒细胞动力学和病理生理,中性粒细胞减少症的病因可分为四大类:

(1) 骨髓损伤:正常成人每日在骨髓内生成大量的中性粒细胞,约10^{11}个以上。这些细胞在进入周围血液前可在骨髓贮存池内逗留5天左右。由于某些致病因素直接损伤骨髓导致粒-单核细胞集落生成单位(CFU-GM)数量或质的异常或使造血功能障碍,常是中性粒细胞减少多见的原因:①药物引起的损伤。能致中性粒细胞减少的药物一般有两类:(A)大剂量药物经常能引起白细胞缺乏症者,如氮芥类、乌拉坦、叶酸或嘌呤拮抗物等;(B)偶尔能引起白细胞缺乏者,如止痛药物(氨基比林)、抗甲状腺药物(硫尿嘧啶及其衍生物)、磺胺类药物、抗组胺药物(pyribenzamine)、抗结核药物(异烟肼、对氨基水杨酸、氨硫脲等)、氯霉素等。②化学毒物及放射线、化学物苯及其衍生物、二硝基酚、砷、铋等对造血干细胞有毒性作用。X线、γ线和中子能直接损伤造血干细胞和骨髓微环境,造成急性或慢性放射损害,出现粒细胞减少。③免疫因素。自身免疫性粒细胞减少是自身抗体、T淋巴细胞或自然杀伤细胞作用于粒系分化的不同阶段,致骨髓损伤,阻碍粒细胞生成。常见于风湿病和自身免疫性疾病时。某些药物为半抗原,进入敏感者体内与粒细胞膜蛋白结合或与血浆蛋白结合成完全抗原,吸附于粒细胞表面。这些完全抗原刺激机体产生相应的抗粒细胞抗体IgG或IgM。当重复用药时引起粒细胞凝集和破坏。这称之为免疫性药物性粒细胞缺乏症。引起免疫性粒细胞减少者与用药剂量无关。④全身感染。细菌感染如分枝杆菌

(特别是结核分枝杆菌)及病毒感染如肝炎病毒等。黑热病后并发中性粒细胞减少也比较多见,可能是继发的脾功能亢进表现,也可能是锑剂治疗所致。⑤异常细胞浸润骨髓。肿瘤骨髓转移、造血系统恶性病及骨髓纤维化等造成骨髓造血功能的衰竭。⑥细胞成熟障碍、无效造血如叶酸和维生素 B_{12} 缺乏,影响DNA合成。骨髓造血活跃,但细胞成熟停滞而破坏于骨髓内。某些先天性粒细胞缺乏症和急性非淋巴细胞白血病、骨髓异常增生综合征、阵发性睡眠性血红蛋白尿也存在成熟障碍,而致粒细胞减少。

(2) 周围循环粒细胞分布异常:进入血管内的中性粒细胞仅1/2在循环池内,即随血流循环,另外1/2的中性粒细胞紧贴于毛细血管和毛细血管后小静脉的内皮细胞(边缘池),不随血流循环,故不能在白细胞计数时被检测到。循环池与边缘池之间的粒细胞可相互转换。注射肾上腺素或应激状态下,粒细胞可由边缘池迅速转入循环池,使粒细胞计数明显增高。如边缘池内粒细胞量相对大量增加,可造成假性粒细胞减少,此时粒细胞的生成和利用均正常。全身感染及过敏反应时可引起反应性的获得性假性粒细胞缺乏症。

(3) 血管外组织内的粒细胞需求增加,消耗加速:粒细胞在血管内一般仅数小时(半数逗留期为6小时)即游移至血管外而进入组织,执行其防御及清除"废物"的功能,约1~2天死亡。严重感染时机体调节失常,且中性粒细胞上与血管内皮细胞上的一些黏附分子被炎症介质所激活,使白细胞易于黏附于血管壁并穿越内皮细胞迁移至组织。最终仍可见血液内有短暂的粒细胞减少。自身免疫性粒细胞减少和脾亢患者粒细胞的消耗可超过了骨髓内的生成能力,可发生粒细胞减少。

(4) 混合因素:如慢性特发性粒细胞减少症、周期性粒细胞减少症等。临床上,上述三类白细胞减少常混合存在,宜注意分析。

原因不明的原发性中性白(粒)细胞减少症临床上并不多见。通常认为是脾功能亢进的一种表现,故有时称为脾源性中性白(粒)细胞减少症。脾功能亢进导致中性白细胞减少的原理,各家意见不一。有人认为脾脏对血细胞有高度隔离和吞噬作用,因此粒性白细胞的减少仅是脾脏对之有选择性的异常破坏的结果,而骨髓的增生则是代偿性的。也有学者则认为脾脏能产生某种内泌素或体液因素,抑制骨髓,使某种细胞的成熟和释放受阻,因此周围血中的某种细胞即显著减少。在动物实验时,脾脏的提炼物经注射后能引起白细胞减少现象,似可支持此说。

【症状和诊断】 本病常见于中年人。临床过程可以有急性、亚急性、慢性或周期性之分,但其主要症状则不外脾大、白细胞减少以及因抵抗力减弱后所致的急慢性感染。急性型者发作突然,每有寒战,继以高热、全身倦怠,在起病24小时内即可在口腔、咽峡、阴道、直肠和肛门等平时有细菌滋生之处发生坏死性溃疡,上面覆有褐黄或绿黑色假膜。肝、脾偶尔能被触及。此等患者因对细菌的抵抗力极差,不仅上述溃疡发展迅速,且易于发生脓毒症或败血症,患者大多在短期内死亡。疲倦、外伤、月经等情况可能为急性发作的诱因。

慢性型者症状可不甚明显,仅表现为一般的衰弱乏力,消化不良,咽喉疼痛,口颊溃疡,时常发热等现象,而脾脏则经常有中度至极度肿大,白细胞计数可锐减到 2.0×10^9/L以下,尤以中性粒细胞下降显著,常低到20%以内。肾上腺素试验常呈阳性反应,即在注射肾上腺素后,脾脏会缩小而中性粒细胞有暂时增多。

周期性粒细胞减少症以反复周期性粒细胞减少伴全身乏力、发热及轻度感染为其特点,大多数患者于婴儿期即起病,也可起病较晚。可累及家庭中几个成员。发作期约4~14天,间歇期12~35天,症状可完全消失。

骨髓粒细胞贮备功能测定,用致热原,如初胆烷醇酮、脂多糖及泼尼松(或氢化可的松)可了解粒细胞的释放功能;在个别免疫性粒细胞减少症患者,血清中可出现白细胞凝集素,有辅助诊断意义;测定血清和骨髓中的溶菌酶可了解粒细胞的生成情况。

骨髓可呈轻度发育不全或增生。幼红细胞和巨核细胞系统大致正常,但比较成熟的粒细胞(包括分叶核粒细胞、带状核粒细胞、晚幼粒细胞和中幼粒细胞)则有显著缺少,所见的粒系细胞仅为原始和早幼粒细胞,故以往称此现象为"成熟障碍型骨髓象"。当病情好转时,中幼细胞和较成熟的粒性白细胞可次第出现。

【治疗】 原发性或脾源性粒性白细胞减少症施行脾切除的疗效,约80%良好。患者在术后可以恢复健康,血象也恢复正常;惟手术前应给予大量抗生素,以控制感染和预防化脓,手术时应注意除去一切可能存在的副脾,以免影响疗效或再度复发。

因继发性脾大而产生的中性粒细胞减少症,脾切除后白细胞数虽也可能恢复正常,但对引起脾大的原发病变并无助益,故是否应行脾切除需慎重考虑。

不伴有脾大的其他粒性白细胞缺乏症,脾切除显然无益。对于此等患者的治疗原则,不外:①立即停服可能作为病因的一切药物;②输血、输骨髓,或注射核苷糖(肌内注射10ml,每日四次)、叶酸,口服碳酸锂等,以促进骨髓内粒性白细胞成熟和生产;③皮下或静脉内滴注基因重组人粒系生长因子,诱导造血干细胞进入增殖周期,促进粒细胞增生、分化成熟、由骨髓释放至外周血液,并能增强粒细胞的趋化、吞噬和杀菌活性;④给予大量抗生素以控制体内感染,从而使骨髓有再生机会,必要时也可试用ACTH或可的松,可能减轻毒血症反应并刺激白细胞再生;⑤在骨髓衰竭为粒细胞缺乏的原发病因,并排除了免疫介导所致的症状严重者可考虑异基因造血干细胞移植治疗;⑥其他一般的支持疗法,如卧床休息、口腔卫生、输液和营养等。

四、原发性全血细胞减少症

全血细胞减少症的患者,其红细胞、白细胞和血小板均有减少,但各种血细胞减少的程度则并不一定相同。此种情况有时亦为脾功能亢进的一种表现，且较之单纯的粒性白细胞减少症更为常见。

脾性全血细胞减少症的临床病象因患者不同程度的贫血、白细胞减少及血小板减少而有差别：贫血的表现是衰弱、无力、心悸、气促等症状；白细胞减少的结果可致反复感染、经常发热以及黏膜或皮肤的慢性溃疡；而血小板缺乏则可导致出血性紫癜或黄疸等症状。不同患者不仅症状表现有所不同，且其病情的轻重缓急也可有很大差别。除上述症状外，脾脏常有肿大；周围血象经常可见不同程度的贫血、白细胞减少和血小板减少，骨髓涂片检查则显示有血细胞普遍增生旺盛的现象，而细胞的种类则无异常。

脾切除术对全血细胞减少症也有良好疗效；术后血象可迅速恢复正常，病情也可逐渐好转。

五、继发性溶血性贫血

临床上常见的溶血性贫血大多是后天性的，其发生溶血的原因可能是多方面的，如药物中毒、细菌或寄生虫感染、恶性肿瘤、严重烧伤、网织红细胞增多以及机体因免疫功能紊乱产生自身抗体（即所谓自身免疫性溶血性贫血），均可造成溶血现象。这种患者虽然也都有贫血、黄疸和脾大等症状，但其红细胞的形态多属正常，脆性亦无改变，更无家族遗传史，故非先天性溶血性贫血。

自身免疫性溶血性贫血是因血液中或红细胞表面附有异常的自身抗体才引起过度的溶血。根据抗体与红细胞作用时所需的温度不同可分为温抗体型与冷抗体型两种。温抗体型一般在37℃时最活跃，主要是IgG，少数为IgM，为不完全抗体，临床上多见；而冷抗体型在20℃最活跃，一般为IgM，临床少见。这种抗体对自体红细胞最具破坏性，而对异体红细胞则破坏性较小。部分温抗体型自身免疫性溶血性贫血适合于脾切除，其主要原理是脾切除去除了抗体的产生场所。脾切除的指征：①药物治疗无效或长期用药停药后复发者；②合并血小板减少（Evans 综合征），应用皮质激素治疗效果不满意者；③ ^{51}Cr 核素体表测定，红细胞主要在脾脏破坏者；④单纯 IgG 型 Coombs（直接抗人球蛋白）试验阳性者，脾切除效果好。国内外文献报道，脾切除的有效率一般在60%左右。冷抗体型自身免疫性溶血性贫血，红细胞的破坏主要在血液循环或肝脏中，不适宜行脾切除治疗。

六、类脂质增多综合征

类脂质代谢障碍时，异常量的类脂质在机体的网状内皮细胞或其他组织中沉淀，产生所谓类脂质增多综合征。由于沉淀的类脂质种类不同，沉淀的地点和产生的症状也有差别，临床上可将其分为下列三种。

1. Gaucher 病 本病是一种罕见的家族性疾病，因类脂质的代谢障碍，在网织红细胞内有大量脑苷脂（cerebroside lipoidosis）贮积，致患者肝脾皆有肿大并常有继发的出血和贫血症状，皮肤有色素沉着，骨质也常有特殊的变化。因 Gaucher（1882）首先描述此病，故名。

本症是一种罕见疾病，但文献报道有一个家庭中的同一代人曾有4人同时患此病者，惟本病不会累及一代以上。患者以女性为多，男女之比约为1∶2~3；多发于儿童或青少年，但亦可起始于婴儿期或成年期。

本病的发病一般都很隐晦，病程很长，有发病后存活20年以上者，但病程一般属进行性。小儿患者有时可以发病较急，因神经系统的出血而有颈项强直、集合性斜视、角弓反张等症状，可于短期内死亡。青年或成年型病例则起病缓而病程长，多数病例因脾脏的进行性肿大而有累赘感，或因脾梗死而有剧痛，然后才来就医。肝脏也可有肿大；此在成年患者，肿大一般不快，也不会肿得很大，尤其是在脾切除后可维持在稳定状态，历时若干月乃至若干年不再继续增大；但在童年，则肝脏往往肿得很快，且可以肿大到几乎占有腹腔的大部。皮肤常因色素沉着而呈棕褐色，特别是头颈、手、小腿等暴露部分最为明显。骨骼病变则大多见于股骨下端，有时也可累及股骨外科颈及脊椎骨。病变骨骼的直径常有增大，外层骨质变薄，许多地方的骨质呈稀疏或凝集现象，因此X线摄片上呈斑点状。患者有时有鼻出血、齿龈出血、皮肤紫癜等现象；但贫血的程度一般并不严重，血象往往正常或仅有轻度的低色素性贫血，白细胞和血小板则可能有减少。

诊断除上述临床特征外，尚应从骨髓、肝脾或淋巴结等组织中寻找所谓 Gaucher 细胞以证实之。此种细胞呈圆形或梭形，大约20~80μm，有一个或多个小而偏心性的细胞核，内含多量的角糖脂（kerasin），系脑苷脂的异常代谢产物，经 Marllery 苯胺蓝染色后，细胞质内可见有许多波浪形的原纤维；Gaucher 细胞不能为 Smith- Dietrich 染脂法着色，是可与 Niemann-pick 细胞相区别。脾脏或肝脏穿刺活检取材行细胞培养，如能证明葡萄糖基脑苷脂酶缺乏，则可进一步证实诊断。

本病至今尚无满意疗法，患者多死于进行性贫血、急性出血、并发肺炎或肺结核，或者死于恶病质。输血、补血药、放射治疗等的疗效均不佳。唯一值得一试的是脾切除，因其可以减轻脾功能亢进的不良影响，改善贫血并制止出血。40岁以上的成年患者脾切除后效果较好，术后可存活至十几年以上，但患者如为儿童或少年，则脾切除后病变仍可侵入其他重要脏器如肝、肺等处，一般也很少能生存5年以上。

2. Hand-Schüller-christian 病 本症一般先有进行性网状内皮细胞增生，然后才有继发的胆固醇沉积和纤维组织增生，形成一种充脂性的肉芽肿病变。常可累及颅骨底垂体区，但蝶鞍及垂体本身、眼窝骨、上下颌骨，以及颞骨的乳突和岩部皆可被累，此外骨盆、股骨及内脏偶尔也可被累及。

典型的病例有三个特征：即尿崩、眼球突出和头颅及其他膜性骨的不规则凿缘缺损；此外，脸面和躯干皮肤上可有小黄疣，肝脾及淋巴结可有轻度肿大，骨髓病性贫血、白细胞和血小板减少等现象也可能发生,但一般并不严重。血液内的胆固醇可能正常或稍增加。碱性磷酸酶在骨骼有广泛病变时也可能增加。骨髓内可找到特殊的肉芽肿,含有充脂性巨噬细胞、淋巴细胞及酸性白细胞。

本病病程缓慢,可能迁延数年,有时并能缓解,但最终的预后仍严重。在病变局部用深度X线治疗或大量应用ACTH、肾上腺皮质激素后,有时可以暂时抑制病变的进展,脾切除对本病则大多无益。

3. Niemann-Pick病 本病因有内在的类脂质代谢紊乱,故内脏器官的单核-吞噬细胞系统皆可被累而有神经磷脂(sphingomyelin)沉积,形成所谓Niemann-Pick细胞,为诊断本病的依据。此等细胞呈圆形、椭圆形或多角形,大约20~80μm,含有1~2个细胞核,其细胞质内含有许多透明小滴,作蜂窝状,呈阳性脂染性反应。

本病罕见,且仅见于婴孩,尤以女婴为多。其主要症状为进行性的消化障碍和营养不良,肝脾大,腹部膨胀,皮肤上常有棕褐色的沉着斑块,身体和智力的发育皆显著迟滞。本病进展较速,病婴罕能生存至2年以上,衰竭和偶发感染常为死亡的原因。脾切除对本症无益,最多亦仅能使继发的脾功能亢进症状有极短暂的好转。

(戴朝六)

第九节 脾切除术

一、全脾切除术

(一) 择期的开腹全脾切除术

脾脏疾患大多以全脾切除术为其唯一疗法。由于脾脏的髓质极为脆弱,不耐缝线结扎缝合,所以即使脾脏上有一小裂伤,只要已深入髓质,亦以径行脾切除较为安全;因脾脏的包膜虽或可缝得较为满意,但其髓质的流血不易制止,有形成包膜下血肿及继发性出血的危险。由于脾脏对身体的健康并非完全必要,故对脾脏的脓肿或良性肿瘤也多行脾脏全切除术,而脾脏的部分切除并没有被多数外科医生所认可与掌握。

脾切除术的最大危险是出血,因脾切除而死亡的病例也几乎都是死于出血。导致出血的原因很多,就技术操作方面而言,或由于:①脾脏与周围组织有较紧密的粘连,致在钝性分离粘连时创面可能有较多的渗血,尤其是门静脉高压症患者,其脾脏与膈肌的粘连中往往已有较大的血管形成,钝性分离此种粘连时更可能引起严重出血;②巨脾症患者在将脾脏提出腹外时,或因脾膈韧带和胃脾韧带太短,或因脾组织太脆,使脾包膜撕裂而有出血,尤其是巨脾的上极要从单纯的腹部切口中提出时,上极脾膜被撕裂的可能性更大;③脾蒂中的血管本身比较脆弱,稍微过度牵拉就可以导致血管的破裂出血。故在行脾切除术时,对上述步骤(分离粘连、提出脾脏、处理脾蒂)均需审慎从事,万不可粗鲁大意,致遗后患。一旦出血在无意中发生,通常可用左手的拇指和示指立即按住脾蒂血管暂时控制出血,同时果敢地设法继续分离粘连,提出脾脏,再用血管钳夹住脾蒂血管以获得永久止血。遇有意外出血时,可用两个手指在脾蒂部捺住血管控制出血确切有效。至于立即用血管钳盲目地夹住脾蒂,则有伤及胃壁、胰尾或附近小肠和结肠等器官的危险,亦非可取之法;不果敢地继续游离脾脏并将它提出腹外,企图在脾脏仍然深陷在脾窝内的情况下彻底止血,也是困难而不实际的想法。胃脾韧带或脾结肠韧带中的小血管出血可以个别结扎;脾横膈间的粘连过多且密者,应考虑改用胸腹联合切口,在直视的手术野中进行分离,其余凡属游离脾脏时所致的膈面出血,提出脾脏时可能发生的包膜裂伤或脾蒂血管的损伤,最可靠的止血方法是用手指捺住脾蒂血管后,把脾脏迅速游离并提出创口外予以切除。

脾切除术的另一意外危险是胃壁、胰尾、小肠或结肠、左侧的肾上腺或肾脏等其他脏器的损伤,尤以胃大弯或胰尾损伤之机会较多。此等器官损伤后如未能及时发现并作适当处理,术后有可能引起严重的并发症,甚或危及患者生命。故在脾切除时如手术野暴露不佳,或手术野被血湮没而致视野不明时,切忌盲目用钳止血,以免夹伤其他组织,也不应该切断任何未经辨明的组织,以免造成无法挽救的损害(如结肠中动脉损伤)。

由于脾切除术时出血的危险经常存在,故术前备好充分的血源,做好静脉穿刺或切开的输血准备,以便需要时立即可以进行输血,是属必要。胀大的胃泡对手术野的暴露障碍颇多,故在术前进行胃减压,并将导管留在胃内直至手术完毕,亦属有利。此外,满意的麻醉,适当的切口,良好的照明,对于脾切除术的成败均有重要影响。

脾切除术简单的像切除一条单纯的阑尾,困难的也可能是腹部外科手术中最困难的手术,故术者思想上必须做好一切准备,行动时则需细心而又果敢,方可获得最大的成功。

【适应证】 脾切除的适应证前已分别论及,兹再归纳如下:

1. 脾脏本身的疾患

(1) 外伤性或自发性的脾破裂,和手术时所致的脾意外损伤。

(2) 有症状的游走脾,或已并发脾扭转者。

(3) 脾脏脓肿,或罕见的脾特殊性感染如结核、梅毒等。

(4) 脾脏的寄生虫性囊肿,或非寄生虫性囊肿而有症状者。

(5) 脾脏的良性瘤或原发性肉瘤。

(6) 脾动脉瘤。

2. 脾功能亢进症

(1) 原发性血小板减少性紫癜症。

(2) 先天性溶血性贫血。

(3) 原发性中性粒细胞减少症。

(4) 原发性全血细胞减少症。

(5) 继发性血小板缺少性紫癜(选择病例)。

(6) 后天性溶血性贫血(选择病例)。

3. 充血性脾大(Banti 综合征)

4. Gaucher 病

5. 其他适应证

(1) 为胃癌和食管下端癌作根治性切除时,如脾脏与肿瘤有黏着,常需将脾脏连同肿瘤一并切除。

(2) 因胰体或胰尾肿瘤或其他病变而需作胰体、尾切除时,也常需将脾脏一并切除。

(3) 结肠脾曲部位的癌切除时,如癌已与脾脏粘连,也需同时切除脾脏。

(4) 其他继发性巨脾症,因在腹内过于累赘,或因脾脏的存在而影响原发病的治愈时,也可以考虑行脾切除术(如黑热病、疟疾等)。

【禁忌证】 下列各种情况一般认为是脾切除的禁忌,须请血液病专家会诊决定:

1. 骨髓硬化症　有骨髓硬化现象者,其造血功能据认为多已转移至脾脏,脾脏切除遂为禁忌。但这不是绝对的,当脾大造成严重的不适或疼痛,或者出现较严重贫血(Hb<90g/L),血小板严重减少($<20\times10^9$/L),或出现门静脉高压症表现,也可考虑行脾切除。脾切除可以改善患者的全身与局部症状,但未必能增加术后生存期。

2. 白血病或淋巴母细胞瘤　此等患者即使并有巨脾症,一般亦不适宜切除;但在伴有脾功能亢进的病例,表现为全血细胞减少或溶血性贫血者,有时也可考虑作脾脏切除。

3. 红细胞增多症。

4. 恶性贫血。

5. 霍奇金病。

6. 其他因急性感染或热带病而有继发性脾大的患者,除非并有明显的脾功能亢进,一般均不应作脾切除。

【术前准备】 视病变的情况和脾切除的性质而异。

(1) 因脾破裂而行紧急的脾切除者,术前治疗主要是对抗休克,进行输血或补液,最好使收缩压恢复或维持在100mmHg上下。

(2) 因脾脏本身的其他疾患而行脾切除者,术前准备与其他的腹部大手术相同。

(3) 因脾功能亢进而行脾切除者,除一般的准备外,应特别注意血液学方面的详细检查(包括红细胞计数、白细胞总数和分类、网织红细胞计数、血红蛋白测定、平均血细胞容积、容积指数和色素指数等的测定和计算、血小板计数、脆性试验、凝血酶原时间、DIC 指标等),同时还必须进行骨髓检查。只有确证骨髓的造血功能是属正常或亢进者,脾切除才可获得良好疗效,必要时应请血液学家会诊决定。

(4) 因充血性脾大而行脾切除术者,除上述各种检查外,还须进行各种肝功能检查,以了解肝脏损害的程度。如考虑在脾切除后再行脾肾静脉吻合术者,还需进行分侧肾功能试验,特别需要保证右侧肾有良好功能。

其他的术前准备与一般大手术同,预先准备好随时输血的条件,适当地注射抗生素以控制感染,进行胃肠减压等,均属必需。

【麻醉】 一般选择气管内插管全身麻醉。硬膜外麻醉也较为常用,由于其操作简单、安全,肌肉松弛满意,无论城市和农村,均可适用,但对脾功能亢进血小板减少病例则禁用。对巨脾患者,尤其是估计脾周围粘连较多的“老脾”,应首选作气管内插管麻醉。

【体位和切口】 体位取决于切口,而切口之选择又取决于脾脏的大小、估计粘连的多少以及有无内出血等情况而定。切口是否合适,能否提供良好暴露,对手术的成败难易有很大影响。

常用的切口有下列几类:

(1) 上腹部纵向切口:正中切口、左正中旁切口及左经腹直肌切口,自肋缘至脐下3~5cm处止。这类切口可以迅速进入腹腔,供一般探查之用,因此适用于有内出血症状的患者。若术前未能肯定出血来源,可作正中切口;若已肯定是脾破裂,可作左正中旁或经腹直肌切口。通常脾破裂的患者其脾脏多不很大,因此不难从左正中旁或经腹直肌切口提出腹腔外。中等大小的脾脏切除,也可经由上述切口进行,必要时还可将切口横向延长成“⊢”形,以增加暴露。

(2) 左上腹斜切口:切口沿左侧肋缘进行,自剑突左缘开始,距肋缘约2~3cm直至左腰部为止。切口也可先从剑突左旁的正中旁切口开始,至纵行切开约7~8cm后再弯向左侧,沿左肋缘切开至左腰部为止(Cole,1942)。这类切口对中等大小的脾脏暴露良好,尤其是对体态肥胖或估计脾脏粘连较多者是属有利。Cole切口即使为充血性脾大患者行脾切除和脾肾静脉吻合术,也常能提供满意的暴露。

(3) 横切口:在两侧第9肋软骨顶端之间作横切口,切断两侧腹直肌,既可以暴露脾脏又可以暴露胆道,对先天性溶血性黄疸患者是属有利;但对一般的脾大患者似无优点。

(4) 胸腹联合切口:对过于巨大的脾脏,或脾脏固定不移、估计脾周围粘连较多者(特别是与横膈之间的粘连),胸腹联合切口有其优点;因此时横膈可以完全切开,整个脾脏可获最好的暴露。但该切口创伤大,目前已很少应用。

总之,对脾破裂患者的急诊手术,左经腹直肌或左正中旁切口最为有利;对一般的巨脾症及脾功能亢进患者,经腹直肌切口比较常用,必要时可再作横切口(L形)以增加暴露,Cole的肋缘下切口也能提供满意的暴露;目前由于各种多功能拉钩的应用,门静脉高压症的巨脾症,即使周围粘连严重,也极少考虑胸腹联合切口。

【手术步骤】 脾切除术的操作步骤,依据脾脏的大小、脾蒂的长短、粘连的多少、尤其是是否伴有破裂出血等紧急情况,基本上可以有两种不同的方式:

对于一般的巨脾症患者,由于脾脏充血肿大,脾周围粘连可能较多,如企图直接将其提出创口外径行脾蒂结扎和切断,不仅技术上较为困难,且有时有引起包膜破裂的危险。对于此种脾脏,通常应先结扎脾动脉以减少脾脏充血的程度,切断脾脏的各个韧带特别是脾肾韧带以增加脾脏的活动度，然后再将脾脏提出创口外，切断和结扎脾蒂血管并切除脾脏。脾动脉的先行结扎可使脾切除术时减少失血约 300~500ml，对整个机体是属有利；且脾动脉结扎后脾脏体积显著缩小，脾质也可变得比较柔软，在以后的操作中可以减少破裂的危险，是一个十分重要的步骤。

对于已伴有内出血的脾破裂患者，由于腹内有多量积血，即使连续吸引亦不能保持手术野的无血状态；特别是情况比较危急的患者，有时也不允许花太多的时间来清除积血、暴露和结扎脾动脉，然后再按正规的办法切断韧带、提出脾脏并最后切断脾蒂。事实上，有时因继续出血致视野不明，暴露脾动脉是属不可能，而脾破裂患者的脾脏通常也并不过大，即使有粘连也不致密。因此，对于一般的脾破裂患者，进入腹腔以后应争取首先将脾脏提出腹腔切口外，然后立即在明视下用钳夹住脾蒂血管并切除脾脏；腹腔内积血的清理、其他脏器有无并发损伤的检查，应在脾脏已经切除，脾蒂血管已经妥善结扎以后进行。万一脾脏周围粘连过多，一时不易提出腹外，也应先用手指捺住脾蒂血管以暂时止血，然后再适当地分离粘连并提出脾脏，不应拘泥于正规的办法企图先行结扎脾动脉。

为巨脾症作正规脾切除的步骤如下（图 11-5）：

1. 通过适当切口进入腹腔迅速彻底地检查肝脏、胆囊和胆道、胃和十二指肠、胰腺或其他脏器，以免遗漏其他病变，影响术后疗效。有先天性溶血性黄疸者应特别注意胆道内有无结石；其他的脾功能亢进患者应注意有无副脾存在。

2. 结扎脾动脉方法有二：一为分开肝胃韧带，在腹腔动脉分支处即脾动脉的根部结扎，注意脾动脉是腹腔动脉三个分支的中间一支，勿错将胃左动脉误作脾动脉结扎。另一法切开胃脾韧带在胰腺上缘找出脾动脉然后结扎之。

通常采用后一方法结扎脾动脉；因脾动脉在胰腺上缘的位置较之腹腔动脉分支处表浅，剥离较易，且胃脾韧带的切断是脾切除术的一个必要步骤，此时切开可以省得以后操作不像在结扎脾动脉根部时既要切开肝胃韧带，又要切开胃脾韧带，显得重复而费事。在进入腹腔略作探查后，首先切开胃脾韧带，注意结扎其间的胃短血管，然后将胃大弯和胃底部向右上方牵开，暴露胰腺的体尾部，就可以很容易在胰腺上缘按搏动位置找出脾动脉加以双重结扎。

作此步操作时，下列各点须加注意：

(1) 如因胃脾韧带较厚且与后腹膜贴得较紧，一时不易找到正确平面进入小腹膜腔时，是需耐心寻找，必要时可通过胃横结肠韧带进入小腹膜腔，然后再切开胃脾韧带。

(2) 胃脾韧带的切开愈彻底愈好，不仅能使胰腺和脾动脉的暴露更加良好，且以后在游离和提出脾脏时也更加容易，故胃脾韧带最好在此时能完全切开，直至脾脏上极。

(3) 胃脾韧带的上端部分很短，切断韧带时注意勿伤及胃壁。

(4) 脾动脉居胰腺上缘，可借其搏动而探得；又脾动脉是在静脉上方，常呈屈曲状，而脾静脉则一般较直，挑选动脉的屈曲处予以分离，可使分离较易、又不致伤及脾静脉。有的脾动脉位于胰腺组织背后，预先游离结扎较为困难，此时不必勉强，可待脾脏游离后于脾门处分束处理即可。

(5) 对有些体型瘦长的患者，于腹膜后可触及左肾动脉的搏动，应避免将其误认为脾动脉而予以结扎。

3. 游离脾脏　阻碍脾脏使其不能提出腹壁切口外的组织有两种：一是脾脏与周围组织间的粘连，如脾脏与前腹壁、侧腹壁，特别是与膈肌之间的粘连；二是脾脏固有的韧带，如胃脾、脾结肠、脾膈、特别是脾肾韧带。故在企图提出脾脏以前，必须先分离脾周围的粘连，并切断各个脾韧带。

脾脏与前腹壁或侧腹壁之间的粘连通常可在明视下以锐法切断。其与膈面之间的粘连则一般仅能以手指作钝性分离；如粘连不紧密，一般不难用手沿脾脏侧面插到脾脏上极与膈面之间将粘连离断。但此时术者必须心中有数，手上有准，切勿对过紧的粘连强行扭断，以免撕伤膈肌或撕破脾脏而引起大出血。如因脾脏上极与膈面间的粘连过于紧密而不能钝性分离时，应改作胸腹联合切口切开膈肌，再在明视下以锐法逐步切断膈肌与脾脏间的粘连；有时须考虑作包膜下之脾切除术，甚至不得不放弃脾脏的切除术。

然后依次切断脾结肠韧带及脾肾韧带的后页和上缘（胃脾韧带在脾动脉结扎前已完全切断）。上述韧带依次切断后，略加钝性游离即可使脾脏自其原处脱位并提出腹外，但在脾肾韧带后侧页和上方未完全切断以前，如试图强行翻出脾脏，有导致脾脏破裂的危险，是需引以为戒。膈面粘连已经分离、脾脏已经托出脾窝以后，膈下脾窝内应即填塞大块热盐水纱布垫，可起到压迫止血的作用。

4. 切断脾蒂　胃脾韧带和脾肾韧带的后页切断后，连接脾脏的组织仅剩脾肾韧带的前页，是称脾蒂，其中含有脾动静脉及其分支，以及随着脾动静脉一齐伸入脾门的胰尾。此时整个脾脏已完全提出至腹壁切口外，故脾蒂不难在明视下予以切断，而整个脾脏即可被切除。切断脾蒂前，为免误伤胰尾，应先将胰尾与脾蒂血管分离，紧贴脾脏用直角钳或胸科钳分束处理脾蒂血管较为妥当（二级脾蒂处理法）。分束结扎法或所谓二级脾蒂离断法，该方法的解剖学基础是 70% 以上脾动脉的终末分支属分散型，在距脾门约 2.1~6.0cm 处发出两或多支次级血管（脾叶或脾极动脉），所以在脾门处存在 1 个或多个疏松间隙，通过这些间隙切断结扎脾蒂确切可靠，残端缺血坏死组织少。而且在寻找间隙的过程中已推开胰尾，胰漏发生率很低。须注意的是，脾动脉终支起源与脾静脉属支汇合点不尽相同，因此操作时认清解剖层次非常重要，避免使用暴力而引起出血。术者拇指在前，示指在后紧贴脾门寻找间隙，结扎后切断血管，以防不测。另外，门静脉高压症的患者脾门处有许多侧支血管增粗迂曲，即便集中型脾动脉的周围也会出现多条血管束，同样应采用分束结扎法进行脾蒂处理。亦有采用自动切割闭合器（如 Echelon60）来处理脾蒂，但费用较贵。

正确处理脾蒂血管，是脾切断术成败的重要关键之一，不少病例于术后发生致命的继发性出血，皆由脾蒂血管的

11

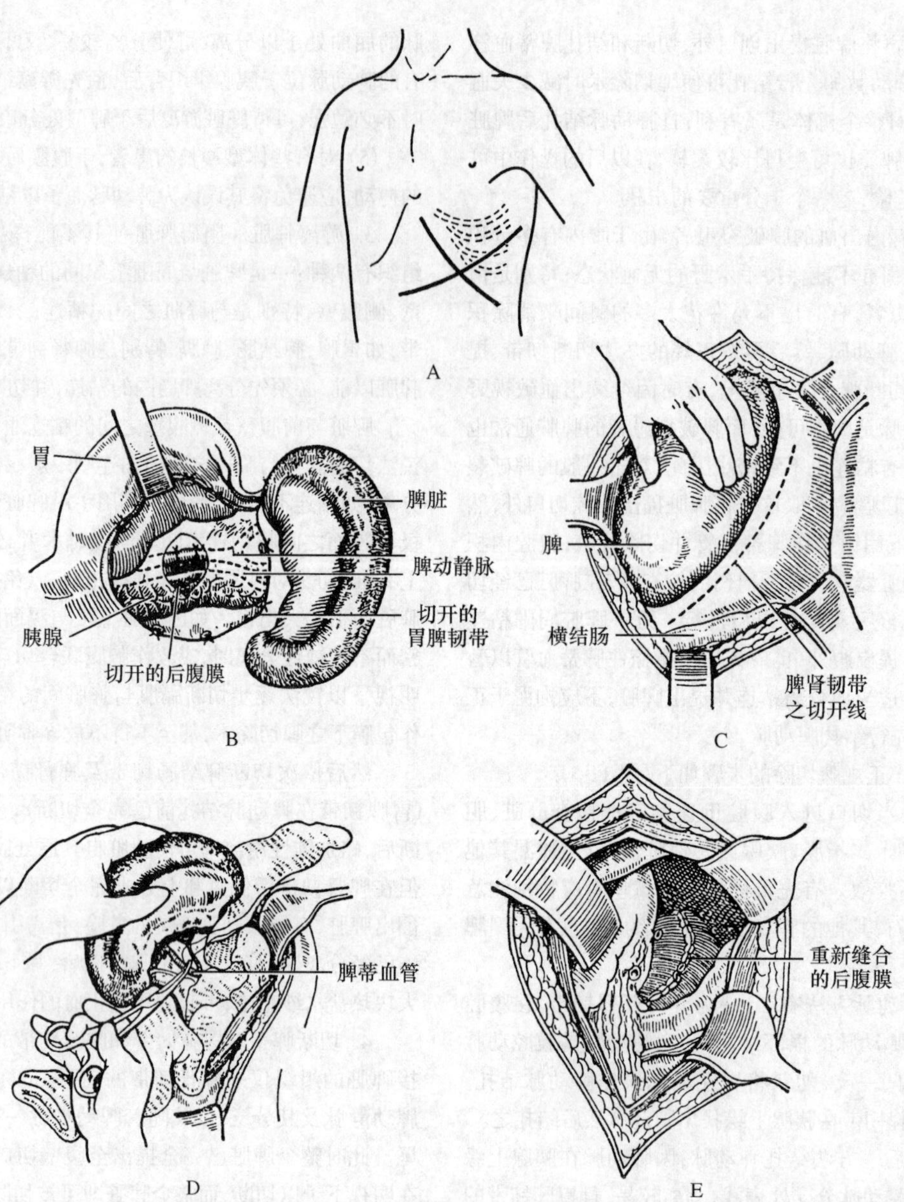

图 11-5 择期的开腹巨脾切除术

A. 示皮肤切口的位置。常用者为左季肋下斜切口，或为胸腹联合切口；后者根据脾脏的大小，自第 7、8 或 9 肋间进入胸腔；B. 进入腹腔后首先切断脾结肠韧带，游离脾脏下极，继之尽量切断胃脾韧带，分别结扎其中的胃短血管。如此即可充分暴露小腹膜腔，并可在胰腺上缘扪得脾动脉的搏动。图示后腹膜已切开，脾动脉（在脾静脉之上缘）已游离结扎；C. 脾动脉结扎后脾脏明显缩小。图示脾脏向右牵引，暴露并切断脾肾韧带后页；D. 脾肾韧带后页切断后，即可暴露脾蒂血管。图示脾蒂血管个别游离结扎之状。脾蒂血管的个别游离结扎，不但止血可靠，且无损伤胰尾之虞；E. 脾蒂血管个别结扎切断后，仅需将脾膈间的粘连略加游离，即可将标本移出腹腔。图示标本切除后后腹膜（脾肾韧带之切缘）创缘重新缝合之状。以后即可依法缝合胸、腹壁切口

处理不善所致。处理脾蒂时最可能犯的错误有下列几点，结果皆可引起危险的继发性出血而在当时则可能不被立时发现：

(1) 当脾韧带已被完全切断且脾脏已被提出至切口外时，如不加注意，巨大的脾脏本身可引起脾蒂的过度牵拉致使脆弱的脾静脉破裂出血；破裂地点可能是在以后切断血管处的近端，而在脾脏尚未被切除前，因血管被继续牵拉之故，也可以虽有破裂而出血不明显，但在脾脏切除后（有时是在腹腔已缝闭或患者已回病房以后），才又有出血的症状出现。

(2) 脾蒂较宽或组织较厚者，如仅用血管钳钳夹，则在结扎时靠近钳叶两端的部分组织有脱出的可能，实际并未

被结扎在结扎线之内；当时虽因血管已被暂时压窄而不出血，以后将不可避免地发生继发性出血。在结扎线打结时，如助手将钳子的一端翘得太高，特别是钳子夹得不很牢固时，更易发生部分组织脱出血管钳的可能。

(3) 通常大血管的结扎切断习惯采用三钳法；切断在最远端一把血管钳的近侧端，而结扎时则应在最末一把血管钳的近侧作单纯结扎，在中间一把血管钳的近侧作缝贯结扎，两道结扎线至少应相距约 0.5cm。在巨脾症时，静脉有时可扩张至 2cm 以上的直径，管壁亦十分菲薄。假定在结扎时不注意上述原则，缝贯结扎不是做在单纯结扎的远端，则缝线在血管壁中穿过之处（缝贯结扎时是属难免）有可能发生血管壁的裂伤出血。

为避免脾蒂处理不善而引起的继发出血事故，应强调的是：在处理脾蒂时慎勿使累赘的脾脏牵拉过甚，致引起脾静脉破裂出血；每一把血管钳所夹的组织切勿太多，以免部分组织在结扎时滑脱在缚线以外；较粗血管的处理必须注意无挫灭结扎（先结扎，后上钳切断），在缝贯结扎的近端还应有一道单纯结扎，两道结扎线至少应有 0.5~1.0cm 距离，使缝线在血管壁中穿过之处不致发生撕裂出血。这些虽然都是外科操作上的基本原则，但稍一不慎就可发生意外事故，所以有重加申述的必要。近年笔者则常采用 4-0 普理林线连续缝合脾蒂残端，也有不少术者应用切割闭合器离断脾蒂，效果均较为确切。需要注意的是，应用切割闭合器离断脾蒂时，对于胰尾肥大覆盖脾门者，需要认真小心分离待有足够空间后操作，以免损伤胰尾。

5. 切除脾脏，回收脾血　巨脾患者大多有继发性贫血，脾切除后利用回收的脾血进行自身输血，既可以改善贫血现象，又可以节省输血负担，实为一举两得。脾切除后，可由助手立即将脾脏放在一块消毒洞巾上，脾门对准洞巾孔，下置容器，器内有枸橼酸钠溶液；放松脾蒂血管钳后，脾血即可自动流出，一般巨脾可得鲜血 300~500ml。此回收的鲜血经过滤后即可输给患者，一般无不良反应；但收取回血时不可将脾脏加以挤压或按摩，以免有脾髓碎屑混入血中。更不要使用挤拧纱布而得到的血液，因其红细胞往往被破坏，输入后有害无益。

6. 清理腹腔，放置引流，最后缝闭腹壁　脾脏被游离且被提出创口外进行切除时，在膈肌下的脾窝内通常应填塞热盐水纱布垫一块，以制止渗血。脾脏切除和脾蒂结扎后，即可取出纱布垫，重新检查膈面上和脾床上有无渗血或明显的出血点，并根据不同情况采用单纯结扎、缝贯止血、电烧灼、止血海绵填塞等不同方法处理，务期获得满意的止血为止。有副脾存在者，此时应全部切除。后腹膜所余的赤裸创面，不需要常规缝合，惟主张在脾窝内放置一条胶管引流。放置引流管有两个作用：①可及时引出渗血，使其不至积聚在脾窝内形成血肿，以免术后有长期发热或形成脓肿之虞；②万一有较大的继发出血，可被早期发现，不至因抢救不及时而危及患者生命。作胸腹联合切口者，胸腔也应放置引流管作负压吸引约 2~3 天。腹壁缝合如常法，若患者贫血过甚或有腹水存在者，还应酌情应用减张缝线。

（二）腹腔镜下脾脏切除术

脾脏位于左上腹深部，开腹手术必须要有较大的切口，而腹腔镜手术具有视野好，并有扩大视觉的效果，此外脾切除不需要重建与吻合等腔镜下高难度操作，可谓是腹腔镜手术的良好适应证。自 1990 年实施第一例腹腔镜脾切除术以来的 20 余年时间内，腹腔镜下脾脏切除术在国内外已经较为广泛地开展，并成为特发性血小板减少性紫癜（ITP）、遗传性球形红细胞增多症或自身免疫性溶血性贫血等血液疾病的首选术式，近年则不断向脾良性肿瘤、脾囊肿、脾脓肿、脾动脉瘤和外伤性脾破裂等拓展。但对于门静脉高压症脾功能亢进及恶性病变（如恶性淋巴瘤）的脾大等由于手术风险较大或需要病理检查，目前尚不是首选；而重要脏器功能不全、凝血机制不佳、上腹部手术史伴有粘连者，以及脾栓塞后广泛梗死或脓肿形成的病例则不宜使用该技术，而合并休克的外伤性脾破裂则应属腹腔镜脾切除的禁忌证。

【术前准备】 基本与开腹脾切除手术相同，但需要注意以下几个方面：

(1) 特发性血小板减少性紫癜（ITP）、遗传性球形红细胞增多症或自身免疫性溶血性贫血等血液疾病应该请血液内科会诊，对血小板严重减少的患者，准备血小板悬液，可在手术当天输注，使其维持在 $50 \times 10^9/L$ 以上。ITP 患者术前给予 γ- 球蛋白。

(2) 必要时行增强 CT（有条件者可行 3D-CT）检查，了解脾脏的大小，脾动脉、脾静脉的走行及周围侧支循环情况，综合评估手术本身的价值、出血的风险和术者的技术水平，决定是否适合选择腹腔镜下脾切除手术。对脾脏巨大（重量超过 1kg）或周围侧支循环丰富者，则需慎重，还是行开腹或手助腹腔镜下脾切除术较为安全。

(3) 手术器械准备，如超声刀（ultrasonically activated device，USAD），能量平台，血管闭合器（如 LigaSure™），用于处理血管的自动切割闭合器（如 Echelon60）等。术中用 CO_2 持续气腹方法，气腹压力维持在 12~14mmHg.

【麻醉与体位】 一般采用气管内插管全身麻醉。通常采用右侧或半右侧卧位，如能应用多功能手术台（magic bed）则更为理想，术中可以根据需要调整体位，脾脏则可在重力的作用下移动，能拓宽视野，便于操作。

【切口】 腹腔镜观察孔位于脐左侧，操作孔沿左肋缘分布。首先于脐左侧采用开放法插入直径 10mm 或 12mm 的 troca。然后于剑突下插入 5mm troca.。其他两根 troca 则分别在左肋缘下锁骨中线和左肋缘下腋前线插入。

【手术步骤】

1. 游离脾脏　脾周韧带的分离，一般用超声刀由脾下极开始，依次离断脾结肠韧带、脾肾韧带、脾膈韧带和脾胃韧带，仅留脾蒂待进一步处理。如脾膈韧带较短，分离所有的脾周韧带困难时，可在分离脾结肠和脾肾韧带后先处理脾胃韧带，再分离余下的脾周韧带。除了门静脉高压症的患者，脾周韧带的分离几乎碰不到粗大的血管，应用超声刀绰绰有余，膜性部分甚至可以用剪刀直接切断，仅在处理脾胃韧带切断胃短血管时可考虑使用Ligasure血管闭合系统，文献报道其可闭合直径7mm以内的血管，但在实际操作过程中，切不可对如此粗大的血管封闭后置之不理，应该再用止血夹予以夹闭。

2. 处理脾蒂 脾蒂的处理方法较多，目前多采用处理血管的自动切割闭合器(如Echelon60白色钉仓)离断脾蒂，其操作简易、安全，但费用较高。若自动切割闭合器仅能夹闭脾蒂的一部分，则有可能因仅部分切断脾脏血管而导致大出血，因此尽可能在游离脾周韧带后，修整脾蒂结构，达到可一次性夹闭脾脏血管后，再行操作。要领是，不要盲目插入自动切割闭合器，应紧贴脾脏在脾蒂上缘可看清吻合器尖端的情况下插入、切割(图11-6)。在切割后继续夹闭15~20秒左右再放开，仔细查看残端有无出血。当然也可采用开腹脾切除术时的二级脾蒂离断法，在脾门将脾动静脉分支分别用钛夹或可吸收夹夹闭后离断，避免大块集束结扎，可有效地防止胰尾损伤，减少术后胰漏和脾热的发生率。为方便暴露二级脾蒂，在游离脾脏时可保留脾膈韧带和脾胃韧带上部用作牵拉，在处理完脾蒂后再离断。在分离二级脾蒂时操作必须轻柔，认清解剖层次，小心分离脾门血管，切不可使用暴力以免引起出血。

3. 取出标本，放置引流 将脾脏放于标本袋中，直视下剪碎脾脏，经扩大的脐部切口，将标本袋边缘拉出切口外，再分次取出脾脏。标本袋必须结实可靠，以免破裂后脾组织腹腔内种植，影响手术效果。再次确认创面止血效果，于膈下放置引流管，缝合12mm的troca插孔。

【注意事项】 ①腹腔镜脾切除术过程中要注意副脾的寻找，如发现副脾应予一并切除；对单纯脾囊肿则未必需要

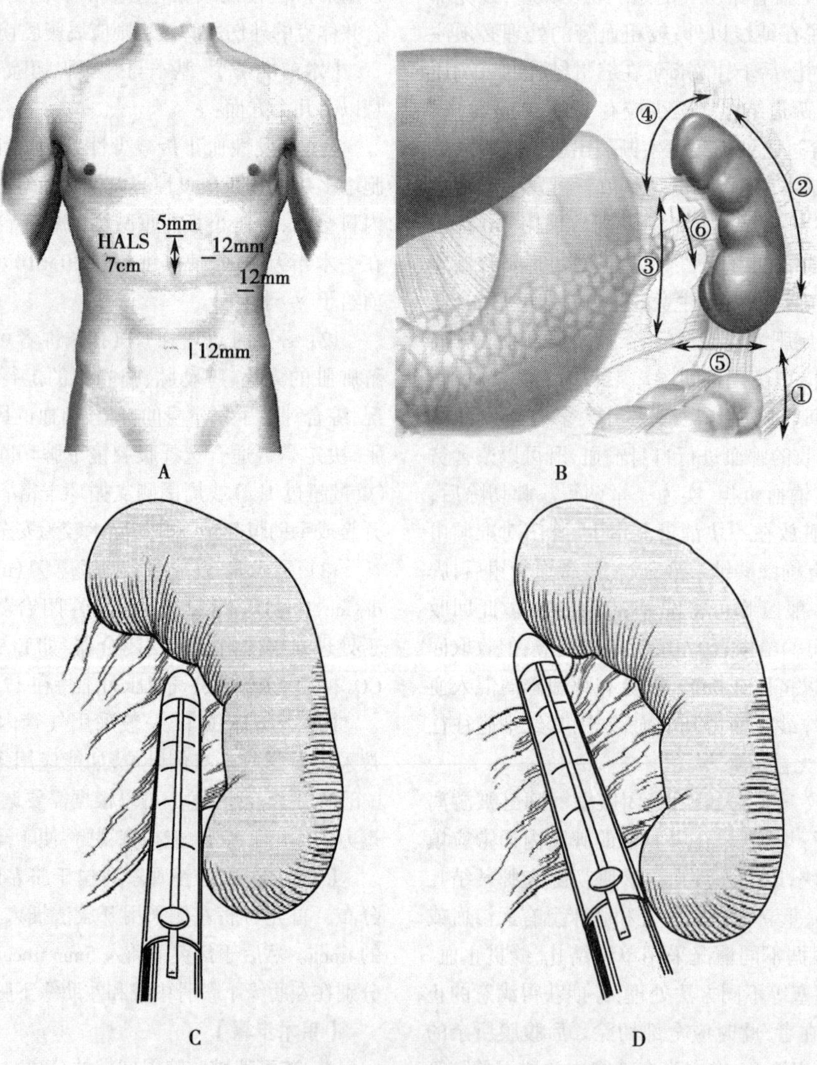

图11-6 腹腔镜脾切除术

A. Troca位置(HALS：手助腹腔镜手术)；B. 脾周韧带分离顺序；C. 自动切割闭合器处理脾蒂，如脾上极未充分分离，贸然切断容易引起大出血；D. 脾门充分已充分游离，可一并处理。(注意：分离脾上极时，需将其分离至可从外侧看见内侧插入的钳子或切割闭合器尖端的程度；脾蒂的上下径较长，可先处理脾下极血管再用自动吻合器对脾蒂行一次性切断处理)

行脾切除术，行开窗引流简单有效，复发率低，同时保留了脾脏的功能，可作为首选术式。②在游离脾周韧带的过程中，如果韧带增厚且有较多的侧支循环，可选择血管切割闭合器离断。③对巨脾或者脾动脉栓塞后粘连严重的患者，应考虑选择手助腹腔镜下脾切除术(HALS-splenectomy)，便于控制出血。④腹腔镜一旦发生出血，视野马上变得灰暗，此时术者首先应冷静应对，可先用纱布压迫止血。⑤脾脏被摸损伤出血则多可应用氩气刀等凝固止血。⑥脾门或周围侧支发生大出血时，腔镜下止血往往比较困难，此时需要术者见机行事，必要时须果断中转开腹，首先用手控制脾门，出血多可得到控制。脾切除完成后，侧支循环的出血往往自行停止或减少。⑦腹腔镜脾切除未必能减少诸如门静脉系统血栓形成等较为严重的并发症，切不可因患者"快速康复"出院而疏于预防或治疗。

(三) 紧急的脾翻出切除术

有内出血情况存在者，通常不允许在脾脏充分游离并提出腹腔前，先正规地结扎脾动脉；脾脏较小、脾蒂较长、活动度又很大的脾脏，也不需要先行结扎脾动脉，而可以直接将脾脏提出腹外，径行脾切除术(图 11-7)。

1. 切口 一般通过左侧的正中旁切口或经腹直肌切口进行。对出血部位不肯定的病例也可先作上腹部正中切口，经检查为脾破裂出血者再横向延长切口呈"⊢"形。

2. 探查 进入腹腔后，有内出血者应首先尽快地将腹腔内的积血吸出。这些血可以暂时储存，但不应立即输入，需待进一步检查证明确无其他空腔脏器破裂时，才可以经过滤后输给患者。脾破裂较大且尚在继续出血者，不易获得完全干净的手术野，术者不应多浪费时间去作清除腹内的全部积血，而应立即用手沿脾脏的外侧面伸入，探查脾周

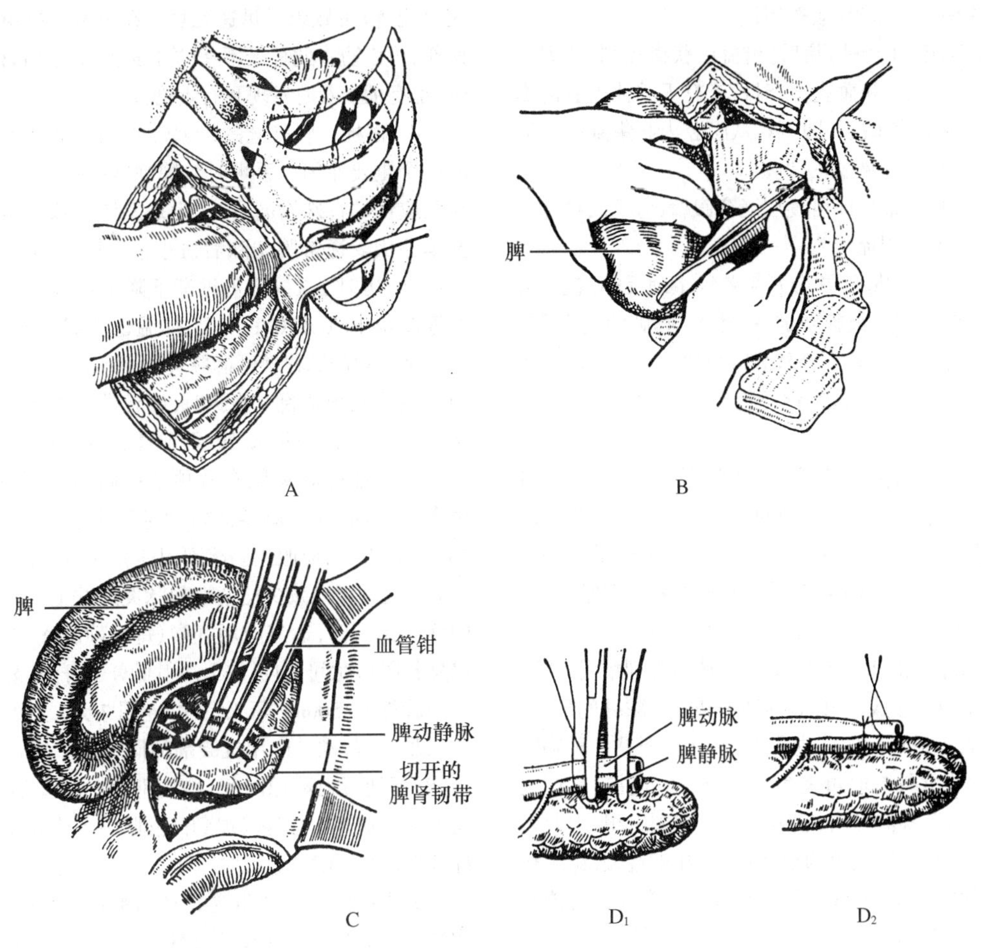

图 11-7 紧急的脾翻出切除术

A. 通过左上腹的经腹直肌切口进入腹腔，术者右手托住脾脏的上极和后外侧面，将脾脏掏出至腹腔外；B. 将脾脏翻出腹壁切口，脾窝内用热盐水纱布垫填塞，以帮助膈面止血；C. 切开脾肾韧带后页，分离脾蒂血管，用三把血管钳将其钳住后，在紧贴脾门的血管钳的近端切断血管，留二把血管钳仍夹在血管上；D. 一并缝贯结扎脾蒂血管；第一道结扎线为近侧的单纯结扎(D_1)，第二道结扎线为远侧的缝贯结扎(D_2)。事实上，凡属紧急脾切除术，只要脾脏可以掏出至腹壁切口外，脾蒂的切断(包括胃脾韧带和脾肾韧带)可借三钳夹切法一次完成，不必如正规脾切除法的需要分别切断胃脾韧带和脾肾韧带。惟用三钳夹切法切断脾蒂时，应尽可能靠近脾门，并尽力防止胃壁和胰尾的损伤

11

围有无血块存在，并依次扪摸脾脏的后外侧面、上下极和脾门等处，有裂伤者一般不难觉察；同时并可试探脾脏的活动程度。

3. 切除 一旦脾破裂的诊断确实，脾脏活动度也较大者，即可用手掌托住脾脏的上极和外侧面，将其掏出腹腔外，随即在明视下用血管钳夹住脾蒂，并按常法逐步切断之。注意此时脾蒂包括胃脾韧带和脾肾韧带，如脾脏并不过大，脾蒂血管并不太粗，韧带又较长且易于钳夹者，在紧急的情况下也可以将这两条韧带组织一并夹住，不必像正规的脾切除一样将胃脾韧带和脾肾韧带分别切断。

如内出血情况仍在继续，而脾脏因韧带的束缚不能立时掏至腹外者，应迅速用左手拇指和示指捺住脾蒂血管，同时适当切开脾肾韧带的后页，至脾脏能被掏出至腹外为止。以后即可进行脾蒂的钳夹、切断和结扎。

在作此种紧急切除时，应特别注意勿伤及伸入脾门的胰尾，以及邻近的胃壁和结肠等组织。

4. 清理腹腔 脾脏切除后，出血已获得控制，随即可以清理腹腔中的积血和血块，同时检查有无其他内脏的损伤。如并无空腔脏器破裂，即可将从腹腔内收集到的血液输给患者，使血压迅速恢复正常。

5. 缝合腹壁 最后即可逐层缝合腹壁，对于此种脾切除，一般可以不需要引流。

【并发症】 脾切除后常会发生各种生理反应，包括暂时性贫血、血小板和白细胞增加等，已于“脾脏的生理”节中阐述。除上述各种“生理”变化外，脾切除后还可能发生若干“病理”性的并发症，轻者会延长住院日期，重者甚至可危及患者生命。

1. 发热 一般大手术后的所谓“反应热”，高不过38℃，时间最长约3~5天，即可逐渐恢复正常。但脾切除后的体温有时可高达39℃以上，而最突出的是发热的时间较长，有时可延续2~4个星期，然后才逐渐下降至正常，发热的原因也多不能肯定，且非应用抗生素所能奏效。

导致脾切除后长期发热的原因，可能有下列情况：①脾窝内渗血和血肿的形成；②腹腔内感染和膈下脓肿的形成；③采用胸腹联合切口后的胸内积液，实际上即是一种胸膜炎；④切断的肋软骨有时可发生软骨炎，亦可引起长期发热；⑤胰尾损伤有胰液渗出，刺激或腐蚀周围组织，引起发热；⑥脾静脉炎和静脉血栓的形成；⑦结扎束过大，组织坏死吸收引起的吸收热；⑧脾切除后免疫功能紊乱也可能是发热的另一重要原因。

脾切除后，粘连面的渗血是属难免，这不仅将使一般吸收热的时间显著延长，还由于血肿的形成而有进一步发展为膈下脓肿的可能，故及时引出脾窝内的渗血是一个重要措施。巨脾症切除后，常规地放置引流管，并将其接到负压吸引器上，以低负压持续（或断续）吸引24~48小时，保证脾窝内无积血，有明显的大出血时也可及时发现，认为是一个值得推荐的办法；自应用负压吸引以后，术后长期发热的情况已较少见。其次，在非必要的情况下避免应用胸腹联合切口，减少胸腔方面的并发症，也可以减少发热的机会。

2. 腹腔感染 腹腔内感染本身也是导致术后长期发热的一个原因。术后常规引流既可避免血肿形成，有感染及渗液发生时也可及时引出而避免了膈下脓肿的产生。

感染之所以发生，除有血肿为其先驱外，胃肠道的损伤，以及胰尾的被切断或结扎，都是感染发生的直接原因；因此手术时小心细致，避免损伤上述组织，对预防感染有重大意义。对长期发热的患者，膈下脓肿的机会很大，必须及时作出诊断并予以适当处理。

3. 出血 此处仅指术后的继发性大出血，而非创面的一般渗血。

术后的继发性大出血最为危险，其原因已如前述，均因脾蒂血管在切断或结扎时有技术上的错误所造成。此种出血有时在缝闭腹腔前尚未被发现，至术后方有严重的血压下降和明显的内出血现象，最严重者（如脾蒂血管结扎线的完全脱落）可致患者迅速死亡。在手术时严肃对待和认真操作，可以防止此种最不幸的并发症；而术后常规放置引流管，也有助于及时发现和有效抢救。

4. 血栓 脾静脉的栓塞性静脉炎也是术后长期发热的一个重要原因。手术时对脾静脉的损伤，手术后血小板有反应性的特殊增高，被认为是发生栓塞性静脉炎的两个基本原因。通常脾切除后血小板一般仅增高至（300~500）$\times 10^9$/L，历时1-2周即可逐渐下降至正常。如果血小板持续增高至1000×10^9/L以上，体温也长期不能恢复正常者，即应疑有脾静脉栓塞性静脉炎的可能。一旦栓塞蔓延到门静脉主干或肠系膜上静脉时，患者常有高热、腹痛、白细胞增高，有时并出现腹水、腹泻、血便、黄疸等症状。

栓塞性静脉炎无有效预防措施；对一般脾功能亢进患者在术前、术后避免注射大量维生素K，当血小板升至500×10^9/L时，应服用肠溶阿司匹林片（40mg，每天2~3次，口服），或者可以减少栓塞性静脉炎的发生率。一旦有可疑的症状出现时，适当应用肝素（每日静脉滴注1~2万单位）以延长凝血时间，也可皮下注射低分子肝素，静脉滴注低分子右旋糖酐（500ml，每天一次，连用7天），当可防止栓塞的进一步发展，惟在应用抗凝剂的同时必须每日测定其凝血功能，不使凝血酶原时间（PT）超过正常值的两倍，以免反而引起出血。对已经发展到门静脉主干或其属支的栓塞性静脉炎，目前无有效疗法。

5. 胰漏 有刻意胰尾损伤的患者，术后需要注意引流物的量与形状，监测引流液淀粉酶，延长引流时间。必要时应用奥曲肽等抑制胰腺分泌，并需预防感染，可考虑引流管冲洗。胰漏大多可自行愈合。

6. 脾切除后凶险性感染（overwhelming postsplenectomy infection，OPSI） 被认为是一种临床综合征。自1952年，King和Shumaker报告100例行脾切除的儿童中，有5例术后发生凶险性感染，其中3例死亡，脾切除后的感染问题才引起人们的关注。脾切除后与感染有关的主要危险因素包括：脾切除的年龄、原因以及脾切除后间隔的时间。儿童发生OPSI的危险性要明显大于成人；患血液病而行脾切除者OPSI的发病率要高于因外伤而行脾切除者；脾切除后终生均有发生OPSI的可能，但60%~70%发生于术后2年内，儿童更是如此，也有报告在脾切除后25年发生的。Singer通过对文献上2795病例的回顾性分析，发现外伤性脾切除后，其发生严重感染的相对危险性为正常人的58倍；因球形红细胞增多症而行脾切除者则为正常人的70~140倍。最近有报告显示球形红细胞增多症脾切除后发生败血症的危险性为每1000人·每年0.73。Holdsworth在对1952—1987年的5902例脾切除患者的回顾性研究中发现，小于16岁的儿童中OPSI的发生率4.4%，在成人为0.9%。1988年我国学者回顾性调查了1978例脾切除中，有29例发生败血症或OPSI，总发病率为1.5%，其中血吸虫病脾切除组和外伤性脾切除组败血症或OPSI的发病率分别为0.56%和0.83%。另有一组报告119例小儿血液病行脾切除后，OPSI的发病率为10.08%。恶性肿瘤患者腹部手术中的意外脾切除，及应用免疫抑制剂、放疗、化疗均可明显增加脾切除后OPSI的发病率。OPSI的死亡率很高，术后2年内发生的OPSI的死亡率达60%~80%，是正常情况下感染死亡的50~200倍，明显区别于其他感染。

OPSI最常见的致病菌是有荚膜的细菌，如肺炎双球菌占50%~90%，与之相关的死亡率达60%。其次为流感嗜血杆菌、脑膜炎球菌及A型链球菌，约占25%。其他细菌如狗咬伤后的犬咬噬二氧化碳细胞菌（*Capnocytophaga canimorsus*，DF-2）感染亦能引起暴发性的败血症，尚有许多很少引起注意的微生物包括B型链球菌，肠球菌属，沙门菌属，支原体等。

典型的OPSI的临床表现特点是发病急、进展快，病程短，发病初期可有短暂的发热、不适、肌痛、头疼、呕吐、腹泻、腹疼等非特异性前驱症状，这些症状可以非常轻微，而未引起足够的重视，但病情快速发展，随之出现严重败血症，或化脓性脑膜炎的症状与体征，感染性休克，无尿，也可有抽搐、心源性休克的表现。一般没有局部感染的证据，此发展过程常伴发弥散性血管内凝血（DIC）。部分患者可出现严重的低血糖，并出现华-佛综合征（Waterhouse-Friderichsen syndrome）表现，尸体解剖有肉眼可见的双侧肾上腺出血。有的患者因肢体坏疽而需要截肢以挽救生命。OPSI的总体死亡率约为50%~70%，死亡患者中约50%是死于症状出现后48小时内。在经抢救存活的患者中，除了因有坏疽而截肢者外，还有因脑膜炎或化脓性骨髓炎而并发的耳聋，及继发于心内膜炎的心肌供血不足。

OPSI病情凶险，死亡率高，关键在于预防。对脾外伤患者，在“保命第一，保脾第二”的原则指导下，不要轻易切除脾脏，尤其应重视青少年脾外伤的保脾问题。对无脾或脾功能低下者要时刻警惕发生OPSI的可能性，积极开展各种预防措施。对OPSI的治疗原则是按照严重感染性休克进行处理。患者入院后应入ICU室进行严密的监护并根据病情做一些必要的处理。需要强调的是对疑有发生OPSI的患者，切不可为获得某项检查如血培养的证实而耽误治疗。患者入院后立即采血送细菌学培养的同时，应马上进行经验性的抗生素治疗。应用高效、广谱抗生素。近年有报告如能早期积极有效治疗，OPSI死亡率可降至10%左右。

二、部分脾脏切除术

无论是外伤性脾破裂切除手术或病理性脾切除手术中，切除失去活力的脾组织或病变部分的脾组织，统称为部分脾脏切除术。部分脾切除术包括规则性部分脾脏切除术与非规则性部分脾脏切除术两种。前者是根据脾脏的血管分布规律，在预先处理病变部分的血管后，再行相应脾段、脾叶或半脾的切除。规则性脾切除的手术难度要较全脾切除术与非规则性脾切除术难得多。实际上，作为临床医生，了解与熟悉脾脏的血管分布规律与规则性部分脾切除的相关知识是需要的，但刻意追求所谓的规则性，既没有必要，也不现实。因为临床上患者的外伤或病理脾脏的病变多超出理论上的解剖界线，更何况在手术过程中，要搞清脾门血管的分布情况，待出现清晰界面之后再行手术往往很困难，尤其在脾外伤出血的情况下，没有多少外科医生愿意在出血未有效控制的情况下，有耐心去解剖脾门部的血管。因此根据外伤脾脏或病理脾脏的实际情况，决定脾脏的切除范围，更为实际。

【应用解剖】 脾脏的血管有节段性分布之特点，此为脾脏规则性切除的解剖学基础。脾动脉一般在距脾门1~2cm发出分支，即所谓的脾叶动脉或脾极动脉进入脾脏，少数距脾门约4~5cm处，甚至6cm处发出分支。

在脾门处脾动脉多呈Y或T型分为脾叶动脉（脾动脉的Ⅰ级分支），其分支形式有四种类型，即一支型、二支型、三支型与多支型，其中二支型最为多见。每支脾叶动脉分为1~3支的脾段动脉（脾动脉的Ⅱ级分支），通常与脾的纵轴相垂直进入脾脏，分别供应相应的脾段（图11-8）。根据脾叶与脾段血管的分布规律，可将脾脏分为若干叶与段，其中以二叶四段型最为多见，其他如二叶三段型、二叶五段型、三叶四段型、三叶五段型等均少见。二叶即两支脾动脉将脾脏分为脾上叶与脾下叶两部分。脾上、下两叶又各分为两段，即脾上叶分为脾上极段和脾中上段，脾下叶分为脾下极段和脾中下段。与肝脏、肾脏等相类似，脾脏的各叶、段均有相应的动脉供应与静脉引流，而叶、段间存在无血管或少血管区，这就为规则性脾脏切除术提供了解剖学上依据（图11-9）。即先在脾门部处理结扎拟切除脾叶或段的血管，相应脾叶或段就会因血运障碍而变色，在与其相邻的脾叶或段间出现一分界线，该分界线即为无血管或少血管区，可沿该平面切开、分离脾实质，切除外伤或病变的部分脾脏。

【适应证】 部分脾切除的适应证主要是部分脾外伤与脾脏的良性肿瘤，在前已有论及，可归纳如下：

(1) 脾外伤：Ⅱ、Ⅲ度脾脏损伤，采用缝合、修补或生物胶粘合止血等无效者。如脾脏上部或下部深而大的裂伤、

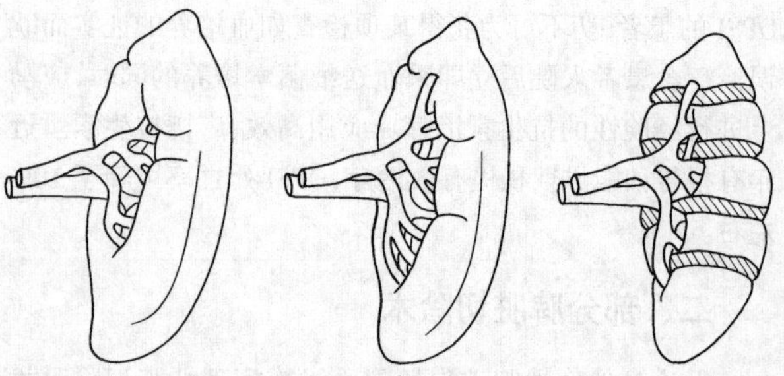

图 11-8 脾脏的血管分支与分段

A. 示脾门部血管分支呈 Y 形；B. 示脾门部血管分支呈 T 形；C. 根据血管的分支类型脾脏的分段情况

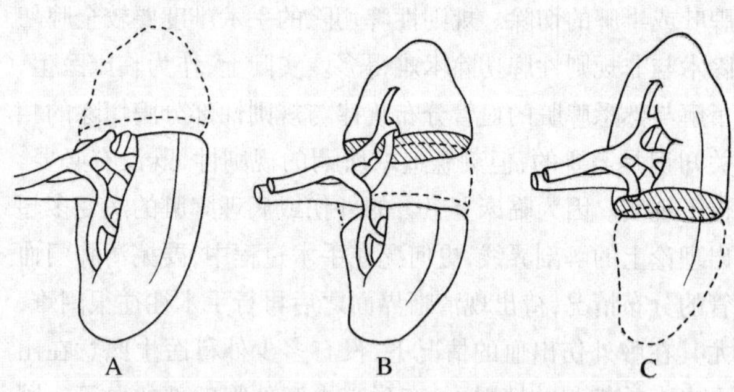

图 11-9 根据脾脏血管分布的脾段切除范围

星芒状或粉碎性损伤；脾脏上部与下部均有重度损伤难以修补，而脾脏中部完好；脾门处某一叶、段血管损伤无法修补等。可结扎相应脾叶、段血管，切除损伤部分脾组织。

(2) 各种脾脏良性肿瘤、囊肿，局限于脾脏的一叶或段。可结扎肿瘤或囊肿所在脾叶、段血管，切除相应脾叶或段。

(3) 脾内血肿、脾梗死、炎性假瘤等良性疾病局限于脾脏的一叶或段。可结扎病变所在脾叶、段的血管，切除该脾叶或段。

(4) 对门静脉高压症、某些血液病的脾脏行部分脾切除，目前尚未取得共识，有待更多的实践与经验积累。

【禁忌证】 下列各种情况可认为是部分脾脏切除的禁忌，须慎重把握。

(1) 生命体征不稳伴有休克的各种脾外伤，应以抢救生命第一，保脾第二的原则，尽快切除整个脾脏，结束手术。

(2) 部分脾脏损伤，年龄在 60 岁以上，亦不宜保留脾脏，因年龄大，多有血管硬化，组织脆，保留脾脏价值不大，反而易出现并发症。

(3) 严重脾脏损伤合并其他多脏器损伤，胸腹联合伤，脑外伤者。

(4) 脾脏恶性肿瘤。

【术前准备、麻醉、切口选择】 与全脾切除术无异。

【手术步骤】 部分脾脏切除术的手术操作与全脾切除的不同点，主要在于对外伤脾脏伤情的判定，适应证的确切把握，以及脾门血管及脾断面的处理上。下面主要介绍脾外伤脾切除的手术步骤。

(1) 充分游离脾脏，有效控制出血：进入腹腔后，迅速用吸引器吸去脾周积血，掏出凝血块，显露脾脏，寻找出血部位，可暂用纱布垫压迫损伤处止血。术者用右手伸入脾脏外侧腹膜返折处，将脾脏向前内方托起，用电刀切开或用手指剥离开脾膈韧带、脾肾韧带以及脾脏后面的疏松组织。此时可将脾脏从外后方翻起，托到腹部切口外，脾窝可用温热盐水纱布垫填塞止血，并可防止脾脏滑回腹腔内。在探查与游离脾脏过程中，手法要轻柔，切忌盲目过分牵拉脾脏，导致原有裂口扩大或撕裂脾脏出现新的损伤。

(2) 判定脾脏伤情，确定术式：托出的脾脏可以查看清楚受伤的具体情况，如受伤的部位、范围、裂口的深度、出血的来源与血管的损伤程度等。如果符合部分脾切除的手术适应证，则可根据情况，选择具体术式，如：脾上极或下极切除术（脾段切除术）、半脾切除术（脾叶切除术）、大部分脾切除术（脾三段切除术）等。保留部分脾脏的良好血供情况，直接关系到术后该部分脾脏能否发挥正常功能，因此，如拟保留脾上极，则不应切断脾胃韧带上部，以保留胃短血管和脾上极血供；保留脾脏下极，则应保留脾胃韧带的下段，以保留胃网膜左血管与脾下极的血供。值得一提的是，只有保留 1/3 以上的脾脏才能维护与行使正常的脾脏功能，因此切除范围不应超过 2/3 的脾脏，否则有违该手术的初衷，对患者无价值可言，徒增风险。

(3) 脾门部血管处理：在脾门部小心、仔细解剖分离脾脏的血管，辨清拟切除脾叶或段的血管分支后，予以结扎、切断。此时，可见相应脾叶或脾段组织颜色变暗，呈缺血性表现，这样与邻近血运正常的叶或段脾组织间出现一分界线，即上面提及的无血或少血平面。一般来说，脾叶或段的血管分支的解剖分离，紧贴脾门进行比较安全，如远离脾门操作，可能误扎相邻脾段的血管分支，影响保留部分脾组织的血运。

(4) 离断脾脏：在距少血平面约 0.5cm 的健侧（血运良好侧），切开脾脏被膜，用超声刀或手术刀柄由浅入深粉碎或分离脾实质，所遇断面的血管，一一予以结扎后切断，直至切除部分脾脏。如应用微波组织凝固技术沿预定切除线插入微波电极，先行加热凝固，使形成一凝固带，而后用刀柄分离凝固带，可以明显减少小血管的出血与实质性渗血。如局部条件允许，可将保留侧脾脏断面切成 V 形，便于断面的对拢缝合，并减少张力。脾门处的切缘，应该稍远离血管切开脾实质，以免断面缝合后因局部张力过大、组织水肿压迫血管，影响保留部分脾脏的血运。在断脾过程中，术者应该用左手的拇指与示指握持固定脾脏，边切割分离边压迫脾脏切缘，这样既可控制与减少出血，又能做到心中有数，可以从容不迫地进行操作（图 11-10）。

(5) 脾断面的处理：在断脾过程中，脾脏断面可有少许渗血，以烫手的热盐水纱布加压覆盖断面，或用氩气刀、电刀喷凝，或以细线 8 字缝扎多可达到止血效果。但不宜用血管钳钳夹止血，因为脾断面的小血管管壁菲薄，离断后多缩入脾实质内，而脾脏组织松脆，钳夹困难，结扎线极易脱

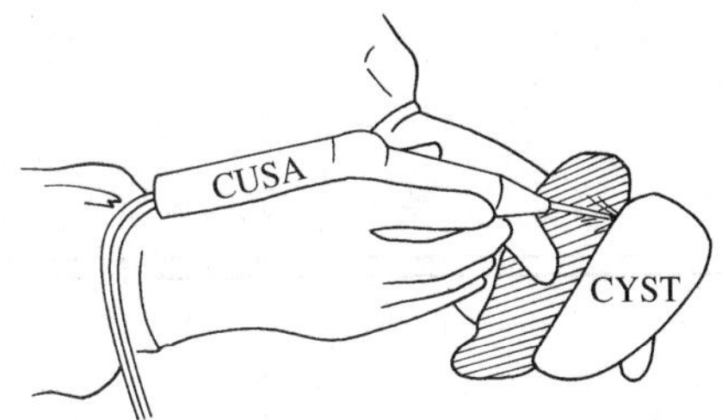

图 11-10 左手把持脾脏,用 CUSA 切离脾实质

落,易导致更多出血。至于一些手术器械如超声吸引装置(CUSA)、彭氏多功能手术解剖器(PMOD)、微波组织凝固技术等,只要用法得当,对减少脾脏断面的出血确有裨益。残面充分止血后,如能用无损伤肝针对拢缝合更好,如对拢有困难,也可行U形交锁缝合,但打结的力度必须适中,用力过小失去止血作用,而用力过大,则极易切割脾脏,反而导致更大出血。最后可用纤维蛋白凝胶、止血纱布、大网膜等覆盖于残面上。也有学者将切除部分脾脏的被膜剥离,覆盖在残面上,起到腹膜化的作用。但作者认为,该部分脾脏被膜多已碎裂或存在病变,可使用的机会不多,应用价值也有待商榷。

(6) 腹腔引流管的放置:脾脏断面处理完毕,应该观察5~10分钟,看看断面止血效果是否确切,残脾血运是否良好。如无特殊情况,即可清洗腹腔,膈下与残脾断面周围各放置胶管引流一枚,自腹壁另戳孔引出。

【应注意的几个问题】 ①部分脾切除术较全脾切除术要复杂,也存在较大的风险,手术失败的报道也屡见不鲜。因此对脾脏外伤患者如何在"保命第一,保脾第二"的原则下,有选择地做好保脾手术,也是对临床医生的一个考验。如果术者对部分脾切除术缺乏经验,没有把握,作者认为还是行全脾切除较为安全。毕竟全脾切除后凶险性感染(OPSI)少见,尤其对成年患者来说,行部分脾切除术所需承担的风险可能要大于发生OPSI的风险。②脾外伤如果合并有消化道损伤穿孔,则不宜行部分脾切除,应改为全脾切除术。③在行部分脾切除时,如果残脾有不太大的裂口,能修补者则可同时进行缝合修补。④脾床可予以缝合,残脾周边韧带组织,应与胃或后腹膜组织固定数针,以防发生残脾扭转。⑤脾脏良性肿瘤的部分脾切除,入腹后不存在破裂出血控制与伤情的判定问题,因此相对要简单些,但肿瘤占位导致的脾脏形态改变,以及出入肿瘤的血管情况,可能影响手术操作,如肿瘤位于脾门部,或因肿瘤血运丰富,断面出血较多,此时不必强求部分切除,改为全脾切除术更为安全。⑥术后处理与全脾切除基本相同,惟需更加严密观察引流情况,谨防残脾断面出血,以便及时处理。⑦术后5~7天,复查B型超声,如脾窝无积液,可予以拔除引流管。⑧术后4周超声检测脾脏血运情况,并检测脾脏免疫功能。⑨另外值得一提的是,有学者采用射频或微波技术进行脾脏部分毁损来达到部分脾切除的效果,此技术有别于将微波或射频用于脾切除断面的凝固止血。其原理是利用物理高温导致局部脾脏组织凝固性坏死的同时,还可造成周围组织血栓性梗死,并可导致血管、脾窦内皮受损。凝固性坏死灶的脾组织也可发生"残脾实性变",但白髓结构并未受到影响。实性变的残脾体积缩小,血流减少,从根本上逆转了脾亢时血窦扩张、血液过分滞留而导致血细胞减少的病理生理学基础。脾脏微波或射频消融可以经皮、经腹腔镜和开腹进行操作,各有其优缺点,可根据患者的不同情况进行选择。但并发症较多,如发热、胸腔积液、腹痛、血尿、皮肤灼伤、皮下组织淤血等,甚至可发生大出血、腹腔感染、脓肿、周围脏器损伤、脾破裂等严重的并发症。将脾脏的射频或微波消融术作为取代脾脏部分切除术的一种选择,还有很多值得探讨、研究的空间。

(戴朝六)

第十二章 腹部脏器移植

第一节 肝脏移植

一、肝移植的历史与现状

最早的临床肝移植始于1963年3月1日，Starzl在美国丹佛市首先为一位3岁的先天性胆道闭锁患儿作了原位肝移植，术中因出血过多死亡。在随后的4个月内，又行2例人体原位肝移植，手术获得成功，2位患者分别存活22天和7.5天。通过3年多的努力，在1967年7月23日，Starzl又为一肝癌患儿(1.5岁)行原位肝移植术，患儿于术后400天死于肝癌的复发。20世纪80年代，随着环孢素加泼尼松的二联免疫抑制治疗方案和环孢素、泼尼松及硫唑嘌呤的三联免疫抑制治疗方案应用于临床，使移植肝1年、5年生存率明显增加。随着肝移植手术技术发展和肝脏移植术后并发症处理的经验积累，供肝的获取技术也不断发展。这个发展阶段的里程碑是脑死亡概念的建立、UW保存液(university of wisconsin solution)的产生和从一个供体中获取多个移植器官技术的应用。

进入21世纪肝移植已经成为治疗终末期肝脏疾病、急性肝衰竭的一种最有效的选择。患者的1年和3年存活率分别达到79.5%~93.2%和70.6%~86.0%，5年存活率可达65.0%~79.1 %(数据来自OPTN)，儿童肝移植和亲体活体肝移植存活率更高，除了存活时间延长，生活质量得到明显改善，包括恢复工作和生育能力。国内自郑树森院士1993年掀起肝移植第二次高潮之后，据CLTR数据库资料，近10年来肝移植得到快速发展，目前总例数已经超过30 000例次，已成为仅次于美国的肝移植大国，仅浙江大学附属第一医院肝脏移植数量已经超过1800例，受体1年和3年存活率分别达到95.2%和75.7%。国内开展肝脏移植的单位不断增加，术后存活率得到普遍提高。

二、肝移植受体和供肝的分配标准

终末期肝病模型(model for end-stage liver disease，MELD)分级是2002年2月由美国器官分配联合网络(United Network for Organ Sharing，UNOS)颁布实施的成人肝移植的新标准。

MELD是由血清肌酐、胆红素、凝血酶原时间的国际标准化比值(INR)和病因这四个指标的回归系数组成死亡风险预测公式：R=9.6×ln(肌酐 mg/dl)+3.8×ln(胆红素 mg/dl)+11.2×ln(INR)+6.4(病因)(病因：胆汁淤积性和酒精性肝硬化为0，其他原因为1)，结果取整数。与CTP分级相比较，MELD分级有以下优点：首先，MELD分级中无腹水、肝性脑病等主观性指标。MELD分级中的三个指标均以客观的实验室检查作为依据；其次，MELD分值是连续、宽泛的，因此更加公正易于评判；第三，MELD分级中使用的三个指标在各实验室之间差别并不是很大，并较易重复测定。另外，MELD分级是由前瞻性分析统计资料所得，因而具有更好的预测作用。在儿童肝移植方面，Wiesner等在MELD分级的基础上分析出一个新的模型——PELD模型，作为儿童肝移植的标准，Freeman等对此进行了进一步的研究和论证，认为PELD分级用于儿童肝移植具有特异性，并且指出在与成人MELD分值相同的情况下，儿童应比成人优先得到供肝。

但是，MELD分级是根据病情危重程度来决定肝移植的先后。而肝源分配不但要考虑到患者急需肝移植挽救生命，还要考虑到移植后患者的生存率和生活质量。MELD分值最高，病情最重的患者在移植后的死亡率与并发症的发生率显然会增加，移植前病死率减少所带来的收益会被移植后病死率的增高所抵消。另外MELD模型中的指标如血清肌酐、胆红素也易受多种因素的影响，如血容量状态、全身感染等情况的影响而出现波动。因此寻找一种科学、公正、并具有预见性的评估模型仍是今后相当长时期内的重要任务。

三、肝脏移植的手术适应证与禁忌证

(一) 肝移植适应证

各种急性或慢性肝脏终末期疾病(end stage liver disease，ESLD)，其他内、外科方法无法治愈，均可作为肝移植的适应证。先天性的遗传缺陷导致的肝脏合成或分解功能障碍，也属于肝移植的治疗范畴。

成人肝移植的主要适应证：

终末期良性肝病已是成人肝移植的主要适应证。国内常见的是HBV肝炎病毒所致的肝硬化，在美国及其他多数西方国家，HCV相关的肝硬化、酒精性肝硬化较为常见。其他常见的适应证有：原发性胆汁性肝硬化、原发性硬化性胆管炎、血管异常所致的Budd-Chiari综合征、多囊肝病患者等。以往死亡率很高的各种肝炎病毒、药物或毒物所致的急性肝衰竭患者也越来越多成功地接受了肝移植术，并获得了良好的疗效。

肝脏或胆道的原发性恶性肿瘤仍是主要的适应证之一，但术后极高的复发率导致低的长期存活率。因此肝脏恶性疾病患者接受肝移植必须遵循一定的原则。肝癌肝移植筛选标准主要有Milan标准、UCSF标准和杭州标准。

1. Milan标准 单一癌灶直径<5cm或者多发肿瘤数目不超过3个，而且每个肿瘤最大直径<3cm；无血管浸润，无肝外病灶。由于Milan标准的各项指标很容易通过术前的影像学检查获得并得到标准化，因而在1998年，美国器官分配网（UNOS）开始采用Milan标准作为刷选肝癌肝移植受者的主要依据。尽管Milan标准疗效肯定，5年生存率75%以上，复发率小于10%，仅需考虑肿瘤的大小和数量，便于临床操作，然而Milan标准并不完美。首先，符合Milan标准的小肝癌行肝脏移植与肝癌切除相比，总体生存率无统计学差异，只是前者的无瘤生存率明显高于后者，考虑供肝的缺乏和移植的高昂费用，对于符合Milan标准的小肝癌直接行肝脏移植依然受争议。其次，过于严格的Milan标准使很多可能通过肝脏移植获得良好疗效的肝癌患者被拒之门外。

2. UCSF标准 即单个肿瘤直径不超过6.5cm或肿瘤数目不超过3个，最大直径不超过4.5cm，总的肿瘤直径不超过8cm，移植效果也可以接受，用此标准肝移植后所获得的1年及5年生存率分别为90%和75.2%。

3. 杭州标准 杭州标准是由浙江大学附属第一医院肝移植中心结合了大量肝癌肝移植的基础和临床研究成果在2008年提出，认为肝癌肝移植受者应符合以下条件：①肿瘤没有大血管侵犯和肝外转移；②所有肿瘤结节直径之和≤8cm；或所有肿瘤结节直径之和>8cm，但是满足术前甲胎蛋白（AFP）水平<400μg/L且组织学分级为高、中分化。

杭州标准不仅考虑了肿瘤的大小，更将肿瘤的生物行为学特点作为肝癌能否行肝移植的依据。在6012例肝癌肝移植病例分析中发现，相比米兰标准，杭州标准在考虑了影响预后的多个危险因素的同时安全有效地拓宽肝癌肝移植受者人群，其数值达到了51.5%。符合杭州标准但被米兰标准排除在外的肝癌肝移植患者在术后生存率方面与符合米兰标准的肝癌肝移植患者仅存在微小的差别。肿瘤直径>8cm与甲胎蛋白（AFP）>100μg/L是两个独立的影响肝癌肝移植预后的因素。因此根据杭州标准进行分层，A型为所有肿瘤结节直径之和≤8cm；或所有肿瘤结节直径之和>8cm，但是满足术前甲胎蛋白（AFP）水平<100μg/L；B型为所有肿瘤结节直径之和>8cm，但是满足术前甲胎蛋白（AFP）水平>100μg/L，但<400μg/L）。符合A型的肝癌肝移植患者术后5年无瘤生存率远高于只符合B型的患者。

杭州标准提出以后，受到了国际肝移植界的高度评价，认为其不仅超越了米兰标准，使得更多的肝癌患者能接受肝移植治疗，更为安全拓展肝癌肝移植受者选择标准指明了新的方向。对肝癌肝移植标准的分子生物学研究依旧如火如荼，制订更安全可靠更科学合理的肝癌肝移植标准仍然是今后肝移植领域学者的重要责任。

转移性肝脏恶性肿瘤不是肝移植的适应证。

代谢性疾病如：Wilson病、α_1-抗胰蛋白酶缺乏症、肝糖原储积病等发展到终末期时有肝移植适应证。一些先天性酶缺陷所致的代谢性疾病患者，如遗传性草酸盐沉积症、Crigler-Najjar综合征、低密度脂蛋白受体缺陷病和各种尿素循环缺陷症等，尽管出生时具有正常的肝功能，但病情的发展最终将导致肝衰竭，成为肝移植的适应证。国外终末期自身免疫性肝病、骨髓移植后的肝脏GVHD也是肝移植的治疗对象。

国内肝移植受体绝大部分属于乙肝相关的患者，对于乙肝受体目前已不再是移植的禁忌，拉米夫定作为抗乙肝病毒的药物已在临床上广泛使用，有良好的抗乙肝病毒作用，使用拉米夫定联合高滴度的乙肝免疫球蛋白抗病毒已被证明能抑制病毒复制和在移植后防止肝炎复发，是目前公认有效的乙肝患者围术期抗病毒治疗方案。对于YMDD变异的受体，阿德福韦是拉米夫定的替代治疗用药。新的抗乙肝病毒药物如恩替卡韦，抑制病毒速度快，亦不反弹，组织学改善显著。

对于儿童受体，肝外胆道闭锁是最常见的适应证，约占儿童肝移植的46%~63%。其他适应证包括代谢性疾病（如抗胰蛋白酶缺乏、糖原储积症、新生儿血色病）、暴发性肝衰竭、肝内胆汁淤滞症（如Alagille病），肝脏肿瘤占很小比例。

肝脏移植的适应证随着医学的发展而发展。随着肝移植技术的不断改进、新的免疫抑制剂的应用、围术期管理的进步，肝移植的适应证将得到进一步的放宽；同时，随着其他医疗手段的进步，一些目前肝移植适应证的患者也可以通过其他医疗手段得以解除疾病而获得痊愈。

（二）肝移植的禁忌证

一般认为，肝移植的绝对禁忌证是指患者在一定的临床状况下，肝移植的疗效或预后极差，而不应该成为治疗方式予以选择。肝移植的相对禁忌证是指患者在一定的临床状况下，肝移植可能会发生高的并发症和死亡率，但某些情况下也可取得满意的长期存活率。

目前仅少数几种情况被普遍认为应是肝移植的绝对禁忌证：肝外存在难以根治的恶性肿瘤；存在难于控制的感染（包括细菌、真菌、病毒感染）；难以戒除的酗酒或吸毒者；患有严重心、肺、脑、肾等重要脏器器质性病变患者；有难以控制的心理变态或精神病。艾滋病病毒携带者是否属于移植禁忌，目前也有争议，欧美很多移植中心已有HIV携带者行成功移植的经验，效果良好。另外，受体年龄≥65岁，巨大肝细胞性肝癌和胆管细胞癌,或伴有主要血管侵犯均为肝移植的相对禁忌。术前受体状态极差,心肺功能衰竭,肝性脑病超过 3 天以上的患者,移植效果也较差。

四、肝移植供体的选择

(一) 脑死亡供体

肝移植供肝主要来源为"脑死亡"供体,其具体选择标准如下:①年龄:≤50 岁。特殊情况下可放宽至 55 岁,但以年轻为好。② ABO 血型相符(ABO compatible):血型不合(ABO incompatible)的肝移植仅在某些重症病例一时无法得到合适供肝的紧急情况下采用,而且应随时准备作再次肝移植。③淋巴细胞毒交叉配合试验与 HLA 配型要求不如其他器官严格,但以细胞毒抗体试验阴性者为佳。④肝脏形态、质地、功能正常,无肝炎或其他慢性肝脏疾病史,无明显的脂肪变性。⑤无其他可能累及肝脏的全身性疾病,如动脉硬化、高血压、无酗酒史。⑥无恶性肿瘤(脑肿瘤及皮肤局灶性肿瘤除外)、结核病灶,全身性感染或局部化脓性感染病灶,无病毒及其他病原的携带,如 HIV、狂犬病毒等。

由于供肝的极度缺乏,目前不得不采用各种手段加强对供肝的利用,其中就包括对既往弃用的供肝类型的应用,即边缘性供肝的利用,其中包括对缺血时间较长的供肝、老年供者肝脏、HBV 及 HCV 核心抗体阳性的供肝、中度脂肪肝的供肝、神经系统肿瘤受体的肝脏等。目前的研究表明,对 HBV 核心抗体阳性的供肝的采用并不影响移植的生存;轻、中度的脂肪变性(10%~30%)也不增加术后移植肝功能异常的发生率;但边缘性供肝的采用均基于挽救受体生命的紧急情况,远期的移植效果仍明显低于正常供肝,如 ABO 血型不符的移植、缺血时间延长的供肝均导致移植后并发症的增加。

(二) 心脏死亡供体

1. 定义　心脏死亡器官捐献(donation after cardiac death,DCD)指公民在心脏死亡后进行的器官捐献,以往也称无心搏器官捐献(non-heart beating donation,NHBD)。心脏死亡器官捐献始于美国,1995 年美国率先报道 DCD 移植案例。2009 年 11 月底,中国红十字会总会在北京召开了 DCD 试点工作研讨会,会上决定制订心脏死亡器官捐献工作指南。2010 年出版第 1 版心脏死亡器官捐献工作指南,2011 年出版第 2 版心脏死亡器官捐献工作指南。

2. 分类　目前,国际上通常采用 1995 年荷兰 Maastricht(马斯特里赫特)国际会议定义的 DCD 的分类方式,分类Ⅴ近来被提议作为其他四类的补充。

Maastricht 分类:

M—Ⅰ:入院前死亡者,热缺血时间未知。属于"不可控制"类型。

M—Ⅱ:心肺复苏失败者,这类患者通常在心脏停搏时给予及时的心肺复苏,热缺血时间已知。属于"不可控制"类型。

M—Ⅲ:有计划地撤除支持治疗后等待心脏停搏的濒死者——热缺血时间已知且有限。属于"可控制"类型。

M—Ⅳ:确认脑死亡患者发生心搏骤停。有时患者已经同意捐献,正在等待器官获取人员到达。热缺血时间已知,可能有限。属于"可控制"类型。该类中的特殊类型:已诊断患者脑死亡,但家属不能接受心脏未停跳情况下进行器官捐献。在这种情况下,以心脏停搏供者捐献方式实施捐献,即撤除呼吸机,待心脏停搏后再进行器官获取。

中国人体器官捐献分类标准:

2011 年 2 月,中国人体器官移植技术临床应用委员会通过并公布了中国人体器官捐献分类标准(简称"中国标准",卫办医管发 [2011]62 号),即:

中国一类(C-Ⅰ):国际标准化脑死亡器官捐献(donation after brain death,DBD),即脑死亡案例,经过严格医学检查后,各项指标符合脑死亡国际现行标准和国内最新脑死亡标准(中国脑血管病杂志,2009 年第 6 卷第 4 期),由通过卫生部委托机构培训认证的脑死亡专家明确判定为脑死亡;家属完全理解并选择按脑死亡标准停止治疗、捐献器官;同时获得案例所在医院和相关领导部门的同意和支持。

中国二类(C-Ⅱ):国际标准化心脏死亡器官捐献(DCD),即包括 Maastricht 标准分类中的Ⅰ~Ⅳ类案例。

中国三类(C-Ⅲ):中国过渡时期脑 - 心双死亡标准器官捐献(donation after brain death awaiting cardiac death,DBCD),与 Maastricht 标准的Ⅳ类相似,属可控制类型,符合脑死亡诊断标准。由于脑死亡法尚未建立,且家属不能接受在心脏跳动状态下进行器官捐献,对于此类供者,应按 DCD 程序施行捐献,即撤除生命支持,待心脏停搏后实施捐献。C-Ⅲ符合中国国情。

3. DCD 与 DBD 肝移植预后的比较　DCD 肝移植历经发展,国际上报道的受体 1 年存活率从 74% 到 92% 不等,并不亚于 DBD 肝移植。近年来不断有报道指出,DCD 肝移植较 DBD 而言会增加原发性无功能及慢性失功的发生率。与此同时,胆道并发症(包括胆道狭窄、胆汁瘤)和部分缺血性胆道病变的发生率明显高于 DBD。DCD 供肝术后 1 年、3 年移植物存活率低于 DBD 供肝 .DCD 供肝总体较 DBD 供肝肝移植后的效果差。不仅如此,DCD 肝移植在住院费用等方面也高于 DBD 肝移植。但值得一提的是,目前仍无高质量的临床研究对比 DCD 与 DBD 的肝移植预后,上述结果仍需谨慎看待。

4. DCD 工作程序及要点

(1) 供者选择

1) 潜在器官捐献者条件:由主管医生确认患者处于如下状态时,可将其视为潜在捐献者:

a. 患者处于需要机械通气和(或)循环支持的严重神经损伤和(或)其他器官衰竭状态,无法避免发生心脏死亡。对于此类患者,主管医生需评估患者撤除心肺支持治疗后短时间发生心脏死亡的可能性,如果预计患者在撤除心肺支持治疗之后 60 分钟内死亡,则可将其视为潜在捐献者。推荐参考美国器官资源共享网络(UNOS)评估标准和(或)

美国威斯康星大学标准(UW 标准)评分系统进行评估。如果在评估过程中必需进行某些检查,主管医生应该告知患者家属,并将交谈内容和患者家属的知情同意做详细记录。

b. 患者符合脑死亡标准。根据中国三类器官捐献标准,脑死亡者严格按照心脏死亡捐献流程实施器官捐献,即在患者生前或家属提出终止治疗,并同意捐献的情况下,先撤除心肺支持治疗,等待心脏停搏,在心脏停搏后观察 2~5 分钟,根据心脏死亡判定标准宣告患者心脏死亡,之后方可进行器官获取。脑死亡判定标准参照《中国脑血管病杂志》2009 年第 6 卷第 4 期。

c. 具备器官捐赠者一般条件,即:①捐献者身份明确。如下情况一般不予考虑:在被拘捕或羁留于政府部门期间死亡、在精神病院内发生的死亡个案、中毒导致死亡、与医院有医疗纠纷、死亡原因需要公安司法部门进一步调查等;②年龄一般不超过 65 岁;③无人类免疫缺陷病毒(HIV)感染;④无药物滥用、无静脉注射毒品、无同性恋或双性恋等高危活动史;⑤无恶性肿瘤病史,但部分中枢神经系统肿瘤和一些早期的恶性肿瘤在经过成功的治疗后可以考虑;⑥无活动性、未经治疗的全身性细菌、病毒或者真菌感染;⑦血流动力学和氧合状态相对稳定;⑧捐献器官功能基本正常。

2) 决定撤除心肺支持治疗:主管医生发现潜在器官捐献者后,应进行会诊讨论,明确患者预后不良,目前医疗手段无法使其避免死亡。在主管医生告知家属患者的病情后,其家属对于患者的病情有充分的理解并接受,决定撤除心肺支持治疗。关于撤除心肺支持治疗的讨论与器官捐献的讨论应该相互分开。

3) 正式上报省级人体器官捐献委员会(Provincial Organ Donation Committee,PODC):主管医生在明确潜在捐献者符合相关条件,并且在家属提出终止治疗后,应该把潜在器官捐献者的相关情况上报 PODC。PODC 指派器官捐献协调员组织捐献工作,并通知人体器官获取组织(Organ Procurement Organization,OPO)准备器官获取工作。

(2) 劝捐工作

1) 获得知情同意:器官捐献应该成为高质量的临终医疗护理的一部分,因此应该向所有可能适合捐献的患者和(或)家属提出捐献的问题,详细解释 DCD 的意义和具体实施过程。在患者和(或)家属同意进行器官捐献后,器官捐献协调员应该和捐献者家属深入讨论 DCD 的所有相关问题,并签署正式的知情同意书(注:所指家属是指患者的配偶、成年子女、父母,或患者通过法律途径正式授权的委托人),如果家属中有一方反对器官捐献,即使潜在捐献者生前有捐献意愿,也不应进行器官捐献。

如果家属在决定撤除心肺支持治疗之前自行提出器官捐献,或患者清醒时提出捐献意愿,需要在医疗记录上详细记录。在器官捐献协调员与家属签署正式的知情同意书时,医生应在病志中详细记录与家属的讨论过程及知情同意结果。

2) 上报备案:将 DCD 材料上报医院器官捐献委员会/医院器官移植伦理委员会备案。医院器官捐献委员会/医院器官移植伦理委员会负责监管器官捐献过程,确定知情同意等法律程序是否完备。同时上报到省级人体器官捐献办公室(Provincial Organ Donation Office,PODO)。

(3) 供者管理:在知情同意书签署之后,应为准备组织器官捐献开展供者的综合评估及医疗干预。综合评估应包括整理收集捐献者的相关临床资料,包括患者的一般资料、详细的个人史、既往史及实验室检查等。

医疗干预的目的是保证捐献器官的质量,因此必须遵守知情同意和无害原则,即医疗干预只有在捐献者(清醒状态)和(或)家属知情同意的情况下才能进行,同时医生必须要为捐献者的利益着想,并避免伤害捐献者,不应该限制或者减少能减轻捐献者痛苦的措施,不应该应用加快捐献者心脏死亡的措施。医疗干预应尽量采用有明确证据证明有效的医疗干预措施,如无足够证据证明其有效性,但无不合法的操作,并且得到家属的知情同意,可以在主管医生的慎重选择下实行。必须详细记录应用的所有干预措施。

(4) 终止治疗、宣布死亡

1) 终止治疗:切取器官或移植的团队不能参与终止治疗过程。如果捐献者家属希望在撤除心肺支持治疗的时候在场,应该满足其要求。死亡过程不能应用加速患者死亡的药物。

应准确记录撤除心肺支持治疗的时间。在撤除心肺支持后,应该连续记录捐献者的生命体征,包括心率、呼吸频率、血压、血氧饱和度和尿量等,准确记录热缺血时间(热缺血时间是指终止治疗至低温灌注开始前的一段时间)。各器官耐受热缺血的时间建议分别为:肾脏 1 小时,肝脏 30 分钟,胰腺 1 小时,肺脏 1 小时。

捐献者在撤除心肺支持治疗后,60 分钟内心搏未停止者,应终止器官捐献。

2) 宣布死亡:心脏死亡的判定标准,即呼吸和循环停止,反应消失。由于 DCD 对于时间的限制,需要运用监测或检验来快速而准确地判断循环的停止。在可能的情况下,可以应用有创动脉血压监测和多普勒超声进行确认。判定死亡时,由于在循环停止后的几分钟内心电活动仍可能存在,不应以心电监测为准。

为确定循环停止的不可逆性或永久性,应观察一段时间再宣布死亡。观察期至少为 2 分钟,不能多于 5 分钟。

由主管医生宣布死亡,详细记录死亡过程及死亡时间(移植医生或 OPO 小组成员不能在场)。一旦宣布死亡,就不能采取恢复循环的措施。为了防止吸入和继发的肺损伤,允许重新气管插管。在宣布死亡后,可以进行器官切取的有关活动。

一旦宣布捐献者死亡,家属应立即撤离,主管医生及器官捐献协调员负责对家属进行安慰关怀。

(5) 器官获取

1）器官切取：宣布患者死亡后，OPO 小组方可介入，尽快开始切取手术，以尽量缩短器官的热缺血时间。切取前应协调好切取的手术团队，联系手术室的人员和麻醉师，做好切取术前准备。应准确记录手术开始时间、插管灌洗时间、每个捐献器官切取时间、手术结束时间。器官切取手术完成后，应妥善处理捐献者的遗体。

2）器官保存与修复：供者器官切取后，一般采取单纯低温保存。如条件允许，建议对热缺血时间较长的供者器官及扩大标准的供者器官采取低温机械灌注。

3）器官评估：应综合供者 / 供者器官的特点，进行评估，包括供者的年龄、身高、体重、死亡原因、重症监护时间及治疗过程等，以及供者器官的质量、热缺血时间等。必要时可行病理检查，如有条件，可结合机械灌注及微量透析技术进行器官评估，以保证移植器官的质量与受者的安全。

(6) 病例总结：对已完成的 DCD 案例进行病例总结，整理相关文件，上报医院器官捐献委员会 / 医院器官移植伦理委员会和 PODC，备案管理。

5. 成果和展望 截至 2015 年 9 月 15 号，通过人体器官捐献管理中心，国内共已登记器官捐献志愿者 38 906 人，已见证成功捐献 4527 例，已救治器官衰竭患者 12 730 名。

近 6 年来，我国百万人口年捐献人体器官率增长了 100 倍，百万人口捐献率达到 2 左右。心脏死亡器官捐献是一项系统化工程，涉及医学、伦理学、法学等诸多领域。随着政策法规的不断完善，在 2013 年人体器官捐献已扩展到全国。相信随着公众意识理念的更新，器官捐献工作的公信力增加，器官捐献知识的普及，中国的器官捐献事业将迎来美好的明天。

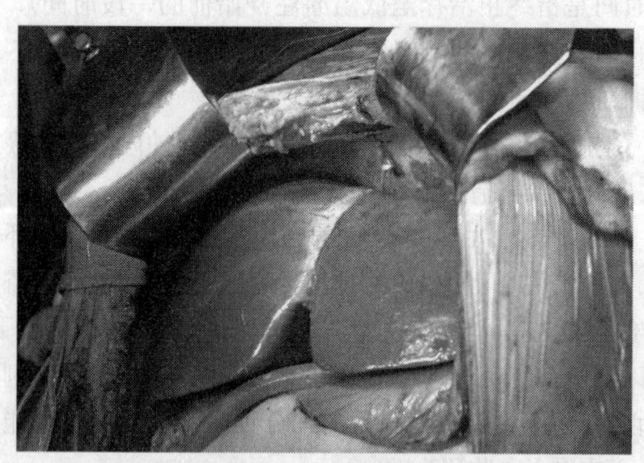

图 12-1 DCD 全肝移植后，血流开放后

(三) 亲属供体肝移植

亲属供体肝移植（living-related liver transplantation）是为解决肝移植供肝短缺的一种措施，要求供受者 ABO 血型相同或相符，受者身体及供肝部分大小应相符、对供体术前要有全面的评估，供者动脉解剖必须适合血管重建；供者必须做彻底的检查和精神心理评价；供者必须明确无误和完全知情同意，其供体选择的具体标准与脑死亡供体选择标准相同。

五、肝脏移植的术式

(一) 供体手术

1. 标准供肝切取技术 标准供肝切取技术是针对脑死亡供者施行的取肝技术。

采用胸腹联合切口，上自胸骨上切迹下到耻骨联合。开腹后切断肝圆韧带，并切开心包和双侧横膈，打开右侧胸腔，充分显露肝上部。首先进行初步评估：全面检查肝脏，明确肝脏形态、质地色泽是否正常。正常的肝脏应呈红褐色、质地柔软、表面光滑、边缘锐利。

解剖胆总管 游离胆总管，在近十二指肠上方结扎、切开胆总管，对胆总管周围组织不能过多分离，以免影响其血供。为防止胆总管内胆汁损伤胆管黏膜，术后发生肝内外胆管黏膜自溶，术中应切开胆囊底部，用生理盐水反复冲洗；结扎、切断肝圆韧带，分离左三角韧带及小网膜，这时要特别注意检查有无从胃左动脉分出的左肝动脉。如果有的话，必须保留其与胃左动脉、腹腔动脉干的连续性。如果肝动脉的解剖正常，分离、结扎胃右动脉。游离胃十二指肠动脉，分离肝总动脉直到腹腔动脉干、腹主动脉；分离、结扎脾动脉及胃左动脉。

门静脉解剖及插管 在结扎、离断胃十二指肠动脉后，很易分离出门静脉主干，采用行胰十二指肠切除时的方法游离出门静脉的胰后段，并在胰颈部切断胰腺，结扎冠状静脉及走向胰腺的分支。门静脉游离后，从肠系膜下静脉或肠系膜上静脉插入灌注管。

腹主动脉的解剖及插管 游离腹主动脉下段及左、右髂动脉，自左髂动脉向近心端插入灌注管。分离膈肌，游离一段腹腔动脉上方的腹主动脉，以备阻断，切开左、右肾周筋膜；

器官的灌注及联合切取 各项工作准备就绪后，肝素 30 000 单位，静脉推注。放置一吸引管于右胸腔内。同时，近右心房水平剪断肝上下腔静脉，阻断腹腔动脉上方的腹主动脉，经腹主动脉及门静脉行 UW 液灌洗。快速在肝周围、腹腔、右胸腔内放入碎冰，使肝脏快速降温。在肾静脉以下结扎下腔静脉，结扎肠系膜上静脉和动脉（经肠系膜下静脉插管时）。根据我中心的经验，UW 灌洗液的灌洗压力为 100mmHg。流出的灌洗液清亮后或者经腹主动脉灌注 2000ml UW 液，经肠系膜下静脉灌注 1000ml 的 UW 液后停止灌注。按顺序分别切取心脏、肺、肝脏、胰腺及双侧肾脏。

2. 快速供肝切取技术 快速供肝切取技术是针对心搏刚停止的新鲜尸体或者血流动力学不稳定的脑死亡供体施行的取肝技术。主要的手术步骤如下：碘附快速消毒胸腹部皮肤，铺巾。腹部巨大十字形切口，上起剑突，下达耻骨联合，左右到腋后线。迅速探查肝脏，了解供肝是否适用，并向肝表面及周围放入已准备好的碎冰。解剖腹主动脉的下段或左髂动脉，向心方向插入灌注管，开始灌注肾保液。解剖游离下腔静脉，插管接 3 升袋开放流出道。解剖肠系膜上静脉，向门静脉方向插入灌注管，开始灌注 UW 液。剪开胆囊底部，Kocher 手法游离十二指肠外侧腹膜，暴露胆总管近胰腺段，剪开后冰冷 UW 液冲洗胆道。原位切除肠管，再由膈上开始紧贴脊柱前方逐渐向下切取肝脏、肾脏及其他腹腔内脏。常用的方法是：沿腹主动脉的背侧剖开腹主动脉，用腹主动脉灌注管插入腹腔动脉干再做进一步灌注。用另两个灌注管分别插入左右肾动脉内进一步灌注。当流出的灌洗液清亮后，这时肝脏已冷却，呈黄白色。肾脏呈黄白色或有花斑状。一般腹主动脉灌洗 3000ml 肾保液，经肠系膜上静脉灌注 2000ml 的 UW 液。然后分离出肾脏供肾移植；去除胃、肠、胰尾及脾脏。切取肾动脉以下腹主动脉和左右髂动脉备血管重建用。

3. 供肝的保存　取下肝脏后放置于盛有 4℃的 UW 保存液的无菌塑料袋中，外加二层无菌塑料袋，塑料袋间盛少量的无菌碎冰。每层袋口分别结扎，注意盛有 4℃的 UW 或 HTK 保存液的无菌塑料袋袋口结扎时一定要排出袋内的空气。然后放置于盛有碎冰的保温箱内，快速运到受体医院的手术室。运输途中应防止剧烈振荡。保存液采用 UW 液为主，HTK 液也是选择之一(图 12-2)。另外，Cecior 保存液也在临床及实验应用中。

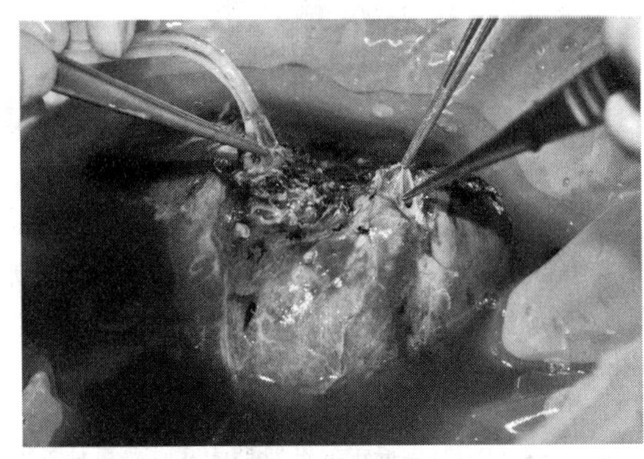

图 12-2　活体右半肝供肝 HTK 液灌注

(二) 原位肝移植的受体手术

1. 经典原位肝移植

(1) 病肝切除术

取“人”字形切口，即双侧肋缘下切口，同时中间垂直向上延至剑突，不需要切除剑突。右侧切口可过腋中线，以利术中显露下腔静脉，左侧切口过腹直肌外缘或更远。安置双侧肋弓悬吊式拉钩，以充分显露手术视野，并游离肝镰状韧带直达肝上下腔静脉，用电刀切断左三角韧带，同时游离肝胃韧带。解剖第一肝门：先解剖肝动脉，自肝固有动脉一直游离到肝左、右动脉的分叉部。靠近肝内将其结扎、切断。继而分离胆总管，要注意保留胆总管的周围组织以免影响胆总管的血供。接下来分离门静脉，一般要求游离门静脉 3~5cm 长。将右肝轻轻向左侧托起，用电刀游离右三角韧带。在接近下腔静脉处，分离出右肾上腺静脉，予以结扎、切断，游离下腔静脉右缘后，肝左叶和尾状叶向右牵开。暴露下腔静脉的左缘，使用电刀沿腔静脉纵向切开腹膜返折部，将肝后下腔静脉从后腹膜分离开来。

此时已充分游离肝脏，只剩下肝上和肝下下腔静脉及门静脉，在切除病肝前，先建立静脉－静脉转流术。用无损伤血管钳钳夹肝下下腔静脉和肝上下腔静脉，特别注意的是在钳夹时应将肝脏处于解剖位置，无损伤血管钳处于水平位以防止下腔静脉的扭转。尽量靠近肝脏离断肝上、肝下下腔静脉。切除病肝后，必须对后腹膜创面彻底止血。为了能在肝窝得到彻底止血，裸区应腹膜化，使用 1~2-0 的 Prolene 缝线连续缝合是一种较好的止血手段。对于病肝难以切除的患者，可以在肝后组织没有完全游离之前将肝上和肝下下腔静脉钳夹，快速切除病肝，在这种情况下，可保留肝后下腔静脉的背侧壁，以免因切除腔静脉后组织引发出血。在创面彻底止血后，修整肝上和肝下下腔静脉以备供肝植入。肝上下腔静脉修整包括：将左肝静脉、右肝静脉、中肝静脉内的膈膜切开以形成一个较大的肝上下腔静脉开口，同时彻底检查下腔静脉壁有无静脉开口和破损。

(2) 供肝植入术：供肝的植入主要包括肝脏血流的重建、胆道系统的重建、肝脏的固定等步骤。其中肝脏血流的重建包括肝上下腔静脉吻合、肝下下腔静脉吻合、门静脉吻合、肝动脉重建四步。其植入方式大致介绍如下：

1) 肝上下腔静脉吻合：肝上下腔静脉因其位置较深、显露差，吻合技术上有一定的困难，常规均应先吻合。先用 3-0 Prolene 的双针缝线，缝合受体、供体下腔静脉的两个角，把移植肝放入原位后打结缝线，自左角开始作后壁一层连续外翻缝合至右侧角，然后另一根针线再自左角开始作前壁连续外翻缝合至右侧角，同后壁缝线打结。

2) 肝下下腔静脉吻合：用 4-0 Prolene 线缝合，吻合方法同肝上下腔静脉。在吻合完毕前，经门静脉灌注 4℃冰血浆或 4℃乳酸林格液 200~300ml，以清除移植物内的空气和存留的保存液，然后将肝下下腔静脉吻合线在血管充盈下打结。肝下下腔静脉吻合过程中同样要求注意：不要保留过长的肝下下腔静脉，以避免扭转。

3) 门静脉吻合：用无损伤血管钳钳夹门静脉，拔出门静脉插管，将供体门静脉修剪至适当的长度，一般要求保留有 1~1.5cm，行缝合。在缝合前壁最后二针前，用肝素生理盐水冲洗门静脉管腔。

4) 肝动脉重建：游离出肝固有动脉，胃十二指肠动脉及肝总动脉，使用三者汇合处，修剪成一喇叭形的袖片，同供体的腹主动脉的喇叭口形的袖片行端 - 端吻合，吻合采用 7-0 Prolene 缝线行连续缝合。吻合完成后，此时移植肝准备再灌注。一般先移去肝上下腔静脉的无损伤血管钳，检查吻合口有无出血，随后依次移去门静脉、肝下下腔静脉的血管钳，并在严密观察下逐步放开门静脉血管钳行再灌注。

5) 胆管重建：在胆管重建前，仔细检查手术野有无出血。当供体、受体胆总管直径正常时，通常以 6-0 可吸收缝线(PDS) 间断缝合，行胆总管端 - 端吻合，目前很少使用 T 形管支撑。

2. 背驮式肝移植　背驮式肝脏移植(piggyback liver transplantation)又称保留下腔静脉的原位肝移植(orthotopic liver transplantation with preservation of retrohepatic vena cava),即在切除受体病肝时保留其肝后下腔静脉,将供肝肝上下腔静脉与受体下腔静脉以一定方式吻合,形似受体下腔静脉背驮供肝而得名。其中供肝肝上下腔静脉与受体肝中、肝左静脉共同开口吻合的术式为经典的背驮式肝脏移植,此外尚有供肝下腔静脉与受体下腔静脉侧 - 侧吻合、改良的扩大吻合口等各种术式。

手术方法:

(1) 病肝切除术:背驮式肝移植病肝切除术与经典术式基本类似,唯独处理肝后下腔静脉的方法不同。在彻底游离肝周韧带与第一肝门后,须仔细解剖第三肝门,将病肝先翻向左侧,从右往左,一一结扎第三肝门处,汇入下腔静脉的各条肝短静脉,直到暴露肝右静脉。如果粘连比较严重且侧支循环比较多,这一过程将相当困难。这些肝短静脉的数量不一,有时可多达数十条,而且管壁薄,长度短,极易撕裂,造成出血,而且很难止血,并且会导致空气栓塞。分离切断这些肝短静脉,一般用钛夹或丝线分别结扎其靠近肝后下腔静脉端和其靠近肝脏端,然后小心切断,并缝扎近下腔静脉端。稍大一些的肝静脉分支必须用 5-0 prolene 缝线仔细缝闭。最后解剖第二肝门。仔细分离包绕肝右静脉的纤维组织(下腔静脉韧带),以无损伤血管钳分别阻断左中、右肝静脉,贴肝剪断后迅速移出病肝,然后以无损伤钳部分阻断肝上下腔静脉同时阻断左中、右肝静脉汇入下腔静脉口,充分于后腹膜止血,根据术式修剪肝静脉开口处作为受体静脉吻合口。

如果显露分离肝静脉有一定的困难,可直接纵行剖开下腔静脉前方的肝组织,在肝内显露肝静脉,并行阻断。劈开肝组织遵循肝叶切除原则,可用手指自肝上下腔静脉探入,在肝后下腔静脉前分离出一个空间,然后钝性分离,直达肝后下腔静脉前的手指处。迅速结扎、阻断相应的肝静脉分支。

(2) 供肝种植术:背驮式肝移植供肝种植术式与经典术式不同之处主要在于肝静脉流出道重建方式。其他门静脉与胆道重建方式均相同。

供肝下腔静脉与受体下腔静脉吻合方式可分为以下类型:

最为经典的吻合方式为供肝肝上下腔静脉与受体肝左、肝中静脉共干行端 - 端吻合。其他吻合方式包括:供、受体下腔静脉行侧 - 侧吻合;供肝下腔静脉与肝左、肝中、肝右静脉合并开口吻合;供肝下腔静脉直接与受体下腔静脉端 - 侧吻合。以经典的吻合方式为例,将供肝翻向右侧,5-0 Prolene 从后壁开始连续吻合,转向前壁,完成吻合。在吻合血管的同时,经门静脉灌注冰冻血浆或 5% 白蛋白等溶液,冲洗出含高钾的肝脏保存液,经肝下下腔静脉流出。重建门静脉、肝动脉,开放血供,待供肝肝下下腔静脉流出一定量的血后结扎或缝合肝下下腔静脉,仔细止血后,完成胆道吻合。

下腔静脉的重建近年来有诸多改进,尤其是改良的背驮式肝移植术式在国内颇为流行。其技术关键是将受体肝静脉开口修剪后,纵行剖开部分下腔静脉,以扩大吻合后的流出道,供肝下腔静脉开口作相应的纵行扩大,之后进行吻合,可明显减少背驮式术式的下腔静脉流出道的狭窄问题(图 12-3)。

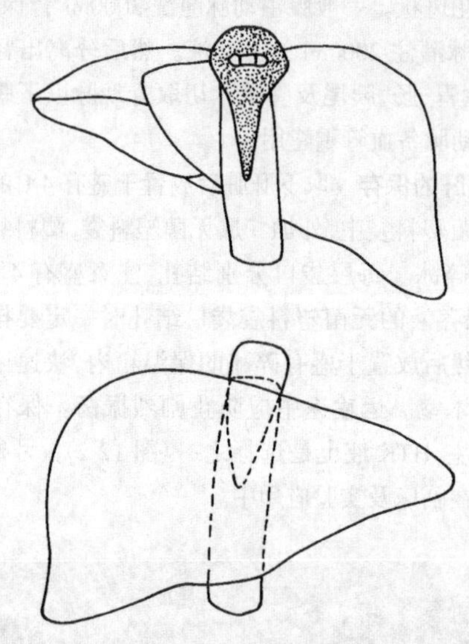

图 12-3　改良的背驮式肝移植术式示意图

浙江大学附属第一医院肝移植中心近年来采用改良背驮法,扩大移植肝流出道,术后罕有流出道狭窄发生。新肝植入时,采用优先开放肝动脉血流,再开放门静脉血流,明显减少了胆道并发症。

3. 活体肝移植　活体肝脏移植(living donor liver transplantation,LDLT)是近年来针对尸体肝脏严重缺乏发展起来的,由健康人作为供体的部分性肝脏移植。目前开展活体肝脏移植最多的国家是日本,我国的香港地区和台湾地区在这方面也做出了瞩目的成绩。较之尸体肝脏移植,活体肝脏移植具有下列优点:①解决供体缺乏;②不受供体的时间限制,所有受体都可选择在一个相对稳定的条件下进行移植手术;③供肝的冷缺血时间短,质量较高;④若为亲属供体的肝脏移植(living-related liver transplantation,LRLT),供肝与受体有较好的组织相容性,供肝在受体内不易发生排斥反应;⑤较小的供肝体积可以减少术后免疫抑制剂用量;⑥能够根据受体病情需要进行手术,使暴发性肝衰竭的患者得到及时救治等。活体肝脏移植也有以下缺点:①在健康人体内实施取肝手术,在伦理学上存在争议;②对供体来说是一个大的创伤,个别的会引起严重的并发症乃至死亡;③受体术后血管及胆道并发症较尸体全肝移植多。

(1) 成人活体肝移植:绝大多数移植中心都采用右半肝脏作为供体(图 12-4)。目前主张将肝中静脉属支直径大于 3mm 者都吻合到受体下腔静脉,以防止肝脏淤血。中国香

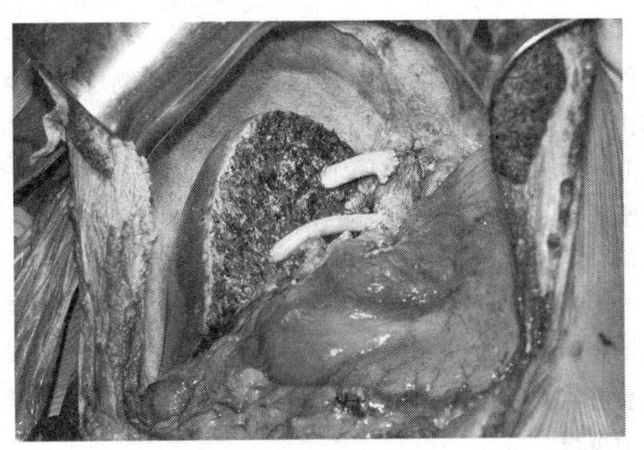

图 12-4　活体右半肝植入后，5、8 段回流肝静脉架桥

港中心常规采用包含肝中静脉的右半肝供体，将肝中静脉和肝右静脉成形后直接吻合于下腔静脉，大大改善了肝脏流出道血流，术后肝功能恢复较好，并没有增加供体手术的危险性。也有中心根据术前 CT 血管重建技术了解肝脏第 5 段和第 8 段静脉引流情况来决定是否将肝中静脉保留。对于直径大于 5 mm 的肝下静脉要保留下来和受体的下腔静脉吻合。另外许多日韩移植中心主张通过静脉移植段重建移植肝肝中静脉属支。胆道重建被认为是肝移植手术的最难点，所谓 Achilles'heel。目前比较一致的意见是：如果只有一根右肝管，最好行右肝管与受体肝总管或者右肝管端 - 端吻合(图 12-5)；如果有多根肝管分支，则在行胆管 - 胆管端 - 端吻合的基础上将其余胆管与近端空肠行 Roux-Y 端 - 侧吻合。通常不需要行胆道内支撑引流。动脉吻合方面须在手术放大镜下进行，以提高吻合再通率。

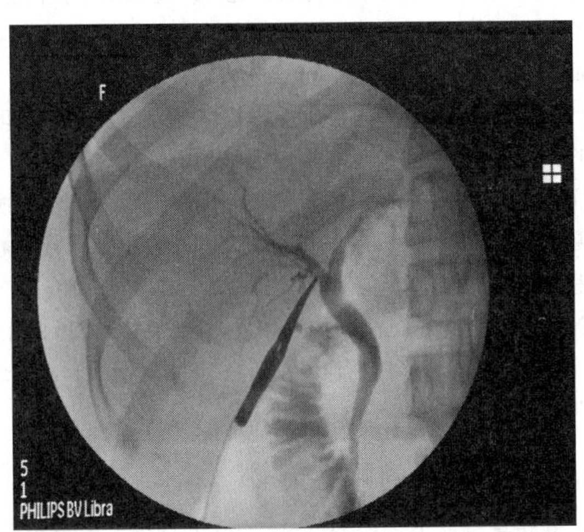

图 12-5　活体肝移植右半肝供体术中胆道造影，帮助判定右肝管离断位置

(2) 双供肝成人活体肝移植：一般成人活体肝移植采用一个左外叶供肝是不够的，而采用两个供体的两个左叶肝同时移植于一个受体是一个较好的选择。手术过程：受体和两个供体的手术同时进行。受体游离门静脉、肝动脉和胆管至左右分叉以上便于作两侧血管吻合，作保留肝后下腔静脉的全肝切除。第一个左叶原位移植，完成左肝静脉和左门静脉吻合后第一个左叶供肝再灌注。第二个左叶供肝向矢状面方向旋转 180°，使肝门结构逆位(胆管位于门静脉和肝动脉的后面)。先行胆管与受体右肝管吻合(因空间狭小，采用胆管 - 胆管端 - 端吻合)，放置支架管通过受体的左肝管引出。然后行门静脉与受体门静脉右支吻合。因受体切除的右肝空间大，受体的右肝静脉与第二个左叶供肝的肝静脉末端相距较远，采用一段尸体髂静脉作间位搭桥吻合，同时在右侧放置生理盐水膨胀组织托起第二个左叶供肝以减轻肝门血管的张力，然后第二个左叶供肝恢复血供。用显微外科技术端 - 端吻合左、右肝动脉，第一个供肝行 Roux-en-Y 肝管 - 肠吻合术。另外，Kaihara 等采用一左一右的活体供肝成人肝移植术，技术上较双左叶供肝简捷且并发症可能更少。左、右供肝肝叶分别置于原位行移植，左、右移植肝相加以满足供肝足够的体积。血管重建按标准的右叶和左叶移植进行，右叶移植肝有 2 个门静脉开口，分别吻合于受体的右前和右后门静脉。胆管重建采用肝管造口与受体的左、右肝管吻合，并置支撑管。

(3) 儿童活体供体肝移植：目前一般采用供体左肝外侧叶作为供肝，供体手术相对安全，并发症少，但受体手术由于重建的血管管道更为纤细，技术难度也较高。一般供肝左肝静脉与受体左肝静脉开口处端 - 端吻合，而门静脉重建则由供肝左侧门静脉与受体门静脉吻合完成。动脉重建需显微外科技术。胆道吻合根据受体疾病的不同，在胆道闭锁的患儿采用胆肠内引流，其他疾病可根据实际情况选择与受体胆总管吻合。

六、肝移植的排斥反应及免疫抑制治疗

虽然肝脏属于“免疫特惠器官”，但同种肝脏移植排斥反应仍是一个比较常见的现象。新近有报道发现在不使用免疫抑制剂的情况下，约 15% 的临床肝移植可实现免疫耐受，但是大多数受者即使一直采用免疫抑制治疗，在术后仍可发生一次或多次排斥反应。基于发生的时间及组织学改变，临床上将肝脏移植排斥反应分为超急性、急性、慢性排斥反应。

(一) 超急性排斥反应

超急性排斥反应是由抗体介导及补体参与的体液免疫反应，可在移植肝血管重建后数分钟至数小时内发生，常出现在：①供受者 ABO 血型不合。②受者体内已有对供体的细胞毒预存抗体存在，如多次妊娠或再次移植。③异种移植。临床表现为移植后立即或一周内出现移植肝迅速被破坏、血流停止、功能衰竭，有时在手术中即可见肝脏肿胀、发绀、瘀斑形成、胆汁分泌缓慢或停止。病理学特征为坏死性脉管炎，合并管腔内广泛血栓形成，肝实质大片出血性坏死，中性粒细胞于汇管区及肝实质内浸润。

(二) 急性排斥反应

急性排斥反应常发生在移植肝功能恢复后，尤其在术后 5~15 天最多见。经免疫抑制剂逆转后，仍然可以在术后

半年以至一年内多次重复间隔出现。急性排斥反应中起主要作用的是细胞免疫。临床表现为在移植后2周左右出现发热、肝脏肿大并存在压痛、黄疸加深、肝功能异常、血清胆红素迅速上升、凝血酶原时间延长等均需高度怀疑排斥反应。细针穿刺肝活检是确诊的重要手段,安全而可靠。其典型的病理学特征有三个方面,即:①汇管区明显的炎细胞浸润;②胆管损害和肝小叶中央周围淤胆;③小叶间门静脉或中央静脉的血管内皮炎。诊断性的免疫抑制剂剂量或类型的调整,结合病情,也可作临床诊断。

急性排斥反应的治疗方案较多,且能够有效地控制和治疗急性排斥。①目前一般采用大剂量类固醇激素冲击治疗;②当激素冲击治疗无效时,抗淋巴细胞抗体,如OKT3单抗与ATG多抗对急性排斥逆转率达70%~100%;③作为挽救治疗,FK506与西罗莫司对大多数难治性排斥反应均有效,吗替麦考酚酯也有抗急性排斥反应的作用。

(三) 慢性排斥反应

肝脏移植后慢性排斥反应是一种缓慢的过程,呈进行性发展。主要表现为移植肝功能逐渐减退,最终发展成为慢性肝衰竭。其典型的病理学特征包括闭塞性动脉内膜炎和胆管缺失两个方面,因此又称作胆管消失性排斥反应(ductopenic rejection)。要确立慢性排斥反应的诊断主要依据闭塞性动脉内膜炎,如果在活检标本中未检见动脉血管时,可以依据小叶中央肝细胞空泡变性及坏死,汇管区炎性细胞浸润的情况以及有无胆管消失并密切结合临床来综合判断是否为慢性排斥。慢性排斥反应目前认为由多因素所致,免疫学因素是由MHC错配而致的细胞及体液免疫反应造成的移植物损伤,早期的急性排斥反应也可增加慢性排斥反应的发生率。非免疫学因素有供肝缺血再灌注损伤、保存损伤、和巨细胞病毒感染等。大多发生慢性排斥反应的患者需要接受再次肝脏移植。

(四) 肝移植的免疫抑制剂治疗

肝移植及下一章节所述的胰腺移植,其免疫抑制治疗可分为免疫诱导治疗和维持免疫抑制治疗。

(1) 诱导治疗:大多数胰腺移植中心都使用抗淋巴细胞诱导(anti-lymphocyte induction,ALI)的四联免疫抑制用药方案,诱导药物可用多克隆抗体(如抗淋巴细胞球蛋白,ALG)或单克隆抗体(如OKT3)。ALI治疗的初始时间为移植术中应用或术后立即应用,主要是为了提供一个免疫抑制环境,从而可以延迟使用肾毒性药物。ALI用药的持续时间为5~14天,主要根据后继的维持治疗的开始时间。新近开发的长效抗IL-2受体抗体(达利珠单抗,Zenapax)已进入临床应用,取得治疗效果相当不错,在理论上具有一定的对激活细胞的选择性。

(2) 维持治疗:维持免疫抑制治疗多采用三联用药方案,即由钙神经素阻断剂(CsA或FK506)、激素和抗代谢药物(Aza、MMF)三者组成。1995年以前,几乎所有的免疫抑制方案均由环孢素注射液为基础构成。随着免疫抑制效果更强的FK506的出现,目前肝脏移植术后3个月内基本为FK506为主的免疫方案。其他的一些新型免疫抑制剂,如西罗莫司(rapamycin),Everolimus等,是一类与他克莫司结构类似的免疫抑制剂,但两者作用机制明显不同,并不与FKBP结合,而是通过作用于IL-2R下游的信号转导系统,使细胞周期停留在G1期和S期,从而起到免疫抑制作用。不但是一种肾毒性较小的免疫抑制剂,其在肾功能不全的受者中的应用有一定的优势,而且有抗肿瘤作用,所以在因恶性肿瘤接受移植的受体中越来越受到青睐。在恶性肿瘤接受肝脏移植的受体,无激素免疫抑制剂应用方案越来越受到重视。

(3) 免疫抑制剂的撤离:肝脏移植后完全撤除免疫抑制剂的个例报道已经越来越引起移植免疫学专家的重视。日本京都大学报道了最大一组主动撤除免疫抑制剂的肝脏移植术后受体。浙江大学附属第一医院肝脏移植中心也有8例完全停用免疫抑制剂受体,移植物功能良好,正在接受密切随访。

如前所述的抗白介素2受体(IL-2R)的单抗:目前商业化的嵌合型单抗,如巴利昔单抗(Simulect,basiliximab),达利珠单抗(Zenapax,daclizumab)已广泛应用于临床器官移植。其作用位点主要是白介素2受体上的Tac位点,IL-2R仅在激活的T细胞表面表达,因此抗白介素2受体单抗的作用具有一定的选择性。Anti-CD52(Campath-1H):CD52是人体内T细胞、B细胞表面广泛表达的标志分子,Campath-1H(Alemtuzumab)则是针对CD52的嵌合型单抗。其作用机制并不局限于免疫抑制,可能对诱导免疫耐受有更好的作用。

FTY720是一种新型免疫抑制剂,属于鞘氨醇-1-磷酸(S1P)受体激动剂,具有和其他的免疫抑制剂所不同的独特的作用方式。可促进外周淋巴细胞向二级淋巴器官归巢,从而减少受者外周血中的淋巴细胞。

Leflunomide是另外一种抗淋巴细胞增殖剂,它能阻断嘌呤的重新合成途径,后者对淋巴细胞的增殖(G1期~S期)至关重要。Leflunomide还具有抗病毒作用,如抑制CMV及单纯疱疹病毒。Leflunomide已被应用于临床肾移植、肝移植等,具有一定的疗效。FK778(MNA715)和FK779(MNA279)是Leflunomide的活性代谢产物A771726的衍生物,研究表明其对移植物血管病有一定抑制作用,与FK506有明显的协同作用。

七、肝移植的并发症

肝移植的并发症有多种,按其发生时间大致可分为近期及中晚期并发症;按其发生的原因可分为技术性和非技术性;按其发生的性质可分为血管性、胆道、排斥反应、感染等。

(一) 移植术后出血

术后腹腔内出血是肝移植早期最为常见的并发症,多发生在术后1~2天,常见部位为门脉高压后腹膜侧支循环创面(如腔静脉后)、膈肌血管、新肝韧带创面、新肝活检处、腹腔引流管口等。除表现为持续性的引流管血性液体外,最常见的为高度的腹胀及进行性的血压下降，血细胞比容降低。有些高度腹胀的患者腹内大量凝血块造成肾血管压迫，导致少尿或无尿。若腹腔引流管内引出的血性液体较多，或出现腹胀、心率加快、脉搏细速、脸色苍白、尿量减少和口干等症状，实验室检查发现血红蛋白和血细胞比容进行性下降，应诊断为腹腔内出血。超声扫描发现腹腔血肿进行性增大有助于诊断。若经积极补液、输血治疗，排除凝血功能原因导致的出血，血流动力学仍不稳定，引流管内仍有较多鲜红血性液体溢出或引流袋内有凝血块形成，则应及时再次手术止血。

（二）胆道并发症

胆道并发症是肝移植手术最为常见，然而是较难处理的并发症，包括胆瘘与胆道狭窄。Calne 曾以“阿基里斯的足踝”来形容肝移植后的胆道重建。根据胆道并发症的性质和程度不同，患者的临床表现也各不相同。但几乎都有程度不等的黄疸和发热。胆瘘患者常有轻微至中等程度的腹痛，腹腔引流管内引出胆汁样液体，严重者胆汁可经手术切口溢出，有时可伴有肠梗阻症状。胆道梗阻患者可在较长时期内仅有轻度的血清胆红素增高与不规则的发热，而与胆道并发症相关的肝脏转氨酶升高是最早的表现，随着黄疸的逐步出现已属晚期。除了吻合口狭窄外，广泛的移植肝肝内肝管狭窄则极难处理。

研究表明，胆道并发症与下列因素有关：肝动脉栓塞，供肝缺血，排斥反应，受体原发性硬化性胆管炎，ABO 血型不符，巨细胞病毒感染等。对胆道并发症的诊断首先要排除肝动脉栓塞的可能。主要的临床检测包括：①血生化检查：胆红素、碱性磷酸酶和 γ- 谷氨酸转酞酶升高或升高的程度与谷丙转氨酶及谷草转氨酶升高的程度不成比例；②磁共振胆胰管造影（MRCP）无创伤，也不需要造影剂，能准确显示胆道全貌，是最为重要的检测手段；③ ERCP 不但可作为诊断手段，更为重要的是作为创伤较小的治疗方法，对吻合口狭窄可行支架或球囊扩张，或行过渡性的鼻胆管引流，但对肝内肝管弥漫性狭窄并无治疗价值；④多普勒超声检查和 CT 扫描：对检查肝动脉管径和血流量而言有其独特的重要性。治疗方面对胆漏行及时通畅的腹腔引流联合鼻胆管引流是关键，1~2 周大多就可愈合。吻合口的狭窄通过内镜的保守治疗是首选，如果合并严重扭曲引起的较长狭窄，需要外科手术进行供受体胆管重新吻合，或改行胆肠内引流术。存在肝内肝管广泛狭窄的受体，在调整其全身营养状态，控制可能的感染前提下，果断而及时地进行再次肝移植是治疗的唯一选择。

（三）血管并发症

血管并发症是肝移植术中最严重的并发症，是造成肝移植术后患者死亡的重要原因，常需急诊再次肝移植以挽救患者生命，但随着外科技术的进展，发生率明显下降。

其中以动脉并发症最为常见。包括：

1. 肝动脉血栓形成　常见的原因有：①吻合技术不当：吻合时血管外膜内翻，吻合口扭曲，血管内膜受损（钳夹不当）等；②肝流出道不畅：如肝上下腔静脉吻合口狭窄、扭曲、成角等；③排斥反应导致的肝血流阻力增加（窦前性、窦后性、窦性）；④供肝血管管腔较小和肝动脉变异。多普勒超声因无创、价格便宜，也被广泛地用于筛查。肝动脉栓塞是肝移植术后的一种严重并发症，一经诊断明确，应立即行肝动脉取栓和重新吻合术，成功率约 30%。若手术失败或伴有肝坏死的患者，应积极进行再次肝移植。

2. 肝动脉狭窄　起病隐匿，症状较轻，常表现为轻度肝功能异常，有时以胆道并发症为主要表现。诊断以肝动脉造影、磁共振血管造影、螺旋 CT 血管成像及超声多普勒为主要诊断方法。治疗方法则需根据临床症状和肝功能状态及有无胆道并发症等综合考虑。如肝移植术后早期，由于肝动脉吻合口尚未愈合，而且这种吻合口的狭窄常与吻合技术有关，需再次手术切除消除。如在吻合口愈合后，出现肝动脉狭窄，文献报道采用经皮血管内成形术（percutaneous transluminal angioplasty，PTA）成功地消除了肝动脉的狭窄，并改善了肝动脉供血，避免胆道并发症的发生。当然，还需临床上更多的病例和更长时间的随访来确认 PTA 技术治疗肝动脉狭窄的临床疗效。但是，近来文献报道都主张肝动脉狭窄的介入治疗时采用内支架治疗。

3. 肝动脉假性动脉瘤和肝动脉破裂　相当少见，大多发生于吻合口处，大多与感染有直接关系。手术是治疗的最有效手段。可行动脉假瘤切除，肝动脉重新吻合术。DSA 下行动脉覆膜支架植入治疗假性动脉瘤可获得较好效果。肝脏移植术后脾动脉或胃十二指肠动脉盗血综合征也有发生，治疗以结扎相应的动脉为主。

门静脉狭窄和血栓形成：门静脉狭窄可发生在手术后早期，临床表现为大量腹水和肝功能损害。超声多普勒是主要诊断方法。门静脉的狭窄常位于门静脉吻合口附近，如不及时处理，可以导致继发门静脉血栓形成，最终可导致门静脉闭塞和门静脉海绵样变性，甚至影响肝功能。门静脉狭窄可以通过经皮经肝途径置入门静脉支架来治疗。门静脉栓塞在成人肝移植术后十分少见，其发生与门静脉血流较少和流速较慢，门静脉扭曲或门静脉过长有关。临床上表现为血流动力学不稳定，大量腹水和明显肝功能异常，需通过手术取栓并纠正引起栓塞的外科问题。若门静脉栓塞未能及时纠正，再次肝移植是唯一的治疗选择。

下腔静脉狭窄和梗阻：下腔静脉梗阻是肝移植术后的少见并发症，发生率约 1%~2%，不及时治疗死亡率很高。肝静脉栓塞与回流障碍多与肝上下腔静脉吻合口成角、扭曲及狭窄有关。供体血管的长度不适当（过长或过短，一般为过长）；供受体肝脏体积相差太大以致肝床空间不符合；部分肝移植时供肝游走移动；吻合时缝线牵拉过紧等均是致流出道受阻的原因。可表现为肝淤血、肝脏质地变韧。下腔静脉内气囊扩张术或内置金属支架是治疗下腔静脉狭窄的方法之一，均有所报道。大多数情况下，再次移植不可避免。

(四) 肝移植晚期并发症

随着肝移植技术手术技术的发展,新型免疫抑制剂的应用,肝移植手术的成功率和术后存活率不断提高,肝移植术后1年存活率已达80%左右。因此,肝移植术后晚期并发症已越来越受到重视,包括高血压、肥胖、痛风、低镁血症、高脂血症,一些骨骼疾病、肌肉疾病,以及一些复发性疾病,如自身免疫性肝炎、原发性硬化性胆管炎等。

(郑树森 杨富春)

第二节 小肠移植

一、概述

(一) 概念

同种异体小肠移植简称小肠移植(small bowel transplantation,SBT),是指通过血管吻合的方法,将异体的部分或全部小肠移植给因各种原因切除了全部或大部小肠的短肠患者的一种外科技术。移植成功的小肠能发挥重要的消化吸收功能而使受体获得足够营养。

(二) 现状

经过20多年的发展,小肠移植已成为肠功能衰竭患者的临床标准治疗方式。全球小肠移植登记中心(ITR)显示,截止至2013年2月,全球82个移植中心共对2699例患者完成了2887次小肠移植。小肠移植的近期疗效取得了巨大进步,但远期疗效仍不令人满意。肠功能衰竭的残存小肠康复治疗和延长成形术的进步及营养支持技术的改进,客观上减少了小肠移植适应证患者数量。

我国自南京军区总医院黎介寿院士报道亚洲首例小肠移植以来,先后已有天津医科大学总医院、第四军医大学第一附属医院西京医院、上海交通大学医学院附属瑞金医院等多家单位开展了尸体、活体单独小肠移植、肝肠联合移植和全腹器官移植,为世界小肠移植事业做出了部分贡献。据世界小肠移植注册中心统计,小肠移植1、3、5年受体存活率分别为75%、48%、31%,而移植物存活时间平均为37个月。文献报道,全球最大的小肠移植中心美国匹兹堡大学,其移植物和受者的1年存活率分别达到92%和89%,受者的5年存活率达75%。但是小肠移植的远期疗效仍不理想,高达30%~40%的受者在移植后5年出现难以逆转的慢性排斥反应,需要切除移植小肠,恢复肠外营养或再次移植。

表12-1 世界小肠移植基本情况

移植类型	总体情况	成人	小儿
单独小肠移植	433	210(55%)	223(37%)
肝肠联合移植	386	80(21%)	306(50%)
多器官移植	170	93(24%)	77(13%)
总计	989	383(39%)	606(61%)

(三) 适应证

各种原因导致切除了大部分小肠(剩余小肠不足60cm)或全部小肠,均是施行小肠移植的适应证。

1. 肠系膜血管血栓形成导致小肠广泛坏死;
2. 全小肠扭转导致小肠广泛坏死;
3. 肠系膜根部恶性肿瘤,根治无法血管重建,必须切除大部或全部小肠者;
4. 家族性肠道广泛息肉病;
5. 广泛小肠闭锁;
6. 慢性先天性假性肠梗阻,大段神经细胞缺如;
7. 外伤后切除了大部分或全部小肠;
8. 小肠移植物坏死后的再移植;
9. 小肠慢性病变而又缺乏其他治疗手段,需要切除大量小肠者,如广泛出血性坏死性小肠炎;
10. 局部肠道侵袭性肿瘤,没有远处转移,外科手术难以重建胃肠道者等。

由于静脉营养支持的迅猛发展,当今全胃肠外营养(total parenteral nutrition,TPN)已经发展到了比较完善的家庭胃肠外营养(home parenteral nutrition,HPN)阶段,HPN的死亡率和大多数患者的并发症发生率比较低,并随着技术和实践的改进而继续下降,TPN也因此有"人工胃肠"之美誉。尤其对良性疾病来说,其长期预后良好,曾经一度作为不可逆性小肠衰竭的唯一治疗手段,对小肠移植的实施提出巨大挑战。关于移植患者与TPN患者生存质量的比较,国外已有不少文献报道,结论不尽相同,早期文献更加支持TPN。

20世纪90年代开始,小肠移植在数量和质量上都有了新的突破,手术死亡率和术后并发症发生率显著降低,患者生存质量和预后与TPN无异甚至超过了TPN。小肠移植已经成为普遍接受的治疗短肠综合征和其他类型肠道衰竭的重要手段。但迄今为止,TPN的挑战仍然存在,较多比例的患者都经过了一段时间的TPN支持,小肠移植成为肠外营养不能耐受时的第二选择。当然,二者在适应证方面有一定区别,这取决于疾病的性质、患者自身条件、移植中心的水平等多种因素,不能一概而论。与TPN相关,小肠移植还应包括以下适应证:

1. **TPN性肝病** 小肠移植最常见的指征是与全胃肠外营养有关的进行性肝病,如肠道失用后全胃肠外营养导致的胆汁淤积。

这里存在一个是否同时移植肝脏的问题,小肠排斥反应发生的频率和严重性可能因为同时移植了肝脏而有所下降。这种现象称为肝脏介导的免疫耐受。在移植免疫研究中,肝被认为是一种免疫特赦器官。但肝诱导移植免疫耐受的作用虽然不可忽视,手术并非一定辅加肝移植。术式的选择还有赖于肝衰竭程度,单纯肠功能衰竭的患者只需做单独小肠移植。至于如何把握同期移植肝脏,尚未有精确一致的标准。

2. **营养置管的静脉通道感染** 部分TPN患者由于经

常发生败血症，有关的中心静脉营养入路即将感染丧失（无继续插管的条件），必须考虑小肠移植。移植界一致的意见认为，半数营养置管位点丧失，如最常见的颈内静脉和锁骨下静脉置管位点丧失一半时即要考虑小肠移植，因为保留一定的静脉通道非常必要，这样可以满足小肠移植后数月之久对静脉通路的需要及复杂的治疗护理要求，不能延误时机。

（四）禁忌证

除一般腹部大手术所要求的禁忌证外，需要强调几点：

1. 短肠综合征合并肺结核；
2. 短肠综合征合并胃十二指肠溃疡（活动期）；
3. 肿瘤有广泛转移；
4. 年龄大于 60 岁（各个移植中心有差异）。

（五）小肠移植类型

1. 单独小肠移植　分为节段移植和全小肠移植，前者主要用于小儿和活体移植。
2. 肝肠联合移植
3. 含小肠的多器官移植

二、供体与受体手术

（一）供体

1. 供体来源

（1）活体供肠：包括受体亲属供肠和非亲属供肠，其中同卵双生的孪生兄弟或孪生姐妹相互之间的供肠最为理想，因为此类移植属同质移植，理论上无排斥，预后良好，但实际运用鲜见。

（2）脑死亡异体供肠：临床上供肠的主要来源，本篇主要介绍之。

2. 不适合供肠的情况

（1）年龄大于 60 岁，一般不考虑作为供体；

（2）患有肠道疾病，如肠结核、痢疾、溃疡性结肠炎、Crohn 病、出血性坏死性肠炎等。

（3）患有恶性肿瘤有或怀疑有肠转移、或肠原发肿瘤者；

（4）动脉硬化较严重并肠系膜动脉狭窄；

（5）肠系膜血管畸形，不适合作血管吻合重建。

3. 手术　尸体供肠的原位灌注、切取、修整与保存　尸体供肠是临床上最常用的，其灌注分为原位灌注和离体灌注。原位灌注可以减少供肠热缺血时间，大大降低热缺血损伤。其主要技术步骤如下：

（1）腹部大“十”字切口进腹，显露腹主动脉和下腔静脉；

（2）于肾动脉水平以下，切开腹主动脉前壁，插入带气囊的导管，顶端超过肠系膜上动脉水平，气囊充气或注水，阻断动脉血流，向导管尾端重力灌注 2000~2500ml UW 液（4℃）。

浙江大学附属第一医院施行的一例肝肠联合移植和一例全腹器官移植均采用 HTK（Histidine- Tryptophan-Ketoglutarate，HTK）灌注，也有移植单位采用其他灌注液。灌注液的量跟所取器官有关，有一定的个体差异。通常需要整块获取肝、肠、肾、胰腺等，而不是单独灌取一个器官，一般灌注量在 6000ml 左右。

（3）动脉灌注开始后，切开下腔静脉，置管其内，主动引流出灌注液。2 分钟左右，可见全小肠变得苍白，逐渐从下腔静脉引流出来的液体变得清亮。

（4）切取小肠，肠系膜上动脉开口部带有腹主动脉 carrel 片，静脉分离至部分门静脉。用 4℃ 0.5% 的甲硝唑 100ml 肠腔内灌洗。结扎两端，置 UW 液双层袋内，以冰屑掩埋储运。

（5）供肠取回手术室，于冷保存液中进行修整，去除两端多余肠段，仔细结扎肠系膜创面管道。修整动脉 carrel 片。转移至受体手术。

（二）受体

1. 腹部正中切口，探查腹腔内情况　包括残余肠扩张（或无功能肠）情况、肠系膜上动脉、静脉残端是否可用、拟作吻合的上下肠端位置等。

2. 血管吻合主要有四种类型

（1）受体肠系膜上动静脉残端能用者行原位吻合，或静脉原位，动脉与腹主动脉吻合；

（2）将供肠血管分别吻合至腹主动脉和下腔静脉或髂动静脉；

（3）供肠静脉与受体门静脉吻合，动脉同受体腹主动脉吻合；

（4）少数情况下，可以切除受体脾脏，将供体动静脉分别与受体脾动静脉吻合。

3. 肠道连续性的恢复

（1）一期恢复：将远近端均行吻合，供肠（与残留回肠或结肠端 - 侧吻合）末端外置造口作为观察窗，即所谓一期恢复肠道连续性。待稳定后关闭造口；

（2）二期恢复：供肠两端分别造口于腹壁外，待确认小肠存活良好、吸收功能有一定恢复，还纳腹腔恢复肠道连续性，即所谓分期恢复肠道连续性，时限大约在 3 周左右。

三、移植排斥与小肠移植的未来

小肠移植不同于已经获得相对成功的心脏、肝脏、肾脏等的移植，排斥严重而且难以有效控制是临床上最大的困难。如何早期发现、从而早期终止、早期治疗排斥反应，成为小肠移植获得成功的一个重要课题。

（一）小肠移植排斥反应的基本特点

1. 小肠组织的特殊性与移植高排斥率　小肠内存在大量的淋巴组织，植入物即长段的小肠可以看作是一个含有大量淋巴组织的器官。此外，肠道表面还有Ⅱ型主要组织相容性抗原（MHC-Ⅱ），肠道表面积大约相当于两个网球场那么大，因而小肠除了含有大量的淋巴组织，还分布着大量的组织相容性抗原。小肠的这些免疫学特点显然要比其他器官复杂得多。尽管小肠移植目前已经逐渐成为普遍接受的治疗短肠综合征和其他类型肠道衰竭的重要手段，在当今的一些资料中，移植排斥率还是高达90%以上。

2. 排斥一旦发生，不易恢复 小肠移植的急性排斥反应又称急性细胞排斥反应(acute cellular rejection，ACR)，是移植后移植物衰竭的主要原因，如果不早期治疗，可以很快导致移植物衰竭和死亡。事实上，尽管有强的免疫抑制剂如FK506和单克隆抗体以及多抗抗体的出现，大多数组织学诊断为重度急性排斥反应的患者难免出现渐进性的植入物坏死。

这些特点明显不同于已经获得相对成功的心脏、肝脏、肾脏等的移植，小肠移植排斥一旦发生，目前抑制排斥的所有措施都不能完全使移植物得到恢复，以至于不同程度地造成损害。大剂量免疫抑制治疗本身也会导致感染或药物的毒性后遗症，最终使移植失败。尽管移植后的免疫抑制治疗方案不断改进，但临床上抑制排斥的主要手段还是依赖于非特异性的免疫抑制剂，导致感染和淋巴增生性疾病(posttransplant lymphoproliferative disease，PTLD)等并发症发生率较高。

3. 临床表现的特殊性 轻度小肠排斥常不表现症状，排斥导致的黏膜损伤往往先于症状出现，而排斥是斑块分布的，这使内镜诊断增加了困难，常规内镜检查中有三分之一发生排斥的患者表现为正常黏膜。为了监测排斥反应，在移植后的最初6周内，每周要做2~3次活检。电视摄像内镜引导的活检检查可以增加监测的可靠性。

(二) 小肠移植急性排斥的临床诊断

1. 排斥反应的临床与病理 诊断小肠急性排斥要求临床、内镜以及病理学所见密切结合。急性排斥在临床上的症状包括：发热、恶心、呕吐、外置口分泌增多、腹痛、腹胀。较为严重的病例中，急性排斥可能被证实为感染性休克，伴有代谢性酸中毒、低血压、成人呼吸窘迫综合征，所有这些可能是由黏膜完整性丧失导致细菌易位造成的。较轻的病例中，轻度急性排斥在内镜下依次表现为水肿、充血以至颗粒，较重的病例中则出现正常黏膜血管图案消失、蠕动减少、黏膜溃疡。

最终的诊断决定于内镜获取标本的病理分析。病理变化分四度：①多种细胞浸润，开始是单核细胞包括静止或有活性的淋巴细胞浸润；②隐窝损伤，特征性的表现为：细胞质嗜碱性，胞核增大，染色加深，细胞高度降低，黏蛋白缺失，帕内特细胞(Paneth's cells)受损；③隐窝凋亡小体增多；④绒毛和隐窝结构变形。

小肠急性排斥治疗方法的选择取决于其严重程度，而这种严重程度通过结合临床和内镜检查的组织学分级来评估。例如，较轻的急性排斥时，增加基本免疫抑制药物，并严密临床观察，更强的免疫抑制剂应该在适当或严重的急性排斥发作时开始应用。

2. 排斥反应的分级标准 小肠移植物的组织学评价对诊断急性排斥反应非常重要，但国际上还没有一个反应严重性的分级标准。美国匹兹堡Starzl移植中心通过回顾性分析3268份(55个患者)成年认同种异体小肠移植的组织病理切片，并密切结合临床结果，得出了一套临床方案，认为具有较高的实际价值。

(1) 不确定性的急性排斥：由急性排斥反应的三个主要特征(多种细胞浸润，开始是单核细胞包括静止或有活性的淋巴细胞浸润；隐窝损伤；隐窝凋亡小体增多)来界定，这些表现通常是局灶性的，炎性浸润最小且局限，跟轻度急性排斥有区别。尽管黏膜完整，隐窝上皮损伤较常见，其上皮凋亡小体数量有不同程度的升高，但每10个隐窝不超过6个凋亡小体。不确定性的急性排斥只能在病理证实有不同程度炎症、上皮损伤以及低于轻度急性排斥的细胞凋亡时，才能确定，而不能与诊断模糊的非排斥反应相混淆。

(2) 轻度急性排斥：特征性表现为：通常的轻度和局限的炎性浸润，主要集中在固有层的小静脉周围。黏膜完整，但隐窝呈现损伤，包括黏蛋白缺失，胞浆嗜碱性，细胞高度下降，胞核增大和深染以及炎性浸润。隐窝上皮凋亡增多，通常每10个隐窝多于6个凋亡小体。抽样切片可见存在淋巴集结(Peyer's patchs)，表明大量活性淋巴细胞聚集。小肠绒毛有不同程度的缩短，而且由于炎症浸润引起的黏膜固有层肿胀导致了绒毛结构变形。

(3) 中度急性排斥：炎症浸润在固有层扩展散布，隐窝损伤较轻度排斥更广泛，绒毛倾向于呈现更加变平，凋亡小体增多，常见局部的"融合凋亡"现象。可见轻至中度的动脉内膜炎，黏膜虽然有浅表糜烂，但没有溃疡而保持完整。

(4) 重度急性排斥：以明显程度的隐窝损伤和黏膜溃疡为特征。因为黏膜破坏，肠腔内容物到达黏膜下，刺激了大量中性粒细胞浸润，并导致过量纤维脓性(假膜)渗出，最终出现广泛的黏膜脱落。周围有活性的上皮细胞也随之呈现一些变化，如隐窝上皮损伤和大量的凋亡现象，严重的动脉内膜炎甚至可见透壁动脉炎。

(三) 控制排斥的重要探索

1. 联合肝脏移植所带来有益结果 小肠移植发展至今天，单独小肠移植所占的比例逐渐减小，成年患者中占55%，儿童37%，而儿童小肠移植占总移植量的60%。在进行多器官移植的临床观察中发现，小肠可能出现排斥而其他器官不发生排斥，更有意义的是，小肠排斥反应发生的频率和严重性可能因为同时移植了肝脏而有所下降。这种现象称为肝脏介导的免疫耐受。在移植免疫研究中，肝被认为是一种免疫特赦器官。

动物实验发现，肝移植可诱导产生对同供体来源的心、肾、皮肤等其他器官和组织的特异性的免疫耐受状态。在低反应性的异种大鼠间行肝肠联合移植，观察14天，均无排斥反应发生，而行单独小肠移植组很快发生排斥反应。大鼠肝肠联合移植术后7天，免疫耐受状态即可建立，混合淋巴细胞反应(mixed lymphocyte reaction，MLR)和细胞介导细胞毒性反应(cell modiated cytotoxicity，CMC)受抑制。对以上现象的解释有两点：①移植肝内白细胞诱导了有限的移植物抗宿主反应,引起移植物内供者干细胞的迁移并形成微嵌合体状态;②移植肝内存在的大量白细胞引起受者T细胞过度刺激和异常激活,随后产生耗尽性的分化和克隆清除或耐受。

临床上,虽然肝肠联合移植在国外许多移植中心已成为治疗肠功能衰竭的主要术式,但肝诱导移植免疫耐受的作用虽然不可忽视,手术并非一定辅加肝移植。术式的选择还有赖于肝衰竭程度,单纯肠功能衰竭的患者只需做单独小肠移植。

2. 嵌合与小肠移植耐受　嵌合指受体在接受异体或异种移植后,其体内存在供体细胞,而在移植物存在受体细胞的现象。最早观察到小肠移植术前输注供体抗原可延长移植物存活时间,现在进行供体骨髓细胞输注(DBM),增加供体淋巴细胞和干细胞的数量的方法已在许多移植中心应用,被认为安全有效。迈阿密、匹兹堡的资料均表明这种方法可以减少排斥反应的发生,并延长移植物存活时间。迄今有关小肠移植嵌合的主要发现有:

(1) 在人和大鼠的小肠移植中,术后数周内供肠淋巴细胞通过血液途径进入并广泛分布于受体淋巴组织中,而受体淋巴细胞也移居到供肠中。

(2) 大鼠小肠移植用FK506治疗后,受体淋巴细胞和树突细胞大量浸润入移植小肠,术后存活超过200天,亦可见这些受体源细胞,同时供体细胞也移行并定居于受体的淋巴组织中。

(3) 术后早期外周血中5%~10%的淋巴细胞为供体源性的。嵌合的细胞有多个谱系,其中树突细胞可能是诱导嵌合产生的基础。

(4) 受体存活的供体细胞中,一定数量的迁徙树突状细胞主要经血迁移,并于外周淋巴组织中的T细胞依赖区长期存活,从而表达相应的表面抗原分子(如CD45、CDⅡB、ICAM-1等),有助于微嵌合的长期存在。嵌合的供体细胞充当否决细胞导致受体T细胞失活,以及树突细胞表面缺乏B7分子等共刺激信号引起的细胞克隆无反应性可能与免疫耐受的形成有关。

3. 黏蛋白和细胞因子在排斥预测中的作用　小肠移植的主要并发症是排斥、水电解质紊乱和感染,组织学监测是预防和治疗这些并发症必要的措施。但仅靠形态学表现不能完全解释一切问题,在区分轻度排斥与急性病毒感染时常会遇到困难。

黏蛋白(mucine,MUC)是小肠黏膜屏障的主要结构蛋白,能抵御酸碱、蛋白酶、毒素、机械刺激、病原微生物等对小肠的侵袭。在不用FK506进行免疫抑制的情况下,植入小肠中MUC2和MUC4在移植早期(轻度)排斥反应时表达增加,在晚期(中度、重度)排斥反应阶段则表达显著降低。同时,炎症介质γ-干扰素(γ-IFN)和α-肿瘤坏死因子(α-TNF)水平在移植物排斥时较无排斥显著增高,与排斥反应的严重程度无关。

这些发现可能为小肠移植术后出现的组织学难以定性的情况提供一个辅助鉴别手段。为轻度排斥的早期发现和治疗奠定基础。

4. 热缺血对排斥的影响　热缺血可以加重免疫易感性和加快急性和慢性排斥反应,避免热缺血或减少热缺血时间将为移植带来有益的结果。研究者正在通过一些缺血预处理的办法来降低缺血再灌注损伤造成的损害。

小肠移植在技术上并不比其他器官移植复杂,但严重的移植排斥反应是限制其临床广泛应用的主要障碍。在控制小肠移植排斥方面,我们还处在一个相对盲目的阶段,可能还有一段很长的路要走。进一步深入研究和认识排斥反应的实质,将为小肠移植的临床应用开拓新的局面。

(郑树森　杨富春)

第三节　胰腺移植

一、历史与现状

胰腺移植是目前唯一能使1型糖尿病患者长期停用胰岛素,并维持正常糖代谢的可靠治疗方法。1966年美国明尼苏达大学施行了全球首例胰腺移植,为一位1型糖尿病继发肾功能不全的患者行了胰肾联合移植,术后患者生存2个月,死于排斥反应和尿毒症。胰腺移植临床应用初期疗效不佳,此后多年无明显进展,其难点在于胰腺外分泌处理及化脓性感染、血栓形成、急性排斥反应和移植物胰腺炎等并发症发生率高。至1977年,十余年间全球共施行胰腺移植57例,胰腺移植1年存活率仅为3%,临床胰腺移植的结果令人失望。直到20世纪90年代,器官获取和保存方法的改进、外科技术的成熟、新型强效免疫抑制剂他克莫司(FK506)与吗替麦考酚酯(MMF)的应用、感染防治及选择供受者经验的积累,胰腺移植取得了显著进展。胰腺移植效果得到很大改善,目前与其他实体器官移植效果相当。目前胰腺移植的受体一年生存率大于95%,三年生存率接近92%。胰腺移植的例数逐年增加,2011年初,全世界已实施的胰腺移植总例数接近40 000例。其中,将近2/3发生在美国。美国胰腺移植的数量在2004年达到高峰。此后,三种类型胰腺移植数量均有所下降。与2004年相比,2010年整体数量下降了20%。下降最多的是肾移植后胰腺移植(PAK)(55%),其次为单纯胰腺移植(PTA)(30%),同期胰肾联合移植(SPK)下降了8%。英国的胰腺移植形势与美国不同,2000—2007年间,胰腺移植数量猛增,而后略有减少。胰腺移植数量减少的原因主要是因为移植医生对供胰质量的评估更为完善,对胰腺的选择相对更加严格。尽管过去十年间胰腺移植数量减少,但术后效果保持不变。近年来利用DCD供体胰腺移植逐年上升,报道的1年移植物生存率和DBD供胰相当,其中SPK术式的DCD供胰生存率最佳。与其他移植相比,胰腺移植应用生物制剂进行免疫诱导的比例较高。FK506/MMF联合应用是目前最普遍采用的免疫抑制剂方案。有趋势将激素应用量最小化或完全避免。激素撤离方案的采用，进一步减少了术后感染、代谢及其他相关的并发症，提高了受体的生存质量。随着胰腺移植病例的大幅增加和疗效的不断提高，胰腺移植治疗糖尿病已被人们普遍接受。

二、适应证

1型糖尿病是胰腺移植主要适应证。但是由于手术的技术问题、术后并发症和移植后免疫抑制剂的毒副作用等使胰腺移植具有高风险和昂贵的代价。因此，1型糖尿病患者应经过充分的选择，目前认为，胰腺移植的适应证为：

1. 1型糖尿病患者具有下列情况之一　①存在明确的糖尿病并发症（如：肾功能损害、外周血管病变、视网膜病变、神经系统病变等）；②糖尿病高度不稳定，胰岛素难以控制血糖或反复出现低血糖伴意识障碍、严重酮症酸中毒等；③难于脱敏的胰岛素过敏或出现抗皮下注射胰岛素状态。

2. 存在明确的糖尿病并发症或药物难于控制血糖的2型糖尿病患者，但须相当谨慎。

3. 各种原因（如慢性胰腺炎、胰腺肿瘤、胰腺损伤等）导致行全胰切除术后。

目前因糖尿病而接受胰腺移植占所有受体的98%以上，只有不到2%的受体因其他原因而接受胰腺移植。而接受胰腺移植的糖尿病患者中绝大多数是1型糖尿病患者，只是近年来2型糖尿病接受胰腺移植的患者呈增多趋势，约4%的胰肾联合移植受体为2型糖尿病患者。值得注意的是所有关于胰腺移植对糖尿病并发症以及生存期影响的证据均不是来自于前瞻性对照研究。然而，很多中心的证据均明确提示成功的胰腺移植能延长患者生存期，延缓或逆转糖尿病并发症进展。

三、手术

胰腺移植按是否合并肾移植，可分为三种类型：①胰肾联合移植，包括分期胰肾移植和同期胰肾联合移植（simultaneous pancreas-kidney transplantation，SPK）；②肾移植后胰腺移植（pancreas after kidney transplantation，PAK）；③单纯胰腺移植（pancreas transplantation alone，PTA）。迄今为止，全世界已实施的胰腺移植中90%以上属于同期胰肾联合移植（SPK）。但近年来PAK与PTA的数量呈逐年增加的趋势。

胰腺移植的术式的不同主要表现在以下两个方面：①移植胰腺的血管重建，即内分泌的引流方式，分为体循环引流术式与门静脉引流术式，后者更符合生理。②按移植胰腺的外分泌处理，可分为外分泌肠道引流与膀胱引流术式，肠道引流术式目前较为流行。

目前胰腺移植一般为全胰十二指肠的移植，节段胰腺移植在活体移植中多见，在尸体供体的移植中较少应用。由于最近微创技术的进展，有报道行腹腔镜下切取胰体尾的供体术式，以及机器人辅助下行受者胰腺移植的术式。近年来开展的腹膜后胰腺移植 - 门静脉回流术式，需要游离并向左翻转升结肠，供体脾静脉与受体肠系膜上静脉吻合，优点在于移植胰腺位于后腹膜，避开了众多肠管，方便术后经皮穿刺活检。在此介绍较为常用的术式。

全胰十二指肠移植肠道内引流术　肠道内引流术在20世纪90年代后期开始逐渐替代膀胱内引流术式成为主流术式，由于FK506等的使用，胰腺移植的排斥反应发生率减少，另外由于吻合器的使用，外科技术的改进，肠瘘等致命并发症明显减少，且不存在膀胱内引流术式的尿路并发症与代谢问题，因此得到更多移植中心的认可，得以广泛采用。

另外，内分泌的门静脉回流术式在经过长期的临床研究后发现，具有一定的优势，尽管尚未在全球范围内广泛采用，只有20%的SPK和PAK及10%的PTA应用了该术式，但不可否认其更符合生理。有研究认为，供胰静脉血汇入体循环可致高胰岛素血症，有可能造成受者微血管的变化，同时静脉血汇入门静脉能提高胰岛素的利用率，维持机体代谢稳定。也有作者认为其能诱导免疫耐受。因此，静脉血汇入门静脉的全胰十二指肠肠内引流正逐渐受到重视。由于此术式静脉和动脉的吻合口距离较远，供胰动脉和门静脉的长度不足以与受者的髂动脉和肠系膜上静脉吻合，故修整供胰时必须考虑延长胰动脉和门静脉的长度。一般在取供胰时，需同时取下供者髂动静脉，以备用以延长血管。常用的方法是切取供者的髂动脉与供胰肠系膜上动脉和脾动脉行Y型动脉成形，髂总动脉作为共同开口与受体髂动脉吻合；髂静脉与供胰门静脉吻合以延长门静脉后与受体肠系膜上静脉吻合。

手术方式：正中切口进腹。将小肠推向左侧，选择足够粗的肠系膜上静脉，一般需系膜中部以上。预放入供胰，设计好拟吻合之切口。移去供胰，游离出一段肠系膜上静脉和髂外动脉或髂总动脉，按血管缝合的原则，供胰动脉与受者髂外或髂总动脉作端 - 侧吻合，或与受者髂内动脉作端 - 端吻合，将供胰门静脉和受者肠系膜上静脉作端 - 侧吻合，开放血流。再行肠吻合。将胰腺十二指肠节段与受者空肠作Roux-en-Y吻合（图12-6）。

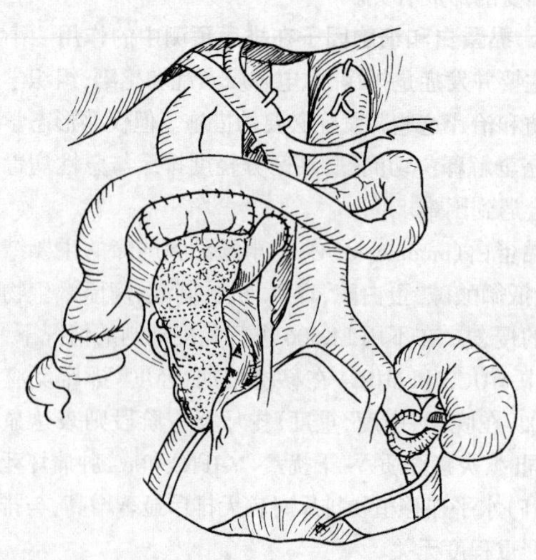

图12-6　全胰十二指肠肠道内引流术（经门静脉回流）

四、并发症

与其他脏器移植相比，胰腺移植的并发症的发生率较高，主要可以分为手术并发症和长期免疫抑制引起的并发症，后者一般发生较晚。根据胰腺移植手术方式的不同，其导致的并发症亦不尽相同。有些与肠道引流术式关系密切，而有些则与膀胱引流术式密切相关，另外一些则无特殊的相关性。表1大致列举了一些常见的并发症。

表 12-2　胰腺移植常见并发症

肠道引流相关	膀胱引流相关	非特异性
十二指肠瘘	反流性胰腺炎	血栓
腹腔内脓肿	膀胱瘘	移植物胰腺炎
吻合口出血	吻合口出血	感染
肠穿孔	酸中毒	排斥
肠梗阻	尿路感染	动脉破裂
		胰周出血

在手术并发症中，主要包括栓塞性并发症（静脉性栓塞，动脉性栓塞）以及其他类型少见的并发症如动脉破裂、动静脉瘘等。尤其是栓塞性并发症，常可直接导致移植物功能丧失而不得不行移植胰腺切除术。根据栓塞血管的不同类型可以分为静脉性栓塞和动脉性栓塞两类。相对于肝移植、肾移植、心脏移植等，胰腺移植是属于低流量型的器官移植，大约只占用1.3%的心输出量。任何可以造成移植物灌注降低的因素都可以引发移植物供血动脉栓塞或门静脉系统的栓塞性疾病，如手术吻合的问题、急性排斥、受体方面的原因造成灌注减少以及免疫抑制剂造成的血管收缩性反应等。移植物血管栓塞是导致移植物功能丧失的最常见的原因。早期的资料显示这种并发症发生率为10%~30%左右，其中有30%~70%的病例最终导致移植物功能丧失。随着移植技术的提高，这种严重的并发症发生率已大大地降低，有些移植中心报道发生率为5%以下，但发生后导致移植物功能丧失的几率仍然居高不下，因而预防其发生是最重要的。

预防和治疗术后血管栓塞性并发症的方法大致为：改善移植物保存方法；减少冷缺血时间；提高手术中血管吻合技术，这是手术中最需要重视的步骤之一，主要环节包括吻合动脉时注意动脉分叉处的吻合方向要一致，防止扭曲；吻合静脉时注意血管的长度应恰当，防止过长或过短引起的扭转、牵拉、成角等情况的发生；术后早期预防性的抗凝治疗，除了胰腺移植前静脉给予低分子肝素外，在术后3~5天内还应给予低分子肝素，并配合口服拜阿司匹林抗血小板治疗。加强术后监测，对于突发的胰腺移植物造成的上腹疼痛应予以重视，早行多普勒超声检查确诊。

五、组织学评估

胰腺移植的组织学评估对排斥反应的诊断与治疗都是金标准，目前受到越来越多的重视。一般来说应包括下述几个主要方面：①供体胰腺组织的检查，了解供胰移植前的状态，可作为以后进一步检查对照的基础；②移植后的定期随访检查，以便动态观察移植胰腺状态；③出现异常情况，随时穿刺活检，以明确诊断指导临床实施恰当的治疗；④移植失败后切除供胰作全面的病理检查，有利于总结经验教训。

随着胰腺移植术式的改进，移植物肠道内引流的术式逐渐成为主流术式，但是由此也造成移植物的功能及排斥反应监测成为一个较难解决的问题。20世纪90年代以来，移植物的经皮穿刺活检成为胰腺移植物的功能监测的一个标准方法。目前获取移植物标本的方法主要有：①超声引导下经皮穿刺活检（percutaneous ultrasound-guided biopsy），为最常用的手段；②开腹手术获得标本，在手术探查的病例中采用；③经膀胱镜活检（cystoscopic transduodenal biopsy，CB），在经膀胱外引流术式中可选；④腹腔镜下或腹腔镜引导下取得标本的方法（laparoscopic biopsy）最近也有报道；⑤经肠道内镜获取标本（endoscopic biopsy），在十二指肠暂时造瘘的病例，可经造瘘口通过内镜活检以取得移植物标本。

通过对活检标本的检测，对下列情况可进行明确的鉴别。

1. 超急性排斥反应　是指移植器官在血液循环恢复后几分钟或数小时甚至24~48小时内发生的不可逆性排斥反应。常常发生在手术台上，当血流开放后，肉眼见移植胰快速肿胀充血，随即吻合动脉远端动脉搏动消失，移植物转为暗红色，静脉内呈广泛的血管内凝血。移植胰病理组织学检查表现为毛细血管内大量中性粒细胞聚集、渗出，小动脉内皮细胞脱落，血细胞边集，血管壁纤维素样坏死，小血管内透明血栓形成。间质明显出血、水肿。

2. 急性排斥反应　胰腺实质内炎性细胞浸润和血管炎是胰腺排斥反应的组织学特征。胰腺外分泌腺组织是最早受攻击的部位，仅在排斥反应的晚期才出现内分泌组织受损。急性排斥的早期病理变化表现为胰腺外分泌部大量灶性或散在单个核细胞浸润及血管周围袖套状浸润。血管改变包括血管内皮炎（血管内膜下单核细胞浸润）、纤维蛋白样坏死及坏死性动脉炎和血栓形成。排斥早期发生在胰腺外分泌部结缔组织中大量散在的单核细胞浸润，同时经常伴随血管炎症性反应性改变，导管、腺泡实质受到影响，而胰岛细胞影响较小。急性排斥反应的另一病理特征是急性的血管内皮炎，表现为移植物内血管内皮下的单核细胞浸润。严重时可导致血管壁的纤维素性坏死、坏死性动脉炎及血栓形成。

3. 慢性排斥反应　病理变化主要集中在移植物血管的慢性炎症改变，胰腺腺泡组织的纤维化和丧失。表现为大量单核细胞的浸润，以纤维内膜增生为主的动脉内膜的增厚以及动脉腔狭窄引起的栓塞。移植动脉病变主要发生在中动脉，常表现为内皮下脂质和糖蛋白的沉积，同时伴有大量泡沫细胞、平滑肌细胞和数量不等的T细胞浸润，T细胞的浸润以细胞毒性T细胞的浸润为主。而小叶间隔纤维化随着活跃的成纤维细胞增生、慢性炎症和水肿的增加而增加，常从小叶边缘开始，小叶被分裂成碎片呈萎缩状和纤维化，并且边缘粗糙。

4. 移植物自身免疫性胰岛炎复发　1型糖尿病是一种自身免疫性疾病，在胰腺移植后，移植物自身免疫性胰岛炎复发并不罕见，临床表现为移植后突发或逐渐产生的高血糖，移植物组织学表现为不同程度的胰岛选择性地β细胞破坏和丢失，但胰岛内其他内分泌细胞不受影响，可与排斥反应中广泛的移植物损伤鉴别。根据胰岛内炎性浸润细胞的数量多少，可将胰岛炎分为轻、中、重度三级，轻度：<10个炎症细胞/胰岛；中度：11~55个炎症细胞/胰岛；重度：>55个炎症细胞/胰岛。另外受者血清中的胰岛抗体（islet cell auto-antibodies，GAD 65，IA-2）也是特征性的诊断指标。

5. 药物对胰岛细胞的毒性　CSA、FK506、硫唑嘌呤及类固醇等均可抑制胰岛分泌产生糖尿病样毒性，胰岛在形态学上表现为细胞肿胀，空泡形成甚至水样变性，核碎裂并见凋亡小体形成，胰岛细胞结构破坏，有的可见核的异型增生，胰岛素免疫过氧化物酶染色显示密度降低。

6. 移植胰腺血管栓塞　常发生于术后1个月内，发生率可达12%~20%，是早期移植物丧失功能的主要原因。这主要与血管吻合技术、供胰质量、血流动力学紊乱以及排斥反应相关。大体观察，静脉栓塞的移植物水肿、暗红甚至出血，动脉栓塞时移植物呈灰白色。动、静脉内可见有血栓形成。镜下可见胰腺梗死改变：组织的大致轮廓可见，而细胞的精细结构消失。有些有功能的移植胰亦可见局部小面积带状分布的梗死灶，但对移植胰功能影响不大。

7. 其他病变，如移植物胰腺炎、EB病毒所致的淋巴细胞增殖综合征、CMV病毒的感染、移植物抗宿主病等，均可通过组织病理学鉴别。

（郑树森　严盛）

第四节　脾脏移植

早在1910年Carrel为了掌握脏器移植技术，观察移植器官与血管的变化，施行了世界上首例带血管蒂的全脾移植手术。但由于当时对脾脏功能的重要性认识不足，在此后近半个世纪中，脾脏移植技术几乎无人问津。自1952年，King和Shumaker报告了脾切除后凶险性感染（OPSI）之后，改变了人们对脾脏重要性的认识。自20世纪60年代开始有一些欧美学者对脾脏移植进行了比较深入的研究，且自70年代以后，脾脏移植研究从实验走向临床，以自体脾组织移植为先导，各种脾移植手术如脾组织大网膜内移植、带血管自体半脾移植、异体半脾或全脾移植等相继开展。我国学者在脾脏移植方面也做了大量工作，尤其在亲属供脾治疗血友病甲方面已赶超欧美。但与其他脏器移植相比较，脾脏移植的发展还是比较缓慢，原因是多方面的，其中重要原因是脾脏作为机体最大的周围免疫器官，移植后排斥反应问题没有很好地解决。

自体脾组织移植作为脾破裂后进行脾脏保留手术的主要措施已为大家所接受。有许多脾切除术后自体脾组织片移植的实验和临床应用研究获得满意效果。因此自体脾组织移植被普遍认为是全脾切除术后弥补脾脏功能的有效方法。对于大部分外伤性脾破裂患者需迅速切除脾脏、控制住出血，方能确保患者生命安全。因此在全脾切除术的手术中。如果患者全身及脾脏条件允许时，可以立即进行自体脾组织片移植。目前多数学者认为移植脾脏的1/3即足以代偿脾脏的功能。如移植脾脏组织太多，涉及移植床的容积、血运及存活问题；如移植脾脏组织太少，则脾脏功能难以得到保障。因此移植用的脾组织片以3.0cm×2.0cm×0.5cm大小为宜。关于脾脏移植的部位．以往人们曾对大网膜间隙内、前腹壁皮下、腹膜后间隙、肾脂肪囊内、肠系膜内等不同部位对移植物进行了生长情况的对比研究。结果发现移植的脾组织片放置在大网膜两层间隙为效果最佳。大网膜两层间隙不仅容量大、血运丰富、易于早期建立血运使移植物存活，而且移植脾的静脉血流仍回流到门静脉系统，更符合脾脏的解剖及生理功能，有利于移植脾功能的更好发挥。移植脾组织片应剥去脾被膜，这样更有利于移植物与移植床间的血运建立，且利于脾脏分泌的激素物质进入血液循环。

同种异体脾脏移植一般采用异位移植。将供体脾脏植入受体髂窝部位，由髂内动脉供血，经髂外静脉或髂总静脉回流至下腔静脉。虽移植脾脏血运未回流至门静脉，但研究证明并不影响移植脾脏产生凝血因子Ⅷ功能的发挥。活体亲属供脾（劈离式）脾移植是在部分脾移植的基础上，借鉴劈离式肝移植技术开展起来的脾移植技术。现在腹腔镜技术，特别是达芬奇机器人手术操作系统技术发展，使得供体捐脾可以应用微创方式获取，减少了供体创伤。

异体脾脏（半脾或全脾）移植的适应证，最初选择的是无丙种球蛋白血症的患者。脾脏移植的另一适应证是先天性血友病甲。这是一种性连锁隐性遗传性疾病，致病基因位于X染色体上，发病者均为男性，患者体内缺少或缺乏凝血因子Ⅷ而出现自发性出血，反复发作，并随着年龄增长而逐渐加重，反复发生的内脏和关节出血可导致患者肢体残疾或死亡。脾脏移植治疗血友病甲的机制是建立在脾脏能制造和储存凝血因子Ⅷ的基础上。也有报道脾脏移植治疗晚期恶性肿瘤，基于脾脏具有强大的免疫功能，以期延长患者的生命。

脾脏移植治疗血友病甲的疗效比较满意，有报告亲属供脾移植治疗血友病甲最长有功能存活时间已超过10年，尸体供脾移植有功能存活也已近4年。长期存活者无或少发生出血，生活质量明显改善。因此对于那些长期依赖输血或输注凝血因子Ⅷ控制病情，且效果不佳的血友病甲患者，脾脏移植是一种较为理想的治疗方法之一。而脾细胞输注移植由于持续时间短，多次输注可产生抗体降低疗效，主要适用于体质较差、病情重，不宜进行脾脏移植者。

脾脏移植后不仅会发生强烈的排斥反应，而且也会发生移植物抗宿主反应（GVHR），因此合理选择与调整免疫抑制剂非常重要。临床上一般应用FK506作为主要免疫抑制剂的联合方案。随着新型免疫抑制剂的不断出现，脾脏移植排斥反应会不断得到改善。

脾脏作为人体最大的免疫器官，在器官移植免疫中的作用已被关注。其中脾脏与其他脏器联合移植诱导免疫耐受的想法已被用于实验研究，拓宽了脾脏移植的应用领域，并展现出良好的应用前景。实验研究发现，胰-脾联合移植不仅能显著延长移植胰腺的存活时间，还能诱导出特异性免疫耐受。

目前同种异体脾脏移植的病例总数仍不多，实践中也遇到某些难题，影响了脾脏移植的疗效。但对于血友病甲的患者来说，脾脏移植仍是目前疗效明确的唯一治疗方法。未来期待可以通过预处理或诱导免疫耐受等手段减轻可能发生的排斥反应，或筛选有效、低毒的免疫抑制药物，制订完善、合理的个体免疫治疗方案来阻止慢性移植物功能丧失的发生。

（郑树森　杨富春）

第十三章 腹部外科疾病的诊断思路与处理程序

虽然,随着医学科学技术的不断发展,外科有不少的病变,特别是肿瘤性病变、炎症性肿块、空腔脏器的梗阻、结石,都可通过相应的物理诊断方法如B超、CT、MRI,以及PET-CT等检查,即可从形态学上得到一个相应病变部位及其性质的初步诊断。但是,腹部是一个有着多种脏器的空间,各相关脏器之间又有着各种不同的生理功能,并在疾病发生发展过程中将产生各式各样的病理生理改变,这就使得临床单凭形态学图像下结论,则可能难以全面客观地反映疾病发生发展中的真实病理状况。偶尔,也可能难免出现误诊与误治。因此,腹部外科医师特别是青年医生,掌握应用科学的诊断方法与客观的辩证思维,对腹部的病变作出正确的诊断与处理具有重要的实际意义。钱礼教授将其从事外科教学与临床60多年的宝贵经验,对腹部外科疾病的诊断思路与处理程序作了较为全面的阐述,这对腹部外科医师的培养与成长,避免在临床工作中少走歪路与误诊误治都具有十分重要的作用。现将钱教授的原著略作一些增删如下。

(张启瑜)

第一节 概述

我从事普外科临床教学工作六十余年,深感临床医师从学校教育和医学书刊中获得的专业知识,基本上都是"以病为纲",即按不同系统依次叙述各个疾病的病因和病理、症状和体征,该病的治疗原则和手术方法,以及并发症的防治和预后。但在实际临床工作中,患者求治时诉述的仅是他的简单主诉,医师从患者进一步获得的也只是该病的发病情况和发展过程、目前的阳性体征,以及医师认为可能有助于诊断的某些化验和特殊检查结果,亦即一切临床资料都是"以症为主"。因而在根据一个病例的临床资料,企图作出该病的诊断时,即在"由症断病"的过程中,常会遇到以下几种困难而莫知所措。

1. 能够产生同样症状的疾病往往不止一种,而一种病变的应有症状也不一定每个病例都具有,而且"同病可以异症,异症可以同病",有时"异病也可以同症",以致这种患者初看既像是这种疾病,又可能是另一种病变,一时不易确定其诊断。在这种情况下,传统的方法是列举有此同样症状的几种疾病作为鉴别对象,然后再从其伴随症状和检查结果,逐步排除其中若干病变的可能性,直到剩下一个最为近似或不能排除的病变,即作为该病例最可能的诊断,并由此制订其治疗方案。这种通过鉴别诊断(differential diagnosis)来获得最后诊断的传统方法虽有其合理的方面,但有时也有其难免的或固有的缺点,即在列举某一病例的鉴别诊断项目时,不论考虑得如何周详,都可能有所疏漏,因为一种病变在某一个具体病例上有时可能不具有该病应有或常有的某种典型症状,从而使该病未被列入鉴别诊断之列,而这疏漏的病种又恰恰是该病例的唯一正确诊断。这是导致鉴别诊断失败的一个常见原因。

2. 即使正确诊断已经列入鉴别项目之内,又可能因同时有2种以上病变不能排除或不易被否定,从而得不出正确的诊断,也作不出正确的处理方案,因而延误了应有的治疗。这也是常用的鉴别诊断法不完全切合实用的另一种情况。

3. 各种影像学检查(如B超、CT、MRI、PET-CT等检查)或特殊化验(如免疫测定或酶学检查)虽有助于临床诊断,是现代外科得以发展的重要因素,但这些检查结果也不是绝对正确的,如果临床医师没有全面的考虑分析,单凭某项检查报告就作为诊断的依据,有时也可能会导致错误结论,并引起严重后果。

4. 在传统教材和一般书刊中,往往仅论说某种疾病该如何治疗,却很少论述有某种病症者应该如何逐步处理(包括作何种化验、检查,以及各种检查的先后程序),以致临床经验不足者在一个病例未得肯定诊断之前,既不知道通过何种诊断思路(包括作某种检查和采取某种具体措施)来获得正确诊断,也不知对此病例该如何进行正确处理,而后者在一般情况下,特别在急性病症中是非常重要的。

因此,除少数病情比较简单者外,对多数病情较复杂的来说,传统的鉴别诊断法不一定是最好的诊断方法;而且患者要求于医师的一般不在于立即诊断出他患了什么病,而是希望他的病能按合理的方案进行妥善处理。医师亦然,对一个疑难病例与其进行莫衷一是的诊断分析(当然初步的诊断分析也是必要的),不如对该病例应如何逐步处理有一个统一的认识，包括求得诊断的一系列步骤和处理上的某些初步措施；后两者通常是相辅相成的，即在处理过程中会逐步明确病变的真相（包括病变的性质、部位及其严重程度），在明确诊断的过程中实际上也已对该病作了相应的处理。外科急腹症患者的诊断与处理就是一个很好的例证，如对腹腔脏器穿孔、腹腔内出血的诊断过程中，必须对患者要有一个相应的对症处理如输液、输血等。又例如在门诊见到一个有腹部肿块的患者时，根据病史和体征不一定能立即明确其病理诊断，但却必须知道该如何正确处理这个腹部肿块，究竟是仅需向患者作适当解释而不需要给予任何处理，还是应嘱患者隔一段时间再来复查；是该给腹部肿块作针吸活检，还是应立即嘱其住院治疗。如按传统的鉴别诊断的原则办事，则只有在肿块的诊断明确以后做检查切除，而在未明确诊断前就只好暂时无所作为。这样两个概念、两种工作方法（程序处理）是有微妙区别的，若能细心琢磨其含义，努力运用其原则，必然能提高自己的思维和工作能力。因为后一种方法更有助于澄清诊断思路和解决实际问题。

必须进一步指出，程序处理还有另一特点，即在处理过程中对某一具体病例来说并无机械或死板的处理步骤，而是要走一步看一步，需根据前一阶段所获的资料，再决定下一步的处理办法。按照这个原则逐步深入进行，等到收集的资料到达一定阶段时，病变的真相自然会变得更加清楚，整个处理程序自然会从诊断阶段发展到相应的治疗阶段。很多病例在最初阶段根本没有肯定诊断，更说不上应该制定何种治疗方案，但当患者经过一系列的处理包括某些检查后，无论检查结果为阳性或阴性，答案是肯定的或否定的，都会自然地影响下一步的处理，并最终得出正确诊断和合理治疗，本人称此为剖析诊断法（analytical diagnosis）；而治疗效果是否良好，又可反证原先的思路和处理是否正确和妥善。这是正确的诊断思路和程序处理的基本原则和全部内涵。

总之，笔者通过多年的临床实践和反复思考，深感一个临床医师既要具备各种疾病的基本知识，也要有对各种病症进行逻辑思维，达到正确诊断，并按实际情况作出相应处理的能力。这种“由症诊病”的诊断思路，不仅青年医师应该抓紧掌握（这应该是继续教育的重要内容，具备了一定临床经验者可能更易理解），即使在校学生也应该有这方面的训练（这涉及教育改革，本人反对灌注式的死背硬记，提倡学生自己要能独立思考）。本章主要对腹部外科领域内常见的急、慢性病症，较详细地提出了相应的诊断思路和处理程序，可供临床医师在工作中参考。

（钱礼）

第二节　外科急腹症的诊断与处理

一、概述

一般所谓外科急腹症，系指患者有急性腹痛为其最先的或主要的症状，发病急骤，病情严重，如不及时治疗（常需以手术为主要手段）往往可危及生命的若干腹内病变。临床上有急性腹痛症状的病变是很多的，除外科病症以外，许多内科、儿科或妇科、泌尿科的疾患也可能伴有腹痛，但这些非急腹症的腹痛一般不是首先出现的，至少不是最突出的症状；对这些病变进行手术，一般不仅无益而反有害，甚至可危及生命。然而这些虽非外科急腹症，但也有明显腹痛的病例，与真正的外科急腹症的鉴别有时颇不容易。因此，临床医师对腹痛患者必须掌握尽可能多的临床资料，再进行辩证的分析比较，才能得出正确的诊断，并进行及时而正确的治疗。

需要进一步理解的是，腹部病变引起的疼痛有两类：一类是腹内脏器病变引起的，因腹内脏器的支配神经是自主神经，其受体是腹内脏器表面的脏腹膜，疼痛多由脏器的牵拉、痉挛、膨胀所引起，因而疼痛感觉比较模糊，患者不易确定疼痛的确切部位，往往只能用手掌大致触摸其部位；另一类腹痛是由躯体和腹壁腹膜的病变或受到相应的刺激所致，因其支配神经是中枢神经，故无论触摸、按压和冷热、炎症引起的刺激，其疼痛常呈烧灼或刀割样，部位亦较确切，患者常能用手指指出疼痛的部位，这是内脏疼痛与躯体疼痛的不同之处。若发炎的内脏与该处的腹壁相接触或两种腹膜的表面有移动摩擦时，则可引发、增加或改变疼痛的性质和程度。如腹部的反跳痛，表示腹内脏器的炎症已透过脏腹膜，累及该处的壁腹膜。临床医师通过实践，如能逐渐鉴别两者之不同，当有助于确认病变所在及其进展状态。至于不同部位的腹痛所代表的病变脏器，则可根据脏器的解剖部位进行推断：一般由前肠发育而成的食管、胃十二指肠、胆道和胰腺，病变时其疼痛在上腹部；中肠发育成的空肠、回肠直到横结肠的右半段，病变时的疼痛多在脐部；而后肠发育成的远端结肠，其疼痛多在背、腰和腹股沟区；盆腔中的子宫、输卵管和卵巢病变，其疼痛多在耻骨上部和背部。其他系统或全身病变可能引起的疼痛，如糖尿病或脊髓结核，其疼痛范围大多较广泛或难以确定其部位。

（一）临床资料

1. 病史询问　病史对急腹症的诊断极为重要。病史要既真实又全面，特别应了解下面几点：

(1) 发病情况：包括发病的诱因，起病的缓急，症状出现的先后主次和演变过程等。如腹部外伤后发生的腹痛，应考虑为内出血或胃肠道破裂；饱食后的腹痛应考虑胃十二指肠溃疡穿孔、胆囊炎或胰腺炎；剧烈活动后的腹痛应疑为肠扭转。炎症病变开始时腹痛较轻，以后才逐渐加重；而肠道的穿孔、梗阻或脏器的破裂、扭转，都是突然发病，且腹痛开始即十分剧烈。炎症病变的疼痛一般多局限在病灶周围，而穿孔、出血等病变往往迅速累及全腹，引起整个腹部疼痛，并有腹壁压痛。至于内、儿科的病变即使有腹痛表现，但起病时或者先有其他症状（如发热）为前驱，或者除腹痛外还有其他非胃肠系统病变的突出症状（如咳嗽）；询问病史时应注意及此。

(2) 腹痛性质：腹痛的性质在鉴别诊断上有重大意义，往往表示病变的不同性质，大体可分为下述 3 种。

1) 持续性的钝痛或隐痛：一般是炎症或出血刺激腹膜

的表现。

2）阵发性的绞痛：一般是管腔阻塞或括约肌痉挛收缩的结果，而根据绞痛的发作频度和剧烈程度，有时还可以反映出梗阻的性质（单纯性或绞窄性）和梗阻的程度（完全性或不完全性）。例如胆道蛔虫症的绞痛发作频繁，有特殊的钻顶感，而胆石症发作时的腹痛则阵发较少，绞痛的程度亦较轻；肠道不全梗阻时绞痛较轻，完全梗阻时阵痛较剧。有时脏器的急性缺血（如脾、肠动脉栓塞）也可引起剧痛。

3）既有持续腹痛又有阵发加剧：多表示炎症与梗阻并存。因为在病理上往往管腔的炎症与梗阻互为因果，管腔炎症后的组织肿胀可加重管腔梗阻，管腔梗阻后引起的引流不畅也会导致管腔感染。所以绞窄性肠梗阻在临床上一般先有梗阻性的阵发绞痛，至发生血运障碍后将转为持续疼痛而又有阵发加剧。胆道梗阻一旦并发感染，情况也是如此。

(3) 腹痛程度：一般炎症引起的疼痛（如阑尾炎）较轻，患者多能忍受；管腔梗阻（如肠梗阻）的绞痛多较剧烈，患者常满床翻滚；胃十二指肠溃疡穿孔、急性胰腺炎或异位妊娠破裂引起的腹痛有时也非常剧烈，可能导致休克：但患者多宁愿平卧（或侧卧、俯卧）而不敢多动。

(4) 腹痛部位：对判断病变所在有定位意义。如病变性质已经基本肯定，再结合腹痛部位，一般根据解剖就不难确定病变是在哪个器官。例如急性炎症发生在右下腹者一般当是阑尾炎，在右上腹者则多为胆囊炎。突发性的穿孔性腹膜炎在上腹部开始者，一般是胃十二指肠溃疡穿孔，而痛在下腹部某处开始者应疑为肠穿孔。外伤性出血患者最初痛在左季肋部者当为脾破裂，痛在右上腹部者最可能为肝破裂。此外，特殊部位的转移痛或放射痛也有诊断价值，例如先有上腹或脐周痛、以后再转移到右下腹者是急性阑尾炎的典型症状，右肩部有放射痛者常为胆囊炎，腰背部有牵涉痛者可能为胰腺炎，而放射到腹股沟的阵发绞痛常为输尿管结石的表现。详细情况请参阅表 13-1。

表 13-1　躯体疼痛部位与病变来源

疼痛部位	病变脏器
右上腹	胆囊[△]、胆道[△]、肝，亦可为十二指肠、胰腺、结肠、肺、心肌
中上腹	胃[△]、胰[△]、十二指肠[△]，亦可为肺、结肠
左上腹	脾[△]、结肠，亦可为肾、肺
右下腹	阑尾[△]、卵巢[△]、输卵管[△]、盲肠、回肠，亦可为输尿管
左下腹	结肠[△]、卵巢[△]、输卵管[△]，亦可为输尿管
耻骨上	膀胱[△]、子宫，亦可为小肠、输卵管
脐周围	小肠[△]
背部	胰腺[△]、腹主动脉、肾
肩顶部	隔肌 *

注：[△]为最常受累之器官

*膈肌之支配神经为膈神经，来源于 $C_{3,4,5}$，而 $C_{4,5}$ 亦为肩顶部的感觉神经，故膈肌有炎症时其肩顶常有牵涉痛

(5) 其他症状：外科急腹症患者除腹痛外常有不同程度的恶心、呕吐，仔细了解呕吐出现的早迟和次数，以及呕吐物的性质和多少，对诊断也有帮助。早期出现的一般呕吐多属反射性，不一定具有诊断意义，但如随后有频繁呕吐者多为高位肠梗阻；而低位肠梗阻的呕吐则不仅出现较晚，亦不如高位梗阻频繁，但呕吐物多呈粪水样。大便情况也需了解：腹内炎症患者由于肠蠕动抑制，常引起便秘；有盆腔脓肿者因直肠刺激可致便次增多，且有黏液便；完全性肠梗阻一般无排气排便；而肠套叠和肠道的炎性病变则常有黏液血便。

过去有长期溃疡病史者一旦突发上腹痛，应考虑为溃疡穿孔；右上腹疼痛之反复发作者应考虑胆囊炎或胆石症；过去有腹部手术、外伤、炎症史的患者一旦发生急性阵发性腹绞痛，应考虑有粘连性肠梗阻的可能。炎性病变除腹痛外常有不同程度的发热，已经化脓者可有寒战。泌尿系病变常有尿频、尿急、排尿困难或血尿等症状。妇女的月经改变和阴道出血，常有助于妇科病（异位妊娠等）的诊断。

2. 体格检查　体检对疾病的诊断有十分重要的意义；腹部检查对急腹症患者的诊断更具有决定性价值。

(1) 全身情况：除常规测量患者的体温、脉搏、呼吸和血压外，应注意患者的一般表情，有无休克、脱水现象，有无心、肺病变的明显症状，对鉴别诊断都有帮助。有时结合病史，重点注意有无特殊体征，如疑有胆道病者观察有无巩膜黄染；疑有内出血者注意眼结膜是否苍白、皮肤有无瘀斑；疑有肠梗阻者注意有无腹壁切口瘢痕或腹股沟嵌顿疝，对确定诊断有一定帮助。一般说来，通过病史和全身检查，应能发现某些虽有腹痛症状，但其实并非外科急腹症的若干内、儿科病变，如冠心病、胸膜炎或出血性病变等。

(2) 腹部检查：腹部检查对是否有急腹症存在以及急腹症属何性质，最具有诊断和鉴别的重要性。望诊时应注意观察腹式呼吸是否存在，有无腹胀、肠型以及可见的肠蠕动或逆蠕动。扪诊时应注意腹壁有无压痛、肌紧张和反跳痛等腹膜刺激征，同时注意其部位、范围和程度。例如，急性阑尾炎早期的自觉疼痛虽可在上腹部或脐周围，但其压痛点仍在右下腹；溃疡病穿孔后虽然全腹均可有疼痛、压痛和肌紧张，但压痛仍以上腹部最为明显；蛔虫性肠梗阻和绞窄性肠梗阻往往可扪及包块，且蛔虫团块有条索样感，肠套叠肿块有时呈腊肠样。叩诊时应注意有无肝浊音界消失和移动性浊音，前者表示有肠胀气或肠穿孔，后者表示有腹内出血或大量渗液存在。听诊时应注意是否有肠鸣音亢进或减弱、消失，有无特殊的气过水声或叮呤声。

所有外科急腹症患者都应常规作直肠指诊；疑有妇科病者有时需作腹壁、阴道双合诊。

应注意病史询问所得与体格检查结果是否相符，相符者往往已能得出初步诊断，不符者应重点复问病史或再作体格检查，情况许可者可继续观察其病情发展情况，这有助于进一步明确诊断。

3. 辅助检查　在有必要或可能时，可进行一些辅助检

查以帮助诊断。辅助检查的结果一般需结合临床资料作全面分析才有价值，但有时某种阳性检查结果也可能有决定性意义。

(1) 化验检查：如血常规检查发现有白细胞总数和中性粒细胞增多者符合急性炎症；红细胞数和血红蛋白量有明显下降或复查有进行性下降者符合内出血，且出血可能尚在继续。肾挫伤或尿道结石患者常有血尿。疑有急性胰腺炎者，其血和（或）尿淀粉酶值应有明显升高。

(2) X线检查：疑有胃肠穿孔的患者如发现膈下有游离气体者即可确诊，但不见膈下气体者却不能排除穿孔。肠梗阻时可见肠腔内有气-液平面或充气扩大的肠袢。尿道结石或胆道结石有时可见结石阴影，特别通过尿路静脉造影更可确诊。疑有肠套叠者作钡剂灌肠或空气造影，可见典型的杯状充盈缺损。

(3) B超检查：B超检查对决定腹内有无游离液体（血液、渗出液）或包裹性积液（膈下脓肿、囊性病变）、管腔有无扩大、或管腔内有无气-液平面和结石阴影（如肠梗阻、胆道梗阻）等情况，有时可获得肯定的结论。B超检查对急性胆囊炎或胆石症也常有诊断价值；对诊断肝、脾破裂也有帮助。

(4) 腹腔穿刺：疑有腹内出血或腹膜炎时，除B超检查外，还可在右下腹或左下腹进行腹腔穿刺，若抽得鲜血或脓性渗液时即可确诊。如穿刺所得为血性渗液，则在急腹症病例一般提示有某种绞窄性或出血性病变存在，在慢性病例则可能为肿瘤或结核。疑有异位妊娠破裂时可经阴道后穹隆进行穿刺。腹内某处疑有脓腔存在时，也可以试行穿刺以确定诊断。但一般说来，腹腔穿刺应在体检发现腹内确有游离液体或包裹性积液时方可谨慎进行，且最好在B超监视引导下操作，以免穿破肠壁或其他实质脏器，导致感染扩散或腹内出血。腹腔内无论是出血或炎性病变，根据穿刺抽吸所得的肉眼观察和化验结果可将病变分为3类：

1) 有急腹症指征的阳性表现：①能抽得全血20ml（小儿10ml）；②红细胞≥1.0×10^{12}/L；③白细胞≥0.5×10^{9}/L；④淀粉酶>175U/dl；⑤革兰染色涂片找到细菌；⑥有胆汁（目视为胆汁或化验得胆色素）；⑦有食物微粒。

2) 由继续严密观察的指征：①抽出液目视呈粉红色；②红细胞(0.5~1.0)×10^{12}/L（钝性损伤后）；③白细胞(0.1~0.5)×10^{9}/L；④淀粉酶75~175单位/dl。

3) 可暂时保守治疗的特征：①腹腔灌洗液澄清；②白细胞≤0.1×10^{9}/L；③淀粉酶≤75单位/dl。

(二) 诊断思路

对急腹症患者可按下述思路进行诊断。

1. 首先应排除虽有腹痛症状，但其实非外科急腹症的一些病变 外科急腹症都以腹痛为其主要症状，但并非有急性腹痛的都是外科急腹症。由于治疗方法根本不同，故在急腹症的鉴别诊断时，为了避免对患者作错误的有时是灾祸性的手术，首先应排除一切虽有腹痛症状，但其实并非外科急腹症的若干其他病变，一般包括下列情况：

(1) 呼吸系统病变：因前腹壁是由第7~12肋间神经和第1腰神经所支配，故下胸部的炎性疾患常可引起上腹部的疼痛和压痛（如下叶肺炎或胸膜炎）。通过胸部检查，必要时佐以X线拍片，应能作出鉴别。

(2) 心血管系统病变：心肌低氧时引起的绞痛通常是在胸骨后，但有时可放射到上腹部，因而疑为溃疡病穿孔等急腹症。过去有心脏病病史者，对诊断应有帮助，可疑病例自然应请内科医师会诊，并作心电图检查。

(3) 食管病变：急性食管炎、憩室炎或食管痉挛引起的疼痛，也像心绞痛一样主要是在胸骨后，并可放射到上腹部。食管的炎症或溃疡出血，也可能被误诊为一般的上消化道出血（尤其是食管静脉曲张出血），因而进行错误的手术治疗。为了避免此种严重错误，有时需作钡餐造影或食管镜检查。

(4) 背部病变：脊髓、髓腔或脊柱本身的病变（直接损伤、血肿刺激、肿瘤转移等）或椎旁肌肉的外伤，有时可因下部胸神经和第一腰神经的刺激而引起剧烈的腹痛。故凡外伤引起的急腹痛，都应详细检查脊柱和神经有无损伤（后者常表现为神经分布范围的皮肤过敏或感觉迟钝）。当然，真正的腹内病变也常有上述的牵涉痛，但临床医师不应由此而忽略了对脊柱及神经的检查。

(5) 前腹壁损伤：前腹壁的开放性损伤，在扩创时一般不难肯定是否已穿破腹膜并伤及内脏，但前腹壁的闭合性挫伤是否伴有内脏损伤有时不易肯定。一般说来，单纯腹壁挫伤者轻按伤处时其触痛范围仅限于损伤之处，腹肌收缩时会引起疼痛和触痛的加剧，而腹内病变在腹肌收缩时往往触痛反而减轻。

(6) 内科疾病：内科疾病因有腹痛症状（如早期的带状疱疹或腹型的出血性紫癜）而可能误诊为外科急腹症者，很难全面列举；但它们疑似某种急腹症而需要鉴别者不外下述3类：

1) 疑有出血性休克：因凝血机制失常而导致胃肠道出血者可能有呕血或血便症状，如病变累及肠袢者也可能引起蠕动紊乱和绞窄性腹痛，例如Henoch过敏性紫癜；这只有通过详细询问过去有无出血倾向史，并经过血小板计数等一系列血液学检查，才能明确真相，免致误诊。

2) 疑有肠梗阻：铅中毒或番木鳖中毒引起的腹绞痛，有时与肠梗阻很相似。脊髓结核或急性卟啉紫质沉着症也可能有此表现。早期的急性胃肠炎或食物过敏、中毒引起的腹绞痛和呕吐，也可能被误诊为肠梗阻。

3) 疑有弥漫性腹膜炎：伴有水、电解质失衡或腹腔渗液、肠麻痹、恶心呕吐和腹壁轻度压痛的患者，如肾上腺衰竭或糖尿病昏迷，临床上有时很像弥漫性腹膜炎。前者需要作肾上腺皮质功能试验，其24小时尿17-羟及17-酮皮质类固醇排出量常明显低于正常（24小时排出量小于5mg）。后者应在入院时常规测定尿糖或血糖含量，如空腹血糖含量高于6.72mmol/L，餐后高于8.96~11.2mmol/L（160~200mg%），或小便检查除尿糖外尚有酮尿，则可证明患者确有内分泌失常，对急腹症的诊断须慎重。

2. 其次要排除病变虽在腹内，但并无急诊手术指征的情况　除上述6类绝对禁忌手术的内科病变外，另有若干病变部位虽在腹内，性质亦属出血性或炎症性，但一般不需要急诊手术或不宜手术者也须予以排除。例如结核性腹膜炎、急性肠系膜淋巴结炎或髂窝淋巴结炎、急性肾盂肾炎或尿路结石、急性输卵管炎或卵巢滤泡破裂出血，以及局限性回肠炎或轻症的缺血性肠炎等。这些病变一般并无急诊手术的指征，或者症状较轻可以保守治疗，或者诊断一时难明、尚需继续研究，临床医师必须慎重行事，以免手术徒劳无益，反而增加患者的痛苦。

3. 最后再进一步确定急腹症的性质及其病变部位　外科临床上所作的诊断，如急性阑尾炎、十二指肠穿孔或脾破裂等，一般都包括两个基本内容：①能指出病变的性质是炎症、穿孔或出血；②能认定病变的器官是阑尾、十二指肠或脾，这是我们对诊断的基本要求。至于在诊断思路上应该先解决哪个问题，虽实际并无多大出入，但笔者认为先决定了病变的性质，就不难根据腹痛和其他阳性体征的部位，凭解剖知识可进一步确定其受累的器官。外科急腹症的病变性质，一般可概括为下列5种：

(1) 急性炎症：此类病例在临床上最多见，如急性阑尾炎、急性胆囊炎和急性胰腺炎等。虽然这类病变因为病灶的部位不同致其临床体征亦有所差别，但因病变性质相同，其临床表现亦基本相似：①一般起病比较缓慢，腹痛多为持续性，开始时程度较轻，以后逐渐加重；②腹痛有定点，在一定时间内基本上局限在一处，即病灶所在之处；③患者全身有明显的炎症反应，如白细胞计数和体温都有不同程度的升高；④同时局部亦有明显的腹膜刺激征，并随着病变的加重可逐渐扩大范围。

(2) 急性穿孔：属于此类的有胃、十二指肠溃疡穿孔，以及外伤性或病理性的肠穿孔。这类病变造成的虽然也是腹膜炎症，但它发病突然，腹痛比较剧烈，溃疡穿孔有时可致休克。虽然原发病灶仅是一个小孔洞，但腹膜炎症可迅即累及全腹，与上述的炎性病变较长期局限在一处者显然有别。腹膜刺激的体征也范围广泛，且腹内常有游离气体和多量渗液可察及。

(3) 急性出血：此类病变包括外伤性的肝、脾破裂和肠系膜血管破裂，以及自发的异位妊娠破裂，或动脉瘤、肝癌破裂等。这类病变发病突然，一般多有外伤史；患者有广泛的腹痛和腹膜刺激征，但程度上通常不如穿孔性腹膜炎严重(唯异位妊娠破裂有时也很痛)。这类病变的共同特点是患者常有急性贫血和出血性休克表现，发病后不久腹内即有移动性浊音(鲜血)可察及。腹膜后组织损伤包括胰、肾挫伤(或破裂)，在病理上同属此类，惟其疼痛主要在后背，一般没有明显的腹膜刺激征和移动性浊音，可与腹内出血鉴别。

(4) 急性管腔梗阻：无论是肠腔、胆道以及尿路梗阻，其发病都较急骤，腹痛剧烈，为阵发绞痛型。患者一般无腹膜刺激征，仅局部有压痛或叩击痛。由于梗阻器官不同，患者有肠蠕动亢进、黄疸或血尿等特殊表现可资鉴别，一般不难肯定其病变性质和累及脏器。

(5) 急性脏器缺血：这类病变包括各种脏器的绞窄性病变和血栓性病变两种，前者如绞窄性胃肠扭转或卵巢囊肿扭转等，后者常见的有肠系膜血管栓塞、缺血性肠炎和脾急性栓塞等。这类病变共同的特点是起病急骤、腹痛剧烈，为持续性而有阵发加剧；患者早期并无腹膜刺激征，但到晚期因出血性渗液而可有不同程度的腹壁压痛，腹内常有绞窄的肿块可触及，该肿块常有明显压痛。如绞窄的脏器一旦坏死穿破，则其临床表现将与穿孔性腹膜炎无异，惟从病史方面可作出鉴别。

根据上述5类病变的不同特点，辨别出患者的腹痛是属何种性质以后，最后再决定病变累及的是哪个脏器，一般就比较容易。通常可从两方面着手：①根据腹痛和阳性体征所在部位，结合解剖知识，即可指出病变是在哪个器官；②根据病变的某种特征来判断病变部位，例如有管腔梗阻表现的病例，若伴有肠鸣音亢进者当是肠梗阻，伴有黄疸者当为胆道梗阻，有泌尿系症状及血尿者为尿路梗阻。此外，如阑尾炎常有腹痛转移史；回盲部肠套叠常有黏液血便，钡剂灌肠可见杯状充盈缺损；血、尿检查淀粉酶高于500单位/dl者可诊断为急性胰腺炎；下腹痛伴有阴道流血者最可能为异位妊娠破裂；依此类推，必要时辅以某种特殊检查如腹腔穿刺或B型超声检查等，一般不难得出正确诊断。如果经过上述的分析，少数病例仍难肯定诊断而不能排除外科急腹症之诊断者，还可以剖腹探查作为最后确诊手段。

急性腹痛的诊断思路和处理程序总结于图13-1。

二、腹内急性炎症

临床常见的腹内脏器的炎症性病变有急性阑尾炎、急性胆囊炎和急性胰腺炎，较少见的有肠管憩室炎或急性输卵管炎等。所有急性炎症病变在病理上都有单纯性(卡他性)、化脓性和坏死性之分；而这些不同类型的炎症既可能是病变开始时由不同的病因引起的，如卡他性炎症可能是一种神经反射性病变，化脓性病变则是细菌感染的结果，而坏疽性病变多为该器官的血运受到阻断所致，也可能是随着病程的进展而逐步加重形成的，如最初的卡他性炎症继发细菌感染后形成化脓性，化脓性病变到后阶段可形成组织坏疽。

需要指出，这些不同类型的炎症病变患者，其全身反应和局部腹膜刺激征等虽可能有程度上的差别，但一般不可能单纯根据临床表现决定其炎症程度或类型，而事实上病变类型的区别在临床上也无甚重要性，因为只要确诊为某一器官(阑尾或胆囊)的炎症，经短期保守治疗无效者，一般均需及时予以手术治疗，而不需要区别炎症为单纯性、化脓性或坏疽性。

然而，在临床上确定炎症范围却是极为重要的；不论炎症病变在病理上是卡他性、化脓性或坏疽性，只要病变尚局

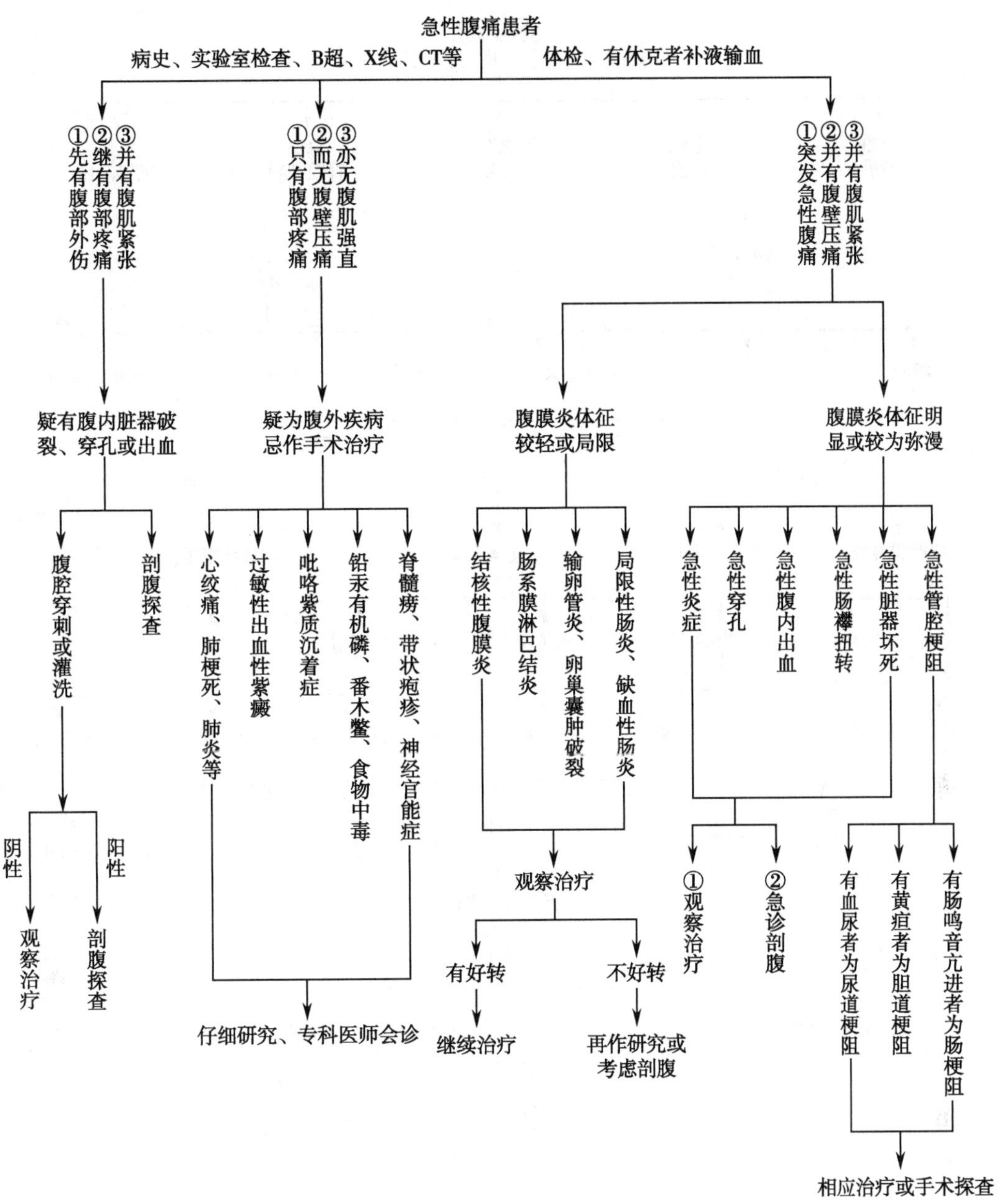

图 13-1　急性腹痛的诊断思路和处理程序

限在器官本身而无严重的器官周围炎，临床上仅有局部的腹膜刺激征而无肿块可触及，一般都可及时将病灶予以切除。反之，如炎症病变已累及器官周围组织并形成局部炎性肿块（或为局部脓肿，或为炎性粘连），这代表炎症的扩散趋势与机体的局限化能力处于相对平衡的状态，若在此时行手术治疗，不仅因病灶及其周围组织之充血水肿而十分脆弱，手术野往往解剖不清，有时则渗血不止，致使手术十分困难，且有可能使已经局限化的感染反而扩散促成弥漫性腹膜炎的危险，故一般宁以暂行保守疗法为佳。如在保守疗法下包块逐渐扩大，局部的压痛程度或全身的炎症反应更加严重，是脓肿不能吸收的表现，应即改行脓肿切开引流术，以免脓肿破裂，形成弥漫性腹膜炎。至于对炎症病灶已经破溃而形成弥漫性腹膜炎的病例，一般也应及早剖腹探查和引流，其原发病灶可以切除者应同时切除之，不能切除者则可先作引流待至腹膜炎消退后再作后续处理。

总之，对于腹腔内的一个炎症病灶，确定其炎症仅限于病灶本身，或已形成病灶周围包块和（或）弥漫性腹膜炎，在临床上较之区别其炎症是卡他性、化脓性或坏疽性更为重要，因为这是关系到采取何种治疗原则的问题，临床医师必须注意及此。

一般说来，腹腔内炎症病变患者都有炎症反应，在全身表现为不同程度的发热和白细胞增多；在病灶部位则常有明显的腹膜刺激征，如局部疼痛、腹壁压痛、腹肌强直和反跳痛等。但由于病变器官的所在部位不同，除在不同部位有上述共同表现外，尚有其特殊表现，因而可据此作出诊断并进行不同处理，腹内急性炎症的诊治程序见图 13-2。

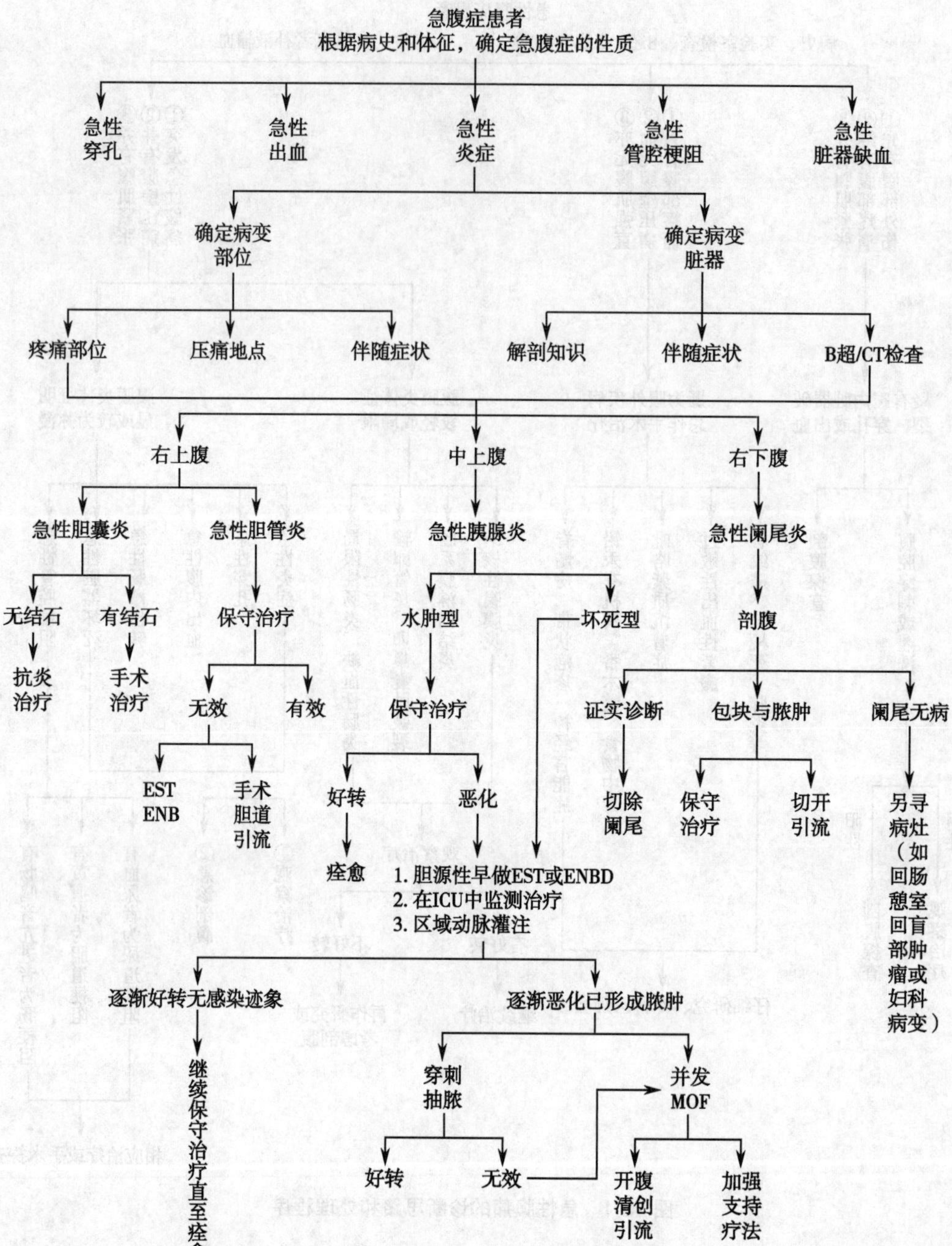

急腹症患者
根据病史和体征，确定急腹症的性质

急性穿孔　急性出血　急性炎症　急性管腔梗阻　急性脏器缺血

确定病变部位　确定病变脏器

疼痛部位　压痛地点　伴随症状　解剖知识　伴随症状　B超/CT检查

右上腹　中上腹　右下腹

急性胆囊炎　急性胆管炎　急性胰腺炎　急性阑尾炎

无结石　有结石　保守治疗　水肿型　坏死型　剖腹

抗炎治疗　手术治疗　无效　有效　保守治疗　证实诊断　包块与脓肿　阑尾无病

EST ENB　手术胆道引流　好转　恶化　切除阑尾　保守治疗　切开引流　另寻病灶（如回肠憩室回盲部肿瘤或妇科病变）

痊愈

1. 胆源性早做EST或ENBD
2. 在ICU中监测治疗
3. 区域动脉灌注

逐渐好转无感染迹象　逐渐恶化已形成脓肿

继续保守治疗直至痊愈　穿刺抽脓　并发MOF

好转　无效　开腹清创引流　加强支持疗法

图 13-2　腹内急性炎症的诊治程序

(一) 右下腹痛

右下腹的炎性病变以急性阑尾炎最为常见；急性阑尾炎也是急腹症中最常见的一种病变。但如右下腹痛患者手术时发现其阑尾并无异常，则还应考虑 Mechel 憩室炎、局限性回肠炎、肠系膜淋巴结炎及急性输卵管炎等其他病变。

1. 急性阑尾炎　急性阑尾炎由于其发病的原因不同，病变在开始时就可以是卡他性、化脓性或坏疽性的；也可以随着病程的延长而由单纯性发展为化脓性，由化脓性发展成坏疽性。但由于机体抵抗力的消长和治疗措施上是否得当，病变的转归及其最终结果也可以有辩证性的变化，如图 13-3 所示。

(1) 诊断依据：急性阑尾炎除一般炎性病变所共有的病史和体征外，有两个特殊表现可以作为诊断的依据：

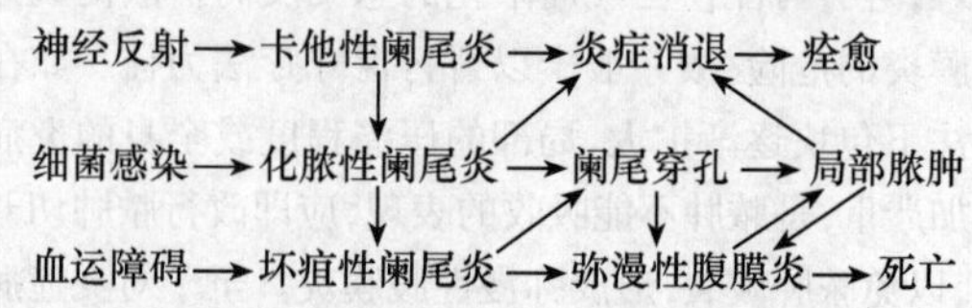

图 13-3　急性阑尾炎的病理转归

1）多数病例在发病时有典型的腹痛转移史；开始时痛在上腹部或脐周围，若干小时或1~2天后才转移到右下腹，一般认为这是急性阑尾炎的特征性表现。但慢性阑尾炎急性发作时往往无此现象，故有腹痛转移史者有助于急性阑尾炎之诊断，无转移性腹痛者并不能排除急性阑尾炎。

2）体征方面：除右下腹的腹膜刺激征外，一般认为Rovsing征为急性阑尾炎的特征（压迫左下腹降结肠时，肠腔中的气体会窜入阑尾腔内引起疼痛），可有助于与右下腹其他炎症病变如局限性肠炎、急性肠系膜淋巴结炎或输尿管梗阻等进行鉴别。其实，这个体征也不具特征性，如结肠中有粪块堵塞了肠腔内气体之回窜，或阑尾已经穿孔后回窜之气体能从阑尾穿孔中溢出时，Rovsing征均可能为阴性。故Rovsing征阳性者有助于急性阑尾炎的诊断，但阴性者也不能排除其诊断。所以急性阑尾炎的诊断主要还在于检查右下腹有无腹膜刺激征存在，同时需除外急性输卵管炎、急性肠系膜淋巴结炎等病变。

（2）治疗原则

1）尚未形成局部包块的急性阑尾炎，由于不易肯定它究竟为单纯性、化脓性或坏疽性，因而不能肯定是否能在保守治疗下自行消退，一般宁可立即予以切除，然后根据具体情况予以适当引流，或一期缝合而不予引流。

2）已经形成局部包块的急性阑尾炎，应暂时采用保守治疗。如在保守治疗下包块能逐渐缩小或消失，可隔2~3个月后择期行阑尾切除。在保守治疗下如肿块逐渐增大，压痛日趋明显，是阑尾脓肿不能自行吸收的表现，应考虑作脓肿的切开引流术，以免脓肿破溃成弥漫性腹膜炎。

3）若患者入院时已经伴有弥漫性腹膜炎，也应积极考虑剖腹引流，病灶可以切除者同时予以切除，病灶不能切除者可待腹膜炎完全消退后再择期作阑尾切除术。

2. 急性Meckel憩室炎　Meckel憩室是胚胎期中的卵黄肠管未能完全闭合消失的发育畸形产物，一般多位于距回盲部100cm范围内的末段回肠壁上。Meckel憩室急性发炎时的临床表现与急性阑尾炎极为相似，仅其疼痛和压痛部位一般不在麦氏点上而更加靠近脐部。临床上如诊断为急性阑尾炎而手术时发现阑尾并无异常时，应常规探查末段回肠上有无Meckel憩室炎，一旦证实诊断亦需将憩室予以切除。

3. 局限性肠炎（Crohn病亦称节段性肠炎）　病因尚未能肯定，目前认为可能是一种自身免疫性缺陷病。病变发生在消化道的任何部位，但最多见于末段回肠，表现为肠管的节段性水肿和海绵样变，肠壁呈紫罗蓝色，肠系膜也有水肿。急性发作时可有黏液便或血性便，慢性者可伴发肠梗阻、肠内瘘或脓肿。Crohn病一般应以内科疗法为主（如用甾体激素、硫唑嘌呤等），但对出血严重或已有肠梗阻、肠瘘等并发症者应考虑手术治疗，一般应作病变肠袢之切除吻合，较病变肠袢上下端间的短路吻合更为有利。

4. 急性肠系膜淋巴结炎　多发生在婴幼儿或学龄儿童。症状剧烈者有时可被误诊为急性阑尾炎而作剖腹探查。手术时如发现阑尾并无异常而肠系膜淋巴结有明显充血肿大（往往不止一枚），即可证实诊断。其治疗可视病变的程度而异，炎症严重甚至已化脓者可将病变淋巴结予以摘除，但一般可以用抗生素作保守治疗。

5. 急性输卵管炎或卵巢滤泡破裂　这些妇科疾病一般仅需保守治疗，但偶尔可被误诊为急性阑尾炎而作剖腹探查。如探查结果证明阑尾并无异常而右侧输卵管有明显炎症或卵巢滤泡有破裂出血，也可考虑予以切除。

总之，右下腹的急性炎性病变最常见的是急性阑尾炎；但在进腹后如发现阑尾并无异常，还应该考虑是否有上述的其他病变，并逐一予以探查，在证实诊断后再作相应处理。

（二）右上腹痛

右上腹的急性炎症性病变以急性胆囊炎最多见，其次为胆石症引起的胆管炎。偶尔结肠肝曲的病变（如结肠癌）也可以表现为右上腹痛，但它的疼痛是梗阻性的，还伴有肠梗阻的其他症状和黏液便/血便等表现，故一般不属右上腹急性炎症之范围。

1. 急性胆囊炎

（1）病因和病理：急性胆囊炎像急性阑尾炎一样，因病因不同或病程长短有别而可以有单纯性、化脓性（胆囊蓄脓）和坏疽性之分。如不及时治疗，有些急性胆囊炎也可能逐渐消退，但有再度复发之可能。严重的胆囊炎也会坏死穿孔而形成胆囊周围脓肿或胆汁性腹膜炎。有时炎症还可以直接或通过淋巴管累及胆总管或肝脏。

（2）诊断依据：急性胆囊炎的诊断一般并不困难，除有全身炎性反应和右上腹季肋下的腹膜刺激征外，至病程后期（发病3~4天后）由于肝的被累还可以出现轻度黄疸，其结合胆红素/总胆红素约在40%左右。此外，胆囊炎的疼痛有时会放射到右肩部，局部的压痛还会表现为所谓墨菲（Murphy's）征（医师将右手拇指按在右侧的肝缘下胆囊部，患者深吸气时因胆囊连同肝下移而被触及，将因感到明显疼痛而突然停止吸气），这是急性胆囊炎的特征性表现。B超检查常可发现胆囊肿大和囊壁水肿，胆囊内还可能有结石，从而证实诊断。

（3）治疗原则：如果急性胆囊炎发病还未超过48~72小时，一般均可采用胆囊切除术获得根治。但如发病已超过3~5天以上，由于胆囊周围组织的充血水肿和粘连，手术时可能解剖关系辨认不清，手术野渗血较多，一般不如暂时采用保守疗法，待炎症消退后再择期作胆囊切除为佳。如果在保守期内患者的炎症反应日趋严重，局部的腹膜刺激征逐渐加剧，疑有胆囊蓄脓或胆囊周围脓肿者，则应开腹作胆囊造瘘和脓肿引流术，待炎症消退后再择期作胆囊切除术。

2. 急性胆管炎　胆囊结石或肠道蛔虫进入胆道后引起的急性梗阻会引起右上腹的剧痛，其中蛔虫窜入后引起的疼痛有特殊的钻顶样感；继之会因胆道的炎症引起寒战、发热；2~3天后还会发生阻塞性黄疸，总称为夏科（Charcot）三联症，是胆道梗阻继发感染之特征。但由于胆道距前腹壁距离较远，腹膜刺激征（腹壁压痛和腹肌紧张）一般不如胆囊炎明显。疑有这种病变的患者，经B超检查、MRCP或内镜逆行胰胆管造影术，对发现胆管扩张或胆道梗阻性病变如结石肿瘤一般并不难。

胆道蛔虫病一般可用内科疗法（驱虫）或十二指肠镜术（取虫）治疗，无效者可作胆总管切开取虫+T形管引流。胆石症虽然有时可应用溶石或排石疗法，但在伴有严重的胆管炎时应及早通过手术取尽胆道结石，再加胆道引流才能治愈。

如果胆道结石已经引起胆道的完全性梗阻，胆道内的脓性分泌液不能下排而反上行累及肝内毛细胆管和肝实质组织，致有肝脓肿或败血症和休克之可能者，临床上称之为急性阻塞性化脓性胆管炎（AOSC）。这种病变是从一般胆管炎的基础上发展来的，表明病情已有了质的变化，需要紧急处理。假如患者的整体情况不允许作胆总管切开取石和胆管引流（有时需作胆肠吻合术），也应该先通过经皮经肝胆管引流术（PTCD）或内镜胆管引流术（ERCP或NBD）引流出梗阻近端的脓性胆汁，待病情好转、并经胆道造影搞清了胆石的分布情况及有无胆内胆管狭窄等继发病变后，再择期作最合适的手术，以争取最佳的疗效。诊治的具体步骤见图13-4。

（三）中上腹部疼痛（急性胰腺炎）

中上腹部的炎症性腹痛，除常见的胃炎、溃疡病外、以急性胰腺炎最为重要。不过胃炎和溃疡病的疼痛一般均为慢性，故本节所述将以急性胰腺炎为限。急性胰腺炎根据其病理变化和临床表现，一般可分为水肿型和出血坏死型两种，后者又有出血坏死性和缺血梗死型之别。如不及时作正确的治疗，常可发生多种局部的和（或）全身的并发症，有可能危及生命。其实，这两种不同型的急性胰腺炎病因是相同的，因病因作用的时间长短不同才造成了不同的病理变化。20世纪90年代中期以前，因对此病病因的认识有误，致在长达十余年的时间内，对其治疗原则和具体方法有过很多反复而疗效仍不佳；1998年以后，情况已有很大改变，治疗原则已着眼于及时消除病因，因而其发病率（morbidity）和死亡率（morality）都已明显降低。经验教训极其深刻。我院近年来采用区域胰腺供血动脉灌注奥曲肽治疗急性胰腺炎取得了较好的疗效，使其病死率大为降低，并减少了手术率和术后并发症。

本病起病急骤，腹痛剧烈；发病前常有急性胆道病发作或暴食、酗酒史。腹痛为持续性，但程度可逐渐加重；位置多在中上腹，可以偏左或偏右，或牵涉背部或两侧腰部，或

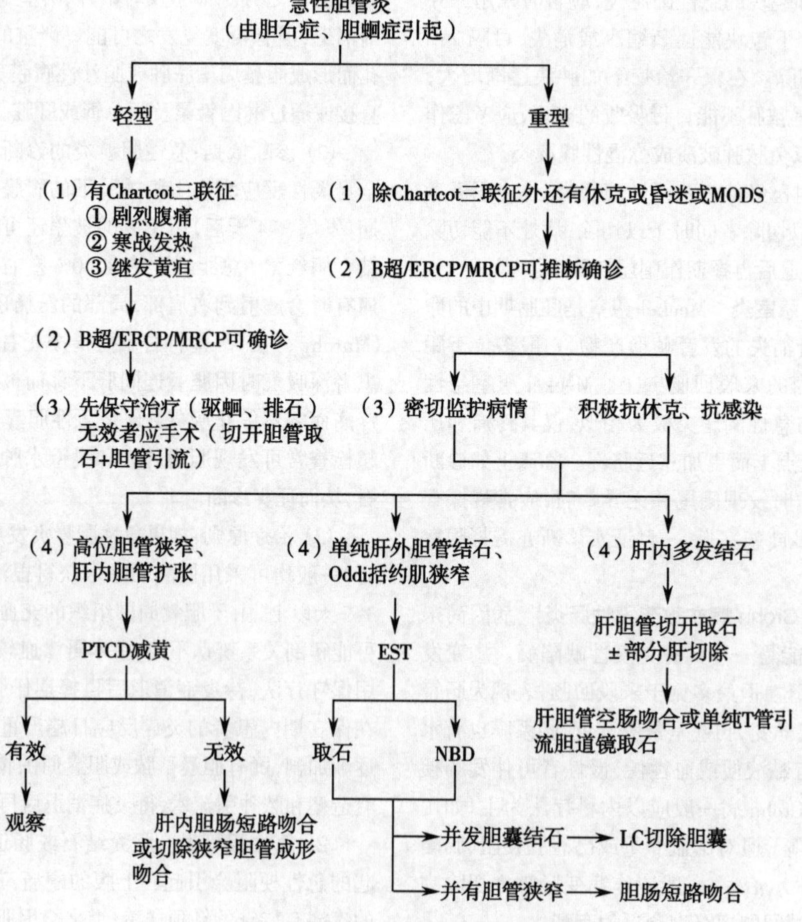

图13-4　急性胆管炎的诊治步骤

随着病情的加剧而累及全腹。体检可发现上腹部有深压痛，但一般无明显肌紧张和反跳痛，肠鸣音稍有减弱。此种在病变早期疼痛剧烈而体征不明显的现象，是本病初期的特点。至病变发展到出血坏死型时会很快出现休克，皮肤绀冷、血压下降、腹胀明显、肠鸣音消失，偶有黄疸，并可因大量血性渗液穿过后腹膜而导致弥漫性腹膜炎而有移动性浊音、全腹压痛和腹肌强直。有的病例可在脐周出现黄棕色瘀斑(Cullen 征)，或在背部或腰部出现大片紫斑(Turner 征)，但这些都是晚期症状，一般无助于早期诊断。

因此，正确的诊断必须依次解决以下几个问题后方能作出，且可为合理的治疗提供可靠的依据。

(1) 确定是否为急性胰腺炎(除外其他急腹症如溃疡病穿孔等)：由于急性胰腺炎的病损程度轻重不一，病变范围也有较大差别，故其症状轻重亦不尽一致，因而其诊断主要需依靠推理：

1) 患者的中上腹痛是在胆石症发作或饱食、酗酒后发生的(少数病例也有例外)。

2) 病初起时腹痛非常剧烈，但体征相对不明显，无明显的腹膜刺激征(如腹肌强直或反跳痛)。

3) 观察检查腹腔中的渗液，能排除溃疡病穿孔、急性胆道病、急性肠梗阻或急性肠系膜栓塞等其他急腹症。

4) 在发病 24~72 小时内，其血清淀粉酶值 >500 单位 / dl(Somogyi 法)。

(2) 进一步确定病变为坏死型(出血坏死型或缺血梗死型)而非水肿型。因水肿型胰腺炎大多可用非手术疗法治愈，而坏死型必须早作 EST 除石，故两者之鉴别是属必要。如为出血坏死型胰腺炎，一般应有以下特征：

1) 急性胰腺炎患者已有明显的腹膜刺激征(腹壁压痛、腹肌强直范围广泛)，或有休克之表现(脉率 >120 次 / 分、血压≤12kPa)。

2) 腹腔内有移动性浊音，并能抽得血性渗液，其中之淀粉酶值往往 >800~1500 单位 /dl，至少大于其血清酶值。但缺血梗死型胰腺炎可以无腹腔渗液，其血清淀粉酶值也可以不高，有时甚至反而较低。

3) B 超检查见胰腺阴影明显肿大，X 线检查见有肠麻痹和(或)肺水肿、肺不张及胸腔渗出。CT 检查可见胰腺有明显坏死和(或)胰周组织侵犯。

4) 实验检查：白细胞 >16 × 10^9/L；血钙 <2mmol/L；血糖 >11mmol/L；小便每小时排出量 <20ml；动脉血氧分压 <9.3kPa。另外，如血浆中之 C 反应蛋白(CRP)>120mg/L，乳酸脱氢酶(LDH)值 >350 单位 /L，均表示患者之炎症坏死非常严重，对诊断急性出血坏死 型胰腺炎也有重要参考价值。

坏死型胰腺炎的治疗原则和具体方法：

1. 非手术治疗 无论患者最后是否需要手术，都必须以非手术治疗为基础(包括 EST 除石)。绝大多数病例通过非手术治疗可以获得痊愈，仅极少数入院较晚的患者或许最终仍需手术处理。具体措施如下：①抗休克。②抑制胰液分泌，包括我院近年来采用的区域胰腺供血动脉灌注奥曲肽等。③胰胆管减压引流(作 EST)。④支持营养；⑤预防与控制感染；⑥防治全身并发症如：急性肾衰竭；急性肺功能衰竭；心搏出量减少：主要由于血容量之减少，也可能因胰液分泌中含有心肌抑制因子(MDF)之故，故补液之同时应注意心脏负荷，合理应用强心剂也属必要；其他：如血小板减少至 50 × 10^9/L 以下或凝血酶原时间少于 5 秒者，应适当用肝素以预防血栓的形成及弥散性血管内凝血的发生和发展。

需要强调指出，应用各种抗生素、胰腺分泌抑制剂、血管解痉和微循环疏通药，以及溶栓、抗凝等药物，最好尽早通过区域动脉灌注如选择性胰腺供血动脉插管(经腹腔动脉、胃十二指肠动脉和胰十二指肠上动脉，或肠系膜上动脉和胰十二指肠下动脉)注入，为期 2~3 周，可取得远比经静脉滴注为好的疗效，值得广泛推行。对于因“共同通道”被结石梗阻或乳头有痉挛水肿的病例(有胆石症急性发作或暴食、酗酒者)，还应争取通过十二指肠镜早作乳头括约肌切开(EST)，使胰液能获通畅引流，可大大提高非手术治疗的成功率。

2. 手术治疗 包括手术的指征和时机，以及手术方法和术式选择等问题。

(1) 手术的指征和时机选择：过去曾认为一经诊断明确，就应该立即手术，清除坏死组织，引流出腹膜后之毒性含酶渗液，以防止机体重要器官(如肺、肾、心、肝等)之受损而造成多器官功能衰竭。但近年的临床实践证明，急性出血坏死型胰腺炎诊断成立后立即手术之疗效有时并不理想，因早期手术时往往胰腺坏死之分界线尚未形成，坏死组织之清除不可能彻底，而如需要多次进腹清除坏死组织或采用袋形开放清创引流法，又有其固有的缺点，不仅患者痛苦大，而且体液损失多，继发感染之机会亦大。反之，有不少已经确诊为急性出血坏死型胰腺炎的病例，因某种特殊情况未能及时做手术治疗者，在保守疗法下竟终于获得了痊愈；这就意味着急性出血坏死型胰腺炎之确诊并不等于就是立即施行手术之指征。相反，必须在上述的非手术疗法基础上(包括 EST)出现下列情况时方可视为手术指征。

1) 急性出血坏死型胰腺炎确诊后虽经大力的保守治疗，72 小时后仍无起色，休克状态未能恢复稳定，重要脏器功能衰竭(主要是成人型呼吸窘迫综合征和肾衰)已超过 3 天仍未好转者。

2) 急性出血坏死型胰腺炎确诊后，通过腹腔灌洗和乳头括约肌切开、胰管引流 3 天后亦无明显进步者。

3) 无论是全身症状还是腹部体征，特别经腹腔穿刺证明急性出血坏死型胰腺炎已并有继发感染者。

4) 腹内有大出血或胰瘘、肠瘘者。

至于手术的时机，除大出血、肠瘘外，一般“早手术不如迟手术好”，通常需在发病 7 天或已经非手术保守治疗 3 天后，而又出现上述手术指征者方可施行。其具体表现为：体温持续升高，腹壁压痛和肌紧张加重，腹内有肿块出现或黄疸继续加深，白细胞 >16×10^9/L，SGPT>50U/L，血钙 <32.0mmol/L，$PaCO_2$<8.0kPa 者，常表示胰腺或其周围组织已有广泛坏死，可以作为剖腹探查的指征。Beger（1989）根据对 123 例急性出血坏死型胰腺炎的分析，认为血清 CRP>120mg/L、LDH>270U/L、α_1- 抗胰蛋白酶 >4.5mg/L，α_2- 巨球蛋白 <1.3μg/L 及 CT 发现胰腺坏死 >50% 者可以作为手术之指征，也可以作参考。

（2）手术方法或术式选择：在 1995 年前由于对急性胰腺炎的病因未能有正确的认识，常未能及时去除病因，从根本上减少 AHNP 的发病率，不知道“清除了江河下游出口的淤塞，可以避免上游的泛滥成灾”。我们与国内同道一样走过很多弯路，设计过多种术式，包括许多引流方法，如“盆式开放引流”（切口装或不装尼龙拉链），以及各种清创手术，以去除坏死组织（甚至作胰尾切除或胰体、胰尾之大部或次全切除）。但由于手术都是在入院后尽早进行的，一次清创后由于组织坏死继续发生，使多数患者不得不再次或多次手术，结果因对患者创伤大、继发感染的机会多，手术后总的死亡率仍在 30%~40%；相反，不少因情况特殊而未做手术者，其死亡率却仅在 15% 以下。因此，1995 年后我们的体会已从“早手术不如迟手术”，发展到“能不手术的，最好不手术”。国外文献对手术时机的看法亦然。如 Tayler 等（1991）报道，一般急性胰腺炎早手术者（发病后 3 天内）死亡率为 15%，迟手术者（发病 1 周后）为 2.4%；重症胰腺炎早手术的死亡率高达 48%，迟手术者为 16%，这与我们的经验基本相似。Neoptolemos 等（1988）分析 121 例重症急性胰腺炎的死亡率，结果显示：在发病后 12 小时内作 EST 并取出结石者为 12%，而未作 EST 者高达 61%。Fan 等（1993）对急性胰腺炎作 EST 后与未作 EST 的对照组相比，发病率为 13% 对 54%，死亡率为 3% 对 15%。杭州市第一人民医院消化内科在 1999 年对 20 余例重症胰腺炎患者作 EST 后（有时还同时切开胆胰管间隔）无一例死亡，其中笔者见到一例，发病已 6 天，病情甚严重，背部已有直径 15cm 的紫斑（Turner's 征），但作 EST 后病情很快好转，最后痊愈出院。这些事实不仅证明“早手术不如迟手术”，而且确实“能不手术的，最好不手术”，至少笔者目前是坚信这个原则的。当然，尽力做好各种非手术治疗（包括 EST 除石）是成功的关键。

晚期病例若经上述前驱治疗后仍出现手术指征，手术也必须相机而行，手术规模不宜过大，务使患者能耐受手术风险，度过手术难关而平安抬出手术室。不过国外文献也有报道，对某些局部并发症如假性囊肿或单纯脓肿，确诊后只需在 CT 引导下做穿刺抽吸即可；认为只有坏死型胰腺炎并发的继发性脓肿才是唯一的手术指征。这个观点是否过于保守，我们需经实践后方可作出正确的评论；但对无感染的单纯性胰周囊肿，我们也有保守治疗获得痊愈的经验。

若医院没有做 EST 去石的条件，笔者主张经腹切开十二指肠降部作乳头括约肌切开成形术。这种术式虽比 EST 的创伤大，但其疗效与 EST 相似，至少比过去倡行的胆囊切除 + 胆总管 T 形管引流为佳。笔者 1979 年前曾为治疗胆总管下段结石而作乳头括约肌切开成形术 90 余例（乳头距幽门约 10cm，在十二指肠降部的后内侧，在治疗胆总管下段结石时，需切开 2.5~3.0cm）疗效良好，但无一例是为治疗急性胰腺炎而做。是否当时对 AHNP 的认识不足，把个别 AHNP 误诊为 AOSC 之故，还是因结石较大一般不会进入共同通道堵塞主胰管开口引发急性胰腺炎，至今仍是一个不解之谜。但笔者相信，乳头括约肌切开成形术去石有肯定的疗效，比胆囊切除 + 胆总管 T 形管引流更合理，在无条件作 EST 的情况下，是一种较好的替代疗法（术式）。

此外，笔者深感近 20 年来普外科的发展得益于选择性动脉插管（造影或介入治疗）和纤维（电子）内镜应用于胃肠道和肝胆疾病的诊断与治疗，它们的作用实不亚于 B 超、CT 和 MRI 等影像学检查，以及 TPN 等各种营养支持疗法。例如，进展期肝癌不能一期切除者可作 TAE，待肿瘤缩小后作二期切除；对进展期的胃、结肠癌，在根除术前先经 SA 插管作介入性局域化疗，可以提高根治性切除率和术后的 5 年生存率。目前浙江省已有不少医院在急性胰腺炎患者作 EST 后，或在 ICU 中行各种内科治疗时，经选择性动脉插管注入各种药物，既提高了该区域的药物浓度、增进疗效，也可藉此观察胰腺的终末动静脉有无血栓或栓塞，以便必要时加用各种抗凝或溶栓药物。这种措施作为重症胰腺炎的辅助治疗，目前国内外文献报道的还较少，仅供同道参考（图 13-5）。

总之，自对急性胰腺炎的发病诱因和治疗原则的认识有所改变以后，其治疗方法和预后已大为改观。笔者深信，培养高质量的内镜专家和 ICU 医护人员，必将大大有利于提高急性胰腺炎的痊愈率。

急性胰腺炎的病因、病理及其并发症的诊治程序见图 13-5。

三、急性管腔穿破

胃肠道的急性穿破，最常见者为胃、十二指肠溃疡穿孔和外伤性穿孔，其次为肠伤寒、痢疾、蛔虫等引起的病理性肠穿孔，其他如 Crohn 病（局限性肠炎）、缺血性肠炎以及胃肠道憩室等引起的穿孔亦偶有所见。这类穿孔不同于急性炎症病变如阑尾炎、胆囊炎等引起的穿孔，因穿孔之前在原发病灶周围往往尚未形成粘连，而穿孔突然，发病急骤，故穿孔的结果多数为弥漫性腹膜炎，仅少数亚急性或慢性的溃疡病穿孔或 Crohn 病可以引起局限性脓肿或肠内、外瘘。

诊断要点：这类急性胃肠道穿孔的共同特征是：①穿孔发生后，最初仅感病灶部位有剧烈的持续性腹痛，但迅即弥散累及全腹；②穿孔后早期可有反射性的恶心呕吐，但多为短期性，而肠蠕动抑制导致之便秘却愈趋明显；③穿孔后不久（12 小时之内）可能有不同程度的休克，表现如面色苍白、脉率加快、四肢厥冷、冷汗淋漓等；中期（8~24 小时后）常有炎性反应，表现为体温升高和白细胞数增多；后期（48~72 小时后）常有明显的脱水、尿量减少、中毒现象；④穿孔后腹

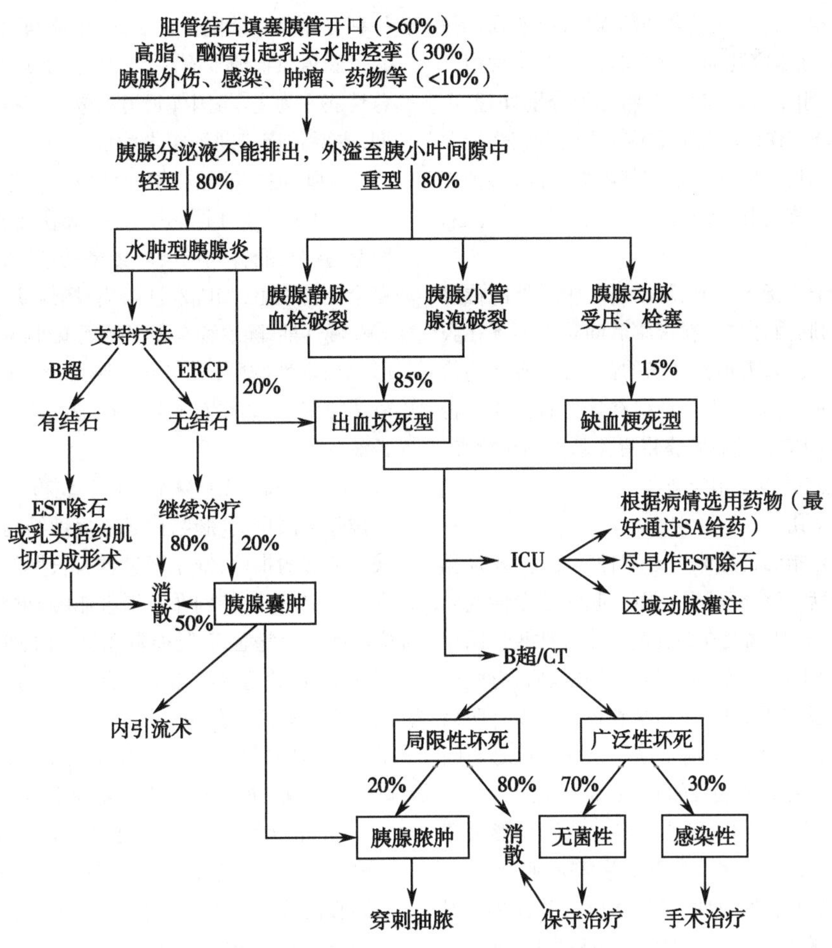

图 13-5 急性胰腺炎的病因、病理及其诊治程序

式呼吸明显减弱，全腹壁有触痛（以穿孔处最明显）、强直（胃穿孔时常呈板样）和反跳痛等腹膜刺激征；⑤膈下时有游离气体，致肝浊音区缩小；⑥穿孔后若干小时常因腹膜渗液而有移动性浊音可察及，肠鸣音常减弱或消失。根据过去病史（如溃疡病、腹外伤、肠伤寒、痢疾等）、发病情况和现有体征，诊断一般不难肯定；如 X 线透视见膈下有游离气体，或腹腔穿刺得脓性渗液，诊断更是无疑，可以确定有剖腹指征。

治疗原则：如患者入院时胃肠道穿孔时间发生腹部剧痛已达 72 小时以上而腹部体征不明显、全身反应不严重者，估计穿孔不大或已自行封闭，可以继续保守治疗，待腹腔感染更局限化后单作腹腔脓肿切开引流。但一般的胃肠道穿孔均应经适当的术前准备后尽速作剖腹探查，清除腹腔渗液，然后将穿孔予以单纯修补，或作胃大部切除或肠区段切除；腹腔可以在适当冲洗后放置卷烟引流，也可以在腹膜彻底清创后予以一期缝合，视腹腔污染的程度而定。

(一) 胃十二指肠溃疡穿孔

胃十二指肠溃疡穿孔后，因胃液对腹膜的化学性刺激颇为强烈，故患者的腹痛极为剧烈，常有休克现象，腹膜刺激征亦极为明显，其腹肌强直常呈板样。由于穿孔的大小不一，穿孔时胃内容物的漏出多少也有不同，故其腹膜炎的范围可有差别。穿孔小，胃内容物不多，尤其穿孔在十二指肠球部者，其渗出的少量胃液可以沿横结肠系膜和升结肠旁沟注入右下腹，临床表现有时很像急性阑尾炎；但如在横膈下能察及游离气体，一般可资鉴别。

溃疡病穿孔患者在剖腹探查时，除非穿孔时间已超过 1~2 小时、腹腔污染严重、全身情况很差、不耐胃大部切除术者可以作穿孔的单纯修补外，一般宁愿考虑作胃大部切除后的 B-Ⅰ式吻合或胃 - 空肠之 Roux-y 式吻合。有时也可将穿孔修补后作高选择性迷走神经切除（简称高选迷切），前者特别适用于胃溃疡，后者较多用于十二指肠球部溃疡。

(二) 外伤性肠穿孔

外伤性肠穿孔后，因肠内容物对腹膜的刺激性一般不如胃液强烈，故其腹膜刺激征一般都不如溃疡病穿孔明显，穿孔后发现膈下游离气体的机会也不如胃穿孔多，且腹部外伤后腹壁本身就常有压痛，有肠伤寒、痢疾等病者腹壁也可能早有压痛，而真正穿孔后腹壁的反应性强直又反而不如正常人明显，故肠穿孔的早期诊断一般比较困难，需要每隔一定时间重复检查、反复对比，或者在穿刺所得的腹腔渗液中发现有肠内容物方可确定诊断。

对外伤性肠穿孔，小的裂孔可以作单纯修补，大的断裂需作肠袢切除吻合。但需注意，有的穿孔可不止一处，致一处修补完毕后又发现另有一处或多处的损伤;有的损伤仅累及浆肌层,病灶是在未穿孔而将穿孔状态。在这种情况下,如果两处病损相距不远,有时与其将两处分别处理,不如将两个穿孔间的肠袢作区段切除和端-端吻合较为简单而安全。故在对外伤性肠穿孔决定作某种处理前,必须先对整个肠袢作全面检查,明确穿孔的数目及其具体情况后再着手处理。

最需注意的是十二指肠或升、降结肠之腹膜外间位穿孔,因穿孔后溢出的肠内容物是在腹膜后间隙中而不在腹腔内,故探查时极易漏诊;需根据外伤的部位,术前B超检查是否发现腹膜后有气体,术中详细检查该处后腹膜是否有淤血或气肿,必要时需打开后腹膜将有关肠袢翻转检查,才可能发现穿破之点,并给予相应处理。

(三) 病理性肠穿孔

病理性肠穿孔是指肠道原来已有某种病变,主要是黏膜或更深的溃疡,然后溃疡突然穿孔而引起的弥漫性或局限性腹膜炎性病症。这些病变在穿孔前大多有某些特殊症状,因而早有诊断。但在穿孔特别是慢性穿孔以后,有些病例可能反应迟钝,不能自诉腹痛,也可能在体检时没有明显的腹壁压痛和腹肌紧张,因而一时不易作出肠穿孔之明确诊断,例如急性的伤寒穿孔或慢性的 Crohn 病穿孔。

1. 急性穿孔 最常见的是肠伤寒穿孔或肠变形虫穿孔。这类病变发生穿孔前大多有典型的临床表现,如阿米巴痢疾患者有长时期的黏液血便,肠伤寒患者多有2~3周的高热、缓脉和白细胞数减少。但偶尔有一种"逍遥型"伤寒可能在穿孔前并无典型的伤寒史,患者有时仅感轻度头痛、四肢酸痛、食欲减退、微热不适等症,而从未严重到需要卧床休息,故称"逍遥型"肠伤寒。

这类急性肠穿孔发生后大都有突发的腹痛,以右下腹为主,同时伴有下腹部腹壁压痛、腹肌强直等腹膜刺激征。手术时可发现伤寒穿孔多在末段回肠壁上的淋巴集结(Peyer 结)部位,穿孔大约0.5~1.0cm,边缘不整齐,有坏死组织,肠系膜淋巴结也肿大。肠变形虫所侵蚀的黏膜多在粪便积聚的部位,如阑尾、盲肠、升结肠、乙状结肠等处,故穿孔亦以上述各处为多见,尤以盲肠穿孔最常见,穿孔常较大,肠壁黏膜也常有较大片的坏死;但阿米巴溃疡穿孔如病史不典型者也可能误诊为肠结核、溃疡性结肠炎等的穿孔,其确诊多需借助于涂片检查和病理切片。

对于这些病理性穿孔,因患者原来的健康状况已属不佳,对单个穿孔一般宜作单纯修补和腹腔引流,修补不可靠者可在穿孔内放一胶皮管作肠造瘘。对多发性穿孔或有多处穿孔可能,以及肠壁有较大片坏死者,应考虑作肠切除和吻合;如全身情况不佳或局部病变严重不宜作肠切除者,可将病变肠袢外置造瘘,但这类患者的预后大多不佳。

2. 亚急性穿孔 肠道的亚急性或慢性病变如 Crohn 病或缺血性肠炎(有时称出血坏死性肠炎),偶尔也可能发生穿孔。

(1) Crohn 病:又称局限性或节段性肠炎,目前被认为是一种自体免疫缺陷性病变,也可能与自主神经功能紊乱引起了肠道供血改变有关。我国患此病者主要是以急性、亚急性病变为主,与国外报道的慢性型病变不同。①在急性期,主要临床表现为腹部隐痛(多位于右下腹)、腹泻(有黏液)、出血(便中带血或柏油样便)、肿块(多位于右下腹),或者穿孔(多发生在回肠下段)。②在亚急性期,因肠壁已有增厚、狭窄,肠袢间已有较致密的粘连,故其主要表现是不完全性肠梗阻,如阵发性绞痛、肠蠕动亢进及可见肠型等。③在慢性期,除继续有肠梗阻现象外,病变可因慢性穿孔而形成局限性脓肿,或与其他肠管形成内瘘,偶尔也可以破溃至腹壁外,如在右下腹、腹股沟,甚至肛门周围等处形成粪瘘。

Crohn 病并无特殊症状或实验检查可以明确诊断,只有在排除了阑尾炎、肠结核或溃疡性结肠炎等病变以后方能获得近似的拟诊;惟年轻患者有长期的腹痛、腹泻、低热和全身情况不佳,特别在右下腹能触及蜡肠状的肥厚肠曲者应高度疑及此症,有肠梗阻现象或内、外瘘形成者又需与回盲部结核、肿瘤等相鉴别。有时作钡剂灌肠或钡餐造影可见末段回肠黏膜有息肉样的充盈缺损,或者肠管狭窄变细,呈典型的"带状症",则可作为诊断之依据。而结肠镜检查则可对明确诊断提供更为重要的帮助。

Crohn 病如尚未有肠腔狭窄、穿孔、大出血等并发症者,一般应行内科保守治疗,如保证休息、加强营养、改善贫血、控制腹泻等。一旦发生了穿孔、大出血或肠腔狭窄梗阻而必须行手术治疗时,最好作较大范围的病变肠袢切除和对端吻合,较之单纯修补或短路吻合更为有效。

(2) 急性出血性小肠炎:是一种不明原因的肠道急性炎症、出血、坏死或穿孔性病变。此病多发于儿童及青少年,约1/3左右的患者有不洁的饮食史或上呼吸道感染的病史。主要病变部位在空肠与回肠,可呈节段性的肠管扩张、肠壁水肿,有点状或片状的肠黏膜出血、坏死,甚至穿孔。肠管一旦穿孔则有明显的急性腹膜炎与休克症状,其表现类似于 Crohn 病肠穿孔、中毒性菌痢及急性肠梗阻,诊断时需认真进行鉴别。其治疗包括禁食、抗感染、抗休克等保守方法。若发生肠穿孔或出现难以控制的肠出血和不能排除绞窄性肠梗阻时,则应及时剖腹探查。

(3) 缺血性肠炎:肠管的缺血可分急性的肠道血管栓塞与慢性肠血供障碍,其主要的原因是由于动脉粥样硬化、结节性动脉炎等血管病变引起肠壁血管的痉挛、栓塞而产生局部肠管的缺血、变薄、坏死、穿孔;有报道长期服用避孕药偶有发生肠管缺血性改变,但无明显的细菌感染。其基本病变实际上是某段肠袢的痉挛性或血栓性缺血,最初因肠管的供血不良而仅引起局部肠段的营养障碍,肠管壁变薄苍白无力,蠕动变弱变慢,肠黏膜因缺血而发生溃疡、出血,病变进一步发展则可导致肠管的全层坏死、穿孔,慢性者可造成肠管的狭窄梗阻。因此,大多的患者系老年有糖尿病、高血压、冠心病、心肌梗死病史者。以结肠动脉之栓塞较多见,似乎以结肠脾曲为本病好发之处。患此症肠管有穿孔者多为长期便秘后发生，偶有因肠镜检查后出现。虽然因病变部位不同而可有不同的临床表现，一般说来，慢性病变者，多以慢性腹痛为主要症状，其诊断有赖于选择性的肠系膜血管造影；而急性栓塞者则可突发腹痛、腹胀，发热、呕吐和大量的黏液性血便；体检时可见腹部略显膨隆，腹壁有广泛压痛、有时可摸到隐约的肿块，肠鸣音常减弱或消失。至病程后期肠袢已有坏死穿孔时，症状将更为严重，除有体温升高和白细胞增加外，则有急性腹膜炎的表现如腹肌强直、腹壁压痛、腹内肿块甚至移动性浊音等，其总的表现很像绞窄性肠梗阻或穿孔性腹膜炎。病理改变仅为受累肠段菲薄无血色，穿孔处薄如宣纸，切片检查往无特征性的异常发现。

本病在早期急性阶段，如无大出血、穿孔等并发症者应行内科保守疗法，包括：①补充体液，纠正循环衰竭；②解除血管痉挛，增加肠袢的血供，一般可用 α- 受体拮抗剂如酚妥拉明或 654-2 等；③应用广谱抗生素，以消除肠道细菌、防止肠壁进一步坏死；④应用大剂量皮质激素以减轻中毒反应；⑤中药活血祛淤、安神镇痛。至坏死穿孔已发生后(如腹痛突然转剧、腹壁压痛明显等)，或者经合理的内科治疗后情况仍然不见好转者，应及时进行手术治疗，手术治疗原则同急性腹膜炎，大多需作肠段的切除与吻合术，左半结肠穿孔者大多以作结肠造瘘更为安全。病变肠袢以作较广泛切除，保证切端之血供是属正常，方可进行端 - 端吻合。

(4) 结肠癌：肿瘤发生在胃或小肠者，大多不等到发生穿孔就已因出血、梗阻等症状而先作治疗，故胃、小肠的癌性穿孔一般较为罕见。肿瘤发生在右半结肠者因病变多呈菜花样，易出血，且右半结肠肠腔较大，肠内容物亦尚为稀便，故梗阻之机会较少。惟左半结肠之肿瘤因病变多为硬化型、肠腔较狭窄、粪便亦已呈结块样，容易引起肠梗阻，若不及时治疗有时会导致肿瘤近端之结肠明显扩大、继发穿孔。

结肠癌未穿孔者多有黏液血便、贫血、腹部隐痛、局部肿块等症，只要提高警惕，及时求治，通过钡剂灌肠造影和(或)纤维肠镜检查，一般不难作出诊断并获得合理治疗。若结肠癌不幸已发生穿孔，其临床症状与一般的穿孔性腹膜炎无异，表现为全腹痛、腹壁压痛、腹内有游离气体和含粪渗液，不难通过 X 线检查和腹腔穿刺而获得确诊。

对右半结肠癌(包括盲肠癌)之穿孔，一般多能一期完成右半结肠切除和肠袢之对端吻合。但对左半结肠癌之穿破，因穿孔近、远端之肠腔粗细不等，近段肠袢多因明显扩张而血运不佳，作一期切除吻合之风险较大，过去多先作盲肠造瘘，待肠减压后血运恢复时再作二期手术——切除病灶和肠袢吻合。不过先造瘘再切除的办法对肠吻合虽较安全，但因延误了切除时间，有时会造成肿瘤扩散而降低治愈率。所以对左半结肠癌之梗阻和穿破，有时需根据患者之全身情况(有无明显脱水、贫血)和局部表现(肿瘤之病期早晚、肠袢之血运好坏)，结合医师的临床经验，衡量两种方法之利弊得失，相机而行。不过作者认为：先将结肠癌予以根治切除，然后将结肠之远切端先予缝合，近切端暂时外置造瘘，以后再相机作二期手术将结肠两切端予以吻合，或许是较妥善的选择。

急腹症患者疑为空腔脏器穿孔者的诊治程序如附图 13-6。

四、腹内急性出血

腹腔内的急性出血性病变大多为继发于外伤，主要累及肝、脾等实质脏器及肠系膜血管，因溢出的血液可刺激腹膜而成为急腹症之鉴别对象。少数腹腔内的出血也可以是自发的，常见的如异位妊娠破裂，其次为肝癌、血管瘤或卵巢囊肿破裂出血。偶尔可为特异性或病因不明的出血，一般是因某支动脉的病变如动脉瘤、动脉粥样硬化等突然破裂所致，有时称为腹腔“卒中”。无论是自发性出血抑或为继发于外伤后的腹腔内出血，其诊断处理大体如下。

(一) 诊断依据

继发外伤者，在伤情明确的前提下，出现腹腔内出血，对出血部位大多可根据其受力部位作出初步诊断。惟自发出血者有时难以确定其来源与部位，但腹腔内出血具有一些共同的特点有助鉴别：

1. 起病急骤、腹痛明显 急性腹痛虽开始于出血的病变部位，但往往迅速累及全腹，性质也是持续性的隐痛，但其程度一般较急性穿孔性腹膜炎为轻，因血液对腹膜的刺激性一般不如胃、肠道内容物为重。少数出血性病变者腹痛也可能很剧烈，如异位妊娠破裂出血即属此类。

2. 腹膜刺激征 如腹壁压痛和腹肌强直，也在病变发生早期即可出现，先发生在病变部位而可迅速累及全腹；但其程度也较穿孔性腹膜炎为轻，且出血性病例不会发生膈下游离气体或肝浊音界缩小等症状，而移动性浊音则常可察及，往往比穿孔性腹膜炎患者出现早而发展快。

3. 进行性贫血和出血性休克 最突出的是患者的一般情况迅速恶化，表现为进行性贫血和出血性休克，无论在实验检查结果(红细胞计数和血细胞比容、血红蛋白含量)和临床表现(脉率加快、血压下降)方面都可获得明确佐证，且有进行性加剧。

4. 特殊表现 此外，由于受累脏器之不同，患者还可有某种特殊表现，如肝、脾破裂者常有肩部放射痛，局部因有凝血块形成常致叩诊浊音区增大；异位妊娠破裂除有月经延期史外，常有阴道流血现象。

5. 腹腔穿刺 常可抽得新鲜不凝血，此为诊断的确证。

根据以上临床表现，对患者是否有腹腔内出血一般不难作出诊断，且可与穿孔性病变相区别，并须紧急作手术治疗。

(二) 处理原则

在处理一个腹内出血病例时，既要对出血脏器进行手术止血，又要对出血性休克进行抢救，而这两者既有相辅相

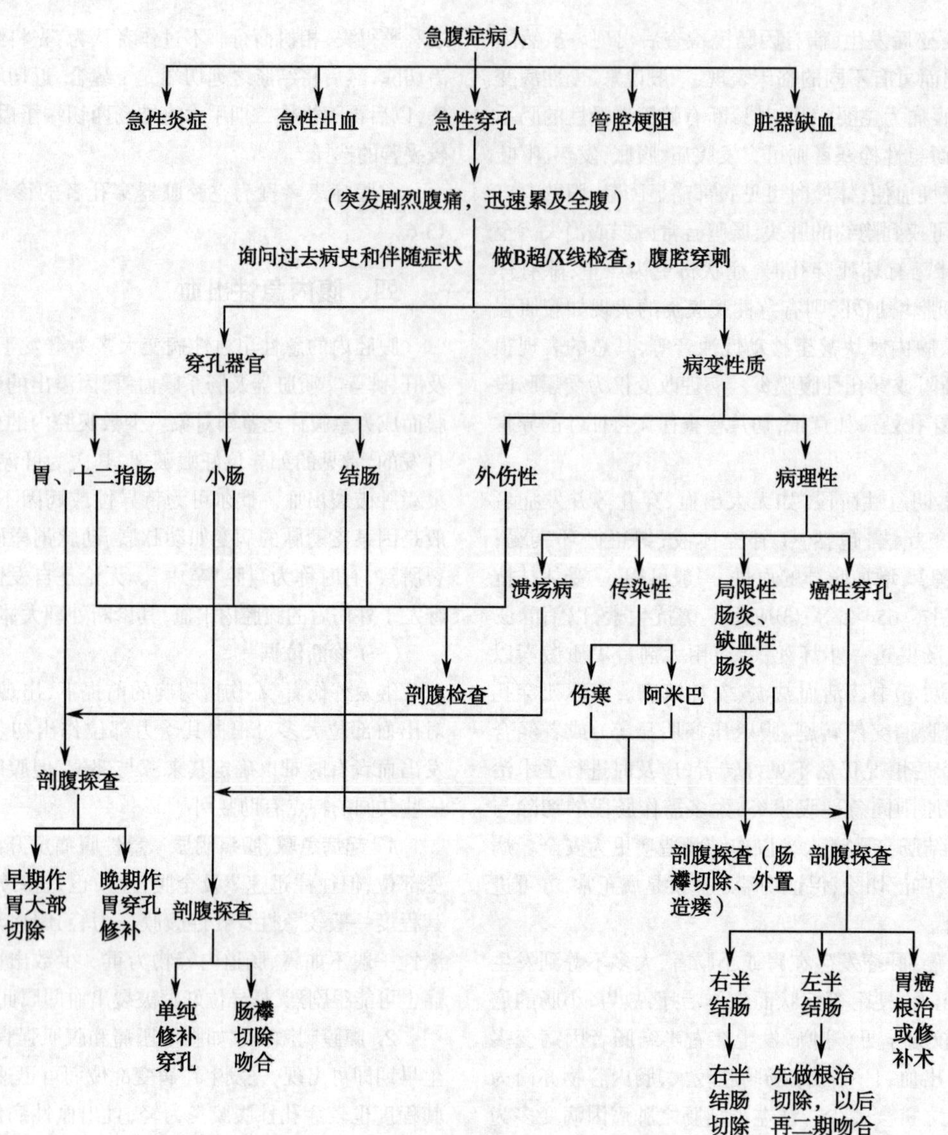

图 13-6　胃肠道急性穿孔的诊治程序

成的一面，也有相互制约的一面。能够先手术止血自然有利于抢救休克，能够先纠正休克也有利于进行手术；但另一方面如不能先行止血，其他抗休克治疗往往很难奏效，而如血压不能提高并保持稳定，进行手术也会增加危险。在这充满矛盾的情况下，首要的是能准确判断失血量的多少，以及出血是否尚在继续或者已经停止。一般说来，失血很多或尚在继续出血者，应该在快速加压输血（有时需动脉输血）的同时，果敢地进行手术；而估计出血已经自行停止者，可以先输血使血压恢复至 12kPa 以上（但不宜过多），然后才进行手术止血。一般的经验是，如果一个出血病例在根据其失血量（可以红细胞计数、血细胞比容或中心静脉压为准）补足血容量以后，再输血 400ml 仍不能维持血压达 15 分钟者，或者在 2 小时内输血 1000ml 以上而血压仍然不升，或虽有暂时升高而不能维持稳定者，多表示出血尚在继续，应果敢地先进行手术止血，否则再输入的血量恐不足以补充尚在继续出血损失的血量，要想恢复血容量和提高动脉压无异“缘木求鱼，守株待兔”。在情况紧急而又无血可输时，可以在 10~15 分钟内输给 7.5% 的氯化钠溶液 300ml（以 10% 氯化钠 220ml+ 生理盐水 80ml 即可），能使血压暂时升高，为争取血源或急诊手术赢得宝贵的时间。至于正确的止血方法，将视出血的器官和病变的程度而有不同。

（三）手术方法

1. 脾破裂　除外伤性破裂外，正常的脾很少自行破裂；但有病理性肿大的脾（如充血性肿大、脾的海绵状血管瘤或错构瘤等），偶尔也可有自发性的或无明确外伤的破裂。病理性的脾自发破裂，一经剖腹探查证实，一般均应将病脾切除，无保脾之价值。而正常的脾脏破裂，术中应根据具体伤情选择脾切或部分脾切，甚至脾修补术。

2. 肝破裂　外伤性肝破裂应视其破裂的程度选择作肝修补术，肝破碎有血肿时应作相应的血肿清除，局部止血

13

困难时可作纱布堵塞止血。病理性肝破裂最常见的是肝癌的自发破裂,其次巨大的肝血管瘤也可自发破裂引起大出血。在这种情况下,止血救命是第一位的,切除肿瘤治病是第二位的;当然,如果能通过切除肿瘤同时完成这两项任务自然最为理想,但在很多情况下不一定可能。对肝癌,一般可在暂时阻断肝十二指肠韧带的情况下,试图对直径10cm以下的肿瘤予以一期切除;若肝癌直径已大于10cm或其部位特殊不易切除,则可试将止血海绵填入破口止血,同时作选择性肝动脉结扎止血或介入栓塞,以后再争取作二期切除。对肝血管瘤破裂出血者,能作血管瘤切除者争取一期切除病灶;而对巨大血管瘤难以切除或无能力切除者,则可作患侧入肝血管结扎加凝血海绵破口填入后缝合创缘止血,再在瘤内适当注入无水乙醇或鱼肝油酸钠,以期有望术后血管瘤栓塞萎陷。

3. 异位妊娠破裂　多数患者在发病前有过停经史,一般已有6周左右;也有少数患者因输卵管妊娠的绒毛膜所产生的绒毛膜性激素不足以维持子宫内膜功能,致发生内膜出血,因而被患者误认是月经来潮,可致患者自诉无停经史。发病后的主要症状为剧烈的腹痛、明显的腹膜刺激征、进行性贫血甚至休克,与其他的腹内出血性疾病无大差别;但在异位妊娠破裂时因血液多积聚在子宫直肠凹内,常引起肛门坠胀和里急后重感,或因子宫内膜剥脱或输卵管出血,可引起阴道的不规则出血,是异位妊娠破裂出血的特征。此外,在阴道指诊时常可发现子宫颈柔软而有触痛,下腹部患侧有肿块可触,经阴道后穹隆穿刺或经腹腔穿刺能抽得全血,即可肯定诊断。B超检查如发现患侧有肿大的输卵管以及后穹隆有积血,也有助于诊断。

异位妊娠(一般多为输卵管妊娠)破裂出血时常需要立即剖腹探查;先提出患侧输卵管检查肯定它已破裂出血,然后立即用卵圆钳夹住出血点,并将输卵管切除。同侧卵巢正常者应予保留。腹腔内的积血如不超过24小时且无污染者,必要时也可以经过滤后回输给患者。

急腹症拟诊急性出血者的诊疗程序如图13-7。

五、急性管腔梗阻

急性管腔梗阻是引起急性腹痛的另一类常见病变。腹部的管腔有胃肠道、胆道和泌尿道,一旦发生梗阻则都会遵循“管腔梗阻—内容物淤滞—继发感染”这一普遍规律,并可引起一系列特殊病症。除此以外,这三个系统发生梗阻后因管壁的蠕动加强都会引起典型的阵发性绞痛,这又是各种管腔急性梗阻有别于其他急腹症的共同特征,但由于引起梗阻的病因各不相同,受累的又是不同的管腔,因此它们发生梗阻后又各有其特殊表现,如肠梗阻后由于肠蠕动的增强会导致肠鸣音亢进,随之出现呕吐、腹胀和便秘;胆道梗阻后会出现黄疸;而尿道结石梗阻常有血尿,这是它们的特殊性。临床医师正是根据一个病例所表现的某些共性和特殊性,才能逐步识别病变的性质和作出正确的鉴别(图13-8)。

(一) 急性肠道梗阻

在上述3种管腔梗阻中,无论是发病原因、梗阻性质或病理变化,均以肠梗阻较为复杂。肠梗阻发病原因一般

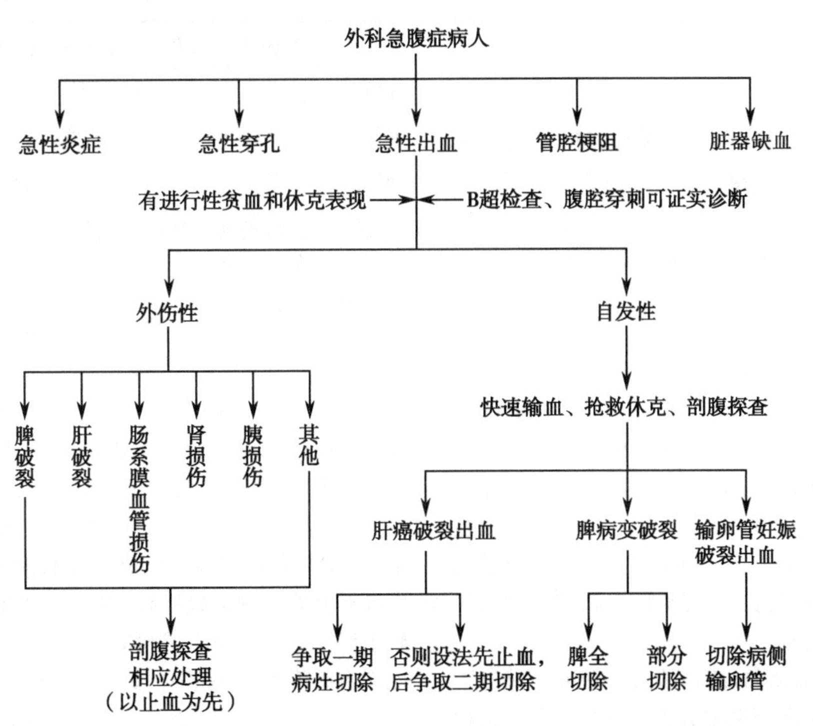

图13-7　腹内急性出血的诊疗程序

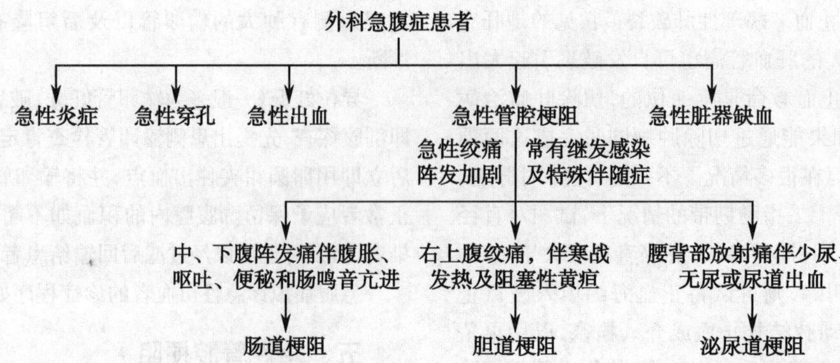

外科急腹症患者
→ 急性炎症
→ 急性穿孔
→ 急性出血
→ 急性管腔梗阻
→ 急性脏器缺血

急性管腔梗阻：急性绞痛阵发加剧；常有继发感染及特殊伴随症
→ 中、下腹阵发痛伴腹胀、呕吐、便秘和肠鸣音亢进 → 肠道梗阻
→ 右上腹绞痛，伴寒战发热及阻塞性黄疸 → 胆道梗阻
→ 腰背部放射痛伴少尿、无尿或尿道出血 → 泌尿道梗阻

图 13-8　急性管腔梗阻诊断思路

可以分机械性、神经性和血运性三大类；梗阻性质则可分单纯性和绞窄性两种；而其病理变化则既有局部的，又有全身的；除视梗阻的病因和性质的不同而有差别外，还因梗阻是急性或慢性、完全或不完全、高位或低位等因素而有不同的表现。

1. 病因、病理　可能引起肠梗阻的原因很多。在过去，传统上常根据梗阻的性质将病因先区别为机械性或神经性，再将机械性梗阻进一步区分为单纯性或绞窄性，因为机械性梗阻一般均需手术治疗，而神经性梗阻通常仅需保守治疗。但据笔者的体会，认为对肠梗阻病例宜先区别它是单纯性还或绞窄性，即先需确定一个肠梗阻患者的肠袢有无血运梗阻或肠坏死的危险。因为无血运障碍的单纯梗阻即使是机械性的，一般也可先作保守治疗，而有肠坏死危险的绞窄性肠梗阻则无例外地须及早做手术治疗；而一般所谓的机械性梗阻却有的是单纯性、有的是绞窄性，仅仅诊断为机械性梗阻尚可能无助于制订治疗方案。据此，肠梗阻的病因可作如下分类：

(1) 单纯性梗阻

1) 机械性梗阻：①肠管的先天性闭锁或狭窄；②肠道的后天性堵塞（粪块、结石、蛔虫）或压迫（炎症、粘连、肿瘤等）。

2) 神经性梗阻：①交感神经兴奋引起的肠麻痹；②交感神经麻痹引起的肠痉挛。

(2) 绞窄性肠梗阻

1) 伴有肠腔梗阻的嵌顿疝、肠套叠、肠扭转。

2) 不伴肠腔狭窄的肠系膜动脉栓塞和（或）静脉血栓。

肠梗阻后可能发生的病理变化更是复杂多样；既有局部性病变，又有全身性影响，主要也是依据梗阻的性质是单纯性或绞窄性，梗阻的部位是在高位或低位，梗阻的程度是急性完全性的还是慢性不完全性等因素而定。其详细情况在一般教科书中均有论述，表 13-2、表 13-3、表 13-4 可以代表其病理变化的主要内容。

2. 诊断思路　肠梗阻的诊断一般要求逐步明确以下几个问题作为治疗的依据：①患者是否有肠梗阻；②是何种性质和部位的肠梗阻；③肠梗阻的原因是什么；④梗阻后引起了何种病理的和生理方面的变化。

表 13-2　机械性与麻痹性肠梗阻的鉴别

	机械性肠梗阻	麻痹性肠梗阻
发病	常较急骤	缓慢
疼痛	有明显阵发性绞痛	无
呕吐	明显，++~+++	不明显，+
腹胀	+~++	+++~++++
肠鸣	明显亢进，后期减弱	无，不亢进
脱水	明显	不明显
休克	有时存在	无
X 线检查	梗阻以上肠道有胀气或液平	整个肠道有胀气，有多处气液平面可见

表 13-3　不同部位肠梗阻的鉴别

	高位小肠梗阻	低位小肠梗阻	结肠梗阻
腹痛	较缓和	最剧烈	轻或无
呕吐	频繁（胆汁）	较少（粪水）	极少
腹胀	不明显	较明显（下腹）	最明显（全腹）
便秘	也可有排气或少量大便	较明显	绝对便秘
X 射线	无明显液平	有多数液平	见结肠胀气

(1) 是否有肠梗阻：肠梗阻患者一般都有腹痛、呕吐、腹胀和便秘（或闭气）4 个主要症状。有阵发性腹绞痛伴肠鸣音亢进者是机械性梗阻的典型症状；反复呕吐粪水者更是低位小肠梗阻的特有表现，其诊断一般并不困难。但就某个具体病例而言，由于肠梗阻的性质、部位、程度和时间等各不相同，上述症状却不一定完全具有，至少各个症状的轻重程度会有所不同。例如高位小肠梗阻，大多呕吐很剧烈而腹胀不明显，腹痛比较缓和而便秘也未必突出；低位小肠梗阻时，腹痛很剧烈而呕吐则不如高位梗阻频繁，但呕吐物常为粪水样；而结肠梗阻则往往既无明显腹痛，也很少呕吐，但腹胀很突出、且便秘亦常为绝对性。因此，只要患

表 13-4 不同性质肠梗阻的鉴别

		绞窄性肠梗阻	单纯性肠梗阻
症状	全身情况	1. 有病重面容、早期休克，保守治疗无效 2. 腹痛、呕吐不缓解 3. 脱水、贫血难好转	可有脱水现象，补液、纠酸后可好转
	腹痛	1. 明显持续腹痛 2. 呕吐后不减轻 3. 有时伴腰背痛	1. 腹痛有阵发加剧 2. 与肠鸣音亢进同时有或无 3. 胃肠减压后腹痛可缓解
	呕吐	1. 出现较早，且较频繁 2. 与肠鸣音亢进不同步 3. 胃肠减压后不缓解	高位梗阻呕吐频繁，胃肠减压后可缓解
体征	望诊	1. 腹胀早期不明显，晚期不对称 2. 有时有肠形可见或液平 3. 罕见肠蠕动	1. 低位梗阻有明显腹胀 2. 机械性肠梗阻有肠形可见 3. 慢性肠梗阻可见蠕动亢进
	触诊	晚期有腹膜刺激征，有时可及肿胀肠袢	不拒按，无腹膜刺激征，无肿物可触
	叩诊	晚期有移动性浊音	无移动性浊音
	听诊	肠鸣不亢进，有时消失	肠鸣音亢进，有气过水声
X 线检查		肠腔多积液，液平面较阔，肠壁有水肿，肠袢间距离增厚套叠有杯形缺损，扭转可见马蹄形积液	有多个气液平面
特殊检查		1. 腹腔穿刺可见血性液，细菌培养(+) 2. 血液浓缩，红细胞比积增加	1. 腹腔穿刺(-) 2. 红细胞比积可增加

者有反复呕吐或明显腹胀，不论是否同时伴有阵发腹痛或闭气便秘，均应疑有肠梗阻存在，须进行 X 线检查以明确诊断。

(2) 肠梗阻是什么性质：一般说来，确定患者是急性完全性或慢性不完全性，是机械性或神经麻痹性，是高位或低位梗阻也比较容易，根据病史和体征，必要时辅以 X 线检查，绝大多数病例也能作出正确诊断。然而最根本的是要区别肠梗阻是单纯性还是绞窄性，因为这涉及治疗原则的抉择；这有时并非易事，须反复进行检查才能作出正确鉴别(参阅附表 1-2)。

(3) 肠梗阻的原因是什么：在肠梗阻的性质确定以后，一般说来梗阻的病因不难通过病史分析、体格检查和 B 超、X 线、CT、MRI 等资料推断其大概。例如腹腔有过手术或炎症史者其肠梗阻很可能是由于纤维或索带粘连；儿童的肠梗阻，单纯者可能由于肠道蛔虫，绞窄性者可能由于嵌顿疝或肠套叠所致；老年人的肠梗阻最可能由于粪便或肿瘤阻塞所致。

事实上，据笔者之意，在术前确定肠梗阻的病因也不是绝对必要的。因为真正的病因可以通过也只能通过手术探查后才能明确。而对于处理的方法、方式，除肿瘤性肠梗阻以外也主要决定于肠梗阻的性质而不决定于其病因。

(4) 肠梗阻已造成了何种局部或全身变化：局部变化指梗阻以上的肠袢扩张程度，是否已有坏死、穿孔等情况，这对于手术方式的判断有决定意义。全身变化之肠梗阻后机体的水、电解质和酸碱平衡失调的程度，以及营养失调的严重性。这对于如何进行术前准备和选择手术的有利时机有重要参考价值；而这些当然需通过实验室检查的追踪监测，才能了解得更加清楚。

根据以上分析，肠梗阻的鉴别诊断一般不难确立。但需注意，肠梗阻引起的病理变化在一定条件下是可以转变的，因而梗阻的性质也可能随之而改变。故对一个肠梗阻病例需不断地重复检查，才不至于犯形而上学的错误。最可能发生的变化有以下几种：

1) 慢性不完全性梗阻⟷急性完全性梗阻。

2) 机械性梗阻→麻痹性梗阻。

3) 单纯性梗阻→绞窄性梗阻。

例如：①纤维索引起的粘连性梗阻，有时可导致肠袢的挤压坏死或者诱发肠扭转；②结肠的闭袢性梗阻，有时可因肠腔内压过高而致肠壁缺血坏死；③肠系膜根部扭转者因有多量血性渗液刺激腹膜，而肠蠕动则不亢进甚至完全消失，有时与急性胰腺炎难以鉴别；④部分肠壁的绞窄疝(Richter's)，因无肠腔梗阻，有时诊断也不易。

此外，不属急腹症的其他内科疾病，或非绞窄性梗阻的其他急腹症，甚至假性肠梗阻，有时也可导致鉴别诊断的困难，从而导致误治。

3. 处理原则 在肠梗阻的性质已诊断明确，患者又在严密监护的前提下，各种肠梗阻可按以下原则进行治疗：

(1) 麻痹性梗阻已排除了局限性腹膜炎，以及早期的单纯性机械性梗阻者，患者可以进行 24~48 小时保守治疗，包括胃肠减压、补液纠正酸中毒、利便通下等措施；但须经常观察治疗效果，肯定病情并无恶化，特别不存在绞窄性梗阻。

(2) 有以下情况者可以再进行 8~12 小时非手术治疗，

同时积极准备手术。

1）已超过48小时的单纯性肠梗阻尚未经过治疗，或单纯性肠梗阻经保守治疗后已有成效者，可以继续进行胃肠减压等非手术治疗。

2）尚未超过12~24小时的绞窄性梗阻，且不存在明显的腹膜刺激征者，嵌顿疝可试行手法复位，肠套叠可先行加压灌肠，肠扭转可试行颠摇疗法；其他的保守疗法如胃肠减压及补液输血、抗菌等也应同时进行。

(3) 入院时绞窄性梗阻已超过24小时，或已有明显的腹膜刺激征者，应先作1~2小时的术前准备治疗(包括补液、输血、纠正酸中毒、抗感染、胃肠减压、肠外营养等)，然后进行剖腹探查。

剖腹探查时，根据所见情况不难判明肠梗阻的部位和性质。一般开腹后见腹内有血性渗液者多表示有某种绞窄性病变存在，而绞窄的肠袢外观多呈暗红或紫黑色。单纯性梗阻常见梗阻近端的肠袢有明显扩张，远端的肠袢则明显萎陷；找到萎陷的肠袢向上端追踪，便可发现梗阻的部位和引起梗阻的原因，然后即可根据病变的情况作相应处理。

应该再次强调：肠梗阻所造成的病变，既有局部病理解剖方面的变化，也有全身病理生理方面的改变，如脱水、休克、酸中毒、毒血症等。一般说来，局部病变不解除，全身情况不可能根本好转，因而抓紧手术似乎是合理的。但有时全身的病理生理紊乱不纠正，即使局部病变已解除，患者仍可能死于休克或其他并发症如肾衰竭等。因此对于已有脱水、休克或血液浓缩、循环衰竭的患者，先进行短时间的补液、输血、纠正酸中毒、肠外营养和抗休克治疗，在理论上是明智的，事实上也是可行和必要的。正常成人的细胞外液量为体重之20%，血浆量为体重之4%，组织间液量为体重之16%；即一个体重60kg成人的血浆量为2400ml，组织间液为9600ml。正常的血细胞比容平均为45%，血细胞比容每升高1%，相当于损失血浆和细胞间液各4%。若测得绞窄性肠梗阻患者的血细胞比容为55%，因损失的主要是血浆，应输给血浆或右旋糖酐(55–45)×4%×2400ml=960ml；而在单纯性肠梗阻患者则需补液(55–45)×4%×9600ml=3840ml才能恢复血容量(通常可先补半量约2000ml生理盐水，再根据排尿量、血红蛋白值，以及血浆中的钠、钾浓度加以调节补充)。

急性肠梗阻的诊治程序如图13-9。

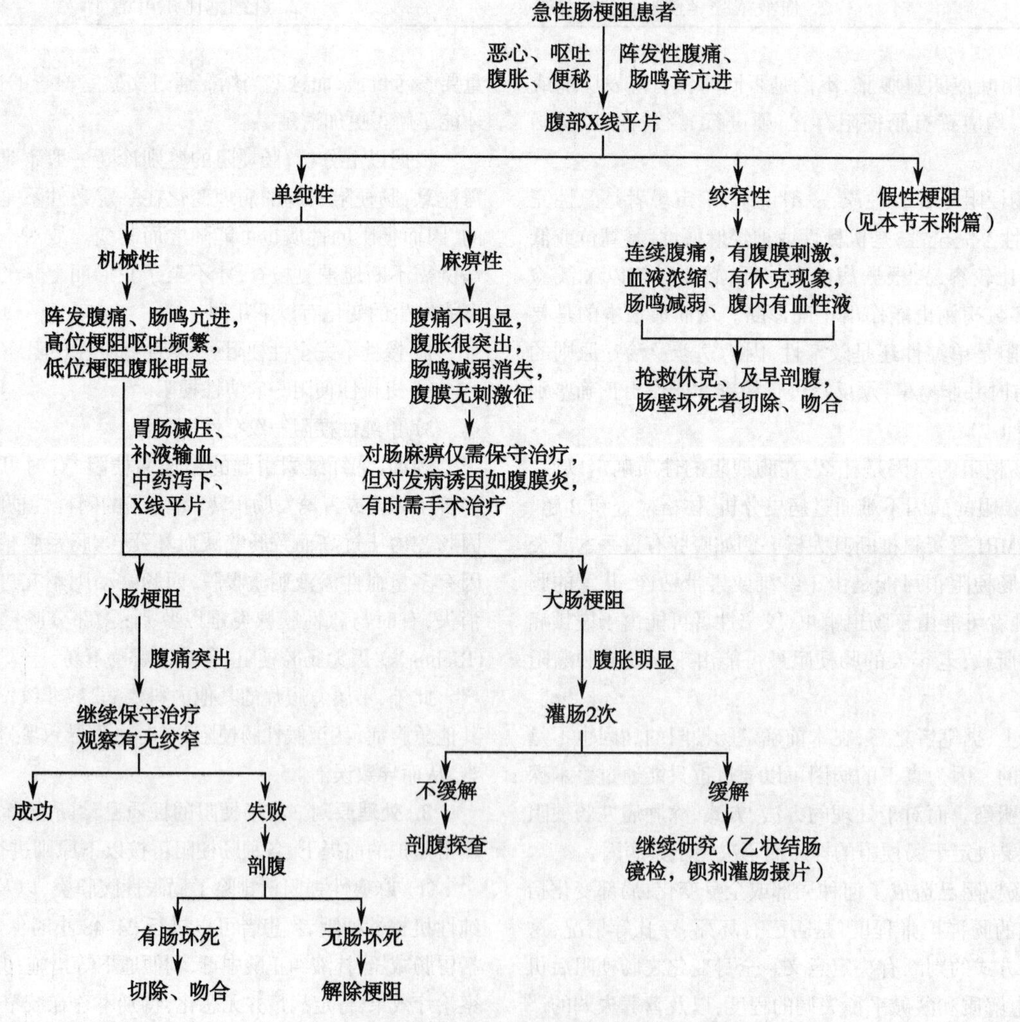

图13-9　急性肠梗阻的诊治程序

13

【附】 慢性假性肠梗阻

在研讨急性肠梗阻的诊治以后，笔者深感临床医师还必须了解慢性假性肠梗阻的知识，以免在临床工作中发生不应有的误诊误治。所谓慢性假性肠梗阻（chronic intestinal pseudoob- struction，CIP）有时亦称慢性突发性假性肠梗阻（CIIP），是一种先天性遗传性疾病，其临床表现与一般急性机械性肠梗阻很难鉴别，其发病率又低，临床经验不足者极易将其误诊为粘连性肠梗阻而误作不适当的手术治疗，患者有因一次、再次甚至多次手术而终于衰竭死亡者，特将其作一简单介绍，以引起读者之注意。

1. 发病原因和临床表现　慢性假性肠梗阻是一种先天性遗传性疾病，患者年龄多为40岁以下的青少年甚至婴幼儿，有出生3个月的婴儿即有呕吐、便秘者。其病变基础是消化道平滑肌的发育不良或衰变，以及肠道自主神经的畸变和功能紊乱，以致消化道缺乏正常运转功能，导致食后恶心呕吐、腹痛腹胀、便秘或腹泻，少数病例甚至有膀胱、尿道之扩张，并导致排尿功能紊乱者。患者常有肠鸣音减弱、偶有阵发性亢进，进而可引起水电解质失衡和营养不良，最后可衰竭死亡。

认为本病是一种遗传性疾病，除Hanks（1981）报道的19例中2例有遗传因素，并证明是常染色体显性遗传外，我国张英等（1984）报道的4例中有2例是兄妹，也说明其可能是一种遗传性疾病。近年美国Johns Hopkins医学中心的Palliam & Shuter（1995）报道，他们收治的43例慢性假性肠梗阻患者中，16.3%具有下述4种遗传标记：①手指指纹呈拱形（见图13-10）；②左心室有二尖瓣脱垂；③其肢体关节异常松弛，肢体能过度伸直，拇指能反向伸向腕部；④患者在10岁前即有便秘症状。这4种遗传标记的敏感性虽不高（33.5%~53.5%），但其特异性却高达67.4%~90.7%，而其诊断CIP的阳性确诊率亦高达62.9%~93.3%。该研究还指出：53%CIP患者有1条或更多条拱形指纹，而同年龄、同性别的对照组仅9.3%有；患者有3条以上拱形指纹的占32.6%，而对照组仅2.3%有这种标记（$P<0.001$）（图13-10）。总的来说，以上述4种遗传特征来综合验证CIP的敏感性虽不高，但单从拱形指纹来验证CIP确有很高的特异性。本人在阅读上述文献后，确曾见有1例CIP患者有拱形指纹和拇指关节异常松弛现象，可被动地反向指向腕部。同道们以后遇到CIP的可疑病例可对此多加验证。

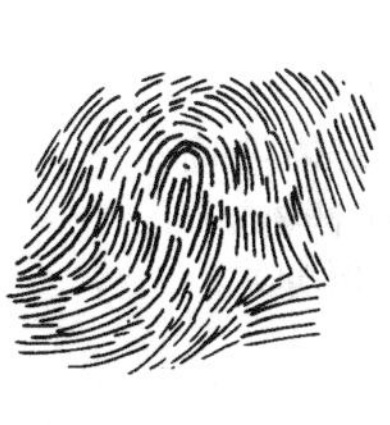

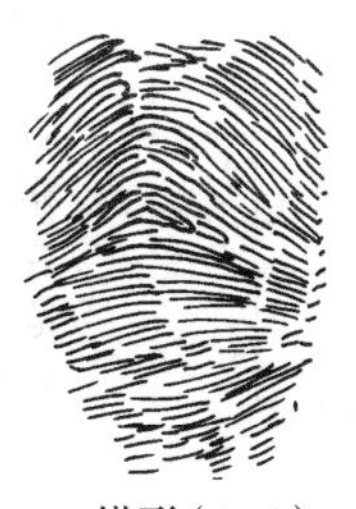

环形（Loop）　涡形（Whorl）　拱形（Arch）

图13-10　人类的指纹类型

2. 病理基础和确诊方法

如前所述，慢性假性肠梗阻的病理基础是肠道平滑肌不发育或衰变，以及其自主神经之分布不均和功能紊乱。但由于病变部位和受累范围极为多变，病变的严重程度在不同患者有很大差别，故任何慢性假性肠梗阻患者如需对其做手术治疗，均必须在术前作下述的特殊检查，以作为制订术式的依据。

（1）胃肠道的肌张力和运动功能检测：据美国Mayo医院42例慢性假性肠梗阻作胃肠道腔内压力波检测的经验总结，认为下列现象可以视为慢性假性肠梗阻的确诊依据：①患者在消化期中无应有的肠道动力功能形态；②无论在进食后或饥饿时，有突发性的（>2分钟）或非运行性的压力增加现象；③有持续的不协调饥饿型压力活动；④在进食后其肠蠕动波未能从饥饿型转为食后型；⑤此外，少数患者在消化道的其他部位会出现不常见的不正常的运动反应，如食管下端或肛门内括约肌的异常松弛，同时其食管/结肠却无相应的异常活动现象。然而这种消化道的压力检测需要有特殊的压力检测仪和相当经验的消化内科医师来亲自操作和检阅图像，这在目前我国的基层医院恐一时还难以实现。

（2）消化道的X线检查和摄片：若消化道存在部分或大范围的扩张现象，而又不存在机械性梗阻的可能，则X线检查和钡剂造影摄片对诊断慢性假性肠梗阻有重大帮助，如见到胃排空无力，且有扩张现象，肠道出现一个或多个的气-液平面，小肠、结肠中的内容物在相当时间内仍无推动或运行，均为慢性假性肠梗阻的临床诊断依据。

（3）肠壁的全层病理切片检查：凡患者有剖腹探查之指征，则无论在肠造瘘或切除吻合时，均应切取可疑的部分全层肠壁作病理切片，观察其肌层和神经组织的发育不良和（或）衰变现象，以作为确诊慢性假性肠梗阻的最可信依据。

机械性肠梗阻与慢性假性肠梗阻之鉴别见表13-5。

3. 治疗原则和具体方法　一般说来，慢性假性肠梗阻的诊断一经确定，应以保守治疗为主，目的在于通过鼻胃管的插入抽吸以减轻胃肠道胀气，同时纠正患者的水电解质失衡和营养失调（尽可能作TEN，必要时也可作TPN几星期，甚至长达一年），并适当应用药物刺激其肠蠕动如新斯的明、乙酰胆碱，或日本产的西沙必利（Cisapride亦称prepulside），能增加胃肠道的蠕动功能，可望取得一定疗效。至于各种胃肠、胰的内泌素（如铃蟾肽、促胃液素、前列腺素等）大多无效，这也可以反证慢性假性肠梗阻非单纯由于消化道激素紊乱所致。

若经上述保守治疗无效，X线检查又见胃肠道有明显扩张、多个气-液平面，或者出现某种严重并发症如完全性肠梗阻或肠道穿破等，则有时亦不得不开腹探查，并根据具体情况作相应手术。

（1）胃、十二指肠极度扩张：①可先作胃造瘘并插入双腔管，用以减压和作肠内灌注营养；②若十二指肠横部亦明显扩张，可作十二指肠-空肠侧-侧吻合。Mayo医院在做此

表 13-5　机械性肠梗阻与慢性假性肠梗阻之鉴别

	机械性肠梗阻	慢性假性肠梗阻
病史	患者多为成年人，过去多有腹部外伤、感染或手术史 无任何遗传性疾病之其他症状	10 岁前可能已有病症，为突发性病变，无明显诱因 患者可能有家族遗传性病症，如手指的拱形指纹、二尖瓣脱垂或关节异常松弛，也可能有硬皮症、肌肉萎缩或恶病质表现
症状	便秘或绝对便秘 两次发作之间基本无病痛	有时便秘，有时腹泻 两次发作之间仍可能有腹痛、恶心、呕吐或食欲不振
特殊检查	食管与胃正常，压力测试也无异常 腹部平片上仅见梗阻近端之肠道扩张 钡灌肠也可能发现结肠梗阻 无泌尿道症状，IVP 见肾盂和输尿管多正常 手术时可发现肠梗阻原因	食管和胃也可能无蠕动力或有扩张现象，压力检测也可能发现括约肌无力或无蠕动力 平片上有时可见多处气液平面，但无梗阻现象 钡灌肠可能发现有结肠脱垂或大口径结肠憩室 有时并有尿潴留和尿路感染，IVP 可能发现肾盂和输尿管扩张 手术时不能发现任何肠梗阻原因
病理	扩张肠袢之肠壁全层切片无任何神经丛、平滑肌病变	扩张肠袢之全层活检多能发现肠壁神经丛、平滑肌有不发育或衰退现象

手术时，曾有 1 例切下的部分全层肠壁经病理检查确为慢性假性肠梗阻，而术前曾疑诊为肠系膜上动脉压迫综合征。

(2) 空肠、回肠的扩张或气 - 液平面：①病变范围不大者可作肠造瘘和双腔管插入；②病变范围较大者可作病变肠袢的切除吻合或侧 - 侧短路吻合；③若病变肠袢过长者，近年也有在大段小肠切除后作倒袢吻合以免发生短肠综合征，甚至有作异体小肠移植者，这当然在术前须作充分准备，慎之又慎，三思而行。

(3) 结肠的明显扩张：一般可直接将扩张结肠切除后作端 - 端吻合。也有报告某些所谓先天性巨结肠症(Hirschsprung 病)经巨结肠切除后，病检确诊为慢性假性肠梗阻者。

总之，对 40 岁以下的自发性肠梗阻，应注意排除慢性假性肠梗阻之可能，切勿随意误诊为某种机械性肠梗阻，并作非必要或不合适的手术。CIP 诊断治疗程序见图 13-11。

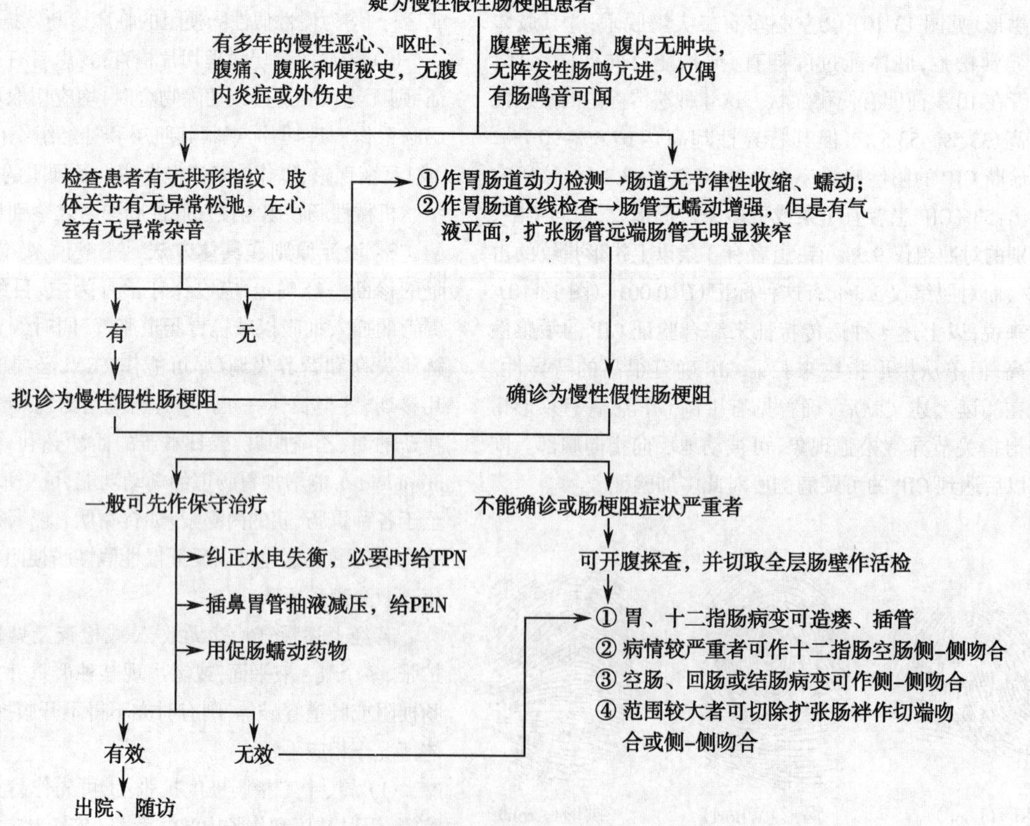

图 13-11　慢性假性肠梗阻的诊治程序

(二) 急性胆道梗阻

胆道结石或蛔虫引起的胆道急性梗阻,常会引起右上腹部的剧烈绞痛,而胆管的良性狭窄或恶性肿瘤引起的慢性梗阻,则腹痛多不明显,而黄疸常是最突出的症状。不论梗阻为急性或慢性,胆道梗阻相当时间后(急性者一般 2~3 天,慢性者最长 2~3 个月),患者都会因胆汁滞留而出现黄疸和肝大,这是胆道梗阻的主要特征;此外,胆道急性梗阻后还常会继发胆道感染,表现为体温升高和白细胞数增加。这种右上腹痛、发热和黄疸,通常称之为夏科(Charcot)三联症,是胆道急性梗阻并发感染之典型表现。若胆道梗阻一旦转为完全性,胆道感染成为化脓性,胆道内的高压脓性分泌物将逆行入肝,引起肝内毛细胆管炎、肝细胞炎或肝脓肿等一系列并发症,于是临床上除夏科三联症外还可能有中毒性休克和神志昏迷的表现,称为雷诺(Raynaud)五联症,为急性阻塞性化脓性胆管炎(AOSC)的特征性表现。

1. 诊断思路

(1) 是否为胆道梗阻:胆道梗阻的诊断一般并不困难。通常根据临床表现和化验结果即可作出,前者主要表现为夏科三联症,有时并有肝大、压痛和(或)神志不清、休克等症状,后者的突出表现是血清结合胆红素增高和肝功能减退,同时还可能有白细胞数增多和胆汁或血液培养阳性。确定是否为胆道梗阻的主要依据是检查黄疸是否为阻塞性,凡结合胆红素所占血清总胆红素之比值 > 50%~80% 者,一般都可以肯定黄疸为阻塞性,故结合胆红素与血清总胆红素之比值测定,是诊断黄疸是否为阻塞性的重要依据。

(2) 梗阻的部位是在肝外或肝内:在确定患者有胆道梗阻后,逻辑上应紧接着明确梗阻部位是在肝外或肝内,梗阻仅在一处或有多处,这一般需要有一张或若干张 X 线胆道造影片才能获得肯定依据。通常在临床和化验检查肯定有阻塞性黄疸后,应先通过 B 超检查大致确定肝外或肝内胆管有无扩张(有时还能见到胆石或蛔虫的阴影),然后对肝内胆管扩张者作 PTC,对肝外胆管扩张者作 ERCP,必要时需兼做两种方法的胆道造影,才能正确判断胆道梗阻的部位是在肝外或肝内,是一处梗阻或有多处梗阻,肝内胆管有无狭窄,肝外胆管有无扩张,以便为制订手术方案提供必要依据。

(3) 梗阻的病因是什么:通过 B 超检查,有时能肯定梗阻是由胆石或蛔虫,还是胆管的良性狭窄或外在压迫所引起。但对有些病变如硬化性胆管炎或胆管癌,要确定肿瘤是在胆管下端或为胰头部,有时单凭临床表现和 B 超检查还不一定能肯定,必须通过 CT、MRI、MRCP、或 ERCP 等检查或剖腹探查和病理检查才能作出明确鉴别,并作为决定手术方式的最后依据。

2. 治疗原则

(1) 胆道梗阻没有并发感染:胆道结石梗阻的外科治疗仍需遵循"取净结石、切除病灶、解除梗阻、畅通引流"的基本原则。在明确了胆道梗阻的部位和原因的基础上,所有的胆道梗阻均须根据具体情况作相应的手术治疗。如果胆道梗阻还没有并发胆道感染,则患者可以在适当的术前准备后作择期手术,以根除梗阻因素,恢复胆道的通畅引流;这包括一般的胆总管切开(取石、除虫)和 T 形管引流术、乳头括约肌切开成形术或某种胆道吻合术。对壶腹部周围癌则应作胰十二指肠切除术。一般说来,单纯的胆道结石(成块结石易于除尽的,胆总管扩大未超过 2cm 直径的,不伴肝内胆管狭窄或乳头部挛缩的),可以选择胆总管切开取石和 T 形管引流术;对病情较复杂的胆石症(泥沙样结石不易除尽的,胆总管扩大已超过 2.5cm 直径的,或同时并有乳头部狭窄和结石嵌顿的),则在取去嵌顿结石后宜作某种形式的胆肠吻合,其中胆管空肠之 Y 式吻合最适用于伴有肝内胆管狭窄之高位结石,因这种病例经狭窄胆管之矫治术后不可能作胆管十二指肠吻合,只能选择胆管空肠之 Y 式吻合;而一般的胆总管结石,凡有胆肠吻合之适应证者,以作胆总管十二指肠后壁间的舌样或 U 形吻合最为简便有效。见图 13-12。需要说明:当年我在温州医学院附属医院倡行胆总管与十二指肠的 O 形及 U 形吻合时,也考虑到食物是否会逆向进入胆管。但临床实践(包括食后 X 线摄片)证明,只要患者食后直立或头高脚低,躺卧 1~2 小时,并不会发生胆管炎,因胆肠吻合口较大,即使逆流入胆道的食物也会很快排出。食后采取直立或斜卧位,更能防止食物的逆流,所以胆总管十二指肠之 U 形吻合是一种安全的术式。至于十二指肠后壁与胆总管前壁间之开洞(O 形)以其操作极复杂,不比 U 形吻合简单,现已基本失用。Finsterer 的胆总管与十二指肠前壁的裂隙样吻合,远期疗效式多不佳,以不用为宜。

(2) 胆道梗阻并发感染:如果胆道梗阻已并发胆道感染,则患者应在全身治疗(包括补液、纠正酸中毒、抗感染等措施)的基础上尽早进行手术,以解除胆道梗阻、恢复胆道的通畅引流,但对肝内胆管胆石无法一次取净者,则需术后胆道镜取石,并可以根据利胆、解痉、抗感染等原则,试用中西药物的非手术治疗。

(3) 梗阻性化脓:一旦病情已发展到急性梗阻性化脓性阶段,患者已有雷诺四联或五联症表现时,则无数的临床经验证明:紧急胆道切开引流的疗效显然优于包括中医药的非手术治疗,前者之死亡率一般为 20%~25%,后者往往高达 50%~80%,对保守治疗无效而中转手术后得救的病例,应该视作非手术治疗之失败,不能认为是中西结合之成功。

但急性阻塞性化脓性胆管炎(AOSC)作急诊手术也有其缺点:一则患者在全身情况不佳或危重时作紧急手术,有小部分病例仍难免死亡。这些患者死亡的原因虽然绝大多数是原有 病变所致之休克和毒血症及其一系列并发症,但危重患者不耐手术打击,手术有可能反而加速死亡,也不能完全排除在死因之外。二则在危急情况下做手术,对于存在的胆道病变往往不可能全面了解,更难期望通过一次手术即获得根治,因紧急手术的目的一般只在于解除梗阻、引流胆道,避免患者死于胆源性休克,以致术后常有残留结石未除尽、胆道狭窄未矫治，甚至病变胆囊也未及摘除等情况，患者以后仍需再次手术。所以对 AOSC 病例，虽然总的来说紧急手术的治疗效果优于单纯的非手术治疗，但对某一具体病案而言，究竟应否或在何时手术，有时颇费踌躇。

自经皮肝穿刺胆道引流（PTCD）或经肠镜作逆行胆管引流（ERCD）广泛开展以后，情况已有根本改观。据浙江省对 AOSC 作 PTCD 或 ERCD（NBD）之经验，成功率达 90% 以上，每天引流出来的脓性胆汁常在 300~800ml 以上，引流后 1~2 天内体温、白细胞数迅即下降，黄疸逐渐消失，肝肿亦有缩小，约 10~14 天内情况可完全好转或正常；此时再作经皮肝穿刺胆管造影术（PTC）以确定梗阻之部位和病变的性质，并研究出相应的手术方案，常可使以后的择期手术一次成功。有条件作 ERCD 者更是如此。

笔者体会到以 PTCD/ERCD 作为 AOSC 患者的术前准备，犹如以抗甲状腺药作为甲亢患者的术前治疗一样，可使以后的手术远为安全可靠。外科医师特别是高年资住院医师必须　熟练掌握 PTCD 或 ERCD 的操作技术，自不待言。有条件通过十二指肠镜作乳头切开取石　(EST) 和鼻胆引流（NBD）者，则可能是更好的选择。

急性胆道梗阻的诊治程序如图 13-12。

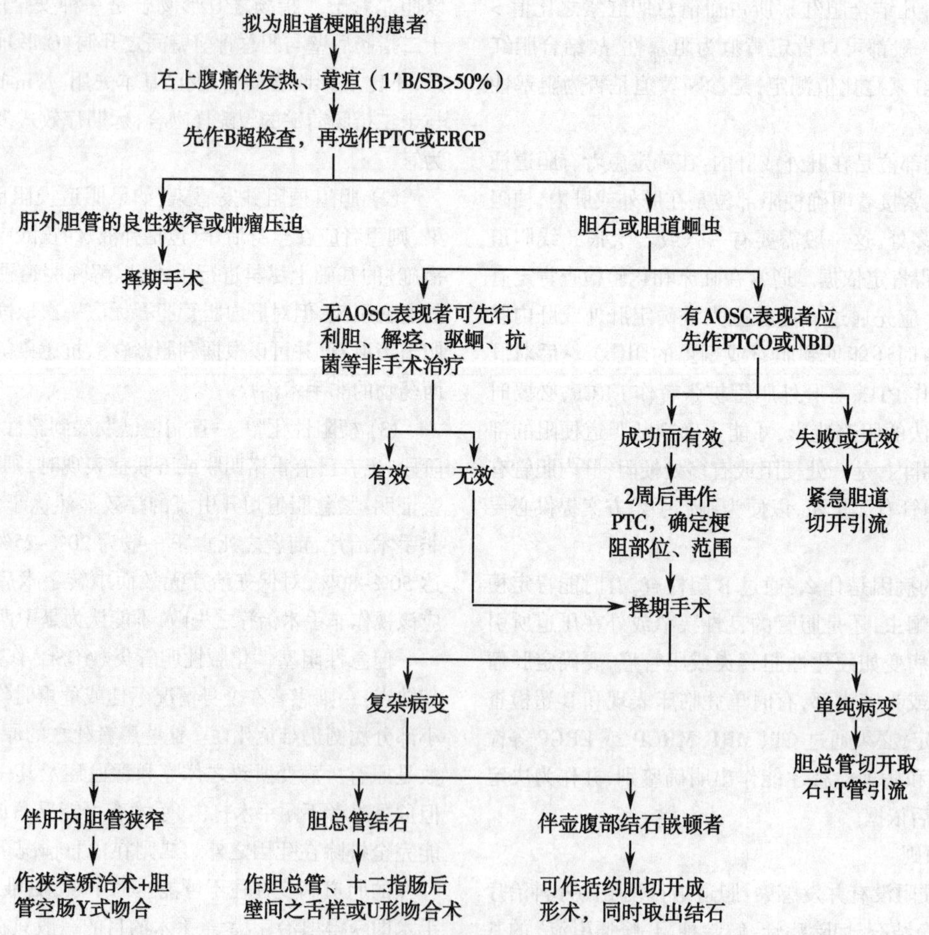

图 13-12　急性胆道梗阻的诊治程序

（三）急性输尿管梗阻

引起肾区剧烈疼痛并有沿输尿管向下放射痛的急性尿路梗阻，多数是由尿道结石引起；因此患者常有血尿，有时还会继发急性肾盂肾炎。

1. **诊断方法**　尿路急性梗阻之诊断比较容易，除根据临床症状和小便常规化验可作出初步诊断外，首先可作 KUB 的 X 线摄片。由于部分结石可能透光，因此如平片不能发现阳性结石时，还需进一步作输尿管逆行插管造影或静脉肾盂造影（IVP），以观察尿路有无梗阻和是否有正常排尿。

2. **处理原则**　通过上述检查，大概可以发现有以下几种情况需作相应的处理。

(1) 未发现不透光结石、尿液正常、尿排泄量亦正常者，很可能此种腹痛是非肾源性的，应从其他方面进行检查和研究。

(2) 证实肾盂和（或）输尿管有梗阻，同时见有结石者，则结石不过大者可作体外震波碎石治疗，或作排石、溶石等保守治疗并观察其疗效，多数患者可以好转出院，随后作门诊随访。

如果结石较大或形态较特殊、估计不可能自动排出者，或结石虽不大，但已并有严重感染或剧烈绞痛而保守治疗无效者，则应做手术治疗，摘除结石＋肾盂引流。

(3) 如尿道确有梗阻现象而无结石可见者，则应分析情况：不提示其他诊断者可以保守观察并门诊随访；提示有其他情况者（如出血较多，静脉造影提示有肾盂肿瘤可能等）应进一步继续研究，如作膀胱镜检、逆行肾盂造影、肾动脉造影等和 CT 摄片。

(4) 如输尿管插管后 20 分钟内无排尿，又未见结石阴影者，应考虑是否有肾动脉阻塞，或者为先天性无肾畸形，可以作选择性动脉造影或其他检查以证实之。

急性输尿管梗阻的诊治程序如图 13-13。

六、急性脏器缺血

急性脏器缺血，无论是实质脏器如卵巢囊肿或游走脾急性扭转以及脾血管的急性栓塞，还是空腔脏器如胃肠道的扭转、绞窄以及肠系膜血管的栓塞，均可引起急性腹痛，导致脏器坏死，构成急腹症的另一类特殊病变。

（一）病因和病理

腹内脏器不论是实质脏器或空腔脏器发生急性缺血的原因不外两种：一种是供应脏器的血管发生栓塞或血栓，如脾动脉或肠系膜血管的急性栓塞；另一种是脏器本身发生扭转或绞窄，致其供应血管亦被累闭塞，如肠套叠、肠扭转或腹内疝引起的各种绞窄性病变，以及卵巢囊肿或游走脾的急性扭转。此类病变因其病因基本相同，故其临床表现和病理变化也大致相似，仅因受累器官缺血的程度和发病的快慢在各个具体病例有所不同而稍有差别。

1. 实质脏器的急性扭转或血管栓塞　实质脏器如肝、肾、胰固定良好，临床上极少发生扭转。较常见的脏器扭转是中等大小的卵巢囊肿及其附连的输卵管，可因体位的突然改变而发生扭转，有时可扭转 360°～720°，以致卵巢充血肿大，甚至缺血坏死，且可渗出血性液体引起局限性或弥漫性腹膜炎。

脾偶尔也可发生扭转，但在发生扭转前因其附着韧带之松弛，脾多已先脱位而成异位脾或游走脾，然后才能因体位之突然改变和惯性运动而发生扭转。游走脾扭转后因脾蒂也随之扭转而致血运受阻，脾同样会先有充血肿大，继至坏死。单纯脾动脉之栓塞除导致部分脾组织之楔形梗死外，多造成脾萎缩或纤维化。

2. 空腔脏器的急性绞窄或血管栓塞　空腔脏器主要是胃肠道，其发生绞窄或栓塞的机会远较实质脏器为多，而各种类型的肠绞窄如肠套叠、肠扭转和腹内疝，又较系膜血管栓塞的机会为多，其中尤以小肠受累的机会最多，但盲肠、乙状结肠，甚至胃也有扭转可能。肠系膜血管栓塞一般

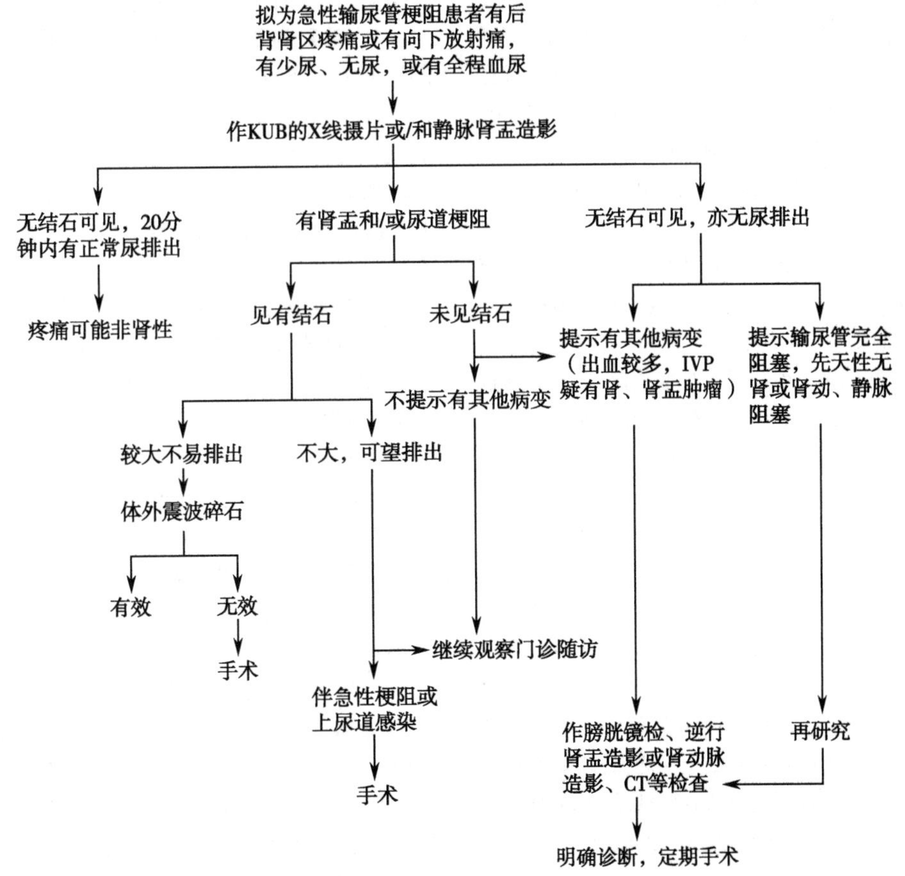

图 13-13　急性输尿管梗阻的诊治程序

13

以累及肠系膜上动脉为主，但如将缺血性小肠、结肠炎也包括在内，则据国外资料似乎结肠（特别脾曲）的缺血性病变也不罕见。

肠袢的扭转、绞窄及其系膜血管的血栓、栓塞，因其病因各异，在病理上前者开始时即伴有肠袢梗阻，而后者需至病变晚期肠袢坏死后才有梗阻现象，故患者之临床表现也略有不同。然而其基本病变均为肠袢的急性缺血，故病变过程和最终的转归是相同的，均可导致肠袢缺血，以致坏死，同时有血浆漏出，可发生休克和腹膜炎。需要注意的是，肠系膜血管栓塞或肠袢血运障碍所造成的损害，其严重程度可因多种因素而有差别。

(1) 阻塞的部位和范围：肠系膜上血管或其分支被阻塞后，所造成的损害常较肠系膜下血管受累后严重，因后者与体循环有较多侧支联系，故血管阻塞后较少坏死。肠系膜上动脉主干阻塞后可致全部小肠和右半结肠坏死，肠袢的终末动脉受累者也会造成区段坏死；而如果是肠系膜动脉的一个分支或一个肠袢的终末血管被栓塞，因肠袢间的侧支循环较多，多可不发生坏死。但如在栓塞的远端部分有继发血栓形成，致其终末血管也被栓塞，则肠袢也会坏死，而且范围可能更大。

(2) 栓塞的性质和快慢：肠系膜血管的栓塞，约 2/3 为动脉栓塞所致的缺血性坏死（无动脉搏动可见），1/3 为静脉血栓形成后造成的淤血性坏死（有黑色血栓可见）；前者发展较快而后者则较慢。实际上动脉栓塞大多是在动脉粥样硬化基础形成血栓所致（这种患者常有食后腹痛史，很像溃疡病）。肠系膜血管栓塞后常伴有侧支循环的代偿扩张，故造成的实际损害需视动脉栓塞与侧支代偿的相对程度而定，病程缓慢者即使是腹主动脉完全阻塞也未必形成肠袢坏死。

(3) 有无心血管病或其他可致血管痉挛的因素：肠系膜血管栓塞后导致的肠袢缺血，在一定程度上还受多种因素引起的血管痉挛的影响，如某种过敏反应可引起肠壁小血管痉挛，药物的局部刺激可引起黏膜痉挛缺血，手术的刺激有时也可以导致肠袢血管的反射性痉挛。心肌梗死或严重外伤引起的低血压，更可以导致肠袢的进一步缺血，造成严重损害。

(4) 乙状结肠腔内细菌的多少和毒性的大小：肠袢缺血一旦导致了黏膜损害，原来寄生在肠腔内的细菌特别是厌氧菌便可侵入肠壁造成进一步损害。所以远端肠袢特别是结肠，一旦有缺血坏死，其后果一般较上段肠袢缺血更为严重。

一般肠袢缺血时最先受害的是黏膜，可导致黏膜的出血和（或）溃疡；更严重者可导致肠壁全层坏死，以至于发生穿孔或腹膜炎。如病变尚未发展到肠壁全层坏死的地步而能得以适当治疗，最终又有可能引起肠管的瘢痕狭窄，因而发生肠梗阻现象。

（二）症状和体征

腹内脏器急性缺血时，不论受累的是实质脏器或空腔脏器，亦不论缺血的原因是脏器本身的急性扭转绞窄或为供应血管的急性栓塞，患者均以剧烈的持续性腹绞痛为最初症状，并常伴恶心、呕吐；以后由于绞窄或血管栓塞的脏器有血浆渗出，患者随后均有腹壁压痛和腹肌紧张等腹膜刺激征。此外，因缺血的脏器常先有充血水肿（因脏器的静脉回流常先受阻），体检时常有明显触痛的肿块可及，腹腔穿刺常可抽得血性渗液，此与急性脏器穿孔或急性出血不同。同时患者因血浆之损失会导致失液和失血性休克，至脏器坏死穿孔后也可有毒血症表现，是此类脏器急性缺血者共同的特征，又与急性穿孔或急性失血等较难鉴别。

（三）诊断思路

1. 确定患者是否为急性脏器缺血性病变　如上所述，这一层次的诊断一般并不困难，因为：①患者突发的剧烈腹绞痛，既为持续性又有频繁的阵发加剧，与单纯性肠梗阻不同。②腹壁虽有腹膜刺激征，但常有触痛的肿块可及，与急性穿孔者不同；且其病情发展急骤，亦非炎症性病变可比。③患者虽因进行性体液丧失有低血容量性休克表现，但其病情进展速度不如急性出血性病变快；腹内所抽得的为血性渗液而非全血，亦与急性出血有别。④唯一在临床上较难鉴别的是急性出血坏死性胰腺炎，需作血清和腹腔渗液的淀粉酶值测定，后者常增高至 1600Somogyi 单位 /dl 以上，亦较急性肠绞窄有明显增高；做 B 超、CT 检查如发现胰腺有明显肿大坏死者更可以确定诊断。

2. 受累的是实质脏器（脾、卵巢）或空腔脏器（胃、肠）　此点也不难鉴别，因病变的实质脏器在扭转绞窄发生前，多已有所触及（如卵巢囊肿或游走脾）；而空腔脏器需至病变后期因充血水肿而后可触，且其肿块的边界不如实质脏器明确，肿块之所在部位亦有所不同，更重要的是空腔脏器绞窄者常有血便或黏液血便，与实质脏器的栓塞显然有别。

3. 空腔脏器的急性缺血　是由于肠道之扭转绞窄、嵌顿或内疝，还是肠系膜血管本身的栓塞，此点有时颇难肯定。从理论上说，血管急性栓塞者因仅有肠壁之急性缺血而无肠腔之梗阻，故其肠鸣音常减弱或消失；而肠袢扭转、绞窄者因肠腔本身也有梗阻，故在病变初期应有蠕动亢进现象，而便秘则多为绝对性。但实际上要作出正确鉴别非经剖腹探查常有困难。好在只要患者有剧烈阵发腹痛，有明显腹膜刺激征，能肯定某种脏器有严重病变须剖腹探查处理，事实上即可不延误治疗，亦不违反处理原则。

（四）处理原则

1. 脏器的复位与切除　开腹后如见腹腔内有血性渗液，某个脏器呈暗红色或紫黑色者，便可证明该脏器有绞窄或栓塞。若受累者是实性组织如游走脾、卵巢或大网膜，则不论其是否已明显坏死，均可先予复位，然后再行切除，因保留一个病理性的游离脾或卵巢囊肿是属无益，且有再度扭转之可能。

对于空腔脏器（胃、小肠或结肠）的绞窄，不论为扭转、套叠或内疝，第一步应该先予复位，然后仔细观察该受累肠袢是否已经坏死，再考虑是否应予保留或切除。如一时难以判明该段肠袢是否尚有活力或能否恢复，则受累肠袢长度有限者一般宁可予以切除，而如受累肠袢长度较长、切除后所留下的正常肠袢在 100~200cm 者，则其切除应该十分慎重，因患者术后没有足够的消化吸收能力，可能发生所谓“短肠综合征”而衰竭死亡。如受累的肠袢很长，所剩的正常肠袢不足 100cm，则其切除必须有绝对的适应证，必要时宁可将受累肠袢复位后暂时关腹，隔 2~3 小时后再开腹决定其是否尚有生机或已绝对坏死，然后再决定手术。也可将病变的肠袢先提出腹腔，用温盐水纱布包裹后继续观察约 1~2 小时，然后再决定是否应予切除。

对于肠系膜血管栓塞，其处理原则亦大致相似。影响范围不大者可以考虑作受累肠袢及其系膜之切除，而受累肠袢较长者除非能肯定肠袢已坏死，否则将栓子摘除后应尽可能延长观察时间，以期能保留每一寸可以保留的肠袢。偶尔也可以考虑将栓塞动脉切除后作血管的短路吻合，将回结肠动脉与髂总动脉或腹主动脉相吻合，或将栓塞动脉切除后在腹主动脉与肠系膜上动脉之间作桥式(H 形)吻合。同种异体之肠移植因排异作用太大，目前尚少成功报道，不宜在急诊手术时轻试。

2. 全身治疗　除对病变肠袢作局部处理外，因肠袢缺血坏死的病理变化也有累及全身的，即会发生低血容量性休克和感染症状，同时还有血管痉挛和血液凝固等现象加重其病变，故对急性肠袢缺血性病变不仅应及时作局部处理，还须同时作相应的全身治疗。主要措施是扩充血容量抗休克，抗感染，用血管扩张药解除血管痉挛和疏通微循环(一般可用酚妥拉明 0.3~0.5mg/min)，用抗血凝药避免血液凝固和防止血栓形成(肝素 50mg 静滴 + 双香豆素 100~300mg/d 口服)。但长效的血管扩张药如盐酸酚苄明是属不宜，以免产生持久的低血压；拟交感神经药如去肾上腺素亦属禁忌，因它可加重肠袢的缺血程度。中药丹参有活血化瘀之效，对肠系膜血管栓塞或缺血性肠炎有一定疗效；必要时短期应用氢化可的松 100mg，每日 3 次，连用 2~3 日亦可能有益。

对急性脏器缺血患者的诊治程序如图 13-14。

七、新生儿急腹症

新生儿和婴儿的急腹症与成年患者有明显不同。

在病因方面，新生儿很少有外伤出血，其急腹症的主要病因是消化道的先天性发育不良，致乳汁不能咽下或咽

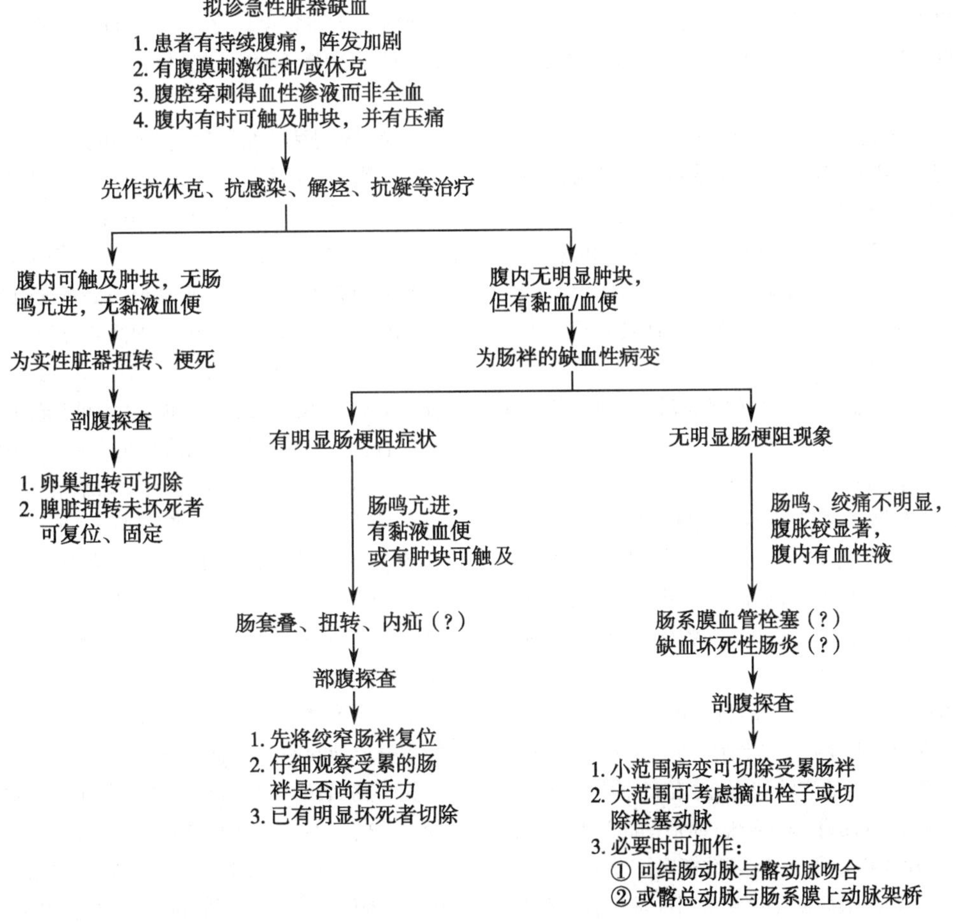

图 13-14　急性脏器缺血的诊治程序

13

下后在胃肠道的不同部位因通过障碍而引起呕吐、腹胀或排便不能。其次为胃肠道的穿孔或炎性病变，以致引起不同程度或不同性质的腹膜炎。偶尔也有因肝胆系统的先天性不发育或发育畸形而致发生不同类型的黄疸或肝功能衰竭者。

在诊断方面，因患儿不能用语言表达其病变情况或疼痛所在，其体征亦不如成年患者表现明确，故其诊断主要依靠一般的临床分析，包括：①呕吐情况：患儿有呕吐者须明确其呕吐仅为乳汁不能咽下而立即引起的回奶，还是咽下后隔一段时间发生的喷射性呕吐；其呕吐物是否为纯乳汁或含有胆汁。②腹胀现象：患儿是否有腹胀，其腹胀仅限于上腹部还是累及全腹的，有无肠鸣音亢进。③大便情况：患儿是否有过胎便，第一次排便距出生的时间，食后呕吐的时间愈早，其腹胀的程度则较轻；梗阻部位愈低者，其食后呕吐相隔的时间愈长，而腹胀愈严重，甚至累及全腹。其次，X线腹部平片也常是不可缺少的诊断手段，例如疑有肠管闭锁狭窄者，可以观察肠腔有无充气、有无液平面及其位置所在；有胃肠道穿孔可能者，可以观察腹腔内有无游离气体；有胎粪性腹膜炎可疑者，可以在右下腹或右上腹看到有钙化斑块，都有助于明确诊断。

在治疗和预后方面，由于新生儿的一般情况较差、抵抗力较弱，患消化道梗阻和腹腔炎性病变后的病理生理变化较严重，再加手术后易致肠吻合口狭窄或瘘，腹壁切口亦易裂开，故预后多不良，需外科或儿外科医护人员精心处理。

(一) 新生婴儿急腹症的诊断思路

1. 首先须判断系消化道的梗阻性病变或为腹膜、肠管的炎症性病变 新生婴儿的急腹症虽有十余种之多，但就其病变性质而言大致可分消化道的梗阻性病变和胃肠道的炎症性病变两大类，各有其相对来说比较突出的表现。

(1) 肠道的梗阻性病变：以饮食不下或食后呕吐为主，一般都有腹部膨隆和肠蠕动亢进表现(惟食管闭锁是属例外)，且都有不排胎粪或胎粪极少现象。但一般情况较好。

(2) 肠道或腹膜的炎症性病变：虽也可能有呕吐和腹胀，但患婴常有发热、白细胞增多，以及腹泻或血便等表现，亦可有腹肌稍紧张和按压时婴儿会啼哭等现象。患儿常有脱水、休克等表现。在穿孔性腹膜炎患儿X线腹部平片可见腹内有游离气体，而在一般闭塞性肠梗阻则常见肠腔内有单个或多个气-液平面。

2. 其次应进一步确定病变的性质和部位

(1) 消化道的梗阻性病变：因消化道的先天性发育畸形而致梗阻者，其所产生的症状如呕吐、腹痛、腹胀和便秘等常因病变部位的高低而有不同表现；而根据此等不同症状，再辅以X线摄片等检查所见，在多数情况下便可确定病变之部位和性质。如梗阻病变在食管贲门部常可引起吞咽不能(食后回奶)；胃十二指肠和高位小肠的梗阻常引起反复呕吐和上腹胀满；十二指肠乳头部以上的梗阻其呕吐物一般不含胆汁，而乳头部以下的梗阻其呕吐物大多含有黄绿色胆汁；低位小肠和直肠、肛管等处的梗阻常引起全腹膨隆和排便不能。总之，必须根据病儿所表现的不同症状——食后呕吐相隔的时间，是单纯回奶还是喷射状呕吐，呕吐物中是否含有胆汁或粪汁，是否排过胎粪以及大便的性状，必要时佐以X线腹部平片或盐水灌肠，最后当然还须根据剖腹探查时之所见，然后才能作出正确诊断并给予适当处理。

(2) 新生儿腹腔内的炎性病变：也需要进一步研究病变的部位和性质。这种病变可以是原发的，如一般的原发性细菌性腹膜炎或胎粪性腹膜炎；但多数继发于胃肠道的穿孔性或炎性病变，如新生儿的急性阑尾炎和梅克尔憩室炎等。原发性腹膜炎一般可以保守治疗，而继发性的腹膜炎因其原发病灶必须切除，故两者的鉴别也有重要意义。

(二) 新生儿的几种常见消化道梗阻性病变

1. 食管的先天性闭塞或狭窄(伴有或不伴有食管气管瘘) 主要表现为乳汁不下和回奶，伴有食管气管瘘者吮奶时还会引起咳呛、呼吸窘迫，进而发生肺炎。以上这些情况可以通过食管镜检或食管稀钡造影明确诊断(必要时还可作支气管镜检查)，而诊断明确以后应立即转胸外科作相应处理：①短段的食管狭窄可开胸作食管狭窄部的切开矫治；②狭窄段较长者可考虑在狭窄部以上作食管与空肠袢之Y式吻合，或在狭窄段之上、下端间作带蒂空肠袢之桥式旁路吻合；③伴有食管气管瘘者其气管瘘口亦必须予以修补缝合。

2. 幽门括约肌肥厚 是新生儿较常见的一种先天性病变，因幽门括约肌之先天性肥厚常导致幽门梗阻，可引起食后呕吐。呕吐呈喷射状，呕吐物为白色奶块，不含胆汁；上腹部可见到胃蠕动波，右上腹部能触及肥厚幽门所呈现的橄榄样肿块。钡餐检查见幽门部有梗阻，有时可见狭小的幽门呈鸟嘴样状态。但必须注意，只有上腹部能触及橄榄样的活动性肿块，才是诊断的可靠依据和手术的明确指征。如肿块因腹肌紧张扪摸不清，可在静脉麻醉下再作仔细检查；而一旦诊断肯定，应尽早手术以免影响婴儿的营养发育。术前要适当补液以纠正水、电解质失衡。手术以作幽门括约肌切开术最佳，将肥厚的环形括约肌小心横向切开约3~4cm，使黏膜充分膨出，便可取得良好疗效。但要注意防止切伤黏膜，以免发生腹膜炎。

3. 肠回转不全 肠回转不全是因胚胎时期的肠管以肠系膜上动脉为轴心的回转发育不完全所致。在胚胎第6~8周时，体腔之发育较慢而中肠之发育较快，因此肠管不能完全容纳在腹腔中而部分位于卵黄囊中。以后腹腔逐渐增大时，肠管会以逆时针方向从左向右还纳入腹腔。若肠管之旋转还纳未到达正常位置即终止发育，回盲部即可停留在右上腹部，导致十二指肠的部分受压；此外由于中肠系膜尚未固定，游离之肠管亦易发生扭转引起梗阻(图5-9A)。单纯的十二指肠梗阻仅表现为反复呕吐胆汁肠液，若有小肠扭转则患儿往往面色青灰、腹部膨胀，并有肠蠕动亢进现象。X 线腹部平片可见胃和十二指肠降部有胀大、积气；若患婴情况允许作钡剂灌肠，而发现盲肠在右上腹，则诊断便可肯定。

手术时一般都经右旁正中切口进入腹腔先行探查(或作腹腔镜手术)，如病变仅为十二指肠梗阻，则小肠是空虚的，结肠也可看到；如已并有肠扭转，则将只见小肠而不见盲肠和升结肠，肠袢之颜色亦变暗红。对单纯的十二指肠梗阻可将空肠和回肠推向腹腔左侧，以暴露膨胀大的十二指肠，此十二指肠是在垂直位，且被高位的盲肠本身或由盲肠伸展到右侧腹壁的粘连带所压迫。按照 Ladd 法，应将盲肠或粘连带自十二指肠前壁上解离，即可完全解除十二指肠的梗阻。手术者最后可试将十二指肠内容物挤向空肠，以验证肠道是否已完全恢复通畅(图 5-9B)。

若中肠有前述的不全回转现象，肠系膜也未固定，则很长一段肠袢仅悬吊在靠近系膜血管根部的一个短蒂上，婴儿出生后一有剧烈的身体翻动或强烈的肠蠕动，即可引起肠袢扭转。此种扭转几乎都是顺时针方向的，即与发育过程中的肠回转方向相反。扭转有时仅 180°，但有时可扭转 360°~720°，因此极易导致空肠和回肠上段的坏死。手术时如发现有上述情况，应将全部小肠提出切口外，小心用热盐水纱布包裹后托在手中，并按逆时针方向将它旋转复位。至肠扭转和十二指肠梗阻完全解除以后，肠道的排列形式恰似胚胎早期肠袢完全未回转的形式——十二指肠垂直向下，空肠和回肠在腹中部，而盲肠、升结肠和降结肠均在腹腔左侧。一般没有必要再设法恢复肠道的正常解剖位置，因根据经验经过此法处理后再扭转的复发率是很低的(图 5-11)。

4. 环状胰腺　也是一种先天性发育畸形，是因胚胎第 6 周时腹面的胰腺始基未能随同十二指肠一并向左旋转，致部分胰腺组织可围绕在十二指肠降部，引起十二指肠压迫。本症虽属先天性，但症状多出现在成年以后；若初生儿已产生症状，则多表现为高位肠梗阻，有严重呕吐和迅速脱水，有时可能并有黄疸。如症状严重，患儿经剖腹探查证实有上述畸形时，一般可在梗阻部位之上、下端肠袢间作十二指肠 - 空肠侧 - 侧吻合以解除梗阻。

5. 小肠闭锁或狭窄　是在胎儿第 5~10 周内，因肠管的空化发育过程有障碍所致。病变的部位不定，可在十二指肠、上段空肠及结肠等处。患此症的婴儿出生后会呕吐黄绿色液体，却无胎粪或仅有少量灰白色或青灰色黏稠物排出，为肠管的分泌液和脱落细胞所组成。婴儿一般无腹胀，但有时可见一段肠型；腹部平片上能见到单个或多数液平面，有时腹部亦可呈现一片致密阴影，而无充气肠管可见。

诊断证实后或肯定有肠梗阻时，需作胃肠减压和补液治疗，并及时行剖腹探查。发现有肠闭锁者需将上端扩张肥厚的肠管切除一段，闭锁下端的肠腔则用盐水冲洗，至肠管完全通畅后再作肠管间的端 - 端吻合，有困难者亦可作肠端 - 侧吻合或侧 - 侧吻合。吻合时只宜作单层全层吻合，不宜作双层内翻吻合，以避免肠腔狭窄。吻合后应观察大便情况，若无大便排出，说明吻合口尚不通畅者，应延长术后禁食时间，同时作静脉高营养，至吻合口炎症、水肿消退、肠道恢复通畅，有大便排出为止。必要时需再次进腹行肠切除吻合。

6. 直肠 / 肛管的狭窄或闭锁　先天性的直肠 / 肛管狭窄或闭锁也是较常见的胃肠道发育畸形。平均在 5000~10 000 个新生儿中即可能有 1 个患婴，能引起不同程度的肠梗阻症状，如不及时治疗亦可导致婴儿死亡。这种畸形按其病变形态大概可分为 4 类(图 13-15)，通过肛门指诊、肛门插管灌肠及 X 线腹部平片或钡灌肠等检查法，一般不难作出明确诊断。

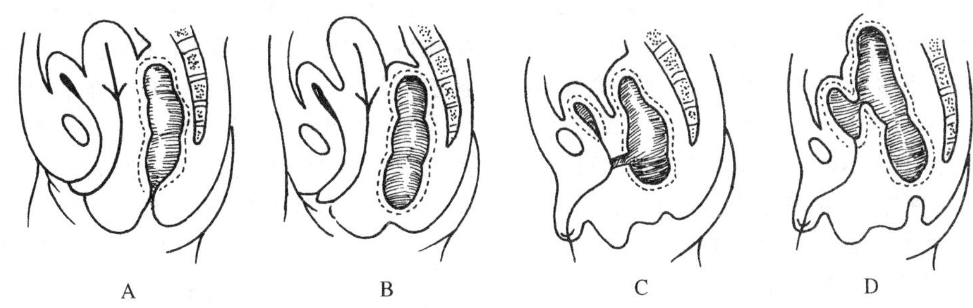

图 13-15　直肠肛管畸形的四种类型

A. 直肠或肛管狭窄：直肠或肛管均无闭锁，仅某部分有狭窄，是肛膜不完全吸收的结果 B. 肛门的隔膜型闭锁：肛门处仅有一凹陷，与直肠之间有一膜样隔，是肛膜完全未吸收的结果 C. 高位的直肠闭锁：亦是一种肛门闭锁，但与直肠下端尚有相当距离，常伴有某种形式之直肠内瘘　D. 高位直肠盲端和正常肛管：肛门外观正常，也有肛管，唯与直肠之间有不同距离之间隔。也可能伴有直肠内瘘

13

(1) 直肠或肛管狭窄：肛门外观正常，狭窄多在肛门以上某处，但直肠或肛管均无闭锁，大便仍能通过，不过较细。

(2) 肛门的隔膜型闭锁：肛门处呈一凹陷，与直肠之间有一膜样隔，因而直肠完全被闭锁，致大便完全不能排出。

(3) 高位的直肠闭锁：肛门完全闭锁，与直肠下端之间有一定距离，且常伴有某种形式的直肠内瘘，如直肠阴道瘘或直肠膀胱瘘等。

(4) 高位的直肠盲端和正常的肛管：正常肛管与直肠之间有不同距离的间隔，也可伴有某种直肠瘘。

由于直肠肛管畸形的形式不同，其手术疗法必须随畸形之程度而异，但其总的目的是要使直肠、肛管、肛门恢复解剖通畅，且使其开口在正常肛门部位，以保持排便括约肌的功能。手术者要有较丰富的临床经验方能成功，此处不赘。

值得指出的是，某些疾患如新生儿的肠套叠、嵌顿疝，甚至严重的先天性巨结肠症，也能造成排便障碍；特别是前两种病变，如不及时治疗，也可因肠坏死、穿孔和腹膜炎而致死。因为这些病变是临床医师所熟知，此处不赘述，但遇到新生儿有肠梗阻时也必须仔细检查，并考虑是否有此可能。

(三) 新生儿的儿种腹腔内炎症性病变

前已述及，对原发性的腹膜炎大多可作非手术治疗，而对继发性的腹膜炎均应通过手术将原发病灶予以切除，如新生儿的阑尾炎、梅克尔憩室炎等。本章对若干常见或较熟悉的病变将不予赘述，仅就 3 种较罕见的病变略加叙述。

1. 胎粪性腹膜炎 胎儿在母体内也可能发生肠穿孔，致胎粪进入腹腔引起无菌性、化学性的腹膜炎。这种穿孔有的在娩出前已经愈合，致原有的胎粪性腹膜炎已演变成肠粘连或胎粪的钙化斑块，有时可引起肠梗阻。也有的穿孔在娩出前仍未愈合，致新生儿吸奶后因大量气体和污染物随乳汁进入腹腔，可引起气腹和细菌性腹膜炎。两种类型的胎粪性腹膜炎患儿，均表现有频繁呕吐、明显腹胀以及一定程度的便秘；但在 X 线腹部平片上，肠梗阻型可见钙化斑块(多在右上腹或右下腹)，而腹膜炎型可见大量游离气体，腹腔穿刺也常可抽得大量脓性液体和气体。手术探查时对两种类型的胎粪性腹膜炎不难区别：①在肠梗阻型，可见肠管间有多处粘连，并见若干钙化斑块，而无游离渗液；术者应尽可能分离粘连，剔去钙化斑，惟需注意粘在肠壁上的钙化斑可能即为过去之穿孔点，过分剥脱有可能造成新的穿孔而致预后不良。②在腹膜炎型，可见全腹皆为粪便和脓液污染，有的肠管彼此间也有粘连，在清除污物后，肠管上有时可找到穿孔之处；唯因肠管不易分离，多数只能将穿孔作缝合修补，然后在冲洗腹腔后放置引流管。预后大多不佳。

2. 新生儿的胃穿孔 新生儿的胃壁肌层有时有先天性缺损，致进食后可因胃内压增高和局部血供不足而引起穿孔。患儿有拒食、呕吐、腹胀、发热等表现，有时腹壁亦有红肿；X 线腹部平片上可见膈下游离气体，腹腔穿刺可得混浊液体和气体。

手术修补是唯一有效疗法。若胃壁有大块缺损或坏死者，须切除坏死组织，修整创缘，至全层组织正常后乃可作全层和浆肌层缝合，一般不宜作胃造瘘。由于患儿常有严重脱水和酸中毒，故术前必须先予补液纠正；但因患婴常伴中毒性休克、肺间质水肿出血、微血栓形成、动静脉短路开放、肾衰竭等严重病理生理变化，即使予以气管插管和辅助呼吸，无尿者给呋塞米(1mg/kg)或甘露醇(1.0~1.5g/kg)加入 30~50ml/kg 液体中静滴，有弥散性血管内凝血者每千克体重每次给予肝素 0.5~1.0mg/4~6h，多数预后仍然不佳，死亡率常在 50% 以上。

3. 新生儿的坏死性肠炎 是一种严重的消化道病变，多发生在发育不良、体重较低的婴儿。其发病机制有多种学说，多数学者相信它是一种基本病变(肠管缺血)的连续变化。新生儿一旦发生休克、低氧血症等抑制状态，通过潜水反应(diving reflex)可引起血液的再分配，导致肠道血管的反射性收缩和肠黏膜的缺血坏死，缺血严重者可发生肠壁的全层坏死。继而肠腔内的细菌可从损伤的黏膜侵入肠壁，也可进一步导致肠管的全层坏死。有统计表明，母乳喂养的婴儿很少发生小肠、结肠炎，而用牛奶作人工喂养者因牛奶会增加肠腔内的渗透压，易于造成肠管的局部血运障碍，因而损伤肠黏膜引起本病。看来，先有肠管局部缺血，导致黏膜坏死和细菌感染，最后形成肠管的坏死穿孔和腹膜炎、败血症，乃是合乎逻辑的发病机制。病变多位于末段回肠，有时也可累及结肠；轻度病变仅引起黏膜坏死出血，重症或后期病变可导致肠壁全层坏死和穿孔性腹膜炎，以及一系列全身性病变如休克、败血症等。

婴儿发生本病后，早期表现多为轻度腹胀，继有腹泻、血便，再后可出现腹膜炎症状。X 线腹部平片上可见肠管扩张，有时肠壁内也有积气，是肠管内的气体从病变的黏膜进入黏膜下层所致，表现为黏膜下、肠壁内的线状或泡状气泡。偶尔，门静脉内和游离腹腔中也有气体，前者是肠壁内气体移向门静脉所致，后者是肠壁坏死穿孔的结果。若肠壁出血坏死较严重，患婴可出现贫血、血小板下降、弥散性血管内凝血及 C 反应蛋白(CRP)增高等现象。

缺血坏死性肠炎之早期，仅有轻度腹胀、腹泻或血便者可以保守治疗，以禁食和静脉高营养、扩容、抗休克、肠道抗感染、扩张血管和改善微循环等为主要措施。若保守治疗 2~3 天后上述症状仍未减轻甚至加重者，应考虑手术治疗。一般认为：①如有明显的腹膜炎症状(腹内有游离气体或脓性渗液)；②便血量明显增多；③有休克、败血症、血小板下降或 DIC 表现；④经 B 超或 X 线检查发现门静脉内有积气者，皆为手术之明确指征。应根据病变的严重程度，对感染不严重者作单纯的穿孔修补或坏死肠管的切除、吻合，对感染严重或坏死肠管炎症和水肿严重者，可将坏死肠管暂时外置造瘘，以后再争取做切除吻合。但不论采取何种术式，术后禁食的时间宜较长(至少 2~3 周)，因而静脉高营养和抗生素的应用时间亦宜较长。

新生儿急腹症的诊治程序可归纳为图 13-16。

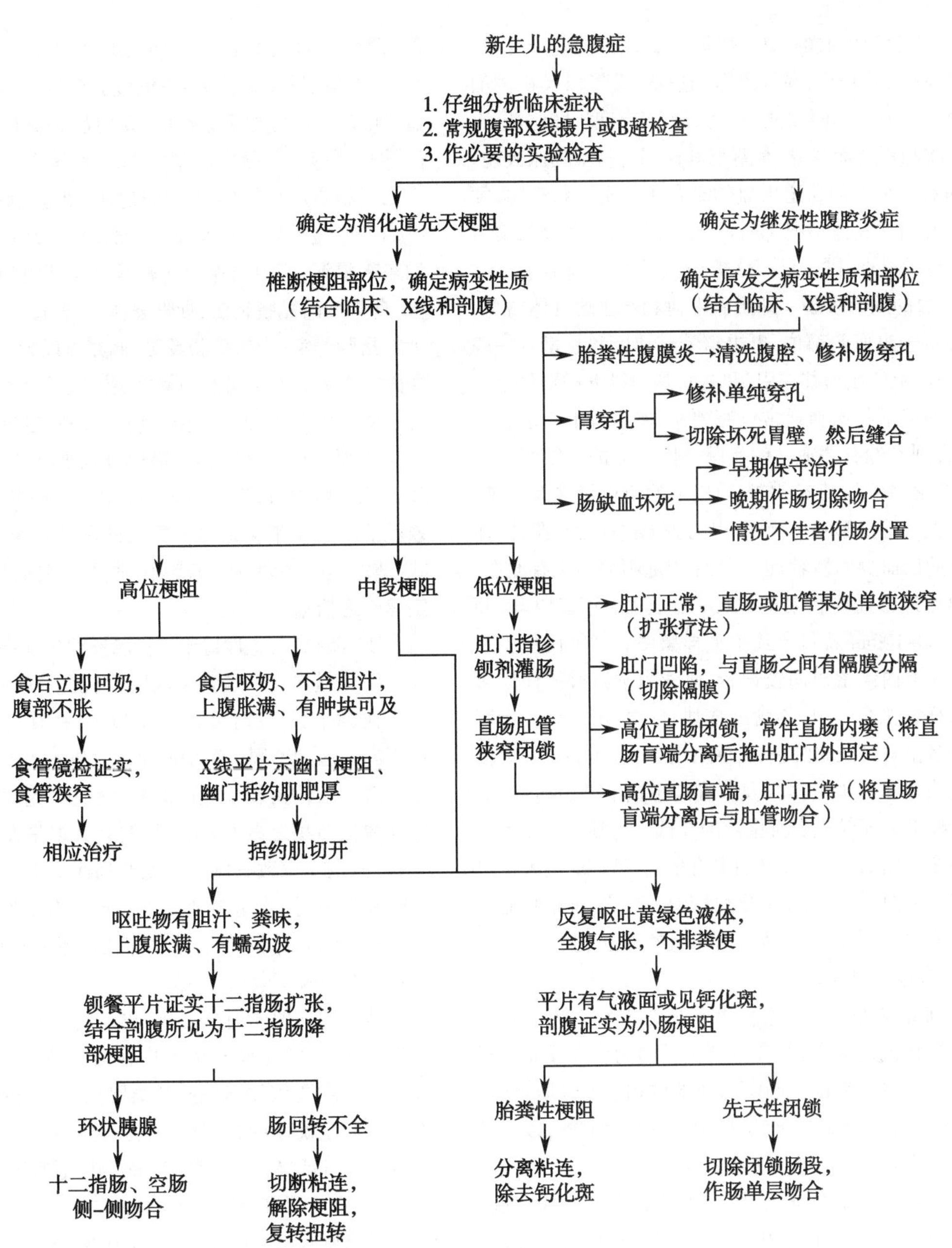

图 13-16　新生儿急腹症的诊治程序

（钱礼）

第三节　消化道出血的诊断与处理

一、上消化道出血

凡食管、胃、十二指肠或胆道等处病变发生的急性出血，在临床上以呕血为特征，同时伴有柏油样便者，统称为上消化道出血。首先需要指出，一般所说的上消化道出血不包括来自口腔、鼻咽或呼吸道的出血，因其主要表现是鼻出血或咯血，与真正上消化道出血的呕血不同；虽然这些出血有时也可能咽入胃内后重新呕出。其次需注意，有时虽有上消化道出血，却不一定或根本无呕血现象（主要由于出血较缓慢或出血部位较低）；在这种只有便血（柏油样或紫红色）而无呕血的患者，不应立即排除上消化道出血的可能，而必须做一些检查，以确诊有无上消化道出血（请参阅“上消化道出血的检查程序”）。再则，引起上消化道出血的原因是多种多样的，其处理方法也是各不相同的，临床医师要对上消化道出血作出正确处理，首先要对出血的部位和病因作出正确诊断。

（一）诊断的思路和依据

一个上消化道出血患者的临床表现，一般可以归纳为3个方面：①出血的局部表现，包括呕血与便血的多少和性状,这主要决定于出血的部位和速度;②机体的全身反应,包括脉搏、血压等变化,亦因出血的速度、总量以及机体的耐受性和抵抗力而不同;③原有病变的固有症状和体征,因病变的性质和程度而各异,是鉴别其病因的基本临床表现。临床医师对一个上消化道出血的患者作鉴别诊断时,必须对以上3方面的具体情况都有深入了解,结合必要的实验室检查和特种检查,进行全面分析,才能得出正确结论。

1. 出血的局部表现 即患者呕血和便血的具体情况,这主要决定于出血的部位,也决定于其速度和总量。一般说来,幽门以上的出血往往引起呕血,幽门以下特别是十二指肠空肠曲以下的出血通常仅有便血;便血者不一定有呕血,呕血者则必然有便血。但实际上因出血的速度和总量不同,可有很多例外情况:①幽门以下的出血量多而快者,也可以反流入胃引起呕血,惟呕出的血中往往含有胆汁;而幽门以上的出血少而慢者,也可以不引起呕血而仅有便血,因胃内出血通常需要积聚至500ml以上才会引起呕吐,而出血量仅60~100ml就可导致柏油样黑便。②出血量少和(或)血液在胃内停留时间较长者,血液由于胃酸的作用多呈咖啡渣样棕黑色,一般不含凝血块;反之,出血量多者呕出的血液多呈鲜红或暗红色,且多有凝血块。③同样,大便的颜色也决定于出血的多少及其在肠道内的停留时间,后者在一定程度上即代表出血位置的高低。通常上消化道出血的粪便多呈柏油样黑色,但如出血量大、肠蠕动快者也可以有暗红色大便,与下消化道出血相似。总之,观察呕血和便血的具体情况,有助于大致了解出血的部位、速度和出血量,对诊断有很大帮助。

2. 出血的全身反应 根据出血的快慢和多少,以及机体的强弱和耐力的大小,患者将产生不同的全身反应。观察这种反应一般虽无助于确定出血部位和病变性质,但对判断患者的出血是否尚在继续、内科治疗是否有效,以及是否应及时施行手术治疗等却有重要意义。

凡患者必须平卧才不感头晕、脉率已加快至100次/分以上者,多表示出血已达相当量,机体已产生应激反应;如收缩压已降至90mmHg以下,或舒张压已降至60mmHg、脉压已小于20mmHg,或中心静脉压已降至100mmH$_2$O以下者,更表示出血量已多到将近休克的程度。红细胞计数和血细胞比容测定的反应较慢,在出血初期一般不宜以此作为估计出血程度的指标。少数上消化道出血者在未有呕吐或便血前,便可有手足无力、头晕目眩、心悸脉快、面色苍白和肢体厥冷等外周循环衰竭现象;如患者不存在急性感染、过敏或心源性病变时,应警惕有内出血可能;而如能排除异位妊娠破裂、动脉瘤破裂,以及自发性或外伤性肝、脾破裂等可能时,更必须考虑有无上消化道出血,应及时作胃管吸引或直肠指诊,可能会较早发现有上消化道出血的存在。

3. 出血的部位和原因 是临诊时需要解决的根本问题。上消化道出血的原因,绝大多数是由于局部病变所致(仅偶尔可为全身性疾患的局部表现),最常见的不过4~5种,偶尔亦可为某种罕见病,如:①小肠的良、恶性肿瘤;②异位的胰腺组织;③结肠癌侵犯到胃壁引起癌性溃疡出血;④子宫绒癌的肠道转移;⑤门静脉血栓形成后引起的门脉高压等。按照出血发生率的大小,常见病变依次为胃十二指肠溃疡、肝硬化引起的食管胃底静脉曲张、急性胃黏膜病变或慢性胃炎以及胃癌,而在胆管结石症之好发地区如东南沿海,胆道出血也比较常见。其他如食管或胃的憩室、食管贲门黏膜裂伤、食管裂孔疝、食管癌、胃黏膜脱垂和十二指肠憩室、十二指肠炎等,偶亦可以为上消化道出血之病因。而另有不少出血病例之病因则可以始终不明。

对上消化道出血要作出病因诊断,也像诊断其他疾病一样必须从病史询问和体格检查入手,再结合实验室检查和其他特殊检查,进行合理的分析,才能作出正确的结论。兹就能引起上消化道出血的几种常见病变,分别讨论其症状、体征、实验室检查和特别检查的主要表现,可以作为肯定诊断之依据。

(1)溃疡病:急性胃十二指肠溃疡出血在各家统计中均为上消化道出血的最常见病因,其发生率一般约占上消化道出血的半数,有时可达75%以上,视其他各种出血病变在不同地区和不同医院中所出现之频率不同而有差别。此等患者一般均有较长期的溃疡病病史,此次出血通常都发生在慢性溃疡之急性发病时期,且大多是在饱食或酗酒后发病,但也有少数病例过去无溃疡病病史而以大出血为本病的最先表现。体检时在剑突下或脐右上方溃疡部位可能有压痛,如偶尔同时伴有溃疡穿孔者还可能有全腹压痛、腹肌强直等腹膜刺激征。

溃疡出血时常有恶心感,出血后因凝血块对溃疡有保护作用,腹痛常有所缓解,所呕血液多呈暗红色、有凝血块。确诊方法主要依靠钡餐或纤维胃镜检查,在急诊条件下前者之诊断正确率约为50%~75%,后者可达90%~95%,一般不致有不良后果,而反可同时进行止血措施。

(2)食管胃底静脉曲张:本病在我国大多数地区常为上消化道出血的第二位病因,约占10%~25%不等。在南方血吸虫病流行区,患者多有血吸虫病史,在北方则多有肝炎或慢性酒精中毒史。体检时患者常有肝大或硬化,以及脾大和功能亢进表现,同时皮肤还可能有蜘蛛痣,巩膜偶可有黄染,腹壁有静脉曲张现象。出血前患者往往并无前驱症状而突然发作,呕血很多,颜色暗红,一般不含血块,有时呈喷射状。食管胃底静脉曲张出血之诊断一般虽不困难,但须注意有些病例可以从来无门静脉高压史而突然出血,也有病例虽有门脉高压症而其实出血来自其他病变。确诊手段主要依靠急诊纤维胃镜检查,不仅可以证实食管静脉有无曲张破裂、确定静脉曲张的程度和出血的部位,且可通过注射硬化剂达到局部治疗目的。

(3)急性胃黏膜糜烂或慢性胃炎:机体在各种应激情况下(如外伤、手术、烧伤、感染、休克等),通过兴奋迷走神经(释出乙酰胆碱)和(或)交感神经(释出儿茶酚胺),以及产生组胺和(或)释出ACTH的作用,可以导致胃黏膜的局

部缺血和 H^+ 的逆向渗入，产生胃黏膜的浅表溃疡，导致患者大量呕血或便血，称为应激性溃疡或胃黏膜急性糜烂，一般在上消化道出血的常见病因中占第三位，国内报道约占2.5%~7.0%，国外占10%~20%。急性胃黏膜糜烂出血大多产生在外科手术后7~10天，败血症后的3~5天或8~9天，其出血常为间断性；但也有患者已有胃黏膜出血而并无明显应激情况，或已发生出血而无呕血症状者。故凡患者有应激情况、特别伴有败血症者，应经常检验大便中有无潜血，并注意有无脉率、血压的改变，以便能及时发现出血。有胃内出血者还须与胃部损伤后之局部出血、手术后之继发出血，以及休克时之弥散性血管内凝血等情况相鉴别。在这种情况下，钡餐检查大多无助于诊断，而以胃镜检查结果最为可靠。急性胃黏膜糜烂出血之部位可能比较局限，但其黏膜病变之实际范围往往很大，有时甚至可以累及全胃，并先后在不同部位发生出血，与其他病变的出血有明显不同。偶尔，各型慢性胃炎不论为浅表性或萎缩性，也可以发生急性出血而有呕血症状，其确切诊断除病史分析以外，当然更有赖于胃镜检查和活检结果。

(4) 胃癌：胃癌出血在消化道出血的发生率中无论男女均占第3~4位，此等患者常有上腹隐痛、食欲缺乏、消瘦、贫血和大便变黑等症状，然后突发咖啡渣样的呕血，继而有柏油样血便。呕血后腹痛并不减轻，而全身情况（贫血、消瘦程度）与失血总量常不成比例。如一旦上腹部能触及肿块，或肛门指诊时发现直肠窝内有转移硬结，更可确诊为本病。钡餐造影、特别是胃镜检查和组织活检是确诊的依据。

(5) 胆道出血：在我国东南沿海地区，胆管结石以及胆道的继发感染极为常见，因而并发胆道出血者亦不罕见。患者大多有慢性胆石症史，而出血则多发生在胆道感染之急性时期，常有寒战、发热或黄疸。上腹部常有阵发性绞痛，至出现呕血后腹痛亦不缓解，黄疸则反可加深。呕出物中常含胆汁，有时甚至可见条状血块，为凝血块之胆管模型。出血2~3天后一般可自行停止，但隔10~15天又可再发，每次再出血前，患者常有上腹疼痛不适等预感，这些都是胆道出血之特征。体检时除右季肋部有腹肌紧张、腹壁压痛、肝脾大等体征外，有时还可触及肿大的胆囊，是胆囊被血液充盈的结果，也是胆道出血之重要体征。此外，B超检查可证明胆囊有肿大、胆管有扩张、胆管内有结石，十二指肠镜检查如直接看到胆道有出血情况，更有助于诊断。

除上述5种上消化道出血之主要病因外，国外文献报道食管裂孔疝和（或）贲门黏膜裂伤（Mallory-Weiss征）亦较常见，其发生率可占上消化道出血病例之2%和8%~11%，但在我国似并不多见。

总之，通过详细的病史分析、体格检查和必要的辅助检查（B超、钡餐X线和胃镜检查），绝大多数出血病例可以得到正确的病因诊断。对于极少数诊断不明的隐匿性上消化道出血，还可以作选择性血管造影以确定出血的部位和原因。通常对病因不明的上消化道出血可作腹腔动脉造影（一般从股动脉插管），在静脉充盈相时，即使曲张的食管胃底静脉也可显影。如怀疑出血部位较低者，则应作肠系膜上动脉或下动脉造影，可以直接显示出血病灶（如肿瘤、溃疡等），以及由于造影剂向肠腔渗出而提示其他出血病灶。一般出血越多者造影的成功率越高。选择性动脉插管还有助于止血，如在食管胃底静脉出血时每分钟滴入垂体后叶素0.4单位，止血效果可保持2小时以上；在胃底的动脉性出血时，向胃左动脉每分钟注入肾上腺素8~10μg，也可使胃出血停止。

（二）上消化道出血的检查程序

如前所述，无论上消化道出血或下消化道出血，都会有肛门便血（根据出血部位的高低、出血的快慢和出血的多少，可以表现为柏油样黑便、紫黑色或紫红色血便，甚至鲜血或血块）。如出血量不多或出血速度较慢，则未必有呕血。故对没有呕血的患者，若未经检查即轻易排除上消化道出血的可能，就有可能造成误诊而影响到最终的疗效。为此，对有上消化道出血可能的患者（如过去有溃疡史或肝炎史），为避免误诊、误治，仍需要作一系列检查，以排除上消化道出血的可能，其方法与步骤简列于图13-17。

（三）治疗的原则和方法

上消化道出血如不能及时制止，严重者有可能危及生命，如食管胃底静脉出血第一次发作时即有50%以上的患者可能因此死亡。故上消化道出血病例的治疗，其目的首选在于制止出血、抢救休克，使患者免于死亡；其次才要求治愈出血之病因，使出血不至再发或不再发生其他并发症。不论何种病因引起的上消化道出血，不仅抢救出血性休克的全身措施是属相同（包括适量的补液输血及合理应用血管活性药和（或）强心剂等），同一种病变的止血措施和病因治疗亦多一致，往往需要通过根治病变，才能获得永久止血。但在一个具体的出血病例，究竟应该先抢救休克，待情况好转后再进行手术以根治病变，还是应该立即手术，以达到根治病变和彻底止血的双重目的，有时需要慎重斟酌。一般说来，急性出血病例应以局部止血和抢救休克为首要目的，但如保守的局部止血和抗休克治疗无效时，就应该在不太晚的时机果敢地进行手术，以求彻底止血和（或）根治原发病变。这种区别情况、分别对待的辩证治疗原则，在处理任何急性病变包括外科急腹症时都可应用，对上消化道出血亦不例外。年轻外科医师对此最需要悉心研究其间的辩证关系（一方面休克不好转，手术将多危险；另一方面若不积极进行手术，抗休克有时又难奏效），正确分析矛盾的主次方面，从而能合理判断单纯抗休克治疗是否有效，以及进行手术治疗的最佳时机。关于失血性休克的一般抢救措施在此不再赘述，本节仅就各种上消化道出血的特殊疗法作一简介。

1. 溃疡病　溃疡病轻度出血如仅表现为大便潜血时可以保守治疗，但如保守治疗无效（不能止血）或出血已严重至出现全身反应（脉率加快，血压下降）时，一般宁可行手术治疗较为安全而有效。手术治疗一般以切除包括病灶（特别是胃溃疡）在内的大部分胃体为主要术式，然后行残胃与

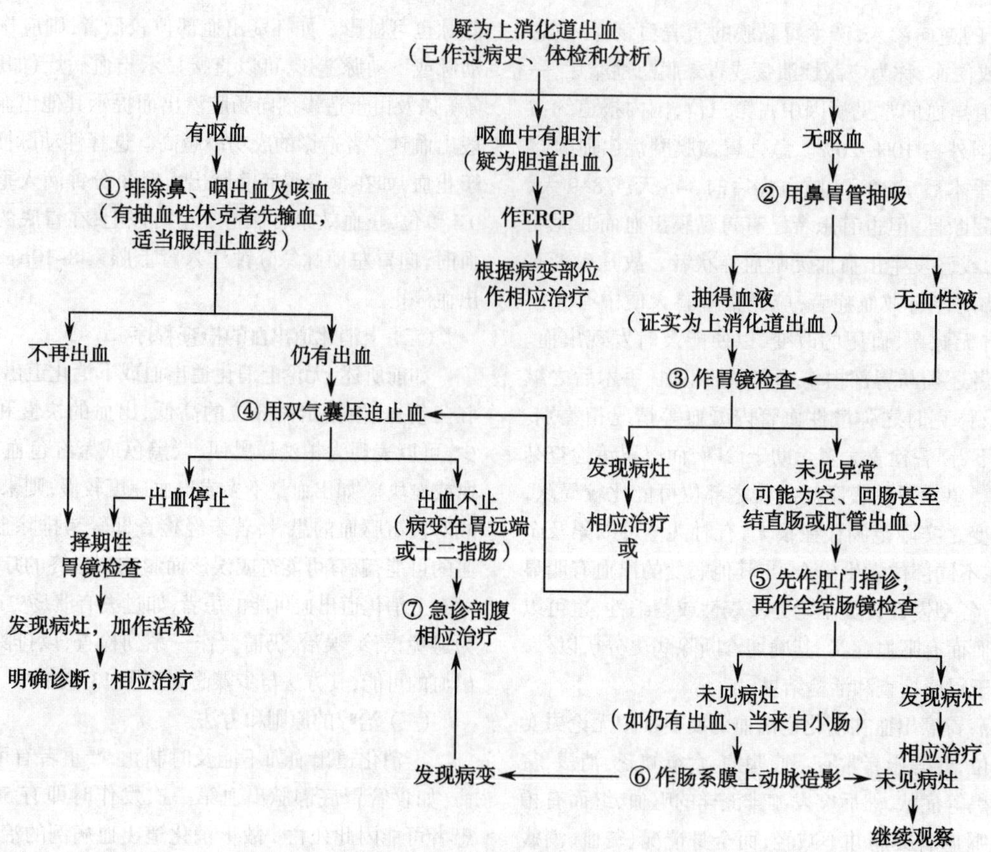

图 13-17 上消化道出血的检查程序

十二指肠的 B-Ⅰ式端 - 端吻合，或与空肠作 Roux-y 式吻合；必要时可作半胃切除加选择性迷走神经切断后之胃十二指肠吻合以进一步减少酸分泌，减少复发率。后一种术式的适应范围较广，术后并发症最少，尤其可以避免一般胃大部切除、B-Ⅱ式吻合后常见的小胃综合征、倾倒综合征，以及胆汁反流性胃炎和残胃癌。单纯切开胃或十二指肠前壁直接结扎出血点，在一般情况下尤其对胃溃疡是属不可取，因溃疡病本身并未治疗，以后有再出血或发生其他并发症（如穿孔、癌变）之危险。

2. 食管胃底静脉曲张 食管胃底静脉曲张是肝硬化门脉高压的一种危险并发症。曲张静脉一旦破裂出血，半数以上病例可因此死亡，且不论用何种方法止血。由于肝硬化不可能逆转，患者在术后常有再出血的危险，而另一部分肝硬化患者又终将死于肝功能衰竭，应及时作肝移植。治疗食管胃底静脉曲张出血的方法有多种，但就其治疗的原则而论不外 3 类：①一类是将食管胃底的浆膜外曲张静脉直接予以结扎、切断或切除，从而达到制止或预防曲张静脉出血的目的，一般称为食管胃底静脉结扎术或门奇断流术。②另一类手术是在门静脉系统与体静脉之间作各种分流术，如脾肾、脾腔、门腔或肠腔，分流等，企图通过降低门静脉压以改善食管胃底静脉之曲张，并达到制止和（或）预防出血的目的。③第三类是将硬化剂（如 5% 鱼肝油酸钠或 1% 乙氧硬化醇）通过纤维胃镜注入食管下端黏膜下曲张的静脉中使其栓塞；或将曲张静脉予以套扎或结扎，从而达到根本止血，称为食管曲张静脉栓塞术。3 类手术都有一定的疗效，也各有其不良的副作用和（或）疗效的局限性（表 13-6）。

(1) 门腔分流术：因为肝硬化本身不能好转，肝功能原有日渐衰退的趋势，分流术后由于减少了门脉血的肝灌注量，有可能加速肝功能衰竭的过程；同时由于来自小肠区的门静脉血未经肝脏解毒就直接流入腔静脉，术后还会根据分流量的大小而引起程度不等的脑病发生率。

(2) 门奇静脉断流术或食管胃底周围静脉结扎术：虽然都有暂时止血的功效，但由于断流术实际上破坏了门静脉高压症的自然代偿变化，术后的门静脉压可能会反而升高，隔一定时间后必然又会有新的侧支循环产生，从而有再出血的可能。由此可见，无论是断流术或分流术，其疗效都是相对或暂时的。

(3) 食管黏膜下曲张静脉的硬化剂栓塞或套扎：其止血效果最直接而确切，但需有纤维内镜的设备和有经验的内镜医师为之操作，否则即无能为力。

笔者经过反复思考，特别在施行断流术时笔者一向主张将胃底横断以求断流彻底，因此想到可以从胃底切口中在直视下作食管、胃底曲张静脉之栓塞术，其操作步骤如下：

1) 必须作典型的门奇断流术，可直接游离出食管下端

表 13-6　治疗门脉高压症食管静脉曲张 3 种方法的比较

	门腔分流术	门奇断流术	曲张静脉栓塞术
理论依据	1. 门腔分流术后一般可降低门脉压 0.98~1.47kPa（10~15mmH$_2$O），止血效果可达 60% 2. 但食管曲张静脉是否将出血并不与门静脉压成正比，很大程度还与曲张静脉的口径，管壁的厚薄，以及其覆盖黏膜是否有炎症、溃疡有关，故分流术后之止血率最小，即使止血后再出血的可能性亦较大	1. 止血效果较分流术为佳，且在术后会增加向肝的血流，较分流术合理；但断流术必须彻底，否则术后时间较长后又可因有新的侧支循环形成而致食管黏膜下静脉再出血 2. 有 20%~30% 的出血来自胃底部，而门奇断流对此无效，必须切开胃底，直接封扎出血静脉	1. 不论门静脉高压的病理、生理变化如何，其出血点均在贲门上 5cm 范围内，故有条件者可先通过纤维内镜作曲张静脉栓塞 / 结扎术，否则可剖腹，经贲门下切口直视下做食管胃底曲张静脉栓塞 / 缝扎术，可获得最直接、有效和较持久的止血效果 2. 不影响肝功能，不论是急诊或择期，不论 Child A 或 B，甚至 C 级病人，均可施行此术
实践依据	1. 门腔大口径侧侧分流后将严重影响向肝血流，且易并发肝性脑病（15%~30%）分流口径过小，又易因血栓形成而失效，故侧侧分流口径宜控制在 0.8~1.2cm 之间 2. 手术较复杂，一般仅适用于 Child A 级，且以择期手术为宜	1. 断流必须彻底，除结扎冠状静脉的食管升支、降支（胃左静脉）和胃短静脉外，最好在贲门下 5cm 处横向切断胃底全层 2. 手术安全性较大，无论急诊或择期均可行	1. 大出血时不能直接作内镜栓塞术者，可先用双气囊三腔管压迫止血，待止血 24~48 小时后再择期拔除三腔管，做内镜栓塞治疗 2. 栓塞术后有时也可再出血，此时可再做内镜栓塞术或行肠腔 / 脾腔分流
结论和附注	1. 对食管静脉曲张出血之疗效并不理想，不应作为首选术式；惟脾亢患者切脾后可相机作脾肾或脾腔分流，以进一步降低门静脉 2. 严重腹水经内科治疗无效者，有时可考虑门腔侧侧分流	1. 断流术后时间较长者也可发生再出血。再出血时可先行内科治疗或硬化剂栓塞治疗，也可考虑做脾 / 肾或脾 / 腔分流术 2. 断流术的有效性 / 风险性均较分流术好，是次于栓塞术的第二选择	1. 食管静脉栓塞是出血的最简单而有效的疗法。无条件做内镜栓塞者可剖腹切开贲门下的胃壁，在直视下进行做食管胃底之曲张静脉栓塞和结扎 2. 食管静脉栓塞和结合生长抑素等内科治疗，可获得止血之最佳疗效

6~7cm（本人称此为食管下端周围去血管术），然后用硅胶暂时将食管上端予以束紧，使以后对曲张静脉注射硬化剂予以栓塞时，硬化剂不致经奇静脉上行，发生异位栓塞。

2）随即在贲门下 3cm 平面，切开胃底小弯侧约 6~8cm（也可只切开胃前壁），在直视下从切口中对食管下端的黏膜曲张静脉管径最大、管壁最薄、突出最明显并呈樱红色即出血机会最大的曲张静脉分别注射硬化剂（笔者用的是 5% 鱼肝油酸钠），每点注射 3.0~4.0ml，总量不超过 20~30ml。近年来内镜医师多用 1% 乙氧硬化醇作栓塞剂，总量可达 30~40ml，据称疗效更好。

3）由于已有出血史的门脉高压症患者，特别是肝前性的门静脉或脾切除后发生脾静脉栓塞者，约有 20%~30% 可发生胃底部黏膜下曲张静脉出血（此种出血在纤维胃镜检查下很难发现），故在作食管曲张静脉之栓塞（或缝扎）后，还须检查贲门下和胃底部有无黏膜下静脉曲张，如有发现，应一并予以栓塞或缝扎，以减少术后再出血的机会。

4）然后即可先缝合胃壁切口，再解除食管的束扎，这样便可同时处理食管下端和胃底部的曲张静脉，又能一次注射较大量的硬化剂而避免其经奇静脉上行，发生异位栓塞的危险。

上述操作既简单又安全，即使 Child B 级患者也可耐受，本人称之为经腹食管、胃底部曲张静脉栓塞（或缝扎）术（图 13-18）；已有同道在笔者之讲话后施行此术 3 例无并发症，食管的曲张静脉经内镜检查也已完全萎缩、硬化，读者不妨相机施行此术。

上述 3 种术式虽有其各自的、固有的利弊得失，但就一个具体病例而言，还有若干其他因素可能会影响术式的选择：

A. 是出血时急诊手术，还是不出血时择期手术　出血时急诊手术风险性较大，但可立即看出手术的止血效果是否良好；反之，不出血时择期手术虽较安全，但能否有效止血一时难以判断，两者须权衡其轻重。故在食管胃底曲张静脉大出血时，一般先采用内科疗法（包括三腔双气囊的压迫止血和垂体后叶素、生长抑素等减压止血），待出血停止后再择期作曲张静脉的栓塞或行门奇断流术。至于不出血时的择期手术，自然更以直视下的食管胃底黏膜下曲张静脉栓塞或结扎为首选，兼有明显脾亢者也可考虑脾切除 + 脾肾 / 脾腔分流术，但不宜作门腔完全性分流术。

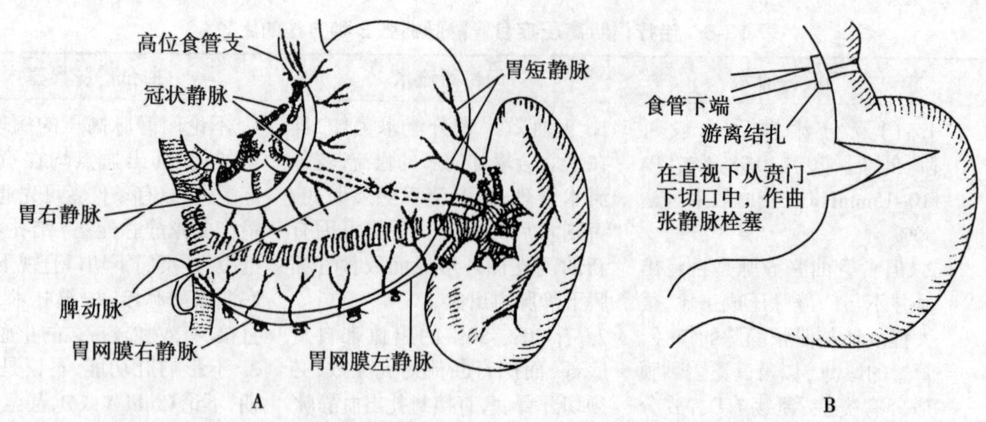

图 13-18 门脉高压症食管胃底黏膜下静脉曲张、出血的经腹黏膜下栓塞治疗

A. 断流术应切断的范围(供参阅);B. 在贲门下 3cm 平面切开胃小弯或胃前壁后，在直视下作食管胃底曲张静脉栓塞之示意图

B. 患者的健康状况和肝功能好坏 Child A 级患者对手术的耐受性好，一般可在不出血时择期作门奇断流术，或在直视下作食管、胃底曲张静脉之栓塞或结扎术。若外科医师偏好门腔分流术者，亦可择期作脾切除 + 脾肾分流术。但对 Child C 级患者不宜作任何预防性分流，而应以通过纤维胃镜作曲张静脉的栓塞术为首选。

C. 肝硬化的病理类型和门静脉的血流动力学 我国南方过去由血吸虫病引起的窦前性肝硬化，门脉高压出现较早而其肝功能较好，因此在 20 世纪 50~60 年代作门腔分流术的疗效尚可。但目前，南方的肝硬化亦已多为肝炎后的坏死后肝硬化，而我国北方则多为门脉性或酒精性肝硬化，其肝功能在门脉高压症出现前就已有较严重损害，作分流术的疗效更差，原则上更宜选作食管、胃底黏膜下曲张静脉的栓塞术，以增加手术的安全性和止血的有效率。

D. 在理论上，若术中测量患者的自由门脉压(FPP)和钳夹门静脉后的肝端门脉压(HOPP)，则 FPP-HOPP 的差值越大，表示门静脉向肝的血流越多，作门腔分流术后的脑病发生率将越高；但实际上，术中测得的门脉向肝血流量与门腔分流术后的实际疗效并不呈正相关性，对门腔分流术的预后亦似无决定性意义。然而门脉压的测定对远端脾肾分流术(Warren 术)的选择有相对意义。因门静脉系统可分压力较高的脾胃区和压力较低的小肠区，其间似有一个自然屏障存在，故远端脾肾分流术可有选择地降低脾胃区的高压，而小肠区的血流仍可维持其向肝性。但如门静脉压 >40cmH_2O 时，上述的自然屏障即告消失，脾胃区与小肠区的压力将相等，则所谓选择性分流就会劳而无功。所以远端脾肾分流术仅适用于门静脉为 30~40cmH_2O 的患者。对血吸虫病引起的门脉高压症亦不相宜，因此种病例多有明显的脾大和脾功能亢进，而远端脾肾分流术必须保留脾脏。相反，在坏死后和(或)门脉性肝硬化，因肝脏的流入血量大于流出量，会导致窦内压升高和淋巴回流障碍，而有顽固性腹水出现时，在一般情况下不可取的门腔分流术(特别是侧 - 侧分流)可能有一定疗效，值得考虑。

总之，门脉高压症一旦发生了食管胃底静脉曲张出血，其疗法虽以经腹切开胃小弯或胃前壁后在直视下作食管黏膜下曲张静脉的栓塞 / 结扎术最为直接有效，但有时亦须因人而异。正在出血者宜先用非手术疗法止血，如 24~48 小时仍不能止血者可根据患者的具体情况(主要是肝功能好坏)作下段食管周围静脉去血管术 + 食管胃底曲张静脉栓塞，或作门奇断流术 + 脾切除和脾肾分流术。至于不出血时的择期手术，无论在理论上或实践中均以经腹开胃在直视下作曲张静脉的栓塞 / 结扎最为直接而有效，仅供读者参考(图 13-19)。

3. 急性胃黏膜糜烂和(或)应激性溃疡 急性胃黏膜糜烂或应激性溃疡，其病变一般仅限于黏膜，很少累及肌层，范围小的如针尖、大的可达 1cm，有的散在，甚至成片。其病变部位亦常视不同诱因而异，例如严重损伤或大手术后引起的黏膜糜烂多在胃大弯的近端部、成片分布；大面积烧伤引起的多在胃远端部，亦可伴单个或多个十二指肠溃疡；而致溃疡药如服用激素或利血平后引起的多在胃小弯部。同一患者的各个病灶，其病变程度也常有不同；既可有黏膜急性坏死出血，也可同时有糜烂将近愈合的表现，其病变之具体情况只有通过胃镜检查或切开胃壁探查方可明确真相。

为了预防应激性溃疡之发生，首先需要积极抢救一切损伤或应激刺激，补充血容量，纠正组织灌注不良。受伤后 3~5 天应酌服碱性药物，禁服致溃疡药。酌给抗生素以防治继发感染是属必要，前列腺素 E 有黏膜保护作用亦可酌情使用。应激性溃疡已经发生后，原则上应以内科治疗为主，但内科治疗无效或病变范围过广和出血量较大者，则应及时考虑做手术治疗(部分胃或全胃切除)以抢救生命。

外科治疗原则：

(1) 位于胃远端部位的病变可作胃部分切除(BⅠ式吻合)。

(2) 病变较广泛者可作胃大部切除术 + 胃空肠吻合(Y 式吻合)，或幽门成形加选择性迷走神经切断术。选择性迷

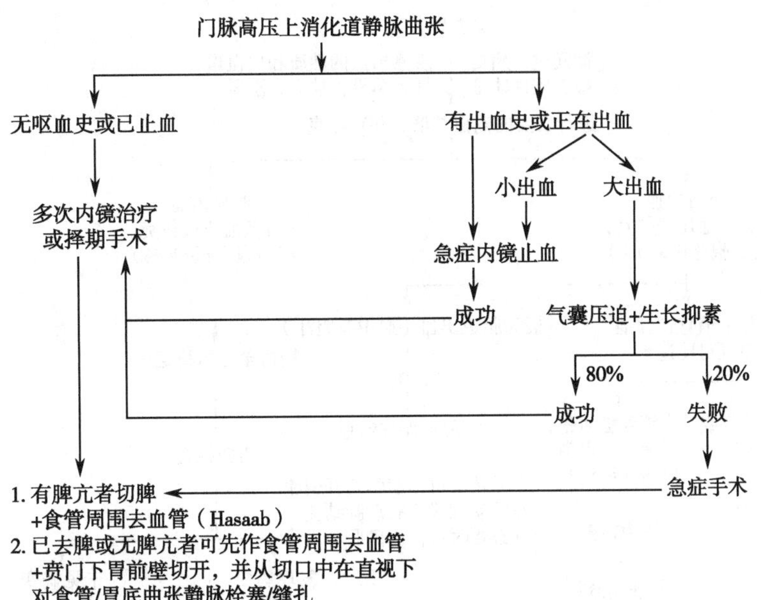

图 13-19　门脉高压症上消化道静脉曲张的处理程序

走神经切断术在此处之作用主要是使黏膜下开放的动静脉短路重新闭合，以达到止血目的，而不单是减少胃酸分泌。如出血严重，前述疗法无效者有时应考虑作全胃切除。

4. 胃癌　一经临床确诊，除了已有肝转移、左锁骨上淋巴结肿大、腹膜移植侵犯（直肠窝内有结节、局部肿块固定不移），以及其他远处转移的现象，表示肿瘤已属晚期者外，一般均应剖腹探查，争取作胃癌的根治切除（或姑息切除）。根治切除时，胃壁的切线距肿瘤边缘一般应有 4~6cm；此外对Ⅰ期癌应根据肿瘤的部位清除其第一站区域淋巴结和部分第二站淋巴结（D_1^+），对Ⅱ期癌应清除该区的第二站淋巴结和部分第三站淋巴结（D_2^+），对Ⅲ期癌还可酌情清除其第三站淋巴结中的某些肿大淋巴结如肝门淋巴结或腹腔动脉旁淋巴结（D_2^+ 或 D_3^-），但属于第四站淋巴结之胰后淋巴结或腹主动脉旁淋巴结，其扩大清除一般是属无益；因为胃癌的淋巴结转移一旦已到达此等部位，单靠手术清除恐未必能提高治愈率，而反可能徒然增加手术死亡率。

5. 胆道出血　绝大多数的胆道出血是胆石症、胆道蛔虫症并发感染的结果。一般情况下通过非手术治疗都可以获得止血，不能止血者也很少有出血致死的危险，因此对胆道出血先行保守治疗是属合理。若保守治疗无效，而患者有反复出血时，也可以在再出血时做手术治疗。选择出血时进行手术有若干优点：①可以正确观察出血来自何处，如胆囊、胆总管或左、右肝管；②可以明确判断手术之止血效果，以便对初步措施失效者能及时采取进一步治疗。手术的方式有：胆总管切开 +T 形管引流，肝动脉或肝固有动脉结扎或栓塞，以及患侧之肝叶切除等。手术时宜先从简单者入手，无效时再采取进一步措施。在一般情况下，肝固有动脉结扎或栓塞即可有效，而切除患侧肝叶则是可靠的最后手段。

上消化道出血的处理程序可归纳于图 13-20。

二、下消化道出血

所谓下消化道出血，一般是指只有便血、没有呕血的病变，其位置可自屈氏韧带以下，直到肛管。下消化道出血除上述范围内的病变所致者以外，出血也可来自上消化道，故诊断下消化道出血时首先应排除上消化道出血，一般可插胃管以证实胃内无血。

下消化道出血通常可分两种情况，即慢性或间歇性的中、小量出血和急性大量出血。前者指有肉眼可见的血便，包括鲜血（可有或无血块）、果酱样和暗红色稀便，但尚未引起血流动力学改变；后者则指短期内的大量出血，常致休克而需紧急处理。由于下消化道的范围广泛，可引起出血的病种繁多，故其诊断常较上消化道出血更为复杂而困难。

下消化道出血的诊断，同样包括出血的定位和病变的定性两个要求，特别是病变的定位最为重要。一般说来，下消化道出血部位在小肠者远比结、直肠少（1∶9），右半结肠出血亦较左半结肠出血罕见（1~2∶8~9），而降结肠，特别是乙状结肠、直肠病变出血则最为常见。其确切的定位往往需通过各种方法，从肛门检查到空肠近端才能肯定，有时甚至需经剖腹探查才能发现病变部位。就病变的性质而言，无论是先天遗传性疾病、急慢性炎症、良恶性肿瘤、心血管病、血液病、胶原病，以及肛裂或内痔等都可导致出血，患者的临床表现和便血性状往往随之而各有特征；故在询问病史、检查体格和作某种特殊检查以明确诊断以前，熟悉各种可能引起出血的疾病的病理和临床特征，了解大便的性状和出血的情况，是诊断下消化道出血必需的基本知识。各种下消化道出血病变的性质和表现可大致归纳如表 13-7。

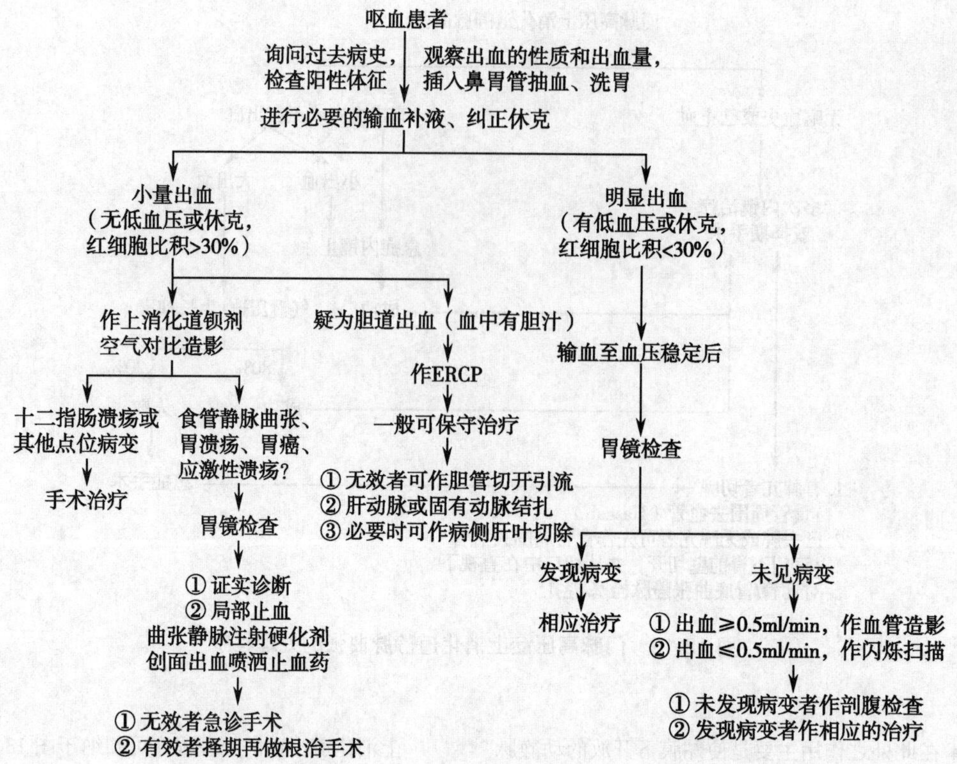

图 13-20　上消化道出血的处理程序

表 13-7　各种下消化道出血病变的病理变化和临床表现

病因	病名	病变部位	病变性质	临床表现	大便或化验特征
先天性或遗传性	Peutz-Jegher 综合征	主要在空肠，其次在回肠，偶尔可在胃和结肠	为一种错构瘤，可导致肠出血和肠套叠，罕见癌变	伴口唇黏膜和皮肤的色素沉着，经常便血或腹痛，有时可导致贫血	根据出血多少可以为新鲜血便、果酱样便或大便潜血
	Gardner 综合征	主要在结、直肠	为一种多发性腺瘤样息肉，可引起出血	常伴皮脂腺囊肿、骨瘤和纤维瘤等病变，有时有腹泻、便血	新鲜血便较多见，大多附在粪便表面
	家族性息肉病	全结肠病变，有时可累及直肠	为一种多发性息肉病，有癌变倾向，病期越长者恶变机会越多	多为青少年。表现为便血、腹泻，如不切除结肠，40 岁以后常致恶变	多为新鲜血便，常粘在粪便表面，呈丝状，偶可有较多新血便
	Osler 病	以右半结肠为多	为一种毛细血管扩张病变，黏膜和下层的血管扩张、扭曲和变形，可引起表浅溃疡出血	好发于老年，有反复间歇的果酱样、暗红色大便，有时可因大出血而休克	以慢性或频繁黑便最常见，有时可为间歇大出血，偶尔仅大便潜血阳性
	血友病	多为皮肤、黏膜出血，常伴关节血肿	为一种遗传性出血病变，因缺乏Ⅷ、Ⅸ和Ⅺ因子而有凝血障碍	有全身出血倾向，时有关节血肿；婴幼儿时即可发病，持续终身	大便可呈果酱或鲜血便，大出血罕见

续表

病因	病名	病变部位	病变性质	临床表现	大便或化验特征
炎症性	溃疡性结肠炎	主要在降结肠，但可累及直肠	可能为一种免疫缺陷性病变，炎症限于黏膜和黏膜下层，有溃疡伴息肉形成，结肠袋消失，肠袢短缩，可发生恶变	轻者仅在成形便中混有少量鲜血和黏液；重者可有西红柿样黏液血便，每天 7~8 次甚至 20 次，伴腹痛、发热，可引起脱水、贫血	粪便呈粥样或水样，有大量黏液脓血，血色鲜红，与大便混合
	局限性肠炎(Crohn 病、肉芽肿性回肠结肠炎)	自口腔至肛门均可发生，以末段回肠和直肠多见	病因不明，病变呈节段性、跳跃性分布，为一种肉芽肿性炎性病变。黏膜有交叉裂隙，其间的黏膜小岛呈鹅卵石样。肠壁全层因纤维组织增生而变厚发硬，终至狭窄或形成内外瘘，癌变少见		黏液血便或黏液脓血便，大出血罕见
肿瘤性	结直肠癌	自盲肠到肛管均可发生，但 75% 在乙状结肠以下，50% 在直肠	右半结肠包括盲肠癌，大多为菜花状癌；左半结肠包括直肠癌，多为溃疡型癌	右半结肠癌容易出血，很少梗阻、贫血，消瘦常较明显；左半结肠癌包括直肠癌，易致肠腔狭窄和便秘，出血不明显，除便血外时有腹痛、呕吐	明显出血少见，多为大便潜血；粪便变形，表面附有血迹或黏液血便，持续加剧，但罕见大出血
	小肠肿瘤	良性的息肉多在回肠，平滑肌瘤多在空肠，小肠癌较罕见	主要为出血，有时可引起肠道狭窄或肠套叠	除便血外，有时有腹痛、呕吐	间歇性鲜血便或柏油便，有时仅为持续隐性出血
血管病	毛细血管扩张	见 Osler 病			
	缺血性肠炎(又称出血坏死性肠炎)	儿童多见于回肠，老年可见于结肠脾曲	肠袢因某种血管病变致供血先有不足，后因某种突发因素致肠管缺血更为严重，再加继发感染引起本病	轻者黏膜溃疡出血，重者肠壁坏死穿孔，重性者可致肠管狭窄，常有明显腹痛	缺血性小肠炎多为果酱样血便，常伴黏液；缺血性结肠炎多为新鲜血便
	肠系膜静脉栓塞和(或)动脉血栓				
胶原病	结节性动脉周围炎(Behcer 病)	常累及肾、肝，肠道病变，约占半数，主要在结肠或在回肠末端	为一种散在性中、小动脉病变，表现为小动脉内皮下层和中层坏死，管腔狭窄，继发血栓，引起肠黏膜糜烂、出血和穿孔	男子多见，任何年龄均可发病，由于受累器官的发病次序和程度不同，临床症状复杂多样，约 1/3 病例可出现皮损，为沿动脉排列的多形结节，中心可坏死，形成溃疡，此外尚可有红斑、水疱、紫癜等表现。胃肠道受累时有剧烈腹痛和大便带血	白细胞和中性粒细胞增多，血沉加快，丙种球蛋白增高；肾脏受累者有蛋白尿、血尿和管型尿

续表

病因	病名	病变部位	病变性质	临床表现	大便或化验特征
血液病	血小板缺乏性紫癜	主要为皮肤淤点、淤斑；或为黏膜及内脏出血	因血小板减少而有凝血机制异常，常有腹痛或关节痛，皮肤黏膜常有出血紫癜	好发于儿童或青年，女性较多见。原发者与免疫有关，脾对血小板破坏也有重要作用。发病较急，皮肤黏膜、胃肠道均可出血。脾切除可缓解症状	血小板减少，出血时间延长，毛细血管脆性试验阳性
	血友病	见前			
其他病变	肠息肉	多见于左半结肠或直肠	大多为炎症性病变，有时可为腺瘤性	便时有血，不伴腹痛，但可有便意不尽感	血在粪便表面，呈丝状，大量出血罕见
	肠憩室	Meckel 憩室多在回肠末段	为脐肠管之发育畸形，可发炎致溃疡、出血、穿孔	平时不易发现，有炎症时很像急性阑尾炎	突发的间歇性鲜血便
	内痔、肛裂	肛门内外	痔静脉曲张、肛门皮肤裂伤	便后出血，有时疼痛	便后滴血，在粪便表面
	药物影响	大多累及小肠	消炎痛、氯化钾可致小肠黏膜糜烂溃疡，抗凝药物过量可致药物性肠炎	有肯定的服药史。停药和对症治疗多有效	大多为新鲜血便，惟药物性肠炎可有腹泻和黏液便

(一) 临床资料

这是任何病症要求得出确切诊断的首要条件或必要前提。

1. 病史询问

(1) 家族史：应注意有无遗传性的消化道多发性息肉病，如 Peutz-Jegher 综合征、Gardner 综合征，或家族性息肉病。此外，出血性毛细血管扩张症(Osler 病)和血友病也有遗传性。上述疾病各有其临床特征，患者本人亦往往自知有此种病变，通过病史询问一般不难排除这些先天性遗传病变。

(2) 既往史：应注意患者过去有无心血管病变、血液病、胶原病或结核、痢疾等病史，有无腹部放疗史(如宫颈癌的放疗)或近期服药史(如吲哚美辛、氯化钾等肠溶片剂，或长期应用抗生素、过量使用抗凝剂等)。过去有无全身出血倾向(如血小板缺乏性紫癜或血友病)亦应详细了解。

(3) 现病史：应问明起病之缓急、病期的长短，有无贫血或休克表现，发病前后有无急性腹痛或感染发热。此外，注意有无便秘或腹泻，观察血便的形式和出血的多少，对明确诊断也有重要意义。

2. 体格检查 首先应注意全身情况，有无血压和脉率的变化。凡有失血性休克现象者大多为上消化道病变，下消化道出血者一般仅有慢性贫血，但偶尔也有例外，如缺血性小肠炎或结肠炎也可能因大量失血而有休克现象。然后应作全身检查，有口唇、面颊黏膜或皮肤色素斑块者提示为 Peutz-Jegher 综合征；同时发现有纤维瘤或骨瘤者可能为 Gardner 综合征；有皮肤瘀斑或关节肿胀者提示为过敏性紫癜或血友病；有浅表淋巴结肿大者或肝脾大者可能为恶性淋巴瘤或癌转移。腹部可触及包块者，疼痛的可能为炎性病变如局限性肠炎，无痛的可能为回结肠肿瘤。患者有肠鸣音亢进者病变一般在小肠，有便秘和腹胀者病变多在下段结肠或直肠。便血中伴有黏液、脓液者多表示病变为炎症性，而明显的鲜血大多源自血管病变或溃疡出血。

3. 常规化验 一般对诊断无大帮助，唯白细胞数增加者多表示病变属炎症性，大便培养阳性者也有助于肯定感染性肠炎之诊断。癌胚抗原(CEA)阳性者对诊断结肠癌也有一定帮助。

(二) 诊断程序

1. 初步推断出血部位 在掌握了各种下消化道出血病变的病理性质和临床症状的基本知识(表 13-7)，并明确了一个具体病例的临床资料以后，就可以根据出血的程度(是急性的大量出血、反复的中等量出血或小量的持续出血和大便隐血)、便血的性质(是便后的喷血或滴血、粘在粪便表面的血迹或与大便完全混合的紫酱色血便)，以及是否伴有腹痛、呕吐或腹泻等症状，是否有便次增多或便意不尽、里急后重等感觉，便时是否有肛门疼痛或肛门脱垂等现象，初步分析其出血部位是在肛管或直肠、或在结肠或小肠，推

13

断病变的性质是肠管的炎症、肿瘤或肠壁的憩室和血管病变；这样就可以针对病变的部位作相应的特殊检查以肯定其诊断，而不必机械地将各种检查手段逐一进行，以减少患者的痛苦和负担。事实上，有些大出血病例的病情比较危急，亦不允许费时过久依次进行检查。

需要强调，下消化道出血的确切诊断，虽然既要求定位，又要求定性，但据笔者之意，出血的定位应该是首要的；因出血的部位确定以后，就不难通过活组织检查或剖腹探查明确其病变性质，随之作相应的处理——一般为病变的切除。由于下消化道的出血病灶约 80%~90% 是在结肠，特别是左半结肠和直肠，故在探索出血部位时，常自下而上地先判断它是否为肛管直肠出血，再排除结肠病变，最后肯定它是何段小肠出血。就出血病变的性质而言，因结直肠最常见的病变如肿瘤、息肉或溃疡性结肠炎等，其出血一般为中等量的反复出血；而急性大出血则少见（与中等量反复出血之比大约亦为 1:9），主要为重症的缺血性肠炎，偶可为回结肠的憩室或血管病变。故根据出血量的多少和便血的性状，也可以初步推断是炎症、肿瘤和息肉的出血，或为其他罕见病变的出血，并由此推断其常见的好发部位。

(1) 肛管直肠出血：这个部位的出血一般都是鲜血，多在排便时发生，排便终了时便能自行停止。对于此种出血一般应注意：

1) 与排便的关系：①仅在排便时有出血，表现为便后喷血、滴血或手纸上有血者多为内痔出血；②大便与鲜血同时排出，但血液是粘在粪便表面上者多为直肠或乙状结肠病变；③少数病例可毫无知觉地从肛门流血，或者以排血块为主，多见于老年人肛门手术后（包括枯痔插药后）的再出血。

2) 与疼痛的关系：①排便时有出血并伴肛门疼痛者多为肛裂；②排便出血时不伴疼痛者多为齿线以上的病变如内痔或息肉。

所有肛门、肛管或直肠病变的出血，通过肛门检查、直肠指诊和肛管、直肠镜检都可明确诊断。

(2) 结肠出血：按照发生的频率，结肠出血主要有以下几种病变，临床上各有其特征：

1) 结肠癌：一般为较长期的持续出血，很少有大出血。右半结肠癌特别是盲肠癌的出血多与粪便相混，有时肉眼不易发现，亦不伴肠梗阻症状，相反中毒症状则较明显，且常伴不全梗阻症状。距齿线 8cm 的肿物常可通过肛门指诊触及，30cm 以内者可通过乙状结肠镜发现，而更高部位的结肠癌常可通过钡灌肠获得确诊。然而需要指出，目前临床上结肠癌的早期发现率甚至不到 10%，故 40 岁以上的患者如有大便习惯改变或潜血阳性者，应作详细检查，不可轻易放过。

2) 结肠息肉：单个息肉主要表现为新鲜血便，有时可见成条的粪便上有凹槽样变形。家族性息肉病的发病年龄一般较大（多在成年以后），除便血外有时可能并发慢性肠套叠，病期较长者恶性变的机会亦愈大。炎症性息肉多有黏液血便，且既往有结肠炎病史。腺瘤性息肉除便血外也常有软便或腹泻。结肠的各种息肉病通过直肠指诊、乙状结肠镜检和钡灌肠后的空气对比检查常可获得确诊，有条件作纤维肠镜检查者更有助于诊断；但须注意全面检查，切不可发现了一枚或少数几枚息肉便感满足，从而漏诊了其他病变。

3) 溃疡性结肠炎：轻症患者仅在成形大便中混有少量鲜血和黏液，很难与内痔出血相鉴别。重症患者多有西红柿样黏液血便，每天 7~8 次甚至 10 次之多，伴发热和腹痛，可引起脱水和贫血。疑为溃疡性结肠炎者不宜轻易作结肠镜检查，以免造成肠穿孔，但低压稀钡灌肠一般应属无害，且可获得确诊。由于溃疡性结肠炎可能是一种免疫缺陷性病变，故患者的免疫球蛋白 IgG 和 IgM 在活动期常有升高，T 淋巴细胞相对低下而 B 淋巴细胞相对增加，延迟型皮肤过敏反应（BNCB 试验）亦低下，可有助于诊断。

4) 其他少见病变：①结肠憩室，在我国不多见，但偶可引起大出血，钡灌肠双重造影有助于诊断。②缺血性结肠炎，常累及脾曲部位，患者往往有心血管病变，以急剧腹痛、腹泻和便血为特征。轻症病例可自行恢复不留后患，中度缺血者在急性出血痊愈后可转变成肠管狭窄和不全梗阻，重症病例可致肠壁的坏死穿孔。本症作 X 线检查可见肠黏膜上有手指压痕样变化，内镜检查可见黏膜有较大的纵行溃疡和糜烂，血管造影可见病变部位的血管有痉挛、狭窄，或栓塞现象。③局限性肠炎（Crohn 病），多见于末段回肠，但也可累及结、直肠。临床上常有发热、腹痛、慢性腹泻，便中有黏液、血液或潜血。患者贫血消瘦，体重减轻，腹内常有包块可及，偶可发生肠内外瘘和肛门部的溃疡或瘘。在病理上本症常呈节段性，病变肠壁全层均有增厚，是一种无干酪坏死的类上皮细胞肉芽肿；黏膜上有纵行的裂隙状溃疡，其间的水肿黏膜呈鹅卵石样排列。④放射性肠炎，一般是宫颈癌放疗后引起的并发症，多累及直肠和乙状结肠，有局部疼痛，伴黏液血便；乙状结肠镜检可见直肠前壁发红、黏膜糜烂，有时有溃疡和出血。

(3) 小肠出血：小肠占消化道全长的 75%，黏膜面积占消化道的 90%，但小肠出血少见，而由于恶性肿瘤引起者更罕见。恶性肿瘤包括小肠癌和肉瘤（平滑肌肉瘤和淋巴肉瘤）两类，大部分发生在空肠上段，少数在回肠下段；其临床特征除便血外常有腹痛、呕吐等不全肠梗阻表现。诊断大多可依靠钡餐造影，尤其最上段空肠的肿瘤，采用 M-A 管插管，通过屈氏韧带后分段注入造影剂造影，确诊率可达 90% 以上。引起便血的小肠良性肿瘤多为平滑肌瘤和息肉，平滑肌瘤多发生在空肠，而息肉多见于回肠，便血的出现率约 30%，多数能通过钡餐造影获得确诊。小肠的缺血性肠炎和局限性肠炎也大多在末段回肠，前者有时可致大出血甚至肠壁坏死穿孔，后者一般仅有持续的潜血而大出血罕见。其他的出血性小肠病变，如毛细血管扩张症、结节性动脉周围炎，大多位于回肠末端，如果发生出血大多为反复的中等量出血；因其病灶较小，临床不易确诊，常需要通过血管造影才能对出血部位作出诊断。

2. 进行各种检查以求确诊

(1) 肛门指诊：肛门直肠指诊是诊断下消化道出血的首要和必要步骤。因 80% 的直肠癌是在示指可探达的范围之内，指诊对其诊断有重要意义，而直肠息肉、溃疡性结肠炎和内痔等病变通过指诊也有一定帮助。国内文献报道，直肠癌有 20%~30% 最初曾被误诊为内痔、痢疾等症，皆由于未能常规作肛门指诊之故，故对有便血或黏液血便、特别是久治不愈的患者，常规进行肛门直肠指诊是不可缺少的诊断措施。

(2) 直肠镜、乙状结肠镜检：这个方法虽然古老，但在诊断上仍有其价值。凡肛门直肠指诊未能发现阳性病变者，应无例外地进一步作直肠乙状结肠镜检，以除外乙状结肠以下 30cm 范围内的一切病变。

(3) 钡剂灌肠检查：是目前诊断结肠病变特别是高位结肠病变的有效方法。但常规钡灌肠检查对结肠癌的漏诊率可达 20%，对息肉的漏诊可高达 40%，而应用空气对比钡灌肠检查的确诊率可达 90%。若同时作常规钡餐检查，则对右半结肠包括回盲部的病变亦多能满意显示。但单纯钡餐检查对诊断盲肠以下病变的帮助不大，因钡餐到达左半结肠时水分已被吸收，成块的钡剂无法显示肠壁的正常或异常情况。而钡剂灌肠对诊断乙状结肠以下病变的帮助也不大，因作钡灌肠对乙状结肠和直肠的显影多被重叠而易致漏诊。

(4) 纤维结肠镜检查：目前纤维结肠镜检查已广泛应用于临床，对提高结肠病变的诊断水平有很大帮助。纤维结肠镜不仅可直接观察整个结肠的黏膜情况，且可同时做活检和细胞学检查，并进行病变的止血或息肉的摘除。但严重的炎症性病变如溃疡性结肠炎、局限性肠炎、严重的缺血性结肠炎或放射性结肠炎，以及急性结肠憩室等，纤维结肠镜检易导致结肠穿破是属禁忌。结肠大出血时作纤维结肠镜检亦有困难。

(5) 小肠分段气钡造影：在钡餐造影见胃十二指肠无明显病变者，可经鼻插入气囊导管进入空肠，然后注入小量稀钡和空气，这样可较单纯钡餐造影更清楚地观察肠黏膜上有无小肿瘤或溃疡，至观察清楚后再将导管深入 20~30cm，并重新注入稀钡和空气进行观察，可以更明确观察小肠有无病变，虽费时较多（有时需 24~48 小时）才能完成检查，但对小肠的微小病变能获得更明确的诊断。

(6) 选择性肠系膜动脉造影：对下消化道出血的定位和病因诊断都有一定帮助，还可通过注射药物达到止血目的。临床上凡经 X 线造影和内镜检查后仍然病因不明、且尚有反复出血者，应进行血管造影。由于肠系膜上动脉的分布范围广泛，上自十二指肠，下达横结肠的脾曲，因此这种造影有助于诊断小肠以及右半结肠和结肠脾曲的病变，文献报道在急性出血时的诊断阳性率可达 75% 以上。血管造影对小肠出血的诊断价值更大，因小肠出血用钡餐检查不易获得阳性结果，而作血管造影不仅可确诊动脉病变（动脉瘤、结节性动脉周围炎），也可以弄清毛细血管和静脉的情况，虽每分钟 0.5ml 的出血亦能显示其病变部位（如毛细血管扩张或憩室出血），常表现为血管增多或减少、小动脉管腔不规则、管腔狭窄或部分闭塞，或有造影剂渗到肠壁等表现，其成功率可达 70%。不过这种损伤性诊断方法无疑会给患者增加痛苦，且有一定并发症（Wenz 统计 2918 例血管造影的死亡率为 0.03%，严重并发症为 1.4%，包括出血、血肿、血栓形成等），故对其使用既要积极，又应慎重。

(7) 剖腹探查：如果通过上述检查步骤而出血部位尚难确定时，最后只能通过剖腹探查以明确真相。有的病变如炎症性或肿瘤性病变通过肠壁外的观察和扪摸就可肯定病变部位，但少数病变如毛细血管扩张症或结节性动脉周围炎等在肠外不易发现。此时采用肠管分段钳夹法寻找出血源常可取得满意效果——即将一段肠管的内容物自上而下地挤净后用肠钳将肠管两端夹住，若该段肠管不久即充盈、膨胀或发红发紫，就证明该段肠管内有出血性病灶。用此法寻找出血源不受条件限制而简便易行，颇切实用；但须注意出血病灶有时不限于一处，故不能找到一处病变就感满足，应对全部肠管逐段进行检查以免遗漏。在剖腹探查时，对可疑的肠袢，有时可用亚甲蓝 5~10ml 作肠系膜动脉注射，病灶所在部位的蓝色可持续较长时间不消退，对诊断也有一定价值。

以上各种检查法各有其特殊的适应范围。如果能自下而上地将各种检查逐步进行，自可明确出血的部位和病变的性质。但实际上对一个出血病例通过病史、体检和分析鉴别，一般大致已能作出初步判断，因此上述各种特殊检查通常只需选择 1~2 种或 2~3 种作为证实初步诊断的手段，很少需要进行全部检查，以免增加患者的痛苦和负担。少数下消化道大出血病例，除了病史和体检以外，有时也不允许作系列检查，只能作紧急的剖腹探查和相应处理。

（三）治疗原则

下消化道出血的诊断一般应以定位为先，但一旦明确了病变部位以后，治疗时却应根据病变的性质和出血的缓急作不同处理。

1. 肛管直肠出血的治疗　最多见的是内痔、肛裂或直肠息肉和直肠癌。内痔可切除或插药条。息肉可电灼切除，但应注意有遗漏或复发。直肠癌应作根治切除术。

2. 结肠出血的治疗　炎症性病变可对症治疗，局限性肠炎一般亦可保守治疗；但严重的溃疡性结肠炎有时需考虑作结肠切除，以防癌变。

单个的息肉可通过肠镜或切开肠壁予以电灼切除。多发性的结肠息肉病需考虑作全结肠切除和回肠直肠吻合，并定期观察残留的直肠以后是否会再生息肉，有个别息肉再生时可随时作电灼切除。也有学者主张对结肠息肉病除作全结肠切除外，可将直肠黏膜剔除后将末段回肠与直肠作套式吻合（Soave 手术）。笔者赞成此种办法，但齿线以上的直肠黏膜可保留 2~4cm，以保留肛门括约肌的反射控制功能。

最常见的结肠癌，应根据病期的早晚作相应的根治切除术，进展期癌术前最好先做介入化疗。

因结肠憩室或缺血性结肠炎所致的出血，出血量一般较大，故应多考虑作局部切除。唯缺血性结肠炎如果没有坏死穿孔和腹膜炎症状，通常可先保守治疗(包括补充循环血量、解除血管痉挛、控制肠道感染等)，除非出现腹膜炎或肠梗阻，才不得不做手术切除。

3. 小肠出血的治疗　缺血性小肠炎的治疗原则与缺血性结肠炎相同，除非有大出血或坏死穿孔，一般可以保守治疗。局限性肠炎亦然，除非全身症状较严重、出血量较多，或已有肠梗阻或内、外瘘形成者，一般以保守治疗为宜。但不论是局限性肠炎或缺血性肠炎，一旦已有手术切除之指征，其切除范围一般距病变边缘应有相当距离(15~30cm)，以免切端的供血不足而影响吻合口的愈合。

小肠的血管畸形仅需局部切除。小肠的息肉病(如先天性的 Peutz-Jegher 综合征)因很少恶变机会，一般亦仅需切开肠腔作个别摘除，即使已并发肠套叠者也仅需作小段的肠管切除和端 - 端吻合，不宜作大段切除以致发生短肠综合征。

小肠的憩室或溃疡出血仅需局部切除。小肠的癌或肉瘤则应作区段切除。

下消化道出血的诊断治疗程序可归纳为图 13-21。

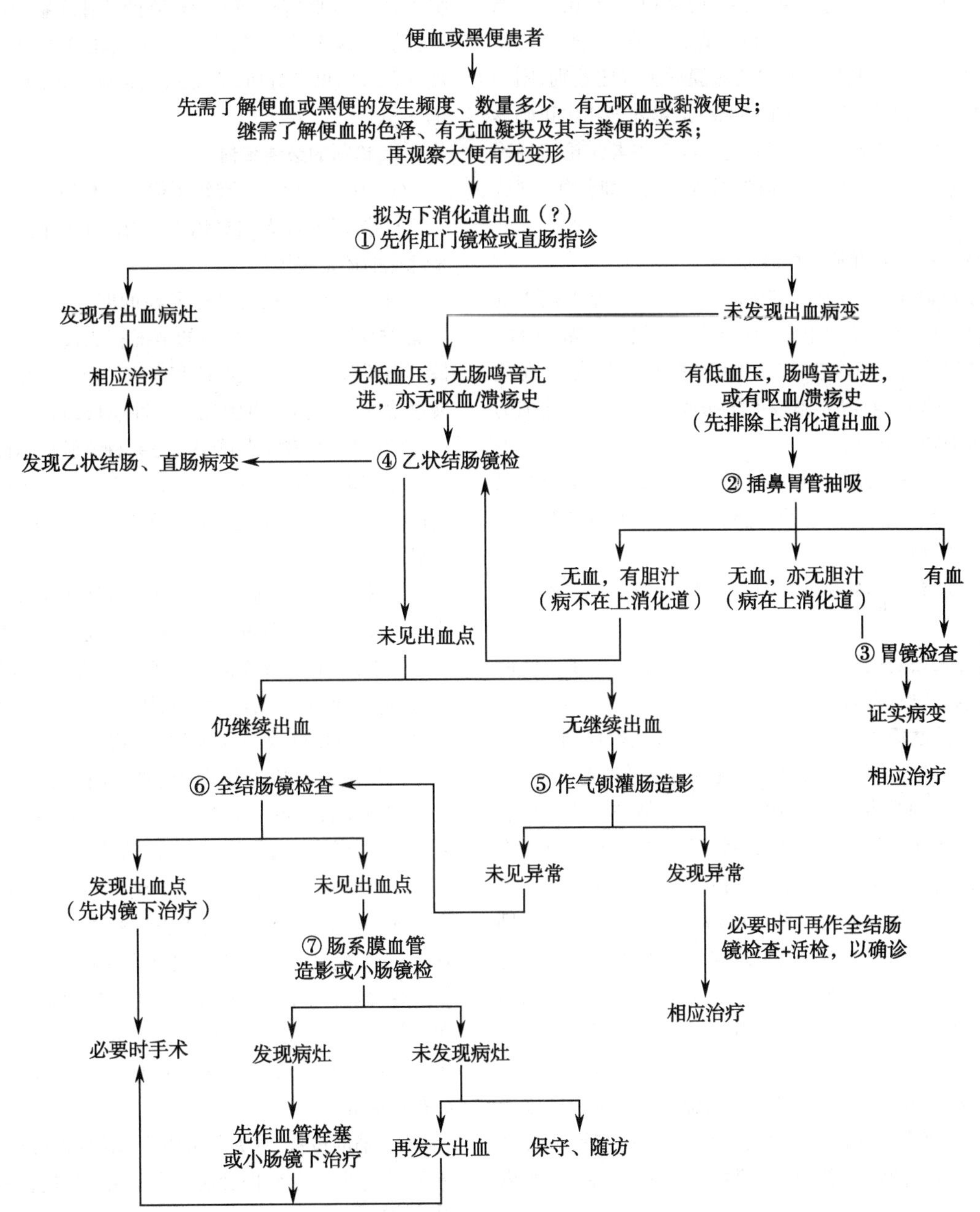

图 13-21　下消化道出血的诊治程序

(钱礼)

第四节　腹部肿块的诊断与处理

一、腹腔内肿块

腹腔内肿块除非能证实它仅是一个非病理性的腹内脏器，否则大多需要手术治疗。但在手术之前，首先必须明确这个肿块的位置确实是在腹腔内而不是在前腹壁中或腹膜后；其次还须明确肿块是属何种性质、病变累及的是哪一脏器，以便对手术的方式和步骤预先有所规划和准备。

对于前腹壁肿块与腹腔内肿块的鉴别，已在第十八章有所叙述，一般通过吸气、屏气以及腹肌收缩等试验即可作出正确判断。至于腹腔内肿块与腹膜后肿块之鉴别，则一般较为困难，须通过B超、CT和某种造影才能作出正确诊断，将于本章第二节再作详细叙述。本节主要讨论已经确定为腹内肿块，其定位、定性诊断过程中的思维逻辑，一般包括下述3个程序。

（一）排除一切非病理性情况

对于已确定在腹腔内的“肿块”，应通过详细的病史询问、局部检查以及必要的化验和特殊检查（包括B超、X线、CT、各种造影和病理检查）排除一切非病理性肿块，以避免不必要的剖腹探查，甚至造成严重医疗事故。属于此类的情况一般有以下几种：

1. 新生儿的肝脏　婴幼儿的肝脏较大，多位于肋缘以下，尤其剑突下之肝左叶常可明显触及，必要时可借助B超检查作出正确诊断。

2. 肥胖者的腹壁脂肪　因触诊不易，有时可误诊为腹内“肿块”。

3. 妊娠妇女的子宫　未婚妊娠的子宫增大，由于不能获得正确的病史，有时可误诊为子宫肌瘤或其他疾病。

4. 习惯性便秘者的肠腔积粪　可能误诊为左半结肠，特别是乙状结肠的肿瘤，必要时应灌肠后再做检查。

5. 排尿困难者之胀大膀胱　有时也易被误诊。尿道狭窄、前列腺肥大等患者有排尿不畅现象时，在检查其下腹部或盆腔肿块前，必须先导尿排空膀胱，以免误诊。

6. 下垂的肾或游走的脾　体格衰弱、组织松弛，特别是身体消瘦者，有时可有肾下垂或脾游走现象，致误诊为肾肿瘤或脾大。但这些肿块都有一定的活动性，而且将它向上推动时往往即不可触及，一般不难鉴别，必要时可做B超检查验证之。

7. 体格消瘦者的脊柱或腹主动脉　缺乏经验的临床医师有可能将脊柱或腹主动脉误诊为某种肿瘤或动脉瘤。

8. 肠腔中的积气或积液　偶尔，也可能被误诊为腹内肿块。

当然，以上各种情况除新生儿的肝脏和妊娠妇女的子宫外，其他各种肿块在一定程度上也是不正常现象，但一般不属外科范围，更无手术指征。

（二）决定肿块的病理性质

对一个腹腔内肿块在排除了上述各种非病理性情况后，应进一步确定该肿块的病理性质和所在部位（或所属脏器）。但在临床上或逻辑上究竟应该先确定其病理性质还是病变的所在部位，却并无肯定规律。笔者则认为，性质确定以后就可决定其治疗原则和手术方式，并估计其预后；而病变部位或累及脏器则根据一般的解剖知识不难推断，特别是当今的物理检查手段能使病变的部位更别明确，通过合适的手术切口更可以探明其真相。

肿块形成的原因或病理性质，大概有先天性、外伤性、炎症性和良性、恶性肿瘤等几种，各有其不同的发病诱因、临床表现、化验特点和某种检查的特殊现象，所以要明确一个肿块的病理性质，需要尽可能收集详细的临床资料，再进行合理的思考分析，方能得出正确的诊断。兹择要论述于下。

1. 诊断的必要资料

（1）临床病史　主要须了解以下事项：

1）发病前有无明显诱因，如感染或外伤，肿块的形成是急速的还是缓慢的。

2）了解肿块初发现时所在的部位、大小，有无疼痛或压痛、能否移动，并与目前的情况相比较，就可以推断肿块最可能源自何处、生长快慢和大致性质。一般说来，肿块发展最快的是外伤性血肿或炎症性包块，其大小之差别可以小时计或日计；增大得较快的是某种囊肿或恶性肿瘤（特别是肉瘤），其大小差别可以月计；而增长最慢的是良性肿瘤或慢性炎症，往往需几个月甚至几年后才能觉察出肿块的明显增大。

3）肿块出现前后产生的影响或伴随症状：有局部疼痛或全身反应者，大多为炎性包块或外伤血肿。患者有消瘦、贫血及恶病质者，多系恶性肿瘤。肿块出现前后逐渐出现黄疸者，病变当在肝脏、胆道或其附近。患者有肠蠕动亢进或血便者，证明肿块源自肠道或已侵犯肠腔。

大便呈柏油样者表示病变在上消化道；呈枣红色者可能在回肠末段；便中有鲜血、大便有变形或其他排便异常者，病变最可能在降结肠下段、乙状结肠、直肠或肛管等处。

（2）体格检查：除一般心、肺情况外，在全身检查时须注意其他部位有无相似肿块或恶性肿瘤的转移迹象，包括锁骨上、直肠窝或其他淋巴结肿大以及肝、肺、骨等处。而根据这些继发转移灶的部位，往往可以推测其原发灶之所在。在局部检查时须注意肿块的大小、数目、境界、硬度、部位深浅、能否活动，以及有无波动感或囊性感，对诊断病变性质更有直接帮助。

（3）辅助检查：对决定病变的部位和性质有时有决定性意义。几乎每一个腹内肿块都应做某种最适宜的特殊检查，以肯定诊断。

1）X线检查：①疑与消化道有关的病变，可在钡餐或钡灌肠后作X线摄片。根据消化道有无充盈缺损或肠外压迹，可以推断是否为消化道肿瘤或肠外肿物。钡餐造影还可显示病灶之大小、形态和部位；钡灌肠造影根据胃肠道被推移的情况，也可大致断定原发病灶的部位和大小。病变引起肠道梗阻时，在X线片上根据肠袢内积液积气的位置，也能大致诊断出病变的部位。②疑为泌尿道病变者，作泌尿道静脉造影或经膀胱作输尿管逆行造影，可以鉴别病变是否在肾或膀胱。③有阻塞性黄疸者，应在B超检查显示肝内、外胆管的扩张情况后，选作经皮胆道穿刺造影（PTC）或内镜逆行胆胰管造影（ERCP），MRCP更可以清楚地显示出胆、胰病变的部位和性质。

2）B超和CT检查：根据超声波对不同组织所产生的不同回声强度，可以判断一个腹内肿块是囊性还是实性的，囊性病变是单囊还是多囊的，实性肿块是一般的良性肿瘤或质地致密的恶性肿瘤；同时还能探知肿块的大小、数目及其所在位置，对肿块的诊断常有很大的帮助。

CT亦然。因它是水平面的断层连续摄片，对病灶所在部位及其与邻近组织或周围器官的相互关系，能提供比B超检查更明确的立体方位。由于病灶与其周围正常组织的密度有所不同，特别在注射造影剂后更能对比出不同的组织密度，故能描绘出病灶的大小及清楚的境界。对肝、肾、胰以及腹膜后的其他实性肿瘤的诊断尤具价值。

3）穿刺检查：对有波动感或囊性感的肿块，可在B超引导下进行穿刺或活检，从穿刺所得的囊液可以确诊该囊肿是血肿、脓肿或其他囊肿（滞留性、寄生虫性或肿瘤性）。若在抽出部分囊液后再注射造影剂，更能进一步明确囊肿所在部位及其大小。对一个实性病灶做穿刺活检，也有助于诊断它是良性或恶性肿瘤，甚至它的组织来源。

4）内镜检查或选择性血管造影：也是目前常用的检查方法，对确定病变性质和所在部位有时也有决定性意义。

2. 诊断的思维逻辑

(1) 首先是鉴别囊性或实性病变：如前所述，对以腹内肿块为主要表现的病变，其诊断要求包括肿块的病理性质和所在部位（或累及器官）两个方面，尤以决定其病变性质更具重要性，因为无论是处理方式或临床预后，均以其病变性质为转归。据笔者的经验，如已确定一个肿块是在腹腔内，又排除了该肿块不是“生理性”而确是病理性以后，应该再进一步确定该肿块是囊性的还是实性的。这个基本鉴别一般并不困难，而意义则很重大。因为凡属囊性病变通过触诊或B超检查一般都能确诊，而通过囊肿的穿刺和囊液的检查（必要时可在B超引导下进行），囊肿的病理类型也不难肯定，再结合囊肿的所在部位，就可最后明确诊断，并随之作相应处理（保守观察、穿刺引流或囊肿切除）。

(2) 是何种囊性病变：囊性病变的病因一般可分以下5类，各有其不同的处理原则。

1）先天性囊肿：此类囊肿虽不一定全见于青少年，有时也可在成年后始被发现，但病变的本质是一种先天性发育畸形。临床上常见的有多囊肝和多囊肾，以及肝内外胆管的囊性扩张症。其他如肠系膜囊肿及脐尿管囊肿亦属此类，后者有时可发生脐瘘。先天性囊肿如尚未并发感染或造成其他脏器的受压症状，一般可以保守治疗，必要时可予以切除，或与肠道作Roux-y式内引流。

2）滞留性囊肿：系分泌性脏器的输出管有阻塞或狭窄的结果，如肾盂积水或胆囊积液等，输卵管囊肿亦可归入此类。对于此类囊肿，一般可将囊肿切除，或将囊肿与其他空腔器官吻合。

3）寄生虫性囊肿：最多见的是牧区人民的肝内包虫卵囊肿，偶可见腹腔内的肺吸虫囊肿。此类囊肿一般均需予以完整切除。

4）炎症性囊肿：最多见的是继腹腔感染后继发的盆腔、膈下脓肿以及阑尾、胆囊、胰腺周围的脓肿。肝脓肿亦可归入此类。偶尔，结核性腹膜炎亦可形成一个包裹性积液。此类脓肿能切除者应予切除，如阑尾脓肿、胆囊脓肿及其他不能切除者可作脓肿外引流。

5）肿瘤性囊肿：此类囊肿临床上最具重要性，因其有恶变可能，或囊肿本身就是恶性肿瘤的表现，如卵巢囊肿及胰腺的囊腺瘤或囊腺癌。此类囊肿一般均须予以根治切除。

(3) 是何种实性肿块：要确定一个实性肿块的病理性质，一般比囊性病变的诊断更为困难，须结合临床病史和体检结果进行综合分析，必要时还需通过B超、CT及穿刺活检，甚至最后作剖腹探查后才能得出结论。实性肿块在病理上也有多种。

1）外伤性：外伤性出血一般多系急性病变，很少成为腹内慢性肿块的鉴别对象。但一个血肿也可以机化成一个实性团块，或转变成一个囊性包块，因而成为诊断难题。如上腹部撞伤所致之胰头部血肿，有时可误诊为胰头癌或胰腺囊肿。

2）炎症性：临床上以腹内慢性肿块为主诉的炎症性或感染性病变，最常见的是回盲部结核或肠系膜淋巴结核。偶尔阑尾脓肿吸收不全者也能在右下腹形成一个持久的包块。这些慢性炎性病变，就诊时不一定有明显压痛，但大多固定不移、表面不平整、境界不清楚，有特殊的浸润感，有时与肿瘤很难鉴别。唯详问病史，包括起病的过程和进展情况以及其他伴随症状，大多可作出鉴别。

3）肿瘤性：此类病变在临床上最为多见，且情况较复杂。虽多数为恶性肿瘤，但具体的病理类型须通过剖腹探查和活组织检查方能确知。不过在决定手术切除之前，术者应作各种努力，通过病史、体检、B超、CT、MRI及钡餐、钡灌肠X线造影或选择性动脉造影或细针穿刺活检；术中通过肉眼观察和组织活检（针吸、切取），肯定病变是属恶性，方可进行“根治性切除”。

（三）确定病变部位和累及的脏器

根据肿块所在的解剖部位，结合临床特点和影像学表现，腹腔内肿块一般都可以作出正确的诊断。

上腹部的表浅肿瘤如肝、胆肿瘤或脾肿瘤，不仅能随呼吸上下移动，且与肝、脾的浊音界相连；胃肿瘤虽亦略可上下移动，但与肝、脾的浊音界常有间隔，横结肠和肝曲、脾曲的肿瘤亦如此。做B超、CT、MRI检查或钡餐、钡灌肠造影及纤维内镜检查后更不难确诊。

下腹部的肿块在右侧者多为盲肠或升结肠癌，在左侧者多为降结肠或乙状结肠癌，居中的肿块可能与子宫或其附件有关，亦可能为膀胱肿瘤。由于消化道的肿瘤多有某种肠道症状如血便或肠梗阻，女性生殖系统的病变多有月经变化，故一般以病史、临床表现、体检为线索，以特种检查(X线、B超或CT)为手段，作系统而深入的分析研究，不难获得正确诊断，随之进行适当治疗。

需要强调的是，消化道的恶性肿瘤(如常见的胃癌/结肠癌)，其最初的症状常为消化道出血，梗阻，发现肿块时往往已是晚期，因而凡有消化道出血、梗阻的患者，都应警惕是否为恶性肿瘤。至于治疗，除早期癌可以作单纯的根治性切除外，一般进展期的胃癌或结肠癌以及胰腺癌或子宫附件癌等最好先经选择性动脉插管作区域性化疗，然后作癌灶的根治性或超根治性切除，最后再作腹腔化疗(有时需加热至42~45℃)和全身化疗，以消除腹腔内的残余癌细胞，减少腹腔和全身癌灶转移的可能，这种治疗方法称为三联序贯疗法，理论上现已成为治疗进展期癌的最佳方案。某些实性癌不宜切除者，亦可考虑作射频消融(RFA)治疗。

腹腔内肿块的诊断步骤总结于图13-22。

有腹腔内肿块的患者

病史 ↓ 体检

1. 先排除腹腔内可能形成的非病理性肿物
2. 继而根据肿块的部位及其质地（实性/囊性），以及能否推动/或随呼吸活动等情况推断受累的脏器和病变的性质（良性/恶性）
3. 必要时可选作相应的特殊检查以明确诊断
（1）胃肠道：胃镜、结肠镜检查和/或钡餐、钡灌肠X线摄片
（2）肝、脾、肠系膜淋巴结；B超、CT
（3）胆道：B超、十二指肠镜检查、PTC和/或ERCP
（4）女性生殖系：B超、CT、腹腔镜检查
（5）有时可作选择性血管造影或小肠镜检查
4. 最后可作针吸活检和/或开腹探查，以确定病变性质和病程早晚，并进行适当治疗

图13-22　腹腔内肿块的诊断步骤

二、腹膜后的病理性肿块

腹膜后组织包括实性器官(如胰腺、肾脏、肾上腺)、管腔器官(如膀胱和输尿管)、间位器官(如十二指肠和升降结肠)，以及腹主动脉、下腔静脉及其分支；此外还有许多间质组织如纤维、脂肪组织、淋巴组织和自主神经等，其各自的病变都可能形成一个腹膜后肿块。一般说来，在腹膜后间隙中除偶发的急性外伤性血肿或感染性脓肿外，慢性的肿瘤性病变除胰、肾、肾上腺肿瘤外，其余仅占全部肿瘤的0.2%~0.5%，且多见于40~50岁的男子。但肿块的病理类型却是非常多样复杂的，其中良性的主要是纤维瘤、神经纤维瘤、脂肪瘤和平滑肌瘤，恶性的主要是恶性淋巴瘤、脂肪肉瘤和平滑肌肉瘤。若按其组织来源分类，则据中国《实用外科杂志》1991年6月327例之统计显示(表13-8)，其病种与例数为：

(一) 诊断步骤

由于腹膜后间隙较大，肿块部位深在，又缺乏特有的症状，故其早期诊断比较困难。凡患者有模糊不清的腹胀或边界不清的腹部肿块者，均提示有腹膜后肿块之可能，应按照一定步骤作下述各种检查，以确定腹膜后肿块的性质和部位。

1. 胃肠道、泌尿系或血管造影　对有胃肠道症状的患者，通过钡餐或钡灌肠X线检查，可显示胃肠道受腹膜后肿块压迫或被推移位的现象；采用侧位或斜位摄片还可以检查间位器官如十二指肠、升降结肠的移位情况，来推测腹膜后肿块的部位。如胃肠道的钡剂造影显示有黏膜破坏、充盈缺损、管壁僵硬或管腔狭窄等改变，更可以证实肿块已侵及胃肠道或系源自胃肠道本身，得以与腹膜后其他肿块相鉴别。然而胃肠道钡餐检查对腹膜后肿块的诊断缺乏特征性，其诊断正确性一般不超过50%，唯对腹膜后肿块是否已侵犯到胃肠道则很有帮助，以便术前能对病变程度作出恰当的判断。

肾盂造影则适用于邻近肾脏或输尿管的腹膜后肿块，

表13-8　327腹膜后肿块的病理类型

中胚层组织肿瘤	148例	泌尿生殖嵴肿瘤	18例
1. 脂肪瘤　10，脂肪肉瘤	39	1. 中肾管囊肿	15
2. 平滑肌瘤　3，平滑肌肉瘤	8	2. Muller氏管瘤	3
3. 纤维瘤(良恶性不易分)	15	胚胎残余瘤	33例
4. 淋巴瘤(良恶性合计)	49	1. 畸胎瘤	31
5. 各种血管瘤	12	2. 其他	2
6. 其他	12	胎内胎(寄生胎)	10例
神经组织瘤	107例	其他	11例
1. 神经鞘瘤	46	1. 鳞癌	3
2. 非嗜铬细胞瘤	42	2. 异位胰岛细胞瘤	2
3. 嗜铬细胞瘤	11	3. 其他	6
4. 神经纤维瘤	8		

有时可见肾脏向前或向内侧移位，肾盂或输尿管有受压积水等征象，同时也有助于了解肾功能和尿路本身的病变，其确诊率一般约为60%~80%，同样可为手术时是否须切除肾作准备。

血管造影包括腹主动脉造影、选择性腹腔动脉造影和下腔静脉造影。根据动脉造影所显示的腹主动脉及其分支的行径、分布和形态改变，以及肿瘤的血供来源和血管异常（如移位、扩张、延伸、拉长或包绕等现象），可以区分肿块是在腹腔内或腹膜后，明确腹膜后的肿块最可能来自何处，以及其性质之良恶性等。下腔静脉造影可以显示下腔静脉有无受压、移位或被侵犯情况，有助于术前设计下腔静脉的处理方法，但对判断肿块能否切除似帮助不大。腹膜后充气造影术除对肾、肾上腺及其周围肿块尚具一定诊断价值外，对一般的腹膜后肿块价值不大，且有空气栓塞等意外危险，现已基本淘汰。

2. B超、CT或MRI扫描成像　自20世纪80年代初期以来，B超、CT等无损伤检查已成为诊断腹膜后肿块的主要方法，其中尤以B超为首选，因其费用低廉、易普及、无损伤、分辨率高，能显示出肿块的位置和大小、肿块是囊性或实性，并可显示肿块与周围脏器的关系，其诊断正确率一般可在90%以上。

CT扫描之分辨率较B超更高，在客观性和再现性方面亦较B超优越，唯其费用昂贵，患者有时不胜负担，但CT扫描图像较B超之声影图像更为清楚，可检出直径2cm以上的腹膜后肿瘤，定位精确，并能显示肿瘤与其毗邻结构的关系，是腹膜后肿块的一种极有价值的检查方法，对观察辅助治疗的效果或随访术后的复发情况也是一种有效的手段。

至于MRI，因可进行除横断面以外的冠状面、矢状面或其他切面的检查，因此它发现病变和对病变的定位一般较CT更为正确，且能显示出肿瘤内的血肿、积液、积脓和组织坏死，较CT似更优越。但MRI的费用较CT更高，且作MRI检查时易受呼吸、心跳和胃肠蠕动等生理运动的影响，故对腹内脏器描出的图像质量较差，致其应用受到限制。

Pitterson（1987）曾比较107例软组织肿瘤的MRI、CT、X线片、核素扫描和血管造影的检出率，分别为100%、95%、90%、75%和27%，可以代表各种检查法对腹膜后肿块检查的相对价值。

PET-CT检查是新近发展的医学影像检查手段，主要是利用正电子核素作为示踪剂，通过病灶部位对示踪剂摄取成像，了解病灶的功能代谢状态，从而对病变作出定性诊断，结合CT则可对病灶的解剖部位有更加明确的定位功能，具有反映病灶的病理生理变化与结构形态改变情况，可明显提高诊断的准确性。对后腹膜肿瘤的定位与定性诊断具有更为重要的意义，只惟检查费用昂贵而难以普及应用。

3. 针吸活检、剖腹探查和冷冻切片检查　前述各种检查法一般仅有定位价值，最多也仅能大概判断其良恶性；要肯定肿块的组织类型或其恶性程度，仍有赖于术前的针吸细胞学检查或术中的冷冻切片，然后才能制订出正确的治疗方案。

在B超引导下作经皮细针抽吸细胞学检查，对确定腹膜后组织（不包括腹膜后器官）的病理性质有肯定价值，其诊断正确性一般虽不如腹腔内肿块（如肝、脾及盆腔的肿瘤），但其阳性符合率在恶性肿瘤可达90%以上，良性肿瘤也在70%左右，且极少假阳性。针吸前应常规检查患者的出凝血时间。操作时患者应取仰卧位（肥胖患者也可从侧路或后路进针），先用B超探头测定病灶位置，并量出皮肤与病灶间的最短距离。在皮肤消毒和局部麻醉后固定探头角度，将引导针沿探头孔道穿刺进入腹腔，在荧光屏监视下避开实质性脏器和大血管，然后拔出针芯，换上穿刺细针，将穿刺针刺入病灶内，接上10ml针筒，在保持负压状态下将针头作不同方向的旋转穿刺3~4次，再在解除负压的状态下拔出穿刺针，迅速将所得标本置于玻璃片上，用95%乙醇固定和染色后送病理检查。穿刺后患者应平卧休息3小时，注意观察脉率、血压和腹部情况。

若针吸活检取材不成功或检查结果阴性，或活检结果与临床印象不符，则应在剖腹探查时先切开肿块，取活组织作冷冻切片，然后再根据活检结果对肿块作相应处置。

（二）治疗原则

总的说来，因腹膜后肿瘤早期多无症状，故患者就诊时大多瘤体已较大，且多已侵及邻近器官或血管，手术切除常有一定难度。然而腹膜后肿瘤不论病变之良恶性，不论病期之早晚，几乎都应以手术切除为主要疗法。

手术原则

1. 良性肿瘤有包膜者应争取连同包膜作完整切除。

2. 恶性肿瘤已侵犯邻近器官或组织者，可将与肿瘤紧密浸润、无法分离的器官或组织连同肿瘤作整块切除（enbloc resection）。

3. 不论肿瘤为良性或恶性，凡因与周围组织粘连过多致不可能完整切除者，也应尽可能切除肿瘤的大部分或切除无粘连的部分中心。部分切除术虽不能治愈肿瘤而必然会再复发，但可减轻邻近器官或组织的受压症状，对恶性肿瘤之术后辅助放疗或化疗也属有利，因剩余的小块肿瘤无论对放疗或化疗一般都有较好反应。术中应在肿瘤大部切除后用银夹夹在肿瘤边缘上作标记，以便为术后放疗提供准确的定位。

（三）手术方法

成功的手术取决于完善的麻醉、正确的切口和良好的暴露，但巨大的腹膜后肿瘤切除手术，有时即使具备上述条件仍不能取得成功，这是因为巨大的肿瘤表面往往有丰富的血运，有时则与周围器官或血管有致密的粘连，以致手术无法进行，否则就可能损伤血管，造成严重后果。在这种情况下，特别当瘤体巨大，影响操作时，一般可以采取以下方法以利手术进行。

1. 不论是良性或恶性肿瘤，其中心都可能有多量陈旧血液或体液积聚，如畸胎瘤内可有大量胶冻样液体，肉瘤内可有陈旧性血液，而多房性黏液瘤内更可有大量黏性液体；

故在开腹后应先用粗针试穿瘤内液体，阳性者再作切开排液，有时可使瘤体明显缩小，有利于瘤体的分离和减少血管损伤的机会。切开瘤体排液时可能有部分瘤组织一并排出，这样更能缩小瘤体，以便于以后的操作。但要注意瘤体内有时有大血管通过，要避免切开时造成难以控制之出血。若试穿瘤内时抽得的是鲜血，则切开应非常慎重。如切开瘤体后不易止血，应用凝血纱布填塞，或用纱布条泡着肾上腺素溶液或孟氏（Mensell）溶液等止血剂填塞止血。

2. 若瘤体巨大，看不清瘤体与周围血管的关系，瘤体内又无积液，不能用抽吸法使之缩小者，必要时应尽可能在正确的组织间隙中（腹膜后肿块无论为良性或恶性，一般都有真性或假性的包膜），游离出肿块的表面及其边缘，待至游离到无法在直视下继续分离时，可用细硅胶紧扎其基底部，然后再切开包膜，尽可能将肿块作全部或次全切除。当然，这种包膜内切除应以不引起严重出血为原则，一般不宜用利刀单纯挖出，而应利用诸如激光刀或超声刀等器械作组织的溶化或烧灼切除。如发现有大血管（如肠系膜上动、静脉）穿过肿块，则可沿着大血管将肿块劈为左、右两半，然后再分别予以切除。肿块已包绕一侧肾蒂者（如肾周围的脂肪肉瘤）可以在健侧肾功能良好的前提下（术前的静脉肾盂造影可以作出判断）连同患侧肾一并切除。

（四）辅助治疗

腹膜后的良性肿瘤完全切除后可以获得痊愈，切除不完全者多数会再度增大，以致需要再次手术切除。腹膜后的恶性肿瘤（各种肉瘤）虽然也以手术切除为基本疗法，但预后大不一样，即使完全切除者 5 年生存率亦仅有约 20%，因此有条件者均需在完全切除后加作辅助放疗（adjuvant radiotherapy），或在不完全切除后行增补放疗（supplementary radiotherapy），也可对仅行剖腹探查而未做切除者行姑息性放疗（palliative radiotherapy），以期改善存活率并降低局部复发率。对肉瘤全切除后不能确定有无肿瘤残留，或复发肿瘤（分化较低者）再次切除后，近年还主张进行以多柔比星为主的综合化疗。无论放疗或化疗均可在术前或术后单独进行或同时使用，但这些辅助治疗的最佳方案至今尚无规定，还需要不断总结经验加以完善。但本人认为：因腹膜后肿瘤之切除都有一定难度，经验不足者应相机行事或转院治疗，以免发生医疗事故。

腹膜后肿块的诊断和处理程序如图 13-23。

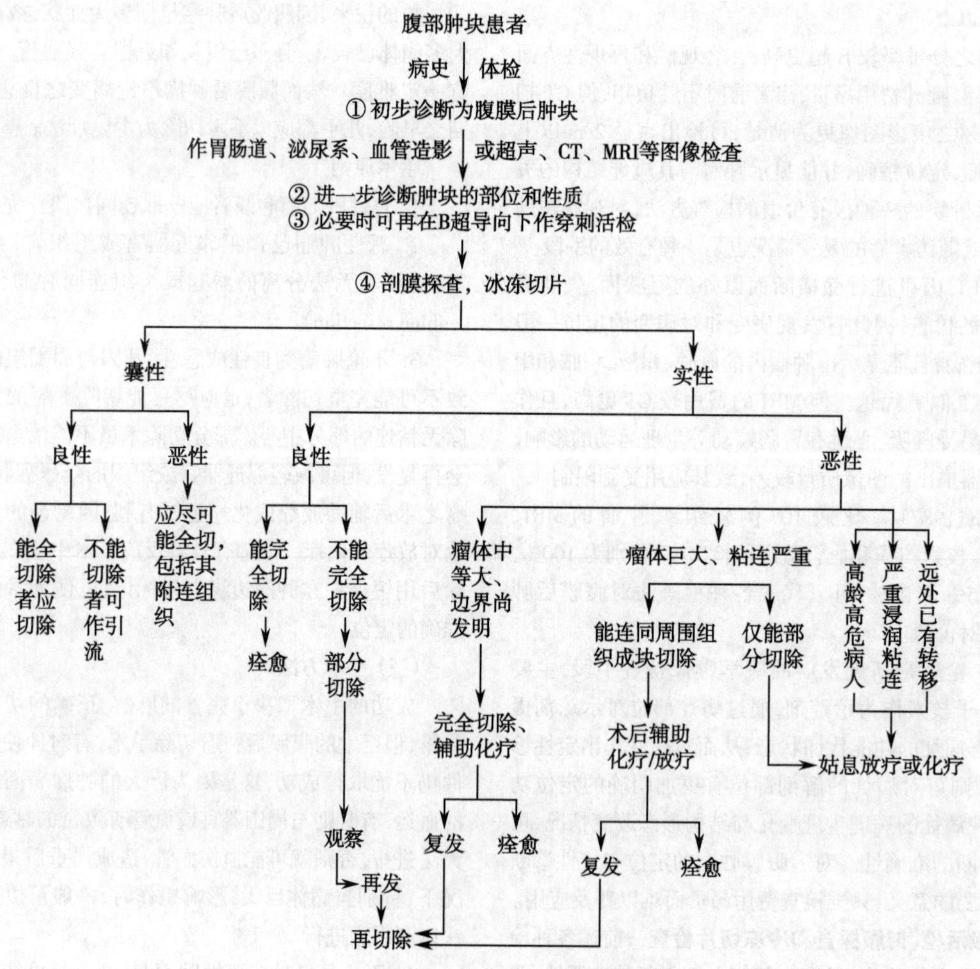

图 13-23　腹膜后肿块的诊断和处理程序

三、肾上腺肿大

正常的肾上腺左右两侧合计重约 7~12g。右侧者位于下腔静脉的后旁、在右肾的顶部；左侧者位于左肾顶部的内侧，在腹主动脉的旁侧和胰腺上缘的后方。除了极少数无分泌功能的肾上腺癌外，须对肾上腺作外科手术的均是由于其有某种内分泌增多，表现为醛固醇症、嗜铬细胞增生引起的儿茶酚胺症或肾上腺皮质增生引起的皮质醇症。上述疾病在内科学中均有所叙述，本节仅从外科的角度简述各病症的临床表现、诊断依据和治疗原则。

（一）原发性醛固醇增多症

1. 临床表现　肾上腺皮质分泌的醛固醇是调节人体电解质和血压的强烈物质。有肾上腺腺瘤或结节的患者，其醛固醇分泌过多会使人体含钠量增加，含钾量减少并增加细胞外液量（但无水肿）和出现代谢性碱中毒，同时会引起严重的高血压症。

患者多为女性（女∶男 =2~3∶1），年龄多在 30~60 岁之间。腺瘤大多位于左侧肾上腺内，直径多 <3cm，且多为单个性，仅 2% 可为双侧性。

2. 诊断依据　①患者多有严重高血压（一般降压药难控制）、肌无力、烦渴、多尿；②其尿液多为碱性，比重低，尿素和尿钾之排出量多；③血钾 <3mmol/L，血钠和 CO_2 结合力正常或偏高，血浆尿素则常降低，血浆容量可增加 20% 以上；④尿中和血液中的醛固醇含量有增加；即使在高钠饮食条件下，其醛固醇的分泌和排出仍超过正常（>10μg/d）；⑤为了确定肾上腺瘤的所在部位，可做 CT 或 MRI 扫描，并以此作为手术的明确指征。

3. 治疗原则　①术前须服螺内酯（安体舒通）每天 4 次，每次服 20mg，连服数天。饮食须低钠，并补充钾盐；②已确定腺瘤部位者可作腰部切口，行患侧的肾上腺全切除，因肾上腺中除可发现的腺瘤外，还可能有微小瘤存在。双侧腺瘤可经上腹部的弧形切口切除腺瘤，但须保留正常的肾上腺组织，术后再作内科治疗（口服螺内酯）；③术后除非患者有低血压，否则一般不需要补充激素。亦不需要多补液。若患者术后有疲乏、厌食、血钾过高或出现氮质血症者，表示有暂时性的醛固醇缺乏，可适当给予氢化可的松。个别病例术后有肾功能受损，致尿钠排出增加，因而发生代谢性酸中毒者，则需适当补充碱性药物。

（二）嗜铬细胞瘤

嗜铬细胞瘤主要是肾上腺髓质形成的肿瘤，偶尔体内其他的嗜铬细胞也可增生，因而分泌出大量儿茶酚胺，引起持续性或突发性的高血压，以及高代谢、高血糖等症状，故有时可总称之为儿茶酚胺症。多数的嗜铬细胞瘤是单独存在的，少数患者也可同时伴有甲状腺腺瘤、甲状旁腺功能亢进等，被称为多发性内分泌瘤Ⅱ型病综合征（MENⅡ型病）。

肾上腺嗜铬细胞瘤多呈灰色的球形或分叶状，一般重约 100g，亦可能更大，中心常呈坏死状，少数可为双侧性。肿瘤所分泌的儿茶酚胺包括肾上腺素、去甲肾上腺素和多巴胺，但主要是肾上腺素，多巴胺的含量极少。

1. 临床症状　①高血压（舒张压常 >140mmHg），多为阵发性，亦可为持续性，常伴心脏增大；②常有阵发性头痛，严重出汗、心悸和视力模糊；③常有体位改变性心跳加快和低血压；④尿液中的儿茶酚胺及其代谢产物排出量增加，机体代谢增加，并常有血糖增高和糖尿。

2. 确诊依据　①有上述症状且腹部能摸及肿块者，基本上可确诊；②激发试验（用高血糖素，glucagon）较危险，必要时可作抑制试验（用酚妥拉明或酚苄明），呈阳性反应者更可确诊；③最后可摄腹部 X 线片、做 B 超及 CT 扫描，常可发现一个或多个肿瘤；④如为异位肿瘤，必要时可作下腔静脉插管，在不同平面采取血样测定其中的儿茶酚胺含量，亦有助于确诊。

3. 治疗原则　本病确诊后应尽早手术，以免高血压导致奔马律、心力衰竭或颅内出血而死亡。手术成功的关键则在于恰当的术前、术中和术后处理。

（1）术前准备：诊断一经确定，应即使用。受体拮抗剂酚苄明（Phenoxybenzamine），每天 40~100mg，可以降低周围血管阻力，增加回心血量，降低血压，以免发生危险的并发症。若使用 α 受体拮抗剂后血压仍不下降，或反有心率加快或心律不齐者，可加用 β 受体拮抗剂普萘洛尔（心得安），至血压接近正常并稳定 3~5 天后即可施行手术。若使用上述肾上腺受体拮抗剂后血压仍不下降，则可在预定手术之前一天加用酚妥拉明（Phentolamine）。

（2）术中处理：麻醉前给药一般多用东莨菪碱、哌替啶（度冷丁），而忌用阿托品。整个术中必须密切监测血压、脉搏、中心静脉压和尿量，并保证通畅的静脉输液、输血。术中应将血压控制在 160/100mmHg 以下。如出现心动过速或心律不齐，可使用普萘洛尔和利多卡因。

手术一般需经上腹部横切口进行，以便探查有无多发性、双侧性或异位的嗜铬细胞瘤存在。术中不应挤压肿瘤，并须先结扎供应肿瘤的血管，然后再将肿瘤完整摘除。若肿瘤周围粘连严重、无法切除时，也可切开腺瘤包囊将肿瘤剜出。若探查未发现肿瘤，则可能为肾上腺髓质增生，须切开腺体作冷冻切片，诊断明确后对单侧性病变可作患侧肾上腺全切除，双侧者可将一侧全切、对侧切除 2/3，并尽量刮除其剩余髓质和用甲醛溶液涂抹其创面。

嗜铬细胞瘤的诊治程序可简列如图 13-24。

（三）肾上腺皮质增生症

肾上腺皮质增生症（hyperadrenocortism）又称皮质醇增多症或库欣综合征（Cushing 综合征），多由下丘脑、垂体和肾上腺皮质增生引起，极少数患者可由肺、肾、胰岛、胸腺或卵巢的良恶性肿瘤产生的异位 ACTH 所致。肾上腺的病变亦有皮质的增生和肿瘤两种类型，但都是因垂体肿瘤或下丘脑功能异常，致腺垂体分泌的 ACTH 过多所引起，而肾上腺皮质激素分泌过多又会反馈抑制垂体的 ACTH 分泌，致对侧和同侧的正常肾上腺皮质反而发生萎缩。

1. 临床表现　本病多见于女性，发病年龄多在 15~30

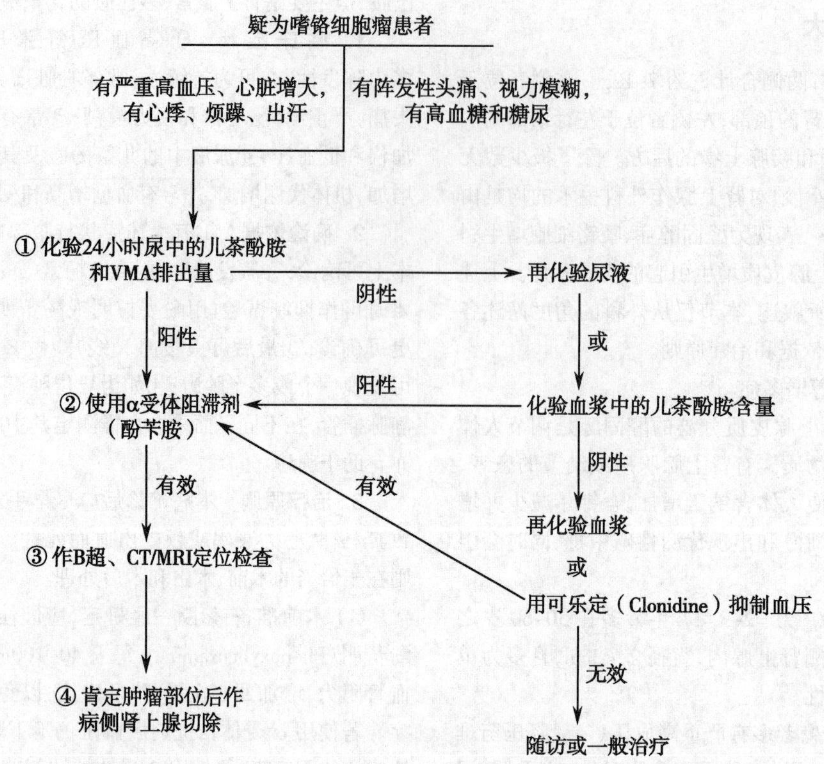

图 13-24　嗜铬细胞瘤的诊治程序

岁。据文献统计主要有下述一些症状：① 90% 患者体躯肥胖、面如满月、颈短而粗、肩背丰满；② 80% 患者有高血压和糖尿病（但饥饿时血糖正常）；③ 70% 患者上、下肢肌肉萎缩无力；女性月经不调、性欲减退，男性有阳痿；皮肤多毛，腹、股及臀部皮肤可出现紫纹，有痤疮或粉刺；④ 50% 患者可有皮肤和结缔组织萎缩、骨质疏松，易致骨折。也有患者会出现头痛、失眠、抑郁，甚至精神失常；⑤还有不到 40% 的患者可有白细胞增多、淋巴细胞减少及皮肤创伤不易愈合等症状。小儿患 Cushing 综合征者常致发育不良。

2. 诊断步骤　因引起本病患者的下丘脑 - 垂体 - 肾上腺皮质轴发生功能紊乱的病因有所不同，实验检查结果亦因病因不同而有异，故无一单项检验结果可以作为本病的确诊依据，而必须按照一定程序作一系列检验后才能确诊其病变部位。正常人的 ACTH 分泌常呈昼夜节律性变化，早晨的血浆浓度最高，白天逐渐下降，晚间最低。故对可疑患者应做下列实验检查。

(1) 测血浆中的皮质醇浓度：若其血浆浓度较正常值（早晨 8 时为 165.6~441.6nmol/L，下午 4 时为 55.2~248.4nmol/L，夜间 12 时为 55.2~138nmol/L）为高，且失去了上述的节律性变化，而以夜间的浓度最高，可以视为诊断本病的初步依据。

(2) 用类固醇制剂地塞米松（Dexamethasone）1mg 作夜间的抑制试验：若服药后次日早晨血浆氢基皮质醇含量降低，则为正常人，不减少者应再测其尿液中的含量，如其尿中的皮质醇含量增加者可进一步证实为本病。

(3) 测其血浆 ACTH 含量，并作大剂量地塞米松（8mg）抑制试验。皮质增生患者因其垂体的 ACTH 分泌受到抑制，其尿液中的 17- 羟皮质固醇（17-OHCS）常降低到基础值的 50% 以下，而皮质肿瘤、垂体的 ACTH 瘤和异位的 ACTH 瘤的分泌为自立性，将不受药物的影响。

(4) 作 ACTH 刺激试验：①皮质增生患者，其 24 小时尿中的 17-OHCS 比基础值增高，超过 20mg/d，而皮质肿瘤者则无反应；②异位的 ACTH 增多症，其血浆 ACTH 虽有增高，但对 17-OHCS 无抑制反应；③真正由于垂体分泌的 ACTH 增多所致的肾上腺皮质增生症患者，其血浆 ACTH 值可以正常或有升高，但尿中的 17-OHCS 常被抑制，在基础值的 50% 以下。

肾上腺皮质增生症的诊断步骤可归纳为图 13-25。

病变确诊为肾上腺肿瘤以后，在手术之前当然还须做 CT 扫描。CT 扫描在皮质肿瘤患者常表现为一侧的肾上腺肿块，对侧肾上腺反有萎缩。反之，如为皮质增生患者，则常表现为双侧肾上腺肿大，但亦可能正常。

3. 治疗原则　皮质醇增多症若不及时治疗，常因病情逐渐加重，出现全身衰竭、感染、心血管并发症或严重消化道出血而死亡，其 5 年内死亡率可达 50%。皮质醇增多症的治疗自然须根据上述的鉴别诊断结果，分为垂体手术或放疗、肾上腺手术和药物治疗三方面。本节所述仅限于肾上腺瘤的切除疗法。

(1) 术式选择

1) 单侧肾上腺切除：适用于肾上腺腺瘤或癌，切除后，

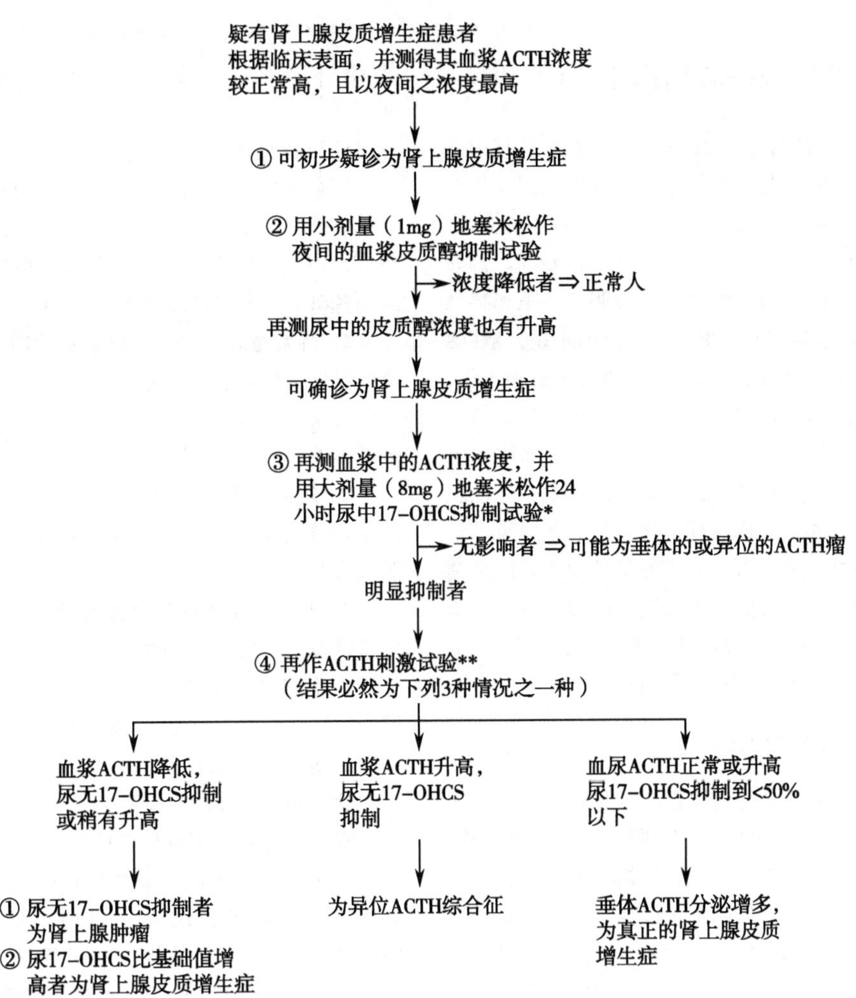

图 13-25　肾上腺皮质增生症的鉴别诊断程序

* 大剂量地塞米松抑制试验：每日口服 4 次，每 6 小时口服 2mg，连续 2 日。如第 2 日患者尿中的 17-OHCS 抑低到正常值 50% 以下者，表示患者的分泌已被抑制。

**ACTH 刺激试验：以 ACTH 25 单位溶于 5% 葡萄糖液 500ml 中，静脉滴注 8 小时，共作 2 天试验。正常人滴注日的尿 17-OHCS 含量较基础值应增加 2 倍以上。

对侧肾上腺和垂体 - 下丘脑 - 肾上腺轴常可从抑制状态下在 1~2 年内恢复正常功能。双侧肾上腺皮质增生的患者在无条件施行垂体手术时，亦可施行一侧肾上腺切除，然后对垂体作放射治疗。

2）双侧肾上腺全切除：适用于肾上腺皮质增生症患者，或有异位的 ATCH 分泌而又无法找到和切除分泌瘤者。双侧原发性的肾上腺病变，如色素细胞瘤增生或巨核细胞增生，亦可作双侧切除，但术后有时可作部分肾上腺的自体移植，即将切下的肾上腺切成薄片，埋藏在腹壁创口的肌肉内，有时可获得不同程度的存活和功能恢复。

3）肾上腺的大部分切除：即一侧全切 + 对侧的次全切除。一般认为此手术并无好处，因术后的复发率较高，不如全切除后根据病情适当补充激素为佳（这种激素补充常是终身性的）。

（2）术后处理

1）患者由于除去了过多的 ACTH 源或切除了肾上腺后，可诱发急性肾上腺皮质功能不全，出现头痛、呕吐、腹泻、血压下降和肢体软弱无力等症状，故手术后即应每天补充皮质醇 200mg，以后逐渐减至维持量 20~30mg，并酌加氢化可的松 0.1mg。

2）术后由于激素不足，加上创伤感染等因素，可诱发急性肾上腺皮质功能不全症，但过多的补充激素又会出现恶心、头痛、血压下降，严重者可诱发昏迷，甚至死亡。故术后的护理、监护十分重要，并应迅速从静脉输注含电解质的液体，加入氢化可的松 200mg；若血压仍不回升，还应使用升压药物和输血，并用抗生素控制感染。总之，肾上腺疾病的诊断和治疗都是十分复杂的，无足够经验者不宜轻举妄为，而应与有关专家会商后再决定如何处理。

（钱礼）

第五节　慢性腹痛的诊断与处理

慢性腹痛是一种常见病症，其病因相当复杂，往往引起诊断上的困难。另外，慢性腹痛与急性腹痛的病因又往往互有联系，故诊断时应追问患者过去有无急性腹痛病史、两者有无因果关系或直接联系，以提高彼此之诊断率。例如急性溃疡穿孔者过去多有溃疡病史，慢性胆道梗阻和感染者过去往往有胆石症急性发作史。所以总的来说，慢性腹痛者虽然大多起病慢、病程长，并不严重影响生活和工作，不需要立即进行手术治疗；但许多慢性腹痛患者的病情在其发展过程中可以从量变到质变，因而需要作急诊手术治疗。例如，溃疡病并发了穿孔、出血，胆石症并发了急性阻塞性化脓性胆管炎（AOSC）或急性出血坏死型胰腺炎。而另一方面，许多慢性腹痛也可能为病变急性发作后的延续表现，如急性胆囊炎和急性阑尾炎后遗下的慢性右上腹或右下腹痛。故慢性腹痛与急腹症既有本质上的区别，不少场合又可以相互转化，临床医师必须注意及此。

一、慢性腹痛的临床特点

前已述及，急腹症患者的病变性质常为腹腔内器官的急性炎症、急性穿孔、急性出血、急性梗阻或急性绞窄和缺血，不仅因病变已累及腹膜而腹痛程度非常剧烈，而且病变的进展也比较迅速，不通过急诊手术往往会危及生命。但慢性腹痛则不然，不仅起病较慢、病程较长，而且一般无急性腹膜刺激征，因而不需要急诊手术。除此以外，慢性腹痛患者往往还可根据下述几方面，作为彼此之间鉴别诊断的参考或依据。

（一）既往病史

所谓“慢性腹痛”是指腹痛的程度并不严重，但却经常发作，而又不一定逐渐加剧，致影响生活和工作，其病史有时已长达数月、数年，甚至十余年之久。这类患者的过去史一般可以有两种情况：一种是患者过去有过典型的急性腹痛发作，而后才变成为慢性腹痛，如急性阑尾炎、胆囊炎或胰腺炎发作后形成的慢性阑尾炎、胆囊炎和胰腺炎，这类患者过去的急性发作史对慢性腹痛的病因诊断有时很有帮助。另一种患者的慢性腹痛从一开始就是慢性而从未有过急性发作史，但不排除以后有可能突然转变为急性病变，如溃疡病发展成急性穿孔、胆石症发展成急性胆道梗阻。当然，也有些慢性腹痛过去既未有过急性发作，将来也不会有急性发作，如食管炎、胃炎、肝炎等。不过总的来说，追问腹痛的起病原因和发展情况，是很有助于了解腹痛的性质和明确其诊断的。

（二）腹痛部位

慢性腹痛患者常能指出其腹痛部位，这对病变的定位有重要意义，并据此可推断其受累器官。如右上腹疼痛的病变脏器，实性者不外肝、右肾和胰腺头部，空腔者主要是胆囊和肝外胆管、结肠肝曲或横结肠；右下腹痛的病灶主要为阑尾、盲肠或末段回肠，在女子还可能为子宫附件；其他部位的疼痛也可通过解剖知识来推测其受累之组织或器官。

（三）腹痛性质

腹痛部位确定以后，再进一步研究腹痛的特点，就不难明确病变之性质。一般说来，腹痛不外持续的隐痛、阵发的绞痛，以及在持续隐痛基础上发生的阵发性加剧，或在阵发绞痛基础上并发的持续隐痛4类。

1. **持续隐痛**　多为组织炎症，如实性的肝炎或空腔器官的慢性炎症和继发溃疡。

2. **阵发绞痛**　多为管道的梗死，如胆管结石梗阻或小肠粘连引起的慢性肠梗阻。

3. **先有隐痛而后有阵发加剧**　多表示管腔的炎症并发了管壁的痉挛收缩，如胆囊炎或胆管炎引起了胆管的水肿和痉挛。

4. **先有绞痛而后呈持续性痛**　多表示管腔阻塞后并发了感染，如胆管结石并发了胆管炎。

因此，根据腹痛部位再结合疼痛性质，则无论累及的脏器为实性组织或空腔器官，病变之性质为慢性炎症或溃疡、肿瘤，一般都不难推断。

（四）腹痛与体位的关系

有些患者的腹痛发作与体位有一定关系，熟悉这些情况也有助于诊断。例如胃黏膜脱垂症常在右侧卧位时发作，而左侧卧位可减轻或缓解。膈疝患者的上腹痛多在食后平卧时出现，而站立时可缓解。胃下垂、肾下垂患者站立过久或剧烈运动后常加剧，仰卧或垫高髋部时可减轻或消失。胰腺体部癌患者仰卧时常疼痛加剧，而前倾坐位或俯卧时可减轻。肠系膜上动脉综合征（良性十二指肠梗阻）引起的上腹胀痛，也在俯卧时可缓解。

（五）腹痛与其他症状的关系

慢性腹痛患者除腹痛外，往往还有其他症状，因而可由其伴发症状提示其原发病变的性质。

1. **发热**　慢性腹痛伴发热者多为炎性病变，甚至已形成脓肿，也可为恶性肿瘤组织晚期坏死后的表现。

2. **呕吐**　应先区别为胃性或肠性，抑或反射性。胃性呕吐常见于幽门部的梗阻性病变，如成人的溃疡病、胃黏膜脱垂症或胃癌引起的幽门梗阻，以及婴儿先天性幽门括约肌肥厚等，其呕吐物主要为过去不久咽下的食物，不含胆汁；而肠梗阻的呕出物为肠内容物并常含胆汁。此外，无论胃性或肠性呕吐，在吐前每有胃型或肠型出现，其呕吐往往呈阵发性的喷射状，吐后疼痛可缓解。反射性呕吐则多见于胃肠道以外的疾病，如慢性胆道病、慢性盆腔疾病；但此种呕吐一般仅见于疾病的急性发作期，无胃肠道梗阻常见的胃型或肠型，呕吐不呈喷射状而仅为反流性。

3. **黄疸**　腹痛发作时伴黄疸者表示病变在肝、胆系统。根据黄疸的性质（肝细胞损害性或胆道阻塞性）、进展的情况（呈进行性加剧还是有反复的），可以推断病变在肝脏或胆道,是由炎症、结石或肿瘤所致。

4. **腹泻**　多见于肠道慢性炎症,也可见于慢性肝脏或胰腺疾病。

5. **血便**　慢性腹痛伴少量血便者表示病变必然已累及肠管,应注意是否为大肠肿瘤、局限性肠炎或缺血性肠炎。患者有脓血便者应多考虑慢性痢疾或慢性结肠炎。大便呈柏油样者可以肯定病变在高位消化道,如食管、胃、十二指肠或空肠等处。

6. **包块**　慢性腹痛伴有腹内包块者,应考虑是否为炎症性包块、肿瘤、慢性胃肠扭转、套叠或痉挛性结肠炎。

二、不同部位慢性腹痛的诊断思路

根据慢性腹痛的发病情况、疼痛部位及其伴随症状,一般已能大致推断其受累的脏器和病变的性质,其诊断的思路和确诊的手段如下:

患者诉述的慢性腹痛(在排除了全身性疾病或腹腔外疾病引起的腹痛以后),如在疼痛部位同时发现有阳性体征(如压痛、包块等)存在者,一般均表示该处即是病变所在的确切部位。

该部位的器官不外是实性组织(如肝、脾、胰、肾、子宫和淋巴结)和管腔器官(如胃肠、胆道、膀胱和尿道等)两类。这两类不同器官不论发生了何种病变,除疼痛外必然会出现不同的伴随症状。实性组织病变可导致本身的肿大、压痛;管腔器官的病变则有伴随的黄疸、黏液血便或血尿等现象。由此可以区别其病变部位是在肝、脾、胰、肾等实性组织,或为胆、肠、膀胱等管腔器官。

根据上述的临床分析,为了进一步明确病变的性质和程度,可借助于若干特殊的检查。

1. 病在肝、脾、胰、肾等实性组织者,应做B超或CT等影像学检查,必要时还可做穿刺活组织检查。

2. 病在胆道或患者有阻塞性黄疸者,除B超检查外,应争取作PTC或ERCP造影。

3. 病在上消化道者,可作钡餐X线造影和纤维胃镜或纤维十二指肠镜检查;病在结、直肠者,可作钡灌肠造影和纤维大肠镜检查。

4. 病在膀胱、输尿管者,可作膀胱镜检查和泌尿道摄影检查。此外,腹腔镜检查和选择性动脉造影有时也可作为一种有益的检查法。

不同部位慢性腹痛病变的伴随症状和确诊方法可归纳于表13-9。

表13-9　不同部位的主要慢性腹痛病变

常见病变	伴随症状	确诊方法
(一)右上腹		
1. 肝脏疾病		
(1)慢性肝炎	发热、肝肿、黄疸	肝功能化验,肝炎病毒抗体检查
(2)原发性肝癌	倦怠、消瘦、肝肿	B超,CT,AFP测定
(3)慢性肝脓肿	发热、肝肿、压痛	B超+穿刺抽脓
2. 胆道疾病		
(1)慢性胆囊炎	厌油食,局部压痛	B超,胆囊造影
(2)胆道结石症	发热、黄疸、肝肿大(+/-)	B超,PTC/ERCP
(3)胆道术后并发症	复发黄疸、发热	B超,PTC/ERCP
(4)胆管癌/胆囊癌	进行性黄疸,肝肿大	PTC/ERCP,CT
3. 结肠肝曲癌	局部肿块,血便	钡灌肠X线片,纤维结肠镜检查
(二)中上腹		
1. 食管疾病续表		
(1)食管炎	泛酸,呕吐	食管镜检查
(2)贲门失弛缓	吞咽困难,食物返逆	钡餐X线检查
(3)食管裂孔疝	吞咽困难,平卧尤甚	特别体位钡餐X线造影
(4)食管/贲门癌	进食逐渐困难,嗳气,呃逆,消瘦	钡餐造影,食管镜+活检
2. 胃、十二指肠疾病		
(1)慢性胃炎	疼痛无节律性,食欲减退,餐后饱胀	纤维胃镜检查+活检
(2)溃疡病	疼痛有节律性,有泛酸现象	纤维胃镜检查+活检
(3)胃癌	疼痛不规则,食后加重,消瘦明显	纤维胃镜检查+活检
(4)胃黏膜脱垂	发作与体位有关,无周期性、节律性,伴恶心、呕吐、呕血	钡餐造影(右侧卧位)
(5)十二指肠憩室炎	食后症状加剧,有饱胀不适或恶心呕吐,压痛点在脐右上方	钡餐造影,十二指肠镜检
(6)良性十二指肠梗阻	恶心、嗳气、呕吐胆性食物	钡餐X线
(7)十二指肠癌	上消化道梗阻、血便	钡餐X线,十二指肠镜检

续表

常见病变	伴随症状	确诊方法
3. 胰腺疾病		
(1) 胰腺癌	初次发病。常先感后背痛，继有黄疸，胆囊肿大(+/–)，无急性炎症表现	ERCP、B超/CT+针刺活检或选择性动脉造影
(2) 慢性胰腺炎	过去有急性或慢性病史，有腹泻、黄疸(+/–)	同上
(三) 左上腹		
1. 慢性脾周围炎	脾肿大，压痛	B超，CT
2. 胰腺体尾部疾病	局部深压痛，有时可扪及肿块	B超，CT，ERCP
3. 结肠脾曲癌	肠梗阻症，局部肿块，血便	钡灌肠X线，纤维肠镜检查
(四) 腹中部、脐周围		
1. 慢性腹膜炎(结核性)	发热，腹胀，腹泻和便秘交替	X线平片，腹腔镜检查，剖腹探查
2. 慢性肠粘连(腹外伤或手术后)	发作时有肠鸣音亢进	X线平片，腹腔镜检查，剖腹探查
3. 肠系膜淋巴结核、淋巴瘤	消瘦、盗汗，可及多发肿块	先抗结核治疗，无效时作剖腹探查
4. 腹膜癌瘤	有原发癌症，恶病质或腹水	腹腔镜检，腹水细胞学检查
5. 小肠憩室炎	腹泻，血便，局部压痛	钡餐摄影，选择性血管造影
6. 小肠肿瘤	有不完全肠梗阻症，局部有肿块，压痛	钡餐摄影，腹腔镜检，剖腹探查
7. 腹主动脉瘤	腹主动脉有肿大和异常杂音	腹主动脉造影
(五) 左、右腰部		
1. 肾下垂/游走肾	腰部可触及肾下极	B超检查，肾盂造影
2. 肾结核/慢性肾盂肾炎	有不规则发热，膀胱刺激征，血尿、脓尿	小便化验培养，肾盂造影
3. 肾/输尿管结石	常伴肾区压痛和膀胱刺激征，血尿	X线平片，泌尿系造影
(六) 右下腹		
1. 慢性阑尾炎	有右下腹急性腹痛发作史，局部有压痛、肿块	钡餐造影，剖腹探查
2. 局限性肠炎	常有微热，腹泻，黏液血便，右下腹压痛	同上
3. 盲肠结核/盲肠癌	常伴血便，有肿块可及	同上
4. 肠系膜淋巴结核	有胸、肺或肠道结核史	OT试验(+)
5. 右侧输卵管炎或卵巢病变	有月经异常/白带增多；腹痛于经前加剧	B超，腹腔镜检
(七) 中下腹、耻骨上		
1. 慢性膀胱炎	伴尿频、尿急、尿痛	小便化验(脓尿、菌尿)，膀胱镜检
2. 慢性前列腺炎/精囊炎	常伴遗精、早泄、射精痛、小便终末有黏性分泌物	尿三杯试验，直肠指诊和前列腺液检查
3. 慢性盆腔炎	常伴月经异常、白带增多，痛经不孕	腹腔镜检
(八) 左下腹		
1. 慢性结肠炎	反复腹泻，大便有黏液、脓血	钡灌肠摄影，纤维肠镜检查
2. 乙状结肠直肠癌	有下肠道梗阻症，大便变形，常伴血性	同上
3. 结肠憩室炎	间歇性便秘、腹泻，右下腹有压痛	同上
4. 痉挛性结肠炎	常伴便秘或腹泻，有时可触及痉挛肠袢	钡灌肠摄影
5. 左输卵管炎	腹痛于经前加剧，常有月经异常/白带增多	B超、腹腔镜检

总之，对于一个慢性腹痛病例，其确诊之步骤可归纳为以下几项：

1）查问既往病史，是否在慢性疼痛部位有过某种病变的急性发作史。

2）注意除腹痛以外有无其他伴随症状。

3）检查腹痛部位有无明显压痛或肿块可触。

4）判明病变组织是实性组织（肝、脾、肾、胰及子宫、卵巢）或管腔器官（胆道、胃肠道、泌尿道及膀胱）。

5）根据以上判断，结合疼痛部位，对实性组织病变可做B超、CT检查。对胃肠道病变作X线造影和(或)内镜检查；对胆道病变作PTC、ERCP；对泌尿道病变作膀胱镜检查和泌尿道造影。必要时还可作腹腔镜检查或剖腹探查，一般均可作出正确诊断和相应处理。

兹以上腹慢性疼痛（图13-26），右下腹慢性疼痛（图13-27）和左下腹慢性疼痛（图13-28）为例，表示其诊断思路和处理程序。其他部位之腹痛，读者不难举一反三地绘出自己最恰当的诊治思绪图。

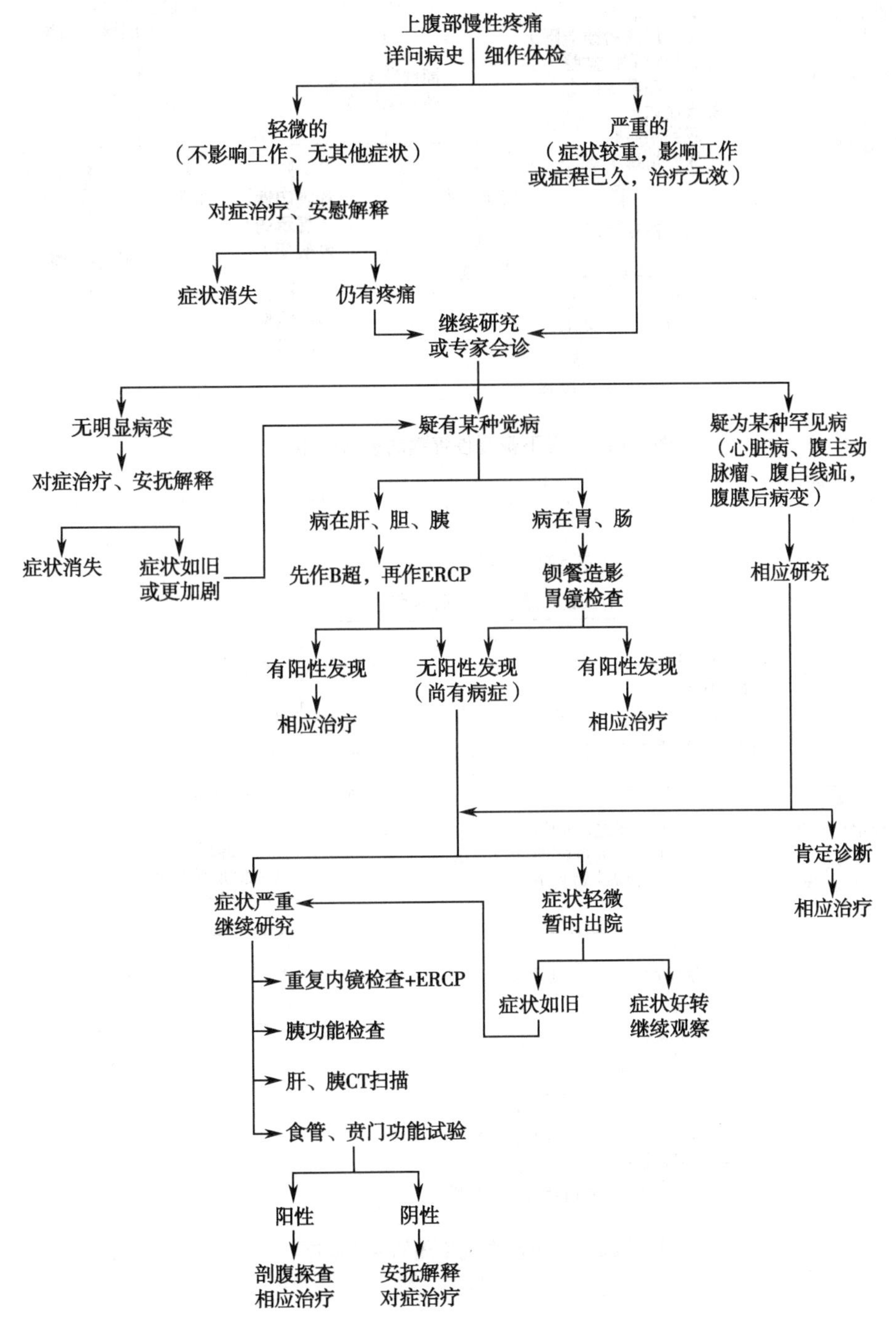

图13-26　上腹痛慢性疼痛的诊治程序

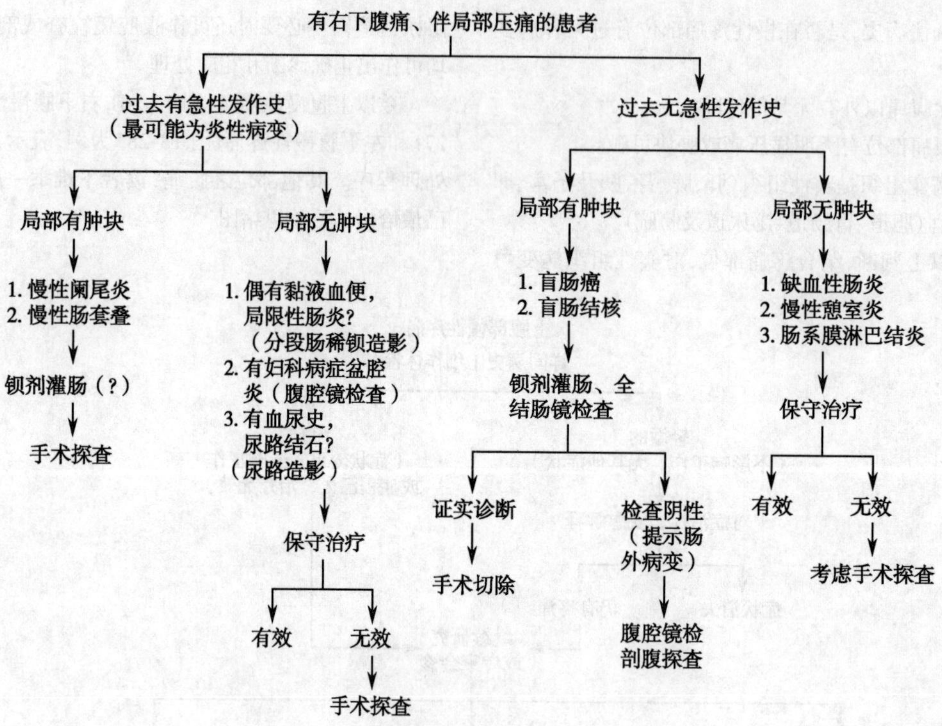

图 13-27　右下腹慢性疼痛的诊治程序

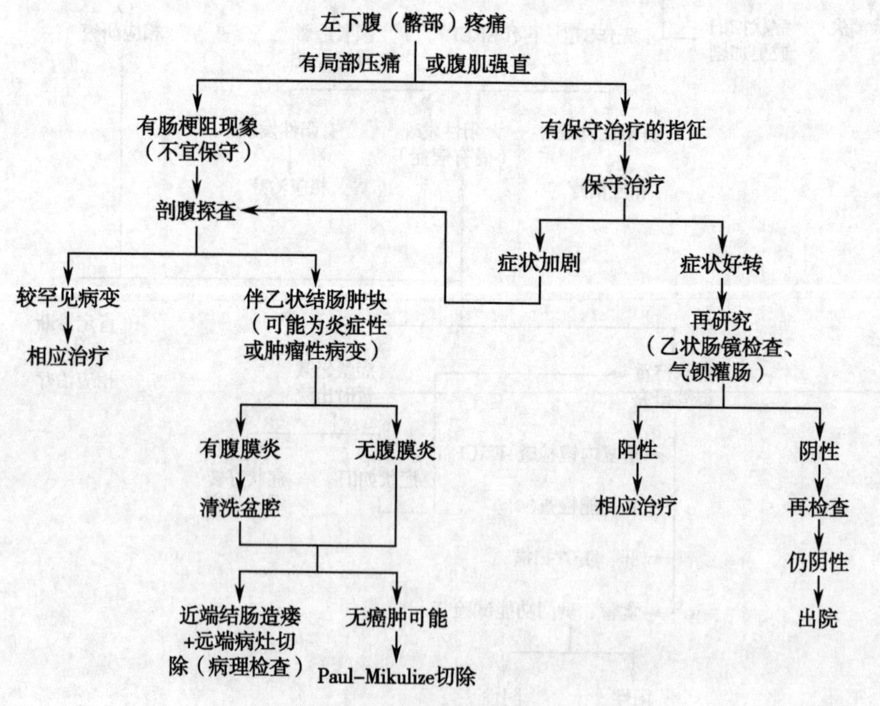

图 13-28　左下腹慢性疼痛的诊治程序

（钱礼）

13

第六节　腹水与腹胀的诊断与处理

一、腹水

腹水是各种原因引起的腹腔游离积液。产生腹水的病因很多，但基本上可分两类：一类是腹腔以外的病变，比较常见的是心血管病、肾脏病和全身营养障碍等；另一类是腹腔内的病变如肝病（肝硬化、门静脉高压）、腹膜病和卵巢肿瘤等。本章所涉及者仅以腹腔内病变引起的游离腹水为限。

（一）腹水的诊断及其与腹胀等现象的区别

除少数病例的小量腹膜渗出液可为包裹性者外，其他的腹水都是游离性的，故其临床诊断主要靠叩诊和穿刺。小量腹水只能在肘膝位叩诊脐部方有浊音出现，用B超检查自然能更精确，但通常腹水量须超过100ml方能被发现。中等量（>1000ml）的腹水可呈现明显的移动性浊音，大量腹水患者在其两侧胁腹部可膨出如蛙腹状；检查者将左手掌置于患者之右侧腹壁上，用右手指轻叩其左侧腹壁时，左手掌便可感到一种波动感。

腹水必须与其他原因所致的腹部膨隆相区别，较常见的有下述几种情况。

1. 卵巢巨大囊肿　可引起腹部高度膨胀，叩诊呈浊音，甚至有波动感，易与腹水相混淆，但巨大卵巢囊肿有以下特征：①病者仰卧时，肠袢被推挤向腹后和两侧，因此叩诊时前壁呈浊音而侧腹部呈鼓音。②腹部前后之膨胀度常大于两侧之膨胀度，因此前腹部显得格外隆起。③脐下的腹围常大于脐部或脐上的腹围，因此脐孔常有上移现象。④脐与两侧髂前上棘的距离可不相等。⑤囊肿的轮廓有时可明显触及。⑥作阴道检查也提示囊肿起源于一侧卵巢。应用X线钡餐透视或CT检查，对大量腹水与巨大卵巢之区别更能提供有价值之依据，卵巢囊肿不仅囊肿本身有表面不对称之特征性改变，且可见胃肠随囊肿之移位而有外形改变；而大量腹水则呈均匀性之透明度减低，胃的位置正常或稍高，小肠漂浮而可随意推动，与巨大卵巢囊肿显然有别。

2. 其他巨大腹腔囊肿　有时大网膜内或腹膜后之积液，以及胰腺囊肿、肾盂积水等也可达巨大程度而与腹水相混淆。但上述这些病变有以下特征可与腹水相鉴别：①病史较长，起病缓慢，无明显全身症状。②腹部隆起但两侧不对称。③一侧或两侧腰部呈鼓音，并可听到该处有肠鸣音。④X线钡餐透视可发现有胃肠受压移位现象。⑤静脉肾盂造影可证明囊肿是起源于腹腔内或腹膜后器官。⑥B超或CT检查更有助于腹水与囊肿之鉴别，对确诊囊肿之部位也有很大帮助。

3. 肥胖者的腹壁　因有大量脂肪堆积增厚，其腹部也可明显膨出；但患者身体之其他部位也常有脂肪堆积现象，而脐部凹陷，无蛙腹征，无移动性浊音。

4. 高度肠膨胀者　腹部也可明显膨隆，但叩诊呈鼓音，无移动性浊音。

（二）其他伴随体征对腹水的鉴别诊断意义

产生腹水的病因虽多，但下列一些伴随体征对腹水的病因诊断有一定意义。

1. 腹水伴水肿

（1）腹水同时伴全身水肿者，常见于心、肾疾病或有严重营养障碍者。

（2）腹水出现在其他部位水肿之前，或单有腹水而无全身水肿者，多见于肝硬化之失代偿期，以及腹腔多种肿瘤（如肝、胃、腹膜、卵巢等）之晚期。急性胰腺炎和结核性腹膜炎患者一般也仅有腹水而无全身水肿。其他如恶性淋巴瘤影响到门静脉或下腔静脉血流时，或门静脉或肝静脉有血栓形成时，也仅有腹水生成而无全身水肿。

（3）若腹水出现在下肢水肿之后，则应注意有充血性心力衰竭、心包炎、或下腔静脉栓塞等的可能。

2. 腹水伴黄疸　腹水伴轻度黄疸可见于门脉性肝硬化、肝静脉阻塞征（Budd-Chiari综合征）；伴深度黄疸者可见于坏死后肝硬化、原发性肝癌或肝转移癌。

3. 腹水伴肝大　需考虑肝硬化、肝癌、重症肝炎、下腔静脉或肝静脉阻塞；此外当然还须排除缩窄性心包炎或充血性心力衰竭。

4. 腹水伴脾大　常见于肝硬化、门脉高压症或肝外门静脉栓塞。

5. 腹水伴腹壁静脉曲张　多见于肝硬化，门静脉、下腔静脉或肝静脉阻塞。侧腹壁静脉曲张显著，且下腹壁静脉之血流方向是自下而上者，有利于下腔静脉阻塞之诊断；若下腹壁静脉血流方向向下，则多为门静脉阻塞。

6. 腹水伴腹部肿块　应考虑结核性腹膜炎、腹腔恶性淋巴瘤，或其他已累及肠系膜根部或压迫下腔静脉的肿瘤，女性须考虑卵巢瘤（Meigs综合征）。

（三）腹水的化验检查与腹腔镜检查

通过腹腔穿刺抽取腹水做检查，对确定病变性质有很大帮助。例如抽得的腹水为混浊血性（洗肉水样），且其中之淀粉酶含量高达1600单位/dl以上，或至少高于血尿之淀粉酶值者，可以确诊为出血坏死性胰腺炎；不含淀粉酶的血性腹水则可能为肿瘤性或结核性。但一般最重要是区别腹水是漏出性或渗出性，因炎症、外伤或理化因素的刺激，致液体渗出到腹膜腔（或胸膜腔）者，其腹水多为渗出性，恶性肿瘤亦可引起渗出性积液；而如血浆胶体渗透压降低，静脉或淋巴管内压升高时，可致体内漏出到浆膜腔，称为漏出液。

渗出液与漏出液的区别见表13-10。不同疾病引起的腹水检查结果见表13-11。

表13-11是以各种病变产生腹水之频率为序。据美国E.Akriviadis和B.Runyon（1997）的统计，肝硬化腹水最多见，占腹水病例的81%，腹腔内癌所产生的腹水占10%，心衰性腹水占3%，结核性腹水占2%。这个统计虽因地区、生活条件等的差异与我国的情况可能略有差别，但可以大致表示

表 13-10　渗出液与漏出液的区别

	渗出液	漏出液
病因	炎症性	非炎症性
肉眼观	澄清或混浊，可为浆液性、浆液纤维性或浆液脓性，亦可为脓性、血性、乳糜性	澄清或微浊，淡黄色，浆液性
凝固性	能自行凝固	通常不凝固
比重	常 >1.018	常 <1.017
Rivalta 试验(粘蛋白定性试验)	阳性	阴性
腹水蛋白含量	常 >25g/L，含白蛋白、球蛋白及纤维蛋白	常 <25g/l，主要为白蛋白
细胞数	常 $>0.5\times10^9/L$，急性化脓性炎症性时以中性粒细胞为主，慢性炎症以淋巴细胞为主；癌肿可找到癌细胞	
细菌	感染者可找到细菌	无致病菌

表 13-11　不同疾病之腹水检查结果

病名	外观	比重	蛋白含量(g/L)	细胞计数		其他
				红细胞	白细胞	
肝硬化门脉高压	草黄色、黄绿色	大多 >1.018	多 <25	少	多 $<0.1\times10^9/L$(1000/μl)	B 超、CT 和肝组织活检可确诊
腹腔癌瘤	一般草绿色，出血时为血性	不定，约 45% 可 >1.018	多 <25	较少，出血时明显增多	可 $>0.1\times10^9/L$，各类细胞均可见到	浓缩沉淀物中可找到癌细胞
慢性心功能不全	草绿色	不定，约 60% 可 <1.018	不定，一般 <25	少	多 $>0.1\times10^9/L$，以间皮样单核细胞为主	有心脏病史和相应体征，ECG 有助于诊断
结核性腹膜炎	清、浊或血性	不定，约 50% 可 >1.018	约 50% 可 >25	较少	增高，以淋巴细胞为主，多在 $0.1\times10^9/L$ 以上	抗酸染色或培养可找到结核菌
肾脏病	草黄色	大多 <1.018	大多 <25	少	多 $<0.25\times10^9/L$	病史和肾功能分析可确诊
急性胰腺炎	混浊、血性	大多 >1.018	常 >25	不定，出血性者明显增多	不定	淀粉酶值明显增高，常 1200 单位
化脓性腹膜炎	混浊性或脓性	>1.018	>25	无或少	增高，以中性粒细胞为主	脓液涂片经革兰染色或培养可找到病原菌

各种不同病变所产生腹水之比例。他们特别强调肝硬化是腹水的最常见病因，腹水又是肝硬化最严重的症状，有腹水的肝硬化患者 50% 将于 2 年内死亡，必须及时采取门腔分流术或肝移植等来挽救患者生命。

然而最值得注意的是：渗出液(exudate)与漏出液(transudate)的鉴别一般虽常以蛋白质含量大于或小于 25g/L 作为一项重要指标，但他们的研究认为其准确性仅为 55%。因为：①多数原发性腹膜炎的腹水蛋白质含量 <25g/L；② 2/3 的肝硬化患者在使用利尿剂后其腹水之蛋白质含量又常 >25g/L；③ 1/3 的腹腔癌性腹水的蛋白质含量亦 >25g/L；④大约 1% 左右的心力衰竭患者的腹水中蛋白含量 <25g/L。他们提出的以下 4 种检查方法其正确率如表 13-12 所示，可供参考；亦可见对于腹水之性质非任何单项化验所能决定，而须综合分析各方面的资料后方可确定(表 13-12)。

表 13-12　腹水 4 项检查的正确率

检查方法	正确率
1. 血浆 / 腹水所含白蛋白的梯度 71.1g/L 者为肝硬化	96.2%
2. 腹水所含蛋白质总量 25g/L 作为发现渗出液的标准	56%
3. 决定为渗出液的标准 ①腹水之 LDH>4000U；②腹水 LDH/ 血浆 LDH>0.6；③腹水总蛋白 / 血浆总蛋白 >0.5	57%
4. 自发性腹膜炎革兰染色后找细菌	15%

近年来腹腔镜的检查已积累了不少经验，它对鉴别某些病变引起的腹水有时有很大帮助，如结核性腹膜炎、腹膜肿瘤和肝硬化。在腹膜肿瘤或结核性腹膜炎时，于壁腹膜或脏器表面可见到多数白色粟粒状结节，但单凭肉眼观察有时不易区别其性质，须在腹腔镜直视下取病变组织作病理检查才能明确诊断。在肝硬化并发原发性肝癌或腹膜肿瘤，或肝硬化并发结核性腹膜炎时，临床不易肯定诊断，作腹腔镜检查亦有助于其鉴别。

（四）腹水的病因诊断

能引起腹水之病因很多，已如前述，本章将以腹内病变（肝脏、血管、腹膜）引起的腹水为对象，简单论述其病因、病理、诊断和鉴别诊断。

1. 肝脏病变

（1）肝硬化：各种类型之肝硬化（一般分门脉性肝硬化、坏死后肝硬化和胆汁性肝硬化 3 种），当病变发展至失代偿期时均可有不同程度之腹水出现。然而各型肝硬化在出现腹水之前，一般均有两种主要临床症状：

1）门静脉高压症状：如侧支循环之形成（主要是食管、胃底静脉曲张和腹壁静脉怒张）、脾大和脾功能亢进。

2）肝功能减退表现：如血浆白蛋白减少、黄疸、凝血酶原减少和出血倾向，以及其他肝功能异常。

（2）肝癌：原发性肝癌晚期并发腹水者是属常见，主要是因门静脉受压和（或）腹膜转移所致。其腹水特点是：

1）腹水一旦形成，生长迅速且为进行性。

2）腹水为漏出液或渗出液，呈血性者也不少，故其比重高低不等。

3）腹水细胞检查可能发现癌细胞。

4）肝癌产生腹水时一般已属晚期，其肝脏有肿块可触，通常与肝硬化之腹水不难区别。

有时因大量腹水存在而致肝脏触诊不满意，此时可放出腹水后再做检查，往往能触及肝脏的结节状肿块。

2. 血管病变

（1）肝静脉 - 下腔静脉阻塞征（Budd-Chiari 综合征）：此类病变过去临床报道较少，但近年由于 B 超、多普勒血流图和下腔静脉造影术之开展，发现病例有增多的趋势。本征可以认为是一种先天性的下腔静脉隔膜阻塞病（主要累及右房开口部），以后继发肝静脉和下腔静脉内之血栓形成，以致有门静脉和下腔静脉两个系统的高压，久之产生肝静脉硬化性病变和下肢水肿、静脉曲张及腹水等征。根据 B 超、下腔静脉造影、多普勒血流图等检查的综合分析，结合临床表现，本征大致可以分为 3 个类型或 3 个阶段，各有其特殊的症状和相应的治疗原则。

1）肝后下腔静脉近右心房开口部有隔膜形狭窄、肝静脉各支仍然开放，但有回流受阻。此型早期有肝脾大，稍后可有脾功能亢进和腹水，但胸腹壁以及腰背部浅静脉可不曲张，一般也无下肢水肿和大隐静脉曲张现象。治疗除积极纠正低蛋白血症，改善肝功能外，可试行介入性气囊导管扩张术，使闭锁的下腔静脉隔膜获得足够的扩大，从而使症状得以消失或缓解；唯扩张后的隔膜有时会再度狭窄或闭塞，故其疗效不甚理想。

2）肝后下腔静脉之隔膜几乎已完全闭塞，或因继发性血栓形成而致肝静脉的右、中、左 3 支也有不同范围和不同程度的闭塞，但肝功能尚属正常。此类患者除有肝脾大、脾功能亢进和不同程度的腹水外，其胸腹壁乃至腰背部之皮下浅静脉多有代偿性扩大，下肢亦常有水肿和静脉曲张现象，有时还可伴有小腿溃疡和色素沉着。如作下腔静脉造影，患者腰部静脉、肾静脉扩张也是常见的现象。侧腹壁皮下浅静脉之扩张也是一种代偿性现象，一般下腔静脉阻塞时，其侧腹壁静脉血流是自下向上；而肝硬化或肝静脉阻塞时，下腹壁静脉的血流是从上向下，可资鉴别。若作下腔静脉造影，还能显示下腔静脉和（或）肝静脉之阻塞范围，而如同时测定下腔静脉压和肝静脉楔入压，还能阐明下腔静脉与肝静脉阻塞的严重程度和侧支循环代偿的多少。

此型病例经支持疗法使低蛋白血症和腹水获得控制后，一般可行腔房转流术，即用人造血管在阻塞部上、下端之间建立一旁路循环。人造血管之口径宜稍粗大，使吻合口不易被栓塞；血管可在肝脏之前面或通过肝脏后面进入右房，但其下端一般宜在肾静脉平面以下与腔静脉吻合，以利操作。术后不仅可以缓解因肝静脉流出道受阻所致之肝功能损害和门静脉高压，同时还可消除下肢的静脉淤滞，促使小腿溃疡愈合。

值得提出的是，腔 - 房转流后的肝后下腔静脉和肝静脉血流，将先倒流至肾静脉平面以下，然后再经人造旁路进入右心房，其血流不会很通畅，且易有血栓形成而致疗效不能持久。故目前有趋向改在深低温体外循环下，直接切开肝后下腔静脉狭窄部，在直视下切除其隔膜并解除肝静脉各支之阻塞；血管操作可在 45 分钟内完成，一般能顺利复苏，并取得更佳的疗效。

3）肝后下腔静脉和（或）肝静脉已有完全或不完全阻塞，同时由于肝硬化已至晚期，肝功能已有严重损害，因此不能耐受大手术。此型病例如经长期准备，而其血浆蛋白、血胆红素或 GPT 仍达不到正常者，可考虑作脾肺固定术。切开左侧膈肌后，将带蒂之脾脏游离移植至左胸内，用左肺下叶包在脾脏周围，使两者之间发生粘连并形成侧支。术后可使肝脾明显缩小，腹水减轻，肝功能减退和脾功能亢进现象亦均有好转。

(2) 门静脉血栓形成：此种病变临床不常见，可分急性与慢性两型。急性者常继发于脾切除术，门静脉手术、门静脉感染或创伤之后；慢性者多由于肝硬化、肝癌或腹腔其他脏器的肿瘤压迫或侵犯门静脉所致。

急性门静脉血栓形成的临床表现主要为急性腹痛、腹胀、呕吐和便血，但腹水不常见，一旦出现，则量多而且生成迅速，为漏出液。慢性门静脉血栓形成的临床表现以门脉高压症为主，如侧支循环形成、脾大和脾功能亢进，至晚期常有腹水形成。但无论急性或慢性的门静脉血栓形成，其肝脏很少肿大，而脾脏则显著肿大，可与肝静脉阻塞相区别。门静脉造影是诊断此病的主要方法，有些病例须经手术探查方能确定诊断。在治疗方面，急性者可考虑剖腹并除去门脉内的血栓，同时作抗凝抗栓治疗；慢性者只能作某种形式的门体分流术。但总的来说此病的疗效一般不佳，预后不良。

3. 腹膜病变

(1) 腹膜炎症引起的腹腔积液：除临床常见的继发或原发性的化脓性腹膜炎外，另有两种特异性腹膜炎也可以形成明显的腹腔渗液。

1) 急性胰腺炎引起的腹膜炎：急性胰腺炎不论为水肿型或出血坏死型都能产生渗液，先在腹膜后胰腺周围间隙中，继而通过小网膜孔或胃横结肠韧带之蚀破口进入大腹腔中。水肿型的渗液多为浆液性、量较少，所含胰酶不多；而出血坏死型的渗液量多，有时每天可达4000~6000ml，呈洗肉水样血性，且其中所含淀粉酶值可高达800~3200单位/dl，一般超过1600单位/dl或高于血尿淀粉酶值时即有诊断意义。

急性胰腺炎起病急骤，大多先有胆石症之急性发作或饱食、酗酒史，继即上腹部感剧痛而腹膜刺激现象最初不显著，为此病之特征。在若干小时以后待腹膜刺激征趋向明显并有腹水征时，如抽得之腹水为血性、且其中含有高淀粉酶值，则诊断即可肯定。一般水肿型胰腺炎通过内科治疗大多可以自行痊愈。而如为出血坏死型，则应在发病2~3天内，争取作EST和除去堵塞在胰管开口处或壶腹部的结石，务使胰管能通畅地排出胰泡分泌的水乳糜液，而根本上阻止或减少AHNP的发病率，防止许多并发症的发生。

2) 结核性腹膜炎引起的渗液：约1/3的结核性腹膜炎可并发腹水，患者大多为儿童或青少年，腹水多为中等量或少量，常见于病程较急、全身中毒症状较明显的病例。若腹膜结核属血行性播散型，有时可与粟粒性结核并存，或同时伴有胸膜的渗出性炎症，则诊断多无困难。若病程较长，全身中毒症状不显著，仅以腹水为主要表现者，则常易延误诊断与治疗。

本症的诊断依据是：①儿童青少年患者，伴有肺、肠或胸膜等结核史；②有发热、倦怠、食欲缺乏、消瘦、腹胀、腹痛、腹泻等全身中毒和胃肠道症状；③腹水为渗出性，腹水涂片、培养或接种可发现结核菌；④抗结核治疗效果良好。鉴于腹水培养或动物接种需时较久，且阴性结果也不能完全排除结核性腹膜炎，故可疑病例可先试行抗结核治疗，常有助于证实诊断。此外，胃肠道钡餐X线造影如发现腹膜有增殖性改变、腹膜黏性、肠结核、肠梗阻、腹水或肠瘘等X线征，也有助于诊断。

结核性腹膜炎所致的腹水，与慢性右心衰竭、心包炎、肝硬化和慢性肾炎所致的腹水，鉴别诊断一般无困难，因后者均有较明显的特征性临床表现，且其腹水均为漏出液。

(2) 腹腔肿瘤引起的腹水

1) 腹膜转移性癌：无论是胃、肝、胰、大肠、卵巢等脏器的肿瘤，一旦侵及脏器的浆膜并有腹膜播散，均可引起腹水。癌性腹水都为渗出性，有时为血性，生成迅速，腹水中常有癌细胞发现。腹水比重高低不一(1.004~1.023)，蛋白含量为9~56g/L。据报道，腹膜癌性腹水中的乳酸脱氢酶(LDH)活性常较血清之LDH活性为高，而肝硬化、结核性腹膜炎等"良性腹水"中之LDH含量则较血清值为低，有一定诊断意义。结核性腹膜炎与腹膜癌性腹水之鉴别可参考表13-13。

表13-13　结核性腹水与癌性腹水之鉴别

	结核性腹水	癌性腹水
病因	由腹膜结核引起，其原发灶多为胃肠道结核，亦可由胸、肺结核引起	由胃、肝、胰、大肠、卵巢等脏器癌侵及浆膜后之直接播散
临床症状	1. 多有胃肠道结核或肺、胸结核病史 2. 大多发生在儿童与青少年	1. 常有原发癌灶症状 2. 通常好发于中年以上
腹水特征	1. 为渗出液，中等量，抽吸后积液较慢 2. 多为草黄色，偶尔亦可为血性 3. 可找到结核菌，细胞分类以淋巴细胞为多	1. 可为渗出液或漏出液，放液后很快再集积 2. 多为血性 3. 可找到癌细胞
腹水与血清之LDH比值	常 <1	常 >1
抗结核治疗	有良好疗效	无效

13

2）Meigs综合征：本征有三大特点，盆腔中有卵巢肿瘤（多数为卵巢纤维瘤），同时有不等量的腹水和胸腔积液，个别病例可仅有胸腔积液而无腹水。腹水及胸腔积液产生之原因不明，其比重多在1.016~1.020之间，细胞计数常在0.4×10^9/L以下，蛋白质含量常在30g/L以上。肿瘤出血时腹水亦可呈血性。本病患者如就诊时未能检及卵巢肿瘤，可长时期诊断不明，致患者之全身性情况逐渐变差。不少患者即使能触及卵巢肿瘤，亦多误诊为卵巢原发癌或转移性癌（Kru Kenburg病）；但如能确诊后将卵巢瘤摘除，手术后症状（包括胸腔积液、腹水）常可迅速消失。

腹水的诊断思路和处理原则如图13-29。

二、腹胀

腹胀是一种症状，引起的原因可以是腹腔内积液、消化道积气，及腹腔内或腹膜后的肿块，这些水、气及囊性或实性肿块发生、发展到一定程度便可形成腹胀。此外，妊娠的子宫和排尿不畅导致的膀胱扩张亦可形成腹胀；但本节所述将以消化道内容物运行不畅（非机械性梗阻所致）引起的腹部气胀为限。

（一）发病原因

非梗阻性的消化道气胀，有时称为肠麻痹，是消化道的收缩蠕动功能失效的结果，一般都是继腹腔手术或腹内炎症发生，其具体原因大概可以归纳为以下几点：

1. 腹腔炎症　无论是弥漫性或局限性的腹内炎症（有时甚至是腹腔外的），都可能抑制消化道的蠕动。当然，炎症范围越广泛；累及的肠袢将越长。例如，溃疡病穿孔引起的全腹膜炎，可引起全腹腹胀；而骨盆或脊柱骨折引起的腹膜后出血，也可能因血液渗入肠系膜中，影响了肠道的血管、神经功能而引起肠麻痹。反之，局限性的炎症病变如胆囊炎、阑尾炎等则影响较小，但如炎症扩大成阑尾周围脓肿或胆囊周围脓肿，也可能导致肠蠕动不良而发生肠胀气。

2. 代谢障碍　任何因素影响到肠道的神经、肌肉功能时都可导致肠蠕动不良而引发胀气。所以机体的水电解质平衡和酸碱平衡失调、血糖过多、尿毒症或肝功能损害，都可形成肠胀气。

3. 药物作用　许多药物都能抑制肠蠕动，因此对肠胀气患者在询问其病史时，都应明确询问患者曾经用过何种药物。

4. 反射作用　有时虽无上述的能直接影响肠道功能的因素存在，但也有腹胀。例如患者虽然受伤，但受伤部位不在腹部或后背而是在脑部；还有许多全身性的疾病如肺

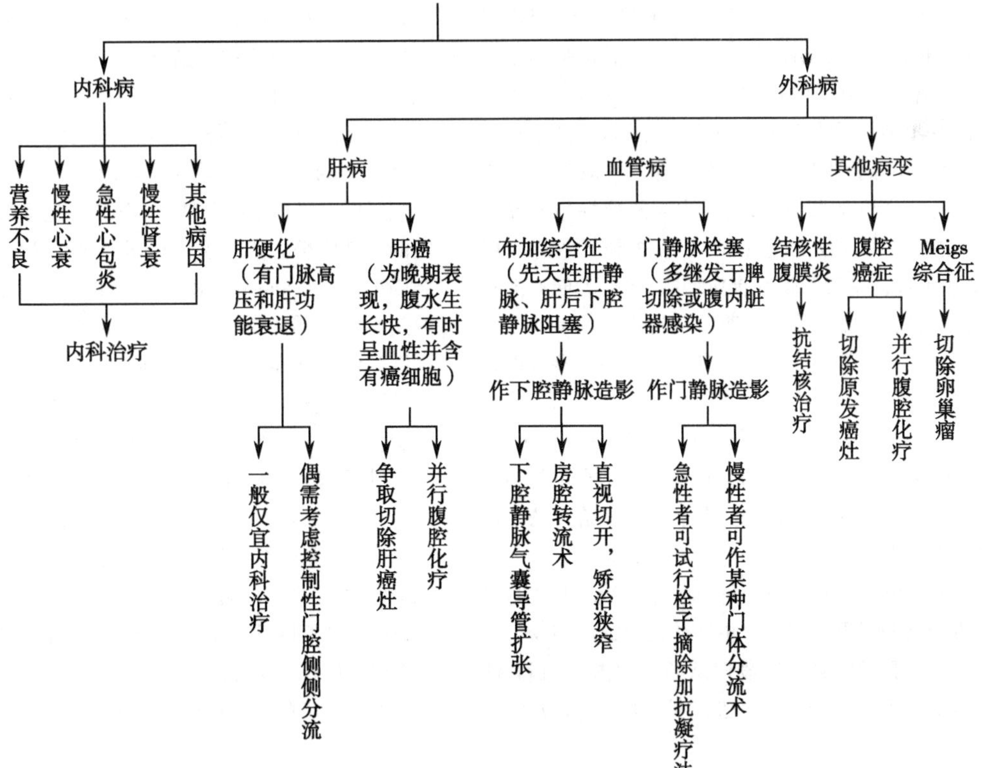

图13-29　腹水的诊治思序

的急性感染，有时也可导致肠麻痹，这可能是反射作用的结果。

(二)临床表现

如炎症物质侵入肠系膜的血管时，其麻痹的肠袢可以范围很广泛。但如炎性渗出液仅侵及附近的肠系膜，例如急性胰腺炎的早期，其麻痹的肠袢可仅限于屈氏韧带以下的空肠上段，成为该病的一种特殊症状。然而不论麻痹的肠袢其范围是广泛或局限，其生理影响虽相同，但其临床表现却可因累及肠袢部位的高低和范围长短而有所不同。现代外科随着影像诊断方法的开展(如B超、X线片)，其诊断多已能非常明确。本节将根据其累及部位作一般介绍。

1. 急性胃扩张 这也可视为一种消化道麻痹性病变。本病的发病率虽不高，但其危险性却很大，如不及时抢救，患者有可能因衰竭而死亡。急性胃扩张大多是手术后患者在尚未从麻醉中清醒时即有大量空气咽至蠕动无力的胃中引起的。随着胃的扩张，胃壁的渗透性也有很大改变，终致大量体液渗入胃腔内，以致可能引发失液性/低血容量性休克。再者，由于胃内容物(其中含有血性)呕出时可吸入气管和肺内，引起吸入性肺炎，甚至突然窒息死亡。这种患者一般有以下特征：①患者上腹部有明显胀满且有振水音；②患者呕吐无力，常可反流出大量黑色(少量血液的变色)胃液和唾液；③呕吐物常吸入呼吸道；④患者可因失液过多而有低血容量性休克和脉率细速现象。

2. 急性小肠麻痹 小肠麻痹性肠胀气可以是节段性的，也可以累及全部小肠，使肠内容物因此而不能排出，终致造成腹胀和便秘。本病的生理变化虽然相同，但由于累及的肠袢长短不一，因而其临床表现包括腹胀的部位可因此而有异。更值得注意的是，若临床听诊时仍可听到肠鸣音，并不能排除肠麻痹的存在；不过麻痹性肠梗阻患者决不会有机械性梗阻早期常有的阵发性肠蠕动亢进声，更不会有阵发性的腹绞痛，这点也是麻痹性与机械性肠梗阻的主要区别。反之，若一个肠麻痹胀气的患者听到有阵发性肠鸣音或者肠鸣音有所加剧，同时大便亦能排出时，都表示患者的肠麻痹已有改善或将痊愈。事实上一般的肠麻痹性胀气只要有适当的支持治疗，绝大多数能自行痊愈。

3. 结肠麻痹 因炎症或外伤引起的结肠麻痹较罕见。但在小儿因结肠末端(结直肠交接处)肠壁内的自主神经发育不全而引起的先天性巨结肠症，在中老年因结直肠癌而引起的近端结肠扩张却相当常见。兹分述如下：

13

(1) 先天性巨结肠症(Hirschsprung病)：婴儿出生时如其结肠直肠交界处的肠壁内有自主神经丛(Auerbach丛)发育不全，此处的肠壁将处于节段性结肠中的内容物(粪便及气体)不易排出而逐渐呈代偿性的扩张状态，形成先天性巨结肠症。若患者回盲部的回盲瓣也功能不佳而不能闭合，则其末段回肠也可能因此出现扩张现象。巨结肠症患儿往往数天乃至一周余才大便一次，致其结肠经常充满粪便和气体。作钡剂灌肠时可见其结肠明显扩大，直径可达5~7cm，且结肠袋也多已消失。

(2) 结直肠癌引起的继发性上端结肠扩张：结直肠癌以左侧结肠多见，且多为环状浸润型，故其右侧的近端结肠也常有代偿性扩张现象。此种患者常有黏液血便和慢性便秘史，作钡剂灌肠可以发现其病变位置，而作纤维结肠镜检查和活组织病理切片检查可以确定其病变性质。

(三)治疗原则

各种胃、肠麻痹引起的腹胀、呕吐以及水电解质失衡等均可通过保守疗法获得良好疗效，唯上述的先天性和癌症引起的结肠扩张是属例外。

1. 急性胃扩张 根据临床症状和X线片明确诊断后，可依次作如下之非手术治疗：①插入鼻胃管抽空胃内的空气和液体；②注意防止呕吐物吸入气管和肺内，必要时可插入气管和作呼吸治疗；③注意纠正水电解质和酸碱平衡失调，必要时还可作3~5天的静脉营养，以维持患者的内环境和营养；④如发现上腹部(膈下)有感染或脓肿，须及时给予抗生素治疗和在B超、X线监视下做穿刺抽脓或切开排脓。

2. 小肠麻痹气胀 根据临床症状明确诊断，并排除了机械性肠梗阻的可能后：①亦应先插入双腔导管作胃肠减压；②纠正水电解质失衡，补充必要的营养；③尽快消除肠麻痹现象，如停用一切抑制肠蠕动的药物，适当应用促进肠蠕动的药物(如新斯的明等)，并消除腹内感染；④必要时可考虑在适当部位作空肠造瘘，以进一步抽出肠内容物和消除腹胀，并更有利于作全肠内营养。

3. 结肠气胀 ①对小儿的先天性巨结肠症，应切除胀大结肠远端不扩张的病变肠袢，然后在快速病理切片证实切端肠壁是属正常的前提下，作结肠近远端或结肠、直肠之间的一期吻合。有时也可在切除扩张结肠后，作直肠后的结肠拖出术(Duhamel术)；或在切除直肠黏膜后，将结肠切端从直肠肌鞘内拖出肛外(Soave术)。②对中老年的梗阻性结肠癌，应根据结肠癌的Dukes分期及癌灶所在部位，右半结肠癌大多可行右半结肠切除+末段回肠与结肠切端之一期吻合。左半结肠癌伴发梗阻者应首先考虑如何尽可能治愈肿瘤，其次再考虑如何缓解结肠梗阻。凡结肠癌可以根治者，应先作结肠癌的根治性切除，然后再根据结肠残端的情况，考虑是否可作一期吻合或二期吻合(Hartmonn术式)。若肿瘤已因远处转移(肺、肝等)或广泛之腹膜转移/淋巴结转移而无法根治者，可以考虑先作近端结肠造瘘，再考虑是否应作结肠癌的姑息切除。

腹胀患者的诊治程序见图13-30。

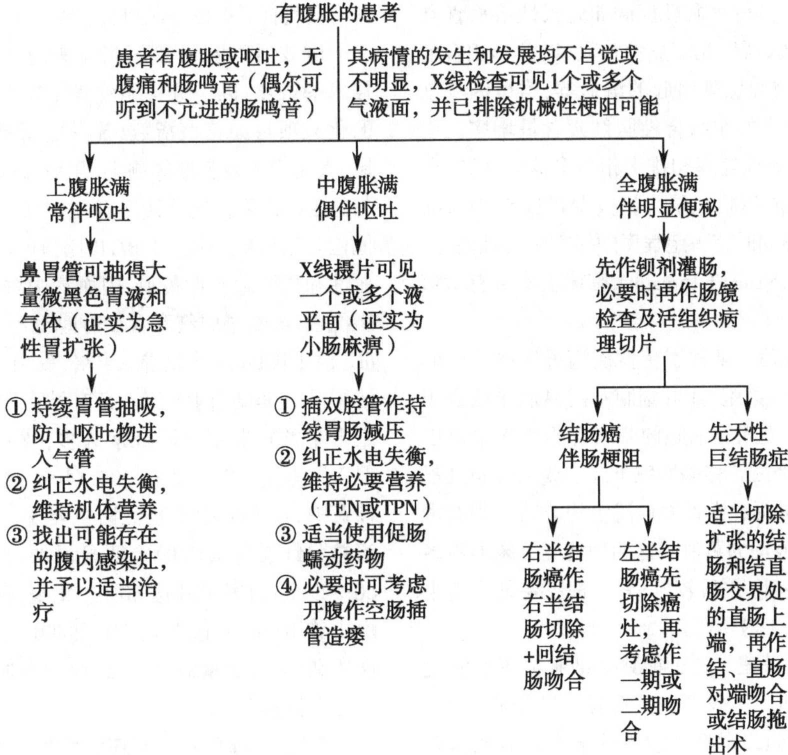

图 13-30　腹胀患者的诊治程序

（钱礼）

第七节　黄疸的诊断与鉴别

凡血清胆红素含量有异常增高的均称为黄疸；需要手术治疗者则称为外科黄疸。正常人的血清胆红素总量为 1.71~17.1μmol/L(0.1~1.0mg/dl)，超过 25.7~34.2μmol/L(1.5~2.0mg/dl)就会出现临床黄疸，表现为皮肤巩膜黄染，有时小便亦呈黄色。外科医师在处理一个黄疸病例时，首先要确定黄疸的性质或类型，其次要明确引起黄疸的原因和病变所在的部位；而要做到这一些，必须了解各种黄疸形成的机制，掌握诊断的各个步骤，然后才能进行正确的治疗。

一、胆红素的代谢和黄疸的分类

(一) 胆红素代谢

血清胆红素的主要来源是血红蛋白。胆红素是衰老红细胞在单核-吞噬细胞系统中破坏和分解后的一种产物，每天产量在正常人约有 530μmol/L(300mg/dl)。这种刚进入血液，尚未经肝细胞代谢的游离胆红素不溶于水，而吸附在血清白蛋白上，不能经肾脏排出，在作胆红素的定性试验(凡登白试验)时呈间接反应，所以这种胆红素又称非结合胆红素，它在血清中的含量占胆红素总量的 80%，正常人不超过 13.7μmol/L(0.8mg/dl)。

非结合胆红素(有时亦称间接胆红素)随血液循环进入肝脏后，通过肝细胞微粒体中所含一种葡糖醛酸酶的作用，与葡糖醛酸结合成双葡糖醛酸酯(色素Ⅱ)或单葡糖醛酸酯(色素Ⅰ)，称为结合胆红素；这种结合胆红素是水溶性的，可经肾脏排出，凡登白试验呈直接反应，故又称直接胆红素或一分钟胆红素。

结合胆红素由肝细胞排出到肝内毛细胆管中，随胆汁分泌到肠道以后，经肠道细菌的还原作用又转化为非结合胆红素和粪胆原。大部分粪胆原由大便排出，小部分粪胆原被重新吸收入门静脉血，在肝脏内又转化为结合胆红素，再排入胆道，这就构成胆红素的肝肠循环。但有极小部分粪胆原吸收入门静脉后可经肝静脉进入体循环而由肾脏排出，称为尿胆原。正常人 24 小时从粪便中排出的粪胆原为 84.4~421μmol(50~250mg)，从小便中排出的尿胆原约为 0~6.8μmol(0~4mg)。

上述的胆红素代谢过程如有任何一个环节发生异常，临床上就会出现黄疸。因胆红素代谢障碍的发生原因和部位在各个病例或各种病变有所不同，故临床上形成的黄疸可有不同的性质和类型，其临床表现和化验结果也各不相同。

(二) 黄疸分型

按照黄疸发生的原因，一般可将黄疸分为 4 型，各有其不同的临床表现和化验特点。

13

1. 溶血性黄疸　各种溶血性疾病如先天性溶血性贫血、获得性溶血性贫血、新生儿溶血性贫血，以及不相合的输血或严重烧伤、药物和感染引起的溶血等，均可因红细胞破坏过多而致血清中的非结合性胆红素含量增多。由于正常的肝脏仍能有效地处理和排出相当多的胆红素，所以溶血性黄疸病例的血清胆红素含量很少超过51.3μmol/L（3mg/dl），但在肝细胞同时有一定程度的损害时，血清胆红素浓度有时可超过85.5μmol/L（5mg/dl），临床上便可有黄疸表现。

2. 代谢缺陷性黄疸　某种遗传性疾病可致血清中的游离胆红素不能进入肝细胞，或肝细胞不能摄取非结合胆红素（Gilbert综合征）；进入肝细胞的非结合胆红素也可因线粒体中缺乏葡萄糖醛酰转移酶而致不能形成结合胆红素（Crigler-Najjar综合征）；两者皆可因血清中的非结合胆红素增加而形成持续而有波动的黄疸。这两种病变临床上不多见，前者主要见于青少年，预后较好；后一种主要见于新生儿患者，患儿多在3~5年内死亡。

3. 肝细胞损害性黄疸　各种能致肝细胞损害的病变如传染性肝炎、钩端螺旋体病等一旦引起了肝细胞损害，一方面血液中的游离胆红素将不能被肝细胞有效地摄取和结合，致血清中的非结合胆红素含量将较正常为高，另一方面已结合的部分胆红素又可通过坏死的肝细胞进入肝血窦周围间隙，再经淋巴管流入血液循环，致血液中的结合胆红素含量也有增加，而且一般比非结合胆红素含量更高。

4. 肝外阻塞性黄疸　已结合的胆红素和胆汁的其他成分，若因肝外胆管阻塞而不能流入肠道时，结合胆红素将被重吸收和反流入血液循环，致血液中的结合胆红素含量有异常增高。肝外胆管阻塞性黄疸是外科的处理对象，其常见病因是胆道结石和胆道蛔虫，其次为胆管癌、壶腹周围癌和胰头癌，偶尔可为胆管的医源性损伤和原发性胆管狭窄。

以上4种不同性质的黄疸，除罕见的代谢缺陷性黄疸外，其余3种黄疸患者各有不同的临床表现，其化验结果也各有其特征（表13-14），可以作为鉴别诊断的依据。

应该强调指出的是：近年来由于结合胆红素定量测定技术的进步（以一分钟胆红素1'B为代表），过去许多繁琐的化验项目如黄疸指数、凡登白试验、尿中胆红素和尿胆原、大便中的粪胆原等测定，几乎都可用血清一分钟胆红素与总胆红素之含量及其比值（1'B/TB）来代表，从而上述的其他检查法已趋淘汰。1'B/TB比值的临床鉴别意义：①在溶血性和代谢障碍性黄疸，因血清中增加的主要是非结合性胆红素，虽然总胆红素含量有时也可高达59.9μmol/L（3.5g/dl），但1'B/TB之比值常<20%；②在肝细胞性黄疸，虽血清中既有非结合胆红素，又有结合胆红素，但结合胆红素之含量常较非结合胆红素为多，故其1'B/TB必然>20%，但多不超过40%，即在20%~40%之间；③至于肝外阻塞性黄疸，因血清中的胆红素主要是结合胆红素，故不仅血清总胆红素含量（TB）有明显增加，且1'B/TB之比值常在60%以上，有时可高达80%。每毫克胆红素大约相当于黄疸指数10单位，故测定1'B和TB之含量及其比值既有定性意义，又有定量概念，临床应用方便而实用，应该普遍采用此检验法。

再则有文献报道，肝细胞性黄疸患者的AST与ALT值虽均有增加，但在不同肝病的不同病期，其增加的比例并不相等，致其AST/ALT值有所不同。正常人的AST/ALT值为1.15左右，但在肝炎早期其AST/ALT值仅为0.56左右，在肝硬化时为1.44，而晚期肝癌的AST/ALT值常>1.5。LDH值亦在不同肝病会有不同变化，一般在肝细胞坏死时其值有相应增加，但并不与AST和ALT值的变化成比例，故在不同性质、不同时期的肝病时，其AST+ALT/LDH值也会有不同变化。不过笔者对此并无亲自体会，同道在临床工作中不妨加以验证，以决定其是否符合实际。

二、黄疸的诊断步骤和检查方法

(一) 先辨明黄疸的性质

溶血性、代谢障碍性黄疸和肝细胞损害性黄疸都属内科范围，而肝外阻塞性黄疸则为外科的处理对象，故外科

表13-14　3种黄疸的临床和化验特点

	溶血性黄疸	肝细胞性黄疸	阻塞性黄疸
黄疸	常较轻	程度可变	可变，但较重
小便	正常	深胆色	深胆色
大便	正常	正常	灰白色
AST（GOT）	正常	增加，+++	正常
ALT（GPT）	正常	增加，+++	正常 +
LDH	正常	+~++	++ ~ +++
AKP	正常	正常 ~ +	增加，+++
1'B/TB	<20%	20%~40%	>50%

医师对一个黄疸病例首先要鉴定是否属阻塞性，然后还要进一步确定胆道梗阻的部位、范围及其病因，这样才能制订出一个恰当的手术方案，以取得最佳的疗效。然而存在的矛盾有时是多方面的，临床上许多黄疸病例的发病原因往往不是单一的，在疾病的发展过程中也可有新的因素发生，从而增加了病变的复杂性。例如：①原为单纯的溶血性黄疸，由于大量胆红素的排泄，也可能在胆道内形成胆色素结石，从而形成部分的胆道梗阻。②原为单纯的肝外胆道阻塞，由于胆道梗阻的时间较长或梗阻程度较为严重，特别在并发胆道感染以后，可以继发肝细胞损害。③至于肝细胞性黄疸，由于肝细胞对胆红素的摄取、结合和排泄都有障碍，血液中的非结合胆红素会逐渐增加，但由于毛细胆管的损害，胆汁中的结合胆红素也会反流入血液。④此外，有时同一种病因可造成不止一种损害，例如某种药物（如磺胺类药）或某种病变（如传染性肝炎），既能损害肝细胞，也能造成胆汁淤滞。故在鉴别一个黄疸病例的性质时，不是单靠一项化验就能确定，而必须通过详细的病史询问和仔细的体格检查，并有选择地进行各种特殊检查，特别是1'B/TB测定和肝功能试验，再结合患者的年龄、性别、生活环境和病情发展，经过仔细分析才能作出明确的诊断。据笔者体会，对黄疸患者除应进行病史询问、体检和常规化验外，可以先作1'B/TB之测定以确定黄疸之性质，然后再作进一步的特种检查以确定病变的部位和原因。

1. 1'B/TB<20% 若患者的血清胆红素不高于51.3μmol/L（3mg/dl），1'B/TB之比值又小于20%者，可以肯定为某种溶血性黄疸或肝细胞先天性代谢障碍性黄疸，不属外科治疗范围，应转科处理。

2. 1'B/TB=20%~40% 如果一个黄疸病例的血清胆红素在85.5μmol/L（5mg/dl）以上，且1'B/TB之比值在20%~40%之间，则表明患者既有某种程度的肝细胞损害，又有某种程度的胆管阻塞现象。在这种情况下，最需注意该患者之肝脏损害（表现有某种程度的肝大）和肝功能损害（表现为SGPT和（或）AKP的升高）是原发的，还是因肝外胆管长期阻塞而继发的。因前者仅需内科治疗，外科手术不仅无益而且有害；而后者则需通过适当的准备和恰当的手术以解除胆道梗阻、恢复通畅引流，才能逐渐好转以至痊愈。原发的肝细胞损害性黄疸通常有如下特点：

(1) 有传染性肝炎接触史或服用某种药物史（如氯丙嗪、睾酮等），肝脏仅有轻度肿大，但稍有压痛，无胆囊炎、胆管炎等的炎症现象。

(2) 肝功能检查常有肝实质损害的表现（AKP稍升高，SGPT多明显升高），肝炎之抗原、抗体检查也可能阳性。

(3) 泼尼松治疗试验后（每天分次口服300mg，共5天），血清胆红素常明显下降（常能下降40%以上）。

(4) 必要时可作肝组织穿刺活检，可见肝细胞有坏死现象，无“胆池”形成，肝内之毛细胆管和小胆管亦无明显扩张。

3. 1'B/TB>50%~80% 可以肯定为肝外胆道阻塞性黄疸，为外科诊治的对象。

（二）再研究胆道梗阻的原因、部位和程度

在确定患者为阻塞性黄疸以后，随即就应明确胆道梗阻的原因、部位和程度。阻塞性黄疸在临床上一般可分3类，即①良性的胆道结石或胆道蛔虫病；②恶性的胆管癌、壶腹周围癌或胰头癌；③性质不定的硬化性胆管炎、外伤性或医源性的胆管狭窄。

良性的胆管结石或胆道蛔虫病患者往往过去有过相似的发病史，其疼痛为剧烈的绞痛，且一般都伴有炎症表现，如发热、寒战和白细胞增加。恶性的胆管癌、壶腹周围癌或胰头癌，其黄疸都是初发的，进行性加重的，疼痛一般为不明显的胀痛，且不伴炎症表现。至于另一类特殊性的硬化性胆管炎或外伤性/医源性的胆管狭窄，除有外伤、手术等特殊诱因外，一般并无特殊表现，但通过B超、ERCP或CT等检查可发现胆管有长短不等的明显狭窄。故在根据实验室检查和临床表现初步推断出黄疸的性质以后，就应依次作下列各种特殊检查以进一步明确诊断，为制订手术方案提供确切依据。

1. B超检查 可以显示出胆道结石的强光反射和相应的声影，也可以显示出占位性肿瘤的团块状阴影，由此大致可以作出初步诊断。但同时必须注意观察肝内、外胆管有无扩张及扩张的程度，并观察胆囊有无肿大，以便推断梗阻的部位所在。凡肝内胆管有明显扩张而肝外胆管和胆囊不扩张者，可以断定梗阻的部位是在胆囊管以上的高位胆管；若肝外胆管甚至胆囊也扩张者，则梗阻部位必然在胆总管之低位甚至壶腹部；其定位诊断的正确性可达85%以上，定性诊断的正确性也可达20%~50%。至于胆管的扩张程度，则一般可反映梗阻时间的长短；由于胆管癌或壶腹部肿瘤的病程都是较短的，故胆管明显扩张（超过2.5cm）者，其病因大多为良性的结石梗阻，或在扩张下段有炎症性、外伤性或医源性的胆管狭窄，较少可能为胆管癌或胰头癌。

2. 经皮肝管穿刺造影 肝内胆管明显扩张者还需作经皮肝管穿刺造影（PTC）。B超检查虽能提示胆道梗阻的部位和性质，但其诊断正确性一般只有70%~80%；因肠道的积气有时会影响到检查的正确性，而对肝内胆管的结石，单靠B超也不可能显示其分布的范围和相应的病理变化，如胆管狭窄的部位和程度等。因此对B超提示肝内胆管有扩张者，特别是患者有重度黄疸或严重的胆道感染（AOSC）者，应首选作经皮肝穿刺胆管引流（PTCD），待情况好转后再注入造影剂作胆管造影，特别注意肝左叶胆管之显影情况，成功率可达95%以上。如肝内胆管中因有大量泥沙样结石壅积致PTC不成功者，则只能考虑作急诊或择期的胆总管切开检查。

3. 内镜逆行胆胰管造影 肝内胆管不扩张者应作内镜逆行胆胰管造影（ERCP）。若肝内胆管扩张不明显，估计PTC不易成功，或患者凝血机制有异常，怕做PTC后有出血危险，特别是怀疑胆道梗阻之部位在壶腹部或胰头有占位性病变者，宜经十二指肠镜作逆行胆、胰管造影。作ERCP必须有一定的设备（十二指肠镜和X线荧屏），术者亦要有熟练的技术。其难度无疑较纤维胃镜检查为大。但不少壶腹部或胆总管内的结石，可在经内镜作Oddi括约肌切开（EST）后自动排出（或用网篮拉出），有些急性胰腺炎经括约肌切开，使胰管获得通畅引流后也能大为好转。有些胆总管结石伴AOSC者，如PTCD不成功，急诊胆总管切开引流又不合适，特别是高位胆管癌患者估计无法切除者，经十二指肠镜作鼻胆管外引流（ENBD）或在胆管内置支撑管作内引流（ERBD），也不失为一种姑息疗法。

4. 磁共振胆胰管造影（magnetic resonance cholangiopancreatography，MRCP） 是利用T_2加权脉冲序列显示非常长的T_2弛豫时间组织结构的技术。对静止的液体信号表现为高信号，从而可清晰显示胆胰系形态结构的变化状态，对肝内外胆道或胰管梗阻的部位及其病变性质如结石、肿瘤的诊断与鉴别具有重要意义，且属非创伤无射线的检查技术。

在作PTC和（或）ERCP或MRCP取得一张满意的胆系形态结构的片子后，丰富的读片经验也是正确诊断的必要条件，临床上最需注意以下几点：

(1) 胆石的遗漏或误诊：胆道结石的X线摄片，其特征常是胆总管或肝内胆管的扩张，同时在胆管内有数量不等、形态大小各异的透明区，少数病例的胆总管大结石可呈杯口样截断现象，其识别一般无困难，但实际上诊断失误者（与术中发现比较）并不少见，其原因为：①造影浓度过高，遮盖了结石应有的阴影，尤其是胆总管内的细小结石易被遗漏；②如胆管中有多量黏稠的脓血性分泌物，造影时胆道不能充盈，也可被误诊为结石；③少数胆道内的气泡或胆管壁上的息肉样增生，有时也可误诊为胆石。

(2) 良恶性胆管狭窄的鉴别：虽然胆管癌在注入造影剂后透视时常见管壁有僵硬现象，在摄片上可见病变部位有充盈缺损、不规则狭窄或梗阻等表现，而良性狭窄则无此现象，但部分病例在鉴别胆管之良性或恶性狭窄时仍常有困难。例如：①恶性的不完全梗阻不易与良性狭窄鉴别；②胆管外面的肿大淋巴结有时可压迫胆管造成狭窄，与胆管癌有时也难鉴别；③非环状浸润而是向管腔内呈息肉样生长的病变，亦易与胆石相混淆；④如胆管内有脓血性分泌或胆泥沉积时，亦易误诊为恶性病变。在上述情况下，最好同时作PTC和ERCP，尤其对肝门部病变；⑤必要时，对有胆管癌或胰头癌可疑者，还可以做CT，不仅可了解病变的范围和浸润、转移的程度，且可为制订手术方案提供确切依据。

(3) 不明原因的胆管扩张：若B超检查能清楚显示胆管中、下段扩张，但对造成扩张的 病因分辨不清者，ERCP和MRCP能较理想地显示中、下段胆管和胰管的梗阻情况。据一组83例不明原因的胆道扩张作ERCP后的结果，经手术后的验证发现，其梗阻原因仍以结石为主（28例），多位于胆总管下端或嵌顿在壶腹部，而且其中18例的结石<1cm，说明胆总管末端或壶腹部的结石尤其<1cm者极易漏诊。其次为胆总管下端和壶腹部癌（23例），再次为胆总管末端和乳头部的良性狭窄。所谓乳头狭窄并无统一的诊断标准，不能单以手术时用Bakes胆管扩张器能够通过的大小来衡量。如果未发现其他梗阻原因而胆道已有明显扩张（>1.0cm），胆道内压有显著升高（>2.9kPa），直立位时造影剂排出缓慢，且乳头形态有变异者，就可以确定为乳头狭窄，并有内镜括约肌切开（EST）的指征。

5. 剖腹探查 若通过以上的诊断步骤，对一个阻塞性黄疸患者仍不能获得一张完整的胆道造影图像，因而无法明确诊断和制订手术方案者，如果患者的一般情况尚佳，可以剖腹探查作为明确诊断的最后手段。必要时还可在手术中做B超检查或胆道造影，以提高诊断的正确率。

总之，外科医师在诊治一个黄疸病例时，除详细询问病史（了解本病的发生、发展过程），进行体格检查（注意全身情况和有无肝脾大），并作一般化验和肝功能检查外，应特别注意1'B/TB的测定结果；凡1'B/TB<20%者可以肯定为内科黄疸；1'B/TB在20%~40%之间者可基本肯定为肝细胞性黄疸；首先应排除传染性肝炎，亦可试作激素治疗，必要时还应作肝穿刺活检以资确诊，但应注意鉴别肝细胞损害是原发的，还是继长期的胆道感染和（或）胆道阻塞而继发的，以决定患者有无手术指征。若1'B/TB>50%~80%者可以肯定为阻塞性黄疸，应先做B超检查观察肝内外胆管之扩张情况，肝内胆管明显扩张者应争取作PTC；不扩张而胆总管明显扩张者应作ERCP或MRCP，希望能得到一张完整的胆道造影片，以明确病变的性质、部位和范围，并作为制订手术方式的依据（图13-31）。

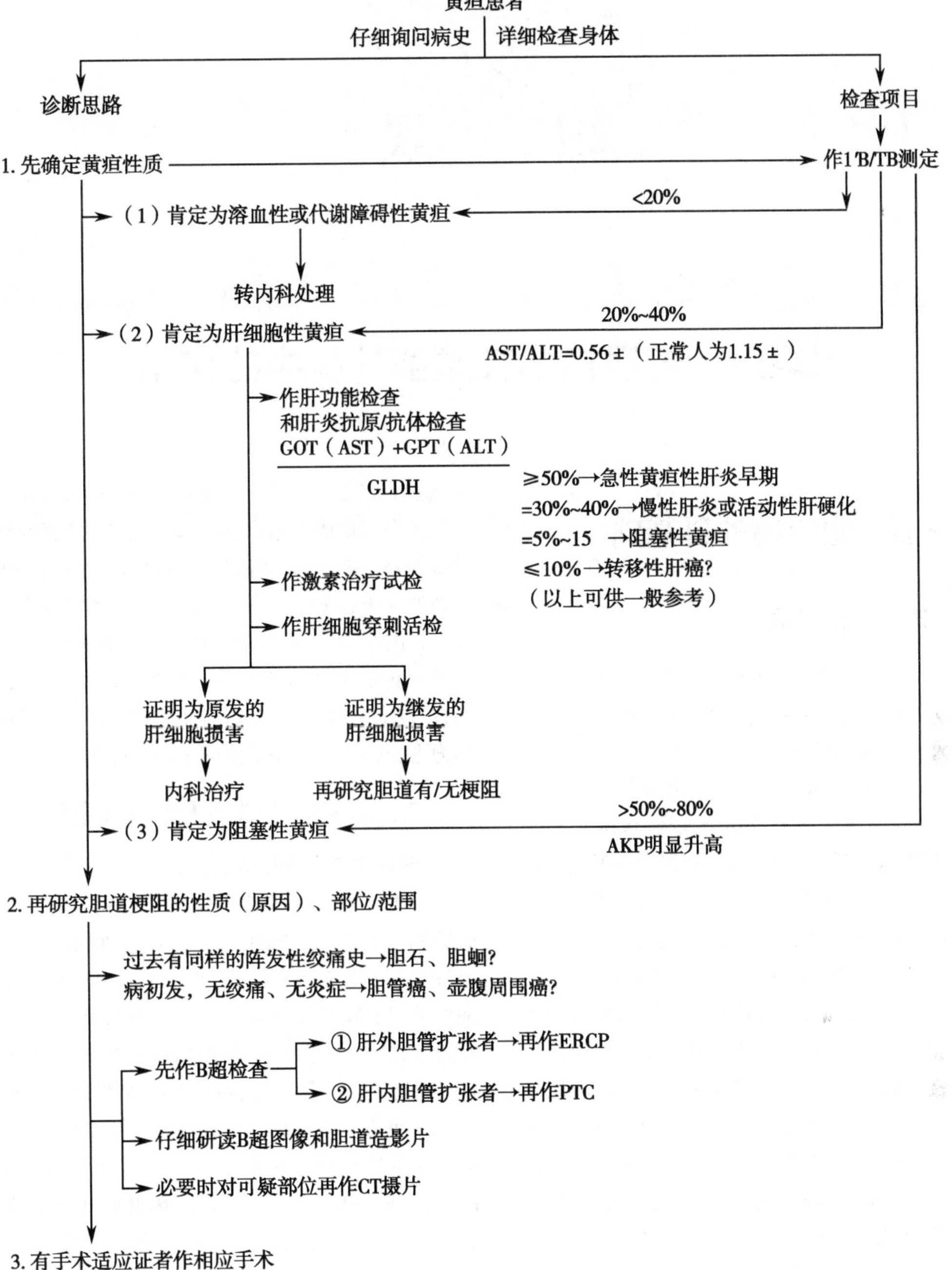

图 13-31　黄疸的诊断思路与处理程序

（钱礼）

附　　录

附录一　腔镜技术在腹部外科中的应用

第一节　腹腔镜外科基础

一、腹腔镜外科的发展

【发展历史】　在腹腔镜外科发展的百年历史中包括三个发展阶段：①诊断性腹腔镜阶段：1901 年德国的 Kelling 医生利用膀胱镜来观察狗的腹腔脏器，开创了诊断性腹腔镜的先河；1910 年瑞典的 Jacobaeus 医生用腹腔镜观察人体腹腔内器官，首次将腹腔镜技术用于人类；1928 年德国的 Kalk 医生在腹腔镜下进行了肝穿刺，率先开展了腹腔镜下的病理活检；1938 年匈牙利的 Veress 医生发明了弹簧安全气腹针来建立气腹，并一直沿用至今天的腹腔镜手术中；1950 年英国的物理学家 Hopking 发明了柱状透镜，使腹腔镜的光传导损失大大地减小，腹腔镜图像的清晰度大为改观，但是腹腔镜的应用仍停留在消化内科和妇科疾病诊断上。②治疗性腹腔镜阶段：德国的 Semm 医生自行设计了腹腔镜的自动气腹机、冷光源、内镜热凝装置及腹腔镜的专用器械，以致在 1960—1970 年间施行了大量的腹腔镜下妇科手术。1987 年法国的 Mouret 医生在腹腔镜下进行妇科手术的同时开展了腹腔镜下胆囊切除术，树立了外科治疗性腹腔镜的里程碑。次年，法国的 Dubois 医生连续开展了 36 例腹腔镜胆囊切除术，并于 1989 年 4 月的美国消化内镜医师协会年播放了手术录像，从此，腹腔镜开始由诊断性工具转变为外科治疗性的器械。③普及性腹腔镜阶段：1990 年后，腹腔镜技术开始广泛地应用在普通外科、心胸外科、泌尿外科、妇科、小儿外科等各个领域。如几乎所有的妇科和泌尿科手术都可以在腹腔镜下实施；包括胰十二指肠切除术在内的腹部外科手术都能够在腹腔镜下完成；腹腔镜下胆囊切除术、腹腔镜下肾上腺肿瘤切除术、腹腔镜下疝修补术以及腹腔镜下胃底折叠术等已经逐渐成为外科治疗相应疾病的常规方法，越来越多取代传统的开腹手术。因此，腹腔镜外科的蓬勃发展无疑是 20 世纪外科史上的一个重要里程碑，并且成为了 21 世纪外科发展的一个主要方向。

我们也应当看到，随着微创外科的技术不断成熟，其在技术上亦已进入了一个发展的平台期。真正革命性的创新技术在短期内尚未出现，而以“传统的”腹腔镜技术为主的微创外科技术则仍将在今后相当长一段时期内作为微创普通外科领域中的主流技术进一步地推广与发展。作为青年一代的医学生，我国未来外科事业的实践者，更应紧跟疾病谱的变化，看准未来发展趋势及时调整方向，以创新为驱动，以技术革新、术式规范、人民需求为导向，以高质量技术作为主线，不断开拓微创外科的发展之路。

二、腹腔镜外科手术设备和器械

【图像显示与存储系统】

1. 腹腔镜　随着技术的进步，腹腔镜镜头的发展对于腹腔镜手术有着重要的促进作用。腹腔镜的摄像头通过光导纤维与信号转换器连接，将清晰的术野呈现给术者。目前所采用的腹腔镜，具有良好的光导性和广角镜头，都是柱状透镜装置，透光性好，分辨率高，成像清晰，视野大。腹腔镜带焦距调节功能，可以调整焦距使图像更加清晰，有些一体化腹腔镜的镜头具备自动对焦功能，更加方便操作。临床常用的腹腔镜为硬质腹腔镜，直径 1~12mm 不等。直径越小，所能提供的视角也越小，因此临床上最常用的直径为 10mm。根据镜面视角的不同，腹腔镜可有 0°、30°、45°以及 70°等不同角度可供选择。临床上 0°与 30°最常见，0°镜操作简单，30°镜可提供不同角度的视角，多用于结直肠、胃等复杂手术中。腹腔镜镜头具有防水功能，可以浸泡消毒。手术使用前，可适当加热镜头、或者腹腔镜专用无菌防雾剂、无水酒精或碘附涂抹擦拭镜头，防止镜头起雾，影响视野。3D 腹腔镜曾经在 20 世纪 90 年代出现过，以解决二维图像在辨认解剖结构方面的不足，由于易致术者眼睛的疲劳，一直没有得到推广，此后随着技术的不断改进，3D 腹腔镜又开始得到重视并成为近年来腹腔镜设备发展的一个热点，目前在机器人手术中已应用了 3D 腹腔镜。此外，由于单孔腹腔镜技术发展和应用的需要，目前还有头端可屈曲活动，自由度达 360°的腹腔镜镜头，可提供更大范围的视野角度的变化，从而避免了在单孔操作中镜头视野与手术器械之间产生的“直线效应”。

2. 信号转换器　目前,大部分的信号转换设备,已经拥有DVI、HD-SDI、HDMI等全高清(Full HD)数字视频输出端口,能将腹腔镜摄像头拍摄的画面信号以全高清的形式展示,其转换出的视频所能达到的最高分辨率为1920×1080,即1080p格式。配合使用大尺寸液晶屏幕或是高清投影仪,可以轻松实现几十甚至100英寸以上的大画面显示,便于外科医生看清患者体内中的每一处细微结构。随着科技的不断发展,更高清晰度标准的摄像系统将进入市场,如数据量4K分辨率可达3656 × 2664的超高清图像。

3. 显示设备　目前已有全数字式液晶显示器,信号经逐行扫描直接在显示器上显示出来,与以往的隔行扫描相比,分辨率更高,其视频分辨率可达到1920×1080(1080p),即通常所谓的全高清,已逐渐成为主流产品。同时亦出现有机发光二极管屏幕(OLED),是屏幕更薄,甚至可弯曲。

4. 冷光源　冷光源通过光导纤维与腹腔镜相连以照亮手术野,它可以自动控制或手动控制,它的灯泡有氙灯、金属卤素灯、氩灯、金属弧光灯等。灯泡的热量通过机器内的强力排风扇排出及光导纤维的传导散热,以防烫伤腹腔内器官。而以LED灯泡为光源,又使灯泡寿命及图像质量得到进一步提升。

5. 录像机与图像存储系统　通过各种硬件设施对微创外科手术中的数字视频信号进行采集、压缩和存储是其他传统外科手术所无法比拟的优势。为了把腹腔镜手术图像作为资料保存用于教学与科研,以往较常用的手术图像的存储是用专业用的图像捕捉卡及相应的软件,将手术过程实时捕捉并存储在电脑硬盘上,可进行录像或图像的编辑与处理,手术过程可用MPEG1、2或MPEG4以及HDV制式实时捕捉制成视频文件,可直接将数字图像记录在硬盘上进行储存与编辑。一体化手术室也已将这一系统有效整合到设备中。

然而随着高清视频的出现,其数据量巨大,往往一台常规的手术就会产生出惊人的数据(一台三小时左右的腹腔镜手术使用1080p制式录制需要接近100G的硬盘空间),如何保存这些珍贵的临床资料是摆在人们面前的一个重要问题。这样的手术视频需要后期处理及压缩编辑,使之能在普通的播放器中播放或通过网络进行转播。

【气腹系统】　建立气腹的目的是为了在腹腔镜手术过程中造成腹内脏器与腹前壁之间足够的暴露空间,为手术者提供足够的操作空间和视野,以避免意外损伤其他脏器。理想的充气气体必要条件是:①不易燃易爆;②不易形成血管内气栓;③气体吸收后无不良影响;④容易获取;⑤便于储存。临床常用的气体有二氧化碳(CO_2)、氦气(He)、氧化亚氮(NO_2)等,目前大多使用CO_2作为腹腔镜手术的充气气体。整个气腹系统包括全自动大流量气腹机、二氧化碳钢瓶、带保护装置的穿刺套管鞘、弹簧安全气腹针等。气腹机上设有CO_2预置压力、CO_2流量及CO_2瞬时压力。

另外,早期日本学者还倡导免气腹方法建立腹腔镜手术的空间。免气腹方式是通过一种特殊装置将腹壁向上悬吊而形成腹腔操作空间,其最大的优点是避免充气气体对机体造成负面影响,但其缺点是会使空间不够,使手术操作变得复杂化并增加了手术的创伤,目前国内外已很少使用。

【手术设备与器械】　腹腔镜手术中主要应用的设备包括高频电凝装置、激光器、超声刀、腹腔镜超声、冲洗吸引器等;常用的手术器械主要有电钩、分离钳、抓钳、持钳、肠钳、吸引管、穿刺针、扇形牵拉钳、持针钳、术中胆道造影钳、打结器、施夹器、各类腔内切割缝合与吻合器等。

三、腹腔镜外科的基本技术

【气腹的建立】

1. 闭合法　在脐下缘作弧形或纵向切口,长约10mm,深达皮下组织,在切口两侧用巾钳或手提起腹壁,将气腹针经切口垂直或向盆腔斜行刺入腹腔,针头穿过筋膜和腹膜时分别有两次突破感,穿刺进腹后可采用抽吸试验、负压试验或容量试验证实气腹针已进入腹腔。将含有生理盐水的注射器连接上气腹针,先抽吸看有否肠液或血液,再看注射器内的生理盐水,如注射器内水平面缓慢下降,则证实气腹针头位于腹腔,即可向腹腔内注入二氧化碳气体至预设压力(15mmHg)。建立气腹后腹部呈对称性膨隆,叩诊为鼓音。

2. 开放法　在脐下缘作弧形或纵向切口,长约10mm,切开皮肤、皮下组织和深筋膜,在直视下打开腹膜,用手指明确进入腹腔及腹壁下没有粘连后,置入套管连接充气管建立气腹。

【止血技术】

1. 单极电凝　单极电凝的原理是应用电流产生的电磁波引起组织细胞干燥结痂达到止血目的。单极电凝因为价格低廉、容易操作而广泛应用于腹腔镜手术止血中。但其缺点是电凝产生的烟雾会影响手术操作野,电凝时产生400℃左右的高温也会造成局部组织烧伤过度。现在已经开始研究带有吸引烟雾装置或喷水装置的单极电凝,以减少手术野烟雾和组织灼伤。

2. 氩气刀　氩气刀是应用氩气取代空气作为传导高频电流的媒介,大大提高了凝血的效率。与传统的单极电凝比较,腹腔镜下氩气刀止血具有下列优越性:①氩气气流能够将创面渗血清扫干净,保持创面干燥,有利于焦痂形成;②氩气刀产生的焦痂密度大且牢固,对创面渗血止血效果好;③氩气喷射到组织上充分隔离空气,使组织不至于炭化,同时氩气可以吸收大量热量而降低创面的温度(100℃),减少对组织的损伤。

3. 超声刀　超声刀是应用超声频率发生器产生的机械振荡使组织中蛋白凝固而达到止血目的。超声刀不会产生烟雾和焦痂,令手术视野更加清晰;超声刀止血效果可靠,能够控制3mm以下的血管出血;超声刀操作温度在50~80℃,大大减少了对组织的创伤;腹腔镜下超声刀集分离、夹持、剥离、切割、凝血等功能于一体,不用更换器械,节省手术时间。目前,超声刀已经广泛应用于腹腔镜各类手术中。

4. **双极电凝**　双极电凝的原理是电流从两极间组织通过而形成局部焦痂。双极电凝止血效果可靠，能够控制7mm以下血管出血，也已经应用于许多腹腔镜外科手术中。

5. **Ligasure™血管闭合系统**　LigaSure也叫电脑反馈控制双极电刀系统（feedback-controlled bipolar），是一种有效的新型腹腔镜手术止血设备。其工作原理是使血管壁的胶原融合从而使血管封闭。该系统可封闭7mm以下血管出血和组织束，不需要事先分离及骨骼化。闭合组织中的血管时不需要过多分离，形成的闭合带可以抵御超过三倍正常人体收缩压的压力。闭合速度较快，无烟雾，不影响手术视野，无异味、不产生炭化。由于其闭合时局部温度不高，热传导距离仅1.5~2mm，和经典的双极电凝相比，可以明显减轻组织热损伤。

【分离与切开技术】　组织分离是腹腔镜手术中重要的步骤，正确的分离能够保持组织解剖结构的清楚，减少手术创面的出血。在传统的开腹手术中，手术者可以用手触摸感觉组织的致密与疏松，但是在腹腔镜下手术分离组织时，只能借助于手术器械，一旦操作不当，容易造成组织损伤和创面渗血。因此，腹腔镜下的分离更加强调解剖的层次。组织分离与切开的主要方法有电凝切割、剪刀锐性剪开、超声刀凝固切割、分离钳钝性分离、高压水注分离等。

【缝合技术】　腹腔镜下缝合是腹腔镜手术中相对难度较高的操作技术，手术者往往需经过一定时间的体外训练和手术实践方能熟练地掌握。传统手术的缝合技术和缝针缝线同样可以在腹腔镜下应用。腹腔镜专用的缝合针线为无损伤缝针线，呈雪撬形状。缝针通过穿刺套管鞘进入腹腔后，用持针器夹住缝针，然后用分离钳提起组织进行缝合。缝线打结方法有腔内打结与腔外打结两种。

【标本取出技术】　腹腔镜手术切除的标本取出操纵不当会延长腹腔镜手术的时间，若是恶行肿瘤标本还可能引起腹腔内和腹壁上的种植和播散。一般来讲，小于或略大于套管鞘的标本可以直接从套管鞘内取出；较大的标本可将操纵孔扩大后再取出标本；巨大良性病变标本，可借助器械或组织粉碎机将组织"粉碎"后从套管鞘内取出，亦可作一小切口直接取出组织，当然，条件允许的情况下最好将标本放入塑料标本袋后再用上述方法取出标本；恶性肿瘤的标本取出时必须使用标本袋，以免造成肿瘤的腹腔内播散和切口的种植。

【操作技术培训】　随着腹腔镜手术的数量与种类的不断增加，将腹腔镜手术技能纳入住院医师培养的必修课程势在必行，同时已完成住院医师规范化培养的医生亦须参加腹腔镜技术的培训和继续教育。腹腔镜外科的培训首先需要加强传统外科手术基本理论和技能的训练，只有能够施行同类开腹手术的医生才能胜任相应的同类腹腔镜手术。其次是必须增加腹腔镜基本知识、基本理论、基本操作技能的学习和训练，传统手术的经验与技能并不代表一个外科医师腹腔镜手术的水平。腹腔镜手术的培训包括参加腹腔镜手术的基础知识课程及动物操练的学习班，并在有经验的腹腔镜外科医生的协助下完成一定数量的腹腔镜手术，在得到认可后才能开展腹腔镜手术，以确保腹腔镜手术的安全。

四、腹腔镜手术常见并发症

微创手术并不意味着手术的零风险，腹腔镜手术除了可能发生与传统开腹手术同样的并发症以外，还可发生因为腹腔镜操作而导致特有的并发症。

1. **气腹并发症**　气腹的建立必将对心肺功能产生一定程度的影响，如膈肌上抬、肺顺应性降低、有效通气减少、心输出量减少、下肢静脉淤血和内脏血流减少等，并由此可能产生一系列并发症，包括皮下气肿、气胸、心包积气、气体栓塞、高碳酸血症与酸中毒、心律失常、下肢静脉淤血和血栓形成、腹腔内缺血、体温下降等（详见第五节）。

2. **血管损伤**　在各种腹腔镜外科手术中都可能发生血管损伤引起的出血，根据血管损伤的部位，可分为以下三类①腹膜后大血管的损伤，包括腹主动脉、下腔静脉、髂动静脉等大血管，暴力穿刺是损伤后腹膜大血管的主要原因，尽管这类损伤的发生率很低，但死亡率却很高；②腹壁、肠系膜和网膜血管等损伤；③手术区血管的损伤，如在行腹腔镜胆囊切除术时损伤肝动脉、门静脉和胆囊动脉及其分支等。

3. **内脏损伤**　内脏损伤在腹腔镜手术中并不少见，如果能在手术中及时发现并作正确的处理，一般不会造成不良后果；相反，如果在手术中忽视了内脏损伤的发生，术后发生的腹膜炎等严重并发症而又未能及时确诊，往往会造成严重后果，甚至患者的死亡。根据腹腔镜下的脏器损伤可分为二类：①空腔脏器的损伤：包括肝外胆管、小肠、结肠、胃、输尿管和膀胱等；②实质性脏器损伤：包括肝、脾、膈肌、肾、子宫等。

4. **腹壁损伤**　腹腔镜手术的腹壁并发症主要是与戳孔有关，主要表现为戳孔出血、腹壁血肿、戳孔感染、腹壁坏死性筋膜炎、戳孔疝等。

五、腹腔镜气腹对人体的影响

1. **CO_2气腹对呼吸系统的影响**　气腹造成腹内压的明显升高，横膈抬高及活动受限，胸腔内压力增高，肺顺应性下降会在生理情况下引起通气/血流比例失调。另外，腹腔压力的增加会加重胃及食管内容物的反流，从而引起误吸可能。腹腔镜手术过程中的CO_2气腹可以通过腹膜吸收进入组织和血液，使血液$PaCO_2$及酸碱度产生相应变化。在生理状况下机体内CO_2的生成和排出始终处于一个动态平衡状态，即通过肺及肾脏的调节使血液中的CO_2含量及酸碱度处于一个相对稳定的水平。正常机体在气腹状态下吸收的少量CO_2可以通过这一机制由肺排出，故体内仍保持相对稳定状态。腹腔镜手术中及术后是否出现高碳酸血症与气腹压力的高低、手术时间的长短、机体的代谢状态以及肺部通气功能等情况有关。大量临床研究表明对无肺功能障碍者，CO_2 气腹造成轻微的高碳酸血症，可以通过机体的自身调节，术后可很快恢复正常范围，并不会给机体带来明显的不良反应。对有较严重肺功能障碍者，术中腹膜吸收的 CO_2 不能通过肺组织有效排出，易于引发机体的高碳酸血症。对有轻、中度肺功能障碍者在控制好气腹压力以及手术时间的前提下可以选择腹腔镜手术。对原有严重肺功能障碍者如慢性阻塞性肺病、肺心病等的患者，气腹对机体的影响会相应增大，因此开展腹腔镜手术应该慎重。

2. CO_2 气腹对循环系统的影响　内脏血管从腹腔内吸入 CO_2 导致 $PaCO_2$ 增高，继而对循环系统产生影响。其影响的程度取决于 $PaCO_2$ 以及腹内压增高的幅度。轻度高碳酸血症（$PaCO_2$ 为 6.0~7.0kPa）对血流动力学指标的影响是轻微的。对无心肺功能障碍的患者来说，气腹很少会引起超过 6.7kPa（50mmHg）的高碳酸血症。中至重度的高碳酸血症会产生显著的心血管系统功能的变化。这可以表现为平均动脉压（MAP）、心率（HR）、中心静脉压（CVP）和左室每搏输出量（SO）的升高和周围血管阻力的下降。这些血流动力学的改变主要是由于气腹所致的高碳酸血症所致的。

腹内压增高既压迫血液流出腹内脏器和下腔静脉进入右心房，又阻碍下肢静脉回流。当内压超过 2.7kPa(20mmHg) 时，中心静脉回流及心输出量均有下降，但腹内压小于 2.7 kPa 可促进静脉血液的回流；当压力超过 4.0kPa（30mmHg）时，腹内脏器的静脉回流包括肾静脉可受到明显阻碍，甚至发生小血管回流的阻断。腹腔镜手术过程中 $PaCO_2$ 增高对交感神经系统有刺激作用，这可导致全身血管阻力增加和脉搏加快，同时由于腹腔压力增高使静脉回心血量下降，最终导致舒张末期射血量及心输出量减少。如术中采用头高脚低位会加重这种变化。在健康患者中通过增加射血分数，可使射血量及心输出量很快恢复正常。一般来说，最初可以不表现为血压降低和脉搏次数的减少，而后来才由于机体代偿机制的作用，表现为血压和脉搏的升高。对有严重冠心病或左心收缩功能不全的患者，可能不能代偿回心血量的减少，在心输出量减少、低血压及顽固性心动过速时，冠状动脉氧的供需平衡可能会导致心肌缺血的发生，故在选择腹腔镜手术患者时应慎重选择这类患者。

因此，对于有心肺功能不全的患者，术前要做心肺功能的测定，术中要进行严密的呼吸循环系统的监测，包括进行血气分析及心电监护，在发生情况时应及时处理。高 $PaCO_2$ 及呼吸性酸中毒和心功能异常多发生于心肺功能不全的患者，经加大通气量以排出积聚的 CO_2，同时降低气腹压，一般能恢复正常范围，如通过上述措施仍未改善或进一步加重者，则应终止气腹一段时间，必要时可中转行开腹手术。

3. CO_2 气腹对应激系统的影响　尽管腹腔镜手术已经降低对机体造成的创伤，但是 CO_2 气腹仍然会引起一系列的代偿性应激反应。应激反应包括神经内分泌反应、代谢反应、循环反应等，其中神经内分泌反应方面主要表现为交感神经兴奋，以肾上腺髓质释放儿茶酚胺和下丘脑垂体靶腺兴奋为主。交感神经兴奋促使肾上腺髓质分泌肾上腺素和去甲肾上腺素增加，这可引起血压升高、心率加快等一系列机体反应，其升高的幅度和持续的时间与手术的创伤程度有关。通过对开腹胆囊切除术（OC）和腹腔镜胆囊切除术（LC）进行比较发现，LC 和 OC 在手术结束时均可使肾上腺素和去甲肾上腺素达最高浓度，OC 组手术后各期的肾上腺素和去甲肾上腺素值均高于 LC 组，而且 OC 组于手术结束时及手术后第一天的肾上腺素值明显高于 LC 组。去甲肾上腺素浓度在手术结束时及术后第二天也高于 LC 组。下丘脑垂体靶腺兴奋使各种内分泌腺均产生一定反应，但在程度上各有不同。促肾上腺皮质激素（ACTH）和催乳激素（PRL）都是腺垂体激素，皮质醇是肾上腺分泌的一种糖皮质激素。临床研究发现 OC 组术后第一天的 ACTH 和皮质醇水平明显高于 LC 组，OC 组 PRL 的变化比 LC 组明显，但无统计学意义。同时，胰高血糖素也有升高，胰岛素的变化并不明显，血糖水平可有轻度升高。

4. CO_2 气腹对免疫系统的影响　腹腔镜手术对机体非特异性免疫功能的影响要明显小于传统开腹手术，不同的手术方式对机体特异性免疫功能的影响要小于对非特异性免疫功能影响。对于腹腔镜手术引起机体免疫功能变化的机制目前研究甚少。从创伤学角度来看主要有三个学说：即神经 - 内分泌 - 免疫紊乱学说、免疫抑制细胞学说及免疫抑制因子学说。神经内分泌系统有解剖学、生理学等方面的密切联系。因此，当创伤后出现应激反应首先影响到神经系统，继而出现内分泌和免疫系统的改变，肾上腺皮质激素对免疫系统有广泛的抑制作用，实验证明腹腔镜手术和传统手术均可引起血皮质醇的增高，进而抑制机体的免疫功能。免疫抑制细胞学说则认为是由于创伤后抑制性细胞被激活而诱发免疫抑制所致。目前已有实验证明创伤早期抑制性 T 淋巴细胞的数量可明显增加。而免疫抑制因子学说认为创伤后血清中存在多种免疫抑制因子，这类因子能明显抑制机体的细胞免疫功能。至于腹腔镜手术所特有的气腹对机体免疫系统有无影响和如何作用较少有报道，这有待进一步研究。

5. CO_2 气腹对肿瘤细胞切口种植的影响　腹腔镜手术后切口肿瘤转移的原因是多方面的，腹腔镜气腹条件下肿瘤细胞切口转移的机制可能是：①脱落肿瘤细胞直接黏附于切口；②戳孔切口损伤以及 CO_2 沿戳孔的泄漏可能造成肿瘤细胞由气体携带而种植于戳孔切口损伤处；③肿瘤细胞的雾化状态可能造成肿瘤细胞的切口转移；④CO_2 较氦气更促进恶性肿瘤细胞的生长；⑤人工气腹对细胞免疫的影响。但是目前的实验证明 CO_2 气腹在肿瘤细胞切口转移中的作用是次要的，主要原因是机械性的因素，如肿瘤的穿透、反复的手术操作、套管针的频繁更换等方面。肿瘤细胞切口转移是多因素作用的结果，其中包括外科医生的技术、肿瘤的生物学性状、切口局部内环境等，而且腹腔镜手术对肿瘤细胞切口转移有促进作用。因此减少腹腔镜手术后切口肿瘤种植发生率除遵循常规手术中的无瘤原则外，尚可尝试：①临床上用氦气代替 CO_2 作充气气体；②腹腔内化疗和经静脉化疗；③用 5-FU 冲洗切口；④手术后切除戳孔处切口；⑤采用加热湿化的 CO_2 以减低肿瘤细胞的雾化状态，及使用密封套以减少肿瘤细胞由泄漏气体携带而种植于切口处；⑥在免气腹条件下行腹腔镜术。前瞻性研究证明，采用切口保护和更为精细的操作等措施，有可能将腹腔镜术后切口转移率降为与开腹手术基本相同的水平。

（郑民华）

第二节　诊断性腹腔镜

一、腹内病变的腹腔镜诊断

【特点与不足】 应用腹腔镜进行腹腔内病变的探查或组织活检，可进一步为临床诊断提供可靠的依据，对病变的定位与定性都具有极为重要的作用。并可根据病变情况，对部分可作腹腔镜手术的疾病作直接腹腔镜下进行处理，更重要的是它可代替原有的剖腹探查术，使创伤降到了最低点，避免了因剖腹探查阴性而造成患者手术创伤的痛苦。但腹腔镜诊断术同样存在下列不足：①需要在麻醉下进行的创伤性检查；②对腹腔内深部病变的观察与探查受到腔镜本身的限制，易于漏诊；③缺乏触感，对病变质地无法作出正确的评判。

【适应证和禁忌证】 常见的适应证是：①腹部恶性肿瘤的临床分期；②血流动力学尚稳定的不明原因的腹部损伤；③原因不明的急性和慢性腹痛的病因诊断；④肝脏疾病的直视下活检和鉴别诊断；⑤原因不明腹水的鉴别诊断。

禁忌证是：①严重心、肺功能障碍；②血流动力学不稳定；③难以纠正的凝血功能障碍；④重度肝功能障碍、肝性脑病前期或大量腹水；⑤腹壁内、腹腔内严重感染者；⑥腹部多次手术史，估计腹腔内广泛粘连；⑦较大的裂孔疝；⑧横膈破裂；⑨机械性或麻痹性肠梗阻。

【腹腔镜下常见的表现与处理】

(1) 出血：根据出血部位，腹腔镜能很快明确诊断。如：肝脾损伤出血时，腹腔内一般有中等量的积血，吸出腹腔内积血后可以明确出血部位；对有较多积血而不能吸净或不易发现明显出血的脏器或部位的患者，可用大量生理盐水冲洗腹腔，再吸净后寻找出血点的部位。肝被膜下的出血或不严重的肝实质的破裂出血，一般都可以在腹腔镜下得到处理。严重的肝实质破裂伴胆汁液漏出，可以酌情中转开腹手术治疗。脾破裂出血，则可根据腹腔镜下发现的脾脏破裂的程度而决定是行脾脏切除抑或保留脾脏手术。子宫异位妊娠出血时，积血主要在盆腔，吸尽积血后，可发现出血的孕囊。

(2) 炎症：在急腹痛的探查时，往往可发现炎性渗出、脓液、肠内容物等，冲洗并吸尽液体后，能很容易找到原发感染病灶。腹部常见的疾病有十二指肠溃疡穿孔、急性阑尾炎、急性盆腔炎、急性胆囊炎等。一旦明确诊断，大部分情况下可行腹腔镜手术治疗。

(3) 结节：对腹腔镜探查时发现的肝脏、腹膜、盆腔等部位的结节，可取活组织病理检查，并可结合腹腔镜超声对腹部肿瘤，如肝癌、胃癌、胰腺癌等进行诊断及分期，并决定能否行根治性手术。

(4) 粘连：检查中如发现小肠与腹壁有粘连但无肠梗阻临床表现，可能是过去有原发性腹膜炎或腹部手术史，随着体位的改变或肠胀气的加重，患者感觉有牵拉感或钝痛，是慢性腹痛的主要原因，一般分离粘连后可改善症状。

二、腹内恶性肿瘤的诊断与分期

消化道肿瘤是最常见全身恶性肿瘤之一，具有很高的发病率和死亡率。尽管超声波、CT、MRI、核素扫描和超声内镜等现代影像学技术的发展已经大大提高了腹部肿瘤的定性和定位诊断准确率，但是仍然有许多肿瘤患者面临着因为晚期肿瘤远处转移或腹腔播散而丧失了根治性手术的可能，剖腹手术探查对不能手术切除的病例显然是一次巨大的损伤，特别对于免疫力本已低下的晚期肿瘤患者更是打击。因此，腹腔镜技术对腹部肿瘤的诊断和分期不仅仅局限于肉眼观察和组织的活检，腹腔镜超声（LUS）的介入更将进一步提高了腹腔镜对腹部肿瘤诊断及分期中的价值，有着其他影像学检查所不可比拟的优越性和广阔的应用前景。

【适应证】

1. 腹部肿瘤的定性诊断　腹部肿瘤定性诊断可直接影响到整个肿瘤的治疗方案，而腹腔镜直视下的组织活检可以明确肿瘤病理类型。

2. 恶性肿瘤的分期诊断　腹腔镜与其他影像学检查结合更能够对腹部肿瘤手术切除进行正确的术前评价，避免不必要的剖腹探查。

3. 肿瘤治疗后的复查　对经手术或化疗后腹部肿瘤患者，腹腔镜检查可行明确其复发、转移、疗效情况。临床上常用于卵巢癌、胰腺癌的手术治疗后复查、肝癌经肝动脉栓塞或化疗后复查等。当然，腹腔镜在肿瘤治疗后复查中的价值尚有争论。首先，手术治疗使腹内解剖改变而存在广泛粘连，行腹腔镜检查不仅难度大，而且有一定风险。其次，对结直肠癌、肝癌等有无复发，采用 CEA、AFP 监测更为容易简便。

必须强调，腹部肿瘤的腹腔镜检查是对它影像学检查的补充而不是替代，因此，一般应首选其他影像学检查之后再考虑腹腔镜。

【胃癌的腹腔镜诊断与分期】 因为腹腔镜能够直视下探查整个腹腔，所以腹腔镜能够准确诊断胃癌有无肝脏和腹腔内的转移灶。Hunerbein 比较腹腔镜、B 超、CT 对 131 例胃癌远处转移的准确率分别为 92%，63%，58%；Stell 对 71 例超声和 CT 检查后准备开腹手术的胃癌进行术前腹腔镜评估，其中29例经腹腔镜证实为晚期胃癌而避免了不必要开腹手术，42例经腹腔镜检查认为可以切除者行开腹手术，只有1例不能切除(原因是肿瘤固定于后腹膜)；Asencio的经验是腹腔镜确定胃癌能否切除的准确率达到了98.6%，腹腔镜探查可以避免40.8%不必要的开腹手术。

腹腔镜对胃癌的TNM分期同样具有很高的诊断价值。D'Ugo对70例胃癌进行术前腹腔镜分期，并按TNM分期和病理结果与B超和CT作了对比分析，结果腹腔镜分期的准确诊断率为68.6%，明显高于B超和CT(32.8%)。腹腔镜在判断胃癌局部侵犯范围的准确率也明显高于B超和CT:腹腔镜诊断T_3期胃癌的准确率为69.7%，而B超和CT为12.1%;T_4期胃癌分别为84.2%和42.1%。Feussner对111例CT和内镜超声(EUS)诊断为T_3或T_4期的胃癌患者进行了腹腔镜联合应用腹腔镜超声(LUS)检查，结果腹腔镜还发现6例存在其他疾病(5例肝硬化，1例卵巢癌)，28例因有腹膜转移而避免开腹手术，17例降低临床分期(其中9例从T_4期降至T_2期)。

【结直肠癌的腹腔镜诊断和分期】 腹腔镜可以发现结直肠癌术前影像学无法发现的肿瘤扩散，如腹膜种植及淋巴结转移，必要时还可以穿刺活检。Frsans将50例术前影像学检查显示可行切除的结直肠癌肝转移患者进行腹腔镜术前检查。其中3例因腹腔内严重粘连无法行腹腔镜检查，其余47例诊断性腹腔镜检查中，6例(13%)显示肝脏有多个转移结节和腹膜转移而避免开腹手术。

结直肠癌肝脏转移病变能否行切除的关键在于明确肝脏转移灶的数目及确切的位置，尽管超声、CT、MRI技术已经能够准确地诊断肝脏的病变，然而其敏感性仍低于80%。腹腔镜超声显像(LUS)可检测到隐藏在肝脏深部而表面却看不到的病灶，在评估结直肠癌肝转移及判断肝转移灶能否切除上具有一定价值。Frsans应用腹腔镜超声显像检查可以避免25%结直肠癌肝转移患者的开腹手术。Steel对术前影像学检查认为可以切除的结直肠癌肝转移患者联合应用诊断性腹腔镜和腹腔镜超声显像，结果有54%患者因肝脏转移灶数目、病变的位置和腹膜转移等原因而不能行手术切除。因此，联合应用诊断性腹腔镜和腹腔镜超声显像可显著提高结直肠癌肝转移术前评估的正确性，从而减少了不必要剖腹探查，对筛选结直肠癌肝转移手术判断很有帮助。

【其他腹部恶性肿瘤的腹腔镜诊断和分期】 腹腔镜和腹腔镜超声已经广泛应用于肝癌、胰腺癌的临床诊断分期(详见腹腔镜超声)，同时还应用于其他腹部恶性肿瘤的诊断与分期，如探查卵巢癌和子宫癌盆腔淋巴转移情况。Bhccarani等分别应用腹腔镜和开腹手术对15例和40例霍奇金病进行临床分期，结果比较脾切除、肝活检、淋巴活检、病理诊断等肿瘤学方面两种方法没有显著性差异;在术后肠功能恢复、住院日、手术并发症等方面，腹腔镜分期则明显优于开腹临床分期。

三、微型诊断性腹腔镜

所谓的微型腹腔镜是指直径小于3mm的腹腔镜及器械，是目前对腹壁切口和损伤最小的手术方式。与传统腹腔镜相比，微型腹腔镜具有切口和创伤更小，出血、感染、皮下气肿、切口疝等并发症更少等优点。早期的微型腹腔镜镜头透光度和清晰度较差，所以一般仅仅作为关节镜或内腔镜检查，其临床应用受到了一定的限制。目前的微型镜头含有数十万根光纤，而每根光纤代表一个像素，除了手术视野较小外，微型腹腔镜的透光度和清晰度与传统腹腔镜已无差异。当然，微型腹腔镜操作难度较高，因此目前临床应用最广泛的是急腹症探查术、选择性胆囊切除术和部分妇科手术。

【微型腹腔镜在急腹症中应用】

传统的腹腔镜(10mm)诊断急腹症的正确率为95%~100%，国外临床实践表明微型腹腔镜对于急腹症的诊断不亚于传统的腹腔镜。上海瑞金医院在国内率先应用微型腹腔镜诊治47例原因不明的急腹症，其中44例通过微型腹腔镜明确了诊断，诊断正确率达到93.6%，33例在微型腹腔镜下得到满意的治疗，70%的急腹症避免了开腹手术。

尽管微型腹腔镜的确诊率同传统腹腔镜相比已几无差异，但微型腹腔镜的治愈率却低于传统腹腔镜，其原因可归纳为:①视野障碍:由于微型腹腔镜在监视屏幕上仅在中央区域呈现圆形图像，只占屏幕的一半(如果配有变焦的摄像头可获得满视野图像)，遇到出血和烟雾使视野更加不清。②暴露困难:微型器械钳口小，抓力有限，遇到肠胀气或组织粘连瘢痕水肿时无法暴露病变部位。③操作角度特殊:与传统腹腔镜不同，微型腹腔镜常从侧腹置入，视觉习惯上有一个适应过程，如在阑尾切除术中，微型腹腔镜与回盲部过于垂直，易被扩张的肠腔阻挡视野。④吸引困难:微型吸引器吸力较小，遇血块时吸引难以确保畅通。⑤器械缺乏:目前尚无小于5mm的钛夹器。因此，微型腹腔镜发现病变但在治疗上遇到困难时，可在脐孔使用传统器械进行操作或可经脐孔交替使用10mm镜(改良微型腹腔镜手术)，如遇难以控制的出血应中转为传统腹腔镜手术。

女性下腹部急腹症的鉴别诊断有时较为困难，急性盆腔炎和急性阑尾炎的误诊率为30%左右，可能会造成手术时机的延误或不必要的手术。传统探查手术中临床医师常选择下腹旁正中切口，不仅增加了腹壁创伤和术后伤口并发症，而且也影响美观。由于妇科急腹症因病因相对简单、盆腔空间大、肠腔阻碍小等原因，微型腹腔镜在诊断和治疗妇科急腹症中疗效显著，尤其是急性盆腔炎，几乎所有病例都可在微型腹腔镜下得到满意的诊断和治疗。所以临床上对于女性下腹部急腹症，尤其是怀疑急性盆腔炎的患者，微型腹腔镜已经成为诊治的首选方法，其原因是:①急性盆腔炎有相当高的误诊率，可达35%，对疑有急性盆腔炎者应常规作腹腔镜检查;②微型腹腔镜可确定病变部位、损害程度和检出病原体，从而提供正确的药物选择、疗程估计、预后判断；③早期应用微型腹腔镜冲洗腹腔，引流脓腔并清除坏死组织可防止进一步形成脓肿；④几乎所有急性盆腔炎均能在2~3mm器械下完成诊断和治疗，手术操作无困难，无微型腹腔镜技术有关的并发症，创口微小美观，不需要缝合。近年来，随着腹腔镜技术的发展，急性盆腔炎的治疗发生着概念性的变化，应用微型腹腔镜来确定急性盆腔炎的诊断后进行相应的外科处理，并结合有效的药物治疗可取得良好的疗效。微型腹腔镜也适用于其他女性急腹症患者，如腹腔冲洗、输卵管妊娠手术、卵巢囊肿剥离、电凝子宫内膜异位灶、观察内异症疗效等。

随着腹腔镜技术的普及和操作经验的积累，微型腹腔镜的术中并发症（如穿刺所致肠穿孔、器械牵拉所致组织损伤等）已极为罕见。急腹症切口的并发症与腹腔内感染程度和腹壁创伤大小有关，由于急腹症为急诊手术，80% 伴有腹腔感染，手术探查后引起切口感染、切口疝等并发症的机会为 10% 左右。微型腹腔镜术仅在腹壁上行数个 2~3mm 的戳孔，对肌肉组织创伤小，切口并发症很少发生；同时术后起床活动早，肺部、泌尿道和下肢深静脉栓塞等并发症也明显低于同类开腹手术。国外有 RCT 研究认为微型腹腔镜术电凝刺激小，盆腔冲洗彻底，与其他手术相比可降低术后腹腔粘连程度，至于是否提示可降低粘连性肠梗阻、不孕症等远期并发症还有待进一步研究。

（郑民华）

第三节　治疗性腹腔镜

一、腹腔镜胆道手术

【腹腔镜胆囊切除术】

1882 年 Langenbuch 首创的胆囊切除术沿用至今已有百余年的历史，1987 年法国的 P.Mouret 医师在进行妇科腹腔镜手术的同时成功地完成了世界上第一例腹腔镜胆囊切除术，随后法国的 F.Dubois 医师在开展腹腔镜胆囊切除术后发表正式的学术论文，腹腔镜胆囊切除术在公布于众的同时，很快就获得全世界外科同行的认可和仿效，在随后的十多年内腹腔镜胆囊切除术在没有进行任何随机对照试验的情况下进入欧洲大学和北美私人医院的手术室，有着百年历史的开腹胆囊切除术受到前所未有的挑战。医生和患者看到了切口小，疼痛轻，恢复快，住院时间短等优越性，自然地推动了外科发展史上的一次革命，加上科学技术的飞速发展和腹腔镜设备与器械的不断更新，腹腔镜胆囊切除术很快在世界范围内得到推广和普及，并逐渐成为胆囊切除术的金标准手术。不仅如此，腹腔镜胆囊切除术还积极地推动了腹部外科、心胸外科、泌尿外科及妇科等腹腔镜手术的蓬勃发展。因此，腹腔镜胆囊切除术不仅仅是微创外科史上的一个重要里程牌，而且开创了整个现代外科领域的新纪元。

腹腔镜胆囊切除术的适应证与禁忌证不仅取决于患者的全身和局部条件，而且取决于手术者的外科临床经验和腹腔镜操作技巧。因此，腹腔镜胆囊切除术的适应证与禁忌证是相对的。一般而言，只要术中能分离和解剖 Calot 三角而不损伤胆总管，大多数胆囊结石 / 胆石症都能通过腹腔镜方式切除胆囊。腹腔镜胆囊切除术的绝对禁忌证是：①不能承受全麻；②有凝血障碍疾病；③怀疑为胆囊癌的患者。而上腹部多次手术史、胆囊炎急性发作、胆囊积液或萎缩、合并门脉高压患者、妊娠妇女、病理性肥胖等都是相对手术禁忌证。对于术中发现胆囊解剖条件不佳、Calot 三角严重粘连、Mirizzi 综合征等应及时中转剖腹手术。综合腹腔镜胆囊切除的手术指征，我们提出如下参考意见：

(1) 有症状的慢性胆囊炎、胆石症应首选腹腔镜胆囊切除术。

(2) 胆石症急性胆囊炎发作、非结石性急性胆囊炎应尽可能在 72 小时内进行腹腔镜胆囊切除术。

(3) 无症状胆石症合并糖尿病患者、接受免疫抑制治疗、巨大结石（>2cm）、多发性结石患者、胆囊癌高危人群等情况可以选择腹腔镜胆囊切除术。

(4) 胆区疼痛患者即使没有确切的胆囊炎依据，若存在胆囊收缩障碍、胆囊排空不全，可以酌情选择腹腔镜胆囊切除术。

(5) 胆囊结石合并胆源性胰腺炎应该在胰腺炎控制后早期行腹腔镜胆囊切除术。胆囊息肉 >1cm 或短期内进行性增大者或有胆囊炎症状者可以选择腹腔镜胆囊切除术。

(6) 术中发现胆囊 - 十二指肠瘘或胆囊 - 结肠瘘，应视局部解剖情况和术者的手术经验决定是否中转开腹手术。

(7) B 超显示胆囊萎缩、胆囊不显影、胆囊壁增厚，胆总管代偿性增粗，AKP、γ-GT 等梗阻性指标增高应该充分考虑到腹腔镜胆囊切除术的困难，必要时中转开腹手术。

(8) 大部分 Mirizzi 综合征需要及早转为开腹手术，以免损伤胆总管。

术中与术后应该注意的事项：

(1) Veress 穿刺法的操作应轻柔以免误伤腹腔内脏器；对于有多次上腹部手术史患者必须采用 Hasson 开放法。

(2) 建立气腹后必须用腹腔镜作全面腹腔内探查，尤其是穿刺部位。

(3) 暴露胆囊三角时，胆囊颈应向侧面牵拉而不是向头部，而且总是从后三角开始分离 Calot 三角。

(4) 解剖胆囊管应尽可能靠近与胆囊交界处，而不是贴近胆总管。

(5) 解剖胆囊管和胆囊动脉必须仔细、轻柔；所有的热源均会导致不易被察觉的胆管损伤。

(6) 破裂的胆囊应予以及时闭合以防胆结石遗落，掉落的胆结石应尽可能找回。

(7) 术中胆道造影指征应该适当放宽，尤其是胆道畸形、胆道解剖困难或作胆总管结石的探查时。

(8) 手术者在技术困难、解剖不清或解剖异常时应及时中转开腹手术。

【腹腔镜胆总管探查术】

胆总管结石合并下列条件是腹腔镜胆总管探查术适应证:①估计胆总管结石经胆道镜能取尽;②无肝内结石;③无胆总管下端括约肌狭窄;④不需要作胆肠内引流。

除常规腹腔镜胆囊切除术的器械与设备外,还需要有:① 30°斜面腹腔镜;②术中腹腔镜B超;③术中造影设备;④纤维胆道镜及取石网篮。

【并发症】

腹腔镜手术开展的早期,胆道并发症发生率为0.5%~3%,是开腹胆囊切除术的6倍。回顾分析手术中发生胆管损伤的图像资料可以发现,近乎所有严重的腹腔镜胆道并发症都是可以避免的,其中大多数严重并发症的发生是由于手术中没有正确辨认胆管和血管的解剖所致。因此,现在我们面临的挑战是怎样降低腹腔镜胆道手术的并发症的发生率和在学习曲线中错误率。

(1) 胆管损伤　胆管损伤的分类:胆管损伤按部位分可以分为:①胆总管损伤;②肝总管损伤;③右肝管损伤;④左肝管损伤;⑤多管联合损伤等。胆管损伤按形式分为:①肝外胆管树的损伤;②胆总管及肝总管的横断损伤;③右肝管损伤;④胆总管外侧撕裂伤;⑤热力烧伤引起的胆管狭窄;⑥胆囊管漏。Deziel报道认为胆总管的损伤率为0.35%,其中肝总管的损伤率为0.05%,右肝管的损伤率为0.01%,其他报道胆总管总的损伤率约在0.3%,在各种类型中居最多。

胆管损伤的原因与预防:胆管损伤主要由于手术中设备欠佳,图像显示不清、不能正确辨认出胆总管和肝总管、过分自信不能及时中转开腹和热力烧伤所致。因此,熟悉胆道系统正常解剖和可能发生变异情况是避免胆管损伤的基础;从后三角开始解剖Calot三角和紧贴胆囊解剖胆囊管是避免腹腔镜胆囊切除术中胆道损伤的前提;在胆囊管和胆囊床之间分离出清晰的手术视野并明确胆管结构后再使用钛夹是避免胆管损伤的关键;解剖困难时及时地中转为开腹手术是预防胆道损伤的保障。

胆管损伤的诊治:临床上胆管损伤的检查和诊断可以采用ERCP、CT、PTC、核素扫描、B超等特殊方法进行进一步检查(附图1-1)。如果发生胆管的损伤,术中及时的发现和处理是最重要的,手术方式应视胆管损伤情况决定(附表1-1),但是手术应尽可能避免胆管的端-端吻合。如果术中未发现胆管损伤而在术后迅速出现脓毒症,则应该先引流胆汁以控制全身性的感染,而不是马上行胆道重建术。

(2) 胆漏　腹腔镜胆道手术中,各种肝外胆管的损伤和操作不当都会产生术后胆漏。腹部疼痛往往是绝大多数胆漏最早产生的症状。一旦怀疑有胆管损伤或胆漏,临床上通常可以采用ERCP、CT、PTC、核素扫描、B超等特殊方法进行进一步检查。随着ERCP技术的不断成熟和发展,对怀疑有胆管损伤的患者一般都首选ERCP,因为它既可作为诊断手段又可以治疗胆管残余结石及胆管狭窄等。

胆囊床或细小的毛细胆管处的胆汁漏在术中很难发现,直到胆汁积聚或产生疼痛等症状才会被检查发现。这种细小胆管的损伤引起的胆漏往往通过放置胆道内支架引流和经皮穿刺引流腹腔内胆汁相结合能够治愈,适当使用奥曲肽等胰酶抑制剂可以减少胆漏量并促进胆漏的愈合。胆囊管残端漏是因为残端钛夹钳夹不牢固或脱落、钛夹引起胆囊管组织断裂或坏死引起,采用ERBD胆道内支架和畅通的腹腔内引流往往能够治愈,同时对于急性胆囊炎、胆囊管粗短水肿要选用圈套线取代钛夹结扎胆囊管。

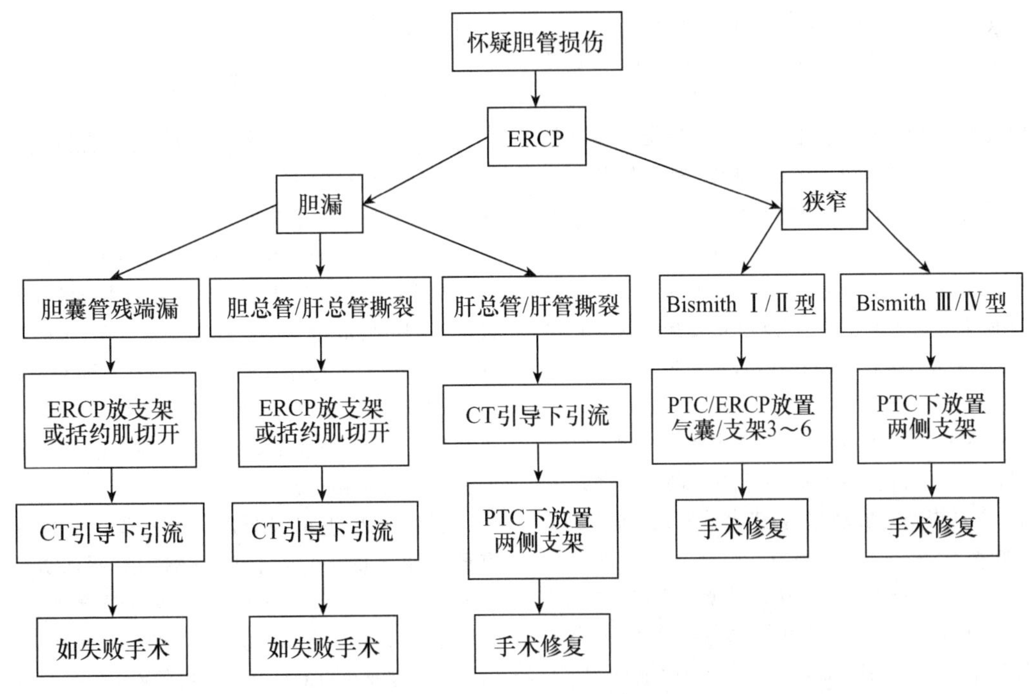

附图1-1　胆管损伤的检查和诊断

附表 1-1　胆管损伤的类型及手术方式

损伤类型	手术方式
胆管断裂	肝管空肠吻合
胆管狭窄	肝管空肠吻合　置气囊扩张或支架
胆漏	ERCP 引流
胆管撕裂	修补　放支架 / 十二指肠乳头切开
副肝管损伤	肝管空肠吻合　放支架 / 十二指肠乳头切开
胆囊管残端漏	ERCP 放支架 / 十二指肠乳头切开

对上述治疗无效的胆漏及严重的肝外胆管损伤的胆漏，需行肝胆管与空肠 Roux-en-Y 吻合。由于大多数的胆管损伤引起的胆漏均在手术后几天到几个星期才被发现，而且损伤胆管位置较高，所以再次手术前必须充分了解胆管损伤的类型和解剖情况，必要时先经 PTCD 或 ERCP 放置支架，尽量保证手术一次成功。

肝外胆管的狭窄还可以由于钛夹钳夹不当和热力损伤所致，尤其是热力烧伤可以引起胆管狭窄和像胆管癌一样有很硬的瘢痕，这些致密组织可以帮助在术中辨认胆管损伤和胆漏位置，手术修补前必须切除部分瘢痕组织作病理学检查。虽然大多数的胆管狭窄需要行肝管空肠吻合术，但仍有小部分的患者可以通过 PTC 或 ERCP 进行扩张而避免开腹手术的。

腹腔镜胆道探查后胆漏是较为常见的并发症。预防此类胆漏的发生依赖于：①熟练的腹腔镜缝合和打结技巧；②选择较细的无损伤缝针和缝线；③助手的熟练配合以提供良好手术野的暴露。一旦胆漏发生，只要保持腹腔内引流管吸引的通畅，一般都能够获得满意的结果。

(3) 出血　腹腔镜胆囊切除术并发出血的主要原因是：①分离胆囊床太靠近肝门区；②胆囊动脉残端出血；③胆囊床本身出血。肝门区出血应该立刻中转开腹手术止血，因为盲目地电凝止血和钛夹钳夹会造成胆管损伤或加重肝门部的出血；胆囊动脉残端的出血应用采用抓钳控制活动性出血点后，再用钛夹或圈套线结扎止血，如果出血点实在难以控制且出血量较大时，也应中转开腹手术止血；胆囊床的出血可以用较大功率的电凝止血，也可以用吸收性明胶海绵和止血纱布等压迫止血，但是对靠近肝门区的胆囊床出血，要考虑到很可能伴有胆管损伤，必要时应及时中转开腹。

对急性胆囊炎、胆囊积液的手术，一定要将胆囊血管一直分离到胆囊前壁后再使用钛夹，因为右肝动脉的变异也是很常见的，一旦损伤右肝动脉，会造成术中大出血，必须马上中转开腹手术。

腹腔镜胆总管探查术中多见胆总管壁的出血，尽管出血微小，但会影响腹腔镜手术视野而难以继续手术，因而在切开胆总管前壁时，应仔细观察切开处有无细小血管，切开前的电灼应微小电灼，以免缝合后管壁渗漏；若发现较粗血管则应安置钛夹后再切开胆总管。胆总管内出血，除胆管内感染引起以外，大多是手术取石损伤管腔内膜所致，故取石时应轻柔进行。

(4) 胆管残余结石　腹腔镜手术后胆管残余结石的发生率在 0.8%~1.8% 之间。胆管残余结石的原因可能是：①手术前胆管内已有结石存在；②手术中胆囊的牵拉导致小结石掉入胆管所致。手术后出现胆绞痛或胆管炎症状应该考虑到胆管残余结石的可能，并且可以通过 ERCP、CT、B 超、MRCP 和 PTC 检查明确诊断。一般首选 ERCP，诊断明确后行 EST 并用网篮取尽结石。对无法用 ERCP 取出的病例，只能再行腹腔镜或开腹胆总管切开取石术。减少胆管残余结石的发生的关键在于手术者充分了解患者的病史，对有胆管炎或黄疸史和术前生化指标中血胆红素、AKP、γ-GT 升高者，术前均应行 ERCP 检查；术中发现胆管偏粗或怀疑有结石者应经胆囊管作造影，发现胆总管结石者可在腹腔镜下做胆总管切开取石术。腹腔镜胆总管探查术中取石后，应反复用胆道镜进行胆管全面检查，胆道镜的操作上需有一定的经验，不能操之过急，以免遗留结石。

(5) 胆石外溢　腹腔镜胆囊切除中胆囊溃破率可以达到 20%~30%，小的结石可以掉入腹腔中或在胆囊取出腹壁时嵌顿腹壁上。结石在腹腔中通常没有任何临床症状，但也有报道在腹腔中的结石引起肝下脓肿和腹腔脓肿，甚至需要再次手术取出结石、引流脓肿；还有罕见的结石移入肝实质、移入胃肠道、经膈肌进入肺实质的报道。结石嵌顿在腹壁中会产生切口疼痛、红肿、切口下肿块和化脓性感染，应予以清创取石。因此，对于手术中胆囊有溃破、胆石有外溢的情况要尽可能吸尽胆汁、反复冲洗、取尽结石，胆囊取出过程中要仔细，避免胆石残留，必要时将结石连同胆囊一起放入内镜袋后取出。

二、腹腔镜结直肠手术

腹腔镜结直肠癌手术目前在全世界范围内获得广泛开展，是腹腔镜消化系肿瘤外科最成熟的手术方式。1991 年，Jacobs 首先报道的腹腔镜下结肠切除术标志着腹腔镜外科进入了恶性肿瘤的治疗阶段。随后 1992 年 Kokerling 首次成功地实施了腹腔镜下的腹会阴联合直肠癌切除术。作为最早开展的腹腔镜下恶性肿瘤手术之一，腹腔镜结直肠癌根治术已被多项大型临床研究证明是一种安全有效的手术方式，由于它保留了所有腔镜手术的优点，近期疗效明显优于开腹手术，而且远期效果业已得到肯定，其中包括大宗的前瞻性随机对照研究。

欧美在 20 世纪末即开始了一系列腹腔镜与开腹结直肠癌手术的大宗病例随机临床对照研究（randomized control trial，RCT）。1993 年，西班牙的巴塞罗那试验率先开展了腹腔镜与开腹结肠癌手术的 RCT 研究，此后英国的 CLASICC、欧洲的 COLOR 与美国的 COST 等 RCT 研究陆续开展，中国香港地区的 Leung 等也进行了针对腹腔镜与开腹直肠乙状结肠手术的RCT研究。2002年,巴塞罗那试验首先发表了关于腹腔镜结肠癌短期、远期疗效的RCT研究结果;此后,上述RCT试验先后完成并发表,研究内容涉及肿瘤根治、远期疗效、生命质量(quality of life,QOL)和成本-效益(cost-effectiveness)分析等各个方面,从循证医学的高度,为腹腔镜结直肠癌手术的广泛开展提供了切实可信的临床依据。

随着安全性、可行性和短期疗效的优势得到认同,更多的注意力集中到了腹腔镜结直肠手术的肿瘤根治远期疗效。早期一度受争议的关于腹腔镜技术是否能达到肿瘤根治并且不增加肿瘤细胞种植转移可能的问题,就目前所能得到的国内外临床研究资料显示,腹腔镜结直肠癌手术同样可做到严格遵循根治原则,并有着理想的短期恢复和长期生存率。特别是手术后长期生存,欧洲的COLOR(Colon cancer Laparoscopic or Open Resection)研究组针对腹腔镜结肠癌手术和开腹结肠癌手术开展了多中心临床随机对照研究,经过长达6年的随访,于2009年发表结果显示:腹腔镜组和开腹组患者的3年、5年生存率无统计学差异;而且对两组中不同临床分期的结肠癌患者亦进行生存率对照比较,均无统计学差异。腹腔镜组和开腹组的局部复发率、远处复发率以及总复发率都未显示统计学差异;两组总的无瘤生存率以及其中各不同分期的亚组无瘤生存率也无差异。英国CLASICC研究组关于腹腔镜与开腹结直肠癌手术远期疗效RCT结果于2007年发表,亦证实了腹腔镜组的总体生存率、无瘤生存率以及局部复发率方面与开腹手术无显著差异。而Lacy等在2008年关于腹腔镜结肠癌长期疗效的RCT研究中,经长达95个月的中位随访之后,腹腔镜组肿瘤相关死亡率16%,有低于开腹组(27%)的趋势;而在Ⅲ期病例中,腹腔镜在总体生存率,肿瘤相关生存率和无瘤生存率方面均具有显著优势;腹腔镜手术作为独立预后因素,显著降低肿瘤复发和肿瘤相关死亡的风险。可见,腹腔镜结肠癌手术已被从循证医学Ⅰ级证据的高度,证实了其长期生存问题。而这些RCT研究在成本效益分析中也证实了腹腔镜总的治疗成本并不高于传统开腹手术。美国结直肠外科医师协会基于2004年COST研究的结果,发表了认可声明:对于结肠癌根治性切除术,有经验的外科医师进行的腹腔镜手术与开放手术有着相同的疗效。而美国NCCN(The National Comprehensive Cancer Network)早在2009年版的《结肠癌临床实践指南》中已明确指出,由经验丰富的外科医师进行操作的腹腔镜辅助结肠癌手术已被纳入到治疗结肠癌的规范手术方式中。

1982年Heald首次提出直肠全系膜切除(total mesorectal excision,TME)概念,已被广泛认可,并成为当今低位直肠癌根治术的"金标准"。而与开腹TME相比,腹腔镜下具有以下优势:对盆筋膜脏壁二层之间疏松组织间隙的判断和入路的选择更为准确;对盆腔自主神经丛的识别和保护作用;超声刀锐性解剖能更完整地切除含脏层盆筋膜的直肠系膜。目前,除了CLASICC研究已初步得到了腹腔镜与开腹直肠癌手术的远期疗效之外,尚有COLOR Ⅰ期试验针对腹腔镜直肠癌手术与开腹手术的RCT研究,然而总体而言,欧美目前对直肠癌的RCT研究少于结肠癌。这与欧美结直肠疾病的疾病谱有一定关系。在欧美,结直肠疾病中炎症性肠病等占有重要比例,而结直肠恶性肿瘤比例较小,中低位直肠癌比例更小。而日本和韩国等亚洲国家,对于腹腔镜直肠癌的研究开展则较多,韩国国内就$T_3N_{0\text{-}2}$期的中低位直肠癌腹腔镜手术与开腹手术的多中心RCT研究显示,腹腔镜在术后恢复和术后躯体功能、排便控制功能等生命质量方面显著优于开腹手术,肿瘤根治效果与开腹手术相当。关于远期疗效的结果则有待更多大宗病例的RCT研究加以证实。而对于腹腔镜肝转移灶切除及其他晚期结直肠癌姑息性外科治疗的探索亦拓展了它的应用范围。

腹腔镜结直肠手术的适应证同开腹手术是完全一样的,包括所有的结直肠良恶性肿瘤、炎性疾病、多发性息肉等。超过6cm的巨大肿瘤难以从腹壁小切口取出而选择开腹手术为宜。在开展腹腔镜手术初期应慎重选择有多次腹部手术史、疑有严重腹腔粘连者、病理性肥胖者、伴有不全梗阻等患者。

任何限制腹腔镜手术的因素,如严重心肺功能不全、凝血障碍、妊娠妇女、肝硬化门脉高压症等均为腹腔镜结直肠手术的禁忌证。

腹腔镜结直肠的手术方式有:①全腹腔镜结直肠手术:肠段的切除与吻合均在腹腔镜下完成,技术要求非常高,手术时间较长,目前临床应用很少;②腹腔镜辅助结直肠手术:肠段的切除或吻合是通过腹壁小切口在腹腔外完成;③手助腹腔镜结直肠手术:在腹腔镜手术操作过程中,通过腹壁小切口将手伸入腹腔进行辅助操作完成手术。目前应用最多的手术方式为腹腔镜辅助结直肠手术和手助腹腔镜结直肠手术。

腹腔镜结直肠的手术种类有:①腹腔镜腹会阴联合切除术;②腹腔镜直肠前切除术;③腹腔镜直肠乙状结肠切除术;④腹腔镜右半结肠切除术;⑤腹腔镜横结肠切除术;⑥腹腔镜左半结肠切除术;⑦腹腔镜全结肠切除术;⑧腹腔镜Hartmann术;⑨腹腔镜乙状结肠或盲肠固定术等。

腹腔镜结直肠手术操作较普通的腹腔镜胆囊手术难度高,而且结直肠癌以高龄患者居多,并发症较多,再加上手术时肠内容物容易污染腹腔所致的感染,所以腹腔镜结直肠手术的并发症约10%~17%,较高。但随着"学习曲线"的不断推进和手术技术与经验的不断提高,其并发症的发生率也会逐渐降低。腹腔镜结直肠手术的并发症同传统结直肠手术相似,术中并发症包括:出血、输尿管损伤、肠管损伤、膀胱损伤等。术后并发症包括:肺梗死、肺炎、心肌梗死、盆腔感染、吻合口漏、下肢深静脉炎、尿路感染等。必须强调的是与穿刺套管针有关的并发症是腹腔镜手术特有的:戳孔的感染非常少见,且不延长住院天数,一般在门诊局部换药即可；戳口疝也较少见，常见于较大口径的戳孔，仔细关闭戳孔可以避免戳口疝的发生。腹腔镜结直肠切除手术的死亡率是很低的，一般都是全身并发症所致而非手术本身引起。目前认为腹腔镜结直肠手术的并发症率并不比传统的开腹结直肠手术多。文献报道腹腔镜结直肠手术的死亡率在 1% 左右，而开腹结直肠手术的死亡率在 3%~5%，这可能与腹腔镜结直肠手术患者的手术指征掌握严格有关。

三、腹腔镜胃手术

【腹腔镜胃折叠术】

胃食管反流性疾病（gastroesophogeal reflux disease，GERD）是指胃内容物反流入食管而导致胃 - 食管交界处的炎症、糜烂、溃疡、狭窄、恶变等。在欧美国家，GERD 的发病率高达 22%。近年来，无论是在内科的药物治疗还是外科的手术治疗都取得了长足的进步，尤其是新型 H_2 受体拮抗剂和质子泵抑制剂的药品不断开发，对控制 GERD 疾病的症状疗效显著。但是大多数患者仍需要长期甚至终身服药，因为停药后的复发率高达 80% 以上。1956 年 Nissen 第一个开展胃底折叠术治疗 GERD，并取得了比药物治疗更显著、更持久的疗效。以后的半个世纪中有众多学者在 Nissen 胃底折叠术的基础上加以很多改良，以最大限度地降低 GERD 的复发率、副作用和手术并发症，但是真正最彻底、最重要、最有临床价值的手术革新是 1991 年 Dallemagne 等将腹腔镜技术应用于胃底折叠术中，即腹腔镜 Nissen 胃底折叠术，使之既保留了传统 Nissen 手术基本操作和手术疗效，又避免了开腹手术创伤大、住院天数长、术后疼痛剧、手术切口大等缺点，从而已经成为目前治疗 GERD 的常规手术。

1. 手术指征 腹腔镜抗胃食管反流手术的指征与传统的开腹手术完全一致：①经过至少 6 月全面、正规的保守治疗无效或保守治疗后症状复发，包括最大剂量和最广范围保守治疗仍不能控制症状、停药后症状复发，保守治疗除了制酸剂、细胞保护剂、H_2 受体拮抗剂、质子泵抑制剂、胃食管动力剂（西沙必利、甲氧氯普胺）等药物外，还包括降低体重、增加蛋白饮食、减少糖和脂肪摄入、戒烟酒等非药物治疗；②存在胃食管反流的并发症：食管溃疡、Barrett 食管、食管狭窄、吸入性肺炎；③合并巨大食管裂孔疝；④年轻患者不希望终身服药或承受长期服药的医疗费用。

腹腔镜 Nissen 手术的反指征是：①不能承受全身麻醉；② Barrett 食管伴有重度不典型增生或黏膜内原位癌（需要行食管切除术）；③原有胃手术或膈疝手术史。

2. 手术并发症

(1) 术中并发症：术中并发症发生与手术者的经验直接相关，Fountaumard 对 2453 例腹腔镜 Nissen 手术的并发症作了回顾性总结，食管或胃穿孔的发生率是 1%，其中 0.4% 患者遗漏了穿孔的诊断；需要输血治疗的术中出血是 1.1%，其中 0.2% 的患者需要再次手术止血。手术的死亡率是 0.2%，具体死亡原因是遗漏医源性的消化道穿孔、肠系膜血管栓塞、心肌梗死。

术中出血是最多见的并发症，其发生率约 1%~5%，牵拉肝脏时使用暴力而引起的肝脏出血是完全可以避免的；分离胃短血管时可以应用超声刀仔细切割止血，但对于超过 5mm 的胃短血管应该毫不犹豫地应用钛夹结扎；在游离胃底时还应该避免损伤脾脏而导致术中出血；在游离食管下段时应尽可能寻找到食管与膈肌脚之间的疏松间隙。

气胸或纵隔气肿的发生率为 5%，其原因是游离食管时位置过高而误入了胸腔或纵隔。这类气胸或纵隔气肿一般没有任何临床症状，CO_2 通常也会自行吸收，所以不需要放置胸腔引流管，但是如果合并有大静脉破损，则会导致 CO_2 直接进入中心血液循环，甚至导致气体栓塞。因此，术中严密的监测（尤其是呼气末 CO_2 压力的变化）是及时发现气胸的重要指标。食管或胃底穿孔是腹腔镜 Nissen 手术中重要的术中并发症。尽管其发生率仅为 2%~3%，但其后果却相当严重。我们主张在分离食管下段时应仔细辨别食管与膈肌角的关系，并尽可能紧贴膈肌角作分离、解剖；在牵拉胃壁时应用无损伤抓钳。一旦发生食管或胃底穿孔，可以在腹腔镜下或中转剖腹行修补手术。

(2) 术后并发症：吞咽困难是腹腔镜 Nissen 手术后最常见、最重要的并发症，其发生率最高达 24%，在 Fountaumard 的 2453 例腹腔镜 Nissen 手术后吞咽困难的发生率是 5.5%。尽管大多数患者在术后因局部水肿会出现不同程度的吞咽困难，但在 2~4 周后会逐渐自行缓解。长期的吞咽困难与胃底折叠环或食管裂孔修复过紧有关，流质饮食可以暂时缓解患者的症状；部分患者可以进行内镜下食管扩张的治疗，但食管扩张必须在术后至少 6 周后进行，以免将胃底折叠环彻底破坏；还有部分不幸的患者最终需要再次手术治疗，其再手术的指征是持续性吞咽困难或由此引起的吸入性肺炎超过 1 年。大宗的病例报告显示因长期吞咽困难而再手术的患者不到 1%。

GERD 复发或再手术是腹腔镜 Nissen 手术的远期并发症。大多数临床资料显示腹腔镜 Nissen 手术与传统的开腹手术后反流的复发率基本相同，Stein 总结腹腔镜和开腹 Nissen 的再手术率分别为 3.3% 和 5.2%，但由于腹腔镜 Nissen 手术作为一种新的手术方法，其术后随访时间还是相当有限，其实际的再手术率还有待进一步修正。

3. 手术评价 经过半个世纪的临床实践，大多数学者已不再怀疑 Nissen 抗反流手术对胃食管反流性疾病疗效。而腹腔镜 Nissen 手术与传统 Nissen 手术在手术的原理、机制、操作方法和步骤等方面完全一致，但其手术创伤、术后恢复、住院天数、手术切口上明显优于开腹手术。Peters 前瞻性对 47 例和 34 例临床分期相同的 GERD 患者进行剖腹和腹腔镜 Nissen 手术，结果两组病例中均无手术死亡，在并发症比较上也无显著性差异。Rantanen 报告 1162 例腹腔镜 Nissen 手术的死亡率仅为 0.1%，而其他病例报告腹腔镜 Nissen 手术的死亡率为 1% 左右，都要优于传统的剖腹手术。

Hunter对300例具有反流症状、侵蚀性食管炎、Barrett食管、24小时pH监测阳性的GERD患者进行腹腔镜Nissen手术，术后1年后有93%的患者餐后胃灼热感消失，87%的患者哮喘、咳嗽、胸痛、吸入性肺炎等症状改善，腹腔镜抗反流手术总的疗效97%，术后1年的手术疗效满意率为91%，75%的患者食管测压和蠕动均有明显的改善，但有2%的患者术后因出现吞咽困难或餐后胃灼热感持续存在而再次手术。腹腔镜Nissen手术后，有6%的患者出现较严重的并发症，有2%的患者出现轻微的并发症。Watson开展的230例腹腔镜Nissen手术中有207例获得成功，经过平均16个月的随访，抗反流的满意率达98%。但是约有10%患者最终还需要再手术，其主要的原因是食管裂孔旁疝和持续性吞咽困难，有1例患者因肠系膜上动脉和腹腔动脉栓塞而死亡，4例患者出现肺栓塞。腹腔镜Nissen手术后最容易复发的时间是术后2年，最常见的原因是遗留食管裂孔疝和持续性吞咽困难。

总之，无论是在手术操作的难易程度、手术抗反流的疗效还是手术的安全性上，腹腔镜Nissen手术完全可以与传统的Nissen手术相提并论，而且腹腔镜与剖腹Nissen手术的并发症、后遗症、死亡率也没有显著性差异，但Nissen手术具有术后疼痛轻、住院时间短、恢复正常工作快、切口美观等优点，因此，作为治疗胃食管反流性疾病的手术方法，腹腔镜Nissen手术势必成为该类手术的第一选择，并且随着腹腔镜技术的日益成熟和手术并发症的进一步减少，GERD的手术适应证也会相应地拓宽。

【腹腔镜胃癌手术】 1994年，日本Kitano等首次报道腹腔镜胃癌根治术，虽然腹腔镜胃癌手术时间较传统开腹手术要长，但微创优点明显，如术后疼痛轻、胃肠功能恢复快、下床早、住院时间短、腹壁瘢痕小以及对机体免疫功能影响小，并发症也比较低，显示了腹腔镜手术的优越性。各类针对未发现淋巴转移的早期胃癌的腹腔镜下胃癌局部切除术也在部分国家蓬勃开展。与腹腔镜大肠癌手术相比，胃癌手术由于血供丰富、解剖层次多、吻合复杂等而对手术技术要求高，所以腹腔镜手术治疗胃恶性肿瘤在发展早期相对缓慢。但近年来随着手术技术的成熟，器械的进步，腹腔镜胃癌根治手术的开展，特别是在中国、日本和韩国等东亚胃癌高发地区，其势头亦相当迅猛。

亚洲以日本为首的一系列国家在腹腔镜胃癌手术的开展上要领先于欧美。早先日本即已通过循证医学证据证实了腹腔镜早期胃癌根治手术的安全性、可行性和根治疗效，并在日本胃癌规约中明确将腹腔镜技术应用于早期胃癌的临床实践中。Kitano等关于1294例早期胃癌的腹腔镜根治手术的远期疗效研究证实其ⅠA、ⅠB和Ⅱ期的5年生存率分别为99.8%，98.7%和85.7%。2011年Keisuke等的荟萃分析提示，腹腔镜早期胃癌根治术的5年生存结果与开腹手术相当。一系列小样本的随机前瞻性对照研究亦提示腹腔镜进展期胃癌根治手术的根治性和远期疗效与开腹手术相当。而现在，针对进展期胃癌D2根治术的大宗病例的随机临床对照研究正在日本腹腔镜外科研究组（JLSSG）的指导下展开，该研究包含了T_2-T_3，N_0-N_2而无远处转移的病例。韩国腹腔镜胃肠外科研究组（KLASS）也已有相似的前瞻性多中心随机临床对照研究。相信在不远的将来，均可获得相关远期疗效的临床证据。在我国胃癌占了亚洲的42%的新发病数，80%是以进展期为主，因此，腹腔镜下胃癌D2根治术的合理规范开展更显意义重大。自2009年11月起，在中华医学会外科分会腹腔镜与内镜外科学组的指导下，中国腹腔镜胃肠外科研究组（C-LASS）就腹腔镜进展期胃癌根治手术的前瞻性临床对照研究亦正在全国多个中心逐步开展。

由于早期胃癌手术的效果已得到肯定，腹腔镜技术在早期胃癌中的应用已达成基本共识；目前D2根治术亦已普遍开展，脾门淋巴清扫，保留幽门的胃大部切除等都已成功开展，消化道重建亦有突破，如全腔镜下毕Ⅰ式三角吻合、Roux-Y吻合、全胃切除术后利用OrVil器械的吻合及食管空肠侧-侧吻合术等。进展期胃癌前瞻性随机对照研究亦已逐渐推进，很快将有结果。但对腹膜播散的担心使得我们选择手术适应证方面有一定限制，如浆膜侵犯面积>10cm^2，淋巴结融合成团等。

在晚期胃癌患者的姑息性治疗，例如各类内转流术或胃肠造瘘术上，腹腔镜下的手术在技术上也是完全可行的，且术后患者的耐受度和恢复上更有着开腹手术无可比拟的优点。

四、腹腔镜肝脏手术

尽管1928年德国胃肠道医生Kalk就开始用腹腔镜来诊断肝脏疾病，但腹腔镜肝脏手术的发展比较迟缓，其主要原因是：①肝脏属实质性脏器，血运非常丰富，腹腔镜下不易行肝门血流阻断，切面出血难以控制；②腔镜下失去"手指触觉"，难以判断肿瘤位置；③解剖复杂，位于右肝深部、肝右叶后段及靠近门静脉分叉等原发或继发肿瘤的腹腔镜下手术难度大、风险高；④腹腔镜手术治疗肝恶性肿瘤的根治性尚存在争议。腹腔镜超声刀、内镜式胃肠离断钉合器（Endo-GIA）和多功能手术解剖器（PMOD）刮吸技术的广泛应用克服了腹腔镜肝脏手术中容易出血的困难，加上腹腔镜下超声不仅能准确判断肿瘤位置、足够的切缘，而且还能识别大血管、胆管等重要管道结构，避免了管道损伤造成的大出血与CO_2气栓等严重并发症，大大增加手术安全性。从而推动了腹腔镜肝脏手术的发展。目前腹腔镜肝脏手术已经从肝囊肿开窗引流术、肝包囊虫摘除术等简单的手术发展到腹腔镜肝脏肿瘤切除和肝叶切除术等。

【腹腔镜肝囊肿开窗术】 在腹腔镜肝囊肿开窗引流术前必须明确囊肿的性质，尤其要排除肝棘球蚴病和肝囊性肿瘤，仔细的术前影像诊断能帮助准确定位和定性。如果不能除外囊肿与胆道相通，需行逆行胰胆道造影检查。

【腹腔镜肝包虫囊摘除术】 除进行常规探查外，应仔细检查肝脏，查看有无粘连和辨认包虫的部位、大小和数量，若有条件还可以用腹腔镜B超和多普勒超声对此再次进行探查，以明确有无遗漏及周围解剖状况。根据病灶的部位，灵活选定其余穿刺点后分别插入灌洗吸引器及抓钳。对于一些具有巨大包囊虫的患者，可能有许多血管或胆管与之相连，术前应考虑进行选择性血管和胆道造影，以避免术中不必要的损伤。如果术中怀疑大胆管胆漏，可行腹腔镜胆囊切除术并作胆道造影，或者通过造影管注入亚甲蓝，寻找囊腔内有无蓝色渗出，由此决定，对于这些胆管是在腹腔镜下缝合封闭，还是通过开腹术进行修补。

【腹腔镜肝脏肿瘤切除术】 腹腔镜下原发性和转移性肝癌的手术切除同样需要遵循同开腹手术一样的原则：包括不接触肿瘤、R0切除以及>1cm的游离切缘等，迄今，尚无大宗样本的临床研究来论证腔镜下肝脏肿瘤手术后的长期生存率。

局限性小肿瘤切除术的技术要求并不高，尤其对于肝左右叶边缘的小病灶是非常理想的指征。

由于解剖与位置的关系，肝左叶和左外侧叶切除手术操作较简单。腹腔镜肝叶切除术应遵循与开腹手术相同的原则与步骤。肝右叶切除术由于手术范围较大，且容易出并发症，须手术者具备丰富的腹腔镜和肝脏手术经验，遵循的原则与步骤同开腹手术。我国的腹腔镜肝脏外科医师已经探索出一套控制腹腔镜肝切除术中出血的技术，这些技术主要包括腹腔镜区域性血流阻断技术、刮吸解剖法断肝技术、肝静脉阻断技术。而上述三种技术的应用阻断了来自门静脉/肝动脉途径、断面上的交通血管途径和肝静脉途径的血液，使腹腔镜肝切除术达到了“无血切肝”的境界，同时也从根本上预防了气体栓塞的发生，使整个腹腔镜肝切除术，尤其是腹腔镜半肝切除术的安全性大大提高，从而使得腹腔镜下的精准肝脏切除手术成为可能，并扩大了腹腔镜肝切除的适应证。目前，腹腔镜半肝切除、尾状叶切除等高难度腹腔镜手术已经能在国内一些大型的腹腔镜肝脏外科中心常规开展。但在我国制定的腹腔镜肝脏切除手术操作指南中亦明确指出：①局部切除适用于病变位于Ⅱ、Ⅲ、Ⅳb、Ⅴ、Ⅵ段的病灶；②解剖性切除适用于左肝外叶、左半肝及右半肝切除。腹腔镜左、右半肝切除已被证明是可行的，但手术难度较大，应由经验丰富的外科医生及手术团队进行；③对于位于Ⅰ、Ⅳa、Ⅶ、Ⅷ段的病灶进行的腹腔镜下切除及腹腔镜下左三叶、右三叶切除等，目前尚未被广泛接受。属于临床探索性研究的适用范围。

五、腹腔镜脾切除术

（一）适应证和禁忌证

1. 腹腔镜脾切除术的适应证

原发性脾功能亢进：包括血液学肿瘤（淋巴瘤、白血病）和浸润性疾病（结节病、高雪病）。

继发性脾功能亢进：自身免疫性血细胞减少症：①特发性血小板减少性紫癜；②自身免疫性溶血性贫血；③Felty综合征；④血栓性血小板减少性紫癜；⑤与HIV有关的血小板减少症。红细胞破坏性疾病：①遗传性球形红细胞增多症；②重型地中海贫血；③镰状红细胞疾病。

脾脏肿瘤或占位性病变：霍奇金病、非霍奇金淋巴瘤、毛细胞白血病、脾脏囊肿、脾脏脓肿。

诊断和分期：霍奇金病和不明原因的脾大。

2. 腹腔镜脾切除术的禁忌证 ①重度门脉高压；②严重脾外伤；③巨脾；④无法纠正的凝血功能障碍。

（二）并发症和处理

1. 出血 出血是最常见的并发症，其原因主要是：

脾包膜损伤：多由于术中牵拉脾周围韧带时过于用力或分离时距脾太近所致。

脾实质破裂：多发生于脾脏肿大患者，常因术前判断失误、手术时穿刺部位选择不当、穿刺时用力过大或术中器械戳伤脾实质引起。此种出血凶猛，难以处理。

胃短血管出血：脾上极胃短血管较短，位置深，显露困难，用钛夹处理易脱落致出血。可用超声刀或Endo-GIA处理来避免。

脾门血管出血：脾静脉壁薄而脆落，易被分破导致大出血。脾门和胰尾之间常有丰富的小血管，一旦损伤也会造成出血。脾门大血管损伤出血时量大、速度快，处理困难。可迅速用无损伤大抓钳夹住整个脾蒂以控制出血，如不能成功需立即中转开腹。

脾周围静脉交通支破裂出血：在正常情况下脾膈韧带和脾肾韧带内含有少量血管，可以轻易游离切断。但在病理性脾时，特别是门脉高压继发脾大时，这些韧带含有很多侧支循环，若只电切分离会造成出血。可用超声刀切断，必要时用钛夹处理避免出血。

2. 内脏损伤

(1) 胰腺损伤：胰尾与脾脏关系极为密切，分离时远离脾门，易损伤胰尾，有时会造成胰瘘。

(2) 胃壁损伤：牵拉不当、切断脾胃韧带时过分电凝和钛夹夹闭部位不当均会导致胃壁损伤。牵拉轻柔、应用无损伤抓钳和用超声刀处理脾胃韧带可以避免损伤胃壁。

(3) 结肠损伤

3. 感染 常见的是左膈下感染，有时可形成膈下脓肿。多与积血或手术中损伤胰腺有关。膈下放置引流可减少膈下发生感染的机会，但并不能根本预防其发生，最重要的预防方法是术中彻底止血、严格无菌操作及避免胰腺损伤。

肺部感染较多见的是左胸腔积液。可能与手术部位影响膈肌的运动，手术时对膈肌的刺激，以及术后膈下感染有关。小量积液常可自行吸收，不需特殊处理。大量积液可严重影响患者的通气功能，发生呼吸困难，可进行胸腔穿刺抽液并注入抗生素。少数由于膈下感染所致的胸腔积液，可继发感染成为脓胸，应予重视。

4. 脾静脉血栓形成 脾静脉血栓形成为脾切除术后较常见的并发症，多数患者表现持续较久的低热或中度发热；少数严重患者，血栓可由脾静脉延伸至门静脉，发生门静脉血栓形成，临床上出现腹痛、发热、白细胞增高及黄疸等。血栓形成与脾切除术后血小板增高及脾静脉断端残留较长有关。当血小板 $>1\times10^{12}/L$ 时，可考虑用肝素抗凝治疗。

六、腹腔镜腹股沟疝修补术

腹股沟疝是普外科最常见的疾病之一，非手术不能治愈。传统的开放式疝修补术有各种不同的术式，其共同点为疝囊高位结扎和腹股沟管后壁修补。但腹股沟区的广泛分离可能会引起精索血管损伤和睾丸萎缩，腹股沟管过度缩窄会引起术后疼痛和睾丸肿胀；而且，自身组织薄弱的患者术后复发率较高。1989 年，Lichtenstein 提出“无张力”疝修补术的新概念，其方法为于腹膜外置入网状补片以加强腹股沟管后壁来代替传统的关闭缝合。该术式的术后复发率仅为 0.5%~1%。此后，“无张力”成为疝修补术的基本原则，补片的成功使用也使人们开始考虑利用腹腔镜行疝修补术的可行性。1990 年，Ger 应用腹腔镜对 12 只患有先天性腹股沟斜疝的狗的内环口行钉合器关闭术，术后 10 周有 1 例出现对侧疝，其余均临床愈合。同年，Schultz 等报道了腹腔镜网栓填塞加补片术，在术后随访的 11 个月中，20 例病例仅 1 例复发，19 例为临床愈合。1991 年，Spaw 从腹腔镜视野这一崭新的角度对腹股沟区的解剖进行了详细描述。与传统术式不同的是，腹腔镜疝修补术是在前腹膜后部进行，因此从腹膜末端了解该区的解剖细节对于预防致命性大出血和神经损伤有重要意义。1991 年，Toy 和 Smoot 联合报道了腹腔镜腹腔内疝囊补片置入术（IPOM），该方法虽然操作简单，但未对疝内口进行关闭。1992 年，Gazayerli 在此基础上加行内环口成形术，该术式解剖合理，但技术难度较大。1992 年，Dion 和 Morin 报道了腹腔镜经腹腹膜前补片置入术（TAPP），同年，McKernan 报道了腹腔镜完全经腹膜外补片置入术（TEP），这两种术式技术操作合理，早期复发率低，被迅速推广，目前已成为应用最广泛的腹腔镜疝修补术方法。腹腔镜疝修补术具有创伤小、痛感轻等优点。1993 年，MacFayden 等首先对 841 例次的各种腹腔镜疝修补术的并发症和复发率进行了系统评价，使人们对腹腔镜和开放式疝修补术的异同点有了进一步的认识。1995 年，Fitzgibbons 等对 TAPP 和 TEP 的疗效进行了多中心总结，使人们对不同的腹腔镜疝修补术有了一定的了解。

（一）腹腔镜疝修补术的手术方法

1. 适应证 双侧疝和复发疝是腹腔镜疝修补术的最佳指征。目前较普遍的观点是对于较大的斜疝、直疝或老年患者，以及虽为单纯性斜疝，但希望术后早日恢复体力活动的青年患者，应积极推荐腹腔镜疝修补术。

不能耐受全麻和有下腹部手术史的患者应慎用腹腔镜修补术。

2. 手术方法 腹腔镜疝修补术的手术方法很多，目前至少报道了 6 种腹腔镜疝修补术的手术方法。

（1）内环口关闭术：腹腔内用钉合器或荷包缝合关闭内环口处的腹膜及腹横筋膜，相当于开放式疝囊的高位结扎，由于未对腹股沟管管壁进行修补，故仅适用于小儿腹股沟斜疝。

（2）网栓填塞 + 补片置入术（plug and patch）：腹腔内切开疝内口边缘，将网栓（通常为聚丙烯材料）直接置入缺损处，填塞可疝出空间，缝合切开的腹膜，然后在疝缺损处钉上一块补片。Hawasli 于 1992 年报道，柱形网栓易引起疼痛和移位，同时有一定的复发率（6%），改用蘑菇形网栓后，106 例观察 1 年未见移位和复发。

（3）腹腔内疝囊补片置入术（intraperitoneal only mesh）（IPOM）：腹腔内用钉合器或缝合器将补片（通常为聚丙烯和聚四氟乙烯双面材料）固定覆盖于疝缺损处。不解剖分离腹膜，不结扎疝囊颈。由于事先未关闭内口，故腹膜内面补片如固定太浅，易滑入疝缺损中；固定太深，则容易损伤腹膜深面组织。尽管 Fitzgibbons 等于 1994 年首先报道了该术式的另一并发症为置入补片引起的腹腔粘连和肠梗阻，但由于该术式操作简单易行、手术时间短，临床上仍有一定程度的应用。

（4）内环口成形术 + 腹腔内疝囊补片置入术：腹腔内先解剖内环口处腹膜，用钉合器或缝合器将腹横筋膜与髂耻束对合，缩小内环口，相当于开放式 Marcy 内环口成形术。然后再将补片固定覆盖于已缩小的疝内口上。补片引起的腹腔粘连和肠梗阻仍是一个不可忽视的并发症。

（5）经腹腹膜前补片置入术（transabdominal preperitoneal）（TAPP）：Nyhus 和 Stoppa 在 20 世纪 80 年代提出的开放式经腹膜前补片置入术（open anterior preperitoneal mesh repair），被证明是一个安全有效、复发率低（1.4%~1.7%）的手术方式。

（6）完全经腹膜外补片置入术（totally extraperitoneal）（TEP）：为了避免腹腔粘连，McKernan 于 1992 年提出了 TEP 法，其补片固定的方法与 TAPP 相同，区别在于腹腔镜是经皮经腹膜前间隙进入腹股沟缺损处解剖而非进腹。腹股沟区分离和补片固定与 TAPP 相同。TEP 的操作是在腹膜前间隙进行的，故腹膜内不留有夹钉，腹腔粘连的可能性较 TAPP 低。

需要指出的是尽管腹腔镜腹股沟疝修补术的方法很多，但随着临床资料的积累，有些方法已被证明并发症较多或复发率较高，故临床应用较少。目前应用最广泛的是 TAPP 和 TEP 这两种方法。

（二）腹腔镜疝修补术的并发症

1. 并发症发生率和复发率 腹腔镜疝修补术不可避免有一定的并发症，由于病例选择、操作条件、手术方式和对并发症理解的不同，故各报道中并发症的发生率差异较大。

传统的开放式疝修补术并发症为 7%~12%，复发率为 1%~10%（复发疝可达 35%）。人们关心的是腹腔镜疝修补术的并发症发生率和复发率是否低于开放式疝修补术。

Collaboration 于 2000 年总结了 34 个严格设计的随机

和半随机对照研究，各组含 20~1051 例样本不等，共 6804 例次，随访了 6 周 ~36 个月。经系统评价和 Meta 分析后得出以下结论：腹腔镜疝修补术的复发率与开放式补片修补术相同，低于开放式非补片修补术（P=0.026）；腹腔镜疝修补术后的疼痛轻于开放式疝修补术（P=0.08）；腹腔镜疝修补术的总并发症发生率与开放式疝修补术相同，但内脏、血管、神经损伤等并发症发生率（0.47%）高于开放式疝修补术（0.11%）。同任何手术一样，腹腔镜疝修补术的开展初期比熟练掌握期并发症发生率要高得多，这和腹腔镜手术的学习曲线是一致的。

2. 常见并发症

(1) 复发：腹腔镜疝修补术术后复发受很多因素影响。Mark 认为 2 年内复发通常是由于手术操作不当引起。Liebl 强调任何类型腹腔镜疝修补术的补片尺寸都应足以覆盖疝内环口、Hesselbach 三角区和股环。他在一组 2700 例次的 TAPP 中，应用 8cm × 12cm 补片后的复发率为 3.8%，改用 10cm × 15cm 的补片后，复发率下降为 0.2%。此外，与补片固定的结构组织如 Cooper's 韧带等需暴露彻底、固定稳固以降低复发率。

(2) 血肿：TAPP 和 TEP 对腹股沟疝区进行了较彻底的钝性分离，术后最常见的并发症为血肿或血清肿，其发生率为 4%~5%。血肿的预防在于操作细腻和止血彻底。仔细将疝囊从精索上剥离下来而不去切断它可能会降低血肿的发生率。绝大多数血肿都属术后较轻微并发症，无需特殊处理，术后 15 日内可自行吸收，不需要任何活动限制。一小部分患者需穿刺引流。许多患者会将术后血肿误认为早期复发，应向患者耐心解释。

(3) 神经感觉异常：在腹股沟韧带中外 1/3 后方有股外侧皮神经（lateral femoral cutaneous nerve）和生殖股神经（genitofemoral nerve）的股支通过，钉合该区时有可能损伤这两支神经而引起神经感觉异常。该并发症由 Eubanks 于 1993 年首先报道，发生率高于开放式手术。50% 左右的患者在术后 72 小时之内会开始感觉到不同形式的神经感觉异常，术后 10 天内症状消失，称为暂时性神经感觉异常。极少部分患者表现为持续性、慢性神经痛，发生率约为 0.11%~2%，可能需手术治疗。Pappalardo 在一组开放式经前腹膜补片置入术的前瞻性研究中提出行神经根切除来预防术后神经痛，但受到很大争议。预防的关键还在于熟悉腹股沟区的神经解剖，避免钉夹补片时误伤神经。

(4) 小肠梗阻：小肠梗阻是腹腔镜疝修补术特有的并发症，在 IPOM 和 TAPP 中多见，原因是腹膜内面留有的补片、夹钉或缝线所引起的异物反应，也有戳孔疝引起小肠梗阻的个例报道。目前腹膜内面补片多选用异物反应轻、粘连少的 PTEE 修补材料，以降低小肠梗阻的发生率。而腹膜外补片多选用异物反应强的聚丙烯和聚酯材料，粘连形成正好用于加强疝缺损部位。

(5) 血管和内脏损伤：最易损伤的血管是腹壁下动脉，发生率为 0.5%~1.5%。偶有髂外血管损伤的报道。腹壁下动脉位于疝内口和 Hesselbach 三角之间，在 12 点钟处向头端走行，该血管略呈蓝色，搏动清晰，识别并不困难，操作仔细可避免损伤腹壁下动脉。在危险三角区不上夹钉可避免损伤髂外血管。内脏损伤主要为小肠穿孔，它是腹腔镜手术共有的并发症，发生率 0.5% 左右。值得注意的是 TEP 小肠损伤的发生率并不低于 TAPP，原因是气囊分离腹膜前间隙时捅破疝囊损伤疝内容物所致。

(6) 膀胱损伤：早期报道较多，发生率 0.4% 左右，与手术经验有关。膀胱位于前腹膜正中，术前留置导尿管容易识别。有术者建议在手术开展初期最好安置导尿管以避免意外损伤。

(7) 补片感染和移位：补片感染初期报道较多，需再次手术取出补片并行引流术。腹腔内感染严重时可引起小肠瘘，需与普通感染鉴别。随着修补材料和术式的改进，目前此类并发症的报道已较少见。补片移位多见于网栓填塞术和 IPOM，因为这两种术式是将补片直接固定在易滑动的腹膜和腹横筋膜上。而 TAPP 与 TEP 是先对腹股沟区进行解剖分离，再将补片固定于较牢固的 Cooper's 韧带等组织上，故补片移位少见。

(8) 阴囊气肿：几乎所有的患者术后都会发生阴囊气肿，这是一个非常轻微的并发症，6~8 小时后可自行消退。注意不要过度挤压积气的阴囊，以免冲开已对合的腹膜切口，致补片外露引起腹腔粘连。

(9) 其他：如尿潴留、慢性疼痛、戳孔感染、睾丸炎等并发症，其原因和发生率与开放式手术基本相同。腹腔镜疝修补术中因疝内容物不能回纳而中转的报道亦不能忽视。

七、腹腔镜在胰腺外科的应用

腹腔镜在胰腺外科中的应用最早始于 20 世纪 60 年代对胰腺癌的腹腔探查和肿瘤分期。其后腹腔镜技术主要用于胰腺癌晚期的姑息性治疗，包括胃肠吻合术和胆肠吻合术等。在 20 世纪 90 年代，虽已在欧美国家有了腹腔镜技术应用于胰腺切除术（胰腺体尾切除或胰十二指肠切除）的报道，但由于手术技术与器械条件所限，Gagner 在 1992 年的第一例腹腔镜胰十二指肠手术，耗时 10 小时以上。随后，他又在 1993 年成功完成了全腹腔镜下胰十二指肠切除术。1994 年 Cuschieri 施行首例腹腔镜胰体尾切除术，1996 年 Gagner 则报道了连续 8 例腹腔镜胰体尾切除术。以后相继有腹腔镜胰腺切除手术的文献报道，但大多数为个案报道。

国内于 2005 年，由我们首次成功报道了腹腔镜下的胰十二指肠切除手术。此后，腹腔镜胰腺手术在国内开展逐渐增多。近年来，随着腹腔镜止血器械性能的提升和腹腔镜外科医师手术技术的提高，腹腔镜胰腺手术逐渐增多。而近十年来随着腹腔镜胃肠外科手术实践的推广与规范，许多腹腔镜外科医师对肝总动脉、肠系膜上静脉、门静脉、脾静脉等区域的腔镜下解剖均有了更深刻的体会，而腔镜下淋巴清扫技能亦有了极大的提高，因此，腹腔镜下进行胰十二指肠周围淋巴清扫已有水到渠成之势，在一些胰腺外科中心，腹腔镜胰腺手术已经作为常规手术来开展。尽管已有相当一部分外科医师从手术技术上证实了腹腔镜胰十二指肠切除术的技术可行性和安全性，然而对于绝大多数外科医师而言，这一手术仍有相当高的技术要求，且风险亦较大，而从目前有限的证据和经验来看，该手术虽能减少患者创伤和加快恢复，却并未能在缩短住院时间和减少费用上显现出优越性，而所需要的手术时间却要长于传统开腹手术方法。此外，我们体会到腹腔镜下的胰十二指肠切除手术比较合适的病例，还是以胆总管下段和壶腹部癌为主，胰头癌的病例应当相对谨慎，因其对局部操作要求可能更高，而本身预后亦较差。总之，我们感觉到这一手术目前仍处于探索阶段，进一步的推广更需循证医学证据来证实其疗效。

胰腺疾病的手术术式在腹腔镜下均能完成。其主要手术方式为胰十二指肠切除术、胰腺体尾切除术和肿瘤摘除术，此外，重症胰腺炎坏死组织清除及引流和胰腺假性囊肿引流也有不少报道。

八、腹腔镜在代谢性疾病外科治疗中的应用

随着外科减重手术的不断发展，我们逐渐发现，除了为患者减重，治疗单纯脂肪过剩引起的伴发病也逐渐成为治疗肥胖病患者的关键。欧美等西方国家大量的临床资料已经表明，许多类型的减重手术，均具有非常明显的治疗代谢紊乱病的效果，特别是对于血糖的控制效果甚佳，甚至可以治愈伴发的2型糖尿病。但这一类代谢性疾病的外科手术也存在一定的风险，如何使手术治疗更为规范，在规范治疗的基础上使2型糖尿病患者更加获益，是当前微创外科在治疗代谢性疾病时需要关注的重点。为避免盲目开展代谢性疾病的微创外科治疗，给医疗质量和医疗安全带来不必要的隐患，进一步规范微创技术在2型糖尿病治疗中的应用，中华医学会相关学组的专家在2010年公布的《中国糖尿病外科治疗专家指导意见》中对手术病例的选择、手术医院、手术医师的资质、手术方法的选择给出了明确的建议或限定。目前，共有五种治疗2型糖尿病的手术方法得到临床验证，即Y形胃肠短路术、改良简易型胃肠短路术、胆胰旷置术或十二指肠转位术、管状胃胃切除术和可调节胃绑带术。2型糖尿病的手术治疗因患者的特殊情况，治疗过程及围术期处理可能涉及多个不同的临床学科参与，所以建议手术应在二级及二级以上的综合性医疗单位开展。术者应是中级及中级以上职称的，长期在普外科执业的胃肠外科医师，并在了解各种术式的治疗原理和操作准则，经系统指导、培训后方可施行手术。

（郑民华）

附录二　机器人技术在腹部外科中的应用

第一节　机器人外科技术基础

一、机器人外科的发展

20世纪80年代，法国外科医师Mouret完成首例腹腔镜下胆囊切除术，标志着以腹腔镜为代表的微创外科技术正式登上舞台。微创手术因其具备出血少、疼痛轻、切口小而美观、术后恢复快等优点，受到众多外科医生和患者的青睐。历经二十余年的发展，该技术从少数国家级医学中心迅速普及到基层医疗单位，所开展的手术种类和数量也不断扩展，目前腹腔镜技术已广泛应用于普通外科、心胸外科、泌尿外科、妇科等各个领域，并且相当一部分腹腔镜手术已经取代传统开放手术，成为外科治疗的“金标准”。

随着腹腔镜技术的普及，其发展也遭遇到了某些“瓶颈”，相当一部分学者也意识到了它的缺陷。主要体现在如下几个方面：(1)二维手术图像限制了术者对深度的感知，同时图像的焦点、角度及稳定性主要取决于持镜者，而这并不一定符合术者的习惯；(2)穿刺套管针在一定程度上限制了腹腔镜器械的操作，且器械只有四个自由度，不够灵活，这一点在复杂手术中体现得尤为明显；(3)腹腔镜手术的学习曲线长，需长时间反复训练才能安全适应腹腔镜下的各项操作。

进入21世纪，以Da Vinci为代表的外科手术机器人系统成功开发并投入临床使用，其全新的手术理念和优势掀起了微创外科发展的又一个里程碑。机器人外科的发展可简要概括为以下几个阶段：

第一阶段，20世纪80年代末，经过工业革命，人类进入了机械化时代，各种自动化技术得到了长足的发展。尽管将机器人技术用于医疗领域的设想在当时是一个崭新的领域，但是仍有不少学者做了尝试。1983年，在加拿大温哥华，医生应用Arthrobot完成关节镜下的肢体固定。1985年，美国Kwoh YS等人利用Puma 560机器人完成立体定向脑组织病理学检查。1988年，英国皇家学院应用Probot机器人开展了经尿道前列腺切除术。

第二阶段，专用外科机器人的出现。第一台计算机辅助外科手术系统是1992年由美国Integrated Surgical Systems公司生产的RoboDoc，之后Computer Motion公司又推出了两款医用机器人，即著名的宙斯(Aesop)和伊索(Zeus)机器人(附图2-1)手术系统。1997年3月，医生利用Aesop系统在比利时布鲁塞尔St.Pierre医院完成第一例胆囊切除术；而2001年9月借助Zeus机器人，成功实施了首次跨地

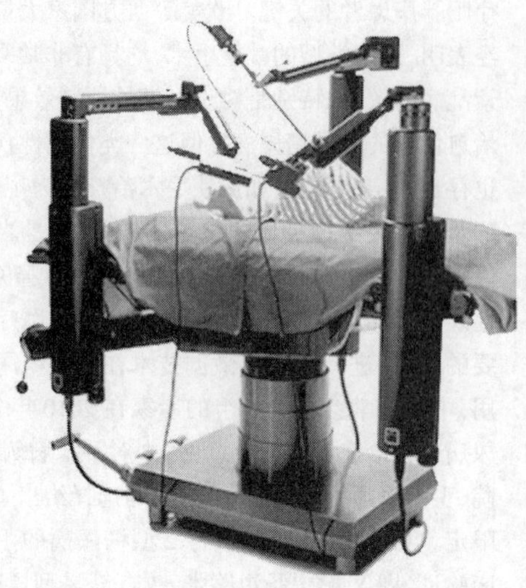
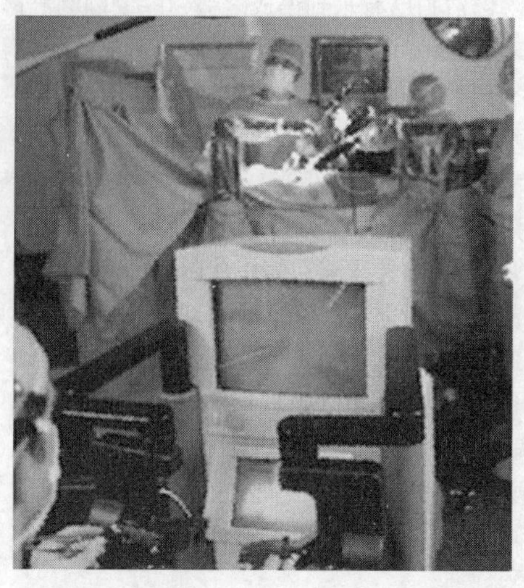

附图 2-1　伊索(Zeus)手术操作系统

—*Best Practice & research Clinical Obstetrics and Gynaecology*

域(美国纽约—法国斯特拉斯堡)的机器人胆囊切除术。而1997年由美国 Intuitive Surgical 公司推出的 Da Vinci 机器人辅助腹腔镜手术系统(附图 2-2)堪称微创机器人外科的完美之作,该系统于2000年获得 FDA 的批准并在美国迅速普及,除保留原本的主从式操作模式外,其超灵活的操作臂和清晰的三维视野,使外科医生最大限度地实现手术的微创化。

机器人外科技术弥补了传统腹腔镜技术的不足之处,将手术范围拓展到了某些原本腹腔镜难以企及的部位,如

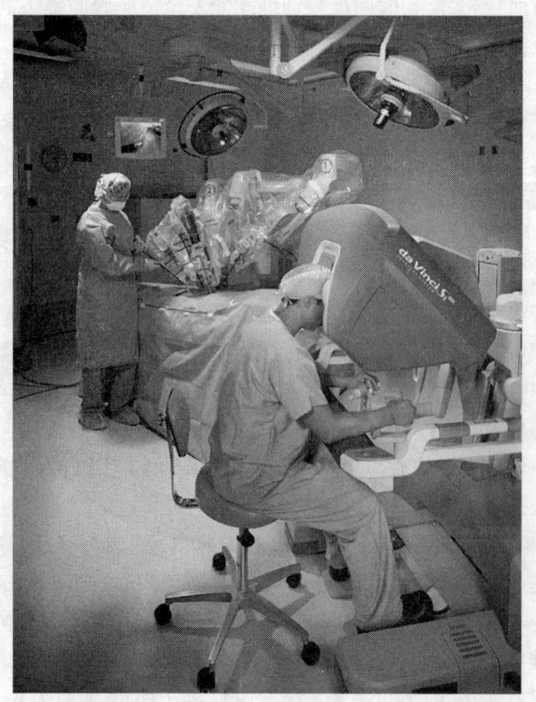

附图 2-2　达芬奇(Da Vinci)系统整体观

—*Best Practice & research Clinical Obstetrics and Gynaecology*

复杂的腹腔内淋巴结清扫术、内脏动脉瘤切除吻合术、部分二次手术等,机器人外科手术的优势简述如下:①高灵活度的仿真机械臂。Da Vinci 机器人所配备的 Endowrist 具备7个自由度,其活动度超越了人手的灵活度,克服了传统腹腔镜因穿刺套管针的“支轴效应”而限制器械的移动的缺点。同时,机械臂能够消除人体所不能控制的生理震颤、抖动,使复杂精细的操作能够更加可靠而精确的完成。②极佳的三维成像技术。尽管不具备传统开放手术“俯瞰全局”的视野,但借助其双镜立体摄像机,使得术者仿佛钻进患者的身体内部进行操作;加之图像被放大10~15倍,超越人眼的局限,克服了传统开放手术“外宽内窄”的弊端,使医师在狭小的空间内能够游刃有余地完成高难度的精细操作。③降低术者的疲劳程度,开启全新外科模式。与传统手术术者长时间站立在手术台旁不同,用机器人手术系统进行操作,术者可以采取舒适的坐姿完成长时间的复杂手术,且能根据自身习惯调整姿势,甚至能够在手术进行中稍作休息,最大限度地缓解了外科医生的疲劳。同时,计算机辅助的机器人操作系统使得术中团队交流,远程会诊得以实现,这一全新的外科理念必将在未来得到长足的发展。

随着技术的进步,越来越多的复杂手术可借助机器人手术系统完成,部分手术甚至在传统腹腔镜下难以完成,唯有借助机手术机器人才能精准完成,如脏器动脉瘤切除吻合,细小口径的胆管空肠吻合,复杂腹腔内淋巴结清扫术,多次手术等。利用机器人手术系统高清晰三维成像、灵活的机械手臂,可以高效安全地完成这类手术,充分体现了手术机器人的优势。从最早的腹部外科,扩展到泌尿外科、心胸外科,妇科等;从治疗良性病变到完成恶性肿瘤的根治,机器人手术这一全新的外科技术正在以其独特的理念,给外科学界带来又一次革命性发展。

然而,我们也需要看到手术机器人系统的缺陷。其发展目前尚处于起步阶段,缺乏相应的多中心、前瞻性、随机

双盲临床对照研究，目前相关报道主要是单中心小规模的研究，且各中心报道结果差异较大。而手术机器人系统自身也存在一些问题，如缺乏力反馈，这需要一向相信手感的外科医生一个长期适应的过程；加之机器人手术系统购置费用和维护费用都相当昂贵，在一定程度上也限制了其在国内的普及与发展。

二、Da Vinci 机器人手术系统的组成

【手术医生操纵的主控台】

该系统是 Da Vinci 机器人手术系统的核心组成部分，由三维视觉系统、操作手柄和计算机系统（含输入和输出设备）组成。手术中，外科医师坐在控制台前，头部靠在视野框上，双手套入操作手柄的指环中，医生的手部动作通过传入系统记录下来，通过传出系统，机械臂会重复完成包括内收、外展、外旋、内旋等动作，同时，操作者可通过手控、声控和踏板控制腹腔镜，以配合完成镜头的进退、旋转、摇动等各种动作，并能在任意位置固定镜头。术者双脚放于踏板，控制切割、电凝等操作。一个双目内镜可提供给术者立体清晰的体腔内三维图像。

【床旁机械臂手术系统】

该系统通常包含三个操作臂和一个镜头臂（附图 2-3）。与传统腹腔镜相比，Da Vinci 机械臂有如下特点：①因镜头臂的良好固定，加之由术者本人控制，使其不但提供了更加稳定的图像，避免了传统腹腔镜手术中由于助手疲劳致使手部颤抖而出现画面不稳定的问题，同时解决了由于持镜者和手术者二人不能密切协调而出现的一系列问题。②因机械臂有多个关节予以固定，确保手术时能牢固固定机械臂的各个支点，而不着力于患者身上的穿刺套管针，从而减少了患者的副损伤。③机械臂最大的“卖点”就是在该系统上配备了不同的 EndoWrist 器械（附图 2-4），以满足各种手术的要求，其具备 7 个自由度，包括臂关节上下、左右、前后运动与机械手的左右、旋转、开合、末端关节弯曲，共 7 种动作，可作

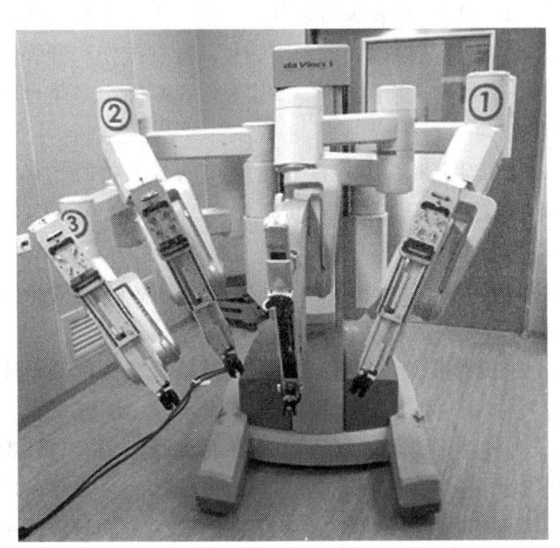

附图 2-3　床旁机械臂系统

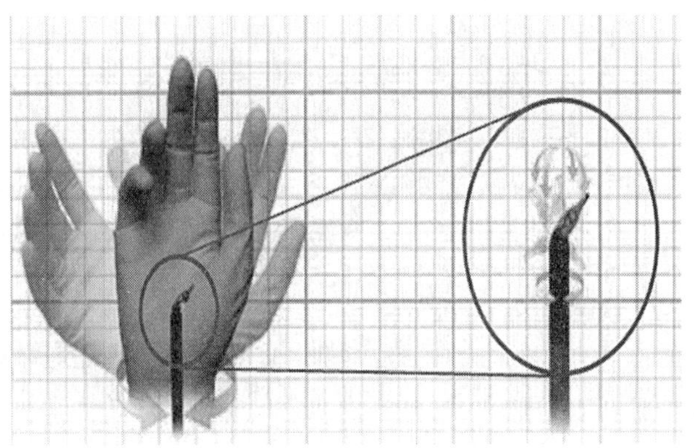

附图 2-4　EndoWrist 器械

沿垂直轴 360°和水平轴 270°旋转，且每个关节活动度均大于 90°。外科医生经操作手柄做出的动作，通过计算机的翻译和输出，机械臂可进行上下、左右、旋转等动作，机械手由于体积小巧，动作灵活，与人手相比具有更显著的优势。手术中只需配备一名助手和一名巡回护士，根据术者的意见更换机器人的机械手，同时可经过辅助孔进行牵拉、吸引等操作。

【高清三维成像系统】

该系统装有 Da Vinci 系统的图像处理设备，并且配有监视器，还可放置辅助手术设备（如 CO_2 充气系统），一个双 CCD 摄像系统和一个双强光源系统。该系统除了克服传统腹腔镜二维视野无法辨别组织相对关系外，还能够随时根据手术的需要调整双眼焦距，使得对焦更加准确清晰，最大限度地模仿了人类的双眼，使得缝合、打结等操作更加简便易学，缩短学习曲线，提高手术效率。

【手术器械与设备】

Da Vinci 手术器械包括机械臂专用器械和传统腹腔镜器械。前者包括气腹针、套管针、金属钛夹、可吸收钛夹、直线切割闭合器等。专用器械包括电凝钩、超声切割止血刀、双极电凝、内镜、持针器等（附图 2-5）。

三、机器人手术的麻醉

【麻醉前准备】

机器人手术同传统手术一样，术前须进行常规的麻醉准备。

（1）术前患者评估：详细研究患者病史，通过必要的体格检查和理化检验对患者的状况进行全面的评估，目前最常用的是根据美国麻醉医师协会（ASA）病情估计分级对（附表 2-1）患者进行分级，通常 ASAⅠ~Ⅱ级患者耐受力良好；Ⅲ~Ⅴ级患者对麻醉和气腹的耐受力差，可出现严重的并发症。

（2）麻醉及监护器械的准备：因机器人手术多采用气管插管全身麻醉且手术时间较长，故麻醉前须准备好与患者体型相称的面罩、气管导管等，还需要检查麻醉机、呼吸机、呼吸回路等是否能够正常工作。长时间的人工气腹会影响

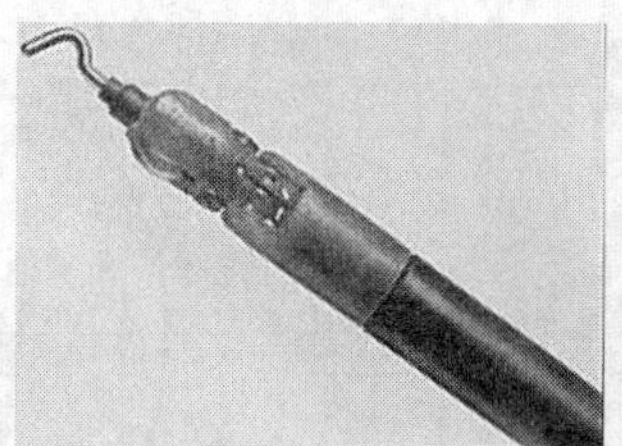

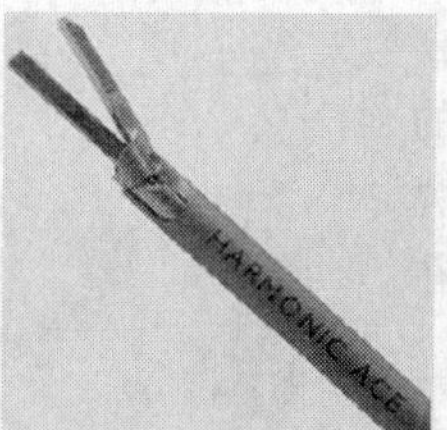

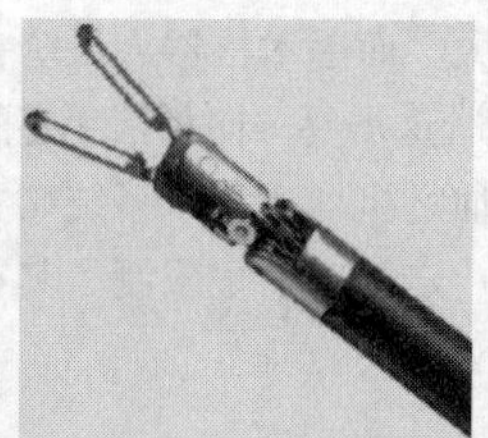

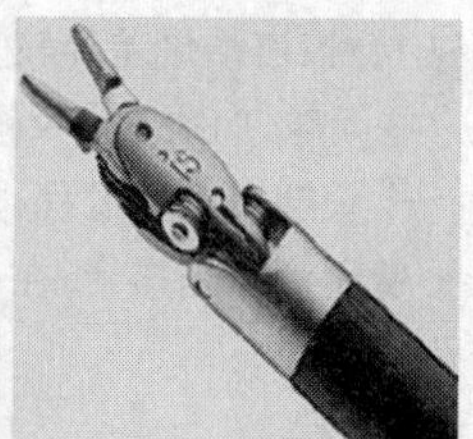

附图 2-5　机器人手术专用器械（电凝钩、超声刀、双极电凝、持针器）

附表 2-1　美国麻醉医师协会（ASA）病情估计分级

分级	标准
Ⅰ	正常健康
Ⅱ	轻度系统性疾病
Ⅲ	严重系统性疾病，日常活动受限，但有工作能力
Ⅳ	严重系统性疾病，丧失工作能力，且面临生命威胁
Ⅴ	生命维持不超过 24 小时

到患者血流动力学的稳定，因此麻醉前除常规检测设备外，尚需开放血管通路，并准备好诸如中心静脉压监测、有创动脉压检测等非常规检测。

(3) 麻醉前准备：根据手术的情况，进行适当的麻醉前准备。如行达芬奇胃肠手术，术前应常规放置胃管；对有术中出血风险的患者，可行中心静脉置管；若患者术前非常紧张焦虑，可选用镇静药（地西泮、咪达唑仑等）。

【机器人手术麻醉特点】

随着机器人手术的出现和发展，与其配套的麻醉技术、疼痛管理等围术期的要求也不断提高。由于机器人手术仍处于起步阶段，设备昂贵，装机数量较少，比之于传统开放手术和腹腔镜手术的麻醉措施，尚缺乏大规模、前瞻性的随机对照研究，根据目前的操作经验，将机器人手术的麻醉特点归纳总结如下：①由于机器人手术操作复杂，手术时间长，通常选择全身麻醉和气管内插管，静吸复合麻醉。优点是可应用肌松药，配合循环紧闭机控呼吸，在保证适当的通气、氧合以及适宜的麻醉深度和良好的肌松的同时，又有利于控制膈肌的活动，便于手术操作的进行。②除与传统腹腔镜手术同样需要建立人工气腹外，因操作复杂，机器人手术的气腹维持时间更加长久，从而带来血流动力学变化等一系列问题。③手术进行的过程中，因外科医生位于远离机械臂的主控台前，这种与麻醉医生之间存在的距离造成了交流上的障碍；同时，因医生专注于视野框中的三维图像，而容易忽视视野之外所出现的问题，所以机器人手术操作的成功需要一支训练有素、配合默契的手术麻醉团队以应对各种突发状况。④庞大的机械臂操作系统常常占据患者的头颈部，甚至胸部，手术中有可能会对患者造成一定的损伤，已有气管内插管在机械臂系统上缠绕打结的例子出现，因此术前要妥善放置好患者的体位，手术过程中需要密切关注患者各项生理指标，及时发现病情的变化。

【麻醉的监测】

良好的术中监护是手术顺利进行的基础，除进行 ECG、SpO_2、BP、$P_{ET}CO_2$ 等常规检测外，机器人手术还建议在麻醉诱导后进行桡动脉穿刺和中心静脉穿刺，分别连接有创血压监测器和中心静脉压监测器，更好地对患者进行术中监护，如有条件，还可对患者进行麻醉深度检测（如 Nacrotrend 指数），以指导麻醉药物的使用剂量。

四、机器人手术常见并发症及处理

尽管微创手术有着众所周知的优点，如切口小、痛苦少、术后恢复快等，但这并不意味着零风险手术。除与传统开腹手术相同的并发症外，还有微创手术所特有的并发症。关于机器人手术常见的并发症可总结概括为以下几点：

1. 穿刺相关并发症：主要由气腹针和穿刺套管针（Trocar）引起，气腹针较小，通常不引起严重并发症；而穿刺套管针所引起的损伤通常较重。由于第一个 Trocar 置入时通常采用盲穿的方式，故 80% 的穿刺并发症由第一个 Trocar 所引起。穿刺损伤的部位常见于腹壁血管、腹膜后血管和内脏。这其中以腹膜后血管损伤带来的危害最大，损伤血管的几率依次是右髂总动脉、腹主动脉、下腔静脉，此处出血通常是灾难性的，常在发现之前由于大量出血引起巨大血肿甚至休克；有时并无明显的血肿但出现了血压下降，此时应注意腹膜后血肿的可能。由于此种损伤极少有机会修补，故应以强调预防为主。腹壁损伤和肝脾等脏器损伤也可造成血肿或休克，但发生率并不高，危害也不及前者大。

预防穿刺相关并发症需注意：①谨慎对待既往有腹腔手术史或腹腔广泛粘连的患者，必要时放弃微创手术；②穿刺前确认排空胃、膀胱，包括通气面罩引起的胃扩张；③置入穿刺套管针后出现不明原因的血压下降，一定要全面仔细检查腹腔内血管及脏器。

2. 气腹相关并发症：常见的临床并发症为酸碱平衡改变、气肿和气体栓塞。同腹腔镜手术一样，CO_2 是机器人手术人工气腹最常用的气体，其对人体的作用主要与气腹时间和压力有关，长时间的气腹可影响人体的呼吸和循环系统，从而造成酸碱平衡的改变，但关于 CO_2 气腹导致严重酸碱平衡紊乱的报道罕见。

充气并发症包括气体栓塞、皮下气肿以及气胸。气体栓塞是机器人手术中极少见但却是极严重的并发症，原因是由于套管针放置位置不合适，使得气体进入血管，气体可栓塞在肺动脉、脑动脉、冠状动脉等处，一旦发生，有生命危险。皮下气肿则多可自行吸收，一般不需要特殊处理；气腹引起的气胸和纵隔气肿较少见，但却是严重并发症。为防止诸如此类的并发症，术中应保持腹内压 < 15mmHg，并应防止膈肌损伤，若术中发生气胸，则立即解除气腹，同时行胸腔闭式引流术。

3. 内脏损伤除穿刺所导致的脏器损伤外，手术本身也会因操作不当造成脏器损伤，事实上，多数损伤若能及时做出正确处理，一般不会造成严重的不良后果。值得注意的一点是机器人手术中止血、切割等操作通常需要应用有能量的手术器械，如激光、超声刀等，因此电损伤及热损伤也会对组织造成一定的伤害，常见的热损伤脏器是肠管和输尿管。这类损伤在术中通常不易发现、难以诊断，通常在术后延迟出现临床表现，且时间和体征多种多样，需要格外留心。

（彭承宏）

第二节　机器人手术

一、机器人胃手术

【机器人辅助胃癌根治术】

1. 概述　自日本 Kitano 教授于 1991 年完成首例腹腔镜胃癌根治术以来，腹腔镜胃癌根治术的报道在国内外逐渐增多，其疗效也得到广大外科医师的认可，针对腹腔镜和开腹胃癌根治术的大规模随机对照研究和循证医学研究也时有报道，证实了腹腔镜胃癌根治术与传统手术相比远期疗效无差异。因胃癌引流淋巴结广泛，加之胃周复杂的解剖结构，使得胃癌根治术难度较大，特别是进展期胃癌，须广泛而彻底的组织分离和淋巴结清扫以及可靠的消化道重建技术。然而，基于腹腔镜前述局限，其在治疗进展期胃癌方面仍有诸多不足之处，目前标准的腹腔镜胃癌 D2 根治术仍需经验丰富、操作熟练的医生才能安全开展，并且多集中在较大的医学中心。而达芬奇机器人三维视野和高灵活度的仿真机械臂使得传统腹腔镜手术难度较大的胃肠吻合和淋巴结清扫变得简单方便，因而在复杂的胃癌根治术方面具有独特的优势。2002 年，Hashizume 等首次报道了 2 例机器人胃癌根治术，此后相关报道逐渐增多，目前机器人辅助胃癌根治术已经成功用于Ⅰ期和Ⅱ期的胃癌患者，并且已经取得了较好的疗效。

2. 手术适应证　由于达芬奇机器人辅助胃癌根治术的相关病例目前报道较少，因而关于手术适应证尚无统一标准，但大部分学者认为该系统属于一种更加精细化、智能化的腹腔镜手术设备，故仍以胃癌 TNM 分期作为指导，因此手术前必须常规行相关影像学等辅助检查以明确分期。目前认为，对于癌灶局限于黏膜层内、无区域淋巴结转移的早期胃癌患者，适宜行内镜下黏膜剥脱术（endoscopic submucosal dissection，ESD）或内镜下黏膜切除术（endoscopic mucosal resection，EMR）；相反，针对肿瘤侵犯周围器官 T_4 期患者，不适宜行达芬奇辅助胃癌根治术外，对于ⅠB 期、Ⅱ期以及部分Ⅲ期患者均宜行该手术。

3. 机器人辅助胃癌根治术的特点　同开放手术和传统腹腔镜手术相同，机器人辅助胃癌根治术必须达到以下要求：①充分切除原发癌灶及其累及的周围组织和器官；②彻底清扫胃周淋巴结；③清除腹腔内游离的肿瘤细胞。淋巴结清扫是胃癌根治术的治疗关键，同时也是技术难点。结合新版日本《胃癌处理规约》的要求，根据肿瘤 TNM 分期和原发部位，确定淋巴结清扫范围，彻底清扫各组淋巴结，尽可能做到整块切除癌灶。循证医学研究表明，进展期胃癌行 D2 根治术能显著提高患者的长期生存率，而术后并发症的发生率和死亡率并不增加，因此新版日本《胃癌处理规约》将 D2 根治术作为标准的胃癌根治术。与其他手术不同的是，机器人胃癌根治术更多的依靠“机械臂”而不是助手，传统腹腔镜手术淋巴结清扫方式为“自下而上、由左及右、先大弯后小弯、最后离断十二指肠和食管”，除可遵循该原则外，因机器人手术过程中可灵活切换 2 号臂和 3 号臂，使得操作更加灵活，也可遵循“自下而上、先离断十二指肠，由右及左、先小弯后大弯”的操作，以尽可能地做到“整块切除”。

消化道重建技术是传统腹腔镜胃癌根治术的一大难点，因二维视野以及器械操作不够灵活，使得腹腔镜下胃肠吻合的难度大、学习曲线长。而借助达芬奇灵活的机械臂系统，加之手术视野放大 10~20 倍，显著降低了全腹腔镜下消化道重建的难度。（附图 2-6）

4. 机器人辅助胃癌根治术的开展现状及展望　随着达芬奇机器人的装机数量不断增多，关于机器人辅助胃癌根治术的相关报道也层出不穷。韩国延世大学外科医生 Song 等报道了目前国际上规模最大的机器人胃癌根治术，其团队回顾性分析了 100 例早期胃癌患者行达芬奇胃癌根治术（其中 67 例行胃次全切除术，33 例行胃全切术），淋巴

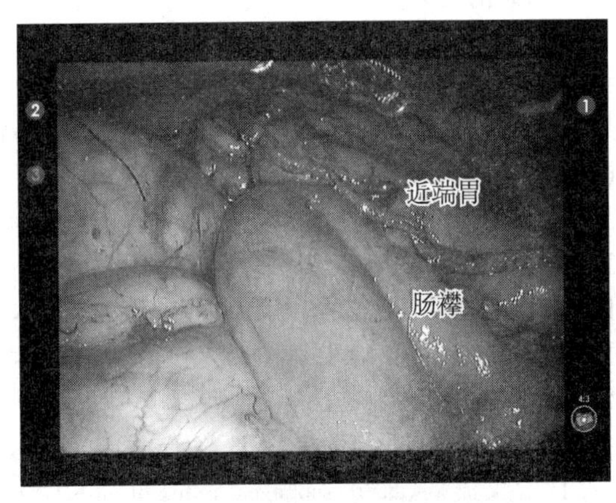

附图 2-6　机器人胃肠吻合

结清扫范围为$D_{1+}β$或D_2,切缘均为阴性,无一例中转开腹。平均手术时间为231分钟;平均淋巴结清除数36.7(11~83)枚;13例患者出现术后并发症,1例死亡,平均术后2.9天开始排气,4.2天开始进食,平均住院7.8天。作者认为达芬奇手术能够达到胃癌根治术的要求,手术难度低于传统腹腔镜。我国学者余佩武教授进行达芬奇机器人与腹腔镜胃癌手术的对照研究,结果与Song等人结果相近,认为较传统腹腔镜而言,在住院天数、术后并发症、进食时间以及切缘方面,二者无统计学差异;而达芬奇机器人组术中出血更少、淋巴结清扫数量多,但手术时间更长,这主要与达芬奇机器人系统需要一定时间安装器械有关。尽管如此,根据达芬奇机器人胃癌根治术目前开展的情况,尚缺乏大样本前瞻性的研究,且无术后长期随访的指标,加之装机数量少,操作人员缺乏,还无法广泛推广。但是我们相信,随着生活水平的提高以及外科技术的发展,机器人胃癌根治术必会有一个良好的发展前景。

【机器人减重手术】

肥胖是指体内脂肪分布异常和(或)积聚过多、体重增加,是遗传和环境因素共同作用的结果。目前,肥胖已经成为严重的社会问题,其对健康所带来的危害也日益凸显出来,如2型糖尿病、高血压、冠状动脉粥样硬化等。包括改变饮食结构、增加体育运动在内的保守治疗措施在近几十年的观察中并未取得满意的疗效。针对严重肥胖症患者,减重手术成为了一种有效的治疗方式,循证医学已经证明,减重手术能够明显降低肥胖患者并发症的发生率,同时能显著提高患者生活质量。

1991年,美国国立卫生院(NIH)报道了垂直捆绑胃成形术(vertical-banded gastroplasty,VBG)和胃旁路手术针对肥胖患者治疗的有效性后,减重手术在世界范围内逐渐兴起,两者各有优缺点。VBG因所用的束带常引起食欲减退、顽固性腹痛和呕吐而限制了临床的应用;而胃旁路手术因术中有多次的切割和缝合,而有吻合口漏、血栓等并发症发生的风险。而反复的切割缝合恰恰是腹腔镜操作最具挑战之处,且因肥胖患者大多腹部脂肪较厚,更加限制了腹腔镜操作器械的应用,因此,越来越多的外科医生探索机器人技术在减重外科的应用。

2001年Horgan和Vanuno首次报道了胃旁路手术;随后在2003年,Jacobsen团队报道了107例多中心机器人辅助减重手术。结果显示手术安全,未发生死亡和吻合口漏。目前,机器人辅助减重手术的优势可归结为以下几点:第一,机器人系统进行胃肠吻合更加容易;第二,机器人操作吻合避免了吻合器的使用,从而降低穿刺锥所带来的并发症;第三,因机械臂所提供了足够的动力,可以避免腹腔镜手术中因患者腹部过度肥胖而对腹腔镜器械产生的阻力,降低术者疲劳的同时保证手术顺利进行。

【达芬奇机器人抗反流手术】

胃食管反流病(gastroesophageal reflux disease,GERD)指胃内容物反流入食管而导致的食管和上消化呼吸道的损伤,发病率高达20%,并且被认为是食管癌的高危因素。随着医药卫生的发展,针对GERD无论是内科治疗还是外科治疗都取得了显著的疗效。包括新型质子泵抑制剂(PPI)和H_2受体拮抗剂(H_2RA)对GERD疗效显著,但大部分患者需终生服药,且停药后复发率极高。目前认为,年轻、不愿意长期服药或已经确诊为Barrett's食管的患者,均应接受外科手术治疗。

1955年,Rudolf Nissen报道了为一位49岁长期患有GERD的女性患者行胃底折叠术,并取得良好的疗效。1991年,Dallemegne开展了腹腔镜Nissen胃底折叠术,在保证原有手术疗效的同时,也避免了传统手术创伤大,术后疼痛严重以及住院天数长等弊端,因而在临床上迅速普及。

尽管机器人辅助系统具备诸多优点,但在抗反流手术方面所表现出的优势却并不明显。Cadiere等人进行了针对传统腹腔镜和机器人治疗GERD的随机对照试验;同样地,Melvin等人也进行了40例前瞻性实验(非随机),两项研究均显示除了机器人手术组术后使用抗反流药物的时间稍短外,并未显示出更多的优势。

二、机器人结直肠手术

【机器人结直肠癌手术】

1. 概述 结直肠癌是常见的消化系统恶性肿瘤,在西方发达国家,结直肠癌占恶性肿瘤死亡原因的第二位,根据国内最新数据,结直肠癌发病率在我国居恶性肿瘤第三位,死亡率居第五位。而近年来,随着生活水平的提高,饮食结构的变化,结直肠癌的发病率有增高趋势。流行病学调查表明,我国结直肠癌与西方发达国家相比,有如下特点:①青年人比例较高;②直肠癌发病率较结肠癌高;③低位直肠癌在直肠癌中所占比例较高。基于上述特点,我国结直肠癌的防治工作仍面临巨大的挑战。

手术仍是结直肠癌的主要治疗方法,而开腹手术所带来的创伤及术后一系列问题是不言而喻的,因盆腔位置深在,解剖复杂,传统开放手术常常会遭遇手术视野"外大内小"的窘境,为充分显露病灶便于操作,助手常常需要使用三叶拉钩等手术器械长时间牵拉,除耗费体力外,对患者造成的副损伤也是难以估计的。1990年,美国佛罗里达州Moises Jocobs医生完成了首例腹腔镜下右半结肠切除术,受当时器械所限,肠系膜血管的结扎,肠段的切除、吻合都是通过腹壁小切口完成。同年,Joseph Uddo通过自制的钉合器进行腹腔镜下肠管吻合,完成了首例结肠造瘘关闭术,次年其又借助切割吻合器(Endo-GIA),完成了首例全腹腔镜下右半结肠切除术。之后,腹腔镜技术在结直肠外科领域得到了长足的发展,几乎所有手术都可在腹腔镜下完成。

微创技术给结直肠外科领域带来了革命性变革,相比较开腹手术,腹腔镜结直肠癌根治术因术后切口小,故疼痛轻、愈合快;同时胃肠道功能恢复快,包括肠梗阻等一系列围术期并发症发生率也相应减少。

尽管越来越多的证据显示，腹腔镜结直肠癌根治术的远期疗效与开腹手术相比，其优势不明显，并且在无病生存期、复发率和总生存期方面差异无统计学意义，但该技术的普及并不广泛，原因有两点：其一，该手术本身较复杂，除术者本人需有扎实的腹腔镜操作功底外，尚需手术团队的整体配合；其二，在狭小复杂的盆腔内，二维的手术视野、放大的生理震颤使得腹腔镜在此处难以如胆囊切除术般游刃有余。而达芬奇外科手术系统是机器人辅助腹腔镜手术系统，目的就在于消除腹腔镜手术中固有的技术困难，结合前述机器人手术系统的优势所在，加之盆腔结构的复杂性，我们有理由认为，同围肝门部相同，盆腔也是机器人手术的“优势操作区域”。

2. 机器人结直肠癌根治术的历史和现状 2001年Weber首次报道了机器人辅助腹腔镜系统治疗结直肠良性疾病，自此机器人手术首次运用于结直肠外科。2006年Pigazzi等首次报道了达芬奇机器人系统直肠癌手术，随后国内外关于机器人结直肠癌的手术越来越多，与传统腹腔镜手术及开放手术在各方面的对照研究和meta分析也逐渐增多。韩国学者Baik首先对直肠癌患者进行了腹腔镜与达芬奇机器人行全直肠系膜切除术（TME）的前瞻性随机对照研究，结果显示，在手术时间、出血量、中转开腹率、淋巴结清扫量以及切缘阴性率方面，二者均无显著差异，但在住院天数和术后并发症方面，机器人组却优于腹腔镜组；西班牙医生Jimenez于2011年也报道了相同的随机对照试验，结果认为除机器人组手术时间更长外，其他指标无显著差异；Lin等对多篇二者对比的文献进行了汇总性质的meta分析，结果认为，二者在手术时间、手术中出血量、淋巴结清扫数量等方面无显著差异，但在住院天数、术后恢复及并发症方面，机器人手术组更占优势。可见关于二者的结果并不是很一致，我们认为差异性结果产生的原因主要因为两点：第一，机械臂的安装和更换需要一定时间，但我们相信，该段时间可随着操作的熟练而缩短；此外，更重要的是腹腔镜结直肠癌手术的效果高度依赖于术者的经验及操作技巧，因而造成了结果报道相差较大，但根据现有结果来看，无论任何机构，都认为机器人行结直肠癌手术是安全可行的。

3. 机器人结直肠癌手术的适应证和禁忌证 同其他机器人手术相同，目前，机器人结直肠癌手术仍局限于小样本研究，且多为回顾性分析，故尚无仅针对机器人结直肠手术的适应证。现认为其适应证同开腹手术相同，在进行严密术前检查，选择身体状况良好、能够耐受手术的患者，主要针对术前TNM分期$T_{1\sim2}$，$N_{0\sim2}$，若TNM分期为$T_{3\sim4}$，$N_{1\sim2}$则应在术前进行新辅助化疗或放疗，达到手术条件后，再行手术；针对直肠癌，多位学者的报道均选择位于肛缘15cm以内的肿瘤，尽管韩国学者Leong曾报道选择距离肛门4cm内、TNM分期为$T_{1\sim3}$、无远处转移的小肿瘤患者行达芬奇低位直肠癌根治术，其近期疗效良好，但缺乏远期效果且尚无大样本临床研究。手术要排除的患者群为严重心肺疾病、凝血功能障碍、多次腹部手术史、复发肿瘤患者等，值得注意的是，若肿瘤过大（如超过6cm的巨大肿瘤），因难以从腹壁小切口取出，目前倾向于选择开腹手术。

建立气腹后，观察孔通常根据手术部位在距肿块约15cm的脐对侧置入Trocar，在观察孔两侧相距10cm左右分别置入放置A、B机械臂的Trocar，再设置助手Trocar 1~2个。手术首先探查肝脏、（后）腹膜、盆腔有无转移；手术遵循由内到外、从下到上、先处理血管的原则，尽量保证不接触肿瘤，同时尽可能整块切除。完成淋巴结清扫，小切口取出标本后，根据情况，可在体外完成肠管吻合，也可在体内完成吻合（右半结肠、左半结肠、乙状结肠切除术）或体外放置吻合器钉座，于体内完成吻合（直肠前切除术）。

事实上，相比直肠癌，结肠手术范围一般较为广泛，机械臂需要在较大的腹腔内移动，术者常需经常变动患者体位，调整床旁机械臂系统的位置；而直肠手术因操作范围较小，重要神经密布，更能发挥出机器人手术的优势，而我国首例机器人结直肠手术也是低位直肠癌根治术，其治疗效果也较为满意。

目前达芬奇辅助机器人手术系统在结直肠肿瘤治疗中的应用仍属于起步阶段，病例数量及相关经验较少，患者术后长期生存资料尚待分析，并且缺乏临床多中心、大样本、前瞻性的随机对照研究。相信随着科学技术的整体进步及机器人手术系统的普及，机器人结直肠手术的适应证和标准手术方式将逐步规范，其在该领域的广度和深度也将不断扩展。

三、机器人肝脏手术

【概述】

同传统腹腔镜肝脏手术相同，肝脏外科是微创治疗最具挑战性的领域之一，尽管各国医师对机器人手术技术进行了诸多的探索与改进，但机器人肝脏手术的发展却相对缓慢，其原因主要是：①复杂的解剖结构，尤其是肝右叶及其周围毗邻器官手术难度大，风险高；②肝脏作为实质性脏器，体积大、血运丰富，腔镜下难以阻断肝门，出血难以控制；③达芬奇手术系统下失去触觉反馈，对判断肿瘤位置造成一定的困难。近年，外科器械与技术的进步在一定程度上弥补了上述不足，例如借助腔镜下超声，除了能够准确判断肿瘤原发灶和转移灶的位置外，还能够探测血管、胆管等结构，在保证切缘足够的基础上减少副损伤；随着切割吻合器（Endo-GIA）、彭氏多功能手术解剖器（PMOD）等在临床上的广泛应用，在一定程度上解决了肝脏手术中容易出血的问题，从而大大拓展了机器人肝脏手术的应用范围。除了肝脏良性病变，机器人技术已经逐渐应用到肝脏恶性肿瘤的根治术上，并且技术愈发成熟。

【机器人肝脏肿瘤切除术】

自妇科医生Reith等于1991年完成首例腹腔镜肝切除术以来，肝脏肿瘤的微创治疗已经历了20余年的发展，从早期的腹腔镜肝脏表浅小肿瘤的局部切除，拓展到了如今复杂的腹腔镜肝段切除术；而手助式腹腔镜的出现，在保留微创手术优势的同时，使得一些高难度的肝切除术在腹腔镜下能够成功、安全的施行。本世纪初，机器人辅助手术系统开始应用于肝脏外科领域，2003 年，Giulianotti 等报道了第一例机器人辅助肝切除术，标志着微创肝脏手术的发展进入了新的阶段。

良好的肿瘤根治术包含以下两个方面；第一是安全，即保证手术过程的安全，体现在术中患者生命体征的平稳，精确解剖，止血确切；其二是可靠，即原发灶和转移灶切除彻底，淋巴结清扫干净。故机器人肝癌根治术需同样遵循开放手术的原则——R0 切除、切缘距离肿瘤 >1cm 等。

由于目前机器人肝癌根治术多为单中心报道，尚无统一标准，除术前常规拍摄腹部(增强)CT，常规检测血常规、肝功能、乙肝表面抗原、抗体等之外，结合已公开发表的国内外相关报道及笔者的手术经验，笔者将手术指征总结如下：①多位于肝脏 Couinaud 分段Ⅱ~Ⅵ段的局限性肿瘤，包括原发性肝癌和转移性肝癌；②肿瘤未侵犯第一、第二肝门，未侵及周围易引起致命性大出血的血管，位置易于暴露，不宜过深；③患者基本情况良好，肝功能 Child-Pugh 分级 B 级以上，无明显手术禁忌。

通常采用五孔法置入腔镜，根据术前评估有时也采取四孔法和三孔法(即省去三号辅助臂和(或)辅助操作孔)。解剖镰状韧带、三角韧带，充分暴露肝脏后，距离肿瘤边缘 1.5~2cm 处标记，超声刀切除肿瘤。切除过程中较小的血管和胆管可用电凝烧灼或钛夹夹闭，而较大的血管或胆管则用 Endo-GIA 闭合，切除的肿瘤放入标本袋后取出。确保残面无出血及胆漏，即可放置双枪引流管，关闭穿刺孔，撤去机械臂。

与传统腹腔镜有所区别的是，手术并未对肿瘤的大小有严格的限制。针对肝脏Ⅰ、Ⅶ、Ⅷ段肿瘤，因其位置较深，多数情况下需选择手助腹腔镜来完成，关于全机器人手术系统下的切除报道非常少。如尾状叶(Couninaud Ⅰ段)肿瘤，因解剖位置特殊、暴露困难、紧邻门静脉和下腔静脉，故尾状叶肿瘤被认为是肝脏手术的禁区，笔者曾完成过 1 例达芬奇机器人尾状叶肿瘤切除术，我们认为单独的尾状叶切除术尽管对手术技巧是极大的挑战，但在熟练掌握手术操作技巧，熟悉解剖结构的基础上，通过经验的积累，此类手术并非不可完成。(附图 2-7)

目前机器人辅助肝脏切除术在世界范围内开展的数量逐渐增多，Giulianotti 等在 2011 年报道了 70 例机器人肝脏切除手术，是目前样本量最大的单中心报道；中国香港 Lai 等于 2013 年报道了 42 例机器人肝脏切除术；结合本中心完成的 20 余例手术的经验，均证实了机器人肝脏切除术的安全可行性。而关于腹腔镜和机器人肝脏切除术的对比，美国 Allan 等人于 2014 年针对机器人和腹腔镜肝脏切除术进行了 1:2 的匹配性分析，结果显示，在失血量、中转开腹率、切缘阴性率、术后胆红素峰值、住院天数等方面，二者差异无统计学意义，但机器人组的手术时间长于腹腔镜组，但在针对多肝段切除术时，因常需借助手助式腹腔镜，故机器人手术组具有更高的微创全切除率。尽管在技术上是可行的，但其长期疗效以及和传统腹腔镜的优劣，仍需更多的样本例数和长期的随访予以证实。

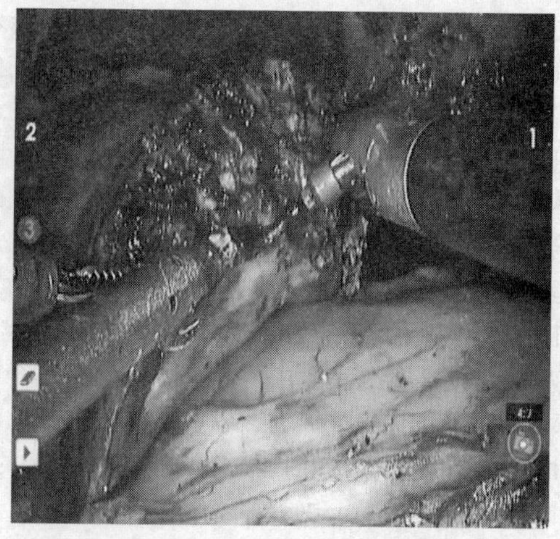

附图 2-7 机器人肝脏切除术

四、机器人胆道手术

【机器人胆囊切除术】

腹腔镜胆囊切除术可认为是微创外科的“鼻祖”，1987 年法国 P. Mouret 医生完成全球首例腹腔镜手术——腹腔镜胆囊切除术。之后，F. Dubois 医生开展该手术后正式发文报道，使得腹腔镜胆囊切除术很快得到了全世界外科医生的关注和认可。腹腔镜胆囊切除术以其切口小、疼痛轻、康复快等优势，对开腹胆囊切除术造成了巨大的挑战，也开启了外科发展史上的一个新时代。随着技术的发展和设备的更新，腹腔镜胆囊切除术很快在全球范围内得到了推广普及，时至今日，已成为无并发症胆囊炎的金标准术式。

因腹腔镜胆囊切除术开展较早，关于其与传统开腹胆囊切除术的对比已有多项大规模、前瞻性研究，相关的 meta 分析也较多，结果显示二者在手术失血量、并发症等方面无统计学差异，尽管腹腔镜胆囊切除术费用较高，但其明显缩短术后恢复时间、住院天数，故总的费用二者已相差无几，其优势也日益凸显出来。

达芬奇机器人的出现开启了外科历史的一个新篇章，关于其与腹腔镜胆囊切除术的对照研究资料目前并不多。国际权威的循证医学数据库 Cochrane Central Database 上曾指出，尽管机器人胆囊切除术在技术上是安全的，但相比腹腔镜，并无显著优势；Sergio 等也于 2010 年发表 meta 分析，结果显示，机器人手术组术后恢复时间更短，但手术时间较长、费用更加昂贵，其余方面二者并无统计学差异。目前机器人胆囊切除术更适合初学者进行操作，为日后进行更加复杂的机器人手术打下坚实的基础。

因腹腔镜胆囊切除术的技术已非常成熟，且手术难度并不高，学习曲线短。机器人在胆囊切除术应用仍较局限，对于其手术指征的选择也应慎重，根据临床实践，其指征可概括如下：①年龄较大，合并反复炎症的患者；②既往有上腹部手术史的患者；③合并胆总管结石的患者；④腹腔镜探查后，认为手术难度较大者。

【机器人辅助肝内胆管结石外科治疗】

通常可将胆管结石划分为胆囊结石和胆管结石，而胆管结石又可再分为继发性胆管结石（结石来源于胆囊）和原发性胆管结石。后者根据临床实际需要可细分为以下几种亚型：①单纯肝内胆管结石（I 型）；②肝内、外胆管结石（IE 型）；③肝外胆管结石（E 型）。其中，肝内胆管结石是指左右肝管汇合部位以上的肝管内结石，也就是俗称的“肝胆管结石”。肝内胆管结石是普外科常见疾病，其与胆道狭窄之间互为因果，若单纯行胆管切开取石，不仅结石难以取尽，反而因胆管狭窄未解除，术后影响胆汁引流，导致结石极易复发。而肝内胆管结石反复发作可导致患者肝组织萎缩、纤维化、功能减退，甚至可发生癌变。

基于上述病理特点，除尽量取尽结石外，处理胆管狭窄也是极其重要的一方面，肝内胆管结石治疗原则可概括为“取尽结石，解除梗阻，清除病灶，畅通引流”。目前常用的手术治疗方式如下：

1. 肝内胆管切开＋胆道镜探查取石和（或）胆肠吻合＋T 形管引流　相比传统开放手术，在机器人放大的三维视野和灵活的机械臂的配合下，能够更加彻底清除结石，同时可以准确了解胆总管有无狭窄及肝内结石的分布。术中配合使用胆道镜，针对一部分患者，除能对狭窄部位精确定位，还可对诸如膜性狭窄等类型进行撑开扩大，也可在原胆肠吻合狭窄段进行拆开再吻合及胆道重建，从而避免做肝切除或胆管空肠 Roun-en-Y 吻合，更好地保护肝功能。

2. 肝脏部分切除术＋胆道镜探查取石和（或）T 形管引流　对于肝内胆管结石的治疗来说，肝脏部分切除是唯一能够达到解除梗阻、清除病灶和取尽结石的可靠方法。尤其对于复杂性肝内胆管结石患者而言，病变胆管常常呈不可逆性狭窄或扩张，即便能够取尽结石，也仍易复发甚至癌变，此时若行规则性肝切除，能最大限度地减少复发和癌变的机会，如对肝左叶或左外叶胆管结石行肝左（外）叶切除已成为常规手术。目前其手术适应证可概括为：①难以取尽的左肝（外）叶结石；②肝脏区域性结石合并肝纤维化或二级以上胆管狭窄；③结石梗阻合并梗阻部位慢性肝脓肿；④肝内胆管结石并发胆管癌。然而，在肝内胆管结石的所有治疗方式中，肝部分切除术的并发症也较高，常见并发症包括感染、胆瘘、肝脏或胆道创面出血等。而在稳定放大的机器人视野下，使得对于肝脏血管和胆道的切割、结扎、切断和缝合等操作可轻松完成，加之机械手臂的灵活性，可从多角度进行操作，从而易化了 T 形管放置和胆管缝合等步骤。已有报道证实机器人左半肝切除术比之于传统手术，手术出血量、术后恢复时间和住院时间明显缩短，体现了机器人手术的优势所在。

【机器人胆囊癌手术】

胆囊癌是胆道系统最常见的恶性肿瘤，多发生于 50 岁以上中老年妇女，大部分患者有长期慢性胆囊炎病史，约 20% 可手术切除的胆囊癌患者为偶然发现。早期胆囊癌患者常无特异性临床表现，当癌变后病情迅速恶化，右上腹可持续性疼痛、食欲缺乏、恶心呕吐，至晚期可出现黄疸。根治性手术切除仍是目前根治胆囊癌的唯一手段。

尽管腹腔镜胆囊切除术已经成为无并发症的胆囊炎的首选术式，然而，腹腔镜胆囊癌手术的开展却遭遇了很大阻力。胆囊癌除易直接浸润肝脏外；极易发生淋巴转移，淋巴结清扫彻底与否与患者预后密切相关，故胆囊癌根治术常需行肝十二指肠韧带脉络化联合肝切除术，因此手术高度依赖术者的操作技巧和临床经验。目前，国际上尚无大样本关于腹腔镜下完成胆囊癌淋巴结清扫的报道，绝大部分报道限于肿瘤 TNM 分期≤T_2 期的患者，且仅开展胆囊癌的标准根治术，目前仅 John. P 于 2010 年报道了 T_2 期胆囊癌行腹腔镜下扩大根治术联合胆管空肠 Roex-en-Y 吻合术。因肝门区解剖结构复杂，在肿瘤切除及淋巴结清扫时除极易引起难以控制的大出血外，更容易损伤胆管周围的重要结构；加之腹腔镜器械的局限性，限制了精细复杂的手术操作，使得腹腔镜手术难以在胆囊癌治疗中得到广泛应用。

而达芬奇手术系统高清晰的三维成像系统和灵活的 EndoWrist 仿真手腕恰恰是精细解剖和脉络化清扫的优势所在，使得消化道重建以及肝动脉、门静脉、腹膜后等腹腔深部淋巴结清扫的操作成为现实。手术通常采用五孔法置入 Trocar，Ⅰ、Ⅱ号臂为主操作臂、术中可充分借助Ⅲ号臂，用以向上挡住肝脏，以方便暴露胆囊，利于操作；用超声刀及电凝钩在距离胆囊床 2cm 处，将肝脏连同胆囊一并切除，残面予以确切止血；而后清扫周围淋巴结——解剖肝十二指肠韧带及肝动脉包膜，结扎小血管后完整切除肝动脉旁淋巴结，进一步清扫门静脉、肝左右动脉、脾动脉等周围淋巴结；取出标本后，放置引流管，结束手术（附图 2-8）。

目前国际上越来越多的医疗中心开始尝试机器人胆囊癌根治术的探索与尝试，尽管受制于手术技术和装机容量，仍缺乏大样本量报道，但根据现有研究可以认为机器人胆囊癌根治术是安全可行的，与腹腔镜手术相比，更适合在狭小深在的空间内进行精细操作，在淋巴结清扫方面优势尤为突出。然而，机器人胆囊癌根治术的远期效果尚有待进一步的临床研究结果证实。

【机器人胆管恶性肿瘤手术】

肝外胆管根据解剖关系可分为肝门部胆管、胆总管中段和胆总管下段，其中以肝门部胆管癌最为常见。同胆囊癌一样，胆管癌起病隐匿，缺乏早期临床症状，常常在出现黄疸后才引起重视，此时病程多已进入晚期，且肿瘤恶性程度高，危害严重，五年生存率极低。手术切除是胆管癌患者获得长期生存的唯一方法，临床医生应力争根治性手术切除，以使患者获得更好的治疗。

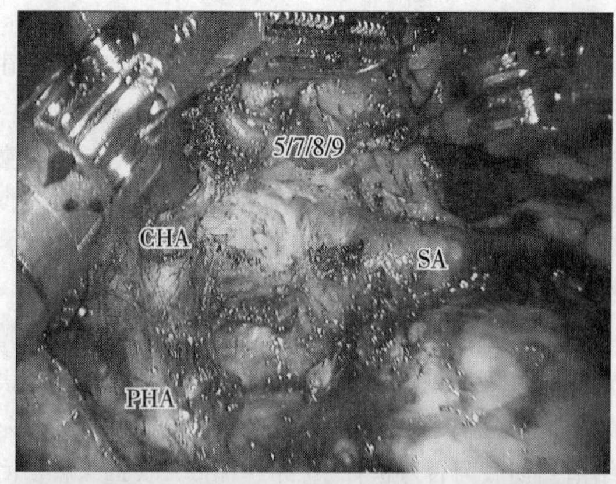

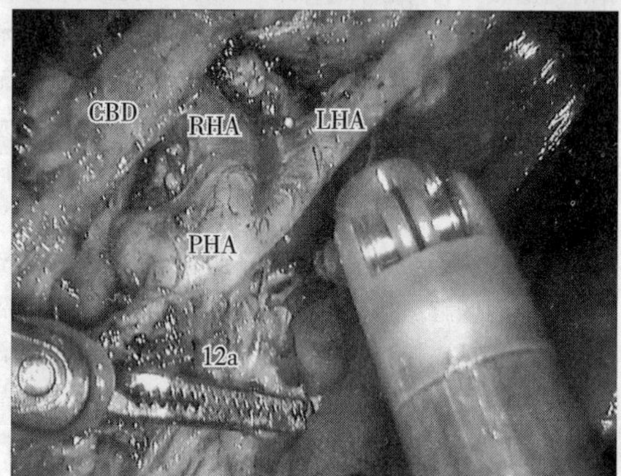

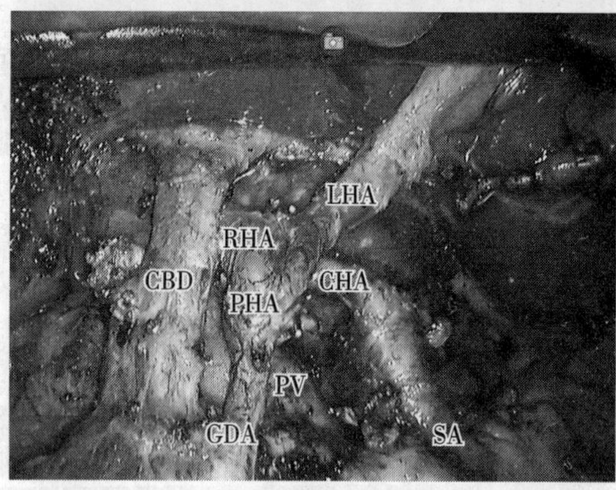

附图 2-8 机器人胆囊癌根治术(完成肝十二指肠韧带骨骼化)

HA 肝动脉;CBD 胆总管;GDA 胃十二指肠动脉;PV 肝门静脉

胆管癌手术常常需要联合周围脏器切除,切除后尚需复杂的胆汁排泄通路重建。由于胆管周围解剖结构复杂,围肝门部尤甚,此处汇聚了肝动脉、门静脉、胆管及其大小分支,解剖变异率高,故手术极易发生出血及副损伤。因此腹腔镜胆管癌手术虽不断有学者进行尝试,但目前更倾向将腹腔镜用于胆管癌的确诊、分期以及根治性切除评估,而极少用于根治性手术。

在处理肝门部胆管癌患者时,临床医生常常遭遇以下困境:其一是术前难以判断肿瘤大小、浸润范围等情况,若过于积极手术,术中发现肿瘤不能切除而进行姑息性引流,则会使得患者遭受不必要的手术创伤;其二,经皮肝穿引流术虽是恶性肿瘤减轻黄疸的主要方法,但出现的胆管炎、胆漏等并发症可能会使得肿瘤患者失去根治手术的机会。传统腹腔镜器械及技术上的局限又难以做到充分的探查。借助机器人手术系统清晰的3D成像、稳定的操作臂及灵活的终端工具,可实现对肿瘤部位、大小、浸润范围及其与周围血管关系的清晰探查,借助内镜超声和胆道镜,还能够使肝内胆管及胆道显示得更加清晰。根据手术操作经验,患者采取头高脚低位,胃肠在重力作用下自然下垂后,牵拉肝圆韧带使肝门区域的空间充分暴露,此时借助镜头,我们甚至可以清晰地看到2级以上的胆管分支,这在开腹条件下也是难以实现的。

针对中下段胆管癌,常需施行胰十二指肠切除术,而该手术的关键点是胰腺周围淋巴结清扫及复杂的消化道重建,而这恰恰是机器人手术的优势(关于机器人胰十二指肠手术将在后续章节详细展开)。根据目前现有报道,机器人胆管癌根治术与传统开放手术相比,除手术时间较长外,在生存率、并发症等方面并无显著差异,相反微创技术使患者缩短术后恢复时间及住院天数等优势正在逐渐被学者所重视。

综上所述,达芬奇机器人可完成各类胆管恶性肿瘤的根治或姑息性手术,包括联合肝脏切除的肝门部胆管癌根治术、Child 手术及胆汁引流术,尤其对于部位深在、解剖复杂的肝门部手术其优势甚为突出,打破了传统腹腔镜在肝胆外科手术中的禁区。

五、机器人胰腺手术

【概述】

胰腺位于腹膜后,部位深在、周围解剖结构复杂、吻合难度高,因此胰腺手术一直被认为是腹部外科中难度最大的手术之一,即使传统开放式胰腺手术也足以令外科医师望而却步。胰腺手术包括胰腺癌的探查、分期和姑息性手术,胰腺良性肿瘤切除,胰腺假性囊肿引流,坏死性胰腺炎清创术,胰腺癌根治术(包括胰头部和胰体尾部恶性肿瘤)。

尽管腹腔镜技术已应用于大部分外科手术领域,但其治疗胰十二指肠疾病的报道仍然不多,即使熟练掌握腔镜技术的外科医师也对胰腺疾病的微创治疗产生胆怯心理,加之腹腔镜技术的局限性,不少学者甚至认为腹腔镜技术仅适用于胰体尾切除术。虽然随着外科技术的进步,已有越来越多的医生开始尝试腹腔镜下治疗胰十二指肠疾病,但仍仅限于少数医疗中心,尚未普及。

机器人辅助手术技术是一项新的手术技术,其一大优点就是适合在狭小、复杂的空间内完成精细的操作。目前,已有机器人手术技术应用于胰腺外科的报道,初步证明该技术是安全可行的,且比之于传统开放手术,具有相同甚至更低的术后并发症发生率;针对胰体尾癌根治术,可以提高保脾率。诸多优势使得机器人手术在胰腺外科的应用越来越广泛。

【机器人辅助胰十二指肠切除术】

1. 胰十二指肠切除术 历史首例壶腹周围癌根治术

由德国医生Kausch于1909年完成，由于当时技术水平有限，将该手术分两期完成；1942年，Whipple将该手术改进成为一期切除方案，即切除后顺序吻合胆、胰、胃与空肠，此即为今天标准的胰十二指肠切除术（Whipple手术）。1944年，Child将空肠断端与胰腺断端进行吻合，然后行胆总管空肠和胃空肠的端-侧吻合，该方法称之为Child手术。Whipple手术和Child手术是目前最常用的术式。

自胰十二指肠切除术开展至今，该手术仍被认为是最具挑战性的手术之一，曾一度认为无法在腹腔镜下完成。手术的技术难点主要体现在以下两方面：其一，是手术部位位于后腹膜，解剖复杂，血管密布；其二，需在消化道的“十字路口”完成三个复杂吻合以完成消化道重建。1997年Gagner报道了其在1990—1995年间完成的6例腹腔镜Whipple手术；2002年Huscher报道了1995—2002年间完成的31例腹腔镜下Whipple手术，随访结果均显示近期疗效与传统开腹手术相当。尽管近些年该技术不断有报道，但因技术上的难度和腹腔镜本身的局限，仍只有少数医学中心掌握，难以普及。随着机器人手术的问世，微创手术又有了新的飞跃，其优势也适用于胰十二指肠切除术，尤其是需要放大和精细操作的动作，关于近年来机器人胰十二指肠切除术的进展将在之后详述。

2. 机器人胰十二指肠切除术的适应证和禁忌证　同开腹手术适应证一样，包括壶腹周围癌、胰头癌、十二指肠肿瘤、胆总管下段癌、胰头部其他类型的肿瘤以及不能排除癌变的胰头部肿块，肿瘤未侵犯重要血管、且无远处转移，而患者全身状况良好，能耐受麻醉及手术者，均可行机器人胰十二指肠切除术。任何开腹胰腺手术的禁忌证都是机器人胰十二指肠切除术的禁忌；若病变过大，微创手术难以安全操作也不推荐。其他包括过往复杂腹部手术史、先天性器官异位或者扩大等则是相对禁忌证，经严密术前准备及术中精细操作，均有接受微创手术的可能。

3. 机器人胰十二指肠切除术的要点　对于Whipple或Child手术来说，肿瘤根治的关键点是胰腺周围淋巴结的清扫和胰腺钩突部的完整切除。如何完整切除胰腺钩突部是对外科医生的一大挑战，若仅借助Endo-GIA切断钩突，不仅钩突本身难以彻底切除，肠系膜血管后的淋巴结清扫更难以完成，而机器人手术平稳精确的特点，使得切除钩突的过程更加精细和安全，通常可以在机器人系统辅助下将整个胰头标本和近端空肠向右侧牵拉，助手用分离钳向左挡开门静脉后可充分暴露钩突和肠系膜上动脉，此时用超声刀仔细分离，可将钩突组织完全切除（附图2-9）。而在淋巴结清扫方面，恰恰是机器人手术优势所在，借助放大的三维视野，可清晰做到门静脉、肠系膜上静脉、肝动脉的脉络化清扫，对主动脉、腹腔干、肠系膜血管根部等淋巴结的探查、暴露、清扫也能顺利完成。（附图2-10）在消化道重建方面，机器人也能很好地完成，胰-空肠吻合通常采用胰管对空肠黏膜双层缝合，（附图2-11）而这一步尤为重要，与术后并发症密切相关，利用机器人系统的优势，使得即使是吻合直径甚小的血管，也能够做到黏膜对黏膜的可靠吻合，从而降低了胰瘘的发生率；胆-肠吻合则根据胆道直径大小来选择使用连续缝合或间断缝合。

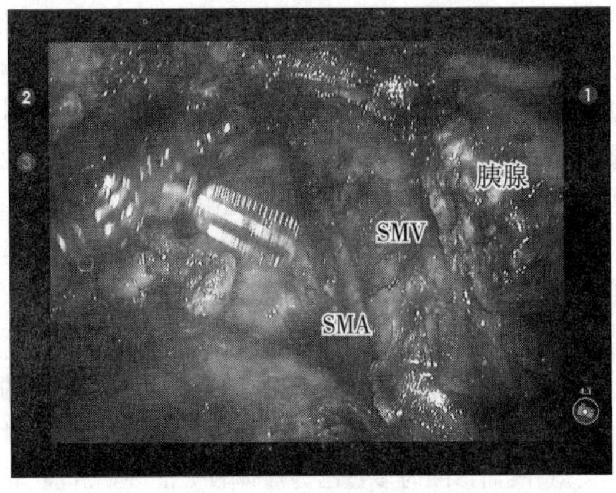

附图2-9　离断钩突，清扫14组淋巴结

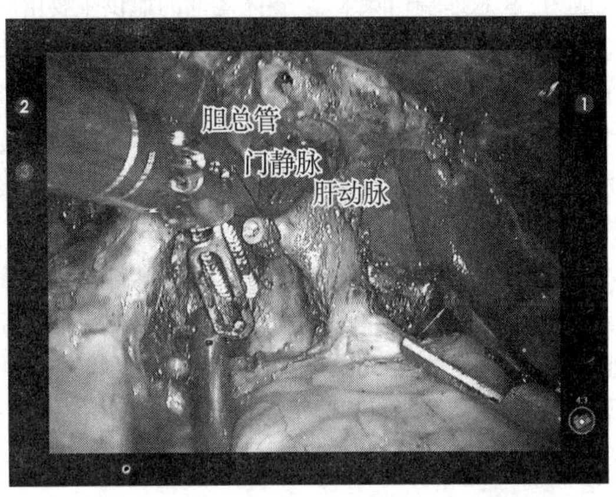

附图2-10　离断胆总管，清扫肝门部淋巴结

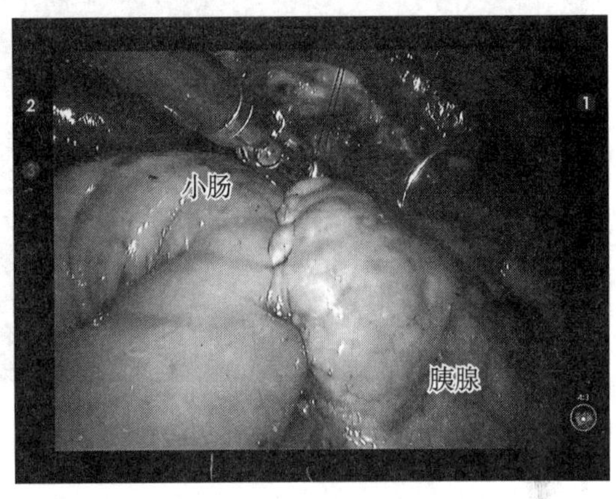

附图2-11　胰肠吻合

4. 展望起初，机器人辅助胰十二指肠切除术的患者往往需要经过术前严格的筛选，通常为良性或者低度恶性肿瘤患者。近年来，随着临床经验、手术技术以及循证医学的发展，手术范围逐渐扩大，已越来越多地被应用于胰腺恶性

肿瘤的治疗。Buchs 等针对机器人辅助胰十二指肠切除术 44 例和传统开腹手术 39 例进行研究,结果显示包括胰瘘、胆瘘、术中及术后出血量等并发症方面,机器人手术组的发生率较低,住院时间也较短;而在淋巴结清扫数量方面,也优于开腹组,该数据也与 Buchs 等人 2011 年的报道相吻合。相信随着技术的普及以及相关的研究逐渐增多,越来越多的患者会从中受益。

【机器人辅助胰体尾切除术】

1. 胰体尾切除术 胰体尾部肿瘤约占胰腺肿瘤的三分之一,分囊性和实性,相比于胰头部肿瘤,胰体尾部肿瘤多无黄疸,故而诊断时多数已为瘤体较大的晚期肿瘤,转移灶也较常见。胰体尾切除术是治疗胰体尾部肿瘤的首选术式,切除范围通常为肠系膜上静脉左侧的胰腺组织,故该术式也成为"胰腺远端切除术"。胰体尾部的血供主要由脾动静脉的数只分支供应,故其与脾脏和脾血管关系极为密切,传统的胰体尾切除术往往结扎切断脾血管后,连同脾脏一起切除;近年来随着对于脾脏在抗肿瘤和抗感染等免疫功能的深入研究,许多外科医生主张在胰腺手术中应积极保留脾脏,特别是良性病变或低度恶性的肿瘤。如前所述,因胰体尾部的血供原因,传统的腹腔镜自胰腺分离脾血管已不易,更不必说结扎、切断脾血管的细小分支,故而腹腔镜保脾成功率仅为 30%~50%。机器人借助其三维放大视野和灵活的机械手臂,不仅提升了胰体尾切除术中的保脾率,同时提高了保脾胰体尾切除时脾血管的保存率。(附图 2-12)

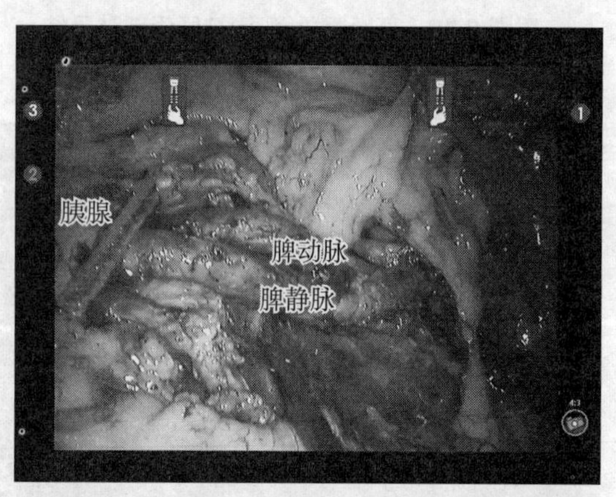

附图 2-12 保脾胰体尾切除术脾动、静脉的显露

2. 手术适应证及禁忌证 通常认为不能行单纯摘除的良性或交界性肿瘤等均为手术指征,包括导管内乳头状瘤(IPMN)、囊腺瘤、神经内分泌肿瘤、反复发作的慢性胰腺炎和(或)合并胰管梗阻,肿瘤直径通常应 <5cm 而未侵犯脾血管者,可行保脾胰体尾切除。若肿瘤与脾血管关系密切,或早期胰体尾癌侵犯脾脏或脾血管但未发现远处转移者应加做脾切除。有严重心肺疾病、手术耐受差;既往有腹部手术史而致腹腔内粘连严重者;以及中、晚期胰体尾部恶性肿瘤,或早期恶性肿瘤但伴有胰腺外侵犯者不宜行该手术。

3. 手术要点 传统联合脾切除的胰体尾切除术自不必多说。而目前保留脾脏的胰体尾切除术有两种术式,一种是保留脾动静脉,结扎、离断其发出到胰腺的细小分支后切除胰腺,此即 Kimura 法;另一种方法是切断脾动静脉,被保留脾脏的血供由胃短血管和胃网膜左血管供应,即 Warshaw 法。(附图 2-13)现阶段就以上两种保脾的胰体尾切除术的优劣尚存在争议,Kimura 法风险大,稍有不甚易造成难以处理的腹腔出血,故技术难度要求较高;而 Warshaw 法虽然处理方法较为简单,但受到诸多限制,譬如患者血管解剖变异、脾脏体积过大等,并且该术式也存在术后脾梗死的风险,理论上也不能排除胃底食管静脉曲张导致上消化道大出血的可能。因此,结合国内外的研究结果加上我们自己的经验,认为切除脾血管的术式只是为了降低手术风险而进行,因此我们将 Kimura 法作为胰体尾部良性或早期恶性肿瘤的首选方法,只要术中仔细解剖、可靠止血,就能够将术后并发症的发生率降到最低。

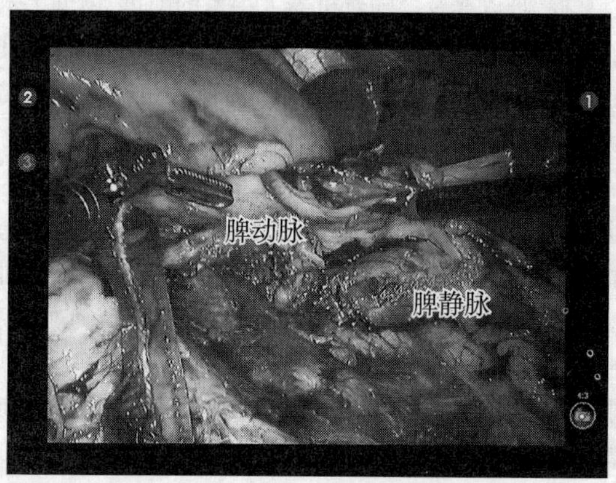

附图 2-13 Warshaw 法中切断脾静脉

4. 展望与体会 微创手术的焦点问题就是微创手术是否能达到足够淋巴结清扫范围以及 R0 切除的要求。胰腺周围解剖结构复杂,在清扫淋巴结及切除肿瘤时易引起难以控制的出血的风险,而腹腔镜器械的局限,限制了复杂精细的操作,腹腔镜胰腺胰体尾切除术容易损伤腹腔干、肠系膜上动脉、左肾动脉等结构,因此限制了其应用。而机器人辅助系统为胰体尾癌根治术所面临的腹腔干周围淋巴结、腹主动脉旁淋巴结、肠系膜上血管周围淋巴结及腹膜后胰周神经清扫等复杂技术提供了良好的解决方案。我中心曾对机器人和腹腔镜胰体尾切除术的各项指标进行了比较,结果显示在手术时间、术后住院时间、保脾率方面,机器人组优于腹腔镜组,而术中出血量、中转开腹率、术后并发症、再次手术方面无显著差异,其他中心也有相关类似报道,由此可以看出机器人辅助胰体尾切除术对于胰体尾部肿瘤是安全可行的,其创伤小、保脾率高、淋巴结清扫更彻底。相信随着机器人手术系统的普及,机器人胰腺外科技术将迎来更加广泛的应用前景。

【机器人辅助胰中段切除术】

1. 胰中段切除术的发展　对于胰腺肿瘤的外科治疗，通常是根据肿瘤所在的位置行胰十二指肠切除术或胰体尾切除术。对于胰腺颈部或者体部的肿瘤，因其常累及主胰管，传统上也施行十二指肠切除术或胰体尾切除术。而这种术式往往在切除病灶的同时，会给患者造成极大的损伤，因损伤太多范围的正常胰腺组织，可引起外分泌以及内分泌功能的不足，对于胰颈或胰体部良性或交界性肿瘤来说，损伤太大，似有过度治疗之嫌。同时，左侧胰腺大范围切除后约 10%~40% 的患者发生术后糖尿病等一系列并发症，部分患者甚至需要终生使用胰岛素。在这种背景下，近年来许多外科医生开始研究对胰腺中段肿瘤，特别是良性或低度恶性的肿瘤，施行胰中段切除术，以达到根治疾病的同时保留更多的正常胰腺组织的目的。

胰中段切除术是指仅切除胰颈和(或)胰体，保留胰头、胰尾的术式。尽管该种术式在切除肿瘤的同时，可以尽可能多地保留胰腺组织，提高患者生活质量。但是，由于该手术使得胰腺产生两个切面，术后有较高的几率发生胰瘘等并发症。1910 年 Finney 报道首例胰中段切除术后，随着技术的提高、器械的改进和围术期管理的改进，该手术的可操作性和安全性也逐渐在提升，被越来越多的外科医生所接受，国内外多家机构的相关报道也证实了其在胰腺肿瘤治疗过程中的安全性和可行性。

2. 手术适应证和禁忌证　术前进行详细的影像学检查，如 CT、CTA 等对肿瘤进行评估，通常认为胰中段切除术的适应证包括以下几点：①胰中部肿瘤，距胰体尾至少 5cm；②肿瘤直径在 2~5cm 间，可能侵犯胰管者；③良性、低度恶性肿瘤，如浆液 / 黏液性腺瘤、内分泌肿瘤、导管内乳头状瘤等；④不易局部剜除的胰腺囊性肿瘤，如淋巴上皮肿瘤、皮样囊肿等。

禁忌证则包括有严重心肺疾病或其储备功能差，无法耐受麻醉或手术；病灶过大、位置较深、侵犯严重而无法行微创手术者。

3. 手术要点　胰中段切除术必须注意到以下几点：①由于胰中段切除术通常仅适用于良性或低度恶性的胰体、颈部肿瘤，故术中需充分暴露肿瘤，以确定其大小、位置及性质。若肿瘤倾向于恶性，如导管腺癌等，为达到根治效果，通常不宜行胰中段切除术；若肿瘤距离胰尾部距离 < 5cm，一般行胰体尾切除术；若肿瘤靠近胰头部，可行胰十二指肠切除术或保留十二指肠的胰头部切除术（Berger 术）；若肿瘤与胰管关系不密切，则可行胰腺肿瘤剜除术。②离断肿瘤左侧切缘时，推荐使用电钩，方便后续进行胰管黏膜吻合；切断肿瘤右侧切缘时，宜使用腔镜下切割闭合器（Endo-GIA），后用无损伤缝线加强关闭胰腺残端。③为避免损伤胰后方大血管，在分离胰腺时需仔细辨别血管，注意建立胰后隧道(附图 2-14)。④针对消化道重建的方式，比之于开腹手术，机器人手术倾向选择胰 - 胃吻合术（附图 2-15）。除更加符合腔内自然解剖结构外；更重要的是胃壁良好的血供和较厚的肌层使得吻合口更加牢固以及术后必要时可在胃镜下进行辅助治疗。胰 - 胃吻合时缝线不能过紧，以免发生胰腺实质断裂，也可适当地游离胰腺远端，使得吻合后的胰 - 胃处于相对无张力的状态。

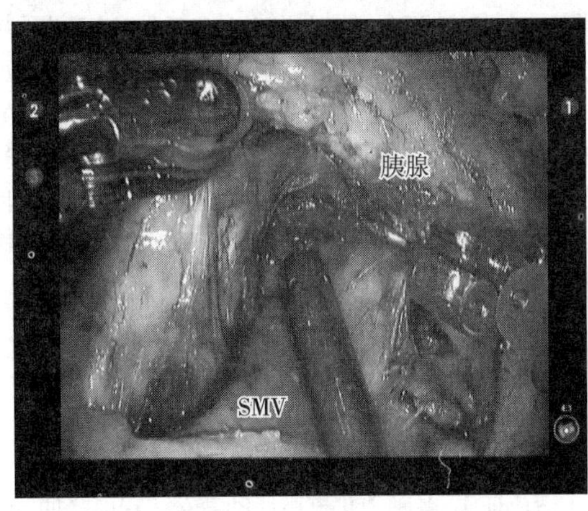

附图 2-14　沿肠系膜上静脉水平建立胰后间隙

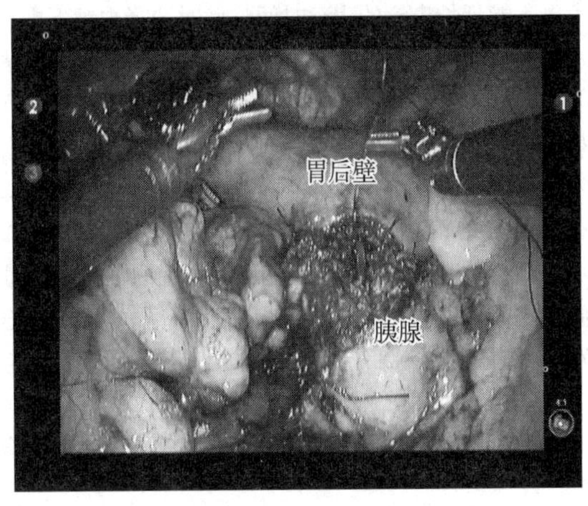

附图 2-15　端 - 侧胰胃吻合术

4. 展望与体会　针对胰腺良性肿瘤的治疗，胰中段切除术在清除病灶的同时最大限度地保留了胰腺的功能，不失为一种值得积极推广的手段。目前，上海瑞金医院已经完成了三十余例机器人辅助胰中段切除术，是目前世界范围内所报道的最大宗病例数，并与同期开腹手术组进行了回顾性分析，结果显示在胰瘘等相关并发症方面，二者无显著差异；但机器人手术组的术中出血量、输血量以及术后住院时间等方面优于开腹手术组，这仍然是微创手术所体现出的优点。

（彭承宏）

附录三　内镜技术在腹部外科中的应用

自从1957年Hirschowitz发明了第一台光导软镜，其最初20年间，主要用于消化道疾病的诊断。然而，随着内镜的不断更新换代和操作技术的不断提高，以及当代各门类科学技术的快速发展，内镜在临床上已远非用于诊断，大多可在诊断之同时进行治疗，形成了当今独特的内镜微创疗法。这就使得从事外科的临床医师深感内镜微创手术在现代外科中的重要性和地位，实际上现在不少的内镜中心已属于外科管理，而且不少的外科医生已是内镜高手。本章就与外科关系最为密切的内镜微创方面的内容作一扼要的介绍。

第一节　消化道恶性梗阻的内镜下内支架置入

【适应证】 各种消化道恶性肿瘤在病程的晚期，可因肿瘤的直接浸润或压迫而引起严重的梗阻，或由于其他一些因素，使得转流手术或姑息切除都不能施行，实际上即使手术也不能延长患者的生存时间。此时选择内镜下内支架置入是明智的，由于其侵袭性远较手术低，故不仅可免去手术的痛苦和可能的切口种植或不愈合，且同样能缓解吞咽困难，解除肠梗阻，增加进食，延长患者的生存期，据统计有70%的患者在死亡前仍能保持内支架的通畅。特别是近来已有在内支架上镶嵌放射性物质，可直接杀灭癌细胞以进一步提高疗效。此外，外科医生还发现梗阻的结肠肿瘤术前放置支架可使梗阻远端的肠黏膜水肿减轻，术后吻合口并发症可明显减少。目前常用的部位有：

1. 食管恶性肿瘤所致的狭窄；

2. 胃、十二指肠降部胰胆系肿瘤和胃癌手术后吻合口狭窄；

3. 结肠恶性肿瘤梗阻和结肠手术后吻合口狭窄。

【治疗方法】

1. 操作准备　任何消化道恶性狭窄的内支架治疗操作最好在内镜和X线双重监视下完成。在支架放置前应详细了解病灶范围、基本特征、腔道狭窄程度及与周围结构的关系，对于狭窄严重内镜无法通过的患者，有关影像学检查(腹部CT和消化道造影摄片)了解狭窄部位的解剖和特征对以后支架的选择及操作困难的估计是非常有益的。

2. 内镜和导丝的选择　食管、胃和结肠尽可能采用直视镜，而十二指肠部位的狭窄侧视镜是最为理想的选择，特别是有抬举器的十二指肠镜，有利于对引导钢丝的引入和使推进器通过狭窄段。

引导导丝的选择一般用硬度较高的0.038英寸Savary导丝，可对支架的置入起到有力的支撑和引导作用。对严重狭窄的可选择较软的导丝先通过狭窄的部位，而后用塑料套管更换硬质导丝，并用扩张器作适当扩张，以防止和减少穿孔的发生率。应当注意，放置支架的部位越远越应使用硬质钢丝。

3. 支架的选择和放置方法　目前临床使用的支架大多是推送式，确定支架的长度最为重要，在确定支架的长度时须充分考虑支架的回缩和肠道弯曲度的影响，一旦所用支架过短，放置后将造成非常被动的局面。

支架放置的方法：内镜能通过的狭窄性病变，可直接采用内镜直视准确定位。如内镜无法通过者，可先将一软导丝通过狭窄段，沿导丝置入塑料套管，注入造影剂，在X线下确定远端的病变位置，测量出整个病变的长度，再一次确定所需支架的长度(上下超过病变2cm)。最后再更换硬质导丝，支架推送器外壁应涂抹大量的润滑剂。

推送式支架在释放前，应先将整个支架伸出内镜钳子管道，释放时操作者先清洁视野再调整位置至最佳角度。助手一手固定推送器内杆，另一手将外杆缓慢后撤，在释放至近2/3时，如有不当可回缩内支架，重新定位。一旦完全释放，支架将不可能再调整和回收。胆道支架将在第三节中详述。

支架放置后一般数小时后可进温的流质，以使支架充分地展开。

【并发症】

1. 疼痛　多见于食管内支架放置后，常常是由于扩张后黏膜撕裂及支架撑力的作用所致。一般数天后可自行缓解，对于疼痛剧烈者可用镇痛剂。但应高度警惕，罕有在支架扩张后可发生管壁裂开穿孔，可疑者应及时作X线检查，必要时可用带膜支架作补救。

2. 消化道出血　主要是支架压迫、金属丝损伤引起黏膜溃疡、坏死而引发出血。出血量较小者可不作处理，但有时出血量可很大，且很难止血，可用微波、射频、氩气止血，效果要优于局部喷洒药物。不得已时可用带膜支架压迫。

3. 支架的再梗阻　常见有食物和粪便的滞留，可用网篮疏通。置入上消化道支架者应嘱其进食须稀、软、烂、碎，且进食后不宜平卧。结肠支架者应根据情况疏通后再给予轻泻剂。可在置入内支架3个月后发生肿瘤向网眼内生长或阻塞端口，保持再通畅的唯一补救性措施是放置第二支架。

4. 移位或滑脱　此种情况多在狭窄不完全、选择的内支架不匹配或又作介入治疗后肿瘤缩小时，特别是带膜支架更易滑脱。常在再发生梗阻检查或自行排出时发现，必要时应重新置入合适的内支架。

（张啸）

第二节 消化道大出血的紧急内镜诊断和止血

【紧急内镜的检查和诊断】 临床上 95% 消化道出血的患者可以通过药物治疗止血，但对于另 5% 难以用药物控制出血的患者更适合先作内镜止血，即使内镜止血失败，也能为制订最佳手术方案提供可靠的依据。故消化道大出血时做紧急内镜检查可使绝大多数患者获得及时的诊断和更恰当的治疗。紧急内镜检查是指在首次黑便和末次呕血 48 小时内的检查，更侧重在 24 小时之内完成。结肠镜检查也同样适合于做结肠病变引起的下消化道大出血。做紧急内镜常难以确定具体时间，原则上既要做到分秒必争，但又不可忽视一定的条件。临床实践证明，紧急内镜检查虽不会加重出血，但毕竟是在患者严重失血，全身条件差，对镜检的耐受性降低，且胃肠内积血较多甚至会有食物或粪质等使病变辨认不清的情况下进行的，其难度和危险性显然较平诊内镜检查为高。因此，迅速做好有效的术前准备，对提高患者镜检的耐受力、诊断准确性和有效的止血及减少并发症至关重要。若患者已处于严重休克或心肺脑功能不全，即使有熟练的内镜操作经验和优良的设备，贸然紧急内镜检查亦将会以失败告终。

1. 镜检时间和术前准备 紧急胃镜检查的病变检出率取决于入院时间至内镜检查的时间。未能确定出血来源的原因是未找到出血病灶，或出血病变可能已经愈合。前者多为技术因素或出血部位特殊，后者则多为胃十二指肠黏膜病变。大量临床资料表明，急性黏膜病变可在 24~48 小时内愈合而不留痕迹，溃疡也可能失去近期出血的特征。鉴于多数上消化道出血经止血药治疗有自止的可能，目前国内外多数人主张大多数出血患者应在入院后 18~24 小时内做内镜检查。这样既可通过适当的准备使患者全身情况获得相对的稳定，又不至遗漏部分可在短期内自动愈合的出血性病变的检出。

实际上，与普外科最密切相关的是遇到一些难以控制而又原因不明的大出血休克患者，这些最紧急的情况恰恰又最需要迅速决定是否应采用手术治疗。在这种情况下，应力争在短时间内迅速大量补液输血，并至少在入院 2 小时后作内镜检查；但对老年患者可适当推迟内镜检查，因为老年患者短时间内血压和脉搏的恢复并不意味其重要器官的组织功能也随之有所改善。对门脉高压者应注意不可过于快速补液，以防中心静脉压过高而致门脉压增高，加重腹水或诱发曲张静脉出血。患者如在进餐或钡餐后发生出血，还应耐心等待至少 4 小时。如果患者的出血已处于危急状态而需要紧急手术抢救，则内镜检查应在手术室或术中进行更为适宜，以协助外科医师快速确定出血病变的性质及其位置。

2. 内镜诊断与分型 准确的诊断有赖于内镜医师熟练的操作和丰富的临床实际经验，以及完善的设备和充分的患者准备。大量的报道说明，紧急内镜诊断的准确性可达 80%~95%。因过于大量的出血或患者已不能耐受镜检而造成的失败，是难于绝对避免的。

(1) 出血部位：患者应取左侧位，检查台最好能使头朝下倾斜。这样，可使血液沿发生出血较少的胃大弯流下并淤积到胃底部，减少呕吐时易吐出胃内容物及吸入的机会。根据病史和出血性质所提供的资料，首先对易发生出血的食管、胃食管连接部、胃小弯、胃窦部和十二指肠球部有重点地作细致而迅速的检查。见到新鲜血液和较大血块对诊断极为重要，沿血流方向寻找和对不移动的大血块周围仔细观察，常能确定出血的病变所在。看清出血病变后，应直接以 50ml 注射器用生理盐水冲去黏附的血液或血块。切勿急于用孟氏液喷洒，因孟氏液可使病变表面变为苍白色或大量凝血块黏附更紧而使渗血停止，从而影响对病变的充分显露和止血方法的选择。食管病变常不难发现。十二指肠出血者常可见血性物经幽门反流入胃，此时应重点检查十二指肠球部，若球部积满鲜血，在用水加压冲散血液的瞬间确定出血点，不能确定时可根据血流的漩涡估计出血点的方位。未见十二指肠有血性物反流者，如果球部检查无殊，即进入降部进行检查，尤其是乳头及乳头周围。由于胃镜的长度有限不能深插，应在此观察有无随逆向蠕动而反流的血液，但不应逗留时间过长，应重点观察胃部。内镜退回窦部后，镜端应作 U 形翻转，沿胃小弯向胃角、胃底滑动，看清整个胃底、贲门和胃食管连接的下部。找到出血的部位后仍应作全面的检查，因为不少患者的病变可能不止一处，要确认真正的出血病灶。如在这些常见出血部位未能发现出血病灶，应小心地将患者转向右侧，使血液或凝血块流入胃体下部和胃窦部，充分显露并观察胃底和上部大弯侧，必要时可作冲洗。

不明原因作紧急剖腹术中少数人若找不到出血病灶，同时术中作内镜检查可避免盲目的探查和脏器的切除。术中镜检最好也从口腔进镜，可以减少腹腔污染，其顺序如平诊镜检。但如果采用全身麻醉和已打开胃腔，则经严密消毒和用无菌袖套包裹的胃镜可经胃造瘘或已打开的切口内进入，进镜后作荷包缝合，并用纱布注意保护周围组织，避免胃内容物污染和注入的气体外逸。然后由手术者协助从切开处开始向上至食管、向下至十二指肠及小肠作仔细的观察。胃内积血一般作反复冲洗后吸出，肠内过多积血应将其分段挤向远侧，更有助于发现病灶。若怀疑大肠或小肠的出血，术中最好从肛门进入。从内镜显示屏可见出血的病灶和状态，透过胃肠壁的灯光可提示病变的位置，并在浆膜用缝线做一记号。

胃切除术后近期发生大出血的处理十分棘手，多数是胃切端渗血所致，少数为切端或吻合口黏膜下的小血管未结扎或缝合不够理想，出血多发生在三角区。毕Ⅱ式吻合者亦可发生在旷置球部的缝合处。少数出血量大且不能控制者，以往强调果断手术止血。笔者曾报道胃镜处理 11 例不同术式胃切除术后近期大出血的患者，不仅探明了出血的原因、部位及速度，且同时进行了有效的止血，未发生吻合口破裂、穿孔等并发症，从而避免了再次进腹。若胃镜不能发现胃腔或吻合口出血，尚可继续将胃镜分别深入输入袢和(或)输出袢进行观察，甚至可改用小肠镜插入。此时做胃镜检查多出于无奈，患者术后身体虚弱并多伴有贫血，不能耐受较长时间的插镜检查，加之术后胃常有移位，准确把握止血部位有一定难度，故操作前应重新扎紧腹带，术中尽量少充气并及时抽气，以防吻合口裂开。操作时动作要迅速、轻柔。小血管喷射状出血最好用金属夹止血，若用注射硬化剂则要多点注射并加大剂量。术毕在出血处放置引流管以便观察出血是否停止，必要时再作止血药的灌注。胃肠手术后的出血也非一定是吻合口的出血，笔者曾见结肠部分切除后出现大量血便，肠镜并未见吻合口出血，改用胃镜最终确定球部溃疡并发大出血，说明手术可激发原溃疡出血。

紧急内镜不能满意完成检查的主要原因，常常是上消化道积血或食物残渣过多、出血过快而影响视野，尤其是十二指肠球部出血，胃蠕动过频，幽门或十二指肠狭窄畸形限制内镜的通过，以及技术上的困难和内镜管道阻塞等。在这种情况下，仍应尽可能向外科医师提供可疑的出血部位，有时只能通过看清某些部位排除出血性病变而提出推测性的出血部位。

(2) 内镜分型：毫无疑问，客观地作出内镜出血分型，可直接反映出血的性质，帮助确定止血的方法和提示患者的预后。Forrest(1974)根据内镜下出血的征象将出血分为3型：有较大活动性出血的(喷射状和涌出的)为第Ⅰ型的2个亚型；无活动性出血的为Ⅱ型；将渗血归为Ⅲ型。这种分类法包括了活动性出血和近期出血，并在一定程度上反映了出血的性质、速度，并为临床治疗提供了重要依据。Sochendra(1985)对Forrest的分型作了部分修改，将第Ⅱ型又分为2个亚型，即无活动性出血的近期出血病变可见血栓或有血块覆盖者归为Ⅱa，有色素黏附而无血栓者为Ⅱb型。他认为可见血栓的近期出血病变大多数可再度发生出血，因为此种病变表面可能是黑色的腐肉，基底部仍在出血，一旦血块脱落可再度发生大出血，故有止血适应证。这一分型在消化界沿用至今。

一般认为，静脉曲张要比溃疡更易发生再出血，而溃疡又比糜烂或裂孔疝更可能再出血。Sochendra认为，球部后壁的深溃疡和降部的溃疡因紧邻胃十二指肠动脉，最好在获得初步止血后争取及早手术。渗出性或喷射状出血显然能预示后果。渗血经保守治疗后多能控制，而喷射性出血则应随时作好手术准备，特别是裸露血管破溃口径超过2mm时，较难用内镜的方法控制出血。但事实上由于出血点明确，其局部止血的效果反而较好。笔者认为，此种内镜出血分型对判断出血速度、确定治疗对策和估计预后能提供较好的客观依据。

此外，在判断出血患者的预后时还应考虑Morgan等提出的若干因素，即：①年龄在60岁以上；②既往有心肺、肝或胃病史；③近期有饮酒或服药史；④胃镜证实为溃疡或癌；⑤有充血性心力衰竭病史者。有以上三条或更多的因素存在者，其再出血率和死亡率多有明显增加。

【紧急内镜止血】 在紧急内镜检查的同时若能给予一次性的可靠止血，不仅可免去部分患者的手术和其他不必要的治疗，还可给有高度手术危险的患者改善情况、创造条件，使施行最佳术式予以有利的过渡时机，可明显减少紧急手术可能造成的某些严重并发症和死亡率。

内镜止血的方法很多，而且还在不断地发展。尽管每一个出血患者应该有一种最适宜的止血方法，但事实上由于内镜医师的经验、习惯不同和受具体条件的限制，临床所应用的方法和所取得的效果差异很大。从临床实际看，静脉曲张性出血的止血方法与非静脉曲张性出血有所不同；活动性出血的止血法应与近期出血者不同；喷射性出血与渗血性出血不同；不同病变的出血亦应有所不同。本文选择最为常用最为有效的注射疗法简要介绍如下：

无论是静脉曲张性或非静脉曲张性出血，注射疗法在临床上应用都非常普遍，这不仅是因为它设备简单，仅需一根内镜专用可以伸缩的特殊注射针，更主要的是凭掌握熟练的注射技巧便可以产生持久可靠的止血效果。

(1) 非静脉曲张性出血：虽然目前采用的注射方法相似，但选用的注射剂颇不一致，有单纯使用缩血管药物(如去甲肾上腺素、垂体后叶素)或硬化剂(如1%乙氧硬化醇、5%鱼肝油酸钠、乙醇胺等)，也有将缩血管药和硬化剂或高渗液联合使用，还有采用注射无水乙醇(98%)。笔者喜欢将去甲肾上腺素和硬化剂鱼肝油酸钠联合使用。先将1:10 000的去甲肾上腺素液，分点注射浸润于黏膜下，即可使出血病变的周围底部血管收缩，同时形成的组织水肿又可直接压迫出血的血管，且能促使血小板聚集，加速血栓形成，从而取得迅速的暂时(约40分钟)止血。然后再外加注射鱼肝油酸钠(一般为3~5ml)，使最初的止血能达到持久止血的效果，亦可将两种药物同时混合使用。但效果最好的是1%乙氧硬化醇，患者在注射后无疼痛反应。笔者统计此法的止血总成功率可达90%以上。据报道，一次注射高渗钠-肾上腺素液亦可获得较好的效果。其成分配制包括：2.5mol氯化钠20ml、肾上腺素1mg、蒸馏水20ml和靛胭脂5ml。由于高渗钠具有强烈的组织脱水作用，可达到压迫血管而止血的目的，但患者有一定的疼痛反应，故加入适量的普鲁卡因效果更好。

注射时，注射针刺入黏膜之点应距出血灶2~3mm，避开出血点和溃疡面，以免诱发或加剧出血。发生胃肠收缩时，应迅速将针尖退回套管内，最好连同注射套管退回内镜管道内，可避免划伤病变组织而造成出血或穿孔。由于出血灶大小及出血速度各不相同，注射针之刺入深浅不易准确控制，尤其是球部后壁和胃前、后壁及胃底部的准确注射角度更难把握，有时出血点位于血块中无法作出准确的判断，需根据抽吸或用水、气冲开积血的瞬间瞄准病灶和出血点，甚至根据血流的漩涡估计出血点的方位，迅速刺入注射针作快速多点注射待出血逐渐减少后再补作更准确的注射。注射时常不以注射量为标准，而以注射后组织变苍白、水肿和出血停止为度，有时注射后原来凹陷的溃疡已消失变成平坦。

对于注射硬化剂后的局部组织变化，笔者从近期手术切除的标本观察到，注射局部常有轻度黏膜坏死，而在远期切除的标本上仅见局部有巨细胞反应，与 Pushpanathan 的报告相同。可见注射硬化剂不仅方法简便、止血可靠，而且较为安全经济。目前，此法在临床的应用已日趋广泛。

虽然内镜止血的成功率很高，但仍有部分患者会发生再出血。内镜止血后的再出血常非单种因素所致，常受多种因素的影响，尤其是病情危重者所受的影响因素更多，再出血的几率就越大。因此，在首次紧急内镜时对再出血作一预测是非常重要的。幕内等指出以下情况应及早施行外科手术止血：①裸露的破溃血管口径在 2mm 以上并发生喷射性出血者；②反复发生喷射性的再出血；③难治的深大或多发性溃疡伴发反复出血者；④有并发症、重度休克、高龄者出现持续或反复出血而又能耐受手术者；⑤曾作过 3 次以上内镜止血仍不能控制出血者；⑥内镜医师止血技术不够熟练。浅木统计 1259 例首次内镜止血成功的患者，再出血率为 9%，但经再次内镜止血后 77% 的患者可获止血，紧急手术率仅为 3%，出血死亡率为 2%。杉山等报告，裸露血管口径在 2.0mm 以下的胃溃疡，内镜止血次数为 1.3 ± 0.5 次，管径为 2.5mm 以上的内镜止血次数为 2.2 ± 1.0 次，两者的内镜止血次数有显著差异。笔者曾报道一组 288 例消化性溃疡大出血经紧急内镜止血后再出血有 11 例。本组再出血均发生在第 2 天后，大多在第 3~4 天，但仅 6 例作了再次内镜止血，4 例获成功。若能坚持再次内镜治疗，或许止血的成功率还能提高，但须切记少数大出血者确需手术治疗，一旦全身情况恶化则会失去手术时机。最近发表的随机研究中指出，有效的初次内镜止血后，复发出血仍用内镜治疗，与立即手术相比，死亡率没有提高，并发症少，减少了外科手术的必要性。所以内镜初次止血效果很好的再出血，仍应再用内镜治疗。但在初次出血内镜治疗无效或效果不稳定时应外科干预，立即决定手术治疗。

(2) 静脉曲张性出血：胃底食管静脉曲张出血是门脉高压的严重并发症之一，且大多数患者可反复出血，约有 25% 直接死于出血。虽然近年来手术方式有不断的创新，但术后的并发症仍十分严重。就出血而言，由于是不完全性断流术，无论是深或浅静脉都有残留，日后可通过交通支重新使浅静脉曲张而发生再度出血。部分患者因肝功能低下、凝血机制较差和肝性脑病而禁忌手术，其中有不少人用气囊填压并不能控制出血，仍需寻求新的方法。20 世纪 70 年代中期，Johnston 和 Rodgers 等将门腔分流术与内镜下硬化术（EIS）作了前瞻性对照研究，结果并未显示前者较后者能明显延长生存期。曾民德（1998）报告食管静脉破裂出血急诊手术死亡率为 50%，吴子刚等（2001）报告 30 例中急诊手术 13 例，其中死亡 4 例（30.8%）。虽然择期断流术相对简单和安全，但后期的再出血率仍高（25%~33.3%）。而由于内镜的功能不断有所改良和新型硬化剂的问世，人们又重新开始认识硬化疗法在治疗静脉曲张中的地位。内镜注射硬化剂疗法能控制食管静脉曲张破裂出血和预防曲张静脉再次出血，再加上注射疗法较之手术治疗痛苦少，患者多能耐受。尤其是肝功能 Child C 级，伴有腹水、黄疸等情况时亦可采用。虽然手术和内镜治疗都不是一种根治的办法，但目前多数人已认为它应是食管曲张静脉破裂出血的首选疗法。硬化疗法止血和预防出血的机制虽然尚未完全明了，但注射局部的硬化性肿块能机械压迫血管破口、曲张静脉内能迅速形成血栓、静脉周围黏膜凝固坏死后可使组织纤维化而增强了曲张静脉的覆盖层，显然有利于控制出血。实践证明，肝硬化后肝的储备功能是决定患者生存期的最重要因素之一；硬化疗法虽不能降低门脉压力、改善肝功能状态、或延长生存期，但不会像分流术那样并发肝性脑病，而可以取得与完全断流术相似的疗效。在大出血的情况下，先用粘胶或硬化疗法控制出血，而后再硬化曲张的静脉。待病情稳定或条件改善，根据患者的情况再作必要的脾切除或分流手术，不仅可使急诊手术的并发症和死亡率降低，术式的选择也更为恰当。故对于晚期肝硬化者采用费用低和危险性小的内镜硬化疗法是十分适宜的。其具体方法如下：

1）术前准备：注射时机常分为急性出血期、选择静止期和预防性三种。在急性出血期，为了保持视野清晰，应先用三腔二囊管压迫和垂体后叶素或生长抑素控制出血，一般在入院 12 小时后作首次硬化术为宜。可供使用的硬化剂种类很多，常用的有：①1% 乙氧硬化醇（aethoxysklerol），每次注射 3~5ml，静脉内每次可用 5~10ml，总量 <20~30ml；②5% 乙醇胺油酸酯（ethanolamine oleate），每次注射 2~3ml，总量 <25ml；③5% 鱼肝油酸钠，血管旁注射每点 2~3ml，血管内每点 4~6ml，总量 <35ml；以上介绍注射的剂量是笔者通常所用的剂量，有时在操作时也超过了这一剂量。曾有些作者报告一次剂量可达 40~60ml，虽无毒副作用增加的报告，但也无疗程缩短的效果。但首次剂量不宜过多，可以观察患者对用药后的反应程度。注射前可用适量的解痉剂和镇静剂，并作好必要的抢救准备。

2）注射方法　通常有曲张静脉内注射、静脉旁注射和联合注射三种，联合注射即先在静脉两旁注射，然后再作静脉内注射。三种方法各有利弊。笔者所做大多都采用单纯静脉内注射法，其显著的优点是并发症少，疗程短，效果可靠。注射时利用角度钮或抬举器将注射针与曲张静脉成 30°~45°。刺入时应令患者暂停呼吸，随即趁食管扩张而静止之际迅速准确地将针尖刺入曲张静脉内。推注药物时应密切观察注射点有无水疱状鼓起，若无则表明药液已进入血管内，刺入点最好能选择静脉壁较厚的苍白处，而避开蓝色或有红色斑血管壁较薄处，可减少穿刺点的出血。拔针前应稍作停顿，使静脉内血液黏性增加；退针时应边退边注射，以阻塞血管壁的针孔而减少针孔出血。如果针孔有较多的出血，应将内镜向前推进5cm，将气囊充气10ml，以压迫针孔3分钟，亦可用镜端直接压迫出血点。若不能止血可在针孔旁黏膜下注射少许硬化剂，常可使针孔闭塞。如无出血再选择其他注射点。选择静止期和预防性注射时，注射顺序应先从视野下方开始由贲门螺旋状向近端注射，可保持视野清晰又可避免注射后的食管狭窄。注射范围从食管下端10cm之内为主，拔镜前可注入孟氏液。每次可注射10个点左右，总剂量20~30ml。两次注射间隔时间一般以1周为宜，亦有人主张每隔3、6、12周注射1次，直至曲张静脉全部闭塞消失。根据笔者观察，静脉内注射一般在注射4~5次后可获得理想的效果，但反复多次的硬化疗法可明显减少再出血率和出血量。

食管静脉曲张破裂的紧急止血注射点应先在破裂点周围及远端，注射量以出血停止为限。文献报道约有3%~30%静脉曲张出血是由于胃底静脉的破裂，大多发生在胃近端和胃食管连接处2~3cm的胃侧。胃底曲张静脉的硬化疗法，其目的与食管静脉曲张出血一样是为了控制出血和预防再出血。Frudean认为控制出血的有效方法是先直接穿刺曲张静脉注入适量硬化剂使之栓塞，而后在非出血的食管曲张静脉内追加注射硬化剂。Takase和Tovge认为要达到有效的止血，需加大注射剂量(每点10~20ml)，在X线下能显示出胃左静脉的栓塞，止血率可达96.7%。但事实上直接穿刺胃底静脉较为困难，硬化剂易渗漏到黏膜下；加之胃内酸度较高且有胃蛋白酶的作用，易并发溃疡，再出血率可高达47%。注射剂量过大者极少数人可引起远处血管栓塞和胃壁广泛坏死，甚至有肠系膜上动脉栓塞的报告。故胃底静脉曲张出血的硬化疗法价值目前仍未被肯定，一般不宜轻试。但针孔出血较多是唯一的缺点，先前常因出血过多，不仅影响继续操作，有时不得已只能停止操作。如今在术前都注射生长抑素，有效地降低了门脉压力，即使有少许针孔出血，也不造成对继续操作的干扰。

笔者体会到作为紧急止血的硬化疗法之所以效果欠佳，关键是硬化剂不能起到迅速闭合破裂口的作用。而最好的方法是在破裂口远方的静脉内注入黏合剂，通常在10秒钟之内即可使出血停止。但掌握注射的方法比注射硬化剂要困难得多。针对黏合剂有速凝的特点，注射针的接口处需连接一个三通开头，注射时先注入硬化剂或高渗葡萄糖水1~2ml，充填针管后迅速用力推注黏合剂2~5ml，而后紧接再推入2ml的硬化剂，将管内的黏合剂排净。这一方法通常也称之“三明治法”或“贯通法”，目的是为了不使注射针阻塞。注射结束后喷射的血柱即可停止，局部形成凝血块后可在局部再喷洒孟氏液以加固凝血块。大出血时注射黏合剂的止血效果肯定优于注射硬化剂，但黏合剂并不能使整条静脉闭塞、纤维化，只能起到暂时的止血作用。黏合剂通常在静脉内2周形成结石样变化，可作为异物从血管破口被排出而发生大出血。笔者注射黏合剂的43例，并未见到有再发大出血，目前尚未见注射黏合剂有何不良反应。胃镜复查时也难以证实血管内有无结石形成。谨慎起见，血止后应接着作硬化剂注射。

3）并发症：文献报道的硬化术后的并发症发生比例差异很大，某些前瞻性研究的并发症可高达41%。事实上如发热、心动过速和胸骨后不适等，即使是成功的硬化术也在所难免。多数人认为真正的并发症约为10%~15%；主要的有消化不良、吸入性肺炎、纵隔炎症、食管溃疡、出血、穿孔和(或)狭窄，偶可见远处栓塞形成，直接死于硬化疗法者<1%。虽然硬化疗法的并发症比其他内镜治疗明显增高，但与手术相比则要安全得多。食管长期狭窄者可作食管扩张术。应当看到，硬化疗法后的并发症仍然较多，部分是由于操作不当，但部分是因患者呼吸、恶心、呕吐、食管蠕动甚至躁动，造成注射针不易固定所致。此外，硬化疗法虽可使食管曲张静脉破裂出血得到控制和预防，但门脉高压并未减轻，致使胃黏膜层血管更加扩张充血，此种充血性胃病治疗十分棘手。

(3) 内镜下食管曲张静脉的套扎疗法(EVL)：食管曲张静脉的套扎疗法(endoscopic esophagus varix ligation，EVL)是继硬化疗法后近十多年来临床开展内镜治疗食管静脉曲张破裂出血的又一新方法。其机制是经内镜用弹性橡皮环将曲张静脉套住并结扎，使被结扎的曲张静脉在短时间内(24小时后)出现黏膜下缺血坏死。通常在一周左右自行脱落，而基面形成一浅溃疡却不伤及肌层，2~3周后溃疡愈合形成纤维瘢痕。由于是分段结扎，残面静脉可见血栓形成。EVL和EIS的适应证基本相似，均可用于食管静脉曲张破裂时的大出血，但更多用于出血停止后的稳定期，以预防以后出血复发。但对于曲张静脉过粗估计不能完全套入或较为分散的树枝状曲张静脉或食管伴有严重糜烂或溃疡时应避免做EVL。

现在临床多选用高清晰度的前视型电子胃镜。所用套环常为6~10环连发的结扎器，第二或第三次重做时也可用单环。操作较为简易：先将外罩套住内镜末端并在外罩套装上内环，再将装线圆锥与内环相连，操作钢丝一端的小卡口经内环缺口与内环紧密连接，最后将内环滑入外罩远端，以待结扎。另一端经内镜钳子管道引出固定在与内镜操作部相连的旋钮上，而后将操作钢丝轻轻旋紧拉直，即可准备插镜操作。术前准备与常规胃镜相同，但由于操作时间长于胃镜检查，加之患者不明操作原理和过程，难免有一定的恐惧感，可给适量的镇静剂。

EVL对控制EV急性出血可获得很高(90%~98.9%)的成功率，然而临床实际的应用并不广泛。其原因一是由于此时患者全身条件差，担忧患者发生意外家属不能承受；二是食管内的活动性出血或胃内积血常常反流至食管内，会影响准确寻找结扎点，担心成功的把握不大；其三是套扎器价格较高，一旦脱落损失较大。笔者认为，力争先用其他方法将出血控制后，在病情相对稳定的情况下再做EVL是明智的。但若其他方法仍无法控制出血时，只要保持血液循环相对稳定和患者尚能合作仍应不失时机地选作EVL，以挽救其生命。若尚能看清食管和辨明出血点，不可先对出血处直接作吸引结扎,更不能在出血点上方的静脉作盲目套扎,而应先在出血点的远端静脉试套扎,一旦见出血停止,冲洗食管后再向上作螺旋式加固套扎,也包括有破裂口处的静脉。若因出血较多、反流频繁影响观察而不能确定出血点时,趁食管的舒张或冲气冲水的瞬间找到可疑的出血点或曲张静脉轮廓,迅速对靶静脉作多点套扎。肯定出血点在食管但又无法找到出血点时,只能在食管末端迅速作螺旋形结扎。套扎后即冲洗积血,待视野清晰后再作必要的补充止血。

对于多数稳定期的患者,应当仔细寻找曲张静脉,根据整个食管曲张静脉的分布情况确定结扎点,结扎时先对准并贴紧靶静脉,然后作充分持续的吸引,使透明帽内组织充分填满,此时视野呈均匀红色,确认曲张静脉已充分进入内环的腔内时,但不能吸入过紧,即应果断旋转旋钮释放套环。力求每操作一处都要十分稳妥,操作时吸引器的吸力不足、位置移动、食管蠕动过频和释放套环不够果断等,常常是套环脱落套扎失败的原因。

术后患者常无明显不适,只有轻微的吞咽困难和胸骨后隐痛,极少数人有2~3天的低热,次日便可进少许流质。重要的是在一周左右,不能让患者做过量的活动和进食粗糙食物,结扎组织过早脱落所诱发的出血有时可能非常严重,止血极为困难,绝不可疏忽大意。

从操作技术上说,EVL要明显优于EIS,安全是最显著的特点。操作时基本无出血,通常一次完成,整个疗程时间明显缩短,术后反应少。而EIS操作时多有不同程度的针孔出血,一般要3~5次完成,术后局部和全身反应较为明显。从疗效上看,Stiegmann等(1987)对两种方法作了比较研究,在控制出血和预防再出血的效果相似,只是EVL的并发症明显减少。EVL后近期发生再出血,朱春兰等认为主要的原因有:①未能进行全周性结扎,未闭塞所有的EV,特别是粗大的EV,套扎不能完全阻断血流,套扎圈脱落时局部溃疡易发生大出血;②重度EV同时合并肝癌门静脉癌栓,占近期出血的50%;③肝功能C级、凝血酶原时间明显延长且活动度低于20%;④EVL后形成溃疡出血。从远期效果报告看,再出血的几率(11.2%~44%),不仅明显高于近期再出血率,也高于硬化术(5.3%~22.6%)。有报告EVL后3年累积曲张静脉复发率可高达72%,复发时间多在5个月之后。临床观察证明,EV是否彻底闭塞直接与远期再出血相关。其主要原因是深静脉的血流仍可以通过交通支使残留的浅静脉重新充盈扩张,而且复发的速度相当快。当然这些患者的肝功能继续减退,门脉压力不断增高也是重要因素之一。此外,多普勒超声内镜测量EVL治疗后胃左静脉血流流速,发现EV复发组流速明显比非复发组快。胃左静脉造影发现胃左静脉血流有向肝型(Ⅰ型)、离肝型(Ⅱ型)、离肝型伴食管静脉增粗型(Ⅲ型),Ⅰ、Ⅲ型血流者EVL后EV长期无复发,而Ⅱ型者易导致EV早期复发。若发现胃左静脉伴粗大的壁外静脉,提示壁静脉分流胃左静脉血流入奇静脉,减少EV的压力,可提高EVL的疗效。这对是否选择EVL治疗食管静脉曲张是非常有意义的。

虽然多次重复结扎有利于减少再发出血,但目前临床多数人主张,结扎后再补充EIS即联合疗法。不仅可使曲张静脉复发率下降而再出血减少,又可使EIS时出血和硬化次数明显减少。只是结扎后的静脉曲张呈多段性,补作硬化时不能一点贯穿整条静脉而需逐段硬化,注射点势必增加。EVL后补充EIS,可促使血管闭塞,同时保持并发症低的优点。发挥两者的长处,是当前大多数内镜医师乐意接受的观点。值得一提的是胃底曲张静脉,由于胃底曲张静脉具有特别粗大甚至成球形的特征,常难以被完全套入环中,因此一旦在结扎中发生曲张静脉瘤破裂,或仍有部分血流存在的结扎组织脱落时将会发生严重而难以控制的大出血,应当将此列为结扎的禁忌。

【并发症的预防和处理】 紧急的内镜检查和止血有许多的并发症是共同的。大宗的临床资料表明,消化道大出血的并发症可有40%以上的伴发多器官损害,加之患者常不能主动配合,因而增加了操作难度。紧急内镜的并发症显然要较平诊检查时多,总发生率为0.7%~8%,直接死于镜检约有0.13%。常见的并发症有心跳、呼吸骤停、呼吸道窒息、吸入性肺炎、肠胃穿孔及组织损伤等。其中最主要的是穿孔、吸入性肺炎和损伤。此处重点论述术前准备与预防并发症的关系,而操作失当已在有关内容中作了说明。

充分的术前准备最主要是迅速有效地补液输血,先纠正休克,改善循环,争取患者的合作,以提高患者对镜检的耐受力和延长检查时间。否则,在严重休克状态下仓促插镜极易发生心血管意外,文献报道直接死于紧急内镜检查的病例,大都是属于此种情况。但在门脉高压者、老年患者、心脏病或急剧出血,过量急剧的补液可导致中心静脉压增高,加重腹水和出血,故常需作中心静脉、动脉插管监测,以便正确地指导补液。对原有低凝血酶原血症或血小板减少者,应输入新鲜血、血小板和其他凝血物质。对危重的出血患者,原有心血管疾病者作心电监护和请有心肺复苏经验的医师在场是完全必要的。术中一旦情况恶化或发生意外,应果断拔镜终止检查,迅速作好心肺复苏抢救。在一般情况下并不需要镇静剂,必要时可给予适量的安定,因为过量的镇静剂可增加呼吸道吸入的危险性并会加重心、肺、肝、肾的灌注不足。对于反应较差者,插镜前咽喉部可不必麻醉,以保持呕吐反射而减少吸入并发症,以及低氧血症而增加组织的缺氧。一般应另备一只吸引器,以便发生误吸时迅速清除咽喉、气道内的呕吐物,检查结束时应常规吸清咽喉口腔内的呕吐物或分泌物。术中若发生呕吐,应停止进镜以免加重呕吐,并指导患者吐出呕吐物,待安定后再继续检查。术中有吸入但无明显呼吸困难者,术毕要设法作体位引流或鼓励咳出吸入物,并加用适宜的广谱抗生素。有临床经验丰富、内镜操作技术熟练的医师和配合默契的助手是完成紧急内镜是重要条件之一,完善的设备亦不可忽略。术后应严密地观察病情,警惕并发症的症状出现,以便随时调整治疗方案。

(张啸)

第三节　十二指肠镜术

十二指肠镜术包含多项操作技术，而EPCP和EST仅仅是其中主要的二项，近年来又增加了一项新的创举即乳头扩张术（EPBE），临床上又以简单的ERCP术语涵盖了十二指肠镜的多项技术。现在临床广泛应用的磁共振胰胆管成像能较清晰地显示胰胆管，特别是它具有无创的优势，在通常的情况下可以替代ERCP。但部分影像学难以确诊的患者，则需组织学证实。如经ERCP的细胞刷寻找脱落细胞，用母子镜或Spyglass作胆道病灶的活检。由于十二指肠镜要较磁共振早问世十多年，因此ERCP在诊断胆胰疾病亦曾有过辉煌的一刻。然而十二指肠镜正以飞快的速度进入胆胰疾病的介入治疗，使其赢得了当今内镜微创治疗最具代表的誉称。它能治疗多种胆胰疾病，其中最重要的是抢救急性阻塞性化脓性胆管炎和重症急性胰腺炎，使大多数术后胆漏以及胆管损伤后狭窄患者免去第二次手术。可取得比手术更好的效果，从而提高了患者的存活率，减少了并发症，也降低了治疗费用。晚期不能手术的胆胰肿瘤患者的支架置入不仅能延长其生命，而且使其生活质量也有所提高。

因此，实际上已不存在此镜在外科中应用的问题，而它早已成为外科医生手中治疗疾病的一种方法和武器。随着当前医疗模式朝向微创的方向转移，在此我们只需要讨论哪些胆胰疾病仅需内镜治疗，哪些情况需要多镜联合治疗，哪些又需要与手术相配合，其目的只有一个，那就是既要达到最佳的治疗效果，又要使患者在治疗过程中创伤最小并发症最少。

一、内镜逆行胆胰管插管造影（ERCP）

目前临床只是把基本明确诊断的胆胰疾病准备作内镜治疗的患者才列为ERCP对象，故造影只是治疗前对病变进行更准确的定性、定量、定范围之举，更多的是用在术中引导各项操作的精准到位。因此我们还是要求对正常和病理的胆胰管改变了如指掌。外科医生具有对此明显的优势，只需增加对内镜操作的手感，掌握ERCP的操作技巧肯定比消化内科医生更快。

高度选择性的插管造影是最基本的操作，即使你已掌握内镜治疗的多项技术，只要插管失败，一切仍将无从谈起。虽然本节内容主要是介绍十二指肠镜在肝胆胰外科中的应用，但还是要从最基本的插管造影技巧开始。

绝大多数的乳头在降部上中1/3段的内侧壁上，即距十二指肠上角下2~3cm，缓慢进退镜头时常能较顺利地找到。典型的乳头常具有覆盖皱襞、纵行皱襞及带明显晕轮的开口等特征，经验丰富的内镜医师只要对这些特征作短暂的一瞥，即能确认乳头并决定插管的方位。

确认乳头并将其调整至视野正中后，插管多无困难。胰管应朝向与乳头呈垂直和偏右侧的方向插入，胆管则应取与乳头水平并朝向左上方的位置插入。如果在胆管开口的部位插管，而胰管却反复显影则应疑及乳头内胆胰管开口位置有变异甚至颠倒的情况。当然，在插管的过程中，先插入少许再反复来回朝多个方向磨合并顶入，可明显提高插管的成功率，这一体会常需多年磨炼之后才能揣摸出来。插管技巧常常是一种灵活而迅速的有机协作。在拉直镜身时首先要使乳头处于最佳的插管位置，插管的方向要准确朝向所插管道的轴向位，推出的导管尽可能取较近的距离而又要保持一定的力度。对于确实不能插入者，利用亲水导丝试插不失为一种行之有效的最简易的首选方法。亦可采用切开刀通过导丝来控制插管的方向和力度。在迫不得已的情况下，可采用预切开或用针形刀在乳头隆起处开窗造瘘，再通过瘘口作插管造影。根据不同的难度情况，采用灵活的技巧都能大大提高困难插管的成功率。

二、内镜下乳头切开术

内镜下乳头切开术（endoscopic sphincterotomy，EST）是在诊断性ERCP和高频电息肉切除基础上发展而来的一项治疗性新技术。是内镜治疗中最引人注目的领域之一，也是其他十二指肠镜治疗技术的基础。它可以替代部分胆胰手术和成为部分手术的补充，使胆胰疾病的治疗效果变得更加完美。随着该项技术的不断改良，其安全性和成功率也在逐渐提高。它具有不需全身麻醉、创伤小、恢复快、疗效确切持久和费用少等优点。目前，我国已有970多家医院在开展此项工作。国外报告，EST的成功率为83.9%~97.6%，排出或取出结石为77%~94%，国内报告成功率达92.2%~98.6%。

【适应证】一般认为，内镜下乳头切开术适合于下列一些情况：

(1) 直径小于2cm的各种原因的胆总管结石、胆总管肠壁段胆管和乳头的良性狭窄及胆管恶性狭窄需作胆肠引流者。

(2) 适合于有高度手术危险性的胆总管结石和胆道改道手术后有远端无效腔出现症状而需再次手术的患者。肝内胆管结石若无近端狭窄，用气囊导管也有取石成功的可能。

(3) 少数胆道蛔虫患者亦需作乳头切开。

(4) 对急性梗阻性化脓性胆管炎和重症急性胰腺炎作紧急乳头切开可取得良好的效果。

(5) 由于胰管开口狭窄或胰石而排泄不畅的慢性胰腺炎。

在临床实践中，最常见的适应证应是胆总管结石，至于结石的大小并非绝对，即使切开的长度受限也可以通过溶石，机械碎石、液电或激光碎石等手段取净较大的结石。在EST解决胆总管结石这一主要问题之后，还有以下几个问题值得讨论：

(1) 胆总管合并胆囊结石患者的问题：大宗的EST资料表明，不少胆总管合并胆囊结石的患者在EST后胆囊内的结石会减少或消失，而需要作胆囊切除和并发胆道症状的约为 2%~4%，与静止性胆石症出现症状的 5 年发生率 10%，10 年为 15% 相似。故胆囊结石者作 EST 后是否要再作胆囊切除术，取决于胆囊炎是否频繁发作。近来有极少数的文献报道 EST 后存留的胆囊可有 1%~3% 的癌变，但这一结论还需要更多资料的统计证实。近年来，由于腹腔镜下胆囊切除的手术广泛开展，更多的医生愿意两种手术一道进行，效果极为满意。

（2）多镜的联合应用问题：近年来，腹腔镜下胆囊摘除术（LC）的普及很快，但在 LC 前可能会发生胆总管结石和乳头狭窄的漏诊，术后又可能会遇到残留胆总管结石、胆管损伤的问题。ERCP 和 EST 又显示出它新的优越性。十二指肠镜与腹腔镜联合可解决 3 个问题：

1）同时取胆管结石和摘除胆囊

2）当 ERCP 失败时，可经 LC 穿刺胆总管进入导丝与十二指肠镜会师。

3）LC 时直接切开胆总管插入胆道镜取肝管结石。

首先，通过 ERCP 更清楚地显示出胆胰病变的情况，使腹腔镜的适应证更加明确。同时又显示胆囊、胆总管和肝总管的三者解剖关系，有助于减少 LC 中胆总管损伤的发生率。其次，对于伴有胆总管急性感染的患者，可以通过 ENBD 先减压引流控制感染，明显地提高了 LC 的安全性和减少并发症。此外，先作 EST 可使部分在 LC 时从胆囊内挤入胆总管的小结石自然从已切开的乳头排出。适合于在 LC 时能切开胆总管可顺利取出结石，如为肝管内结石可借助胆道镜取出。有极少数情况是 ERCP 失败，在 LC 时可协助先作胆道穿刺进入导丝并穿过乳头，再用十二指肠镜借导丝插入切开刀完成切开治疗。对复杂的胆道结石，外科医生多采用多镜联合的方法常能破解很多难题。临床最多存在的情况是，术前已知患者的胆囊和胆总管同时都存在结石，目前很多医师都主张并证实采用 LC 加 EST 可取得良好的效果。只是对何种手术先行持有不同的见解；然而，当已知存在胆总管急性梗阻时先作 EST 是没有争议的。但对稳定期患者，主张先作 EST 者认为，作 EST 时如发现切开禁忌或失败则可改为手术，若先作胆囊切除后行 EST，如又不能成功而不得已仍需剖腹，则必然造成患者和医师的不悦；主张先作腹腔镜胆囊摘除者认为，在胆囊摘除时万一将胆囊颈部的结石挤入胆总管，可作 EST 取出。如果先作了 EST，此时又可能需再次插镜取石，增加患者痛苦。笔者认为前者理由可能更为充分，事实上当 LC 后残留结石需作 EST，胆漏和极少数胆总管损伤后继发狭窄需放置内支架时，内镜医师压力沉重，常有背水一战之感。曾有人提出在同一麻醉下 ERCP 和 LC 一起进行，虽然理论上可以成立，但毕竟存在诸多困难，且并未见有明显益处。

（3）关于胆漏合并胆道狭窄的内镜治疗：术后胆漏虽少见，但发生的原因复杂。常见的原因有手术时胆囊颈部解剖变异处理失误、胆总管不慎损伤、T 形管缝合不当，亦有拔除 T 形管时动作过于粗暴等导致。也见于 LC 中胆囊管的钛夹不够到位或过早脱落、胆囊分离时不慎损伤胆总管或肝总管等。其处理十分麻烦，尤其是在伴有明显的胆汁性腹膜炎或腹腔脓肿时。若重新手术补救，患者常不愿接受，且近期内手术补救有再发生胆漏的可能，故此种患者常可迁延数月，甚至数年之久。胆漏时间一旦过久，常继发胆管狭窄。笔者 2004 年曾报道一组 22 例术后胆漏或部分继发胆管狭窄患者，用内镜治疗后取得良好的效果。

以往临床上，胆漏一旦发现，常先作保守治疗，但如果保守不能成功，漏口及周围常会合并不同程度的感染，严重者可波及整个腹腔。若拖延时间过久，漏口周围的胆管会发生纤维化瘢痕而狭窄，严重时常发生黄疸。修补手术常需在感染基本控制后才能实施，由于局部解剖不清，手术后可能会存留一些不良的后遗症。近来一些作者认为内镜处理胆漏具有诊断快而准确、创伤小、愈合时间短等优越性，尤其是在胆漏发生的早期。

1）引流胆汁、降低胆管压力和控制感染：要解决好胆漏问题必须掌握 3 个环节，首先要将鼻胆引流管置于胆漏口之上，将肝脏所分泌的胆汁尽可能引出体外。笔者观察到凡有 T 形管或导尿管引流的患者，置入 ENBD 后 T 形管或导尿管引流的胆汁可很快减少或终止，说明高位的 ENBD 效果极好，这是由于鼻胆引流管具有虹吸作用的结果。其次，要将 Oddi 括约肌切开，使胆管压力降至基线以下，防止部分胆汁可能的继续外漏。最后，对原有漏口旁或腹腔穿刺的引流管继续引流。经 B 超或 CT 证实有积液而无引流管的胆漏，则需要穿刺引流，使存留在腹腔的胆汁和感染渗出液减少到最少的量，最好能使胆瘘口内外处于无胆汁状态。做到以上 3 点方能减少胆汁的进一步漏出和充分引出已漏出的胆汁以确保控制感染，为漏口的愈合创造条件。然而，胆漏口并非像正常胆总管切开探查的 T 形管拔除后的窦道能很快闭合。因为从鼻胆管引出的胆汁是在每日递增，原各种引流管的液体量也是随之减少，颜色也逐渐转淡。胆漏的闭合完全需要一个较长的过程，只有待引流物完全消失，又经 B 超或 CT 检查亦证实胆管周围未见积液方可拔除引流管，且拔管前应试夹管 3 天。鼻胆引流管则应保持正常引流 3~4 周以上，期间需要仔细观察的内容是：有无腹痛和发热再发，记录每日胆汁流量，定期 X 线透视鼻胆管远端有无移位及引流物培养。拔管前至少需 2 次以上的造影确保造影剂不从原胆漏口外漏，特别要注意漏口部有无狭窄形成。如有，应精确计算出狭窄的范围及程度。

2）狭窄的处理：胆漏后继发狭窄为数不少，且时间越长越易发生，如对狭窄不作妥善处理，依然存在后患。因此，对于有狭窄者，在拔除鼻胆管清除残留结石后应随即插入塑料内支架，插入的内支架长度须根据狭窄的距离精确计算。内支架外径尽可能选择 10Fr 以上，一般不应小于 8.5Fr，较粗的外径有利于对狭窄部位的有效扩张。选择内支架“圣诞树”型要优于单侧翼的，前者固定性更好，不易滑动。内支架的远端标记至少应越过狭窄上端 1cm 以上，通常需要 2cm 以上，使侧翼支撑在狭窄以上。内支架拔除时间应在

2~3个月间，时间短效果不够理想，过长又易形成结石或阻塞。拔管后若仍有狭窄，应重新插入内支架，必要时插入双支架。笔者有2例拔除内支架后发现仍有狭窄，有时会继发感染和黄疸，而改插有双倍扩张作用的双支架后取得了理想的效果。相比之下，外科对胆管损伤后引流管的放置时间常需1年，且胆汁丢失，而内镜下放置的内支架时间则仅需3个月左右。

3）困难与问题：手术后胆管可能会发生扭曲而影响ERCP的导管、导丝插入胆漏口的远端。笔者曾遇1例肝移植患者，为防止胆管吻合口过紧，吻合过松移植后胆管呈∽状。发生胆漏后作ERCP时由于胆管过于扭曲，造影导管难以深插，引导的导丝不是穿过胆漏口就是返回胆管下端，后经特殊塑形的导管越过漏口，终使鼻胆管插入肝内胆管。胆漏后曾做手术修补的患者，导丝也较难从T形管旁越过，常需耐心多次试插。肝总管以上的狭窄，由于距离远，插入力度不足，要插入双支架常有相当的困难。

【禁忌证】 除胃镜、ERCP的禁忌证外，凡有凝血机制障碍又不能纠正者，食管、胃及十二指肠球部狭窄而无法通过内镜者，结石大于2cm（有碎石设备者除外），胆道下端狭窄范围超过肠壁段或大于2cm及胆总管囊肿，应列为EST的禁忌。使用抗凝药物或化疗者须停药2周以上。

【并发症及其防治】 由于ERCP、EST较其他内镜治疗难度高，病情多较复杂危重，故其并发症之发生率可高达2%~7%，死亡率为0.001%~1.3%。随着EST的适应证不断扩大，其并发症的发生率也随之增加，不少并发症通常是在猝不及防的瞬间发生，严重时甚至可危及生命。并发症的发生和增加无疑会给内镜医师心理上蒙上恐惧的阴影，势必影响了EST的开展。因此，预防和治疗并发症同样具有十分重要的意义。

并发症的多少和严重性与内镜医师的经验及设备条件直接有关，但患者的解剖变异和病情、体质也十分重要。由于内镜功能有一定的局限性，部分并发症如大量出血和肠穿孔须做手术补救，给患者带来一定的痛苦。根据笔者长期实践观察体会，其主要的危险性是近期并发症而不是远期的后遗症，故预防近期并发症的发生显得特别重要。

有资料显示，EST的死亡率虽远比手术的乳头成形术（4.2%）要低，但仍不容忽视。在与EST直接有关的并发症因素研究中，Freeman认为有5种因素，其中2种与患者有关，一是胆胰壶腹括约肌（Oddi括约肌）功能失调，二是肝硬化；3种与内镜操作技术有关因素，分别为插管困难、预备性括约肌切开及经皮内镜联合操作的应用，实际上插管困难及预备性切开是最重要的危险因素。但笔者个人的体会是插管困难及切开失控最为重要。现分述如下：

1. 出血

⑴ 出血的原因：并发出血居所有并发症之首位，有以下原因引起。

1）解剖因素：胆总管的十二指肠壁内段上方有十二指肠后动脉分支通过，此动脉直径可有1~2mm。该动脉的大分支，约85%高于壶腹3cm以上，而其余15%则在开口上1cm左右，一旦切断此动脉大分支，即可发生难以控制的大出血。可见切开长度>1cm时，切断该血管大分枝的几率随之增大。此外，过长的切开可能会直接伤及胰实质而大出血。

2）技术因素：切速失控、切缘凝固不足，是大多数出血的直接原因。如部分老年患者的十二指肠乳头有纤维瘤或胆道长期感染致使乳头有慢性炎性增生者，切开时需加大弓力和（或）增大电流，方能切开增厚的乳头开口，待此段切开后，后面变薄的隆起胆管壁亦被不可控制地迅速切开，出血即不可避免地发生。有时最初切速过缓，致刀丝切割点形成焦痂而阻碍切开，此时如加大刀弓张力，亦易发生切速失控。即所谓"索链反应"，亦有人形容为"子弹呼啸而过"。

3）局部病变：乳头如有肿瘤、炎症时，局部血供丰富，切开时也易造成出血。若在EST数日或数周后，再次作追加切开时，也可增加出血的危险性，但尚不明了此系切开长度增加，还是这一特殊时期局部血供过于丰富之故。乳头旁憩室作EST时易发生出血，可能与此种乳头多伴有炎症和血管分布变异有关。

4）机械损伤：从过小切口过猛或成角牵拉兜取的过大结石，以及经切口多次插入导管、碎石器等均可擦伤切缘而出血。

5）迟发性出血：常发生在术后数小时甚至数日之后，有时出血量可相当惊人，此乃切缘焦痂过早脱落、炎症或结石排出损伤之故。

6）其他：包括凝血障碍、肝硬化、长时间阻塞性黄疸、常服抗凝血药物或病情处在败血症时，均极易出血，且极难止血，笔者曾有深刻的教训。

⑵ 出血的预防及处理：出血一般为毛细血管性，多能自行止血，对于极少数的大出血，内镜也是难以控制的。故避免过长的切开、控制切速，确保切缘的充分凝固，是减少出血的关键。防止切速失控的基本要领，是在放电时须尽可能依靠缓慢退拉低张力刀弓，或逐步抬高抬举器对切割组织的推力，而尽量避免使用加大刀弓的张力或增大电流强度的做法。用切割型抑或混合型电流并无大的区别，但应随机应变灵活掌握。实践经验表明，在切开顺利和取净结石者，极少有并发出血。

术中一旦有明显的出血，如喷射性出血，应迅速用低张力刀丝或热电极在切开的最上缘加以凝固，但此种方法较少有效。笔者认为，电凝点应在切缘旁最好，若出血点明确时用止血夹可能效果更好。而大多数内镜医师宁愿使用注射硬化剂疗法，那么注射点应避开胰腺开口，以免发生过度水肿而引起胰腺炎。亦应注意，不可烧灼过度或用酒精局部注射，以免形成溃疡而诱发大出血。由于出血常常突然发生，故最快的止血方法常常是将造影导管头迅速压住出血点并注射肾上腺素液，切缘组织一旦水肿，出血即可停止，而后再辅以其他方法加固止血。

若为迟发性出血，须再次作内镜检查，可发现多数为来自胰管开口周围的切缘渗血所致。术中轻度出血常可不必止血，继续操作，术毕再用稀释的肾上腺素或孟氏液甚至造影剂向括约肌切口周围喷洒即可止血，但应注意不可将药液注入胰管内，以免引起胰腺炎。必要时应作ENBD，保持胆汁通畅亦可连续注入止血药。难以控制的大量出血时则应作血管栓塞或外科治疗，但手术中对出血点不易定位，电切后的组织缝合结扎也十分困难。

2. 穿孔

(1) 原因：穿孔指EST后与胆管交界处的十二指肠穿孔，绝大多数发生在腹膜后，其中不少人有致命危险，发生穿孔与下述因素有关，简述于下：

1) 解剖因素：与EST关系最密切的是胆管末段（即狭窄段），长为0.7~3.8cm不等。切开常需达狭窄以上的漏斗肩部，此点相当于肠侧乳头的顶点。从壶腹顶部之上限至胰实质虽有(2.6±1.6)mm的安全域，然而，乳头部的解剖差异极大，少数患者依然潜伏着穿孔的危险。胰胆管开口的形态似与穿孔关系不大。

2) 切开方法：切开的长度和方向与穿孔的发生关系最为密切。虽目前尚无报告切开长度与穿孔的比例，但可以肯定切开越大穿孔几率越高。一般认为，切开的最高点不应超过顶部的覆盖皱襞；切开的方向应严格限制在11~1点的扇形三角区内，通常都选在11~12点之间，并与胆总管轴向保持一致。在穿孔患者中，切开方向过于左偏占多数。

3) 局部病理和机械损伤：资料表明，乳头狭窄肯定比结石者穿孔的危险性更大，故对此切开的适应证要特别谨慎，宁可多采用扩张。有时切开虽未超过乳头顶部，但切开后反复多次插管尤其是治疗性导管，可使肠黏膜与胆管黏膜发生分离，致使胆肠液向腹膜后渗漏。用针形切开刀作前切开时也会增加穿孔的危险，这是由于针形刀插入的深度带有一定的盲目性。

(2) 诊断与处理：穿孔后的首发症状是出现上腹疼痛，且可向背部放射并逐渐加剧。但穿孔早期行腹腔穿刺常无所获。患者是否或何时出现脓毒血症甚至中毒性休克，则取决于渗漏液的量和感染程度。穿孔的早期与继发性胰腺炎鉴别颇为困难。血淀粉酶和白细胞检测并无价值，腹部平片和胃肠造影亦价值不大。但CT示十二指肠周围积液和后腹膜积气是穿孔的特有表现，但正常者并不能排除穿孔。临床疑有穿孔者重复CT检查有时是完全必要的。

穿孔早期究竟应保守治疗还是手术引流，常各执一词。大多主张不需要早期手术，有人统计的153例穿孔患者，41例做了手术，死亡25例；而非手术者却取得了较满意的效果。保守的主要措施包括禁食、静脉内营养、抗生素和鼻胆管引流，其中以将胆汁充分引流到十二指肠或体外最为重要。其中包括在超声或CT引导下经皮引流脓性胆液，可使腹膜后渗漏和感染减少到最低限度。术中或术后早期发现后腹膜积气或少许积液，应力争将切开处用金属夹夹闭。大多数穿孔在1周内愈合。但Bell等认为，穿孔后延迟诊断可使手术死亡率升高达26%。把握手术的最佳时机是十分困难的，后腹膜腔积液量的多少和积液增加的速度以及患者对炎症的全身反应是决定是否手术最重要的指标。后腹膜腔单纯积气应以保守为主。穿孔后的后腹膜脓肿形成必然会增加手术的危险性和死亡率，在能够做穿刺引流的情况下应尽早做穿刺引流。手术的基本原则是腹膜后间隙和胆管应同时切开引流，有结石者一并将结石取净。

为了使这两种严重并发症降低到最低限度，目前对切开的长度采取越来越慎重的态度。随着各种碎石术的发展，化学溶石技术不断成熟，越来越多的内镜专家都主张作中切开。如此既能达到安全的治疗目的，又能保留部分胆道下段括约肌的功能。

3. 急性胰腺炎

(1) 病因：文献报道，EST后可有14%的高淀粉酶血症，其中6%可诊断为胰腺炎。并发重症胰腺炎的死亡率与穿孔所致的死亡率相同，但笔者体会两者后果并不相同。并发急性胰腺炎可能与下述一些因素有关。

患者方面因素：①女性；②年龄<50岁；③SOD；④反复胰腺炎发作史；⑤乳头开口过于狭窄等。

技术方面因素：①反复多次插管，造成乳头和（或）胰管开口过重的机械性损伤而发生局部黏膜充血、水肿甚至出血；②向胰管内高压注射造影剂，造成胰液流体静压性损伤；③乳头狭窄而最终未能完成切开者；④作前切开或定位错误而延长了放电时间者，切缘出血采用了不当的电灼止血者，胰管开口及周围黏膜被过度灼伤；⑤切开时所用的电流强度过大，产生热浪过高。

(2) 处理：并发胰腺炎时诊断并无困难，但应与穿孔作认真鉴别。天冬氨酸氨基转移酶升高提示胰腺炎的发生，CRP和白介素(IL-6)在早期可预测胰腺炎的严重程度。处理原则与一般胰腺炎相同，一般在3~5天，腹痛症状可缓解，淀粉酶降至正常。但疑有重症胰腺炎时，应及时做B超、CT检查以便对水肿与坏死作出鉴别。在胰周区做腹腔穿刺抽吸可确定有无细菌感染，加作引流，一旦有感染存在则需加强肠外营养和使用抗生素。

(3) 预防：彻底的器械消毒，减少胰管插管，控制造影剂的过多注入和造影的次数，特别要注意避免胰管开口周围的过度电灼和使用过强的电流。但术后是否需要作常规置管引流和使用预防性药物（如生长抑素）尚有待证实。经术前慎重预测有易诱发胰腺炎可能时，尽可能改用MRCP或EUB。必须做时更应加强防范。

4. 胆管炎

(1) 病因：EST如未将胆管末端狭窄完全切开、切口过于充血水肿、胆道内脓痂胆栓过多、结石未能取净甚至发生嵌顿及逆行感染等，均可并发或加重胆管炎。严重时可出现脓毒血症和败血症。其中以结石未取净而引流不畅者最为多见，亦可见于恶性肿瘤做 EST 后。常见的细菌为铜绿假单胞菌、大肠埃希菌、肺炎克雷伯杆菌、溶血性链球菌和屎肠球菌等。

(2) 预防与处理：预防的措施主要有：①术前约 1 小时给予抗生素，可能比造影剂中加入抗生素更为确切可靠；②当胆道内压 >2.94kPa（30cmH_2O）时，造影剂可向胆道静脉内逆流；③一时不能取石或取净时，应插管引流以防结石嵌顿。

据外科的原则和经验，抗生素难以渗透到停滞的胆汁内，故应尽早选择内镜鼻胆管引流、内引流或 PTCD、或经皮经肝胆囊引流。部分患者需再次作内镜扩大乳头切开并清除结石，必要时做手术引流，并给予强有力的支持疗法和针对性抗生素。

三、乳头部气囊扩张术（EPBD）

当今 EST 替代了往昔外科手术的十二指肠乳头成形术，它充分展示了十二指肠镜最优越的功能，也是完美地体现了内镜微创伤手术最典型的范例。然而，EST 毕竟存在一定的并发症，既要达到满意的治疗效果又要将并发症降低到最低限度，除了提高技术水平、加强预防措施外，还要进一步减少微创伤手术本身的微创伤的程度，而气囊扩张术的应用正是体现了这一要求，也是继 EST 后最具有代表性的一项创新技术。

早先的胆胰管扩张术都是用于引流管不能通过局部的狭窄先做扩张，故所用的扩张器直径都不粗，如前文所述为硬质扩张器和直径为 8mm 的气囊。此种小口径的柱状气囊扩张后也可以冲洗出泥沙样结石，而如今使用的气囊直径都扩大了一倍以上。EST 的广泛应用使消化内镜医生的面临的几个现实问题是：① EST 可使人体遭受不同程度永久性的损伤，这种损伤是乳头括约肌被切断后失去其关闭和开放的功能而呈永久开放状态，继而可能引发逆行感染，细菌定植，肝功能受到损害及一定比例（10%）的结石复发等。笔者所在医院统计 1500 例 EST 后 10 年结石复发率 11.2%，尽管此种逆行感染的后果可能没有症状或症状很轻，但仍会使普外科医生回想起早年作乳头成形术和胆肠吻合术后的逆行感染，术后胆管癌的发生率是 5.6% 和 7.4%。从目前有限的远期疗效看，结石复发率 EPBD 要低于 EST。②在诸多与 EST 相关的并发症中，出血和穿孔是其中较严重的两种，处理手法困难，也是导致死亡的主要原因。而 EPBD 则能最大限度地减少这两种并发症。③由于 EPBD 能均匀水平地将括约肌拉开扩张，早期可使乳头水肿，阻碍胰液的排放而诱发胰腺炎，由于近年来在预防胰腺炎的措施不断加强，其发生率并未高于 EST，特别是 SAP。因此施行 EPBD 对并发胰腺炎的顾虑减轻。④ EST 的禁忌证增多。我国已进入人口老龄化社会，心脑血管疾病发病率大幅增加，普遍存在长期服用抗凝剂使大量老年人处于低凝状态的问题。肝肾疾病的凝血功能降低，EST 较易引发出血，一旦出血，止血十分艰难。鉴于此，EPBD 被欧亚内镜医生所接受，并被认为是内镜微创治疗继 EST 后的一个新的创举，其操作难度和风险均明显低于 EST。

【适应证】

(1) 伴有凝血功能障碍和有潜在此种危险的胆胰疾病患者，包括原发凝血功能异常的各种血液病、常规服用抗凝剂、肝硬化和血透的尿毒症患者等，但仍须在术前停用抗凝剂，尽力纠正凝血功能。

(2) 胆总管末端狭窄段过长而行 EST 无法切过狭窄处者。

(3) 难以做满意的乳头切开患者，如憩室内乳头、乳头过小或过偏等。

(4) 胆胰管有瘢痕性狭窄，如医源性胆道损伤后狭窄，肝移植后吻合口狭窄或局部炎性狭窄等。

(5) 毕Ⅱ式吻合术后，做乳头切开困难太大者等。

由于有相当部分的胆总管结石患者采用 EPBD，尤其是具有 EST 禁忌证的患者，也获得了安全有效的结果。EPBD 是否可替代 EST？众说纷纭。扩张后取石困难和时间延长是一个普遍问题，尤其是结石过大过多者。显然扩张越大取石越方便、容易，但扩张限度的范围是多少目前还没有定论。笔者体会：扩张后取石有时已见部分结石外露仍无法取出，说明扩开的范围还差一点，此时再重新扩张一次常可取出而不需碎石，故有人认为扩张时间应控制在 5 分钟之内。浙江省曾有用 2cm 以上的气囊扩张病例而未发生意外，但国内外也有扩张 1.5cm 就发生胆道撕裂穿孔的报告。说明乳头可扩张范围的个体间差异很大，这种差异正是把握的难点所在。目前多数学者气囊扩张的直径多控制在 1.5cm 之内。因此对胆管原来就较细的患者，要特别注意控制扩张的宽度。此外胰腺炎也是一个颇有争议的问题，EPBD 开展的早期并发胰腺炎较高，后大家都先做一小切口的切开再作扩张，胰腺炎的发生率明显下降。这是由于作了小切口后，扩张会朝向切开方向，而避免或减轻对胰管开口的撕伤和压迫。然而现如今对已发生急性胆源性胰腺炎或有并发胰腺炎危险因素的患者又是否能做 EPBD？如取石发生困难需作机械碎石的患者，无论 EST 或 EPBD 机械碎石后胰腺炎的发生率肯定增高，因而在临床上尽量回避此类患者，至少是在发作期尽量先作引流。

因此，EPBD 能否替代 EST 还需临床有更多的资料积累和研究，可能更多的是取决于能否克服 EPBD 的局限性，但就目前来看，对凝血功能障碍和憩室内乳头的胆道结石患者肯定是找到了一条相对安全有效的好路子，但对于首次作 ERCP 的胆管结石者仍以首选 EST 为宜。

四、内镜胆管引流术

胆管引流术是治疗肝外阻塞性黄疸的一个经典原则，以往都通过剖腹切开胆道或摘除胆囊后置入引流管，或作胆肠旁路手术。经十二指肠镜胆道内插管引流术主要适用于胆管的良、恶性狭窄梗阻和 AOSC 的减轻黄疸减压，并可持续引流脓性胆汁和用抗生素液体直接灌洗胆道。内镜胆管引流术还可用于 ERCP、EST 后的引流,以预防继发性的逆行胆道感染和减少胰腺炎;对 AOSC,尤其是对手术高危的,无疑能改善其全身情况和创造一定的手术条件。可以说,内镜胆胰引流是内镜微创治疗的一个重大部分。

胆道和胰腺肿瘤的患者,原则上都要进行手术切除治疗,但遗憾的是这些患者能做手术治疗的比例不到 20%。为提高不能手术患者的生活质量并延长生命,姑息性引流治疗是最为重要的治疗手段之一。放置胆道内支架对减轻黄疸、消痒最为有效,厌食和消化不良症状也能得到明显的改善,但并不能减轻疼痛。

有人对各种引流方法进行了深入的对照研究。内镜胆道引流与经皮肝穿刺胆管引流术(PTCD)相比,它没有在肝实质内留下一个长的穿刺窦道和胆汁外渗而引起胆汁性腹膜炎之弊,适应证更为广泛,且更符合生理,安全性也较高,但是不同方法仍各有其缺点,如鼻胆引流常有大量胆汁丢失、引流管的护理不够方便;内引流则操作难度较大,需要定期更换。现将内镜下经鼻胆管外引流术(ENBD)和内镜下胆道十二指肠内引流术(ERBD)分述如下。

(一) 内镜下经鼻胆管外引流术(ENBD)

内镜下经鼻胆管外引流术(ENBD)所用的外引流管通常是一条口径 6.5~7Fr、260cm 长、带有多个侧孔的聚乙烯导管。胆道结石作 EST 后因某些因素不能一次取净时,置入一根鼻胆管显然可以避免结石嵌顿而造成的各种麻烦。但它最适合 AOSC 和恶性胆道肿瘤需作短期减轻黄疸减压和控制感染的患者。医源性胆管损伤者更是必不可少的。更多的时候是为了防止迟发性切缘出血的止血而备用。

外引流的方法是在造影后先经内镜活检管道内的切开刀将一根金属导丝插入胆总管内,并使它越过梗阻狭窄段,而后再沿导丝插入引流管。插入后顶端最好深达肝管 3cm,固定可较牢固;但也不宜过深,以免胆汁引出过少。然后将引流管末端用导尿管自鼻孔引出并固定。整个引流系统须保持虹吸负压,方能引流满意。

术后应定期冲洗引流导管,以保持梗阻远端引流通畅。可借助导管注入治疗性药物,作随访性造影和收集胆汁作细菌培养。必要时应更换导管。它的最大优点是操作简便、拔除方便。

Wurbs 和 Leese 等报道,有败血症的胆管炎患者直接手术的死亡率在 40% 以上,但通过 ENBD 和适合的抗生素治疗后,手术的死亡率可降低到 5%。国内研究证明,AOSC 的患者经 ENBD 后其血清胆红素可迅速下降、肝功能恢复,患者情况好转。小西等对 7 例胰腺癌进行术前减轻黄疸,插管后三天血清胆红素从(120.73 ± 35.74)mol/L 降至(97.13 ± 35.57)mol/L,第 14 天达(37.62 ± 13.92)mol/L,每天从 ENBD 管流出的胆汁量平均为(458 ± 90)ml。目前,AOSC 患者不能耐受当时切开取石者,一般在 ENBD 一周后再作切开取石,效果理想。它对手术中胆道损伤造成胆漏的治疗效果不错。ENBD 的应用,不但能很快使胆漏闭合,而且还可使造影变得非常方便,来检查胆漏是否闭合、能否拔管。

(二) 内镜下胆道十二指肠内引流术(ERBD、EMBE)

ENBD 最大的不足之处是不能回收胆汁,时间过长易引起患者的水电解质紊乱和消化不良。其次导管过长易打折,操作不当易滑脱而常需再插,导管经鼻腔引出时需附有吸引装置和储袋,患者有不便和恶心等不适感,影响了生活质量。又由于它管径细,一旦胆汁过于黏稠或含有脓栓、泥沙、凝血块等则可使流量更少,甚至造成阻塞,故只能适合短期使用。而 ERBD 则无这些弊端,引流量接近生理胆汁流量,符合生理是它的最大优点,且可相对持久引流,故更适用于肿瘤梗阻患者的姑息性治疗;而对胆石症,则仅限于患者衰竭又不能近期取石等特殊情况。但内引流也有不能反复造影、不能向胆道内注入治疗药物和取管麻烦等缺点。两者之间选择哪种,常需内镜医师视患者情况作出决定,但目前趋向似乎更喜欢用内引流管。然而梗阻程度所造成的插管困难并不能随医生的主观愿望所决定。

目前使用的十二指肠镜,其活检孔道直径达 3.7mm 或 4.2mm,可供插入引流量较理想的粗径内引流管,常用的有 8Fr、10Fr、11Fr、15Fr 等支架,其中 8Fr、10Fr 最为合适。两端带有方向相反的圣诞树式侧翼或插入端为猪尾式弯卷的内引流管,可防止引流管上下移位而妨碍引流,其中以圣诞树式最为理想,最为常用。一体性支架能控制上下移动,最适合肝门部肿瘤梗阻放置和引流。胆道梗阻的支架置入虽原理相同,但操作技巧难度更大,特作详述。

作 ERBD 应在做常规的 ERCP 之后,常需先将乳头切开至能容纳引流管插入相当的范围,但肝门部置管也可以不切开乳头。然后向胆管内插入一根带金属导丝的导管,使其穿越并扩张狭窄段,而后用一椎管将内引流管沿导丝推入,在内引流管推入过程中应尽可能靠近乳头,使椎管力度增加。头端侧翼须位于狭窄上端 1cm 以上,末端游离在十二指肠腔内 1~2cm。引流管长短的选择一定要恰当,必要时可插入多根引流管,但须将乳头切开。肝门肿瘤梗死者可同时插入两个支架分别引流左右肝管。这种情况就会比仅在一支堵塞的肝管内置入金属支架效果要好。在 X 线透视下确认内引流管的位置恰当,以及内镜看到有胆汁从引流管内顺利流出时,方可将导丝和内镜撤去。但若胆管狭窄范围过长、狭窄程度过重或位置过高,尤其是肝门部或左右分支均受累者,可能出现插管困难。因为此时要通过内镜的操作孔道无法产生足够的向上力量以克服由狭窄造成的阻力,且乳头部肿瘤可能影响乳头的切开,所以在置入支架前常需先用气囊或扩张器扩张该狭窄段,此时使用一体性支架更易成功。如果连导丝也不能通过狭窄时,支架自然也不能插入。此外,在置入支架前,须用细胞刷常规留取病变处的细胞标本。

临床资料表明,内镜内引流术的效果极为满意,绝大多数患者置管后胆红素可迅速下降,血清胆红素每天可下降

30~50μmol/L。尤其是确认不能手术的晚期恶性胆道梗阻患者，经作内镜内引流术后其生存期明显长于做姑息性旁路手术者。但内引流也有一定的缺点，由于不能作冲洗，近期内可能被凝血块或胆汁性脓痂、远期可因胆固醇沉着或癌组织黏附阻塞引流管而造成黄疸复发。笔者在伴有感染的阻塞型黄疸的患者常同时放置内引流和一个直型的外引流管，这样引流效果更好。塑料内支架何时拔除？通常要求在3~6个月之间。但若无症状，亦可延长放置期。

支架的通畅性与支架的材料、大小及设计有关。Teflon支架表面光滑，污物积聚的可能性最小，故临床应用广泛。但塑料支架毕竟易于聚集电荷和吸引细菌，并促使胆汁中不同的物质发生沉淀，造成不可避免的阻塞。为了提高胆道支架的质量，使胆道引流更久地保持通畅，从而适用于胆道肿瘤性梗阻患者的需要，多种可膨式金属胆道内支架（MRBE）不断出现。现常用的是Wallstent、Z-Stent、Sterckerstent等，这些金属支架扩张度均明显地大于塑料支架，其中Z-Stent的最大直径可扩张到2.5cm；而且金属支架还具有口径大、易弯曲、不易闭塞和滑脱等优点，其肿瘤或胆泥阻塞的发生率低于塑料支架，且发生时间长于塑料支架。若支架的远端有肿瘤生长并发生阻塞，可再插入塑料支架。与塑料支架一样，金属支架亦可出现再阻塞的问题。两种支架均可因肿瘤纵向生长超出支架端部，而金属支架，有时肿瘤组织还可通过支架网眼向内生长。肝内二级以上胆管受侵犯，不仅支架放置困难，引流区域也太少，故要慎用。金属支架的缺点是置入后不能移动和取石，故一旦发生阻塞可根据具体情况重新置入一根塑料导管（或金属支架），金属支架发生梗阻后也可采用射频消融治疗。还有一种带膜的金属支架，它可以随时取出，因此也应用于良性狭窄，或病变性质不能肯定的狭窄，但不能用于胆囊管开口处的狭窄，以免影响胆囊内胆汁的排放。

置入支架后，一旦发现黄疸加重即应重新更换引流管。塑料支架管壁内发生阻塞一般出现在置管后三个月左右。有资料表明，无侧孔的引流管发生阻塞的时间迟于有侧孔的。换管时对狭窄范围要作重新估计，以决定新替换的引流管长度和插入的深度。由于更换引流管难度较大，尤其是癌性狭窄过长者，故应先用金属导管对内引流管作反复疏通，胆固醇性阻塞者多可恢复通畅。肿瘤所致的塑料支架再梗阻在更换支架的实际操作中要充分考虑到重新换管的困难性，这种困难主要表现在原支架上端梗阻的扩张距离和导管推入力度不足。近来很多人都认为，用气囊扩张导管先越过梗阻部位，而后回退时通过X线确定导管上的磁带标记在狭窄部准确定位后再注水扩张，这种插管方法比单纯上推的成功率要高。确需换管者，在拔管时，可用圈套器或Soehendra支架取出器，也有用鳄鱼钳取出。但取出后再插入导丝，以便循原通道插入新的引流管。

由于金属支架是一体性的，所以在操作时要比塑料支架置入更为方便。操作技术的关键是支架的定位，放置在狭窄远端者，定位时要准确无误、释放时术者与助手的配合要默契，整个过程必须在X线的监视下完成，通常在放前要适当在梗阻前增长距离，以便随时作恰当的后退调整。若有放置不到位，应力争再置入一根越过梗阻远端的塑料内支架，以避免不必要的麻烦。放置在近端时，则要求将支架末端留置在乳头外1~1.5cm。远端定位者可不作乳头切开，以减少逆行感染。近端定位者可做一小的切开，或可减少胰腺炎的发生。

（张啸）

附录四　外科疑难或危重病例合理处理的程序与方略

按过去的习惯，主治医师以上的医师对其经管的患者，即使是疑难或危重病例也有自行处理的责任和权力。但随着法制观念的增强和医患之间矛盾、纠纷日益增多，本人认为对疑难、危重病例的处理，科室应制订合理的处理程序和方略，因为一旦发生医疗事故和医患纠纷，就有可能损害整个科室和医院的声誉和利益（严重外伤和突发病变如脏器破裂出血须急诊手术者可例外）。本人拟定倡行的处理程序可归纳如下，仅供读者参考。

1. 主治医师对其经管的疑难危重病例，应及时报告科主任。科主任最好先及时作小查房，就该患者有关系的病史和阳性体征作一次核实，有疏漏者则发现后予以补充，某些必要的特殊检查也可以及时施行，使患者的整个病史更加客观全面。

2. 然后由科主任召集科室全体医师和邀请院内有关专家开会讨论。这种讨论会最好是每周定期的，除有急诊手术的医师外，其他医师均应参加，包括住院、进修和实习医师。这种集思广益的讨论是扩大年轻医师知识面的最好形式和机会。

(1) 讨论会上先由主管医师报告已经补充和纠正的病史（包括体检和各种检查结果），并提出目前的初步诊断。

(2) 然后可由参加会议的主治医师、副主任医师以上的人员发言，就该病例可能的诊断、还须作何种特殊检查、作何种疗法或某种手术最为恰当、术前还须作何种辅助治疗提出个人意见。讨论应是科学和民主的，任何人均可发言，但不可乱插嘴，以保持会议的严肃性，因为所讨论的是有关患者生死和科室利益的大事。

(3) 最后由科主任归纳总结，就该病例的最后诊断作最合理的裁决。再对拟行手术的可行性作进一步的研究。所谓可行性研究，本人认为应包括该手术对此患者特有的得益率、风险性和患者对此手术的耐受力（包括年龄、一般健康状况、心肺肝肾等重要脏器的功能状态，乃至其免疫功能和心理状态等）的综合评估，而不是指该手术一般的难度和疗效。

3. 根据本人设计的“3 项 9 分”法评估（见附表），可按得分作下列原则处理：

附表 ××××医院手术单

<table>
<tr><td>姓名</td><td></td><td>性别</td><td></td><td>年龄</td><td>岁</td><td>病室</td><td>床号</td></tr>
<tr><td>手术日期</td><td colspan="4"></td><td>科室意见</td><td colspan="2">同意拟行手术 / 不做手术</td></tr>
<tr><td>手术医师</td><td colspan="4"></td><td>患方意见</td><td colspan="2">完全了解病情，同意手术 / 不愿手术</td></tr>
<tr><td>术前诊断</td><td colspan="4"></td><td>主任意见</td><td colspan="2"></td></tr>
<tr><td>拟行手术</td><td colspan="4"></td><td>院长批示</td><td colspan="2"></td></tr>
<tr><td rowspan="5">拟行
手术
评估
得分</td><td colspan="4" rowspan="5">得益率：大（3 分）中（2 分）小（1 分）
风险性：小（3 分）中（2 分）大（1 分）
耐受力：好（3 分）中（2 分）差（1 分）
总　计：　　分</td><td>麻醉方式</td><td colspan="2"></td></tr>
<tr><td>麻醉人员</td><td colspan="2"></td></tr>
<tr><td>最终手术</td><td colspan="2"></td></tr>
<tr><td>术后诊断</td><td colspan="2"></td></tr>
<tr></tr>
<tr><td>手术经过</td><td colspan="7"></td></tr>
</table>

评估总分为 9、8 分者，可按原计划作拟行手术。但术中操作仍应小心，保证不出意外差错。对无病理检查依据的重要脏器也不应任意切除。

评估总分为 4、3 分者不应作拟行手术。如 3 项指标中有一项为 0 分，则更可以“一票否决”其可行性。

评估总分为 7~5 分者，主管医师最须谨慎行事。因患者虽非绝对不宜手术，但拟手术的风险性较大，或患者的耐受力较差。此时主管医师必须将病情和拟行手术的风险详尽地告诉患者家属。谈话时医师必须视患者如亲朋，言辞必须详实而婉转，以求得病家的充分理解、信任和同意（应留下签字为凭）。此为本人多年的体会所得“攻心得心为上，合理合法为最”的必要举措。如患者及家属不能理解手术的风险和医师的难处，主管医师也应理智地相机行事（如可介绍患者另请外院专家会诊或转院治疗），切不可执意妄为，以免因手术的不良后果导致不必要的医患纠纷。

让“不可治”的患者平安出院，是主管医师的最佳行事方略。

（钱礼）

主要参考文献及推荐阅读

1. 张启瑜 . 钱礼腹部外科学 . 北京：人民卫生出版社，2006.
2. 陈孝平，汪建平 . 外科学 . 北京：人民卫生出版社，2014.
3. 黄志强 . 腹部外科学理论与实践 . 北京：科学出版社，2011.
4. 黄洁夫 . 腹部外科学 . 北京：人民卫生出版社，2001.
5. 吕云福，董家鸿 . 肝内外胆管扩张诊断治疗学 . 北京：科学出版社，2014.
6. 郑树森 . 肝移植 . 第 2 版 . 北京：人民卫生出版社，2012.
7. 郑树森 . 胰腺移植 . 北京：人民卫生出版社，2002.
8. Bendavid R. Abdominal Wall Hernias Principles and management. New York: Springer-Verlag, Inc, 2001.
9. Kingsnorth A.N, LeBlanc K. A Management of Abdominal Hernias. 4th Edition. London：Springer, 2013.
10. Schumpelick V, Nyhus LM. Meshes:benefits and risks. New York: Springer, 2004.
11. Ziegler M, Azizkhan R, Weber T. Operative pediatric surgery. NewYork: McGraw-Hill, 2003.
12. Schumpelick V, Kingsnorth A.N, editors. Recurrent hernia. Berlin-Heideberg: Springer, 2007.
13. Schumpelick V, Kingsnorth A.N, editors Incisional hernia. New York: Springer, 2000.
14. Rugge M, Fassan M, Graham D Y. Epidemiology of gastric cancer//Gastric Cancer. Springer International Publishing, 2015: 23-34.
15. Siegel R L, Miller K D, Jemal A. Cancer statistics, 2016. CA: a cancer journal for clinicians, 2016, 66(1):7-30.
16. Chen W, Zheng R, Baade P D, et al. Cancer statistics in China, 2015. CA: a cancer journal for clinicians, 2016, 66(2):115-132.
17. Lim S S, Vos T, Flaxman A D, et al. A comparative risk assessment of burden of disease and injury attributable to 67 risk factors and risk factor clusters in 21 regions, 1990-2010: a systematic analysis for the Global Burden of Disease Study 2010. The lancet, 2013, 380(9859):2224-2260.
18. Japanese Gastric Cancer Association. Japanese classification of gastric carcinoma: 3rd English edition. Gastric cancer, 2011, 14(2):101-112.
19. Edge SB, Compton CC. The American Joint Committee on Cancer: the 7th edition of the AJCC cancer staging manual and the future of TNM. Annals of surgical oncology, 2010, 17(6):1471-1474.
20. Wu CW, Hsiung CA, Lo SS, et al. Nodal dissection for patients with gastric cancer: a randomised controlled trial. The lancet oncology, 2006, 7(4):309-315.
21. Smalley SR, Benedetti JK, Haller DG, et al. Updated analysis of SWOG-directed intergroup study 0116: a phase Ⅲ trial of adjuvant radiochemotherapy versus observation after curative gastric cancer resection. Journal of Clinical Oncology, 2012, 30(19):2327-2333.
22. Park SH, Sohn TS, Lee J, et al. Phase Ⅲ trial to compare adjuvant chemotherapy with capecitabine and cisplatin versus concurrent chemoradiotherapy in gastric cancer: final report of the adjuvant chemoradiotherapy in stomach tumors trial, including survival and subset analyses. Journal of Clinical Oncology, 2015, 33(28):3130-3136.
23. Degiuli M, Sasako M, Ponti A, et al. Randomized clinical trial comparing survival after D1 or D2 gastrectomy for gastric cancer. British Journal of Surgery, 2014, 101(2):23-31.
24. Miettinen M, Lasota J. Gastrointestinal stromal tumors. Gastroenterology Clinics of North America, 2013, 42(2):399-415.
25. Rusakiewicz S, Semeraro M, Sarabi M, et al. Immune infiltrates are prognostic factors in localized gastrointestinal stromal tumors. Cancer research, 2013, 73(12):3499-3510.
26. Demetri G D, Reichardt P, Kang Y K, et al. Efficacy and safety of regorafenib for advanced gastrointestinal stromal tumours after failure of imatinib and sunitinib (GRID):an international, multicentre, randomised, placebo-controlled, phase 3 trial. The Lancet, 2013, 381(9863):295-302.
27. Zullo A, Hassan C, Ridola L, et al. Gastric MALT lymphoma: old and new insights. Annals of gastroenterology, 2014, 27(1):27-33.
28. Solej M, D'amico S, Brondino G, et al. Primary duodenal adenocarcinoma. Tumori, 2008, 94(6):779-786.
29. Kim M J, Choi S B, Han H J, et al. Clinicopathological analysis and survival outcome of duodenal adenocarcinoma. The Kaohsiung journal of medical sciences, 2014, 30(5):254-259.
30. Bismuth H. Revisiting liver anatomy and terminology of hepatectomies. Ann Surg, 2013, 257(3):383-386.
31. Majno P, Mentha G, Toso C, et al. Anatomy of the liver: an outline with three levels of complexity—a further step towards tailored territorial liver resections. J Hepatol, 2014, 60(3):654-662.
32. Lee KF, Cheung YS, Wong J, et al. Randomized clinical trial of open hepatectomy with or without intermittent Pringle manoeuvre. Br J Surg, 2012, 99(9):1203-1209.
33. Azoulay D, Lim C, Salloum C, et al. Complex Liver Resection Using Standard Total Vascular Exclusion, Venovenous Bypass, and In Situ Hypothermic Portal Perfusion: An Audit of 77 Consecutive Cases. Ann Surg, 2015, 262(1):93-104.
34. Ichida A, Hasegawa K, Takayama T, et al. Randomized clinical trial comparing two vessel-sealing devices with crush clamping during liver transection.Br J Surg, 2016, 103(13):1795-1803.
35. Bruix J, Reig M, Sherman M. Evidence-Based Diagnosis, Staging, and Treatment of Patients With Hepatocellular

Carcinoma.Gastroenterology, 2016, 150(4):835-853.

36. Díaz-González Á, Reig M, Bruix J. Treatment of Hepatocellular Carcinoma.Dig Dis, 2016, 34(5):597-602.
37. Forner A, Llovet JM, Bruix J. Hepatocellular carcinoma. Lancet, 2012, 379:1245-1255.
38. Romagnoli R, Mazzaferro V, Bruix J. Surgical resection for hepatocellular carcinoma: Moving from what can be done to what is worthdoing. Hepatology, 2015, 62(2):340-342.
39. Germani G, Pleguezuelo M, Gurusamy K, et al. Clinical outcomes of radiofrequency ablation, percutaneous alcohol and acetic acid injection forhepatocelullar carcinoma: a meta-analysis. J Hepatol, 2010, 52(3):380-388.
40. Bruix J, Takayama T, Mazzaferro V, et al. STORM investigators. Adjuvant sorafenib for hepatocellular carcinoma after resection or ablation (STORM):a phase 3, randomised, double-blind, placebo-controlled trial. Lancet Oncol, 2015, 16(13):1344-1354.
41. Fan J, Yang GS, Fu ZR et al. Liver transplantation outcomes in 1078 hepatocellular carcinoma patients: a multi-center experience in Shanghai, China. J Cancer Res Clin Oncol, 2009, 135(10):1403-1412.
42. 张启瑜,陶崇林,朱千东,等. 选择性脾胃区减断分流术治疗门脉高压症. 中华肝胆外科杂志,2010,16(2):119-121.
43. 吴晓,段建文,余华军,等. 选择性脾胃区减断分流术治疗门脉高压症. 中华肝胆外科杂志,2014,20(12):893-895.
44. Wolff M, Hirner A. Current state of portosystemic shunt surgery. Langenbecks Arch Surg. 2003, 388(3):141-149.
45. Idezuki Y, Kokudo N, Sanjo K, et al. Sugiura procedure for management of variceal bleeding in Japan. World J Surg. 1994, 18(2):216-221.
46. Warren WD, Zeppa R, Fomon JJ. Selective trans-splenic decompression of gastroesophageal varices by distal splenorenal shunt. Ann Surg. 1967, 166(3):437-455.
47. Garcia-Tsao G, Sanyal AJ, Grace ND, et al. Prevention and management of gastroesophageal varices and variceal hemorrhage in cirrhosis. Am J Gastroenterol. 2007, 102(9):2086-2102.
48. Henderson JM, Boyer TD, Kutner MH, et al. Distal splenorenal shunt versus transjugular intrahepatic portal systematic shunt for variceal bleeding: A randomized trial. Gastroenterology, 2006, 130(6):1643-1651.
49. Wu J, Li Z, Wang Z, et al. Surgical and endovascular treatment of severe complications secondary to noncirrhotic portal hypertension: Experience of 56 cases. Ann Vasc Surg, 2013, 27(4):441-446.
50. Lima Kde M, Negro-Dellacqua M, Dos Santos VE, et al. Post-splenectomy infections in chronic schistosomiasis as a consequence of bacterial translocation. Rev Soc Bras Med Trop, 2015, 48(3):314-320.
51. Cheng Z, Li JW, Chen J, et al. Therapeutic effects of laparoscopic splenectomy and esophagogastric devascularization on liver cirrhosis and portal hypertension in 204 cases. J Laparoendosc Adv Surg Tech A, 2014, 24(9):612-616.
52. Leone G, Pizzigallo E. Bacterial infections following splenectomy for malignant and nonmalignant hematologic diseases. Mediterr J Hematol Infect Dis, 2015, 7(1):e2015057.
53. Iwakiri Y, Groszmann RJ. Vascular endothelial dysfunction in cirrhosis. J Hepatol, 2007, 46(5):927-934.
54. Choy TY, Simoens C, Thill V, et al. Results of surgical treatment of uncontrollable upper gastrointestinal hemorrhage using endoscopy. Hepatogastroenterology, 2011, 58(105):89-95.
55. Johnson M, Rajendran S, Balachandar TG, et al. Transabdominal modified devascularization procedure with or without esophageal stapler transection-an operation adequate for effective control of a variceal bleed. Is esophageal stapler transection necessary? World J Surg, 2006, 30(8):1507-1518; discussion 1519.
56. Aljiffry M, Walsh MJ, Molinari M. Advances in diagnosis, treatment and palliation of cholangiocarcinoma: 1990-2009. World J Gastroenterol, 2009, 15(34):4240-4262.
57. Bridgewater J, Galle PR, Khan SA, et al. Guidelines for the diagnosis and management of intrahepatic cholangiocarcinoma. J Hepatol, 2014, 60(6):1268-1289.
58. Khan SA, Davidson BR, Goldin RD, et al. Guidelines for the diagnosis and treatment of cholangiocarcinoma: an update. Gut, 2012, 61(12):1657-1669.
59. 中华医学会外科学分会胰腺外科学组. 重症急性胰腺炎诊治指南. 中华外科杂志,2007,45(11):727-729.
60. Zhou MT, Chen CS, Chen BC, et al. Acute lung injury and ARDS in acute pancreatitis: mechanisms and potential intervention. World J Gastroenterol, 2010, 7, 16(17):2094-2099.
61. Zhou MT, Chen BC, Sun HW, et al. Continuous regional arterial infusion with fluorouracil and octreotide attenuates severe acute pancreatitis in a canine model. PLoS One, 2012, 7(5):e37347.
62. Jia JJ, Lin BY, He JJ, et al. "Minimizing tacrolimus" strategy and long-term survival after liver transplantation. World J Gastroenterol, 2014, 20(32):11363-11369.
63. Huang JF1, Zheng SS, Liu YF, et al. China organ donation and transplantation update: the Hangzhou Resolution. Hepatobiliary Pancreat Dis Int, 2014, 13(2):122-124.
64. Hu Z, Wang W, Li Z, et al. Recipient outcomes of salvage liver transplantation versus primary liver transplantation: a systematic review and meta-analysis. Liver Transpl, 2012, 18(11):1316-1323.
65. Xia W, Ke Q, Wang Y, et al. Donation after cardiac death liver transplantation: Graft quality evaluation based on pretransplant liver biopsy. Liver Transpl, 2015, 21(6):838-846.
66. Xu X, Lu D, Ling Q, et al. Liver transplantation for hepatocellular carcinoma beyond the Milan criteria. Gut, 2016, 65(5):1035-1041.
67. Ningappa M, Ashokkumar C, Higgs BW, et al. Enhanced B Cell Alloantigen Presentation and Its Epigenetic Dysregulation in Liver Transplant Rejection. Am J Transplant, 2016, 16(2):497-508.
68. O'Leary JG, Michelle Shiller S, Bellamy C, et al. Acute liver allograft antibody-mediated rejection: an inter-institutional study of significant histopathological features. Liver Transpl, 2014, 20(10):1244-1255.
69. O'Leary JG, Kaneku H, Demetris AJ, et al. Antibody-mediated rejection as a contributor to previously unexplained early liver allograft loss. Liver Transpl, 2014, 20(2):218-227.
70. Hübscher SG.Antibody-mediated rejection in the liver allograft. Curr Opin Organ Transplant, 2012, 17(3):280-286.
71. Demetris AJ, Zeevi A, O'Leary JG. ABO-compatible liver allograft antibody-mediated rejection: an update. Curr Opin Organ Transplant, 2015, 20(3):314-324.
72. Orlando G, Stratta RJ, Light J. Pancreas transplantation for type 2 diabetes mellitus . Curr Opin Organ Transplant, 2011, 16(1):110-

115.

73. Muthusamy AS, Vaidya A. Expanding the donor pool in pancreas transplantation . Curr Opin Organ Transplant, 2011, 16(1):123-127.
74. The National Comprehensive Cancer Network. NCCN clinical practice guidelines in oncology™-colon cancer. V.2.2009.
75. Guillou PJ, Quirke P, Thorpe H, et al. Short-term endpoints of conventional versus laparoscopic-assisted surgery in patients with colorectal cancer (MRC CLASICC trial):multicentre, randomised controlled trial. Lancet, 2005, 365(9472):1718-1726.
76. Veldkamp R, Kuhry E, Hop WC, et al. COlon cancer Laparoscopic or Open Resection Study Group (COLOR). Laparoscopic surgery versus open surgery for colon cancer: short-term outcomes of a randomised trial. Lancet Oncol, 2005, 6(7):477-484.
77. Leung KL, Kwok SP, Lam SC, et al. Laparoscopic resection of rectosigmoid carcinoma: prospective randomised trial. Lancet, 2004, 363, (9416):1187-1192.
78. Clinical Outcomes of Surgical Therapy Study Group. A comparison of laparoscopically assisted and open colectomy for colon cancer. N Engl J Med, 2004, 350(20):2050-2059.
79. Braga M, Frasson M, Vignali A, et al. Laparoscopic resection in rectal cancer patients: outcome and cost-benefit analysis. Dis Colon Rectum, 2007, 50(4):464-471.
80. Lacy AM, Delgado S, Castells A, et al. The long-term results of a randomized clinical trial of laparoscopy-assisted versus open surgery for colon cancer. Ann Surg, 2008, 248(1):1-7.
81. Colon Cancer Laparoscopic or Open Resection Study Group, Buunen M, Veldkamp R, et al. Survival after laparoscopic surgery versus open surgery for colon cancer: long-term outcome of a randomised clinical trial. Lancet Oncol, 2009, 10(1):44-52.
82. Kitano S, Shiraishi N, Uyama I, et al. A multicenter study on oncologic outcome of laparoscopic gastrectomy for early cancer in Japan. Ann surg, 2007, 245(1):68-72.
83. Bonjer HJ, Deijen CL, Abis GA, et al. A randomized trial of laparoscopic versus open surgery for rectal cancer. N Engl J Med, 2015, 372(14):1324-1332.
84. van der Pas MH, Haglind E, Cuesta MA, et al. Laparoscopic versus open surgery for rectal cancer (COLOR Ⅱ):short-term outcomes of a randomised, phase 3 trial. Lancet Oncol, 2013, 14(3):210-218.
85. Andersson J, Abis G, Gellerstedt M, et al. Patient-reported genitourinary dysfunction after laparoscopic and open rectal cancer surgery in a randomized trial (COLOR Ⅱ). Br J Surg, 2014, 101(10):1272-1279.
86. 中华医学会外科学分会胰腺外科学组 . 胰腺神经内分泌肿瘤治疗指南 (2014). 中华普通外科学文献：电子版，2015, 9(3):175-178.
87. Camara SN, Yin T, Yang M, et al. High risk factors of pancreatic carcinoma. J Huazhong Univ Sci Technolog Med Sci, 2016, 36(3):295-304.
88. Zureikat AH, Moser AJ, Boone BA, et al. Ⅲ. 250 Robotic Pancreatic Resections Safety and Feasibility. Annals of surgery, 2013, 258(4):554-562.
89. Maeso S, Reza M, Mayol JA, et al. Efficacy of the Da Vinci Surgical System in Abdominal Surgery Compared With That of Laparoscopy A Systematic Review and Meta-Analysis. Annals of surgery, 2010, 252(2):254-562.
90. Chalikonda S, Aguilar-Saavedra JR, Walsh RM. Laparoscopic robotic-assisted pancreaticoduodenectomy: a case-matched comparison with open resection. Surg Endosc, 2012, 26(9):2397-2402.
91. Kim CW, Kim CH, Baik SH. Outcomes of Robotic-Assisted Colorectal Surgery Compared with Laparoscopic and Open Surgery: a Systematic Review. J Gastrointest Surg, 2014, 18(4):816-830.
92. Song J, Oh SJ, Kang WH, et al. Robot-Assisted Gastrectomy With Lymph Node Dissection for Gastric Cancer Lessons Learned From an Initial 100 Consecutive Procedures. Annals of surgery, 2009, 249(6):927-932.
93. Giulianotti PC, Sbrana F, Bianco FM, et al. Robot-assisted laparoscopic pancreatic surgery: single-surgeon experience. Surg Endosc, 2010, 24(7):1646-1657.
94. Daouadi M, Zureikat AH, Zenati MS, et al. Robot-Assisted Minimally Invasive Distal Pancreatectomy Is Superior to the Laparoscopic Technique. Annals of surgery, 2013, 257(1):128-132.
95. Woo Y, Hyung WJ, Pak K-H, et al. Robotic Gastrectomy as an Oncologically Sound Alternative to Laparoscopic Resections for the Treatment of Early-Stage Gastric Cancers. Arch Surg, 2011, 146(9):1086-1092.
96. Kim M-C, Heo G-U, Jung G-J. Robotic gastrectomy for gastric cancer: surgical techniques and clinical merits. Surg Endosc, 2010, 24(3):610-615.
97. Baik SH, Ko YT, Kang CM, et al. Robotic tumor-specific mesorectal excison of rectal cancer: short-term outcome of a pilot randomized trial. Surg Endosc, 2008, 22(7):1601-1608.
98. Ostrowitz MB, Eschete D, Zemon H, et al. Robotic-assisted single-incision right colectomy: early experience. Int J Med Robot Comput Assist Surg, 2009, 5(4):465-470.
99. Breitenstein S, Nocito A, Pithan M, et al. Robotic-assisted versus laparoscopic cholecystectomy - Outcome and cost analyses of a case-matched control study. Annals of surgery, 2008, 247(6):987-993.
100. Hellan M, Anderson C, Ellenhorn JDI, et al. Short-term outcomes after robotic-assisted total mesorectal excision for rectal cancer. Annals of surgical oncology, 2007, 14(11):3168-3173.
101. Pugliese R, Maggioni D, Sansonna F, et al. Subtotal gastrectomy with D2 dissection by minimally invasive surgery for distal adenocarcinoma of the stomach: results and 5-year survival. Surg Endosc, 2010, 24(10):2594-2602.
102. Wagner OJ, Hagen M, Kurmann A, et al. Three-dimensional vision enhances task performance independently of the surgical method. Surg Endosc, 2012, 26(10):2961-2968.
103. Croome KP, Farnell MB, Que FG, et al. Total Laparoscopic Pancreaticoduodenectomy for Pancreatic Ductal Adenocarcinoma Oncologic Advantages Over Open Approaches? Annals of surgery, 2014, 260(4):633-640.
104. Solares CA, Strome M. Transoral robot-assisted CO_2 laser supraglottic laryngectomy: Experimental and clinical data. Laryngoscope, 2007, 117(5):817-820.
105. Giulianotti PC, Sbrana F, Bianco FM, et al. Robot-Assisted Laparoscopic Extended Right Hepatectomy with Biliary Reconstruction. J Laparoendosc Adv Surg Tech, 2010, 20(2):159-163.
106. Giulianotti PC, Coratti A, Sbrana F, et al. Robotic liver surgery: Results for 70 resections. Surgery, 2011, 149(1):29-39.

索 引